PHYSICAL THERAPY MANAGEMENT OF PATIENTS WITH **SPINAL PAIN**

척추 통증 환자의 물리치료 관리

근거 기반 접근 AN EVIDENCE-BASED APPROACH

PHYSICAL THERAPY MANAGEMENT OF PATIENTS WITH **SPINAL PAIN**

척추 통증 환자의 물리치료 관리

근거 기반 접근 AN EVIDENCE-BASED APPROACH

Deborah M. Stetts, PT, DPT
Orthopaedic Clinical Specialist
Fellow, American Academy of Orthopedic and Manual Physical Thera
Associate Professor
Department of Physical Therapy Education
Elon University
Elon, North Carolina

J. Gray Carpenter, PT, DPT, COMT
Orthopaedic Clinical Specialist
Fellow, American Academy of Orthopedic and Manual Physical Thera
Adjunct Assistant Professor
Department of Physical Therapy Education
Elon University
Elon, North Carolina

영 문 출 판 사

■ 역자

전재국 청담 우리들병원 척추건강치료실
박재룡 청담 우리들병원 척추건강치료실
김 현 청담 우리들병원 척추건강치료실
한지훈 청담 우리들병원 척추건강치료실
김유리 청담 우리들병원 척추건강치료실
임희정 청담 우리들병원 척추건강치료실
이수림 청담 우리들병원 척추건강치료실
배지영 청담 우리들병원 척추건강치료실

■ 편집위원

정민근 바로서기 정한의원
신의주 굿병원
주태성 성모엄지척정형외과의원
이재남 경인의료재활센터병원
최경우 제중병원

Physical Therapy Management of Patients with Spinal Pain: an evidence-based approach
by Deborah M. Stetts, J. Gray Carpenter.

The Original English language work has been published by SLACK,INC.
Thorofare, New Jersey, U.S.A.

척추 통증 환자의 물리치료 관리

근거 기반 접근

2018년 5월 21일 초판 인쇄
2018년 5월 28일 초판 발행

지 은 이 : Deborah M. Stetts • J. Gray Carpenter
옮 긴 이 : 전 재 국 외
발 행 인 : 박 병 조
발 행 처 : 도서출판 영문출판사
등 록 : 1987년 12월 21일 제2-419호
주 소 : 서울시 강남구 삼성동 69-1
전 화 : (02) 514-5590, 776-5590
팩 스 : (02) 756-8943
E-mail : yeongmunsa@empal.com
홈페이지 : www.ymsbook.net
정 가 : 55,000원
ISBN 978-89-7224-431-8 98510

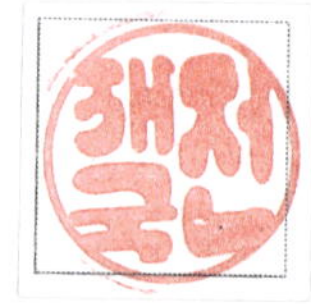

※ 파본은 교환해 드립니다.

헌정사
Dedication

♥ 나의 직업 생활 전반에 걸쳐 무조건적인 지원과 격려를 제공해주신 부모님, Michael과 Sophia에게.
강한 직업 윤리와 교육, 자기 훈련, 인내의 장점을 심어주셔서 감사합니다.
– Deborah M. Stetts, PT, DPT

♥ 이 일을 마칠 수 있게 인내와 배려 그리고 안내해준 나의 멋진 아내, Darice에게
나에게 살아가는 본보기가 되어주시고 토대를 마련해주신 부모님께
– J Gray Carpenter, PT, DPT, COMT

목차
Contents

헌정사 v
감사인사 xi
저자에 대하여 xiii
서문 xv
역자서문 xvii
머리말 xix

제 1 장 물리치료에서의 근거 기반 실무 1
근거 기반 물리치료의 실무 1
진단 검사에서 연관된 문헌의 비평적 평가 8
진단 시 비평적 평가 기준 사용에 대한 사례 연구 12
중재 또는 예방과 관련된 문헌의 비평적 평가 17
효과 크기와 신뢰 구간 20
비평적 평가 기준을 사용한 중재에 대한 사례연구 25
결과와 예후에 연관된 문헌의 비평적 평가 29
요 약 29
참고문헌 30

제 2 장 주관적 검사: 환자의 병력 33
환자 면담 시 의사소통 33
주관적 검사의 목표 35
환자 병력의 목록 영역 36
검사 전 설문지 조사 36
환자의 인적사항 프로필 41
주증상(자신의 말로, 당신의 주요 문제가 무엇인지 말해주세요) 42
완성된 신체 차트 또는 증상 도표 43
통증 및 기타 증상에 대한 설명과 평가 43
병력(현재나 현재의 에피소드) 51
병력(비슷한 문제의 이전 에피소드[들]) 52
증상 양상 52
의학적 선별검사 설문의 평가 55
환자의 기대와 목표 61
면담 요약 61

신체 검사 계획 61
요 약 63
참고문헌 63

제 3 장 기본 신경근골격계 검사 구성요소: 검사와 측정 67

신체 검사의 목적 68
신체 검사 실시 68
관찰 69
자세 69
보행 선별검사 75
균형 선별검사 77
움직임 검사 80
신경학적 검사 87
근육 길이 검사 102
근육 수행능력 103
특수 검사 110
신경 역동 검사 110
증상 부위 위 또는 아래 영역의 선별검사 111
촉진 112
추가적인 연구 113
평가 113
진단 113
예후 114
요 약 114
참고문헌 114

제 4 장 요통을 위한 근거기반 물리치료 실무 123

진단 124
평가 127
환자의 병력 구성요소(주관적 평가) 154
요골반부위에 신체 검사(하부흉추 포함) 169
진단적 분류와 일치하는 중재 239
만성 요통 분류 284
만성 요통의 분류와 관리 291
중재적 치료, 다방면 재활, 약리학 및 수술 308
환자의 기대와 환자 만족도 318
골반대 통증 319

골반대 통증을 가진 사람에 대한 주관적 검사 구성요소 ··· 326
골반대 통증을 가진 환자에 신체 검사 요소 ··· 328
골반대 통증의 보존적 관리에 대한 근거 ··· 338
요 약 ··· 347
참고문헌 ··· 350

제 5 장 흉추 통증을 위한 근거기반 물리치료 실무 ··· 379

유병률, 발병률, 위험인자 ··· 379
흉추 통증의 분류 ··· 380
병력 ··· 382
병력의 구성 요소(주관적 검사) ··· 387
신체 검사의 구성요소 ··· 397
흉추부의 신체 검사 ··· 399
진단 분류 및 장애 기반 관리 ··· 429
신경역동성과 흉추 ··· 466
흉추의 기타 질환 ··· 467
흉추 질환의 방사선 및 수술 관리 중재 ··· 477
요 약 ··· 481
참고문헌 ··· 481

제 6 장 목 통증을 위한 근거기반 물리치료 실무 ··· 493

개요 ··· 493
진단 ··· 494
분류 시스템 ··· 495
목 통증에 대한 임상적 징후의 일반적 개요 ··· 496
평가 ··· 501
환자의 병력 구성 요소 ··· 520
신체 검사의 구성 요소 ··· 529
인대의 안정성과 척추동맥 검사를 위한 고려 ··· 530
경추의 신체 검사(상부 흉추 포함) ··· 532
진단적 분류와 일치하는 중재 ··· 585
두통을 동반한 목 통증 분류 ··· 620
편타성 관련 질환 분류 ··· 625
경추 신경근병증과 척수병증의 수술적 관리 ··· 629
수술 후 재활 ··· 630
요 약 ··· 630
참고문헌 ··· 631

부록 A 제한된 검사를 위한 사례 연구 ······ 651
부록 B 전체 검사를 위한 사례 연구 ······ 655
부록 C 요통을 위한 사례 연구 ······ 659
부록 D 요통을 위한 사례 연구 ······ 663
부록 E 골반대 통증을 위한 사례 연구 ······ 667
부록 F 흉추 통증을 위한 사례 연구 ······ 671
부록 G 흉추 통증을 위한 사례 연구 ······ 675
부록 H 경추 통증을 위한 사례 연구 ······ 679
부록 I 경추 통증을 위한 사례 연구 ······ 683

찾아보기 ······ 687

감사 인사
Acknowledgments

저자들은 이번 일이 가능하게 친절과 헌신을 다해 공헌해주신 분들에게 감사의 뜻을 전한다:

- 우리에게 전달하는 방법을 보여주신 우리의 강사와 동료에게.
- 우리 직종의 효과를 지원하며 오랜 시간을 보내며 근거를 만들어 주신 임상가, 연구자와 임상 연구자에게.
- 가르치고 봉사할 수 있게 기회를 준 Elon 대학 물리치료학과와 Alamance 지역 의료센터
- 교수진의 연구 개발 보조금의 재정을 지원해준 Elon 대학
- 수많은 시간동안 카메라 뒤를 지켜준 Ben Fisher
- 주말, 이른 아침 사진 촬영에도 전문적인 지식과 불굴의 의지로 모델이 되어주신 George Wentz, Sara Fleming와 Dr. Jane Freund
- 그녀의 정통한 사진과 복사 편집과 수많은 다른 작업을 해주신 Darice Carpenter
- 내용 검토, 전문 편집 및 서문을 작성해주신 Dr. Mary Kay Hannah
- 근거를 실습으로 옮겨주고, 평범함에 도전하고 앞길을 만들어 줄, 우리에게 가르치는 특권을 가지게 해준 학생들
- 우리에게 이 책을 쓸 수 있게 기회를 준 법인 SLACK의 전문가들

저자에 대하여
About the Authors

*Deborah M. Stetts, PT, DPT*는 North Carolina에 있는 Elon 대학교 물리치료학과 부교수로, 근골격계 관리 분야 전문 학생들을 가르치고 있다. 최근의 연구는 일부 환자군에서 복부 근육의 수행능력을 조사하기 위해 실시간 초음파 영상을 사용한 것이 흥미롭다. Dr. Stetts은 정형물리치료(orthopedic physical therapy)와 미국정형도수물리치료학회 연구원(Fellow of the American Academy of Orthopedic and Manual Physical Therapists) 자격을 가지고 있다. 그녀는 미국 육군에서 물리치료사로서 일하면서 임상, 학술, 행정의 다양한 위치에서 23년 이상의 경력을 보유하고 있다. Dr. Stetts은 2003년 Arizona Masa의 Arizona School of Health Sciences, A.T. Still 대학에서 정형도수치료를 수료; 1981년 Texas Waco에 있는 U.S. Army-Baylor 대학교 물리치료 마스터 대학원 과정; 1976년 Pennsylvania 주립 대학, 주립 전문대에서 건강과 체육교육 학사 학위를 받았다. 그녀는 1990년 California Hayward에 있는 kaiser 물리치료 프로그램에서 고급 정형도수치료 수련을 완료했다. 그녀의 전문적인 경험과 훈련은 주로 정형외과와 도수치료이다.

*J. Gray Carpenter, PT, DPT, COMT*는 1992년 노스캐롤라이나 Greenville에 있는 East Carolina University에서 물리치료 학사를 졸업하고 2006년 Chapel Hill에 있는 North Carolina 대학에서 물리치료 박사를 완료하였다. Dr. Carpenter 또한 2002년 Perth, Western Australia에 있는 Curtin 대학에서 정형도수치료를 수료하였다. 그는 2008년 미국 물리치료협회(American Physical Therapy Association)를 통하여 정형도수치료 자격인증 전문가가 되었고 2009년에 정형외과 미국 학회 연구원 및 도수물리치료사가 되었다. 그의 경력 기간 동안 Dr. Carpenter는 주로 정형외과 외래에서 일했지만, 급성 치료, 가정 건강, 입원환자 재활 및 상처 치료 등 여러 가지 경험을 가지고 있다. 그는 현재 North Carolina, Burlington에 있는 Alamance Regional Medical Center에서 물리치료사로 일하고 있으며 Elon 대학교 근골격계 모듈(module)에 조교수로 근무하고 있다. Dr. Carpenter는 North Carolina 물리치료협회에서 매우 적극적으로 활동하고 있으며 여러 직책을 역임했다.

서 문
Preface

*척추 통증에 대한 물리치료 관리의 목적: 근거에 기반한 접근*은 (1) 학문적으로 신경근골격계 관리 과정을 위한 보충 자료를 제공하고 (2) 실무에서 근거를 변환(translating)하는 것을 도와 최근 졸업자와 임상가에게 참고할 내용을 제공한다. 이 책은 환자 반응, 현재 최상의 실무, 임상가의 지식을 기반으로 한 생체정신사회적 개념(biopsychosocial concepts)과 새로운 근거의 지속적인 통합을 위한 임상적 추론 구조(clinical reasoning framework)를 사용하여 척추 통증의 평가와 관리에 체계적이고 다방면에 걸쳐 접근한다. 목적은 안전하고, 가장 중요하며 유용한 근거에 균형을 맞추어 정보 결정(informed decision)에 도달하고 환자를 위한 최적의 결과를 획득하는 것이다.

1장은 현실적으로 근거에 기초한 물리치료를 만드는 과정에 대해 논의한다. 새로운 연구와 새로운 임상 진료 지침을 채택하고 받아들여 임상적 질문에 대한 해답을 찾아보고, 환자와 동료들과 잘 소통하여 적절한 연구를 적용하며, 표준화된 결과를 이용하는 능력을 평가하여 임상에서 환자 중심 연구를 통합하고자 한다.

2장에서는 주관적 검사와 환자 병력의 개요를 자세하게 제시한다. 체계적인 형식은 다른 신체 영역에도 적용할 수 있으며 골격계와 비골격계 질환을 구별하고, 적절한 검사를 계획하며, 효과적인 중재를 제공하는 것에 도움을 주는 구체적 목표를 충족하도록 설계되었다.

3장에서는 다른 신체 영역에도 적용할 수 있는 신체 검사(physical examination) 과정과 기본 구성요소를 설명한다. 신체 검사의 목적은 검사(testing) 절차를 위한 전반적인 전략과 환자 반응에 대한 해석을 제공하기 위해 강조하였다.

4, 5, 6장은 각각 요통, 흉부 척추 통증과 목 통증과 관련한 근거에 기초한 물리치료 실무를 제시한다. 각 장에서는 각 영역에 대한 병력과 신체 검사를 심도있게 추적한다. 병력과 검사 결과의 핵심은 진단적 분류 또는 장애 기반 범주(impairment-based category) 중 하나를 환자에게 사용한다. 임상 의사 결정, 현재 최고의 근거를 통합한 각각의 진단적 분류, 임상적 추론 및 특정 요통, 흉부 척추 통증, 목 통증을 가진 하위집단과 관련된 임상 진료 지침에 대한 정보를 제공하고, 초기 물리치료 관리 전략에 반응할 수 있는 특성의 중요성을 제시한다. 최근에 최상의 근거로 지지되는 초기 관리 전략은 임상가(clinician)와 환자의 합의된 초기 치료를 위한 정보 결정에 대한 지침으로서 진단적 하위 집단을 위해 제시되었다. 치료에 따른 환자의 반응에 대한 지속적인 평가(assessment)와 재평가(reassessment)는 환자의 기능 회복을 대상으로 치료를 진행하는 지침이다.

각 검사와 중재의 나누어진 부분은 학습 절차에 도움이 되도록 비디오 데모로 첨부되어 있다. 암호로 보호된 웹 사이트는 www.Healio.com/books/spinalvideos에 제공되었다.

부록은 임상적 추론 구조를 명확하게 하기 위해 각 영역에 사례 연구로 제공된다. 각 사례 연구는 병력과 신체 검사를 계획하여 실습을 가능하게 한다. 병력과 신체 검사의 자료는 적절한 진단 분류, 예후 및 초기 관리 전략을 결정하기 위해 현재 최상의 근거를 사용하여 합성한 것이다. 사례 연구 과정은 임상적 추론과 근거에 기초한 구조(framework)를 실습할 수 있는 기회를 제공한다.

참고문헌

1. Herbert R.Sherrington C. Masher C. Moseley A. Evidence-based practice: imperfect but necessary. *Physiother Theor Pract*. 2001;17:201–211.

역자 서문
translator Preface

인류는 직립 보행과 다양한 신체 활동으로 인하여 발생하는 척추 질환으로 고통받고 있으며, 오래전부터 건강한 척추를 희망해 왔습니다. 신경근골격계(Neuromusculoskeletal system)의 모든 구조들이 마찬가지이지만, 척추의 장애(Impairment)는 신체적(Physical)인 측면뿐만 아니라 정신사회적(Psychosocial) 측면에도 많은 영향을 미칩니다. 척추의 통증은 삶의 질과 밀접하고 직접적인 연관성이 있다고 할 수 있습니다. 이러한 척추 장애에 대한 관심은 고대 문헌에도 나와 있으며, 현재까지 각 전문 분야에서 활발한 연구가 진행되고 있습니다.

세계보건기구(WHO)는 2001년부터 질병(Disease) 중심에서 기능(Function)과 장애(Disability) 중심의 의료(Health care)로 변화하고 있습니다. 이 책은 ICF 개념을 바탕으로 척추의 기능과 장애를 분류하여 접근하고 있으며, 분류되지 않은 질환에 대해서는 별도로 정리하였습니다. 척추 통증에 대한 분류에서 경추와 흉추는 장애에 기반(Impairment-based)을 두고 분류하였고 요추는 치료에 기반(Treatment-based)을 두어 분류를 하였습니다.

척추 장애에 대한 사정(Assessment)은 폭넓게 다루며, 명확하게 설명되었습니다. 일반적인 척추의 구조와 기능적인 평가(Examination)를 자세하게 다루었지만 진부한 내용은 없으며, 해부학적 관점에서 척추에 직접적인 영향을 주는 구조에 대해서도 섬세하게 설명하였습니다. 검사(Test)와 측정(Measurement), 그리고 진단(Diagnosis)에 대해서는 민감도, 특이도, 가능성, 확률, 우도비 등을 제시하여 임상가의 비판적 사고를 기르고, 임상적 추론을 위한 최적의 선택을 도와주고 있습니다. 중재(Intervention) 방법은 각각의 연구들을 체계적으로 재검토하여 기술하여 누구나 실무에 적용할 수 있도록 하였습니다. 또한 관련 저널을 요약하여 설명하여 독자들의 빠르고 명쾌한 이해가 될 것입니다.

근거에 기반한 물리치료는 경험적 사고에서 과학적 사고로의 전환이며, 이는 효율적인 실무로 발전하는 것입니다. 임상 현장에서 최신의 자료를 찾아 고객(환자)에게 적용하기에는 여러 가지 한계가 있지만, 단 하나의 연구로 임상의 실무가 바뀌지 않아야 합니다. 무엇보다 임상인의 관심이 부족하고, 관심이 있더라도 좋은 정보에 대한 접근이 어려우며, 생각할 시간조차 허락하지 않은 바쁜 업무 환경이라고 합니다. 그러나 이 책은 임상 실무에 변화를 이끌 지침서로서 부족함이 없다고 생각합니다.

실용적인 임상 실무 지침서가 되기 위해 번역 작업에 함께 참여해주신 우리들병원 척추건강치료실 모든 물리치료사 선생님들께 감사의 마음을 전합니다. 바쁘신 중에도 독자의 이해를 돕기 위해 여러 번의 교정을 봐주신 점은 이 책을 더욱 빛나게 할 것입니다. 번역한 용어를 이해하는데 어려움이 있는 경우에는 원어를 그대로 사용하였으며, 저자가 의도하는 바를 그대로 전달하려고 최대한 노력하였습니다. 혹시 번역 내용에 부족한 점이나 개선할 부분이 있다면 언제든지 의견을 주시면 고맙겠습니다. 이 책의 출판에 끊임없는 성원과 아낌없는 배려를 해주신 영문출판사 박병조 사장님께 감사의 마음을 전하며, 책이 출간되기까지 애써주신 모든 임직원분들께 축복이 내리기를 기원합니다.

2018년 4월

청담 우리들병원 척추건강치료실

전재국

머리말
Foreword

근거에 기반한 의학으로 훈련된 임상 물리치료사로, 나는 정보를 유지하려는 노력에도 불구하고 현재 최상의 근거로부터 멀어져 가고 있는 것을 해를 거듭하면서 알게 되었다. 개인적 업무에서 바쁜 생활과 박사 물리치료 프로그램에서 파트 타임 교육을 하면서도, 나는 최근의 근거를 최신의 상태로 유지하려고 노력한다. 나는 매달 도착되는 두 개의 전문 저널을 읽고, 지속적으로 교육에 참석하며, 미국 물리치료협회의 *Hooked on Evidence*를 받아 본다. 심지어, 나는 단일 논문이나 연구 결과를 기반으로 내 업무에 큰 변화가 생기는 것을 좋아하지 않는다. 나는 내 업무가 근거에 기초한 변화로 이끌어 줄 것을 수집하고 편집하는 것이 필요하다. 그것은 물리치료의 빵과 버터이기 때문에 이러한 대우를 받을 만한 하나의 영역이 척추이다.

다행히 우리의 직업을 위하여, Dr. Deborah Stetts와 Dr. J. Gray Carpenter는 딱 들어맞게 *척추 통증에 대한 물리치료 관리: 근거에 기반한 접근*이라는 책을 제공한다. 굉장히 철저하게, 저자들은 요추, 흉추, 경추를 평가하고 치료하기 위한 최상의 실무를 설명하고, 진단과 환자 성격의 차이점을 고려하여 근거에 기반한 평가와 치료에 대한 자세한 자료를 완벽하게 제공한다. 이 책은 물리치료 학생들을 위한 백과사전 텍스트 역할을 하는 척추의 모든 측면과 부위에 대한 철저한 문헌 검토를 제공하고, 또한 모든 체험 수준에 맞추어 물리치료사의 실무를 위한 최상의 자료를 제공한다. 현실적으로 물리치료 임상가가 평가를 하기 위하여 현재 최상의 근거에 대한 포괄적인 문헌 검토이다. 학생들과 신규 임상가를 위해 설계했지만, 경험이 풍부한 임상가에게도 필수 자원이 될 것으로 전망한다.

이 책은 모든 척추 관련 영역의 병리, 기능부전, 불편의 호소에 대한 평가와 치료에 대하여 포괄적인 범위를 제공하기 때문에 교과서로 유용하다. 근거에 기초한 의학의 중요성을 1장에서 시작하여 근거에 기초한 의학을 사용하여 가장 나은 방법으로 학습과 실습하는 구조이기 때문에 반드시 필요한 자료가 될 것이다. 2장에서는 유용한 문헌에 따라 모범 사례를 사용하여 주관적인 검사를 수행하는 것이 설명되었다. 3장은 평가된 검사(tests)와 측정을 광범위하게 조사하고, 가장 유효하고 믿을만한 검사(tests)와 측정을 강조하여 검진(exam)의 목적 부분을 논리적으로 다루고 있어, 환자의 진단 가능성에 대한 확률을 높이거나 줄이는데 도움을 줄 수 있다. 현재 가장 좋은 검사(tests)와 측정을 학습한 후에, 저자는 치료사가 검사(tests)를 수행할 수 있는 방법을 그림과 사진으로 제시하고 단계별 설명을 자세하게 제공한다.

나머지 부분은 치료를 통한 평가(evaluation)로부터 각 영역을 다루고 있다. 4장은 요추, 5장은 흉추, 6장은 경추를 다룬다. 각 장에서, Dr. Stetts와 Dr. Carpenter는 만성과 급성 통증의 차이와 의학적 질병 병리와 근골격계 기능부전의 차이를 주의 깊게 구별하고, 그것들이 각각 어떻게 연관되고 기여하고 있는지를 다룬다. 게다가, 각 부위의 장에서는 천장관절 기능부전, 어깨 통증, 두통, 턱관절 장애와 같은 척추와 관련된 모든 이슈를 포함한다. 각 장의 모든 범위는 최대한 연구 문헌에 대하여 광범위한 양을 포괄적으로 수집, 선택, 분석하여 직접 나타냈으며, 2012년까지 발표된 연구를 포함한다. 무엇보다도, 저자는 임상 실습에 유용한 방식으로 근거의 압도적인 양을 여러 방법으로 문맥을 맞추었다.

Dr. Stetts와 Dr. Carpenter는 방대한 문헌 고찰의 문제에 착수하였고, 다양한 아이디어와 기법을 수집 또는 샘플링하는 것을 넘어 잘 조직된 구조에서 특정 세부사항과 함께 현재의 개념을 통합하였다. 신체 모든 부위를 논의한 유용한 다른 책 또는 척추 치료에 대하여 다른 학교의 특정한 책이 있지만, 치료에 기초한 분류의 배경에서 모두를 함께 제공하는 책은 없다. 저는 제가 학생이었을 때 이 책으로 척추에 대한 평가와 치료를 배웠기를 바라지만, 지금은 경험이 많은 치료사로서 기쁘게 생각한다. 내 책상위에 매일 펼쳐질 것이므로.

Mary C. (Mary Kay) Hannah, PT, DPT
Board Certified in Sports Physical Therapy
Associate Faculty, Elon University
Elon, North Carolina
Mary Kay Hannah Physical Therapy, LLC
Cary, North Carolina

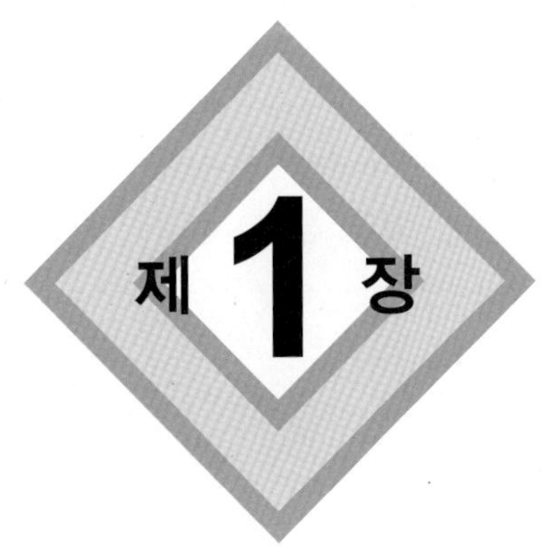

물리치료에서의 근거 기반 실무

EVIDENCE-BASED PRACTICE IN PHYSICAL THERAPY

근거 기반 의학은 가장 일반적으로 임상 전문 지식을 갖춘 최상의 연구 근거와 임상 실무에서 환자의 가치를 최고 수준으로 달성하기 위한 것을 통합하여 설명한다.[1] *미국 물리치료협회(APTA)의 비전 2020* 물리치료를 위한 성명서에는 자주적인 실무자, 물리치료사는 임상 의사 결정을 안내하고 환자/고객에 대한 최상의 실무를 제공하기 위해 치료의 연속성을 통해 근거 기반 서비스를 행할 것이라고 말한다.[2] 임상 의사 결정에 대한 책임은 가장 최신의 연구를 찾고 효과적인 중재 및 일화(anecdotal)에 근거하지 않은, 전통적인 물리치료 실무를 기초로 활용하는 것을 요구한다. 개인적인 취향에 계속 의존하면, 시행착오를 겪으며, 덜 효과적이거나 부적절한 치료를 선택할 수 있는 기회를 제공한다. 물리치료 실무의 효과와 안정성을 높여주는 임상 의사 결정의 일부로서 연구의 비평적 평가를 더욱 강조하고, 환자 중심 접근을 통하여 최상의 결과를 만들어 내는 것이다.[3,4] 관련 저널에 대한 온라인 접근의 용이성과 함께, 문헌 검토에 대한 구조화된 접근 방식은 근거 중심 물리치료사가 되기 위한 건강한 경로를 제공한다.

근거 기반 물리치료의 실무
The Practice of Evidence-Based Physical Therapy

근거 기반 물리치료(EBPT)의 과정은 각 환자를 직면한 경우와 과학적 연구에 의해 유도되는 실무에서 성과로 시작한다. EBPT는 잘 알려진대로, 5단계의 과정을 따른다.[1,4–6] 심도있는 논의를 위하여, 임상가는 우수한 자료를 참고한다.[1,7] 다음과 같이 5단계를 볼 수 있다.

1단계: 환자 문제에 대해 초점을 맞춘 임상 질문하기

잘 만들어진 임상 질문은 가장 유효한 근거를 찾을 수 있는 가능성(likelihood)을 증가시킨다.[8] 질문의 임상 초점은 “배경(background)” 또는 “사전(foreground)” 질문의 형태일 수 있다. 배경 질문은 문제에 대한 일반적인 정보를 얻으려고 하고 누가, 무엇을, 어디서, 언제, 왜를 물어본다. 예를 들어, 강직성 척추염의 원인은 무엇인가? 사전 질문은 문제에 대해 최적의 치료에 관한 특정한 정보를 얻으려고 한다. (표 1–1)은 사전 질문의 예를 보여준다.

[표 1-1] 물리치료 진단, 예후, 중재, 결과와 관련된 사전 임상 질문

	사전 임상 질문
진단	급성 요통과 좌골 신경통을 가진 27세 남성에서 요추 디스크 탈출증을 확인할 때 하지 직거상의 양성 보다 요추의 외측 이동이 더 정확한가?
예후	산후 6개월인 32세 여성에서 복부 근력이나 지구력이 만성 골반대 통증의 더 좋은 예후 인자인가?
중재	만성 목 통증을 가진 45세 남성의 통증 감소와 가동 범위 증가에 있어 흉추 가동술보다 흉추 도수교정이 더 효과적인가?
결과	급성 요통을 가진 25세 여성에서 4주간의 장애 변화를 감지하기 위해 Roland-Morris Disability Questionnaire가 Modified Oswestry Disability Questionnaire보다 우수한가?

예를 들어, 5년 병력의 강직성 척추염을 가진 27세 남성에게, 요추의 가동성을 증가시키기 위해 감독(supervised)한 운동 프로그램이 가정 운동 프로그램보다 효과적인가? 사전 질문은 문제와 연관된 4요소를 포함하고, 종종 PICO라고 부른다.

- **P**: 환자와 특징(나이, 성별) 또는 문제(진단, 급성(acuity))
  - 5년 병력의 강직성 척추염을 가진 27세 남성
- **I**: 중재(intervention) 또는 검사(test)
  - 감독 운동 프로그램이 더 효과적
- **C**: 중재(intervention) 또는 검사(test) 비교 (필요에 따라)
  - 가정 운동 프로그램
- **O**: 결과(치료사 또는 환자)
  - 요추 가동성의 증가

치료사는 진단, 예후, 중재, 예방, 결과와 관련된 질문을 할 수 있다. 진단에 대한 질문을 결정하기 위해 특정 검사의 신뢰도와 정확도를 조사한다.[9] 이 검사는 특정 질환을 가지거나 가지고 있지 않은 환자를 구별할 수 있는 능력이 있는지를 알아보는 것이다.[10] 진단적 정확성 연구들은 최적의 검사를 결정하고 특정 환자의 의미를 해석하는데 도움을 준다. 중재에 대한 질문은 환자 결과를 극대화하기 위해 특정 환자에게 최선의 치료방법에 대한 최신 정보를 제공하는 환자 중심의 임상 연구를 확인하는 것이다. 결과에 대한 질문은 중재나 마지막 성과를 측정하기 위한 적절한 방법의 최종 성과에 대한 정보를 물어보는 것이다. 결과는 치료 단계에서 무엇을 기대해야 하는지에 대해 임상가와 환자에게 알려준다.

2단계: 질문에 대답하기 위해 가장 적합한 근거 찾기

이 단계는 정확하고 효율적으로 건강 관리 문헌을 검색하고 접근할 수 있는 능력을 포함한다. 관계가 있는 근거를 찾을 수 있는 가장 실용적인 방법은 전자 데이터베이스를 활용하는 것이다. 여러 전자 데이터베이스는 이 과정에서 효율적으로 도움을 준다. 가장 자주 사용하는 것은 PubMed,[11] the Cumulative Index of Nursing and Allied Health Literature(CINAHL),[12] the Cochrane Library,[13] Physiotherapy Evidence Database(PEDro)와[14] the APTA's *Hooked on Evidence*이다.[15]

PubMed는[11] 국립 도서관 의학 저널 문헌 검색 시스템으로 생체의학 문헌에 대한 MEDLINE 데이터베이스를 접근할 수 있는 무료 서비스이다. 전체 본문 기사에 대한 접근은 무료 또는 유료 기사일 수 있다. 이 데이터베이스는 크기 때문에 검색 전략이 복잡하다. 그러나, PubMed를[11] 배우고 온라인 데이터베이스 검색의 필수 기술을 향상시키는 지침서를 http://www.nlm.nih.gov/bsd/disted/pubmedtutoriall020_01O.html에서 제공한다.

PubMed와 함께,[11] Clinical Queries는[16] 원인, 진단, 치료, 예후에 관한 질문에 답하는 최상의 근거를 찾고 예정된 근거 기반 실무 검색 전략을 사용한다. 추가 기능으로 임상 예측 지침과 체계적인 검토를 또한 보여준다.[17] Clinical Queries는[16] 근거 자료의 최상 품질을 위한 초기 검색에서 효율적인 방법이다.[17] 간호와 공동 건강 저널의 종합 지수인 CINAHL 데이터베이스는[12] MEDLINE을 통해 색인을 달 수 없는 많은 물리치료 저널의 중요한 원천이다.[18]

Cochrane Library는[13] 높은 질(high quality), 독립적 근거 요약을 제공하는 근거 기반 의학 데이터베이스에 대한 수집이다. Cochrane Library 내에서, Cochrane Reviews[19] 데이터베이스는 초록과 모든 체계적으로 논평한 요약 그리고 예방, 치료, 재활에 필요한 건강 관리 중재에 관한 메타 분석을 무료로 접근할 수 있다. 사전에 정리된 기준을 사용하여, 논평은 무작위 대조 실험(RCT)과 3개월간 발행된 것을 기준으로 한다.[19]

PEDro는[18] 무료이고, RCTs에 대한 웹 중심 데이터베이스, 체계적인 논평, 그리고 근거 기반의 임상 실무 지침(CPGs)은 물리치료 연구에 초점을 맞추었다. RCTs는 0–10 척도로 한 방법론적 질에 대한 등급을 나눴다.[20,21] PEDro 총점은 신뢰도가 높다(개체 간 상관 계수 [ICC]=0.58에서 0.91). Macedo 등은[24] PEDro[14] 총점과 수렴도(convergent) 그리고 타당도를 구성하여 예비 근거를 제시하였다. PEDro 척도는 각 실험의 질에 대한 안내이고 물리치료 중재의 효과에 대한 연구를 보관하는 하나의 데이터베이스이다.[20] Cochrane Library,[13] APTA's *Hooked on Evidence*와[15] 같은 다른 데이터베이스는 보고서나 채점 기준에 대한 다른 설정을 제시한다.

*Hooked on Evidence*는[15] 물리치료 중재와 연관된 문서 추출에 대한 데이터베이스이다. 데이터베이스의 빠른 제공을 통하여 최근 연구에 쉽게 접근하지만 어떤 주제에 대한 포괄적인 검색을 제공하지 않는다. 이 서비스는 APTA 회원의 기부에 의해 제공되고 APTA 회원은 무료로 사용할 수 있다.[15]

SUMSearch는[25] PubMed 같은 다른 웹 사이트의 실시간 검색을 수행하는 공공 사이트이다.[11] 이 무료 서비스는 질문에 가장 적합한 자료, 각 자료에 대한 질문의 형식을 선택하고, 그리고 결과를 바탕으로 추가 검색을 정기적으로 만든다. 추가된 자료는 McMaster 대학의 Health Sciences Online Library Web site에서 구할 수 있다.[26]

많은 온라인 서비스를 사용할 수 있지만, 하나의 데이터베이스가 포괄적인 검색을 위해 모든 자료를 제공하지는 않는다. 검색에서 풍부한 문헌을 확인할 수도 있지만 근거가 부족한 경우에는 몇 가지의 초록만 확인할 수 있다. 질문에 대한 가장 좋은 대답을 찾으려면, 체계적으로 관련된 모든 고품질 문서를 대상으로 하기보다는 단지 한정된 주제에 대하여 지원하는 문서를 제한하여 검색하는 것이 중요하다. 근거가 풍부하고 제한적이거나 불확실한 경우에도, 임상의 전문적 기술과 환자의 선호도를 배합하여 현재 최선의 근거를 사용하는 것이 바람직하다. 능숙한 검색은 종종 진단 검사가 얼마나 유용하고 어떤 중재가 특정 환자에게 효과적이고 비효과적인지에 대해 가장 좋은 정보를 제공한다.[4]

3단계: 유용한 문헌을 비판적으로 평가하기

Sackett 등에[1] 의해 정의된 바와 같이, 이 단계는 타당성, 적용 가능성, 영향에 대한 최상의 근거를 독립적으로 검토하기 위해 임상가를 필요로 한다. 이 과정에는 연구설계의 질 분석이 필요하고(내적 타당성), 임상 상황에서 결과를 일반화하는 능력(외적 타당성)과 임상 실무를 변경하기 전에 검사에 대한 진단의 정확성 또는 치료효과(영향)의 크기를 고려하는 것이 필요하다.[1,17,20]

연구의 비평적 평가는 진단 검사와 중재의 효과를 임상가가 확인하는 것을 도와주는 기술이고, 연습과 연구설계 및 통계 분석에 대한 이해가 필요하다. 이 기술을 발전시키는 임상가의 한 가지 방법은 논문을 평가하기 위해 구조화된 과정을 제공하는 양식을 사용하는 것이다.[27] Oxford Centre for Evidence-Based Medicine[28](OCEBM)은 RCT, 진단적 정확도 연구나 체계적 고찰(systematic review)를 위해 비평적 평가 과정을 안내하는 온라인 양식을 제공한다. 이러한 양식은 주어진 연구가 사실성, 통계학적 유의성과 임상적으로 중요한 결론을 보고할 수 있는지를 평가하는 체계적인 접근법을 제공한다.[27] 임상가는 상세한 검토를 위해 정형외과 및 스포츠 물리치료의 중재 연구에 중점을 둔 임상 논평 시리즈 2부로 언급된다.[17,29]

비평적 평가 과정에서 임상가를 보조하는 또 다른 개념은 과학적인 엄격함과 질에 따른 분류 시스템에 기초한 근거의 등급이다. 많은 분류가 존재하지만, Agency for Healthcare Research and Quality(AHRQ)가 미국에서 인정하는 하나의 시스템은 OCEBM 웹 사이트에서 무료로 사용할 수 있다.[28,30] 근거는 체계적인 검토에 전문가의 의견으로 정렬시킨다. 근거에 대한 OCEBM 수준은 뒷받침하는 근거에[28] 입각하여 추천 등급과 함께 표 1-2에 나와 있다. 추천 등급은 근거의 수준과 관련되어 있지만 임상 치료에서 관련성이 없는 연구에 대한 타당성은 기록만 하였다. 근거가 개정된 OCEBM 수준은 알맞은 최상 근거를 찾는 바로 가기로 도입되었고 OCEBM 웹 사이트에서 구할 수 있다.[31]

근거의 등급 내에서, RCT는 치료 효과를 결정하기 위한 가장 일반적인 연구 설계이다. 고품질 근거를 만들어 낼수 있는 가능성이 있어도, RCT는 충분하거나 불완전하게 수행될 수 있다. 모든 RCTs가 비평적 평가 기준에 충족하지 않기 때문에, 연구 결과의 관련성에 관한 독립적인 결정을 내려야하는 것이 임상가에게는 필수적이다. RCTs의 수가 증가함에 따라, 체계적인 검토, CPGs와 메타 분석은 특정 임상 질문에 관련된 가장 최상의 근거로서 가치 있는 자료로 부상하고 있다.

체계적 고찰은 특정 임상 질문을 해결하는 모든 관련 연구에 대한 철저한 검색과 비평적 평가가 구조화되었다.[17,27,32] 다방면 RCTs 결과의 동질성을 갖춘 체계적인 검토는 좁은 신뢰 구간(CIs; Level 1B; (표 1-2)를 보라)과 함께 단일 RCT 증거보다 높은 수준(Level 1A)과 일치한다. 통계적 방법을 조합하여 사용하고 교차 연구의 결과를 요약한 체계적인 검토는 메타 분석(meta-analysis)이다.[27,32] 메타 분석 결과는 관심, 진단 정확성 또는 치료 효과에 대한 전체적인 추정치를 제공하여 최상의 근거에 대한 전반적인 신체(body)의 합성이다. 다방면 임상 실험 데이터와 통계 분석의 풀(pooling)을 통해, 진단 검사나 치료가 임상적으로 의미가 있는 경우 추정치를 제공하고 결정적인 것에 대한 정밀함을 높인다.

CPGs는 종종 환자 관리 전략의 상대적인 효과에 관한 요약 추천 안을 발전시켜 체계적인 검토의 결과를 통합한다. 체계적인 검토, CPGs, 메타 분석 사이 하나의 중요한 차이는, CPGs는 가장 유용한 근거뿐만 아니라 일반적으로 사회적, 문화적, 개인의 관심과 연관된 전문가의 의견에 따라 추천한다.[27,33] 이러한 방법은 궁극적으로 결과를 개선하여 근거를 해석하고 적용하는 임상가의 능력을 크게 향상시킬 수 있다. 국제 가이드라인 정보센터(National Guideline Clearing house), AHRQ의 프로젝트는 포괄적으로 근거 기반 CPGs의 온라인 데이터베이스가 무료이다.[34] 예를 들어, 임상가는 Childs 등에[35] 의해 발표된 목 통증에 대한 물리치료 CPG를 검토해야 한다. 체계적인 검토, 메타 분석, CPGs와 RCT의 질과 완성도가 변수이기 때문에, 임상가는 이 근거의 비판적인 평가를 상기하고 개별 환자에게 적용가능성을 결정한다.

비평적 평가 과정은 가장 유용한 근거의 선택한 결과이다. 임상가는 지금 임상적으로 전문성을 갖춘 연구 데이터를 통합해야 하고, 환자 우선권은 근거가 개별 환자에게 적합하고 적용할 수 있는지 여부를 결정한다.

4단계: 임상 실무에서 비평적 평가 통합하기

개별 환자에게 연구 근거를 적용하는 것은 EBPT에 대한 대부분의 생각을 일깨우는 단계 중 하나이고, 종종 정보와 연구 결과를 뛰어넘는 판단을 요구한다. 특정한 절차는 1-3단계에서 언급했지만, 개별 환자에게 근거를 적용하면 임상적 추론과 전문적 지식이 요구된다.[36] 환자가 연구에서 합리적으로 유사하다면, 임상가는 상당한 확신을 가지고 증거를 통합할 수 있어야 한다.[29] 사회적, 인구 통계학적, 병리학적 변수가 연구에서 너무 다른 경우, 결과는 대안으로서 폐기된다. 임상적 추론과 전문 지식은 유효한 근거를 환자에게 적용할지에 대한 여부 또는 근거가 제한적이거나 결정적인지가 필수적이다. 임상적 전문 지식의 중요성은 Sackett 등에[37] 의해 지적 되었다(p72): "외부 임상 근거를 알려줄 수 있지만, 개별 임상적 전문 지식으로 대체 될 수는 없고, 외부 전문 지식이 개별 환자에게 적용되는지 여부를 결정하는 것이 전문 지식이므로, 임상 의사 결정에 통합되어야 한다."

각 환자는 독특한 개성, 문화적 특성, 개인적 걱정을 가지고 있다. 각 임상가는 지식, 경험, 가치에 대한 별개의 집합을 가지고 있다. 더하여, 가용성, 접근성, 급변하는 의료 시스템의 비용이 최고 근거에 대한 통합에 영향을 줄 수 있다. 좋은 의사 소통 기술은 환자가 좋아하는 것과 걱

[표 1-2] 근거 기반 의학을 위한 OXFORD CENTRE – 근거의 등급

등급	구분	내용
등급 1A	치료/예방, 원인/손해(harm)	RCTs의 체계적 재검토(SR)(균질성 포함*)
	예후	초기 cohort 연구의 SR(균질성 포함*); 다른 인구에서 검증된 CDR"
	진단	등급1 진단 연구의 SR(균질성 포함*); 다른 임상 센터의 등급1B와 CDR"
	감별 진단/증상 유병률 연구	전향적 cohort 연구의 SR(균질성 포함*)
	경제적 분석 및 의사결정 분석	등급1 경제적 연구의 SR(균질성 포함*)
등급 1B	치료/예방, 원인/손해(harm)	개별 RCT(제한된 CI"i 포함)
	예후	추적 관찰 80% 초과의 개별 초기 cohort 연구; 단일 집단에서 검증된 CDR"
	진단	훌륭한 참조 표준을 갖춘 cohort 연구; 한곳의 임상 센터에서 검사된 CDR"
	감별 진단/증상 유병률 연구	훌륭한 추적 관찰을 갖춘 전향적 cohort 연구
	경제적 분석 및 의사결정 분석	임상적으로 합리적 비용이나 대안을 기초로 분석하고 근거의 체계적 재검토이나 다방면 민감도 분석을 포함
등급 1C	치료/예방, 원인/손해(harm)	전체 또는 없음
	예후	전체 또는 사례연구 없음
	진단	절대적 SpPins과 SnNouts""
	감별 진단/증상 유병률 연구	전체 또는 사례연구 없음
	경제적 분석 및 의사결정 분석	절대적으로 좋은 값이나 나쁜 값 분석
등급 2A	치료/예방, 원인/손해(harm)	cohort 연구의 SR(균질성 포함*)
	예후	RCT에서 후향적 cohort 연구이거나 치료하지 않은 대조군 집단의 SR(균질성 포함*)
	진단	등급2 초과 진단적 연구의 SR(균질성 포함*)
	감별 진단/증상 유병률 연구	등급2B와 더 나은 연구의 SR(균질성 포함*)
	경제적 분석 및 의사결정 분석	등급2 초과 경제적 연구의 SR(균질성 포함*)
등급 2B	치료/예방, 원인/손해(harm)	개별 cohort 연구(질이 낮은 RCT 포함;예 추적 관찰 80% 미만)
	예후	후향적 cohort 연구이거나 RCT에서 치료하지 않은 대조군 환자의 추적관찰; CDR의 파생 또는 분할 표본에서만 유효성 확인
	진단	훌륭한 참조 표준을 갖춘 탐색적 cohort 연구; 파생된 CDR이나 분할 표본 또는 데이터베이스에서 유효성 확인
	감별 진단/증상 유병률 연구	후향적 cohort 연구 또는 불량한 추적 관찰
	경제적 분석 및 의사결정 분석	임상적으로 합리적 비용이나 대안을 기초로 분석하고 근거의 제한된 제검토 또는 단일 연구지만 다방면 민감도 분석을 포함
등급 2C	치료/예방, 원인/손해(harm)	결과 연구, 생태학 연구
	예후	결과 연구
	진단	
	감별 진단/증상 유병률 연구	생태학 연구
	경제적 분석 및 의사결정 분석	감사(audit) 또는 결과 연구
등급 3A	치료/예방, 원인/손해(harm)	사례-조절 연구의 체계적 재검토(SR)(균질성 포함*)
	예후	
	진단	등급 3B와 더 나은 연구의 SR(균질성 포함*)
	감별 진단/증상 유병률 연구	등급 3B와 더 나은 연구의 SR(균질성 포함*)
	경제적 분석 및 의사결정 분석	등급 3B와 더 나은 연구의 SR(균질성 포함*)

6페이지의 핵심을 보라

(계속)

[표 1-2](계속) 근거 기반 의학을 위한 OXFORD CENTRE - 근거의 등급

등급 3B	치료/예방, 원인/손해(harm) 예후 진단 감별 진단/증상 유병률 연구 경제적 분석 및 의사결정 분석	개별 사례-조절 연구 비연속적인 연구 또는 일관되게 적용된 참조 표준이 없는 경우 비연속적인 cohort 연구 또는 매우 제한적인 표본 제한된 대안이나 비용 및 낮은 질의 데이터 추정치를 기초로 하여 분석하지만 임상적으로 의미있는 변화를 합친 민감도 분석을 포함
등급 4	치료/예방, 원인/손해(harm) 예후 진단 감별 진단/증상 유병률 연구 경제적 분석 및 의사결정 분석	사례 연구(와 낮은 질의 cohort와 사례-조절 연구) 사례 연구(와 낮은 질의 예후 cohort 연구) 사례-조절 연구, 불량 또는 비독립적인 참조 표준 사례 연구 또는 대체된 참조 표준 민감도 분석이 없는 경우 분석
등급 5	치료/예방, 원인/손해(harm) 예후 진단 감별 진단/증상 유병률 연구 경제적 분석 및 의사결정 분석	명백한 비평적 평가(critical appraisal) 또는 생리학, 밴치(bench) 연구, "첫 번째 원칙(first principles)"이 없는 전문가의 의견 명백한 비평적 평가 또는 생리학, 밴치(bench) 연구, "첫 번째 원칙(first principles)"이 없는 전문가의 의견 명백한 비평적 평가 또는 생리학, 밴치(bench) 연구, "첫 번째 원칙(first principles)"이 없는 전문가의 의견 명백한 비평적 평가 또는 생리학, 밴치(bench) 연구, "첫 번째 원칙(first principles)"이 없는 전문가의 의견 명백한 비평적 평가 또는 경제적 이론, "첫 번째 원칙(first principles)"이 없는 전문가의 의견

참고: 사용자는 다음과 같은 이유로 결정적인 답을 제공하지 못하는 등급을 나타내기 위해 "-"를 추가 할 수 있다.
- 광범위한 CI를 사용한 단일 결과
- 문제가 되는 이질성을 가진 SR
- 이런 근거는 확정적이지 못하며 따라서 등급 0을 추천 할 수 있다.

추천의 등급	
A	일관된 등급 1 연구
B	일관된 등급 2이거나 3 또는 등급 1 연구의 연장
C	등급 4 또는 등급 2, 3 연구의 연장
D	등급 5 또는 모든 수준에 대해 일관성이 없거나 결정할 수 없는 연구

"연장(exrapolations)"은 원래의 연구 상황과 임상적으로 중요한 차이가 있을 수 있는 상황에서 데이터가 사용되는 곳이다.
6페이지의 핵심을 보라

핵심(KEY)	
*	균질성(homogeneity)이란 개별 연구 결과의 방향 및 정도에 있어 걱정스러운 변동(이질성, heterogeneity)이 없는 체계적인 검토를 의미한다. 통계적으로 유의미한 이질성을 가진 모든 체계적인 검토는 걱정할 필요가 없으며, 모든 걱정스러운 이질성이 통계적으로 중요할 필요는 없다. 이전에 언급했듯이, 걱정스러운 이질성을 나타내는 연구는 지정된 등급의 끝에 "-" 표시가 되어야 한다.
"	임상 의사결정 규칙. 이것은 예후 추측이나 진단 범주로 이어지는 알고리즘 또는 점수 체계이다.
"i	실험이나 넓은 신뢰 구간을 가진 다른 연구들을 어떻게 이해하고, 평가하고, 사용하는지에 대한 참고를 보라.

(계속)

[표 1-2](계속) 근거 기반 의학을 위한 OXFORD CENTRE - 근거의 등급

§	처방이 유효하기 전에는 모든 환자가 죽었지만 지금은 조금 살아남아 있다; 또는 처방이 유효하기 전에 몇 명의 환자들은 죽었지만 지금은 아무도 죽지 않았다.
§§	불량한 cohort 연구는 비교 집단을 명확하게 정의하지 못하였고, 노출 측정에 실패하였고, 노출된 사람과 노출되지 않은 사람 모두에게서 같은 객관적인 방법(바람직한 맹검)으로 결과를 얻거나 알려진 교란 요인을 확인하거나 적절히 통제하지 못하였고, 충분히 길고 완전한 환자의 추적 관찰을 수행하지 못한 것을 의미한다. 불량한 사례-조절 연구는 비교 집단을 명확하게 정의하지 못하였고, 사례와 조절 사이의 노출과 동일한 객관적 방법(바람직한 맹검)으로 결과를 측정하지 못하였고, 알려진 교란 요인을 확인하거나 적절한 통제를 못한 것을 의미한다.
§§§	분할 표본 검증은 하나의 일부분에서 모든 정보를 수집한 다음 이를 인위적으로 "파생" 및 "유효성 검증" 표본으로 나눈 것이다.
""	"절대 SpPin"은 특이도가 높기 때문에 진단에서 양성 결과(result)가 나오는 진단 결과(finding)이다. "절대 SnNout"은 민감도가 높기 때문에 음성 결과(result)가 진단을 배제하는 진단 결과(finding)이다.
"i"i	훌륭하고, 좋고, 나쁘고, 더 나쁜 것은 치료 간의 비교와 임상적 위험과 이점을 의미한다.
"""	훌륭한 참조 표준은 검사(test)의 독립성이며 모든 환자에게 맹목적으로 또는 객관적으로 적용된다. 불량한 참조 표준은 우연히 적용되지만 여전히 검사의 독립성이다. 비독립 참조 표준("검사"가 "참조"에 포함되는 경우 또는 "검사"가 "참조"에 영향을 미치는 경우)의 사용은 레벨 4 연구를 의미한다.
""""	더 나은 값을 가진 치료법은 분명히 훌륭하며 저렴하거나 동일하거나 저렴한 비용으로 더 좋다. 더 나쁜 값을 가진 치료는 훌륭하며 더 비싸거나 더 나쁘고 비용도 많이 들거나 더 비싸다.
**	유효성을 확인하는 연구(validation studies)는 이전의 증거에 근거하여 특정 진단 검사의 질을 검사한다. 탐색적 연구는 정보를 수집하고(예: 회귀 분석을 사용하여) 데이터를 트래킹(trawls)하여 어떤 요소가 "중요"한지 확인한다.
***	불량한 예후 cohort 연구는 표적 결과가 이미있는 환자를 위해 표본 추출이 편향된 것을 의미한다. 결과의 측정은 연구 환자의 80% 미만에서 이루어졌으며; 결과는 맹목적이고 객관적이지 않은 방식으로 결정되었다. 교란 요인에 대한 수정이 없었다.
****	감별 진단 연구에서 양호한(훌륭한) 추적 관찰은 80% 이상(초과)이며, 대체 진단을 위한 적절한 시간이 있다(예: 급성 1-6 개월, 만성 1-5 년).

근거 기반 의학 센터의 허락을 받아 증쇄.
근거의 수준(2009년 3월). 옥스퍼드 대학교. http : //www.cebm.net!? 0 == 1025. 2013 년 4월 3일에 업데이트되었다.
2011년 6월 27일 액세스 되었다.

정하는 것을 이해시키고 결정하는데 필수적이다. 치료, 잠재적인 위험를 수락하거나 준수하려는 의지와 매우 다양한 금융 비용과 같이 환자의 선호 사항과 고려사항은 신중하게 의사 결정에 반영해야 한다.[29] 네 번째 단계는 실무에서 근거를 완성하는 것으로 끝난다.

단계 5: 1-4단계를 수행한 효과 평가하기

마지막 단계는 성찰과 EBPT 과정의 자기 평가이고 개선을 위한 계획을 발전시키는 것이다. Sackett 등에[1] 의해 상세히 설명하고 있는 바와 같이, 임상가는 첫 번째 4단계로 각각 수행할 수 있는 능력과 EBPT 실행에서 전반적인 성공을 상기해야 한다. 추가하여 Noteboom 등[29] 임상가는 공식적으로 사실 여부를 확인하기 위해 환자의 결과를 평가해야 한다고 제안하였다. EBPT 과정의 효율성에 대한 자기 평가 이외에 안정적이고 올바른 결과 측정의 활용은 최고의 관리 결과가 될 것이고 임상 실무를 향상시킬 것이다.[29]

진단 검사에서 연관된 문헌의 비평적 평가
Critical Appraisal of Literature Related to Diagnostic Tests

진단

진단 과정은 병력을 청취하고 다양한 검사(test)와 측정을 수행한 수집된 데이터를 포함한다. 병력과 검사의 모든 요소와 측정은 숙고한 진단 검사이다. 검사에 기초하여, 수립된 가설은 결정(ruled in) 또는 배제(ruled out)하고 진단은 확정되며, 그 다음에 중재가 시작된다. 진단의 정확성은 목적과 적용된 검사의 유효성에 관한 것이다. 검사의 적용과 선택하기 전 또는 검사의 순서는, 검사 속성의 평가가 요구된다. 이 절은 (a)진단 연구의 타당성의 결정; (b)최적의 검사를 선택하여 결과를 사용; (c)개별 환자에게 결과를 적용하는 방법에 대해 논의한다.

진단 검사에 대한 잠재적 관련 논문을 평가하기 위해, 3가지 질문은 근거에 관한 일반적인 질문이다:[39]

1. 결과가 유효한가? 유효한 진단 검사의 정확성에 관한 근거는?
2. 결과는 무엇인가? 근거는 특정 질환이 없는 환자를 정확하게 구별하는가?
3. 환자를 관리하기 위해 결과는 나에게 도움을 줄 것인가?

결과가 유효한가? 유효한 진단 검사의 정확성에 관한 근거는?

진단 검사의 정확성에 관한 근거의 유효성은 참조 표준, 진단 검사, 그리고 연구된 집단의 영향을 받는다. 진단 검사의 정확성은 참조 표준 또는 "최고(gold)" 기준에 의해 비교하여 최상으로 확립되었다.[1,39] 진단적 연구에서, 유효한 참조 표준 확인 또는 상태가 존재하거나 존재하지 않는 것을 증명한다. 참조 표준의 결과(즉, 관절경, 자기공명 영상)와 진단 검사는 해석에 관련된 평가자의 의식적 또는 무의식적 편향을 피해 서로 독립적으로 평가되어야 한다.[1,39]

이 연구는 중요(interest)하거나 기타 일반적으로 모순된 진단 상태를 설명하는 범위의 환자에 진단 검사를 적용해야 한다. 연구를 명확하게 하거나 명확하지 않은 상태의 환자들도 포함한다면, 검사의 진단 정확성은 과장되고 결과는 유익하지 않다. 다양성 편향(spectrum bias)을 방지하고 임상적 설명 범위를 지키기 위해, 올바른 진단적 연구는 임상 설정에서 논리가 일관된 집단의 전향적 코호트(cohort) 설계를 사용한다. 진단적 연구가 환자의 잔상, 검사의 맹검 비교, 참조 표준을 설명한다면, 결과는 대부분 검사의 정확성에 대한 공정한 평가를 나타낸다.

가능하다면, 참조 표준과 진단적 검사는 검증 또는 정밀 검사에 대한 편향(Workup bias)을 피하기 위해 연구에서 모든 환자에게 적용해야 한다. 예를 들어, 참조 표준은 고가이거나 불필요하게 침습적인 경우(관절경 같은), 단지 검사에서 양성인 것은 관절경에서 얻을 사람들이다; 그러나 음성 검사 결과를 가진 환자에게는 수행하지 않는다. 이런 편향을 극복하기 위해, 연구자들은 환자가 발생하지 않는 것을 표시하여 추적한 근거를 포함한다. 정밀 검사에 대한 편향(Workup bias)은 진단적 검사에 대한 정확성(증가된 민감도와 감소된 특이도)의 과대 평가로 이어진다.[41]

진단 검사의 타당성을 고려하여도 그것을 사용하는 방법에 대하여 자세한 설명을 필요로 한다. 설명은 사용 목적 또는 용도, 검사에 대한 수행, 채점 기준을 포함한다. 목적은 감별 진단 또는 중재의 선택일 수 있다. 임상에서의 결과를 일반화하기 위해, 검사는 이 연구에서 수행된 바와 같이 동일한 방식으로 병원(clinic)에서 수행되어야 한다.[39,40] 예를 들어, 마취 없이 수행할 때에는 마취하에 수행된 인대 안정성 검사가 동일한 임상적 유용성이 없을 수 있다. 채점 기준은 양성 또는 음성 결과에 대한 정의를 포함한다. 정확성을 재보증하기 위해, 마지막 문제는 환자의 두 번째 독립 설정에서 똑같은 결과인지를 결정하는 것이다. 연구가 검사 특성에서 유효한 추정치로 간주되는 경우라면, 결과는 임상적 유용성이나 정확성에 대해 분석한 것이다.

진단 검사의 유효한 연구는 검사의 맹검 비교, 타당한 참조 표준, 환자 범위에의 적용뿐만이 아니라 검사의 자세한 설명을 포함하여야 한다. 이러한 기준이 충족되지 않으면, 연구는 검사의 정확성에 대한 편향 추정치를 제공할 수 있다. 연구가 편향이 없다면, 다음 단계로 진행한다.

결과는 무엇인가? 근거는 특정 질환이 없는 환자를 정확하게 구별하는가?

진단 과정은 환자의 주 증상 및 징후에 대한 고려 사항으로 시작된다. 병력과 진단적 검사로서 검사와 측정의 각 요소는 대상 상태의 확률을 감소 또는 증가시킨다.[42] 임상적으로 모든 정보에 대한 검사 특성을 사용할 수는 없다. 진단적 검사나 검사의 순서를 수행하기 전에, 모든 알려진 정보는 관심의 상태에 대한 유병률 통계를 포함하고, 가능하다면 대상 상태의 사전 검사 확률을 추정하는 임상 전문 지식을 결합한다. 진단적 검사의 임상적 유용은 대상 질환이 없는 환자를 구별할 수 있는 능력에 달려있다. 즉, 진단적 검사는 주어진 진단에서 멀어지거나 가까이 이동하여 임상가를 지원해야 한다. 임상적으로, 검사의 정확성은 검사 후에 생각하는 무엇에서(사후 검사 확률) 검사 전에 생각한 무엇을(사전 검사 확률) 바꿀 수 있는 검사 능력에 달려있다. 사전-사후 검사 확률에서 큰 변화를 만들 수 있는 확률을 가지는 진단적 검사는 임상에서 중요하고 유용하다.[1,43]

검사의 정확성은 진단적 검사와 참조 표준 사이의 합의된 측정에 의해 평가된다.[39,40] 참조 표준에서 얻은 결과는 2×2 분할표 (표 1-3)를 통하여 진단 정확성 또는 정확하게 진단된 사람의 비율을 결정하기 위해 해당 검사와 비교한다. 양성 및 음성 예측도(각각 PPVs과 NPVs), 민감도, 특이도, 우도비(LRs)는[1,10,40] 진단 검사의 결과를 해

[표 1-3] 2×2 분할표

	참조 표준 양성/존재	참조 표준 음성/결여
진단적 또는 임상적 검사 양성/존재	(a) 참 양성	(b) 거짓 양성
진단적 또는 임상적 검사 음성/결여	(c) 거짓 음성	(d) 참 음성

[표 1-4] 일반적으로 사용되는 통계 산정식

통계 측정	산정식	설명
PPV	a/(a+b)	환자가 양성(+) 검사 결과 조건을 가지는 확률
NPV	d/(c+d)	환자가 음성(−) 검사 결과 조건을 가지고 있지 않을 확률
민감도	a/(a+c)	양성 검사를 가지는 사람의 비율(참 양성비)
특이도	d/(b+d)	음성 검사를 가지지 않은 사람의 비율(참 음성 비)
양성 LR	민감도/(1−특이도)	주어진 조건이 양성 검사 결과에 유리한 가능성이 높음; 조건 결정에 도움이 됨
음성 LR	(1−민감도)/특이도	주어진 조건이 음성 검사 결과에 유리한 가능성이 낮음; 조건을 배제하는데 도움이 됨
사전 검사 확률(probability)	(a+c)/a+b+c+d)	진단 검사 결과가 나오기 전에 목표 조건의 확률
사전 검사 가능성(odds)	사전 검사 확률/1−사전 검사 확률	검사가 수행되기 전에 환자가 목표 조건을 가질 가능성
사후 검사 가능성	사전 검사 가능성× LR	검사가 끝난 후 환자가 목표 조건을 가질 가능성
사후 검사 확률	사후 검사 가능성/사후 검사 가능성+1	진단 검사 결과가 나온 후에 목표 조건의 확률

석하는데 사용되는 통계적 방법이다. 이러한 측정의 일반적인 설명은 (표 1-4)에 나열되었다.

예측도(predictive values), 민감도(sensitivity), 특이도(specificty)와 우도비(likelihood ratios)

PPV는 양성 검사 결과를 가지고 있는 환자가 실제로 조건를 가지는 기회이다. NPV는 음성 검사 결과를 가지고 있지 않은 환자가 실제로 조건을 가지는 확률이다. 즉, 검사 결과가 양성 또는 음성으로 주어지고, PPV 또는 NPV는 검사가 올바른지에 대한 확률이다.[10,40] 예측도는 조건의 유병률에 의한 영향이다. 임상에서 환자의 비율이 연구에서 사용된 것과 동일하지 않으면, 이 값은 주의해서 해석되어야 한다.[40] 민감도와 특이도는 유병률에 좌우되지 않는 것으로, 의사 결정 과정에서 더 중요할 수 있다.[10]

민감도는 실제로 조건(참 양성비, true positive rate)을 가지는 환자를 분류하는 검사 능력으로 설명한다.[1,40] 높은 민감도를 갖은 검사는 상대적으로 적은 거짓 음성(false negative)을 가지고 있다.[40,43] 약어 SnNout는 높은 민감도를 가진 검사라고 하고, 부정적인 결과는 조건을 배제하기 위해 확실한 것이지만 양성 검사 값을 처리하지는 않는다.[1,40] 특이도는 실제로 있지 않은 조건(참 음성비, true negative rate)를 가지는 환자를 분류하는 검사 능력으로 설명한다.[1,4] 높은 특이도를 가진 검사는 약간의 거짓 양성비(false positive rate)를 가지고 있다.[40,43] 약어 SpPin는 높은 특이도를 가진 검사를 말하고, 양성 결과는 조건에서 결정을 확실하게 한다.[1,40] 검사 결과가 양성 또는 음성이라면 민감도와 특이도는 사전 검사 확률에서 변화에 관한 정보를 제공하지 않는다.[40] 민감도와 특이도를 이용하여 LR를 결정하는 것(표 1-4를 보라)은 얼마나 많이 주어진 검사가 대상 질환의 사전 검사 확률을 증가 또는 감소시킬 수 있느냐를 나타내는 정확한 측정을 제공한다.[42]

LRs는 주어진 검사가 사전 검사 확률을 얼마나 많이 증가 또는 감소시키느냐에 대한 검사 수행(performance)이나 정량(quantify)의 두 방향에 대해 설명한다. 양성 LR은 검사가 양성일 때 조건의 존재에 대해 유리하게 확률을 이동시키고, 조건 안에서 결정을 하기 위해 도움이 되는 것이다. 값이 높을수록, 결과가 양성이라면 조건은 실제로 존재하는 것으로 사후 검사 가능성을 결정하기 위한 검사의 능력이다. 음성 LR은 검사가 음성일 때 조건의 부재에 대해 유리하게 확률을 이동시키고, 조건의 밖에서 결정을 하기 위해 도움이 되는 것이다. 값이 낮을수록, 결과가 음성이라면 조건은 실제로 존재하지 않은 것으로 사후 검사 가능성을 결정하기 위한 검사의 능력이다. 확률에서 변화의 크기가 검사의 임상적 유용성을 의미하므로, 1 미만인 LR은 조건의 가능성이 감소시키고, 반면 1보다 큰 LR은 조건의 가능성을 증가시킨다.[40] LR 1은 검사 결과가 사전 검사 확률에는 효과가 없다는 것을 나타낸다. Jaeschke 등은[42] 사후 검사 확률에 대한 사전 검사에서 이동을 위한 LR 값의 해석을 지원하기 위해 가이드를 제공했다.

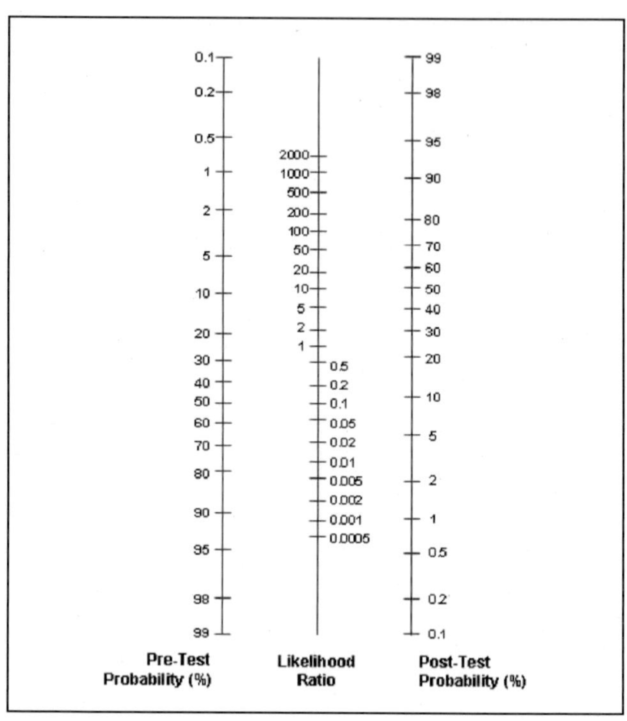

그림 1-1. 진단 검사 결과 해석을 위한 Fagan의 계산 도표(nomogram). 사후 검사 확률을 얻으려면 사전 검사 확률에서 LR을 통해 사후 검사 확률 선까지 선을 그어 백분율을 관찰한다. (Reprinted with permission from Fagan TJ. Nomogram for Bayes's theorem. *N Engl J Med*. 1975:293:257. Copyright © 1975, Massachusetts Medical Society. All rights reserved.)

- 10보다 크거나 0.1보다 작은 LRs는 크고 종종 결정적인 변화를 생성한다.
- 5에서 10 사이 및 0.1에서 0.2 사이의 LRs는 중간 정도의 변화를 생성한다.

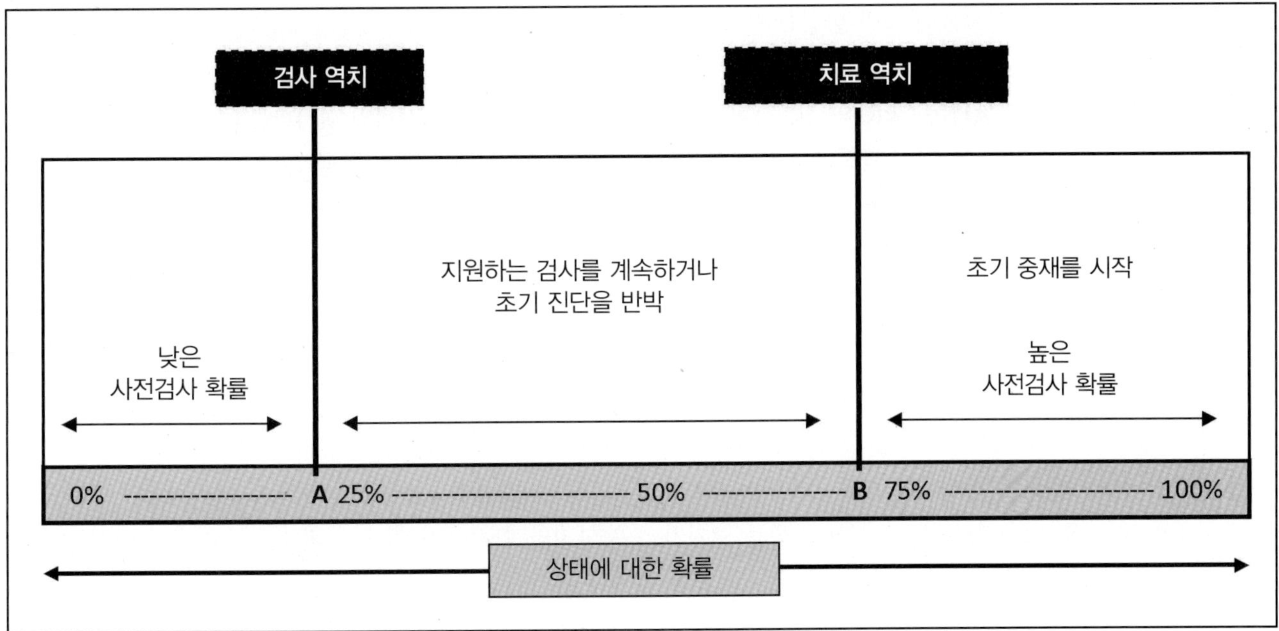

그림 1-2. 조건, 검사, 치료 역치에 대한 확률

- 2에서 5 사이 및 0.5에서 0.2 사이의 LRs는 작으나 때로는 중요한 변화를 생성한다.
- 1에서 2 사이 및 0.5에서 1 사이의 LRs는 작으나 매우 중요한 변화를 생성한다.

LRs가 계산 된 후에, 계산 도표[44](그림 1-1)은 종종 사전 검사로부터 사후 검사 확률을 가지고 임상에서 사용되지만, 확률에서 변화(shift)의 보다 정확한 계산을 사용할 수 있다.[45] 일반적으로, 사전 검사로부터 사후 검사 확률을 변경할 수 있는 가장 잠재력을 가지는 진단적 검사는 중요하며 선택되어져야 한다.[1,43] 각각의 검사 결과에 대한 해석은 환자가 특정 조건을 가지는 확률을 단독으로 설정하지 않는다. (그림 1-2)는 사전 검사 확률이 치료 역치(threshold)에 도달할 때까지 병력과 검사 및 측정으로부터 데이터의 각 요소와 함께 끊임없이 수정되는 과정을 나타낸 도면으로, 검사(examination)를 멈추고 치료가 시작되는 수준이다.[46] 사후 검사 확률이 진단을 확립하기에 충분히 높거나 진단을 반박하기에 충분하지 않고 선택적인 검사를 고려할 때 임상가는 결정한다.[42,43]

연구 결과의 해석을 돕기 위해, 특이도와 LRs는 일반적으로 단일 값으로 보고되고, 표본 모집단의 실제 값(true value)의 추정값을 나타내며 CI와 함께 보고되어야 한다.[1] CI는 실제 값의 예상 범위와 이 값의 정밀도 측정으로, 일반적으로 진단적 연구들을 위해 제공된다.[42] 95% CI는 실제 값이 있는 확률이 95%가 되는 값 이내의 범위이다. 95% CI는 차이가 없는 것(zero difference)을 표현한 것이 아니라 연속 데이터를 비교할 때 통계적으로 유의한 차이를 나타낸다. 좁은 CI는 타당성을 위해 바람직하다. CI 폭은 조사 중인 검사에서 표본 크기와 다양성과 관련이 있다.[40] 좁은 CI에서는 큰 표본 크기 결과(results)가 보다 정확한 연구의 결과(finding)이다.[47] CI가 넓다면, 양성 LR의 추정치는 매우 정확하지 않은 것을 나타내고, 측정의 유효성은 의심할 수 있다.[40]

임상 실무에서, 하나의 검사는 진단을 설정하는데 거의 사용하지 않는다. 증상과 징후의 클러스터(집속, Cluster)와 임상 예측 규칙(CPRs)은 정형물리치료 문헌에 진단적 도구로 등장하고 있다.[42,48-52] Beattie와 Nelson은[53] CPRs을 치료를 위한 환자 분류나 조건에 대한 확률을 계산하기 위하여 관련 임상 결과(병력, 신체 검사, 환자의 신뢰)의 결합으로 설명하였다. CPRs의 개발과 검사는 3단계의 과정을 포함한다: (1)예측 변수의 도출 또는 식별; (2)유효성 확인(유사한 임상 환경과 인구 및 다중 임상 환경에서 규칙을 평가); (3)영향 분석이나 임상 행동, 결과 및 경제적 이익의 변화. 임상실무에서 사용하기 전에 모든 유효성을 확인하는 것을 권장한다.[54] CPRs은 진단적 검사의 결과를 해석하는데 사용된 것과 동일한 통계적 측정, 민감도, 특이도 및 LRs로 설계되었다. 특정 환자를 위한 적합성을 결정할 때 임상의는 CPRs의 질, 강점 및 약점을 고려해야 한다.[55] CPRs은 진단 과정에서 부가적으로 사용될 수 있지만 반드시 결정을 내리는 것은 아니다.[56]

PPV, NPV, 민감도, 특이도 및 LR의 측정을 보고하는 진단적 연구들을 평가할 때 CI를 사용하면 임상가가 결과의 정확성을 알 수 있도록 진단 검사의 결과를 해석하는데 도움이 된다. 진단적 검사의 값은 http://araw.mede.uic.edu/cgi-binltestcalc.pl에서 구할 수 있다.[57] 이 값은 주어진 사전 검사 확률 및 검사 특성으로 질병의 민감도, 특이도, LR 및 사후 검사 확률을 결정한다. 샘플 크기가 주어지면 CI도 계산된다.

결과가 내 환자를 돌보는데 도움이 되는가?

환자에게 적절하고, 주어진 결과들은 타당하며 임상적 정확도를 충족하면, 마지막 단계는 환자에게 검사를 적용하는 것이다. 만약 당신의 환자가 연구 기준에 포함되면 실행 설정은 연구와 유사하며 결과들은 확신을 가지고 적용된다. 그렇지 않다면 임상적 판단이 필요하다. 검사는 반드시 적합하고 재현 가능한 방법으로 실행되어야 한다. 오류를 최소화하기 위해, 임상가들은 연구에 기술된 것처럼 반드시 검사를 해석하고 실행해야 한다.

검사를 적용하기 이전에, 임상가들은 임상적 경험, 유병률 통계, 연구의 보편성, 그리고 국소적 연구 또는 사전 검사 확률을 통해 환자의 사전 검사 확률의 분별있는 판단을 해야 한다. 만약 진단 검사의 결과가 검사 역치를 충족시켜 사전 검사 확률을 바꾸지 않는다면(그림 1-2 참조), 더 이상의 추가 검사는 필요 없이, 임상가는 진단에 이의를 제기해야 한다.[42] 만약 검사 결과가 치료 역치에 이르러 사전 검사 확률을 바꾼다면(그림 1-2 참조), 임상가는 진단을 확진하고 치료를 진행한다.[42] 확률이 검사와 치료 역치 사이에 위치할 때, 추가 검사가 필요하다. 검사 또는 치료 역치를 위한 절대적인 가치는 존재하지 않는다.[42] 검사와 치료 역치는 상이한 조건과 환자 진술에 따라 다르며 임상적 판단의 논쟁거리이다.

사전 검사 확률은 검사를 실행하기 전에 불확실성의 수준을 확립하기 때문에 진단 과정의 실마리이다.[42] 높은 사전검사 확률(75%)을 가지는 조건이 있다면, 한 가지 음성 검사 결과는 그 조건을 배제하기 위한 확률을 충분하게 감소시킬 수 없다. 추가적인 검사하는 것이 필요하다.[58] 마찬가지로, 낮은 사전 검사 확률(20%)을 가지면, 한 가지 양성 검사 결과는 역치를 지나 그 조건을 판결하기 위한 확률을 증가시킬 수 없다. 검사 결과에 따라, LRs는 검사 또는 치료 역치의 전역에서 움직이는 임상가를 돕기 위해 사전 검사 확률에서 변화의 방향과 양을 정한다.[10,40] 충분히 높은 사후 검사 확률은 치료 역치와 치료 개시를 넘어 명백한 결과를 가진다.[1,42]

진단 검사의 유용성을 위한 최종 고려사항은 그것이 가능한지와 환자에게 이득이 되게끔 관리에 있어서 변화를 이끄는 정보인지 정보를 주는 진단 검사의 능력이다.[1,10] 조건이 좋거나 가능성이 희박한 환자에 대한 검사를 수행하면 일반적으로 정보가 조금씩 증가한다. 실제로 증상을 가질 확률이 낮거나 높은 사전 검사를 받는 환자에게 검사를 적용하면 거짓 양성 또는 거짓 음성의 중등도 이상의 위험이 중간 정도에서 높을 수 있다.[10]

진단에 관련된 근거의 기준을 위한 체계적인 접근은 적절한 중재를 이끄는 진단이기 때문에 실행되고 있는 EBPT에서 중요한 단계이다. (표 1-5)의 진단적 정확도는 연구 사정을 위한 체계적인 작업표로 유용하다.[28] 임상가들은 검사 역치 아래(이는 그것을 위해 검사를 중지하고 후속 고려점으로 부터 그것을 제거하는 것이다)에 목표 조건의 확률을 낮추기 위해 또는 검사 역치 위(이는 그것을 위해 검사를 중지하고 적절한 치료를 시작하는 것이다)의 이 확률을 증가시키기 위해 진단적 검사들을 획득한다. LR 최상은 사전 검사에서 사후 검사 확률까지 이 변화의 방향과 크기를 획득한다.[59]

진단 시 비평적 평가 기준 사용에 대한 사례 연구

A Case Study in Diagnosis Using the Critical Appraisal Criteria

다음은 진단적 연구 작업표의 예이다;

1. **중점적인 임상적 문제:** 편측성 목 통증과 측면이동

이 없는 두통을 보이는 45세 여성에서, 경추 굴곡-회전 검사(CFRT)가 경추성 두통의 감별 진단에서 정확한 검사인가?

2. **선택된 조사 논문**: Ogince M, Hall T, Robinson K, Blackmore AM. C1/2-연관 경부 기인 두통에서 경부 굴곡-회전 검사의 진단적 타당도. *Man Ther*. 2007;12:256-262. 연구의 목적은 CFRT의 민감도와 특이도의 측정이었다. 단일-맹검 비교 집단 설계가 증상이 없는 대상자(n=23; 8 남자, 15 여자), 편두통 전조 대상자(n=12; 9 남자, 3 여자), 그리고 C1/2-연관 경추성 두통 대상자(n=23; 3 남자, 20 여자)간의 차이점을 측정하기 위해 사용되었다. 대상자들은 18에서 66세의 범위에 있다. 각 집단 중 0.5에서 알파 80%의 검증력이 적어도 10명의 대상자를 필요로 한다. 증상이 있는 325명, 증상이 없는 23명, 대상자들은 광고에 의해 모집되었다. 82%는 경추성과 편두통 증상를 중복하기에 배제되었다. 본 연구에서는 경추성 두통 23명, 증상이 없는 23명 그리고 편두통 전조 대상자 12명이 표본으로 모집되었다.

3. **이 진단적 연구의 결과들은 타당한가?**
   a. 적합한 근거를 가지는 독립 맹검 대조가 진단의 최고 기준인가? 두 검사자가 모든 대상자에서 독립적으로 맹검 집단 할당하여 CFRT를 시행하였다. 검사는 양성 또는 가동 범위의 최소 10° 감소와 굳은 끝느낌(firm end feel)을 고려하였다. 근거의 최고 기준은 C1/2 기능 부전을 확인한 단일 독립 평가자(assessor)에 의해 도수 진단되었다. 사정 방법은 증상이 있는 경추 수준을 확인하는 타당도를 의미하는 것이다. 다른 유용한 참조 표준은 없다. 방사선은 효과적이지 않고 신경 차단술은 상부 경추에 실용적이지 않다.
   b. 진단적 검사는 환자들의 고유한 다양성에서 평가되는가? 임상에서 그들에게 유사하게 사용되는가? 다양성 편향(spectrum bias)은 발병 시에 대상자의 진단으로 알려졌기 때문에 명백하다. 관련된 조건을 가진 모든 대상자들이 시작 시점부터 포함되지도 무작위 선택되지도 않는다. 저자들은 다양성 편향과 사례 대조 설계가 한정되지 않았음을 주장하였다. 국제 두통 학회(International Headache Society)의 주관적인 기준을 고려하여, 대상자들은 반드시 경추성 두통(cervicogenic headache)이 있거나 없어야 한다. 아직까지, 보다 적당한 임상적 상황은 경추성과 편두통이 겹쳐지는 증상을 가지는 집단이다. CFRT의 진단적 정확도는 이 집단에서는 알 수 없다. 보고된 민감도와 특이도는 인위적으로 과장되었을 수 있다.
   c. 모든 대상자에 적용된 참조 표준은 부주의한 진단적 검사 결과인가? 경추성인 집단만이 C1/2 기능부전의 도수 검사를 시행하였다. 이 연구에서 대상자들은 국제 두통 학회 기준을 근거로 집단을 분배하였다. 검사의 결과는 참조 표준 수행을 결정함에 영향을 주지 않았다.
   d. 검사 수행을 위한 방법들은 재현(replication)을 허가하기에 충분한 세부사항을 기술했는가? 그렇다. 검사의 수행에서, 목적과 채점 기준이 기술되었다.

4. **결과는 무엇인가? 근거는 정확하게 특정한 질환을 누가 가지는지 가지지 않은지를 환자 간에 분별하는가?**
   a. 결과는 2×2 가능성 표를 사용하여 해석한다. 치료사 #2로부터의 정보는 계산에 사용된다. CIs는 이 연구에 기술되지 않았지만 CI 계산과 진단적 검사 계산의 사용은 기술되어있다.[57]

⊙ 경추성 두통

	양성/발현	음성/결여
CFRT 양성/발현	참 양성 (a) = 21	(b) = 4 거짓 양성
CFRT 음성/결여	거짓 음성 (c) = 2	(d) = 31 참 음성

[표 1-5] 진단적 정확도 연구 사정 작업표

이 연구의 결과는 타당한가?

R: 환자들의 전형적인 다양성에서 진단적 검사(test)가 사정되었는가?	
무엇이 최선인가?	나는 정보를 어디에서 찾을 수 있나?
만약 진단적 검사가 표적 질환의 경증, 중증, 초기 그리고 말기의 조건을 가진 환자의 모든 다양성에 적용된다면 이상적이다. 만약 환자들이 무작위로 선택되거나 일관되게 승인되어 선택 편향이 최소화된다면 이 역시 최선이다.	방법 영역은 어떻게 환자들이 등록되고 무작위로 선택되거나 일관되게 승인되는지를 당신에게 알려줄 것이다. 또한 환자가 어디서 왔는지 그리고 그들이 검사가 적용되는 환자들의 대표가 되는지를 당신에게 알려줄 것이다.
본 문항: 예 ◻ 아니오 ◻ 불명확 ◻ 의견:	
A: 참조 표준은 지표 검사(index test) 결과에 관계없이 조사되었는가?	
무엇이 최선인가?	나는 정보를 어디에서 찾을 수 있나?
이상적으로, 지표 검사와 근거 표준 두 가지 모두가 본 연구에서 모든 환자들에게 실행되어야 한다. 몇몇 상황에서 근거 표준이 침습적이거나 사치스러울 때, 참조 표준에 대한 음성 지표 검사 결과(낮은 질병의 확률에 따라)를 가진 환자들의 대상화를 보류할 수 있다. 선택적인 참조 표준은 만약 진 음성이라면 적절한 시간의 주기(문제에서 질병에 따라)를 찾기 위해 환자들을 추적조사하는 것이다.	방법 영역은 참조 표준이 모든 환자들에게 적용되는지 또는 만약 선택적 참조 표준(예, 추적조사)은 지표 검사에서 음성으로 검사된 환자에게 적용되는지 어떤지를 지적해야 한다.
본 문항: 예 ◻ 아니오 ◻ 불명확 ◻ 의견:	
B: 지표 검사와 진단의 적절한 참고("최고") 기준 간의 독립, 맹검 비교가 있는가?	
무엇이 최선인가?	나는 정보를 어디에서 찾을 수 있나?
첫째는 참조 표준이-가능하면 "진실"에 근접할 만큼 적합해야만 한다. 때로 단일 근거 검사가 적당하지 않을 수 있고 검사들의 결합이 질병의 존재를 나타내기 위해 사용될 수 있다. 둘째로, 사정되는 참조 표준과 지표 검사가 각 환자에게 독립적이고 환자가 모르게 적용되어야 한다. 하나의 검사 결과를 해석하여 다른 검사의 결과를 인식하여서는 안 된다.	방법 영역은 반드시 사용된 참조 표준의 기술이 있어야 하고 만약 적합한 참조 표준인지 아닌지 확신이 없다면 그 부분에 대한 배경 조사가 필요하다. 방법 영역은 두번째 검사를 누가 시행했는지 또한 기술하여야 하고 각각이 독립적이고 다른 결과를 모른 채 시행되어야 한다.
본 문항: 예 ◻ 아니오 ◻ 불명확 ◻ 의견:	

(계속)

[표 1-5](계속) 진단적 정확도 연구 사정 작업표

결과들은 무엇인가?

검사의 특징들이 나타나는가?

진단적 검사 연구들에서 일반적으로 2가지 유형의 결과로 보고된다. 하나는 검사의 정확도에 관련하여 민감도와 특이도를 반영한다. 다른 하나는 검사되는 집단에서 어떻게 검사가 수행되는지에 관련하여 예측도(사후검사 확률이라고 부른다)를 반영한다. 이들 용어의 의미를 찾기 위해, 지표 검사와 참조 표준을 받은 치매가 의심되는 1000명의 노인에 대한 연구를 고찰했다. 이 집단에서 치매의 유병률은 25%이다. 240명이 지표 검사와 참조 표준 모두에서 양성을 검사받고 600명이 두 검사에서 음성을 받았다. 첫 단계는 아래 보이는 것과 같은 2×2 표를 얻는 것이다. 우리는 치매의 유병률이 25%라고 말한다; 따라서 우리는 총계의 최종 하단에 채운다–1000명의 25%가 250–그래서 250명은 치매를 가질 것이고 750명은 치매가 아닐 것이다. 또한 우리는 두 가지 검사 모두에서 양성과 음성을 검사된 사람들의 수를 알고, 따라서 우리는 표의 2칸을 더 채울 수 있다.

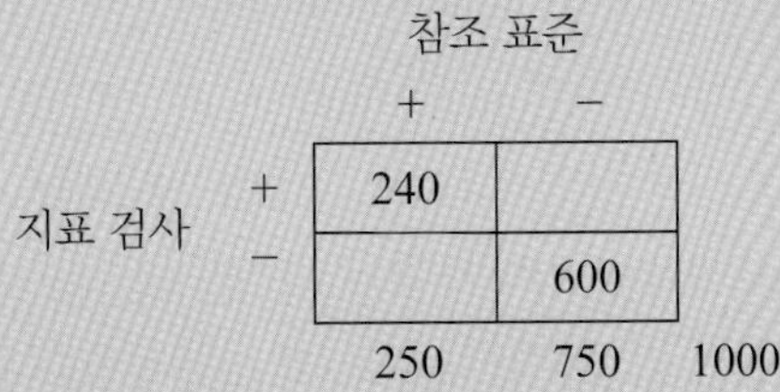

		참조 표준 +	참조 표준 −	
지표 검사	+	240		
	−		600	
		250	750	1000

빼샘을 통해 우리는 쉽게 표를 완성할 수 있다:

		참조 표준 +	참조 표준 −	
지표 검사	+	240	150	390
	−	10	600	610
		250	750	1000

측정하는 것은 무엇인가?	그것은 무엇을 의미하는가?
민감도(Sn) = 양성 검사 결과를 가진 상태의 사람의 비율 우리의 견본에서, Sn = 240/250 = 0.96	민감도는 검사가 얼마나 잘 조건을 가진 사람들을 감정하는지를 말한다. 고도로 민감한 검사는 많은 사람들을 놓치지 않을 것이다. 치매를 가진 10명(4%)은 가지지 않았다고 부정확하게 확인되었다. 이것은 검사가 조건을 가진 사람들을 확인함에서 상당히 유효하다는 것을 의미한다.

(계속)

[표 1-5](계속) 진단적 정확도 연구 사정 작업표

결과들은 무엇인가?

특이도(Sp) = 음성 검사 결과를 가진 조건의 사람의 비율 우리의 견본에서, Sp = 600/750 = 0.80	특이도는 검사가 얼마나 잘 조건을 가지지 않는 사람들을 감정하는지를 말한다. 고도로 특이한 검사는 조건을 가진 많은 사람들을 부정확하게 확인하지 않을 것이다. 치매가 없는 150명(20%)은 치매가 있다고 부정확하게 확인되었다. 이것은 검사가 조건을 가지지 않은 사람들을 확인함에서 단지 중간정도로 유효하다는 것을 의미한다.
PPV = 양성 검사의 조건은 가진 사람의 비율 우리의 견본에서, PPV = 240/390 = 0.62	본 측정은 이 모집단에서 검사가 얼마나 잘 수행되는지를 말한다. 그것은 검사의 정확도(근본적으로 특이도)와 조건의 유병률에 달려있다. 양성 검사 결과를 가진 390명의 사람들, 62%는 실제로 치매를 가지게 될 것이다.
측정하는 것이 무엇인가?	**그것은 무엇을 의미하는가?**
NPV = 이 조건을 가지지 않는 음성 검사를 받은 사람들의 비율 우리의 견본에서, NPV = 600/610 = 0.98	이 측정은 이 모집단에서 검사가 얼마나 잘 수행되었는지를 말한다. 그것은 검사의 정황도와 조건의 유병률에 달려있다. 음성 검사를 가진 610명의 사람들, 98%는 치매를 가지지 않을 것이다.

적용

검사를 수행하기 위해 방법들은 재현이 가능하도록 기술되었는가?	
무엇이 최선인가?	나는 정보를 어디에서 찾을 수 있나?
당 논문은 재현을 승인하기 위해 충분한 검사의 기술과 결과의 해석 또한 해야 한다.	방법 영역은 검사를 상세히 기술 하여야 한다.
본 문항: 예 ◻ 아니오 ◻ 불명확 ◻ 의견:	

Centre for Evidence-Based Medicine로부터 허락받아 증쇄됨. Levels of Evidence(2009년 3월). University of Oxford. http://www.cebm.net/index.aspx?o=1157. 2013. 4월 3일 경신. 2011년 6월 27일 개방됨.

b. 계산:

Sn = a/(a+ c) = 0.91(0.73, 0.97)
Sp = d/(b + d) = 0.89(0.74, 0.95)
+LR = Sens/(1 − Spec) = 7.99(3.1 , 20.2)
−LR = (I−Sens)/Spec = 0.1(0.03, 0.37)
사전검사 확률(유병률) = (a + c)/(a + b + c + d) = 0.397 = 40%
만약 + 검사이면, 사후검사 확률(가능성) = 87%(6.6) [70%, 90%]
만약 − 검사이면, 사후검사 확률(가능성) = 6%(0.1) [2%, 20%]
PPV = a/(a + b) = 84.0
NPV = d/(c + d) = 93.9
사전검사 가능성 = 사전검사 확률/(1 − 사전검사 확률)
사후검사 가능성 = 사전검사 가능성×LR
사후검사 확률 = 사후검사 가능성/(사후검사 가능성 + 1)

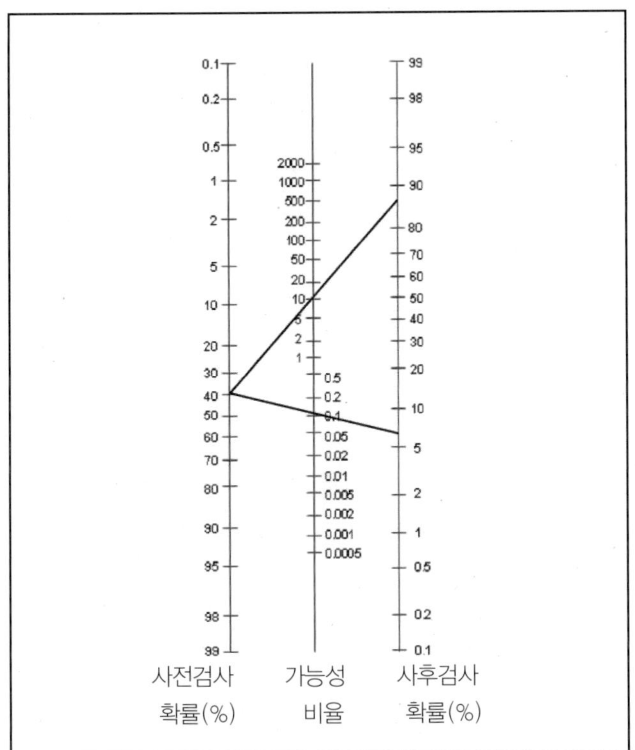

그림 1-3. 진단적 검사 결과 해석을 위한 Fagan의 계산 도표. 사후검사 확률을 얻기 위해서는, 사전검사 확률에서 LR을 지나 사후검사 확률로 백분율을 관측하기 위한 선을 긋는다. (Fagan TJ.의 허락을 받아 증쇄함. Bayes의 정리를 위한 계산 도표. *N Engl J Med*. 1975:293:257. 판권 © 1975, Massachusetts Medical Society. All rights reserved.)

주석: 진단적 검사 결과의 해석을 위한 Fagan의 계산 도표[44] [그림 1-3]. 좌측 열은 사전검사 확률이다. 중앙 열은 LR이다. 우측 열은 사후검사 확률이다. 사후검사 확률을 얻기 위해서는, 사전검사 확률에서 LR을 지나 사후검사 확률로 백분율을 관측하기 위한 선을 긋는다.

5. 환자들을 위한 관리에 결과들이 도움을 줄 것인가?

a. 검사 결과들의 재현과 그것의 해석이 나의 설정에 충족할 만한가? 그렇다. 검사는 용이하게 재현 할 수 있으나 만약 치료사의 실무에 일상적인 부분이 아니라면 끝느낌을 결정하기 위해 실습이 요구될 수 있다.

b. 결과들은 나의 환자들에게 적용할 수 있는가? 그렇다. 40%의 사전검사 확률과 양성 CFRT에 더불어, 사후검사 확률이 87%(CI: 70%, 95%)는 탁월한 치료역치와 예비 진단을 확립한다. 만약 검사가 음성이라면, 사후검사 확률이 6%(CI: 2%, 20%), 검사 역치 아래로 확률을 효과적으로 약화시키고 진단은 배제되거나 추가 검사가 필요하다. 이 검사는 C1/2-관련 경추성 두통의 감별 진단에 도움을 줄 수 있다.

c. 결과들은 나의 치료를 변경할 수 있는가? 양성 CFRT는 경추성 두통의 추가적인 징후들에 대한 경추의 그 이상의 도수 검사를 이끌어낼 수 있고 경추성 두통을 가진 환자들의 위한 가장 효과적인 중재를 찾을 수 있다.

d. 검사의 결과처럼 환자는 분리하는 것이 더 좋은가? 그렇다. 검사는 안전하고 중재를 이끄는 전환에서 명확한 진단을 돕는 정보를 제공할 수 있다.

중재 또는 예방과 관련된 문헌의 비평적 평가

Critical Appraisal of Literature Related to Intervention or Prevention

중재

치료 역치에 이르고 검진을 멈출 때, 임상가는 반드시 환자의 결과를 최적화하기 위한 최선의 중재를 결정해야 한다. 근거의 체계 안에서, 유효할 때, 체계적인 재검토는 그 결과들보다 더 높은 수준의 근거를 제공한다. 체계적 재검토 사정을 위한 지침들은 유용한 온라인이다.[28] 문제에서 중재에 연관된 RCT의 부재 속에, 임상가는 반드시 임의화 되지 않은 연구들로부터 약한 근거에 의지하게 된다. 만약 적당히 설계되고 이행되었다면 편향성을 조절하는 가능성 때문에 RCT는 치료 효과를 결정하기 위한 가장 일반적인 연구 설계이다. 이번 단락은 단일 RCT의 비평적 평가에 대해 논한다. 물리치료 중재에서 잠재적으로 적절한 논문을 평가 또는 비평적 분석 시에, 동일한 3가지 질문들이 전형적으로 그 근거에 대해 요구된다[1,60]:

1. 결과들은 타당한가?

2. 결과들은 무엇인가? 치료 효과의 범위는 무엇인가? 치료 효과의 판단은 얼마나 정확한가?
3. 결과들은 내 환자의 치료에 도움이 되는가?

결과들은 타당한가?

첫 번째 문제는 치료를 위한 환자들의 배정이 무작위였는지 여부이다. 무작위화는 치료군과 대조군 사이에서 상호이환율과 질병 심각성 같은 예후 요소들이 균일하게 분산되게 한다. 그러나, 특히 작은 견본의 연구들에서는, 무작위화를 항상 하지는 않는다.[1,60] 따라서, 연구자들은 기준선에서 각 집단의 유의성을 보고해야 한다. 만약 집단 간에 기준선 차이가 존재한다면, 공분산 분석 같은 통계적 기술로 연구 결과의 보정된 비교를 제공해야 할 것이다.[17,60] 예후 요소들은 문제에서 중재의 효과를 증대(예, 거짓-양성 결과를 이끈다), 삭제, 또는 중화(예, 거짓-음성 결과를 이끈다)될 수 있고 집단 간에 균일하지 않게 분산된다.[1] 유사한 이유로, 무작위화는 실험에 환자를 참여시키는 임상가들로부터 숨겨질 수 있다.

무작위화가 검증된 후, 타당성은 실험에 참가된 모든 환자들이 실험의 종료 시에 설명되어지고 집단 안에서 무작위화되어 분석되어졌는지를 확인하는 것이다.[1,60] 이상적으로, 실험에 참가한 모든 환자들은 실험 종료 시 설명되어져야 한다.[60] 추적조사에 실패한 환자들은 연구의 유효성을 의심케 하는데 이는 그들의 결과(좋거나 나쁜)가 이 연구의 결과에 영향을 주기 때문이다.[1] 추적조사에 실패한 환자들은 최악의-상황 시나리오를 가정하여 설명하여야 한다. 집단에서 손실된 모든 환자들은 불량(poor)한 결과로 충분히 추정한다. 집단에서 손실된 모든 환자들은 우수(good)한 결과로 불충분하게 추정한다. 추적조사에 실패한 환자들에 대한 이 방식의 계산은 연구자들의 고유의 결론을 지지하도록 승인되어야 한다. 만약 결론이 바뀐다면, 근거의 견고성은 약화된다.[1,60] 정해진 집단 내 모든 환자들을 분석하는 것은, 중재부터 치료까지의 분석에서, 무작위화에 의해 제공된 편향 없는 비교를 유지한다.[60] 성과는 결과로 나타날 때 치료로 지정된 후 신뢰되어 진다.[60] 또한 임상가들은 추적조사의 기간이 임상적으로 중요한 효과를 확인하기에 충분하게 긴 시간인지를 결정해야 한다.[1]

대상자와 평가자 편향을 최소화하려면, 환자들, 임상가들, 자료 수집가 그리고 분석가들의 맹검 처리는 필수적이다.[61] 물리치료 연구에서 자주 일어나는 것처럼, 환자들과 임상가들이 맹검 처리를 지속할 수 없는 상황에서, 연구자는 모든 맹검 처리에 관련된 절차들, 특히 측정의 성과에 연관된 것들을 명확히 설명해야 한다. 임상가들은 맹검 처리가 타당성에 심각한 위협인지 아닌지를 그때에 결정할 수 있다.[17]

타당성과 연관된 마지막 고려사항은 실험적 치료 그 자체는 별개로 하고, 모든 환자들이 동일하게 치료되었는지 여부이다.[1,60] 종합적인 경험 안에서 집단-간 차이점은 의도하지 않은 상호중재(cointerventions)의 유익을 가져올 수 있다(예, 약물치료, 등).[60] 연구자들은 동일한 경험들(빈도, 지속기간, 치료하는 임상가들)의 연구 계획안의 구성을 통해 치료에서의 잠재적 차이를 최소화한다. 수용할 수 있는 상호중재들은 만약 있다면, 이 연구의 방법 단락에 기술되어 있다.[17,60]

유효한 임상적 실험들은 실험군과 대조군으로 대상자들을 무작위로 선정, 자료 수집가의 맹검 처리 그리고 가능하다면; 모든 탈락을 설명하고; 치료 자체에서 치료 대상자를 동일하게 제외하는 등을 해야 한다. 이러한 기준이 없다면, 타당성은 손상될 수 있다. 실험은 치료 효과 또는 무효성의 타당한 근거를 성립할 수 없을 것이다.

결과들은 무엇인가? 치료 효과의 범위는 얼마나 되는가? 치료 효과의 판단은 얼마나 정확한가?

만약 결과들이 유효하다고 간주되면, 다음 단계는 잠재적인 이익 또는 손해가 의미가 있는지 여부를 정하기 위한 양적 결과들의 통계적 분석과 유용한 수식을 필요로 한다.[1,29] Noteboom 등은[29] 물리치료 연구에서 일반적으로 사용되는 기초적인 통계적 절차들의 상세한 고찰을 제공했다. 선택된 가설적 예를 사용하여, 본 단락은 치료 효과 판단의 범위와 정확도에 연관된 몇몇 중요한 개념들을 강조할 것이다.

통계적 의미와 검증력(power)

중재에 대한 물리치료 연구는 통계적 의미에 관한 결정을 위해 가설 검정(testing) 접근법을 자주 사용한다.[29,62] 가설 검정은 표본 평균 간의 차이가 우연히 발생했는지 또는 표적 집단의 진정한 차이를 반영하는지를 결정하려고 시도한다.[29] 가설 검정의 본 형식에서, 귀무가설은 표본 평균값 간의 차이점이 없다. 예를 들어, 만성 요통을 가진 폐경 후 여성에서 체간 근력의 증가를 위한 운동의 2가지 형태를 비교할 때, 귀무가설은 치료를 진행한 두 집단 간에 근력증가의 차이점이 존재하지 않을 것이다. 귀무가설은 통계 검사들이 다르다는 것을 증명할 때까지 참(true)이라고 추정한다. 통계적 검정의 결과를 기초로, 귀무가설은 무시되거나 수용된다.[62] 만약 귀무가설이 무시되면, 집단들 간에 관찰된 차이점들은 우연히 일어났다고 볼 수 없다. 차이점들은 통계적으로 유의미하다고 말한다. 그러나, 통계적으로 유의한 결과가 큰 효과 또는 임상적 중요성을 항상 가지지는 않는다. 많은 충분한 표본이 주어지면, 작고 하찮은 차이점들도 통계적 의미를 찾을 수 있다.

Noteboom 등은[29] 통계적 검정은 연속성을 따라 확률의 판단을 제공한다고 주장했다. 따라서, 연구자들은 반드시 통계적 의미에 대한 역치를 분명히 해야 한다. 전통적인 알파(α) 수준은 연구의 결과가 우연에 의할 5%의 확률을 의미하는, P값<.05 또는 5%를 표시한다. 이 역치에 도달하는 어떤 결과든 I종 오류가 없이 신뢰할 수 있는 통계적 의미가 있다. 따라서, 집단들 간에 발견되는 차이점은 진성 차이이지만 차이점의 크기와 정확도를 알 수는 없다.

가설 표본에서, 결정적인 문제는 운동의 한 형태가 다른 것보다 효과적인지 여부이다. 양쪽 집단에서 치료 전후 체간 근력이 증가하였다(P=.04). 이는 집단–내 개선이 유의함을 증명하며; 귀무가설이 I종 오류를 범하는 아주 사소한 위험(4%)을 기각한다. 그러나, 두 집단 간의 차이점은 유의한 차이가 없었다(P=.68). 귀무가설은 무시되지 않는다; 운동의 한 형태는 다른 것 보다 더 효과적이지 않다. 체간 근력 개선에서 관찰된 집단–간 차이점은 우연에 기인하고, 폐경 후 여성에서 운동 프로그램의 효과에는 진정한 차이를 기인하지 않는다. 그러나, 결과들이 의미가 없다 하더라도, 운동 프로그램의 효과에서 차이점은 실제로 존재하고 확률은 여전히 존재한다. 단순히 중요하지 않은 결과는 이용 가능한 증거가 귀무가설을 기각 할 만큼 강하지 않으며 II종 오류(실제로 거짓 인 경우 귀무가설을 기각함)가 수용됨을 의미 할 수 있다. 통계적 검정이 거짓 귀무가설 또는 통계적 유의성 획득 확률을 기각할 확률은 검사의 검증력에 의해 결정된다.

통계적 검정의 검증력은 검사가 거짓 귀무가설을 기각하거나 주어진 효과가 실제로 존재하는지 알아내는 확률이다. 검증력 분석은 우선(사전) 또는 이후(사후) 자료수집에서 할 수 있다.[63] 보다 강력한 검사, 더 작은 우연성이 II종 오류(그것이 실제로 거짓일 때 귀무가설을 기각함)를 만든다. 80%의 검증력은 연구가 무의미한 발견으로 끝났을 때 II종 오류에 반하여 적절한 방어를 대표하는 표준이다.[64] 통계적 검증력은 연관성 또는 연관성이 존재하는 두 변수들 간의 인과적 효과를 제시하기 위한 연구의 기능이다. 만약 검증력이 미미하다면, 결과들은 불명확하다. 보다 큰 검증력은 통계적으로 유의한 결과 획득의 더 높은 가능성을 의미한다.

Portney와 Watkins은[63] 검사의 통계적 검증력에 영향을 주는 네 가지 요소들: 유의한 기준, 자료의 분산, 표본 크기, 그리고 효과 크기 등의 집단 간 차이점의 측정을 규정하였다.

1. *유의한 기준*: 유의 수준(α)을 낮춤으로 I종 오류의 확률을 감소시키고(유의차를 증명하기에 더욱 어려운) II종 오류의 확률을 증가시킨다. 낮은 검증력의 연구는 만약 존재한다면 유의차를 발견하기 어려울 것이다.
2. *자료의 분산*: 집단 안에서 큰 분산은 변화 감지의 확률을 감소시킴; 검증력은 감소된다.
3. *표본 크기*: 더 큰 표본은 변화 감지의 확률을 증가시킴; 검증력은 증대된다. 높은 검증력을 가진 연구는 효과의 크기가 작은 값을 가지더라도 유의차를 찾을 수 있을 것이다.
4. *효과 크기*: 더 큰 효과 크기는 더 큰 검증력이다. 더 큰 차이점을 찾기 위한 노력은 실제로 그것을 찾게 될 가능성을 증가시킨다.

통계적으로 유의한 치료 효과의 근거는 치료를 결정함에 충분한 정보는 아니다. 통계적 유의성이 반드시 임상적 중요성을 의미하지는 않고; 효과의 크기가 중요성 또는 무용성을 결정한다. 치료 효과 또는 측정된 결과들은 반드시 의미가 있고 치료를 권하기에 충분히 커야하고, 유익한 효과들은 기타 사소하거나 흔하지 않은 유해한 효과들보다 가치가 있어야 한다.

효과 크기와 신뢰 구간

Effect Size and Confidence Intervals

가설 검정과 P값은 통계적 유의성의 문제에 대한 예 또는 아니오 해답(관찰된 차이점이 진실인지의 여부)을 제공하지만 진정한 치료 효과의 크기 또는 진정한 모집단 차이점을 얼마나 정확히 산정하는지에 대한 정보를 임상가에게 제공하지는 않는다. 중재가 효과를 가지는지 아닌지에 초점을 맞추고 더하여, 얼마나 많은 중재 효과를 얻었는지가 똑같이 중요하다. 중재 효과의 크기는 *원 효과 크기(raw effect size)*라 부르는 비교 집단 간 평균 차에 의해 추정값(estimate)이 된다.[65] 원 집단-간 효과 크기는 결과 척도의 단위들을 유지하는 한 집단의 평균을 다른 쪽에서 감산하여 측정된다.[65] 가정하여, 만약 목 통증은, 10cm(시각 표시 척도)(VAS)로 측정되었을 때, 치료군에서 4.5cm의 평균값이고 대조군에서 1.5cm일 때 감소되었다면 그리고 집단 간 차이가 통계적으로 유의하고 ($P<.05$), 치료 평균 효과의 추정값 또는 원 효과 크기는 VAS에서 3-cm감소되었다. 이 추정값(estimate)는 보고된 치료 효과의 크기가 임상적으로 충분히 큰 의미가 있는지 여부를 결정하는 한 방법이다. 임상가들은 추정값의 정확성 또는 부정확성을 사정하기 위한 치료 효과 크기에 대한 CI(신뢰구간)를 반드시 고려해야 한다.

CI는 효과 크기의 정밀도를 결정하기 때문에 연구 결과가 얼마나 유의한지를 결정하는 방법을 제공한다. CI는 관찰된 치료 효과 크기의 범위를 제공하고 진정한 치료 효과는 가치의 상한과 하한의 범위 95% 확률 안에 위치하여, 일반적으로 95% CI로 보고된다.[43,62] 상한과 하한은 진정한 효과가 얼마나 크거나 작은지를 말한다. 조밀한 CI 폭은 치료 효과의 점 추정값(point estimate)이 주위에서 보다 큰 정확성을 반영하고 치료를 집행할 것인지의 결정에서 보다 큰 신뢰를 승인함에, 진정한 효과와 점 추정값은 유사하며 이는 보다 큰 확실성을 반영한다.[29,59] 만약 CI가 지나치게 넓으면, 효과 크기의 판단은 부정확하다. 임상가는 치료를 집행하기 위해 선택적으로 또는 일체로 결정할 수 있다.[59] 연구 결과들의 의미를 결정하기 위해, 임상가는 중재의 최소 타당 효과에 대한 CI의 한계를 검사하고 치료에서 이 효과가 변화를 확신하기에 충분히 큰지의 여부를 결정한다.

가설적 단일-구간 RCT 고찰: 실험 치료(흉추가동술, n=22)는 대조 치료(압통점 이완, n=24)와 비교하여 일차적 견관절 충돌을 가지는 환자의 견관절 수동 가동 범위(PROM) 외회전에서 유의하게 호전($P=.02$)을 보였다. 사전검사 후 사후검사 측정값들은 대조군에서 4.8±7.4° 실험군에서 20±11.2°로 비교되었다. 집단 호전 평균(원 효과 크기)간 차이는 15.2°로 치료군이 좋았다. 95% CI는 치료군의 호전이 9.6° 보다 작지 않고 20.8° 보다 크지 않은 호전을 의미하는 진성 모집단 차를 추정한다. 95% CI는 연속 자료와 측정값과의 일치를 비교할 때 통계적으로 유의한 차이를 의미하는 영점차를 획득하지 않는다, $P=.02$. 단일-기간 중재의 효과로 생각되는 최소값이 9.6° 이므로, 대부분의 임상가들은 PROM 임상적으로 유의한 변화에서 이 증가는 고려되어야 한다.

중재 효과의 크기를 산정하기 위한 또 다른 접근은 효과 크기의 표준화된 추정값에 기초한 상대적 크기를 고려하는 것이다: (1) 표준화된 평균 측정, (2) 상관 측정, 그리고 (3) 승산비(odds ratios).[66-67] 표준화된 평균 차이 통계값을 사용하여, 원 효과 크기는 분산법의 분석을 위해 t-검정에서의 *d*값과 *f*값 같은 단위없는 지수로 변환된다. 계산된 효과 크기는 치료 효과의[65] 크기 측정이고 양수 또는 음수일 수 있다. 낮은 값이 더 좋은 결과를 반영하는 Roland-Morris Disability Scale과 같은 결과 측정의 경우, 중재군이 대조군보다 더 많이 향상되면 결과가 계산된 효과 크기는 음수가 된다.[67] 높은 값이 더 나은 결과를 반영하면 계산된 효과 크기는 양수이다.

Cohen은 다음의 효과 크기의 해석을 위한 지침을 기술하였다; (a)<0.20 사소한; (b)>0.20에서 <0.50 작은; (c)0.50에서 <0.80 중간; 그리고 (d)0.80 큰. 이들 값들은 실험군에서 이들의 평균값보다 아래로 떨어지는 대조군의 백분율을 이야기한다.[67] 각각, 실험군보다 낮게 득

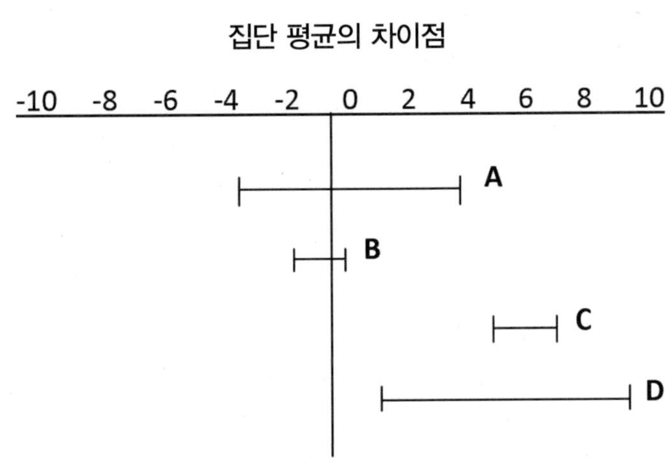

A: 유의한 차이 없음(0점선 통과); 작은 표본, 넓은 폭(덜 정밀함); 상한선은 매우 양성, 아마도 이 중재는 가치가 있을 것이다.
B: 유의한 차이 없음(0점선 통과); 큰 표본 크기, 좁은 폭(더 정확함)
C: 통계적으로 유의한(0점선을 지나지 않음); 큰 표본 크기, 좁은 폭(더 정확함)
D: 통계적으로 유의한(0점선을 지나지 않음); 작은 표본, 넓은 폭(덜 정확함); 참 값이 0점을 지나거나 아주 크다면 곤란한 결정임.

그림 1-4. 신뢰 구간의 해석

점된 0.9, 0.6, 그리고 0.2의 효과 크기는 대조군의 82%, 73%, 그리고 58%를 의미한다. 표준화된 효과 크기의 주된 한계는 원 효과 크기와 비교하여 이해하기는 쉽지 않다.[66]

CI는 이 3가지 문제를 답한다:

1. 집단들 간의 유의성이 다른가(예, 연속 자료가 0점을 차지하지 않거나 양분된 자료가 1을 차지하지 않음)?
2. 연구 결과의 정확도는 무엇인가–얼마나 넓은가?
3. 연구 결과의 임상적 유의성은 무엇인가–상위와 하위 한계는 어디에 있는가?

그림 1-4는 CI의 해석을 돕는 도표이다. CI를 분석하기 위한 능력은 비평적 평가의 중요한 측면이다. 연구 결과가 통계적으로 유의한지 아닌지의 여부를 이해함에 있어서, 임상가들에게 도움을 주고 더불어, 효과 크기와 CI는 결과들의 임상적 효용성을 해석하는데 도움을 준다. CI는 치료를 수행할지의 여부를 결정함에 보다 큰 신뢰를 제공한다.

최소한의 측정 가능한 변화와 최소한의 임상적으로 의미있는 차이

최소한의 측정 가능한 변화(MDC)와 최소한의 임상적으로 의미있는 차이(MCID)는 환자가 객관적이고 의미있는 변화를 경험했는지 여부 결정을 위해 임상가들에 의해 사용될 수 있다. MDC는 측정 변화 단독보다 실질 변화를 반영할 수 있는 점수의 최소 변화를 의미하는 최소 실질 차이다. Noteboom 등은[29] MDC가 최소 점수 변화를 반영할 뿐 환자가 임상적으로 유의하다고 간주할 수 있는 변화가 필연적이지는 않다고 제안했다. Jaeschke 등은[68] 환자 관리, 주어진 부작용들, 비용, 그리고 불편들에서의 변화를 가져올 수 있는 최소 치료 효과로 치료의 MCID를 보고했다. 많은 요소들이 변화에 대한 환자의 지각에 영향을 주기 때문에, MCID의 크기는 상황에 따라 변화할 수 있다.

MCID는 개인과 집단 차의 임상적 중요도에 대한 결정을 할 때 사용될 수 있는 차이 척도를 산정한다.[68] 만약 MCID가 95% CI의 하한보다 작다면, 결과들은 통계적으로 유의하고 임상적으로 매우 유의하다 할 수 있다.[69] 만약 MCID 값이 95% CI의 상한보다 크다면, 연구의 결과는 임상적으로 매우 중요하다고 할 수 있다.[69] 만약 95% CI 범위 안에 있다면, 임상적 중요성은 불명확하다.[69] 원 효과 크기의 개념사용에, 만약 관찰된 원 효과 크기가 MCID와 같거나 더 크다면, 치료 효과는 임상적으로 유의하다.[29] 만약 그렇지 않다면, 치료 효과는 통계적 유의성을 달성하더라도 사소하다고 생각된다.[29]

양성 실험 해석을 위한 신뢰 구간의 사용 (연속 결과)

양성 실험은 결과가 통계적으로 유의함을 의미하고, 실험적 치료는 대조군보다 더 효과적이라고 간주된다. 사전 상태에서, 이 정보는 임상적 유의함을 결정하기에 충분하지 않다. 결정은 원 효과 크기의 비교를 필요로 하고 그것은 결과가 강한지, 약한지, 명확한지, 또는 아닌지 여부를 결정하기 위한 MCID에 대한 CI이다.[70] Guyatt 등에[71] 의하면 95% CI 일 때 양성 결정 실험 결과들은 MCID를 제외한다. 이어지는 시나리오는 양성 실험의 해석에 연관된 2가지 예를 제공한다.

본 가설의 결과에서, 11점 숫자통증척도(NPRS)로 측정된, 요통은 실험군(n=78; 요추가동술과 운동)에서 (6.1±1.2) 그리고 대조군(n=75; 연부조직 가동술과 운동)에서 2.5±1.8의 평균값으로 감소되었다. 집단 간 차는 통계적으로 유의하였다(P=.012). 치료의 평균 효과 또는 원 효과 크기의 추정값은 NPRS에서(6.1−2.5=3.6) 3.6 감소이다. 95% CI는 치료군의 이익에서 3.11 cm보다 작지 않고 4.09 cm보다 크지 않은 평균 개선을 위한 진성 모집단 차를 산정한다. 95% CI는 연속 자료 비교와 보고된 값, P=.012 일 때 통계적으로 유의한 차이를 의미하는 영점차를 획득하지 않는다. NPRS에 대한 MCID는 2−점 변화한다.[72]

결과가 강한지, 약한지, 명확한지 또는 아닌지의 여부의 사정(assess)을 위한, 원 효과 크기의 비교와 MCID에 대한 그것의 CI는 다음에 나타냈다:

- 원 효과 크기(3.6)은 MCID(2)보다 더 크다. 결과들이 임상적으로 유의하더라도, 치료 효과의 진성 크기는 견본 자료로부터의 평점 추정값보다 더 크거나 더 작을 수 있다.
- 다음 고려사항은 MCID가 CI 내에 있는지의 여부이다. 2가지 MCID는 95% CI 내(3.11에서 4.09)에 있지 않는다.

이런 결과들은 명확하고 치료의 이익에 대한 강력한 근거를 제공한다.

위의 동일 연구에서, 만약 견본 크기가 실험군(n=6)과 대조군(n=6)으로 감소되었다면, 원 효과는 여전히 3.6이지만, 95% CI는 1.63보다 더 작지않고 5.57보다 크기 않은 통증에서 평균 개선에 대한 진성 모집단 차를 산정한다. 95% CI는 통계적 유의성인 차이점을 묘사하는 영점차를 획득하지 않는다. 결과가 강한지, 약한지, 명확한지 또는 아닌지의 여부의 사정를 위한, 원 효과 크기의 비교와 MCID에 대한 그것의 CI는 다음에 나타냈다:

- 원 효과 크기(3.6)은 MCID(2)보다 더 크다. 결과들은 임상적으로 유의하다.
- 2 MCID는 95% CI 내에 있기 때문에, 임상적 중요성은 덜 불명확하다. 95% CI 이내, 몇몇 치료 효과들(통증 점수의 감소)은, MCID보다 더 작고 따라서 임상적으로 유의하지 못한 2.0 아래에 있다.
- 결과들은 여전히 통계적으로 유의하고, 실험군을 지지하지만, 명확하지는 않다. 원 효과 크기(3.6)는 임상적으로 여전히 유의하다. 작은 견본 크기에 따른 정확도의 부재는 더 많은 견본을 요하는 추가적 실험을 생각하게 한다.

음성 실험 해석을 위한 신뢰 구간의 사용 (연속 결과)

음성 실험은 결과들이 통계적으로 유의하지 않으며, 실험군이 대조군보다 더 효과적이지 않음을 암시하는 것을 의미한다. Guyatt 등은 음성 실험이 명확한지, 임상가가 반드시 환자가 중요하다고 고려할 수 있는 CI의 하한이 최소차 아래로 떨어지는지 여부를 결정한다는 것을 기록하였다. 만약 그렇다면, 표본 크기는 실험이 치료가 임상적으로 유의한 이득이 없다는 95% 신뢰를 가지고 명확하게 음성이라고 결론짓기에 충분하다. 그러나, 만약, 가장 큰 가능한 효과, 상한이 환자에 대한 최소차 중요성을 능가한다면, 그때 실험은 명확하지 않다(예, MCID가 95%

CI 내이다). 치료가 효과없다는 결론은 받아들여지지 않는다. 그 실험은 보다 큰 표본에서 중재가 이익일 수 있다는 가능성에서 배제되지 않는다. 다시 한번, 의사결정 결과가 강한지, 약한지, 명확한지 또는 아닌지 여부를 사정하기 위해 원 효과 크기와 그것의 CI를 MCID와 비교하는 것이 필요하다.[71]

이 가설적 실험에서 유의한 차이 없음은 수정된 Oswestry 장애 설문지(ODQ)를 사용해 6주 후-요추 미세분리술 두 집단의 환자들 간 결과 측정으로 발견된다. 치료군(n=60)은 감독 하에 45분 운동을 주 3회 실시: 대조 치료군(n=62)은 능동적으로 45분 걷기 주 3회 유지하도록 권고. 수정된 ODQ에서 MCID는 6점이다.[73] 6-주 추적조사에서, 감독하의 운동 집단(22.1±5.3)의 평균 ODQ는 권고와 걷기 집단(21.2±5.2)에 유의한 차이가 없었다. 평균간의 차이는 0.9(95% CI: −2.78에서 0.98)였다.

- 95% CI(−2.78에서 0.98)는 유의하지 않은 결과를 표시하는 영차이(zero difference)를 가진다.
- 95% CI는 6 ODQ MCID를 제외한다. 실험은 명확하게 음성이다. 실험적 치료는 대조군보다 더 효과적이지는 않다.

표본 크기가 실험군에서 n=5로 감소되고 대조군에서 n=5로 감소된 마지막 가설 연구에서 변화를 고려하면, 평균간 차는 0.9(95% CI: −8.56에서 6.76)이다.

- 95% CI(−2.78에서 0.98)는 유의하지 않은 결과를 표시하는 영차이(zero difference)를 획득한다.
- MCID(6)은 95% CI 내에 있다. 가장 큰 가능 효과, 상한(6.76)은 환자(MCID=6)에게 중요한 가장 작은 차이를 넘고 실험은 명확하지 않다. 결론은 실험 치료는 더 이상 효과가 없고 대조는 인정되지 않는다. 실험은 보다 큰 표본에서 실험 중재는 유익하다고 할 수 있는 가능성을 배재하지 않는다. 보다 큰 연구가 필요하다.

이분적 결과에 대한 결론

이분적 결과들은 일어나거나 그렇지 않은(예, 수술을 하거나 안한, 재발성 탈구이거나 아닌) 분리된 결과들이다.[74] 이들 결과들은 이들 환자들에 대한 결과의 위험으로 알려진, 조건화된 기간 대 안에 이익의 결과를 경험한 대상자들의 비율의 용어로 정량화된다.[74] 수술 후 재활의 6주 효과에 대한 가설 실험에서, 만약 대조군에서 175 대상자중 42명이 요추 이분술 후 이차 수술을 경험했다면, 이차 수술의 위험은 23%(42/175)이다. 이분적 결과에 대한 임상 실험에서, 관심사는 치료가 중요한 결과의 위험성을 축소하는지 여부이다.[74] 위험 감소의 크기는 치료 효과의 측정을 규정한다. 양분된 결과의 효과 크기의 측정에 일반적으로 사용되는 3가지는 절대적인 위험 감소(absolute risk reduction, ARR), 상대적인 위험 감소(relative risk reduction, RRR), 그리고 일체의 좋지 않은 결과를 예방하기 위한 치료를 요하는 횟수(number needed to treat, NNT)이다.

ARR은 치료군과 대조군간의 위험성에서의 차이를 말한다. 요추 이분술의 가설 표본에서, 치료군(수술 후 재활)에서 10/175(6%) 대비 대조군(비 재활)에서 42/175(23%)가 이차 수술을 경험했다. ARR은 0.23−0.06=0.17 또는 17%이고, 이는 재활 집단이 이차 수술을 한 비 재활 집단보다 17% 더 낮은 위험성을 가진다는 것을 의미한다. 큰 ARR들은 그 치료가 매우 효과적임을 보여주고 음성 ARR들은 위험성이 대조군에서보다 치료군에서 더 크다는 것과 따라서 해로운 치료임을 가리킨다.[74]

RRR은 치료받지 않은 환자들의 위험성의 비율로 위험 감소를 나타낸다. RRR은 대조군에서 위험성에 의해 나누어진 ARR과 동일하다. 따라서, 재활에 의해 생산된 RRR은 0.17/0.23=0.72(72%)이다. 재활은 치료받지 않은 환자들의 위험성이 72%인 이차 수술의 위험을 감소시킨다. 바꿔 말하면, 비 재활군(23%)에서 이차 수술의 위험성은 절대적인 조건에서 17%로 감소할 수 있고 비 재활군의 환자들에게 재할을 재공 함으로써 상대적인 조건에서 75%로 감소할 수 있다.

NNT는 ARR의 반대이다.[74] 위의 가설 표본에서, NNT 또는 일체의 추가적 수술을 예방하기 위해 평균적으로 치료가 필요한 환자들의 숫자는 1/0.17 또는 대략 6명이다. (6과 같이)작은 NNT는 치료가 그들 중 한명을 바꾸기 전에 치료가 필요한 작은 수의 사람들만을 의미하기 때문에 (75와 같이)큰 NNT 보다 좋다.[74] NNT는 가장 작은 임상적으로 유의한 효과의 측정으로 유용하다. 위의 예에서, 6 NNT는 재활의 적용으로 이차 수술을 예방하는 것이 수월하고, 위험이 적고, 비용–효과적인 치료이기 때문에 유의하다. 반대로, 75 NNT는 단지 일체의 추가적 수술을 예방하기 위해 6주간 75명을 쓸모없는 치료하기에 너무 고비용일 것이다. NNT는 중재 효과의 간결하고, 임상적으로 유용한 표지이다. AAR과 NNT를 위한 CI들은 연속된 결과에 대해 위에 묘사된 것처럼 동일한 절차에 사용될 수 있다.

EBPT 치료는 각 임상가들에게 임상적 연구의 비판적 평가를 위한 기술을 발전시키는 것을 요구한다. 이들 기술은 타당성, 견고성, 그리고 개개인 환자들에게 적정성에 대한 자가–감독된 전문적인 결정을 내리는 것을 가능케 한다. 임상적 실험들은 단지 치료의 가장 있음직한 효과들의 추정값을 제공한다. 특정 환자에게 연구결과를 적용할 때, 임상적 판단과 환자 우선은 결과들이 적합한지와 얼마나 더 많거나 더 적은 있음직한 환자가 응답하는지 여부를 결정한다.[4]

결과들이 나의 환자들에 대한 치료에 도움을 줄 것인가?

Sackett 등은[1] 유효한, 중요한 결과들이 특정 환자의 치료를 위해 적절한지 여부를 결정할 때 4가지 질문들을 함으로 진행했다.

그 결과들을 적용할 수 없는 연구에서 환자는 그들과 매우 상이한가?

연구에서 만약 환자가 합리적으로 그들과 유사하다면, 임상가는 반드시 고려할만한 확신을 가지고 근거를 통합할 수 있어야 한다.[29] 임상가들은 반드시 어떻게 환자가 치료에 반응할 수 있는지를 정하기 위해 기준을 포함하고 배재하기 위해 환자 특징을 비교해야 한다. 이 연구에서 이들 인구통계적, 사회적, 또는 병리적 변수들이 그들과 매우 상이할 때, 결과들은 대안의 이익을 위해 버려질 수 있다. 임상적 추론과 판단은 확실한 근거가 환자에게 적용되거나 적용되지 않았는지 또는 근거가 제한되거나 비확정적인 상황에서 결정을 내렸는지 여부를 확립하기위해 필수적이다.

이 실무 설정에서 중재는 실행할 수 있는가?

결정은 반드시 중재가 비용–효과적인지, 환자나 건강관리 체계가 그것을 지불할 수 있는지, 그리고 특정 서비스나 장비가 필요한지 여부에 따라 내려져야 한다.[1,29] 비용은 반드시 중재의 불편, 불안, 그리고 부작용 뿐만 아니라 환자, 건강 부양자, 또는 국가의 금전적 비용을 명백히 포함해야 한다. 만약 치료가 임상적으로 가치가 있다면, 그 양성 효과는 반드시 그 비용을 초과해야 하며 따라서 손해보다 이득이어야 한다. 따라서, 치료가 임상적으로 중요한 효과를 제공하는지 여부의 평가(evaluation)는 일반적으로 치료사들과 환자들에 의해 생성된 치료의 비용과 위험에 대한 주관적인 생각에 반하는 임상적 실험이 제공하는 치료의 이익 또는 대안에 대한 객관적인 정보의 비교를 요구한다.[1]

환자의 잠재적 이익과 치료로 인한 손해는 무엇인가?

연구가 환자에게 적용할 수 있고 중재가 가능할 때, 임상가는 만약 치료하지 않으면 환자에게 일어날 수 있는 일이 무엇인지를 판단한다. 앞에서 논한 것처럼, NNT는 일체의 불충분한 결과를 방지하기 위해 또는 일체의 바람직한 결과를 얻기 위해 일정한 시간 안에서 중재를 반드시 받아야하는 평균 환자들의 수를 추정한다.[75] Childs 등은[76] 물리치료 연구로부터 추정값의 견본을 제공했다. 저자들은 요통에 대한 도수교정을 받지 않은 환자들이 장애 악화에 대한 증가된 위험에 대해 운동 중재만을 받은 환자들과 비교되었는지 여부를 조사했다. 그 결과는 도수교정을 받은 환자들보다 유일한 중재로 운동을 완료한 환자들이 8배(95% CI: 1.1, 63.5) 장애의 악화를 더 많이 경험한다고 생각되었다는 것이다. 장애의 악화로부터 일체의 추가 환자를 방지하기 위해 도수교정을 받은 NNT는 9.9(95% CI: 4.9, 65.3)이다.

우리의 예방 및 중재 시도 모두의 결과에 대한 환자의 가치와 기대는 무엇인가?

모든 임상적 만남의 목표는 최선의 치료와 최대의 긍정적이고 지속적인 성과를 제공하는 것이다. 따라서, 임상적 실험에서 측정된 결과들은 환자의 목표와 조화되어야 한다. 환자는 치료가 손해와 대비하여 도움이 될 것이라는 가능성을 통보받아야 하고 잠재적인 음성 결과뿐만 아니라 잠재적 양성 결과를 생각하기 위한 시간이 주어져야 한다. 이와 같이, 환자는 치료를 받아들이거나 거부에 대한 우선권을 확립할 수 있다. 만약 환자가 받아들인다면, 선택된 중재는 시작되고 효과들은 측정된다. 예에서처럼, 중재와 관련된 무작위화된 임상적 실험들을 위한 비평적 평가지는 (표 1-6)에 있다.[28]

비평적 평가 기준을 사용한 중재에 대한 사례연구
A Case Study in Intervention Using the Critical Appraisal Criteria

다음은 RCT 중재 연구 기획서의 한 예이다:

1. **집중된 임상적 문제**: 요추 협착증 진단을 받은 65세 여성에서, 기능 개선과 통증 감소에 도수 치료와 운동이 단독운동치료보다 효과적인가?
2. **선택된 연구 논문**: Whitman JM, Flynn TW, Childs JD 등. 요추 협착을 가진 환자에 대한 2가지 물리치료 프로그램간의 비교. *Spine*. 2006;31(22): 2541-2549. 58명의 환자들이 6주 물리치료 프로그램 두 가지 중 하나로 임의 추출되었다: 도수 물리치료 운동(MPTE), 체중-보조된 트레이드밀 보행과 운동(MPTE×보행군[WG]) 또는 굴곡 운동(FE), 트레이드밀 보행 프로그램과 보충 치료적 초음파(FE×WG). 1차 결과는 변화의 전체적 등급(GRC) 척도였다. 2차 결과들은 Oswestry, 숫자 통증 척도, 만족도의 측정, 그리고 트레이드밀 검사였다. 검사는 기준시점, 6주, 그리고 1년에 이루어졌다.
3. **결과들은 유효한가?**
   a. 치료에 대한 환자들의 할당은 무작위화되었나? 그렇다. 전산화-산출 무작위화가 20명 환자들의 차폐(blocks)에 마련되었다.
   b. 실험의 시작 시점에 집단들은 유사했나? 그렇다. 인구통계적, 기준 신체 장애, 또는 결과들에 대해 유의한 기준선 차이가 없음이 확인되었다.
   c. 배정된 치료를 제외하고, 집단들은 동일하게 치료되었나? 그렇다. 대상자들은 기준검사 전부터 치료기간의 끝까지 6주간 사전에 투약된 약물을 지속하도록 허락되었으나 이들 약물의 복용량을 바꾸지 않도록 통지하였다.
   공동중재는 추적조사에 기록되었다.
   d. 실험에 참여한 모든 환자들은 설명되어지고 무작위화된 집단들에서 분석되었는가? 그렇다. 포함/제외 기준을 접한 모든 대상자들은 최종 유효값을 진척시킴으로 그들의 탈락 상태 또는 치료에 대한 의지에 의해 트레이드밀 검사의 완성에 관계없이, 모든 분석에 포함되었다. 추적조사 실패는 < 20%로 계산되었다.
   e. 측정은 객관적인가? 환자들과 임상가들은 받아들여진 치료에 대해 "맹검처리" 되었는가? 대상자들과 치료사들은 맹검처리되지 않았다. 연구보조들은 결과 측정치를 모았고 집단 할당에 대해 맹검처리되었다.
4. **결과는 무엇인가?**
   a. 치료 효과의 크기는 얼마인가? 치료 효과의 추정값은 얼마나 정확한가? 두 가지 비수술 물리치료 프로그램들은 6주와 1년 시점에 임상적으로 중요한 개선을 가져왔다. 인지 회복에서 30% 또는 그 이상의 차로 이분법 점수는 임상적으로 중요하다고 생각된다. 그러나, 6주 시점에, MPTE×WG와 감지된 회복(P= .0015)간; 79% MPTE×WG 대 41% FE×WG 감지된 회복 역치를 만난다; 1년 시점에 62% 대 41%; 그리고 장기간 추적조사에서 38% 대 21%의 유의한 관련이 있다. 1년과 장기간 추적조사가 유의하지 않더라도, 감지된 회복의 이득에 대한 NNT는 6주에 2.6(CI: 1.8에서 7.8), 1년에 4.8(CI: -2.3에서 21.3), 그리고 장기간 추적조사에서 4.4(CI: -2.1에서 22.7)이었다. 전체 2차적 결과들은 하지 징후들에 대한 NPRS에서의 개선을 제외하고 6주와 1년 MPTE×WG를

[표 1-6] 중재와 연관된 무작위화 임상 실험을 위한 비평적 평가지

실험의 결과들은 유효한가(내적 유효성)? 어떤 질문이 연구에 문의되었나?

1A. R: 치료를 위해 환자들의 할당은 무작위화되었나?	
무엇이 최선인가?	나는 정보를 어디에서 찾을 수 있나?
중심화된 전산 무작위화는 이상적이고 다중심 실험에 자주 사용된다. 더 작은 실험들은 "보안"무작위화로 독립 개체(예, 병원 약국)를 사용할 수 있다.	방법 영역은 어떻게 환자들이 집단에 할당되었고 무작위화가 보안되었는지를 알려줄 것이다.
본 문항: 예 ㅁ 아니오 ㅁ 불명확 ㅁ 의견:	

1B. R: 당 실험의 시작시점에 집단들은 동일한가?	
무엇이 최선인가?	나는 정보를 어디에서 찾을 수 있나?
만약 무작위화 처리가 되었다면(그것은, 비교 집단을 이루었다) 집단들은 유사해야 한다. 집단들이 유사할수록, 더 좋다. 집단 간의 차이점이 통계적으로 유의한지(예, P값) 여부를 표시할 수 있다.	결과 영역은 결과에 영향을 줄 수 있는 변수들의 숫자에 대해 무작위화된 집단을 비교하는 "기준 특성"의 표가 있어야 한다. 만약 없다면, 결과(나이, 위험요소 등) 영역의 첫 단락에 집단 유사성이 기술되어야 한다.
본 문항: 예 ㅁ 아니오 ㅁ 불명확 ㅁ 의견:	

2A. A: 할당된 치료를 제외하고, 집단은 동일하게 치료되었는가?	
무엇이 최선인가?	나는 정보를 어디에서 찾을 수 있나?
중재는 별개로 하고, 상이한 집단의 환자들은 동일하게(예, 추가적 치료 또는 검사) 치료되어야 한다.	추적조사 일정, 허락된 추가 치료 등을 위한 방법영역과 실제 사용을 위한 결과영역을 살핀다.
본 문항: 예 ㅁ 아니오 ㅁ 불명확 ㅁ 의견:	

2B. A: 실험을 시작한 모든 환자들이 있습니까? 그들이 속한 그룹에서 분석되었는가?	
무엇이 최선인가?	나는 정보를 어디에서 찾을 수 있나?
추적조사의 탈락은 최소화-20%보다 작게 되어야한다. 그러나, 만약 몇몇 환자들이 중요한 결과를 가진다면, 그때는 추적조사의 작은 탈락이더라도 결과를 편향시킬 수 있다. 또한 환자들은 무작위화된 중재-치료 분석(intervention-to-treat analysis)을 받은 집단 안에서 분석되어야 한다.	결과 영역은 얼마나 많은 환자들이 무작위화되었고 얼마나 많은 환자들이 분석에 실제로 포함되었는지를 나타내야 한다. 추적조사 탈락에 대한 숫자와 이유를 명확히 하기위해 결과 영역을 살펴볼 필요가 있을 것이다.
본 문항: 예 ㅁ 아니오 ㅁ 불명확 ㅁ 의견:	

(계속)

[표 1-6](계속) 중재와 연관된 무작위화 임상 실험을 위한 비평적 평가지

3. M: 측정은 객관적인가 또는 환자들과 임상가들은 시행되는 치료에 대해 "맹처리"가 지속되었는가?	
무엇이 최선인가?	나는 정보를 어디에서 찾을 수 있나?
만약 연구가 이중-맹처리되었다면, 양측 환자들과 조사자들은 치료 할당을 모르는 것이 이상적이다. 만약 결과가 객관적이라면(예, 사망), 그때 맹처리는 감별력이 작다. 만약 결과가 주관적이라면(예, 증상 또는 기능), 그때 결과 사정의 맹처리는 감별적이다.	첫째, 만약 차폐 치료의 일부 언급이 있다면 이는 방법 영역에서 검토한다. 둘째, 방법 영역은 어떻게 결과가 사정되었는지와 사정자가 환자 치료에 대해 인식했는지 여부를 기술해야 한다.
본 문항: 예 ◻ 아니오 ◻ 불명확 ◻ 의견:	

결과는 무엇인가?

1. 얼마나 큰 치료 효과가 있었는가?	
대부분, 결과들은 양분된 결과(예 또는 아니오 일어나거나 일어나지 않은 결과들)로 나타나고 암 재발, 심근경색, 그리고 사망과 같은 결과를 포함할 수 있다. 치료 2년 후 대조군의 15%(0.15)가 사망하고 치료군의 10%(0.10)가 사망하는 연구를 고찰하라. 결과들은 아래와 같이, 여러 방법들로 표현될 수 있다.	
측정하는 것은 무엇인가?	그것의 의미는 무엇인가?
상대 위험률(RR) = 치료군에서의 결과의 위험/대조군에서의 결과의 위험 우리의 견본에서, RR=0.10/0.15=0.67	RR은 대조군에 비교하여 치료군에서 일어날 결과가 얼마나 많이 일어나는 지를 알려준다. 1 RR은 두 집단간에 차이가 없음을 의미한다; 따라서 치료는 효과가 없다. RR < 1은 치료가 결과의 위험을 감소시킴을 의미한다. RR > 1은 치료과 결과의 위험을 증가시킴을 의미한다. RR < 1부터, 치료의 사망률을 감소시킨다.
ARR = 대조군에서 결과의 위험률 - 실험군에서 결과의 위험률. 이것은 절대 위험차로 알려져 있다. 우리의 견본에서, ARR =0.15-0.10=0.05 또는 5%	ARR은 절대차를 말하고 기준 위험과 치료효과의 지표를 제공한다. ARR은 두 집단간에 차이가 없음을 의미한다; 따라서, 치료는 효과가 없다. 치료의 절대 이익은 사망률의 5% 감소이다.
RRR = AAR/대조군에서 결과의 위험률. RRR을 계산하는 다른 방법은 1에서 RR을 빼는 것이다. (예, RRR = 1-RR). 우리의 견본에서, RRR=0.05/0.15=0.33 또는 33% 이거나 RRR=1-0.67=0.33 또는 33%	RRR은 RR의 보충이고 대개 가장 일반적으로 보고되는 치료의 측정이다. 이는 대조군에 비해 치료군의 결과률의 감소를 말한다. 치료는 대조군에 비교하여 사망률을 33% 축소시켰다.

(계속)

[표 1-6](계속) 중재와 연관된 무작위화 임상 실험을 위한 비평적 평가지

측정하는 것은 무엇인가?	그것의 의미는 무엇인가?
NNT = ARR의 역수이고 1/ARR로 계산된다. 우리의 견본에서, NNT =1/ 0.05=20	NNT는 하나의 잘못된 결과를 방지하기 위해 실험 치료에서 우리가 치료해야 하는 환자들의 숫자를 말하고, 이는 치료의 기간을 구체화 한다. 임상적 유의성은 치료의 어떤 손해 또는 부가적 효과(손해를 보지 않으면 안 되는 숫자)에 대한 NNT들을 살펴보는 것과 NNT들을 측량함으로 어느 정도 결정된다. 하나의 사망을 막기 위해 2년동안 20명의 치료가 필요할 것이다.
2. 치료효과의 판단은 얼마나 정확한가?	
모집단에서 결과의 진성 위험은 알 수 없다; 우리가 할 수 있는 최선은 이 연구에서 환자들의 표본을 기초로 진성 위험을 추정하는 것이다. 이 평가는 점 추정값(point estimate)라고 한다. 우리는 각 추정값의 CI들을 살펴봄으로 이 추정값이 참값에 얼마나 근접하는지를 측정할 수 있다. 만약 CI가 아주 좁다면, 그때 우리는 우리의 점 추정값이 모집단값의 정확한 반영이라고 확신할 수 있다. CI는 또한 결과의 통계적 유의성에 대한 정보를 제공한다. 만약 그 값이 95% CI의 밖으로 떨어져 효과 없다에 부합한다면, 그때는 결과는 0.05 수준으로 통계적으로 유의하다. 만약 CI가 효과 없음에 부합한 값을 포함한다면, 그때는 결과들은 통계적으로 유의하지 않다.	

결과들은 내 환자의 치료에 도움이 되는가(외적 타당도/적정성)?

당신의 환자에게 연구의 결과의 적용을 결정하기 전에 다음의 질문을 해야 한다:

- 내 환자는 결과들을 적용할 수 없는 연구의 그것들과 매우 상이한가?
- 나의 설정에서 치료는 실행할 수 있는가?
- 내 환자에게 치료의 잠재적 이득은 치료의 잠재적 손해보다 가치가 있는가?

Centre for Evidence-Based Medicine로부터 허락받아 증쇄됨. Levels of Evidence(2009년 3월). University of Oxford. http://www.cebm.net/index.aspx?o=1157. 2013. 4월 3일 경신. 2011년 6월 27일 개방됨.

뒷받침 했으나 그 차이점들은 유의하지 않았다.

b. MPTE×WG의 이득에 대한 NNT는 6주에 2.6이었다. 이는 치료가 GRC 척도에서 감지된 회복을 이루는 차이를 만들기 전에 MPTE×WG 프로그램으로 치료받을 필요가 있는 환자가 약 3명임을 의미한다. 저자들은 GRC 결과에 대한 ARR(38%)와 RRR(65%)을 보고하지 않았지만, 보고된 자료로부터 계산할 수 있다.

c. FE×WG집단의 29중 17(59%)의 환자들은 MPTE×WG집단의 29중 6(21%)에 비하여 개선에 실패했다. 비록 FE×WG집단에서 개선이 없을 가능성이 높더라도(59%), 실패의 위험은 절대 기간(ARR)에서 38%(95% CI: 15%에서 61%)로 그리고 상대 기간(RRR)에서 65%(95% CI: 25%에서 100%)로 감소할 수 있다. 위험 감소는 긍정적인 결과로 생각된다. 이 시나리오에서, 대조군(58%)에서 실패의 위험은 FE×WG에서 환자에게 도수 치료와 운동을 제공함으로 절대 기간에서 38%로 그리고 상대 기간에서 65%로 감소될 수 있다. 29

5. 결과들은 내 환자의 치료에 도움이 될 수 있는가?

a. 연구의 결과를 적용할 수 없을 정도로 내 환자는

상이한가? 아니다. 환자는 유사한 포함/제외 기준에 근거를 둔다.

b. 나의 설정에서 치료는 실행할 수 있는가? 그렇다. 두 가지 비수술 치료 프로그램들은 체중-보조 트레이드밀을 제외하면 이 설정에서 실행할 수 있다.

c. 내 환자에게 치료의 잠재 이득은 치료의 잠재 손해보다 가치가 있을까? 그렇다. 6주간의 12회 도수치료와 운동은 이 모집단의 수술적 중재와 관련된 이환율비와 사망률비를 비교할 때 요추 협착을 가진 환자에게 더 낮은 위험 선택이 될 것이다.

결과와 예후에 연관된 문헌의 비평적 평가
Critical Appraisal of Literature Related to Outcomes and Prognosis

RCT들은 중재의 효과와 연관된 근거를 제공하는 최고의 연구 디자인으로 생각된다. 그러나, 결과는 코호트 연구를 통해 실험 환경보다 실제 환경에서 똑같이 측정된다.[77] 코호트 연구들은 결과에 대한 정보수집에 오랜 기간 동안 다양한 개인들의 다수의 집단들을 평가한다. RCT들과 같이, 중재를 받거나 받지 않은 집단들의 결과들을 비교한다. RCT들과 다르게, 집단 대상자들을 할당하는 것은 우연한 일이 아니다. 코호트 연구는 선택 편향에 취약하여 내적 유효성에 대한 위협이다. 코호트 연구에서, 환자들은 치료를 선택하거나 받게 되는 치료에 선택적으로 할당되었다. 집단들 간의 기준차는 치료 효과가 중재 때문인지 또는 다른 요소들 때문인지 여부에 대한 사정을 혼동할 수 있다.[77]

코호트 연구의 비평적 평가 동안, 모든 잠재 교란 변수들은 확인되어야 하고 그들의 집단간 분포가 비교되어야 한다. 표준차 또는 효과 크기는 각 교란요인의 연관된 크기와 편향이 될 잠재성을 제시하기 위해 사용할 수 있다.[78] 두 가지 통계적 전략— 회귀와 층화 —들은 대개 교란변수들의 사정과 감소에 사용된다. 회귀는 어떻게 교란 변수들이 결과에 연관되는지, 중재 효과의 보정된 사정을 제공하는지를 사정한다.[79] 층화는 견본을 유사한 소집단으로 나누고 각 소집단 안에서 중재의 효과를 측정한다.[79] 일련의 논문은 코호트 연구들의 비평적 평가에 대한 상세한 재검토를 제공한다.[77–79]

연구를 실무로 변환하기

실무에서의 EBPT 사실성을 만드는 과정은 많은 방해 요소들: (a) 부족한 접근; (b) 불출분한 시간; (c) 불충분한 연구; (d) 불충분한 좋은 연구; 그리고 (e) 비평적 평가를 위한 기술 부족 등을 만난다.[4,80] 그러나, 일체의 이들 논쟁들은 일상적인 치료에 대한 환자-지향 연구를 통합하기 위한 실행의 결과가 될 수 있다. 네 가지 간단한 단계들: (a) 최신 연구를 통해 임상적 질문들의 답을 찾다; (b) 새로운 CPG들을 수용하고 채용; (c) 환자들과 동료들과의 좋은 소통으로 연구를 적용; 그리고 (d) 표준화된 결과들을 사용하여 수행능력을 평가 하시오. Herbert 등은[4(p211)] "유용한 자원으로 최상의 결과를 만들 것 같다는 직감으로… 근거-기반 실무는 불완전하지만, 필요하다"고 결론 내렸다.

요 약
Summary

EBPT 5-단계 과정을 따른다: (1) 임상적 질문을 한다; (2) 질문에 답하는 최상의 연구를 찾는다; (3) 근거를 비판적으로 평가한다; (4) 임상실무를 실행한다.; 그리고 (5) 당신의 수행능력을 사정한다. EBPT 치료는 각 임상가의 임상적 연구의 비판적 평가를 위한 기술의 발전을 요구한다. 이들 기술들은 임상가가 유효성, 장점, 그리고 개별 환자들에 대한 타당성에 대한 자기-규제 전문 결정을 하도록 한다. 임상 실험은 단지 치료의 가장 있음직한 효과의 추정값만을 제공한다. 특정한 환자에게 연구결과를 적용할 때, 임상적 소견과 환자 선호는 결과의 적용과 얼마나 더욱 또는 덜 환자가 반응할 것인지 여부를 결정한다.[74]

진단과 연계되는 근거를 평가하는 체계적 접근은 결정적인 진단이 적절한 중재로 이끌기 때문에 EBPT의 실행에서 중요한 단계이다. 진단적 검사들의 유효한 연구들은 검사의 맹검 비교, 정확한 참조 표준, 그리고 환자들의 다양성에 대한 적용 등을, 검사의 상세한 기술과 마찬가지로 포함해야 한다. 만약 이들 제외 기준을 마주하면, 이 연구는 검사의 정확성에 대한 비판적 평가를 제공할 것이다. 주어진 결과들이 유효한, 환자에게 적절한, 그리고 충분한 유의한 임상적 정확성을 가진다, 마지막 단계는 환자에게 검사를 적용하는 것이다. 만약 환자가 포함 기준을 충족하고 연구와 치료 설정이 유사하다면, 임상가들은 확신을 가지고 결과를 적용할 수 있다. 만약 아니라면, 임상적 판단이 필요하다. 검사는 반드시 합법적인, 재연 할 수 있는 방법으로 수행되어야 한다. 오류를 최소화하기 위해, 임상가들은 반드시 이 연구에 묘사된 것과 똑같이 수행하고 해석해야 한다. 임상가들은 검사 역치 아래로 목표 조건의 확률을 낮추기 위해(예, 그것을 위해 검사를 멈추고 그 이상의 고려사항으로부터 그것을 제거한다) 또는 치료 역치 위로 이 확률을 높이기 위해(예, 그것을 위해 검사를 멈추고 적합한 치료를 시작한다) 진단적 검사들을 사용한다.

치료 역치에 도달하고 평가(examination)를 멈출 때, 임상가는 반드시 환자 결과를 최적화하기 위한 최선의 중재를 결정해야 한다. 중재의 유효한 임상적 실험들은 대상자들을 실험군과 대조군으로 임의로 할당, 자료 수집자의 맹처리, 그리고 기타 가능하다면; 일체의 탈락에 대한 설명; 그리고 치료 자체를 제외하고 대상자들을 동일하게 치료해야 한다. 통계적으로 유효한 치료 효과의 근거가 치료를 결정하기 위한 충분한 정보는 아니다. 통계적 유의성이 반드시 임상적 중요성을 의미하는 것은 아니다; 효과 크기가 중요성 또는 무용성을 결정한다. 치료 효과 또는 측정된 결과들은 반드시 유의하고 치료를 권할 만하게 충분히 크며, 유익한 효과들은 반드시 어떤 손해 효과들보다 가치가 있어야 한다.

EBPT는 체계적인 구조, 현재 최상의 과학적 근거로 이루어진, 임상적 경험, 그리고 환자 선호를 제공한다. 이 플렛폼으로부터, 임상가들, 강사들, 그리고 연구자들은 환자에게 무엇이 가장 중요한가에 대한 가장 유용한 연구를 비교하는 정보에 근거한 결정에 다다르려 노력한다.

참고문헌 References

1. Sackett DL, Straus SE, Richardson WS, Rosenberg W, Haynes RB. *Evidence-Based Medicine: How to Practice and Teach EBM*. 2nd ed. London, England: Harcourt Publishers Ltd; 2000.
2. America Physical Therapy Association. Vision 2020. http://www.apta.org/Vision2020. Updated September 18, 2012. Accessed April 20, 2009.
3. Schreiber J, Stern P. A review of the literature on evidence-based practice in physical therapy. *Internet J Allied Health Sci Pract*. 2005;3(4):1-10.
4. Herbert R, Sherrington C, Masher C, Moseley A. Evidence-based practice: imperfect but necessary. *Physiother Theor Pract*. 2001;17:201-211.
5. Cormack JC. Evidence-based practice...what is it and how do I do it? *J Orthop Sports Phys Ther*. 2002;2:484-487.
6. Johnson C. Evidence-based practice in 5 simple steps. *J Manipulative Physiol Ther*. 2008;31:169-170.
7. Guyatt G, Rennie D, eds. *User's Guide to the Medical Literature: Essentials of Evidence-Based Practice*. Chicago, IL: American Medical Association; 2002.
8. Richardson WS, Wilson MC, Nishikawa J, Hayward RS. The well-built clinical questions: a key to evidence-based decisions. *ACP J Club*. 1995;123:A12-A13.
9. Schwartz JS. Evaluating diagnostic tests: what is done—what needs to be done. *J Gen Intern Med*. 1986;1:266-267.
10. Stratford PW. Applying the results from diagnostic accuracy studies to enhance clinical decision-making. *Physiother Theor Pract*. 2001;17:153-160.
11. National Center for Biotechnology Information. PubMed. http://www.ncbi.nlm.nih.gov/pubmed. Accessed February 3, 2009.
12. EBSCO Publishing. Cumulative Index of Nursing and Allied Health Literature. http://www.ebscohost.com/cinahl. Accessed February 3, 2009.
13. The Cochrane Collaboration. http://www.cochrane.org. Accessed February 3, 2009.
14. Centre for Evidence-Based Physiotherapy. PEDro. http://www.pedro.org.au. Updated May 6, 2013. Accessed February 3, 2009.
15. American Physical Therapy Association. Hooked on Evidence. http://www.hookedonevidence.com. Accessed February 3, 2009.
16. US National Library of Medicine. PubMed Clinical Queries. http://www.ncbi.nlm.nih.gov/pubmed/clinical. Accessed May 26, 2013.
17. Cleland JA, Noteboom JT, Whitman MJ, Allison SC. A primer on selected aspects of evidence-based practice relating to questions of treatment, part 1: asking questions, finding evidence, and determining validity. *J Orthop Sports Phys Ther*. 2008;38:476-484.
18. Walker-Dilks C. Searching the physiotherapy evidence-based literature. *Physiother Theor Pract*. 2001;17:137-142.
19. The Cochrane Collaboration. Cochrane Reviews. http://www.cochrane.org/cochrane-reviews. Accessed May 26, 2013.
20. Maher CG, Sherrington C, Elkins M, Herbert RD, Moseley AM. Challenges for evidence-based physical therapy: accessing and interpreting high-quality evidence on therapy. *Phys Ther*. 2004;84:644-654.
21. Maher CG, Moseley AM, Sherringnon C, Elkins MR, Herbert RD. A description of the trials, reviews and practice guidelines indexed in the PEDro database. *Phys Ther*. 2008;88:1068-1077.

22. Maher C, Sherrington C, Herbert R, Moseley A, Elkins M. Reliability of the PEDro scale for rating quality of randomized controlled trials. *Phys Ther.* 2003;83:713-721.
23. Foley NC, Bhogal SK, Teasell RW, Bureal Y, Speechley MR. Estimates of quality and reliability with the physiotherapy evidence-based database scale to assess the methodology of randomized controlled trials of pharmacological and non-pharmacological interventions. *Phys Ther.* 2006;86:817-824.
24. Macedo LG, Elkins MR, Maher CG, Mosely AM, Herbert RD, Sherrington C. There was evidence of convergent and construct validity of Physiotherapy Evidence Database quality scale for physiotherapy trials. *J Clin Epidemiol.* 2010;63:920-925.
25. The University of Kansas Medical Center. SUMSearch2. http://www.sumsearch.org. Accessed May 26, 2013.
26. McMaster University. Health Sciences Library. http://hsl.mcmaster.ca. Accessed April 20, 2009.
27. MacDermid JC. An introduction to evidence-based practice for hand therapists. *J Hand Ther.* 2004;17:105-117.
28. Centre for Evidence-Based Medicine. *University of Oxford.* http://www.cebm.net/index.aspx?o=1000. Accessed June 27, 2011.
29. Noteboom JT, Allison SC, Cleland JA, Whitman JM. A primer on selected aspects of evidence-based practice relating to questions of treatment, part 2: interpreting results, application to clinical practice, and self-evaluation. *J Orthop Sports Phys Ther.* 2008;38:485-501.
30. Robey RR. Levels of evidence. *The ASHA Leader.* http://www.asha.org/Publications/leader/2004/040413/f040413a2.htm. Published April 13, 2004. Accessed February 14, 2009.
31. Centre for Evidence-Based Medicine. OCEBM Levels of Evidence System. *University of Oxford.* http://www.cebm.net/index.aspx?o=5653. Updated April 30, 2013. Accessed June 29, 2011.
32. Cook DJ, Mulrow CD, Haynes RB. Systematic reviews: synthesis of best evidence for clinical decisions. *Ann Intern Med.* 1997;126:376-380.
33. Scalzitti DA. Evidence-based guidelines: application to clinical practice. *Phys Ther.* 2001;81:1622-1628.
34. Agency for Healthcare Research and Quality. National Guideline Clearinghouse. http://www.guideline.gov. Accessed February 14, 2009.
35. Childs JD, Cleland JA, Elliott JM, et al. Practice guidelines. Neck pain. *J Orthop Sports Phys Ther.* 2008;38(9):A1-A34.
36. Jones M, Grimmer K, Edwards I, Higg J, Trede F. Challenges in applying best evidence to physiotherapy practice: part 2—health and clinical reasoning models to facilitate evidence-based practice. *Internet J Allied Health Sci Pract.* 2006;4(4):1-9.
37. Sackett DL, Rosenberg MC, Gray JAM, Hans RB, Richardson WJ. EBM: what it is and what it isn't. *BMJ.* 1996;312:71-72.
38. Childs JD, Flynn TW, Fritz JM. A perspective for considering the risks and benefits of spinal manipulation in patient with low back pain. *Phys Ther.* 2006;11:316-320.
39. Jaeschke R, Guyatt G, Sackett DL. Users' guides to the medical literature. III. How to use an article about a diagnostic test. A. Are the results of the study valid? *JAMA.* 1994;271:389-391.
40. Fritz JM, Wainner RS. Examining diagnostic tests: an evidence-based perspective. *Phys Ther.* 2001;81:1546-1564.
41. Reid MC, Lachs MS, Feinstein AR. Use of methodological standards in diagnostic test research: getting better but still not good. *JAMA.* 1995;274:645-651.
42. Jaeschke R, Gordon H, Guyatt G, Sackett DL. Users' guides to the medical literature. III. How to use an article about a diagnostic test. B. What are the results and will they help me in caring for my patients? *JAMA.* 1994;271:703-707.
43. Cleland JA. *Orthopaedic Clinical Examination: An Evidence-Based Approach for Physical Therapists.* Carlstadt, NJ: Icon Learning Systems; 2005.
44. Fagan TJ. Nomogram for Bayes's theorem. *N Engl J Med.* 1975:293:257.
45. Bernstein J. Decision analysis. *J Bone Joint Surg Am.* 1997;79:1404-1414.
46. Bernstein J. Test indication curves. *Med Decis Making.* 1997;17:103-106.
47. Guyatt GH, Sackett DL, Cook DJ. Users' guides to the medical literature. II. How to use an article about therapy or prevention. B. What were the results and will they help me in caring for my patients? *JAMA.* 1994;271:59-63.
48. Wainner RS, Fritz JM, Irrgang JJ, et al. Reliability and diagnostic accuracy of the clinical examination and patient self-report measures for cervical radiculopathy. *Spine.* 2003;28:52-62.
49. Flynn T, Fritz J, Whitman J, et al. A clinical prediction rule for classifying patients with low back pain who demonstrate short-term improvement with spinal manipulation. *Spine.* 2002;27:2835-2843.
50. Fritz JM, Childs JD, Flynn TW. Pragmatic application of a clinical prediction rule in primary care to identify patients with low back pain with a good prognosis following a brief spinal manipulation intervention. *BMC Fam Pract.* 2005;6:29.
51. Tseng YL, Wang WTJ, Chen WY, Hou TJ, Chen TC, Lieu FK. Predictors for the immediate responders to cervical manipulation in patients with neck pain. *Man Ther.* 2006;11:306-315.
52. Cleland JA, Childs JD, Fritz JM, Whitman JM, Eberhart SL. Development of a clinical prediction rule for guiding treatment of a subgroup of patients with neck pain: use of thoracic spine manipulation, exercise, and patient education. *Phys Ther.* 2007;87:9-23.
53. Beattie P, Nelson R. Clinical prediction rules: what are they and what do they tell us? *Aust J Physiother.* 2006;52:157-163.
54. McGinn TG, Guyatt GH, Wyer PC, et al, for the Evidence-Based Medicine Working Group. Users' guides to the medical literature, XXII: how to use articles about clinical decision rules. *JAMA.* 2000;284:79-84.
55. Beneciuk JM, Bishop MD, George S. Clinical prediction rules for physical therapy interventions: a systematic review. *Phys Ther.* 2009;89:114-124.
56. Reilly BM, Evans AT. Translating clinical research into clinical practice: impact of using prediction rules to make decisions. *Ann Int Med.* 2006;144:201-210.
57. Schwartz A. Diagnostic test calculator. http://araw.mede.uic.edu/cgi-bin/testcalc.pl. Accessed March 30, 2009.
58. Ross JM, Sox HC. If at first you don't succeed: clinical problem-solving. *N Engl J Med.* 1995;333:1557-1560.
59. Montori VM, Kleinhart, J, Newman TB, et al, for the Evidence-Based Medicine Teaching Tips Working Group. Tips for learners of evidence-based medicine: 2. Measure of precision (confidence intervals). *CMAJ.* 2004;171:611-615.
60. Guyatt GH, Sackett DL, Cook DJ. Users' guides to the medical literature. II. How to use an article about therapy or prevention. A. Are the results of the study valid? *JAMA.* 1993;270:2598-2601.
61. Schultz KF, Chalmers I, Altman DG. The landscape and lexicon of blinding in randomized trials. *Ann Intern Med.* 2002;136:254-259.

62. Sim J, Reid N. Statistical Inference by confidence intervals: issues of interpretation and utilization. *Phys Ther.* 1999;79(2):186-195.
63. Portney LG, Watkins MP. *Foundations of Clinical Research: Applications to Practice.* Upper Saddle River, NJ: Prentice Hall Health; 2000.
64. Chan YH. Randomised controlled trials (RCTs)—sample size: the magic number? *Singapore Med J.* 2003;44(4):172-174.
65. Cohen L. *Statistical Power Analysis for the Behavioral Sciences.* 2nd ed. Hillsdale, NJ: Lawrence Erlbaum Associates; 1988.
66. Valentine JC, Cooper H. *Effect Size Substantive Interpretation Guidelines: Issues in the Interpretation of Effect Sizes.* Washington, DC: What Works Clearinghouse; 2003.
67. Cook C. Clinimetrics corner: use of effect sizes in describing data. *J Man Manip Ther.* 2008;16(3):129-135.
68. Jaeschke R, Singer J, Guyatt GH. Measurement of health status: ascertaining the minimal clinically important difference? *Control Clin Trials.* 1989;10:407-415.
69. Chan KBY, Man-Son-Hing M, Molnar F, Laupacis A. How well is the clinical importance of study results reported? An assessment of randomized controlled trials. *CMAJ.* 2001;165:1197-1202.
70. Guyatt G, Jaeschke R, Heddle N, Cook D, Shannon H, Walter S. Basic statistics for clinicians; interpreting study results: confidence intervals. *Can Med Assoc J.* 1995;152(2):169-173.
71. Guyatt G, Walter S, Cook D, Jaeschke R. Therapy and understanding the results: confidence intervals. In: Guyatt G, Rennie D, eds. *User's Guide to the Medical Literature: Essentials of Evidence-Based Practice.* Chicago, IL: American Medical Association; 2002:104-107.
72. Childs JD, Piva SR, Fritz JM. Responsiveness of the numerical pain rating scale in patients with low back pain. *Spine.* 2005;30:1331-1334.
73. Fritz JM, Irrgang JJ. A comparison of a modified Oswestry Low Back Pain Questionnaire and the Quebec Back Pain Disability Scale. *Phys Ther.* 2001;81:776-788.
74. Herbert RD. How to estimate treatment effects from reports of clinical trials. II: dichotomous outcomes. *Aust J Physiother.* 2000;46:309-313.
75. Dalton GW, Keating JL. Number needed to treat: a statistics relevant to physical therapists. *Phys Ther.* 2000;80:1214-1219.
76. Childs JD, Fritz JM, Flynn TW, et al. A clinical prediction rule to identify patients with low back pain most likely to benefit from spinal manipulation: a validation study. *Ann Intern Med.* 2004;141:920-928.
77. Rochon PA, Gurwitz JH, Sykora K, et al. Reader's guide to critical appraisal of cohort studies: 1. Role and design. *BMJ.* 2005;330:895-897.
78. Mamdani M, Sykora K, Li P, et al. Reader's guide to critical appraisal of cohort studies: 2. Assessing potential for confounding. *BMJ.* 2005;330:960-962.
79. Normand ST, Sykora K, Li P, Mamdani M, Rochon PA, Anderson GM. Readers guide to critical appraisal of cohort studies: 3. Analytical strategies to reduce confounding. *BMJ.* 2005;330:1021-1023.
80. Cook C. Trample the weak, hurdle the dead: the tribulations of integrating research into clinical practice. *J Man Manip Ther.* 2008;16(4):194-196.

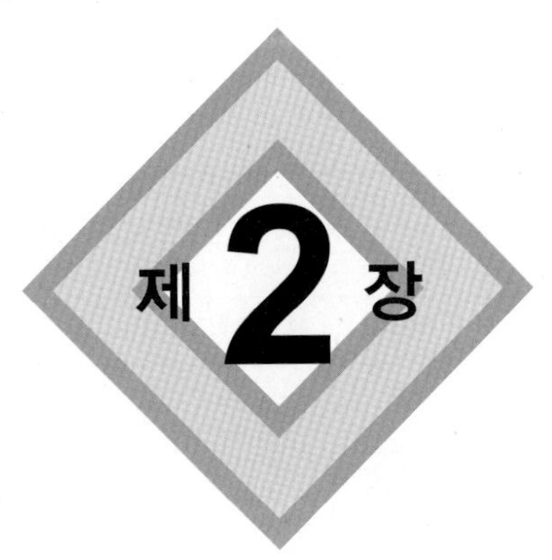

제 2 장

주관적 검사: 환자의 병력

SUBJECTIVE EXAMINATION A PATIENT'S HISTORY

미국 물리치료 협회의 *물리치료 실무지침은*[1] 환자의 건강과 삶의 질을 극대화하기 위한 의사 결정 과정을 안내하는 환자 관리의 다섯 요소의 개요를 권고한다. 다섯 요소는 (그림 2-1)의 개요로 (표 2-1)에 기재되었다. 임상가는 획득한 환자의 주관적 및 객관적 자료를 평가하고, 물리치료 진단 및 분류로 이어질지 판단한다. 진단은 물리치료 중재의 선택을 이끌고 예후를 공식화하는데 도움이 된다. 해부학 및 임상 병리학에 바탕을 둔 의료 진단과는 대조적으로, 물리치료 진단은 장애와 활동 제한 등의 주요 주관적 및 객관적 결과에 근거한다.

대부분의 진단 또는 진단 가설은 환자의 병력에서 나타나지만, 그 외의 다른 사람은 신체 검사 시 나타난다.[2] 임상가들은 정보의 80%는 환자 문제의 원인을 면담에서 추출하여 설명할 필요가 있다는 점에 동의한다.[3] Crombie는[4] 1차 진료에서의 간단한 병력과 신체검사는 진단의 88%를 확립하는 것을 인정했다. Sandler는[5] 일반 내과 클리닉에서 병력과 신체검사의 결과, 환자의 56~73%가 각각 정확한 진단을 받았다고 보고했다. 자세한 병력과 검사 결과의 숙련된 해석은 다른 의료 제공자에게 물리치료의 중재 및 진료 의뢰의 적합성에 대한 결정을 내리는 데 충분한 자료를 제공해야 한다. 논리적이고 체계적인 접근은 검사의 모든 측면에서 세부 사항에 주의가 필요하고 개인적인 이해에 대한 노력과 환자의 고통에 대한 존중을 요구하고 있다.

이 장의 목적은 환자 병력의 일반적인 구성 요소를 설명하는 것이다. 개별 환자를 대상으로 한 체계적인 형식은 임상가가 완전하고 정확한 기초자료를 얻기 위해 환자와 조력자에 대한 생각을 정리하는 데 도움이 된다. 공식 면담 질문 및 표준화된 설문지의 사용은 임상가가 간과할 수 있는 내용의 영역이 없도록 확실하게 한다. 질문의 순서와 흐름은 임상가에 따라 다르지만 환자와 임상가 간에 적절한 정보교환이 이루어져야 한다. 부위별 척추 통증과 관련된 환자병력의 구성요소는 이후 장에서 다루어진다.

환자 면담 시 의사소통
Communication During the Patient Interview

면담 과정에서 환자의 문제에 대한 자세한 설명을 얻는 것은 매우 효율적이고 효과적인 의사 소통 능력에 의존한다. 초보 물리치료사는 환자와의 의사 소통 시 더 많은 기술과 절차를 지향하는 경향이 있다. 임상 전문가들은 환자

[표 2-1] 환자관리 과정의 요소

검사 : 병력을 성립하는 시스템 검토를 수행하고, 데이터를 얻기 위해 검사 및 측정을 실행하는 과정
평가 : 병력과 검사 및 측정에서 수집한 데이터에 근거한 임상 판단을 만드는 과정
진단 : 환자의 치료를 안내하는 진단의 분류, 범주 또는 징후와 증상의 다발에 기반한 증후군을 정하는 것을 포함
예후 : 달성 가능한 개선의 최적 수준을 결정하고 그 수준에 도달하는데 필요한 시간에 대해 임상적 판단을 만드는 과정
중재 : 진단 및 예후와 일치하는 상태의 변화를 만들기 위해 임상가와 환자 간의 목적이 있고 숙련된 물리 치료의 중재

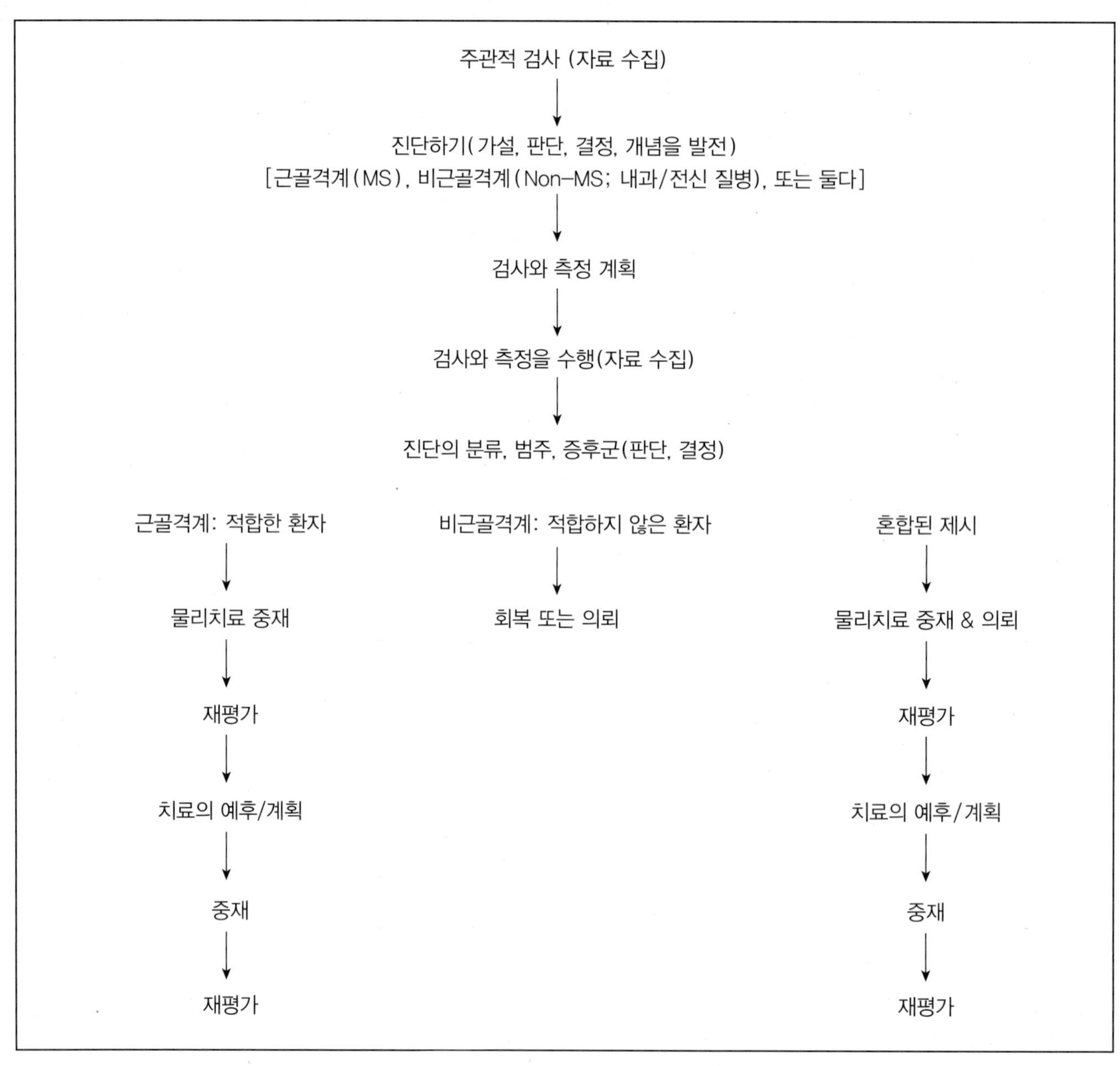

그림 2-1. 신경근골격계 검사 및 관리 진행 과정.

[표 2-2] 개방형 대 폐쇄형 질문

개방형 질문	폐쇄형 질문
당신의 목통증을 악화시키는 것은 무엇입니까?	당신은 앉으면 목에 통증이 심해집니까?
당신은 밤에 어떻게 잡니까?	당신의 목은 밤에 아픈가요?
당신의 목 통증을 더 나아지게 만드는 것은 무엇입니까?	온열은 목 통증에 도움이 되었나요?
당신의 목 통증을 어떻게 설명할 수 있습니까?	통증이 둔하거나 날카로운가요?
당신은 운동을 하면 어떤 느낌이 드나요?	운동은 당신의 목통증을 더 나아지게 만들었나요?

중심의 접근 방식을 사용한다; 그들은 공감을 기반으로 하기 위해 환자가 말하고 있는 것에 반응하고 집중하여 귀를 기울인다. 단독 경험은 통상적으로 뛰어난 성과를 나타내지 않는다.[6,7] 좋은 의사소통과 경청하는 능력은 가르치고 배울 수 있다.[8,9] 진찰 과정의 시청각 기록은 의사소통 능력의 자체 평가에 매우 좋다. 면담은 인내, 초점, 학습 과정에서 자기 비판적 능력을 필요로 하는 매우 정교한 기술이다.

다음의 간단한 면담 기술을 연습해야 한다:

- 천천히 신중하게 말하기
- 질문을 짧게 하라.
- 한 번에 한 개의 질문을 하라.
- 좋은 시선을 유지하면서 메모를 하라
- 환자에게 답변할 시간을 주어라.
- 비언어적 격려를 제공하라.
- 방해하지 않도록 노력하라.

질문의 방법과 형식은 정보의 전달과 관련된 일반적인 위험 때문에 환자에 따라 다르다. 임상가 방해, 의학 용어의 사용, 주요 질문, 문맹, 문화적 다양성, 청각장애, 그리고 흥분 또는 우울증 환자는 의사소통에 문제를 야기한다. 의사소통에 문제가 발생한 경우 임상가는 환자가 대답을 찾을 수 있도록 명확하거나 쉽게 다른 방법으로 질문을 해야 한다. 예를 들어, 임상가는 "내가 그 질문을 확실히 하지 않아서 미안해요; 내 말이 의미하는 것은…"이라고 말할 수 있다. 기본적인 면담 전략은 개방형 질문(즉, 한 단어보다 더 많이 응답하도록 허용)과 폐쇄형 질문(즉, '예' 또는 '아니요' 응답을 허용)을 포함한다.(표 2-2). 면담은 보통 "당신은 요통을 가지고 있습니까?"에 대하여 "당신의 문제가 무엇인지 가르쳐 주세요" 같은 개방형 질문으로 시작한다. 이와 같이 처음은 환자가 정보를 제시 할 수 있도록 하는 것이 가장 중요하며, 환자와 임상가의 신뢰 관계를 효과적으로 확립하는데 도움이 된다. 임상가는 특정한 후속조치나 폐쇄형 질문을 제시할 때 더 정확하고 자세한 정보를 명확히 하고 얻기 위해 개방형 환자의 응답을 사용한다. 임상가는 환자의 반응이 불분명한 경우, 환자의 응답을 다시 언급하거나 명확한 예를 들어 요청해야 한다. 개방형 접근 방식은 '예' 또는 '아니오' 응답을 제한하거나 중요한 질문이나 중요한 정보를 생략할 가능성을 처음부터 피할 수 있다.

환자 중심의 면담 기술이 환자 성과의 개선,[10] 효율성 개선,[11,12] 증가된 환자와 보호자의 만족도[13-17] 및 의료 과실 청구의 감소로 이어진다.[18] 환자 중심의 의사소통 중, 임상가는 신중하게 개인적이고 감정적인 문제로 인해 참석하고 있는 동안 정확하고 적절한 정보를 얻을 수 있는지 확인하기 위해 면담의 통제를 유지한다. 학생들과 임상가는 그들의 의사소통 능력을 향상시키고, 의사소통과 기타 참고 문헌에 기재되어 있는 환자 중심의 면담 과정의 상세한 개념을 계속 검토할 것이다.[3,19-21]

주관적 검사의 목표
Goals of the Subjective Examination

환자 병력으로부터 정확하게 얻은 관련 자료는 근골격계(MS)와 비근골격계(non-MS) 장애 사이에서 적절한 진단 검사를 계획하고 효과적인 중재 방법을 구별하는데 도움이 된다. 각 질문은 초기 진단 가설 형성과 감별 진단을 가능하게 하고 특정한 목적에 진단 검사로 간주된다. 주관적 검사의 목표는 다음과 같다.

- 환자 인적 사항을 얻고 "환자는 누구입니까?" 및 "문제가 환자의 삶에 어떤 영향은 미치는가?"란 질문에 대답한다.
- 환자가 물리치료 중재에 적합한지 여부에 대해 예비 결정을 내린다.
- 환자의 증상에 대한 모든 자세한 설명을 얻고, 주 증상 사이에 연관이 있는지 여부를 판단한다.
- 악화 요인, 완화 요인 및 각 증상의 24시간의 양상을 확인한다.
- 검사 및 치료 과정에 대한 금기 또는 주의 사항을 확인한다.
- 환자 문제의 병력(현재 및 과거)을 획득한다.
- 실제 환자의 예후를 결정한다.
- 회복의 장애물이나 조력자를 결정한다.
- 진단의 가설, 분류 또는 질환의 사전 검사 확률을 개발한다.
- 환자 병력에서 자료를 평가한다.
- 진행 상황이 측정되는 증상, 활동 제한, 참여 제한의 기준 레벨을 설정한다.
- 신체 검사를 계획하고 적절한 진단 검사를 선택하기 위한 기준을 설정한다.(즉, 어떤 세부 사항을 검토해야하는지 결정한다).

환자 병력의 목록 영역

Content Areas of the Patient History

환자 병력을 얻기 위한 콘텐츠 영역은 현재 질병의 성격에 따라 달라진다(예: 급성 대 만성, 비수술 대 수술후). (표 2-3). 목록은 외래환자 환경에서 환자 병력에 대한 견본 내용을 나열한다. (표 2-4)는 입원환자 환경에서 검사 과정을 위한 견본 내용을 간략히 기술한다. (표 2-3)에 기재된 외래 환자 설정을 위해 환자 병력에 대한 일반적인 구성요소는 다음과 같이 논의되고 있다. 환자 병력의 조직화는 치료사와 임상 현장에 걸쳐 다양하지만 체계적인 접근 방식을 권장한다.

검사 전 설문지 조사

Pre-Examination Questionnaires

초진 시 적시에 건강 병력 정보를 얻는 것은 쉬운 일이 아니다. 환자들은 종종 동반 질환, 여러 외과적 치료 및 실질적인 약물 사용과 함께 광범위한 건강 병력을 가지고 있다.[22,23] 정확한 건강 병력 정보는 진단의 확립과 다른 의료 서비스 공급자에 대한 의뢰가 필요한 환자의 문제를 식별하고, 안전하고 효과적인 물리치료 중재를 개발하는 데에 필수적이다.[1,22] 자기관리 건강 병력 설문지 및 표준화된 측정결과는 환자 면담에 과학적 근거를 추가 제공한다.

개인의 자기관리 및 가족의 의학적 병력 선별 설문조사

자기관리 건강 병력 설문조사는 (1) 면담에서 더 활동적이고 앞서는 환자의 참여 (2) 환자의 기록에서 보다 완벽하고 철저한 문서 (3) 자료 수집에 제공자의 효율로 정렬한다.[24-27] 환자는 일반적으로 임상가를 보기 전에 양식을 작성한다. 임상가는 환자와 양식을 검토하고 체계 조사에 대한 검토를 시작할 준비가 되면 명확하게 모두 "예"라고 대답한다. Boissonnault와 Badke는[28] 자기 관리 설문지가 정형외과 외래환자 설정에서 질병, 수술, 약물의 사용에 대한 정확한 정보를 제공할 수 있다는 결론을 내렸다. 설문 조사 자료와 모든 항목에 걸친 환자 면담과 의학 기록이 결합한 자료 사이에 일치하는 평균 비율은 0.69의 평균 kappa(0.154~1.0)와 함께 95.6%(57~100%)였다. 개방형과 약물 관련 항목에 대한 설문조사는 적정한 합의가 빈약했다. 낮은 위양성(1.84%)과 낮은 위음성(2.55%)의 연구 결과는 환자의 자기-보고가 환자 면담을 보완하는 정확한 도구이지만, 정보를 수집하기위한 유일한 수단으로 사용하면 안된다는 것을 제안한다. (표 2-5)는 의학적 선별검사 설문지의 예이다.[29]

표준화된 자기-보고 결과 측정

표준화된 도구는 현재의 기능 수준, 활동, 참여, 생활이나 건강상태의 질에 관련된 다양한 요인을 측정한다. 신뢰할 수 있고 타당한 측정결과는 환자의 인지 활동 제한

[표 2-3] 외래 환자 설정에서 주관적 검사를 위한 견본 개요

검사전 설문조사
의료 병력 설문지; 자기-보고 측정결과

환자 인적사항 프로필(PP)
나이 / 성별 / 인종, 주요 언어, 의사소통 / 학습의 장애
직업 / 근무 환경(당신의 직업은 무엇입니까? 근무 활동의 전형적인 하루는 어떤가요?)
기능상태 / 생활양식(규칙적인 운동, 취미, 여가활동)
사회심리적인 상태(가족 / 사회/행동/재정상태 / 지원이나 스트레스를 제공하는 문화적 영향; 치료의 선택에 영향을 미치는 건강보험; 근로자의 보수나
(가족 / 사회 / 행동 / 지원이나 스트레스를 제공하는 금융 / 문화적 영향, 치료 옵션에 영향을 미치는 건강 보험, 근로자의 급여나 소송 상태)
위탁 보호자/진단

주호소
자신의 말로, 당신의 주요 문제가 무엇인지 저에게 말하세요.

증상에 대한 설명, 통증과 그 밖의 증상을 사정, 신체도표를 작성
증상의 위치(당신이 그것을 느끼는 곳이 어딘지 정확히 보여주세요)
특성 / 유형(그것은 어떤 느낌입니까?) ; 깊이(얄팍한 / 깊은)
지속적인 / 간헐적인 / 지속적이고 가변적인
다양한 영역 : 증상의 관계를 확립
다른 증상 : 마비 / 따끔거림
강도(숫자 통증 척도 또는 시각적 상사 통증 척도)

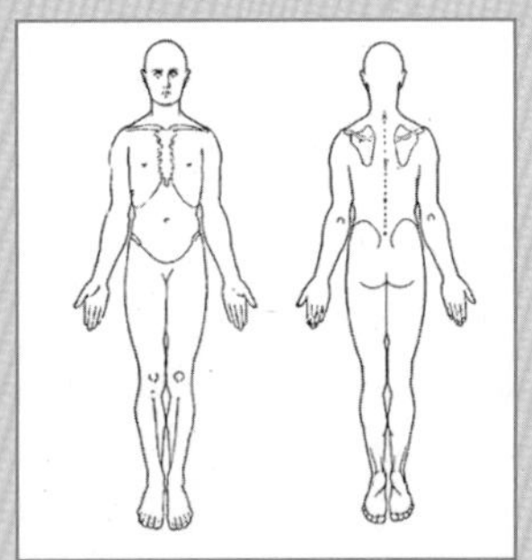

병력 (현재 사건)
방식과 발병일(외상성 대 비외상성) (어떻게 시작되었나요?)
증상의 진행(발병 이후 증상이 어떻게 변경되었나? - 위치, 심각도)
치료와 효과(당신은 어떤 치료 경험이 있나요? 그리고 도움이 되었나요?)
이것이 시작될 때에 비해 더 좋은가, 더 나쁜가, 동일하게 유지하는가?

병력 (비슷한 문제의 이전 사건)
당신은 전에 이 문제를 겪은 적이 있습니까? 손상의 시기 / 기제는?
이전 치료는? 효과는? 복구의 수준은?

행동 증상
악화요인 : 각각의 증상에 대해 적어도 하나의 악화 요인
무엇이 그것을 악화시키나요?(활동과 양, 생산된 증상, 해결 시간)
완화요인
더 좋게 만드는 것은 무엇인가요?(움직임, 자세, 약, 얼음)
24시간 양상
밤에 기분은 어떤가? 하루 동안 증상이 변하는가? 먼저 일어났을 때 어떤가요?

의학적 선별검사 설문 평가

일반적인 건강, 평가 체계, 과거 내 / 외과적 병력, 약물, 영상 검사

환자의 기대와 목표

면담 요약

진찰 계획

[표 2-4] 입원 환자 설정에서 주관적 검사를 위한 견본 내용

챠트 재검토

나이, 성별, 입원일(DOA) / 수술일(DOS), 의학적 진단, 의사, 진단검사 / 특수검사(RF, ESR, X-rays), 이차 합병증(심장, 호흡계 등), 의사의 지시, 약, 과거병력(당뇨, PVD), 예방(수액 제한, 침상 안정, 체중부하 상태 등)

병력

- 일부 정보를 차트에서 얻을 수 있다.(환자와 가족과 함께 확인해야 할 수도 있다)
- 정신 상태, + / - 결혼 상태
- 가정 환경, 가족 지원 체계, 건축물 장애(계단)
- 직업, 휴양, ADL(일과 놀이 환경을 사정)
- 입원 전 상태(보행, 보조 장치의 사용, 침대에서 기동성 등)
- 주증상
- 현재 병력
- 짧은 악화 / 완화 요인
- 병원에 있는 동안 활동 수준(침대에서 구르기, 앉기 등)
- 환자의 목표 / 문제의 이해력, 주의사항, 퇴원 계획 등

신체 검사

- 의사소통 : 이해력, 말하기
- 지남력(사람, 장소, 시간), 협력
- 관찰 : 체위, 정맥주사, 카테터, 부목 등
- 안정시 통증 / 증상
- CV 내구력 : 심박수, 호흡, 기침, 혈압, 산소
- 기능적인 / 특별한 AROM, PROM
- 강도(총체적 / 기능적인 MMT)
- 촉진 : 홍반, 부종, 온기, 통증, 피부 통합성 등
- 감각
- 기능성 사정
    - 기동성 및 보조 : 자기 돌봄, 구르기, 누었다가 앉기, 앉은 자세균형(동적 및 정적), 앉았다 일어나기, 선 자세균형(동적 및 정적), 이동하기 등
    - 자세
    - 균형
    - 보행 : 보조 장치, 지원, 간격, 표면 수준 / 계단, 편위
    - 심리 상태 : 우울증 / 대처, 재활하는 태도
    - 건축물 장애 : 직장 / 가정, 변화에 대한 필요성을 사정
    - 기타 : 협조, 근육 긴장도, 특수 검사 등

치료의 진단/사정/계획

- 진단
- 예후(위험 요소, 장기 목표 / 단기 목표)
- 장애, 기능 제한, 특유한 장애
- 치료 중재의 계획
- 재평가

RF, indicates rheumatoid factor(류마티스 인자); ESR, erythrocyte sedimentation rate(적혈구 침강 속도); ADL, activities of daily living(일상 생활 능력); IV, intravenous(정맥주사); CV, cardiovascular(심혈관); BP, blood pressure(혈압); AROM, active range of motion(운동의 활동범위); PROM, passive range of motion(운동의 수동범위); MMT, manual muscle test(도수 근력 검사)

[표 2-5] 의학적 선별검사 설문지

설명. 다음 질문에 답변하세요.

NAME (이름): ____________________
OCCUPATION (직업): ____________________
LEISURE ACTIVITIES (여가활동): ____________________

현재 당신의 치료하는 의료제공자는 누구인지 V 표시 하세요.

- Medical Doctor (내과 의사)
- Chiropractor (카이로프랙터)
- Osteopath (접골사)
- Dentist (치과의사)
- Occupational Therapist (작업치료사)
- Pain Specialist (통증 전문가)
- Orthopedic Surgeon (정형외과 의사)
- Psychiatrist/Psychologist (정신과 의사)
- Physical Therapist (물리 치료사)
- Other (기타) ____________________

마지막 4개월 이내에 위의 공급자 중 하나를 본 적이 있다면 그 이유를 설명해하세요.
(수술, 의학 질환, 약물, 검사): ____________________

지금까지 다음과 같은 질환이나 문제 중에서 진단을 받은 적이 있습니까?

YES NO Cancer. If yes, what kind (암, 만약 그렇다면 어떤 종류: ____________)
YES NO Heart problems (심장문제)
YES NO High blood pressure (고혈압)
YES NO Circulation problems (순환장애)
YES NO Emphysema / bronchitis (폐기종 / 기관지염)
YES NO Hepatitis (간염)
YES NO Thyroid problems (갑상선 장애)
YES NO Kidney disease (신장 질환)
YES NO Rheumatoid arthritis (류마티스 관절염)
YES NO Multiple sclerosis (다발성 경화증)
YES NO Osteoarthritis (골관절염)
YES NO Stroke (뇌졸중)
YES NO Asthma (천식)
YES NO Anemia (빈혈)
YES NO Diabetes (당뇨)
YES NO Epilepsy (간질)
YES NO Depression (우울증)
YES NO Headaches (두통)
YES NO Tuberculosis (결핵)
YES NO Bowel/bladder (장/방광)
YES NO Stomach (위)
YES NO Chemical dependency (eg. alcohol) (약물의존 (예, 술))

당신의 직계 가족 (형제, 자매, 부모) 중 누군가 다음의 치료를 받고 있습니까?

YES NO Cancer (암)
YES NO Diabetes (당뇨)
YES NO Heart disease (심질환)
YES NO High blood pressure (고혈압)
YES NO Kidney disease (신장질환)
YES NO Tuberculosis (결핵)
ES NO Arthritis (관절염)
YES NO Stroke (뇌졸중)
YES NO Headaches (두통)
YES NO Epilepsy (간질)
YES NO Mental Illness (정신질환)
YES NO Chemical dependency (alcohol) (약물의존(술))

지난 1달동안 당신은:

1. 울적하거나, 우울하거나, 절망적이었는가? YES NO
2. 일하는 동안 작은 흥미나 즐거움을 가지는 것에 괴로운가? YES NO
3. 그렇다면, 이것은 도움을 희망하시는 것입니까? 아니오, 예, 예 그러나 오늘은 아님

집이 위험하다고 느끼거나, 누군가 당신을 공격하거나 어떤 식으로든 당신을 해칠 것을 시도한다고 느낀 적이 있습니까?

여성 : 당신은 현재 임신했거나 임신일지도 모른다고 생각합니까?

계속

[표 2-5](계속) **의학적 선별검사 설문지**

DATE(날짜)　REASON FOR SURGERY OR HOSPITALIZATION(수술이나 입원 이유)

________ ______________________________________
________ ______________________________________
________ ______________________________________

DATE(날짜)　SIGNIFICANT INJURY (fracture, dislocation) 중대한 상해(골절, 탈구)

________ ______________________________________
________ ______________________________________
________ ______________________________________

다음 처방없이 살 수 있는 약물 중 어떤 것을 먹고 있습니까?

YES NO Aspirin (아스피린-진통제)
YES NO Tylenol (타이레놀-진통해열제)
YES NO Advil / Motrin (에드빌 / 모트린-진통제)
YES NO Laxatives (설사제)
YES NO Other (기타) ________________
YES NO Decongestants (소염제)
YES NO Antihistamines (항히스타민제)
YES NO Vitamins / minerals (비타민 / 미네랄)
YES NO Antacid (제산제)

투약목록(알약, 주사, 패치)

______________________ ______________________
______________________ ______________________
______________________ ______________________

하루에 얼마나 많은 카페인이 함유된 커피나 음료를 마시는가? _None _1-4 _5-8 _>8

하루에 담배를 몇갑 피우나? _ None _< 1/2 _1 _ 2 _>2

일주일에 몇일 술을 마시나? ________________

평균 좌석에서 얼마나 마시나?________________

최근에 다음 중 하나를 발견 했습니까?

YES NO Fever, chills, sweats (열, 오한, 발한)
YES NO Dizziness / lightheaded (현기증 / 머리가 이상한)
YES NO Weight loss / gain (체중 감소 / 증가)
YES NO Nausea / vomiting (오심 / 구토)
YES NO Other (기타) ________________
YES NO Fatigue (피로)
YES NO Numbness or tingling (마비나 저림)

Adapted with permission from Primary Care for the Physical Therapist: Examination and Triage, Boissonnault WG, Patient health history including identification of health risk factors, pp 61-65, Copyright Elsevier 2005.

및 생활 제한의 참여에 양적 평가를 제공하기 위해 폐쇄형 질문이나 구체적인 절차를 사용한다.[30] Oswestry 요통 장애 설문조사와 Roland–Morris 장애 설문조사는 임상적으로 의미있는 변화가 발생했는지 여부를 확인하기 위해 시간이 지남에 따라 재평가되는 기준과 기능 상태를 문서화하는 요통(LBP) 환자에게 사용되는 자기–보고 측정이다. 측정결과는 의미있는 변화에 대한 객관적 자료를 제공할 뿐만 아니라, 예후 불량의[31] 위험 환자를 식별하는 임상 및 임상 수행능력을[32] 평가하고 가장 효과적인 중재를 확인하기 위해 사용된다.[33,34]

특정 자기보고 측정결과는 신뢰도, 타당도 및 민감도의 특성을 가지고 있어야 한다. 신뢰도는 자기–보고 측정도구의 통증, 건강 상태, 운동 범위, 기능 또는 작업 상태의 범위와 같은 관심 변수 측정과 일관성을 설명한다.[35] 신뢰도의 값은 허용할 수 있다고 보고된 0.70 이상의 값과 1에 가까운 일관성 있는 높은 수준을 보여준다.[36] 신뢰할 수 있는 지표가 사용되는 경우, 시간이 지남에 발생하는 변화도 환자 상태의 실제 변화에 기인한다. 임상에서 측정결과의 사용에 필요한 신뢰도의 범위는 종종 임상가에 의해 결정된다. 검사–재검사 신뢰도는 자기–보고 도구가 환자가 안정적으로 유지되는 경우 2가지 개별 검사 사고에서 비슷한 점수가 측정되는 기능을 나타낸다.[35]

타당도는 자기–보고 측정도구가 그것을 측정하기 위해 의도된 것을 정확하게 정량화하는 범위를 설명한다.[35] 타당도 뿐만 아니라, 기능적인 자기–보고 측정도구는 사실인지 임상적으로 의미있는 변화가 발생했는지 여부를 정확하게 감지하는 능력과 민감도를 가져야 한다.[36,38] 임상적으로 의미있는 변화의 수준은 *임상적 최소 유의차(minimal clinically important difference, MCID)*라고 말한다. 임상적 최소 유의차(MCID)는 환자가 유의하게 느끼는 최소의 의미있는 변화의 점수이다. 성과 지표에서 의미있는 변화가 발생했을 때 결정하는 또 다른 방법은 최소 감지 변화(minimal detectable change, MDC), 측정 오차를 초과하는데 필요한 변화량이다.[38] 예를 들어, 특정 자기–보고 척도의 최소 감지 변화(MDC)가 6인 경우, 다른 변화 점수는 6보다 아래이고, 6은 측정 오류거나 환자상태의 변화가 진실이 아닌 경우로 여긴다. 각각의 척추 영역에 상세한 자기–보고 측정결과는 다음 장에서 설명한다.

환자의 인적사항 프로필
Patient Demographic Profile

적절한 상황에 환자 문제를 놓으려면 초기 조사에서 환자 프로필을 만들어야 한다. 환자 프로필은 환자의 나이, 성별, 인종, 직업, 삶의 방식, 취미, 운동, 휴양, 결혼 유무, 주요 언어, 의뢰 근원, 의사소통의 장애물, 학습 선호도와 같은 인적사항에 대한 정보를 포괄한다.

나이, 성별, 인종 및 민족성 (당신은 몇 살입니까?)

특정 질병은 특정한 연령대, 성별, 인종 범주 내에 발병률이 높다. 질병, 질환 및 동반 질환의 가장 일반적인 주요 위험 요인은 나이이다.[3] 60세 이상의 여성은 유방암에 대해 고위험이다; 유방암의 99%가 여성에서 발생한다. 60세 이상 남성은 전립선암 발병에 대해 고위험이다. 전립선암은 모든 남성암의 세번째를 차지하고 있다.[39] 폐암은 현재 여성에서 암 사망의 가장 흔한 원인이다. 미국에서 약 3명 중 1명의 여성에게 암이 발병할 것이다. 주요 부위는 유방, 폐, 결장 및 직장이다. 남성의 주요 부위는 전립선, 폐, 결장 및 직장이다.[40] 모든 소아암의 약 30%인 백혈병은 0–14세 어린이들 사이에 가장 흔한 암이다.[41] 인종 및 민족 배경과 관련된 건강 상태는 특정 의료 질환의 높은 발병률을 나타낼 수 있다. 아프리카계 미국인은 겸상 적혈구 질환의 높은 발병률을 가지고 있고, 기저세포암 및 흑색종은 백인들 사이에서 가장 흔하다. 골다공증과 퇴행성 관절 질환과 같은 연령과 관련된 병리는 다른 질환과 공존할 수 있다. 일부 질환 및 관련된 위험 요인은 이 참고문헌을 통해 제공하고 있지만, 학생과 임상가는 병리학과 의료 질환에 더 상세한 정보에 대해 추가 자료를 찾아야 한다.[40]

직업 및 근무 환경 (당신의 직업은 무엇입니까? 근무와 관련된 전형적인 하루는 어떤가요? 현재 일하고 있습니까?)

일자리에 대한 환자 자료는 활동, 업무, 현재 및 이전 직업의 업무 요구와 현재의 직업, 여행, 스트레스인자 자각, 산업 재해, 근무 수행 유형과 시간과 같은 근무 환경과 관련된 요인을 포함해야 한다. 반복적인 활동이나 장기간의 자세는 문제의 병인에 기여하거나 재활의 예후 및 잠재적인 영향을 미칠 수 있다. 대부분의 경우, 중재 및 일과 관련된 환자교육은 치료 계획의 중요한 구성요소가 된다. 잘못 설계된 의자에 하루의 80%를 앉거나 하루에 몇시간 동안 반복적으로 들어올리는 근로자는 LBP에 대한 위험이 증가 할 수 있다. 환경 독성 물질이나 정신 및 감정적인 스트레스의 높은 수준에 노출은 피로, 관절통, 두통, 근육통과 같은 비특이적인 신경근골격 증상을 설명할 수 있다.[40] 일, 놀이, 사회적 활동에 대한 환자의 증상의 영향은 동기를 부여하고 공포-회피 행동에 대한 통찰력을 제공할 수 있다. 신중한 환자는 운동과 재손상을 두려워 할 수 있다. 행동 과잉 환자는 문제를 악화시키는 활동을 계속할 수 있다. 두 행동은 더딘 회복을 초래할 수 있고, 다른 관리 전략이 필요할 수 있다.

기능 상태/생활양식(당신은 규칙적인 운동 계획, 레크리에이션 활동, 또는 취미가 있습니까?)

환자의 현재 활동이나 체력 수준의 평가는 문제의 원인과 관련된 정보를 제공하고, 환자 경험과 관련된 장애의 양, 또는 동기부여나 처방된 중재 준수 수준을 나타낼 수 있다. 예를 들어, 마라톤 선수와 앉아있는 환자 모두가 LBP의 급성 에피소드를 경험하면 준수 여부에 문제가 발생할 수 있다. 두 어린이와 노인 부모와 장애인 배우자에 대한 LBP 걱정을 가진 환자는 이런 책임을 갖지 않은 사람보다 다른 예후를 가질 수 있다. 현재 기능 수준은 자기 관리, 가정 관리, 운동, 스포츠 활동이 포함되어 있다. 서류에는 특정 활동, 빈도, 지속 시간, 또는 현재와 이전 문제 수행능력의 비율을 포함해야 한다.[40,42] 지역별 측정 결과는 기능 상태를 문서화하기 위한 자기-보고 측정척도로서 가치가 있다.

정신사회적 상태

생활 환경, 건강 습관, 사회 활동, 문화, 신념, 및 간병인 지원 시스템은 지원과 스트레스 모두의 원인이 될 수 있다. 우울증, 분노, 스트레스, 알코올이나 약물 남용, 흡연, 또는 가정의 지원과 관련된 단순한 요구에 대한 정신사회적 요인은 종종 충돌하거나 결과에 영향을 미친다. 근로자 보상, 금융 불안, 또는 건강 보험 문제는 중재에 대한 선택을 제한할 수 있다. 이러한 문제의 조기 발견은 중요하고 치료 계획을 최적화하기 위해 물리치료사 또는 적합한 보건 의료 전문가의 의뢰에 의해 조기 중재를 요구한다.[3,19]

주증상 (자신의 말로, 당신의 주요 문제가 무엇인지 말해주세요)
Chief Complaint (In Your Own Words, Please Tell Me What Your Main Problem Is)

주증상이 신체 차트(그림 2-2)에 기록된 경우, 임상가는 신체의 다른 영역에서의 증상에 대해 구체적으로 물어본다. 환자가 증상을 가지고 있지 않는 곳에 확인 표시된 신체 차트의 기록은 환자가 증상을 가지고 있는 곳에 기록한 만큼이나 중요하다.[43] 예를 들어, 좌측 LBP 환자는 특별히 질문하지 않는 한 가벼운 왼쪽 복부 통증을 자발적으로 무시할 수 있다. 그 이유는 LBP와 관련이 없다고 생각하기 때문이다. 추가 질문을 통해, 임상가는 LBP와 1 또는 2개의 문제가 존재하는 경우 구별하는데 도움이 되는 복통 사이의 관계를 확립하려고 시도한다.

신체 차트는 증상 패턴을 시각화하고 질환의 본질이나 증상 발생 구조의 식별에 관한 작업 가설을 개발하는데 유용하다. 질환의 본질은 MS 질환이나 MS 질환처럼 보이는 전신 질환과 관련된 국소 또는 언급된 증상, 일반적 통증일 수 있다. 내장 구조에서 통증은 일반적으로 전방 흉벽 또는 복부에 위치하지만, 몸통의 후복막 영역에 위치하는 내장은 복통 이상으로 요통을 나타낼 수 있다. 일반적인 내장 연관 통증 패턴은 (그림 2-3)에 표시되어 있다.[3] (표 2-6)은[44-46] 내장 분절의 신경 분포를 나열한다.[44-46] 내장 통증은 관련된 척추 신경에 의해 공급되는 부위를 지칭한다.[44-46] 완성된 신체 차트((그림 2-2) 참조)와 통증 패턴에 대한 지식은 검사 과정이 계속되면서 계통 질문과 설명에 대한 더 자세한 검토를 할 수 있는 안내 역할을 한다.

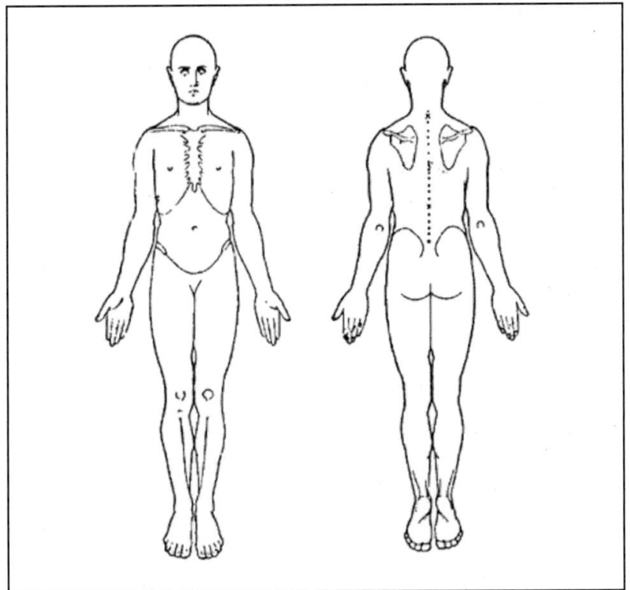

그림 2-2. 신체 차트 또는 도표

완성된 신체 차트 또는 증상 도표
Completing the Body Chart or Symptom Diagram

증상의 정확하고 포괄적인 이미지를 얻기 위해, 임상가는 진술에 의한 증상의 정확한 위치를 확인하고 "당신의 통증이나 문제가 어느 곳인지 정확히 보여주세요"; 더 정확하게 "그것은 어딘가로 이동하나요?"; "정상적이지 못한 다른 부위가 있나요?"라고 묻는다. 임상가는 그 때 질, 깊이(즉, 표면 또는 심부), 일관성(즉, 지속 또는 간헐적) 및 증상 확인에 대한 연관성과 중요성 같은 추가 설명을 계속한다. 비정상적 감각의 부위도 기록된다.

- 무감각(감각의 상실)
- 감각저하(접촉 감각의 감소)
- 감각과민(접촉을 높게 인식)
- 이질통(일반적으로 고통이 없는 자극에 의해 유발된 통증)
- 무통증(통증 상승의 부재)
- 감각이상(따끔거림, 핀과 바늘의 감각)

감각 변화는 말초, 뇌신경, 또는 신경근에 의해 신경지배 영역 내에서 어디든지 생산 될 수도 있다. 감각 또는 운동 결손의 존재 하에서 피부 분절과 피부 신경분포의 충분한 이해는 신경근 손상 대 말초 신경 손상의 감별진단에 도움이 된다.[47] 또한 통증이나 비정상적 감각의 위치는 척수 병변, 말초 혈관 질환(PVD), 당뇨병, 또는 다른 병변을 제시할 수 있다. (그림 2-4)와[48] (그림 2-5)는 피부 분절과 말초 신경 피부 분포를 나타낸다.

통증 및 기타 증상에 대한 설명과 평가
Description and Assessmentof Pain and Other Symptoms

통증

빈번하고 정기적인 증상인 통증은 "실제 또는 잠재적인 조직 손상, 또는 이러한 손상의 측면에 설명과 관련된 불쾌한 감각적, 정서적 경험"으로 설명한다.[49] 통증, 적응 감각이나 경보 신호는 조직 손상 후 복구에 도움이 되는 조기 경고 징후를 제공하고 있지만, 통증은 신경계의 비정상적인 기능을 반영, 부적응(과장되거나 자발적인)이 될 수도 있다.[50] 환자의 통증 보고서는 스트레스의 수준; 사회적 또는 문화적 영향; 그리고 그 또는 그녀가 생각하고 느끼고 의사소통하는 방법에 따라 변화한다. 주관적인 성격이나 환자의 통증 보고서의 복잡한 병태생리는 평가와 감별진단을 어렵게 만든다.

통증의 신경행렬 이론

통상적으로, 통증은 병증의 양에 직접 관계된 통증의 양과 함께 병리를 통한 증상으로 생각한다. 병리가 해결되면, 통증은 사라진다. 그러나 일부 환자에서 통증은 병리가 해결되거나 전혀 병리가 발견되지 않는 경우에도 존재한다. 통증은 많은 영향에 의해 변조된 다차원적 경험이다. 이러한 영향은 가변적이며, 개별적 고통의 의미에 따라 좌우된다.

통증은 일반적으로 상해나 잠재적인 상해의 징후로 간주한다. 조직이 위협받고 있다고 인식될 때, 중추 신경계(central nervous system, CNS) 산출이 나타난다. 그러나, 산출량이 아니라 조직의 상태나 조직에 대한 실제 위

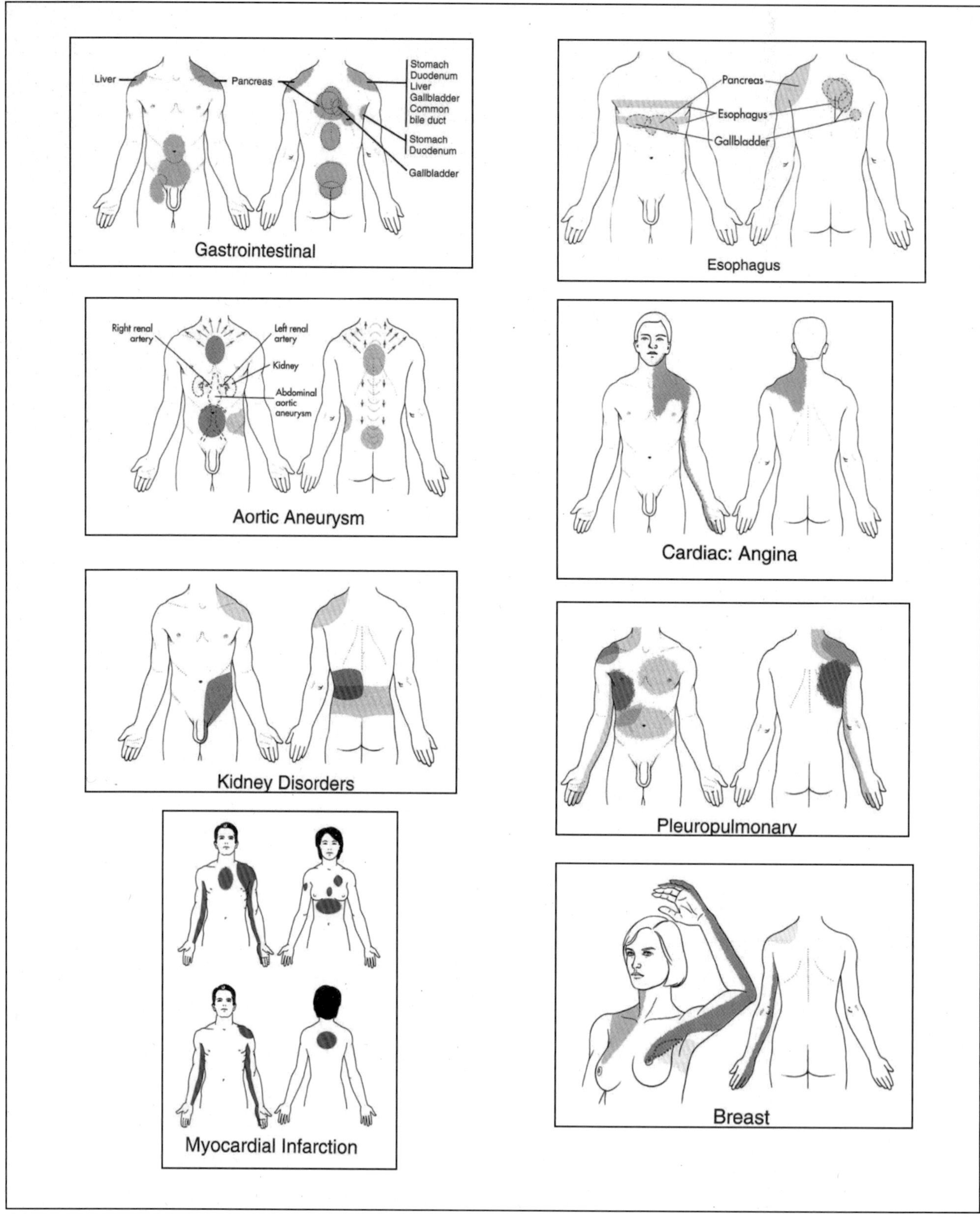

그림 2-3. 일반적인 내장의 연관통증 패턴. (물리 치료사를 위한 감별 진단에서 인용, 제4판, Goodman CC, Snyder TE, 저작권 Elsevier 2007)

[표 2-6] 내장의 분절 신경 분포

VISCERA 내장	SEGMENTAL INNERVATION 분절 신경 분포	VISCERA 내장	SEGMENTAL INNERVATION 분절 신경 분포
Heart 심장	Tl–5	Small intestine 소장	T7–10
Lungs 폐	T5–6	Large intestine 대장	T11 –L1
Diaphragm 횡격막	C3–5	Kidney 신장	T10–L1
Esophagus 식도	T4–6	Bladder/prostate 방광/전립선	T11–12, S2–4
Stomach 위	T6–10	Uterus 자궁	T1–L1, S2–4
Pancreas 췌장	T10	Ovaries/testes 난소/고환	T10–11
Liver/gallbladder 간/담낭	T7–9		

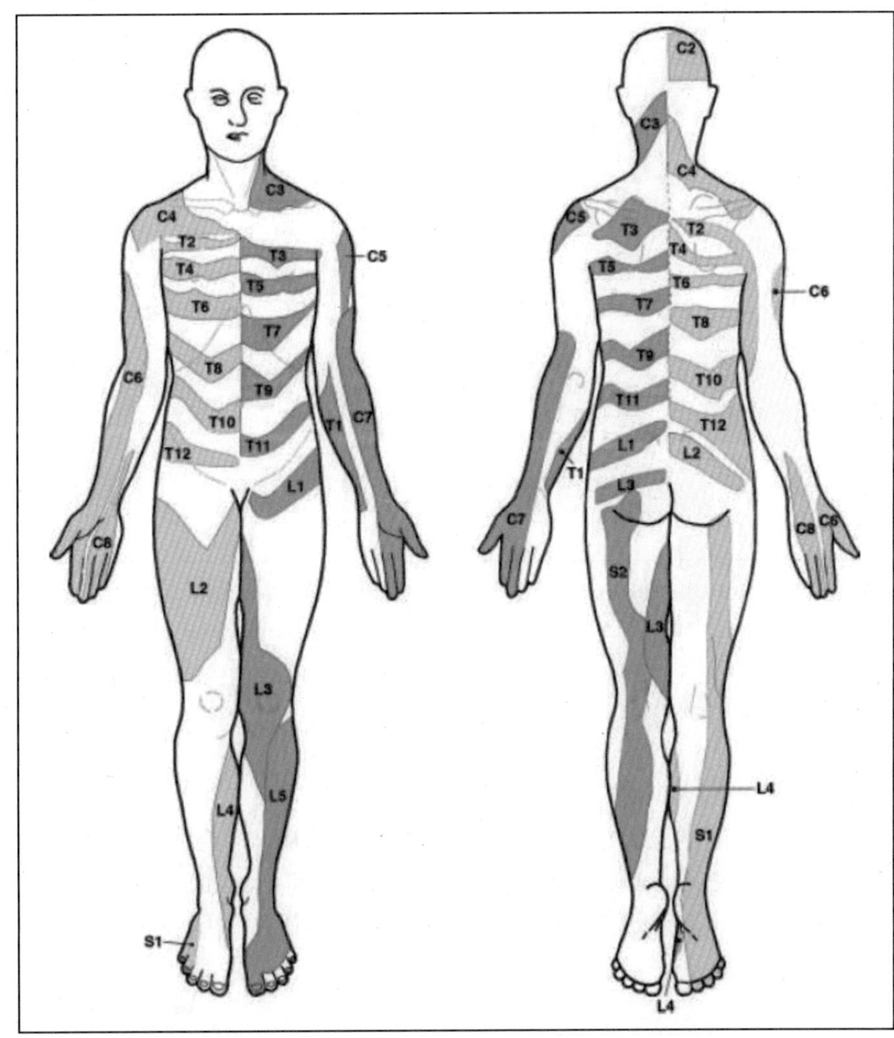

그림 2-4. 피부 분절. (Lee MWL, McPhee RW, Stringer MD에서 인용. 인간의 피부 분절에 대한 증거 기반 접근. *Clin Anat*. 2008;21:363–373. 저작권 John Wiley & Sons, Inc. 2008)

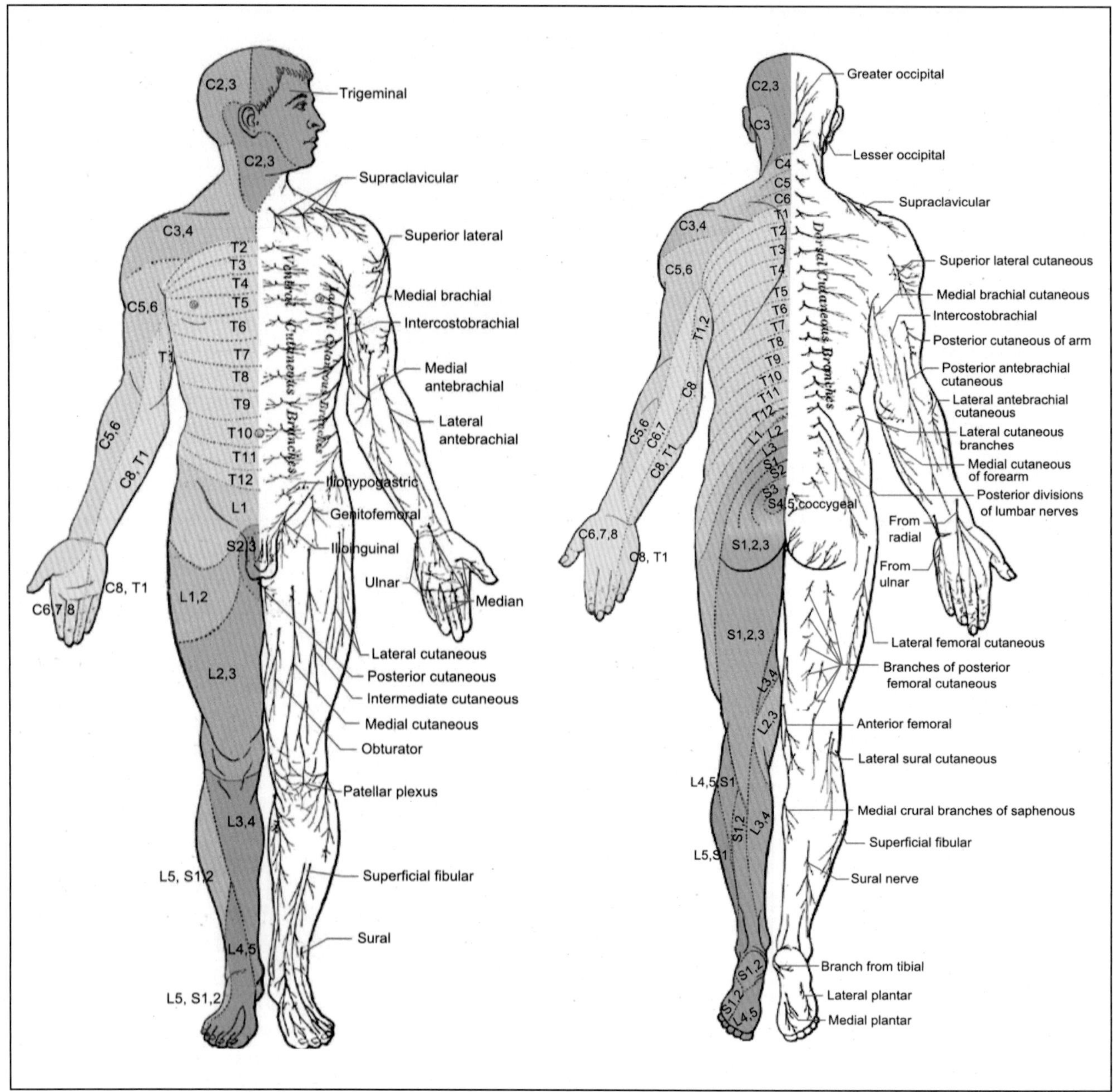

그림 2–5. 피부 분절 및 말초 신경 피부 분포, 전방과 후방. (저자의 허가 재판: Mikael Haggstrom. 위키 백과에서 일반적으로 이용하고, 미디어 파일 저장소에서 인용 http://commons.wikimedia.org/wiki/File:Dermatomes_and_cutaneous_nerves_-_anterior.png와http://commons.wikimedia.org/wiki/File:Dermatomes_and_cutaneous_nerves_-_posterior.png. 접속 2011년 7월 6일.)

협을 결정하는 위협 정도의 개별적 인식이다.[51] 통증의 신경행렬 이론은 순수하게 외상, 염증, 또는 다른 병증에 의해 유발된 감각 입력보다 오히려 통증은 뇌에 넓게 분포하는 신경망의 산출에 의해 생성되는 것이라 제안한다.[52] 신경행렬이 활성화 될 때 통증을 생산하는 피질 기전의 조합이지만, 그것은 통증 경험을 생성하는 실제 감각 입력(즉, 유해 자극)을 필요로 하지 않는다. 통증은 신체 조직이 손상되어 그 조치가 필요하다는 것을 인식할 때 뇌에 의해 생산된다. 통증은 *신체 자가 신경행렬*이라 불리는 넓게 분포하는 뇌신경망의 특징적인 신경승인(neurosignature)에 의해 생성된 다양하고, 주관적이고, 감정적인 경험이다.[52,53] 이 행렬은 인지 입력(평가의: 과거 경험, 배경, 신념), 감각 입력(특징적인: 피부, 시각), 동기부여 입력(감정의: 감정, 스트레스, 면역 체계)과 지각에 관여(인지와 감정), 행동에 관한(행동 양식, 대처 전략, 사회적 상호작용) 출력 패턴을 제안하고, 손상과 만성 스트레스의 반응에서 항상성(코티솔과 스트레스 조절) 체계를 통합한다.[54] 심리적 스트레스와 인지 및 감각 사건은 종종 만성 통증과 관련된 변화한 신경행렬 출력에서의 결과로 각각 사람의 신경승인을 조절한다.

여러 기전이나 영향은 통증 경험을 이끌고 말초 매개(즉, 처리가 말초에서 발생하거나 체성, 내장 또는 신경 조직 손상에 관련) 또는 중추 매개(즉, 처리가 인지와 정서적 영향과 관련된 CNS에서 발생)로 광범위한 분류에 관여한다. 일반적인 믿음과는 달리, 모든 급성 통증은 말초 매개되지 않고 모든 만성 통증은 중추 매개되지 않는다.

두 개의 상호 의존적인 기전은 만성 통증의 진행에 기여한다: (1) 침해성, 말초와 통각 구조를 자극하여 면역 관련 기능부전을 포함하고, (2) 비침해성, 중추와 인지-평가 기전을 포함한다. 이러한 기전은 신체 조직 활성화를 위한 하향 기준점에 증가한 신경행렬 활동 및 결과의 원인과 감작화 반응(sensitization)이 발생할 위험에 있다는 것을 CNS에 설득한다. 만성, 지속적인 통증은 다음과 같은 문제를 가진 환자와 임상가에게 제공한다.[55]

- 유해 및 비유해 자극에 대한 민감도를 증가
- 변경된 운동 산출(output)
- 통증과 조직 입력 사이의 불분명한 관계
- 예측할 수 없는 갑작스런 재발
- 정상적인 치료 접근에 대한 부족한 내성
- 신체적, 기능적 개선 문제
- 다른 활동에 어려운 전송을 달성

주요한 과정은 개인에 따라 다양하지만, MS 통증환자를 검사하고 치료 할 때 그들을 받아들어야 한다.

급성 대 만성 통증

Waddell에[56] 의해 묘사된 것처럼, 통증의 세심한 평가는 해부학적 분포, 질, 시간 진행 및 심각도 또는 강도 4종류가 있다. 개인은 다양하지만, 통증이나 다른 증상의 해부학적 분포와 질은 종종 MS(musculoskeleta, MS) 또는 비-MS 본질 중 하나를 제안할 인식 가능한 패턴을 표시한다. 급성통증은 체성이든 내장이든 종종 *침해성(유해수용성) 통증*이나, 정상 세포에 해롭거나 잠재적인 유해자극(역학적 또는 화학적)에 대한 정상적 반응처럼 언급된다.[50] 침해성 통증은 손상, 염증 및 회복과 연관되고, 스트레칭, 압박 및 검사 중 움직임에 예측 가능한 반응에 의해 확인된다.

앞서 언급한 바와 같이, 만성 통증은 더 복잡하고 잘 이해되지 않는다. 만성 통증은 신체적이든 내장이든, 과거의 치유 포인트는 지속되고, 말초와 CNS 내의 비정상적 처리나 민감함과 연관되어 나타나고, 또한 *신경병증 통증*으로 불린다.[3,50] 말초 신경병증 통증은 척수나 말초신경과 같은 신경조직의 손상에서 초래한다. 작열 및 감각 이상과 같은 증상은 운동과 감각 필드의 해당 신경지배와 일치하고 신경 기능과 역학을 시험하여 검사로 확인한다.[57] 중추 신경병증 통증의 증상은 광범위한 비해부학적 패턴, 빈약한 국소화와 함께 비정형적이고 종종 불안정하다. 통증은 자신의 마음이 가지고 있는 것 같고, 어떤 적절한 자극없는 통증이나 통증의 지각처럼 해석되어 일반적인 역학적 압력과 같이 신체검사에서 일관성 없는 반응으로 확인한다.

급성통증과 만성통증의 이러한 정의는 단순한 증상보다 통증에 대해 반응하는 기전에 기반을 둔다. 그러나 급성통증이 모두 말초에서 매개되지 않고 만성통증이 모두 중추에서 매개되지 않는다. 급성 및 만성 통증의 표준 정의는 존재하지 않으며 그들이 사용하는 문맥과 인용된 참고문헌에 따라 다르다.

역학적, 화학적, 신경병증적 통증

자극의 세 가지 유형은 통증을 산출 할 수 있다: 역학적, 화학적, 또는 신경병증.[3,58] 역학적 통증은 충분한 압박 또는 최종 범위 근육 스트레칭과 같은 정상 조직에 장력의 결과로 발생하고, 일반적으로 간헐적인(즉, 온/오프) 패턴으로 나타난다. 역학적인 패턴은 명확한 악화와 완화 요인, 검사에 예측 가능한 반응을 가지고 있고, 물리치료 검사 및 중재에 적합하다.[3,58]

화학적 통증은 염증이나 감염에 의한 조직에 화학물질 자극의 결과이다. 화학 패턴은 늘 존재하고(즉, 하루 24시간 동안 끊임없이), 악화와 완화요인에 따라 변화하는 역학적 구성요소를 가지고 있을지도 모르지만, 통증은 안정 시에 여전히 존재한다. 화학 자극 물질 출처의 추가 검사는 치료의 첫 과정을 안내한다. 일정하고 역학적 구성 요소가 없는 통증, 통증이 악화 및 완화 요인에 따라 변하지 않는다는 것은 급성 질환 상태 또는 심각한 병리를 암시한다.[3,47,58]

일반적으로 정상적인 치유시간 넘어 지속되는 통증은 아마도 말초와 중추적으로 민감하게 된 요소의 특성을 가진 신경병증일 것이다. 그러나 모든 만성 통증이 신경병증은 아니다. 환자는 종종 만성 질환 상태에서 급성 에피소드를 나타내지만, 무통이거나 에피소드 사이에 증상을 관리 할 수 있다. 신경근병증과 같은 신경병증 통증의 특정 소스는 뚜렷한 임상 징후 및 국소 신경학적 손상으로 인한 증상이 나타난다. 중추나 말초 민감화로 인한 신경병증 통증은 통각 과민; 이질통; 모순되는 악화와 완화 요인; 식욕 부진, 우울증 및 불안 같은 자율 신경계 분열의 징후와 증상; 그리고 검사와 물리치료 중재에 예측할 수 없거나 결여된 반응 등, 증상의 광범위한 분포를 보여준다.[47,59]

증상의 질과 깊이

증상에 대한 설명을 얻을 때 임상가는 "통증은 표층적이거나 심부적입니까?"와 "어떻게 그것을 설명하겠습니까?"도 요청한다. 체성 통증은 신체 표면이나 MS 조직 중 하나에서 느끼고, 일반적으로 역학적인 활동에 의해 악화되고 휴식에 의해 완화된다. 표층적인 통증은 날카롭고 잘 국소화되며 표면 구조, 피부, 근막, 건초를 수반한다. 그러나, 표층 또는 피부 통증은 내장 또는 깊은 체세포 구조로부터 연관될 수 있다. 깊은 체성인 통증은 둔하거나 쑤시고; 국소화가 덜 되고; 뼈, 근육, 건, 신경 및 혈관을 포함하며; 일부 다른 부위에서 연관될 수 있다. 깊은 체성인 통증은 체성 구조의 변형과 같은 병리학적 과정으로 인하거나 특성상 역학적일 수 있다. 내장통은 내부 장기와 심근에서 느끼는 통증으로 먼 위치를 연관할 수 있는 능력을 가지며, 일반적으로 확산되거나 국소화가 덜된 것으로 설명한다. 내장통은 일반적으로 움직임이 재현되지 않고, 악화 및 완화요인의 일관된 역학적인 패턴을 가지고 있지 않는다.[3,58] 내장 구조는 턱에 통증을 연관시킬 수 있는 심장마비와 같이 체성조직에 통증을 연관시킬 수 있다. 일부 체성구조는 내장 위치에 통증을 연관시킬 수 있다(예를 들어, 요통 질환은 복부에 통증을 연관시킬 수 있다).

Magee는[60] 다음과 같은 통증의 일반적인 치료와 가능한 관련 구조를 제안했다.

- 뼈 통증은 심부, 천공 및 국소화되는 경향이 있다.
- 혈관통은 분산, 쑤심, 불충분한 국소화, 두근거림, 쿵쾅거림 또는 맥박치는 경향이 있고, 신체의 다른 영역을 연관시킬 수 있다.
- 근육통은 국소화, 무딤, 경련, 쑤심 및 다른 영역을 연관시킬 수 있다.
- 인대와 관절낭은 둔하고 쑤신다.

통증의 질은 특정 해부학적 구조나 조직의 결함을 제시할 수도 있지만, 증상의 깊이와 같은 질은 종종 변수가 있다.

국소통, 전이통 및 신경근통증

증상에 대한 통증의 국소 영역의 근원이 깊거나 증상의 영역 아래에 있다고 가정하는 것은 오해의 소지가 있을 수 있다. 예를 들어, 팔꿈치 통증이 국소 구조에 의해 초래할 수 있고, 또는 경추의 문제로 인해 기인할 수 있다. 이 상황에서 팔꿈치 통증은 전이통이다. 전이통 중 하나인 체성 또는 내장의 통증은 원인 부위에서 먼 부위에서 느껴지고; 동일하거나 인접한 신경분절에 의해 공급되고; 어떤 피부, 신체, 또는 내장 근원에서 발생할 수 있다. 전이통은 일반적으로 잘 국소화되어 있지만, 원래의 지점과 전이통 영역을 넘어선 민감함과 근육 긴장 항진에서 확산되거나 방사될 수 있다.[3] 전이통은 개인 내에서는 일관되지만 개인간에는 가변적으로 나타난다.

신경근통증은 척추 신경이나 신경근의 자극에서 직접적으로 나타나고 일반적으로 단일 척수 신경으로 지배되는 피부분절에 다소 국소적인 날카롭고, 찌르는 듯한 통증으로서 경험된다. 대조적으로, 체성 전이통은 정적이고, 둔하고, 쑤시고, 국소화하기 어렵다. 정상 신경근의 압박은 통증이 없는 감각 이상이나 무감각이 나타난다. 현재 이론은 방사통은 단독 압박이 아니라 신경근 압박에 관련된 허혈성 및 염증 과정에 의한 것임을 제시한다.[61] 간헐적인 자극이나 척수신경 또는 신경근의 압박은 국소 부종의 원인이다. 지속적인 자극과 부종은 신경과 감각, 움직임에 허혈이나 결합 전도 손실, 지각이상이나 마취상태(피부분절), 근력 저하(근분절), 및 일반적으로 *심부건 반사*라 불리는 근신전반사의 저하를 야기시킨다. 척추 신경이나 신경근과 관련된 전도 결손을 *신경근병증*이라고 한다.[61]

연관성

하나 이상의 증상이 있는 경우, 임상가는 환자에게 증상이 어떤 방식으로 관련이 있는지 여부나, 예를 들어, "당신의 요통이 악화될 경우, 종아리 통증에 어떤 변화가 있는가?"를 질문해야 한다. 이 대화는 하나 이상의 문제가 있는지 여부를 결정하는데 도움이 된다. 환자의 주호소가 LBP와 후방 종아리 통증이라면, 2개의 별도 문제라기 보다는 후방 종아리 통증은 근본적인 요통 문제를 시사하는 LBP가 악화될 때 유일하게 나타난다. 반대로, LBP의 존재 또는 강도가 종아리 통증의 발병에 영향을 주지 않는 경우, 다음 2가지 증상은 관련될 가능성이 적다. 통증 행동에 대한 자세한 내용을 얻기 위해 명확히 하는 질문은 임상가가 진단의 가설을 개선하는데 도움이 된다. 임상적으로, 증상의 위치는 장애의 본질과 정도의 측정을 돕지만, 임상가가 해부학적 근원과 관련하여 혼동을 줄 수도 있다. 현재 통증패턴에 관한 초기 진단 가설은 과거 병력, 신체검사 및 재검사로부터 얻는 자료처럼 지속적으로 개선된다.

증상의 지속기간 또는 시간 경과

급성, *아급성*, *만성*의 기간은 표준 정의가 없다. 통상적으로 증상의 발병에 대한 정의는 다음과 같다.

- 급성: 6주 이하
- 아급성: 6–12주
- 만성: 3개월 이상 지속되는 LBP에 대한 통증의 다른 정의는 다음과 같다.
- 급성: 3개월 미만 존재
- 아급성: 12주보다 길지 않은 5–7주 존재
- 만성: 3개월 이상 존재

Magee는[60] 급성 통증을 7–10일, 아급성은 10일~7주, 그리고 만성은 7주 이상으로 나열했다. 모든 환자가 이 범주 안에 정확하게 떨어지지는 않는다. 일부 환자는 시간이 지남에 따라 재발하는 에피소드가 있고 재발하는 에피소드가 통증이 없는 경우, 만성에서 급성의 정의에 맞출 수 있다. 치료에 대한 생리학적 기초, 자연적 병력 및 반응은 범주별로 다르기 때문에 급성, 아급성, 만성 LBP에 대한 구별은 중요하다. 급성 상태는 종종 간결하고 덜 활발한 초기 검사의 필요성을 나타낸다. 일반적으로 급성 LBP의 중재는 만성 LBP에 적합하지 않을 수 있으며, 만성 LBP에 대한 중재는 급성 LBP에 바람직하지 않을 수 있다.

심각도 또는 강도

대부분 통증이나 다른 증상의 강도를 측정하기 곤란한 것은 치료와 그 근본 원인의 영향을 평가하는 것이 필요하다. 통증은 숫자 통증 평가 척도(NRS)나 시각적 아날로그 통증 척도(VAS)와 같이 1차원 도구를 사용하여 휴식과 운동 중에 사정한다. 급성, 만성 또는 지속성 통증의 사정은 삶의 질에 신체적, 정신적, 사회적 영향을 사정하는 Roland-Morris 장애 설문지와[64] 같은 다차원 도구가 부가적으로 필요하다.[65]

숫자 통증 척도(Numeric Pain Rating Scale, NPRS; (그림 2-6))는 일반적으로 11점 강도, 0은 통증이 없고 10은 상상할 수 있는 통증의 최대로 하는 숫자 척도(1–10)이다. 21점 척도(0–20) 또는 101점 척도(0–100)도 사용될 수 있다. 환자는 지금 또는 요즘, 최악, 최소 또는 지난 24시간 동안 평균 같은 특정 시간틀 내에 통증의 주관적 느낌을 나타내는 수평 또는 수직선상에 구두 또는 그림으로 번호를 선택하도록 요청한다. NPRS의 신뢰도는 목, 등, 상지, 하지의 통증 환자(N=124)에서 나타나고 있다.[66] 급내 상관 계수는 0.64–0.86로 변화한다. 측정의 표준 오차는 1.04–1.30 NPRS 점으로 변화한다.[66] MS 문제가 있는 환자의 경우, 90% 신뢰 구간에서의 MOC 추정치는 약 3 NPRS 포인트이다. 12주 또는 12주 미만의 만성통증의 5가지 질병 상태에 걸친 여러 연구 평가에서, Farrar 등은[67] 전반적 환자 개선 지수(patient global impression of change, PGIC)를 10점 중 적어도 4점 NPRS에 임상적으로 중요한 차이를 추정했다. 마지막에

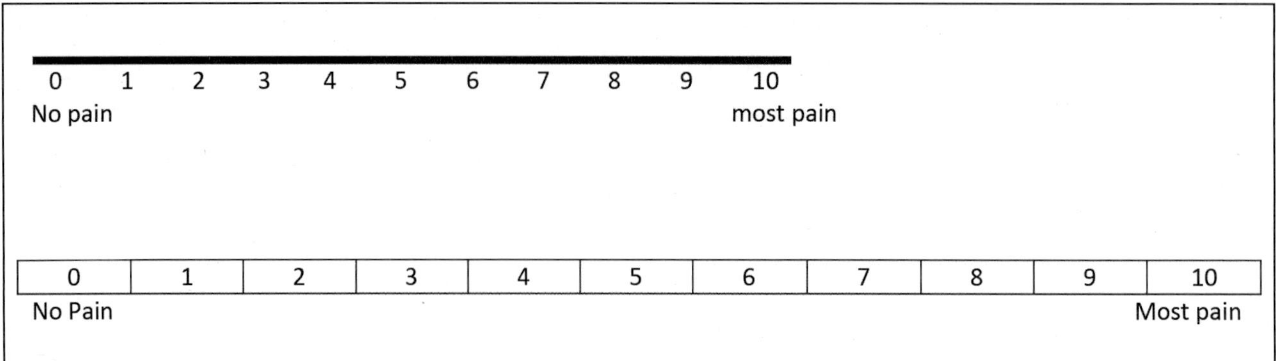

그림 2-6. 숫자 통증 척도.

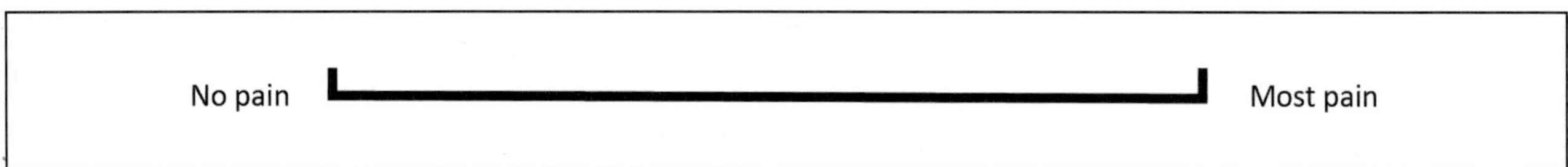

그림 2-7. 시각적 상사 통증 척도(길이는 보통 100mm).

기준선에서 통증 강도의 변화는 각각의 주제에 대해 PGIC에 비교한다. 평균적으로, "많은 개선"의 PGIC를 의미하는 2점 점수의 감소나 30%는 임상적으로 의미있는 개선을 나타낸다. 50%의 개선은 "매우 개선"의 PGIC에 일치한다. PGIC는 NPRS와 달리 전반적인 개선의 개념에 연결되어 있다. 원초적인 변화 점수나 백분율 변화의 가장 좋은 지표는 논쟁의 여지가 있다.[65]

VAS[그림 2-7]은 통증 없음에서 상상할 수 있는 최악의 통증까지에 기반을 둔 100mm선 상에서 통증의 인식 수준 표시로 환자가 필요로 하는 수치 연속 척도이다. 점수는 환자가 통증을 자신의 수준으로 표시함을 기반으로 두고 "무통"으로부터 밀리미터의 거리를 측정하여 결정된다. VAS의 검사-재검사 신뢰도는 0.95-0.97 사이에 있다. 도시 응급실에서 제시하는 성인의 표본에서, 최소한 VAS 통증 점수에 대한 임상적으로 중요한 차이는 95% 신뢰 구간에서 12mm ± 3mm이다.[68]

NPRS와 VAS 모두 임상적으로 유용하고, 점수를 관리하기 쉽고, 신뢰할 수 있는 통증 강도의 척도이다. 임상 실무의 경우, NPRS는 일반적으로 이해하기 쉽고, 관리가 빠르고, 밝은 시력이나 연필과 종이가 필요 하지 않아 VAS보다 더 실용적이다.[65] Jensen와 Karoly는[69] NPRS의 치료 효과를 감지할 수 있는 민감도나 기능성은 VAS에 비해 상대적으로 더 적을 수 있다고 말했다. 저자는 다른 통증 척도는 다른 조건에서 더 또는 덜 민감할 수 있고, 하나의 측정은 다른 것보다 모든 면에서 우수할 수 없음을 시사했다. VAS와 관련시킬 때, NPRS는 0.79-0.95에 집중적으로 타당도를 가지고,[70] 2가지 측정은 같은 사건을 평가하고 비슷한 결과를 제공하지만 호환되지는 않는다는 것을 의미한다. 통증의 강도는 그 문맥에 의해 예상 기간, 태도, 신념에 영향을 미치고 관련되어 있지만, 두려움, 불안 및 우울증과 같은 심리적 요인의 원인은 아니다. 이러한 여러 가지 요인에 의해, 환자는 측정 척도를 다르게 설명하고 대체로 기준 점수를 바꾼다. 통증의 다차원 특성에 정확하고 의미있는 측정은 임상가에게 어려운 일이며, 임상 현장, 증상의 지속, MS 영역 및 기준 점수에 따라 변한다.

완성된 신체 차트와 증상 도표를 사용

통증 패턴은 MS 또는 비-MS로 분류하거나 두 질환의 구성요소가 될 수 있다. 잠재적인 내장 통증 패턴에 대한 지식은 특정 장기 계통의 상세한 검사에 대한 체계적 재검토로 안내한다. 인식 가능한 MS의 패턴은 악화나 완화 요인이 되는 발현 및 행동에 관해 독립적으로 검사하거나 자세히 질문되어야 하는 신체 구조나 기능을 생각나게

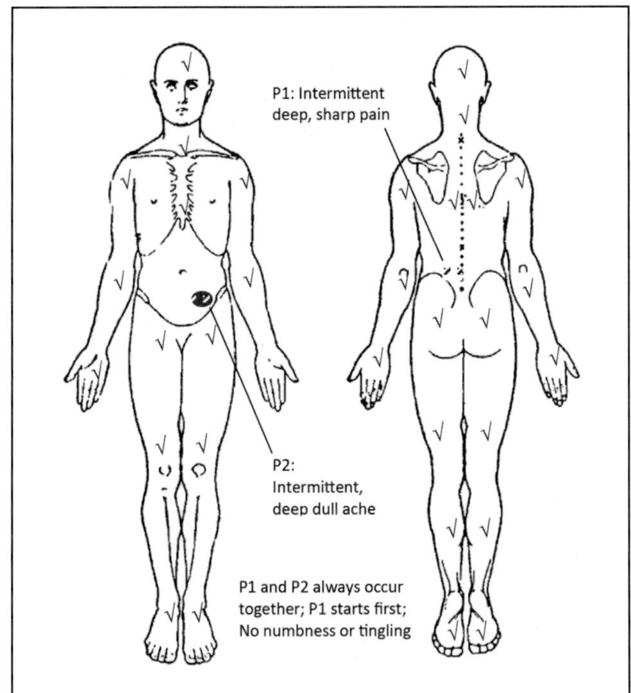

그림 2-8. 완성된 신체 차트 또는 도형의 예.

할 수 있다. 예를 들어, 환자가 심부 통증과 어깨에 예리하고 날카로운 통증을 호소할 수 있다. 특정 악화 요인에 대한 환자의 반응은 적절한 진단 검사 절차 선택에 임상가를 안내한다. 심부 통증과 날카로운 통증 모두에 결과인 어깨의 움직임은 두 증상 모두 어깨 문제와 관련 있음을 시사한다. 심부 통증이 목 운동과 어깨 운동에 의한 예리한 통증에 의해 생성되는 경우, 환자는 하나 이상의 문제를 가질 수 있다. 또한 임상가는 위탁 출처나 환자 문제에 대한 생체 역학의 기여자 중 하나로 경추와 흉추의 검사를 고려해야 한다. (그림 2-8)은 완성된 신체 차트를 보여준다.

환자의 설명과 다른 증상이나 통증에 대한 패턴은 초기 인상이나 진단을 형성하고, 그것은 병력에 나머지 초점을 맞추고 더 심층적인 질문과 명확한 분류의 영역을 식별하게 한다. 진단하는 것은 상세한 병력, 신체 검사 및 중재에 대한 환자의 반응에 대해 지속적으로 걸러내고 확인한다.

병력 (현재나 현재의 에피소드)
History (Present or Current Episode)

증상의 최근 발현이 환자의 첫 사건이 아닌 경우, 관련된 자료를 얻기 위한 가장 빠른 방법은 현재 사건에서 시작하는 것이다. 현재 에피소드의 세부 사항은 현재의 증상이 시작된 상황이나 방식, 그 증상의 진행 및 문제의 단계와 안정성을 확립해야 한다. 임상가는 발병 상태나 손상의 기전(외상 대 비외상), 발병일, 각각 증상의 진행, 자료와 그 효과에 대한 모든 치료 및 문제의 전반적인 진행에 대해 세부적으로 도출할 수 있다. 면밀한 병력은 본질(즉, MS 또는 비-MS), 단계(즉, 급성, 아급성, 만성) 및 문제의 안전성(즉, 더 좋아짐, 더 나빠짐, 또는 동일하게 유지)을 결정하는데 도움이 된다. 환자 문제의 본질을 고려하여, 임상가는 진단 확립을 위한 증상의 다발을 찾는다. 첫 번째 결정은 환자가 물리치료 관리에 적합한지 여부이다. 적절하지 않은 경우, 환자는 전문의에게 의뢰된다. 진단하는 것이 MS 질환인 경우, 임상가는 신체 구조, 기능 또는 검사에 대한 어떤 주의사항이나 금기뿐만 아니라 검사해야 하는 다른 원인이 되는 요인을 확인한다.

발병 상태와 발병일

임상가에 의한 신중한 조사는 종종 환자 문제의 원인을 보여준다. "어떻게 또는 언제 문제가 시작되었나?"라는 질문은 임상가가 정확한 손상의 기전이나 발병의 본질을 연구 할 수 있게 한다. 갑작스럽게 발병하거나 특정 사건에 관련된 경우, 임상가는 활동, 위치, 방향, 상해에 관련된 힘의 규모를 결정해야 한다. 낙하, 리프팅, 또는 자동차 사고와 관련된 상해는 손상된 구조, 발병의 심각도 및 중재의 가능성이나 범위에 관한 정보를 제공할 수 있다. 급성 상태 또는 최근 발병하여, 전체 검사는 심각도 및 과민성 때문에 가능하지 못할 수 있다. 임상가는 가장 많은 정보를 제공하고, 환자의 스트레스를 최소화하기 위해 검사 절차에서 제한된 검사를 수행한다. 발병이 점진적이거나 잠행적인 경우, 그것은 명백하지 않은 이유로 나타나거나 특정 사건 없이 시작되는 것을 의미하며, 임상가는 예를 들어 유별난 활동, 반복적인 활동 및 일, 훈련, 최근 질병이나 스트레스의 변화를 만드는 요인에 대해 질문해야 한다. 점진적은 한 달에 하루 이상 또는 몇 주 이상일 수도 있다. 실로 잠행성의 발병 가치는 상태의 근본 원인에 대한 우려와 비-MS 문제의 의혹을 제기한다.

증상의 진행

완성된 신체 차트를 사용하여, 임상가는 발병 이후 각 증상의 진행에 대해 질문한다. 증상 부위와 심각도의 변화는 문제의 관계 및 안정성에 대한 단서를 제공한다. 예를 들어, 환자가 3일 전 우측 LBP의 발병과 현재 측면 오른발로 퍼지는 종아리 통증을 가지고 있는 경우, 임상가는 상태가 악화됨을 추측할 수 있다. 통증이나 증상의 분포가 더 광범위하고 먼 부위가 된다면 상태는 악화될 수 있다(즉, 말초화). 또한, 그 환자의 하지증상이 지난 한 주 동안 해결되었고, 현재 오직 우측 LBP만 있다는 보고는 시간이 지남에 따라 개선될 것이라는 것을 뜻한다. 증상 분포가 더 국소적이고 근위로 이동하는 경우에 상태는 호전될 것이다(즉, 중심화).

치료와 효과

현재 또는 이전 치료의 효과를 측정하기 위해, 임상가는 "어떤 치료를 받은 적이 있습니까? 그것은 도움이 되었습니까?"라고 묻고, 만약 그렇다면 "어떤 방법으로?"라고 질문한다. 정확한 치료와 환자 반응의 구체적 세부내용은 치료 계획에 도움이 된다. 증상이 더 좋거나 더 나쁜 경우, 임상가는 증상과 중재에 대한 기능적 반응 모두를 결정하는 "어떠한 면에서?"를 질문할 것이다. 증상이 변함없고, 악화되거나, 물리치료 중재에도 불구하고 개선되었다가 다시 악화될 때는 위험신호(red flag)라고 간주한다.

안정성 (호전, 악화, 동일하게 유지하다)

문제의 안정성을 결정하는 것은 "이것이 처음 시작할 때에 비해 호전, 악화 또는 동일하게 유지되는가?"란 질문에 의해 확립된다. 호전이거나 악화인 경우, 임상가는 "어떠한 면에서?"도 질문할 것이다. 증상의 강도, 심각도, 지속 기간 및 위치의 변화는 문제의 안정성과 예후 및 회복의 속도와 수준에 도움을 보여준다. 일반적으로, 시간의 경과와 함께 악화되는 증상은 해결되기 시작한 증상보다 중재에 반응하는데 더 오래 걸린다.

병력(비슷한 문제의 이전 에피소드[들])
History (Previous Episode[s] of Similar Problem)

현재 병력의 이해는 임상가가 이전 에피소드에 대해 관련 정보를 신속히 확인하는데 도움이 된다. 이전 에피소드의 병력은 "전에 이 문제가 있었나요?", 환자가 확실하지 않은 경우에는 "당신이 지금 느끼는 것과 비슷한가요?"란 질문으로 시작한다. 재발의 긴 병력과 함께 발병, 심각도, 이전의 치료와 효과, 재발의 빈도, 회복 시간, 회복의 수준 및 사건 사이 상태의 초기 방식을 결정한다.

손상의 초기 발병과 기전에 대해 자세히 설명해야 한다. 에피소드의 빈도와 지속시간 및 마지막 에피소드나 에피소드 사이에 회복 수준은 회복의 가능성에 영향을 미칠 수 있다. 발병의 방식에 패턴이 있나? 예를 들어, LBP의 각 에피소드에 장기간 앉기, 중재와 재발의 중요한 양상과 함께 연관되면 앉아있는 활동에 종사하는 것이 관련된다. 이전의 치료와 효과 및 회복 수준에 현재의 손상을 넣어 전망하면, 치료와 재발의 가능성에 대한 합리적인 목표를 확립하는데 도움이 되고, 시간이 지남에 따른 문제의 안정성에 대한 자료를 제공한다.[20] 만약 증상이 각 에피소드마다 더 쉽게 유발되거나 오래 유지되고, 에피소드 간에 완전한 회복이 되지 않는다면, 임상가는 문제가 시간이 갈수록 더 나빠지고, 회복 가능성이 제한적이라고 추론할 수 있다. 문제의 만성적임은 통증, 관리 및 예후의 기전에 관련된 의미를 가진다.

증상 양상
Symptom Behavior

환자의 증상은 각각에 따라 악화 요인, 완화 요인, 그리고 24시간의 양상은 환자의 활동에 미치는 영향을 파악하게 한다. MS의 문제와 관련된 증상은 일반적으로 신체에 역학적 부하가 하루의 시간 중에 증가하느냐 줄어드느냐에 따라, 특정 활동이나 자세의 시작 또는 정지에 따라 달라진다.[43] 역학적 부하에 대한 무반응이나 일관성 없는 반응을 보여주는 증상은 본질적으로 MS 가능성이 없다. 이 경우, 임상가는 비MS의 장애 또는 중추 과민성 구성요소 중 하나를 의심해야 한다.[57] 예를 들어, 활동, 자세, 또는 안정으로 지속되는 LBP 무변화는 본질적으로 염증 또는 전신성일 수 있다. 그러나 활동에 의해 변경되는 증상의 존재는 질병 과정을 배제하지 않는다. 예를 들어, 걷기로 유발되고 휴식으로 완화되는 양쪽 하지 통증은 PVD 때문일 수 있다. 야간 통증 같은 비역학적인 사건; 식사와 함께하는 변화; 또는 나빠졌다 좋아졌다가 다시 나빠지는 주기적 통증은 비-MS 원인을 뜻할 수 있다.

악화 요인, 완화 요인, 24시간의 양상의 추구는 활동 회피 패턴을 이끌어 낼 수도 있다. 무분별한 활동 회피나 통증과 움직임에 대한 두려움은 일, 여가, 그리고 사회 활동을 위축시키고, 재활에 영향을 미칠 수 있다. 부위, 강도 또는 환자 증상의 질에 변화를 초래하는 자세와 움직임에 관한 심도 있는 질문은 문제의 역학적 본질을 결정하고, 활동 제한의 지점을 제공하며, 문제의 심각도 또는 기능과 과민성에 영향을 정의하는데 도움이 된다(증상이 유발되고 진정된 다음의 안락함을 의미). 증상의 심각도는 강도와 움직임과 기능의 제한하는 증상의 정도에 관계된다. 증상의 심각도 및 과민성을 아는 것은 전체 신체검사를 견딜 수 없는 환자를 식별하는데 도움이 되고, 활동 제한의 기준을 제공한다.

악화 요인 (무엇이 악화시키는가?)

환자는 각 증상의 생성이나 증가에 걸리는 시간과 유발되는 증상을 완화하는데 걸리는 시간을 정확한 움직임이나 자세 및 시간의 양, 간격 또는 반복으로 확인한다. 이러한 세부 사항은 신체검사하는 동안 환자의 증상을 재현하고, 진행 상황을 측정하는 활동 기준에 대해 제공하고, 환자에 대한 기능적 목표 설정에 도움이 되는 것이 얼마나 쉽거나 어려운지를 시사한다. 가장 중요한 점은 악화되는 운동과 활동의 제한이 환자에게 의미있어야 하고, 중재 유효성을 평가하는 추적 검사 기간동안 재평가해야 한다. 임상가는 증상을 야기시키는 기능이나 신체구조에 대한 가설을 위해 악화시키는 움직임과 자세를 분석해야 한다. 또한 이는 특수한 검사나 평가를 위한 지침을 제공한다. 각 환자의 특정 요구를 해결하기 위해서는, 때때로 "이 문제로 인해 할 수 없는 어떤 일을 하고 싶습니까?"란 질문이 필요하다.

특정 움직임을 식별한 후, 임상가는 심각도 및 과민성을 명확히 하기 위해 추가 정보를 추적한다. 예를 들어, 임상가는 "당신이 5블록을 걸어 LBP을 얻을 때, 당신이 필요하거나 당신이 멈춰야 할 때 당신은 계속 걸을 수 있는가?"라고 질문한다. 환자가 계속 걸을 수 있는 경우, 증상이 심각하지 않을 수 있다. 환자가 걷기를 멈춘 경우, 증상은 아마 심각할 것이다. 움직임이 신속히 증상을 유발하고 2-3분 이상 지속되는 증상일 때, 증상은 아마 과민성일 것이다.[57] 증상이 천천히 오거나 움직임을 멈추자마자 없어지는 경우, 증상은 과민성이 아니다. 과민성을 결정하기 위해 임상가는 "당신이 5블록을 걸어 LBP가 생길 때, 당신이 멈추면 즉시 없어지는가, 아니면 증상이 없어지는데 시간이 걸리는가?"를 질문한다. LBP가 즉시 사라지는 경우, 증상은 과민성이 아니고 전체 검사가 가능하다. LBP가 몇 분 동안 지속되는 경우, 증상은 아마 과민성이고 임상가는 제한된 검사를 고려한다. 전체 검사는 환자를 악화시킬 가능성이 있다. 제한된 검사는 환자 증상의 불필요한 증가를 피할 수 있다.

신체 차트에 기록된 다양한 증상의 영역을 보여주는 환자에서, 임상가는 서로 관련이 있는 증상인지 결정해야 한다. 환자가 LBP, 전방 고관절 통증, 후방 대퇴부 통증을 보고하는 경우, 임상가는 서로 관련있는 증상인지 결정해야 한다. LBP와 후방 대퇴부 통증이 걷기로 만들어진 경우, 임상가는 "고관절 통증이 동시에 오는가?" 또한 질문해야 한다. 대답이 '예'라면, 증상은 동일한 신체 구조와 기능에서 올 수 있다. 합리적인 가설은 요추일 것이다. 대답이 '아니오'라면, 합리적인 가설은 환자가 2개의 개별 문제 영역을 가질 것이다. 서혜부 통증 악화요인을 확인해야 한다. 척추의 각 영역에 대한 일반적인 악화 요인은 다음 장에서 언급한다.

완화 요인 (그것을 더 좋게 만드는 것은 무엇인가?)

움직임, 자세, 약물, 또는 증상을 감소나 완화하는 다른 치료는 완화 요인이다. 악화 요인과 유사하게, 자세, 움직임 또는 약물과 증상이 완화하는데 걸리는 시간의 상세한 내용은 기록된다. 빠르게 완화하는 증상은 오래가는 증상보다 더 빠르게 반응할 가능성이 더 높다. 완화 요인은 모든 증상뿐만 아니라 다른 증상에 하나의 증상 완화의 효과를 추구해야 한다.

대부분의 MS의 문제는 자세의 변화와 휴식으로 개선된다. 전신 질환의 과정은 일시적으로, 최소한으로 또는 자세나 휴식의 영향을 받지 않는다.[3] 환자의 증상이 자세, 휴식, 또는 움직임으로 개선되지 않는 경우, 임상가는 비 MS의 문제, 급성, 염증 상태, 또는 중추 과민성 구성 요소에 문제가 있음을 의심한다. 완화 요인은 종종 초기 중재나 환자 문제의 전반적인 관리를 안내한다. 예를 들어, LBP에 대한 완화 요인으로 걷기를 보고하는 환자는 운동요법의 중재로 걷기의 구체적인 정량을 필요로 할 수 있다. 만성 문제와 중추 과민성 구성 요소에 대한 환자는 통증의 해결보다 오히려 활동의 한계 해결에 초점을 맞춘 종합 접근을 필요로 할 수있다.

24시간 양상

임상가는 밤새 수면에 대한 환자의 능력에 특히 중점을 두고 24시간 이상의 증상의 양상에 대하여 문의해야 한다. 수면의 질은 신체 기능을 회복시키기 위해 중요하다. 분열적인 수면 패턴으로, 몸과 마음은 최적의 기능을 할 수 없다. 통증 뿐만 아니라, 약물 부작용, 배뇨 증가, 식은 땀은 재활 과정을 방해할 수 있는 수면 박탈과 관련된 몇 가지 요인이다.[40]

밤 (밤에 통증이 얼마나 있습니까?)

야간 통증은 종종 암의 증상으로 간주되지만, "당신은 밤에 깨는가?"란 질문에 환자가 "예"라는 답변을 할 때 그 이상의 설명이 필요하다. 임상가는 "당신을 깨우는 것은 무엇입니까?"라고 질문할 수 있다. 환자가 이환된 쪽으로 눕는 것이 불가능하다고 호소하거나 자세를 바꾸는 것만으로 증상이 완화되고 쉽게 수면할 수 있을 때 야간통은 전형적인 역학적 문제이다. 만약 통증이 밤에 가장 강렬하고 환자가 무엇이 자신을 깨우는지 확신할 수 없고, 그나 그녀가 일어나서 서성인다고 호소하며, 잠들기 어렵다고 한다면, 임상가는 활동성 염증 요소나 더 심각한 병증을 고려해야 한다. 야간 통증이 주요한 역학적 호소인 경우, 임상가는 빈도, 증상 유발 자세 및 증상의 생산을 측정해야 한다. 이 정보는 치료의 효과를 측정하는 하나의 방법으로 다음 번 방문 시에 재평가하는 것에 도움이 된다.

아침 (당신은 처음 일어났을 때 어떤가요?)

휴식에 의해 완화될 때 대부분의 MS의 문제는 아침에 더 있다. 일부 퇴행성 관절 질환은 아침에 더 또는 덜 고통스럽지만, 환자들은 종종 30~60분 이내에 완화하는 통증 또는 경직을 보고한다. 강직성 척추염 같은 전신 염증성 질환은 보통은 휴식으로 더 나아지만, 경직은 60분 이상 더 오래 지속된다. 아침에 악화되는 증상은 좋지 못한 수면 자세에 기인할 수 있다. 아침에 변화하지 않은 증상은 비 역학적 또는 사소한 역학적인 문제가 있을 수 있다.

저녁 (진행 상황에 따라 증상이 변하는가?)

임상가는 환자에게 하루 종일 어떻게 증상이 변화하는지 또는 근무일과 비근무일이 다른지 질문해야 한다. 하루 종일 변화는 해결해야 할 가장 기여도 높은 요인일 수 있다. 아침에 개선되고 하루 일과 중 나타나는 문제는 본질적으로 역학적일 수 있다. 아침에 개선되지만 하루의 활동으로 악화되는 증상은 역학적이다. 일상적인 활동에 따라 변화하지 않는 증상은 경미한 역학적인 문제 또는 더 심각한 병리의 암시이다.

[표 2-7] 신호의 다양한 유형의 요약

신호	본질	예시
Red 적색(위험)	심각한 병리의 징후	• 말총 증후군, 골절, 종양
Orange 주황색	정신 증상	• 우울증, 인격 장애
Yellow 노랑색(경고)	신념, 평가 및 판단	• 통증에 도움이 되지 않는 신념 : 통제 할 수 없거나 악화 가능성 같은 손상의 표시 • 부족한 치료 결과의 예상, 직장에 복귀 지연
	감정적인 반응	• 정신 질환의 진단에 대한 기준을 충족하지 못하는 고통 • 걱정, 두려움, 불안
	통증 행동 (통증 대처방법을 포함)	• 통증의 예상과 재손상 가능성으로 인한 활동의 회피 • 수동 치료에 이상 의존(뜨거운 팩, 차가운 팩, 진통제)
Blue 파랑색	직장과 건강 사이의 관계에 대한 인식	• 직업이 너무 부담이 되고 더욱 손상을 입을 가능성이 있다고 믿음 • 직장 상사와 직장 동료 힘이 되지 않는다는 믿음
Black 검정색	시스템 또는 상황에 맞는 장애물	• 직장에 복귀하기 위한 선택을 제한하는 법률 • 손상의 주장에 보험 직원과 충돌 • 지나치게 걱정하는 가족과 건강 관리 제공 • 의무를 조절할 작은 기회와 무거운 작업

Nicholas MK, Linton SJ, Watson PJ, Main CJ 워킹 그룹 "깃발의 십년"에서 재판. 요통 환자에서 심리적 위험 요인("경고 신호")의 조기 식별 및 관리: 재평가. PhysTher. 2011;91:737-753. 미국 물리 치료 협회의 허가. 저작권 © 2011 미국 물리 치료 협회.

의학적 선별검사 설문의 평가
Review of Medical Screening Questionnaire

의학적 선별검사 설문의 검토(표 2-5 참조)는 체계적 고찰 수용과; 과거 의료, 외과, 투약과 진단적 검사 기록의 평가에 대한 제한적 논의이다. 이 정보의 종합은 임상가가 치료의 진단, 예후, 계획을 수립하고, 직접적인 중재를 선택하는 데 도움이 된다. 이 평가에서 가짜 MS 상태일지도 모르는 전신 질환에 대한 검진 평가와 다른 의료 공급자에 위탁을 필요로 하거나, 물리치료 중재와 관련된 주의 또는 금기를 확인할 수 있다.

임상가는 병력과 신체 검사 동안에 위험신호 또는 경고신호의 존재를 경계해야 한다. 위험신호는 의학 전문의의 위탁이나 상담이 필요로 하는 심각한 병리를 시사하는 증상 또는 징후이다. 경고신호는 임상가에 의해 지적, 관찰하는 요인이고, 즉시 위탁은 필요할 수도 필요하지 않을 수도 있다. 경고신호는 두려움과 도움이 되지 않는(잘못된) 믿음과 같은 심리적 위험 요인이다. (파랑 깃발) 또는 직장 환경 위험 요인도 확인되었다. 경고신호와 (파랑 깃발) (표 2-7)은 예후 불량의 위험이 있는 환자를 식별하는 데 도움이 될 수도 있다. 확인된 경우, 변경할 수 있는 위험요인은 조기 인지 행동과 직장 중재와 개선된 결과에 대한 잠재 목표로 적합하다.[71]

임상가는 전신 질환의 일반적인 특성을 알고 있어야 한다(표 2-8).[3] 다음 논의에서는 전신 질환 과정이나 물리치료에서 언급하는 환자의 검사나 관리에 영향을 미칠 수 있는 요인을 나타내는 위험신호 또는 경고신호를 보여줄 수 있는 간단한 체계를 검토한다. Goodman과 Snyder의[3] 우수한 참고문헌은 신경근골격 상태를 모방할 수 있는 전

[표 2-8] 전신 질환, 위험신호 또는 경고신호를 시사하는 일반적인 징후와 증상

체질적	발열, 오한, 밤 또는 낮 발한, 오심, 구토, 설사, 창백, 현기증, 실신, 피로, 원인 불명의 체중 감소 또는 증가; 변화된 호흡, 맥박, 혈압, 암의 병력; 체온
외피	피부, 손톱, 머리카락의 변형(예, 상처, 찰과상, 타박상, 부종, 발진, 사마귀)
심혈관과 폐	흉통, 심계항진, 발한, 호흡 곤란; 오심, 구토, 지속되는 기침; 종아리 통증(심부 정맥 혈전증); 현기증, 두통; 과체중이나 비만, 비정상적인 활력 징후; 말초 부종 빈혈, PVD(파행)
위장관	복부 통증, 삼키기 어려움, 소화 불량, 가슴 쓰림, 음식 불내성; 오심/구토, 배변 장애(설사, 대변에 피 묻은, 색상이나 모양 변형)
비뇨생식기	배뇨 통증; 소변에 혈액, 배뇨의 빈도, 절박, 힘을 증가 또는 감소; 요실금; 발기 부전, 성교통; 생식 상태; 임신
신경	마비, 감각 이상, 쇠약, 방사통; 변경된 시각, 청각, 균형, 인지적 상태; 현기증, 현훈, 떨림, 두통; 낙하의 병력
내분비	당뇨병이나 신진대사 뼈 질환의 병력; 골다공증, 골연화증; 온도 과민증
면역	염증성 류마티스 질환의 병력 : 류마티스 관절염, 건선성 관절염; 인간 면역 결핍 바이러스, 강직성 척추염, 다발경화증; 림프절 변형
심리	우울증, 불안, 외상 후 스트레스 장애, 수면 / 성격 / 섭식 장애의 역사; 공포회피반응이나 행동
근골격	골 감염, 패혈성 관절염, 봉와직염, 골절의 가능성; 암의 병력

Goodman ee, Snyder TE로에서 적응 자료. 물리 치료사에 대한 감별 진단: 위탁을 위한 의학검사. Philadelphia, PA: Saunders; 2007.

신 질환에 대한 의학검사의 보조로 이용할 수 있다.

일반적인 건강

환자는 종종 "일반적으로, 당신의 건강을 어떻게 평가하는가?" 질문한다. 대답 종류는 일반적으로 우수함, 매우 잘함, 잘함, 적당함 또는 빈약함이다. 일반적인 건강의 자가 평가는 환자의 경험과 질병의 원인과 결과에 대한 지식과 관련된 복잡한 과정이다. 빈약함과 같은 건강 상태 비율은 미래 사망률,[72] 기능 제한,[73] 만성 상태 진전의 전조가 된다.[74] 일반적인 건강 질문에 대한 환자의 반응은 잠재적인 경고 신호이지만, 모든 위험 요인이나 위험신호처럼 모든 사람과 임상 양상의 맥락에서 고려되어야 한다. 일반적인 건강 상태를 연구하는 것은 환자의 임상 양상에 대한 통찰력 및 재활에 대한 예후를 제공한다.

체질적인 증상

발열, 오한, 식은땀, 오심, 구토, 설사, 창백, 현기증, 실신, 피로, 체중 감소는 종종 전신 질환을 가진 현재의 중추 징후와 증상이다. 이러한 징후와 증상은 치료의 사건 중에 언제든지 나타날 수 있으며, 일반적으로 이러한 일반적인 독감, 잠재 감염 또는 암과 같은 많은 질병과 연관된다. 다른 체질적인 증상과 지속적인 낮은 (< 95°F) 또는 높은 (99−102°F가 또는 더 높은) 온도는 각각 심각한 질병이나 더 긴급한 본질 및 의뢰(referral)를 나타낼 수 있다.[3,75] "오한"느낌의 감각은 종종 발열과 함께 보고된다. 설명되지 않는 오심 또는 구토는 임신, 암, 약물, 위장 질환, 심한 전정 장애와 편두통과 관련될 수 있다.[75]

전신 질환과 연관된 발열, 식은 땀은 주치의와 상의해야 한다. 체온의 점진적인 증가로 인해 생긴 식은 땀은 면역, 신경 또는 내분비 기능의 변화로 인해 온도의 급격한 하락이 뒤따른다. 식은 땀은 폐경, 빈약한 실내 환기 및 다른 약물과도 연결되어 있다.

식욕과 원인 불명의 체중 감소의 변화는 위장 장애, 당뇨병, 악성 종양, 갑상선 기능 항진증, 우울증과 같은 다양한 상태일 수 있다.[76] 의도적 다이어트와 무관한 4주 기간 동안 체중의 10%의 손실은 종양의 암시이다. 5–10% 원인 불명의 체중 감소 또는 6–12개월 기간에 증가는 기저 질환의 경고 신호이다.[77] 울혈성 심부전, 갑상선 기능 저하증, 암, 신장 또는 간 질환은 중요한 원인 불명의 체중 증가가 생길 수 있다.[3]

피로 또는 에너지의 손실은 간염, 빈혈, 암, 영양 결핍, 약물, 또는 류마티스 관절염과 같은 우울증, 감염을 초래할 수 있는 일반적인 질환이다.[76] 피로는 가정, 직장, 사회 설정, 학교 또는 재활기간 동안의 전형적인 일상 활동을 수행하는 환자 능력을 피로가 방해할 때와 피로가 2–4주 또는 그 이상 지속될 때 위험신호에 적합하다.[78]

오심과 구토는 일반적으로 위장 장애와 연관되어 있다. 낮은 수준의 오심은 약물의 부작용이나 전이성 질환으로 연결될 수 있다. 임상가는 이러한 증상에 대한 설명을 추적해야 하고, 증상이 악화 될 것으로 보이는지 여부 및 추가 조사를 위해 의뢰를 고려해야 한다.

현기증, 어지러움, 실신은 약물, 혈압 문제, 저혈당, 전정 문제 또는 경추성 근원의 악영향과 관련 있을 수 있다. 현기증이 증상인 경우, 임상가는 그것이 나타났을 때 그 설명의 기준과 방법을 결정해야 한다. 어지러움 또는 현기증 느낌은 서있을 때 악화되고 누울 때 더 좋아지는 심장 및 혈관 부전과 종종 연관된다. 전정 질환은 종종 머리 회전 또는 환자 주위에 방향 회전의 감각을 함께 보여준다.

외피계

피부의 관찰은 면담 및 신체 검사를 하는 동안 계속된다. 임상가는 수술 상처, 찰과상, 타박상, 부종, 발진 또는 피부, 머리카락 및 손톱의 색이나 상태에 따른 의심스러운 변화에 대해 진찰한다.

심혈관계 및 폐기관계

체질량 지수(BMI), 혈압, 맥박, 호흡수는 초진시 확립되어야 하는 일반적인 건강의 기본 조치이다. 얻어진 기본 정보는 전문의 의뢰에 결과일 수 있고, 치료 계획을 진행하는데 사용될 수 있다. 과체중(25.0–29.9kg/m^2의 BMI) 또는 비만(BMI > 30kg/m^2) 성인은 고혈압, 제 2형 당뇨병; 뇌졸중; 담낭 질환; 골관절염; 수면 무호흡과 호흡 문제; 그리고 자궁 내막, 유방, 전립선, 대장 암에서 사망률의 위험이 있다.[79]

정상 혈압 범위, 휴식중 맥박수 및 호흡수는 연령에 따라 다르지만, 많은 요인이 이 값에 영향을 줄 수 있다. 고혈압은 140mmHg 이상의 휴식중 수축기 혈압 또는 90mmHg 이상의 휴식중 이완기 혈압으로 정의된다. 저혈압은 90mmHg 이하의 수축기 혈압 또는 60mmHg 이하의 이완기 혈압이다.[3] 혈압, 맥박수, 호흡수를 기반으로 한 활동을 개시하거나 종료하는 지침은 실무 설정 및 환자 병력에 따라 다르다. 학생들과 임상가는 활력징후, 운동 검사 및 운동에 적절한 반응의 심도있는 평가에 대해 추가 참고문헌을 참조한다.[3,81]

호흡 곤란은 심장혈관 또는 폐 질환, 천식, 불안 또는 빈혈을 나타낼 수 있다. 환자가 천식이나 알러지의 병력을 보고하는 경우, 그 또는 그녀는 특정 알러지, 증상 및 약물을 나열해야 한다. 빈혈은 적혈구의 부족으로 혈액의 산소 운반 능력 감소의 산소의 결과이며, 개인의 다양한 증상으로 이어질 수 있다. 빈혈을 가진 개인에 감소된 운동 능력으로 인해, 운동 처방은 의사와 협의하여 신중하게 진행해야 한다.[82]

PVD는 간헐적 파행, 발 맥박 감소와 사지말단부 냉증의 임상적 특성을 갖는 복강동맥의 가지아래 죽상 동맥경화증의 존재이다.[83] < 0.9 발목–상완 지수에 정의된 바와 같이 환자의 PVD 가능성은 남성(가능성비 [OR] 1.6), 연령> 60(OR 4.1), 허혈성 심질환(OR 3.5) 또는 뇌혈관질환(OR 3.6), 흡연(OR 1.6), 당뇨병(OR 2.5), 고지혈증(OR 1.6) 또는 간헐적 파행(OR 5.6)에 의하여 증가한다.[84]

종아리 통증, 압통, 온감각, 또는 하지 부종은 심부 정맥혈전증(DVT)과 MS문제의 감별 진단이 필요하다. DVT 위험 요인은 임신, 경구 피임약, 수술, 악성 종양, 외상 및 석고붕대, 부동 또는 긴 비행이나 차 타기와 같이 장기적인 사지 부동화를 포함한다. 검증된 임상 예측 규칙(CPR)은 DVT의 임상적 평가를 보조한다. Wells의 기준을[85] 사용하여, 임상 평가에는 괄호 안에 표시된 가중치가 있는 10 개의 가중치 항목이 포함된다:

1. 활동성 암(진행중인 치료 또는 6개월 이전이나 완화되기 이내)
2. 마비, 불완전 마비 또는 최근 하지의 석고 고정
3. 전신 또는 부분 마취가 필요한 지난 12주 이내에 3일 이상 또는 주요 수술로 인한 자리보전
4. 정맥 시스템의 분포에 따른 국지적인 압통 [1]
5. 전반적인 다리 부종 [1]
6. 관련되지 않은 다리보다 최소 3cm 더 큰 편측 종아리 부종(경골 조면보다 10cm 아래에서 측정) [1]
7. 다리에만 나타나는 편측 함요 부종 [1]
8. 확대된 표면 정맥(비 정맥류) [1]
9. 이전에 문서화된 DVT [1]
10. 최소한 DVT만큼 가능성에서 대안적 진단 [−2]

3점 또는 그 이상 점수의 총점은 고위험(DVT의 73% 확률)을 시사하고, 1−2점은 보통 위험(28% 확률)을 시사하고, 0점 또는 그 이하는 저위험(6% 확률)을 시시한다. Wells의 기준을[85] 사용하여 2차 의료에서, 외래 환자의 5% 미만은 DVT를 가지는 낮은 확률로 분류된다. 체계적 문헌고찰에서는[85] CPR에 낮은 확률과 음성의 D−dimer 검사, DVT의 진단(<1% 확률)을 가진 환자를 초음파 없이 제외할 수 있다는 결론을 내렸다. 낮은 위험률, 양성 D−dimer 검사 및 일반 초음파 환자에서 또한 DVT 진단(<1% 확률)을 제외한다. 비정상적인 초음파는 DVT의 전조로 간주된다. 임상 고위험률 환자는 진단 영상을 필요로 한다.[85] 1차 의료 환경에서 Tagelagi와 Elley는[86] Wells의 CPR 단독 사용은 단지 보통의 민감도(82%; 95% CI: 67.3−91.0), 빈약한 특이도(22.5%; 95% CI: 18.1−27.7) 및 빈약한 우도비(+LR 1.06; CI: 0.90−1.24; −LR 0.80; CI: 0.39−1.16)을 나타냈으며, 1차 의료에서 DVT의 진단에 사용하는 것을 제한한다고 보고한다. 빈약한 연구 설계는 이러한 결과에 기여 할 수 있다. 추가 연구는 일차 의료 환경에서 필요하다.[85] 하지 DVT의 위험에 환자를 분류하는 Wells 기준은[85] 환자가 추가 진단 검사를 의뢰해야 하는지 여부를 결정하는데 도움이 될 수 있다.

근골격계

의료 전문가에 의뢰가 필요한 MS 장애는 암, 감염, 골절, 염증성 관절염이 있지만 한정되지 않는다. 충분한 힘이 원인으로 골절이 발생한 경우, 손상 기전의 분석을 표시해야 한다. 골밀도 감소의 존재 하에, 재채기 또는 창을 여는 것 같은 작은 힘은 골절의 원인으로 충분하다. 전신 질환과 약물의 종류는 감소된 골밀도와 연관되어 있다. 임상가는 손상된 골밀도의 존재에서 검사 및 중재 절차를 조정해야 한다. 골절로 의심되는 경우에, 물리치료 검사 또는 중재 이전에 영상을 위한 적합한 의뢰가 바람직하다. 골수염 또는 골감염은 상처, 전신 감염 또는 주사 부위에서 퍼질 수 있다. 부분 및 전신 증상이 존재할 때 임상가는 골감염이나 폐혈성 관절염을 의심해야 한다. 전신 증상이나 체중지지 불가능, 지속적인 통증 및 관절이나 감염 부위에서 압통의 흔적은 MS 체계의 심각한 병리를 제안하는 추가 요인이다.

낙상 위험

의학검사 과정은 4가지 패턴을 보여줄 수 있다 :

1. 낙상 패턴 없음
2. 낙상 시작
3. 종종 낙상 또는 6개월마다 한 번 이상
4. 낙상의 공포

환자가 잠재적 균형 장애를 설명할 때, 상세한 신경근과 균형 검사를 나타낸다. 활력징후 및 약물도 검사해야 한다.

위장관계

연하 곤란, 소화 불량, 음식물 과민반응 또는 배변 장애의 보고서는 일반적으로 위장관계에 연결되어 있다. 흑색변은 위장 출혈을 시사한다. 밝은, 혈액−빨간 변은 결장 또는 항문 직장 부위의 좌측에 있는 문제를 시사한다. 모양이나 구경(연필같은, 평면, 또는 리본 같은)의 변화는

항문 또는 원위부 결장의 암을 시사한다. 대변, 변비, 설사의 색상과 모양은 질문의 발병일, 진행 및 추가 증상에 대한 추적조사를 필요로 하고, 의뢰를 해야한다.

대부분의 복통은 내장 근원을 가지고 있음에도, MS계의 원인을 배제해야 한다. Sparkes 등[87]에 복통의 예측인자 발견은 근원에서 MS 가능성이 있다. "기침, 재채기, 또는 심호흡이 당신의 증상을 악화시키는가?" 와 "침대에서 굽힘, 앉기, 들어 올리기, 비틀기 또는 뒤집기는 당신의 증상을 악화시키는가?" 2가지 질문에 "예"라는 응답은 0.76의 민감도, 0.84의 특이도, 4.2의 양성 LR 및 0.39의 음성 LR을 얻을 수 있다. 추가된 다음의 질문 "증상의 발병 이후 배변 습관에 변화가 있었나요?", "음식을 먹는 것이 당신의 증상을 악화시키는가?" 및 "당신의 체중은 증상의 발병 이후로 변화했습니까?"에 모두 "아니오" 응답은 0.96의 민감도, 0.96의 특이도, 16.8의 양성 LR 및 0.34의 음성 LR을 얻을 수 있다. 이러한 질문을 질문하는 것은 차별화 및 MS 근원의 가능성이 있는 복통 환자의 조기 발견을 돕는다.

비뇨생식기계

비뇨생식기계에 대한 문제는 생식 및 배뇨 모두에 관련이 있다. 소변에 피는 비뇨생식관의 많은 질병의 일반적인 소견이다. 빈도의 증가 또는 감소, 절박함, 양의 증가 또는 축소된 힘, 실금 또는 배뇨시 통증과 같은 일반적인 패턴으로부터 어떤 변화는 추가적인 질문과 의사 상담을 필요로 한다. 환자가 임신한 경우, 진행, 잠재적 합병증 또는 영향의 일반적인 논의를 해야한다.

신경계

마비, 감각 이상, 또는 쇠약의 보고는 하위 운동 신경 또는 상위 운동 신경 장애 중 하나에 대한 상세한 신경학적 검진의 필요성을 나타낸다. 척추 통증 환자의 신경학적 장애에 대한 일차적 위험신호는 점진적인 감각이나 강도 결손, "saddle" 마취의 보고, 요폐, 증가된 빈뇨, 범람 실금, 양측 사지 결손 또는 결합된 상지와 하지 결손이다. 쇠약은 척추 신경근 압박; 말초 신경 손상; 불용; 통증이나 부종으로 인해 억제; 수축 또는 불활성 조직에 손상; 또는 CNS 장애, 골절 또는 건 박리와 같은 더 심각한 병리의 결과인지 여부를 결정하기 위해 조사된다. 다른 신경학적 증상 없이 일반적인 일상 활동의 수행능력을 방지하는 쇠약은 경고신호가 될 가능성이 있다. 족하수와 같은 관찰할 수 있는 쇠약은 특히 감각변화, 균형 곤란 또는 시각 손상을 포함하는 다른 신경학적 증상의 존재에서 위험신호일 수 있다.

변경된 인지 상태는 아마도 노인에게서 많은 신경학적 신체적 장애 요인과 연합된 문제로 나타나게 되며 섬망과 우울을 구분해야 한다.[88] 기억 상실, 기억 감퇴 또는 치매는 간이정신상태검사(MMSE)를 사용하여 자주 검사한다.[89] MMSE(시간 지남력과 집중력 검사)에서 2개 질문의 총점은 인지 장애에 대한 간단한 예측이다. 임상가는 달, 일, 요일, 연도, 계절을 환자에게 먼저 질문한다. 환자는 각 정답에 대해 1점을 받는다. 다음으로, 환자는 100부터 7씩 뺀 숫자를 최대 5개 까지 대답하며 각 정답에 대한 점수는 1점이다. 두 검사의 최대 점수는 10점이다. Onishia 등은[90] 노인에서 0.98의 민감도와 0.69의 특이도를 산출하는 인지 장애의 좋은 예측 인자로 2가지 검사에 대한 7의 준거 점수를 보고했다.

내분비계

내분비계와 관련된 두 가지 일반적인 상태는 당뇨병 및 골다공증, 골연화증, 및 Paget's 질환과 같은 대사성 골질환이다. 골다공증은 관찰할 수 있는 징후나 증상을 가지고 있지 않기 때문에, 남성과 여성에서 위험 요소의 조기 발견은 중요하다. 신체 검사 및 선택된 중재는 이러한 개별의 신중한 계획이 필요하다.

면역 질환

류마티스 관절염, 류마티스성 다발성 근육통 및 건선 관절염 같은 면역체계 기능부전과 관계된 염증성 류마티스 질환은 단순히 국소 근육이나 골관절염 같은 관절 질환이 아닌 계통적 질환이다. 관절 통증, 뻣뻣함, 부종의 증상은 골관절염과 유사한 MS 기능부전을 모방할 수 있다. 골관절염과는 달리, 류마티스 관절염 환자는 종종 광범위한 쇠약, 체질적인 시스템 및 1시간 이상 길고 지속적이며 일반적으로 여러 관절에 대칭적인 영향을 미치는 조조 경직이 존재한다. 그 밖에 질환은 인간 면역 결핍 바이러스, 강직성 척추염, 다발성 경화증 및 길랑 바레 증후군을 포함하는 면역 체계 기능부전과 관련되어 있다.

심리계

불안과 우울증은 일반적으로 MS 통증을 가진 환자에게 나타난다. 우울증은 만성 통증에서 더 자주 보이는 반면 급성 통증은 불안과 관련이 있다. LBP에 대한 나쁜 예후의 지표인 우울증은 종종 회복 과정을 연장한다.[91] 따라서 조기 발견과 중재는 나쁜 결과를 예방하는데 중요하다. 우울증에 대한 두 가지 질문은 우울 증상에 대한 의학 검사에 효과적이다: "지난 한 달 동안, 당신은 기분이 울적, 우울, 절망에 대해 자주 걱정했는가?" 및 "지난 한 달 동안, 당신은 일을 하는 작은 흥미나 즐거움에 대해 자주 걱정했는가?"[91] 두 질문에 대답이 "아니오"인 경우, 우울증 가능성은 없다(Sn 0.96, Sp 0.78; +LR 4.4, − LR 0.05). 질문에 적극적으로 반응하는 환자는 면밀히 관찰해야 한다. 만족할 만한 진전이 이루어지지 않은 경우, 임상가는 추가 검사에 대한 의뢰를 고려해야 한다. 의학 검사 질문에 하나 또는 둘 다 "예"라고 응답하거나 도움되는 질문에 "예"라고 응답하는 모든 환자는 주요 우울증에 대한 고위험이다(Sn 0.96, Sp 0.89, +LR 9.1, −LR 0.05). 임상가는 적합한 전문의에게 의뢰하거나 자문을 고려해야 한다.

학습 장애, 성격 장애, 외상 후 스트레스 장애, 수면 장애, 우울증 또는 불안을 가진 개인은 물질 남용에 대한 위험이 있다. 기분이나 행동을 변화하는 일반적인 물질은 술, 담배, 커피, 카페인이 함유된 음료, 진정제, 각성제, 아편제, 환각제를 포함한다. 생리적 효과와 남용의 의도하지 않은 결과는 물질 자체에 의존하고 신체의 많은 시스템을 포함한다.

섭식 장애의 위험 요소는 백인, 여성, 완벽 주의자 또는 고성취 성격 특성; 강한 운동 참여; 왜곡된 신체 이미지; 및 성적 학대의 병력을 포함한다. 왜곡된 신체 이미지와 섭식 장애를 가진 남성은 종종 체중과 치수 증가에 몰두한다. 수행능력 향상 약물이나 동화 스테로이드의 남용이 이 개체군에서 고려되어야 한다.

약물

약물 부작용의 상세한 토론은 이 장의 범위를 벗어난다. Goodman와 Snyder은[3] 항생제(피부 반응, 비염증성 관절통), 이뇨제(근육 쇠약과 경련), 비스테로이드성 항염증 약물(복막후 출혈, 위장 증상으로 인한 등 및/또는 어깨 통증), 코르티코 스테로이드(대퇴골두 무혈성괴사, 골다공증, 면역 억제제, 스테로이드에 의한 근병증), 진정제(보행 장애), 항정신제 또는 항우울제(운동 장애), 피임약(혈압 상승), 아편제(오심, 변비, 구갈, 현기증), 항응고제(쉽게 출혈이나 좌상), 콜레스테롤 저하제(근육통과 통증, 쇠약, 근염)의 약물 목록 및 그것들의 일반적인 부작용을 제공한다.

가족력, 과거의 내과 또는 외과 병력

류마티스 관절염, 당뇨, 심장혈관 질환 또는 신장 질환과 같은 특정 질환은 가족력 성향이 있다.[76] 최근 질병, 수술 또는 진단 검사는 철저하게 문서화되어야 한다. 방사선 촬영, 자기 공명 영상, 컴퓨터 단층 촬영 및 근전도 검사 또는 임상 검사와 같은 진단 검사의 결과는 병리의 존재와 물리치료 검사나 중재의 잠재적인 주의 또는 금기와 관련된 객관적인 자료를 제공한다. 환자의 주요 불평 사항과 관련된 과거 의료 병력 및 이전 수술 또는 수술일 또는 질병, 절차 및 의사 추적조사를 포함하는 추가 세부 사항을 요구한다.

암의 병력과 고령의 보고는 위험신호로 간주하고 재발이나 전이에 대한 지속적인 관찰을 할 수 있는 건강 관리 제공자의 역할에 상당한 주의가 필요하다. 뼈, 간, 폐, 뇌, 림프절은 전이의 가장 흔한 위치이다. 대부분의 전이성 골질환에 대한 주요 위치는 폐, 전립선, 갑상선, 유방 및 림프 조직이다. 초기 단계에 있는 암은 종종 징후와 증상없이 존재한다. 따라서, 철저한 병력과 위험 요소에 대한 평가는 조기 발견을 위해 중요하다. 다음과 같은 특정암의

징후 및 증상은 검사 목적에 유용하다.[93]

- 내장과 방광 습관의 변화
- 계속되는 기침 또는 쉰 목소리
- 비정상적인 출혈이나 분비물
- 유방이나 다른 곳에 비후 또는 종괴
- 소화불량 또는 연하곤란
- 사마귀 또는 모반의 명백한 변화
- 6주에 치유되지 않는 욕창
- 입 안에 흰 부분이나 혀에 흰 반점

의학적 선별검사 설문의 검토는 여러 질병 상태와 약물 유해 반응과 관련된 증상을 포함한다. 체크리스트는 위험 또는 경고신호보다 자세한 질문 및 검사를 필요로 하는 신체 조직을 식별하는데 도움이 된다. 검토의 주요 목표는 전신 질환 과정이나 검사, 물리치료를 언급하는 환자의 의뢰나 관리에 영향을 미칠 수 있는 요인의 조기 발견이다.

환자의 기대와 목표
Patient Expectations and Goals

임상가는 물리치료 중재 후 환자의 회복 예상을 논의 및 문서화해야 한다. Myers 등은[94] 회복에 대한 높은 기대는 급성 LBP 환자에서 더 큰 기능 개선과 연관된다는 결론을 내렸다. 간단한 질문은 회복에 대한 환자의 양성 또는 음성의 전망을 얻는데 도움이 될 수 있다. Bialosky 등은[95] 예를 들어 "4주 후에, 당신의 허리와 관련된 통증이 있으면 어떤 생각을 합니까?" 또는 "당신은 직장에 복귀할 수 있는 능력이 있다고 믿습니까?" 질문을 제안한다. 응답은 어느 쪽이 좋지 않음/나쁘지 않은 또는 10, 완전한 호전 또는 완전한 악화인지 다음 NRS:0에 연결되어 있다. 링크는 예측 기대와 기대를 측정하는 방법과 상관없는 MS 통증과 관련된 결과 사이에 존재한다. 회복의 기대에 문헌의 체계적인 검토에서, 긍정적인 환자의 기대는 더 나은 건강 결과와 관련이 있다.[96]

면담 요약
Interview Summary

공식 면담의 끝에서, 임상가는 "우리가 논의하지 않은 것에 대해 저에게 말하거나 하고 싶은 다른 어떤 문제나 우려 사항이 있습니까?"를 질문해야 한다. 만성 통증 환자에서, 환자의 감정 상태에 대한 그 이상의 통찰력은 "이 시점에서 당신의 회복에 대해 어떻게 느끼는가?"와 같은 질문에서 얻을 수 있다. 임상가는 면담에서 주요 결과의 간략한 요약을 제시해야 하고 신체 검사에 대한 계획을 논의해야 한다.

신체 검사 계획
Planning the Physical Examination

주관적 검사를 완료 한 후, 임상가는 효과적이고 적합한 검사의 가능성을 증가시키기 위해 환자의 이야기의 구체적 내용을 해석한다. 주관적 검사는 일반적으로 모든 환자의 질문 자료의 주요 세트를 보여주지만, 세부 사항은 각 환자에 따라 다르다. 이러한 세부 사항은 작업 진단 가설에 기여하고 추가 정보에 대한 검색을 안내한다. 주관적인 검사에서 기초자료는 신체 검사의 초점과 포괄성을 안내하지만, 임상가는 지속적으로 추가 검사 및 중재에 대한 환자의 반응에 따라 조정한다. 신체 검사의 범위와 활력을 도모하기 위해, 임상가는 심각도, 과민성, 본질, 단계 및 환자의 증상이나 문제의 안정성을 고려한다.[20,42]

신체 검사는 간단하게 정기 검사의 일괄 적용되지 않으며, 대신 작업 진단 가설을 검사하기 위해 추가 자료의 수집에 대해 계획한다. 그것이 선택되기 전에 검사 및 평가와 측정의 신뢰도 및 진단 정확도가 고려되어야 한다. 제1장에서 논의된 바와 같이, 선택된 검사 및 측정의 진단적 유효성은 검사의 진단 속성을 기반으로 한다. LR은 환자가 특정 상태일 가능성 변경을 지원하기 위해 가장 유용한 속성이다.[98] 검사 절차의 적합한 선택은 치료 기준점 이상으로 사전 검사 가능성 또는 검사를 중단하고 치료를 시작하는 지점을 변경하여 작업 가설을 지원하거나 부정하는 자료를 나타낼 것이다.

[표 2-9] 신체 검사를 계획하는 임상적 추론 가이드

신체 검사 계획을 세우기 위해 병력 데이터를 분석하시오

1. 증상은 가벼움(0-3), 보통(4-6), 중증(7-10)인가? 각 증상에 대한 예시를 제공한다. 자기-보고 결과 점수.
2. 발표는 과민 또는 과민하지 않음. 각 증상에 대한 예시를 제공한다.
3. 상태의 본질은 무엇인가? 논리적 근거를 제공한다.
   a. 모두의 근골격계, 비근골격계 또는 구성 요소.
   b. 초기 작업 진단 가설 또는 분류는 무엇인가?
      ◦ 주요 가설 (신체 구조, 기능, 영역을 자세히 검사)
      ◦ 이차 가설 (신체 구조, 기능, 세션 1, 2, 3에 검사에 대한 영역)
      ◦ 당신의 검사에 대한 주의 또는 금기
4. 장애의 단계는 무엇인가? (급성, 아급성, 만성; 만성에서 급성)
5. 장애의 안정성은 무엇인가? (더 호전, 더 악화 또는 동일하게 유지)
6. 검사 및 측정 (영역/구조)은 첫 번째 세션에서 완료해야 합니까?
   ◦ 기능적 활동 (병력에서)
   ◦ 특정한 활동적인 운동 (영역[들] : 세션 1에 대한 자세한 검사 또는 심사)
   ◦ 신경학적 검사 (하위 또는 상위 운동 신경원)
   ◦ 전문적 검사
   ◦ 제한된 또는 전체 검사 (심각도, 과민성, 본질, 단계, 안정성(SINSS), 주의/금기, 생산하기 쉽고/어려운 증상
7. 주관적인/신체 검사의 끝에 물리 치료의 진단 / 분류 / 예후는 무엇인가?
8. 세션 1에 대한 중재/재평가는 무엇인가?
9. 근거(연구, 전문 지식, 환자의 선호도)가 당신의 결정을 지지하는가?
10. 잠재적인 위험 요인/문제는 상태에 기여하고 있나? (사회심리적인 문제, 환자 교육, 환경, 인체 공학, 동반 이환율, 환자의 기대 등)

임상가는 검사의 필요성과 다음과 같은 내용의 세부사항을 계획한다:

- 신체 구조 또는 영역
- 기능적인 활동이나 특정 운동
- 특정 검사
- 신경학적 검사
- 주의 사항 또는 금기
- 제한된 또는 전체 검사를 수행

(표 2-9)는 검사 계획에 사용되는 임상 추론 지침 견본이다. 임상가는 또한 환자의 문제 또는 자세, 인체 공학, 조절, 우울증, 작업 요건, 신체 인식과 감각운동 통합성, 외상, 이전의 사건 및 다른 의료 문제와 같은 상태에 기여하는 다른 요소의 진전과 관련된 위험 요소를 고려한다. 미숙하고 노련한 임상가 모두는 병력에서 얻은 자세한 정보를 평가하는 이 형태에 유용함을 찾을 수 있고, 신체 검사를 안내할 수 있다. 검사 계획에 도움을 주기 위한 상세한 질문에 추가 계획 양식을 사용할 수 있다.[20,47,97]

제한된 검사를 수행

제한된 또는 전체 검사를 수행하는 결정은 심각도, 과민성, 본질, 단계, 그리고 현재 증상이나 장애의 안정성을 기반으로 한다. 주의의 필요성을 나타내는 모든 요소는 일반적으로 진정과 증상을 악화하지 않고 안전하게 수행할 수 있는 제한된 검사를 필요로 한다. 주의를 나타내는 요인은 다음과 같다.[97,99]:

- 움직임이 빠르게 증가하고 안정하는데 오랜 시간이 걸리는 안정 시 증상
- 악화되는 증상
- 병력 또는 최근 외상 발병 또는 수술 병력
- 구조적 통합성(류마티스 관절염)이나 신경이나 혈관 손상의 손실의 주관적 표시
- 예측 가능한 패턴에서 작용하지 않는 증상

- 골다공증 또는 항응고제 약물의 사용과 같은 일반적인 건강 고려 사항

수행한 검사의 수는 오직 몇 가지 가장 중요한, 그리고 유일한 발병이나 증상에 증가의 시점을 얻는데 한정된다. 검사 절차 사이에 기준인 증상의 회복을 관찰하는 것은 검사로 인한 악화를 방지하기 위해 중요하다. 증상을 완화 또는 경감시키는 어떤 움직임이나 자세는 치료로 유용할 수 있다. 초기 치료는 증상의 경감에 치우친다. 또한 검사는 다음 방문 시에 일어난다. 부록 A는 제한된 검사의 수행을 고려한 병력 예시 사례를 제공한다.

전체 검사 수행

주관적인 검사가 주의를 필요로 하는 요인을 표시하지 않는 경우, 임상가는 초기 중재 및 관리 지침 진단 분류를 설정하는 전체 검사를 수행할 수 있다. 이 검사는 환자의 증상이나 문제를 악화할 가능성이 없기 때문에, 임상가는 초기 방문시 제한된 시간에서 필요로 하는 최대한으로 진행한다. 필요한 범위와 활동은 주관적 검사의 결과, 임상 전문 기술, 가장 중요한 검사 절차, 및 신체 검사의 목표에 의해 결정되는 복잡한 결정이다. 실제로, 검사 절차의 범위에서 검사 처리 결과는, 몇몇 사람들은 최대한 수행되고 일부 사람들은 제한되거나 다음 방문으로 연기한다. 임상가는 영역(들), 기능적인 활동 및 검진시 움직임 및 검사 절차의 순서를 우선 순위 매긴다. 부록 B는 전체 검사 수행을 고려한 병력 예시 사례를 제공한다.

요약
Summary

주관적 검사는 환자와 상황 및 환자의 현재 문제에 특정한 세부사항에서 중요한 정보의 식별을 추구한다. 이 초기 정보는 신체 검사의 초점과 포괄적인 안내인 초기 진단 가설이나 분류의 기초를 제공한다. 신체 검사를 계획하고 효과적인 중재를 실행하는 MS와 비MS 질환간의 구별에서 환자 병력을 나타내는 정확하고 관련있는 자료를 얻는다. (표 2-10)은 비 MS 장애로부터 MS 차별화에 도움이 되는 병력의 요소를 요약했다.

참고문헌
References

1. American Physical Therapy Association. Guide to Physical Therapy Practice, 2nd edition. *Phys Ther.* 2001;81:9-746.
2. Sackett DL, Rennie D. The science of the art of the clinical examination. *JAMA.* 1992;267:2650-2652.
3. Goodman CC, Snyder TE. *Differential Diagnosis for Physical Therapists: Screening for Referral.* Philadelphia, PA: Saunders; 2007.
4. Crombie DL. Diagnostic process. *J Coll Gen Pract.* 1963;6:579-589.
5. Sandler G. The importance of the history in the medical clinic and the cost of unnecessary tests. *Am Heart J.* 1980;100:928-931.
6. Jensen GM, Shepard KF, Hack LM. The novice versus the experienced clinician: insights into the work of the physical therapist. *Phys Ther.* 1990;70:314-323.
7. Jensen GM, Gwyer J, Shepard KF, Hack LM. Expert practice in physical therapy. *Phys Ther.* 2000;80:28-43.
8. Duffy DF. Dialogue: a core clinical skill. *Ann Intern Med.* 1998;128:139-141.
9. Simpson M, Buckman R, Stewart M, et al. Doctor-patient communication: the Toronto consensus statement. *BMJ.* 1991;303:1385-1387.
10. Roter DL, Hall JA, Katz NR. Patient-physician communication: a descriptive summary of the literature. *Patient Educ Couns.* 1988;12:99-119.
11. Evans BJ, Stanley RO, Mestrovic R, et al. Effects of communication skills training on student's diagnostic efficiency. *Med Educ.* 1991;25:517-526.
12. Stewart M, Brown JB, Donner A, et al. The impact of patient-centered care on outcomes. *J Fam Pract.* 2000;49:796-804.
13. Bates AS, Harris LE, Tierney WM, et al. Dimensions and correlates of physician work satisfaction in a Midwestern city. *Med Care.* 1998;36:610-617.
14. Levinson W, Stiles WB, Inui TS, et al. Physician frustrations in communicating with patients. *Med Care.* 1993;31:285-295.
15. Smith RC, Lyles JS, Mettler J, et al. The effectiveness of intensive training for residents in interviewing: a randomized, controlled clinical trial. *Ann Intern Med.* 1998;128:118-126.
16. Smith RC, Lyles JS, Mettler J, et al. A strategy for improving patient satisfaction by the intensive training of residents in psychosocial medicine: a controlled, randomized study. *Acad Med.* 1995;70:729-732.
17. Smith RC, Osborh G, Hoppe RB, et al. Efficacy of a one-month training block in psychosocial medicine for residents: controlled study. *J Gen Intern Med.* 1991;6:535-553.
18. Levinson W, Roter DL, Mullooly JP, et al. Physician-patient communication: the relationship with malpractice claims among primary care physicians and surgeons. *JAMA.* 1997;227:553-559.
19. Boissonnault WG, ed. *Primary Care for the Physical Therapist. Examination and Triage.* Philadelphia, PA: Saunders; 2005.
20. Maitland GD. *Vertebral Manipulation.* 6th ed. Woburn, MA: Butterworth-Heinemann; 2002.
21. Lyles JS, Dwamena FC, Lein C, Smith RC. Evidence-based patient centered interviewing. *J Clin Outcomes Manag.* 2001;8(7):28-34.

[표 2-10] 비근골격계 장애에서 근골격계를 감별하는데 도움 될 수 있는 주관적인 자료

주관적 자료	근골격계	비근골격계
증상의 묘사	국소 증상, 쑤심, 경련, 안정시 경직; 가변적 또는 간헐적(안정시 통증 없음); 심부 또는 표면; 원위부에 가능한 위탁	자통, 절단통, 천자통, 박동성 통증, 뼈 통증; 일정 지속적인 일정함 그러나 급증을 올 수 있다; 심부 경향이 있다; 원위부에 가능 위탁
병력 (현재 및 이전 사건)	일반적으로 외상에 의해 침전되어 갑자기 또는 점진적으로 발병(마이크로 또는 매크로); 자연적으로 만성이 될 수 있다(몇 개월 또는 몇 년 이상 점멸)	분명한 이유 없이 최근, 갑작스런 발병; 자연적 순환(더 악화, 더 호전, 다음 다시 악화)
악화 요인	자세, 휴식 및 활동에 대한 반응의 예측 가능한 패턴(더 호전 또는 더 악화)	자세, 휴식 또는 활동에 대한 반응의(최소한, 일시적, 또는 무반응) 예측할 수 없는 패턴; 식사, 호흡, 장이나 방광 기능과 관련있을 수 있다.
완화 요인	증상 호전 또는 휴식 또는 자세 변화에 폐지	휴식 또는 자세 변화에 의해 변경되지 않은 증상; 그러나 장기에 의해 나타날 수 있다(예, 신장 통증은 종종 고통스러운 쪽으로 숙이는 것에 의해 완화된다).
24시간 양상	가끔 자세로 인해 일반적으로 밤에 깨고, 빨리 수면상태로 되돌릴 수 있고, 일반적으로 안정시에 더 완화된다.	밤에 가장 강렬한 통증으로 밤에 깨어있는 환자가 지속적으로 수면으로 되돌아가는데 어려움이 있다면 일어나서 산책이 필요할 수 있다.
그 밖에	체질상의 증상 또는 암의 경고 징후가 아닌 경우	• 체질적인 증상 • 암의 경고 징후 • 체계 검토에서 확인된 위험신호 또는 경고신호 • 좋은 예후에도 불구하고 빈약한 진행 또는 물리 치료와 함께 악화 • 비정상적인 활력징후

22. Boissonnault WG, Koopmeiners MB. Medical history profile: orthopaedic physical therapy outpatients. *J Orthop Sports Phys Ther*. 1994;20:2-10.
23. Boissonnault WG. Prevalence of comorbid conditions, surgeries, and medication use in a physical therapy outpatient population: a multicentered study. *J Orthop Sports Phys Ther*. 1999;29:506-519; discussion 520-525.
24. Gilkison CR, Fenton MV, Lester JW. Getting the story straight: evaluating the test-retest reliability of a university health history questionnaire. *J Am Coll Health*. 1992;40:247-252.
25. Inui TS, Jared RA, Carter WB, et al. Effects of a self-administered health history on new-patient visits in a general medical clinic. *Med Care*. 1979;17:1221-1228.
26. Katz JN, Chang LC, Sangha O, et al. Can comorbidity be measured by questionnaire rather than medical record review? *Med Care*. 1996;34:73-84.
27. Pecoraro RE, Inui TS, Chen MS, et al. Validity and reliability of a self-administered health history questionnaire. *Public Health Rep*. 1979;94:231-238.
28. Boissonnault WG, Badke MB. Collecting health history information: the accuracy of a patient self-administered questionnaire in an orthopedic outpatient setting. *Phys Ther*. 2005;85:531-543.
29. Boissonnault WG. Patient health history including identification of health risk factors. In: Boissonnault WG, ed. *Primary Care for the Physical Therapist. Examination and Triage*. Philadelphia, PA: Saunders; 2005:61-65.
30. Jette DU, Halbert J, Iverson C, Miceli E, Shah P. Use of standardized outcome measures in physical therapist practice: perceptions and applications. *Phys Ther*. 2009;89(2):125-135.
31. George SZ, Fritz JM, Childs JD. Investigation of elevated fear-avoidance beliefs for patients with low back pain: a secondary analysis involving patients enrolled in physical therapy clinical trials. *J Orthop Sports Phys Ther*. 2008;38(2):50-58.
32. Lansky D, Butler JBV, Waller FT. Using health status measures in the hospital setting: from acute care to outcomes management. *Med Care*. 1992;30:MS57-MS73.

33. Flynn T, Fritz J, Whitman J, et al. A clinical prediction rule for classifying patients with low back pain who demonstrate short-term improvement with spinal manipulation. *Spine.* 2002;27:2835-2843.
34. Childs JD, Fritz JM, Flynn TW, et al. A clinical prediction rule to identify patients with low back pain most likely to benefit from spinal manipulation: a validation study. *Ann Intern Med.* 2004;141:920-928.
35. Portney LG, Watkins MP. *Foundations of Clinical Research: Application to Practice.* 2nd ed. Upper Saddle River, NJ: Prentice Hall Health; 2000.
36. Binkley JM, Stratford PW, Lott SA, et al. The Lower Extremity Functional Scale (LEFS): scale development, measurement properties, and clinical application. North American Orthopaedic Rehabilitation Research Network. *Phys Ther.* 1999;79:371-383.
37. Wainner RS. Reliability of the clinical examination: how close is "close enough"? *J Orthop Sports Phys Ther.* 2003;33:488-491.
38. Resnik L, Dobrzykowski E. Guide to outcomes measurement for patients with low back pain syndromes. *J Orthop Sports Phys Ther.* 2003:33:307-316.
39. Jernal A, Tiwari RC, Murray T, et al. Cancer statistics. *CA Cancer J Clin.* 2004;54:8-29.
40. Goodman CC, Fuller KS. Pathology. *Implications for the Physical Therapist.* 3rd ed. St. Louis, MO: Saunders; 2009.
41. American Cancer Society. *Cancer Facts and Figures 2008.* Atlanta, GA: Author; 2008. http://www.cancer.org/acs/groups/content/@nho/documents/document/2008cafffinalsecuredpdf.pdf. Accessed May 20, 2013.
42. American Academy of Orthopaedic Manual Physical Therapists. *Orthopaedic Manual Physical Therapy: Description of Advanced Specialty Practice.* Tallahassee, FL: Author; 2008.
43. Godges JJ, Boissonnault WG. Symptom investigation. In: Boissonnault WG, ed. *Primary Care for the Physical Therapist. Examination and Triage.* Philadelphia, PA: Saunders; 2005:66-86.
44. Boissonnault WG, Bass C. Pathological origins of trunk and neck pain: part I—pelvic and abdominal visceral disorders. *J Orthop Sports Phys Ther.* 1990;12(5):192-207.
45. Boissonnault WG, Bass C. Pathological origins of trunk and neck pain: part II—disorders of the cardiovascular and pulmonary systems. *J Orthop Sports Phys Ther.* 1990:12(5):208-215.
46. Boissonnault WG, Bass C. Pathological origins of trunk and neck pain: part III—diseases of the musculoskeletal system. *J Orthop Sports Phys Ther.* 1990:12(5):216-221.
47. Petty NJ, Moore AP. *Neuromusculoskeletal Examination and Assessment. A Handbook for Therapists.* 2nd ed. New York, NY: Churchill Livingstone; 2002.
48. Lee MWL, McPhee RW, Stringer MD. An evidence-based approach to human dermatomes. *Clin Anat.* 2008;21:363-373.
49. International Association for the Study of Pain. IASP Taxonomy—Pain. http://www.iasp-pain.org/AM/Template.cfm?Section=Pain_Definitions&Template=/CM/HTMLDisplay.cfm&ContentID=1728#Pain. Accessed April 30, 2009.
50. Scholz J, Woolf CJ. Can we conquer pain? *Nat Neurosci.* 2002;5:1062-1067.
51. Moseley GL. Reconceptualising pain according to modern pain science. *Phys Ther Rev.* 2007;12:169-178.
52. Melzack R. Pain and the neuromatrix in the brain. *J Dent Educ.* 2001;65:1378-1382.
53. Melzack R. Evolution of the neuromatrix theory of pain. *Pain Pract.* 2005;5:85-94.
54. Melzack R, Casey KL. Sensory, motivational and central control determinants of pain: a new conceptual model. In: Kenshalo D, ed. *The Skin Senses.* Springfield, IL: Charles C. Thomas; 1968:423-443.
55. Moseley GL. A pain neuromatrix approach to patients with chronic pain. *Man Ther.* 2003;8(3):130-140.
56. Waddell G. *The Back Pain Revolution.* 2nd ed. New York, NY: Churchill Livingston; 2004.
57. Christensen N, Jones MA, Carr J. Clinical reasoning in orthopedic manual therapy. In: Grant R, ed. *Physical Therapy of the Cervical and Thoracic Spine.* 3rd ed. St Louis, MO: Churchill Livingstone; 2002:85-104.
58. Jefferson J. *Low Back Pain and the Evidence for Effectiveness of Physical Therapy Interventions. Independent Study Course 18.1.3. Lumbar Examination and Assessment.* Lacrosse, WI: Orthopedic Section, American Physical Therapy Association; 2008.
59. Strong J, Sturgess J, Unruh AM, Vincenzino B. Pain assessment and measurement. In: Strong J, Unruh AM, Wright A, Baxter GD, eds. *Pain: A Textbook for Therapists.* Edinburgh, UK: Churchill Livingstone; 2002:123-147.
60. Magee DF. *Orthopedic Physical Assessment.* 5th ed. Philadelphia, PA: Saunders; 2008.
61. Bogduk N, Twomey LT. *Clinical Anatomy of the Lumbar Spine.* 2nd ed. New York, NY: Churchill Livingstone; 1991.
62. Spitzer WO, Leblanc FE, Dupuis M, et al. Scientific approach to the assessment and a management of activity-related spinal disorders: a monograph for physicians: report of the Quebec Task Force on Spinal Disorders. *Spine.* 1987;12:7(suppl):s1-s59.
63. Bogduk N, McGuirk B. *Medical Management of Acute and Chronic Low Back Pain: An Evidence-Based Approach.* Amsterdam, The Netherlands: Elsevier Health Sciences; 2002.
64. Roland M, Fairbank J. The Roland-Morris Disability Questionnaire and the Oswestry Disability Questionnaire. *Spine.* 2000;25:3115-3124.
65. Breivik H Borchgrevink PC, Allen SM, et al. *Br J Anaesth.* 2008;101:17-24.
66. Stratford PW, Spadoni G. The reliability, consistency, and clinical application of a numeric pain rating scale. *Physiother Can.* 2001;53(2):88-91.
67. Farrar JT, Young JP, LaMoreaux L, Werth JL, Poole RM. Clinical importance of changes in chronic pain intensity measured on an 11-point numerical pain rating scale. *Pain.* 2001;94(2):149-158.
68. Kelly AM. The minimum clinically significant difference in visual analogue scale pain score does not differ with severity of pain. *Emerg Med J.* 2001;18:205-207.
69. Jensen MP, Karoly P. Self-report scales and procedures for assessing pain in adults. In: Turk DC, Melzack R, eds. *Handbook of Pain Assessment.* New York, NY: Guilford; 1992;135-151.
70. Good M, Stiller C, Zauszniewski JA, Anderson GC, Stanton-Hicks M, Grass JA. Sensation and distress of pain scales: reliability, validity, and sensitivity. *J Nurs Meas.* 2001;9:219-238.
71. Nicholas MK, Linton SJ, Watson PJ, Main CJ, "Decade of the Flags" Working Group. Early identification and management of psychological risk factors ("yellow flags") in patients with low back pain: a reappraisal. *Phys Ther.* 2011;91:737-753.
72. Idler EL, Benyamini Y. Self-rated health and mortality: a review of twenty-seven community studies. *J Health Soc Behav.* 1997;38:21-37.
73. Idler EL, Russell LB, Davis D. Survival, functional limitations, and self-rated health in the NHANES I Epidemiologic Follow-up Study 1992; First National Health and Nutrition Examination Survey. *Am J Epidemiol.* 2000;9:874-883.

74. Kopec JA, Schultz SE, Goel V, Williams JI. Can the Health Utilities Index measure change? *Med Care.* 2001;39:562-574.
75. Boissonnault WG. Review of systems. In: Boissonnault WG, ed. *Primary Care for the Physical Therapist. Examination and Triage.* Philadelphia, PA: Saunders; 2005:87-104.
76. Bates B. *A Guide to Physical Examination and History Taking.* 8th ed. Philadelphia, PA: Lippincott Williams & Wilkins; 2003.
77. Swartz MH. *Textbook of Physical Diagnosis.* 4th ed. Philadelphia, PA: WB Saunders; 2002.
78. Morrison RE, Keating HJ. Fatigue in primary care. *Prim Prev Care Obstet Gynecol.* 2001;28:225-240.
79. National Heart, Lung, and Blood Institute. Rationale. In: *Guidelines on Overweight and Obesity: Electronic Textbook.* http://www.nhlbi.nih.gov/guidelines/obesity/e_txtbk/ratnl/20.htm. Accessed June 22, 2009.
80. Boissonnault WG. Review of cardiovascular and pulmonary systems and vital signs. In: Boissonnault WG, ed. *Primary Care for the Physical Therapist. Examination and Triage.* Philadelphia, PA: Saunders; 2005:126-128.
81. American College of Sports Medicine. *ACSM's Guidelines for Exercise Testing and Prescription.* 8th ed. Philadelphia, PA: Lippincott Williams & Wilkins; 2009.
82. Callahan LA, Woods KF, Mensah GA, Ramsey LT, Barbeau P, Gutin B. Cardiopulmonary responses to exercise in women with sickle cell anemia. *Am J Respir Crit Care Med.* 2002;165:1309-1316.
83. Sontheimer DL. Peripheral vascular disease: diagnosis and treatment. *Am Fam Phys.* 2006;73:1971-1976.
84. Stoffers HE, Kester AD, Kaiser V, Rinkens P, Knottnerus JA. Diagnostic value of signs and symptoms associated with peripheral arterial occlusive disease seen in general practice: a multivariable approach. *Med Decis Making.* 1997;17:61-70.
85. Wells PS, Owen C, Doucette S, et al. Does this patient have deep venous thrombosis? *JAMA.* 2006;295(2):199-207.
86. Tagelagi M, Elley CR. Accuracy of the Wells Rule in diagnosing deep vein thrombosis in primary health care. *J N Z Med Assoc.* 2007;120.
87. Sparkes V, Prevost AT, Hunter JO. Derivation and identification of questions that act as predictors of abdominal pain of musculoskeletal origin. *Eur J Gastroenterol Hepatol.* 2003;15:1021-1027.
88. Wenker S, Euhardy M. The geriatric population. In: Boissonnault WG, ed. *Primary Care for the Physical Therapist: Examination and Triage.* 2nd ed. Philadelphia, PA: Saunders; 2011:367-368.
89. Folstein MF, Folstein SE, McHugh PR. "Mini-Mental State": a practical method for grading the cognitive state of patients for the clinician. *J Psychiatr Res.* 1975;12:196-198.
90. Onishia J, Suzukia Y, Umegakia H, Kawamurab T, Imaizumic M, Iguchia A. Which two questions of Mini-Mental State Examination (MMSE) should we start from? *Arch Gerontol Geriatr.* 2007;44:43-48.
91. Haggman S, Maher CG, Refshauge KM. Screening for symptoms of depression by physical therapists managing low back pain. *Phys Ther.* 2004;84:1157-1166.
92. Arroll B, Goodyear-Smith F, Kerse N, Fishman T, Gunn J. Effect of the addition of a "help" question to two screening questions on specificity for diagnosis of depression in general practice: diagnostic validity study. *BMJ.* 2005;331:884.
93. American Cancer Society. Signs and symptoms of cancer: what are signs and symptoms? http://www.cancer.org/Cancer/CancerBasics/signs-and-symptoms-of-cancer. Revised August 13, 2012. Accessed June 28, 2011.
94. Myers SS, Phillips RS, Davis RB, et al. Patient expectations as predictors of outcome in patients with acute low back pain. *J Gen Intern Med.* 2008;23(2):148-153.
95. Bialosky JE, Bishop MD, Cleland JA. Individual expectation: an overlooked, but pertinent, factor in the treatment of individuals experiencing musculoskeletal pain. *Phys Ther.* 2010;90:1345-1355.
96. Mondloch MV, Cole DC, Frank JW. Does how you do depend on how you think you'll do? A systematic review of the evidence for a relation between patients' recovery expectations and health outcomes. *Can Med Assoc J.* 2001;165(2):174-179.
97. Jones MA, Jones HM. Principles of the physical examination. In: Boyling JD, Jull GA, eds. *Grieve's Modern Manual Therapy: The Vertebral Column.* 2nd ed. London, England: Churchill Livingstone; 1994:483-501.
98. Cleland JA. *Orthoapedic Clinical Examination: An Evidence-Based Approach for Physical Therapists.* Carlstadt, NJ: Icon Learning System LLC; 2005.
99. Magarey M. Examination of the cervical and thoracic spine. In: Grant R, ed. *Physical Therapy of the Cervical and Thoracic Spine.* 3rd ed. St. Louis, MO: Churchill Livingstone; 2002:105-137.

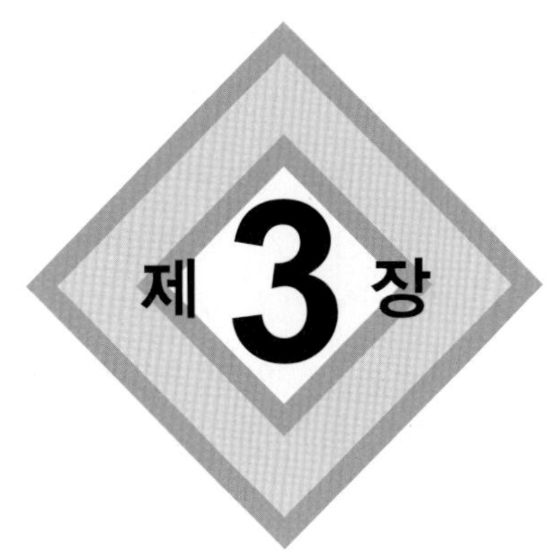

기본 신경근골격계 검사 구성요소: 검사와 측정

COMPONENTS OF THE BASIC NEUROMUSCULOSKELETAL EXAMINATION: TESTS AND MEASURES

병력을 수집한 후에, 임상가는 수집된 정보를 해석하여 효율적이고 효과적인 신체 검사를 수행할 수 있도록 한다. 병력은 모든 환자들에게 일반적으로 요구되는 중요 사항을 나타내지만, 세부 사항은 각 환자마다 다르다. 이러한 세부 사항은 진단적 분류에 기여하고, 신체 검사(examination)하는 동안에 정보를 지지하거나 부정하는데 기여한다. 병력에서 얻은 자료는 초기 신체 검사에 초점과 포괄성을 나타내지만, 임상가는 추가적인 검사와 중재에 대한 환자의 반응에 따라 지속적으로 수정한다. 2장에서 논의된 것처럼, 신체 검사의 범위를 계획하려면, 임상가가 환자의 증상이나 문제의 심각도, 과민성, 성격, 단계 및 환자 증상 및 문제에 대한 안정성을 판단해야 한다.[1]

신체 검사를 통해 얻은 정보는 치료 기준점이나 초기 진단으로 도달될 때까지 생긴 진단적 가설을 구체적으로 검사한다. 물리치료사의 과제는 각 환자의 주요 병력 정보와 함께 필요한 진단 검사를 선택, 수행 및 해석한 다음 그 결과를 환자 관리에 종합하는 것이다. 진단적 검사를 해석하고 선택하는 과정들은 왜 검사를 수행하는지 이해하는 것을 포함한다. 진단적 검사는 진단 분류를 구별하고, 구조적 병리를 탐지하고, 관심 영역을 배제하거나 포함하고, 물리치료에 적합하지 않은 장애를 확인하고, 특정 중재를 선택하는 데 도움을 주기 위해 수행된다.

Cook과 Hegedus[2]은 척추 상태(condition)에 대한 가장 높은 진단적 유용성을 가진 임상적 검사를 확인하였다. 이러한 저자는 일반적인 근골격(MS)상태 검사 또는 장애를 제외하기 위해 0.90 차단 민감도 및 0.20 미만의 음성 우도비를 사용했다. 장애 또는 진단에 대한 결정을 위해서는 적어도 5.0 이상의 양성 우도비율(LR)이 바람직하다.[3] Cook과 Hegedus[2] 연구의 결과에서 단지 몇 개의 검사만이 적절한 진단적 도구라고 밝혔다.

- 경추의 경우, 상지 장력(tension) 징후(정중 신경 편향), 후−전 수동 부가적 검사(posterior−anterior passive accessory test), 그리고 스퍼링 검사(Spurling's test)는 효과적인 선별 검사이다. C2−3에서 오직 수동 편측 활주 검사만이 유용한 진단적 검사로 간주된다.
- 흉추와 관련된 연구는 포함기준을 충족하지 못하였다.
- 요추의 경우, 효과적인 선별 검사는 신경 뿌리 압박에 대한 수동 하지 직거상(SLR)검사와 후관절 통증에 대한 신전−회전 검사이다. 중심화는 추간판성 증상에 대한 판단의 근거가 되는 것이 특징이

Stetts DM, Carpenter JG. *Physical Therapy Management of Patients With Spinal Pain: An Evidence-Based Approach (pp 63-111).*

[표 3-1] 신체 검사(examination) 목적

- 환자의 불편이나 증상을 재현
- 환자의 문제에 대한 기여 인자 또는 원인으로서 자세, 움직임, 일(work) 및 여가활동 요인의 영향을 결정
- 진단 또는 진단 분류에 대한 치료 한계점을 설정
- 당신이 결과를 측정할 수 있는 정확한 데이터 기준을 설정

다: 방사선상 불안정에 대한 후-전 척추간의 움직임과 수동 생리학적 척추사이(간) 운동(passive physiological intervertebral movements, PPIVM); 그리고 골다공성 압박 골절에 경우 앙와위 증상(즉, 심한 통증 때문에 바로 누워 있을 수 없는)과 서있는 상태에서 닫힌 자세 충격이 나타난다.

학생과 임상가는 진단적 검사의 정확성과 유용성을 결정하고 진단 과정 내에서 양성과 음성 검사 결과의(양성 및 음성 우도비) 중요성과 해석에 관한 제1장을 복습하는 것이 좋다. 신체 검사는 임상적 추론과 진단적 유용성을 기초로 적용한 검사를 가지고 점진적으로 진행한다. 진단 또는 진단 분류에 관한 임상적 결정은 오직 하나의 검사 결과가 아닌 증상 및 징후 집단의 결과를 기반으로 한다.[2]

신체 검사의 목적
Goals of the Physical Examination

신체 검사는 몇몇의 목적을 가진다(표 3-1). 첫 번째 목적은 환자의 불편함을 재현하기 위함이다. 대부분 신경-근골격계 문제의 증상은 자세, 움직임, 또는 활동의 변화와 관련 있다. 이러한 증상은 일반적으로 다양한 검사 및 측정으로 재현 또는 변화될 수 있다. 때때로 비-근골격계(non-MS) 또는 심각한 병리는 아마 자세나 움직임에서 나타날 수 있다; 그러나, 병력에서 얻은 자료는 추가적인 검사와 결합하여 비-근골격계 문제의 가능성을 명백하게 할 것이다. 검사하는 동안에 환자의 증상 변화가 없음은 아마도 비-근골격계(non-MS)상태이거나 걷기나 달리기와 같은 반복적인 움직임이나 지속적인 움직임을 결합하여 추가된 활동이 필요하다는 것을 나타낸다. 예를 들어, 만약 2마일 달리기 후에나 요통이 온다면 환자의 요통을 재현하기 쉽지 않다는 것을 임상가는 아마도 발견할 것이다. 제2장 감별 진단에서 논의한 것처럼, 진단을 세우는 것은 평가, 중재, 재평가의 모델을 따르는 것만큼, 병력과 신체 검사 자료의 평가가 요구되는 진행 과정이다.

두 번째 목적은 원인, 기여인자 또는 환자의 문제 지속인자 같은 자세, 움직임(movement), 일(work), 여가활동 요인의 영향을 결정하는 것이다. 환자의 증상에서 활동이나 움직임의 긍정적 또는 부정적 효과를 이해하는 것은 적절한 중재와 치료의 전체 계획을 결정하는 데 도움을 줄 것이다.

세 번째 목표는 징후(sign)와 증상(symptom)의 집단을 식별하여 진단 또는 장애기반의 분류에 대한 치료 임계값을 설정하는 것이다. 물리치료의 분류 또는 진단은 환자의 주관적인 자료와 관절, 근육, 신경 또는 감각운동(균형, 관절의 위치 감각) 조절 체계 및 환자의 증상과 활동 제한 관련성의 장애와 연관되어 있다. 진단의 확인은 치료 에피소드에 걸쳐 계속된다. 진단적 분류와 치료 접근을 바탕으로 둔 분류의 사용은 (즉, 특정 LBP 하위 그룹과 관리 치료 전략에 가장 반응할 것 같은 근거 기반의 특성 식별)뒤이은 경추 통증과 흉추 통증, 요통의 장에서 자세히 설명되었다.

최종 목표는 치료를 평가하고 발전할 수 있는 정확한 기준이나 결과 조치를 설정하는 것이다. 결과 측정은 관련 장애, 활동 제한 또는 참여 제한에 중점을 두고 증상, 장애 그리고 기능 사이의 관계의 이해를 촉진한다.

신체 검사 실시
Conducting the Physical Examination

임상가는 편안함, 친절함, 그리고 존중하는 임상 분위기를 제공해야 한다. 환자가 도착하기 이전에 적절한 장비와 물품을 가지고 검사 영역을 준비하는 것은 효율적인 자료 수집을 위한 기회를 제공한다. 무슨 일이 생기고, 왜 불안을 덜어도 되는지를 설명하는 것은, 과정의 이해를 돕고, 진행의 동의를 얻는데 도움을 준다. 검사 중 손으로 조

작하는 부분을 통한 지속적인 소통은 환자의 교감을 구축하고 검사 과정에서 정확한 환자의 반응을 얻는데 도움이 된다. 안전성과 효율성을 위해, 임상가는 효율적인 신체 역학을 활용해야하고 표준화된 방식으로 검사 기법을 수행한다.

병력에서의 자료를 기초로 하여, 임상가는 초기에 구체적인 검사를 선택하고 검사 또는 의학 검사 영역(들)에 따라 측정한다. 많은 검사 및 측정은 요추골반, 흉추, 경추 통증을 가진 환자에 대해 설명한다. 임상가는 관련되거나 관련이 없는 많은 양의 자료를 생성할 수 있는 가능성이 있는 모든 검사가 모든 환자에게 필요한 것은 아니라는 것을 명심해야 한다. 문제 해결을 위해 필요한 검사들은 진단의 유용성에 기초하여 선택된다. 검사 절차의 적절한 선택은 진단적 가설을 지지하거나 또는 부정하는 중대한 발견을 할 수 있다.

이 장에서는 환자의 반응을 해석하기 위한 일반적인 지침과 물리치료 관리에 적합한 신경-근골격계 장애를 가진 환자의 검사에 대한 전반적인 지침을 제시한다. 척추 통증 환자와 관련된 주제 선정도 논의된다. 검사 및 측정은 일반적으로 환자의 자세에 따라 수행되지만, (서기, 앉기, 바로눕기, 업드려 눕기, 옆으로 눕기) 여기서는 순서상으로 제시되지 않는다. 각각의 척추 영역에 대한 검사 과정은 다음 장에서 환자의 위치에 따라 배열되었다. 적절한 곳에서, 관련되지 않는 면을 먼저 검사하고 그 다음 관련된 면과 비교한다. 임상가는 모든 검사에서 질적, 양적 그리고 증상 반응을 기록한다. 휴식 시 또는 초기 증상은 검사를 통한 모든 검사 절차 이전에 획득되고 후에 검사를 통해 모든 검사 과정 후에 얻을 수 있다. 이 지침을 주의하면 각 과정에서 환자의 반응을 명확하게 이해하고, 검사 때문에 환자의 증상이 더 나빠지는 것을 예방할 수 있다. 신체 측정 자료(신장, 체중, 신체 질량 지수)와 활력 징후(맥박, 호흡, 혈압)은 이전에 아래에 열거된 검사 절차 이전에 얻어져야 할 것이다. (표 3-2)는 신체 검사의 기본 구성 요소를 나열한다.

[표 3-2] 신체 검사의 기초 구성 요소

- 관찰
- 자세
- 걷기
- 균형
- 기능적 검사
- 능동적 관절 운동 범위
- 수동적 관절 운동 범위 (생리학적, 부수적인, 분절 움직임 검사)
- 신경학적 검사
- 근육 길이 검사
- 근 수행능력(운동 조절/근력/힘/지구력)
- 검사 지역/ 관절 윗부분과 아랫부분
- 특수 검사들
- 촉진

관찰
Observation

비공식적인 관찰은 임상가가 환자와 인사를 마치면 시작한다. 일반적인 외모와 안녕 또는 행복(well-being), 얼굴 표정, 보조 장치 및 움직임을 위한 의지가 기록되었다. 걷는 것 뿐만 아니라 앉아 있다 일어서기 또는 그 반대로부터 변화에 관한 움직임 패턴은 아마도 초기 가설을 형성할 것이다. 움직임의 비공식적인 관찰 뿐만 아니라, 임상 재활 과정을 통해 자세, 운동, 교감의 발달 및 규정 준수에 영향을 미칠 수 있는 환자의 태도와 감정(예를 들어, 공포, 분노, 우울증, 불안)을 알고 있어야 한다. 환자는 검사할 영역의 필수 검사를 위해 적합하게 가운을 입어야 한다.

자세
Posture

정적 서기 자세

자세 편위는 비보호적(구조적 또는 행동적)편위와 보호적 편위가 있다.[4] 만약 그것이 움직임을 교정할 수 없고 그것을 교정하기 위한 시도가 증상을 변경하지 못한다면 오랜 척추 측만증은 비보호적, 구조적 변형이다. 비보호적 행동 변형은 아마도 감정 상태, 성격, 또는 부족한 신체 인식 때문에 기인할 수 있다. 비록 그것이 여전히 문제에 관련될 수 있을지 모르지만, 자세의 이 유형은 징후의 변화

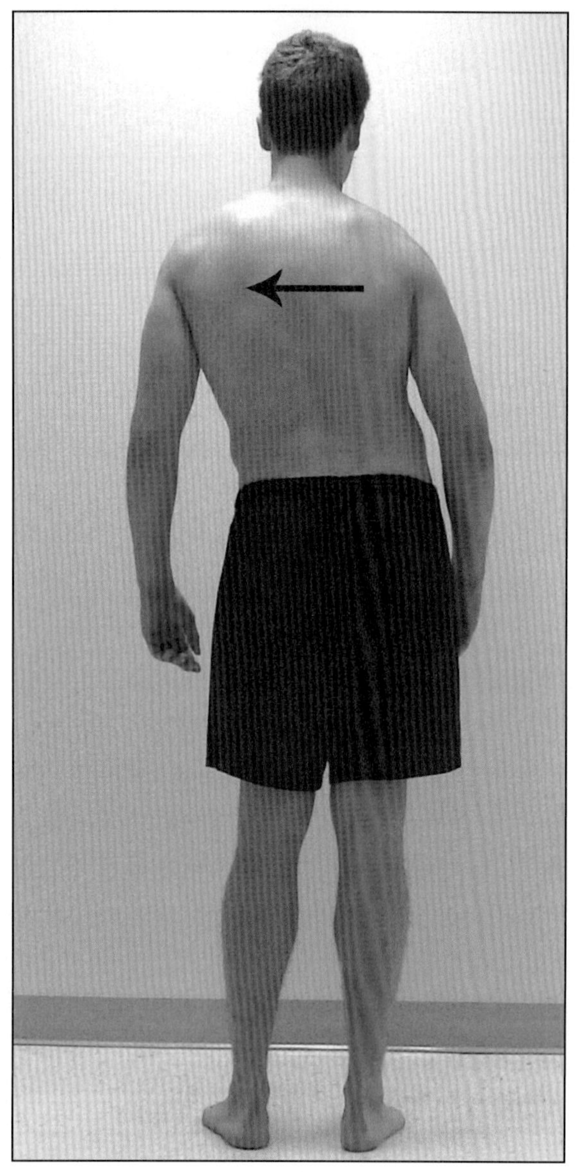

그림 3-1. 왼쪽 측면 이동.

없이 임상가에 의해 능동적으로 또는 수동적으로 교정할 수 있다. 지속되고, 반복적인 불량한 자세는 아마도 경추, 흉추, 그리고 요통 문제에 기여하거나 또는 지속시킨다. 방어 자세는 징후를 완화하기 위해 환자는 의식적 또는 무의식적으로 시도된다. 예를 들어, 요통이 있는 사람에게서 왼쪽 측면 이동은 (그림 3-1) 방어 자세 일 수 있다. 이 등의 변화와 환자 반응에 대한 교정은 적합성을 결정하고 아마도 초기 중재를 안내할 것이다.

서 있기 자세 분석은 아마도 근육 불균형을 연상시키는 약화와 단축된 패턴이 나타날 것이고 균형, 걷기, 근육 길이 검사, 관절 가동성 또는 근육 수행력(즉, 지구력, 근력, 활성화 패턴)과 특별한 움직임과 같은 추가적인 검사가 요구된다. Janda 등[5]의 이론에 따르면, 근육 불균형은 단축(tightness)되고 짧아지는(shortness) 경향이 있는 긴장성 근육(tonic muscle)과 약화 또는 억제되는 경향이 있는 위상성 근육(phasic muscle)사이에 발생한다(표 3-3). 근육 불균형은 아마도 특정 근육의 그룹 또는 패턴에서 일어나고, 그것은 종종 허리 골반 엉덩이쪽(예를 들어, 하지 교차 증후군)과 목-어깨 쪽(예를 들어, 상지 교차 증후군)에서 발생한다.

[표 3-3] 근 불균형

긴장성 근육 경직 또는 짧아지는 경향	위상성 근육 약화 또는 억제 경향
• 비복근, 후비골근	• 장, 단비골근
• 고관절 내전근	• 전경골근
• 슬괵근	• 내측광근, 외측광근
• 대퇴직근	• 대,중, 소둔근
• 장요근	• 복직근
• 흉요추 신전근	• 전거근
• 요방형근	• 능형근
• 상승모근, 흉쇄유돌근	• 하부 승모근
• 견갑거근, 사각근	• 심부 경추 굴곡근
• 흉쇄유돌근	• 상지 신전근
• 대흉근, 상지 굴곡근	

하지 교차 증후군은(그림 3-2) 고관절 굴곡근 또는 척추 기립근(ES)의 경직과 엉덩이와 복근의 약화를 보여준다. 전형적인 자세 변위는 전방 골반 기울임, 증가된 고관절 굴곡과 증가된 허리 전만을 포함한다.[5] 상지 교차 증후군은 (그림 3-3) 심부 경추 굴곡근과 하부 승모근, 전거근, 견갑골 안정근의 약화와 상부 승모근(UT), 견갑거근, 대흉근, 흉쇄유돌근에서 경직이 나타난다.[5] 전방 두부 자세, 증가된 상부 흉추 후만, 경추의 전방 평행 이동, 전인되고 상승된 견갑골, 경추와 상부 사지의 모든 움직임을 포함한 전형적인 자세 변위는 경추와 상지의 모든 움직임에 영향을 끼친다. Janda 등[5]은 이 체계가 급성 통증 단계에서 아니라 환자가 거의 통증의 없거나 통증이 아예 없을 때 가장 신뢰할 수 있다고 제안하였다. 임상적으로, 근육 불균형은 다양한 패턴이 일어나고, 환자의 불편을 나타내

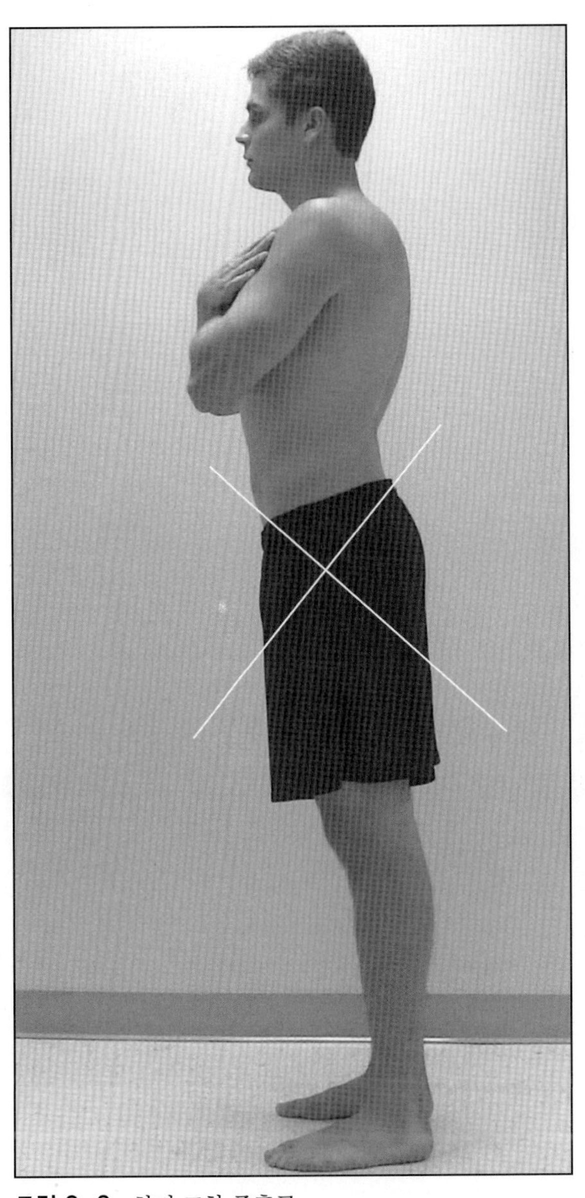

그림 3-2. 하지 교차 증후군.

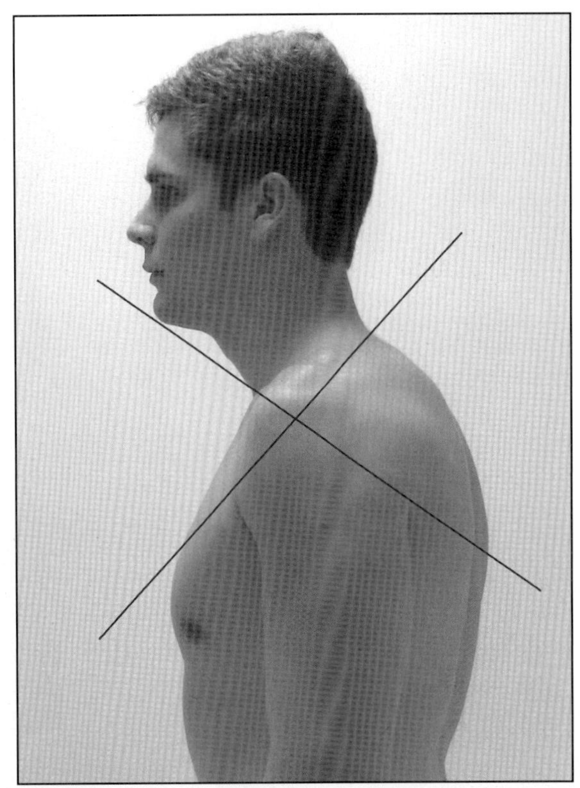

그림 3-3. 상지 교차 증후군.

는 원인 또는 결과일 수 있다.

Kendall 등[6] 이상적으로 편위되는 몇 가지 일반적인 자세들을 설명했다. 이상적인 것은 "스트레스(stress)와 스트레인(strain)의 최소한의 양과 신체 사용의 최대 효율성에 좋은 것"을 나타낸다. 후만-전만 자세(그림 3-4)는 팔(상지)와 하지 교차 증후군과 유사하며 경추 굴곡근, 상부 척추 기립근(ES), 외복사근(EO)에서 약화: 경추 신전근, 고관절 굴곡근, 요추 척추기립근에서의 경직과 관련되고, 슬괵근(hamstring)은 약화되거나 약화되지 않을 수도 있다. 편평 허리 자세(flat back posture)는 (그림 3-5) 감소되거나 또는 없는 요추 전만, 후방 골반 경사, 고관절의 신전, 발목의 약간의 족저굴곡, 약간의 신전된 경추, 상부 흉추의 굴곡, 편평한 하부 흉추를 나타낸다. 고관절 굴곡근은 약화, 슬괵근은 경직, 요추 부척추근은 아마도 약화될 것이다. 척추 만곡증 자세(sway back posture)(그림 3-6)는 전방머리자세, 신전된 경추, 증가된 굴곡과 상부 체간의 후방 전위, 상부 척추의 굴곡, 후방 골반 경사, 전방 골반 전위를 동반한 고관절 과신전, 무릎에서의 과신전, 발목에서의 중립을 보여준다.

초기에 서있는 자세는 관심의 영역에 대한 자세한 초점을 맞춘 전체 화면으로 시작하는, 전방, 후방, 좌우 측면보기 (그림 3-7)로 포함하여 표준화되고 체계적인 방식으로 관찰된다. 임상가는 신체의 대칭, 체간 및 사지의 위치, 뼈 및 연부 조직의 윤곽 등(즉, 척추 측만증, 경추 요추 전만, 흉추 후만, 위축, 부종), 피부, 지적 홍반, 멍, 흉터들을 찾는다. 환자 병력에서 악화시키거나 완화시키는 요소에 의해 제안되었듯이, 앉고, 손을 뻗거나, 또는 쪼그리기와 같은 지속적이거나 또는 반복적인 자세를 유사한 방식으로 검사해야 한다. 자세의 임상적 검사의 상세한 설명은 다른 문헌에 설명되었다.[8-10]

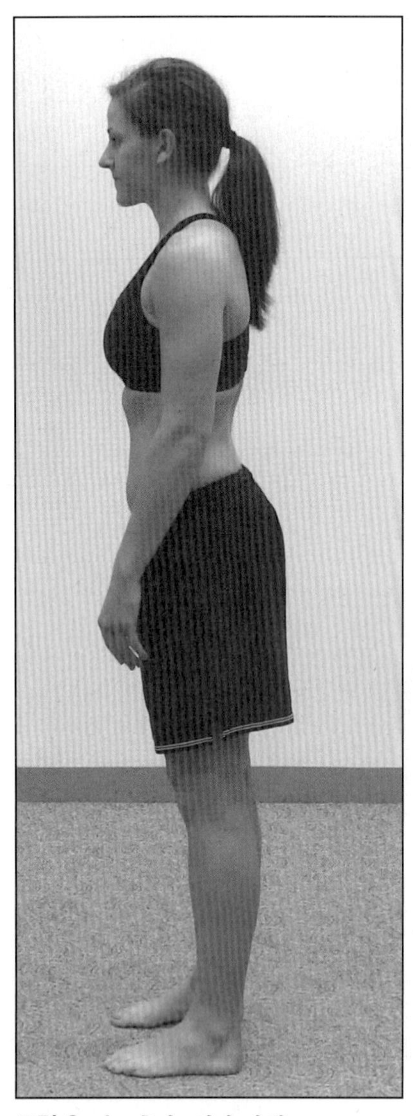
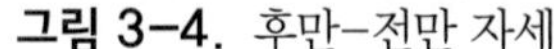
그림 3-4. 후만-전만 자세

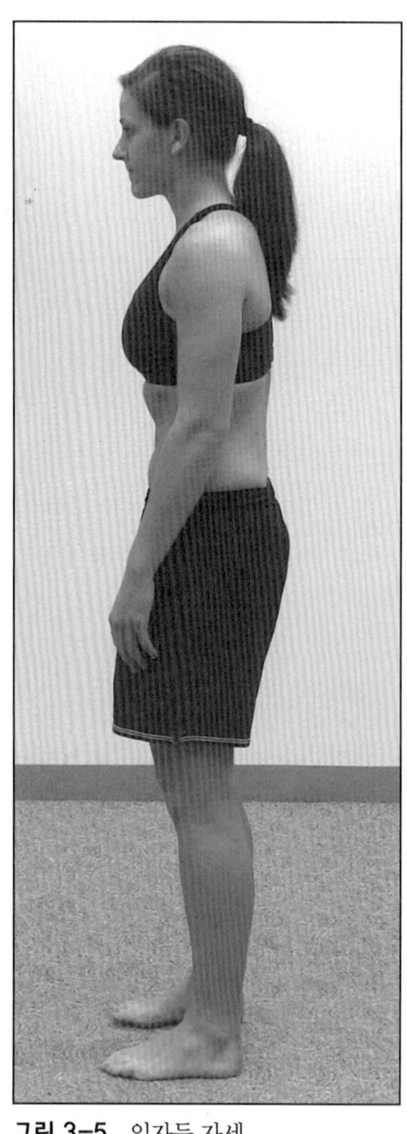
그림 3-5. 일자등 자세

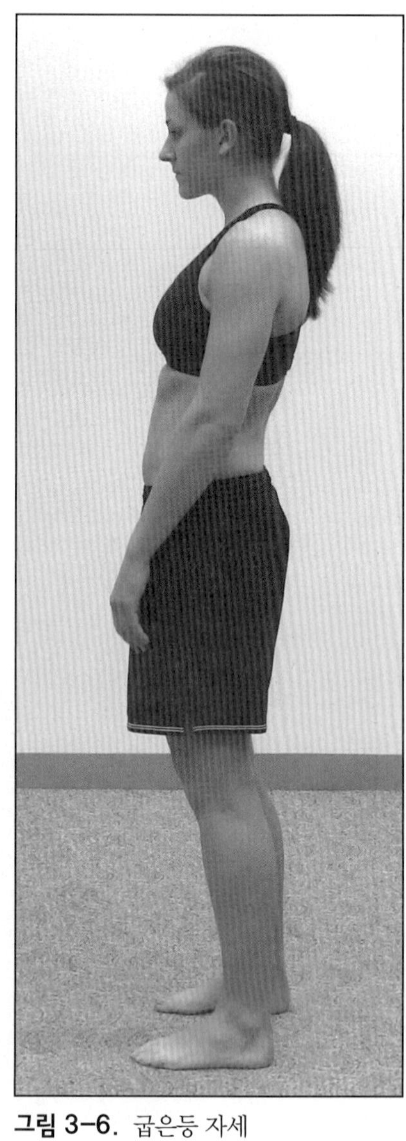
그림 3-6. 굽은등 자세

정적 앉기 자세

LBP에 대한 위험 요소로 앉기와 관련된 증거는 상반되어 있다. 연구들은 결정적인 증거가 아니라고 보고하거나 주요 원인으로 앉기를 보고한다.[12–14] Bakker 등[14]은, 직장에서 장시간 서있고, 걷고, 앉아 있는 것은 요통과 관련이 없다는 강력한 증거가 존재한다고 보고하였다. 앉아 있는 것이 LBP를 악화시키고 영구화하게 한다는 제한된 증거가 뒷받침한다.[15,16] 비특이성 만성 LBP(chronic LBP, CLBP) 특정 하위 그룹의 환자에게 앉은 자세에서 요추 중립자세를 측정하기 어렵다. 신전 패턴 장애를 가진 환자는 과신전에 그들 스스로 적극적으로 유지하는 반면에 굴곡 패턴 장애를 가진 환자는 척추의 증상 영역에서 가능한 굴곡 범위의 끝 가까이 그들 스스로 위치한다.[15,17,18] LBP 관련 증거가 상반됨에 불구하고, 장시간 앉아있는 자세는 몇몇의 직업과 관련된 하위 그룹에 대한 현재와 미래의 LBP의 위험 인자이다. Bell 등[19]은 쉬는 시간 없이 90분 보다 더 앉아있는 시간의 평균 17%와 83%를 앉아서 보내는 노동자를 조사하였다. 저자는 현재 LBP가 (증상 지속 > 24시간) 후만 자세로 (가능성비 [OR] 2.1, 1.1에서 4.1) 인한 것으로 판단하였다. 어떤 사람의 경우, 상대적으로 정적으로 앉은 자세나 후만 자세를 유지하는 것은 미래의 LBP 위험요소를 유의하게 증가시킨다. 환자의 병력은 평가와 인체 공학적 중재가 필요한지 여부

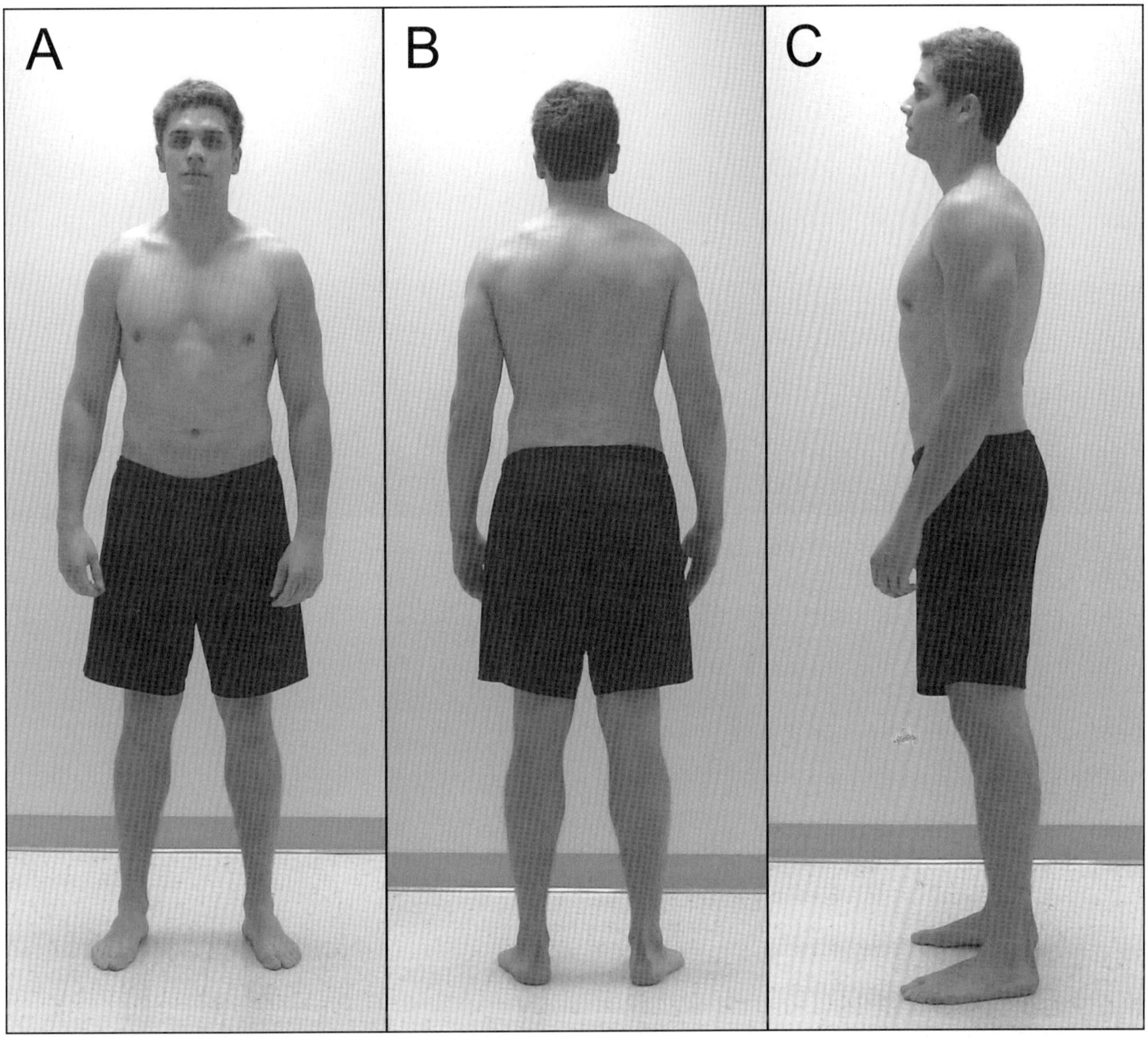

그림 3-7. 표준 선 자세: (A) 앞면, (B) 뒷면, (C) 왼쪽 측면

로 결정한다.

이와 유사하게, 자세와 목 통증 또는 목 통증과 두통사이의 관계를 뒷받침 하는 강력한 증거가 없다.[20-22] 청소년을 대상으로 한 연구에서는 목 통증과 자세의 관계를 입증하는 데 실패했다.[23] Falla 등[24]은 컴퓨터 작업을 10분 동안 할 때, 목에 통증을 가진 사람이 목에 통증이 없는 사람에 비해 머리 전방머리자세가 증가했다는 것을 보여 주었다. 전방머리자세는 목 통증이 없는 사람에 비해 목 통증이 있는 사람에게서 더 많이 보고되었다.[25]

O'Sullivan 등[26]은 똑바로 앉은 자세에서 3가지 다른 체간 근육 활성화 패턴을 보고했다: 똑바른 요추 골반, 똑바른 흉추, 구부정한 앉은 자세(그림 3-8). 최적의 앉는 자세를 고려하면, 요추골반 앉기(lumbopelvic sitting)는 (즉, 전방 골반 회전, 요추 전만, 그리고 흉추 이완) 요추와 흉추 영역에 대해 유리하다. 왜냐하면 그것은 끝 범위 위치를 포함하지 않아, 흉추 기립근(thoracic extensor spinae, TES)의 높은 압박 부하없이 국소 안정화 근육의 우선적인 활성을 야기하기 때문이다.[26] 흉추 똑바로 앉은 자세(Thoracic upright sitting)는 (어깨뼈가 약간 후인하고 흉요추부 척추 신전한다) 흉추기립근(TES)와 EO로부터 높은 압박 축 부하를 야기한다.[26]

Caneiro 등[27]은 흉요추 자세, 머리/목 자세, 근 활성

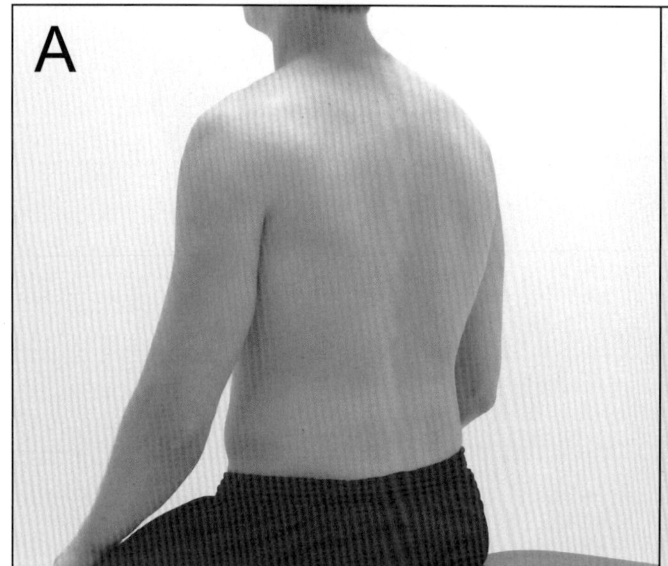

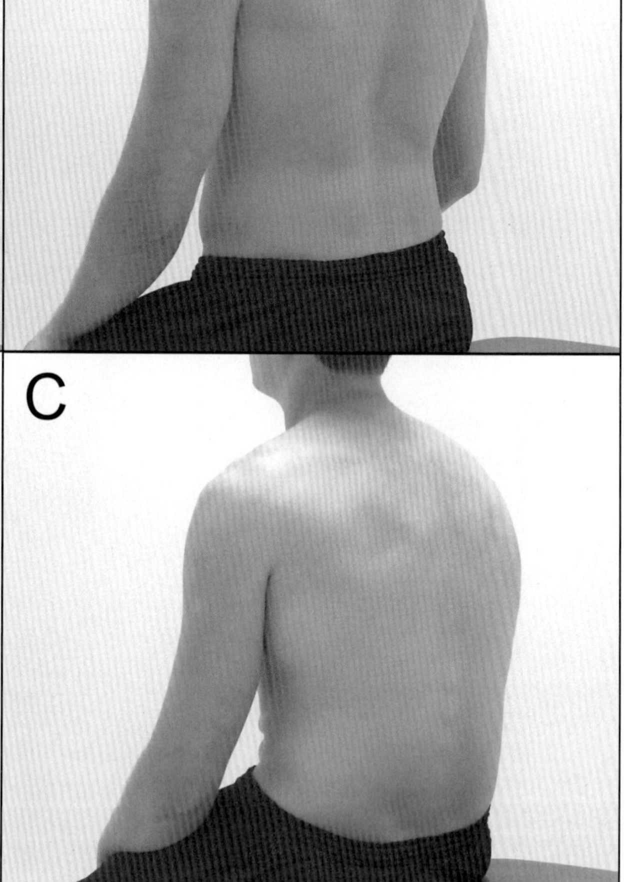

그림 3-8. (A) 똑바른 요추골반 앉은 자세; (B) 똑바른 흉추 앉은 자세; (C) 약간 구부정한 앉은 자세.

도 사이의 연관성을 입증하여 이전에 보고된 3가지 앉기 자세에 따른 흉요추부 근활성도와 머리/목 운동학 변화에 대해 보고했다. 예상했던 대로, 구부정한 앉은 자세는 더 큰 머리/목 굴곡, 전방 두부 전위, 흉추, 요추골반 앉기(lumbopelvic sitting)와 비교해서 증가된 경추 기립근(cervical erector sinae, CES) 활동을 초래한다. 흉추 똑바른 앉은 자세(Thoracic upright sitting)은 요추골반과 구부정한 자세와 비교해서 증가된 흉추기립근(TES)의 활동을 보여준다.[27] 앉을 때 더 좋은 자세는 비교적 중립적인 머리/목 정렬과 구부정한 앉기와 비교했을 때 경추기립근(CES)과 흉추기립근(TES)을 덜 쓰게 하는 요추골반 자세이다. 이러한 연구 결과는 비-촉진된 흉추 똑바로 앉은 자세(thoracic upright sitting)와 비교해서 치료-촉진된(즉, 손으로 그리고 말로) 요추골반 자세에서 증가된 심부 경추 굴곡근과 요추 다열근(LM) 활동을 나타낸 연구와 일치한다.[24,28] 즉, 단순히 "똑바로 앉아"라고 환자에게 말하는 것은 척추의 최적 위치를 촉진한 것이 아니다.

Jull 등[29]은 목 통증을 가진 환자에게 똑바로 앉은 자세(upright sitting)를 평가하는 다음과 같은 과정을 설명했다. 첫째, 환자의 지지되지 않는 앉은 자세는 엉덩이 80° 굴곡과 바닥에 평평하게 둔 발이 관찰된다. 임상가는 손으로 골반의 전방 회전을 도와서, 다음과 같이 중립 척추 자세를 만들게 된다.: (a) 정상적인 하부 요추 전만의 복원; (b) 흉추에서 후만은 약간의 흉골 올림 또는 내림을 가지고 조절된다: (C) 견갑골은 흉벽에 맞닿게 앉고: (d) 머리 위 목 자세는 후두를 경부 신전시키며 부드럽게 들어올려 조절한다. 필요에 따라 임상가는 손으로 견갑골의 위치를 변경한다. 환자는 능동적으로 이 자세를 유지해야 한다. 환자의 증상에 대한 자세 교정의 효과는 타당성을 밝히기 위하여 평가된다. 증상은 아마도 증가하거나, 감소하거나, 또는 동일하게 유지될 것이고 또는 환자가 척추 가동성(mobility) 장애로 인해 원하는 자세를 하기에는 어려움을 가질 것이다.

정적 자세 정렬은 개인에 따라 크게 다르다. 널리 사용되는 임상적 관점은 좋음, 나쁨, 정상, 또는 이상적인 자세를 정의하지만, 이러한 자세를 정의할 수 있는 정량적 근거는 적다.[30] 질적 설명은 척추 곡선 결합의 범위을 설명하는 경향이 있다. 그러므로 정상 또는 이상적으로 생각되는 것으로부터 모든 변위를 병적으로 고려하면 안 되고, 몇몇의 결함 자세들이 항상 수정되어야 하는 것은 아니다. 예를 들어, 증상이 있는 요추 척추 협착증을 가진 환자는 반드시 감소된 요추 전만을 가지고 있다. 그러나 관찰된 자세 변형들은 환자의 증상에 어떤 변화를 주목하고 그리고 자세와 환자의 사이에서 유발하거나 또는 완화하는 관계를 수립하는데 돕기 위해 임상가에 의해서 수동적으로, 또는 환자에 의해 능동적으로 수정될 수 있다. 증상 유발적인 자세는 가동성, 근육의 활성화 패턴 그리고 동적 운동 조절의 평가가 필요하다. 환자는 정상에서 편위를 해결하기 위해 충분한 가동 범위(ROM)를 가지고 있어야 한다. 자세는 편안하고 표층 몸통 근육의 최소한의 활동이 유지되어야 한다. 환자는 일상생활, 일, 또는 휴식 활동에 요구되는 것처럼 쉽게 기능적 자세를 안팎으로 움직일 수 있을 것이다.[31]

보행 선별검사
gait screen

통증이 없는 연령이 일치된 대조군과 비교해보면, LBP을 가진 대부분의 사람들은 더 느리게 걷고, 더 짧은 보폭(step)을 가지고, 비대칭적인 보폭 길이(step length)를 가진다.[32-37] 더 빨리 걷기 위해서, LBP를 가지고 있는 사람은 보폭 길이보다 오히려 속도를 증가한다.[38-40] 이러한 변화는 보행 시, 축 부하를 수정하기 위해 척추와 고관절에 대한 움직임을 제한하기 위해 시도할 수 있다. 그러나 LBP를 가진 사람들의 변화된 보행 전략은 통증의 강도, 장애의 정도, 통증의 분포, 그리고 신체 활동과 관련된 두려움과 같은 요인에 의해 영향을 받을 수 있다. LBP에서 인식된 장애의 수준은 통증 강도보다 걷는 능력에서 더 많은 변화를 차지한다. 신체 활동과 관련된 두려움은 보행 속도의 강한 예측인자이다. 하지 연관통이 없는 LBP 환자인 경우, 천천히 걷는 경향이 있지만, 빨리 걸을 수도 있다.[34] 그리고 건강하고 통증없는 사람들처럼 수직 지면 반발력의 유사한 양을 견딜 수 있다.[41] 반면에 LBP와 하지 연관통을 가진 환자는 더 느리게 걷고 대조군보다 수직 지면 반발력을 덜 견딘다.[42]

보행 속도는 기능 저하와 향후 건강 상태를 예측할 수 있는 잠재력을 가진 표준 척도이다. CLBP 환자의 경우 자체 선택한 보행 속도가 느리기 때문에, 보행 속도는 환자의 향후 기능 및 안전과 관련된 정보를 제공하기에 적절할 때 평가해야 한다. 나이와 성(표 3-4[46])에 관련된 차이 존재하지만, 보행 속도의 정상 범위는 1.2-1.4m/s이다.[47]

10미터 걷기 검사[48]는 보행 속도를 측정 할 수 있는 쉽고, 신뢰할 수 있는 검사이다. 직선 20m 경로는 시작지점에서 5m는 가속하기 위해, 10m는 안정된 속도로 걷기, 감속을 위한 5m는 끝내기로 사용된다. 2번 시도하여 평균을 계산한다. 작지만 의미 있는 개선을 위해 필요한 변화의 양은 0.04에서 0.06m/s이고 실질적인 변화는 0.08에서 0.14m/s이다. 1m/s보다 적은 보행 속도는 (즉, 6-m 코스를 6초에 완료하다) 좋은 기능을 가진 노인이 1년 이내 부정적인 건강 결과를 초래할 위험이 높은 것으로 나타난다.[49]

보행 시, 요추골반 움직임의 조절과 안정성 유지는 모든 요추골반 근육에 의해 조정된다. LBP을 가진 사람에게서, 조사자는 보행 시 통합된 근육 체계를 설명했다.[50-52] 보행 주기 동안, 표층 복근과 모든 척추 주위 근육은 위상성으로 활동하고, 복횡근(TrA)은 긴장성 활동을 한다. 모든 근육의 활성화 또는 동시 활성화는 발 닿기에서 일어난다.[50] Saunders 등[51]은, 현재 증상이 없지만 재발할 수 있는 LBP를 가진 사람이 보행하는 동안, 복횡근(TrA)의 긴장성 활성화의 감소, 높은 요추골반의 충격 동안(동측 발 닿기)에 복횡근(TrA)의 감소, 복직근 활동의 증가된 기간(몸통 강직)을 예비 증거를 제공하였다. 재발하는 LBP의 병력을 가진 일부 환자에서, 척추의 분절간 조절은 아마도 손상되었을 것이고, 이러한 자료는 특별한 근육의 기능을 평가하는 이론적 근거를 제공한다.

골반과 관련된 갈비뼈와 흉추사이 움직임의 관찰은 보행 중 자세조절 장애의 패턴을 밝힐 수 있다.[53] 만약 증상이 있는 경우, 과도한 움직임 또는 요추의 조절이 떨어지는 움직임은 불충분한 근육 안정화를 시사하고, 아마도 안

[표 3-4] 성별 그리고 십년간 나이에 대한 안정된 보행 속도의 평균(X) 그리고 표준 편차(S) 제시

	안정적인 보행 속도(CM/S)				최대 보행 속도(CM/S)			
	실제		정규화된 신장 (HEIGHT-NORMALIZED*)		실제		정규화된 신장 (HEIGHT-NORMALIZED*)	
성/십년	X	S	X	S	X	S	X	S
Men								
20s	139.3	15.3	0.788	0.093	253.3	29.1	1.431	0.162
30s	145.8	9.4	0.828	0.052	245.6	31.5	1.396	0.177
40s	146.2	16.4	0.829	0.090	246.2	36.3	1.395	0.197
50s	139.3	22.9	0.794	0.119	206.9	44.8	1.182	0.259
60s	135.9	20.5	0.777	0.116	193.3	36.4	1.104	0.198
70s	133.0	19.6	0.762	0.105	207.9	36.3	1.192	0.201
Women								
20s	140.7	17.5	0.856	0.098	246.7	25.3	1.502	0.142
30s	141.5	12.7	0.864	0.087	234.2	34.4	1.428	0.206
40s	139.1	15.8	0.856	0.098	212.3	27.5	1.304	0.160
50s	139.5	15.1	0.863	0.104	201.0	25.8	1.243	0.158
60s	129.6	21.3	0.808	0.131	177.4	25.4	1.107	0.157
70s	127.2	21.1	0.807	0.131	174.9	28.1	1.110	0.176

* 실제 속도(cm/s)/키(cm)

Bohannon RW부터의 데이터. 20-79살 성인의 안정된 그리고 최대 보행 속도: 참고 범위와 결정요인. 나이 노화 1997;26:15-19. 옥스포드 대학 출판부의 허가에 의해 재판.

정화를 높이기 위한 중재 전략을 필요로 한다. 반면 경직된 몸통 자세 또는 결손된 흉추-골반 분리 때문에 제한된 움직임은 감소되거나 결여된 복횡근(TrA) 활동에 직면하여 증가된 근육의 동시 수축 전략을 대처하는 것을 제안하고 아마도 근수축의 양을 줄이기 위한 중재가 필요할 것이다.[53] van der Hulst와 동료[54]들은 CLBP를 가진 피험자에게서, ES와 복직근의 증가된 표층 근육 활동을 증명하였다. 그러나 EO는 증가되지 않았다. 이러한 차이는 보행 속도와 관계없이 나타났다. 복직근과 ES의 증가된 동시 활성화는 척추 움직임 조절을 제공하고 근보호 또는 몸통 강직의 이론을 뒷받침한다.

보행 장애는 하지에 방사통을 가지고 있거나 또는 하지 방사통 없이 요통을 가지고 있는 사람에게서 가장 일반적으로 관찰된다. 그러나 상지와 관련된 활동 제한은 상체 증상, 자세, 또는 운동 장애로 인한 보행 이상을 만든다. 보행 평가는 신발 유무에 관계없이 전방, 후방, 오른쪽 측면 및 왼쪽 측면을 포함한다. 임상가는 비정상적인 패턴과 보행 속도 뿐만 아니라 환자의 증상을 바꾸거나 유발하는 보행 주기 요점에 집중해서 보행 주기의 전체적인 검사를 수행해야 한다. 더 상세한 보행의 임상적 검사는 다음의 출처에서 사용할 수 있다.[8,9]

균형 선별검사
balance screen

현기증, 균형 문제, 보행 불안정, 목의 통증 또는 LBP의 환자 불편은 정적 및 동적 균형 검사에서 밝혀진다. 병력, 계통별 고찰, 환자의 설명과 문제의 정도에 따라 필요한 검사수준과 유형이 결정된다.

자세 조절은 일상 생활의 모든 활동에 대한 요건이다. 이 매우 복잡한 기술은 장애를 보상할 수 있는 사람의 능력과 일, 환경에 따라 체성감각, 전정계, 그리고 시각 시스템으로 부터 다양한 감각 입력들을 통합하기 위한 능력이 포함한다.[55] 건강한 사람은 조명이 밝은 환경, 안정된 지면 위에서 체성 감각(70%), 시각(10%), 전정(20%) 정보를 사용한다.[56] 불안정한 지면에서는 시각 및 전정 정보의 사용은 체성 감각 입력에 비례하여 증가한다. 여러 시스템이 포함되어 있기 때문에, 하나의 균형 검사는 사람의 균형이 손상되는 이유를 이해하기에 충분하지 않다.[55] 이와 유사하게, 균형을 개선하기 위한 하나의 치료는 모두에게 최적화 될 수 없을 것 같다. 예를 들어, 만약 고관절 신전근 약화가 넘어지는 사람의 원인이라면, 눈을 감고(EC) wobble board 위에 앉아 있는 것은 효과없는 중재가 될 것이다. 그러나, 전정계에 장애를 가지고 있는 사람은 이 중재를 추가하는 것이 도움이 될 것이다.

균형 장애는 LBP[57–61]와 목 통증[62,63]을 가진 사람에게 나타난다. Byl과 Sinnot[57]는 LBP 대상자는 자세 동요가 유의하게 증가되고, 힘의 중심이 유의하게 더 후방으로 유지되면서, 그리고 눈 감고 한쪽 발로 유의하게 중심을 더 적게 조절할 수 있었다. Mok 등[59]은 나이와 성별을 일치시킨 대상자를 비교하였을 때, 요통을 가진 사람들은 변화된 자세 조절 전략(감소된 고관절 전략) 그리고 증가된 시각 의존성 때문에 더 불충분한 서있기 균형을 가지고 있다. Mok 등[64]은 LBP를 가진 사람들은 정상 대조군에 비교했을 때(예를 들어, 1kg의 무게를 30cm의 높이에서 떨어뜨려 잡기) 갑자기 몸통 부하 후에 다른 요추 움직임 전략을 사용하는 것을 보여 주었다. CLBP를 가진 사람은 자세적 안정성을 되찾기 위해 더 많은 자세적 교정과 함께 더 긴 회복 기간이 요구된다. 균형 조절에서 결손은 예기치 않은 외부 환경과 연관있는데, 이는 이전 연구와 일치한다. 저자는 자세 조절을 위한 요추골반 움직임의 결손은 아마도 부적응, 동시 수축, 또는 체간 경직 전략 때문이라고 추측한다.[65–67]

Treleaven 등[62]은 현기증의 불편함을 호소하거나 호소하지 않는 편타성 관련 질환을 가진 대상자는 투약, 불안, 또는 보상 상태 때문이 아니라 아마 변화된 역학적 자세 조절 때문에 균형 결손을 가진다고 보고했다. 특발성 및 편타성 목통증 환자는 대조군과 비교하여 서기 균형이 맞지 않는 것으로 나타났고, 동시에 두 그룹은 30초 동안 눈 감고(EC) 일자서기 검사를 마칠 가능성이 적었다.[63] 또한, 이러한 결과의 원인으로 체성 감각 장애를 제안한다. 이 저자는 모든 목 통증 환자에 대한 눈을 뜨고(EO) 눈을 감은(EC)상태로 편안한 상태에서 좁은 일자서기를 포함하는 수많은 균형 검사를 권장한다.[63]

눈 뜨고 그리고 눈 감고 한 다리 서기 검사를 사용하여, Maribo 등[68]은 6개월 이상 CLBP를 가지고 있는 18~75세 40명 대상자에게서(평균 51.5, 표준 편차 12.35) 자세의 균형을 실험하였다. 환자는 1.5m 떨어진 지점에 초점을 맞추고, 맨발로 그들의 가슴에서 팔을 교차하고 한 다리를 약 10cm를 들고 체중 부하는 다리 뒤에 위치시킨다. 눈뜨고 60초 또는 눈감고 30초 또는 만약 자세를 유지하기가 불가능하다면 시간 재는 것을 멈춘다. 눈뜨고 있는 동안, 천장 효과(celling effect)는 60초 동안 서있을 수 있는 환자의 48% 이상으로 간주되었다. 눈을 감은 경우, 관찰자내(표준 오차의 평균 [SEM] 2.48초; 최소 검출 변경 [MDC] 6.88)와 관찰자간(SEM 1.42초, MDC 3.95) 신뢰도는 허용했다(급내 상관 계수 [ICC] 0.86 ; ICC 0.91, 각각). 비록 검사가 눈감고 균형에 대한 실제 차이 없이 2.48초까지 차이가 날지도 모르지만, 실제 변화는 6.88초로 나타나졌다. 본 연구에서, 60세 미만 환자의 28%만이 10초 동안 서있을 수 있었고, 평균 8.9초보다 더 눈감고 서있을 수 있다.[68] Bohannon 등[69]은 50–59세의 눈감고 한 다리 서있기에 대한 평균 21±9.5초의 표준적인 자료를 보고했다. 두 연구 사이의 차이는 정형외과 질환이 없는 대상자와 CLBP 환자와 다른 대상자를 비교하였기 때문이다. 요통을 가지고 있거나 없는 대상자를 비교했을 때, Sung 등[70]은 한 다리 서있기 동안 요통을 가진 대상자는 시각적 되먹임이 차단될 때 척추 중심부 안정성이 유의

[표 3-5] 눈뜨고 그리고 눈감고에 대한 나이와 성별에 의한 한 다리 서있기 검사 시간

나이	눈 뜨고 평균		눈 감고 평균	
	여성	남성	여성	남성
18~39	43.5 (3.8)	43.2 (6.0)	8.5(9.1)	10.2(9.6)
40~49	40.4 (10.1)	40.1 (11.5)	7.4 (6.7)	7.3 (7.4)
50~59	36.0 (12.8)	38.1 (12.4)	5.0 (5.6)	4.5 (3.8)
60~69	25.1 (16.5)	28.7 (16.7)	2.5 (1.5)	3.1 (2.7)
70~79	11.3 (11.1)	18.3 (15.3)	2.2 (2.1)	1.9 (0.9)
80~99	7.4 (10.7)	5.6 (8.4)	1.4 (0.6)	1.3 (0.6)

SE는 표준 오차를 나타낸다.
Springer BA, Marin R, Cyhan T, Roberts H, Gill NW. 발췌한 데이터. 눈뜨고 감고 한다리로 서있기 검사에 대한 표준값. J Geriatric Phys Ther. 2007;30:8–15.

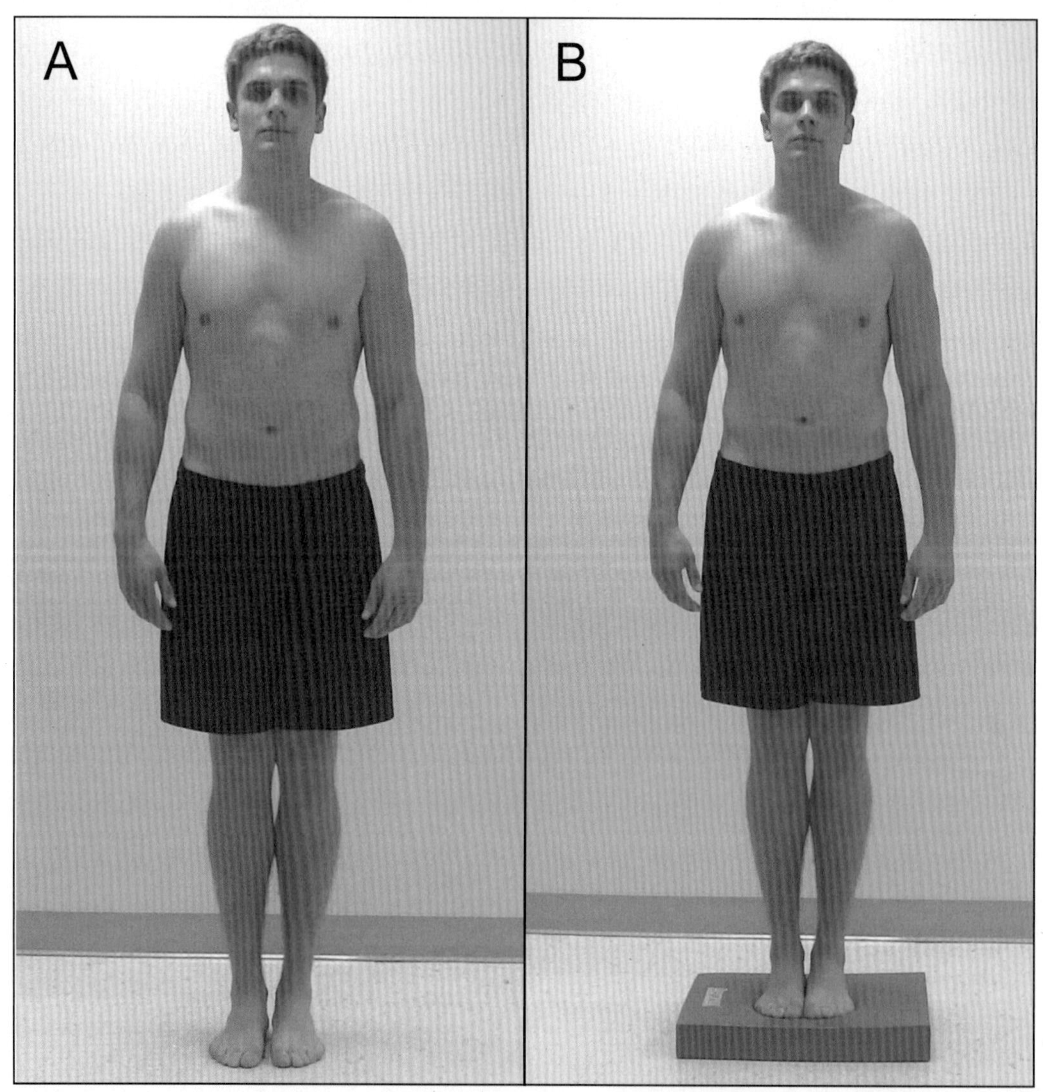

그림 3-9. 견고하거나 부드러운 지면위에서 눈뜨고 눈감고- 서있기 균형 검사(10cm 고밀도 폼): (A) 견고한 지면 위에서 좁은 보폭, 눈뜨고; (B) 부드러운 지면 위에 좁은 보폭, 눈뜨고.

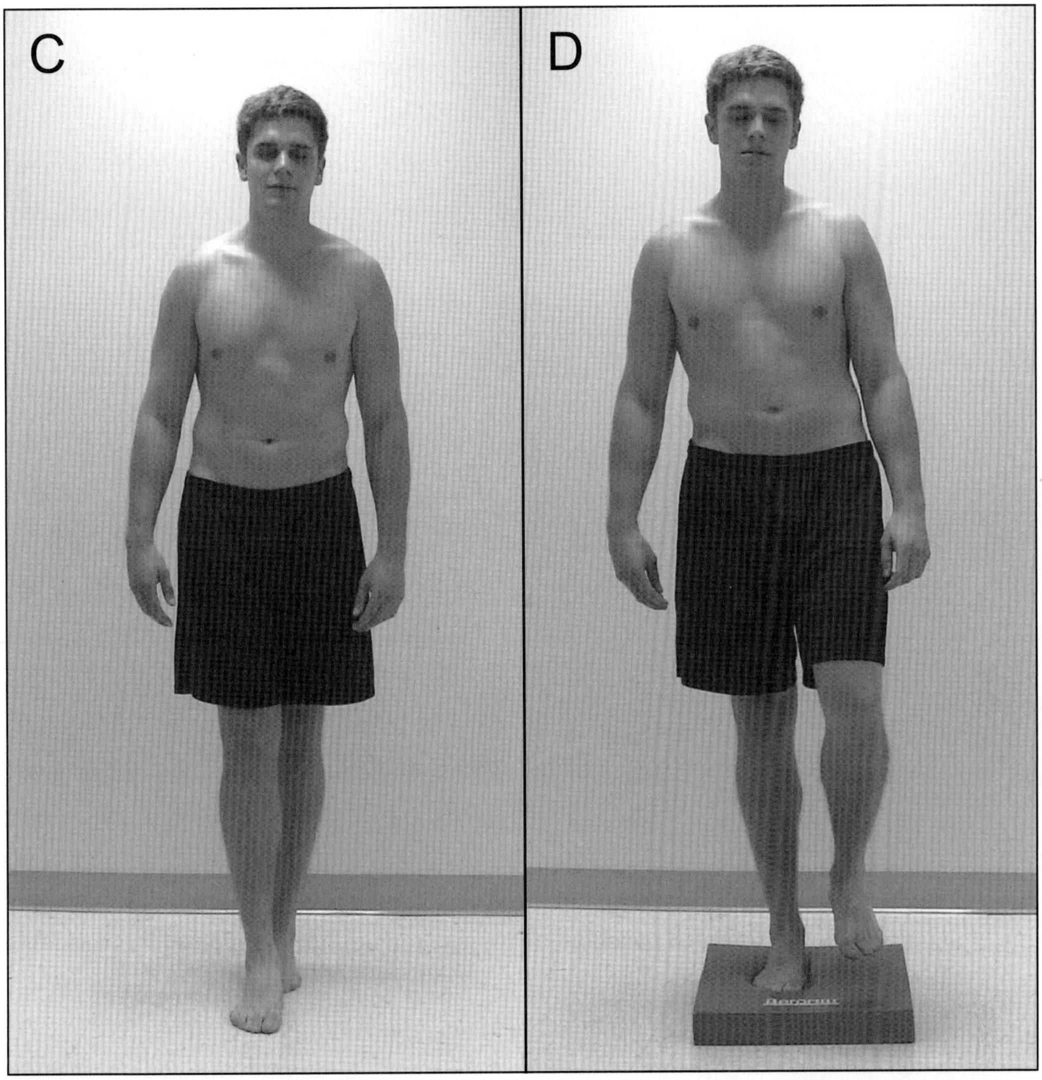

그림 3-9. (C) 견고한 지면 위에서 일자서기 보폭, 눈 감고: 그리고 (D) 부드러운 지면 위에 한-다리 서기 검사, 눈 감고.

하게 감소된다. 몸통 근육 불균형은 아마도 감소되고, 협응되지 않는 브레이싱 효과(bracing effect)로 만들어지는 불균형 자세 활동에 기여할 것이라고 추측한다.

Springer 등[71]은 한 다리 서있기 검사 중에 건강한 사람의 나이와 성별 특정 수행능력 값을 (표 3-5) 나타냈다. 대상자는 맨발로 서고 팔을 가슴에 교차하고 다른 다리를 들어 올리고 가깝게, 그러나 닿지 않게, 서있는 쪽의 발목에 둔다. 각 대상자는 눈뜨고 검사를 통해 눈높이에서 벽에 점 하나에 초점을 맞추었다. 대상자가 한 다리로 서 있을 수 있는 시간을 측정한다. 시간이 종료 될 때는 (1) 대상자가 그의 팔을 사용했을 때(즉, 교차하지 않은 팔), (2) 대상자가 들고 있던 다리를 사용했을 때(즉, 그것을 앞으로 또는 서있는 다리에서 멀리 움직이거나 바닥에 닿았을 때) (3) 대상자가 자신의 균형을 유지하기 위해 체중 부하 발을 이동(즉, 바닥에 발을 회전) (4) 45초 최대 경과 (5) 대상자가 눈감고 검사에서 눈을 떴을 때이다. 눈뜨고, < 5초 한 다리 서있기 검사는 유해한 낙상[72]에 대한 예측이 되고 < 10초 = 1.58(95% 신뢰 구간 [CI]: 1.03, 2.41) 상대적 낙상의 위험이다.[73]

Jull 등[74]은 목에 통증이 있는 사람에서 서있기 균형의 임상적 검사를 (그림 3-9) 수행하기를 권장한다. 균형검사는 첫 번째로 안정된 지면(comfortable), 그 다음에 딱딱한 지면에서 좁게 서기, 부드러운 지면에서 (예, 10cm 견고한 지면) 눈 뜨거나 눈 감고 검사를 시행한다. 이 검

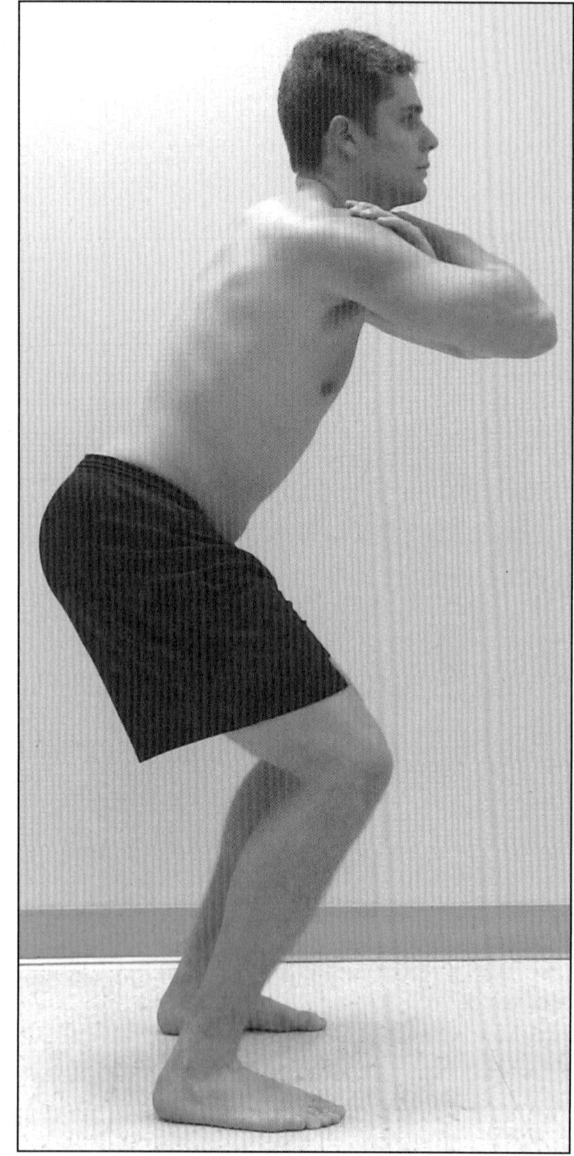

그림 3-10 기능적 움직임 검사-스쿼트(squat), 측면

사는 과도하게 크게 흔들림, 흔들림을 교정하기 위한 느린 반응, 그리고 균형을 유지할 수 없는 능력, 이상 반응과 시간의 결과를 측정한다. 60세 이하의 사람은 30초 동안 이러한 조건을 모두 유지 할 수 있어야 한다. 균형을 다음과 같이 점진적으로 시행한다:

- 눈 뜨고 견고한 지면 위, 지면 수준은 자세 조절을 위해 시각, 전정, 체성 감각 시스템을 활용한다.
- 눈 감고 견고한 표면 위, 표면 수준은 시각 시스템의 제거를 통해 전정 그리고 체성 감각 시스템에 자극을 증가시킨다.
- 눈 뜨고 불안정하거나 폼 지면은 체성감각 입력을 변화시켜, 시각과 전정 시스템에 더 크게 의존하게 된다.
- 눈 감고 폼 지면에서는 시각이 제거되고 체성 감각 입력이 변경되었을 때, 전정기관에 더 크게 의존하게 된다.

자극을 증가시키기 위해, 일자서기 그리고 견고한 지면에서 눈 뜨고, 눈 감고 한 다리 서기 검사를 한다. 45세 미만의 사람들은 이러한 검사를 완료할 수 있어야 한다.[62] 이전에 언급한 바와 같이, 잠행성의 또는 외상성 목통증과 현기증 환자는 대조군보다 견고한 지면에서 일자서기 과제를 완료하는데 더 많은 어려움을 가진다.[62,63]

LBP와 목 통증을 가진 사람에게서 변화된 자세 구조의 정확한 성격은 추가 연구가 필요하지만, 간단한 임상 검사는 균형에 문제를 가진 환자를 식별하기 위함이고, 자세 조절을 개선하기 위한 중재의 도움을 받을 수도 있는 환자를 위하여 이용할 수 있다. 눈뜨고 눈감고 서있기와 한 다리 균형 검사는 검사해야 그러나, 검사 과정 내에서 만약에 체중지지 시 통증이 나타나거나 불쾌하거나 심각한 통증이 나타난다면 적절하지 않을 수 있다. 균형 검사는 가동성 향상을 재평가와 낙상 위험에 있는 사람들에 대한 기준을 측정하기 유용할 수 있다.

움직임 검사
Movement testing

평가는 일반적으로 기능적, 능동, 수동 운동 검사의 세부적인 검사를 포함한다.

세션(section)과 재평가 사이에 임상가는 오류를 최소화하기 위해 모든 검사들을 기준화된 방식으로 수행해야 한다. 기능적이거나 능동적 움직임 검사의 목표는 다음과 같다 :

- 환자의 증상의 일부 또는 전체를 재현
- 제한되거나 과도한 움직임의 패턴을 확인하고 기록
- 각각의 움직임 방향에 대한 질적, 양적, 통증 또는 징후 반응에 대한 평가
- 치료 효과를 평가하기 위한 기준의 자료를 얻음.

기능적 움직임 또는 수행능력 검사들

기능적 움직임(그림 3-10)인 스쿼트(squat)나 앉았다 일어나기 같은 움직임, 계단 오르기 같은 활동, 앉는 자세들이 통증을 유발되거나 완화되는지 수행하도록 요청한다. 종종, 이 유발 또는 완화 검사는 생체 역학적 분석이 될 수 있고 또는 증상에서 변화를 일으키거나 원인을 결정하는데 돕기 위해 능동적 또는 수동적으로 대체될 수 있다. 기능적인 움직임이 완화되는 경우, 움직임은 아마도 관리하는데 도움을 준다. 만약 유발되었다면, 움직임은 치료 효과를 결정하기 위해 중재 후 재평가를 할 수 있다. 적절할 때, 환자의 기능적 능력과 연관된 표준화된 신체 수행 검사는 실시되고 결과 측정으로서 사용한다(예를 들어, 앉았다 일어서기 반복하기와 6분 걷기 검사).[75]

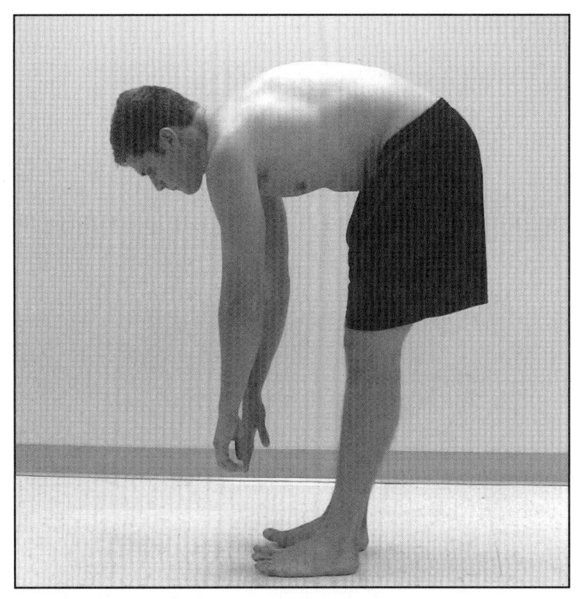

그림 3-11. 허리 척추 굴곡의 능동 운동 가동범위.

능동 가동 범위 또는 능동 움직임 검사들

능동 가동 범위(AROM)는 관절, 근육, 신경 체계의 온전함 뿐만 아니라 움직이려는 환자의 의지를 검사한다. 능동 움직임, 일반적인 표준 기본적인 면들의 움직임, 그 후에 반복하고, 지속하고, 또는 필요에 따라 결합된 움직임은 환자에 의해 자발적으로 수행된다.

임상가는 각 검사 전에 휴식 징후 또는 증상이 있는 환자의 움직임의 효과를 정확히 알아내기 위한 절차를 평가하고 각 움직임을 분석한다. AROM의 분석은 결과적으로 움직임 조절, 환자 증상적 반응, 기능에 관계된 세부사항, 움직이기 위한 의지, 움직임의 공포심에 대한 대한 양과 질을 평가한다. 일반적으로, 척추에 양쪽의 굴곡, 신전, 외측 굴곡 그리고 회전을 검사한다. 통증 반응과 움직임 제한의 패턴은 치료와 복용량에 대한 지침을 제공한다. 경추, 흉추, 요추에 대한 능동 운동 검사는 다음 장에서 설명한다.

운동 검사들에 대한 증상 반응

평가 절차는 움직임의 결과로서 또는 도수 압력(manual pressure)의 증상 변화를 환자가 기록하도록 요구한다.[76,77] 통증 반응은 초기 진단 분류 (중재 전, 후 그리고 치료 세션 사이에) 뿐만 아니라 장기간의 치료 평가에서 유용한 결과이다.[77-80] 초기 검사와 치료 후 환자의 반응은 예후, 진단, 관리 결정을 안내하기 위해 사용된다. 예를 들어, 통증의 위치(예를 들어, 중심화 또는 말초화)의 변화와 같은 반복적인 움직임 검사에 대한 환자의 반응은 LBP와 목통증에서 진단과 예후를 안내하는데 사용된다. 체계적 문헌고찰[81]은 치료에 대한 반응으로서 또는 반복 척추 움직임 검사 시 통증의 위치가 변할 때 또는 강도가 변할 때 발생하는 척추 결과의 예후에서 증상 반응의 사용을 지원한다.

능동 운동 가동 범위 검사 절차

- 먼저 관련되지 않은 곳을 검사하고 관련된 곳을 비교해라(그림 3-11).
- 당신이 원하는 것을 환자에게 설명해서 행동하게 하고, 움직임에 대한 반응을 묻는다.
    - 환자는 움직임에 의해 어떤 증상이 영향을 받고 휴식 시, 증상이 나타난다면 증상이 느껴지거나 증가한 범위가 어디인지 알려주어야 한다.
- 움직임 이전에 휴식 시 증상을 확립한다.
- 통증 또는 증상 반응 평가해라-환자의 증상을 재현하기 위해 찾아라.
    - 숫자 통증 척도를 사용하여 통증 등급을

기록해라.

◦ 움직임을 통한 증상의 행동을 기록해라: 국소 또는 방사되는 종류와 위치, 그리고 증상 범위가 생기는 위치(예를 들어, 끝 범위, 중간 범위, 통증 호에서의 통증).

◦ 검사 사이에 누적 효과를 방지하기 위해 증상 기준을 재설정해라.

- 필요에 따라 앞, 뒤, 또는 옆에서 관찰하여 운동의 질을 평가해라.
  ◦ 부드러움, 운동의 용이성, 그리고 움직임의 조절을 기록해라.
  ◦ 정상으로부터의 편위, 그렇지 않으면 비정상적인 움직임 또는 대체 움직임으로 알려진 것을 기록해라.
  ◦ 환자의 증상에 따라 수정된 편위가 관찰된다. 교정에 따른 증상의 변화는 편위 문제와 관련 있다. 예를 들어, 만약 요추 굴곡이 왼쪽으로 편위가 무증상으로 발생한다면 만약 교정이 환자의 증상 부분 또는 전체를 만들어 낸다면 관련성이 뒷받침된다. 교정으로 발생하는 변화가 없다면, 편차는 초기에 부적합하다고 판단된다.
  ◦ 척추간의 움직임을 주목해라.
- 보통, 과소가동성, 또는 과대가동성처럼 크게 움직임의 질을 평가해라.
  ◦ 중력/기포 경사계로의 측정은 목 통증[82,83]과 LBP[84–87]에 대해 받아들일 만한 신뢰성을 가진다.
- 만약 AROM이 정상이라면, 과압력(OP)을 적용하고 끝 느낌 및 증상에 미치는 영향을 평가한다. 증상은 아마도 유지하거나, 증가, 또는 감소할 것이다.
- 만약 과압력 상태에서 AROM이 정상이고 증상이 재현되지 않는다면, 반복움직임, 지속적인 움직임, 또는 복합된 움직임을 시도해라.

반복 움직임 검사

역학적인 진단과 치료 접근에 따르면,[88] "반복된 움직임이 각각의 반복에 점점 감소하는 통증을 일으키거나 또는 더 큰 범위를 만들 때, 그들의 반응이 적절한 부하 전략을 나타난다. 그러나 더 많은 통증이 각각의 반복을 경험하게 될 때, 특정한 운동은 부적절하거나 시기상조이다."[88] 단일 반복은 일반적으로 다수 반복의 역학적 효과의 이해가 명확한 것처럼 제공하지 않는다.[88]

반복된 움직임 검사의 부분은 증상에 대한 반응, 하나 또는 더 많은 진단적 분류를 위한 초기 자료, 추가적인 검사가 필요한지, 또는 중재를 위한 지침에 대한 정보를 제공한다.[88] 반복적인 움직임에 환자의 반응은 아마도 역학적으로 목, 흉추, 또는 요추 통증에 관련된 세 가지 하위 그룹 사이에서 구별하는 것을 도울 것이고, 이런 것들이 초기 치료 전략을 결정하는데 도움을 줄 것이다: (a) 내부 장애 증후군, 또한 *특정–방향 운동 분류*로 표현된다: (b) 기능부전 증후군은 제한된 움직임을 나타낸다; 또는 (C) 자세 증후군. 가장 일반적인 하위 그룹은 내부 장애 또는 특정–방향 운동(경추 82%, 흉추 87%, 요추 80%) 기능부전(경추 8%, 흉추 9%, 요추 6%) 그리고 자세(경추 3%, 흉추 0%, 요추 1%)이다. 초기에 3개 하위그룹 중 1개에 맞지 않는 환자는 추가 검사가 필요하고 그 후에 분류는 3개 하위 그룹 범위 밖이다.[88,90]

1. *내부 장애 증후군, 또한 특정–방향 운동 분류*: 이 하위그룹에 대한 요점(key) 찾기는 반복적인 움직임과 같은 역학적 부하 전략에 대한 반응으로 중심화 또는 말초화 중에 하나이다. 한 방향에서 반복된 움직임에 대한 반응으로 감소하거나, 사라지거나 또는 중심화되는 증상은 중재 전략으로서 아마도 유용할 수 있는 움직임의 방향을 확실하게 나타낸다. 반대로, 증가하거나, 말초화 통증의 반응은 초기에 피하기 위한 움직임으로 제안한다. 중심화가 식별되고 방향성 선호(DP)가 관찰되자마자, 검사는 아마도 더이상 필요없을 것이다. 한쪽 방향에서 통증과 관절가동범위(ROM)의 향상이 증명되어진 방향성 선호는 반대방향에서는 악화되지만, 중심화 또는 말초화가 포함되지 않는다. 중심화 또는 말초화의 반응이 없는 경우, 추가적인 검사가 필요하지만, 방향성 선호는 아마도 초기 치료 방향으로 생각되어질 것이다. 중심화를 나타내는 환자는 비중심화 사람보다 더 좋은 결과를 가진다.[91–94] 첫째 날에 중심화

하지 않는 사람들 중, 60%가 추가 검사 세션을 시행해 중심화 될 수 있다.[95]

2. *기능부전 또는 척추 통증(presentation of spinal pain)과 움직임 결손*: 이 하위 그룹에 대한 중요한 결과는 적응된 단축 조직(즉, 조직 움직임의 손실)의 역학적 하중 때문에 가능한 끝-범위에서의 환자의 유사한 통증의 재현이다. 중립으로 돌아오면, 통증이 더 이상 없게 된다. 증상이 점점 더 악화 또는, 말초화 되지 않고 ROM은 빠르게 변화되지 않아, 다른 검사 절차와 분절 움직임의 추가 검사를 정당화하는 움직임 결손을 동반한 척추 통증의 예비 가설을 제안하게 된다. 일반적으로, 제한을 유발하는, 끝-범위 움직임 또는 움직임들은 통증을 줄이기 위한 초기 치료를 안내하고 도수치료와 운동 중재의 적용을 통해 움직임을 향상시킨다. 예를 들어, 만약 요추 신전 관절가동범위(ROM)가 제한되고 통증이 있고, 중심으로, 또는 편측 분절 과소가동성, 끝-범위에서 지속적으로 통증이 있다면 도수치료와 운동은 통증을 줄이고 제한된 면 또는 면들에서 움직임을 회복하기 위해 고려된다.
3. *자세 증후군*: 일반적인 하위그룹에서 적고, 반복된 움직임에서 반응이 유발되지 않는다. 이론적으로, 오직 지속적인 자세(posture) 또는 위치(position)에서 정상적인 연부 조직의 역학적인 변형의 결과로서 환자의 증상이 재현된다.[88,89] 자세의 요소는 거의 독립적으로 제시되지 않지만 척추 통증을 동반한 환자에게 나타나는 다양한 요소가 될 수는 있다.

반복된 움직임 검사 절차[88]

- 휴식 시 증상을 기준으로 세우고, 당신은 환자가 하길 원하는 것을 설명해라.
- 반복된 움직임을 하는 동안, 증상 행동(끝 범위에서 또는 움직이는 동안 강도 또는 위치)에서 어떠한 변화에 대해서 환자에게 계속해서 묻는다.
  - 병력(history)은 증상을 악화시킬 수 있는 움직임에 대한 단서로서 제공할 수 있다.
  - 시상면 움직임이 먼저 수행된다(예를 들어, 신전 또는 굴곡).
  - 경추, 흉추, 또는 요추에 대한 외측 또는 회전 방향성 선호에 대한 필요에 따라 전두면 또는 수평면 움직임을 검사한다.
- 10-15회 움직임 또는 한 세트 한 후, 환자는 이완하고 현재의 증상을 보고한다.
  - 환자의 반응이 악화되거나 말초화가 발생하면, 반복하여 완료하기 이전에 움직임을 중단한다. 다른 부하 전략은 아마도 중심화 또는 방향성 선호를 얻기 위한 시도로 수행 될 것이다.
  - 만약 환자가 중심화되거나 더 나아진다면, 추가적으로 반복된 움직임이 요구되거나 다른 부하 전략을 수행한다(예를 들어, 누워서 신전에서 서서 신전으로 움직임).
- 다음의 정의에 따르면, 환자의 반응을 중심화 되다, 말초화 되다, 더 좋아짐, 더 좋아지지는 않음, 악화됨, 더 악화되지 않음, 또는 효과 없음처럼 세분화하고 기록한다.[88]
  - **중심화 되다**(Centralized): 척추에서 기인한 사지에서의 통증이 없어짐, 점진적으로 근위 방향으로 이동함, 그리고 검사 후에 없어진 상태로 유지됨. 동시에 근위부 통증은 아마도 척추에서 증가되거나 발전될 수 있다.
  - **말초화 되다**(Peripheralized): 중심화의 반대. 척추에서 기인한 통증이 말단으로 생성된다. 말단으로 확산된다, 또는 말단으로 증가한다, 그리고 검사 후에 사지에 유지된다.
  - **더 좋아짐**(Better): 검사 후에 감소되거나 없어지는 증상이 더 유지된다.
  - **더 좋아지지 않음**(No better): 검사 후에 기준으로 감소하거나 없어진 증상이 돌아온다.
  - **악화됨**(Worse): 움직임과 함께 생성되거나 증가한 증상이 검사 후에 증가된 상태로 유지된다.
  - **악화되지 않음**(No worse): 움직임과 함께 생성되거나 증가한 증상이 검사 후에 기준(baseline)으로 돌아옴.
  - **효과 없음**(No effect): 검사 후에 또는 도중에 증상에 변화가 없다.
- 경추, 흉추 및 요추에 대한 특정 반복된 움직임 검사

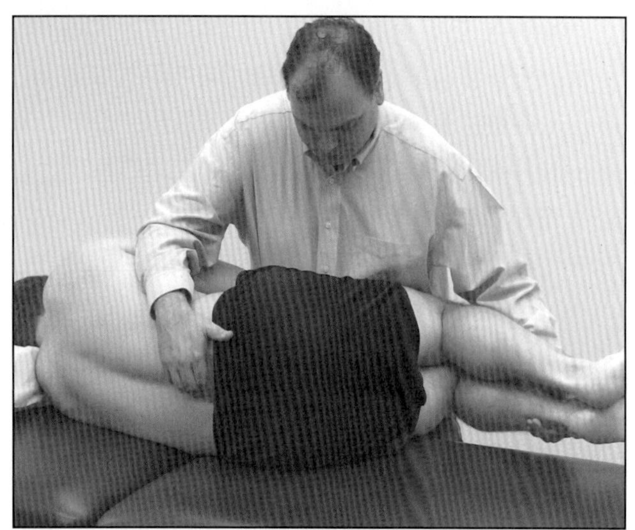

그림 3-12. 요추 굴곡 PPIVM

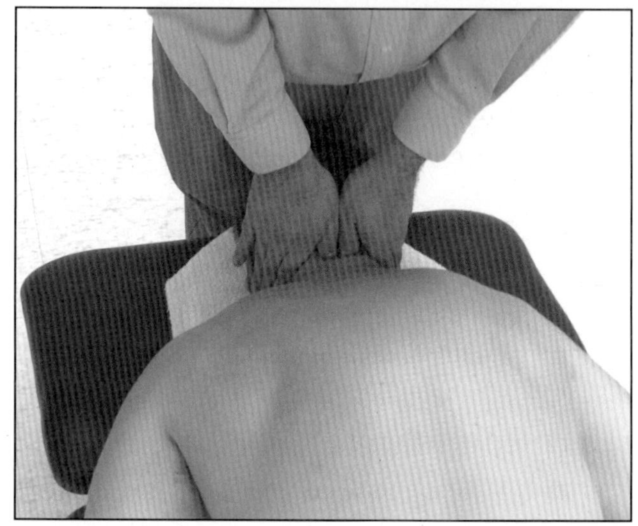

그림 3-13. 경추 중앙 후방에서 전방으로의 PAIVM

는 다음 장에 자세히 설명되어 있다.

수동 가동 범위: 생리학적 그리고 부가적 움직임 검사

말초 관절에서, 만약 AROM에 통증이 있거나 또는 제한된다면, 능동적으로 검사된 운동과 같은 운동 이후에, 임상가에 의해 수동적으로 검사한다. 각도에서 질적, 양적, 증상 반응을 AROM과 수동가동범위(PROM) 사이의 비교를 추가로 기록한다. 같은 각도에서 제한되고 통증있는 AROM과 PROM은 관절 가동성 결손이라고 추측한다. 예를 들어, 제한되고 통증있는 고관절 굴곡 AROM과 PROM은 고관절 가동성 결손을 시사하고 이것은 근육 길이와 고관절 수동 부가적인 움직임의 추가적인 검사가 요구된다. 반대 방향에서 통증과 제한된 AROM과 PROM은 수축성 구성요소의 환자 문제를 시사한다. 예를 들어, 다음과 같은 결과가 있는 경우, 통증의 원인으로 고관절 굴곡근 활성을 의심한다: 능동 고관절 굴곡에서 통증과 제한(즉, 고관절 굴곡근 구축), 수동 고관절 신전에서 제한되고 통증(즉, 고관절 굴곡근이 길어짐), 그리고 수동 고관절 굴곡이 통증없이 완전한 범위(즉, 고관절 굴곡근은 구축되지 않았음). 등척성 고관절 굴곡 검사는 통증의 근원으로 고관절 굴곡의 활성을 촉진하게 확인하는데 사용한다. 제한되고 통증없는 고관절 AROM과 완전 범위와 통증 없는 PROM의 최종 비교는 고관절 굴곡근 약화의 발견을 뜻한다. 그러나 약화의 원인을 나타내지는 않는다.

수동 부가적 움직임(Passive accessory movements, PAMs)은 모든 관절에서 정상적인 생리학적 움직임이 필요하다. 이러한 움직임은 관절 면에서 말초 관절과 척추에서 모두 발생한다. PAMs는 보통 환자에 의해 능동적으로 수행되지 않는다. 그러나 그들은 임상가에 의해 수행될 수 있다. *관절운동학* 용어는 활주(gliding), 미끄러짐(sliding), 변위(translation), 신연(distraction), 굴림(rolling), 또는 스핀(spin)과 같은 관절 면에서 뼈의 움직임을 설명하기 위해 사용된다. 말초 관절에서 사용할 수 있는 PAMs는 다양하지만 그 인접 뼈에 대해 한쪽 뼈의 신연, 전방, 후방, 상방, 하방, 중앙, 또는 외측 미끄러짐을 포함한다. 말초 관절에서 수동 부가적 움직임은 관절의 휴식 자세에서 초기에 임상가에 의해 시행되고 과소가동성, 정상, 또는 통증을 동반하거나 동반하지 않은 과대가동성은 특정 방향에서 통증 반응을 동반하거나 없는 과대가동성으로 등급을 매긴다. 예를 들어, 전방 활주에 대한 고관절 PAM은 과소가동성이고 전방 고관절 통증이 생긴다. PAMs는 움직임 장애를 식별하기 위해 사용되고 치료를 위한 임상적 의사 결정을 안내한다.

척추에서 PROM은 도수 검사 기법, PPIVM, 또는 개별 움직임(motion) 분절을 위해 수동 부가적 척추간 움직임 검사(passive accessory intervertebral movements, PAIVM) 적용하는 것에 의해 생성되었다. PPIVM 검사(그림 3-12)는 굴곡, 신전, 외측 굴곡, 그리고 회전과 같은 AROM과 동일한 평면에서 생리적 분절 움직임 촉진을 포함한다. PAIVM(그림 3-13) 검사는 극돌기 위에 중앙 위에서 후방에서 전방 활주(gliding) 같은 수동 부가적 분절 운동 검사를 포함한다.

분절 운동 검사(segmental motion test)는 보통 정상, 과소가동성, 또는 통증 반응 없거나 또는 동반한 과대가동성으로 등급을 매기고 각 분절에서 특정 방향으로 검사한다. 검사를 통해 요추, 흉추 및 경추의 수동 분절 운동 검사는 분류 목적을 위해 사용되고 치료를 위한 임상 의사 결정을 안내할 수 있다.[96] 진단 검사로서 분절 움직임 촉진 사용은 충분한 신뢰성[97]과 타당성 기능부전의 지표가 있는 절차가 필요하고, 척추 통증과 분절 기능부전 사이의 관계가 실제로 존재할 때 필요하다.

신뢰도

분절 운동 검사의 신뢰도 연구는 다양한 방법론적인 디자인, 다양한 기술, 증상이 없는 대상자에서의 변화하는 움직임 때문에 상반되고 논란되고 있는 부분이다.

중심성 LBP를 가진 대상자에게서, Landel 등[98]은 최소 움직임 분절을 감별하기 위한 요추 PAIVM의 측정자간 신뢰도는 82%(K=0.71, 0.48 to 0.94)로 일치하여 좋음(good)이지만, 좋음에도 불구하고 최대 움직임 분절(K=0.29, 0.13 to 0.71) 감별에 대해서는 불량(poor)이라고 보고했다. PAIVM 검사의 타당도 평가는 자기 공명 영상(MRI)으로 측정한 시상면 운동이 일치하지 않았기 때문에 의문이 제기되었다. Johansson[99]은 현재 함께 일하지 않고 연구 이전에 협력이 없는 유사한 교육을 받은 3명의 치료사를 비교하였을 때 요추 굴곡과 신전 PPIVM에 대한 허용할 수 없는 측정자간 신뢰도를 보고했다. 체계적 문헌 고찰[100]은 경추와 요추의 수동 분절 운동 검사의 신뢰도가 좋을 때도 있고 때론 나쁠 때도 있기 때문에 전반적으로 신뢰도가 정확하기 않다는 결론을 내렸다. 경추, 흉추 및 요추 분절 운동 검사의 신뢰도[101]에 대한 검토는 다음과 같이 결론 내렸다:

- 측정자내 일치는 다양하다. 확률이 적거나 적당하거나, 또는 상당한 결과 등 다양하게 도출된다.
- 측정자내 일치는 드물게 불량(poor)에서 양호(fair)를 넘는다.
- 통증 반응의 척도 또는 이분법 척도의 존재하거나 존재하지 않거나를 평가하는 것은 더 높은 일치를 제공한다.
- 분절 운동 검사에 관한 확실한 결론은 더 많은 연구가 필요하다.

목 통증을 동반한 사람들의 연구에서, Cleland 등은 분절 운동 검사(후부 C1, C2-C7, 그리고 T1-T9 대한 PAIVM)와 경추(가중 된 K=-0.26에서 0.74, -0.52에서 0.90, 각각)와 흉추에(가중 된 K=0.13에서 0.82, -0.11에서 -0.90, 각각) 대한 통증 유발의 측정자내 신뢰도를 보고했다. 운동 평가 및 통증 유발의 신뢰도에 대한 전반적인 연구 결과는 매우 다양하고 다른 연구와 일치하였다.[103,104] 외측 활주 분절 운동 검사를 사용하여 오직 과소가동성을 탐지하였는데, Piva 등[105]은 또한 다른 분절에서 다양한 신뢰도를 보고했다. 연구 결과는 후두-C1 움직임과 하부 경추 분절의 증상 유발에 대한 상당하고 중간의 신뢰도를 포함한다. C2-C6 분절 움직임 검사에 대한 신뢰도는 가동성에 대한 타당성에 일치함이 없고(K=-0.07에서 0.45) 통증 유발에 대해 약간 더 높다고(K=0.29-0.76) 보여 주었다.[105] Jull 등[106]은 목통증과 두통이 있거나 없는 40명 대상자에게서 통증이 있는 상부 경추 관절 기능 부전의 존재를 측정하기 위해 도수 수동 분절 검사를 사용했을 때 검사자 2인 사이에서 우수한 일치성을 발견했다.

흉추의 PAIVM 또는 PPIVM 포함하는 측정자내 신뢰도 연구는 제한되어 있다. Brismée 등[107]은 건강한 대상자의 T5에서 T7까지 PPIVM에 대한 상당한 측정자내 신뢰도에서 타당성을 입증하였다. Haas 등[108]은 과소가동성 분절을 식별하기 위해 T3-L1 회전 PPIVM 검사에서 타당성 신뢰도가 나왔다. 유사하게 요추와 경추와 이런 도수 평가의 신뢰도에 대해 불확실성이 존재한다. 흉추에서의 타당성을 조사한 연구는 없다.

타당도

몇몇의 연구[109-111]에 옆으로 누운 자세에서 요추 굴곡(Sn 0.05, Sp 0.99; +LR 8.73, -LR 0.96)과 신전(Sn 0.05, Sp 0.99; +LR 8.73, -LR 0.96)에 대한 PPIVM은 척추간 변위를 평가하는 것에 대해 아

마도 중간의 타당도를 가진다고 측정하였다. 재발한 LBP를 가진 환자 일련의 초기 관리 연구에서, Abbott와 Mercer[109]는 비정상 또는 과소가동성 분절 시상 회전과 LBP 사이의 관계를 보여 주었다. 또한, 요추 분절 가동성 장애는 증상이 없는 환자에 비해 재발한 LBP를 가진 사람에게서 더 많은 수가 나타나고 아마도 비특이성 LBP의 타당한 하위그룹을 포함한다. 요추 분절 가동성 장애는 분절(들)이 동일한 다른 분절에 비해 총 요추 운동에 훨씬 더 또는 훨씬 적은 기여로 정의하였다.[111]

PAIVM에 환자의 통증 반응은 질과 양 또는 인지 운동의 경직보다 더 중요한 것으로 간주되고 요추 PAIVM에 대한 일반적으로 좋은 신뢰도를 보여 주었다.[96,112] Fritz 등[86]과 Abbott 등[110]은 PAIVM은 과대가동성의 전조가 되는 방사선상 과대가동성 또는 과도한 시상 전위 검출하기 위한 공인적 타당도를 가질 수 있다는 결론을 내렸다. PAIVM은 과도한 시상 전위 변위를 검출하기 위한 적절한 특이도(0.81-0.89)과 낮은 민감도(0.46에 0.29)를 가지고 있다. 그러나 관련된 정도가 적고, PAIVM이 분리된 임상 결과로 사용될 경우 약한 진단적 가치를 시사한다.[96]

다른 임상 소견들과 결합하여 분절 운동 검사는 치료와 결과를 결정하기 위한 예측 유효성 및 타당성을 증명한다. PAIVM은 중요 병력과 신체 검사 결과와 결합하여 요추 과소가동성 식별로 환자가 도수교정으로 향상될 가능성이 가장 높다고 예측하는데 유용하다.[113,115] PAIVM, 다변량 임상 예측 규칙에서 요소를 가지고 평가된 요추 과대가동성은 안정화 프로그램으로 성공적 결과를 예측한다. Fritz 등[114]은 요추 과소가동성이 있는 PAIVM에 의해 판단된 LBP를 가진 사람들은 도수교정을 포함한 중재로부터 더 큰 이익을 경험하였으며, 과대가동성을 가진 사람들은 안정화 운동 프로그램에서 가장 큰 이익을 가질 가능성이 있다고 결론을 내렸다. PAIVM 검사와 관련하여 낮은 신뢰도에도 불구하고, 과소가동성 또는 과대가동성의 평가는 다른 검사 결과와 결합 될 때 임상 의사 결정을 위한 유용하고 올바른 정보를 제공한다.[114]

경추에서, Jull 등[117]은 20명 환자에게서(Sn=1.0, Sp = 1.0), 증상에 관한 경추 후관절 증후군의 올바른 진단을 보고했고, PAIVM 과 PPIVM에 대해 우수한 타당도를 입증하였다. 증상이 있는 척추 후관절에 대한 참조표준은 방사선적으로 제어된 진단학적 신경 차단을 했다. 검사자는 환자의 상태를 알지 못하게 하고, 정확하게 15명에게서 증상이 있는 관절을 확인하고 올바르게 관절 기능부전이 없는 5명의 환자를 확인하였다.

척추 분절의 도수 검사는 기능부전 분절과 증상이 있음을 식별하기 위한 조직 탄성과 통증 반응의 질적 평가이다.[74] 다른 검사 절차의 결과와 결합하여 사용할 때 대부분 도수 물리치료는 도수 분절 운동 검사의 표면적 타당성을 받아들였다.[74] 약간의 의견 차이 및 더 많은 연구의 필요성에도 불구하고, 증가하는 근거는 척추 통증에 대한 중재와 진단을 위한 임상 의사 결정에서 수동 분절 운동 검사의 사용을 지원한다. 각 영역에 대한 구체적인 기술은 다음 장에 자세히 설명되어 있다.

수동적 운동 가동 범위 검사 절차

- 관련된 쪽을 비교하기 위해 우선 관련되지 않은 쪽을 검사한다.
- 환자 자세는 이완시킨다. 당신이 해야 할 계획을 설명한다. 명령과 지시 사항은 표준화 한다.
- 움직임 이전에 휴식 시 증상을 설정한다.
- 움직임에 대한 반응을 물어보아라.
- 통증-경직 관계를 확립하려면 범위와 최종 범위에서 움직임의 질을 평가하기 위해 진동을 항상 실시한다.
- 질적, 양적, 통증 또는 증상 반응을 평가한다. 정상의 기대치 또는 인접한 수준에 비교한다.
- 질적: 뻣뻣함과 변위의 양을 평가한다.
- 양적: 정상, 과소가동성, 과대가동성으로 평가한다.
- 증상의 종류와 증상의 위치를 확인한다.
- 통증과 저항 사이의 관계를 평가한다.
- 증상 유발이 움직임의 지각보다 더 신뢰할 수 있다.
- 가능한 범위의 끝에 도달하다면, 끝 범위에서 저항의 질을 평가한다.
- 임상적 사용: 다른 병력과 검사 결과를 결합하여 분류, 치료 선택, 그리고 예후를 결정한다.

신경학적 검사

Neurological Examination

척추 통증이나 신경장애가 있는 환자는 신경 손상이 없는 환자보다 회복속도가 느리고, 수술 위험이 더 높다. 이러한 이유로, 정확하고 시기적절한 신경학적 중재가 중요하다. 말총증후군, 요추 협착증, 경추 또는 흉추 척수병증, 경추 또는 요추 신경근병증과 관련된 병력과 신체검사 결과가 이번 장에서 소개되어진다. 신경학적 손상이 의심되는 요추부 통증, 흉부 통증, 또는 목 통증이 있는 사람을 포함하지만 약화, 마비, 감각이상(예: 아린감, 따끔거림, 핀과 바늘로 찌르는 느낌), 감각저하 또는 무감각, 사지 방사통 또는 신경통, 대장 및 방광 기능 부전, 운동 실조증 또는 폭이 넓은 보행과 같은 보행 장애에 제한을 받지는 않는다.

현재 임상실무지침은 LBP환자를 1~3단계로 분류하기 위해서 임상가가 지난 병력과 신체검사를 집중적으로 실행하기를 권장한다. 첫 번째 분류는 비특이성 LBP, 두 번째는 신경근병증 또는 척추협착증과 관련된 LBP, 세 번째는 잠재적으로 특정 척추 원인에 기인하는 LBP이다. 경부 통증 환자에게도 비슷한 지침이 있다. 만약 신경학적 징후가 있는 경우, 임상가는 상태 개선이나 악화를 관찰하기 위해 치료 전과 치료 후, 각 방문 시 담당의에게 알리고 적절한 조치를 하며 신경학적 상태를 평가해야 한다. 신경학적 징후가 지속적으로 악화되는 것은 심각한 병리를 나타내며, 환자의 담당의에게 즉각적인 통보가 필요하다. 가장 흔한 신경학적 선별 검사는 도수 근력 검사, 심부 건 반사(DTR) 또는 *근육 신장 반사*, 감각 검사가 있다.

감각 검사

감각검사를 위하여 가벼운 접촉(면섬유) 또는 통증 자극(예리한/둔한)은 보통 피부 윤곽 분포(표 3-6)를 나타내는 주요 분절 피부 영역에서 양측으로 검사를 한다.[8] 임상가는 환자의 병력에 기술된 감각이 악화된 특정 부분을 검사한다. 만약 감각 결손이 있는 경우, 손상된 부분이 말초신경의 분포 또는 척추 신경근 수준 분포에 해당하는지 결정하기 위해 결손부분의 위치를 표시해야 한다. 피부 분절과 말초신경 피부절 지도는 2장, (그림 2-4, 2-5)에서 다루었다. 표준 해부학에서의 피부영역 지도는 위치, 크기, 그리고 피절 중복 등 다양하게 표시하고 있다.[119]

감각 검사 절차 : 상체(그림 3-14) 그리고 하체(그림 3-15)

- 환자는 발이 지지된 상태로 앉고, 검사 받을 부위를 적절하게 보여준다.
- 환자에게 절차를 설명하고, 무엇을 할지 보여준다. 정상적인 감각의 영역에서, 가볍게 접촉을 하거나 또는 멸균 설압자를 반으로 부러트린 부분, 날의 무디거나 날카로운 모서리 등 다른 도구를 사용하여 날카롭거나/무디게 검사한다.
- 환자에게 눈을 감게 한다. 그리고 양쪽을 번갈아 한 번씩 자극을 주면서 환자의 반응을 평가한다.

[표 3-6] 피부 분절 영역 핵심

상체	하체
• C2: 후방 후두위 (두피)	• L1: 서혜부
• C3: 전방 목	• L2: 허벅지 앞 전방
• C4: 쇄골상 영역	• L3: 무릎 내측 면
• C5: 삼각근 외측 팔 위	• L4: 발의 내측 부위
• C7: 중지 부위	• L5: 발등
• C8: 4,5 손가락 부위	• S1: 새끼 발가락과 발의 외측면
• T1: 전완 내측, 팔꿈치 위	• S2: 다리 뒤 후방

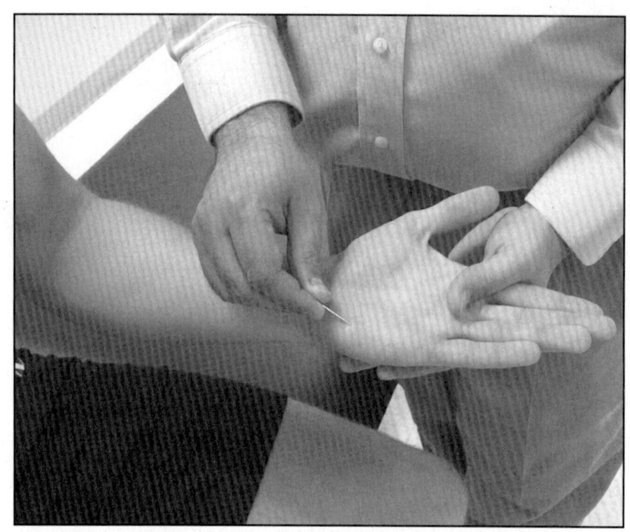

그림 3-14. 상지 감각 검사. 왼손 척골부근의 날카로운 자극.

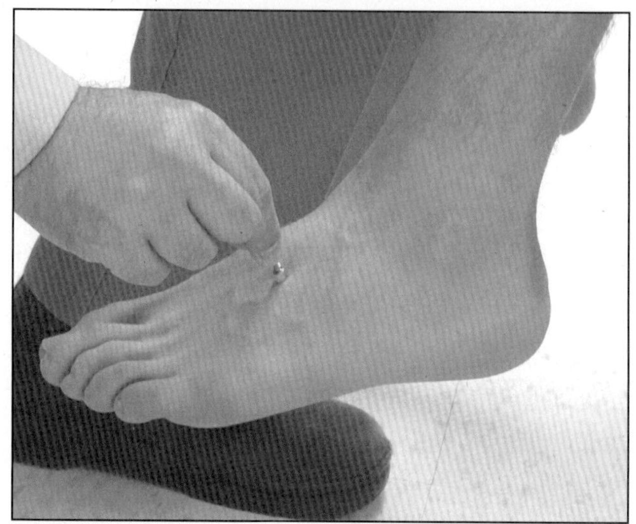

그림 3-15. 하지 감각 검사. 왼쪽 발등 무딘 자극.

- "이것과 느낌이 같나요?" 하고 묻거나, "날카로운 느낌인가요? 아니면 둔한 느낌인가요?" 하고 묻는다.
- 자극에 대한 반응을 문서화하고 위치를 기록한다.
    - *가벼운 접촉*: 정상, 접촉에 대한 민감도가 줄어들거나 없는 경우, 접촉에 대한 민감도가 증가한 경우, 지각과민증, 무해자극통증(일반적으로 무해한 자극에 고통스러워하는 반응)
    - *통증 자극*: 통증 자극에 대한 정상, 통각 과민 또는 증가된 민감도; 통증 자극에 대한 무통증, 또는 감수성 저하; 또는 무감각, 명백한 신경학적 증상이 나타나는 완전한 감각손실
    - *양쪽 결손*: CNS문제 암시

도수 근력 검사

힘을 생산하는 근육 능력의 장애는 신경 지배의 문제이거나 또는 근육 그 자체의 문제임을 나타낸다. 만약 신경근 영향을 받는다면, 신경근 또는 분절에 의해 공급되어지는 근육군이 영향을 받게 된다. 만약 말초신경이 영향을 받으면, 그 신경에 의해 공급되어지는 근육만이 영향을 받게 된다. (표 3-7)과 (표 3-8)은 각각 상지와 하지를 위한 말초신경과 근절을 열거한다.[8] 사지 근육은 하나 이상의 신경근으로 분포되어 있지만, 일반적으로 1차 또는 주요 분절에서 기시된다. (그림 3-16)은 상지의 도수 근력 검사 자세를 보여준다. (그림 3-17)은 하지의 도수 근력 검사 자세를 보여주고 있다.

근력 검사는 한 가지 반복 도수 근력 검사 중에 척추 신경근을 대표하는 주요 근육의 등척성 수치 검사를 사용하여 이상 여부를 확인하기 위해 시행되어진다. 통증이나 불쾌감과 관련이 없는 특정 근육 약화는 양성 신경학적 결과를 암시한다. 다른 근육에 의한 약화 또는 대체는 척추 신경근과 말초 신경 손상을 구별하기 위해 동일한 신경 분포를 공유하는 근육의 추가 검사가 필요하다. 예를 들어, 만약 삼각근 또는 내전의 도수 근력 검사가 약하고, 신경학적 장애가 의심되는 경우, C5 신경근병증과 액와 신경병증을 구분하기 위하여 추가적인 검사가 필요하다. 표준화된 검사 자세와 점수 평가는 임상문헌에서 찾아볼 수 있다.[6]

근력 검사 절차

- 기준 증상을 알아낸다. 일관된 검사 절차에 대한 구성을 설명한다.
- 관련된 부위의 비교를 위해 관련 없는 부위를 먼저 평가한다.
- 환자에게 중력에 대항하여 검사 범위를 움직이라고 요청하고, 반응을 평가한다.
- 만약 증상이 없으면 검사 범위에서 반복해서 움직일 것을 요청한다.
- 안정적이고, 부드럽고 점진적인 태도로 저항을 적용할 수 있도록 한다.

[표 3-7] 주요 하지 근절과 말초 신경

뿌리(ROOT) : 움직임	말초 신경	근육
L2/L3: 고관절 굴곡	대퇴 신경	장골근/요근
L2/L3/L4: 무릎 신전	대퇴 신경	대퇴사두근
LS/S1/S2: 무릎 굴곡	좌골-경골 신경	슬괵근
L4/L5: 발목 배측굴곡	심비골	전경골근
L4/LS: 엄지 발가락 신전	심비골	장무지신근
LS/S1: 발가락 신전	심비골	지신근
L5/S1:발목 외반	표재비골	장/단 비골근
Sl/S2: 족저 굴곡	경골 신경	비복근/가자미근
L5/S1/S2: 고관절 신전	하둔신경	대둔근

[표 3-8] 주요 상지 근절과 말초 신경

뿌리: 움직임	말초 신경	근육
C3/C4: 견갑대 거상	CN XI	상부 승모근
C5/C6: 어깨 외전	액와	삼각근
C5/C6: 팔꿈치 굴곡	근피	상완 이두근
C6/C7/C8: 손목 신전	요골	장/단 요측 수근 신근 척측 수근 신근
C7/C8: 발꿈치 신전	요골	상완 삼두근
C7/C8: 손목 굴곡	정중/척골	요측/척측 수근 굴근
C7/C8/T1: 엄지 지절간 신전	척골	장무지 신근
C7/C8/T1: 손가락 굴곡	정중/척골	천지굴근/심수지굴근
C8/T1: 손가락 외전/내전	척골	장측골간근/배측골간근

- "제 힘이 느껴지면 그대로 멈추세요." 라고 말하거나, "제가 힘을 가할 때, 움직이지 마세요." 라고 말한다.
  - 환자와 특정 근육군에 적절한 힘을 가한다.
  - 최소 5초 동안 수축을 유지한다.
  - 최대한의 수축을 이끌어낼 수 있도록 한다.
  - 다른 근육군의 대체반응을 관찰한다.
- 만약 피로가 의심되는 경우, 3-5번 과정을 반복한다.
- 선호 등급 체계, 질적, 증상 반응을 문서화 한다.
  - 강하고 통증이 없으면 정상일 것이다.
  - 약하고 통증 없으면 신경학적 장애 또는 질환을 고려할 수 있다.
  - 강하고 통증이 있으면 수축성 또는 관절 문제를 고려할 수 있다.
  - 약하고 통증이 있으면 신경학적, 수축성 또는 관절 문제를 고려할 수 있다.
  - 여러 수준에서의 양측성 결손은 CNS 문제를

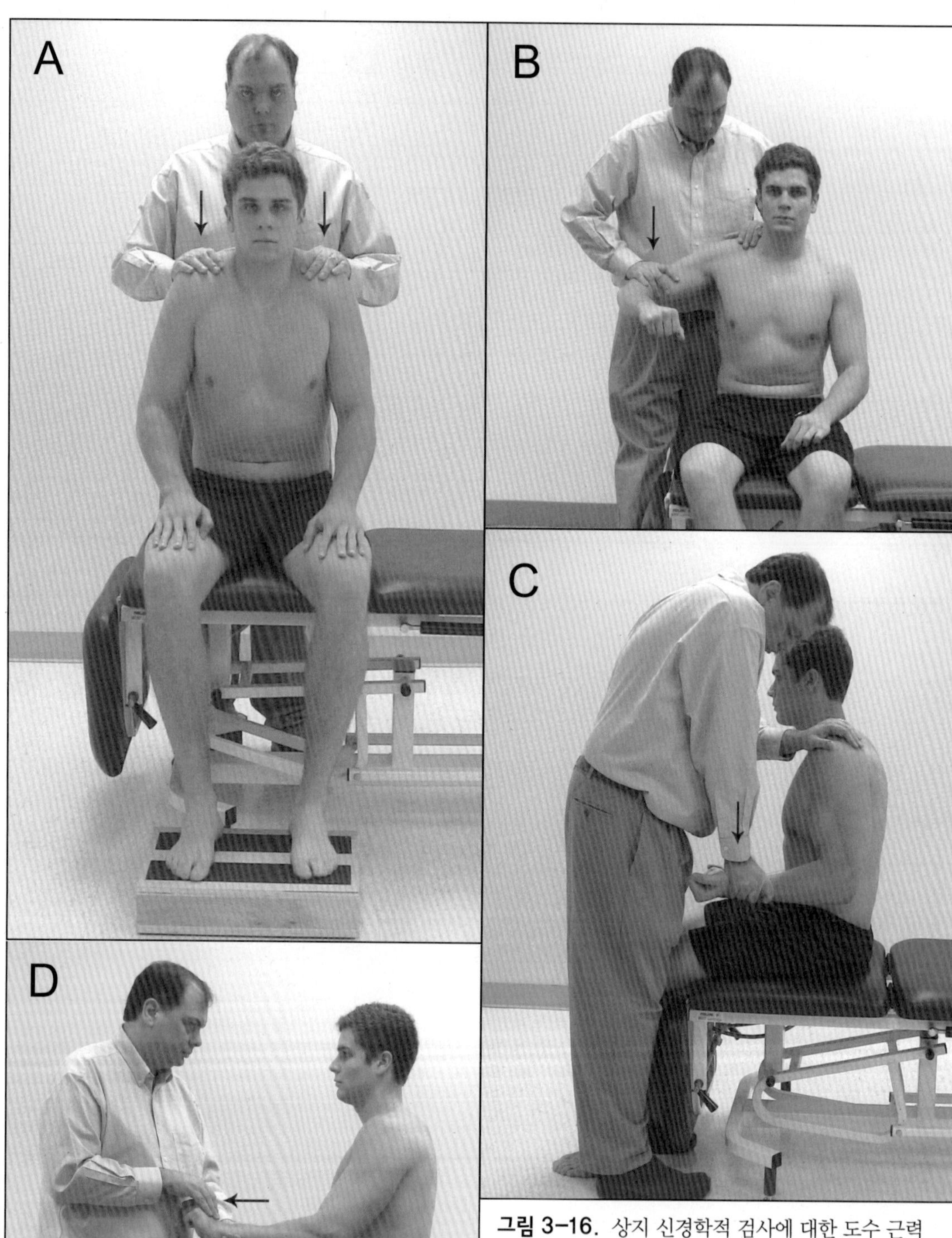

그림 3-16. 상지 신경학적 검사에 대한 도수 근력 검사(주요 근절): (A) 견갑대 거상; (B) 어깨 외전; (C) 팔꿈치 굴곡; (D) 손목 신전. (계속)

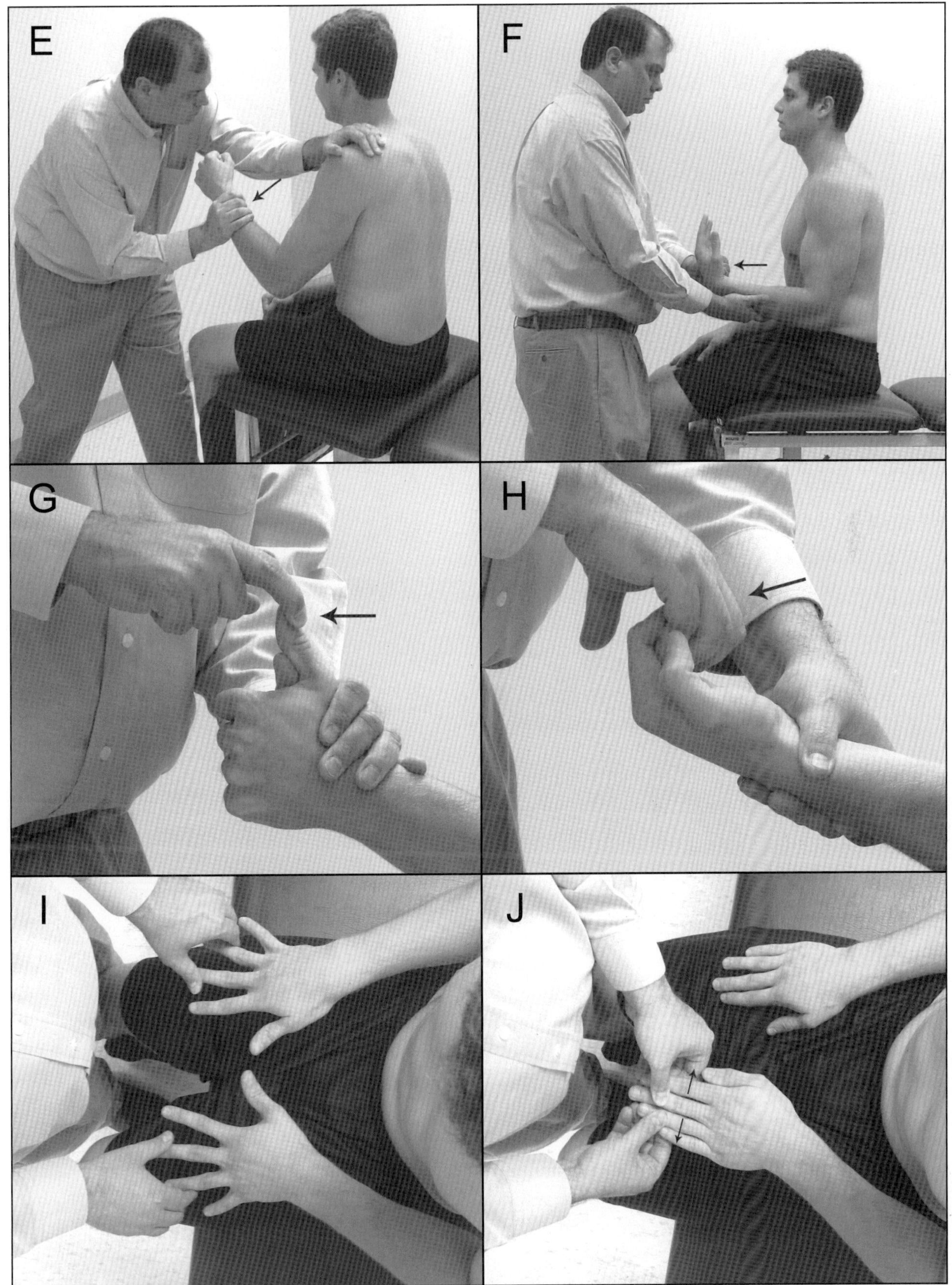

그림 3-16. 상지 신경학적 검사에 대한 도수 근력 검사(주요 근절): (E) 팔꿈치 신전 (F) 손목 굴곡; (G) 엄지 지절간 신전; (H) 손가락 굴곡; (I) 손가락 외전; 그리고 (J) 손가락 내전.

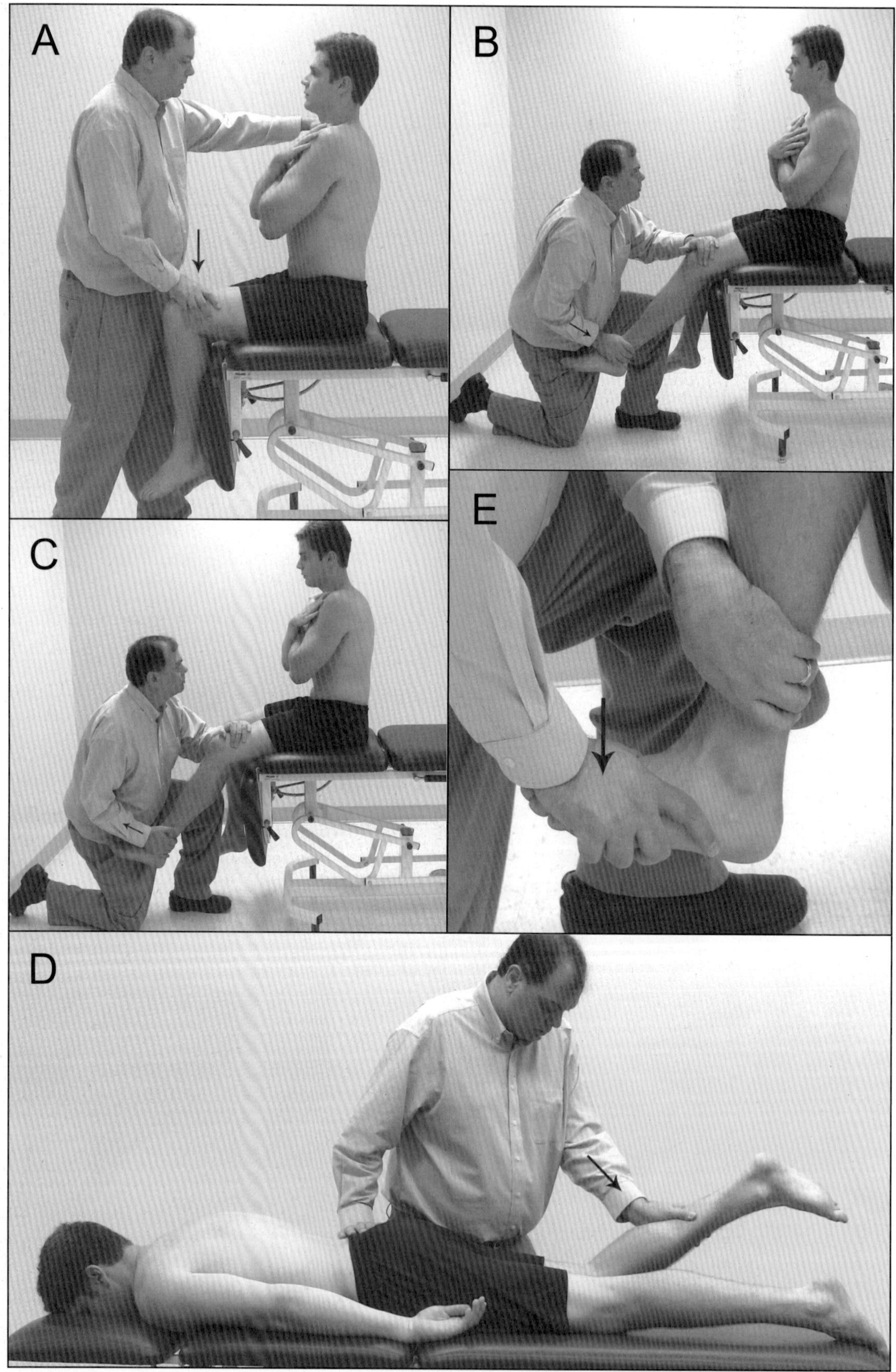

그림 3-17. 하지 신경학적 검사에 대한 도수 근력 검사(주요 근절): (A) 고관절 굴곡; (B) 무릎 신전; (C) 무릎 굴곡(앉은 자세); (D) 무릎 굴곡(엎드린 자세); (E) 발목 배측 굴곡. (계속)

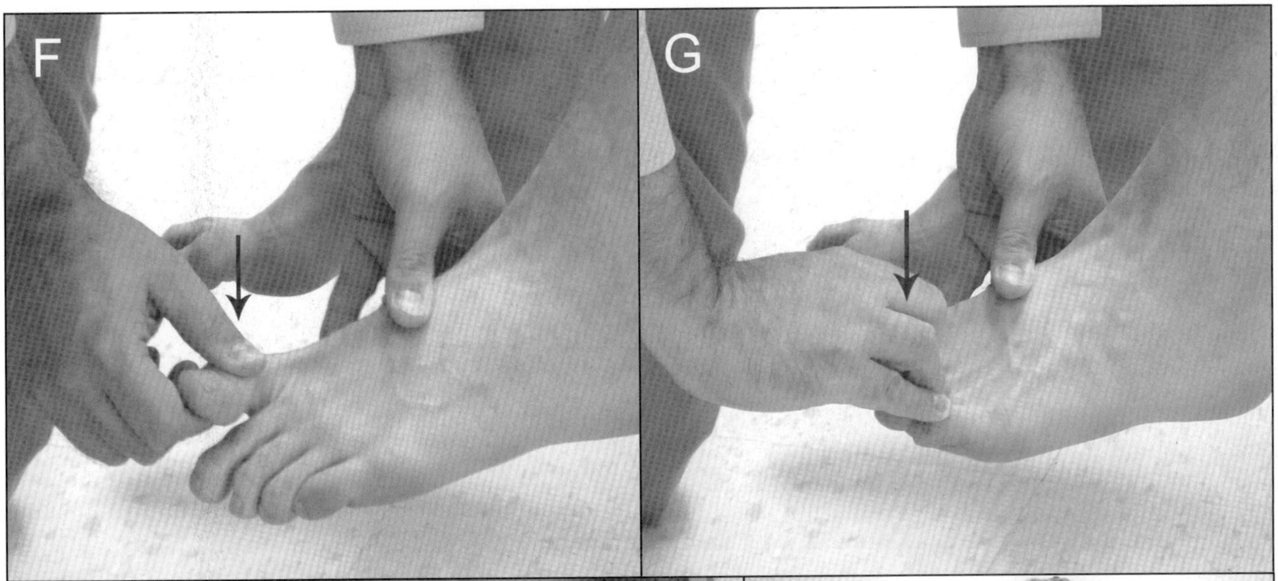

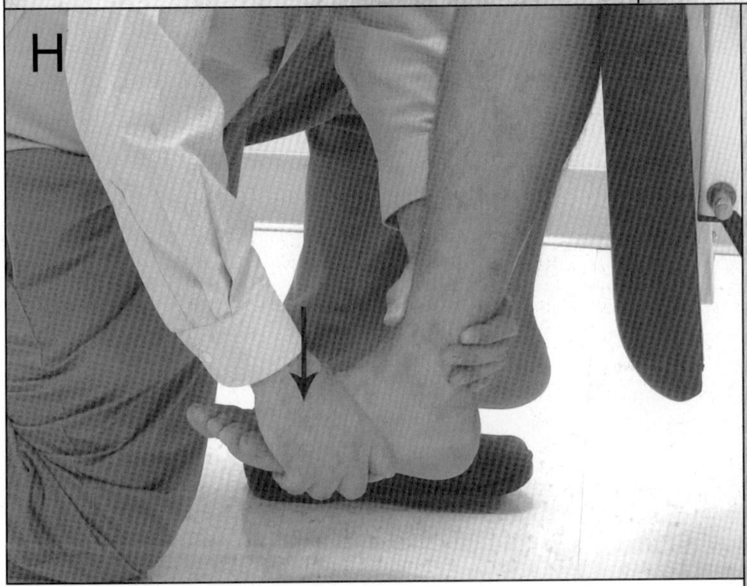

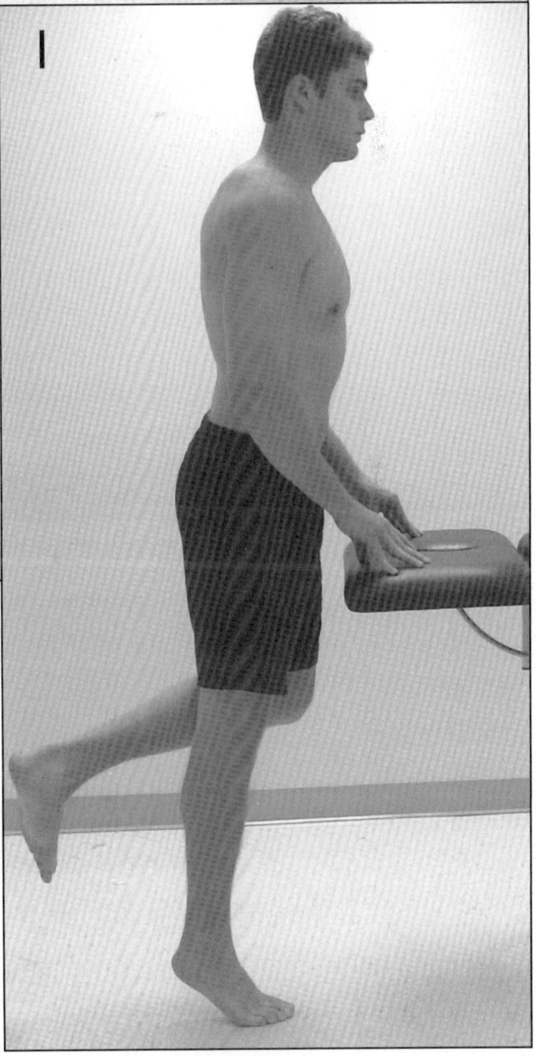

그림 3-17. 하지 신경학적 검사에 대한 도수 근력 검사(주요 근절): (F) 엄지 발가락 신전; (G) 발가락 신전; (H) 발목 외반; (I) 발목 저측 굴곡. (계속)

고려할 수 있다.

- 등급 체계[6]:
  - 5 = normal(정상), 강한 저항에 대항하여 자세를 유지할 수 있다.
  - 4 = good(우수), 중간의 저항에 대항하여 자세를 유지할 수 있다.
  - 3 = fair(양호), 저항이 없는 상태에서 자세를 유지할 수 있다.
  - 2 = poor(불량), 중력을 제거한 범위에서 움직일 수 있다.
  - 1 = 눈에 띄는 움직임이 없고, 촉진은 가능한 수축
  - 0 = 근육 수축을 확인할 수 없다.

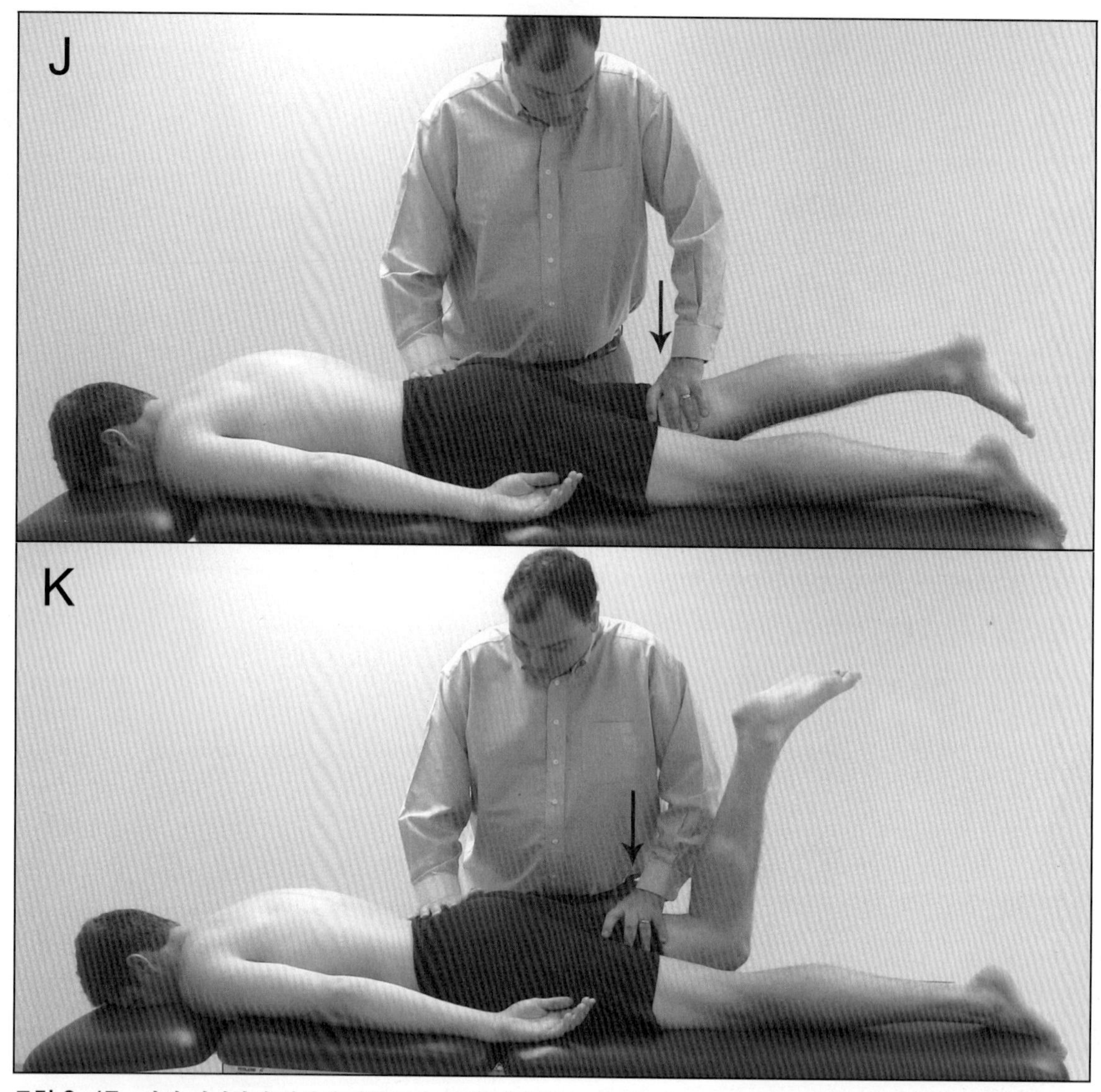

그림 3-17. 하지 신경학적 검사에 대한 도수 근력 검사(주요 근절): (J) 고관절 신전(무릎 펴고) 그리고 (K) 고관절 신전(무릎 굽히고)

심부건 반사

근육 신장 반사라고도 알려진 DTR은 척수 반사 호(arc)의 무결성을 검사하고, 척수 반사 호(arc)를 통해 CNS와 PNS의 상태에 관한 정보를 제공한다. 가장 일반적인 반사는 (표 3-9)에 해당 분절 또는 신경근 수준과 함께 표시되어 있다.[8,120] 심부건 반사는 일반적으로 반사 망치를 사용하여 근육이나 힘줄을 두드려서 반응을 유도한다(표 3-18). 반응은 근육의 수축이다. 각 반사는 다른 쪽의 반사와 비교하고, 적절하게 평가되어진다(그림 3-10).[120]

양쪽 반응의 대칭성은 반응을 올바르게 해석하기 위해서 중요하다. 예를 들어, 양쪽으로 결여된 대퇴사두근 힘줄반사는 아마 정상일 것이다. 병력, 감각, 그리고 근력 검사 등과 함께 보면, 양쪽 면 사이에서의 불균형한 반응은 문제가 있다는 것을 시사한다.

일반적으로, 저활성된 반사, 감소된 반사 또는 결여된 반사는 말초신경손상 또는 신경근 압박과 같은 LMN(하위 운동신경원, Lower Motor Neuron) 증상을 암시한다. LMN 문제는 저반사증이나 무반사, 약화나 위축 그리고 감각감소나 감각결여 등의 증상을 수반한다. 과민하거나 또는 강화된 반사는 경부 척수변증이나 치명적인 두뇌 손상과 같은 UMN(Upper Motor Neuron) 병리증상을 의

[표 3-9] 상응하는 분절 또는 신경근 레벨에 따른 심부 근 반사

상지	하지
• 상완 이두근: C5.C6 • 상완요골근: C5, C6 • 상완 삼두근: C7	• 슬개건: L3, L4 • 내측 슬괵근 근육: L5, S1 • 외측 슬괵근 근육: S1, S2 • 아킬레스 건: S1, S2

[표 3-10] 심부건 반사의 등급

4+	간헐성 경련을 동반한 과민한 반사, 상부 운동 신경원 장애 과도한 관절 움직임 시 매우 강한 근육의 수축 간헐성 경련: 근육의 갑작스런 신장 시 불수의적 근육의 수축; 간헐성 경련은 탄력이 지속되거나 멈춰도 어느 기간 동안 경련이 지속 될 수 있다.
3+	정상적인 범위 제한 안에서 과민한 반사 촉진할 수 있는 수축 그리고 과도한 움직임.
2+	정상. 사지 움직임 시 눈으로 볼 수 있고, 만질수 있는 수축.
1+	감소된 반사, 존재하기는 하지만 감소된 반응 사지의 움직임 없이 촉진할 수 있는 근 수축
0	없음, 강화* 시 눈에 보이지 않고 만질 수도 없는 근 수축.

* Jendrassik's 조작법은 DTR을 강화하기 위해 사용되었다. 상지의 경우 환자에게 치아를 꽉 물라고 요청한다. 하지에서는 환자에게 손가락을 꽉 쥐고 손가락을 잡아당기라고 요청한다. ≠

심할 수 있다. UMN 문제는 과반사증 또는 간헐성 경련, 경직, 근 긴장도 증가, 병리적 반사(예를 들어, 바빈스키나 호프만 징후, 그리고 다양한 근육 그룹의 약화)같은 증상을 동반한다. 만약 UMN 증상이 의심된다면, 추가적인 검사(바빈스키, 호프만, 간헐성 경련, 뇌신경 검사)가 지시된 대로 시행되어야 한다.

심부건 반사 절차

- 환자는 편안한 자세를 하고 앉거나, 눕거나, 엎드리거나 한다.
- 절차에 대해 설명을 하고, 관여하는 측을 비교하기

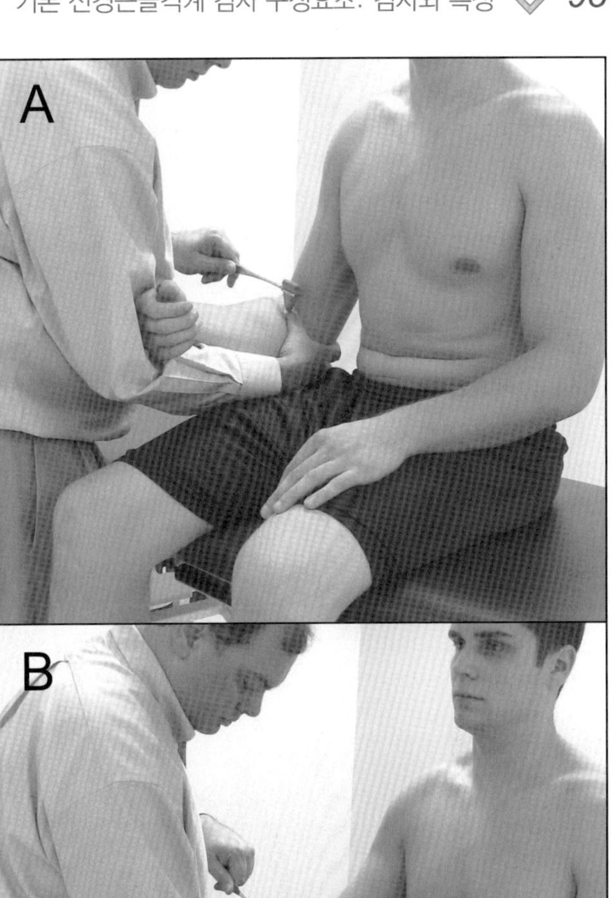

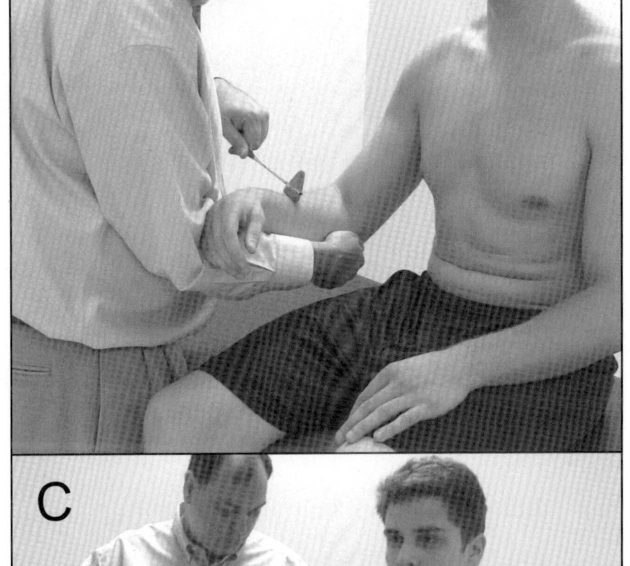

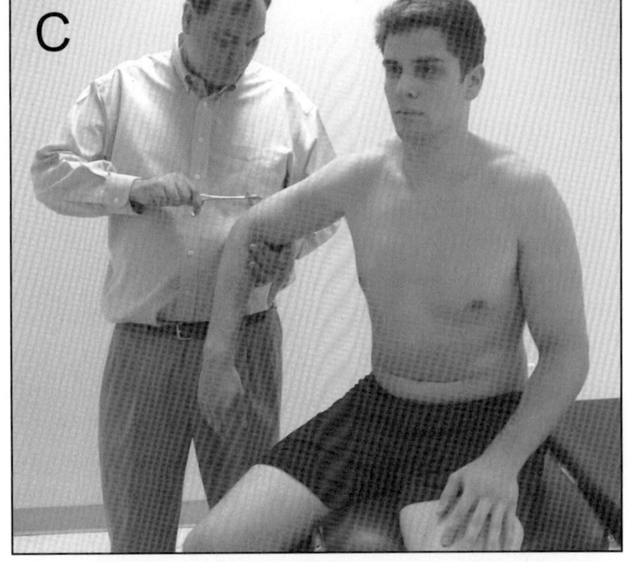

그림 3-18. 상지와 하지에 대한 DTR 검사: (A) 상완 이두근: C5, C6; (B) 상완 요골근: C5, C6; (C) 상완 삼두근; C7. (계속)

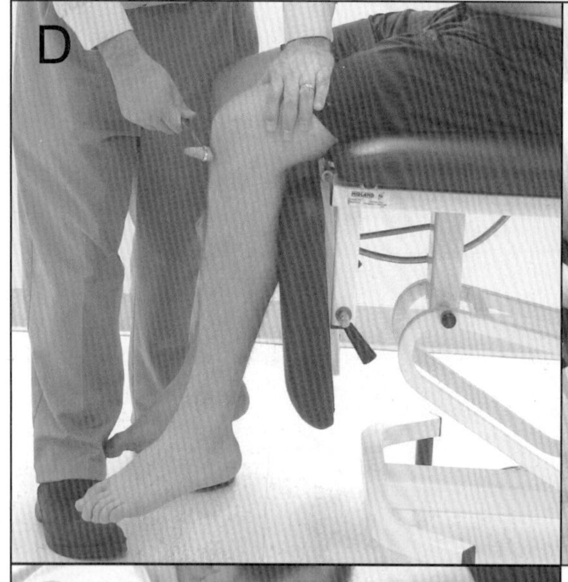

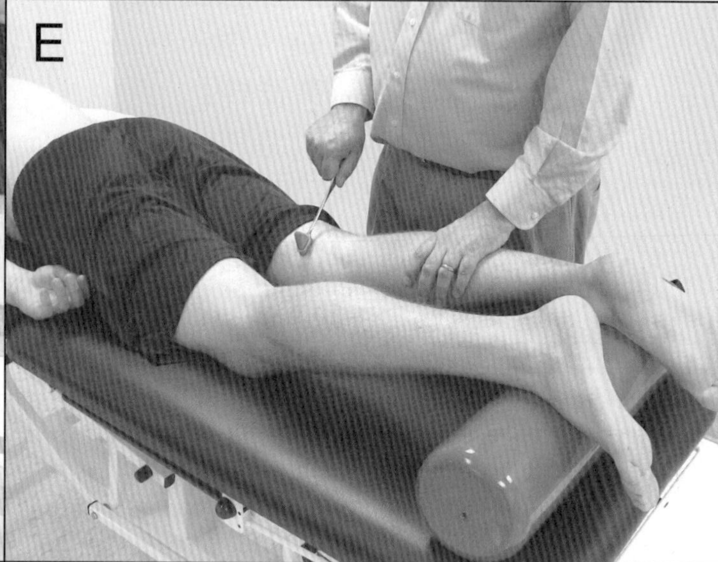

그림 3-18. (계속). 상지와 하지에 대한 DTR 검사: D) 슬개건: L3, L4; (E) 내측 슬괵근 근육: L5, S1; 그리고 (F) 아킬레스 건: S1, S2.

위하여 먼저 관여하지 않는 측을 검사한다.

- 원하는 건을 촉진한다.
- 관찰 또는 촉진 가능한 반응을 이끌어 내기 위해 일관된 가벼운 두드림을 사용한다.
  일관된 응답을 얻기 위해 두드림을 3-6회 반복 할 수 있다.
  - *이두근 반사*: 팔꿈치 굴곡(그림 3-18A 참조)
  - *상완요골근 반사*: 상완 굴곡 그리고 회외(그림 3-18B 참조)
  - *삼두근 반사*: 발꿈치 신전(그림 3-18C 참조)
  - *슬개건 반사*: 무릎 신전(그림 3-18D 참조)
  - *아킬레스 건 반사*: 발목 족저 굴곡(그림 3-18F 참조)
- 반응을 이끌어 낼 수 없다면, *Jendrassik's 조작법*(그림 3-19)으로 알려진 강화 방법을 반사 검사를 하는 동안에 시행한다. 그러나 그것이 작동하는 — 환자 신연 또는 감소된 내림 억제[121] —정확한 기전은 알려져 있지 않다.
  - 상지에 대한 Jendrassik's 조작법을 시행하기 위해, 임상가는 환자에게 이를 악물거나 또는 무릎을 함께 꽉 모으기를 부탁한다. 하지에서는 환자에게 손가락을 꽉 쥐고 손가락을 잡아당기라고 요청한다.

바빈스키 징후

바빈스키 징후[120](그림 3-20)는 종골에서 앞발의 외측면으로 발바닥면을 날카로운 도구를 이용해 긁으면서 수행된다. 바빈스키 징후가 양성으로 나타나면 엄지 발가락은 신전되고, 다른 발가락은 벌어지거나 외전이 일어난다. 음성반응 또는 반응의 부재로는 모든 발가락의 굴곡반응이 나타난다. 생후 6개월 이전에, 바빈스키의 징후는 존재하고 정상으로 간주된다. 비록 일부 유아에게는 기간이 다르지만, 생후 6개월 이후에는 바빈스키 징후의 양성이나 나타남은 UMN 문제를 시사한다. 바빈스키 징후는 UMN 문제 검사에 대해 좋은 민감도를 가진다.[122]

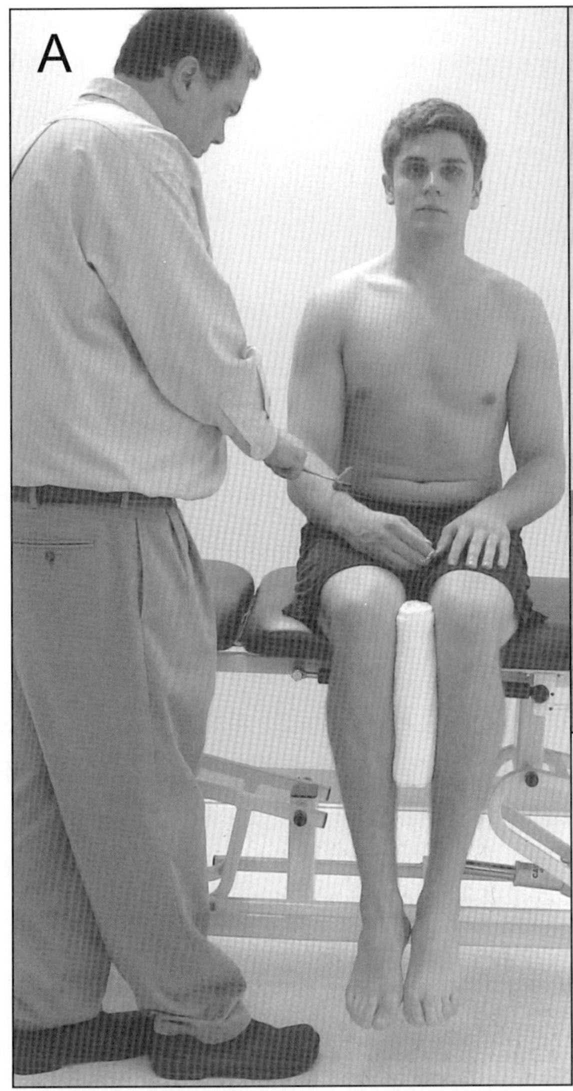

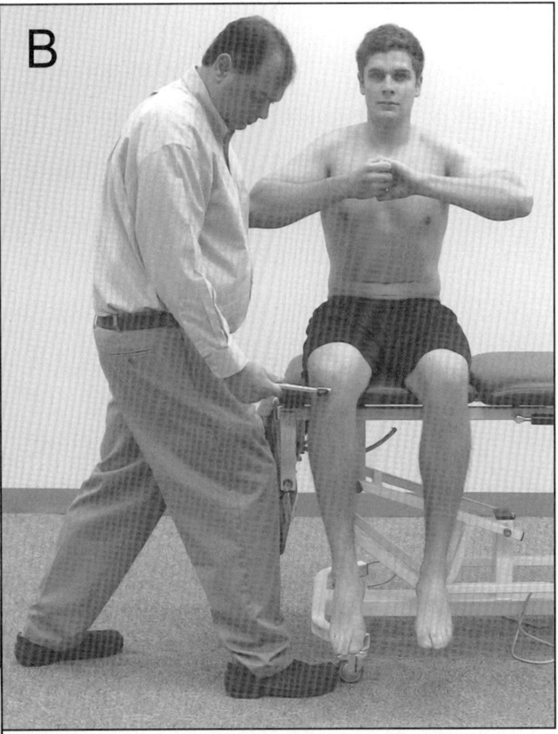

그림 3-19. Jendrassik's 방법 (A) 상지 그리고 (B) 하지

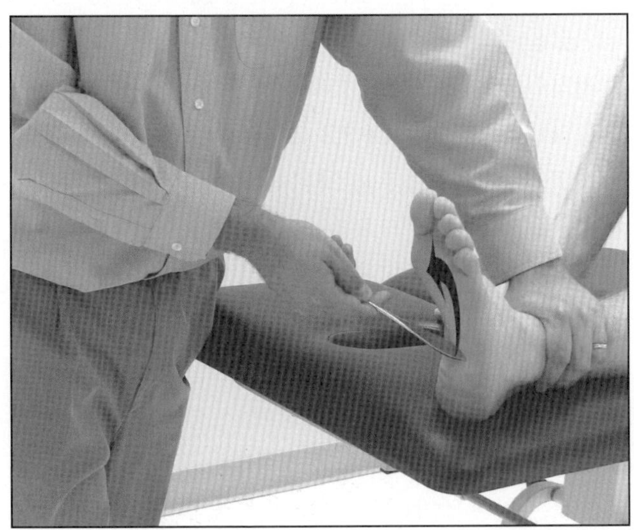

그림 3-20. Babinski' 징후

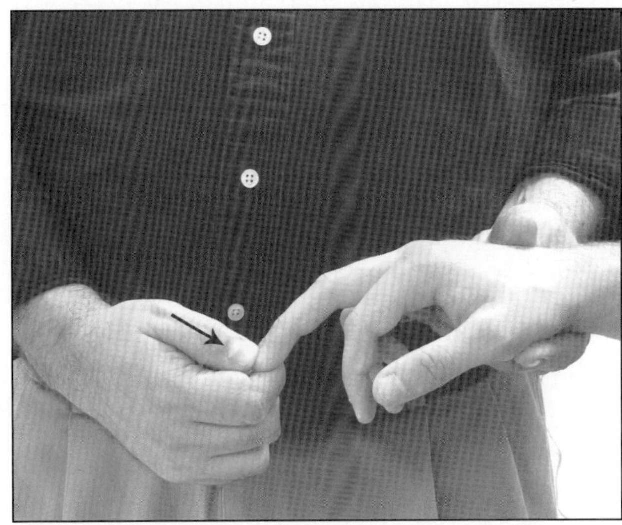

그림 3-21. Hoffman's 징후

호프만 징후

호프만 징후 또는 반사[120](그림 3-21)는 환자는 서있거나 앉은 자세를 하고 머리는 중립위치에서 실시한다. 치료사는 중지 손가락의 말단 지골을 가볍게 친다. 양성 징후로 검지 근위 또는 원위 지절간관절에 굴곡이 있거나 없으며, 엄지 지절간관절은 굴곡이 나타난다. 이 경우 UMN 문제를 시사한다.[120] 16명 무증상 환자[123]의 MRI 그룹에서 척추증과 척수 압박과 같은 신경학적 손상의 증거가 양성 호프만 증상과 연관되었다. 이 연구 결과가 높은 신경학적 손상에 대한 특이성을 시사한다. 다른 UMN 신경학 징후 및 증상이 양성으로 나타날 경우 적절한 관리를 위해 전문가에게 의뢰해야 한다.[123]

신경근병증을 위한 진단의 정확도

진단 표준으로써 전자진단(EDx)을 사용하면 6개의 증상(약화, 저림, 팔 통증, 목통증, 따끔한 통증, 타는듯한 통증)과 3개 검사 결과(진동/핀 찌르기, 이두근/상완요골근/삼두근 반사, 그리고 도수 근력 검사)는 전자진단 연구를 위해 언급된 환자에서 평가되어진다.[124] 경추 신경근병증으로 진단받은 환자는 마비 증상에 가장 높은 민감도를 가지고 있다(0.79); 다른 증상은 이 진단에서는 도움이 되지 못했다(낮은 특이도 0.25~0.63). 모든 검사 결과는 낮은 민감도를 나타냈으며, 신경근병증이 가장 민감성을 보였다(0.73). 반사 변화(Sp 0.92~0.99)와 통합 검사 결과는 높은 특이도와 연결되어 있다; 감각과 반사(Sp0.97); 감각과 약화(Sp0.74); 약화와 반사(Sp0.98). 약화와 감소된 반사에 관련된 상태는 경추 신경근병증이 생길 확률이 9배가 더 높다. 일반적 검사, 목과 상지 증상은 비정상적인 EDx를 가질 가능성을 배제하지 않는다.[124]

진단으로써 EDx를 사용하는 할 때, 6개 증상(약화, 저림, 다리통증, 허리통증, 따금한 통증, 타는듯한 통증) 중 요천추 신경근병증, 하지방사통이 가장 높은 민감도를 가진다. 그러나 특이도는 낮았다(Sp 0.12~0.60).[125] OR은 요추 신경근병증을 확인하기 위해 병력과 EDx 사이에 연관성이 없다는 것을 나타낸다. 진동/핀 찌르기, 도수 근력 검사, 하지반사, 같은 쪽 SLR을 통한 신체 검사 결과는 낮은 민감도를 나타냈다. 비정상적인 하체 증상 신체 검사 결과를 받은 환자는 요추 신경근병증에 걸릴 확률이 1.5~2.5배 더 높다. 만약 신체 검사 결과가 2개 또는 그 이상 비정상적으로 나온 경우, 그 환자는 요천추 신경근병증에 걸릴 확률이 2~4.5배 더 높다. 통합된 검사 결과는 높은 특이도와 관련이 있다. 감각과 반사(Sp0.93); 감각과 약화(Sp0.77); 약화와 반사(Sp0.93); 3가지 이상의 비정상적 결과(Sp 0.97); 4가지 이상의 비정상적 결과(Sp 0.99). 일반적인 신체검사를 통한 이러한 주제 안에서, 15%~18%는 여전히 비정상적 EDx 결과를 가지고 있다.[125] 일반적으로, 증상은 세부적이기 보다는 좀 더 민감하다. 그리고 신체검사 결과는 경부와 요추 신경근병증 두 가지에서 민감하기 보다는 좀 더 세부적이다.[126] — (일반적으로 증상은 특이도 보다 좀 더 민감도이고, 신체검사에서 경추, 요추 신경근병증은 모두 민감도보다 좀 더 특이도인 것을 확인하였다.)

예상되는 횡단면 연구에 따르면, Suri 등[127]은 표준 참조로써 MRI를 사용하여 요추 중간(L2, 3, 4) 신경근 찝힘 그리고 요추 하단(L5 또는 S1)신경근 찝힘의 진단을 위한 신체검사의 정확성을 연구했다. 요추 중간 찝힘에 대퇴부 신장 검사(FST), 교차 FST, 중간 발목 핀 찌르기 감각 검사, 그리고 슬개골 반사 검사는 +LRs ≥ 5.0.를 나타낸다. 슬개골 반사 검사와 앉아서 일어나기 검사를 결합한 FST는 각각 +LR 7.0(95% CI: 2.3 to 21) 또는 LR 무한 수치를 나타냈다. 요추 하단 신경근 찝힘의 진단을 위한 아킬레스건 반사는 +LR 7.1(95% CI: 0.96 to 53)을 나타냈다. 중간 단계 특정 신경근 찝힘 관찰은 앞쪽 대퇴부 감각인 L2에서, +LR 13(95% CI: 1.8 to 87); L3의 FST, +LR 5.7(95% CI 2.3 to 4.4), 슬개골 반사 검사, +LR 7.7(95% CI: 1.7 to 35); L4의 안쪽 발목 감각(LR ∞) 또는 교차 FST, +LR 13(95% CI: 1.8 to 87); L5의 고관절 외전근 강도, +LR 11을 포함한다(95% CI: 1.3 to 84).[127]

흉추 디스크 질환, 골절, 흉추 수핵탈출증, 그리고 진성 당뇨병에서 흉곽 통증, 척수장애, 신경근병증은 공통된 병인이다.[128,129] 일반적으로 신경학적인 손상에 관련된 임상 제시는 척수 압박(척수병증) 또는 신경근 압박(신경근증)을 포함한다. 척수 장애 증상은 근긴장도 증가, 과반사증, 보행 실조증, 내장이나 방광 실금을 포함한다. 동측 경

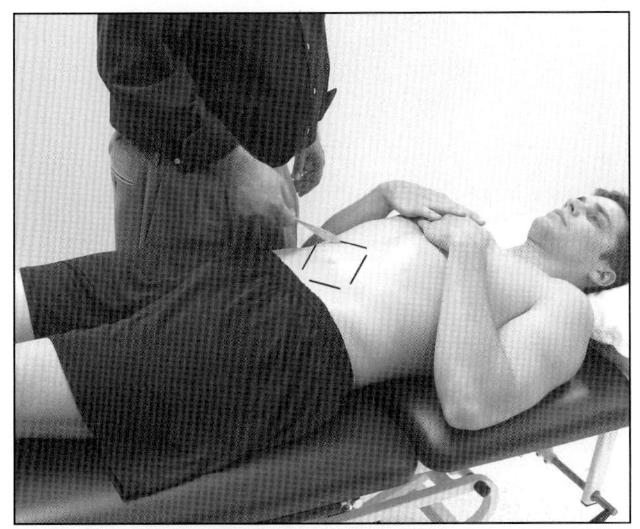

그림 3-22. 표면 복부 반사.

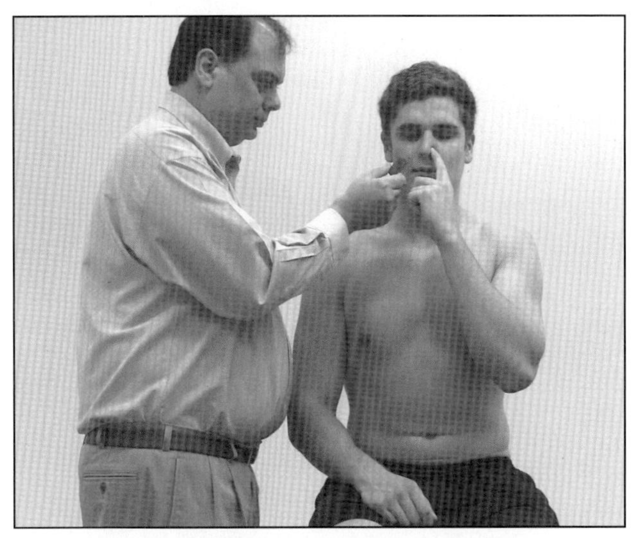

그림 3-23. CN I-후신경

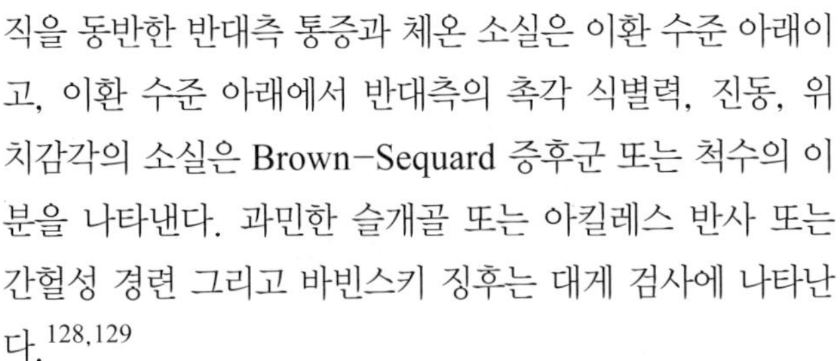

직을 동반한 반대측 통증과 체온 소실은 이환 수준 아래이고, 이환 수준 아래에서 반대측의 촉각 식별력, 진동, 위치감각의 소실은 Brown-Sequard 증후군 또는 척수의 이분을 나타낸다. 과민한 슬개골 또는 아킬레스 반사 또는 간헐성 경련 그리고 바빈스키 징후는 대게 검사에 나타난다.[128,129]

흉추 신경근병증은 전방 흉부, 가슴 또는 복부와 관련된 띠 모양의 분포에서 축을 이루는 통증이 나타난다.[128,129] 또는 지속적인 저릿하고 타는 듯한 통증, 쏘는 듯한 고통을 동반한다. 피부분절 분포에서 무감각 또는 감각이상은 종종 보고되어 진다. 신체 검사에서, 가벼운 접촉과 핀찌르기는 피부분절 패턴에서는 충분한 기능을 하지 못한다(그림 2-4, 2-5를 참고). 유두선에서 T4, 검상돌기에서 T7, 배꼽 T10은 일반적으로 표식점으로 사용된다. 표재 복부반사의 부재 시 UMN문제를 암시하며, 한쪽면의 부재 시 T7부터 T12분절 LMN문제를 나타낸다. 표재 복부 반사(그림 3-22)는 반사 망치 또는 설압자의 끝을 이용해서 검사한다. 이때 누운 자세로 배꼽 근처의 복부 사분면을 각각 자극해 증상의 존재와 부재에 대한 등급을 매긴다. 자극은 배꼽으로부터 멀어지거나 가까워지게 끔 하면서 준다. 일반적인 반응은 자극의 사분면을 향하여 배꼽의 움직임과 함께 복부가 수축되는 것이다.[8] T8에서 T10까지는 배꼽위에서 검사가 이루어진다. T10에서 T12까지는 배꼽아래에서 검사가 이루어진다. 보통 젊은 성인의 표재 복부 반사 검사 반응은 모든 사분면이나 어떤 부분에서 비대칭성, 반응의 부재와 같은 다양성을 보여준다.[130] 복부 근력 검사는 부분적인 윗몸 일으키기 동안에 표준화된 자세 또는 배꼽의 관찰을 통해 검사할 수 있다. 배꼽은 일반적으로 위치가 변경되지 않는다. 하복부 쇠약이나 마비의 존재 하에서, 상부 복직근 섬유가 우성이면 배꼽을 위로 당긴다(양성 Beevor's 징후).[131] 추가적인 자료를 통하여 신경학적 검사에 대한 진단 정확성을 검토할 수 있다.[122,132]

뇌신경 검사

뇌신경들의 기능에 대한 지식은 뇌신경(Cranial Nerve, CN) 검사를 수행하는 것에 대해 많은 도움이 된다. CN 기능부전은 시각, 청각, 후각, 기능 장애, 씹기, 삼키기, 말하기, 머리 돌리기, 그리고 견갑대 상승에 영향을 미칠 수 있다. CN 기능부전의 일부 원인은 종양, 염증, 두부 외상 및 퇴행성 질환의 결과로 시력 상실, 복시, 안검하수, 얼굴 통증, 목 통증, 두통 등의 증상을 포함한다. 제한적 검사는 앞에서 같이 설명된다. 추가적인 자료는 자세한 신경학적 검사 및 반응의 해석의 검토를 위해 사용할 수 있다.

뇌신경 검사 과정

- CN I-후신경(냄새의 감각; 그림 3-23)
  - 눈을 감고, 한 콧구멍을 막고 환자에게 오렌지,

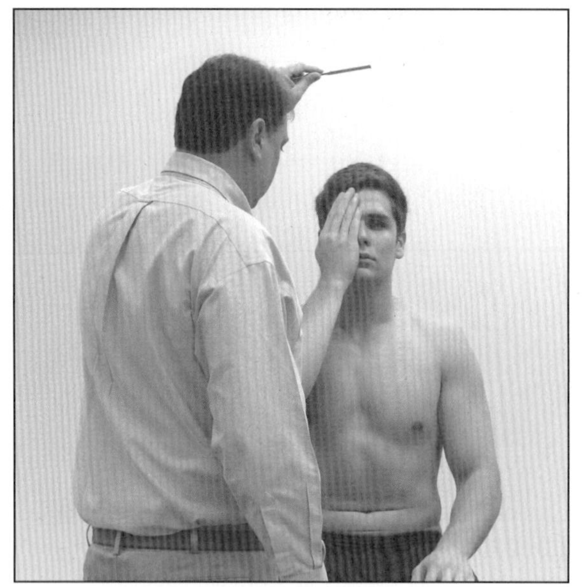

그림 3-24. CN II – 시신경

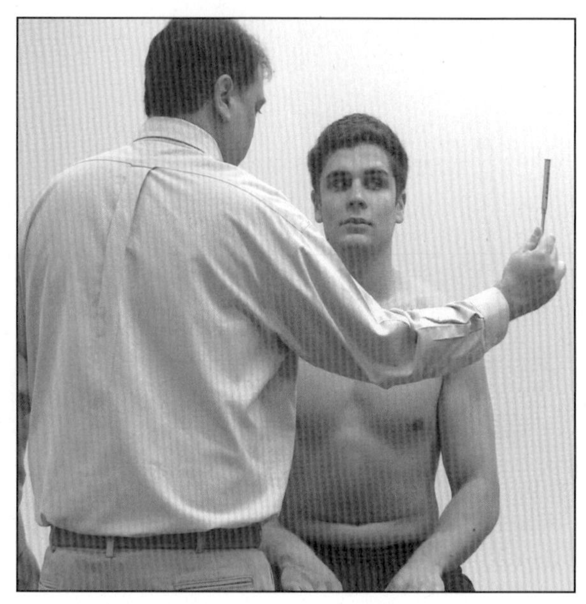

그림 3-25. CNs III, IV, VI – 동안 신경, 활차 신경, 외전 신경

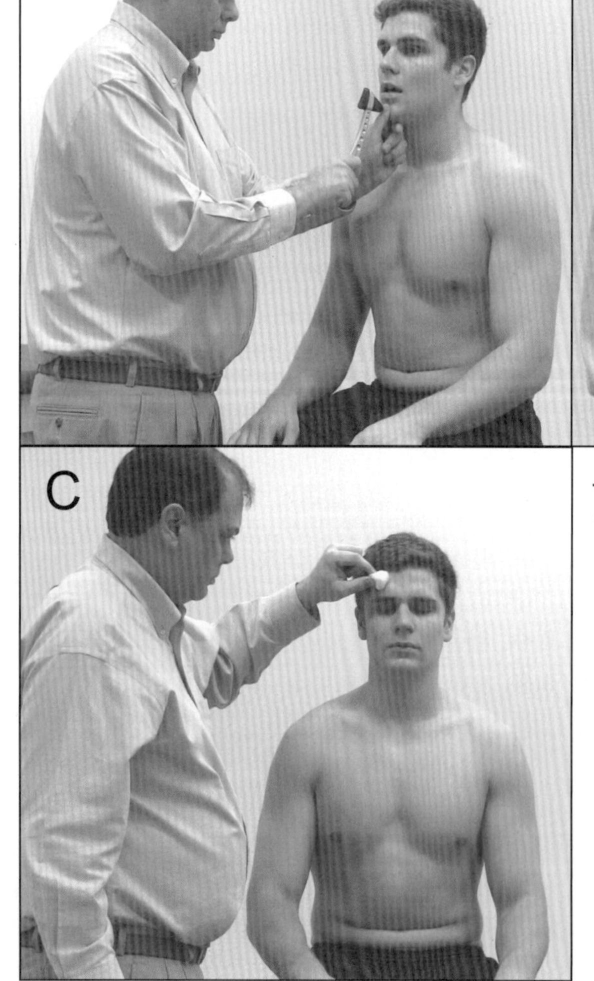

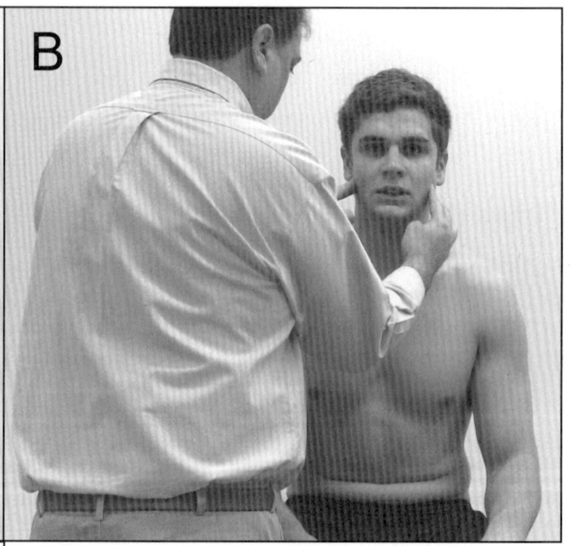

그림 3-26. CN V – 삼차 신경 (A) 하악 반사; (B) 운동 그리고 (c) 감각.

박하, 초콜릿, 또는 커피 냄새를 맡게 하고 어떠한 냄새인지 물어본다. 반대편에 반복한다.

- CN II–시각(시력의 감각; 그림 3-24)
  - 한쪽 눈을 가리고, 포켓 시력표를 사용하여 시력을 검사한다. 반대편에 반복한다.
  - 한쪽 눈을 가리고, 환자에게 검사자의 눈을 보게 하고, 검사자의 손가락이나 펜을 보일 때까지 천천히 보여준다. 주변 시야에서 360°에 걸쳐 각각

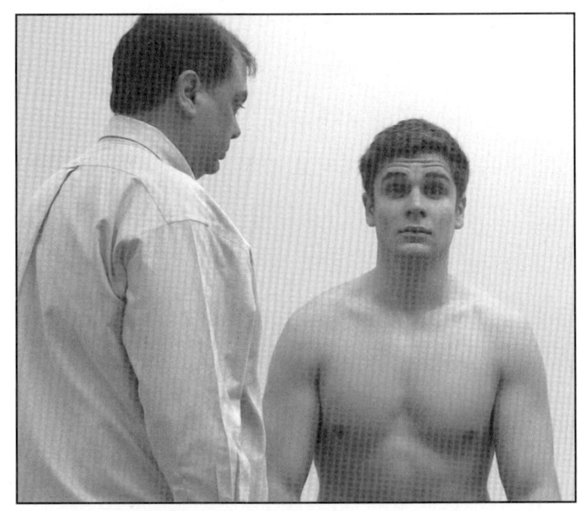

그림 3-27. CN VII - 안면신경.

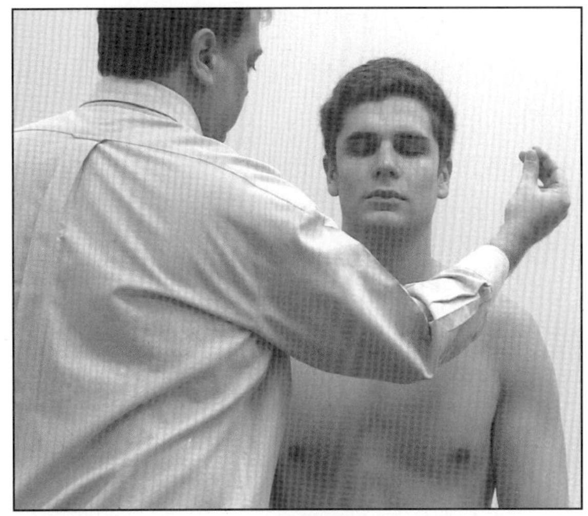

그림 3-28. CN VIII - 청신경.

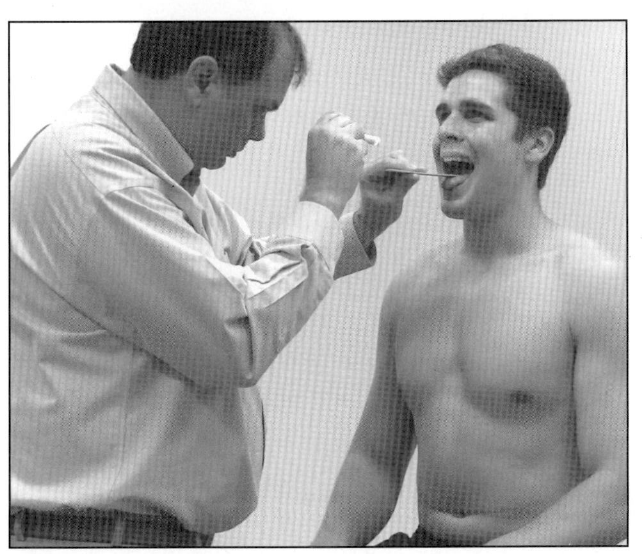

그림 3-29. CNs IX, X - 설인신경.

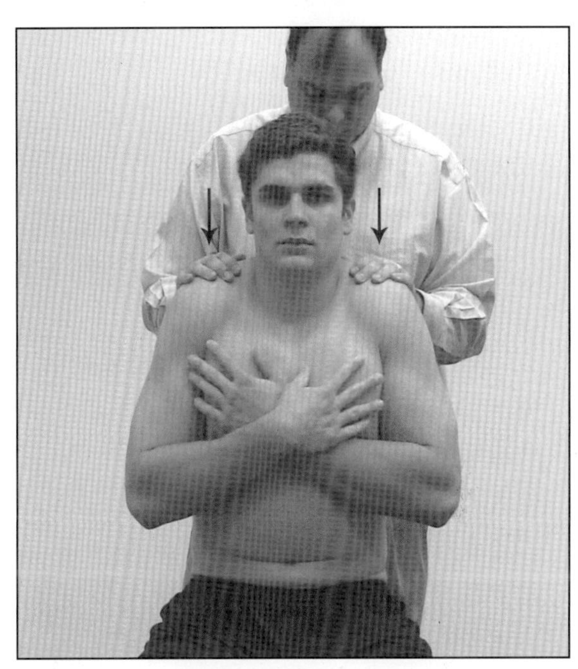

그림 3-30. CN XI - 부신경.

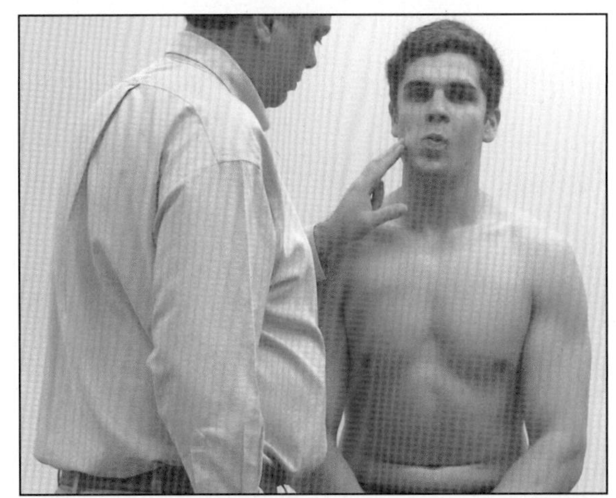

그림 3-31. CN XII 설하신경.

의 눈에 반복한다.

- CN III, IV, VI - 동안 신경, 활차 신경, 외전 신경 (외안근에서 운동(motor): 그림 3-25)
  - 머리를 움직이지 않고, H, X 또는 + 패턴을 이용하여 환자에게 펜 라이트 또는 펜을 따라오라고 한다. 눈 움직임을 관찰한다.
- CN V- 삼차 신경(저작근의 운동 및 얼굴 감각, 그림 3-26)
  - 이마, 뺨, 턱에 가벼운 터치 또는 날카롭고 무딘 감각을 평가한다.
  - 환자 이를 악물게 하는 교근과 측두근을 촉진한다.
  - 환자의 입을 살짝 벌려 하악 반사를 시행하고, 턱

에 하악을 가볍게 두드린다.

정상적인 반응은 반응이 없거나 하악이 약간 올라간 상태이다.

- CN VII – 안면신경(안면 표정근에 대한 운동과 앞쪽 혀에 대한 감각, (그림 3–27))
  - ◦ 눈썹을 올리고, 눈을 꼭 감고, 눈살을 찌푸리고 , 미소 짓기를 환자에게 요청한다.
  - ◦ 움직임의 대칭을 주목한다.
- CN VIII – 청신경(청각의 감각, (그림 3–28))
  - ◦ 검사자는 대상자의 귀에서부터 다양한 거리에서 손가락과 엄지를 문지르거나, 반대편 귀를 막고 한쪽으로 숫자를 속삭인다.
  - ◦ 환자에게 소리를 들을 수 있는지, 또는 숫자를 따라할 수 있는지 물어본다.
- CN IX, X– 설인 신경(구개의 감각) 및 미주 신경(구개의 운동; 그림 3–29)
  - ◦ 연구개를 접촉하여 구역질 반사 검사한다.
  - ◦ 환자에게 "아" 하고 말하라고 요청한다. 목젖이 대칭적으로 올라가는지 관찰한다.
- CN XI – 부신경(승모근과 흉쇄유돌근에 대한 운동; 3–30 그림)
  - ◦ 승모근과 흉쇄유돌근의 도수 근력 검사.
- C XII – 설하신경(혀 근육에 대한 운동; 그림 3–31)
  - ◦ 혀를 내밀라고 환자에게 요청한다. 한쪽 면에 움직임과 위축에 대해 관찰한다.
  - ◦ 뺨의 안쪽에서 혀로 밀라고 환자에게 요청한다. 각 측면 동작에 저항을 주고대칭을 평가한다.

근육 길이 검사
Muscle Length Tests

정적 및 동적 자세와 다양한 움직임 또는 활동의 분석은 임상가가 수행해야하는 근 길이 검사를 결정하게 한다. 이론적으로 근육의 길이 및 근육의 장애 MS 통증의 원인 또는 결과이거나 운동 패턴의 변화일 수 있다. 이런 장애를 발견하고 시정하는 능력은 재부상의 예방과 재활의 기본 견해로 볼 수 있다.

근육 길이 검사는 근육 길이가 과도한지, 제한적인지 여부를 결정하기 위해 사용된다.[6] 이전에 논의된 것처럼, 특정한 근육 그룹은 짧아지고 강해지는 경향을 가진 반면에 다른 그룹은 길어지거나 약해진다. 근육 길이 검사의 목적은 (a) 근육은 너무 짧아 정상적인 ROM 또는 원하는 활동을 할 수 없거나 또는 (b) 근육이 길어 과도한 ROM을 허용하는지를 결정하기 위함이다.[6] 연부조직 길이 증가 또는 감소는 일반적으로 자세 증후군, 반복적인 움직임 패턴, 외상, 그리고 장기간 고정에서 흔히 발생된다.

중등도 이상의 통증을 겪거나 높은 과민성 증상을 보이는 환자의 경우 근육의 단축은 실제 조직 손상이나 신경조직의 기계적 감수성으로 인하여 근력 약화가 자연적으로 보호될 수 있다. 이러한 환자를 대상으로 한 근육 길이 검사는 통증이 지배적인 요소가 아닌 지점에서는 달라질 수 있다.

근육 길이 검사는 근육에 완전히 반대되는 동작으로 근육을 늘리는 행위를 통해 이루어지는 수동적인 움직임 검사이다. 이 방법(그림 3–32)은 범위 내 저항, 가능한 ROM, 끝느낌, 그리고 증상 반응을 측정하기 위하여 근육이 부착된 한 끝을 안정시키고 반대쪽 끝을 천천히 수동적으로 움직인다.[133] 증상에 대한 반응은 근복(muscle belly)에서 주로 나타난다. 만일 증상이 관절이나 힘줄에서 나타나면 증상의 원인을 결정하기 위한 추가적인 조사가 필요하다. 결과는 각도기(측각계)나 경사계를 이용해서 측정하고 이를 증상이 없는 부위와 비교한다. 비정상적 또는 비대칭적인 관련 연구 결과는 재평가와 문제를 해결하기 위해 만들어진 중재를 결정하기 위해 사용된다. 예를 들어, 만약 한 환자가 슬괵근 근육이 짧아 굴곡 활동 중에 요추 굴곡이 과도하게 초래될 경우 중재에는 슬괵근을 늘이기 위한 전략, 요추 신근을 짧게 하기 위한 전략, 그리고 잘못된 운동 조절 유형을 교정하기 위한 전략이 포함될 것이다.

중재 방안을 처방하는 과정에서 임상의는 팽팽함/조임과 약함의 원인을 알아내야한다. Janda 외[134] 다른 학자들의 조사에 따르면, 약해진 근육들은 보통 안정화근이나 긴장근인 반면, 짧은 근육들은 작용근이거나 위상부 근육이었다. 정적 자세나 감정적인 스트레스, 또는 반복된 운동 유형과 같이 근육을 짧게 하는 많은 요인들이 있음에도 불

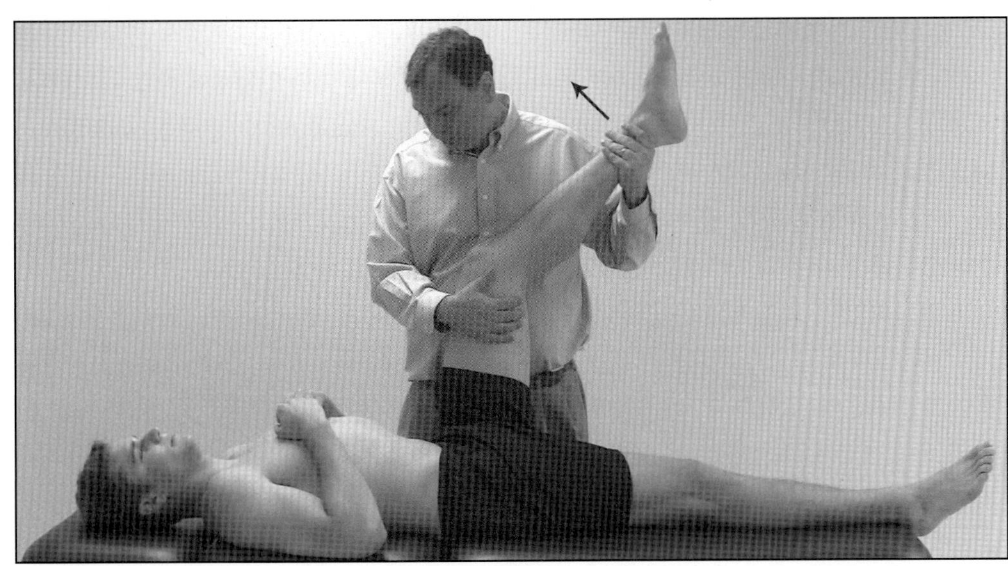

그림 3-32. 90/90 자세에서의 슬괵근 근육 길이

구하고 또 다른 요인은 안정화근으로서 주요 작용근이나 위상부 근육의 움직임을 유발하는 잘못된 안정성 체계를 들 수 있다. 예를 들어, 짧은 슬괵근 근육은 잘못된 근위부 몸통 안정성으로 인한 것일 수 있다. 단순히 슬괵근을 늘려주는 것만으로는 이 문제를 적절하게 해결할 수는 없다.

근육 길이를 위한 검사는 근육의 구조와 기능에 대한 지식을 기본으로 하여 진행된다. 길항근을 통해 근육의 길이와 힘의 불균형이 기능장애로 인한 것이라는 것을 알 수 있다. 근육의 불균형에 대한 정확한 병인은 알려져 있지 않다. 그러나, 조직의 길이와 긴장을 유발하는 능력과 같은 생체역학적인 요소 그리고 시간, 협동 요소와 같은 신경학적 요소들이 임상적 관찰 과정에서 확인된다. 의학 서적에서는 표준검사 자세를 기술하고 있으나, 이러한 검사의 다수는 검사 대상을 확실히 구분하거나 시간의 변화에 따른 변화를 측정하는 데에 타당하다고 입증되거나 조사된 바 없다. 이를 뒷받침하는 증거들이 불충분함에도 불구하고, 임상가들은 계속해서 근육 길이 검사를 입증된 검사 도구로써 사용한다.[135] 시간, 온도, 운동 강도, 검사 자세, 지면과 같은 많은 요소들과 측정 도구는 근육 길이 검사의 결과에 영향을 줄 수 있다. 임상가는 검사 – 재검사의 신뢰도와 타당도를 높이기 위해 가능한 많은 변수를 통제해야 한다. 근육길이 검사는 각각의 부위와 관련되어 있으며 다음 장에서 논하도록 한다.

근육 수행능력

muscle performance

척추는 자연적으로 불안정하며 정적 안정성과 동적 안정성을 위한 근육 수행능력에 의존도가 상당히 높다. Panjabi[136]는 다음 3가지 안정화 하위 체계의 상호작용을 통해 척추 안정성에 필요한 요소들에 대해 기술하였다. (1) 인대, 디스크, 관절낭, 뼈에서 비롯된 수동 안정성; (2) 근육에서 비롯된 동적 안정성; (3) 신경체계가 이끄는 조절 전략이 바로 그것이다. 이 체계들은 여러 근육의 조화로운 행동을 통해 예견된 또는 예견되지 않은 상황에 모두 반응한다. 척추 안정성의 결핍은 3개 하위 체계 중 어느 하나의 문제로 인해 발생할 수 있다.

근육 활성 정도, 시기 그리고 점증 양상은 움직임 조절과 척추 안정성에 있어서 중요한 항목이다. 중추신경계(CNS)는 자세를 조절하기 위해 운동 전, 운동 직전, 운동 중에 척추를 이에 대비하도록 한다. CNS에 의한 앞먹임 또는 예상 조정은 예측 가능하고 자발적인 사지 사용 중에 자세의 교란을 최소화 한다. 불안정한 지지면 같은 예상치 못한 흔들림이 생길 경우, 자동 전략을 활성화하는 감각입력을 경유한 움직임 후에 중추신경계에 의한 앞먹임 조정이나 반응조정이 발생한다. 몸통 근육의 준비 활성화는 팔이나 다리의 움직임에 앞서 자세가 평형을 이루도록 한다.

일상적인 활동 중 몸통 근육의 활성화가 지연되거나 부족하면 척추 안정화가 충분하지 않게 되고 반복적인 미세 외상의 가능성이 생긴다.

생체역학적인 관점에서 McGill과 Karpowicz[137]는 충분한 척추 안정성은 많은 근육, 반응 운동 조절 체계, 근지구력과 부하를 지지하는 척추의 충분한 내성 간의 경직도와 힘이 균형을 이루어야 한다고 보고하였다. 척추 안정성을 위한 근육 활성화의 정도는 업무에 따라 다르다. 건강한 척추와 대부분의 일상 활동에서 신전근의 약 10%나 그 이하의 최대 자발적 수축과 함께 복벽 협력 수축은 충분하다.[137] 따라서, 안정적인 척추는 모든 활동에서 낮은, 그러나 지속적인 근육의 활성화가 필요하다.

요통이 있는 환자의 변형된 근육 수행능력

척추의 최적의 감각운동조절은 포괄적 또는 표층부, 그리고 국소적이거나 깊은 근육들 모두의 협응 작용으로 이루어진다. 결과적으로 종종 임상적으로 보이듯 변형된 근육 수행은 포괄 또는 국소 근육 또는 그 두 근육에서 나타날 수 있다. 기능부전과 통증이 있는 경우, 일부 근육들은 탄력성을 잃고 과민성 및 지나치게 경직되는 반면 다른 근육들은 과도하게 유연해지고 저해되거나 기능적으로 약해진다. 일상생활과 근육 활성도의 필요 요건은 자세, 업무 그리고 환경에 따라 다양하다. 목, 흉부 그리고 허리에 통증이 있는 사람은 근육 수행능력과 조절 전략이 변형된다. 변형된 운동 조절 전략이 척추 통증의 원인인지 또는 결과인지의 대한 추가 연구가 필요하다. 급성통증이 있는 사람들은 통증이 있는 구조를 보호하기 위해 변경된 운동 전략을 선택할 수 있으나 근육을 사용하지 않거나 통증이 두려워 피하는 행동으로 인해 신경 감각의 변형이 일어나 결과적으로 장기 근육 수행능력 결핍을 초래할 수 있다.

기능과 관련된 근육 분류

Bergmark[138]가 기술한 바와 같이 표면적이거나 포괄적 근육, 예를 들어, 복근이나 ES와 같은 근육들은 골반에서 흉추, 흉곽 그리고 사지까지 확장된다. 이와 같은 분류의 주요 근육에는 ES, 복직근, EO, 슬괵근, 대둔근, 광배근, 내전근, 대퇴사두근이 포함된다. 포괄적 근육들은 척추를 움직이거나 큰 부하에 대한 안정성에 주로 기여한다. 이러한 근육들은 안정근(stabilizer)과 운동근(mobilizer)으로써 중요한 역할을 할 수 있다.[139] (표 3-11)은 동작 기능과 기능부전에 대한 생체역학 이론과 생리학적 이론을 기반으로 하여 근육을 분류하는 틀이다.[140-142]

운동근(mobilizer)으로써 기능하는 근육들은 다분절근, 이중관절(biarticular) 근육, 그리고 표층부 근육이며, 운동을 하고 힘을 만들기 위해 집중적인 기능을 한다. 몸통을 둘러싼 표층부 근육의 협력수축은 들어올리기와 같은 업무에서의 안정성에 필수적인 강성을 위한 일반적인 전략이다. 앞서 말한 바와 같이 보행 중, 표층부 근육은 발 뒤축에서 골반의 방향 변화에 반응하기 위해 위상적으로 움직인다.[143] 안정근(stabilizer)으로써 기능하는 근육은 단일관절이거나 부분적인 심부 근육들이고 일상적으로 피곤하지 않은 기능적인 움직임을 조절하기 위해 긴장성 기능을 한다. 심부 또는 단일 체계는 요추에 직접적으로 닿는 깊은 다열근과 같은 근육으로 이루어져 있다. 국소적인 움직임을 조절하는 것으로 보이는 심부 근육의 초기 저부하나 긴장 활성화(tonic activation)는 상지와 하지 움직임을 포함한 다양한 업무 중 관찰되었다. 긴장 활성화(tonic activation)는 일반적으로 특정한 지시가 아니며 사지의 움직임을 위한 안정적인 기초를 만든다.[144-147] 횡경막과 골반저근은 호흡[148]과 자제(continence)에 대한 각자의 역할 뿐만 아니라 요추 및 골반의 조절에 기여한다.[149]

일상적인 활동과 직업은 각각 작업의 요구사항을 안전하게 충족시키기 위해 근육 활성화 전략을 포함한 광범위한 작업이 필요하다. 요구사항은 정적 안정성에서부터 동적 안정성까지, 낮은 부하에서 높은 부하까지, 낮은 움직임에서 높은 움직임 까지의 범위를 모두 아우른다. 역동적이고 부하가 적으며, 높은 움직임 그리고 예상도가 높은 활동은 심부 근육의 더 큰 기여를 요한다. 부하가 높고 정적이거나 예측하지 못한 동작은 표층부 근육의 협력 수축을 더욱 요한다. 일상생활과 직업에서의 근육 수행능력의 측정은 근력, 근지구력 그리고 심부 안정화(stabilizer)의 개별적인 매개변수를 포함한다. 척추 통증에 대한 측정과 운동 조절 전략은 다음 장에서 다루도록 한다.

[표 3-11] 기능과 기능부전에 따른 근육 분류

근육	기능	기능부전
Global mobilizer (포괄적 운동근)		
• 복직근 • 장늑근 • 이상근	• ROM 제공을 위해 회전력 생성 • 수축 = 구심성 길이 변화, 구심성 움직임 수행 (원심성 조절 보다는) • 움직임의 구심성 가속도 (특히 시상면: 굴곡/신전) • 부하의 충격 흡수 • 운동은 방향에 따라 다름 • 지속적이지 않은 운동 (위상부 유형에 따르거나/따르지 않음)	• 근막이 짧아짐 – 생리학적 또는 부수적인 움직임(다른 부위에서 보상되는) • 과도하게 낮은 역치, 낮은 부하 점증 • 통증과 경련 병변에 반응 • 근육 길이와 점증의 변화로 움직임 분절에서의 과도한 당김(단축/과활성화) • 포괄적(global) 불균형
Global Stabilizers (포괄적 안정근)		
• 복사근 • 극근 • 중둔근	• ROM 조절 또는 제한하는 힘 생성 • 수축 = 원심성 길이 변화; 범위 전반 통제(특히 내부 범위와 과도한 움직임 바깥쪽 범위) (근육 활성 = 수동 관절) (muscle active = joint passive) • 운동량의 낮은 부하 감속(특히 축 회전) • 지속적이지 않은 운동 운동 방향에 따라 다름	• 내부 범위 근육 활동 조절 손실(단축 = 수동 관절) (shortening = joint passive) • 만약 과 운동성일 경우, 과도한 범위 조절 불량 (poor) • 긴장성 점증의 낮은 역치 (poor low threshold tonic recruitment) • 불량한(poor) 원심성 조절 • 불량한(poor) 회전 분리 • 움직임 분절의 under-pull(긴/억제)로 인한 근육의 길이와 점증의 변화 • 포괄적(global) 불균형
Local stabilizer (국소적 안정근)		
• 복횡근 • 심부 다열근 • 대요근 (후방 섬유)	• 움직임 분절을 조절하기 위한 근육 경직도↑ • 중립 관절 자세 조절 • 수축 = 없거나 / 최소 길이 변화; 따라서, ROM 생성 X • 활동 시 움직임은 방향과 무관 • 움직임에 지속적인 활동 • 관절위치, 범위, 동작의 비율에 따른 고유 감각 자극	• 지연된 시간 또는 점증 결함과 관련된 운동 조절 손실 • 통증과 억제 병변에 반응 • 근육 경직도 ↓, 분절 조절 불량(poor) • 관절 중립 위치 조절 손실 • 분절 조절 손실로 인한 운동 점증 변화 • 국소적 억제

Gibbons SGT, Comerford JM. 강도 대 안정성(Strength versus stability): 1부(part 1): 개념과 용어(concept and terms)에서 발췌. Orthop Div Rev. 2001년 3월/4월 21–27.
이 내용은 KC International 의 허가 하에 재 발행됨.

요통이 있는 환자의 근육 활성화 패턴

근육 활성화 패턴은 건강한 대상과 허리통증이 있는 환자간의 차이점이 나타난다. Van Dieën 등[150]은 변형된 근육 활동이 움직임과 척추의 안정성에 영향을 미치고, 개인의 문제와 관련이 있고 하는 일에 따라 다르며, 개개인 사이에서 가변적 일 수 있다고 하였다. 일부 개인들은 제대로 조절되지 않은 방식으로 움직임을 제한한다. CNS는 일관된 양상이 나타나지는 않지만 통증이나 부상에 적응하기 위해 일반적으로 체간 표층부 근육의 경직도나 협력 수축을 증가시키는 전략을 사용한다. 주로 높은 부하의 기능 수행을 위해 사용되는 이 전략은 보통 수정되지 않으면, 낮은 부하 자세 조절과 정상적인 기능적 움직임에도 일관적으로 사용된다.

표층부 근육

대조군과 비교하여 LBP가 있는 환자의 체간 근육 점증 양상은 척추 안정성을 증가시키는 전략을 반영한다.[151] 이 전략은 굴곡근과 신전근의 협력 수축이나 또는 심부 근육의 활동 손상이 있는 그룹의 활동 증가를 포함할 수 있다. 척추의 안정성 증가 전략으로 심부 근육 활동에 대한 필요성 감소를 인지시켜주거나 또는 심부 근육 활동 장애로 인해 경직 증가 전략을 유도 할 수 있다. 이 전략들은 근육 불균형, 잘못된 운동, 운동 조절 장애 그리고 대체 또는 보상 전략이라고 한다.

표층부 근육 체계의 경직도나 협력 수축을 증가시키는 전략은 다음과 같은 이유에서 안정성 손실을 보상한다고 가정된다.

- 척추의 손상— 추간판, 인대, 근육 —은 분절 경직도의 저하를 초래하고, 보완하기 위해 근육의 활성화 증가를 필요로 한다.
- 근육의 힘이나 근지구력은 감소할 수 있고, 이로 인해 평형의 교란을 바로잡고 척추 불안정성을 예방할 수 있는 능력이 제한될 수 있다.
- 감각운동 통합이 변형되어 다양한 업무를 위한 포괄(global) 근육과 국소 근육의 역동적인 협동 조정 능력이 제한된다. LBP가 있는 환자의 경우, 협력수축을 위한 정적인 전략이 최적의 것은 아니지만 다양한 상태의 움직임 조절을 위해 이루어진다.[31,150]

통증이 해결된다고 해서 변형된 운동 조절 전략이 항상 해결되는 것은 아니다. 경우에 따라 포괄적 동원을 이용한 고부하 전략의 지속적인 사용이 동작 감소, 축 부하(axial load), 충격 흡수 부족, 활동 제한, 호흡 장애, 그리고 LBP 재발의 위험 증가와 같은 유해한 영향을 미칠 수 있다. 표층부 근육 체계의 장애는 요천추 복합체의 다양하고 복잡한 기능이상에서 관찰되었다.[152–154]

깊은 근육

TrA의 앞먹임 활성화는 일반적으로 허용되지만, TrA 활성화와 동시에 실행되지는 않는다. 건강한 피험자를 대상으로 했던 이전 연구에서 일방적인 연구를 하였을 때, TrA는 체간 근육의 수축과 사지의 운동 시 척추가 준비하기 위해 팔 또는 다리 사용 전에 운동 방향과 무관하게 우선하여 활성화 된다.[145,155] Allison 등[156]은 또한 건강한 피험자에서 앞먹임 TrA 활성화를 보고했으나, 양쪽 TrA를 검사하였다. 이전에 이론화되었던 것과는 상반되게 Allison 등[156]은 TrA가 양측의 팔이 움직이기 전에 활성화된다고 결론을 내렸지만 특정 방향에서 반대쪽의 TrA 활성화가 동측 활성화보다 우선한다고 하였다. 이러한 사소한 모순에도 불구하고 준최대(submaximal) 업무에서 앞먹임 TrA 활성화의 역할은 회전력을 생산하는 체간 근육의 활성화를 동시에 증가시키지 않고 몸통 경직도를 개선하는 전략으로 안정성을 높이는 것으로 여겨진다.[157]

TrA는 분절 운동 중 특히 병진 운동을 조절하고 골반의 안정성에 기여하며,[158] 횡경막, 골반저 근육,[161] 그리고 심부 다열근[144]과 협력수축을 하는 것으로 알려져 있다. LBP가 있는 환자는 TrA의 활성화가 팔이나 다리의 사용 이전에 지연[162–164]되거나 감소[165,166]한다. 이러한 환자에서 표재성 복근(즉 복직근, EO)과 ES의 활성이 종종 증가하지만[167] 표층부 근육의 활성화 패턴은 개인에 따라 다양하게 나타난다.[168,169] 유도된 LBP 검사과정 중, L4 수준에서 피험자는 복부 당기기 방법 (abdominal drawing-in maneuver) 과정 동안 피험자들의 TrA 수축 능력이 감소했다(ADIM; 그림 3–33).[170] TrA 외에도 내복사근, LM, ES 및 반대측 EO 근육은 한쪽 상지 굴곡 수행 중에 앞먹임 방식으로 반응하는데,[60,171,172] 이는 수행 중 체간 정렬을 유지하고 3개 평면에서 무게 중심 이동을 최소화할 것이다.[172] 이 연구는 근 동원과 수축 시간의 장애가 만성이나 재발성 LBP의 요인일 수 있음을 제시한다.

CLBP가 있는 여러 다른 종류들로 이루어진 표본 연구에서 증명되었듯이 근육 활성 변이는 개개인마다 다양한 양상을 보이지만, 단 하나의 연구에서 하위 집단 간 차이를 조사하였다. Silfies 외[172] 다른 학자들은 역학적 LBP(mechanical LBP)가 있는 3개의 하위 집단, 즉 불안정 집단, 비 불안정(noninstability) 집단, 증상이 없는 통

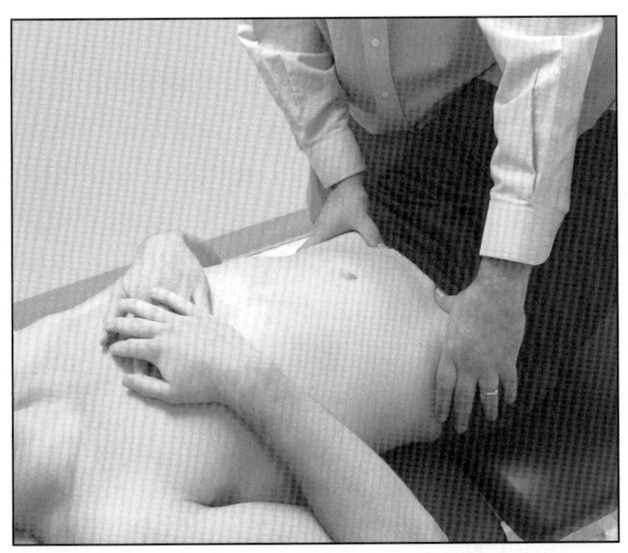

그림 3-33. 복부 당기기 방법. 똑바로 누운 상태에서 척추를 향해 아래쪽 복부를 끌어당기는 것으로 인한 복횡근의 자발적인 활성화

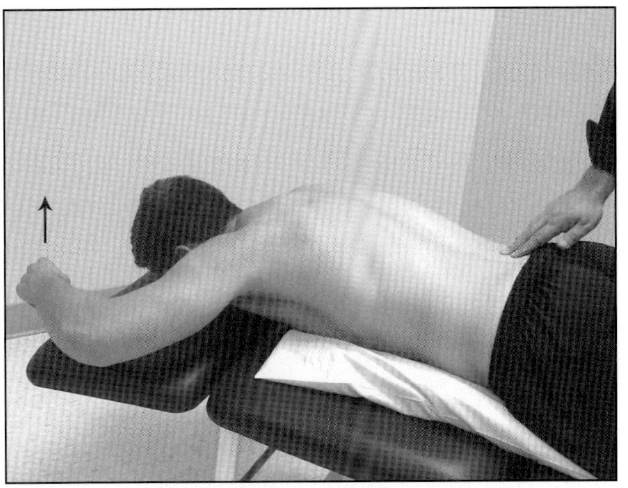

그림 3-34. 반대편 팔을 들어 올려 다열근 활성화. 왼팔은 120°, 팔꿈치는 90°로 굴곡하여 테이블에서 2인치 가량 들어 올린다.

제 집단의 근육 활성화 양식간의 차이점을 연구했다. 한쪽 면 상지 굴곡 일을 수행한 연구 결과는 대체로 모든 개인들이 똑같은 활성화 단계를 이용한 것은 아니지만 건강한 피험자는 특정 근육(TrA, ES, LM, 반대쪽 EO)에서 앞먹임 반응을 보인다는 이전의 보고와 일치하였다. 불안정 집단과 비불안정 집단 모두 통제 집단에 비해 선택적 체간 근육의 운동 시작이 지연되었다. 불안정 LBP집단은 앞먹임 활성화나 개별적인 근육의 수축 시작 시간의 차이를 보이지 않았다. 대신에 이 하위집단은 척추의 전반적인 경직이 지연되었다. 비불안정 LBP 하위 집단은 통제 집단과 유사하였고 앞먹임 방식에서 체간 신전근이 활성화하였지만 불안정 하위 집단에 비해 훨씬 빠르게 이루어졌다. 활성화 시작 시간은 비불안정 하위 집단과 비교했을 때 불안정 하위 집단이 훨씬 느렸다. 이 연구의 연구자들은 LBP가 있는 환자의 모든 하위 집단에서 똑같은 자세 반응 양식이 나타나는 것은 아니며 표층부 근육과 심부 근육 모두 기능적인 업무를 위한 양식에 통합되었다고 결론 내렸다.[172]

허리 부척주근들은 심부 요추 다열근(deep lumbar multifidus, DM), 표층부 요추 다열근(superficial lumbar multifidus, SM) 그리고 ES로 구성된다. 생체역학적 모델은 ES와 SM이 요추 신전과 척추간 압력을 만든다고 주장한다.[173,174] ES와 SM은 복근과 협력 수축할 때 분절 조절을 돕는다.[175] DM은 최소한의 회전으로 압박하는 힘을 생성하는데, 요추를 회전시키지는 않으며 분절 동작을 통제하는 기능이 있다.[175] DM은 척추 동작을 제한하지 않고 분절 동작을 통제할 수 있다.[175]

ES, SM, DM은 기능적인 업무에서 다르게 활동한다. SM과 ES와는 다르게 DM은 특정 방향에 관계없이 빠르게 팔이 움직이는 동안 앞먹임 방식에 활성화 된다.[144] DM과 SM의 차별적인 활동은 예상되는 체간 부하 과정에서는 관찰되었지만 예상되지 않은 부하 과정에서는 관찰되지 않았다.[177] 몇몇 연구는 ADIM[175,178–180] 중, 복근과 척추 주위 근육 활성을 설명하였다. DM[144]과 TrA[181]는 동시에 일어나지는 않았지만 모두 특정 방향에 관계없이 한쪽 면으로 팔이 빠르게 움직이는 동안 앞먹임 방식에 활성화되었다.

LBP가 있는 환자들에게서는 LM의 변화가 SM이나 ES보다 DM에 더 잘 반영되었다.[180,182,183] 다열근의 단면적은 통증이 있는 부위에서 줄어들었으며,[184] 전산화 단층촬영법으로 측정하였을 때도 감소하였다.[185] 비대칭적 LM의 유병률은 LBP가 있는 환자에게 MRI를 사용하였을 때 80%이상이다.[186,187] LBP가 있는 환자의 심부 등 근육의 형태학적 변화는 짧은 섬유들과 통증이 있는 부위에서 더 심하게 나타났다.[184,188]

재활 초음파 영상을 이용하여 Kiesel 등[170]은 테이블에서 반대쪽 팔을 2인치 들어 올리는 동안 각각의 팔의 통증 유도와 각 단계에서의 유도된 LM의 통증의 영향을 조사하였다(그림 3-34). 통증 유도 수준과 측면에서 다열근 활성화는 감소되었지만, 일반적인 반응이 발생하였는지에 대한 여부는 밝혀지지 않았다. 급성 LBP에서 LM의 변화된 활성화의 징후 수준 증상의 측면에서 선택적으로 감소된 것으로 보고되었고,[184,189,190] CLBP에서는 보다 일반화되고 팔 양측과 한 단계 이상에서의 수준으로 감소되는 것으로 밝혀졌다.[186,191,192] 15명의 건강한 피험자들을 대상으로 Dickx 등은 한쪽면으로 팔 들어 올리는 동작을 통해 LBP가 다열근 동원(recruitment)에 미치는 영향에 대해서 조사하였다. 이 학자들은 LM에서 활동이 양쪽으로 그리고 여러 단계로 감소되는 일반화된 반응을 발견하였다. 통증은 LM 동원(recruitment)의 즉각적인 변화를 일으켰다. 그러므로 통증을 유발하는 운동은 LM의 조절을 회복시키는데 도움이 되지 않는다.[193]

MacDonald 등[194]은 증상이 없는 한쪽면 LBP 재발환자의 DM과 SM의 운동 시작이 팔이 빠르게 움직이는 동안 건강한 환자와 다른 모습을 보인다고 결론을 내렸다. 근전도검사(EMG)에서 LBP 집단의 DM 섬유 운동 시작이 나중에 발생한 것으로 나타났다. 통증이 없는 부분보다 이전의 통증이 있던 부분에서 더 많이 늦어지는 것으로 관찰되었다. DM 섬유 수축은 건강한 집단과 LBP 집단의 통증이 없는 집단 모두에서 SM보다 일찍 활성화되었지만 통증이 있는 부위에서는 그렇지 않았다. DM은 요추 분절 운동 조절에 3분의 2정도 기여하는 것으로 보고되었다.[195] 그러므로 비정상적인 DM의 조절은 관절 부하의 변화를 초래할 수 있으며, 재발하는 증상에 영향을 줄 수 있지만 아직 연관성은 밝혀지지 않았다. LBP 해결이 심부 근육의 정상적인 조절이 회복되었음을 의미하지는 않는다. 반대로 운동 조절 손실은 계속해서 존재한다.[195]

MacDonald 등[196]은 예측 가능한 체간의 부하와 예측 불가능한 부하에 대해 건강한 개인과 비교하여 증상이 없는 한쪽면 LBP 재발 환자들의 DM과 SM의 조절을 연구하였다. 증상의 완화에도 불구하고, 예측할 수 있는 부하 이전에 DM EMG 활동 및 예측할 수 없는 부하 중 DM과 SM EMG 활동은 건강한 사람보다 재발성 LBP 환자에서 더 적게 나타났다. DM 활성화는 오로지 부하를 주기 전에 시작되며, 그에 비해 SM은 부하를 줄 때에만 반응하였는데, 이를 보아 부하를 주고 난 후 체간 근육 굴곡 순간에 대응하는 것으로 보인다. 예측 가능한 부하 이후의 SM EMG 최대 진폭은 이전 통증이 있던 쪽에서 빠르게 나타났으며 이는 감소된 DM EMG를 위한 보상 전략인 것으로 보인다. 부하를 받기 이전의 DM EMG 감소는 부하에 대한 척추의 불충분한 상태를 일으킬 수 있으며 들어올리기와 같은 체간 부하와 관련이 있는 직업이나 일상생활을 하기 위한 재훈련 시 중요할 수 있다.[196]

개인의 허리 통증과 통증에 대한 생각은 허리 근육의 운동 조절에도 영향을 미친다. 건강하지 않다는 생각을 가졌거나 허리에 통증을 인지하는 몇몇 사람의 경우 운동 전략에서 변화에 대한 자발적인 해결책은 발생하지 않는다.[197] 허리 통증에 대한 지속적이고 부정적인 생각은 움직임을 조절하기 위하여 변형된 전략을 계속 사용할 수 있다. 건강한 사람에게 실험적으로 유도된 LBP를 예상하게 하였을 경우, DM과 복부 근육 EMG는 늦게 나타났다.[198]

변형된 근육 수행과 운동 계획

각 환자에게 적합한 운동 계획은 전반적인 검사를 통하여 가장 잘 결정된다. 외상성 경추 불안정성이나 부하에 대한 지구력 손실이 있는 경우, 척추의 안정성을 유지하거나 증가시키는 방법이 필요할 수 있다. 심부 근육의 활성이 손상되고, 정상적인 저부하의 활동이 자극되는 경우, 국소 안정성의 재교육이 우선적으로 진행되어야 할 것이다. 운동 조절 훈련의 치료 효과는 TrA를 활용하는 능력이 없는 환자들에게서 더 크게 나타났다.[199] 고부하 전략이 지속적인 LBP의 원인이라면, 과활동성 표층부 근육을 줄이는 훈련과 그 이후 동적 안정성을 위해 표층부 근육 체계와 심부 근육체계가 협동하도록 하는 훈련이 가장 효과적일 것이다. 표층부 근육과 심부 근육은 특정 장애에 대해 검사되어야 하며, 여러 가지 업무의 복잡한 조절 전략을 복구하는 목표를 달성하기 위해 이러한 결함에 알맞게 훈련되어야 한다. 모든 체간과 관련된 골반대와 견갑대의 근육들은 최적의 척추 안정성을 위해 중요하다.

다른 체간 근육과 별개로, 반복적이고 자발적인 TrA 수축과 같은 특정 체간 근육의 인지 활성화는 재활에서 종종 이용된다. 이 운동 조절 훈련은 팔이 움직이고 걷는 동안 재발성 LBP 환자의 복부 근육 조절을 즉각적이고 지속적으로 개선한다. 이러한 운동조절 변화는 윗몸 일으키기(curl-up), 측면 교각운동(side bridge)이나 버드독 운동(bird-dog) 동안 모든 복부 근육의 일반화된 활성화에 의해 재현되지 않았다.[200,202] 이와 유사하게 Tsao 등[203]의 연구에서 훈련되지 않은 업무 중 운동 협력에 대해 척추 주위 근육의 2가지 훈련 전략의 즉각적인 효과를 조사했다. 한쪽에만 LBP가 있는 피험자들은 엎드린 상태에서 머리와 상체를 부드럽게 들어올리고, 모든 척주 주변 근육을 활성화하기 위해 표층부 척추 주변 근육 활성화를 최소화 하거나 활성 신전을 한 채로 LM의 독립적인 수축을 10초씩 유지하는 것을 10회 3세트 훈련을 수행했다. 독립적인 LM 훈련은 초기에 유도하고, 천천히 움직이는 동안 LM의 활동을 증가시키고 표층 근육 활동을 감소시켰다. 신전 훈련 후에 LM의 EMG 반응 시기도 빨라졌지만, 천천히 체간을 움직이는 동안에는 변화가 나타나지 않았다. 연구자들은 숙련된 인지 훈련 이후 가장 분명하게 나타난 표층부 체간 근육의 공동 활성화 감소와 LM의 동원(recruitment) 개선이 증상이 없는 피험자에게서 측정된 근육 활성화 회복과 일치한다고 하였다.[203]

체간 근육 수행의 장애가 일부 환자들에게서 LBP의 원인, 영향, 기여 요인, 또는 기여자로써의 역할을 수행하는 것은 일반적으로 학자들이 동의하는 사항이다. 급성, 재발, 그리고 만성적이거나 지속적인 LBP의 횡단면에서, 지방 침착 그리고 다양한 체간 근육의 운동 조절과 같은 구조적 변화가 발생한다. 다양한 운동 조절 전략이 척추 안정화를 위해 존재한다. LBP가 있는 환자에게는 건강한 조절 표본과는 다른 독특한 전략을 적용하는데, 그들의 특정 장애에 맞는 공동 활성화 운동 프로그램이 필요할 수 있다. 연구 결과를 통해 근육 수행능력의 가장 정확한 임상적 실험과 가장 효과적인 활성화 전략 및 훈련 프로그램에 대해 계속 논의 되고 있다. 구체적인 평가 절차와 재활 전략은 LBP, 흉추 통증 그리고 경추 통증을 다룬 장에서 논의된다.

목 통증이 있는 환자의 근육 수행 변이

목 통증은 두개경부 굴곡근,[204,205] 경추 굴곡근[206,207] 그리고 신전근[207,208]의 등척성 힘, 근 지구력 결핍과 관련이 있다. 목에 통증이 있는 환자의 추가적인 기능 결핍에는 동적 움직임의 정확성,[209] 수축의 효율성,[210] 위치 복원의 정확성,[211,212] 그리고 눈돌림 조절 장애가 포함된다.[213,214] 심부 경추 굴곡근, 두장근, 경장근 그리고 전두직근은 저부하 두개경추 굴곡 검사(그림 3-35)에서 건강한 대조군에 비해 활성도가 감소하였고, 표층부 굴곡근(흉쇄유돌근과 사각근) 활성도는 증가를 보였다.[215-221] 이와 유사하게 상지 운동과 관련하여 운동 조절 전략의 재구성이 관찰되었다.[222,223] 심부 경추 굴곡근의 등척성 근지구력 감소는 자세 교란이 일어날 경우 활성화 속도의 지연이 관찰되었다.[224] 이러한 장애는 다양한 목의 기능손상을 가지고 있는 환자들에게 흔하며, 기능적인 활동을 할 때 경추의 위치 파악 능력, 지지, 안정도와 연관이 있는 것으로 나타났다.

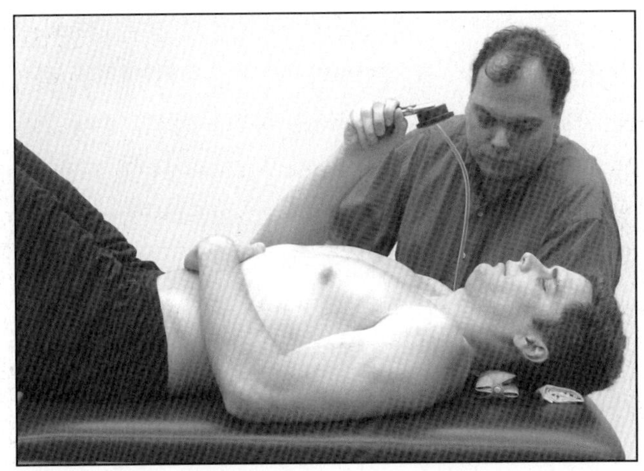

그림 3-35. 두개경추 굴곡 검사

승모근, 견갑거근과 같은 견갑골 근육의 기능부전은 견갑골의 위치와 운동 변화를 초래하지만, 목 통증과의 연관성은 명확하지 않다. 이 근육들이 경추에서 동작을 만들고 축 부하를 생성할 수 있기 때문에 활성화 패턴이 변경되면 목의 통증을 유발할 수도 있다. 목 통증이 있는 환자는 다양한 직업적인 업무를 수행하는 동안 목 신전근, 굴곡근 그리고 UT[223,225]에서 근육 조절에 변화를 보이는데, 이때 UT[226,227]의 이완이 어렵고 피로도가 높아질 수 있다. 심부, 표층부 경추 신전근의 근육 활성화 패턴을 비교하는 EMG 관련 연구가 부족하다.

경추에서의 운동 조절 변화는 목 통증이 일어난 바로 직후에 나타난다.[229] 근육통은 초기에 통증이 없는 중재의 필요성을 시사하는 유발 요소로, 움직임 시 경부 근육의 즉각적인 억제[230-232]를 유발한다. 근육 수행의 변화는 증상의 완전히 호전된다고 하더라도 편타성(채찍) 손상 또는 목 통증 병력이 있는 경우 나타난다. 근육 기능의 자연적인 회복은 증상 경감과 함께 나타나지는 않는다.[233] 이 집단의 지속적인 변화 전략은 재발과 관련하여 중요한 요소로 이론화되었다. 근육의 수행능력 결손에는 힘과 지구력, 그리고 활성화 속도를 포함하고 있기 때문에 치료 목적의 운동은 반드시 저부하 근지구력 훈련과 고부하 근력 훈련을 포함하여야 한다. 특정한 검사 과정과 재활 전략은 6장에서 다루도록 한다.

특수 검사
special test

일반적으로 *특수 검사*라고하는 임상검사 및 측정은 진단과정에서의 정확도와 효율성을 향상시키기 위해 사용된다. 그러나 이 장을 시작하면서 이미 논의하였듯이, 체계적인 검토에서 단 몇 건에서만 척추의 상태에 대해 인정할 수 있을 정도의 정확성을 확인하였다.[2] 정확성을 결정하는데 어려운 이유는 스트레스 검사가 하나의 특정한 구조에만 부하를 줄 수는 없다는 것이다. 검사가 원하는 통증을 일으키는 경우, 임상가는 그 반응이 목표로 하는 구조에서 나타나는 병리적 반응인지, 또는 동시에 압박을 받는 다른 구조에서 나타나는 것인지 신중하게 고려해야 한다.

임상가는 검사가 시행되는 이유를 신중히 고려하도록 해야 하며, 심리 측정의 특성과 개별 환자에서의 적용성을 바탕으로 특수 검사를 선택하는 것이 좋다. 진단적 검사를 실시하기 전에 임상가는 일어날 가능성이 있는 상태와 일어날 가능성이 적을 것 같은 다른 상태까지 염두에 두어야 한다. 환자의 반응이 일반적으로 중재 또는 예후와 관련된 의사 결정에 영향을 미치기 때문에, 특수 검사는 조건을 가진 사람과 그렇지 않은 사람을 구별하는 정확성에 대해 분석되어야 한다.

진단 정확도 연구는 연구된 대상자, 임상 환경 및 개별 실험자들의 해석에 따라 다르게 나타난다. 따라서 단일 검사의 결과에서 비롯된 결과만 가지고 결정하는 경우는 거의 없다. 여러 개의 검사에서 나온 정보들이 의학적 결정을 내리는 데에 더욱 밀접하게 사용되는 것으로 보인다.[2] 많은 특수 검사들이 진단 정확도가 낮기 때문에, 모든 검사에서 결론을 도출하거나 이를 수행할 필요는 없다. 특수 검사의 과도한 적용은 진단적 불확실성을 높이고, 치료의 기준점에 도달하는데 도움이 되기보다는 방해가 될 가능성이 높다. 방사선 영상과 검사실 평가를 포함하는 각각의 척추 부위에 연관된 특수 검사는 밑에 적절한 장에서 다루도록 한다.

신경 역동 검사
Neurodynamic Tests

*신경 역동*이라는 용어는 이전에는 *신경 장력(neural tension)*이라고 불렸는데, 현재에는 신경계와 관련된 생체역학적, 생리학적 및 구조적 기능을 설명하는데 사용된다.[234,235] 신경 조직은 기능적 활동 중에 미끄러지거나, 길어지거나, 압력에 대한 역학적 부하를 견디는 능력이 필요하다. 염증, 신경 부종, 혈관 내 혈류 감소 또는 신경 조직과 관련된 섬유증은 신경 가동에 변이를 일으킬 수 있다.[234,236] SLR, 엎드려 무릎 구부리기, slump 검사(그림 3-36), 상지 신경역동 검사와 같은 신경역동학적 검사 과정은 신경계의 역학적인 부하 부분과 움직임을 평가하기 위한 것이다.[236] 검사 과정에서의 환자의 반응은 질병이 없는 부위, 표준 정보, 그리고 ROM 표준과 비교된다. 예를 들어, SLR은 좌골신경이 조직과 관련하여 움직일 수 있는지를 평가한다.[236] Kobayashi 등[237]은 LBP와 좌골신경통이 있는 수술 환자에서 요천추 신경근 운동장애는 SLR이 발현되고 있는 위치에서 신경 내 혈류량 감소와 및 SLR 증상 감소 모두 직접적으로 상관이 있다는 것을 보여주었다. 신경근 유착이나 디스크 돌출은 수술적 이완을 통해 혈류량과 ROM의 동시 개선을 보였다.

신경계 움직임에 대한 특수 검사로 임상가는 변화된 신경 역학, 재평가를 위한 기준적 움직임 및 가능한 중재와 관련된 기계적 민감성에 대한 신경조직 검사방법을 알 수 있다. 신경가동술은 해부학적 환경과 관련된 신경세포의 움직임을 회복시키는 것을 목적으로 한다.[238,239] 신경계의

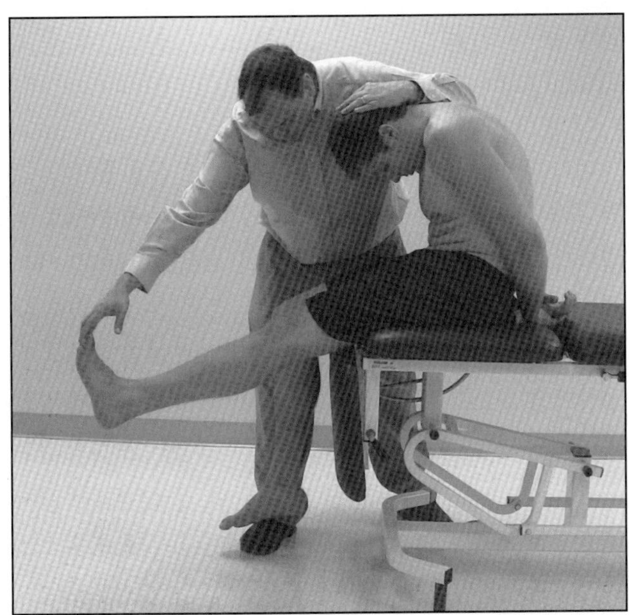

그림 3-36. Slump 검사

증가된 기계적 민감성과 관련된 통증을 관리하기 위한 일반적인 목표는 기계적 민감성을 감소시키고 신경 조직 움직임을 회복시키는 데에 있다.[240] 신경 가동술의 이론적 이점에는 개선된 신경의 활주, 신경 혈관 분포의 향상과 축삭형질 흐름의 개선이 포함된다.[235-239] 신경역동 평가와 역동 기법의 타당도와 효과에 관한 많은 연구가 필요하다.

검사 절차는 움직임 검사 과정과 유사하다. 휴식 증상은 과정이 실행되기 전에 설정된다. 임상가는 움직임의 질, 범위, 범위 전반과 끝 범위에서의 저항, 증상 반응을 기록한다. 이 검사는 환자 전원이나 일부의 증상이 재현되거나, ROM이 증상이 없는 쪽과 비교하였을 때 제한적일 경우와 민감성을 유발하는 동작과 함께 증상이 나타나면 양성으로 간주한다. 민감성을 유발하는 동작은 증상의 체성 원인과 신경적 원인을 구분하기 위해 필수적이다. 신경 가동 검사 과정은 특정 척추 부위와 관련된 장에서 논하도록 한다.

신경 역동 검사의 주의사항 및 금기사항[241]

주의사항

- 다른 조직의 악화 또는 증상 병리. 신경 역동 검사 도중에 신경 조직 이외에 다른 구조의 신장 또는 압박. 이러한 구조들이 손상되거나 악화되지 않도록 임상적 추론이 필요하다. 예를 들어, 증상을 보이는 추간판 병증은 slump 검사 도중 악화의 위험성이 있고, 증상이 있는 척추 협착증에서는 검사 초기에 반응이 발생할 수 있다.
- 과민성 또는 악화되는 장애
- 신경학적 징후 발현
- 당뇨병과 같은 신경계에 영향을 미치는 일반적인 건강 문제
- 어지러움
- 순환기 증상
- 검사자의 경험 부족

금기 사항

- 악성, 급성 염증성 감염
- 급성 신경학적 징후 또는 악화
- 마미 신경 증상이나 마미 증후군
- 척수 손상이나 척수 견인 증후군
- 검사자의 경험 부족

증상 부위 위 또는 아래 영역의 선별검사

Screening Tests for Regions Above and Below the Area of Symptoms

부분간의 상호의존성의 개념에 기초하여 호소 증상의 영역에 속하지 않지만 부위의 문제의 가능성이 있는 출처 또는 원인 제공으로 조사된다. 처음 2~3회 세션에서 전체 상지 호소 증상의 원인을 알아내기 위해 경추/흉추 부분을, 전체 하지 호소 증상의 원인을 알아내기 위해 흉요추 부분이 검사된다. 이와 유사하게 경추는 흉추의 호소 증상을 위하여, 흉추는 요골반 부위의 호소 증상을 위하여 검사된다. 근거기반의 임상적 추론을 통해 검사 결과의 부분 잠재적인 연관 관계를 재검사하고 중재를 결정하는데 우선시 된다(예를 들어, LBP와 무릎 통증 주 호소에 집중적인 고관절 치료를 받은 환자들은 무작위 대조 시험에

서 긍정적인 효과를 경험하였다.).[243-245] 마찬가지로 주요 무릎[246] 통증 및 고관절[247] 통증 환자에게 요추에 대한 치료 중재는 중요하다. 목 통증[248]과 어깨통증[249]에 주요 호소 증상이 있는 환자의 흉추와 흉곽에 집중된 치료로 인한 성공적인 결과가 보고된 바 있다. 최근 증거들이 MS의 관리에 있어 부분간의 상호의존 검사 모델의 사용을 지지하고 있다.[242]

촉진
Palpation

환자의 증상이 있는 부위 촉진은 필수 절차로 간주된다. 촉진의 정도, 세부사항 및 시기는 임상의에 따라 다양하고 가설과 촉진을 수행하는 이유에 따라 부분적으로 결정된다. 촉진은 PAIVM이나 PPIVM 동안 진행되는 운동 촉진에서처럼 정적 또는 동적으로 체계적인 방식으로 진행되어야만 한다. 검사 결과는 나머지 부분과 연관되어야 한다.

일반적인 촉진 지침은 다음과 같다.[8,250];

- 과정을 설명하고 촉진이 실행될 부위를 노출시키고 지지한다.
- 표면에서 심부쪽으로 점진적인 접근 기법을 적용한다.
- 증상이 있는 부위와 관련된 조직, 증상이 있는 부위 전반을 촉진한다.
- 증상이 없는 부위와 비교하여 이상이 있는 위치 및 특징을 기록한다.

피부 움직임, 온도, 발한

온도는 손등을 이용하는 것이 좋지만 때로는 손바닥을 사용할 수도 있다. 증가된 온도는 근본적인 염증 과정, 감염, 또는 교감 신경 활성의 변화를 나타낸다. 온도의 하강은 혈관 기능 저하나 교감 신경 활성의 변화를 나타낸다. 하부 조직과 관련이 있는 피부 움직임 역시 검사하도록 한다.

연부조직 가동성, 압통, 조직 느낌, 종창, 부종, 맥박

임상가는 피부, 피하조직, 근육, 건을 촉진해야 한다. 연부조직은 대개 유연하며 하부 조직과 구조에 반대로 움직이기 쉽다. 가동성이 감소한 부위, 부종, 결절, 덩어리, 틈, 두꺼워진 부분 또는 삼출부위는 주의하여야 한다. 직경이 1.5cm 이상인 압통 또는 비압통 덩어리와 결절은 비정상적인 것으로 간주하여 환자와 상의하고 검토해야 하며 외과의의 의견을 따라야 한다.[251] 압통은 조직의 병변 구역에서 떨어진 부위에서도 일어날 수 있고, 흔하게 일어나기 때문에 신뢰할 수 없다. 근육과 건의 두께 또는 긴장은 연부조직이나 관절 염발음을 대칭적으로 검사한다.

근육의 촉진 시 종종 *통증유발점*이라는 긴장된 선형밴드가 나타난다. Travell과 Simons[252]는 활동성 통증유발점을 휴식 또는 동작을 할 경우 통증의 패턴을 나타내고, 직접적인 자극에 국소 근육의 수축반응을 이끌어내는 근육 또는 근막의 과민성에 초점을 맞춰 설명하였다.[252] 잠재성 통증유발점은 휴식 시 통증을 나타내지 않고, 오직 촉진만으로 통증을 느낀다는 점을 제외하고는 활동성 통증유발점과 유사하다(통증유발점은 근육의 단축, 근력 약화, 국소적 또는 연관된 부위 억제, 근육의 협동 약화, 피로감, 회복의 지연, 휴식 시 통증, 그리고 강한 스트레칭이나 수축으로 인한 통증이 나타난다.[253]). 체계적인 재검토[254]에서 다음 기준에서 신뢰도를 보인다. 압통(K range = 0.22 to 1.0), 통증 재발(K range = 0.57 to 1.00), 긴장된 띠(taut band) (K range = −0.08 to 0.75), 그리고 국소 수축 반응(K range = 0.05 to 0.57).[254] MTrP의 진단을 위한 신체 검사의 신뢰도는 보다 심도 있는 조사를 요한다.

인대와 힘줄 부착을 포함한 관절과 뼈의 정렬

뼈의 비대칭이나 구조적인 부정렬은 관련이 있을 수도 있고 없을 수도 있다. 뼈의 비대는 골절이 치료 된 부분이나 관절염을 앓았던 관절의 가장자리에서 발견될 수도 있다.

추가적인 연구
Additional Studies

X-ray, 뼈 스캔, MRI, CT 스캔과 같은 방사선 연구의 결과들; 소변검사, 완전한 혈구 수 또는 류마티스 인자, 전기 진단 연구와 같은 실험실 검사의 결과는 필요에 따라 검토되고 요구된다. 다른 의료 종사자들의 자문이나 문의는 적절한 경우 상담이 이루어진다.

평가
Evaluation

평가는 병력, 검사, 측정으로 얻은 정보에 기초하여 임상적 결정을 내리는 과정으로 정의된다.[255] 초기 정보 수집이 끝나면, 정보는 환자와 제시된 문제의 전반적인 평가를 분석하기 위해 통합된다. 검사 결과의 반영은 작업가설을 더욱 발전시키고, 기능적 기준선 또는 평가에서 나온 결과 그리고 진행 치료를 확립하는 증상과 징후 사이의 관계를 밝힐 수 있어야 한다. 관련된 장애, 활동 제한 그리고 참여 제한의 구분이 환자의 문제, 장애, 그리고 기능 간의 관계를 이해하는 데에 이용되어야 한다. 만약 결과가 초기 가설과 상호 관계에 있거나 치료 역치(threshold)에 충족되면, 임상가는 관리를 진행하게 된다. 만일 치료 역치(threshold)에 도달할 수 없다면 병력에 대한 검토와 신체적 검진 그리고 동료의 자문이 필요하다. 근골격계 질환이 아닌 또는 심각한 근골격계 병리가 의심된다면 의학적 자문이 필요하다. 평가는 진단과 예후 그리고 전반적인 환자 관리를 이끌어 나가는 데에 이용된다.

진단
Diagnosis

진단의 과정은 여러 가지 징후와 증상에 기초한 진단적 분류, 범주, 또는 증후군을 조사하는 것이고, 이것이 결국 치료 지침이 된다.[255] 물리치료 진단은 가설 검사, 임상적 패턴 인지, 그리고 여러 가지 징후와 증상을 통해 모인

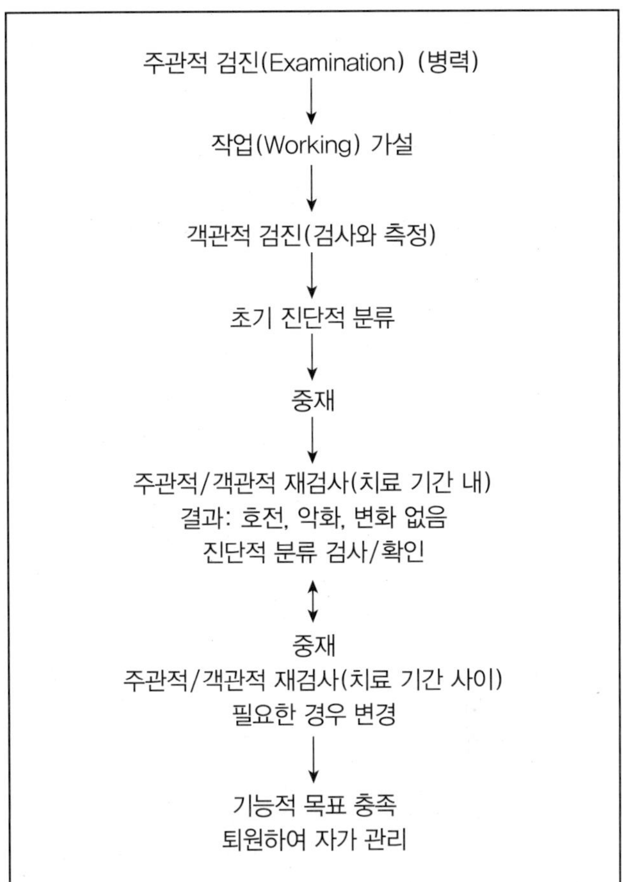

그림 3-37. 진단 과정

근거 기반 분류의 조합을 포함한다. 초기 물리치료 분류와 진단은 생물학 모델의 병리학적 본질에는 덜 집중하면서 신체 구조, 신체 기능, 그리고 활동 제한의 장애를 기반으로 한다.[256,257] 환자들은 종종 한 가지 이상의 문제를 호소하며 여러 진단 또는 반대되는 진단을 받을 수 있다. 근거 기반 임상적 추론 과정은 초기 정보 수집 과정에서 확인되고 중재 이후의 재검사와 추가적인 정보 수집 과정을 통해 검사되어 대립되는 가설들을 고려한다. 주관적이고 객관적으로, 중재 치료 기간 중 그리고 그 사이에 이루어지는 재검사는 진단을 뒷받침 하거나 수정할 필요성을 시사한다. 진단 과정(그림 3-37)은 관리 각각의 반응 전반에 이러한 방식으로 계속된다.

LBP, 흉추 통증 그리고 경추 통증에 관한 각 장은 해당 부위의 진단과 진단적 분류의 간략한 소개로 시작한다. 모든 환자는 하나의 분류체계에 적합하지 않으며, 많은 환자는 한 분류 내에 한 가지 이상의 하위 집단에 해당하는 임상적 결과를 가질 수도 있다. 주요 병력 및 검사 결과는

환자의 초기 물리치료 중재를 결정하는 하나의 진단적 분류나 척추 통증의 장애 기반 범주에 넣기 위해 이용된다. 이 본문에서 설명하는 분류 접근법은 진단 및 치료와 관련된 적절한 결정에 임상가에게 도움이 될 수 있도록 하는 현재 최상의 증거, 임상적 추론 및 임상 실무 지침을 통합한다. 만일 척추 통증에 대한 분류 접근법이 익숙지 않고, 병력과 검사, 측정에 관련 부분을 먼저 읽었다면 학생들과 임상가들은 LBP, 요통, 골반대 통증, 흉추 통증 그리고 경추 통증의 진단적 분류를 다룬 장을 검토하여야 한다.

예후
Prognosis

예후는 해당 단계에 다다르는데 필요한 시간과 중재를 통해 얻어질 수 있는 최적의 단계 발달을 결정하는 임상적 판단의 과정으로 설명된다. 예후는 환자와 임상가의 목표와 기능적 기대를 충족시키는 데에 필요한 세션의 예상치가 포함된다. 예후와 전반적인 환자 관리를 보조할 요인은 다음과 같다.[258]

- 환자의 믿음, 태도, 동기, 그리고 문제에 대한 이해
- 자기 효능감과 능력, 그리고 배우고자 하는 의지
- 문제가 불안, 스트레스 경제적인 부담 면에서 환자의 삶에 어떠한 영향을 미치는지
- 사회적, 직업적, 그리고 경제적 지위
- 환자의 관점과 기대
- 장애, 활동 제한, 또는 삶의 참여 제한의 정도
- 증상을 나타내는 통증 기전
- 역학적 요인과 염증 요인 간의 균형
- 이전의 상태와 일반적인 건강의 상태 여부
- 장애의 병력과 진행 시간

요약
Summary

신체 검사의 첫 번째 목적은 환자의 불편함을 재현하는 것이다. 두 번째 목적은 환자 문제의 기여자 또는 원인으로써 자세, 움직임, 일, 그리고 레크레이션 요소를 결정하기 위해서이다. 환자 증상에서 움직임이나 활동의 긍정적 또는 부정적 효과를 이해하는 것은 치료의 적절한 진단, 중재, 그리고 치료의 전체 계획을 결정하는 데 도움을 줄 수 있다. 세 번째 목표는 진단 또는 진단 분류에 대한 치료 역치(threshold)를 설정하는 위해서이다. 이 과정은 모순된 진단, 분류 또는 환자 문제의 원인을 배제하고 진단을 확인하는 과정이 포함한다. 물리치료 진단은 관절, 근육, 신경 또는 감각 운동 조절 시스템의 장애 및 환자의 증상과 활동 제한에 대한 관련성과 연결된다. 진단을 설정하는 것은 진행 과정이며 평가, 중재 및 재평가 모델을 따르는 것 외에 병력 및 신체검사 모든 정보를 평가해야 한다. 진단의 확인은 치료의 단계에 걸쳐 계속된다. 최종 목표는 치료를 평가하고 진행하기 위한 정확한 기준 또는 결과측정 방법을 확립하는 것이다. 결과 측정은 관련 장애의 식별, 활동 제한 및 참여 제한에 중점을 두고 증상, 장애, 그리고 기능 사이의 관계에 대한 이해를 돕는다. 진단을 내리고(하고) 초기 중재를 계획하는 데 도움이 되는 LBP, 흉추 통증 및 경추 통증과 관련된 내역 기록, 검사 양식 계획 및 신체검사 결과가 있는 사례 연구가 부록 C–I에 있다.

참고문헌
References

1. American Academy of Orthopaedic Manual Physical Therapists. *Orthopaedic Manual Physical Therapy. Description of Advanced Clinical Practice.* Tallahassee, FL: Author; 2009.
2. Cook C, Hegedus E. Diagnostic utility of clinical tests for spinal dysfunction. *Man Ther.* 2011;16:21-25.
3. Jaeschke R, Guyatt GH, Sackett DL. User's guide to the medical literature. III. How to use an article about a diagnostic test. B. What are the results and will they help me in caring for my patients? The Evidence-Based Medicine Working Group. *JAMA.* 1994;271:703-707.
4. Jones MA, Jones HM. Principles of the physical examination. In: Grieve GP, ed. *Grieve's Modern Manual Therapy.* 2nd ed. London, England: Churchill Livingstone; 1994:491-501.
5. Janda V, Frank C, Liebenson C. Evaluation of muscular imbalance. In: Liebenson C, ed. *Rehabilitation of the Spine. A Practitioner's Manual.* 2nd ed. Philadelphia, PA: Lippincott Williams & Wilkins; 2007:203-225.
6. Kendall FP, McCreary EK, Provance PG, Rodgers MM, Romani WA. *Muscles Testing and Function With Posture and Pain.* 5th ed. Baltimore, MD: Lippincott Williams & Wilkins; 2005.

7. Kendall HO, Kendall FP, Boynton DA. *Posture and Pain.* Baltimore, MD: Williams & Wilkins; 1952.
8. Magee DJ. *Orthopedic Physical Assessment.* 5th ed. St Louis, MO: Saunders Elsevier; 2008.
9. Dutton M. *Orthopaedic Examination. Evaluation, and Intervention.* 2nd ed. New York, NY: McGraw Hill Medical; 2008:440-1012.
10. Kisner C, Colby LA. *Therapeutic Exercise.* 5th ed. Philadelphia, PA: FA Davis; 2007:383-404.
11. Hartvigsen J, Kyvik KO, Leboeuf-Yde C, et al. Ambiguous relation between physical workload and low back pain: a twin control study. *Occup Environ Med.* 2003;60:109-114.
12. Andersson GBJ. Epidemiology aspects on low-back pain in industry. *Spine.* 1981;6:53-60.
13. Kelsey JL, White AA III. Epidemiology and impact of low-back pain. *Spine.* 1980;5:133-142.
14. 14. Bakker EWP, Verhagen AP, van Trijffel E, Lucas C, Koes BW. Spinal mechanical load as a risk factor for low back pain. A systematic review of prospective cohort studies. *Spine.* 2009;34(8):E281-E293.
15. O'Sullivan P. Clinical instability of the lumbar spine: its pathological basis, diagnosis and conservative management. In: Boyling JD, Jull G, eds. *Grieve's Modern Manual Therapy.* 3rd ed. Amsterdam, The Netherlands: Elsevier; 2005:311-322.
16. Williams MM, Hawley JA, McKenzie RA, et al. A comparison of the effects of two sitting postures on back and referred pain. *Spine.* 1991;16:1185-1191.
17. O'Sullivan PB. Lumbar segmental "instability": clinical presentation and specific stabilizing exercise management. *Man Ther.* 2000;5:2-12.
18. Dankaerts W, O'Sullivan P, Burnett A, Straker L. Differences in sitting postures are associated with nonspecific chronic low back pain disorders when patients are subclassified. *Spine.* 2006;31:698-704.
19. Bell JA, Turton AK, Stigant M. Sitting postures at work are associated with current and future LBP. *J Bone Joint Surg Br.* 2009;91(suppl 3):486.
20. Griegel-Morris P, Larson K, Mueller-Klaus K, et al. Incidence of common postural abnormalities in the cervical, shoulder, and thoracic regions and their association with pain in two age groups of healthy subjects. *Phys Ther.* 1992;72:425-431.
21. Watson CH, Trott PH. Cervical headache: an investigation of natural head posture and upper cervical flexor muscle performance. *Cephalalgia.* 1993;13:272-284.
22. Dumas JP, Arsenault AB, Boudreau G, et al. Physical impairments in cervicogenic headache: traumatic versus nontraumatic onset. *Cephalalgia.* 2001;21:884-893.
23. Straker LM, O'Sullivan PB, Smith AJ, Perry MC. Relationships between prolonged neck/shoulder pain and sitting spinal posture in male and female adolescents. *Man Ther.* 2009;14:321-
24. Falla D, O'Leary S, Fagan A, Jull G. Recruitment of the deep cervical flexor muscles during a postural-correction exercise performed in sitting. *Man Ther.* 2007;12(2):139-143.
25. Yip CHT, Chiu TTW, Poon ATK. The relationship between head posture and severity and disability of patients with neck pain. *Man Ther.* 2008;13(2):148-154.
26. O'Sullivan PB, Dankaerts W, Burnett AF, et al. Effect of different upright sitting postures on spinal-pelvic curvature and trunk muscle activation in a pain-free population. *Spine.* 2006;31:E707-E712.
27. Caneiro JP, O'Sullivan P, Burnett A, et al. The influence of different sitting postures on head/neck posture and muscle activity. *Man Ther.* 2010;15:54-60.
28. Falla D, Jull G, Russell T, Vicenzino B, Hodges P. Effect of neck exercise on sitting posture in patients with chronic neck pain. *Phys Ther.* 2007;87:408-417.
29. Jull G, Sterling M, Falla D, Treleaven J, O'Leary S. *Whiplash, Headache, and Neck Pain. Research-Based Directions for Physical Therapies.* Philadelphia, PA: Churchill Livingstone Elsevier; 2008.
30. Claus AP, Hides JA, Moseley GL, Hodges PW. Is "ideal" sitting posture real?: measurement of spinal curves in four sitting postures. *Man Ther.* 2009;14:404-408.
31. Hodges PW, Ferreira PH, Ferreira ML. Lumbar spine: treatment of Instability and Disorders of movement control. In: Magee DJ, Zachazewski JE, Quillen WS, eds. *Pathology and Intervention in Musculoskeletal Rehabilitation.* St Louis, MO: Saunders Elsevier; 2009:389-425.
32. Harding VR, Williams AC, Richardson PH, et al. The development of a battery of measures for assessing physical functioning of chronic pain patients. *Pain.* 1994;58:367-375.
33. Simmonds MJ, Claveau Y. Measures of pain and physical function in patients with low back pain. *Physiother Theory Pract.* 1997;13:53-65.
34. Simmonds MJ, Olson SL, Jones S, et al. Psychometric characteristics and clinical usefulness of physical performance tests in patients with low back pain. *Spine.* 1998;23:2412-2421.
35. Keefe FJ, Hill RW. An objective approach to quantifying pain behavior and gait patterns in low back pain patients. *Pain.* 1985;21:153-161.
36. Hussein TM, Simmonds MJ, Olson SL, Jones S. Kinematics of gait in normal and low back pain subjects. *J Orthop Sports Phys Ther.* 1998;27:84.
37. Vogt L, Pfeifer K, Portscher M, et al. Influences of nonspecific low back pain on 3-dimensional lumbar spine kinematics in locomotion. *Spine.* 2001;26:1910-1919.
38. Murray MP, Kory RC, Clarkson BH, Sepic SB. Comparison of free and fast speed walking patterns of normal men. *Am J Phys Med.* 1966;45:8-23.
39. Murray MP, Kory RC, Sepic SB. Walking patterns of normal women. *Arch Phys Med Rehabil.* 1970;51:637-650.
40. Winter DA. Kinematic and kinetic patterns in human gait: variability and compensating effects. *Hum Mov Sci.* 1984;3:51-76.
41. Al-Obaidi SM, Al-Zoabi B, Al-Shuwaie N, et al. The influence of pain and pain-related fear and disability beliefs on walking velocity in chronic low back pain. *Int J Rehabil Res.* 2003;26:101-108.
42. Lee CE, Simmonds MJ, Etnyre BR, Morris GS. Influence of pain distribution on gait characteristics in patients with low back pain. Part 1: vertical ground reaction force. *Spine.* 32:1329-1336.
43. Brach JS, Van Swearingen JM, Newman AB, Kriska AM. Identifying early decline of physical function in community-dwelling older women: performance-based and self-report measures. *Phys Ther.* 2002;82:320-328.
44. Studenski S, Perera S, Wallace D, et al. Physical performance measures in the clinical setting. *J Am Geriatr Soc.* 2003;51:314-322.
45. Purser JL, Weinberger M, Cohen HJ, et al. Walking speed predicts health status and hospital costs for frail elderly male veterans. *J Rehabil Res Dev.* 2005;42:535-546.
46. Bohannon RW. Comfortable and maximum walking speed of adults aged 20-79 years: reference values and determinants. *Age Ageing.* 1997;26:15-19.
47. Lerner-Grankiel M, Varcas S, Brown M, Krusel L, Schoneberger W. Functional community ambulation: what are your criteria? *Clin Man Phys Ther.* 1986;6:12-15.
48. Perera S, Mody SH, Woodman RC, Studenski SA. Meaningful change and responsiveness in common physical performance measures in older adults. *J Am Geriatr Soc.* 2006;54:743-749.

49. Cesari M, Kritchevsky SB, Penninx BWHJ, et al. Prognostic value of usual gait speed in well-functional older people: results from the health, aging and body composition study. *J Am Geriatr Soc.* 2005;53:1675-1680.
50. Saunders SW, Coppeiters M, Magarey M, Hodges PW. Low back pain and associated changes in abdominal muscle activation during human locomotion. Paper presented at: Australian Conference of Science and Medicine in Sport; October 6-9, 2004; Alice Springs, Australia.
51. Saunders SW, Rath D, Hodges PW. Postural and respiratory activation of the trunk muscles varies with mode and speed of locomotion. *Gait Posture.* 2004;20:280-290.
52. Saunders SW, Schache AG, Rath D, Hodges PW. Changes in three dimensional lumbopelvic kinematics and trunk muscle activity with speed and mode of locomotion. *Clin Biomech.* 2005;20:784-793.
53. McGill S. *Low Back Disorders. Evidence-Based Prevention and Rehabilitation.* 2nd ed. Champaign, IL: Human Kinetics; 2007.
54. van der Hulst M, Vollenbroek-Hutten MM, Rietman JS, Hermens HJ. Lumbar and abdominal muscle activity during walking in subjects with chronic low back pain: support of the "guarding" hypothesis? *J Electromyogr Kinesiol.* 2010;20:31-38.
55. Horak FB. Postural orientation and equilibrium: what do we need to know about neural control of balance to prevent falls? *Age Ageing.* 2006;35 Suppl 2:ii7-ii11
56. Peterka R. Sensorimotor integration in human postural control. *J Neurophysiol.* 2002;88:1097-1118.
57. Byl NN, Sinnot PL. Variations in balance and body sway. *Spine.* 1991;16:325-330.
58. Louto S, Aalto H, Taimela S, et al. One-footed and externally disturbed two-footed postural control in chronic low back pain patients: a controlled follow-up study. *Spine.* 1996;21:2621-2627.
59. Mok NW, Brauer S, Hodges PW. Hip strategy for balance control in quiet standing is reduced in people with low back pain. *Spine.* 2004;29:E107-E112.
60. Mok NW, Brauer SG, Hodges PW. Failure to use movement in postural strategies leads to increased spinal displacement in low back pain. *Spine.* 2007;32:E537-E543.
61. Takala E, Viikari-Juntura E. Do functional tests predict low back pain? *Spine.* 2000;25:2126-2132.
62. Treleaven J, Jull G, Lowchoy N. Standing balance in persistent whiplash: a comparison between subjects with and without dizziness. *J Rehabil Med.* 2005;37:224-229.
63. Field S, Treleaven J, Jull G. Standing balance: a comparison between idiopathic and whiplash-induced neck pain. *Man Ther.* 2008;13:183-191.
64. Mok NW, Brauer SG, Hodges PW. Changes in lumbar movement in people with low back pain are related to compromised balance. *Spine.* 2010;36:E45-E52.
65. Radebold A, Cholewicki J, Polzhofer GK, et al. Impaired postural control of the lumbar spine is associated with delayed muscle response times in patients with chronic idiopathic low back pain. *Spine.* 2001;26:724-730.
66. della Volpe R, Popa T, Ginanneschi F, et al. Changes in coordination of postural control during dynamic stance in chronic low back pain patients. *Gait Posture.* 2006;24:349-355.
67. Henry SM, Hitt JR, Jones SL, et al. Decreased limits of stability in response to postural perturbations in subjects with low back pain. *Clin Biomech.* 2006;21:881-892.
68. Maribo T, Iversen E, Andersen NT, StengaardPedersen K, Schiøttz-Christensen B. Intra-observer and interobserver reliability of one leg stand test as a measure of postural balance in low back pain patients. *Int Musculoskelet Med.* 2009;31(4):172-177.
69. Bohannon RW, Larkin PA, Cook AC, Gear J, Singer J. Decrease in timed balance test scores with aging. *Phys Ther.* 1984;64:1067-1070.
70. Sung PS, Yoon B, Lee DC. Lumbar spine stability for subjects with and without low back pain during one-leg standing test. *Spine.* 2010;35:E753-E760.
71. Springer BA, Marin R, Cyhan T, Roberts H, Gill NW. Normative values for the unipedal stance test with eyes open and closed. *J Geriatric Phys Ther.* 2007;30:8-15.
72. Vellas BJ, Wayne SJ, Romero L, et al. One-leg balance is an important predictor of injurious falls in older persons. *J Am Geriatr Soc.* 1997;45:735-738.
73. Miur SW, Berg K, Chesworth B, et al. Balance impairment as a risk factor for falls in community-dwelling older adults who are high functioning: a prospective study. *Phys Ther.* 2010;90:338-347.
74. Jull G, Sterling M, Falla D, Treleaven J, O'Leary S. *Whiplash, Headache, and Neck Pain. Research-Based Directions for Physical Therapies.* Philadelphia, PA: Churchill Livingstone Elsevier; 2008.
75. Simmonds MJ. Measuring and managing pain and performance. *Man Ther.* 2006;11:175-179.
76. Van Dillen LR, Sahrmann SA, Norton BJ, et al. Reliability of physical examination items used for classification of patients with low back pain. *Phys Ther.* 1998;78:979-988.
77. Childs JD, Cleland JA, Elliott JM, et al. Neck pain: clinical practice guidelines linked to the International Classification of Functioning, Disability, and Health from the orthopaedic section of the American Physical Therapy Association. *J Orthop Sports Phys Ther.* 2008;38(9):A1-A34.
78. McCarthy CJ, Arnall FA, Strimpkos N, Freemont A, Oldham JA. The biopsychosocial classification of nonspecific low back pain: a systematic review. *Phys Ther Rev.* 2004;9:17-30.
79. Tuttle N. Do changes within a manual therapy treatment session predict between-session changes for patients with cervical spine pain? *Aust J Physiother.* 2005;51:43-48.
80. Tuttle N, Laasko L, Barrett R. Change in impairments in the first two treatments predicts outcome in impairments, but not in activity limitations, in subacute neck pain: an observational study. *Aust J Physiother.* 2006;52:281-285.
81. Chorti AG, Chortis AG, Strimpakos N, McCarthy CJ, Lamb SE. The prognostic value of symptom responses in the conservative management of spinal. A systematic review. *Spine.* 2009;34:2686-2699.
82. Wainner R, Fritz J, Irrgang J, Boninger M, Delitto A, Allison S. Reliability and diagnostic accuracy of the clinical examination and patient self-report measures for cervical radiculopathy. *Spine.* 2003;28:52-62.
83. Youdas J, Carey J, Garrett T. Reliability of measurements of cervical spine range of motion—comparison of three methods. *Phys Ther.* 1991;71:98-104.
84. Breum J, Wiberg J, Bolton J. Reliability and concurrent validity of the BROM II for measuring lumbar mobility. *J Manipulative Physiol Ther.* 1995;18:497-502.
85. Saur P, Ensink F, Frese K, Seegar D, Hildebrandt J. Lumbar range of motion: reliability and validity of the inclinometer technique in the clinical measurement of trunk flexibility. *Spine.* 1996;21:1332-1338.
86. Fritz JM, Piva S, Childs JD. Accuracy of the clinical examination to predict radiographic instability of the lumbar spine. *Eur Spine J.* 2005;14:743-750.
87. Hunt D, Zuberbier O, Kozlowski A, et al. Reliability of lumbar flexion, lumbar extension, and passive straight leg raise test in normal populations embedded within a complete physical examination. *Spine.* 2001;26:2714-2718.

88. McKenzie R, May S. *The Lumbar Spine Mechanical Diagnosis and Therapy*. Vols. 1 and 2. Raumatic Beach, New Zealand: Spinal Publications; 2003.
89. Hefford C. McKenzie classification of mechanical spinal pain: profile of syndromes and directions of preference. *Man Ther*. 2008;13:75-81.
90. Dionne C, Bybee RF, Tomaka J. Correspondence of diagnosis to initial treatment for neck pain. *Physiotherapy*. 2007;93:62-68.
91. Long A. The centralization phenomenon: its usefulness as a predictor of outcome in conservative treatment of chronic low back pain. *Spine*. 1995;20:2513-2521.
92. Karas R, McIntosh G, Hall H, Wilson L, Meles T. The relationship between non-organic signs and centralization of symptoms in the prediction of return to work for patients with low back pain. *Phys Ther*. 1997;77:354-360.
93. Werneke M, Hart DL. Centralization phenomenon as a prognostic factor for chronic low back pain and disability. *Spine*. 2001;26:758-765.
94. Skytte L, May S, Petersen P. Centralization: its prognostic value in patients with referred symptoms and sciatica. *Spine*. 2005;30:E293-E299.
95. Werneke M, Hart DL. Discriminant validity and relative precision for classifying patients with non-specific neck and back pain by anatomic pain patterns. *Spine*. 2003;28:161-166.
96. Abbott JH, Flynn TW, Fritz JM, Hing WA, Reid D, Whitman JM. Manual physical assessment of spinal segmental motion: intent and validity. *Man Ther*. 2009;14:36-44.
97. Wainner RS. Reliability of the clinical examination: how close is "close enough"? *J Orthop Sports Phys Ther*. 2003;33:488-491.
98. Landel R, Kulig K, Fredericson M, Li B, Powers CM. Intertester reliability and validity of motion assessments during lumbar spine accessory motion testing. *Phys Ther*. 2008;88:43-49.
99. Johansson F. Interexaminer reliability of lumbar segmental mobility tests. *Man Ther*. 2006;11:331-336.
100. van Trijffel E, Anderegg Q, Bossuyt PMMM, Lucas C. Inter-examiner reliability of passive assessment of intervertebral motion in the cervical and lumbar spine: a systematic review. *Man Ther*. 2005;10:256-269.
101. Huijbregts PA. Spinal motion palpation: a review of reliability studies. *J Man Manip Ther*. 2002;19:24-39.
102. Cleland JA, Childs JD, Fritz JM, Whitman JM. Interrater reliability of the history and physical examination in patients with mechanical neck pain. *Arch Phys Med Rehabil*. 2006;7:1388-1395.
103. Fjellner A, Bexander C, Faleij R, Strender LE. Interexaminer reliability in physical examination of the neck. *J Manipulative Physiol Ther*. 1999;22:511-516.
104. Pool JJ, Hoving JL, de Vet HC, van Mameren H, Bouter LM. The interexaminer reproducibility of physical examination of the cervical spine. *J Manipulative Physiol Ther*. 2004;27:84-90.
105. Piva SR, Erhard RE, Childs JD, Browder DA. Inter-tester reliability of passive intervertebral and active movements of the cervical spine. *Man Ther*. 2006;11:321-330.
106. Jull G, Zito G, Trott P, Potter H, Shirley D. Inter-examiner reliability to detect painful upper cervical joint dysfunction. *Aust J Physiother*. 1997;43:125-129.
107. Brismée JM, Gipson D, Ivie D, et al. Interrater reliability of a passive physiological intervertebral motion test in the mid-thoracic spine. *J Manipulative Physiol Ther*. 2006;29:368-373.
108. Haas M, Raphael R, Panzer D. Reliability of manual end-play palpation of the thoracic spine. *Chiropr Tech*. 1995;76:786-792.
109. Abbott JH, Mercer SSR. Lumbar segmental hypomobility criterion-related validity of clinical examination items (a pilot study). *N Z J Physiother*. 2003;3:3-9.
110. Abbott JH, McCane B, Herbison P, Moginie G, Chapple C, Hogarty T. Lumbar segmental instability: a criterion-related validity study of manual therapy assessment. *BMC Musculoskelet Disord*. 2005;6:56.
111. Abbott JH, Fritz HM, McCane B, et al. Lumbar segmental mobility disorders: comparison of two methods of defining abnormal displacement kinematics in a cohort of patients with non-specific mechanical low back pain. *BMC Musculoskelet Disord*. 2006;7:45.
112. Schneider M, Erhard R, Brach J, Tellin W, Imbarlina F, Delitto A. Spinal palpation for lumbar segmental mobility and pain provocation: an interexaminer reliability study. *J Manipulative Physiol Ther*. 2008;31:465-473.
113. Flynn TW, Fritz JM, Whitman JM, et al. A clinical prediction rule for classifying patients with low back pain who demonstrate short-term improvement with spinal manipulation. *Spine*. 2002;27:2835-2843.
114. Fritz JM, Whitman JM, Childs JD. Lumbar spine segmental mobility assessment: an examination of validity for determining intervention strategies with low back pain. *Arch Phys Med Rehabil*. 2005;86:1745-1752.
115. Childs JD, Fritz JM, Flynn TW, et al. A clinical prediction rule to identify patients with low back pain most likely to benefit from spinal manipulation: a validation study. *Ann Int Med*. 2004;141:920-928.
116. Hicks GE, Fritz JM, Delitto A, McGill SM. Preliminary development of a clinical prediction rule for determining which patients with low back pain will respond to a stabilization exercise program. *Arch Phys Med Rehabil*. 2005;86:1753-1762.
117. Jull G, Bogduk N, Marsland A. The accuracy of manual diagnosis for cervical zygapophysial joint pain syndromes. *Med J Aust*. 1988;148:233-236.
118. Chou R, Qaseem A, Snow V, et al. Diagnosis and treatment of low back pain: a joint clinical practice guideline form the American College of Physicians and the American Pain Society. *Ann Intern Med*. 2007;147:478-491.
119. Lee MW, McPhee RW, Stringer MD. An evidence-based approach to human dermatomes. *Clin Anat*. 2008;21:363-373.
120. Scifers JR. *Special Tests for Neurologic Examination*. Thorofare, NJ: SLACK Incorporated; 2008.
121. Nardone A, Schieppati AM. Inhibitory effect of the Jendrassik maneuver on the stretch reflex. *Neuroscience*. 2008;156:607-617.
122. Cook CE, Hegedus EJ. *Orthopedic Physical Examination Tests. An Evidence-Based Approach*. Upper Saddle River, NJ: Pearson Prentice Hall; 2008.
123. Sung RD, Wang JC. Correlation between a positive Hoffmann's reflex and cervical pathology in asymptomatic individuals. *Spine*. 2001;26:67-70.
124. Lauder TD, Dillingham TR, Andary M, et al. Predicting electrodiagnostic outcomes in patients with upper limb symptoms: are the history and physical examination helpful? *Arch Phys Med Rehabil*. 2000;81:436-431.
125. Lauder TD, Dillingham TR, Andary M, et al. Effect of history and exam in predicting electrodiagnostic outcome among patients with suspected lumbosacral radiculopathy. *Amer J Phys Med Rehab*. 2000;79(10):60-68.
126. Lauder TD. Physical examination signs, clinical symptoms, and their relationship to electrodiagnostic findings and the presence of radiculopathy. *Phys Med Rehabil Clin N Am*. 2002;13:451-467.
127. Suri P, Rainville J, Katz JN, et al. The accuracy of the physical examination for the diagnosis of midlumbar and low lumbar nerve root impingement. *Spine*. 2011;36:63-73.
128. O'Connor RC, Andary MT, Russo RB, DeLano M. Thoracic radiculopathy. *Phys Med Rehabil Clin N Am*. 2002;13:623-644.

129. Malanga GA, McLean JP, Alladin I, Tai Q, Andrus SG, Smith R. Thoracic discogenic pain syndrome. *Medscape Reference.* http://emedicine.medscape.com/article/96284-overview. Updated December 14, 2011. Accessed July 29, 2010.
130. Yngve D. Abdominal reflexes. *J Pediatr Orthop.* 1997;17:105-108.
131. Pearce JM. Beevor's sign. *Eur Neurol.* 2005;53:208-209.
132. Cleland J, Koppenhaver S. *Orthopaedic Clinical Examination: An Evidence-Based Approach.* 2nd ed. Carlstadt, NJ: Icon Learning Systems; 2010.
133. Page P, Frank C, Lardner R. *Assessment and Treatment of Muscle Imbalance. The Janda Approach.* Champaign, IL: Human Kinetics; 2010.
134. Janda V, Frank C, Liebenson C. Evaluation of muscular imbalance. In: Liebenson C, ed. *Rehabilitation of the Spine. A Practitioner's Manual.* 2nd ed. Philadelphia, PA: Lippincott Williams & Wilkins; 2007:203-225.
135. Borstad JD, Briggs MS. Reproducibility of a measurement for latissimus dorsi muscle length. *Physiother Theor Pract.* 2010;26(3):195-203.
136. Panjabi MM. The stabilizing system of the spine. Part I. Function, dysfunction, adaptation, and enhancement. *J Spinal Disord.* 1992;5:383-389.
137. McGill SM, Karpowicz AK. Exercises for spine stabilization: motion/motor patterns, stability progressions, and clinical technique. *Arch Phys Med Rehabil.* 2009;90:118-126.
138. Bergmark A. Stability of the lumbar spine. A study in mechanical engineering, *Acta Orthop Scand.* 1989;60(suppl 230):1-54.
139. Comerford MJ, Mottram SL. Movement and stability dysfunction—contemporary developments. *Man Ther.* 2001;6:15-26.
140. Gibbons SGT, Comerford JM. Strength versus stability: part 1: concept and terms. *Orthop Div Rev.* 2001;March/April:21-27.
141. Comerford M, Mottram S. *Movement Dysfunction—Focus on Dynamic Stability and Muscle Balance: Kinetic Control Movement Dysfunction Course.* Southampton, England: Kinetic Control; 2000.
142. Gibbons SGT. Muscle function and a critical evaluation. Paper presented at: 2nd International Conference on Movement Dysfunction; September 23-25, 2005; Edinburgh, Scotland.
143. Saunders SW, Schache A, Rath D, Hodges PW. Changes in three dimensional lumbo-pelvic kinematics and trunk muscle activity with speed and mode of locomotion. *Clin Biomech.* 2005;20:784-793.
144. Moseley GL, Hodges PW, Gandevia SC. Deep and superficial fibers of lumbar multifidus are differentially active during voluntary arm movements. *Spine.* 2002;27:E29-E36.
145. Hodges PW, Richardson CA. Feedforward contraction of transversus abdominis is not influenced by the direction of arm movement. *Exp Brain Res.* 1997;114:362-370.
146. Hodges PW, Cresswell AG, Thorstensson A. Preparatory trunk motion accompanies rapid upper limb movement. *Exp Brain Res.* 1999;124:69-79.
147. Hodges PW, Eriksson AE, Shirley D, Gandevia SC. Intra-abdominal pressure increases stiffness of the lumbar spine. *J Biomech.* 2005;38:1873-1880.
148. Hodges P, Gurfinkel VS, Brumagne S, et al. Coexistence of stability and mobility in postural control: evidence from postural compensation for respiration. *Exp Brain Res.* 2002;144:293-302.
149. Pool-Goudzwaard A, van Dijke GH, van Gurp M, et al. Contribution of pelvic floor muscles to stiffness of the pelvic ring. *Clin Biomech.* 2004;19:564-571.
150. Van Dieën J, Selen L, Cholewicki J. Trunk muscle activation in low back pain patients, an analysis of the literature. *J Electromyogr Kinesiol.* 2003;13:333-351.
151. Van Dieën JH, Cholewicki J, Radebold A. Trunk muscle recruitment patterns in patients with low back pain enhance the stability of the lumbar spine. *Spine.* 2003;28:834-841.
152. Nadler SF, Malanga GA, DePrince M, Stitik TP, Feinberg JH. The relationship between lower extremity injury, low back pain, and hip muscle strength in male and female collegiate athletes. *Clin J Sport Med.* 2000;10:89-97.
153. Nadler SF, Malanga GA, Feinberg JH, Prybicien M, Stitik TP, DePrince MS. Relationship between hip muscle imbalance and occurrence of low back pain in collegiate athletes: a prospective study. *Am J Phys Med Rehabil.* 2001;80:572-577.
154. Nourbakhsh MR, Ara MM. Relationship between mechanical factors and incidence of low back pain. *J Orthop Sports Phys Ther.* 2002;32:447-460.
155. Cresswell A, Grundstrom H, Thorstensson A. The influence of sudden perturbations on trunk muscle activity and intra-abdominal pressure while standing. *Exp Brain Res.* 1994;98:336-341.
156. Allison GT, Morris SL, Lay B. Feedforward responses of transversus abdominis are directional specific and act asymmetrically—implications for core stablity theories. *J Orthop Sports Phys Ther.* 2008;38:228-237.
157. McCook D, Vicenzino B, Hodges P. Activity of deep abdominal muscles increases during submaximal flexion and extension efforts but antagonist co-contraction remains unchanged. *J Electromyogr Kinesiol.* 2009;19:754-762.
158. Hodges P, Eriksson A, Shirley D, et al. Intra-abdominal pressure increases stiffness of the lumbar spine. *J Biomech.* 2005;38:1873-1880.
159. Richardson C, Snijders C, Hides J, et al. The relation between the transversus abdominis muscles, sacroiliac joint mechanics, and low back pain. *Spine.* 2002;27:399-405.
160. Hodges PW, Richardson CA, Gandevia SC. Contractions of specific abdominal muscles in postural tasks are affected by respiratory maneuvers. *J Appl Physiol.* 1997;83:753-760.
161. Sapsford RR, Hodges PW, Richardson CA, Cooper DH, Markwell SJ, Jull GA. Co-activation of the abdominal and pelvic floor muscles during voluntary exercises. *Neurourol Urodyn.* 2001;20:31-42.
162. Hodges P, Richardson C. Inefficient muscular stabilization of the lumbar spine associated with low back pain. A motor control evaluation of transversus abdominis. *Spine.* 1996;21:2640-2650.
163. Hodges P, Richardson C. Delayed postural contraction of transversus abdominis in low back pain associated with movement of the lower limb. *J Spinal Disord.* 1998;11:46-56.
164. Hodges P, Richardson C. Altered trunk muscle recruitment in people with low back pain with upper limb movement at different speeds. *Arch Phys Med Rehabil.* 1999;80:1005-1012.
165. Hodges P, Moseley G, Gabrielsson A, et al. Experimental muscle pain changes feedforward postural responses of the trunk muscles. *Exp Brain Res.* 2003;151:262-271.
166. Ferreira P, Ferreira M, Hodges P. Changes in recruitment of the abdominal muscles in people with low back pain. Ultrasound measurement of muscle activity. *Spine.* 2004;29:2560-2566.
167. Teyhen DS, Gill NW, Whittaker JL, Henry SM, Hides JA, Hodges P. Rehabilitative ultrasound imaging of the abdominal muscles. *J Orthop Sports Phys Ther.* 2007;38:450-466.
168. Hodges PW, Cholewicki J, Coppieters M, MacDonald D. Trunk muscle activity is increased during experimental back pain, but the pattern varies between individuals. Paper presented at: XVI Congress of the International Society of Electrophysiology and Kinesiology Society; June 29-July 1, 2006; Torino, Italy.

169. Radebold A, Cholewicki J, Panjabi MM, Patel TC. Muscle response pattern to sudden trunk loading in healthy individuals and in patients with chronic low back pain. *Spine.* 2000;25:947-954.
170. Kiesel KB, Uhl T, Underwood FB, Nitz AJ. Rehabilitative ultrasound measurement of select trunk muscle activation during induced pain. *Man Ther.* 2008;13:132-138.
171. Hodges PW, Cresswell AG, Daggfeldt K, Thorstensson A. Three dimensional preparatory trunk motion precedes asymmetrical upper limb movement. *Gait Posture.* 2000;11(2):92-101.
172. Silfies SP, Mehta R, Smith SS, Karduna A. Differences in feedforward trunk muscle activity in subgroups of patients with mechanical low back pain. *Arch Phys Med Rehabil.* 2009;90:1159-1169.
173. Macintosh JE, Bogduk N. The biomechanics of the lumbar multifidus. *Clin Biomech.* 1986;1:205-213.
174. Bogduk N, Macintosh JE, Pearcy MJ. A universal model of the lumbar back muscles in the upright position. *Spine.* 1992;17:897-913.
175. MacDonald DA, Moseley GL, Hodges PW. The lumbar multifidus: does the evidence support clinical beliefs? *Man Ther.* 2006;11:254-263.
176. McGill SM. Kinetic potential of the lumbar trunk musculature about three orthogonal orthopaedic axes in extreme postures. *Spine.* 1991;16:809-815.
177. Moseley G, Hodges P, Gandevia S. External perturbation of the trunk in standing humans differentially activates components of the medial back muscles. *J Physiol.* 2003;547(Pt 2):581-587.
178. Richardson C, Toppenberg R, Jull G. An initial evaluation of eight abdominal exercises for their ability to provide stabilisation for the lumbar spine. *Aust J Physiol.* 1990;36(1):6-11.
179. Richardson C, Jull G, Toppenberg R, Comerford M. Techniques for active lumbar stabilisation for spinal protection: a pilot study. *Aust J Physiol.* 1992;38(2):105-112.
180. Arokoski JP, Valta T, Airaksinen O, Kankaanpaa M. Back and abdominal muscle function during stabilization exercises. *Arch Phys Med Rehabil.* 2001;82:1089-1098.
181. Hodges PW, Richardson CA. Feedforward contraction of transversus abdominis is not influenced by the direction of arm movement. *Exp Brain Res.* 1997;114:362-70.
182. Richardson C, Jull G, Hodges P, Hides J. Local muscle dysfunction in low back pain. In: Richardson C, Hodges P, Hides J, eds. *Therapeutic Exercise for Spinal Segmental Stabilization in Low Back Pain.* Sydney, Australia: Churchill Livingstone; 1999:61-76.
183. Hides J. Paraspinal mechanism in low back pain. In: Richardson C, Hodges P, Hides J, eds. *Therapeutic Exercise for Lumbopelvic Stabilization: A Motor Control Approach for the Treatment and Prevention of Low Back Pain.* 2nd ed. Edinburgh, Scotland: Churchill Livingstone; 2004:49-61.
184. Hides JA, Stokes MJ, Saide M, Jull GA, Cooper DH. Evidence of lumbar multifidus muscle wasting ipsilateral to symptoms in patients with acute/subacute low back pain. *Spine.* 1994;19:165-172.
185. Danneels LA, Vanderstraeten GG, Cambier DC, Witvrouw EE, DeCuyper HJ. CT imaging of trunk muscles in chronic low back pain patients and healthy control subjects. *Eur Spine J.* 2000;9:266-272.
186. Kader DF, Wardlaw D, Smith FW. Correlation between MRI changes in the lumbar multifidus muscles and leg pain. *Clin Radiol.* 2000;55:145-149.
187. Kjaer P, Bendix T, Sorensen JS, Korsholm L, Leboeuf-Yde D. Are MRI-defined fat infiltrations in the multifidus muscles associated with low back pain? *BMC Med.* 2007;25:2.
188. Zoidl G, Grifka J, Boluki D, et al. Molecular evidence for local denervation of paraspinal muscles in failed-back surgery/post discectomy syndrome. *Clin Neuropathol.* 2003;22:71-77.
189. Barker KL, Shamley DR, Jackson D. Changes in the cross-sectional area of multifidus and psoas in patients with unilateral back pain: the relationship to pain and disability. *Spine.* 2004;29:E515-E519.
190. Hodges P, Holm AK, Hansson T, Holm S. Rapid atrophy of the lumbar multifidus follows experimental disc or nerve root injury. *Spine.* 2006;31:2926-2933.
191. Cooper RG, St Clair Forbes W, Jayson MI. Radiographic demonstration of paraspinal muscle wasting in patients with chronic low back pain. *Br J Rheumatol.* 1992;31:389-394.
192. Parkkola R, Rytokoski U, Kormano M. Magnetic resonance imaging of the discs and trunk muscles in patients with chronic low back pain and healthy control subjects. *Spine.* 1993;18:830-836.
193. Dickx N, Cagnie B, Parlevliet T, Lavens A, Danneels L. The effect of unilateral muscle pain on recruitment of the lumbar multifidus during automatic contraction. An experimental pain study. *Man Ther.* 2010;15:364-369.
194. MacDonald D, Moseley GL, Hodges PW. Why do some patients keep hurting their back? Evidence of ongoing back muscle dysfunction during remission from recurrent back pain. *Pain.* 2009;124:183-188.
195. Wilke HJ, Wolf S, Claes LE, Arand M, Wiesend A. Stability increase of the lumbar spine with different muscle groups. A biomechanical in vitro study. *Spine.* 1995;20:192-198.
196. MacDonald D, Moseley GL, Hodges PW. People with recurrent low back pain respond differently to trunk loading despite remission from symptoms. *Spine.* 2010;35:818-824.
197. Moseley GL, Hodges PW. Reduced variability of postural strategy prevents normalization of motor changes induced by back pain: a risk factor for chronic trouble? *Behav Neurosci.* 2006;120:474-476.
198. Moseley GL, Nicholas MK, Hodges PW. Does anticipation of back pain predispose to back trouble? *Brain.* 2004.127:2339-2347.
199. Ferreira PH, Ferreira ML, Maher CG, Refshauge K, Herbert RD, Hodges PW. Changes in recruitment of transversus abdominis correlate with disability in people with chronic low back pain. *Br J Sports Med.* 2010;44(16):1166-1172. doi:10.1136/bjsm.2009.061515.
200. Tsao H, Hodges PW. Immediate changes in feedforward postural adjustments following voluntary motor training. *Exp Brain Res.* 2007;181:537-546.
201. Tsao H, Hodges PW. Persistence of improvements in postural strategies following motor control training in people with recurrent low back pain. *J Electromyogr Kinesiol.* 2008;18:559-567.
202. Hall L, Tsao H, MacDonald D, Coppieters MW, Hodges PW. Immediate effects of co-contraction training on motor control of the trunk muscles in people with recurrent low back pain. *J Electromyogr Kinesiol.* 2009;19:763-773.
203. Tsao H, Druitt TR, Schollum TM, Hodges PW. Motor training of the lumbar paraspinal muscles induces immediate changes in motor coordination in patients with recurrent low back pain. *J Pain.* 2010;11:1120-1128.
204. Watson DH, Trott PH, Cervical headache: an investigation of natural head posture and upper cervical flexor muscle performance. *Cephalalgia.* 1993;13:272-284.
205. O'Leary S, Jull G, Kim M, et al. Craniocervical flexor muscle impairment at maximal, moderate, and low loads is a feature of neck pain. *Man Ther.* 2007;12:34-39.
206. Silverman JL, Rodriquez AA, Agre JC. Quantitative cervical flexor strength in healthy subjects and in subjects with mechanical neck pain. *Arch Phys Med Rehabil.* 1991;72:679-681.

207. Barton PM, Hayes KC. Neck flexor muscle strength, efficiency, and relaxation times in normal subjects and subjects with unilateral neck pain and headache. *Arch Phys Med Rehabil.* 1996;77:680-687.
208. Placzek JD, Pagett BT, Roubal PJ, et al. The influence of the cervical spine on chronic headache in women: a pilot study. *J Man Manip Ther.* 1999;7:33-39.
209. Sjolander P, Michaelson P, Jaric S, Djupsjobacka M. Sensorimotor disturbances in chronic neck pain—range of motion, peak velocity, smoothness of movement, and repositioning acuity. *Man Ther.* 2008;13:122-131.
210. Falla D, Jull G, Edwards S, Koh K, Rainoldi A. Neuromuscular efficiency of the sternocleidomastoid and anterior scalene muscles in patients with chronic neck pain. *Disabil Rehabil.* 2004;26:712-717.
211. Kristjansson E, Dall'Alba P, Jull G. A study of five cervicocephalic relocation tests in three different subject groups. *Clin Rehabil.* 2003;17:768-774.
212. Treleaven J, Jull G, Lowchoy N. The relationship of cervical joint position error to balance and eye movement disturbances in persistent whiplash. *Man Ther.* 2006;11:99-106.
213. Treleaven J, Jull G, Lowchoy N. Smooth pursuit neck torsion test in whiplash-associated disorders: relationship to self-reports of neck pain and disability, dizziness and anxiety. *J Rehabil Med.* 2005;37:219-223.
214. Wenngren BI, Pettersson K, Lowenhielm G, Hildingsson C. Eye motility and auditory brainstem response dysfunction after whiplash injury. *Acta Otolaryngol.* 2002;122:276-283.
215. Jull G Kristjansson E, Dall'Alba P. Impairment in the cervical flexors: a comparison of whiplash and insidious onset neck pain patients. *Man Ther.* 2004;9:89-94.
216. Jull G, Sterling M, Kenardy J, Beller E. Does the presence of sensory hypersensitivity influences outcome of physical rehabilitation for chronic whiplash? A preliminary RCT. *Pain.* 2007;129:28-34.
217. Jull G, Barrett C, Magee R, Ho P. Further clinical clarification of the muscle dysfunction in cervical headache. *Cephalalgia.* 1999;19:179-185.
218. Sterling M, Jull G, Wright A. The effect of musculoskeletal pain on motor activity and control. *J Pain.* 2001;2:135-145.
219. Jull GA. Deep cervical flexor muscle dysfunction in whiplash. *J Musculoskelet Pain.* 2000;8;143-154.
220. Jull G, Amiri M, Bullock-Saxton J, Darnell R, Lander C. Cervical musculoskeletal impairment in frequent intermittent headache. Part 1: subjects with single headaches. *Cephalalgia.* 2007;27:793-802.
221. Chiu TT, Law E, Chiu TH. Performance of the craniocervical flexion test in subjects with and without chronic neck pain. *J Orthop Sports Phys Ther.* 2005;35:567-571.
222. Falla D, Bilenkij G, Jull G. Patients with chronic neck pain demonstrate altered patterns of muscle activation during performance of a functional upper limb task. *Spine.* 2004;29:1436-1440.
223. Johnston V, Jull G, Souvlis T, Jimmieson NL. Neck movement and muscle activity characteristics in female office workers with neck pain. *Spine.* 2008;33:555-563.
224. Falla D, Jull G, Hodges PW. Feedforward activity of the cervical flexor muscles during voluntary arm movements is delayed in chronic neck pain. *Exp Brain Res.* 2004;157:43-48.
225. Szeto G, Straker L, O'Sullivan P. A comparison of symptomatic and asymptomatic office workers performing monotonous keyboard work—1: neck and shoulder muscle recruitment patterns. *Man Ther.* 2005;10:270-280.
226. Veiersted K, Westgaard R, Andersen P. Electromyographic evaluation of muscular work patterns as a predictor of trapezius myalgia. *Scand J Work Environ Health.* 1993;10:284-290.
227. Fredin Y, Elert J, Britschgi N, Vaher A, Gerdle B. A decreased ability to relax between repetitive contractions in patients with chronic symptoms after trauma of the neck. *J Musculoskelet Pain.* 1997;5:55-70.
228. Falla D, Farina D. Muscle fiber conduction velocity of the upper trapezius muscle during dynamic contraction of the upper limb in patients with chronic neck pain. *Pain.* 2005;116:138-145.
229. Sterling M, Jull G, Vicenzino B, Kenardy J, Darnell R. Development of motor dysfunction following whiplash injury. *Pain.* 2003;103:65-73.
230. Madeleine P, Leclerc F, Arendt-Nielsen L, Ravier P, Farina D. Experimental muscle pain changes the spatial distribution of upper trapezius muscle activity during sustained contraction. *Clin Neurophysiol.* 2006;117:2436-2445.
231. Falla D, Farina D, Graven-Nielsen T. Experimental muscle pain results in reorganization of coordination among trapezius muscle subdivisions during repetitive shoulder flexion. *Exp Brain Res.* 2007;178:385-393.
232. Falla D, Farina D, Kanstrup Dahl M, et al. Muscle pain induces task-dependent changes in cervical agonist/antagonist activity. *J Appl Physiol.* 2007;102:601-609.
233. Sterling M, Jull G, Vicenzino B, Kenardy J, Darnell R. Physical and psychological factors predict outcome following whiplash injury. *Pain.* 2005;114:141-148.
234. Shacklock M. Neurodynamics. *Physiotherapy.* 1995;81:9-16.
235. Shacklock M. Improving application of neurodynamic (neural tension) testing and treatments: a message to researchers and clinicians. *Man Ther.* 2005;10:175-179.
236. Butler DS. *The Sensitive Nervous System.* Adelaide, Australia: NOI Publications; 2000.
237. Kobayashi S, Shizu N, Suzuki Y, Asai T, Yoshizawa H. Changes in nerve root motion and intraradicular blood flow during an intraoperative straight-leg-raising test. *Spine.* 2003;28:1427-1434.
238. Coppieters M, Stappaerts K, Wouters L, Janssens K. The immediate effects of a cervical lateral glide treatment technique in patients with neuropathic cervicobrachial pain. *J Orthop Sports Phys Ther.* 2003;33:369-378.
239. Rozmaryn L, Dovelle S, Rothman E, Gorman K, Olvey K, Bartko J. Nerve and tendon gliding exercises and the conservative management of carpal tunnel syndrome. *J Hand Ther.* 1998;11:171-179.
240. Nee RJ, Butler D. Management of peripheral neuropathic pain: integrating neurobiology, neurodynamics, and clinical evidence. *Phys Ther Sport.* 2006;7:36-49.
241. Butler DS. *Mobilisation of the Nervous System.* New York, NY: Churchill Livingstone; 1991.
242. Wainner RS, Whitman JM, Cleland JA, Flynn TW. Regional interdependence: a musculoskeletal examination model whose time has come. *J Orthop Sports Phys Ther.* 2007;37:658-660.
243. Deyle GD, Henderson NE, Matekel RL, Ryder MG, Garber MB, Allison SC. Effectiveness of manual physical therapy and exercise in osteoarthritis of the knee. A randomized, controlled trial. *Ann Intern Med.* 2000;132:173-181.
244. Deyle GD, Allison SC, Matekel RL, et al. Physical therapy treatment effectiveness for osteoarthritis of the knee: a randomized comparison of supervised clinical exercise and manual therapy procedures versus a home exercise program. *Phys Ther.* 2005;85:1301-1317.
245. Whitman JM, Flynn TW, Childs JD, et al. A comparison between two physical therapy treatment programs for patients with lumbar spinal stenosis: a randomized clinical trial. *Spine.* 2006;31:2541-2549.
246. Suter E, McMorland G, Herzog W, Bray R. Conservative lower back treatment reduces inhibition in knee-extensor muscles: a randomized controlled trial. *J Manipulative Physiol Ther.* 2000;23:76-80.

247. Cibulka MT, Delitto A. A comparison of two different methods to treat hip pain in runners. *J Orthop Sports Phys Ther.* 1993;17:172-176.
248. Cleland JA, Childs JD, Fritz JM, Whitman JM, Eberhart SL. Development of a clinical prediction rule for guiding treatment of a subgroup of patients with neck pain: use of thoracic spine manipulation, exercise, and patient education. *Phys Ther.* 2010;90:1239-1250.
249. Boyles RE, Ritland BM, Miracle BM, et al. The short-term effects of thoracic spine thrust manipulation on patients with shoulder impingement syndrome. *Man Ther.* 2009;14:375-380.
250. Maitland G, Hengeveld E, Banks K, English K. *Maitland's Vertebral Manipulation.* 6th ed. Woburn, MA: Butterworth Heinemann; 2002.
251. Boissonnault WG. *Primary Care for the Physical Therapist. Examination and Triage.* 2nd ed. Philadelphia, PA: Saunders; 2011.
252. Travell JG, Simons DG. *Myofascial Pain and Dysfunction: The Trigger Point Manual.* 2nd ed. Baltimore, MD: Williams & Wilkins; 1983.
253. Simons DJ. Diagnostic criteria of myofascial pain caused by trigger points. *J Musculoskelet Pain.* 1999;7:111-120.
254. Lucas N, Macaskill P, Irwig L, Moran R, Bogduk N. Reliability of physical examination for diagnosis of myofascial trigger points: a systematic review of the literature. *Clin J Pain.* 2009;25(1):80-89.
255. American Physical Therapy Association. The guide to physical therapist practice, 2nd edition. *Phys Ther.* 2001;81:9-746.
256. Jette AM. Diagnosis and classification by physical therapists: a special communication. *Phys Ther.* 1989;69:967-969.
257. Sahrmann SA. Diagnosis by the physical therapist—a prerequisite for treatment. *Phys Ther.* 1988;68:1703-1706.
258. Jones MA, Rivett DA. *Clinical Reasoning for Manual Therapists.* Philadelphia, PA: Butterworth-Heinemann; 2004.

Please see companion narrated videos on the accompanying Web site at

www.Healio.com/books/spinalvideos

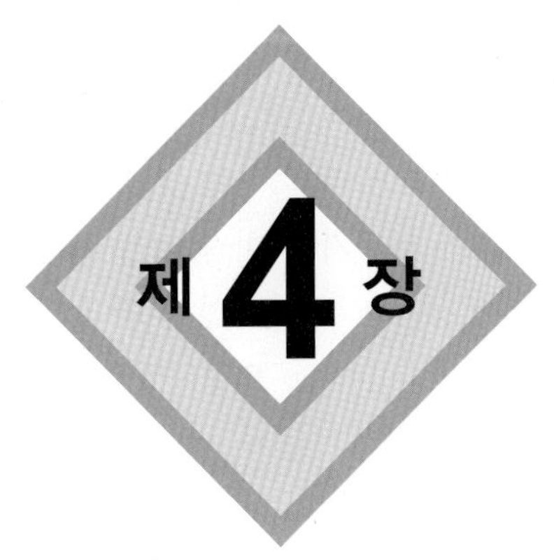

요통을 위한 근거기반 물리치료 실무

EVIDENCE-BASED PHYSICAL THERAPY PRACTICE FOR LOW BACK PAIN

성인에 대해 조사된 가장 공통적인 문제들 중 척추 관련 통증이 미국에서 보고되었다. 2002년 조사에서, 미국 성인들에게 보고된 가장 흔한 문제점들 중 척추 관련 통증 순위는 26.4%, 약 5,400 만 미국 성인은 요통을 경험했고, 14%는 3개월[1]전의 목 통증을 호소했다. 1997년부터 2006년까지, 척추 문제에 대한 국민 건강 보험 비용이 82%로(연평균 7%) 증가한 반면, 일반적인 건강 상태 및 신체 기능은 악화되었다.[2] 증가한 전체 비용은 크게 입원 환자의 입원 기간, 처방 약품, 그리고 응급실 방문이 차지한다.[3] 주로 외래 서비스 사용자가 증가한 결과로 외래 환자 방문이 늘었다. 요통이 증가하고 지속되는 것은 미국 보건 의료 시스템에서 가장 비용이 많이 드는 문제 중 일부이다. 요통과 장애와 관련된 연간 비용은 건강 관리와 손실 임금 100달러에서 200억달러로 추정된다.[4] 비용의 상당한 증가와 그 결과로 건강상태의 개선이 없음을 고려할 때, 보험업자, 그리고 다른 제공 기관과 마찬가지로 물리치료사는 척추 관련 통증 관리를 위한 근거 기반의 지침을 통해서 의료비용의 증가 둔화에 기여해야 한다.

의료비의 증가를 둔화시키는 한 가지 방법은 요통 발병 후 초기에 물리치료의 낮은 활용도와 관련될 수 있다. Gellhorn 등은[5] 급성 요통 후 초기에 물리치료를 받은 노인의료보험 환자에게서, 물리치료와 비교하여 의료서비스(예, 사무실 방문, 주사, 또는 허리 수술)의 사용이 감소된 것을 보고했다. 초기의 내과의사 방문 후, 16.2%가 1년 이내에 물리치료를 받았다. 물리치료를 받은 환자들 중, 52.0%가 4주이내, 18.1%가 31~90일 사이에, 29.9%가 91~365일 사이에 물리치료를 받았다. 일반의가 평가한 환자들이 물리치료사에게 안내되는 수가 적다.[5] Fritz 등은[6] 급성 요통의 발병 후 90일 이내 물리치료의 이용 및 약물복용, 자기공명영상(MRI)의 감소된 사용과 물리치료를 중단한 후 1년 안에 경막 외 주사의 관계를 보고했다. 비슷하게, Wand 등은[7] 초기의 물리치료(예, 요통 발병 후 6주 이내)는 활동성을 유지하도록 권고하여 비교했을때 일반적인 건강상태, 장애, 사회적 기능, 불안, 우울증, 활력 등에서 향상된 결과를 보여주었다. 새로운 일차치료의 요통 진찰 후 14일 이상으로 물리치료가 지연되는 것은, 진찰 후의 18개월 내에 의료서비스 이용 및 비용이 증가되는 것과 관련이 있다. 물리치료 이용은 7% 뿐이였으며 다양한 분야에 영향을 미쳤다. 초기 물리치료는 물리치료가 지연되었을 때와 비교했을 때 진보된 영상, 추가적 내과의 방문, 수술, 주사, 진통제 투약에서 위험성이 감소했다.[8] 물리치료 이용이 7% 뿐인 것을 고려했을 때, 저자는 추가적 비용을 감소시키기 위해 요통을 가진 어떤 환자가 물리치료사에게 보내져야 하는지 확인할 수 있는 많은 연구가 필요하다고 결론지었다.

진단
Diagnosis

의료 진단 모델은 전통적으로 병리해부학적 원인(즉, 관절면 염좌, 근육 좌상, 퇴행성 디스크, 허리 디스크)에 기초하여 요통을 가진 사람들을 분류하기 위해 노력하고 있다. 그러나 85% 이상의 요통 환자들이 통증 유발기(pain generator)나 원인이 되는 해부학적 조직이 정확하게 식별되지 않는다.[9] 요통을 가진 대부분의 환자들에게 특정한 해부학적 진단을 사용하여 분류하는 것은 정밀한 연구[10]에서 입증되지 않았고, 향상된 결과도 보이지 않았다.[11] 그러나 특정 해부학적 진단은 다음과 같은 몇 가지 예에서 적절할 수 있다. 암(사례의 0.7%), 압박 골절(4%), 척추 감염(0.01%), 강직성 척추염(0.3%),[12] 척추협착증(3%), 마미증후군(0.04%).[13] 환자의 위험신호가 없을 때, 현재의 연구는 개선을 보이는 LBP 하위그룹 분류에 해부학적 병변이 유리하게 해석되는 것을 피하기 위해 분류 접근법을 지지한다.[14]

요통에 대한 의학적 모델의 제한은 비특이성 요통의 진단적 범주를 이끌어왔고, 종종 의학적 질병과 신경학적 손상을 제외하는 동질그룹으로 취급되었다. 이 진단학적 범주를 사용한 많은 임상적 시험에서 보여주듯이, 비특이성 요통을 가진 모든 사람들이 하나의 중재로부터 이익을 얻기는 쉽지 않기 때문에 요통의 보존적 관리의 효과는 결정적이지 않다.[15,16] 불충분한 연구 결과는 중재에 관련된 의사결정에 대한 방향을 제공하지 않으며 최적의 결과를 내지 못하고 증가된 비용, 물리치료 패턴의 변형 등의 결과를 낳는다.[17,18]

요통 관리에 대한 근거 기반 접근의 발전에서, 비특이적 요통을 가진 모든 사람들이 특정한 중재에 대해 동등하게 반응한다는 가정은 더 이상 타당하지 않다. 대부분의 임상가나 연구원들은 비특이적 요통을 가진 사람들이 증상과 징후의 패턴에 근거하여 하위그룹으로 분류될 수 있다는 것을 알아냈다. 비특이적 요통을 가진 사람들을 유사한 특성을 가진 하위그룹으로 분류하고 그 하위그룹들을 최선의 관리 전략으로 매치하는 것은 대체적인 접근과 비교하였을 때 향상된 물리치료적 결과를 가져온다.[19-21]

분류 체계

연구원들과 임상가들은 증상의 기간에 근거하여 요통 분류 접근의 다양성을 설명해왔다; 병리해부학적 근원; 임상적 패턴; 움직임 장애; 건강; 작업 또는 기능적 상태; 생물학적, 심리학적, 사회적 요소; 통증 기전.[22-24] 물리치료 평가 방법의 다양성에도 불구하고, 보통의 물리치료 목표는 통증 감소 전략에 관련된 움직임 패턴을 확인하는 것이다.[24](pl) 가장 좋은 분류체계는 임상가들이 환자의 임상적 재현을 알맞은 초기의 치료로 매치시키는 것을 보조하도록 고안된 가장 좋은 근거 기반 접근 방법이면서 가능성, 신뢰도, 타탕도, 일반화 가능성과 관련된 표준을 충족시켜야 한다. 모든 환자는 단 하나의 분류 체계에 적합하지 않으며, 많은 환자들은 분류 체계 내의 하나 이상의 하위그룹에 적합하다는 임상 연구지침이 있다.

만약 척추 통증에 대한 분류 접근과 이전의 병력, 검사, 측정에 대한 부분을 읽어내는 데 익숙하지 못하다면, 학생들이나 임상가들은 요통에 대한 진단적 분류, 요골반부위 통증, 흉추 통증, 경추 통증 챕터를 다시 복습해야 한다. 주요 병력과 검사 결과는 환자를 진단적 분류나 요통의 장애 기반 분류[14]로 나누는데 사용되며, 그것은 초기의 물리치료 중재를 안내한다. 가장 좋은 근거 접근 방법에서, 요통의 진단적 분류는 임상가가 환자의 임상적 상태를 가장 적합한 초기 치료로 매치하는 것을 돕는다. 장애 기반 접근에서, 임상가는 제한된 관절가동범위, 관절 또는 근육의 경직이나 과대가동성, 근협력 결함 같은 적절한 신체적 장애를 확인한다. 근거 기반 중재는 환자에게 중요한 활동 제한이나 기능적 결함을 해결하기 위해 우선 순위의 장애들을 대상으로 선택된다. 요통이 있는 환자들에게, 다음과 같은 근거 기반의 하위그룹과 주요 임상적 특징이 설명된다:

- 가동술/도수교정과 운동을 더한 것은 또한 요통 가동성 결함으로 설명된다(표 4-1).

[표 4-1] 가동술, 도수교정에 운동을 함께한 요통의 하위그룹 분류 요약

진단적 분류	주요 검사 결과	반대 요인	중재
• 가동술, 도수교정에 운동을 함께한 요통의 하위그룹 • 기능적 장애와 건강 범주의 국제 분류 ○ 가동성 결합이 있는 요통 ○ 급성, 아급성, 만성	• 무릎 말단으로의 증상은 없다. • 최근 발병(<16일) • 공포-회피 반응 설문지 작업 규모(<19) • 허리 척추의 과소가동성 ○ 허리 능동관절가동범위는 제한되어 있다. ○ 끝범위 증가와 통증, 반복된 움직임에 상태가 악화되지는 않는다. ○ 하세우기, 허리, 천장관절의 수동 부가적 척추간 움직임 또는 수동 생리적 척추간 움직임 분절의 과소가동성 • 고관절 내회전 관절가동범위(>35°, 복아위 자세에서 최소 1회) • 국소적 결합 ○ 움직임 ○ 근 수행력/길이 ○ 활동 제한	• 길어진 증상 기간 • 무릎 아래로의 증상들 • 허리 과소가동성이 없음 • (<10°) 좌-우 내회전 관절 가동 범위의 차이 • 음성의 Gaenslen 징후 • 높은 발생 빈도 • 움직임 검사 시 통증이 없음 • 움직임 검사 시 말초화 또는 중심화 • 급성의, 방사통 • 신경근 손상의 징후와 증상	• 요골반부위 가동술 또는 도수교정 • 근 에너지 기법 • 능동 관절가동범위: 전방/후방 골반 기울임(앙와위 또는 네발기기, 10회 반복, 하루 3~4번) • 능동 관절가동범위와 안정화 운동 • 능동/수동관절가동범위 가동술 또는 도수교정을 증가시키기 위한 능동/수동 관절가동범위 • 국소적, 기능적 결합의 해결

• 안정화 운동 분류는 또한 움직임 협응 장애를 동반하는 요통으로서 설명된다(표 4-2).
• 특정 방향 운동 분류는 또한 하지에 전이통을 동반하는 요통으로 설명된다(표 4-3).
• 하지에 연관통을 동반하는 요통에 대한 역학적 견인 분류(표 4-4)
• 증상을 보이는 요추 협착증에 대한 장애기반분류(표 4-5)
• 변형된 신경역동을 동반한 요통에 대한 장애기반분류
• 주된 통증 기전(즉, 중추감작화, 말초 신경 감작화, 활신경지배, 근골격적 전이통; (표 4-6))에 근거한 허리 관련 다리 통증의 하위 분류
• 생체정신사회적 접근에 근거한 운동조절 장애와 관련된 만성 요통 또는 만성 요골반부위 통증(그림 4-1, 4-2)
• 생체정신사회적, 신경생리학적 통증 기전 분류에 근거한 골반대 통증 분류(그림 4-3, 4-4)
• 임신과 관련된 골반대 통증 분류

요통의 자연 경과

비특이성, 역학적 요통은 증상의 지속 기간에 의해 분류되고 급성, 아급성, 또는 만성 요통으로 종종 설명된다. 표준화되지는 않았지만, 일반적으로 급성 요통은 최대 4주, 아급성 요통은 2~6개월, 만성 요통은 3~6개월로 보고되어 있다.[25-27] 미국 내과의사학회의 공동 임상 실습 지침과 미국 통증의학회는 급성 요통을 4주이하, 아급성 요통을 4주~3개월 사이, 만성 요통을 3개월 이상으로 정의했다.[11]

요통의 경과를 이해하는 것은 임상가, 연구자, 환자들에게 예후와 중재의 이점에 대한 정보를 제공하기 때문에 중요하다. 그러나, 요통의 재발과 변동 특성은 분류를 위해 증상에 대한 기간을 사용하는데 난관이 된다. Hestbaek

[표 4-2] 안정화 운동 요통 하위그룹 분류 요약

진단적 분류	주요 검사 결과	반대 요인	중재
• 요통 하위그룹의 안정화 운동 • 기능, 장애, 건강의 국제 분류: 움직임 협응 장애가 있는 요통	• 어린 나이(< 40) • 3번 이상의 이전의 경험 • 경험의 빈도 증가 • 일반적 > 유연성 • 비정상적 움직임: 불안정한 잡기 또는 등반, 허리 굴곡/신전시 중간 범위의 통증호 • 하지 직거상 검사 관절가동범위 평균 > 91°도 • 허리(중심 후방~전방) 수동 부가적 척추간 움직임 과대가동성 • 중심화 또는 말초화 현상이 없음 • 복와위 불안전성 검사 양성 • 산후 환자 ○ P4 검사 양성, 능동 하지직거상, Trendelenburg, 장후천장인대 또는 치골결합 촉진 시 통증 ○ 체간 근력, 지구력, 협응력 결함 ○ 고관절 가동성 결함	• 다음의 표준 중 적어도 3개: ○ 신체적인 활동에 대한 공포-회피 신념 설문지 점수 < 9 ○ 복와위 불안정성 검사 음성 ○ 불규칙적 움직임이 없음 ○ 요추 과대가동성이 없음 ○ 좌,우 하지 직거상 관절 가동범위사이의 차이가 10° 이상	• 깊은 체간 근육의 하나의 구심성수축 및 동시수축 (지구력) 촉진 • 얕은 체간 근육의 전반적인 근력운동 • 세우기/고관절 가동성, 운동조절, 근력 결함에 대한 도수 치료와 운동

및 동료들에 의한 체계적인 검토에 따르면,[28] 평균적으로 다음과 같다.

- 62%(42%~75%)는 12개월 이후 여전히 요통이 있다.
- 16%(3%~40%)는 6개월의 요통 때문에 환자 명부에 기재되어 있다.
- 60%(44%~78%)에서 통증의 재발이 보고되었다.
- 33%(26%~37%)에서 6개월의 직업 부재의 재발이 보고되었다.
- 요통의 평균 유병률은 이전의 병력을 가진 사람들이 56%(14%~93%)인 것과 비교하여 요통 병력이 없는 사람들은 22%(7%~39%)이었다. 요통의 위험성은 요통의 병력이 있거나, 재발의 경험이 있는 사람들이 2배 높았다.

급성, 아급성, 만성 요통 정의의 변화와 마찬가지로, 재발 요통의 정의는 다양하여, 치료 결과의 해석을 어렵게 한다. 체계적인 문헌 고찰은 향후 연구의 저자가 다음의 특징을 사용하여 재발 요통 설명하는 것을 권고한다: 요통의 시작과 끝을 포함한다(예를 들어, 24시간 이상 지속되는 요통 기간이 선행되고 요통이 없는 기간이 적어도 1개월간 분리된다). 그리고 이전의 요통 발생의 수, 요통이 발생한 시간 범위를 고려한다(예를 들어, 지난 12개월 동안 적어도 2번의 요통 발생). 병력에 대해 이야기할 때, 임상가는 이전의 발생에 대한 세부사항 뿐만 아니라 증상의 기간을 결정하기 위해 특정한 질문을 포함해야 한다.[29] 요통은 각각의 단계 동안 예측 가능한 회복상태나 또는 결과가 있는 자가 제한 조건이 아니다.[29,30] Croft 등은 일반 의원 요통환자의 75%가 일년 후 여전히 통증이 있다는 것을 보고했다.

[표 4-3] 특정 방향 운동 요통 하위 그룹 분류 요약

특정 방향 운동 요통 하위 그룹 분류 요약 기능, 장애, 건강의 국제 분류 : 하지 통증과 관련된(방사된) 요통	주요 검사 결과	중재 지침
신전 하위그룹	• 증상이 말단~무릎까지 있음 • 신전 시 증상이 중심화 • 굴곡 시 증상이 말초화 • 신경근 압박의 징후와 증상이 존재 • 하지직거상 검사 양성이 존재	• 신전 운동 • 신전을 촉진하는 방향으로 가동술 • 굴곡 활동을 일시적으로 회피 • 신경역동이나 필요에 따라 다른 결함을 해결
굴곡 하위그룹	• 신전에 대한 방향 선호 • 신경 가동성 결함 가능성 • 65세 이상의 나이 • 요추 협착증의 영상 근거 • 증상이 말단~무릎까지 있음 • 신경근 압박의 징후와 증상이 존재 • 하지직거상 검사 양성이 존재	• 굴곡 운동 • 굴곡을 촉진하는 방향으로 가동술 • 중심 척추 협착증의 영상 근거 • 비 가중의 보행 • 신전 활동을 일시적으로 회피 • 신경역동이나 필요에 따라 다른 결함을 해결
측방이동 하위그룹	• 신전 시 증상이 말초화 • 굴곡 또는 굴곡을 향하는 활동 시 증상이 중심화 • 신경성 파행증 존재 • 신경 가동성 결함 가능성 • 골반과 비교하여 어깨관절의 관상면 편차 • 측방굴곡 능동 관절가동범위의 비대칭 • 반대방향 측방굴곡 관절가동범위보다 큰 제한 • 신전 능동 관절가동 시 통증과 제한 • 신경근 압박의 징후와 증상이 존재 • 하지 직거상 검사 양성 • 신경 가동성 결함 가능성	• 측방굴곡 교정 • 서있는 자세에서 도수치료 또는 자가 교정 • 비 체중 부하의 측방 교정 운동: 누운 자세에서 고관절을 중앙과 멀어지도록 반복적인 신전 • 신경역동이나 필요에 따라 다른 결함을 해결

평가
Evaluation

병력과 진단 분류

2장에서 논의된 바와 같이, 대부분의 진단 또는 진단적 가설은 환자의 병력과 나머지 신체 검사를 하는 동안 드러난다.[32] 임상가는 환자의 문제 원인에 대한 정보의 80%는 면담을 통해 알게 된다는 것에 동의하였다.[33] 최적의 물리치료 관리는 진단에 기반한 정확한 분류를 통해 이루어진다. 현재 권고는 임상가들이 환자들을 3가지 중 1가지의 범주로 분류하기 위해 병력과 신체검사에 집중하는 것을 제시한다: 비특이적 요통; 잠재적 신경근병증이 있는 요통 또는 척추협착증, 종양, 감염, 강직성 척추염과 같은 심각한 척추의 병리적 문제로 인한 잠재적인 요통의 위험.[11]

요통이 있는 환자를 분류하는 과정 또한 '진단 분류'라고 불리며 전이성 질환 같은 심각한 기저 질환은 효과를

[표 4-4] 견인 요통 진단 분류 요약

진단 분류	주요 검사 결과	중재 지침
견인	• 다리 증상 양성(둔부 아래), 통증 또는 감각이상 • 신경근압박의 징후와 증상 • 신전 시 증상의 말초화 • 증상을 중심화 할 수 없음 • 교차 하지직거상 검사 시 증상의 말초화	• 전문가의 의견에 기초하여 매우 다양한 한도 • 신전-지향 치료 접근 • 12분동안 체중의 40~60%로 3차원의, 복와위, 정적 역학적 견인 • 10~20동안 5~60kg으로 정적, 의자로 지지하여 고관절 및 무릎관절을 90° 유지한 채 앙와위 자세로 역학적 견인 • 도수 견인 • 기계적 견인에 대한 최적의 적정 한도는 알려지지 않았다

배제하기 시작했다; 염증성 관절염; 감염; 의학적 위험신호의 검사를 통한 자궁내막증, 신장 질환, 복부대동맥류(AAA), 소화기계 질환 같은 비척추성 병리. 이 과정은 환자가 물리치료에 적합한지, 또는 진단 의뢰가 필요한지를 결정한다. 임상 소견을 재검사하기 위한 의학적 검사에 관한 주관적 검사(표 4-7)의 구성 요소를 자세히 검토하기 위해 제2장을 참조하여라. 그것은 신경근골격계 증상이나 상태처럼 보일 수 있는 계통적 질병을 확인하는 데 도움이 될 것이다.

다음 부분에서 표시된 바와 같이 심각한 척추 병리의 가능성은 낮지만, 진단을 놓치거나 지연되면 손실이 크며 질병의 장기화나 때로는 죽음의 결과가 생긴다. 대부분의 임상적 위험 신호가 증상들이며, 신체적 검사 전에 확인할 수 있다. 그러나 주요 임상적 징후는 요통과 관련된 심각한 병리를 확인하기 위해 진단적 정확성에 추가할 수 있으며 감별 진단의 한 부분으로서 존재한다.

위험 신호에 대한 선별검사 : 중증 척추 병리의 임상적 징후와 증상

암에 대한 선별검사(표 4-8)

척추(그림 4-5)에 전이를 일으킬 수 있는 가장 일반적인 암은 유방암, 폐암, 전립선암이다. 요통이 있는 사람의 암 유병률은 0.1%~3.5%이다.[34] Deyo와 Diehj는[35] 요통에서 전이된 암의 존재를 발견할 가장 높은 양성의 우도비(+LR)을 가진 4가지의 임상적 조사결과를 보고했다.

1. 이전의 피부암의 병력이 없음(+LR 14.7)
2. 지난 달의 보존적 치료의 실패(+LR 3.0)
3. 나이 > 50세(+LR 2.7)
4. 6개월간 4.5kg 이상의 이유없는 체중 감소 (+LR 2.7)

이러한 4가지 임상적 증상이 모두 없다면, 암을 필수적으로 배제한다(Sn 1.0, Sp 0.6). 이러한 4가지 위험 신호 중, 가장 유용한 것은 +LR 23.7인 반면 다른 3가지는 +LR 3인 이전의 암 병력이다.[34] 다음의 실험실 조사 결과는 상당한 위험성을 가진다 :

- 적혈구 침강 속도(ESR) > 50mm / 시간(+ LR 18.0, −LR 0.46)
- 빈혈의 존재(+ LR 3.9−LR 0.53)
- 적혈구 용적률 < 30%(+ LR 18.2)
- 백혈구 수 > 12000(+ LR 4.1)[35]

임상 증상의 진단적 정확성과 함께 위험성을 알리는 것은 임상가가 환자를 다른 전문 분야로 보내거나 추가 검사를 하는 것을 결정하는 데 도움을 준다. Henschke와 동료들은[34] 4가지 증상을 결론지었으며, 단독으로 사용하는 경우에만 암의 사후검사 확률을 상당히 높인다: 암의 병력(+LR 23.7), 높은 적혈구 침강 속도(+LR 18.0), 낮은 적혈구 용적률(+LR 18.2), 임상가의 판단(+LR 12.1).

[표 4-5] 요추 협착증 증상이 있는 환자 관리를 위한 선택적 도수치료 기법과 운동

검사에 기초한 잠재적 장애들	잠재적 중재
요추 능동적 관절가동범위 결함	• 측와위 회전 가동술 또는 중립에서의 도수교정 • 중심 또는 한쪽의 후방~전방 수동 부가적 척추간 움직임 • 필요에 따라 흉추 • 한쪽 및 양쪽 무릎~가슴 • 도수치료 효과를 증대시키기 위해 가정에서의 회전성 운동

감소된 보행 지구력	• 체중지지 트레드밀, 걷기, 자전거 타기, 수중치료, 산책하기
	• 체중지지 트레드밀:
	  ◦ 엉덩이/허벅지/다리 증상을 제거해야 할 필요가 있을 때 최소한으로 사용(몸무게의 20~40%); 증상을 제거할 수 없다면, 체중의 50%를 사용
	  ◦ 자가 선택의, 규칙적인, 편안한 속도, 인지할 수 있는 척도의 10점 중 7점을 넘지 않도록 한다.
	  ◦ 내성을 위해, 최대 45분동안 한다; 매 방문시 체중의 10%까지 증가
	• 매일 걷기:
	  ◦ 체중 지지 트레드밀을 사용하여, 비슷한 한도로 하지의 증상이 악화되지 않는 거리와 속도

고관절 관절가동범위 가동성 결함 – 신전에 우선순위 매일 근육 이완: 한번에 3번, 30초	• 앙와위 자세에서 고관절을 굴곡시 하방 활주 • 앙와위 자세에서 장요근 이완 • 복와위 자세에서 후방~전방 활주 • 복와위 자세에서 대퇴직근 이완 • 필요에 따라 다른 하지(무릎, 발목/발) • 도수치료의 효과를 높이기 위해 가정에서 운동
감소된 고관절 근육 수행력– 고관절 신전, 외전에 우선순위 적당량: 환자의 필요에 따라 개별화	• 클램쉘(clamshell) 운동, 교각운동, 측와위 자세에서 외전 • 양쪽 스쿼트, 앉았다 일어서기, 계단오르기 • 레그 프레스 • 가정에서 운동 • 수중 치료
감소된 체간 근육 수행력–감소된 복근 활성화에 우선순위	• 안정화 운동 • 복부 당기기 방법/복부 보조기 방법(앉은자세/선자세), 힐 슬라이드, 벽에 기대어 스쿼트, 네발 운동법(하나의 다리만 들어올리기), 측면 교각운동
변형된 신경역동치료	• 신경역동 가동술

암을 시사하는 다른 증상들은 자세나 활동에 의해 영향받지 않는 지속적인 통증, 야간과 체중부하시 더 심해지는 통증, 침상안정에도 완화되지 않는 증상, 증상이 서서히 퍼지며 전신 증상이 있는 것을 포함한다.[33]

척추 골절에 대한 선별검사(표 4-9)

일차 의료 센터에서 급성 요통이 있는 사람의 척추 골절 유병률은 0.5%~4%이고[36], 구체적으로 압박 골절이 있다(그림 4-6).[37] 50세 이하의 연령이 압박 골절의 확률을 낮춘다(−LR 0.26, +LR 2.2).[12] 주요 외상이 원인인 경우 외에는 젊은 사람의 골절은 드물다.[38] 반복적인 미세 손

[표 4-6] 허리와 관련된 다리통증에 대한 우세 기전

진단 그룹	중추 감작화	탈신경	말초 감작화	근육뼈대
분류	신경병증	신경병증	신경병증 또는 통각수용성(nociceptive)	통각수용성
증상의 구조	신경	신경	신경	근육뼈대
역학	• 광범위, 역동적 범위의 신경세포 감작 • 탈억제 • 전뇌 매개 중추 감작	• 왈러 변성 • 탈수초	• 감염 • 증가된 나트륨 채널, 기계자극채널 및 전도	• 수렴
효과	• 말초입력 과정의 향상	• 전도 장애 • 구심로 차단	• 신경의 기계적 수용기의 민감도 향상	• 사지로 향하는 통증의 정신적 투영
증상	• 말단 통증 • 과민성 • 통각과민 • 감각이상 • 이질통	• 분절로 말단 통증 분배 • 감각저하 • 약화 • 마비	• 다리 어디에든 통 증이 있음 • 신경 줄기를 늘리는 움직임과 관련된 통증	• 하지 전이통 • 몸의 중심으로 통증이 더 악화되는 경향 • 신경학적 기능 정상
징후	• LANSS 점수 P12 • 신경제거와 말초 감작의 진단을 받은 그룹과 같은 특징을 가진다	• 감소된 가벼운터치 감각, 바늘통각 • 반사의 감소 또는 결여 • 근 약화 • 말초감작의 최소한의 특징 • LANSS 점수 < 12	• 신경을 늘리거나 압박 시 민감 • 신경의 기계적 수용기의 민감도에 대해 능동 움직임 동시반응 감소	• 남아있는 징후가 없음 • LANSS 점수 < 12

LANSS는 Leeds Assessment of Neuropathic Symptoms and Signs 을 나타낸다.

Man Ther, 14(2), Schafer A, Hall T, Briffa K로부터 인용되었다. 다리 통증과 관련된 허리의 분류-병리 역학에 기초한 접근이 제시되었다. 222–230, Elsevier로부터 허가됨, 저작권 2009

상과 관련된 스트레스 골절은 체조선수와 크리킷 속구 투수에게 있어 요통의 잠재적 원인이다.[39] 두가지의 연구에서 70세 이상의 연령은 압박 골절의 가능성이 증가한다고 보고했다(+LR 5.5, −LR 0.81 and +LR 4.41).[11,41] 스테로이드 사용은 임상적으로 특히 압박 골절의 위험성을 상당히 높인다(+LR 12).[12] 압박 골절은 심각한 외상 없이 골다공증의 결과로 주로 고령자에게 발생한다. 골다공증의 경우 80%는 여성이며, 20%는 남성이다. 압박 골절의 병력이 있는 사람은 이후의 골절의 위험이 크게 증가한다.[42] 모든 인종적 배경에서 상당한 위험성이 보고되었다.[43]

압박 골절을 가진 환자들은 비특이적 요통과 유사하게 나타나기 때문에 압박 골절의 정확한 임상적 진단은 적절한 관리를 위해 필수적이다. 사실, 주요한 외상이 없으면 척추 골절은 급성 비특이성 요통과 매우 유사하게 나타나며, 단 30%만 임상에서 확인된다.[44] 12개의 보고서와 9가지 임상적 특징의 분류에서, Henschke 등은[44] 척추 골절의 확률을 높이거나 낮출 수 있는 5가지 특징을 확인했다:

변경된 운동 조절과
관련된 CLBP 질환
근본적인 질환에 대한
적응/보호적 변화된 운동 반응
– 염증성 질환
– 중추신경계 통증
– 교감신경을 자극하는 통증
– 신경성 통증
– 신경병증 통증
우세한 정신사회적 요인에
이차적인 중추신경계 통증과
변화된 운동 반응
적응하지 못한 운동 조절
패턴은 통증 질환을 유발
– 움직임 장애
– 조절 장애(척추 안정성의
과도 또는 손실을 초래할 수
있음

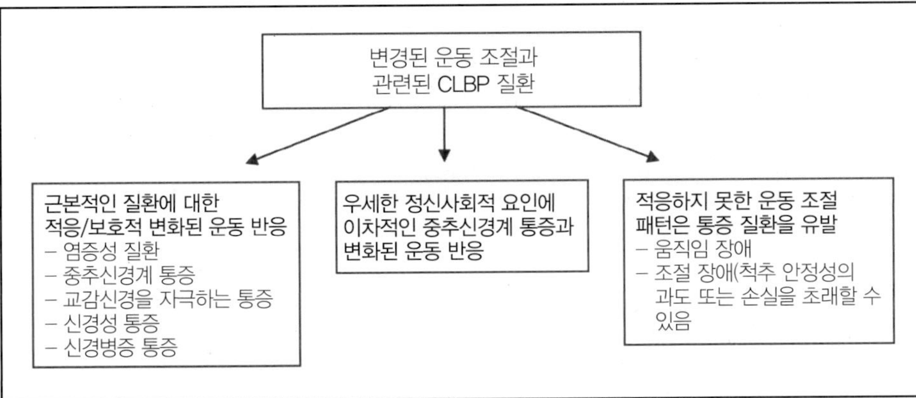

그림 4-1. CLBP분류의 3개 하위그룹에서 각각의 운동반응 classification.(Reprinted from *Man Ther*, 10, O'Sullivan P, Diagnosis and classification of chronic low back pain disorders: maladaptive movement and motor control impairments as underlying mechanisms, 242–255, Copyright 2005, with permission from Elsevier.)

Peter O'Sullivan의 분류 과정
만성 요통 질환
위험 신호 질환
– 암
– 감염
– 염증 질환
– 골절
특이적 요통 질환
비특이적 요통 질환
수준 1
– 척추전방전위증
– 추간판 탈출+신경근 통증
– 퇴행성 추간판+Modic 변화
– 추간공과 척수관 협착증
중추에서 매개된 요통
말초에서 매개된 요통
수준 2
적응 반응
질환에 대한 환자의 반응은 적응/보호
부적응
질환에 대한 환자의 반응은 부적응
우세한 정신사회적 요인
비우세한 정신사회적 요인
골반대 통증
요통
수준 3
감소된 힘 폐쇄
과도한 힘 폐쇄
조절 장애 (방향성 하위 그룹)
움직임 장애 (방향성 하위 그룹)
수준 4
방향성 하위 그룹(+기능 부전의 수준)
방향성 하위 그룹(+기능 부전의 수준)
수준 5
+/– 정신사회적 요인의 기여에 기반한 중추 통증 조절
수준 6
관리
조언, 의료, 수술–적절한 경우
관리
– 인지/운동 학습
– 의료
다방면 관리
정신사회적 (CBT)
– 의료
– 기능적 재활
– 의료 관리
– 기능적 재활
– 인지적 틀 내에서 운동 학습(힘 폐쇄 강화)
– 기능적 복원
– 인지적 틀 내에서 운동 학습(힘 폐쇄 감소/이완)
– 기능적 복원
– 인지적 틀 내에서 운동 학습(조절 강화)
– 기능적 복원

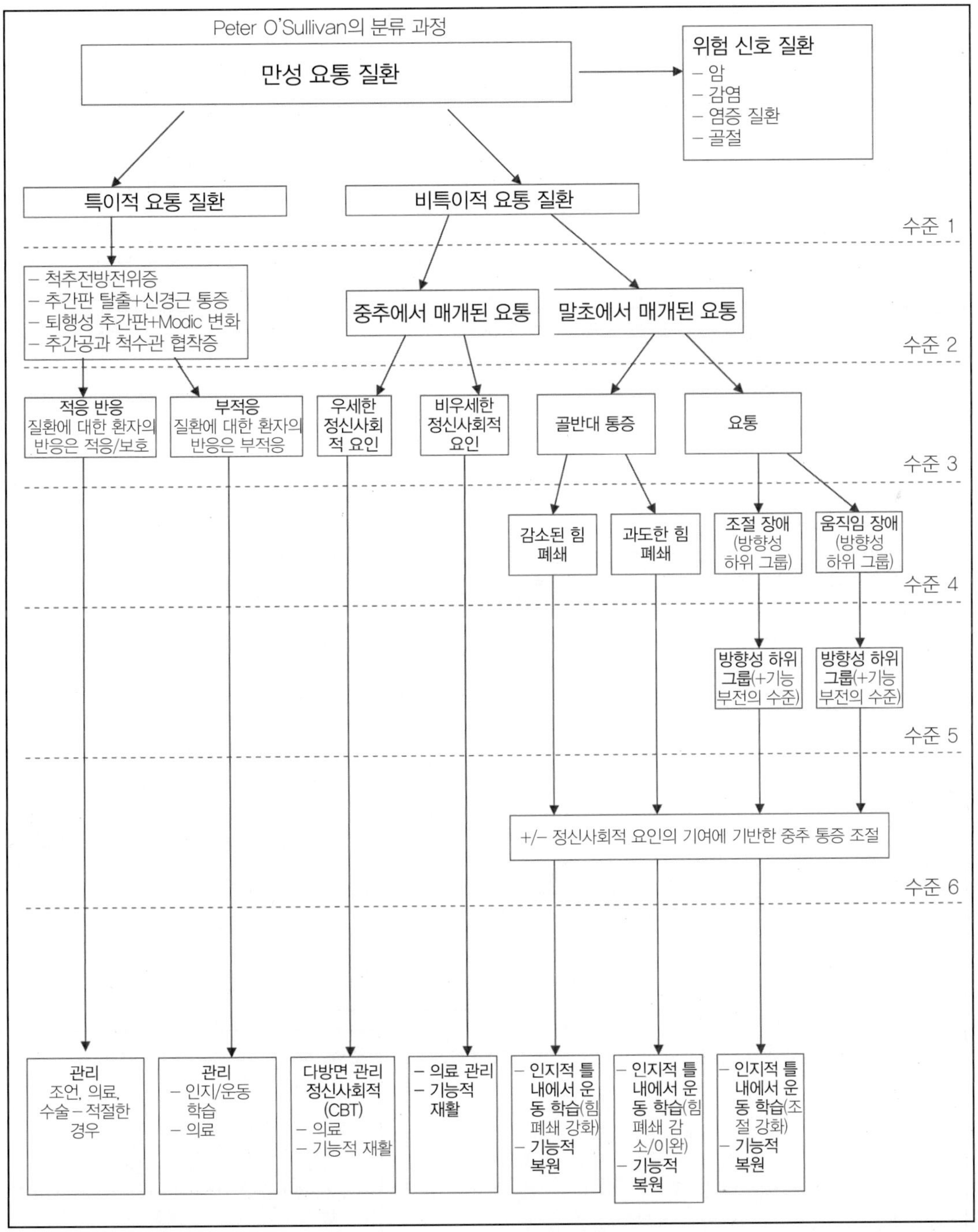

그림 4-2. CLBP에 대한 분류. (Reprinted from *Man Ther*, 14, Fersum KV, O'Sullivan PB, Kvåle A, Skouen JS, Interexaminer reliability of a classification system for patients with nonspecific low back pain, 555–561, Copyright 2009, with permission from Elsevier.)

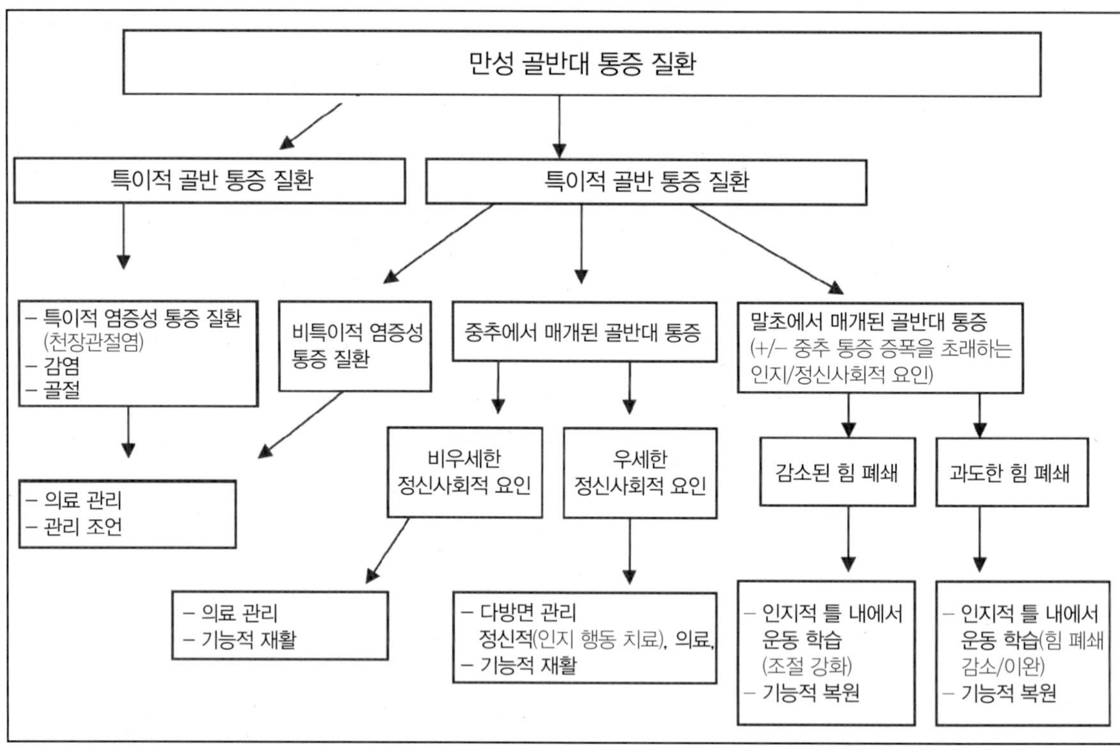

그림 4-3. 만성 골반통증분류. (Reprinted from *Man Ther*, 12, O'Sullivan PB, Beales DJ. Diagnosis and classification of pelvic girdle pain disorders—part 1: a mechanism based approach within a biopsychosocial framework, 86–97, Copyright 2007, with permission from Elsevier.)

비적응성 만성 골반대 통증 질환 → 운동 조절 장애가 통증의 우세한 추진 기전을 나타내는 곳

조직 손상/국소화된 통증

운동 반응

운동 반응과 통증에 영향을 줄 수 있는 요인

병리해부적
인대 이완
신체적
운동 조절
신경생리학적
호르몬
정신사회적
대처 전략
신념
공포 회피
보상
유전적

질환의 해결

무해결
비적응 패턴 적용
나쁜 대처 전략
지연된 신경근 반응
과도 ↔ 감소된 힘 폐쇄
비정상적인 조직 부하

과도한 힘 폐쇄 분류
– 과도한 관절 압박을 동반한 골반 근육의 과활동

관리
– 교육–통증 기전에 관한
– 운동계를 구동하는 요인 확인
– 인지 행동적 접근
– 운동계의 이완
– 완화 전략
– 단계별 움직임 복원
– 기능적 복원
– 정상적인 움직임 행동

감소한 힘 폐쇄 분류
– 힘 폐쇄의 결손을 동반한 골반 안정화 근육의 운동 조절 결핍

관리
– 교육–통증 기전에 관한
– 인지 행동 운동 조절 중재
– 통증 조절(유발을 피함)
– 특이적 운동 활성
– 불완전한 자세와 움직임 재훈련
– 정상적인 움직임 행동
– 기능적 복원

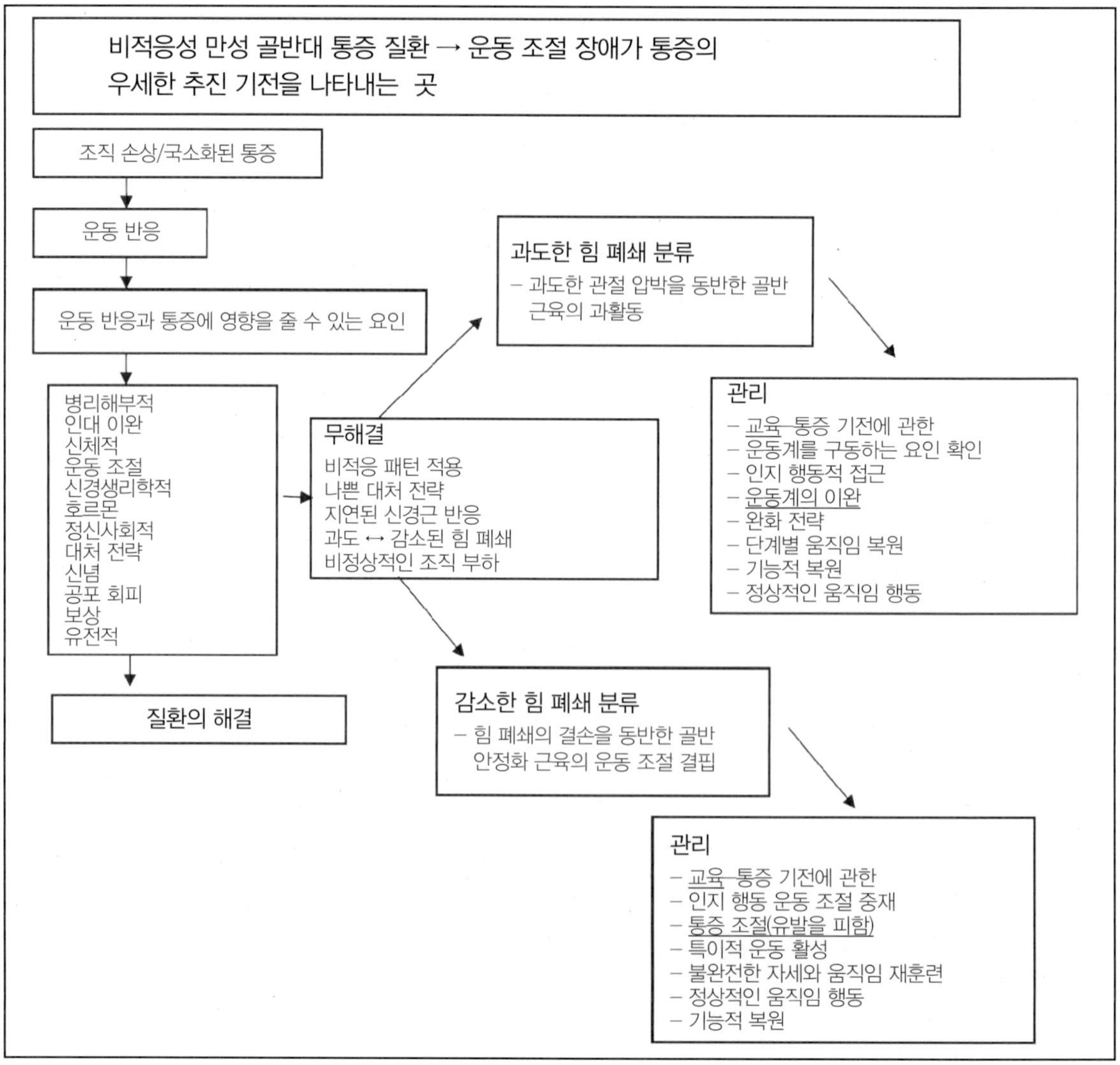

그림 4-4. 말초에서 시작되는 골반통증. (Reprinted from *Man Ther*, 12, O'Sullivan PB, Beales DJ. Diagnosis and classification of pelvic girdle pain disorders—part 1: a mechanism based approach within a biopsychosocial framework, 86–97, Copyright 2007, with permission from Elsevier.)

[표 4-7] 주관적 검사의 구성요소

• 자기 보고 결과 측정 관리 • 환자 프로필 또는 전반적 인적사항 • 주호소 • 증상에 대한 설명, 통증의 평가, 신체 차트 완성 • 현재 에피소드의 병력 • 이전의 비슷한 문제에 대한 과거력 • 증상의 양상(악화 요인, 완화 요인, 24시간의 양상) • 의학적 검사 설문지의 검토	• 일반적인 건강, 체계적 검토, 과거 의학적 병력, 과거 수술 병력 • 약 복용 • 영상 • 환자의 기대 • 면담 요약 • 위험 신호, 경고 신호, 만성화 가능성에 대한 검토 • 기초 자기 보고 결과 측정의 검토 • 진단적 가설, 분류, 사전검사 확률 수립 • 검사와 측정 계획

[표 4-8] 암에 대한 선별검사

임상적 결과	SN	SP	+LR	−LR
1. 비 피부적 암의 병력[35]			14.7	
2. 지난 수개월 동안 보존적 관리의 실패[35]			3.0	
3. 나이 ≥ 50세[35]			2.7	
4. 설명할 수 없는 체중 감소 > 6개월에 4.5kg[35]			2.7	
5. 위의 1~4의 부재[35]	1.0	0.6		
6. 이전의 암 병력(합동 자료)[34]			23.7	
7. ESR ≥ 50mm/h[34]			18.0*	0.46
8. 빈혈의 존재[34]			3.9	0.53
9. 적혈구 용적율 < 30%[34]			18.2*	
10. 백혈구 수 > 12000[34]			4.1	
11. 임상가 판단 34			12.1*	

* 단독으로 사용하는 경우, 임상 적으로 유의 한 수준으로 암에 대한 사후 검사 확률을 제시하라.

1. 나이 > 50세(+LR 2.2, − LR 0.34)
2. 여성(+LR 2.3, −LR 0.67)
3. 주요 외상(+LR 12.8, − LR 0.37)
4. 통증과 압통(+LR 6.7, −LR 0.44)
5. 통증이 심한 부상(+LR 1.7, −LR 0.78)

비록 스테로이드 사용과 의식 개선이 골절의 확률을 상당히 변화시키지 않더라도, 신경학적 징후와 구조적 변형을 동반한 외상이나 신경학적 결함은 또한 중요한 특징이다(+LR 14.4 and +LR 46.4).[44] Deyo 등은[13] 요통과 장기간 스테로이드 치료가 0.995의 특이성을 가지고 있기 때문에 다른 측면이 판명될 때 까지 압박 골절이 간주된다고 미발표 자료에서 보고했다. 제한된 연구 수와 부족한 방법론적 질이 척추 골절에 대해 일반적으로 사용되는 위험 신호 검사에 대한 한정된 정보를 제공한다.

[표 4-9] 척추 골절에 대한 선별검사

임상적 결과[44]	+LR	−LR
1. 나이 > 50세	2.2	0.34
2. 여성	2.3	0.67
3. 주요 외상	12.8	0.37
4. 통증 및 압통	6.77	0.44
5. 통증이 심한 부상	1.7	0.78
6. 신경학적 징후가 있는 외상	14.4	
7. 구조적 결함 또는 신경학적 결함	46.4	

참고 : 부신피질 호르몬 사용 및 변화된 의식이 골절의 확률을 변경하지 않았다.

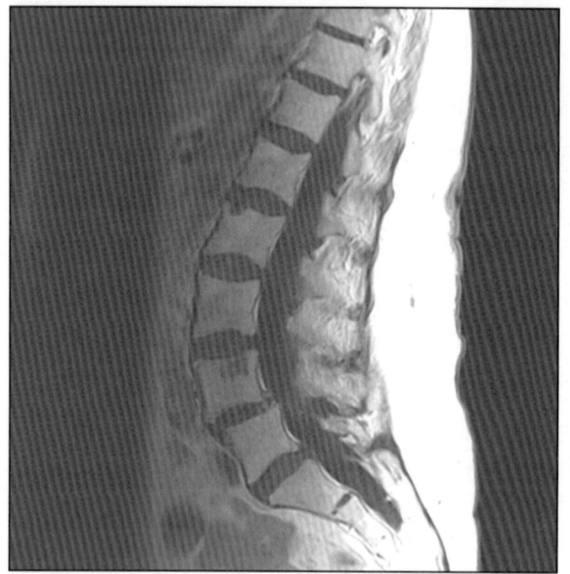

그림 4-5. 변형된 요추 MRI.

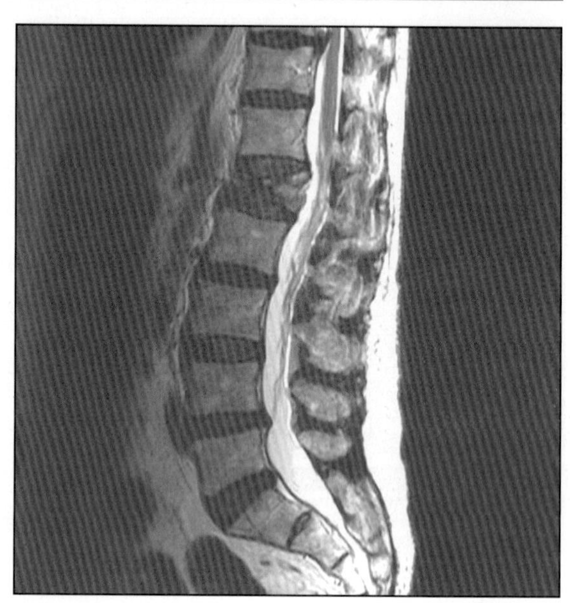

그림 4-6. 요추 압박 골절 MRI(L1).

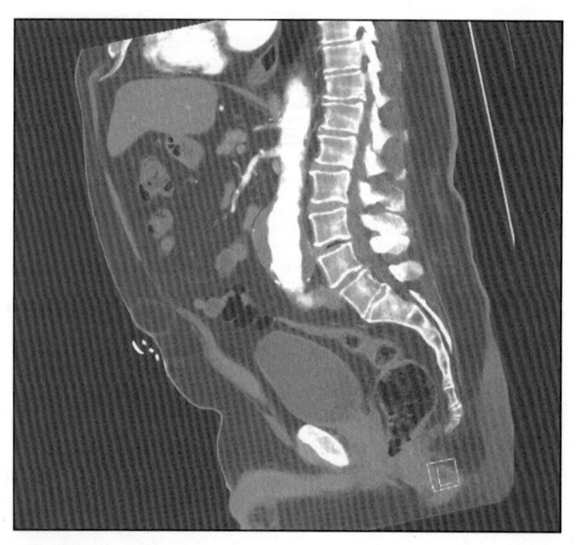

그림 4-7. AAA의 MRI

감염에 대한 선별검사

척추 감염은 일반적으로 다른 부위로부터 전이되지만 종종 특정 위험 요인과 관련된다: 정맥 약물 남용, 요로 감염, 유치 요도 카테터, 민감도 약 0.4의 피부 감염; 특이도는 알려지지 않음.[12,45,46] 일차 의료 환경에서, 감염은 요통을 가진 사례의 약 0.01%를 차지한다. 감염에 대한 발열의 특이도는 98% (+LR 25)이다; 그러나, 다른 진단들에 대한 발열의 민감도는 결핵골수염의 27%부터 화농성 골수염의 50%,[47] 척수경막외종양의 83%까지 달라진다.[48] 그 때문에, 발열은 요통의 원인으로서 감염의 존재 여부에 대

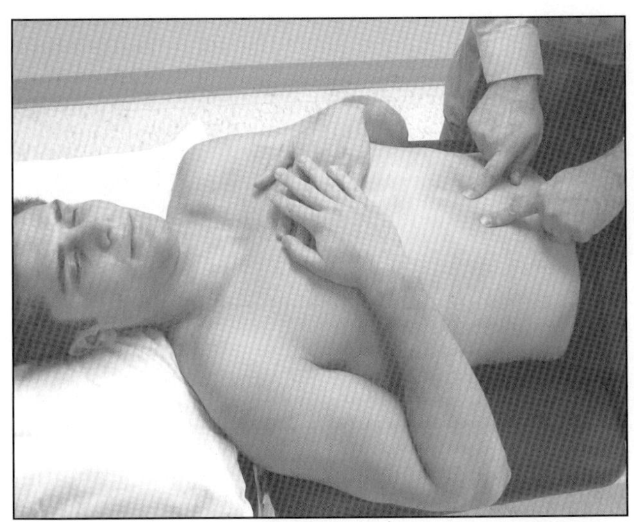

그림 4-8. 복부대동맥의 촉진. 맥박은 왼쪽 흉골선을 따라 위치하며, 0~4+척도(0=결여; 2+=정상; 4+=도약맥박)를 사용하여 강도가 측정된다. 양 집게 손가락이 맥박 위에 나란히 놓여지고, 간격을 평가하기 위해 천천히 촉진의 가장자리로 분리된다.

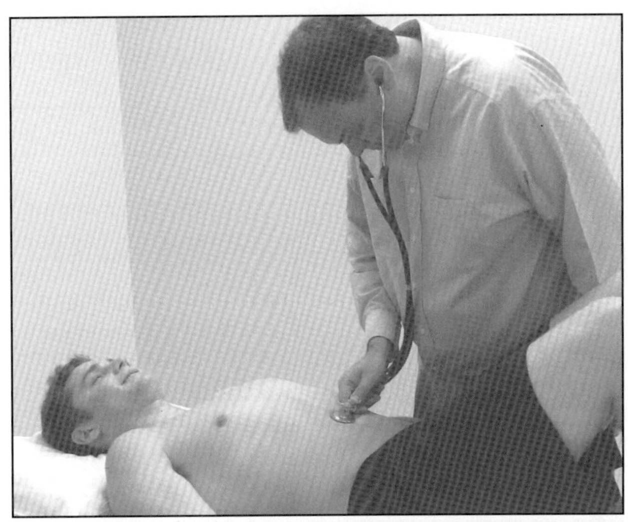

그림 4-9. 복부 청진. 청진은 배꼽 위 약 2인치 중심선에서 시작하며, 말단으로 진행한다. 오른쪽 및 왼쪽 위, 아래 사분면도 또한 평가된다. 맥박(잡음)은 비정상으로 간주된다.

한 의심을 증가시킨다.[46] 그러나 발열의 부재가 감염의 가능성을 상당히 감소시키지는 않는다. 감염에 대한 의심 척도를 올릴 수 있는 다른 위험 요소들은 최근의 세균 감염, 폐렴, 그리고 스테로이드치료와 장기 이식 또는 당뇨병과 같은 면역력이 약화된 상태이다.

복부대동맥류에 대한 선별검사

복부대동맥류(그림 4-7)는 직경이 3.0cm를 초과하는 신동맥 대동맥 동맥으로 정의된다.[49] 직경이 5.5cm이거나 그 이상일 경우 복부대동맥류 파열 위험이 증가한다. 복부대동맥류 파열의 비율은 직경이 5.5~5.9cm일 때 9%, 6.0~6.9cm일 때 10%, 7.0cm 이상일때 33%이다.[50] 모집단 기반 초음파검사 연구에서 복부대동맥류 유병률은 남성 4%~9%, 여성 0.5%~1.5%이다.[51,52] 65~80세 노인의 이환율은 남성 7.6%, 여성 1.3%이다.[53] 복부대동맥류가 요통의 원인이라는 부족한 근거는 발표된 사례 연구들에서만 구할 수 있다.[54,55] 복부대동맥류의 존재는 변동하기 매우 쉽다. 일부 환자들은 흉추 통증 또는 허리 통증, 그리고 복부 통증 또는 고관절, 서혜부, 엉덩이 통증을 호소할 수도 있다. 그러나, 복부대동맥류를 가진 75% 사람들은 증상이 없다. 진단은 주로 방사선 소견에 따른다. 일부 환자들은 메스꺼움, 조기 포만감, 체중감소를 보인다.[54,56] 증상 설명과 동작은 욱신거리거나 또는 박동하는 지속적이고 깊게 찌르는 통증을 포함할 수도 있다. 그리고 움직임에 의해 악화되는 요인이 없을 수도 있다. 복부대동맥류의 주요 위험 요인은 남성, 흡연 과거력(일생동안 담배 100개피), 65세 이상의 나이를 포함한다.[57] 부가적인 위험 요인들은 가족력, 관상 동맥 심장 질환, 파행증, 고 콜레스테롤혈증, 고혈압, 뇌혈관질병, 신장 증가 등을 포함한다.[57] 여성, 당뇨병, 아프리카계 미국인 인종은 위험 감소 요인과 관련이 있다.

대동맥 맥박을 확인하고 맥박의 폭을 측정하기 위해 복부를 촉진는 것은 요통이 있는 사람에게 복부대동맥류가 있는지 검사하기 위해 필요하다. Fink와 동료[58]들은 복부 촉진을 통해 다음과 같은 복부대동맥류 발견에서의 전반적인 진단적 정확성을 보고했다.

- Sn 68%(60%~76%), Sp 75%(68%~82%)
- +LR 2.7(2.0~3.6), −LR 0.43(0.33~0.56)

촉진을 통해 복부대동맥류를 감지하는 능력은 환자의 허리 둘레와 관련이 있으며, 복부 비만은 촉진하기가 더 어렵다. 복부 둘레가 100cm 이하일 때, 또는 복부가 비만으로 측정되지 않을때(85%) 민감도는 상당히 높다(91%). 허리 둘레가 100cm 이하이고 복부대동맥류 직경이 5.0cm 또는 그보다 더 클때 민감도는 100%이다. 복부대동맥류의 직경은 선택수술(elective surgery)을 받았을 가능성이 가

[표 4-10] 마미증후군에 대한 선별검사

임상적 결과	SN	SP	+LR	−LR
1. 요페(urinary retention)[13,65-67]	0.90	0.95	18	0.01
2. 한쪽 또는 양쪽의 좌골신경통[13,67]	> 0.80			
3. 한쪽 또는 양쪽의 감각 및 운동 결함[13,67]	> 0.90			
4. 감각 결함 : 엉덩이, 후방-상방 허벅지, 항문 주위부[13,67]	0.75			
5. 하지 직거상 검사 양성[65,66,68]	> 0.80			

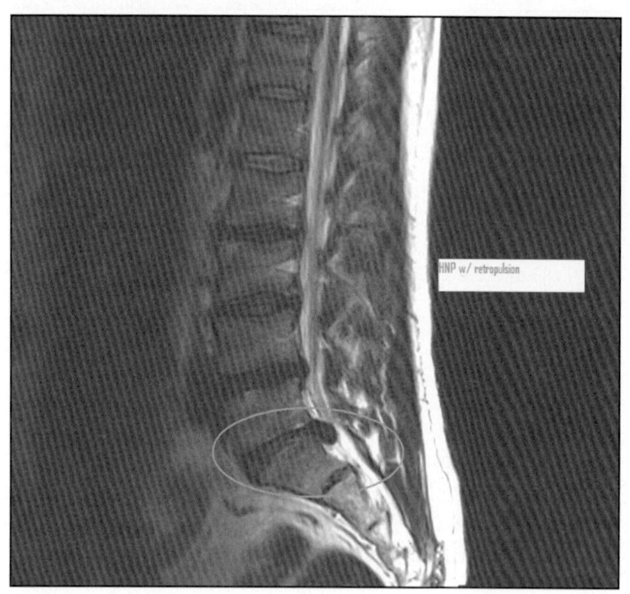

그림 4-10. CES를 야기하는 추간판 탈출증의 MRI

장 크다.[58] 청진기를 통해 복부 심잡음(Sn 11%, Sp 95%)이나 또는 대퇴부 잡음(Sn 17%, Sp 87%)을 청진하는 것은 유용한 임상적 발견이 될 수 있다. 그러나 잡음이 없는 것은 복부대동맥류의 가능성을 두는 것에 유용하지 못하다.[55] 요통이 있는 사람이나 복부대동맥류로 발전할 위험이 있는 사람에게 더 작은 직경의 복부대동맥류는 촉진으로 놓칠수 있다는 것을 인식하며, 요통이 존재하는 사람의 감별진단에 올바른 위치로 하여금 임상가들은 복부 촉진과(그림 4-8) 청진을(그림 4-9)을 고려해야 한다.[55] 이렇게 잠재적으로 생명을 위협하는 요통의 원인에 대한 방사선 연구의 진료 의뢰가 필수적이다.

신장이나 요로 질환에 대한 선별검사

일부 요로 질환은 만성신부전증이나 종양처럼 질병이 진행될때까지 증상이 없다. 일방적인 측면에서, 두덩뼈 위의 하복부 통증, 서혜부쪽으로의 방사통이 존재하거나 또는 존재하지 않는 요통, 배뇨 초기의 어려움, 배뇨 통증, 혈뇨는 비뇨기과쪽 건강을 의심해야 한다. 요로 감염의 병력이나, 과거 비슷한 증상과 관련된 부가적인 질문이 감별진단에 도움이 될 것이다. 양쪽 하지의 부종은 신장 이상을 암시할 수 있다. 그러나 심부전 또는 간 질환 같은 다른 질병과 관련되어 있을지도 모른다.[33]

마미증후군에 대한 선별검사(표 4-10)

마미증후군은 요통이 있는 환자중 0.04% 유병률의 드문 신경학적 비상 상태이다.[11,13] 마미증후군의 가장 일반적인 원인은 보통 요추4-5번, 요추5-천추1번, 또는 요추3-4번에 위치한 큰, 중앙부 후방 추간판 탈출증(그림 4-10)이며, 그것은 척수 수준 아래 척추관 안의 신경뿌리를 압박한다. 마미증후군은 수술을 필요로하는 모든 추간판 탈출증의 1%~2%에서 발생한다.[13,60-63] 척추관 협착증, 척추 종양, 감염, 또는 골절과 같은 마미증후군의 다른 원인들은 보고된 바 있다. 마미증후군 발병은 몇 시간부터 1~2일에 걸쳐 갑작스럽거나 빠르게 진행될 수 있다. 마미증후군이 의심되거나 또는 명백한 진단이 내려진다면 즉시 정형외과의사 또는 신경외과의사에게 진료의뢰를 해야한다. 72시간이나 그 이상 길어졌을때 영구적인 신경학적 결함의 위험성의 증가 때문에 확실한 수술적 치료는 48시간 이내에 일어날 것이다.[60,63] 좋지 않은 결과는 만성요통

[표 4-11] 혈관 파행증에 대한 선별검사

임상적 결과 [73]	+LR	−LR
1. 차가운 피부의 존재	5.90	
2. 적어도 하나의 잡음 존재(장골, 대퇴골, 오금부)	5.60	0.39
3. 촉진할 수 있는 비정상적 맥박	4.70	0.38

결과들의 결합은 PAD의 가능성을 증가시키지 않았다. 모든 결과가 정상인 경우, PAD의 가능성은 낮다.

[표 4-12] 강직성 척추염에 대한 선별검사(감염성 요통)

임상적 결과 [80]	SN	SP	+LR	−LR
1. 조조 강직 > 30분				
2. 운동시 요통이 호전되지만 휴식시 호전되지 않음				
3. 야간 각성(밤의 후반)				
4. 교차하는 엉덩이 통증				
4가지 표준 중 2가지가 존재한다면	0.70	0.81	3.7	
4가지 표준 중 3가지가 존재한다면			12.4	

의 병력, 수술 전의 직장(rectal) 기능부전(즉, 손상된 운동 또는 감각 기능), 마미증후군 발병 후 48시간 이상이 지난 뒤 수술적 중재가 시행되었을 때 확인된다.[60]

요통에 대한 검사 질문과 한쪽 또는 양쪽의 좌골신경통, 한쪽 또는 양쪽의 운동, 감각 증상과 징후, 그리고 마미증후군에 대한 검사 질문은 요실금이나 폐뇨 또는 생식기와 항문 주위의 감각의 변화와 같은 장과 방광의 변화와 관련되어 있다.[64] 폐뇨는 거듭되는 결과이다(Sn 0.90, Sp 0.95; +LR 18, −LR 0.01).[13,65–67] 폐뇨가 없는 환자 중, 마미증후군의 확률은 대략 1/10000이다. 한쪽 또는 양쪽의 좌골신경통(Sn > 0.9 0), 감각 또는 운동 결함(Sn > 0.90), 그리고 비정상적인 수동적 하지 직거상 검사는 일반적인 결과이다.[13,67] 감각 결함은 엉덩이, 후상방 허벅지, 회음부에 가장 일반적으로 일어난다(즉, 안장감각소실; Sn 0.75). 항문 괄약근 근긴장의 감소나 손실로 인한 변실금은 사례의 60%~80%에서 발생한다.[65,66,68]

혈관 파행증에 대한 선별검사(표 4-11)

간헐적 혈관 파행증은 일반적으로 대동맥장골동맥 접합부에서 생기는 말초 동맥 질환(PAD)의 증상이다.

파행증은 운동, 특히 보행시 하지로 통하는 불충분한 혈액 흐름으로 인해 일어나는 경련통, 하지 통증으로 주로 설명된다. 증상들은 한쪽 또는 양쪽에 나타날 수 있다. 가장 일반적으로 종아리에서 나타나지만 발, 허벅지, 엉덩이, 허리 부분에도 또한 나타나기 때문에 신경성 파행증을 모방할 수 있다.[69,70] 혈관 파행증을 가진 환자는 증상이 전형적으로 매번 같은 거리를 걸을때 발생하며 오르막이나 계단을 오를 때 증가한다. 또한 가만히 서있거나, 앉거나, 척추의 위치와 관계없이 1~10분간 휴식을 취할 때 즉시 해결된다고 보고한다.[69–71] 반면, 신경인성 파행증은 보행과 척추 신전시 증가한다. 오르막을 걸을 때 통증이 덜하며, 앉은자세나 누운자세 또는 앞으로 구부리거나 척추 굴곡 자세에서 감소한다. 통증은 몇시간동안 지속될 수도 있다.[70] 말초동맥질환(PAD)과 관련된 위험 요소는 40세 이상의 나이, 흡연, 당뇨병, 고 콜레스테롤 혈증, 고혈압,

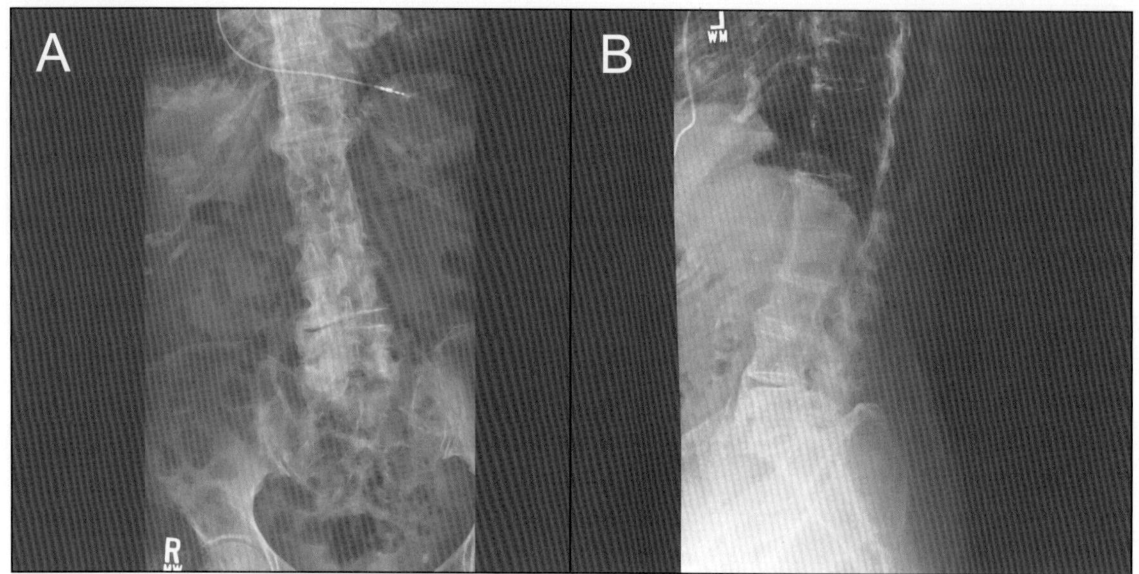

그림 4-11. AS의 방사선 사진: (A) 전-후면 (B) 측면

비만, 좌식 생활 습관, 관상 동맥 심장 질환의 가족력을 포함한다.[71,72]

정확한 병력 뿐만 아니라, 운동 관련 다리 통증에 대한 신체 검사는 복부 대동맥, 양측 대퇴부, 오금 , 발등, 오금부 맥박의 촉진을 포함해야하며 그것은 결여, 감소, 정상으로 등급이 나뉜다. 청진기에 들리는 이상음(bruits)의 자료에 의하면, 말초 피부와 발목상완지수의 검사는 환자가 진단 검사를 위해 참고되는지의 여부를 결정하는데 도움을 준다. 발목상완지수(Sn 0.95, Sp 1.00)는 혈관조영검사에 비해 말초동맥질환(PAD)의 진단을 위한 참조 표준이다.[70] Khan의 보고에 따르면,[73] 말초동맥질환(PAD)를 예측하기 위한 임상 검사의 진단 정확도는 다음과 같은 것으로 밝혀졌다. 다리 증상이 있는 환자의 경우, 가장 유용한 결과는 다음과 같다:

- 차가운 피부(+LR 5.90 [4.10 to 8.60])
- 청진시 적어도 하나의 잡음(+LR, 5.60 [4.70 to 6.70])
- 비정상적 맥박의 촉진(+LR, 4.70 [2.20 to 9.90])

청진시 모든 잡음의 부재(장골, 대퇴골 또는 오금; −LR, 0.39 [0.45 0 .34]) 또는 비정상적 맥박(−LR, 0.38 [0.23 0.64로])은 말초동맥질환(PAD)의 가능성을 줄인다. 신체 검사 결과들을 결합하는 것은 말초동맥질환(PAD)의 가능성을 증가시키지 않는다. 그러나, 임상 소견의 조합이 모두 정상인 경우에는, 질환의 가능성은 개별 증상이나 징후가 정상적인 경우보다 낮다. 독립적인 검사 결과들은 말초동맥질환(PAD)에 대해 확실하게 확률을 두거나 배제할 수 없다.[73]

강직성 척추염에 대한 선별검사(표 4-12)

강직성 척추염은 가족력의 한 부분이며, 섬유화와 골화를(그림 4-11) 야기하는 척추관절증 또는 만성적, 계통적 염증 질환이다. 또한 천장관절, 축성골격, 약간의 말초관절, 눈, 피부, 심장혈관계통을 포함한다. 구체적인 원인은 알 수 없지만, HIA-B27 유전자와 강력하게 관련된 환경적, 유전적 요인을 포함한다.[73] AS의 유병률은 전체의 0.1~0.2%로 백인에서 좀 더 일반적이고 아프리카계 미국인의 비율은 낮으며, 특정 북미원주민 인구에서 높다. 발병 연령은 10대 후반~40세이며, 여성보다 남성에서 좀더 빈번하다(3:1).[74] 발병은 요통과 함께 수개월 또는 수 년에 걸쳐 종종 일어나며, 양쪽 엉덩이로 방사된다. 조조강직과 피로는 일반적이다. 강직성 척추염의 진단은 비특이성의, 역학적 요통과 구별하는데 어려움 때문에 종종 일차 진료에서 지연된다.[75] 이전의 진단이 가장 높은 진단적 정확성과 함께 임상적 정보의 사용 증가를 가능하게 할 수 있다. 강직성 척추염의 조기 진단은 주로 요통의 과거력에 근거한다.

최근까지, Calin 등의[76] 표준은 염증성 요통을 규정하는 것을 지지해왔다. 40세 이하의 발병, 요통 기간 3개월

이상, 잠행성 발병, 조조강직, 운동에 의한 호전-만약 이 같은 표준 5개 중 4개가 존재한다면, 염증성 요통으로 간주된다(Sn 95%, Sp 76%). 후속 연구들은 Calin 등의 선별 표준은 민감도 75%지만,[77,78] 특이도는 낮다고 보고했다(23%~38%).[77,79] Rudwaleit 등은[80] 염증성 요통에 대한 새로운 표준을 제시했다: 30분 이상의 조조강직, 운동에 의해 완화되지만 휴식에 의해서는 완화되지 않는 요통, 밤의 후반에 잠깨기, 양측으로 번갈아 가면서 발생하는 둔부통. 민감도는 70.3%, 특이도 81.2%이고, 4개의 표준 중 2개가 충족되었을 때 질병 실재에 대한 +LR는 3.7이다. 4개의 표준 중 3개가 존재할때, +LR는 12.4까지 증가한다.[80] 향후 연구는 이러한 표준을 입증하기 위해 필요하다.

Schober's 가동성(요부 굴곡) 검사 4cm 미만, 흉부 확장 2.5cm 미만, 감소된 측면 가동성, 요추 또는 천추 유발 검사와 같은 신체적 검사 결과들은 초기 강직성 척추염에서 낮은 민감도가 나타난다. 감소된 흉부 확장, Schober's 검사 4cm 미만, 제한된 전후방향의 골반 압박, 측면의 골반 압박, 또는 감소된 고관절 신전은 비교적 높은 특이성을(> 0.80)증명하지만,[11,13,81-86] 전형적으로 질병의 말기에 보통 만성 요통과 함께 발견되며 진단을 내리는데 일반적으로 도움이 되지 않는다. 방사선상 이상 소견 전에 강직성 척추염의 조기 진단을 위한 병력과 신체 검사의 진단적 정확성은 여전히 발전하고 있다.

신경학적으로 관련된 허리 통증의 임상적 징후와 증상

신경학적 장애에 대한 선별검사

허리 통증과 신경학적 장애가 있는 사람들은 회복 속도가 느리고, 재발의 위험이 있을 가능성이 더 많다. 또한 신경학적 장애가 없는 사람보다 수술에 대한 위험성이 증가한다. 이러한 이유로, 신경학적 장애가 정확하고 때에 맞게 확인하는 것은 중요하다. 신경학적 장애의 분류는 마미증후군(CES), 요추부 신경근병증, 증상을 보이는 요추 협착증(LSS)을 포함한다.

요천추 신경근병증에 대한 선별검사(표 4-13)

신경근병증이란 용어는 감각이상, 감각저하, 무감각, 운동 손실, 통증을 포함하는 신경근 병변(그림 4-12)과 관련된 징후와 증상을 나타낸다.[87] 신경근병증의 일생 유병률은 여성 4%, 남성 5%이다.[88,89] 요통 환자의 약 5%~10%는 좌골 신경통이 있다.[90] 신경근병증의 가장 일반적인 2가지 원인은 측부관 협착증과 추간판 디스크 탈출증이다.[91,92] 임상적으로 중요한 요추간판 탈출증의 90% 이상이 가장 낮은 2가지 레벨(L4-5, L5-S1)에서 일어나며, L5 또는 S1 신경근을 포함한다.[13] 따라서, 일반적인 신체 검사 결과들은 발목의 약화(Sn 0.35, Sp 0.7; +LR 1.17, -LR 0.93), 엄지발가락 족배굴곡근 약화(Sn 0.50 to 0.61, Sp 0.55 to 0.70; +LR 1.36 to 1.67, -LR 0.71), 발목 족배부를 따라 감각 손실(L5); 또는 발목 발바닥 굴곡근의 약화(Sn 0.47 to 0.60, Sp 0.76 to 0.95; +LR 1.96 to 12.0, -LR 0.42 to 0.70), 발목 반사의 감소(Sn 0.47 to 0.50, Sp 0.6 to 0.90; +LR 1.25 to 4.70, -LR 0.83), 발의 바깥 측면을 따라 감각 손실(S1).[12,13,67,93] 더 높은 요추 신경근의 병변은 추간판 탈출증의 약 2%와 관련이 있다.[13] 징후와 증상들은 하퇴와 대퇴사두근보다 허벅지 앞쪽에 좀 더 두드러지게 나타나며(Sn 0.01 to 0.40, Sp 0.89 to 0.99; +LR 1.00 to 3.64, -LR 0.67 to 1.00), 통증 또는 저린 감각을 포함한다. 그리고 요근 약화와 슬개(건)반사 결여(Sn 0.14, Sp 0.93; +LR 4.11, -LR 0.78)도 나타난다.[13,93] 진동 감각이나 바늘 통각 둘 중 하나가 감소되었을 때, 감각 손상으로 간주된다(Sn 0.50, Sp 0.62; +LR 1.32, -LR 0.81).[94] 반사, 약화, 감각의 3가지 모든 임상적 결과가 손상된다면, 민감도는 감소하고 특이도는 증가한다.(Sn 0.12, Sp 0.97; +LR 4.0, -LR 0.90).[94] 모든 3가지 결과와 하지 직거상 검사(SLR)가 비정상이면(Sn 0.60, Sp 0.99; +LR 6.00, -LR 0.95), 신경근병증의 가능성이 증가한다.[94]

신경학적 손상을 가진 사람들을 분류하기 위한 병력과 신체 검사 결과들의 임상적 의의는 완전하게 조사되지 않았다.[93] 신경근병증의 첫번째 임상적 연구 결과는 주로 다리의 후면 또는 측면 아래로 방사되는 날카로운 통증의 병력으로부터 비롯된다. 이것을 일반적으로 좌골신경통이라

[표 4-13] 요추부 신경근병증에 대한 선별검사

임상적 결과	SN	SP	+LR	−LR
1. 발목관절의 배측굴곡 약화 [12,13,67,93]	0.35	0.7	1.17	0.93
2. 엄지발가락 신전 약화 [12,13,67,93]	0.5~0.61	0.55~0.70	1.36~1.67	0.71
3. 발등 감각 소실(L5) 또는 족저굴곡 약화 [12,13,67,93]	0.47~0.60	0.70~0.95	1.96~12.0	0.42~0.70
4. 발목 반사 감소 [12,13,67,93]	0.47~0.50	0.60~0.90	1.25~4.70	0.83
5. 대퇴사두근 또는 요근 약화 [12,13,67,93]	0.01~0.40	0.89~0.99	1.00~3.64	0.67~1.00
6. 슬개건 반사의 결여 [12,13,67,93]	0.14	0.93	4.11	0.78
7. 진동 또는 바늘 통각 감소 [94]	0.50	0.62	1.32	0.81
8. 반사 및 감각의 약화, 감소 [94]	0.12	0.97	4.0	0.90
9. 반사, 근력, 감각, 하지 직거상 검사 ; 모든 4가지 결과가 비정상 [94]	0.60	0.99	6.00	0.95
10. 좌골신경통에 대한 호소	0.95			
11. S1 피부분절 패턴의 통증 [95,96]	0.65	0.80		
12. 허리에서보다 다리에서의 통증 악화 [93]	0.82	0.54	1.74	0.33
13. 국소적 근육 약화 [93]	0.27	0.93	4.11	0.78

부르며(Sn 0.95, Sp 결정되지 않음)[95,96] 주로 저린감각, 감각이상과 관련이 있다.[13] 방사통은 일반적으로 피부 분절성 패턴을 따를 것으로 예상되지만 이러한 주장을 뒷받침하는 근거는 거의 없다. 169명의 환자의 226개의 신경근 검사에서, 요추부 대상자의 3분의 2(64.1%) 이하가 비피부 분절성이었다.[97] 통증의 피부 분절성 패턴에 대한 민감도와 특이도는 51개의 신경근에 대해 이례적으로 낮다(Sn 0.65, Sp 0.80).[97] 엉덩이나 허벅지에 제한된 통증보다 무릎 아래로 방사되는 통증이 전형적인 신경근병증일 가능성이 더 높다. 통증은 때때로 기침, 재채기, 발살바 호흡법에 의해 악화된다.[12]

Vroomen과 동료들은[93] 다음과 같은 신경근 압박의 중요한 독립적 예측인자를 확인했다.

- 2가지 환자의 특징(나이 51~81세, 질병 지속기간 15~30일)
- 4가지 증상의 병력(등쪽보다 다리쪽 통증의 악화[Sn 0.82, Sp 0.54; +LR 1.74, −LR 0.33]; 통증의 피부절성 분포[Sn 0.89, Sp 0.31; +LR 1.3, −LR 0.34]; 발작성 통증; 기침, 재채기 또는 힘을 줄 때 악화되는 통증)

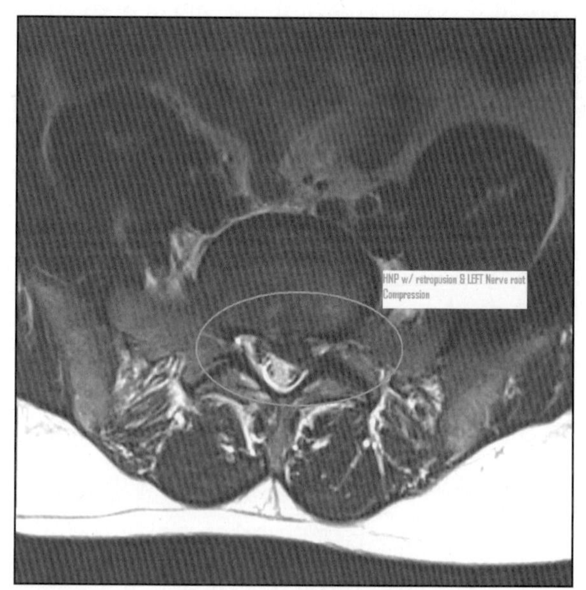

그림 4-12. 왼쪽 신경근압박의 증상을 유발하는 수핵탈출중 MRI(신경근병중)

[표 4-14] 증상이 있는 요추협착증에 대한 선별검사

임상적 결과	SN	SP	+LR	−LR
1. 앉아있는 동안 통증의 부재 [101]	0.46	0.93	6.6	0.58
2. 엉덩이 아래의 통증 [101]	0.88	0.34	1.3	0.35
3. 무릎 아래에 통증	0.56	0.63	1.5	0.70
4. 나이 > 65 [101]	0.77	0.69	2.5	0.33
5. 굴곡시 통증이 없음 [101]	0.79	0.44	1.4	0.48
6. 가장 좋은 자세로 앉기 [102]	0.89	0.33	1.5	0.28
7. 서있거나 또는 걷기의 가장 안좋은 자세 [102]	0.89	0.33	1.3	0.33
8. 2단계의 트레드밀 검사 [102]				
a. 총 도보 시간이 길어지는 경향	0.50	0.92	6.49	0.54
b. 보행시 더 빠른 증상의 발병	0.68	0.83	4.07	0.39
c. 보행 후 장시간의 회복	0.82	0.68	2.59	0.26
d. 보행시 더 빠른 증상의 발병 및 장시간의 회복		0.947	14.51	

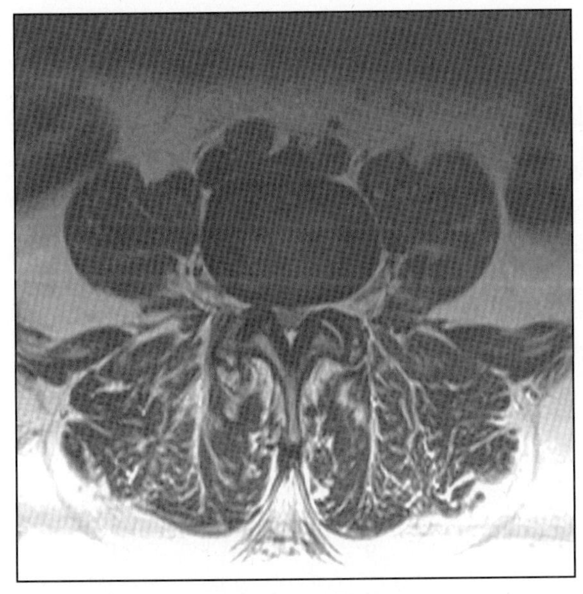

그림 4-13. 요추 중심관 협착증의 MRI

- 신체 검사로부터의 2가지 징후(국소적 근육 약화 [Sn 0.27, Sp 0.93; +LR 4.11, −LR 0.78], 손가락–바닥 사이 거리 25cm 이상 증가 [Sn 0.45, Sp 0.74; +LR 1.71, −LR 0.75])

하지 직거상 검사는 중요한 예측 인자가 아니다. 근거는 또한 교차 하지 직거상 검사에 대한 증상의 재현(pooled Sn 0.29, Sp 0.88)[98]과 반사 결여(Sn 0.14, Sp 0.93; +LR 2.21, −LR 0.78)[93]가 신경근 증후군에 대한 가능성이 있다는 것을 시사한다. 반면에, 하지직거상검사에 대한 증상의 소실(pooled Sn 0.91, Sp 0.26)[98]은 진단에 대한 가능성을 배제하는 데 사용될 수 있다. 환자 병력은 신경근 압박의 가능성을 배제하는 선택적인 측면에서 좀 더 낫고, 신체적 검사는 가능성을 두는 데에 좀 더 낫다.[64]

증상이 나타나는 요추 협착증에 대한 선별검사(표 4–14)

척추관 또는 외측 함요부가 좁아지는 요추 협착증(LSS)(그림 4–13)은 발달, 선천성 장애, 퇴행성의 결과이며 퇴행성이 가장 일반적인 원인이다. 방사선 사진상 좁아진 척추관이 확진은 아니다. 요추 협착증(LSS)은 여러 증상들, 방사선학적 근거와 결합된 임상적 결과들로 하여금 정의된다. 외측 함요부 또는 추간공 협착증은 일반적으로 척추신경 또는 신경 뿌리를 압박한다. 중심관 협착증이 상부 요추(L1–L2) 레벨에서 발생하지 않는 한, 마미는 압박된다. 척수는 L1–L2 척추 레벨에서 끝나기 때문에, 이 위치에서 척추관이 좁아지면 척수병증과 상부 운동신경 장애의 징후와 증상을 초래할 수도 있다. 척수병증은 목 통증에 관해 다루는 제6장에서 논의된다.

요추 협착증(LSS)을 발견하기 위한 병력과 신체 검사의 진단 유용성에 관한 근거는 부족하다.[99] 보고된 증상들은 다양하지만, 환자들은 고전적으로 요통과 함께 또는 단독으로 신경인성 파행증을 호소한다. 신경인성 파행증은 다리로 방사되어 몇 시간 동안 지속되는 통증, 약화, 저린 감각, 따끔거림을 특징으로 하며 보행시, 척추 신전시 증상이 심해진다. 그러나 언덕을 오를 때 통증이 덜하며 앉은자세, 누운자세 , 앞으로 굴곡자세, 척추 굴곡 자세에서 증상이 감소한다.[33]

Konno 등은,[100] 요추 협착증(LSS)과 마미 또는 신경근압박이 있는 환자의 병력에 대한 진단적 가치를 평가하기 위해 자가 인지 병력 설문지를 도구로 사용했다. 요추 협착증(LSS)의 2가지 범주 사이의 예측 가능한 주요한 요소는 50세 이상의 나이, 하지 통증 또는 저린 감각, 보행과 서있는 자세에서의 통증 증가, 앞으로 구부릴때 증상의 완화이다(odds ratio[OR] ≥ 2). 마미증후군에 대한 예측 가능한 주요한 요소는 엉덩이 주위의 저린감각 또는 타는 듯한 감각, 배뇨를 야기하는 보행, 양쪽 발바닥과 다리의 저린 감각, 통증없이 저린 증상이다(OR ≥ 2).[100]

LSS를 위한 진단적 검사들의 체계적인 검토에서 시험, 연구 대상자, 금지된 통계적 자료 통합 참조 표준을 결론지었다.[99] 앉는 동안 통증이 없는 것은[101] LSS에 대한 가능성을 두는데 매우 분명한 결과이다.

Katz 등[101]에 의한 추가 연구 결과는 다음과 같다 :

- 엉덩이 아래쪽 통증(Sn 0.88, Sp 0.34; +LR 1.3,−LR 0.35)
- 65세 이상의 나이(Sn 0.77, Sp 0.69; +LR 2.5, −LR 0.33)
- 허리 굴곡시 통증이 없음(Sn 0.79, Sp 0.44)

앉은 자세가 가장 좋은 환자 순위(Sn 0.89, Sp 0.39; +LR 1.5, −LR 0.28), 그리고 서있거나 걷는 자세가 가장 좋지 않은 것(Sn 0.89, Sp 0.33; +LR 1.3, −LR 0.33)은 매우 민감도가 높거나 요추 협착증의 진단을 배제하는데 유용하다.[102] 가장 좋은 자세로 앉지 않는 것과, 가장 좋지 않은 자세로 서있거나 걷는 것은 요추 협착증의 가능성을 감소시킨다. Fritz와 그의 동료들은[102] 또한 요추 협착증을 결정하는데 2단계의 운동부하심전도검사(TSTT)의 유용성을 보고했다. 운동부하심전도검사(TSTT)는 자체적으로 선택한 편안한 속도로 경사없이, 그리고 15%의 경사에서 환자의 보행 내성 결과를 비교한다. 경사진 상태에서 보행 시간이 더 길어지면 요추협착증에 대해 예측 가능하다(Sn 0.50, Sp 0.923; +LR 6.49, −LR 0.54). 방사선학적 참조 표준을 이용한, 요추협착증의 가장 좋은 분류는 증상의 빠른 발병, 그리고 단계적 트레드밀 걷기에서 장기적인 회복 시간과 관련 있다(Sp 0.947; +LR 14.51).[102] 추가적 요인에 대한 개요는 (표 4–14)에서 제공된다.

심리적인 기여와 관련있는 요통의 임상적 징후와 증상

진단 분류: 경고 신호에 대한 선별검사

위험 요인은 요통 발병의 더 높은 비율과 관련된 특징이다. 의학적 위험 신호 검사 뿐만 아니라, 임상가는 또한 경고 신호의 유무 또는 만성 장애와 통증에 대해 예측가능한 정신사회적 위험 요소를 평가해야 한다.[11] 경고 신호는 좋지 않은 예후로 연결되면서, 회복에 대한 장벽이 될 수도 있는 정신사회적 위험 요소이다. 예후 예측인자는 요통이 시작된 후 결과를 예측하는데 사용된다. 일부 개인들의 경우, 우울증과 같은 안좋은 예후 예측인자는 요통이 장기적으로 진행될 것을 시사할지도 모른다. 경고 신호는 적절한 인지적, 행동적 관리가 요구되는 만성 문제로 발전할 수 있는 잠재적인 긴장상태를 증가시킨다. 몇몇 경우에, 심한 우울증과 같은 경고 신호는 중재를 위해 즉시 전문적인 도움을 받을 곳으로 보낼지도 모른다. 정상 회복 과정을 방해하는 위험 요소가 있는 환자에 대한 정확한 확인은 만성이 되지 않도록 급성 문제를 예방하는 정확한 중재를 제공하기 위해 필수적이다.

심리사회적 요소들은 잠재적으로 요통의 여러 단계에 영향을 줄 수 있다: 요통의 발병 전; 의료기관을 찾는 요통의 급성기; 만성으로의 이행단계 또는 만성 유지기;[103] 요통의 유지 또는 만성기와 관련된 요소는 다른 2단계보다 좀 더 철저하게 조사되어왔다. 또한 만성 또는 지속적인 요통의 2가지 분리된 섹션으로 설명된다. 이 섹션은 비특이적 요통의 급성단계로부터 만성요통까지의 이행에 대한 복잡성에 대한 내용이다. 또한 급성 비특이적 요통이 만성으로 이행되는 것을 막을 수 있는 개인, 업체, 의료 시스템, 직장 또는 가정환경과 관련된 가변성 위험 요소를 확인하는데 집중하여 설명한다.

비록 모든 연구가 의견일치를 보이는것은 아니지만, 몇몇 연구에서는[104-111] 우울증과 정신적 통증, 통증과 관련된 두려움, 움직임이나 재손상에 대한 두려움은 신체적 활동의 강한 예측변수이며, 아급성 통증 뿐만 아니라 만성통증에서의 자기 보고 장해 정도와 매우 관련되어 있다고 나타냈다. 체계적 검토에서, Linton은[110] 스트레스 통증, 불안, 기분, 우울증과 요통 또는 경부통의 상당한 관계를 지속적으로 확인했다. 이 관계는 다른 독립 변수가 존재했다. 공포-회피 반응, 수동적 대처 방식과 같은 인지적 요인들 또한 통증과 장해에 관련이 있었다. 급성이나 아급성 요통의 전향적 코호트 연구에 대한 체계적 고찰에서, 통증 또는 우울한 기분이 부정적인 결과의 중요한 예측인자로서 낮은 등급의 체성화가 되는것에 대한[112](즉, 신체의 한 부분 이상에 원인이 알려지지 않은 증상이 존재한다) 확고한 증거가 존재한다고 결론을 내렸다. 직업관련 변수는 포함되지 않았다. 통증 자극을 과장하는 공포-회피 반응, 파국화와 같은 다른 요소들의 역할은 이 연구에서 유용한 근거로 확인되지 않았다.[112]

신경학적 결함이 없는 급성 요통에 대한 전향적연구는 12주에 걸쳐 비회복에 대한 예후 인자를 평가했다.[113] 이 연구의 3주 이하의 급성 요통을 가진 91명의 표본들은, 소수만(8.7%) 만성의 위험이 있었다. Roland-Morris Disability Questionnaire(RMDQ)과 Nottingham Health Profile(NHP)로 측정된 통증, 신체적 가동성, 감정적 반응, 수면, 에너지 레벨, 통증 하위그룹이 드러난 회복과 비회복 그룹 사이의 비교에서 회복 그룹에서 통계적으로 상당히 낮았다. 회복은 RMDQ 4 이하, 통증의 해결로 정의된다. 또한, NHP 통증 점수(회복, 52.3±31.9 vs 비회복, 73.8±22.3)는 단기간의 비회복에 대한 가장 좋은 예후 인자이다.[113]

1차 치료에서 PT를 찾는 급성 또는 아급성 요통을 가진 66명의 환자에 대한 전향적 코호트 연구에서도[114] 기준치 통증을 급성 요통 검사 설문지(ALBPSQ)의 부척도에서 중요한 예측인자로서 결론지었다. ALBPSQ는 12주동안 3.75(1.63~8.52)의 회복되지 않은 관련 위험이 있는 회복되지 않은 환자의 80%를 정확하게 확인했다. 다중 회귀 분석을 사용하여 ALBPSQ 기준 점수, 통증 대처 목록, 공포-회피 반응 설문지(FABQ), 운동 공포 지수에 대한 Tampa Scale은 3개월간 회복되지 않은 것과 관련이 없었다.[114] 통증 점수와 정신사회적 변수에 대한 점수는 12주 동안 관련이 없었다. 이러한 결론은 신체 검사 소견이나 통증의 중증도 및 기간보다 LBP 결과의 더 강력한 예측인자로서 운동 또는 재손상의 두려움, 열악한 직업 만족도 및 정서적 통증과 같은 심리 사회적 요인을 보고 한 이전의 두 체계적인 검토와 대조된다.[111,112]

높은 통증 강도는 회피하려하는 결과를 낳는 위태로운 경험이지만,[115] 통증에 대한 두려움이 통증 그 자체보다 좀 더 장애를 만든다.[116] 과장된 통증 인식의 공포-회피 모델(FAMEPP)에서, 통증에 대한 두려움과 그 결과로서 생기는 공포-회피 반응과 행동은(표 2-7) 급성 비특이적 요통을 가진 사람이 단기간에 회복하는지 또는 만성요통으로 이행되는지에 대한 것을 결정하는데 중요한 요소로 이론화되었다.[117,118]

FAMEPP 모델에서, 급성 비특이성 요통에 대한 사람의 공포-회피 반응은 회피에 대한 대립의 연속에 달려있다.[117,118] 위험한 상황에 부딪힌 사람들은 공포-회피에 대한 낮은 수준을 가진 환자들이었고 정상 회복 과정과 이전의 기능적 수준으로 점진적으로 돌아가는 것에 관련되어 있다. 피하는 사람들은 요통에 대한 순응성이 없고 잠재적으로 만성 통증과 장해로 발전할 수 있는 높은 수준의 공포-회피를 가지고 있다. FAMEPP 모델은 요통으로부터 만성 장해의 발달과 관련된 특정한 정신사회적 요소를 설명한다.[119]

급성 요통을 가진 환자들의 결과에 영향을 미치는 또 다른 요소는 환자의 기대와 만족을 포함한다. 단독적 통상치료와 카이로프랙틱, 침술, 마사지 중 하나와 통상치료를 더한 것을 비교한 무작위 실험의 이차 분석에서, Myers 등은[120] 회복에 대한 환자의 높은 기대가 더 나은 기능적 개선과 관련이 있었다고 결론 내렸다. 요통 치료에 대해 환자가 기대하는 것은 다음과 같다. 이해, 듣기, 존중, 의사결정 과정의 일부와 마찬가지로 그들의 통증의 원인, 지침, 통증 완화, 신체적 검사, 통증이 실제적이라는 확립에 대한 확실한 진단을 포함한다.[121] 다른 기대들은 좀 더 진단적인 검사들, 다른 치료, 전문의 소개 및 질병 인증이다. Shaw 등은 급성 LBP 환자 544명에 대한 전향적 코호트 연구에서 문제를 분명히 설명하고 환자의 직업을 이해하며 긍정적인 의사 소통을 하고 재손상을 예방하는 조언은 1개월의 환자 만족도에서 통증과 기능의 임상적 개선으로 설명되었다. 3개월 동안, 임상적 개선은 환자 만족도의 가장 강력한 예측인자였다. 상담과 교육에 대한 제공자는 업무 관련 요통을 가진 환자들의 만족에 대해 매우 가치있고 중요했다.[122]

3개월 이하로 지속되는 비특이적 요통 때문에 직장으로 돌아가는 것에 실패할 것을 예측하는 능력은 개인적, 사회적, 경제적 비용 때문에 관심 영역이다. 다시 한번, 회복에 대한 긍정적인 기대는 요통에서 더 나은 직업 결과와 관련되어있다. 그러나 회복 기대를 예측하는 것이 얼마나 강력한지, 이것을 측정하는 가장 좋은 방법이 무엇인지는 불분명하다. 회복에 대한 낮은 기대를 나타낸 사람은 심리사회적 요소들이 존재하는 긴장상태를 증가시킨다. Iles 등은[123] 공포-회피 신념이 직업적 결과에 대해 예측 가능하다는 적절한 근거가 있다고 보고했다. 공포-회피 신념과 행동은 업무 활동을 수행함으로써 얼마나 많은 통증이 발생할 수 있는지에 대한 걱정과 관련이 있다. 통증 관련 두려움은 장해, 탈조건화에 대한 인식을 향상시킬 수 있고, 기능적 참여를 감소시킬 수 있다.[124-127] 공포-회피를 측정하는 가장 좋은 방법은 불분명하지만, FABQ [128]는 이 연구에서 가장 일반적인 도구이다.

Pincus 등은 [129] 현재의 학문으로, 검사를 위한 두 가지 요소, 즉, 요통의 초기 단계에서 우울증/통증, 공포-회피가 일차 진료에서 적절하다는 것을 명확하게 나타낸다는 것을 제시했다: 우울증은 요통을 발전시키는 예측인자이며, 또한 요통에 대한 경험에 반응한다. 요통의 초기단계에서 불안과 걱정은 자연스러운 반응이지만 정확한 원인에 대한 불충분한 통증 완화는 무력함, 분노, 우울증의 원인이 될 수 있다. 근본적인 우울증은 잠재적으로 통증에 대한 증가된 인식 또는 경험을 이끌어내면서 통증에 대처하는 능력을 손상시킨다. 자기 보고 우울증을 가진 개인들은 요통으로 발전할 가능성이 2배 높다.[130,131] 좀 더 심각한 통증을 가진 개인들은 우울증의 가능성이 더 높다.[132] 우울증 위험이 높은 개인을 확인하기 위한 검사 설문은 제2장에서 논의되며, 의료검진 설문지에 포함되어야 한다.

Iles 등에 따르면,[123] 우울증은 비 만성의, 비특이성 요통에서 직무 성과를 예측할 수 없다. 이 결론은 직무 성과를 포함하지 않는다는 Pincus 등의,[112] 연구와 대립된다. 우울증은 재활 결과에 반대로 영향을 준다고 알려졌고, 직업관련 장해에 기여한다.[133-136] 또한 직업 장해에 대한 의도하지 않은 결과를 낳기 쉽다. 그러나 우울증은 진행중인 직업 장해를 예측할 수 없다.[123] 스트레스, 불안, 직업만족도는 비 만성적, 비특이적 요통에서 직무 성과를 예측할 수 없다. 보상 상태와 관련된 근거는 불충분하다.[123]

급성 요통에서 만성 요통으로 이행하는 과정에서 역할과 정신사회적 요소들의 상호 작용(즉, 공포-회피, 우울증, 환자의 기대)은 완전히 이해되거나 동의되지 않았다. 급성 요통에서 만성 요통으로 이행하는 것과 관련된 위험 요소들의 역할에 관하여 일치하는 의견이 부족함에도 불구하고, 근거는 경고 신호에 대한 검사, 적절한 물리치료 관리 전략의 제공, 또는 급성 요통 관리의 한 부분으로 전문 서비스 의뢰 검사를 지지한다. 연구는 어떠한 요소가 위험 요인를 증가시키는지, 그들을 확인하는 가장 좋은 검사 기구는 무엇인지, 그것들이 확인되었을 때 무엇을 해야 하는지 종합적으로 결정하는데 필요하다.

표준화된 자기 보고 결과 측정

표준화된 도구는 현재의 통증 수준, 기능, 활동, 참여, 삶의 질, 건강 상태와 관련된 다양한 요인들을 측정한다(표 4-15). 결과 측정은 환자의 인지 활동 제한, 일상생활 참여 제한의 기준 양적 평가를 제공하기 위해 폐쇄형 질문 또는 특정 절차를 사용한다.[137] 이러한 결과 측정은 다음의 중재 간격으로 반복된다. 그리고 임상적으로 의미있는 변화가 일어났는지 아닌지를 검증하는데 사용된다.

의미 있는 변화와 관련된 객관적인 자료를 제공할 뿐만 아니라 결과 측정은 안좋은 결과에 대한 위험에 있는 환자 확인,[138] 임상 및 임상 성능 평가,[139] 가장 효과적인 중재

[표 4-15] 자기-보고 결과 측정

결과 측정	신뢰도 및 타당성	민감도
RMDQ v 2.0[148,149]	타당함; 초기평가 및 6주 까지 검사-재검사 신뢰도가 좋다	• MCID = RMDQ<9 기준에 대해 2~3점 • MCID = RMDQ 9~16 기준에 대해 5~9점 • RMDQ17~24점 기준을 가진 사람에 대해 MCID 8~13점[153] • MCID 범위 = 2~13, 절대적 5, 또는 기준으로부터 30% 향상[154]
Oswestry LBP Disability Index v 2.0[149]	타당함; 초기방문 및 2주 또는 4주 또는 퇴원시 재검사 신뢰도가 좋다	• MCID 범위 = 9~16[152] • MCID 범위 = 4~15[154] • 절대적 MCID = 10[154] • 기준으로부터 30% 향상[154]
Modified Oswestry LBP Disability Questionnaire[157]	비수술적 재활; 4주에 걸쳐 ICC 0.90(95% CI = 0.78 to 0.96)	• MCID = 6[157] • MCID = 10.66(62세 이상의 나이)[160] • 50% 향상[159]
환자 특정 기능 척도 [162]	요통환자들에게 있어 신뢰할 수 있고 타당하다.	• 평균 점수에 대한 MDC = 2 • 하나의 활동에 대한 MDC = 3
전체 변화율 척도	만성요통의 검사-재검사 신뢰도가 높다; 안면타당도가 높다	• MCID 15점 척도[165] ○ ±3~±1 적은 변화 ○ ±4~±5 중등도 변화 ○ ±6~±7 큰 변화 ○ +5 또는 그 이상[169]

MOD는 임상적으로 중요한 차이를 최소한으로 나타낸다; MDC는 최소로 감지되는 변화를 나타낸다.

확인,[140,141] 치료적 목표를 설정하는데 사용된다. 제 2장에서 논의된 것처럼, 특정한 자기 보고 결과 측정은 신뢰도, 타당성, 민감도가 있어야 한다.

신뢰도는 자기 보고 설문지가 통증, 건강 상태, 관절가동범위, 기능, 직업상태 같은 변수를 측정하는 것에 대한 일관성을 설명한다.[142] 급내 상관 계수(ICCs)로 측정 시 카파 값으로 0에서 1까지 측정되고, 신뢰도 범위는 −1에서 1까지이다. 신뢰도 계수는 0.50이하, 0.50~0.75, 또는 0.75 이상은 각각 불충분한, 적당한, 충분한 신뢰성을 가진다.[142] 비록 신뢰도 점수 0.90 또는 그 이상이 임상적 의사 결정을 위한 사용에 최적이라고 간주되더라도, 또 다른 사람들은 0.70 이상이 받아들여질 수 있다고 간주한다.[143]

타당도는 자기 보고 설문지가 측정하고자 하는 것을 정확하게 정량화 하는 것의 범위를 설명한다.[142] 임상적 검사와 측정에 관하여, 이것으로부터 만들어진 결론은 적절하고, 유용하며, 검사는 타당하다고 할 수 있다. 민감도는 시간이 지나면서 환자의 건강상태에 참된 또는 임상적으로 의미있는 변화가 일어났는지를 정확하게 감지하는 능력이다.[143,144] 결과 측정에서 의미 있는 변화가 발생했을 때를 결정하는 하나의 방법은 최소 측정 가능한 변화치(MDC), 측정 오류를 초과하는데 필요한 변화의 양이다.[144] 통계적 관점에서, 특정한 자가 보고 측정에 대한 MDC가 5라면, 5 이하의 변화된 점수는 측정 오류 때문이며 환자 상태의 참된 변화가 아니다. 그러나, 통계적으로 상당한 변화는 임상적으로 항상 의미 있지는 않다. 변화가 임상적으로 적절한지를 결정하는 또 다른 방법은 최소 임상적 주요 편차(MCID) 또는 최소 임상적 주요 변화(MCIC)이다. MCID는 초기에 Jaeschke 등에[145] 의해 "통증 또는 환자가 유익하다고 인지하는 기능 같은 관심 범위의 최소 점수 차이"로 정의되었다. MCID의 판단은

The Roland-Morris Disability Questionnaire

허리가 아프면, 당신은 평소 하던 일들 중 일부를 못하게 될수 있다. 다음의 목록은 허리가 아플 때 사람들이 자신의 상태를 설명하는 문장들을 열거한 것이다. 아래의 문장들을 읽을 때 오늘 당신의 상태를 잘 나타내고 있기 때문에 눈에 띄는 문장들이 있을 수 있다. 다음의 문장들을 읽으면서 오늘 당신의 상태를 생각하길 바란다. 오늘 당신의 상태를 잘 묘사해주는 문장이 있으면 이에 대해 체크를 넣어라. 오늘 당신의 상태를 나타내는 것이 아니면 체크하지 말고 다음으로 넘어가라. 오늘 당신의 상태를 설명하는 분명한 문장에만 체크해야 한다는 것을 기억해라.

1. 나는 요통 때문에 대부분의 시간을 집에서 보낸다.
2. 나는 허리를 편하게하기 위해 자주 자세를 바꾸어준다.
3. 나는 요통 때문에 평소보다 더 천천히 걷는다.
4. 요통 때문에, 나는 평소에 하던 집안일을 전혀 하지 않는다.
5. 요통 때문에, 나는 계단을 올라갈 때 난간을 잡고 올라간다.
6. 요통 때문에, 나는 평소보다 더 자주 누워서 휴식을 취한다.
7. 요통 때문에, 나는 안락의자에서 일어날 때 무언가를 잡고 의지해야 한다.
8. 요통 때문에, 나에게 필요한 일을 다른 사람에게 부탁한다.
9. 나는 요통 때문에 평소보다 더 천천히 옷을 입는다.
10. 나는 요통 때문에 잠시 동안만 서 있을 수 있다.
11. 요통 때문에, 나는 허리를 숙이거나 무릎을 구부리지 않으려 노력한다.
12. 나는 요통 때문에 의자에서 일어나는 것이 어렵다.
13. 하루 대부분동안 허리가 아프다.
14. 나는 요통 때문에 잠자리에서 돌아눕기가 어렵다.
15. 나는 요통 때문에 식욕이 별로 없다.
16. 나는 요통 때문에 양말 (또는 스타킹) 을 신는 것이 어렵다.
17. 나는 요통 때문에 짧은 거리만 걸을 수 있다.
18. 나는 요통 때문에 평소보다 잠을 더 적게 잔다.
19. 요통 때문에 나는 다른 사람의 도움을 받아 옷을 입는다.
20. 나는 요통 때문에 하루 중 대부분의 시간을 앉아서 보낸다.
21. 나는 요통 때문에 힘든 집안일을 피한다.
22. 요통 때문에 나는 평소보다 사람들에게 짜증을 더 많이 낸다.
23. 요통 때문에 나는 평소보다 더 천천히 계단을 올라간다.
24. 나는 요통 때문에 대부분의 시간을 침대(잠자리)에 누워 있다.

ROQ의 점수는 체크된 항목의 총 개수이다 – 즉, 최소 0점~ 최대 24점

그림 4-14. RMDQ.(Roland M, Fairbank J로부터 재발행 되었다. The Roland-Morris Disability Qyestionnaire , the Oswestry Disability Qyestion aire. Spine. 2000;25:3115-3124.)

환자가 향상되었는지, 환자에게 유익하고 중요한 것으로서 인지되는 것의 양을 결정하기 위해 임상가들이 기준과 중재 후 점수를 비교하는 것을 따른다.

MCID의 개념은 비교적 간단해 보이지만, MCID를 결정하기 위한 방법은 아니다. MCID 또는 MCIC를 결정하는데 사용되는 다른 방법들은 다른 가치의 결과가 된다.[146] 임상가들은 이러한 방법들, 천장과 바닥 효과, 기본 점수, 환자 문제의 단계(예, 급성, 아급성, 만성), 문화적 설정, 또는 환자가 단지 비특이적 요통을 가졌는지 또는 MCID 값의 범위의 결과를 가지는 요통과 다리 통증을 함께 갖는지 같은 다른 요소들에 익숙해야 한다.

Longo 등은[147] 요통에 대한 28개의 평가 척도를 나열

했다. 요통의 관리에서 자기 보고 결과 평가의 사용에 대한 가장 표준적인 방법은 존재하지 않는다. 각각의 자기 보고 설문지는 장점과 단점이 있다. 요통에 대한 자기 보고 결과 측정에 일반적으로 사용되는 것은 다음에서 설명된다.

기능적 상태 설문지

Roland–Morris Disability Questionnaire

RMDQ의 원래 버전(그림 4-14)은 신체적 기능의 제한된 범위에 초점을 맞춘 24개의 "예" 또는 "아니오" 항목을 포함한다. 그러나 요통에 관한 정신사회적 항목은 포함되어있지 않다.[148,149] 환자들은 지난 24시간에 걸쳐서 그들에게 적용된 상태에 대해 각각의 항목에 응답한다. 각각의 항목은 점수화된다(예=1점 또는 찬성한다; 아니오=0점 또는 반대한다). 그리고 잠재적인 0(장애가 없음)~24(최대의 장애)의 범위에서 동등하게 합계된다. 더 높은 점수는 급성 요통과 신경근병증이 있는 요통에서 보고되었다. RMDQ 완성과 채점은 약 6분 정도 걸린다. 수정된 RMDQ 는 단축된 버전이지만, 원래 버전을 계속 사용하는 것을 권장한다.[146,147,150] 신뢰도와 타당도는 요통을 가진 환자들에 대해서 잘 확립되어 있다.[146, 151, 152] RMDQ는 초기 평가, 그리고 추천된 5.2 MCID 한계의 중재 후 6주까지 사용되었을 때 좋은 신뢰도를 가진다.[152]

Stratford 등은[153] 임상적으로 의미있는 변화는 다음과 같이 환자의 초기 RMDQ 점수에 따라 다양하다는 것을 제시했다:

- RMDQ 9 이하의 기준에 대해 MCID 2~3점
- RMDQ 9~16 기준에 대해 MCID 5~9점
- RMDQ 17~24 기준에 대해 MCID 8~13점

Ostelo 등은, 위의 MCIDs와 같은 내용으로 MCID 값의 범위는 경험적 근거에 기초를 두며, "5"의 절대적 MCID 값과 지침이 되는 기준선으로부터 30% 향상을 하는 것이 권고된다고 보고하였다.

Oswestry 요통 장애 지수

Oswestry 장애 지수(ODI) 버전 2.0(그림 4-15)는 자기기입식, 신뢰도, 타당도 있는 설문지이며 채점을 완성하는데 약 6분 정도 걸린다.[152,155-158] 버전 2.0 사용이 권고된다.[146,149] 설문지는 일상생활활동과 통증에 관련된 10가지 항목으로 구성되어 있으며, 방문한 날 환자를 설명하기 위해 고안되었다. 각각의 항목은 심각도에 관한 6가지 상태로 구성되어 있으며 0~5점으로 채점된다.[149] 각각의 항목에서 첫번째 상태가 체크되어 있으면, 점수는 0점이다. 마지막 상태가 체크되어 있으면 점수는 5점이고 다른 상태들은 그에 맞춰 1,2,3,4점이 기록된다. 각각의 항목에서 1개 이상의 상태에 해당되는 경우, 가장 높은 점수가 사용된다. 모든 10가지 항목이 완성되면, 다음과 같이 점수를 계산한다: 5에서 16을 제외한 총합 × 100 = 32%. 하나의 항목이 채점되지 않았을 때 최종 점수 : 전체 점수/(5 ×응답한 항목 수) × 100%.[145] 높은 비율은 환자에게 장애 수준이 크다는 것을 시사한다.

- 0~30: 최소한의 장애
- 20~40: 보통의 장애
- 40~60: 중증 장애
- 60~80: 마비
- 80~100: 침상돌보기 또는 증상 확대[156]

RMDQ와 유사하게, ODI는 검사-재검사 신뢰도가 좋으며, 초진에 주어진 후 2주 또는 4주 또는 퇴원시 재평가된다.[152] Davies 와 Nitz는[152] 체계적 고찰에서 MCID를 9~16사이로 결론지었다. ODI에서, Ostelo 등은[154] 경험적 근거에 기초하여 MCID값의 범위를(4.0~15) 두며, "10"의 절대적 MCID 값과 지침이 되는 기준선으로부터 30% 향상을 하는 것이 권고된다고 보고하였다.

Fritz 와 동료들은[159] MCID가 수정된 ODI 위에서 요통에 대한 자연적인 병력으로부터 성공적인 치료 결과를 충분히 식별하지 못할지도 모른다고 제시했다. MCID를 사용하는 대신, Ostelo 등[154]과 , Fritz 등[159]에 의해 제시된 값의 범위와 30%의 기준선을 가지는 것은, 성공적인 결과의 타당한 측정으로서 환자들을 위해 ODI의 50% 향상된 역치를 사용하는 것을 의미한다. ODI의 비율 향상은 다음과 같이 계산된다(초기의 ODI - ODI @ # 주)/초기의 ODI × 100.[159]

다음의 설문지를 완성해라. 다음은 당신의 허리와 다리의 통증이 어떻게 일상 생활 능력에 영향을 주는지를 알아보기 위한 설문조사이다. 모든 문항에 답하시오. 각 문항에서 현재 자신의 상태와 가장 근접한 항목 하나에만 표시해라.

문항 1 : 현재 통증의 정도

- ㅁ 전혀 통증이 없다.
- ㅁ 아주 가벼운 통증이 있다.
- ㅁ 중간 정도의 통증이 있다.
- ㅁ 꽤 심한 통증이 있다.
- ㅁ 아주 심한 통증이 있다.
- ㅁ 상상할 수 있는 것 중 최악의 통증이다.

문항 2 : 목욕하기, 옷입기 등의 자기 관리

- ㅁ 나는 통증 없이 정상적으로 나 자신을 돌볼 수 있다.
- ㅁ 나는 정상적으로 나 자신을 돌볼 수 있지만 매우 통증스럽다.
- ㅁ 나는 약간의 도움이 필요하지만 대부분의 자기관리를 할 수 있다.
- ㅁ 나는 대부분의 자기 관리를 위해서 매일 도움이 필요하다.
- ㅁ 나는 옷입기, 씻기 등은 잘 하지 않고 침대에만 누워 지낸다.

문항 3 : 들어올리기

- ㅁ 나는 통증 없이 무거운 물건을 들 수 있다.
- ㅁ 나는 무거운 물건을 들 수는 있지만 통증이 심해진다.
- ㅁ 통증으로 인해 바닥에서 무거운 물건을 들어 올릴 수는 없지만 탁자 위와 같이 편리한 위치에 있는 경우는 가볍거나 중간 정도 무게의 물건이라면 들어올릴 수 있다.
- ㅁ 나는 아주 가벼운 물건만 들 수 있다.
- ㅁ 나는 전혀 물건을 들거나 옮길 수 없다.

문항 4 : 걷기

- ㅁ 나는 어떤 거리도 걸을 수 있다.
- ㅁ 나는 통증 때문에 1km 이상 걸을 수 없다.
- ㅁ 나는 통증 때문에 500m 이상 걸을 수 없다.
- ㅁ 나는 통증 때문에 100m 이상 걸을 수 없다.
- ㅁ 나는 지팡이나 목발을 사용하는 경우에만 걸을 수 있다.
- ㅁ 나는 대부분의 시간을 누워서 지내고 화장실도 겨우 기어서 간다.

문항 5 : 앉아 있기

- ㅁ 나는 아무 의자에나 원하는 만큼 오래 앉아 있을 수 있다.
- ㅁ 나는 내가 편한 의자에 원하는 시간 만큼 오래 앉아 있을 수 있다.
- ㅁ 나는 통증 때문에 1시간 이상 앉아 있을 수 없다.
- ㅁ 나는 통증 때문에 30분 이상 앉아 있을 수 없다.
- ㅁ 나는 통증 때문에 10분 이상 앉아 있을 수 없다.
- ㅁ 나는 통증 때문에 전혀 이상 앉아 있을 수 없다.

문항 6 : 서 있기

- ㅁ 나는 통증 없이 내가 원하는 만큼 오래 서 있을 수 있다.
- ㅁ 나는 내가 원하는 만큼 오래 서 있을 수 있지만 통증이 심해진다.
- ㅁ 나는 통증 때문에 1시간 이상 서 있을 수 없다.
- ㅁ 나는 통증 때문에 30분 이상 서 있을 수 없다.
- ㅁ 나는 통증 때문에 10분 이상 서 있을 수 없다.
- ㅁ 나는 통증 때문에 전혀 서 있을 수 없다.

문항 7 : 잠자기

- ㅁ 통증 때문에 잠을 자지 못하는 경우는 없다.
- ㅁ 통증 때문에 가끔 잠을 이루지 못한다.
- ㅁ 통증 때문에 6시간 이상 잘 수 없다.
- ㅁ 통증 때문에 4시간 이상 잘 수 없다.
- ㅁ 통증 때문에 2시간 이상 잘 수 없다.
- ㅁ 통증 때문에 전혀 잘 수 없다.

문항 8 : 성적 생활(경우)

- ㅁ 나의 성 생활은 정상이며 추가적 통증이 발생하지 않는다.
- ㅁ 나의 성생활은 정상이지만 추가적 통증이 발생한다.
- ㅁ 나의 성생활은 거의 정상이지만 통증이 매우 심하다.
- ㅁ 나의 성생활은 통증으로 인해 심각하게 제한된다.
- ㅁ 통증 때문에 성생활이 거의 없다.
- ㅁ 통증 때문에 성생활을 전혀 할 수 없다.

문항 9 : 사회 생활

- ㅁ 나는 통증 없이 정상적인 사회생활을 한다.
- ㅁ 나는 정상적인 사회생활을 하지만 통증이 심해진다.
- ㅁ 나는 통증 때문에 스포츠 등의 활동적인 취미에 제한이 있지만 사회생활에 그다지 심각한 영향은 받지 않는다.
- ㅁ 나는 통증 때문에 사회생활이 제한적이고 자주 외출을 하지 않는다.
- ㅁ 나는 통증 때문에 사회생활이 나의 집으로 한정되어 있다.
- ㅁ 나는 통증 때문에 사회생활을 전혀 할 수 없다.

문항 10 : 여행

- ㅁ 나는 통증없이 어디든 이동할 수 있다.
- ㅁ 나는 어디든 이동할 수 있지만 통증이 심해진다.
- ㅁ 나는 통증이 심하지만 2시간 정도의 이동은 가능하다.
- ㅁ 나는 통증 때문에 1시간 이상 이동은 할 수 없다.
- ㅁ 나는 통증 때문에 꼭 필요한 경우에 30분 이하의 이동 정도만 가능하다.
- ㅁ 나는 통증 때문에 치료 받을 때를 제외하고는 이동하지 않는다.

그림 4-15. RMDQ.(Reprinted from Roland M, Fairbank J. The Roland-Morris Disability Questionnaire and the Oswestry Disability Questionnaire. Spine. 2000;25:3115-3124.)

환자 고유의 기능과 통증 척도(PSFS)
임상가는 읽고 기능적 목표 및 결과 계획을 채운다.
참고 : 병력의 마지막에, 신체검사를 하기 전에 완성해라

기초 평가시 읽어라

나는 니가 할 수 없거나, 너의 _____ 한 문제 때문에 하는데 어려움을 겪는 3~5가지 중요한 활동들을 확인하기 위해 너에게 물을 것이다. 오늘, 너의 _____ 문제 때문에 할 수 없거나 하는데 어려움을 겪은 어떠한 활동들이 있는가? (임상가 : 척도를 보여준다)

보충: 니가 활동하는데 약간의 어려움을 겪은 어떠한 활동들이 있는가? 예를 들어, 니가 6점 또는 그 이상으로 할당할 활동. 2가지 활동을 나열해라. (보충 1,2 처럼 기록하라(S1,S2)

다음 방문시 읽어라

내가 너를 평가했을 때(이전의 평가 자료를 언급한다), 너는 니가 어려움을 가졌던 것을 말했다 (한번에 하나의 목록에서 모든 활동을 읽는다).

오늘, 너는 여전히 1개에 어려움을 가진다(각각의 항목에 환자 점수를 가진다); 2(각각의 항목에 환자 점수를 가진다); 3(각각의 항목에 환자 점수를 가진다); 등

Patient Specific Activity Scoring scheme (Point to one number):

0 1 2 3 4 5 6 7 8 9 10

Unable to perform activity — Able to perform activity at same level as before injury or problem

Date/Score

ACTIVITY						
1.						
2.						
3.						
4.						
5.						
Additional						

(233)

그림 4-16. PSFS. (Reprinted with permission from Stratford PW, Gill C, Westaway M, Binkley JM. Assessing disability and change on individual patients: a report of a patient-specific measure. *Physiother Can*. 1995;47:258-263.)

수정된 Oswestry 요통 장애 설문지

ODI의 여러 버전은 문헌에서 보고되었다.[147] 물리치료사에 의해 사용된 공통된 수정에 대한 측정 특성은 2001년에 처음으로 보고되었다.[157] 이 저자는 성생활과 관련된 부분을 고용문제와 가사활동으로 대신한다. 그 이유는 성생활과 관련된 부분을 종종 빈칸으로 남기기 때문이다. 이 버전은 "Oswestry 요통 장애 설문지"로 불리며, 후에 "수정된 요통 장애 설문지"로 변경되었다.[157] 이러한 ODI 수정 및 환자가 비수술적 재활을 겪는 것에 대해, Fritz와 Irrgang는[157] 4주에 걸쳐서 ICC(95% 신뢰구간 [CI]: 0.78 to 0.96) 0.90과 MCID 6점을 보고했다. 수정된 ODI, MDC 10.66점은 요통을 가진 62세 이상의 노인 환자들에게 사용하는 것이 권고된다.[160]

RMDQ와 ODI의 비교는, 두 방법 모두가 유사하게 환자의 요통 관련 장애에 대한 인지 정도를 측정한다는 것을 시사한다.[152] 두 방법에 대한 신뢰도와 타당도는 모두 높다. RMDQ는 가장 민감도가 높고, 경도~중등도의 장애를 가진 환자에게 사용하는 것이 적당하다(예, 낮은 심각

성과 자극감수성). 반면 ODI는 지속적인 중증 장애 또는 심각성과 자극감수성이 높은 환자에게 사용하는 것이 좀 더 적당하다.[152] RMDQ는 급성, 30일 이하의 요통을 가진 환자에게 적절하다. 반면에, RMDQ와 ODI는 둘 다 환자의 단계(예, 급성 또는 만성)에 상관없이, 30일 이상 지속되는 만성 통증을 포함한 다리 통증 관련 요통을 가진 환자들에게 적당하다.

환자 특정기능과 통증 척도

환자 특정기능과 통증 척도(PSFS; 그림 4-16)[162]는 RMDQ, ODI처럼 상태나 부위 맞춤형 항목 설문지와는 대조적으로 환자 맞춤형 설문지이다. PSFS는 환자가 그들이 어려움을 가지거나 수행할 수 없는 중요한 활동을 5개까지 확인하도록 하며, 각 활동의 난이도 비율을 11점 만점으로 한다.(0=활동을 수행할 수 없다; 10=손상받기 전의 수준처럼 활동을 수행할 수 있다.). 다음 세션에서, 환자는 재평가하기 전에 초기 활동과 점수에 대해 통지를 받는다. PSFS는 임상가가 임상 지침을 읽고, 활동 및 등급을 기록하기 위해 약 4분 동안 집행된다. 신뢰도와 타당도는 요통을 가진 환자들을 위해 수립되었다.[162] 점수 합계는 활동 점수의 합을 활동의 개수로 나눈 것이다. 평균 점수에 대한 MDC는 2점이다; 단 하나의 활동 점수에 대한 MDC는 3점이다.[162] PSFS 평균 및 개인의 활동 점수는 RMDQ의 중간~높은 범위까지(r 범위, 0.59~0.74) 연관성이 있다.[162] 요통 환자에 대한 일부 연구에서, PSFS와 같은 척도는 사전 정의된 항목이 있는 설문지보다 임상적 변화에 대해 좀 더 민감하다는 것을 나타냈다.[163]

전체 변화율 척도

전체 변화율 척도(GRC)(그림 4-17)은 일반적으로 자가 인식 결과 측정에 사용된다. 등급은 일정 기간에 걸쳐 환자의 호전이나 악화를 정량화한 하나의 질문으로 구성되어 있으며, 다른 결과들과 마찬가지로 임상 실험이나 연구에서 중재에 대한 효과를 확립하는데 도움을 준다.[164] 질문은 환자가 일정 기간 동안 특정 상태와 관련된 건강 상태의 변화를 평가하도록 한다. 환자는 GRC의 올바른 사용을 위해 이전의 기간에 대한 전반적인 상태를 상기시키고 정량화 하는 것이 필요하다. 샘플 질문은 다음과 같을 것이다. "물리치료를 위해 처음 방문했을 때와 비교 했을 때, 전체적인 요통에 대한 지금 상태를 어떻게 설명하시겠습니까?" 환자는 초기의 물리치료를 위해 방문했을 때의 상태를 상기하고, 그 시기와 현재 사이에 변화된 양의 비율을 평가한다.[164]

당신의 요통에 관하여, 전반적으로, 당신이 물리치료를 위해 처음 방문했을 때와 비교하여 현재 상태를 어떻게 설명할 것인가?

- 매우 심하게 악화
- 심하게 악화
- 확실하게 다소 악화
- 중등도 악화
- 다소 악화
- 약간 악화
- 아주 조금 악화(거의 같다)
- 대략 같다
- 매우 많이 호전
- 많이 호전
- 확실하게 다소 호전
- 중등도 호전
- 다소 호전
- 약간 호전
- 매우 조금 호전(거의 같다)

그림 4-17. 15점 GRC의 예

GRC의 디자인과 제목은 매우 다양하며 1, 11, 15 척도가 일반적으로 사용된다. Jaeschke 등에[165] 의해 설명된 15점 척도는 −7(매우 악화)~0(거의 동일)~7(매우 호전)의 범위로 구성되어 있다. 추가 설명(그림 4-17)은 등급에 있는 다른 값에 포함된다(−1~−6, +1~+6). 만성 요통을 가진 대상자 그룹에서, 11점 등급의 검사-재검사 신뢰도는 높았다(ICC 0.90; 95% CI: 0.884~0.93).[166] 안면 타당도 또는 측정이 환자에게 타당한지의 여부도 또한 높다.[167] 강한 상관관계(피어슨 상관계수 = 0.50)는 GRC 점수와 ODQ의 변화정도[163], 수정된 ODI(r = 0.78) 사이에 있는 GRC 7점 척도에 존재한다.[157] 환자와 임상가의 GRC 점수 사이에 정확도가 87% 일치한다.[168]

MCID는 임의적 차단 점수로 인해 일부 연구에서 달라진다. 15점 척도에서, 더 적은 변화 점수를 가진 환자들이 치료를 좀 더 원하기 때문에 임상적으로 중요한 호전은 +5 이상으로, 악화는 −5 이하로 정의된다.[169] 15점 척도를 사용하여, Childs 등은[170] 임상적으로 적절한 호전으로서, 적어도 "다소 괜찮다" 를 의미하는 +3점 또는 그보다 높은 등급을 사용했다. Lauridsen 등은[171] 7점과 15점 척도의 일대일 비교에서 응답에 관한 큰 차이점이 없었다고 보고했다. +3과 +1 사이의 GRC에 대한 MCID는 작은 변화를 나타낸다; +4와 +5 사이의 점수는 중등도 변화를 나타낸다; +6 또는 +7점은 큰 변화를 나타낸다. [165]

Ferreira 등은[172] 다음과 같은 질문에 응답하기 위해 노력했다. "요통을 가진 환자들이 물리치료의 비용, 위험, 불편함에 대한 가치가 있는 것을 인지하도록 하는데 일반적인 물리치료 중재가 얼마나 많은 영향을 미치는가?" 비특이적 요통을 가진 77명의 환자들에게 저자는 5점 척도의 전반적인 인지 변화, 인지적 변화의 시각적 상사 척도(VAS) 비율(0% = 같다; 100% = 완전히 회복)에 대하여 최소 가치 효과를 측정했다. 전반적 인식 변화의 질문의 예는 "나는 척추 도수교정을 위해 물리치료사를 찾을 것이다: 0 = 비록 이전과 똑같더라도, 1 = 이전보다 약간 더 좋아졌을 때만, 2 = 이전보다 많이 좋아졌을 때만 3=이전보다 매우 많이 좋아졌을 때만, 4 = 완전히 회복되었을 때만 "대상자들은 물리치료 중재가 그들의 상태를 매우 호전시키거나 5점 척도에서 1.7±0.7 또는 그들의 증상을 42%까지 줄여야 했을 것이라고 인식했다" 이러한 추정치는 2가지 중재 간 결과의 차이가 아니라, 초기 증상의 감소이다.[172]

GRC는 점수 및 관리가 간단하며, 환자가 자신의 건강 상태를 결정할 때 가장 중요한 통증의 양상, 장애, 기능을 결정하도록 한다. Kamper 등은[164] 균형잡힌 7- 또는 11-점 숫자 통증 척도의 사용을 지지할 만한 충분한 근거가 존재한다고 결론지었다. 모든 설정의 결과 측정을 위해, GRC의 관리는 표준화되어야 한다. 재활이 수개월에 걸쳐 진행된다면, 회상시간 증가의 타당도에 대한 잠재적 영향 때문에 GRC의 순차적인 측정이 선호된다.[164]

통증 관련 회피 설문지

공포 회피 모델은 요통으로부터 만성 장애의 발달과 유지에 대해 통증과 관련된 공포의 역할을 설명하려 한다. 통증과 관련된 공포는 높은 근육 반응성, 파국화 인식과 같은 인지적 반응, 탈출 및 회피 행동같은 정신생리학적 반응을 종종 초래한다.[173] 급성 요통 환자에게 통증과 관련된 공포는 일상생활활동 참여 감소,[174] 높게 인지된 장애,[175] 반복된 병가와[176] 관련이 있다. 여러 연구에서 통증과 관련된 공포는 차후의 높은 장애,[177] 직장 복귀 가능성의 감소, 병가 중일 가능성의 예측이었다.[104,178,179] 만성 요통 환자에게 통증과 관련된 공포는, 특정 활동을 완전히 회피하거나 안전한 행동 또는 준 최대의 노력을 통해 동작을 감소시키는 결과를 초래한다.[180,181] 회피 행동은 장애와 불용을 진행시키는 경향이 있다; 그러나, Pincus 등은[182], 9개 중 6개의 연구가 통계적으로 유의한 연관이나 미약한 연관조차 보이지 않은 것을 설명하면서, 공포-회피를 측정한 연구들이 공포-회피 신념이 안좋은 결과에 대한 위험 요소라는 유력한 근거를 제공하지 않았다고 결론지었다. 통증, 업무 관련 활동, 움직임, 재손상에 대한 공포는 요통을 가진 일부 환자들에게 설명되며, 적합한 자가보고 설문지로 측정된다.[173]

공포 회피 신념 설문지

Waddell 등에[128] 의해 개발된 FABQ(공포-회피 신념 설문지)(그림 4-18)는 일 척도(FABQW) 그리고 16개 항목이 합계된 신체적인 활동 척도(FABQPA)를 포함한다. 그러나, 모든 16 항목은 검사 목적에 사용되지는 않는다. FABQW는 일에 대하여 공포 회피 반응을 평가하기 위해 7개 항목(항목 6, 7, 9, 10, 11, 12 및 15; 점수 범위 0에서 42)를 가지고 있다. FABQPA는 일반적 활동에 대하여 공포 회피 반응을 평가하기 위해 4개 항목(항목 2, 3, 4 및 5; 점수 범위 0에서 24)를 가지고 있다.

FABQ(공포-회피 신념 설문지)는 높은 검사-재검사 신뢰도를 가지고 있다.[183,184] FABQ(공포-회피 신념 설문지) 부척도 점수는 허리통증으로 인한 장애와 강한 관련성을 증명한다. 그리고 일반적 셋팅과 물리치료를 받는 환자를 위한 미래 장애에 대한 예측하는 타당도를 가지고 있다. 일 또는 신체적 활동 규모의 더 높은 점수는 상승된 공포 회피 반응을 보여준다. 그러므로, FABQ는 불충분한 결과에 대해 위험에 처할 수 있는 상승된 공포 회피 반응을 가진 환자를 확인하기 위한 유용한 선별검사 도구인 것

이름: ______________________ 날짜: ______________________

다른 환자가 그들의 통증에 대해 우리에게 말한 진술의 일부 여기 있다. 예를 들어, 구부리기, 들기, 걷기 또는 운전하기에 영향을 미치거나 당신의 허리통증에 영향을 미칠 것 같은 많은 신체적 활동을 말하기 위해서 각각 상황에 0부터 6까지 어떤 숫자에 동그라미 표시를 하시오.

	완전히 동의하지 않는다			확신하지 못한다			완전히 동의한다
1. 나의 통증은 신체적 활동에 의해 야기되었다.	0	1	2	3	4	5	6
2. 신체적 활동은 나의 통증을 악화시킨다.	0	1	2	3	4	5	6
3. 신체적 활동은 나의 허리를 해롭게 할지도 모른다.	0	1	2	3	4	5	6
4. 나는 통증을 악화시킬지 모르는 신체적 활동을 해서는 안된다.	0	1	2	3	4	5	6
5. 나는 통증을 악화시키는 신체적 활동을 할 수 없다.	0	1	2	3	4	5	6

다음의 문장은 어떻게 당신의 정상적 업무가 영향을 미칠지 또는 요통에 영향을 미칠지에 대한 것이다.

	완전히 동의하지 않는다			확신하지 못한다			완전히 동의한다
6. 나의 통증은 나의 일 또는 일 할 때 사고로부터 야기되었다.	0	1	2	3	4	5	6
7. 나의 일은 나의 통증을 악화시켰다.	0	1	2	3	4	5	6
8. 나는 나의 통증에 대한 보상의 권리를 가지고 있다.	0	1	2	3	4	5	6
9. 나의 일은 나에게 매우 힘들다.	0	1	2	3	4	5	6
10. 나의 일은 나의 통증을 악화되게 만들거나 만들 것 같다.	0	1	2	3	4	5	6
11. 나의 일은 나의 허리에 해로울지도 모른다.	0	1	2	3	4	5	6
12. 나는 나의 현재 통증으로 나의 정상적인 일을 해서는 안된다.	0	1	2	3	4	5	6
13. 나는 나의 현재 통증으로 나의 정상적인 일을 할 수 없다.	0	1	2	3	4	5	6
14. 나는 나의 통증이 치료가 될 때 까지 나의 정상적인 일을 할 수 없다.	0	1	2	3	4	5	6
15. 나는 내가 3달이내에 정상적인 일에 복귀할 것이라고 생각하지 않는다.	0	1	2	3	4	5	6
16. 나는 내가 그 일에 복귀할 수 있을 것이라고 생각하지 않는다.	0	1	2	3	4	5	6

그림 4-18. FABQ(Reprinted with permission from Waddell G, Newton M, Henderson I, et al. A Fear-Avoidance Beliefs Questionnaire(FABQ) and the role of fear-avoidance beliefs in CLBP and disability. *Pain*. 1993;52:157-168. This questionnaire has been reproduced with permission of the International Association for the Study of Pain [IASP]. The questionnaire may not be reproduced for any other purpose without permission.)

으로 판단된다. 그러나, 위험에 처할 수 있는 환자를 일관되게 확인할 준거 점수는 규정되지 않았다. 급성 허리통증를 가진 환자의 코호트 연구에서, FABQPA에 대한 MDC는 9점. FABQW에 대해서는 12점을 나타낸다.[192]

몇몇 저자는 일함에 있어 FABQ로 다양한 준거 점수를 제안했다. Burton 등은,[193] FABQPA 1차 진료의의 치료를 중앙값보다 더 큰 점수로 정의된 점수가 14점을 초과하여 향상되었다고 보고했다. 그러나 이 점수는 미흡한 결과의 가능성을 증가시킬 것을 뜻하진 않는다. Fritz는[104] 급성, 직장 관련 LBP에 대해 물리치료를 찾는 환자의 집단에서 물리치료의 4주 후에 업무 복귀에 대한 가장 강력한 예측 인자로 일하는 복귀의 외부 기준에 근거하여 상승 된 FABQW 점수에 대한 한계점을 제안했다. AI-Obaidi 등은[190] 10주 운동 프로그램 후에 임상적으로 의미있는 향상을 가지고 있지 않는 것의 예상된 것으로 기준선에 > 29 (LR 3.78)의 FABQPA 점수를 보고했다. 그 연구에서, 환자는 허리통증를 2 달보다 더 가지고 있었고, 작업자의 상해보상을 받지 않았다. 그러나, 이 점수는 추천된 4개 아이템 대신에 FABQPA 아이템의 5를 모두 이용하여 파생되었기 때문에 해석하는 것이 쉽지 않다.[190]

후향적 검토에서, Cleland 등은[194] FABQ의 유용성을 전형적인 물리치료 실무에서 시험했다. 이러한 저자는 FABQW와 FABQPA 기준선 점수가[195] 개인 보험을 가진 환자를 위한 예측적인 타당도를 증명하지 않았다고 결론지었다. 이전에 > 13의 FABQPA를 위해 사용된 준거 점수는 작업자의 보상을 받는 사람들 또는 개인 보험을 가진 환자를 위한 불충분한 결과의 예측에서 중요한 향상의 결과가 되지 않았다. 단지 작업자의 보상을 받는 환자가 사용한 FABQW는 이 인구에서 임상 소견 확정을 지도하기 위해 충분히 예측하는 타당도를 가지고 있었다. 이 연구에서, 샘플은 < 3주의 증상이 있는 54% 사람들에서 일하는 사람의 보상을 받을 수 있는 사람 그리고 오직 < 3주 증상을 가지고 있는 비공개적으로 보장받는 만성과 아급성 질환자로 구성했다. 이 연구는 단지 작업자의 보상을 받는 환자에게서 4주에[104] 일하기 위한 복귀를 예상하기 위해 이전에 보고된 초기 FABQW 준거 점수 > 29에 동의했다. 이러한 저자들은 그것이 물리치료에서 불충분한 결과로 부터 위험한 상태에 환자를 확인하기 위한 부족한 차이를 분간하는 능력을 가지고 있기 때문에 일과 관련없는 허리통증에서 FABQ점수를 해석할 때 주의를 권고한다. 이 연구의 결과는 더 많은 연구가 일에 관련된 허리통증을 가지고 있지 않은 허리통증이 있는 환자를 위한 FABQ의 유용성을 결정할 필요가 있는 것을 나타낸다.[194]

Cleland 등의[194] 결론과 달리, 일에 관련된 허리통증이 없는 환자의 코호트에서 2개의 무작위 임상 실험의 이차 분석은 FABQW가 FABQPA 척도와 비교하여 6달 결과의 더 좋은 예측이라는 것을 발견했다. George 등은[138] FABQW 척도 점수 > 20(LR 2.3에서 5.1)가 6달 ODI 점수에서 향상이 없는 것을 보고하는것의 위험 증가와 관련되었다고 보고했다. FABQW는 불충분한 결과를 예상하기 위한 결정적 선별검사 도구가 아니고, 다른 검사 소견과 함께 사용되어야 한다.[138] FABQPA 점수와 반복적인 움직임을 가진 중심화를 기반으로 하는 높은 공포 회피를 가진 환자에서, Werneke 등은[196] 인지 행동 기술을 이용하는 형식적인 중재가 필요하지 않을지도 모른다고 제안했다. 그러나, 높은 공포의 존재와 증상의 비중심화는 결과를 최적화하기 위해 인지 행동 접근을 고려해야 한다.[196]

< 19의 FABQW 점수는 치료 전략으로서 도수교정에 응답할 것 같은 허리통증을 가진 환자를 확인하는데 사용된 도수교정 분류를 위한 5가지 요인 임상적 예측 규칙(CPR)의 하나의 요인이라고 식별되었다.[140,141] 안정화 분류를 위한 CPR의 예비적 개발에서, < 9의 FABQPA 점수는 안정화 치료 전략으로부터 심지어 최소의 이익을 받을 가능성이 없는 환자를 확인하는 것과 실패의 예상된 4개 요인 중 하나이다.[197]

물리치료 외래 환자 세팅에서, George 등은[198] 4가지 공포 회피 측정(표 4-16)의 심리 측정적 속성을 연구했다: FABQ, 통증의 공포 질문서(FPQ), 운동공포증(TSK-ll)을 위한 탬파 척도 그리고 3개월 이상의 급성 허리통증을 가진 환자의 코호트에서 최악의 통증 척도(PCS). FPQ(통증의 공포 질문서)는[199,200] 특정 활동에 통증의 공포를 평가한다. TSK-11(운동공포증을 위한 탬파척도)은[201,202] 운동공포증 또는 부상 재발과 움직임의 공포를 평가한다. PCS(최악의 통증 척도)는[203,204] 최악의 통증과 관련된 반추(되새김질), 무력감과 확대와 같은 인식의 범위를 측정한다. TSK-11(운동공포증을 위한 탬파척도)과 PCS(최악의 통증 척도)의 더 높은 점수는 각각 움직임과 최악의 통증 공포의 더 높은 양을 보여준다. 모든 설문지를 위해, 검사 재검사 ICC 계수는 FABQW = 6.8, FABQPA = 5.4, FPQ = 5.6, TSK-ll = 4.8과 PCS = 9.1을 위해 MDC(ie, 측정 오차를 초과할 필요가 있는 변화량)으로 0.90에서 0.96의 범위였다. 4가지 측정에서 비슷한 안정성 측정 그리고 건설 중첩성 때문에 결과는 급성 허리통증을 가지고 있는 환자에 대한 공포 회피의 평가는 FABQ 그리고 오직 PCS(최악의 통증 척도)를 포함해야 한다고 제안한다. 우울감을 포함하는 PCS(최악의 통증 척도) 감정 기능의 공포-회피 영향력을 결정하는데 유용하다. 그리고, FABQ는 신체적인 장해, 그리고 장애, 통증 정도에 공포-회피 영향력을 결정하는데 유용하다.[198]

[표 4-16] 통증 관련 공포 설문지

설문지	결과	급성허리통증에서
공포-회피 반응 설문지	통증, 신체적 장해 그리고 장애에 공포-회피 영향	FABQW = 6.8 FABQPA = 5.4
통증 공포 설문지	특정 활동의 통증 공포 영향	5.6
운동공포증을 위한 Tampa 척도	움직임과 부상 재발의 공포	4.8
최악의 통증 척도	최악의 통증에 관련된 인지의 정도(무력함; 도움이 없음, 확대)	9.1

환자의 병력 구성요소(주관적 평가)

Components of the Patient's History (Subjective Examination)

환자의 요통의 경험은 다원적이고, 개인적, 직업적, 정신적인 요소들로 이루어져있다. 각각의 이러한 요소들이 관련하여 기여하는 바는 요통이 증가하거나 지속되는 것과 관련된 각각의 환자들에게 있어서 다양하다. 그러나, 환자를 면담하는 동안 적절한 병력을 얻는 것과 관련된 목적은 일관된다. 면담 동안, 환자의 반응과 구성에 대한 임상적인 반영은 환자에게 건강진단을 위한 사전 물리치료 진단, 예후, 그리고 계획을 개발하기 위한 잠재적인 주요한 요소로 존재한다. 면담을 통해 수집된 정보는 관리하는 동안 결정하는 것을 안내해줄 것이다. 독자는 주관적인 검사와 관련된 기본적인 질문과 개념에 대해 복습하는 것이 권장된다. 정확하게 사건을 기억하는 것과 질문을 이해하고 대답하는 것에 대해 환자들의 능력은 다르다. 환자와 치료사의 관계에 있어서 인내력, 주의력, 잘 듣는 기법은 정확한 정보를 얻기 위해 중요하다. 제2장에 논의된 목적은 다음 목록과 같다.

- 환자 인구통계학적 측면을 얻는다.
- 환자에게 적절한 물리치료인지 아닌지를 간주하는 사전 결정을 한다.
- 모든 환자의 증상의 상세한 묘사를 얻고 현재 증상과 관련이 있는지 결정한다.
- 각각의 증상의 악화요인, 완화요인, 24시간 양상을 결정한다.
- 검사와 치료를 위한 금기사항과 주의사항을 결정한다.
- 환자 문제의 순차적인 병력(현재와 과거 에피소드)을 얻는다.
- 환자 기대치를 결정한다.
- 진단적 가설, 분류 또는 장애 확률 사전검사를 개발한다.
- 환자의 병력으로부터 자료를 평가한다.
- 증상, 활동 제한 기준 수준을 설정하고, 참가 제한을 측정한다.
- 신체 검사 계획과 적절한 진단 검사–결과를 선택할 수 있는 기반을 설정한다.

요통 환자에 대한 인구 통계학적 인적사항 고려

나이, 성별, 인종, 민족 고려 사항

의료(위험 신호) 및 심리 사회적(경고 신호) 심사에 관련된 연령, 성별, 인종 및 민족 고려 사항은 이전 절에 설명되어 있다. 요통에 관한 대부분의 연구는 성인과 직업 집단에 초점을 맞춘다. 그러나 요통은 모든 연령층에서 문제이다. 요통은 7세에서 1%, 12세에서 17%, 15세에서 53%로 인생 초기부터 시작하여 유병률은 일생동안 꾸준히 증가한다.[205] 15세 정도의 증가는 남자는 10.3–14.3세, 여자는 13.5–17.5세인 청소년 시기의 급속한 성장기와 관련되고, 그 후에 완만해진다.[206] 상반되는 보고에도 불구하고, 증가된 키, 측만증, 유전적 요인, 사회 경제적 상태 및 체육 활동 등의 요인은 어린이 요통의 위험을 증가시킬 수 있다.[207,208] 청소년기 요통이 성인 요통의 증가 위험 요인이다.[209] 성인에서, 15%에서 20%는 요통을 1년 동안은 경험하고 50%에서 80%는 개인의 삶 동안 최소한 한번은 요통을 경험한다.[209,210] 허리 통증의 가장 높은 비율은 30대에서 60대 동안 발견되고, 30대에 새롭게 발병할 가능성이 높다.[211–213] 유병률은 20세에서 35세 사이에서 낮고 60세에서 65세까지 증가한다.[210–214]

연구는 결과로 부터 몇 가지 차이점이 존재할 수 있지만, 남성과 여성에 대한 요통의 유병률이 유사하다는 것을 보여준다. 추가 연구가 필요하지만, George 등은[215] 급성 요통은 4주 동안 물리치료를 받은 환자의 코호트에서, 남성과 여성이 통증 관련 장애의 비슷한 보고서를, 그리고 도수교정, 요추 안정화, 방향설정(DP)과 같은 표준화된 치료에 반응하여 남성과 여성이 통증 강도와 통증 관련 장애 감소의 유사한 보고서를 보고했다. 반대로, 몇몇 연구는 3개월 이상의 만성통증인 요통을 가진 여성은 더욱 건강관리를 하고, 나가는 것을 자제하고, 끈기를 가지길 제안한다.[216–218]

요통은 노인들[219] 사이에서 근골격계 문제로 자주 보고되었으며 잠재적으로 저하된 신체적 움직임과 정신사회적 결과와 관련이 있다.[220] 노인에게서 요통은 새롭게 발병한 것보다는 보통은 간헐적이거나 지속적이다.[212] 골다공증의 높은 위험성 때문에, 허리 통증은 남성보다 나이 많은 여성에게 더 자주 나타난다.[213,221,222] Hicks 등은[223] 중등 정도에서 심각한 정도의 요통은 노인의 기능 저하와 연관된 것으로 보고 있다.

나이와 요통증가 사이의 관계는 분명하지 않다. 젊은 성인에서 요통의 증가된 유병율은 신체 활동 증가 때문이거나 충돌적인 그들의 하루일과 때문일 것이고, 건강관리의 중요성의 결과이다. 나이가 증가함에 따라, 해부학적 또는 요통의 변화는 몇몇 개인에게는 지속적이다.[224]

직업 고려 사항

환자의 직업 및 레저 활동은 요통에 대한 다양한 위험을 포함한다. 정적 자세와 다양한 업무 관련 활동은 요통에 걸리기 쉽게 할 수 있는 생체 역학적 부하를 준다. 이러한 위험은 작업 요구 또는 통증과 관련된 공포의 측면에서 성공적인 결과에 대한 잠재적인 장벽이 될 수 있다.

요통과 신체적 작업요구 사이의 관계는 불일치하거나 복잡하다. 많은 신체적 요구를 요하는 직업은 보통 높은 요통을 가지고 있는 것으로 보고된다.[225] 그러나 대부분의 보고는 구부림이나 올림같은 일상적인 활동과 관련되어 있다. 후향적 연구에서, 무거운 작업 부하와 앉아있는 작업에서 여성에게 좀 더 강한 관련성을 가지고 요통이 예측되었다.[226] 체계적인 검토는 적절한 증거가 무거운 육체노동 및 도수기법과 통증 사이의 관계를 지지한다는 결론을 내렸다, 그러나 장시간 서 있거나 앉아 있는 것에 대한 연관성에 대한 증거는 없었다.[37] 육체노동의 양과 유형은 보통 요통의 증가에 영향을 미치지만, 육체노동의 수준에 대한 요통의 예측 연구는 상반된 결과를 보여준다.[224]

자재 운반, 무거운 것 들기, 이동, 운반, 굴곡 또는 비틀림, 장시간 앉아있는 것과 같은 정적인 자세, 운전과 같은 고강도 저빈도의 전신 진동 등을 포함하는 직업 및 레크레이션 활동은 요통의 위험 요소이다.[227,228] 판매, 사무작업, 수리, 운송 업무는 다른 직업보다 더 요통과 연관성이 있다.[229] 허리에 적은 스트레스 위험을 주는 것으로 분류되는 직업들은 관리자, 전문가 및 사무 또는 판매 직원을 포함하는 반면, 운전사, 서비스 노동자, 농부는 높은 위험을 가지고 있다.[230] 허리에 적용된 갑작스런 육체적 부하와 누적되거나 장시간 부하의 정도는 통증을 증가시킬 수 있다.[227] 2시간 이상 서있거나 걷는것이 요구되는 직업을 가진 개인 또는 25파운드 이상의 무게를 드는 여성은 드는 것이 요구되지 않는 앉아있는 직업을 가진 개인보다 허리 통증에 대한 치료를 추구할 가능성이 두 배 이상이다.[231]

요통과 관련된 역학적 증거는 종종 작업의 육체적 요구와 연관이 있지만, 작업이 반드시 요통의 원인이 아니다. 무거운 일을 하는 노동자는 요통이 더 많은 것으로 보고되지만, 일을 하지 않거나 가벼운 작업을 하는 개인도 유사한 증상이 있다. 육체적으로 더 힘든 직업을 가진 사람은 허리가 다쳤을 경우 작업에 복귀하는데 더 힘든 시간을 가지고, 그들은 쉬는데 더 많은 시간을 갖게 될 수 있고, 요통의 잠재적인 영향을 그 원인보다 더 많이 갖게 된다.[225] 육체적 스트레스는 개인의 특정 해부학적 구조에 과부하를 줄 수 있다. 그러나 일반적으로 어떠한 증거는 그러한 육체적 부하가 영구적인 손상을 야기한다는 것을 지지해 준다.[225] Lis 등에[232] 의한 체계적인 검토는 앉아있는 것 자체는 요통의 위험을 증가시키지 않지만, 작업시간의 절반 이상을 앉아있는 것, 전신 진동, 잘못된 자세의 결합은 요통과 좌골신경통의 가능성을 크게 증가시킨다는 내용을 포함한다. 특정 작업의 특정 개인은 높은 요통 위험이 있지만, 작업의 육체적 요구량은 작업관련 요통의 전체 영향의 오직 작은 양만 관련이 있다.[225] 요통으로 인한 만성 장애와 관리요구는 임상적인 요인이나 작업 요구량보다 개인과 심리사회적인 요인에 더 크게 기인한다.[233–234]

100개 이상의 위험 요인은 척추의 역학적 부하 및 요통과 관련된 이전 연구에서 확인되었다.[235] 전향적 코호트 연구의 검토에서, Bakker 등은[235] 요통을 가진 성인과 관련하여 척추의 역학적 부하의 노출량을 평가하였다. 이 체계적인 검토는 이전 연구와 같이 결론지었고, 다음과 같은 사항을 포함한다.

- 무거운 육체적 작업에서 요통의 위험요인에 대한 상반되는 증거가 존재한다.
- 작업에서 장시간 서있기, 걷기, 앉기는 요통과 관련이 없다는 강력한 증거가 존재한다.
- 전신 진동에서 요통의 위험요인에 대한 상반되는 증거가 존재한다.
- 작업에서 몸통의 구부리거나 뒤틀린 자세와 요통의 증가 사이의 관련성에 대해서는 상반되는 증거가 존재한다.
- 간병업에서 요통의 위험요인에 대한 상반되는 증거가 존재한다.
- 수면과 관련하여 요통의 위험요인에 대한 증거는 없다.[235]

취학 연령(11−14) 어린이의 단면 연구로 역학적, 심리적 요인의 역할을 조사했다.[236] 다음은 결과의 요약이다.

- 한 달 유병률은 23.9%였다(330/1446).
- 체질량 지수(BMI)와 요통 간의 관계는 관찰되지 않았다.
- 가방이나 어깨 배낭(몸무게의 9.7% 부하를 의미)을 운반하는 것은 요통과 관련성이 없다.
- 요통은 정서적 문제, 행실 문제, 두통, 복통 및 인후염과 큰 연관성이 있다.[236]

요통에 대한 척추 부하와 개인 사이의 관계는 일관성이 없고 복잡하다. 비특이적 요통은 여러 원인적 요인을 가지고 있다. 따라서, 대부분의 개인에 대해, 하나의 독립적인 위험 인자의 영향은 작다. 임상가는 개인의 직업, 관련된 자세적 스트레스와 환자가 현재 일을 쉬는지 아니면 여전히 일을 하는지를 알아야 하고 이해해야 한다. 다양한 연구에서 요통의 발생과 관련된 육체적 스트레스를 생산하는 신체 활동 또는 자세는 무겁거나 잦은 들기, 전신 진동(운전), 장시간 또는 잦은 굴곡이나 비틀림 및 자세적 스트레스를 포함한다(즉, 높은 척추 부하 또는 잘못된 자세). 특정 직업이나 자세가 요통을 야기한다는 연구는 없지만, 임상가는 환자의 복직때문에 요통을 가진 환자의 모든 업무와 여가 활동의 개별 위험 요인을 고려할 필요가 있고, 여가 활동은 근본적인 사회복귀이다.

레저 및 스포츠 활동시 고려 사항

직업과 일상생활 뿐만 아니라, 레저 및 스포츠는 요통에 대한 경향이나 지속성에 기여할 수 있다. 청소년기에 일주일에 15시간 이상 컴퓨터를 사용하는 것은 요통의 위험요인이 된다.[237] 하루 2시간 이상 비디오 게임을 하는 9살 어린이에게 훨씬 요통이 많았다.[238] 14~18세 청소년의 국민 설문 조사에서, Hakala와 동료는[239] 질문을 하였다, "당신은 지난 6개월 동안 요통이 있었나요?" 결과는 연령이 증가된 소녀들에게 요통의 높은 유병률이 보였다. 소년은 컴퓨터, 인터넷, 게임에 더 많은 시간을 보냈고, 소녀는 휴대전화에 더 많은 시간을 보냈다. 소년과 소녀는 TV, 비디오, DVD 시청을 하는데는 동일한 시간이라고 보고 되었다. 일주일에 42시간 이상, 하루에 5시간 이상 컴퓨터를 사용하고, 일주일에 42시간 이상 인터넷을 사용, 하루에 5시간 이상 디지털 게임을 사용하는 경우 요통의 위험이 훨씬 증가하였다. Hakala 등은[239] 증가된 컴퓨터 사용이 청소년기에 요통에 대한 독립적인 위험 인자인 것으로 결론지었다.

신체 활동과 요통의 수준 사이의 관계는 너무 적거나 너무 많은 활동은 똑같이 요통의 위험을 증가시킴으로 U 자형 곡선을 따를 것으로 생각된다.[240,241] 신체 활동은 유형(예를 들어, 일상, 레저, 또는 스포츠 활동), 강도 또는 시간에 의해 조사된 만성요통과 연관이 없다. 그러나, 모든 신체활동 패턴은 만성요통과 연관되어있다. 만성요통에 대한 증가된 위험은 앉아있는 생활을 가진 사람들에게 관찰되었고(OR 1.31: 95% CI: 1.08 to 1.58), 격렬한 신체 활동과 관련된 사람들에게 관찰되었고(OR 1.22: 95% CI: 1.00 to 1.49), 특히 여성에게 관찰되었으며, 만성요통과 신체 활동간의 U자형 관계에 대한 증거를 제공한다.[241] 체계적인 검토에서, Bakker 등은[235] 집수리, 정원 가꾸기, 정원일과 같은 여가시간 활동이 요통의 위험요인으로 존재한다는 상반된 증거를 결론지었다.

전문수준의 스포츠가 요통의 위험요인이라는 증거는 존재하지 않는다.[235] 많은 요구량의 직업활동과 관련된 공동체 안에서 22세에서 70세 성인의 단면 조사는 요통 유병률의 증가에 기여했지만, 높은 수준의 스포츠 활동은 요통 유병률 감소에 기여했다.[242] 요통의 유병율 또는 심각성은 스포츠 활동의 유형과는 관계가 없다: 요가나 체조와 같은 낮은수준의 활동, 걷기나 수영같은 중간 수준의 활동, 또는 싸이클이나 조깅과 같은 높은 수준의 활동. 요통이 없는 사람들은 일반적인 건강에 대한 지각이 높은 것으로 보고되었다.[242] 스포츠 활동은 만성요통과 적은 연관성을 가지고 있지만(OR 0.78; 95% CI: 0.66 to 0.93),[241] 요통의 낮은 유병률에 기여하지는 않는다.[242] 요통을 가진 사람에게 적절한 수준의 레저나 스포츠 활동에 참여할 것을 권장하는 것은 더 건강한 생활을 하도록 도와줄 수 있다.[242]

사회경제적 고려사항

Dionne 등에[243] 의한 체계적인 검토에서 낮은 교육 상태가 시간, 지속성, 안좋은 결과와 함께 요통의 발병보다 요통의 유병률의 증가와 관계가 있다는 것을 발견했다. Goubert 등에[244] 따르면, 낮은 교육 수준은 요통의 위험요인은 아니지만, 요통장애 위험요인이다. 요통과 낮은 교육 수준을 가진 환자들은 만성통증에 대한 잘못된 관리 결과로 인한 요통이라고 오해를 하고 있다.[244] 의학적 진단, 치료 및 치료법이 필요하다는 오해는 치료를 지연시키는 역할을 할 수 있다. Dionne 등의[243] 연구는 낮은 교육수준, 사회 경제적 상태, 규명하기 힘든 요통 간에 중요한 관계가 있음을 강조하였다.

주 호소

주 호소를 도출하는 것은 보통 "편하신대로, 당신의 문제에 대해 말해보세요"와 같은 질문을 통해 시작한다. 이것은 치료를 위해 환자에게 즉각적인 관심과 이유를 표현할수 있는 기회를 줄 수 있다. 주요 문제는 보통 통증에 대한 것을 포함하지만, 일부 환자는 통증이 없는 대신 약하거나, 뻣뻣하거나, 균형, 현기증, 또는 마비와 따끔 거림의 증상을 보인다. 신체 그림을 사용한 주 호소에 대한 문서는 질, 깊이(즉, 표층인지 심층인지), 다양성(즉, 지속적/다양함, 지속적/다양하지않음, 또는 간헐적), 가장 안좋은 부위, 강도, 증상들간의 관계 뿐만 아니라 증상의 정확한 위치와 패턴을 기록하는 것을 포함한다. 2장은 환자 증상의 상세한 서술을 얻는 과정을 설명한다.

요통을 가진 환자에 대한 증상의 서술 및 평가

환자는 임상가가 일상적인 통증 증상의 영역과 범위를 정확하게 알아볼 수 있도록 적당히 옷을 벗도록 한다. 환자가 통증의 영역을 가르키면, 임상가는 환자에게 손을 대고 위치를 찾아가면서 이해해야 한다. 요통의 주요 불만사항을 가진 환자에게, 임상가는 환자에게 다음과 같이 증상이 나타나지 않는 영역을 질문 하거나 조사해야 한다.

- 하부 흉추와 요천추(편측, 중심측)
- 양측 엉덩이, 양측 하지(둘레)
- 복부와 사타구니(전방)

환자에 의해 측정되지 않는 경우, 특별히 무감각, 따끔거림 또는 다른 감각들 또는 이상감각에 대해 질문한다.

통증 패턴은 비근골격계, 근골격계, 또는 두가지의 혼합적인 장애로 분류 될 수 있다. 통증이나 다른 증상들에 대한 환자의 설명이나 패턴은 종종 초기 결과 또는 직업 진단을 구성한다. 이것은 병력의 나머지 부분에 초점을 맞추고 추가 질문 및 설명을 규명한다.

비근골격계 통증 또는 내부장기에 의한 전이통

내부장기에 의한 요통은 위장, 폐, 비뇨기계/신장, 또는 부인과 질환의 결과일 가능성이 높다. 게다가, 내부장기에 의한 통증은 복부 또는 흉곽부에 나타날 수 있고 방사되거나 국소적이지 않는 경향이 있다. 요통을 가진 사람에게 있어서 근골격계적인 패턴과 비슷한 내부장기에 의한 통증 패턴은 2장에 표현되어 있다(그림 2-3 참고). 통증 패턴이 비근골격계적인 장애라는 초기 가설을 세울 경우, 임상가는 증상이나 징후들을 질문해야 한다.

근골격계 통증(체성 전이통)

요통을 가진 사람들은 복부와 하지를 동반하거나 동반하지 않는 12번째 갈비뼈에서 둔부 주름 아래까지의 넓은 증상이 나타난다. 요추나 골반 구조물들의 신체 구조물에 의한 통증(예를 들어, 인대, 척추후관절, 근육, 추간판)은 국소적인 요통이 되거나, 하지로 방사될 수 있다.[245-259] 신체 구조물에 의한 전이통은 하나의 영역에서 같은 분절의 신경분포를 공유한다.

많은 연구는 근육,[249] 가시사이인대,[250] 천추후관절,[252-255] 경질,[258] 추간판 자극실험을 통해 국소통증과 신체 구조물적인 통증 패턴을 증명하고 있다.[260-262] 환자는 신체 구조물적인 통증을 깊다,[245,249,250,252] 둔하다,[245,253,257,263] 쑤신다,[247,250,252,253,255] 갉아먹히는 듯하다, 주로 둔부나 근위 대퇴부에서 발까지 초점이 맞춰진 국소화하기[250-253,255,264] 어려운 넓은부위다라고[252,254] 묘사한다. 신체 구조물적인 통증 패턴은 피부층이 아니고 논제나 연구 간에 단면적이지 않다.[265,266] 신체 구조물적인 통증은 척추신경이나 신경뿌리와는 관계가 없다.[266] 그러므로 신경학적 징후가 나타나지 않는다. 최근 문헌에는 공막절개술패턴의 이론을 언급하지 않으며, 신체 구조물적인 통증 위치에 따른 척추의 분절수준을 정의하는 것을 언급하지 않는다.[265]

방사통

방사통은 손상이나 부상 또는 척추신경의 염증, 신경뿌리, 또는 신경절과 연관되어 임상적으로 일관되게 상응하는 피부분절에 위치할것으로 보고있다.[266-269] 방사통은 국소화,[270] 강함,[271] 심각함,[272] 찌름,[272] 쑤심 뿐만 아니라 지속적으로 나타난다.[272] 환자에게 직접적인 신경뿌리 자극을 통한 연구에서, 통증은 쑤시는듯 했고, 2-3인치 정도 넓이의 밴드를 하지에서 이동시켰다. 그러나 통증은 하지에서 이동시키는 라인을 항상 따라다니지는 않았지만 피부절 내에서 피부절 또는 특정 위치를 따라 나타났다. Waddell은[273] 운동 및 감각 장애가 항상 존재하지는 않는다고 보고했다. SLR과 같은 신장된 징후는 일찍 발생하며 운동 및 감각의 변화보다 더 일반적이다.[273]

최근 문헌을 검토해보면,[265] 방사통의 분절패턴은 쉽게 서로 구별되지 않는다. L5 및 S1 방사 통증에 대한 일관된 피부분절 패턴이 존재하는것이 일반적이고, 특히 통증이 발에 나타나는 경우 그렇다. L5 방사통증은 다리의 앞가쪽에서부터 발등과 엄지발가락까지 존재할 가능성이 많고, S1 방사통증은 뒤꿈치나 발의 가쪽까지 도달한다.[265] 발목부 위쪽의 L4, L5, S1방사통증은 구별짓기 어렵다.[265,271] L1, L2, L3, L4, S2 신경뿌리에 일치하는 하지의 피부분절 패턴에 대한 증거는 제한적이다. 좀더 많은 연구가 필요하다.[265] Bogduk는[266] 방사통증의 분절은 무감각, 무통증인 분절의 분포로 신경근증이나 방사통증이 함께 발생할 때만 추측될 수 있다고 하였다.

신체 차트와 환자의 증상에 대한 설명의 완성은 진단적 선별, 가설, 생성, 분류의 과정을 개시하거나 지속하는데 중요한 정보를 제공한다. 통증 패턴은 비특이적 신체 구조적 요통이거나 신체 구조와 관련된 통증일 수 있다; 신경근증을 동반한 요통 또는 신체 구조적, 신체와 관련된, 전이통증과 같은 신경학적 관련성을 동반한 요통; 비근골격계적인 통증을 동반한 심각한 척추병증; 또는 이것들의 혼합. 신체 차트는 환자가 한가지 이상의 문제를 가지고 있는 패턴을 보여준다(예를 들어, 우측 요통의 통증과 우측 전방 엉덩이 통증은 다른 통증과 독립적으로 존재하는 각각의 통증의 2개의 별개의 영역으로 보고되었다.). 이러한 발표는 환자가 두가지 문제를 가질 수 있다고 설명한다: 우측 엉덩이 통증과 관련된 요통이라고 하기보다는 요통과 엉덩이 통증이라고 한다. 면담을 통해 발병일이나 증상의 양상과 관련된 좀 더 상세한 질문은 2가지로 분류된 근골격계적인 문제의 가능성을 증가시키거나 감소시킬 것이고, 강조된 곳을 보여줄 것이다.

결과 분석과 예후로 사용하기 위해, 또는 분류하기 위해 환자의 통증 경험에 대한 정확한 문서는 증상의 기준을 설정하는데 도움이 된다. 도수교정을 치료 전략으로 해야 하는 요통환자로 분류된 도수교정 유형을 위해 "무릎 원위부에 증상이 없음"은 CPR의 5가지 요인 중에 한가지 요인으로 설명되어진다.[140,141] 반면, 원위에서 근위로 또는 근위에서 원위로 이동하는 것과 같은 위치 변경을 하는 무릎 원위부 증상은 DSE 분류에 대한 가설을 만들 수 있다.[274] 요통이나 편측, 우세측 다리 통증을 가지고 있는 환자는 신경뿌리자극의 가설을 만들 수 있다.[275] 양측 다리통증은 중심, 중앙 추간판 탈출증, PAD, 양측성 가쪽관 협착증, 전이성 질환과 같은 진단적 척추병증으로 의심할 수 있다. 광범위한 통증은 국소적인 요통과 비교하여 더 좋지 않은 예후를 보인다.[276] 증상에 대한 환자의 설명에 주의깊고 편견없이 집중하는 것은 척추 근골격계 통증이 매우 변화하기 쉬운 형태로 존재하지만 진단적 선별, 분류, 중재를 돕기 위한 가치있는 정보를 제공한다는 것을 보여준다.

이상감각 또는 무감각

무감각, 따끔거림에 대한 불만 또는 변화된 감각에 대한 연관성은 보통 신경학적 또는 혈관적 손상과 관련이 있고 압박, 조임, 마찰력에 의한 것일 가능성이 있다.

통증 강도에 따른 결과

통증은 매우 주관적이고 다차원적인 경험이고, 환자가 물리치료 서비스를 찾게 되는 주요한 이유 중 하나이다. 1차원적인 측정으로, 높은 통증강도는 위협적인 경험으로 인식되고 실질적으로 환자의 장애정도에 기여할 수 있다.[119] 요통의 급성단계 동안, 통증강도는 기능 장애와 깊은 관련이 있다.[127,277,278] 이후 만성으로의 가장 좋은 예측 인자는 통증강도와 요통의 이전 병력이다.[278] 따라서, 통증에 대한 자가 설문조사는 중재와 관련된 미래 연구를 위해서 뿐만 아니라 임상적으로 의미있는 변화를 측정할 때 중요한 결과물이다.

숫자 통증척도

숫자 통증척도는 0점(통증없음)에서부터 10점(상상할수 있는 최악의 통증)까지 보통 11점 척도이고, 통증에 대한 자가 측정의 결과이다. NPRS의 검사-재검사 신뢰도는 중간(0.67)부터 높음(0.96)까지 다양하다.[279,280] 이 기구는 예측과 동시 타당성이 있다.[281-283] Jensen 등은[282] 평균 수준, 나쁜 수준, 가장 심한 통증 수준의 각종 NPRS 점수는 적은집단, 임상적 설정, 개인의 변화를 관찰할 때와 같이 최대 신뢰성이 필요할때 개인 점수보다 좀더 유용하다는 것을 결론 내렸다. Childs 등은[170] 요통을 가진 환자, 적어도 30%의 ODI를 가진 환자, 물리치료를 받고있는 환자에 대한 코호트에서 1주에서 4주 동안 NPRS에 대한 2점의 변화는 측정 오차 범위를 초과하는 임상적으로 의미있는 변화를 의미한다고 결론내렸다. 환자는 지난 24시간 동안 그들의 최근, 최고, 최악의 통증 수준을 평가한다. 이러한 3가지 평가는 전체적인 통증 강도를 결정하기 위해 평균되어진다. 2점에 대한 MCID는 요통 포함하여 만성 통증의 다양한 조건을 가진 환자를 포함하는 Farrar 등의[284] 연구 결과와 일치한다. NPRS에 대한 MCIC는 요통을 가진 아급성 환자에게 3.5에서 4.7로 점수가 주어지고, 요통을 가진 만성 환자에게 2.5에서 4.5로 점수가 주어진다는 것을 van der Roer와 동료들에[285] 의해 비슷한 결과로 보고되었다. Ostelo와 de Vet은[146] 급성 요통과 만성요통에 대한 MCIC는 각각 3.5와 2.5가 되어야 한다고 발표했다. 체계적인 검토는[154] NPRS에 대한 최소한의 중요한 변화(MIC)를 위한 실험값은 1.0에서 4.5점이고, 기준선에서 30%의 향상을 나타낸다고 결론 내렸다. MIC의 한계점은 NPRS에서 2점이다.[154]

시각 통증 척도

통증강도에 대한 자가측정인 VAS(그림 2-7 참고)는 "통증 없음"에서 "상상할수 있는 최악의 통증" 까지의 극단값을 가진 10cm 수평 또는 수직선으로 구성되어진다.[286,287] 환자는 특정 기간 동안의 통증을 자신의 인식 수준으로 표시한다. 측정자는 "통증 없음"에서 부터 환자가 표시한 곳까지 밀리미터로 거리를 측정하여 VAS에 점수를 메긴다. 높은 점수는 더 높은 통증을 의미한다. 30mm를 넘는 점수는 "중등도" 이상의 통증을; 54mm를 넘는 점수는 "심각함" 이상의 통증을 의미한다.[288] 수술 1일이나 2일 후의 통증환자의 15분 검사-재검사 신뢰도는 높게 나타난다(ICC = 0.73에서 0.882).[279] VAS는 NPRS와 높은 상관관계를 보인다. VAS는 NPRS와 비교하여 중등도 유효성(0.71에서 0.78)을 가진다.[289]

응급환자로 제시된 성인에 대한 전향적 연구는 VAS 통증 점수를 30mm 또는 그 이하의 가벼운 통증, 31에서

69mm의 중등도 통증, 70mm 또는 그 이상의 심각한 통증으로 분류하였다.[290] 전체 그룹에 대한 MCID는 12mm로 그룹간에 통계학적으로 유의한 차이는 없었다(95% 신뢰구간: 9에서 15). 20분 간격으로 측정했을때, MCID는 "조금 괜찮다" 또는 "조금 안좋다" 라는 환자 보고로 정의된다. 81명의 치료 5주 전 그리고 5주 후로 평가된 6주 이상된 비특이적 요통을 가진 환자를 대상으로 코호트를 하였을때, Beurskens 등은[155] VAS 100mm척도에서 10에서 18mm의 임상적으로 중요한 변화를 보고하였다. VAS에 대한 18~19mm의 유사한 MCID는 최소 2년간 심각한 만성요통을 가진 환자의 코호트 연구에서 보고되었다.[291] Ostelo와 de Vet은[146] MCIC는 고정된 값이어야 한다고 제안했다. 급성 요통, 아급성 요통, 만성요통을 가진 환자의 경우 MCIC는 각각 최소 35, 20, 20mm 이어야 한다. 0−100mm VAS 통증 점수에 대한 MIC의 실험값으로 제안된 것은 15점이 한계인 2−29점으로 보고되었다.[154]

최근 연구는 통증 강도의 신뢰할 수 있고 타당한 임상적 측정으로 NPRS와 VAS의 사용을 권장한다. Grode 등은[292] NPRS와 VAS 모두 급성 요통을 가진 환자 집단에 대해 공통점이 있다는 것을 보고하였다. 그러나 만성요통을 가진 환자 집단에 대해서는 VAS보다 NPRS가 더 민감했다.[292-294] 용도, 형식 및 특성의 용이성을 고려할 때, RMDQ, ODI 및 NPRS는 급성 및 만성요통환자에게 적합한 기능적 통증 평가 수단으로 추천 될 수 있다.[292]

현재 문제에 대한 병력

최근 병력의 세부 사항은 현재 증상이 시작되는 방식과, 그 증상의 진행 정도와, 그 문제의 단계와 안정성을 확립한다.[295] 임상가는 발병 방식(예를 들어, 비외상성과 비교하여 큰손상 또는 미세손상), 발병 날짜, 각각의 증상의 진행정도, 모든 치료와 그 효과, 그 문제의 진행 정도에 대한 순차적 세부사항을 나타내야한다. 최근 병력에 대한 세부사항은 그 문제에 대한 성격(즉, 근골격계 또는 비근골격계), 단계(즉, 급성, 아급성, 만성), 안정성(즉, 좋아짐, 나빠짐, 그대로)에 대한 것을 결정하는데 도움을 준다. 증상에 대한 가장 최근의 병력이 환자의 첫번째 병력이 아닐 경우, 관련 자료를 얻기 위한 가장 빠른 방법은 현재의 병력에 대한 것으로 시작하는 것이다.

발병 방식과 날짜

임상가에 의한 조심스런 질문은 종종 환자의 문제에 대한 원인을 보여준다. 질문을 할때, "문제가 어떻게 또는 언제 시작 돼나요?" 라는 질문은 임상가가 정확한 상해 경위와 발병의 성격을 파악하도록 해준다. 만약 발병이 급작스럽게 일어나거나 낙상과 같이 특별한 사건과 관련됐다면, 임상가는 손상과 관련된 움직임, 자세, 방향, 힘의 양을 파악하여야 한다. 리프팅이나 자동차 사고(MVA)와 관련된 손상과 손상 받은 구조물의 잠재력 또는 범위, 발병 정도, 치료와 관련된 정보를 제공할 것이다. 급성이거나 최근 발병인 경우, 심각성과 과민성 때문에 전체적인 검사는 긍정적이지 않을 것이다. 임상가는 환자에게 대부분의 정보를 제공하고 스트레스를 최소화하려는 검사 절차와 같이 제한된 검사를 수행하다.

만약 발병이 점진적이거나 잠행성(즉, 특별한 이유없이 발생)이라면, 임상가는 비정상적인 활동, 반복적인 동작, 작업의 변화, 훈련, 최근 질병, 스트레스와 같은 요인들에 대해 반드시 물어봐야 한다. "점진적"이라는 것은 몇 개월 동안 하루에 걸쳐 또는 몇 주에 걸쳐 발생됨을 의미한다. 누적되는 또는 반복적인 스트레스에 의한 척추 부하와 생체역학적인 부하는 몇몇 조직들이 피로 손상을 받게 할 수 있다. 잠행성 발병의 특징은 그 상태의 근본적인 원인과 관련되고 비근골격계적인 문제로 의심할 수 있다.

증상의 진행 과정

완성된 신체 차트를 사용하여, 임상가는 발병 이후의 각 증상의 진행 과정을 질문한다. 증상의 범위와 심각성의 변화는 그 문제의 관계와 안정성에 대한 단서를 제공한다. 예를 들어, 만약 환자가 3일 전에 우측 요통이 발생했고, 현재 우측 발로 방사되는 가쪽 종아리 통증과 무감각및 쑤시는 감각을 가지고 있다면, 임상가는 상태가 악화하고 있음을 추측할 수 있다. 만약 증상이 넓어지고, 원위측으로 이동한다면 상태는 악화되고 있을 수 있다(즉, 말초화). 마찬가지로, 하지의 증상이 지난 주에 걸쳐 해결되고 현재 오직 우측 요통만 있는 환자는 시간이 지나면서 상태가 좋아지고 있음을 의미할 수 있다. 증상이 근위부쪽인 허리 중앙으로 이동하고 국소화 되는 것은 상태가 개선되고 있음을 의미한다(즉, 중심화).

치료와 효과

현재 또는 이전의 치료에 대한 효과를 결정하기 위해, 임상가는 "어떤 치료든 받아본 적이 있습니까? 도움이 되었나요?" 라고 물어 보고, 만약 그렇다고 한다면, "어떤 방법입니까?" 이전 치료와 환자의 반응에 대한 세부사항은 치료 계획을 만드는데 도움이 된다. 과거에 받았던 치료가 다시 도움이 될 수도 있다. 그러나 성공적이지 않았던 치료는 권고되지 않는다. 적절한 물리치료 중재를 받았음에도 불구하고 변화하지 않고, 악화거나, 완화되다가 다시 악화되는 증상은 위험 신호로 간주된다.

안정성(완화, 악화, 같음)

문제의 안정성을 결정하는 것은 질문을 통해 이루어진다, "이것이 처음 시작되었을때와 비교하여, 통증이나 증상이 완화되었습니까, 악화되었습니까, 그대로입니까?" 만약 완화되거나 악화되었다면, 임상가는 "어떤 방식으로?" 라고 물어봐야 한다. 증상의 강도, 심각성, 기간, 부위의 변화는 그 문제의 안정성을 드러내고, 예후와 회복에 대한 정도와 수준을 예측하는 것을 도와준다. 환자가 증상이 악화된다고 하면, 임상가는 위험 신호 또는 역학적인 요소와 같은 일상생화의 위험요소 또는 경고 신호를 찾아야 하고, 이것은 치료를 지연시킬 수 있다. 증상이 완화되고 있다면, 재발을 방지하도록 위험요소가 제거되었다.

유사한 문제에 대한 이전의 병력

요통의 위험요소는 요통에 대한 병력을 가진 사람에게 약 2배 정도 높다.[28] 요통의 재발성 때문에, 이전의 병력은 이후 요통의 예측인자가 된다.[225] 이전 과거 병력은 질문을 통해 시작한다, "예전에 이 문제가 생긴 적이 있습니까?" 만약 환자가 불확실해 한다면, 임상가는 "당신이 지금 느끼고 있는 것과 비슷합니까?" 라고 명확하게 해준다. 재발의 병력에 대해 초기 발병 방식, 심각성, 이전의 치료, 효과, 재발 빈도, 치료시간, 치료수준, 병력간의 상태를 순서대로 결정한다.

손상의 초기 발병과 기전은 상세하게 서술되어야 한다. 마지막 병력으로부터 또는 병력 간의 병력의 빈도와 기간과 회복 수준은 잠재적인 회복에 영향을 미칠 수 있다. 발병 방식에 패턴이 있는가? 예를 들어, 만약 각각의 요통 병력이 비즈니스 여행 동안의 장기간 앉아있는 것과 관계가 있다면, 중재의 중요한 부분과 재발은 환경에서의 앉아있는 동작을 포함하고 있다. 이전의 치료와 효과와 회복 수준은 현재의 손상을 수반하고, 합리적인 치료 목표와 재발 가능성을 설정하는 것을 도와주고, 시간이 지남에 따라 그 문제에 대한 안정성에 관한 자료를 제공한다.[265] 만약 증상이 쉽게 자극적이고 회복되는 것이 병력간에 나타나지 않을 경우, 임상가는 시간이 지나면서 그 문제가 악화되고 있음을 예측할 수 있다.

증상 양상(악화요인, 완화요인, 24시간 양상)

증상의 양상을 결정하는 목적은 증상이 활동, 자세, 움직임, 시간에 어떻게 반응하는지를 이해하는 것이다. 어떤 근골격계적인 문제는 다른 것들이 악화되는 동안 어떠한 자세나 움직임에서는 완화된다. 자세나 움직임이 환자 증상의 위치, 강도, 질의 변화를 유발한다는 심도 깊은 질문은 그 문제의 기계적 성질, 활동 제한, 기능 상의 심각성, 민감도 또는 증상의 자극 민감도, 문제의 완화요인 등을 결정하는 것을 돕는다. 악화요인과 완화요인은 분류, 예후, 중재를 결정한다. 예를 들어, 걸을 때 증상이 악화되고 앉았을 때 안정이 되는 환자는 특정한 굴곡 운동에 대한 반응이 증가할 가능성이 있다. 특정한 증상 양상을 얻는 것과 관련된 세부사항은 제2장에 언급되어 있다.

악화요인

일상 활동, 자세, 움직임은 환자의 일상 생활에 따른 다양한 역학적 요통을 동반한 허리의 사용을 요구한다. 환자는 정확한 움직임 또는 자세, 시간, 거리, 각각의 증상을 유발하거나 증가시키는 반복횟수, 증상을 유발하거나 완화시키는데 어느 정도 걸리는지를 확실시 해야한다. 요통에 대한 공통적인 악화요인은 다음과 같다.

- 앉기, 서기, 굽히기, 여행(예를 들어, 진동)과 같은 정적인 자세
- 걷기, 앉았다가 서기, 섰다가 앉기, 굽히기, 반복적

인 굽히기, 뛰기, 계단오르기와 같은 움직임이나 활동

- 반복적인 들기, 굽히기, 비틀기, 뻗기와 같은 특별한 업무, 레크레이션 활동
- 옷입기, 목욕, 수면, 세탁과 같은 일과 활동

악화요인은 RMDQ 또는 ODQ와 같은 자기 보고를 통해 얻을 수도 있다.

요추와 경추, 흉추, 엉덩이, 무릎, 발목과 같이 관련된 부분의 움직임과 안정성에 대한 일반적 요구사항을 결정하기 위해 움직임이 반드시 분석되어야 한다. 예를 들어, 서기와 걷기는 대게 요추의 신전, 하지의 부하와 균형, 엉덩이의 안정성과 움직임을 요구하는 활동이다. 안정된 앉기는 대게 요추의 굴곡, 적절한 엉덩이 움직임과 관련된다. 구부리는 자세는 쪼그리는 자세보다 요추에서의 더 많은 굴곡을 만들어낸다. 침대에 누워있는 것은 많은 요인들과 관련이 있다, 그러나 일반적으로 바로 누운 자세와 업드려 누운 자세 또는 옆으로누운 자세가 있다. 일상 생활의 제한, 활동 제한은 환자의 요통과 관련되어 있다. 기본적인 악화요인은 기능적인 목표를 설정하고, 중재효과를 재평가하는데 사용되곤 한다. 악화시키는 움직임 또는 자세에 대한 분석은 특정 검사와 측정 또는 중재를 결정하는데 도움을 준다.

완화요인

움직임, 자세, 약물, 치료와 같은 완화요인은 모든 증상에서 모색되어야 하고 초기 중재 또는 환자의 문제에 대한 전체적인 관리로 다루어 질 수 있다. 악화요인을 분석하는 것과 비슷하게, 요추나 관련된 부분들은 환자의 증상을 줄여주거나 제거해주는 움직임 또는 자세조절에 대해 필요한 것이 고려되어야 한다. 예를 들어, 걷는 것이 요통에 대한 완화요인이라고 설명한 환자는 운동치료적인 중재로써 특정한 양의 걷기가 요구될 수 있다. 임상가는 환자의 하루가 좋았는지 나빴는지 물어봐야 한다. 어떤 움직임이나 자세가 좋은 하루를 만들어 내는지를 알아내는 것은 나쁜 하루가 되게 하는 악화요인을 결정하는 것과 같이 중요하다. 만성적인 문제와 과민성을 가지고 있는 환자는 통증을 결정하는 것보다는 활동 제한을 결정하는 것에 다각적인 접근이 필요할 수 있다.

24시간 양상

임상가는 특히 환자가 밤에 자는 동안에 중점을 두고 24시간 동안의 증상의 양상에 대해 반드시 물어봐야 한다. 수면의 질은 신체 기능 회복에 있어서 중요하다. 문제가 있는 수면 패턴에서, 신체와 정신은 최적의 기능을 수행할 수 없다. 게다가 통증, 약물 부작용, 증가된 배뇨, 식은 땀은 재활 과정을 방해할 수 있는 수면 부족과 관련된 요인들이다.[296]

밤

밤의 통증은 종종 암과 같은 위험 신호를 암시하지만, 좀더 분명하게 한다면, 환자가 "그렇다" 라고 질문에 대답한다면, "그 통증이 당신을 밤에 일어나게 합니까?"라고 질문한다. 임상가는 다음의 질문을 해야한다, "당신을 일어나게 하는 것은 무엇입니까?" 환자가 관련된 쪽으로 눕는것에 문제가 있거나 자세를 바꾸거나 다시 잠이 들면서 제거되는 증상을 가지고 일어난다면 밤의 통증은 전형적인 역학적 문제이다. 만약 환자가 밤에 통증이 가장 강하고, 무엇이 일어나게 만드는지 불확실하고, 반드시 일어나야 하고, 다시 잠들기 어렵다면, 임상가는 염증성 요소 또는 종양과 같은 좀더 심각한 병리학적인 문제에 대한 가능성을 고려해야 한다.[297] 만약 밤의 통증이 주요 불만사항이라면, 임상가는 빈도, 유발시키는 자세, 증상에 대해 결정해야 한다. 이 정보는 치료의 효과를 결정하는 하나의 방법으로 다음 번 방문시에 재평가하는 것에 도움이 될 것이다.

아침

대부분의 근골격계적인 문제는 휴식으로 인해 아침에 완화된다. 어떠한 퇴행성 관절장애는 아침에 완화되거나 통증이 줄어든다. 그러나, 환자는 종종 30분에서 60분 정도 움직여 주면 완화되는 뻣뻣함을 호소하기도 한다. AS와 같은 염증성 질환은 보통 휴식을 통해 완화된다. 그러나 아침에 가장 심한 뻣뻣함이 나타나고, 보통 60분 이상 지속된다.[298] 아침에 악화되는 증상은 잘못된 수면 자세 때문 일 수 있다. 아침에 증상의 변화가 없는 것은 비역학적이거나 사소한 역학적 문제 일 수 있다.

저녁

임상가는 하루동안 증상이 어떻게 변화하는지 또는 일하지 않는 날과 비교하여 일하는 날 증상이 어떻게 다양한지에 대해 물어봐야 한다. 아침에 개선되고 하루 동안 움직이면서 완화되는 증상은 역학적인 문제이고 좋은 예후를 예측할 수 있다. 아침에 개선되지만 하루 동안 활동하면서 악화되는 증상은 역학적 문제이고 제한된 예후를 가지고 있을 수 있다. 다음의 질문으로 이러한 활동을 중재와 잠재적인 회복에 대한 장벽으로 식별해야 한다. 일상생활 동안 변화하지 않는 증상은 사소한 역학적 문제이거나 좀 더 심각한 병리적 문제일 수 있다.

의학적 설문조사/일반적인 의학적 병력에 대한 검토

의학적 설문조사에 대한 검토는 일반적인 건강에 대한 제한적인 검토이고, 체계적인 검토이며, 과거 의학적, 수술적, 약물, 진단검사 병력에 대한 평가이다. 근골격계적인 상태처럼 보이는 질환에 대한 조사 검토는 다른 의학적 공급자를 소개해주거나 주의사항을 알려줄 수 있고 물리치료 중재와 관련된 금기사항을 알려줄 수 있다. 이러한 정보에 대한 종합은 임상가가 진단, 예후, 치료 계획, 중재 방향 결정을 명확하게 하는데 도움을 줄 수 있다.

임상가는 신체검사 동안에 위험 신호 또는 경고 신호에 대해 경고해야 한다. 암, 감염, AAA, 골절, 신장질환, CES, 신경학적 관련 질환과 같은 위험 신호에 대한 조사는 일찍이 이루어 진다. 두려움-회피와 조직 질환의 특성을 검토하기 위해 2장을 보도록 해라(표 2-7, 2-8 참고). 다음의 조사는 요통을 가진 환자의 검사와 관리에 영향을 줄 수 있는 일반적인 건강적 요인의 간결한 검토이다.

요통과 관련된 일반적인 건강 상태 고려

임상가는 자주 물어본다. "일반적으로 어떻게 당신의 건강을 평가 합니까?" 대부분의 환자는 훌륭하다, 매우 좋다, 좋다, 평범하다, 나쁘다 등으로 대답한다. 일반적인 건강에 대한 자가 진단은 환자의 경험과 질병에 대한 배경 지식과 관련된 복잡한 과정이다. 나쁘게 평가된 건강상태는 높은 사망률,[299] 기능적 제한,[300] 만성적 상태의 악화를 예측한다.[213] 건강상태 질문에 대한 환자의 반응은 잠재적인 경고신호이지만, 모든 위험인자 또는 위험 신호는 모든 사람들과 임상적 상황에 맞게끔 고려되어야 한다. 일반적인 건강 상태를 파악하는 것은 환자의 임상적 상황과 재활에 대한 예후를 알 수 있게 해준다.

나쁜 건강상태에 대한 인식을 가진 사람이 요통을 가질 확률이 더 높다.[213,301] 이러한 사람들은 두통, 호흡기, 심장질환, 위장질환과 같은 건강상에 다양한 문제들을 가지고 있다. 그리고 요통의 존재가 오직 하나의 요인인 다른 관절 질환은 지각된 나쁜 건강에 대한 원인보다도 나쁜 건강에 대한 인식과 관련되 있다.[224] 동반질환 때문에 나쁜 건강을 가지고 있는 사람들은 재활에서 느린 진행을 가지게 될 확률이 있고, 정상적인 치료과정에서 지연될만한 위험요소가 있다.

흡연

흡연은 증가된 퇴행성 척추 변화, 증가된 골다공증의 위험, 감소된 골밀도와 관련이 있지만, 흡연과 요통의 직접적인 연관은 강하지 않다.[224] 요통과 흡연 사이의 관계는 최근에 메타분석을[302] 통해 설명되었으며 저자들은 현재, 과거의 흡연자 모두 전혀 담배를 피지 않은 사람보다 높은 유병율과 발병률을 갖고 있는 것을 알아냈다. 현재 흡연자들의 요통의 발병률은 성인보다 청소년들에게서 더 강하다.[302] 16~18세 사이의 청소년들이 매일 9개 이상의 흡연을 할 경우 젊은 성인에서 요통과 관련이 있다. 흡연은 또한 심혈관계 질환 같은 다른 건강 위험 요소에 대한 지표가 될 수 있다.

비만

환자 BMI가 30 이상인 경우의 비만요소는 요통의 독립적인 인자로 예측되며 여성에서 만성적인 장애와 강한 관련이 있다고 여겨진다.[304,305] 정상 체중 사람과 비교했을 때 과체중 사람은 요통의 높은 발병률을 갖고 있고 요통과 만성요통과 강한 연관이 있다.[306]

비만은 근골격계 문제와 관련된 중요한 건강 문제로 여겨지고 있으며 허리통증의 위험한 요소로 여겨지고 있다. 만성요통이 있거나 없는 23명의 건강한 비만인의 연구에서 만성요통 비만은 척추의 일반적 감소 ROM을 특징으로 하고, 특히 증가 전방 골반 경사 또는 요추 전만의 정적 자세 적응과 골반 및 흉부 수준을 감소하고, 요통이 없는 비만환자와 건강한, 즉, 살이 찌지 않는 여성과 비교하여 측면굴곡이 감소되었다. 비만과 대조군에 비하여 만성요통이 있을 때는 흉추 및 어깨 움직임의 현저한 감소를 보였다. 특히, 흉부 ROM은 요통이 없는 비만 여성에서 유의하게 낮았다. 이 그룹에서 굴곡 운동은 요추에 의해 주로 수행하였다. 저자는 흉추의 뻣뻣함과 정상 요추 ROM이 함께 비만의 특징으로 나타나고 요통의 발전에 걸리기 쉽게 할 수도 있다고 결론지었다. 가설적으로 감소된 흉부 ROM은 요통과 함께 나타난 주제의 부분의 평가에 대한 필요성을 제안하고, 경부 및 요추 모두 가동성에 대한 추가적인 요구를 제기할 수 있습니다. 그러나 추가적인 연구는 원인과 결과의 관계를 결정하기 위해 필요하다.

심혈관계 고려사항

Billek-Sawhney와 Sawhney는[308] 정형외과 물리치료에서 검사된 환자의 62%가 CVD를 가지고 있다고 보고했다. 운동 또는 신체 활동과 관련된 불리한 심장 사건의 위험을 최소화하기 위해, 선별 기준은 CVD의 존재 여부 또는 CVD 위험 인자가 존재하는지 확인한다.[309] 선별검사는 일반적으로 면담 과정에서 수행되었다. 스포츠 의학의 미국 대학[310](ACSM)는 CVD의 위험을 선별하기 위한 지침을 제공한다. 이러한 위험 인자는 나이, 가족력, 흡연, 앉아있는 생활 습관, 비만, 고혈압, 이상 지질 혈증 및 당뇨병 전기를 포함한다. 개인은 CVD 인자의 존재 또는 부재에 기초하여 위험에 따라 계층화된다.

ACSM[310] 위험 계층화는, 낮은 중간, 높음으로 설명되어 있습니다. 위험이 낮은 사람은 CVD, 폐의 징후, 증상 또는 진단이 없으며 대사 질환과 1 CVD의 위험 인자보다 작거나 같은 수 있습니다. 중간 위험도 사람 징후 또는 증상 또는 CVD, 폐 없이 진단, 또는 대사 질환이 없지만, 적어도 2 CVD 위험 요인이 있다. 위험이 높은 사람은 하나 이상의 징후 또는 증상을 가지고 있거나 CVD, 폐, 또는 대사성 질환의 진단을 가진다.[310] 낮은 그리고 중등도의 위험을 가진 개인 모두에 대한 권장 사항은 건강 진단 승인 없이 낮은(3이하 근에너지기법[MET]) 그리고 중등도(3-6 근에너지기법)의 신체적 활동을 허락한다. 격렬한 운동 강도(6 근에너지기법 이상)에 대한 건강 진단은 중등도 위험도와 높은 위험을 가진 개인의 어떠한 강도의 활동 또는 운동을 권장한다. CVD 검사의 표준은 PT 문학에 존재하지 않는다. 심혈관계 검사는 신체적 활동과 운동에 있어 임상적인 금기와 주의사항을 확인하는 것을 권장한다.

약물 사용

Chou와 Huffman은[311] 만성요통 급성 및 치료하는데 가장 일반적인 약물의 장점 및 위험을 요약하였다. 이 약물은 아세트아미노펜, 비 스테로이드성 항염증약(NSAIDs), 항우울제, 벤조디아제신전, 항간질 약물, 골격근 이완제, 진통제, 트라마돌 및 다리 통증이 있거나 없는 급성 또는 만성요통에 대한 전신 코르티코 스테로이드를 포함한다. 이러한 약물 중 가장 일반적으로 처방되는 것은 비스테로이드성 소염진통제, 골격근 이완제 및 진통제이다.[312-314]

요통을 위한 의료 서비스를 추구하는 사람은 약물 치료를 받을 가능성이 높다. 임상가는 약물의 목적, 사용기간, 투여량, 허용치, 순응도, 효과 같은 모든 종류의 약물에 관하여 알아야 한다. 이 약물은 증상을 숨길 수 있기 때문에, 어떤 약물 치료와 이전 방문에 대한 효과의 문서는 중요하다.

요통을 위한 첫번째 약물에 대한 권장 사항은 아세트아미노펜이나 비스테로이드성 소염진통제이다.[11] 일반적인 의약품의 부작용은 다음과 같다:

- *NSAIDs*: 복막 출혈, 위장관 증상, 신장, 간 문제, 또는 심근 경색에 의한 어깨 또는 등 통증
- *Corticosteroids*: 무혈성 괴사 대퇴골, 골다공증, 면역 억제 또는 스테로이드에 의한 근육병증
- *항우울제*: 운동 장애
- *골격근 이완제*: 진정
- *스타틴 관련 약물*: 근골격계 통증
- *오피오이드*: 오심, 변비, 구강 건조, 현기증, 또는 중독[11,33]

영상 또는 기타 진단 검사 결과

영상의 전통적인 역할은 치료 의사 결정 과정을 안내하

는 정확한 해부학적 진단 정보를 제공해 왔다. 그러나 광범위한 검사라고 할지라도 많은 구조적인 비정상을 가진 보통의 사람들이 요통이 있기도 하고 없기도 하기 때문에 요통에 대한 병리학적 원인이 적어도 사례의 85%라는 것은 확인될 수 없다.[315] 요통의 특정 원인을 확인할 수 없다는 것은 임상시험이 심각한 병리현상의 증가 가능성 또는 점진적인 신경학적 결손을 제안할 때 방사선 촬영, 자기공명영상, 컴퓨터 단층촬영 CT, 신경전도검사, 척수조영술 같은 고가의 조사로 지시되는 권장사항으로 이어진다.[11] 이 경우, 진단과 치료의 지연이 불량한 결과를 초래할 수도 있다.

진단 영상은 일차 의료 환경에서 나타나는 요통을 가진 많은 환자들을 위한 보통의 절차이다. 명확한 표시가 없는 경우, 방사선 촬영은 경제적 상환(financial reimbursement)을 위한, 또는 환자의 기대를 충족하는, 환자를 안심시키는 것이다.[316,317] 그러나, 영상은 관련 없는 영상 소견에 기초한 진단을 받은 환자 표기의 잠재적인 부정적 영향, 6년 동안 매일 가슴 방사선 사진과 동등한 양의 방사선 촬영,[318] CT[12]으로부터 오는 여성의 생식샘 방사선의 위험과 관련이 있다.[319,320] 영상은 직접 비용을[321–323] 증가시킬 수 있다.[324] 치료에 영향을 줄 수 있으며, 고가의 불필요한 침습적 절차의 사용 증가로 이어질 수 있다. 초기 MRI를 받은 환자는 초기의 단순 방사선과 비슷한 증상의 감소, 비슷한 치료 보고서를 비교한다. 요추 MRI의 높은 주파수는 개선 결과의 명확한 혜택 없이 척추 수술의 증가 속도와 연결되어 있다.[321–325]

방사선 영향은 영상 소견이 증상과 단순 방사선으로 식별할 수 없는 요통의 중요한 원인이 관련이 적기 때문에 도움이 되지 않을 수 있다.[37] 연령 증가에 따른 디스크 변성, 척추 골극 및 후관절 관절염의 유병률은 요통 없는 환자에서 일반적이다.[326] 척추 분리증은 증상 그리고 무증상 환자에서 동일하게 발생한다.[326] 척추 전방 전위증은 무증상 환자의 1~5%에서 발생한다. 척추 전방 전위증의 높은 등급(즉, 25%를 초과하는 척추 폭의 감소)은 증상과 관련이 있으나 희귀하고, 25%의 감소보다 적은 것은 요통이 있는 그리고 없는 개인들이 일반적이다. 척추 갈림증, 전환 척추 및 Scheuermann 병은 요통과 관련이 나타나지 않으며, 증상이 있는 그리고 없는 사람 모두에서 발견된다.[326]

그러나, 최근의 연구는 전이 척추 일부 요통을 설명할 수 있음을 보고한다.[327,328] 탈출된 척추 디스크와 척추관 협착증, 신경근 압박의 일반적인 원인은, 일반 천추 방사선 사진에서 진단할 수 없는[329]; 고급 영상, CT 또는 MRI 같은 진단을 해야 한다.[37]

디스크 이상과 척추관 협착증 및 요통 사이의 관계는 논란이 있다. 몇몇 연구는 요추 디스크 이상이 무증상 사람에서 보여지고 요통의 예측이 되지 않는다고 보고한다.[326,330,331] Jensen 등은[330] 요통의 병력이 없는 나이 많은 성인에서 40~50%는 추간판 팽윤(bulging disk), 20~30%는 추간판 탈출(herniated disc)을 가진 것으로 연구에서 발견했다. 60세 이상 환자에서 척추관 협착증이 요통 또는 다리 통증 없는 환자의 20% 이상에서 기록된다.[330–332] Beattie 등은[332] 추간판 압출 또는 심각한 신경근 압박의 MRI의 존재가 강하게 말단 다리 통증과 연관되어 있다고 결론을 내렸다. Videman 등은[333] 임상에서 섬유연골(annular) 열상과 디스크 높이의 MRI 소견은 제한 값을 가지고 있다고 결론을 내렸다.

ESR, 소변검사, 또는 전체 혈액 검사 같은 일상적인 실험실 검사는 기록이나 검사가 심각한 병리학적 원인으로 제안되지 않는 한, 요통을 가진 사람에게 필요로 하지 않는다. 이 검사는 특이하지만, 단순 방사선보다 더 민감하기 때문에 ESR은 암이나 감염을 선별하는 데 도움이 될 수 있다.[334] 방광이나 신장 감염이 의심되는 경우 소변검사는 유용한 검사이다.[37]

즉시 영상이 없는 보통 임상 치료와 비교했을 때 임상 결과를 개선하지 않기 때문에 일상적인 영상 또는 6주 미만의 시간의 급성, 비특이성 요통 환자에서 다른 진단 검사는 하지 않는 것이 좋다.[11,37,335] 해부학적 이상은 영상으로 쉽게 발견되지만, 이러한 이상의 대부분이 무증상 환자에게서 발견된다. 따라서 영상은 부적합한 결과가 발생할 수도 있고, 요통 환자의 특정 원인을 발견하는데 부적절할 수도 있다.

만성요통에 대한 권장 사항은 불충분한 연구로 명확하지 않다. 만성요통에 대한 정기적인 CT 또는 MRI는 부적절 할 수 있기 때문에 추천되지 않을 수도 있다.[321] 6주 이상 지속하는 지속적인 요통을 위해, MRI 및 CT는 비교 결과를 제공하지만 정상 성인에서 이상 소견의 빈도는 이 시험의 특이성을 제한한다.[336] 대부분의 환자는 보존적 치료로 개선하기 때문에 주요 신경학적 손상이 언급하지 않는 한 아마도 추간판 탈출이나 척추관 협착증으로 인한 방사통의 경우, 초기 영상은 필요하지 않는다. 그러나 신경학적 상태의 주의깊은 관찰이 타당하다. Kleinstiick 등에[336] 따르면, MRI는 전신 질환의 의심에 대한 가장 큰 민감도와 특이도가 있다.

임상가는 신중하게 요통 개별 환자의 전반적인 관리에 대한 역할과 영상의 상대적 영향을 고려해야 한다. 심각한 병리는 요통으로 제시할 수 있으며, 임상가는 수시로 재평가를 확인하기 위해 적절한 검사를 수행해야 한다. 발병 4~6주 내에서 신속하게 응답하지 않는 개인의 경우, 선택적 조사가 보증할 수있다.[339]

환자의 기대 또는 목표

임상가는 일반적으로 환자에게 물리치료로부터 그들의 구체적인 목표나 기대에 대해 설명하기를 요구한다. 이전의 조사는 향상된 건강한 결과와 환자의 긍정적인 기대 사이의 상관을 보여준다.[340] 이차적인 분석에서, Myers는[341] 급성 요통의 회복에 대한 일반적인 환자의 기대와 그들의 결과 사이에 상관 관계를 조사했다. 환자는 0에서 10척도(0 = 향상 없음, 10 = 완전한 회복)를 6주 동안 그들이 기대했던 향상의 정도를 나타내기로 요구 받았다. 회복을 위한 기대의 평균은 8.8(SO 1.7)이었다. 환자의 응답은 몇 가지 예측값을 갖고 있다. 자신의 연구 결과를 바탕으로 빠른 회복에 대한 기대치가 높은 환자는 더 많은 개선을 보여줄 예측도가 높다. 환자의 목표를 설정하는 것은 특정 기능 요구의 회복이 중재에 맞게 환자의 관심과 도움을 청취할 수 있는 기회를 제공한다.[342]

면담 요약

공식 면담의 끝에서 임상가는 물어봐야 한다. “우리가 토의하지 않은 것 또는 나에게 말하고 싶은 것에 대해 다른 우려나 걱정이 있습니까?” 임상가는 면담에서 주요 결과에 대한 간략한 요약을 제시하고 신체 검사에 대한 계획을 논의해야 한다.

검사와 측정을 계획하기 위한 임상적 추론 지침

공식적인 면담의 마무리에, 임상가는 간단히 주관적인 자료를 검토하고 신체 검사 계획을 시작해야 한다. 이러한 반영은 초보 및 숙련된 임상가 모두가 해부학 및 생체 역학 관계, MIS, 통증 패턴, 활동 제한, 위험, 재활 과정에 영향을 주고 더 앞선 정보를 찾는 예후인자를 확인하는 것에 직면한다. 이러한 계획적인 접근은 병력의 중요한 사항을 체계적으로 검토하게 하며, 초기에 중점과 신체 검사의 깊이를 시사하는 기초자료를 제공한다. 또한 환자의 진전을 재평가하는데 사용되는 기준선을 제공한다. 임상가가 많은 경험을 하고, 병력으로부터 생겨나는 패턴들을 좀 더 쉽게 인식함에 따라, 이 과정은 심의가 줄어든다; 그러나, 깊이 생각하는 과정은 복잡한 환자 또는 예상대로 응답하지 않는 환자를 포함한 어떤 환자에게든지 항상 유용하다.

검사를 계획하는 과정은, 임상가가 병력으로부터 얻은 정보를 분석하는 것을 돕고 적당한 검사와 측정을 계획하며 효율적인 검사 수행의 가능성을 증가시키기 위해 검사 양식 계획(표 2-9)을 사용하여 제2장에서 논의되었다. 신체 검사의 범위와 활동을 계획하기 위해, 임상가는 환자의 증상 및 불편감의 심각성, 민감도, 기질, 단계, 안정성을 고려해야 한다.[343] 임상가는 또한 지속적인 요통의 진행 또는 인간공학, 조건반사, 우울증, 직업 요구사항, 신체 인식 및 감각 운동의 완전성, 외상, 이전의 사건, 다른 의학적 문제처럼 상태에 영향을 미치는 다른 요소들과 관련된 위험 요소들을 고려해야 한다. 이 과정의 최종 결과는 진단 분류 또는 환자 요통의 가설(들)을 생성하는 것이며, 신체 검사와 연속적인 재평가를 통해 가설(들)에 대한 검사를 계획한다. 임상가는 첫날과 다음의 1, 2번째 방문시 어떠한 검사들이 필요한지에 대한 확실한 계획을 세워야 한다. 검사 양식을 계획하기 위해 임상적 추론 지침을 사용한 두 가지 샘플 사례 연구(부록 A, B)는 부록 세션에서 제공된다. 또다른 사례 연구(부록 C)는 검사를 계획하고 검사의 일부를 측정하기 위한 임상적 추론 지침을 사용한 예시를 제공한다.

[표 4-17] 신체 검사의 구성요소

- 관찰(신체 측정: 키, 몸무게, 지방율, 체지방 구성, 허리둘레)
- 보행
- 자세
- 기능적 검사
- 능동 관절 가동 범위
- 수동 관절 가동 범위(생리학적, 부가적, 분절 움직임 검사)
- 저항 검사
- 신경학적 검사
- 근 길이/유연성 검사
- 근 수행력(근력, 근파워, 근지구력)
- 병변부위 위와 아래의 관절을 검사
- 특수 검사
- 촉진

진단 분류와 주관적 검사의 개요

급성 요통이 양성 및 자가 제한적 문제가 아니라는 새로운 근거를 고려하면, 주관적 검사에서 얻은 자료의 중요성은 과소평가될 수 없다. 환자의 정확한 보고는, 개개인이 좀 더 쉽게 만성으로 발전하는 것과 요통으로 손상받은지를 확인하는 것을 도울 수 있다. 재발은 일반적이다. 요통환자의 상당수가 낮은 강도의 통증과 장애를 경험했지만 업무는 계속했다. 12개월 이내에 적어도 하나의 재발 공동 누적 위험도는 66%~84%로 다양하며, 3년에서는 84%이다.[339] 면담에서 쉽게 확인되는 다양한 요인들(즉, 심리적, 업무관련, 요통의 병력)은 요통의 경험이나 장기간의 회복 후의 좋지 않은 결과에 영향을 미치는것으로 간주된다. 문제의 만성화는 통증의 기전, 관리, 예후와 관련된 결과를 가진다.

주관적 검사는 위험 및 요통의 발병 또는 지속성과 관련된 예후 인자를 모두 보여준다. 위험 요소의 연구 검토는 요통의 병인에 대한 잠재적 연결 가능성 때문에 중요하지만, 단 하나의 요소가 강한 영향을 줄 것처럼 보이지는 않는다. 요통의 발달 및 지속성과 관련된 위험 요소는 다차원적이며 잘 알려지지 않았지만, 요통의 원인이 되는 필수 요소가 아니다. 여러 체계적 검토들은 개인의 위험 요소의 영향에 관하여 상반되는 결과들을 보고했다. 신체적 특성, 사회 경제적 지위, 일반적인 의료 및 심리적 건강, 직업적 요인들 모두가 상호작용하며 개인의 위험 또는 요통 경험의 경향에 대한 양적 변화에 기여한다.[227] 따라서 현재의 기능적 제한을 결정하기 위해, 그리고 어떠한 요소가 회복에 방해되거나 재발에 기여하는지 결정하기 위해 건강 상태, 직업, 삶의 방식, 레저나 스포츠와 같은 개개인의 위험 요소들은 조사되어야 한다. 어떠한 전구 위험도 개인 문제의 발달이나 유지에 기여 요소가 될 수 있다. 임상가는 지속적인 관리를 통해 필요에 따라 위험 요소 및 대처의 잠재적 영향을 인지해야 한다.

요통의 병력은 장래의 요통에 대한 가장 강한 예측인자이다. 다리 통증은 더 좋지 않은 결과 및 만성 증상으로의 발달 가능성이 증가하는 것과 관련이 있다. 다리 증상의 중심화는 좋은 결과와 연결되는 반면, 증상이 중심화가 되지 않는 것은 만성화에 대한 강한 예측인자로 고려된다. 경고 신호로 알려진 정신사회적 위험 요소는 만성 지속적 요통으로 이행하는 역할을 하며 업무로의 복귀를 어렵게 한다. 일부 개인들에게 급성에서 만성요통으로 이행하는 것은, 임상적 요소보다 정신사회적 요소에 의해 좀 더 예측될지도 모른다. 위험요소와 유사하게, 예후인자는 복잡하고 개인간의 다양한 양에 기여한다. 조기 발견은 만성단계로의 이행을 방지할 수 있다.

주관적인 검사는 환자에게 나타나는 문제에 대한 배경 및 세부적인 특성을 가진 모든 환자로부터 주요 정보를 확인하기 위해 조사한다. 이러한 초기 정보는 초기 진단가설이나 분류를 형성하는 토대를 제공하며, 그리고 나서 신체검사의 중점과 포괄성을 안내한다. 환자로부터 정확하고 타당한 정보를 얻는 것은 진단분류, 신체 검사 계획, 효과적인 관리 전략을 구현하는 것을 돕는다.

신체 검사의 구성요소

신체 검사는 비특이적 요통의 진단분류 및 진단적 분류

[표 4-18] 요골반부위 검사 개요 (하부 흉추 포함) T10-T12

선 자세	• 전반적인 관찰과 기초 활력 징후 • 스쿼트, 신발 및 양말 신기와 같은 기능적 활동 • 보행 • 균형 • 신경학적 검사: 도수 근력 검사(MMT) 발가락/발꿈치 걷기 L4-5; L1-S2	• 자세(장골능, 위뒤엉덩이뼈가시, 위앞엉덩이뼈가시, 등; 다리길이; 전만증; 후만증; 측방 굴곡, 측만증, 위축, 피부감염) • 측방 굴곡 교정 • 능동 관절 가동 범위(굴곡/신전, 측방굴곡) 필요에 따라 압력 • 필요에 따라 반복된 움직임: 선 자세에서 반복적 신전/선 자세에서 반복적 굴곡, 필요에 따라 선 자세에서 측방 활주 • 결합된 움직임 검사, 필요에 따라 요추사분면
앉은자세	• 앉은 자세 • 능동 관절 가동 범위: 압박이 가해진 방향으로 회전 • 신경학적 검사(L2-S2)	• MMT, 심부건반사(DTRs): 슬개건반사, 발목 반사, 넙다리뒤근(복와위); 필요에 따라 감각 • 슬럼프 검사
바로 누운 자세	• 앙와위로 이동하는 능력 관찰 • 반복된 움직임-누운자세로 굴곡 반복 • 하지 직거상 검사: 배측굴곡, 내전, 내회전과 함께 민감도 연습을 더함 • 촉진: 장골능, 위앞엉덩이뼈가시, 치골 결절 대칭; 필요에 따라 고관절, 복부	• 무릎 검사: 굴곡/신전, 압박 • 근 길이: 이상근, 넙다리뒤근, (SLR 또는 90/90), 넓은등근; Thomas 검사, 장요근, 장경인대) • 복횡근/다열근: 촉진/생체되먹임/재활 초음파 영상 • SIJ 신연/압박, 허벅지 밀어내기, Gaenslen's 검사, 천골 밀치기
엎드린 자세	• 반복된 움직임: (지속적 또는 반복적 10x, 반응 평가) • 베개 위에서 복와위, 복와위, 팔꿈치로 지지한 채 복와위 • 누워서 반복적 신전(REIL) • 약화됨과 함께 REIL • 가동성 밸트와 함께 REIL • 고관절 오프셋과 함께 REIL	• 엎드린 자세에서 무릎관절 굴곡/대퇴신경신장검사 • 고관절 신장: MMT(대둔근, 넙다리뒤근), 넙다리뒤근(DTR) • 고관절 내회전 관절가동범위: 양쪽으로 • 촉진/수동 부가적 척추사이 움직임: 중심 및 한쪽(천골~T10) • 엎드린 자세 불안정성 검사 • 수동적 요추 신전 검사
옆으로 누운 자세	• 수동 생리학적 척추간 움직임- 굴곡/신전/측방굴곡/회전 • Ober's 검사	• 고관절 외전/내전: 근력

의 과정을 계속하며, 근본적으로 심각한 병적 상태에 가능성을 두거나 배제하고, 신경 손상 또는 다른 경쟁적 의학 질병을 초래하는 어떠한 상태를 찾는다.[344] 기본 구성 요소 및 신체 검사의 일반적인 과정은 제3장에서 논의되었다. 초기에, 병력은 첫번째 세션에서 수행되는 검사와 측정에 우선 순위를 매기는 것을 돕는다.

요통환자의 통증과 장애 뿐만 아니라, 신체 구조와 기능의 물리적 손상은 진전 및 치료 효과를 평가하기 위해 관례대로 물리치료사에 의해 사용된다. 일반적인 장애 측정은 요추 관절가동범위, 하지 직거상 검사(SLR)의 관절 가동범위, 근력 및 근지구력을 포함한다. 그러나 임상에서 사용되는 모든 측정이 진단과 비특이적 요통의 관리에서 똑같이 유용하지는 않다. 일반적으로, 장애 측정은 환자 만족도, 통증 또는 장애 측정에 대해 불확실한 수렴 타당

도를 가지며 개개인 증상의 유, 무를 구별하는 능력이 떨어진다.[345,346]

신체적 장애, 생리적 또는 해부학적 구조 또는 기능의 손실이나 비정상이 있는 요통 환자들은 일반적으로 통증, 장애, 직업 상태와 별로 연관이 없다.[168,347,348] 또한, 요통 환자에 대한 신체적 손상의 반응은 충분히 연구되지 않았다.[163] 치료 후 6주 뒤, Pengel 등은[163] 6주~3개월 동안 요통을 가진 그룹의 자기 보고 통증, 장애 측정, 신체손상 측정(예, 관절가동범위 및 하지 직거상 검사)을 비교했다. 18-, 24- 항목 버전 모두인 NPRS와 RMDQ를 뒤이어 PSFS는 가장 민감한 결과였다. 신체적 장애 측정은 자기 보고 통증 및 장애 측정보다 덜 민감하다. 신체적 장애의 낮은 민감도 때문에, 환자 개인의 회복을 관찰하기 위한 신체적 장애 측정의 일상적인 사용은 의미있는 변화가 발생했는지 아닌지의 여부를 결정하는 가장 좋은 방법이 아닐 수도 있다. Pengel 등은[163] 임상가가 신체적 장애보다 통증과 장애 점수에서의 의미있는 변화를 좀 더 강조하고 확인하는 것을 제안했다. 민감도가 낮은 결과 측정을 사용하는 것은 변화가 일어난 것에 대한 잘못된 종결의 위험이 있다.[163] 앞으로의 연구는 자기 보고 장애 측정의 표준화된 구성보다 통증이 있고 제한된 움직임이 좀 더 민감한 결과 측정인지를 결정하는 것이 권고된다.

Fritz와 Piva는,[349] 3주 이하의 급성요통을 가진 68명의 환자 집단에서, 신체적 손상 그룹 측정은 개인의 손상 측정보다 좀 더 민감도가 높았다고 보고했다. 그러나 ODI 보다 민감도는 낮았다. 저자는 근력 및 동작의 측정이 환자에게 중요하지만, 걷기와 들어올리기 같은 기능적 활동에 대한 환자의 걱정과 반드시 연결되지는 않는다는 것을 이론화했다.[349]

진단분류의 기초적 전제 및 요통을 가진 개개인의 분류는 하위그룹이 주요 과거력 및 임상적 검사 결과로부터 확인될 수 있는 것이다. 이 단원에서 설명된 모든 검사와 측정들이 모든 환자들에게 수행되어야 하는 것은 아니다. 신체 검사는 주관적 검사에 의해 생성된 가설을 검증하기 위해 고안된 과거력의 연속이다. 임상가가 진단적 분류를 설립하기 위해 신체 검사를 통하여 진행함에 따라, 과거력 및 신체 검사로부터의 복합적 측정은 요통을 가진 환자를 특정한 하위그룹 또는 안내 및 중재를 하기 위해 고안된 하위그룹으로 배치하도록 식별된다. (표 4-17)은 신체 검사를 위한 기본 구성 요소를 나열한다. (표 4-18)은 신체 검사의 조직화를 돕기 위해 일반적으로 서기, 앉기, 바로 눕기, 엎드리기, 옆으로 눕기 같은 환자의 자세에 따라 연속적으로 검사와 측정에 사용한다. 이 순서는 환자 및 상태에 따라 다양하며, 모든 검사와 측정이 모든 환자들에게 수행되는 것은 아니다. 진단적 분류의 주요 결과는 적절한 검사와 측정 하에 강조된다. 논의의 목적을 위해, 검사와 측정은 환자의 자세에 의해 제시된다(예, 서기, 앉기, 바로눕기, 엎드리기, 옆으로 눕기).

신체 검사의 목적

검사 절차의 적절한 선택은 치료 범위 또는 검사가 끝나고 치료가 시작되는 시점을 넘어서 사전 검사 확률이 변경됨으로서, 지지할만한 정보나 가설 작업이 무효화되는 결과를 초래해야 한다. 신체검사의 목표는 다음과 같이 수행된다 :

- 환자 면담을 통해 얻은 정보와 일치하는 패턴으로 환자의 증상을 재현한다.
- 자세, 움직임, 작업, 원인 및 환자의 문제에 대한 영속성으로서의 정신사회적 요소의 영향을 결정한다.
- 진단적 분류에 대한 치료 한계를 설정한다.
- 평가를 하고 치료를 진행함으로서 정확한 정보 기준 또는 결과측정을 설정한다.

요골반 부위에 신체 검사 (하부흉추 포함)

Physical Examination of the Lumbopelvic Region (Includes Lower Thoracic Spine)

선 자세에서의 검사 절차

- 일반적인 관찰과 생체 징후
- 깡충깡충 뛰거나, 스쿼트 자세, 신발이나 양말을

신는거 같은 기능적 활동

- 걸음과 균형
- 신경학적 검사
- 자세
- 가쪽 이동 모양
- 필요에 따라 압박과 함께 능동 관절 범위(AROM)
- 반복적 움직임
- 복합적 움직임 검사

일반적인 관찰과 활력 징후

환자와 첫번째 만남 때부터 관찰이 시작되어져서 검사 처음부터 끝까지 계속한다. 처음 관찰은 얼굴 표정, 자세 특성, 일반적 신체 건강과 웰빙, 움직임의 질, 대기실 의자에서 일어설때, 누운 자세에서 앉은 자세, 선자세, 걷기, 그리고 스스로 움직이는 것을 포함한다. 자발적이지 않은 움직임은 환자의 나쁜 결과에 영향을 주고, 해결을 해야만 통증 또는 재발의 대한 공포와 관련된 행동을 할 수 있다. 면담이나 공식적인 관찰에 앞서 신장, 체중, 맥박, 호흡, 혈압과 같은 기초 자료를 수집한다(그림 4–19). 호흡 패턴 평가에 대한 상세한 평가는 제5장에서 설명한다. 신체에 대한 평가가 시작되면, 검사하는 동안 계속 기본적인 증상부터 증거로 보고, 관찰해야 한다. 각 검사에 앞서 휴식시 증상을 확인하여, 임상가들은 각 검사 또는 측정하는 동안의 증상들이 악화되지 않음을 보장하고, 정확한 자세, 움직임, 행동의 정확한 증거를 보장해야 한다. 관찰하려는 부위나 관심이 가는 부위에 적절한 노출을 필요로 한다.

기능적 활동

모든 검사와 측정을 하는 동안, 임상가는 움직임의 질과 움직임 개선의 질을 관찰해야 된다. 그리고 환자에게 증상에 대한 응답을 결정하기 위하여 요구해야 한다. 만약 적절한 경우, 임상가는 환자에게 기능적 행동을 수행하거나 병력과 같은 움직임을 재현하거나 환자의 증상을 증가시키도록 요구해야 한다. 치료사는 추가적인 분석을 위하여 병력에서 특정 운동을 선택하거나 환자가 하나 선택하게 할 수 있다. 증상을 악화시키는 기능적이지 않은 움직임들은 환자의 증상을 악화시키는 누적된 스트레스로 인한 가능성이 있기 때문에 검사해야만 한다. 제2장 안에서

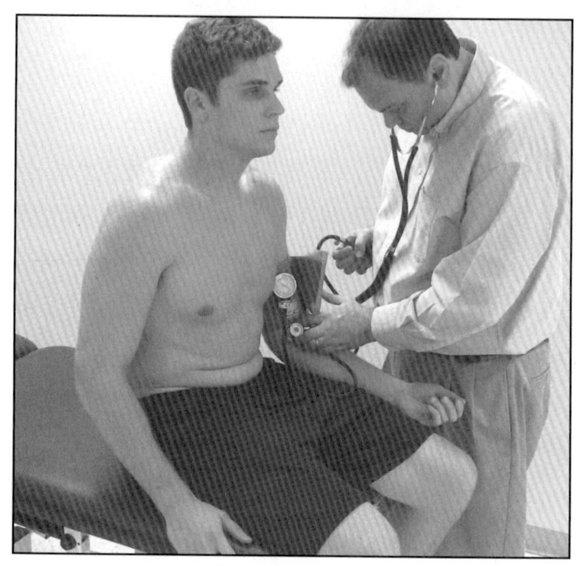

그림 4–19. 활력 징후 – 혈압.

중증도와, 과민성, 본질(nature), 단계별 그리고 안정성의 개념은 첫 번째 세션에서 검사의 양을 결정하는 기준으로 사용한다. 예를 들어, 몇몇의 환자가 통증 때문에 매우 적은 거리를 걸을 수 있다면, 다른 증상을 만들어 내기 위해 5분 동안 걸을 필요가 있다. 환자의 보행 검사의 양에 대한 지침은 각기 다른 환자들에게 뚜렷하게 다르다. 걷고, 앉거나 선자세에서 움직이고, 양말이나 신발을 신고, 묶고, 뻗고, 들고, 계단을 오르고, 위 아래로 스텝을 하고, 차를 타거나 내리고, 깡총깡총 뛰고, 스쿼트 자세를 하는 것을 포함한 기능적 활동은 환자에게 중요해야만 한다. 스쿼트 자세는 또한 엉덩이, 무릎, 발목의 움직임의 맨 처음 제공하는 선별검사로 볼 수 있다. 게다가 자세를 조절하는 움직임, 기능적 움직임들의 정성 분석은 종종 자극적인 측정 및 운동조절 방법의 지표의 기준이 된다.

기능적 운동의 분석은 관찰 및 촉진하는 기술의 개발이 필요하다. 최적의 움직임 전략의 질적인 평가를 위한 뼈대는 다음에 대한 관찰을 포함한다.

- 충분한 움직임의 과제를 수행하는데 허용하는 동안 운동의 사슬 안에서 관절의 조절
- 경추, 흉추와 골반, 요추의 부위 사이 내부의 자세에 유지
- 평형 자세 유지
- 지속적인 호흡, 절제 그리고 체내의 장기들의 지원[351]

모든 4가지 구성요소는 예측이 가능하고 예측할 모든

다양한 작업에 다양한 각도에서 조절을 위해 필요하다. 실패는 이러한 구성 요소들이 변경되지 않은 최적의 운동조절 전략을 제안하여 입증한다.[351] 임상가들은 질적으로 모든 검사 및 운동조절 전략이 변화되는 이유에 대한 가설을 생성하기 위해 움직임을 요구하는 측정 평가는 이러한 맥락을 이용해야만 한다.

스쿼트

의자에서 앉았다 일어나는 기능적 스쿼트 동작 동안, 흉곽과 골반의 가시에 정렬은 중립의 골반과 척추 곡선들이 변경되지 않아야만 한다. 엉덩이와 골반에 뒤쪽 움직임이 있을때 몸통에서 앞쪽 움직임을 지지하여 유지하려함이 발생한다. 골반에 전방 기울임은 대퇴 머리와 엉덩이, 무릎, 발목에 굴곡과 일어난다. 무릎은 외반, 내반 또는 회전운동 없이 발 위에 중심에서 유지된다.[351] 이들의 자세 변화는 운동조절 전략을 제안하는데서 변경된다. 예를 들어, 허리에 전만에 증가는 척추기립근의 활성화를 가져올 수 있다. 허리에 전만이 없어지면 엉덩이에 움직임에 결손을 가져올 수 있다.

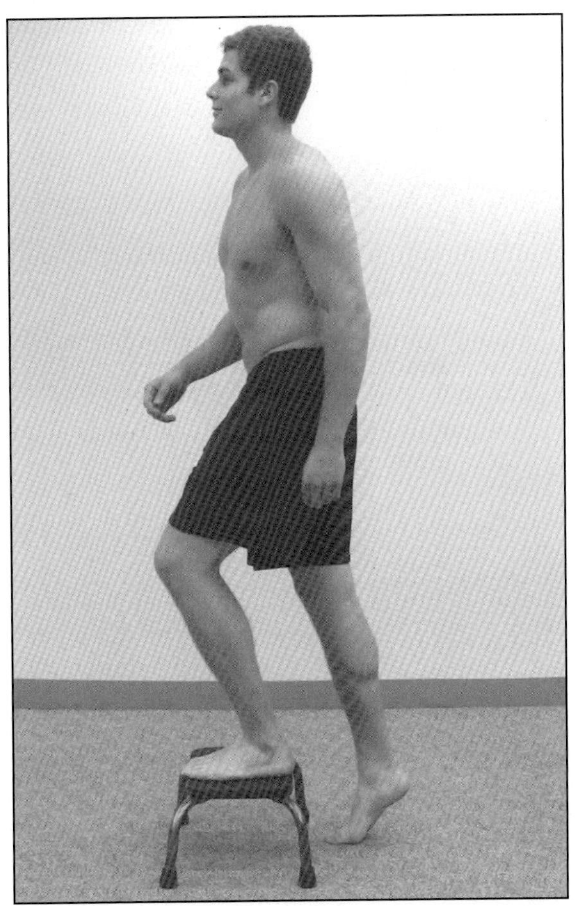

그림 4-20. 기능적 활동 – 계단 오르기.

걷기

걷기는 허리통증과 함께 많은 개인적인 어려움을 가지고 있는 기능적 활동의 복합체이다. 임상가는 거의 보편적으로 사람의 걸음을 전면, 후면, 측면에서 관찰하게 되며, 종종 허리 통증에 규칙적인 운동으로 걷기가 좋은 효과가 있다. 요통이 있는 사람들은 같은 나이대의 다른 사람들의 조절에 비하여, 느리고 짧고 비대칭적인 걸음걸이로 걷는다.[352–356] 더 빠른 걷기를 요구하게 되면,[357] 통증이 없는 사람들은 보폭을 증가시키는 반면 허리통증이 있는 사람들은 그들의 걷는 속도를 빠르게 한다.[358]

게다가, 허리통증과 다리 통증이 있는 사람은 허리 통증만 가지고 있는 사람보다 느리고, 영향을 주는 끝부분 또는 반대쪽을 짧게 함으로서 수직에 지면 반발력을 감소시키는 등 비대칭적인 걷기와 같은 전략을[352,359] 사용하는 경향이 있다.[360] 탄성이 있는 깔창을 사용하거나 BW 도움이 있는 트레드밀(BWST)에서 걸으면 걷는 동안 축 하중이 줄어들기 때문에 통증이 줄어 들거나 기능적 능력이 개선될 수 있다. 신체 활동에 관한 공포 회피 반응은 보행 속도의 강한 예측 인자이며, 허리통증과 함께 개인을 평가할 때 고려되어야 한다.[360] 연구는 허리통증과 관련된 보행 특성의 일부를 정의하였지만 허리 통증이 보행에 미치는 영향에 대한 기전에 대해서는 제한적이다.[361,362] 허리 통증을 가지고 있는 환자들에게서 몸통 근육들의 활동 패턴은 다른 사람들과 다르다.

Lamoth 등은[364,365] 트레드밀에서 1.4~5.4km/h로 걸으며 골반–흉부 돌림을 평가하여, 허리 통증을 가진 사람과 건강한 사람을 비교하였다. 3.0km/h 또는 1.86마일/h 또는 더 빠른 속도에서, 허리통증을 가진 환자는 횡단면의 골반의 회전 및 흉부 회전의 폭이 줄어 협응 능력이 줄어들어 있음을 볼 수 있었다. 저자는 몸통 근육의 활동이 몸통 강직과 같은 임상적 시각화되어진 영향을 받는다는 이전 연구에[352,366,367] 동의하였다. 목허리통증 피험자에서 van der hulst와 동료들은[368] 외복사근이 아닌 척추기립근과 복직근의 표면 근활성도가 증가됨을 보여주었다. 이러한 차이는 보행 속도와 관계가 없었다. 척추기립근과 복

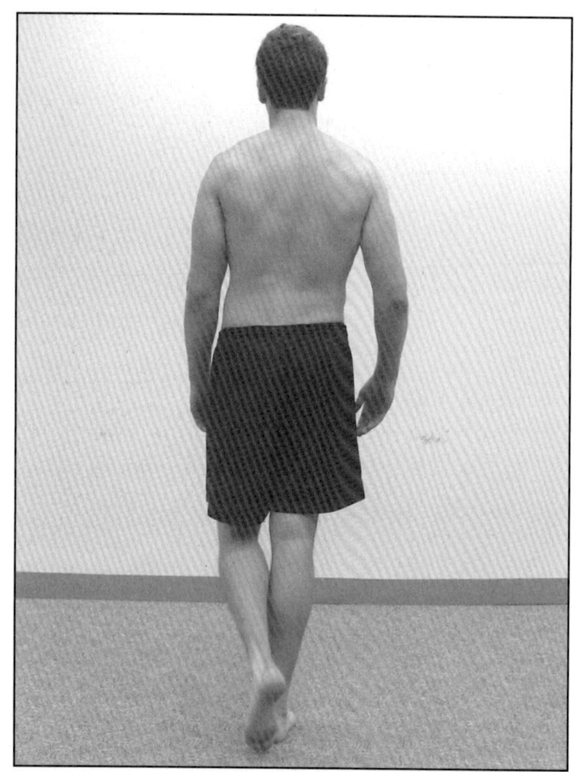

그림 4-21. 보행 후면. Trendelenburg 징후

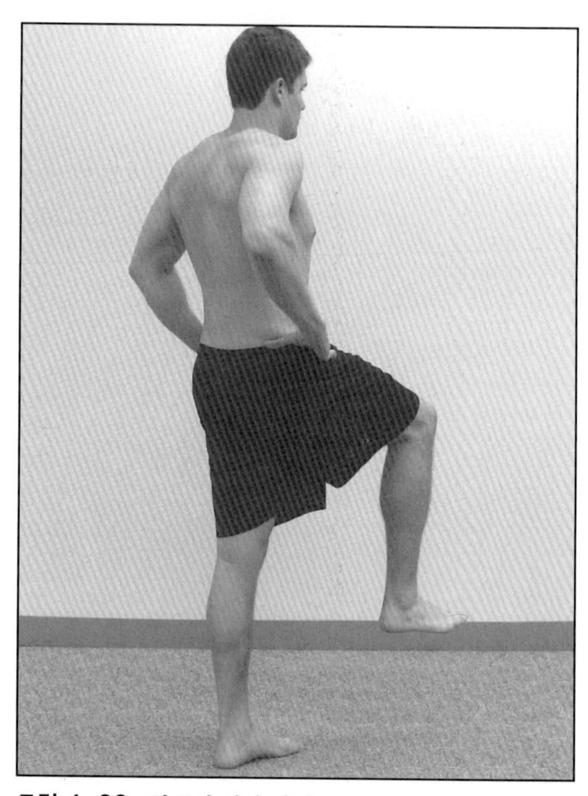

그림 4-22. 한쪽의 걷기 자세

직근의 협력성 증가는 척추 움직임 조절하고, 몸통 강직이나 방어 작용을 낮추는데 도움을 주는 역활을 할 수 있다. Saunders 등은[369] 허리통증을 가진 환자가 걷는 동안 복횡근의 근전도 활동이 줄어듬을 연구하였다. 게다가, 복횡근 활동의 부재는 같은쪽 발이 지면에 닿을때 요골반부위의 강한 영향을 주는 것으로 알려졌다. 척추기립근과 복직근의 활동 증가는 복횡근의 부족한 활동과 허리통증 재발과 관련된 가능한 모든 일들과 관련하여 척추 안정성을 증가시키기 위해 중추신경계에서 조절될 수 있다. 움직임 제어의 손실은 정면에서 보았을 때 바깥쪽 골반의 기울임이 있을 수 있고(트렌델런버그 징후[그림 4-21]), 그것은 이후 골반과 엉덩이 근육 수행능력 검사가 필요함을 알게 해준다. 이 자료는 허리통증 환자에서 변경되는 몸통의 움직임과 운동조절의 증거가 된다.

허리통증을 가지고 있는 환자는 요골반부위 엉덩이 복합체의 운동조절 평가를 위하여 어려운 방법의 걷기를 사용한다. 걷기와 허리통증 간의 관계는 복잡하며, 척추와 골반, 하지의 상호의존성 때문에 전체 몸의 맥락에서 고려해야만 한다.[370] 걷는 동안 발뒤꿈치 떼기나 발끝 떼기같은 단계에서 특별한 운동학적 구성이 깨짐이 있어 걷는 동안 왜 그런지 확인이 필요하다. 자세와 균형은 허리통증의 재발과 관련한 한번의 많은 요인으로 작용하는 동적 과정이다. 비정상적인 걸음의 추가적인 부분은 제3장을 참고하여 보면 된다.

균형

자세조절은 일상생활의 모든 활동에 필요하다. 최적의 균형 전략은 최소한의 노력으로 정상적인 호흡상태에서 한쪽으로 체중을 부하하고 선 자세를 유지한다(그림 4-22). 질적으로, 허리 굽이, 골반, 하지가 모든 면에서 안정성이 남아있어야 한다. 어떠한 면이나 지역에서 조절능력이 떨어지면, 신경학적인 검사를 해봐야할 필요성이 있다. 허리통증 환자에게서 균형 장애는 입증되어져 있다.

Byl, Sinnot은[371] 허리통증 환자가 자세의 흔들림이 유의하게 증가되고, 힘의 중심이 더 뒤쪽으로 유지하고, 눈을 감고 한발로 서있을때 균형능력이 떨어짐을 보여준다.[371-373] Mok 등은[373] 나이와 성별에 따른 대조군과 비교하였을때, 허리통증 환자가 서있을때 균형능력이 떨어

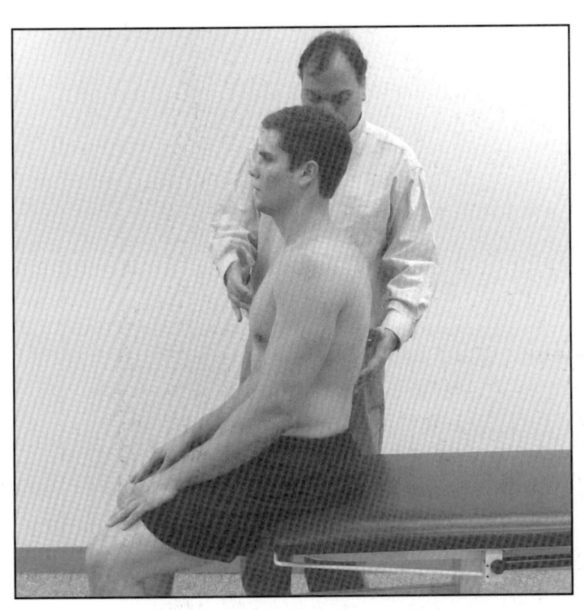
그림 4-23. 자세-치골결합과 같은 선상의 흉골몸통자루.

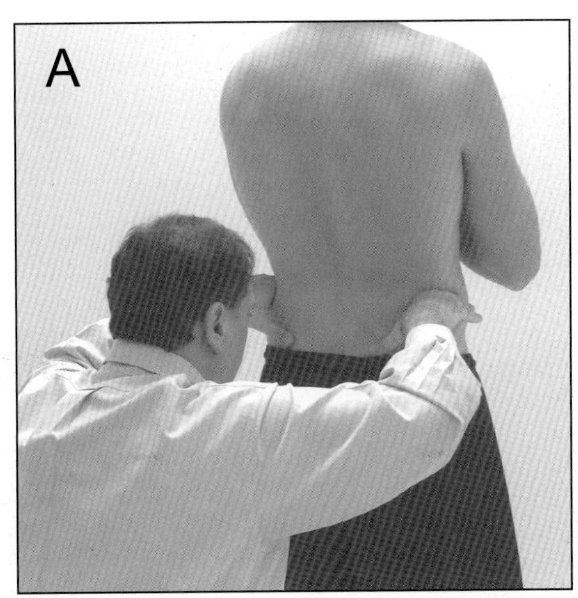

그림 4-24. 골반의 표식: (A) 골반 능선.(계속)

지고, 자세를 바꿀때 엉덩이쪽 작용이 줄어들고 시각적 의존이 증가되어져 있음을 발견하였다. Takala, Viikari-Juntara는 12달 동안 평균 30일이상 허리통증을 가진 환자와 8일 미만으로 가진 무증상 환자에게서 부족한 균형 증상을 주제로 상관관계를 보았다. 2장에서 설명하였던 서 있거나 한쪽으로 서는 균형 검사는 검사의 진행 동안 모든 면에서 검토해야 하지만 체중부하가 통증을 가져오는(즉, 심한 과민성)인 경우는 적절하지 않을 수 있다. 이 검사는 허리통증을 가진 환자가 심각하지 않거나, 과민성이 없는 경우, 중요한 기능적 활동이나 낙상위험이 있는 환자에 개개인을 볼 때 기본적인 수단으로 유용하게 사용할 수 있다. 표준적인 한쪽 발로 서있는 시간은 제3장(표 3-5)에 제공되었다.

신경학적 검사

발가락과 발뒤꿈치 걷기는 각각 L5-S1, L4-5근절의 빠른 기능적 검사이다. S1-2는 또한 도수 근육 검사에서 비복근-가자미근 복합체에 등급을 정할 수 있다.

자세

자세는 병력 조사시 제일 중요시 한다. 예를 들어, 만약 앉은 상태가 일차적으로 증상을 악화시키는 요인이고, 서거나 걷는 것이 환자의 증상과 관련이 없다면, 제3장에서 그랬듯이 더 오랜 시간을 앉은 자세를 분석하는데 사용하여야 한다. 공식적인 검사는 일반적으로 환자의 서 있을 때 자세와 함께 일반적으로 척추, 골반, 하지를 전면과 측면, 후면에서 보는 것으로 시작한다. 일반적으로, 환자는 적절히 노출을 하기 위한 옷을 입고, 신발을 벗은 상태로 검사자를 정면에서 쳐다보고 편안한 자세로 서 있는다. 검사자는 처음에 척추 측만, 전만, 후만, 측면이동 또는 근육 불균형을 암시하는 패턴을 요골반부위와 하체 부위에 초점을 맞추고 관찰하다가, 점진적으로 전체의 자세를 보아야 한다. 자세한 설명을 제3장을 참고해라.

자연스러운 골반 자세에서 앞위쪽뼈끝(ASIS)과 뒤위쪽뼈끝(PSIS)이 상대적으로 같은 면에서 일반적인 전방 곡선(즉, 전만)로 허리에 존재한다. 과도한 골반 전방 기울임은 척추의 전만을 증가시키고, 전방 곡선을 증가시키며, 과도한 후방 기울임은 편평한 허리 또는 전방 곡선을 감소시킨다. 척추는 흉골몸통접합부위를 표식으로 사용하여, 치골결합과 앞위쪽뼈끝(ASIS)이 같은 선상에 위치해야 한다(그림 4-23). 넙적다리뼈 머리는 과도한 안쪽으로 회전이나 바깥쪽 회전없이 비구를 중심으로 있어야 한다. 좋거나 이상적인 자세는 표준화된 정의가 존재하지 않기 때문에, 이러한 자세의 평가는 임상적인 견해에 기초하여야 한다.

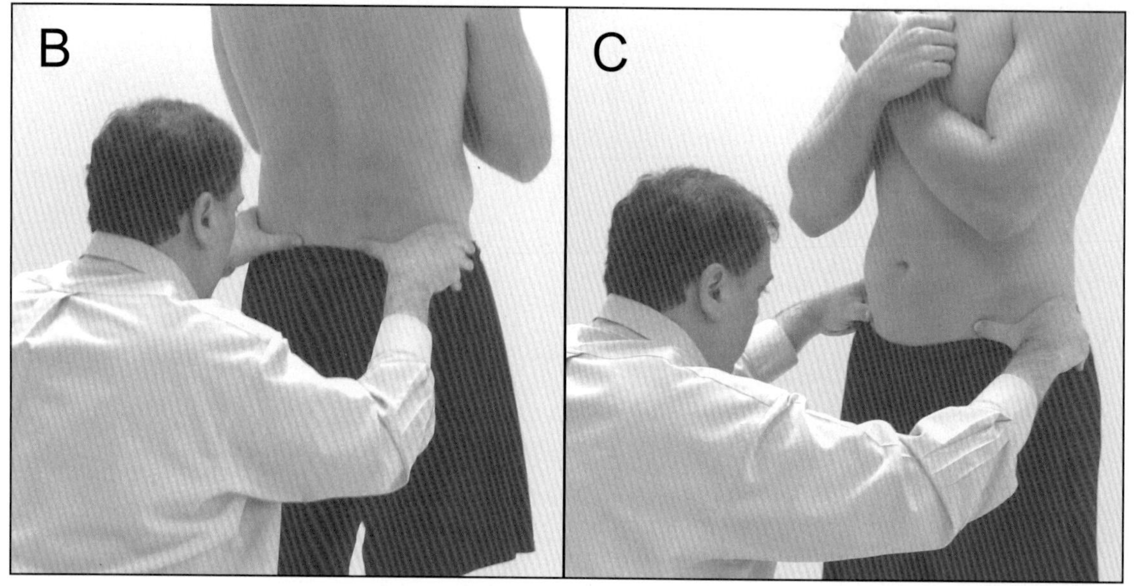

그림 4-24 (계속). 골반 표식: (B) PSIS (C) ASIS.

골반 표식 평가

일반적으로 골반 뼈의 표식 위치에 비대칭은 다리의 길이 차이 또는 골반대 통증을 선별하는데 사용한다. 장골능과 PSIS과 ASIS은 관찰하거나 촉진할 수 있다(그림 4-24). 10개의 논문을 체계적으로[375] 살펴보면 평균적으로 요추와 골반의 뼈의 해부학적인 표식 위치에 평가를 위한 검사자간 신뢰도는 내측 복사뼈를 제외한 모든 표식에 대하여 좋게 나타났다. 평균적으로 검사자간 신뢰도는 검사자내 신뢰도보다 임상적으로 유용함이 매우 떨어진다.[375] 그러나 그러한 한계에도 불구하고, 골반 대칭의 관찰은 여전히 임상적으로 유용하게 사용되고 있다.

검사자는 자기 눈 위치에서 골반의 표식 대칭을 판단한다. PSIS 수준을 비교하기 위하여 PSIS의 표식 양쪽의 양손의 엄지손가락을 대고, 부드럽게 장골을 감싸듯이 촉진한다. ASIS 수준도 유사한 방법으로 촉진한다. 촉진 결과는 다음의 가능성을 포함하고 있다:

- 서있는 자세에서 정상적인 골반의 표식의 대칭
- 같은 면에서 ASIS, PSIS과 장골능의 같은 쪽으로 높아지면 다리길이 차이를 가져온다.
- ASIS, PSIS, 장골능(예를 들어, 왼쪽에 낮은 PSIS를, 높은 왼쪽 장골능과 ASIS)의 높이 비대칭은 골반의 비대칭을 나타낸다.

명백히 비대칭이나 다리 길이 차이가 있는지에 대한 검사 결과는 부수적인 무언가나 단순히 뼈의 비대칭만 있는지 확인하기 위하여 요골반부위와 하체 부위에 추가적인 검사가 필요하다. 좌골 결절, 대전자, 비골두 및 안쪽 복숭아뼈를 촉진하여 하체 표식들의 높이를 찾아봐야 한다. 만약 겉으로 봤을때도 다리길이에 불일치가 식별될 정도라면, 블럭에 선체로 골반 레벨에서 증상의 원인 평가를 시도해 봐야 한다. 다리길이를 측정시 줄자를 사용하거나 블록에 서서(즉, 발아래에 나무조각을 까는)것이 유용할 수 있으나, 영상 형식이 신뢰하거나 정확하지 않다. 방사선 측정이 다리길이 차이에 대한 최상표준이다. 임상적으로 다리 길이 차이의 양뿐 아니라 평가 방법의 신뢰도와 유효성에 대하여 작은 일관성이 존재한다.[377]

Saulicz 등은[378] 골반이나 허리통증 병력이 없는 18~39세 건강한 사람들에게도 골반의 비대칭이 존재함을 보여주었다. Gnat 등은[379] 골반 비대칭은 역학적인 하중에 대한 반응으로 자주 발생한다고 결론지었다. 한발로 60cm 뛰었다 착지하기에 대하여, 모든 주제에서 수동적인 스트레칭과 가동술을 이용하여 골반의 비대칭이 없게 즉시 해결하였다. 저자는 2가지 타입에 골반 비틀림에 대하여 비대칭적인 역학적 부하나 대퇴이두근 또는 이상근에 대한 한발 또는 비대칭 운동 같은 점프에 대한 적응 반응으로 설명하였다:

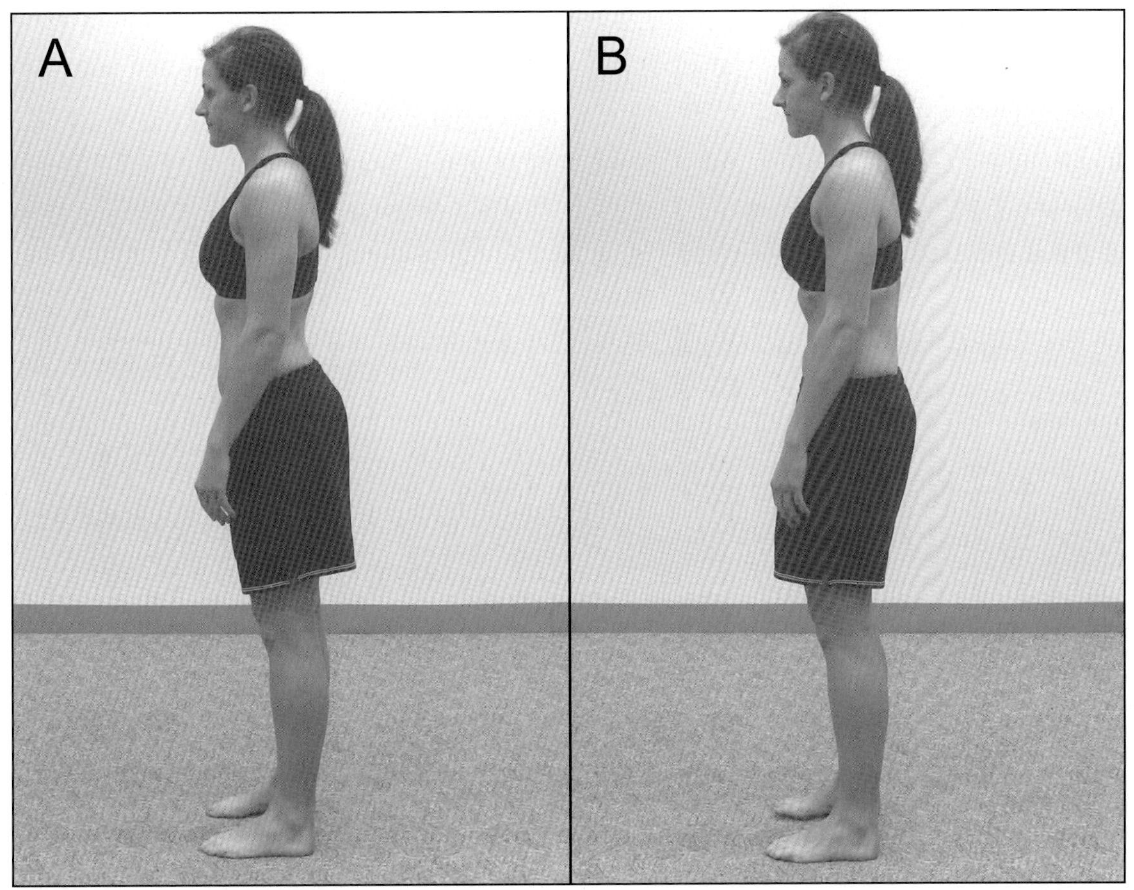

그림 4-25. 요추 전만: (A) 증가 (B) 감소.

1. 매일 비대칭적 활동에 대한 *새로운* 비대칭
2. 보정자세에 저항하고, 요골반부위엉덩이 영역에서 증상을 만들어 내는 *굳어진* 비대칭[379]

골반 비대칭만 나타나는 경우는 임상적으로 드물다.

요추 전만증

전만의 범위와 증상에 여부는 개개인마다 다르다(그림 4-25). 체계적인 검토에서 눈으로 관찰하는 것에 대한 검사자간과 검사자내 신뢰성은 요추의 전만이 늘어나거나, 줄어들거나, 정상인지 설명하기에는 다소 낮다.[381,382] Fedorak 등은[382] 눈으로 요추 전만을 평가하였을 때 평균적인 검사자내 신뢰도와 낮은 검사자간 신뢰도를 보여주었다. 게다가 요추 부분을 관찰할 때에 임상가는 눈으로 보았을 때와 비교하여 극돌기가 정렬이 올바른지 촉진해 보아야 한다. 전자경사계나 방사선 측정의 사용은 전만에 대한 신뢰도를 높여주지만 임상적인 목적에는 유용하지 않을 수 있다.

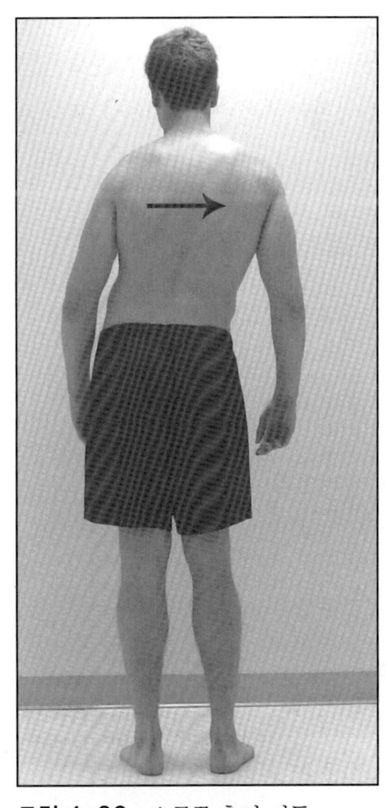

그림 4-26. 오른쪽 측면 이동.

자세와 허리통증 사이의 관계는 정확하게 확립되지는 않았다. 생체 내에서 연구들은[385,386] 또한 자세와 허리통증 사이의 관계를 지원하고 반박한다.[387,388] 반면에, Scannell, McGill은[389] 과도한 전만 또는 과소한 전만을 가진 개인들에게 정량화한 12주간 PT트레이닝 프로그램은 일상생활에서 다양한 활동을 하는 동안 허리통증과 함께 요추를 단단히 잡아주는데 이득이 될 수 있다고 제안하였다. 이상적인 자세에서 적은 편차는 관련이 있을 가능성이 있다. 그러나, 측면 이동이나 요추 후만증에 관한 연장 연구는 편차가 있을 수 있다. 급성기의 요추 후만증 환자는 수직자세로 서서 유지하는 것이 극도로 어렵다. 과장된 자세와의 관련성을 결정하기 위하여 수동적인 자세교정 또는 환자에게 자세를 바꾸게 요청하면 그 응답으로서 습관이나 환자의 문제와 관련된 자세에 대한 정보를 제공 받을 수 있다. 임상에서는 "자세를 변경했을때 더 아픈가요, 나아졌나요? 똑같나요?" 뿐만 아니라 "자세를 바꾼게 척추나 다른 사지부위에 영향을 미치나요?" 관하여 알고 싶어 한다.

가쪽 이동 교정

개개인에게 다리통증의 유무와 관계없이 허리통증이 발생하는 *좌골 측만증*이라고 불려지는 측면 이동은 요추와 흉추의 전면과 시상면에서 정렬을 보고 관찰된다. 오른쪽 측면 이동(그림 4-26)은 하체나 요추와 골반에 대하여 상대적으로 상체나 흉추의 비 구조적인 변화를 포함하고 있다.[390] 왼쪽 측면이동은 그 반대이다. 동측이나 통증이 있는 쪽 또는 일반적으로 반대쪽 또는 통증으로 부터 멀리 떨어진 쪽으로 이동할 수 있다. 측면이동은 거의 좌우로 변경이 되지는 않는다. 요추의 전만은 종종 줄어든다. 횡방향으로 측면 이동은 검사자간 신뢰도가 나쁘거나 좋은 것으로 알려졌다. 변화에 대한 관련성을 확인하기 위해서 임상가는 변화가 시작되거나 언제부터 증상을 가지고 있었는지에 대하여 물어봐야 합니다.[392,393]

만약 허리통증의 발병이 변화와 함께 시작되었으면, 임상가는 환자가 스스로 수정할 수 있게 하고, 증상의 대한 반응을 평가해야만 한다. 유사하게, 만약 환자의 통증이 다리 길이의 차이로 인해서 하체에 균등하게 체중 분배가 이루어지지 않을 경우, 환자가 양쪽에 모두 동일한 상태로 서있을 수 있도록 하고 증상의 변화에 대해 평가를 할 수 있게 임상가는 환자에게 요청해야 한다. 허리통증을 가진 환자에게서 조절에 대하여 비대칭적인 체중부하는 현저하게 나타난다. 임상가는 특히 가쪽 이동에서 수동적으로 비대칭을 수정하여 환자의 문제를 평가해야만 한다. 가쪽이동은 추간판 질병과 연관이 있다고 널리 알려져 왔지만 이동하는 것에 대한 기전은 정확히 알려지지 않았다. 추간판이 돌출 또는 손상에 의한 공간 또는 종양에 의하여 몸통이 통증이나, 스스로 또는 신경이 눌려져서 통증이 생기는 것을 피하려는 반사작용 등에 의하여 움직여지면서 발생 결과를 이론적으로 포함한다.[400]

서있는 자세에서 도수쪽 이동 교정 메뉴얼

가쪽 이동이 있으면 방향별 운동 분류(표 4-3을 보시오)에 잠정적인 진단 또는 때때로 무의식적 혼란을 야기시키는 중요한 발견을 할 수 있다.[390] 수동적인 교정에 대한 처음의 반응(즉, 중심화, 말초화 또는 DP)은 이 분류를 지지하는 열쇠이다. 때때로, 환자들은 임상가의 지침에 따라서 가쪽 이동 방향을 자기 스스로 교정할 수도 있다. 만약 스스로 교정하는 것이 실패하면, 환자의 반응을 관찰(즉, 더 좋아지나, 나빠지나, 똑같나)하면서 수동적으로 즉시보정을 시도하는 것은 환자의 정상적 호흡을 보장하고 진행한다

선자세에서 수동적인 가쪽 이동을 교정을 수행하기 위해서는, 치료사는 가쪽 이동과 같은 방향에 서거나 앉아야 한다. 환자는 팔꿈치를 굽히고, 치료사는 환자의 어깨쪽을 자신의 어깨로 받침 다음 환자의 엉덩이를 감싸안듯이 잡아야 한다(그림 4-27A). 편안한 휴식자세를 취하고 어깨로 일정한 압력을 유지한 후에, 치료사는 환자의 엉덩이를 옆쪽으로 굽히는 움직임이 아니라 활주 움직임이 일어나게 당긴다. 환자의 호흡과 중심화 또는 말초화 증상을 관찰하면서 가쪽 이동을 간단하게 고정하고 진동을 주는 방법으로 부드럽게 교정하여 측면 활주 움직임을 수행하여야 한다(그림 4-27B). 만약 주변화가 발생한다면, 치료를 중지하고 팔을 치운 자세에서 시도한다. 가쪽 활주 움직임에 대한 저항은 환자마다 다르지만 서서히 반복해서 움직여 주면 감소한다. 만약 중심화가 발생하면, 가쪽 활주 움직임이 완전히 중심선에서 가로지르게 도는 가능한

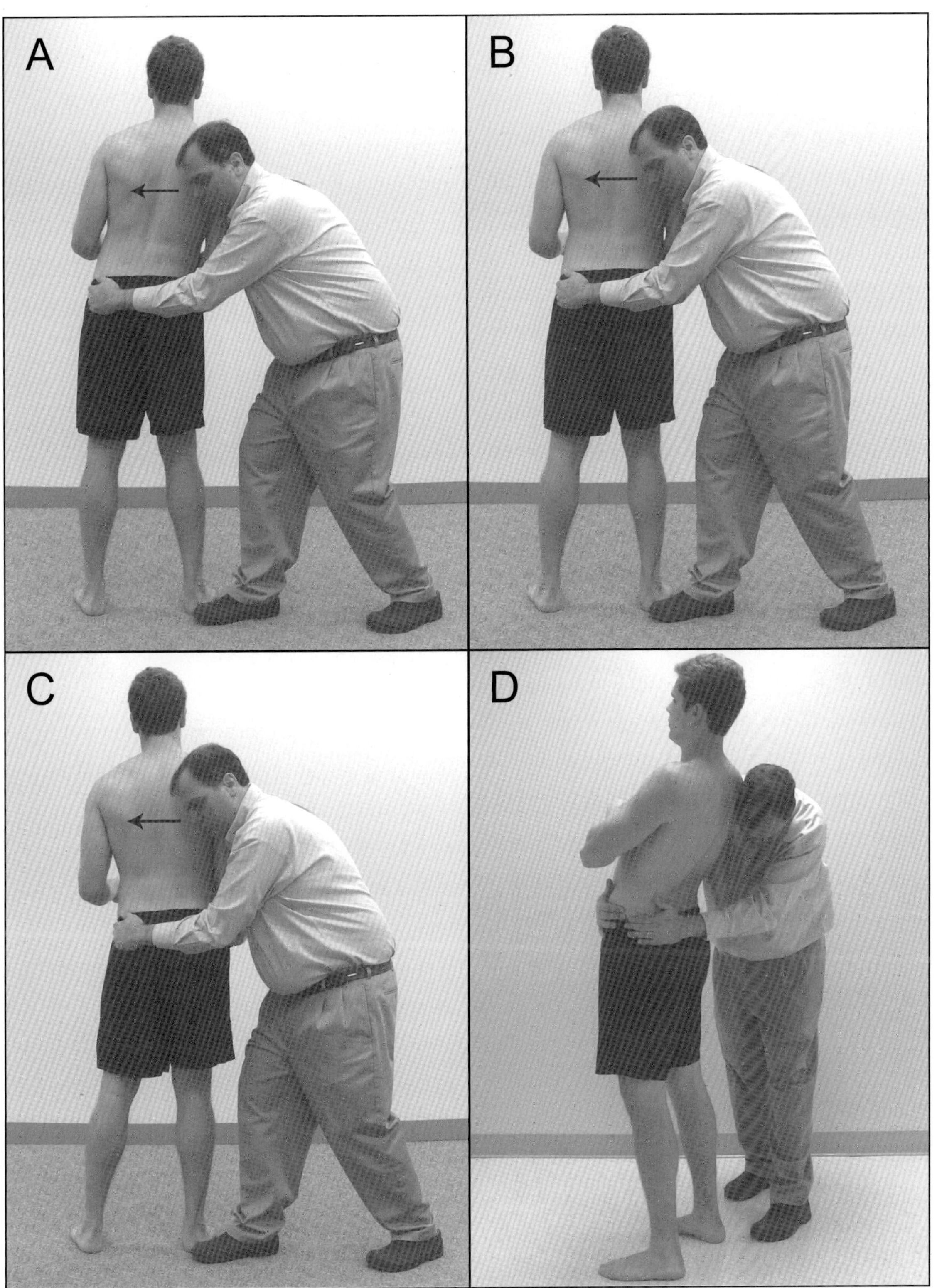

그림 4-27. 오른쪽 측면 이동에 대한 도수 측면 교정: (A) 파트 1 – 시작자세; (B) 교정; (C) 과잉교정; (D) 파트 2– 요추 전만 회복.

범위 안에서 교정하는 절차는 계속 된다.

가쪽이동 교정이 성공한다면, 치료사는 교정되거나 과도하게 교정된 것을 유지하고(그림 4-27C), 환자에게 증상 반응을 평가하는 동안 뒤로 구부려 보라고 한다. 그랬을때 말초화 또는 증상의 악화가 발생되면, 치료를 중단하고 다시 팔을 뺀 자세에서 시도한다. 만약 중심화가 발생하면, 첫 번째 치료 세션(그림 4-27D)에서 환자는 요추에 신전을 회복하고, 중심화 증상이 나타나는 최대한의 신전이 가능한(요추 전만을 복원) 계속해서 반복적으로 뒤로 구부린다. 중심화나 말초화같은 증상에 대한 반응은 방향별 운동에 대한 분류를 지지해준다.

수동적으로 이동에 대한 교정이 성공한 후, 자세나 걷기 동안 이동 교정이 유지되어지는지 판단하기 위하여 재평가를 한다. 이동 교정에 대하여 팔을 뺀 자세 또는 엎드려서 가쪽 이동을 스스로 교정하고 요추 전만을 유지하도록 환자에게 교육하여야 한다. 횡 방향에 이동 보정에서 원하는 반응이나 결과는 중심화나 방향설정이다. 한쪽 방향으로 줄어들거나 없어진 자세나 움직임에 대한 방향 설정 또는 중심화 증상과 증가된 움직임; 자세 또는 움직임이 반대쪽으로 야기될 시 증상이 악화된다. 중심화는 움직임의 끝범위나 안정된 상태에서 끝범위에 하중으로 인한 자세로 인하여 시간이 지날수록 먼쪽에서 가까운쪽으로 반응이 나타나면서 통증이 없어지는 쪽으로 진행되고 있는 것이다; 때때로 가까운 쪽에서 통증이 증가하여 먼쪽에서 해결하기도 한다. 단지 허리 통증만을 가지고 있다면, 통증은 일반적으로 더 중앙부로 오면서 없어진다.[402] 만약 반응이 긍정적일 경우, 환자는 방향별 운동 지표(표 4-3을 봐라)에서 분류되는 가쪽 이동 또는 교란에 대하여, 자기 스스로 교정 및 가쪽 방향 이동 보정을 유지하게 할 것이다. 이러한 절차는 이 장에 중재에 관련된 부분에서 설명한다.

Laslett는[399] 다음과 같은 절차를 수행하는 동안 안전에 대한 임상가 관찰에 여러 지침을 알려준다:

- 관련통 또는 하지에 이동 교정 지점에 먼쪽에서 방사한 통증이 악화되는 쪽으로 진행되거나 말초화 또는 통증이 생기면, 중지하거나, 비체중 부하자세인 엎드린 자세에서 반복해서 해야만 한다.
- 신경근병증 또는 경추기립근에 증상이나 징후가 오면 진행을 포기해야 한다.
- 만약 이동 1~2일 후에도 정중선으로 교정이 될 수 없는 경우에는 비가역성 상태일 가능성이 있다.
- 매스꺼움이나 현기증이 나탄난다면 다른 방법에 치료를 써야 한다.

추가적인 자세관찰에 관련하여

임상가는 피부의 질과 윤곽, 색깔 그리고 부드러운 조직들과 몸통과 하지 근육의 위축, 비대, 부종, 흉터, 감염과 같은 이상 증상이나 다른 피부에 변색, 점과 같은게 나타나지 않았는지 관찰하여야 한다. 피부의 이상, 멍 또는 피부의 털이나 패치가 요추를 가리고 있으면 척수 기형 같은 선천성 기형과 관련되어 있을 수 있다.[403]

공통적으로 자세에서 비대칭이 나타나기 때문에 임상가들은 환자의 개개인에 기초적인 증상과 자세에 소견을 연결해야 한다. 바람직한 병력에서와 같이 자세는 정적과 동적 자세를 관찰하는데 개인에게 기여한 정도는 계속된 평가와 자세 조절에 변경 요구에 증상이 나타나는 것에 따라 결정하였다. 자세에 관한 추가적인 분석은 제3장을 보아라.

능동 관절 가동 범위

능동 관절 가동 범위는 개인마다 다르다. 24~36세에 평균 31세 건강한 남성들은 요추 부위에서 평균값이 평균±표준편차로 보았을때 굴곡에서 51±12, 신전에서 25±15, 왼쪽 돌림에서 49±3, 오른쪽 돌림에서 9±4, 왼쪽 가쪽 굴곡에서 19±5, 오른쪽 가쪽 굴곡에서 20±45로 나타났다. 따라서, 그 질과 증상에 대한 응답은 총 가능한 범위보다 더 중요할 수 있다. 통증이 없음에도 불구하고, 능동적 움직임 범위가 기능이나 장애와 높은 상관관계가 있다고는 할 수 없다. 통증으로 제한이 되는 기준선에 능동적 움직임에 손해와 이익은 종종 치료에 긍적적이거나 부정적인 반응을 나타낸다. 통증으로 제한되는 능동적 움직임 기록은 기준선에서 응답을 결정하거나, 장애를 나타내거나, 움직임에 관한 과한 압력을 나타낸다. 일반적인 능동적 움직임 검사는 제3장에서 검토되어야 한다.

굴곡, 신전, 가쪽굴곡, 돌림에서 흔히 검사할때 가장 중요한 면은 질과 양 그리고 증상에 대한 반응을 관찰하는 것이다. 임상가는 환자가 움직일때 더 멀리까지 하거나, 단지 증상에 기준선까지나 증가하는데까지 하는 것을 원하는지 않은지를 늘 염두에 두어야 한다. 환자에게 다음과 같은 명령은 간단하지만 변수가 된다:

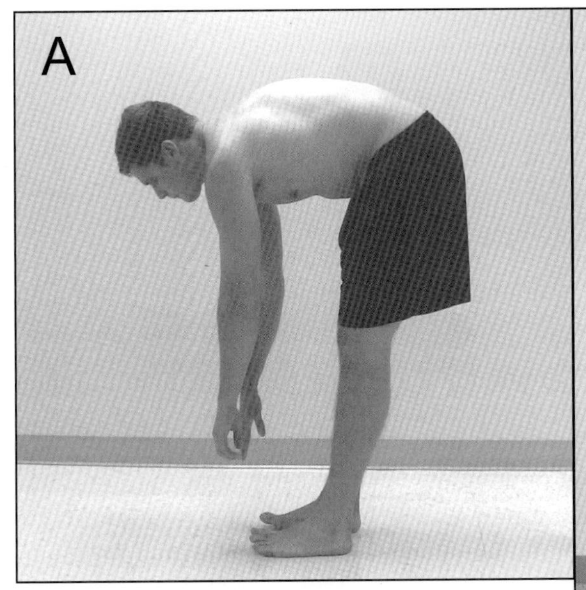

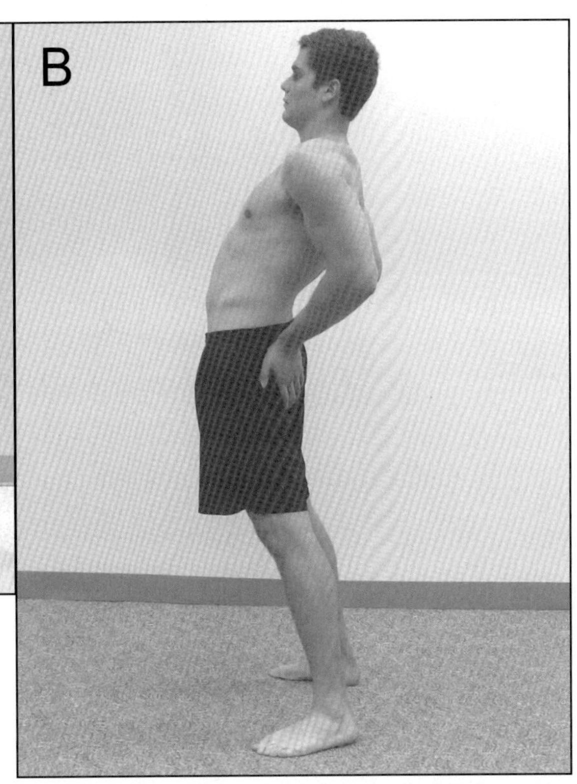

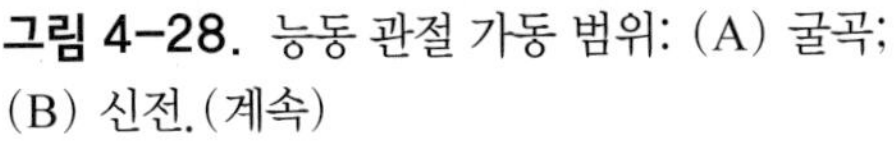
그림 4-28. 능동 관절 가동 범위: (A) 굴곡; (B) 신전.(계속)

- *굴곡*: 무릎을 펴고 손을 바닥으로 뻗어 닿게 해보아라(그림 4-28A)
- *신전*: 무릎을 펴고 손을 엉덩이에 댄 후 뒤로 젖혀 보아라(그림 4-28B)
- *왼쪽과 오른쪽 가쪽 굴곡*: 왼쪽/오른쪽 손으로 미끄러지듯이 너의 다리를 쓸어 내려가라(그림 4-28C, 그림 4-28D).
- *왼쪽, 오른쪽 회전*: 몸을 왼쪽/오른쪽으로 서거나 앉아서 돌려라(그림 4-28E, 그림 4-28F).

능동 관절 가동 범위 관찰

능동적 움직임 범위 검사를 하는 동안 임상가들은 움직임의 양(즉, 운동의 총 범위), 움직임의 질(즉, 편안하고, 조절을 잘 하고, 곡선의 질)과 증상에 대한 대응을 관찰해야 한다. 움직임의 끝범위에서 움직이는 동안, 임상가는 통증의 격렬함이나 휴식자세에서 위치 그리고 어느 범위에서 증상이 바뀌는지에 대하여 관찰해야만 한다. 임상가는 각각의 동작은 다른 면에서 나누어서 편차를 확인해야 한다. 예를 들어, 가로면에서 골반 또는 흉부의 돌림은 굴곡, 신전, 가쪽신전 동안 발생하지 않는다. 임상가들은 어느 한쪽의 예정된 움직임동안 범위의 끝과 편차와의 관련성을 확인하여 오차를 교정해야 한다. 교정이 환자의 증상을 바꾸는 경우에는 관련이 있다고 할 수 있다. 정상범위 움직임에서 또 다른 일반적인 차이는 변화된 움직임이나, 굴곡하는 동안이나 되돌아올 때 통증이 포함되는 것; 높은 산을 오를때 허벅지를 밀어서 도움을 얻는 것은 수직 복귀를 돕는 것이다(그림 4-29); 그리고 불안정한 잡기나 급가속, 감속, 몸통의 움직임이나, 주요한 면에서 발생하는 움직임이나 반전된 요골반 리듬(즉, 굴곡에서 바로세우기 위해 돌와오는 동안 골반이 앞으로 이동하고 굴곡) 비정상적인 움직임에 대한 관찰은 움직임의 협응성 장애(표 4-2를 참조)와 동반된 안정성 분류나 허리통증에 관한 핵심 연구 결과이다.[405] 또한, 임상가들은 양쪽을 촉진하고 관찰하여 굴곡과 함께 전방 기울임과 후방 기울임과 신전 같은 대칭적인 골반 움직임에 대하여 관찰 하여야 한다.

마지막으로, 임상가는 부드러운 곡선을 그리는지, 날카롭게 각을 지어 움직이는지 움직임 사이나 분절을 관찰하여 과도안 분절에서 움직임이 줄어들게 바꿀수 있게 제안해 주어야 한다.

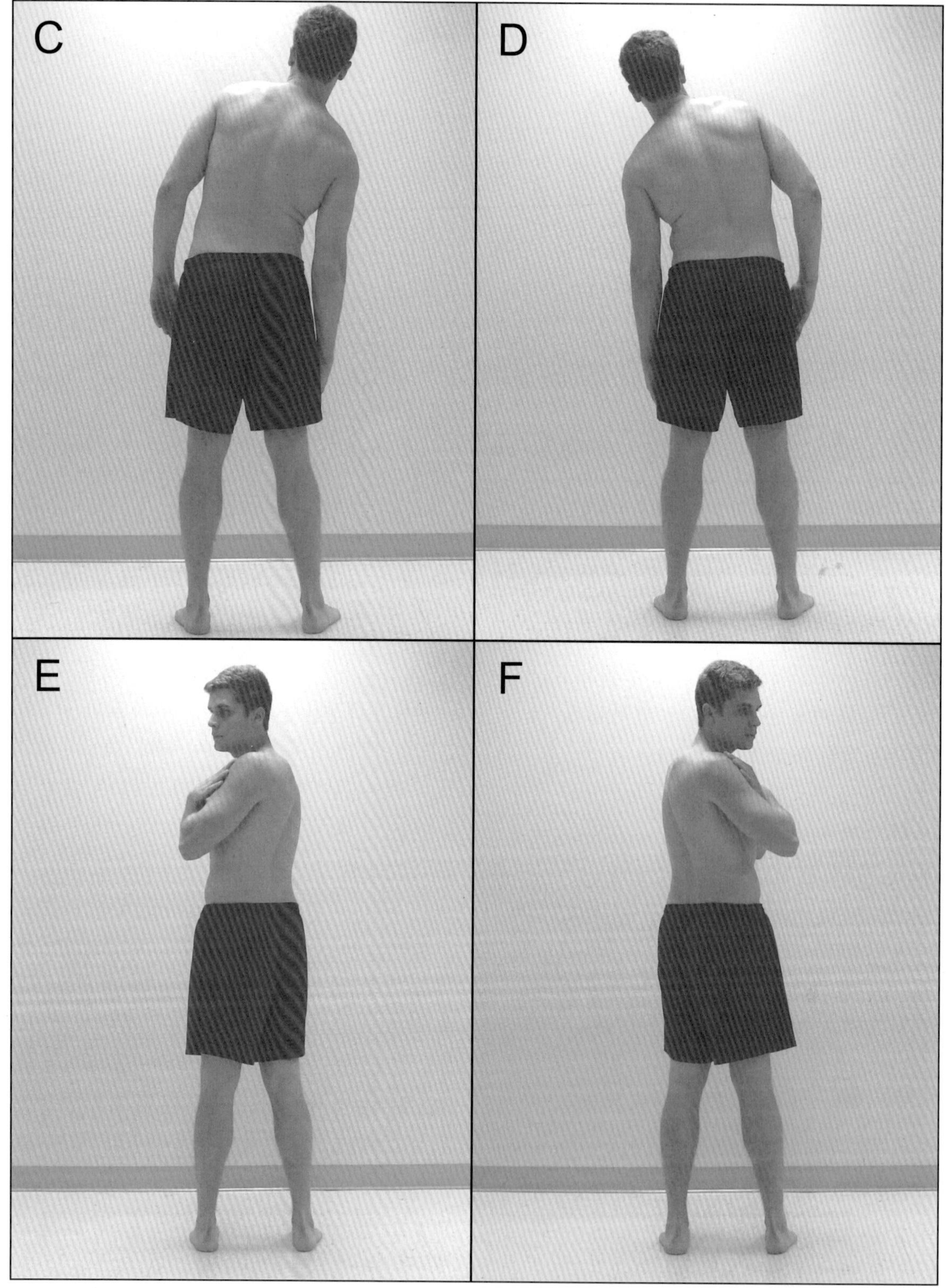

그림 4-28(계속). 능동 관절 가동 범위: (C) 오른쪽 굴곡; (D) 왼쪽 굴곡; (E) 서서 왼쪽으로 회전 (F) 서서 오른쪽으로 회전.

능동 관절 가동 범위 측정

여러가지 방법으로 요추 능동적 움직임 범위를 측정할 수 있다. 중력이 있는 곳에서 측정이나 거품 경사계는 허리통증에 관하여 허용할 만한 신뢰성을 가지고

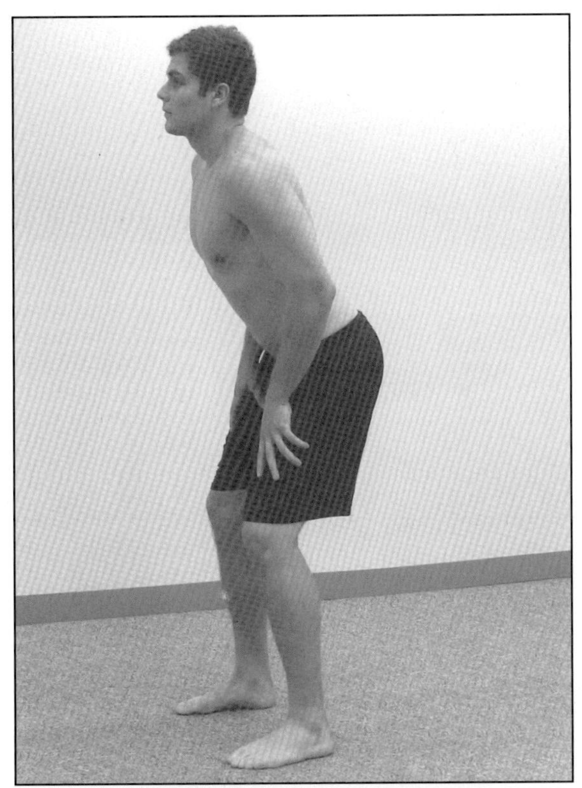

그림 4–29. 비정상적인 움직임 – 허벅지 올리기.

있다.[406–409] 경사계는 굴곡, 신전, 가쪽굴곡에 사용한다:

- *단일 경사계*(그림 4–30 그리고 4–31): 흉추 12번에 극돌기에 배치한 경사계는 전체 굴곡과 신전, 가쪽 굴곡에 각도를 측정함. 측정된 양은 요골반과 엉덩이 부위에 가능한 움직임이 결합된 것임.
- *두개 경사계*: 흉추 12번과 천추2번 극돌기에 위치하고, 측정을 한 후 천추에 움직임 양에서 흉추 12번에 움직인 양을 빼면 오직 요추만 움직인 양을 알 수 있다. S2 – Tl2 = 요추 능동 관절 가동 범위
- 서서 회전하는 것은 육안으로 골반 안정화없이 좌우를 비교하여 관찰한다.

능동적 움직임 범위에 대한 시각적 평가는 문서화 할 수 있다(그림 4–32).: 각각의 선이 전체 움직임 범위 또는 100%의 예상 능동적 움직임 범위. 임상가는 이전처럼 움직임의 범위, 질, 증상을 백분율로서 시각적인 추정치를 기록한다.

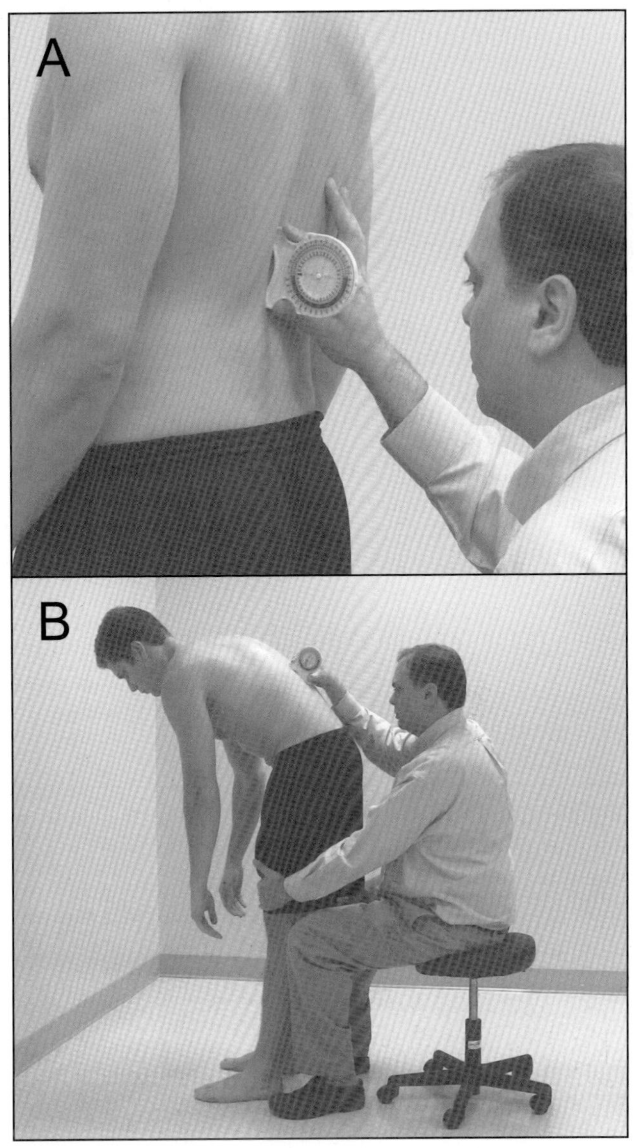

그림 4–30. 단일 경사계: (A) 시작자세 굴곡/ 신전 그리고 (B) 굴곡. (계속)

과압박이 포함된 능동적인 범위의 움직임 (F4–33)

만약 환자에게 안전하고 표시되어 있고 AROM이 전체 범위이며 아프지 않다면, 수동적인 OP를 진동으로 진행해도 괜찮으며 움직임의 한계가 끝느낌과 증상을 나타낸다. 굴곡은, 임상가가 골반을 안정적으로 하고 팔뚝으로 흉추에 수동적인 OP를 적용한다. 신전을 위해서는, 임상가가 팔을 뒤로한 환자 뒤에서 한 손을 아래 요추 부위에 올려놓고 다른 손으로는 상체에 올려놓으며 OP를 확장한다. LF를 위해서는 임상가가 LF의 반대쪽 골반을 안

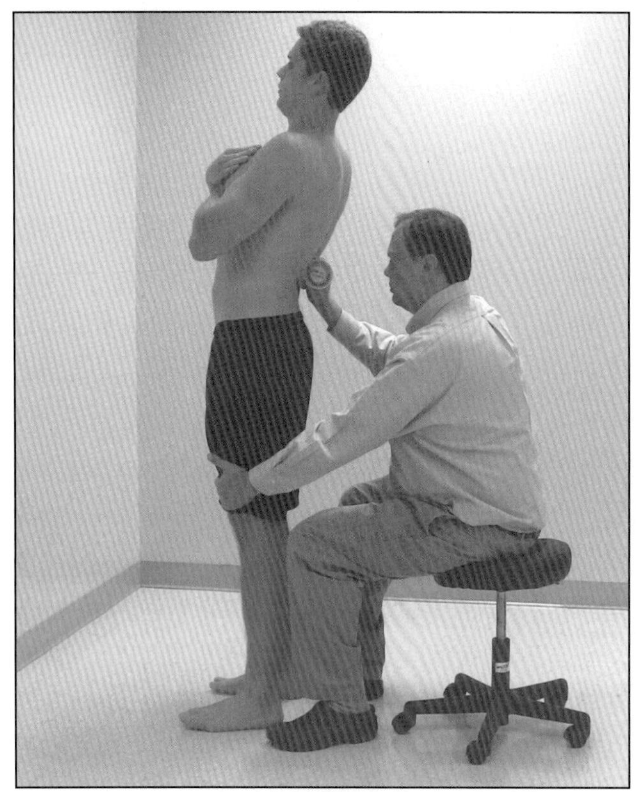

그림 4-30(계속). 단일 경사(각도) 측정;(C)신전.

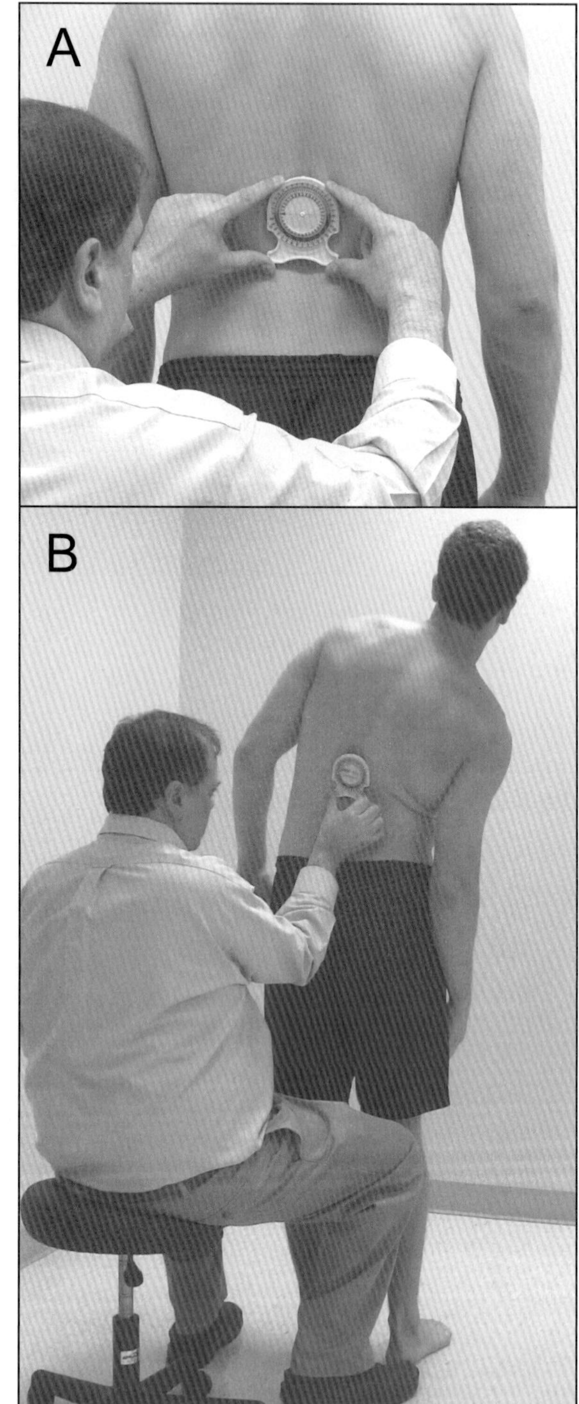

그림 4-31. 단일 경사(각도) 측정; (A)가쪽 굴곡 시작 자세와 (B)오른쪽 가쪽 굴곡.

정시키고 반대쪽 어깨를 통해 OP를 적용시키며 LF로 한다. OP가 포함된 AROM으로 회전을 할 경우, 앉아서 한다. OP를 포함한 AROM이 정상적이라면, 임상가는 해당 움직임을 반복, 움직임을 포함 또는 다른 움직임들을 통해 환자의 증상을 줄이거나 바꿔본다.

반복 움직임

LBP 환자들을 하위그룹으로 진단하기 위해서는 반복적인 움직임에 대한 환자의 반응이 매우 중요하다.[401,402,410,411] 만약 환자의 증상이 굴곡, 신전 또는 외측 이동을 통해 중심화된다면, 증상을 모으는 움직임으로 특정 방향분류로 하위진단을 하거나 혼란 신드롬(derangement syndrome)으로 분류 가능하다. 반복적인 움직임의 방향을 통해 중심화 증상은 반복된 움직임이 적당한 초기 중재이다. 예를 들어, 증상의 중심화가 반복된 신전에 나타난다면, 반복된 신전이 제안되는 중재이다. 큰 그룹의 LBP 환자 중 반복된 움직임 중 예가 있다면, DP와 매칭된 활동을 하는 것이 그 반대의 활동을 하거나 방향성 없는 운동을 했을 때보다 급격히 통증이 줄고, 약 복용, 장애, 우울증, 또는 업무에 방해가 될 수도 있다.[411]

중심화는 척추 환자들 중 대체적으로 확인할 수 있는 증상이며, 많은 숫자의 환자들이 있다. Werneke와 Hart에[415] 의하면 완벽한 중심화는 오직 3.2%의 급성-아급성

그림 4-32. 능동 가동 범위를 시각적 평가한 문서화 도표.

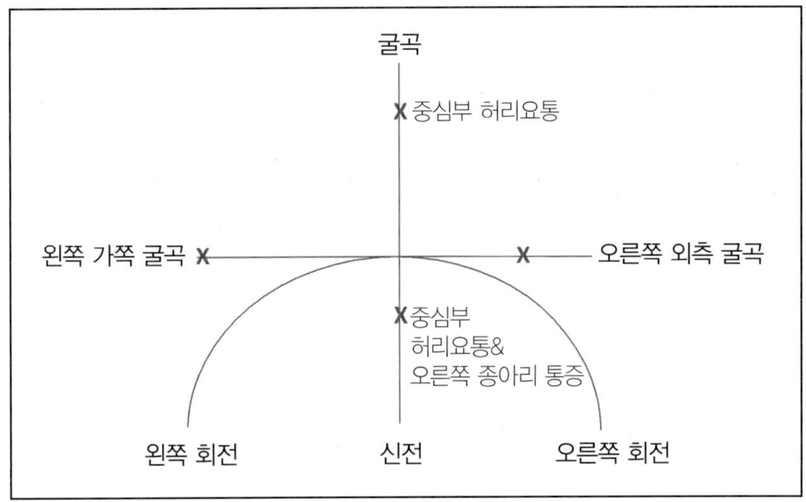

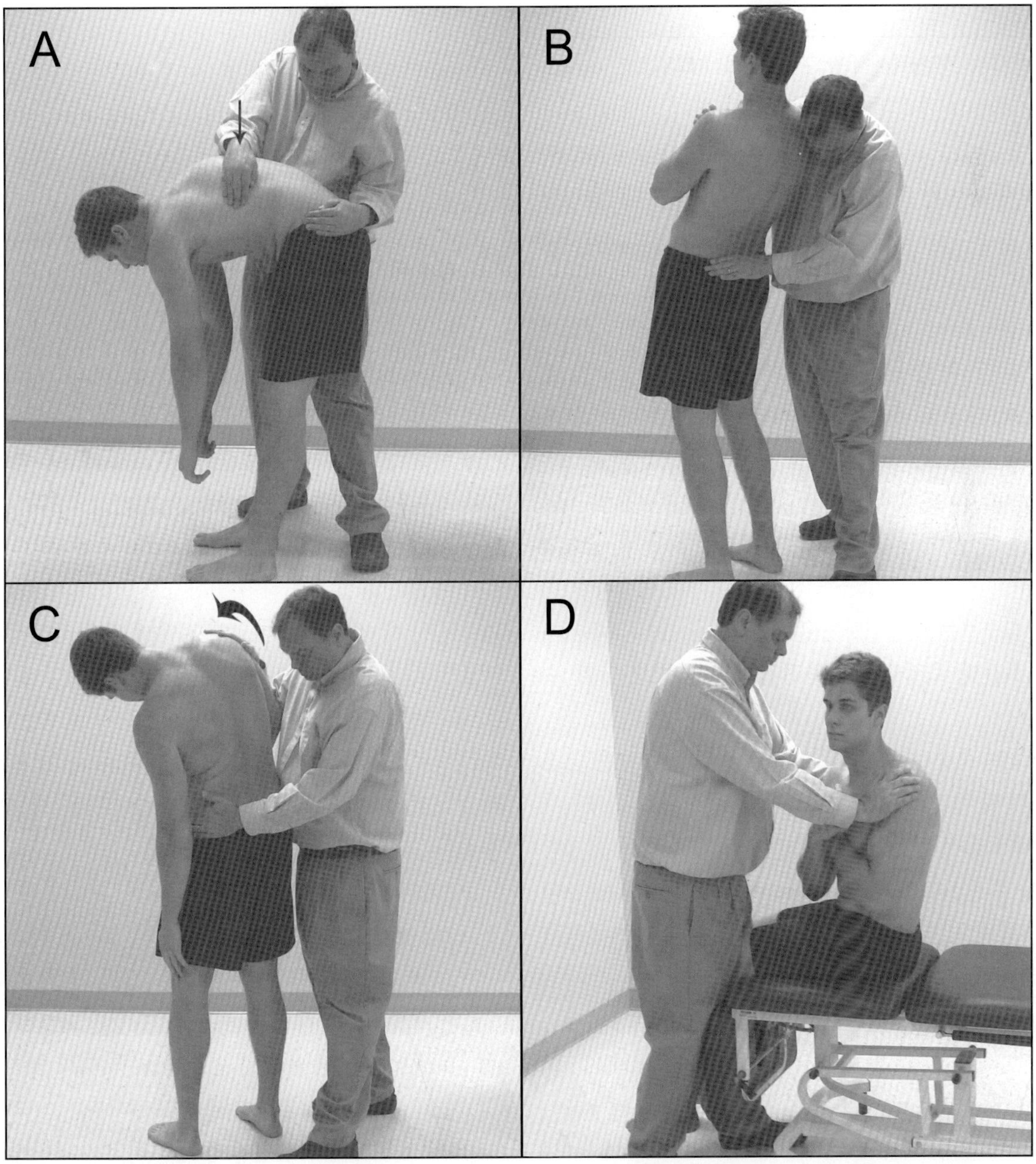

그림 4-33(계속). OP를 동반한 능동가동범위 수행; (A)굴곡; (B)신전; (C)외측 굴곡; 과(D)회전

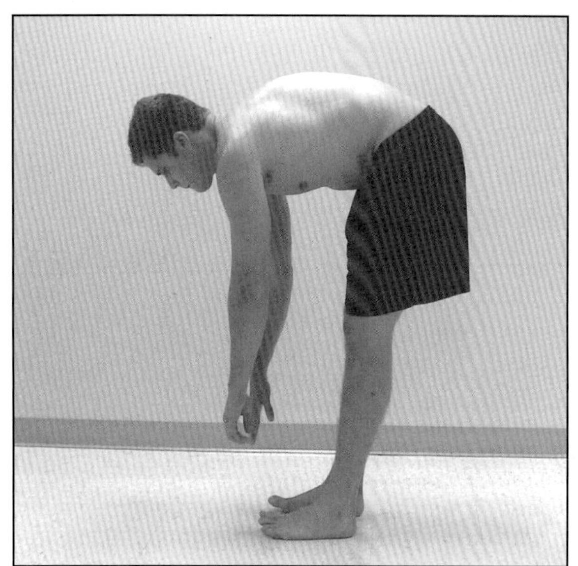

그림 4-34. 선 자세에서 반복적인 굴곡(RFIS).

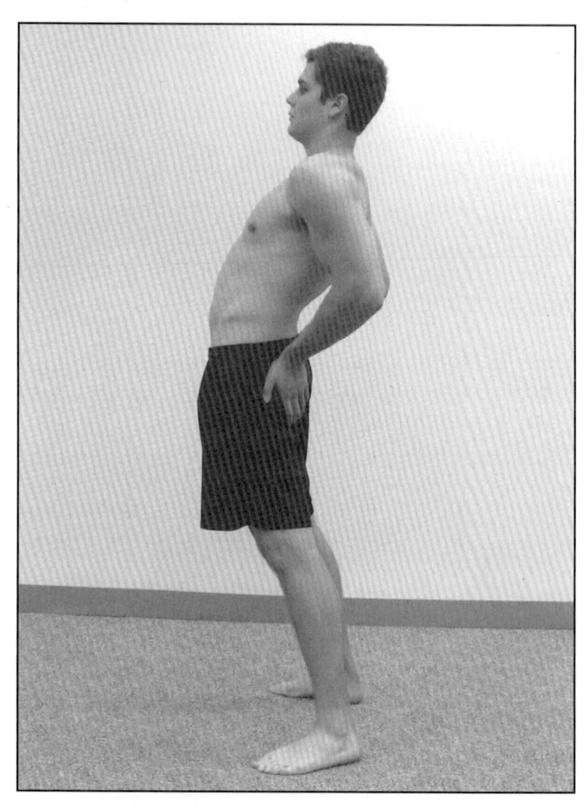

그림 4-35. 선 자세에서 반복적인 신전(REIS).

LBP 환자들에게 초기 진단되었으며, 며칠 사이에 68%의 환자들에게 완벽한 중심화가 있다고 초기 중재 후 알려졌다. 만성 통증 예시의 경우, 중심화를 갖고 있다고 판단되는 환자는 32%가 초기에 진단되었다. 심각한 장애 또는 정신 사회적 통증이 없는 초기 검사에서 중심화가 진단될 경우 긍정적인 유발 추간판 조영술이 가능할 가능성이 높으며 추간판성 통증 진단이 합리적이다(Sn 0.40 [0.28 to 0.54], Sp 0.94 [0.73 to 0.99]; +LR 6.9 [1.0 to 47.3], −LR 0.63[0.49 to 0.82]). 그러나, 추간판성 통증의 진단은 중앙화 현상의 모든 경우를 설명하지는 않는다. 중심화의 민감도는 추간판 조영술을 적용할 환자를 선택하기 위한 선별 도구로는 사용되지는 않지만, 높은 특이도로 인해 침습적 추간판 조영술없이 추간판성 통증을 진단할 수 있다.[416]

중심화는 통증 감소, 건강보험 사용 감소와 같은 긍정적인 예측 및 결과와 연결되어 있으며, 중심화를 실패한다면, 첫 해에 좋지 않은 결과를 초래한다. 중심화에 실패한 환자들은 비중심화된 환자(noncentralizers)라고 분류되며 늦은 회복, 만성 장애 그리고 높은 건강보험 사용자가 될 확률이 높다.[412,417] 또한, 실패한 중심화는 해당 환자들이 이런 방법에 대해 반응이 없고 다른 대응이 필요하다는 걸 나타낸다.

시상면 움직임은 굴곡 또는 신전이며, 해당될 가능성이 높기 때문에 보통 처음에 검사를 한다. RSGIS(repeated side glide in standing)와 같은 관상면 또는 수평면 움직임은 필요 시 검사하며, 시상면 움직임에 결론을 못 내리거나 일방적이거나 비대칭 증상일 때 사용한다. 환자의 반응을 기록하기 위해서는 명확한 소통이 필요하다. 기초 증상을 진단 후, 환자의 병력과 하나의 반복된 AROM 움직임에 대한 반응을 근거하여 임상가가 어떤 끝 범위 움직임으로 검사 할 건지 결정하고 환자에서 해당 과정에 대해서 설명한다. 모든 환자에게 모든 절차를 진행하지 않는다. 환자의 반응에 따라 어떻게 검사 할 건지 결정한다. 보편적인 반복된 끝 범위 움직임 검사에 해당하는 내용은 아래와 같으며, McKenzie와 May의 방법에 따른 제안은 아래와 같다:[401,402]

- 일어서서 하는 반복적 굴곡
- 일어서서 하는 반복적 신전
- 환자가 RSGIS를 오른쪽/왼쪽으로 진행하며:
  - RSGIS에 해당하는 반응은 측면 움직임이 있거나, 시상면 움직임을 결론을 못 내리거나 일방적이거나 비대칭 증상일 때 판단하다.
  - 첫 번째 움직임은 통증이 느껴지는 부위에서 멀리

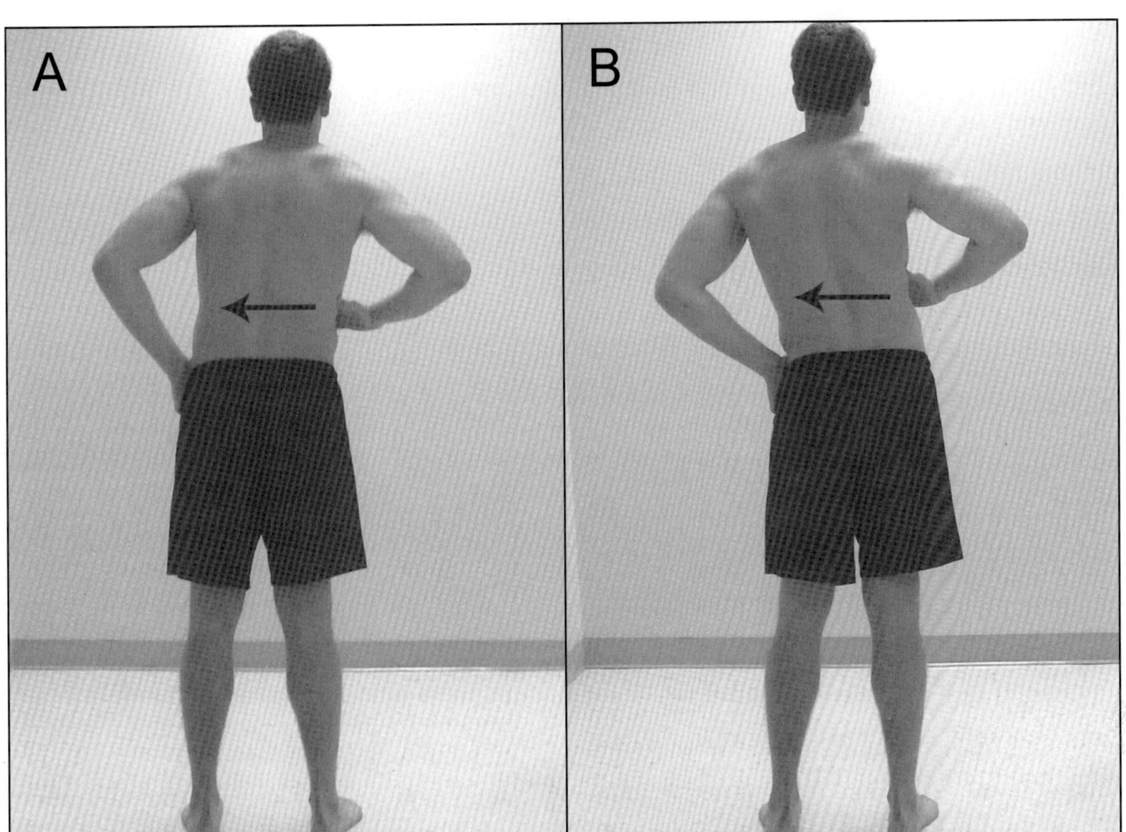

그림 4-36. 왼쪽(RSGIS); (A) 시작자세와 (B) 과잉 교정.

한다. 왼쪽 RSGIS의 경우, 왼쪽으로 체간 움직임, 엉덩이는 오른쪽, 어깨는 바닥과 평행으로 한다. 수동 이동 교정 과정과 동일하게, 만약 중심화가 나타난다면, 환자에게 신전을 되살리기 위해 환자에게 뒤로 구부르게 하며, 동시에 측면 활주는 유지한다.

- 끝 범위 움직임을 10번에서 15번 반복 시, 계속해서 환자에게 증상의 변화, 위치 또는 강도의 변화에 대해서 물어본 후 기록한다.
- 결과는 움직임을 하고 1–2분 후에 한다.
- 반응: 중심화된, 말초화된, 좋아짐, 좋지 않음, 나빠짐, 나빠지지 않음, 반응 없음.
    - 가능하다면, 이때 환자를 DSE로 구분하라.
- 만약 반복적 움직임이 감소, 없어지거나, 중심화된 증상 또는 DP를 얻는다면 추가적인 검사는 필요 없다.[401,402]
    - 만약 중심화된 또는 DP라면, 매칭되는 REIS, RFIS 또는 외측 이동 중 맞는 방법을 사용한다
    - 만약 말초화된 또는 일부적으로 무게를 지탱하는 중심화된이 된다면, 임상가는 부하가 없는 자세의 반복된 움직임일 통해 중심화를 확보한다(예: 누워서 하는 반복적 굴곡, 누워서 하는 반복적 신전).
    - 만약 반응이 제한된 움직임과 끝범위 통증(느껴짐, 퍼짐, 또는 나빠지지 않음)이고 중심화 또는 말초화가 없다면 추가적인 검사가 필요하다. 임상가는 움직임 부족이 포함된 LBP가 아닌지 확인 필요하다.

결합된 움직임 검사

만약, AROM 과 반복적 움직임이 전 범위이며, 환자의 증상을 시작시키지 않거나, 확정적이지 않으면 결합된 움직임을 사용해도 된다. Edwards를[418] 통해 소개된 이 방법은, 굴곡 또는 신전을 LF와 함께 사용한다. 예를 들어, 신전과 LF를 왼쪽에 적용 시, 왼쪽 척추 구조물에 최대의 압박을 준다. 굴곡과 LF를 왼쪽에 적용 시, 최대의 장력

압박을 오른쪽 척추 구조물에 준다. 유발하는 검사로 사용하는 것 외에도, 결합한 움직임은 치료 시, 자세를 안내하는데 도움이 된다. 측정자내 신뢰도는 높은 것으로 보고되었다.[419] 측정자간 신뢰도와 유효성은 아직 모른다. 회전도 결합된 움직임에 추가될 수 있으나 신뢰도는 낮다.[420] 요추에 사용하는 결합된 움직임에 대한 상세한 검사 및 중재는 McCarthy를 통해 확인할 수 있다.[421]

요추 사분면

요추 사분면은 신전, 측방굴곡, 그리고 회전을 같은 쪽으로 적용하는 것을 합치는 것을 말하며, 척추 구조물에 최대 부하와 추간공이 좁아지는 것을 측방굴곡의 사이드와 회전 적용하는 것을 말하며 요추에서 시작되는 통증을 제외하는 것에 효율적으로 사용된다. 휴식 징후를 구축하고 난 뒤, 환자에게 먼저 포함하지 않은 무릎 뒤로 가보라는 것을 시킨 후에 반대 방향도 해본 뒤에 비교한다. OP를 사용할 수도 있다. 이 검사는 매우 유발적이라고[422] 판단되지만 구체적이지는 않다.[423] 퇴행성 LBP 증상을 가지는 환자의 경우, 사분위 검사는 허리증상의 심각성을 판단할 수 있으나 장애가 된 기능을 예측할 수는 없다.[422]

앉은 자세 검사 절차

- 앉은 자세
- AROM: OP가 포함된 회전
- 신경학적 선별 검사
- 슬럼프 검사

앉은 자세

환자의 앉을 수 있는지를 지켜본다. 앉은 자세, 요골반 세우기, 흉추 세우기, 근육 활동 증상의 슬럼프 앉은 자세를 통해 진단하는 상세 내용은 3장에 포함되어 있다. 환자의 팔을 지탱하며 허리가 굴곡에 80°가 되도록 한다. 전면, 후면, 측면에서 바라본 자세를 기록한다. 필요 시, 수정한다. 증상에 대한 완화 여부를 판단하고 환자가 중립을 찾을 수 있는지 판단한다.

만약 서 있을 시, 골반뼈의 표식의 비대칭이 발견되면, 앉아서 재평가하는 것이 추가 정보를 얻을 수 있다. 이는 다리 길이의 차이 또는 하지 근육 길이가 앉은 자세에선 낮아지기 때문이다. 서 있을 때의 비대칭이 앉았을 시 없어진다면, 하지를 의심하거나 임상가의 실수가 의심된다. 서 있었을 때의 비대칭이 앉아서도 존재한다면, 요골반 고관절 복합체의 장애 또는 임상가의 실수가 의심된다.

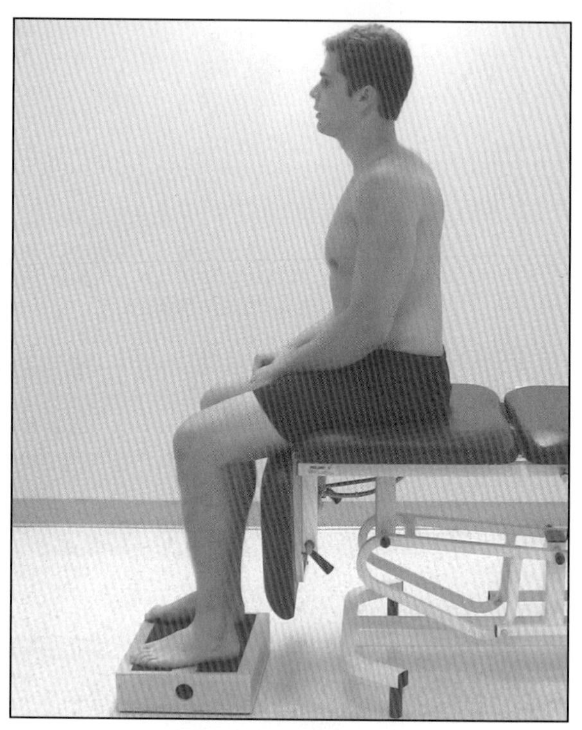

그림 4-37. 앉은 자세에서의 평가–측면.

능동 관절 가동 범위: 과압박으로 표시되는 회전(그림 4-39)

요추에는 작은 회전이 가능함으로, 회전을 분석하려면 병력 또는 개개인의 환자에 달려 있다. 환자 병력에 회전이 유발된다고 되어 있으면 회전 AROM을 분석해야 된다. 그러나 일부 임상가는 매번 회전을 분석한다. 서서 하는 회전과 비교하여 앉아서 하는 회전은 골반대와 하지를 안정시킨다. 그러나 하지의 수동 안정화가 필요할 수 있다. AROM은 보통 후방과 전방으로 보여진다. OP는 AROM이 전 범위거나 아프지 않으면 추가된다. 환자가 팔짱을 낀 상태에서 OP는 한 손을 흉추 후부에 올리고 다른 한 손은 반대쪽 어깨 앞에 올려놓는다.

신경학적 선별검사

신경학적 검사는 해당 증상을 보이는 모든 환자에게 필

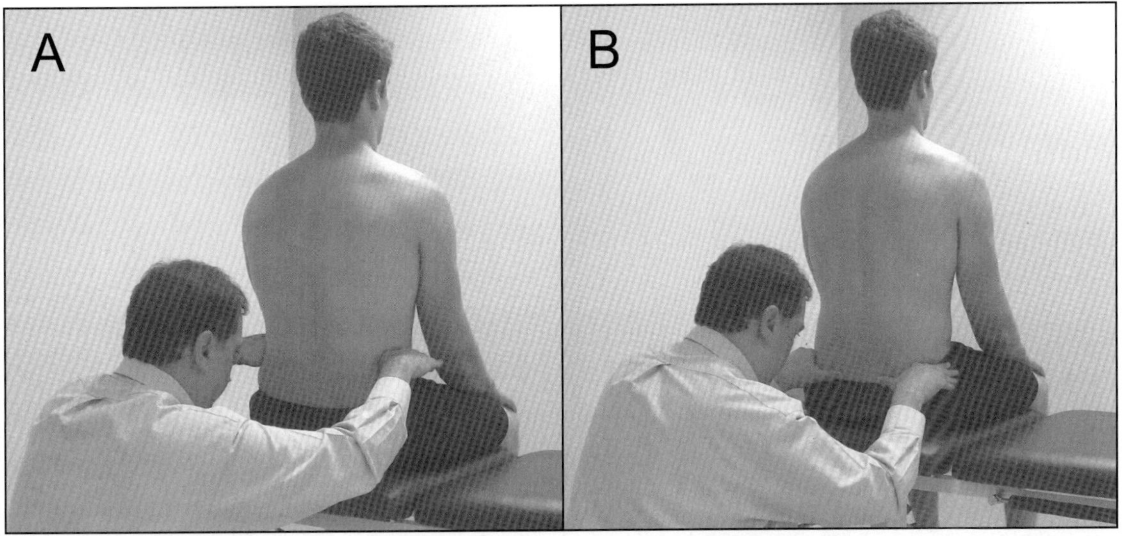

그림 4-38. 앉은 자세에서 골반의 주요 부위; (A) 엉덩뼈 능선과 (B) PSIS

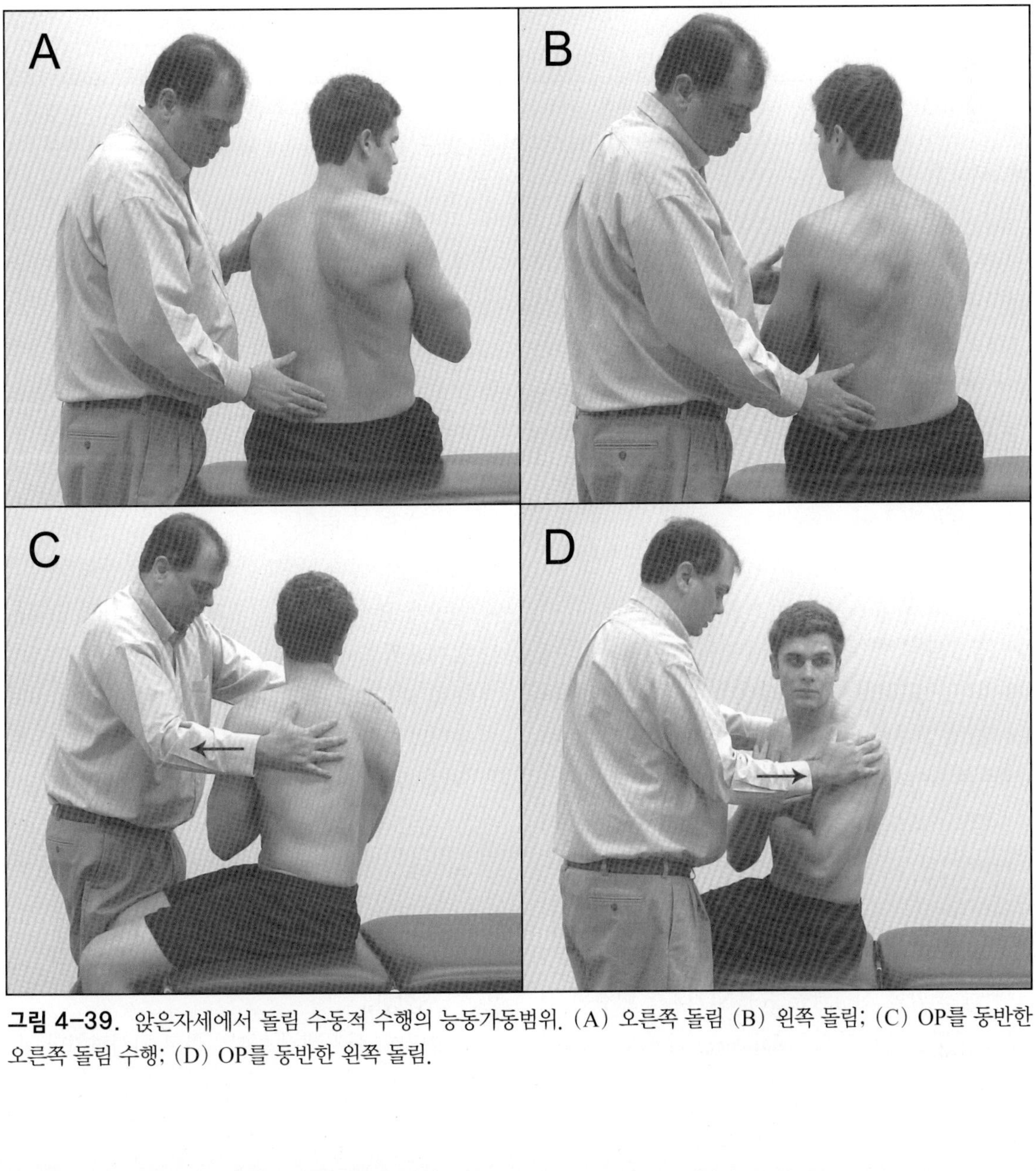

그림 4-39. 앉은자세에서 돌림 수동적 수행의 능동가동범위. (A) 오른쪽 돌림 (B) 왼쪽 돌림; (C) OP를 동반한 오른쪽 돌림 수행; (D) OP를 동반한 왼쪽 돌림.

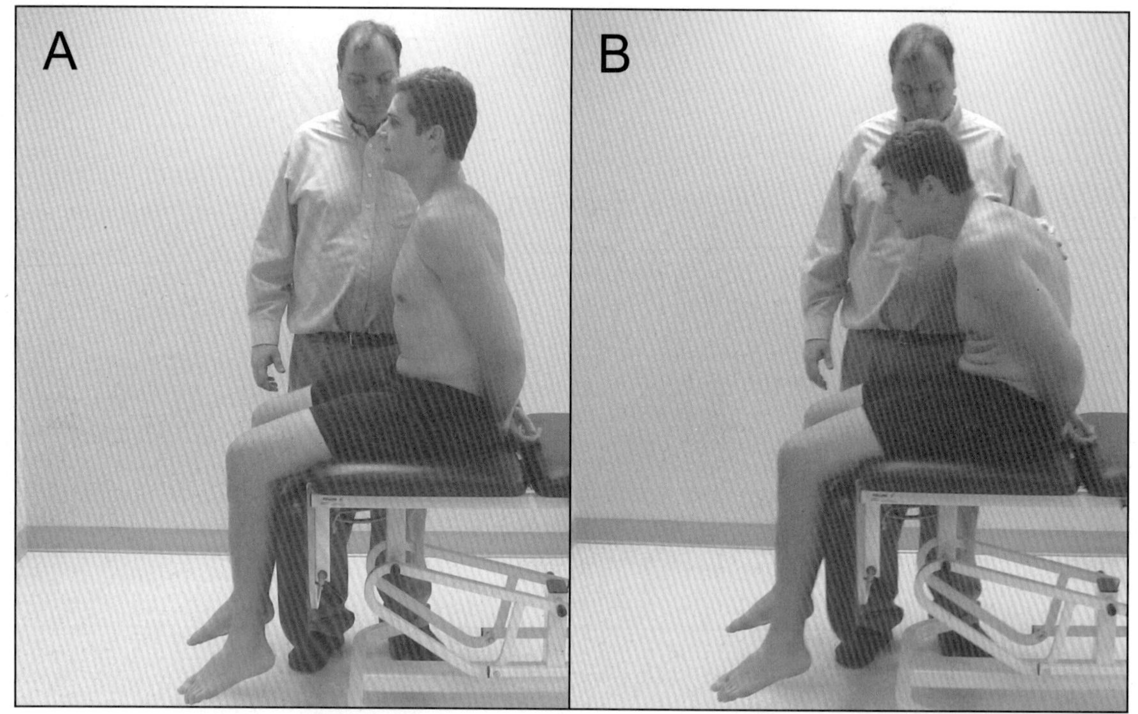

그림 4-40. 슬럼프 검사. (A) 허벅지와 무릎을 완벽하게 지탱하게 앉은 자세에서 손은 뒤쪽에 위치하고, 안정된 자세를 취한다. 통증이 없는 부분부터 실시한다. (B) 환자에게 슬럼프 자세를 지시하고 목의 굴곡이 안되게 한다. 계속해서 환자의 반응을 평가한다.

요하다: 둔부 주름 아래까지 증상이 느껴지는 LBP, 약함, 느낌 없음, 이상 감각, 무감각, 신경근 통증, 전이통, 신경학적 부족함이 있었던 적 있음, 유래를 알 수 없는 하체 증상, 환자 병력의 내용에 따라 상위 운동 신경원, 하위 운동 신경원, 또는 뇌신경 검사가 필요한지 확인, 하지를 위한 감각 검사에 해당하는 절차, MMTs, 그리고 DTPs는 3장에 포함되어 있다.

슬럼프 검사

슬럼프 검사의[424,425] 목적은 척추관과 추간공[426,427]에 있는 신경성 구조물들의 신경 역동성을 확인하기 위함이다.[425] 또한 말초 신경계의 하지에서의 움직임을 통해 척추와 하지 통증을 확인할 수 있다. Philip이[428] 슬럼프 검사가 높은 평가자간 신뢰도를 다양한 경험의 물리치료사들 사이에서 나타낸다는 걸 발견했다. Coppieters는[429] 중립적이지 않은 곳에서 나타나는 통증은 슬럼프 검사를 통해서 악화되지 않는다고 발견했다. 저자들은 본인들의 시험이 슬럼프 검사를 포함한 신경역동검사(NDT)가 변경된 신경 역동성을 증명한다고 한다. Majlesi는[430] 슬럼프 검사의 좋은 정확한 진단은 MRI에 요추 추간판 탈출증이 있거나 없는 환자들 중 Sn 0.84(0.74 to 0.90), Sp 0.83(0.73 to 0.90), +LR 4.94, −LR 0.19 라고 한다. 중립 그리고 중립과 비중립 구조의 차이를 통한 진단 가능성 여부는 제한되어 있다.

검사 절차

움직임의 범위, 움직임의 질, 증상 반응을 판단하기 위해서는 매 단계에 주의가 필요하다. 검사의 단계는 아래와 같이 대체적으로 정의되어 있으나, 다를 수도 있다.[424,425] 검사 중 증상이 느껴진다면, 환자의 반응을 살피며 임상가는 중립과 비중립 구조를 목 굴곡을 통해 판단한다.

- *환자의 자세*: 허벅지를 완전히 지탱하며 앉아 있으며, 무릎은 붙이고 손은 등뒤에 있다
- *치료사의 자세*: 환자 옆에 서있으며, 포함되지 않은 쪽부터 시작한다.
- *1단계*: 진행 절차를 설명하며, 안정된 자세를 취한다.
- *2단계*: 환자에서 구부리라고 지시하지만 목 굴곡은

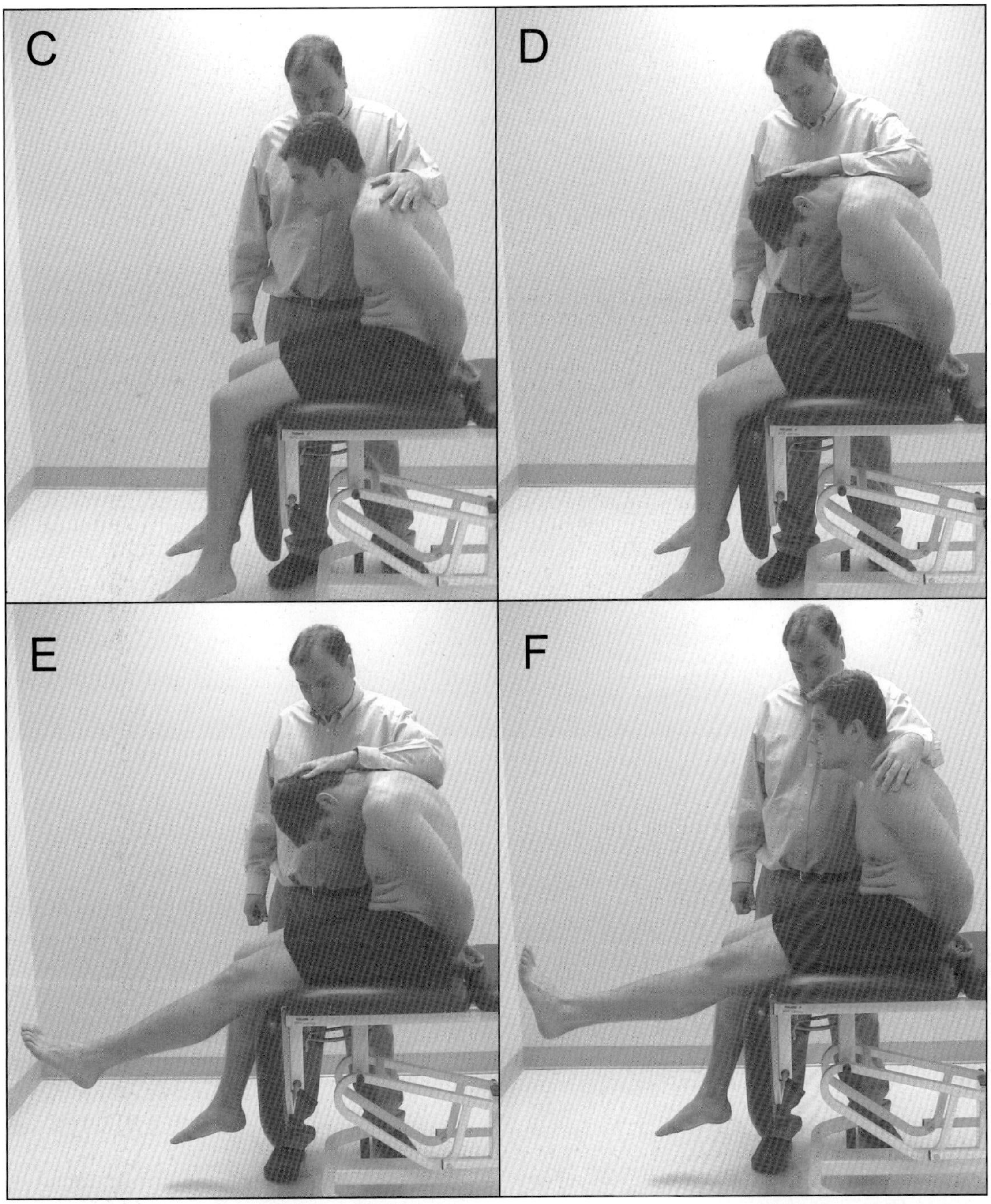

그림 4-40(계속). 슬럼프 검사(C) 골반뼈가 중립을 유지하며 등뼈/허리뼈를 가볍게 과압박한다; 반응을 평가한다. (D) 능동 목굴곡 수동적 수행을 추가한다. 반응을 평가한다. (E) 왼쪽 무릎의 능동적인 신전을 추가한다. 관련되지 않은 부위의 반응을 평가한다. 왼쪽 발목의 능동적인 발등굴곡을 추가한다. 반응을 평가한다. 이 단계에서 반응이 없다면, 엉덩 굴곡을 추가한다. 그러나 보편적으로 필요하지 않다. 반응을 분석한다. 관련된 부위의 무릎 신전을 반복한다. (F) 증상이 재발현되면, 목의 굴곡을 바로 한다.; 반응을 평가한다.

진행하지 않는다. 반응을 분석한다.

- *3단계*: 비중립을 유지하면서 흉/요추를 부드럽게 누른다. 반응을 분석한다.
- *4단계*: 능동으로 목 굴곡을 추가한다. 그 후 OP. 반응을 분석한다.
- *5단계*: 능동적인 왼쪽 무릎 신전을 추가한다. 포함되지 않는 쪽의 반응을 분석한다.
- *6단계*: 능동적인 왼쪽 발목 배측굴곡을 추가한다.

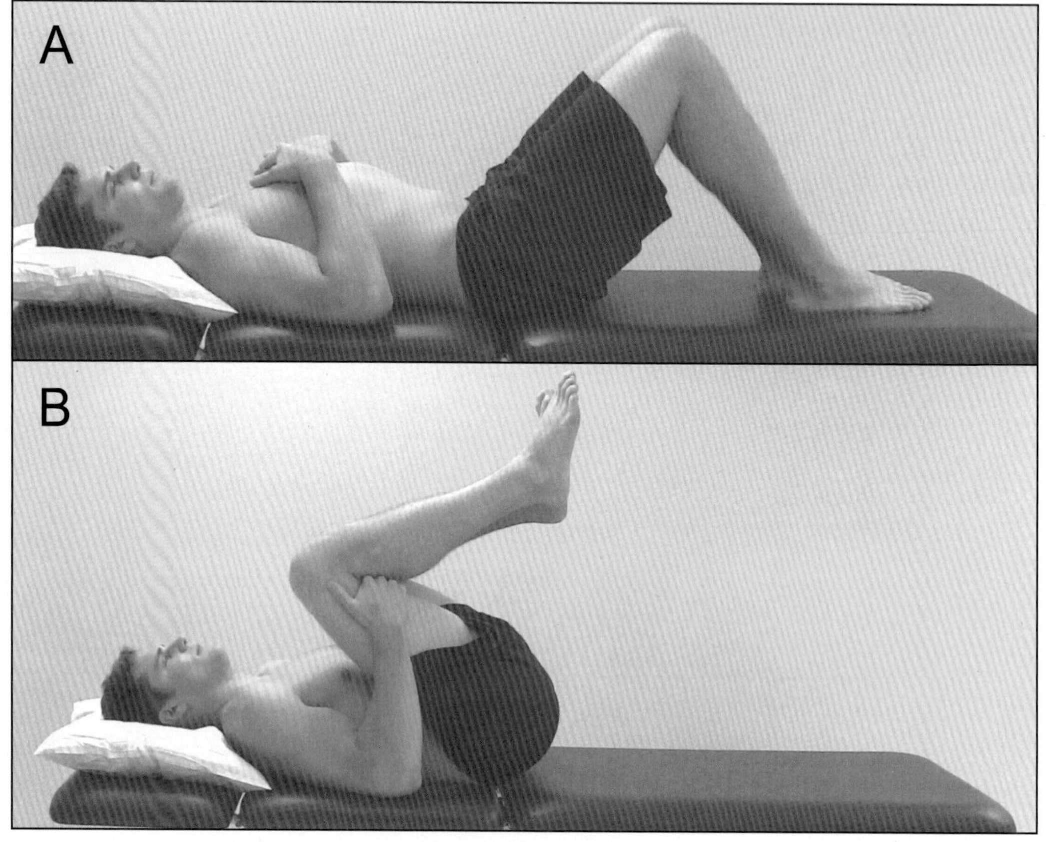

그림 4-41. 누운 자세에서 반복적인 굴곡. (A) 시작자세와 (B) 누운자세에서 굴곡

반응을 분석한다. 이 단계에서 반응이 없다면, 고관절 굴곡을 추가한다. 그러나 보편적으로 필요하지 않다. 반응을 분석한다.

- *7단계*: 오른쪽 다리로 5–6 단계를 반복한다.
- *8단계*: 필요 시, 두 다리 모두 5–6 단계를 반복한다.
- *9단계*: 증상이 완화되면, 목 굴곡을 푼다. 반응을 분석한다. 증상이 약해지거나 사라지면, 아픈 쪽의 범위를 증상이 돌아올 때까지 반복한다.

양성 슬럼프 검사

양성 슬럼프 검사는[424,425] 결과가 3가지로 나올 때 발생한다:

1. 환자의 증상 반복
2. 아픈 쪽과 아프지 않은 쪽의 비대칭
3. 양성 감각적 움직임(예: 목 굴곡 풀기)의 증상 변화를 통해 중립과 비중립 구조의 변화를 감지할 수 있을 때. 감각적 움직임은 증상의 위치에서 멀며, 증상을 유발하는 다른 조직에 부담없이 신경 조직에 부하를 가하려고 함.

증상없는 대상자에서 슬럼프 검사에 대한 정상적 반응

- 통증이나 불편함이 중간–흉추 부위에서 몸통 또는 목 굴곡
- 통증이나 불편함이 무릎 뒤 슬괵근에서 몸통, 목 굴곡, 무릎 신전 자세에서 높아지며 발목 배측굴곡도 추가됨
- 발목 배측굴곡 중 몸통, 목 굴곡 포지션에서 어려움이 있음
- 발목 배측굴곡 중 몸통, 목 굴곡, 무릎 자세에서 제한이 있음; 제한은 대칭이어야 함.
- 목 굴곡을 풀었을 때 한 부위 이상에서 환자의 증상 말고 통증이 완화됨
- 무릎 신전과 또는 발목 배측굴곡(목 굴곡을 놓았을 경우)에서 범위가 넓어짐

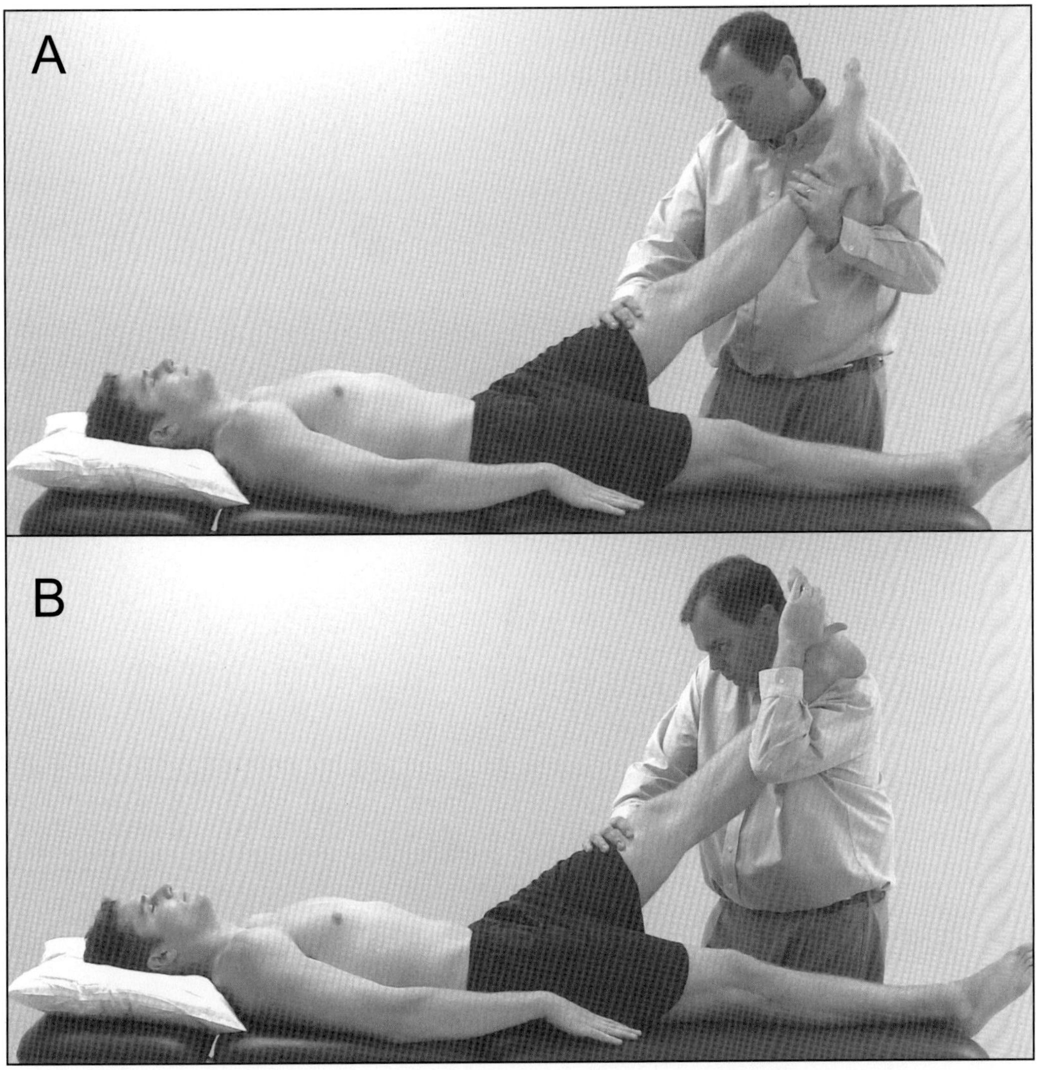

그림 4-42. 하지 뻗은 다리 검사. (A) SLR에 반응하지 않음. (B) SLR에 발등 굴곡을 추가.(계속)

바로 누운 자세에서의 검사 절차

누워서 자세 취하는 것과 누워서 쉬는 자세를 관찰하라

- RFIL
- SLR
- 능동 SLR(ASLR)
- 필요 시, 장골능, ASIS, 치골결절 대칭, 골반, 배 촉진
- 환자 병력에 따라 LBP 골반, 무릎, 발목 검사
- 근력 검사
- 몸통 근력 수행능력
- 특수 검사: 천장 관절(SIJ) 유발 검사

누운 자세에서의 반복적 굴곡

임상가는 환자가 누워서 자세를 취하는 것을 관찰하고 증상을 기록한다. 누워서 쉬는 자세에서도 자극이 되는지 그리고 감소되는지 관찰한다. 만약 RFIL을 검사 한다면, 쉬는 자세를 먼저 하라. 누워서 무릎을 굽힐 때에는 발을 테이블 위에 올려놓고 환자가 숨을 쉬면서 무릎을 당긴다. 그래서 최대한의 요추 굴곡을 만들고 시작 자세로 돌아간다.[401,402]

RFIS와 RFIL의 차이점도 볼 수 있다.[401,402] 몇몇 사례의 경우, RFIS가 더 어려웠다. 이는 중력 때문이다. 요추 분절 움직임을 RFIS 시 할 때, 가까우면서 멀리까지 발생한다. 그러나 RFIL에서는 움직임이 멀리서 가깝게 발생한다. 이를 통해 아래 요추 분절에 장력이 FRIS보다 더 빨

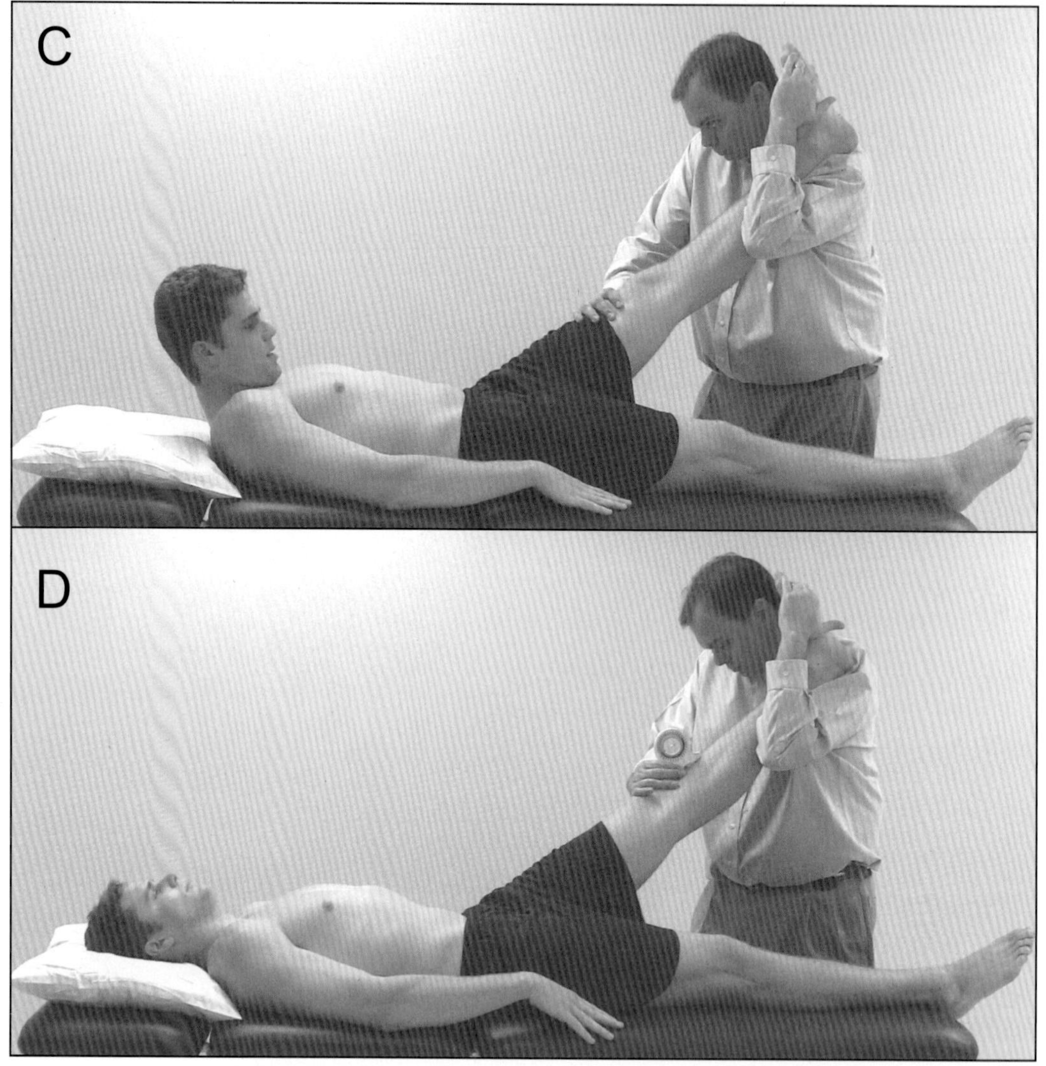

그림 4-42(계속). (C) SLR에 발등굴곡과 목굴곡을 추가. (D) SLR에 발등굴곡 추가상태에서 각도 측정.

리 높아질 수 있다. RFIS 시, 무릎을 펼 경우, RFIL을 하며 무릎을 구부렸을 때 보다, 더 많은 장력이 요천추 신경근에 발생한다. RFIS때문에 발생한 증상은 비신경 구조 또는 신경역동에 무게가 실리면 발생할 수 있다. 그러나 RFIL때문에 생긴 증상은 아마도 비신경 구조 때문에 생겼을 것이다. 이는, 신경 구조는 느슨함이 생기기 때문이다.[401,402] 반복적 움직임은 RFIS에서 설명된 것과 같이 검사하고 가능한 반응은 아래와 같다:[401,402]

- 중심화된 또는 DP, DSE로 분류하고 필요한 방법을 찾는다.
- 만약 말초화라면, 반복적인 신전으로 확인하고 중심이 어딘지 확인한다.
- 중심화 확인이 안 된다면, 추가적인 검사가 필요하다.
- 만약 반응이 제약된 움직임과 끝범위 통증인 PFIL이고 중심화도 안되고 말초화가 발생한다면, 추가 검사가 필요하다. 임상가는 LBP 중 움직임 부족 분류 검토를 시도한다.

하지 직거상

소극적인 SLR은 제일 많이 사용되는 NDT이며, LBP와 LBP와 연결된 다리 통증을 갖고 있는 환자들에게 제안한다. 이 시험은 좌골신경에 장력을 주기 위해 사용되며 요추 추간판 탈출증에 의한 아래 요추의 신경근 압박을 진단하는데 사용된다. 또는 신경근 또는 좌골신경의 역학적 민감성이 있는지 확인한다. 이 검사는 좌골신경, 요천추 신경근 그리고 경막의 견인력을 검사한다. SLR 검사 중 ROM의 수치는 높으며 ICC 값은 경사계 사용시 0.87에서 0.96이다.[348] Kappa 값은 SLR의 이분적 판단이 긍정적이거나 부정적일 때 높다.[433,434]

동측 SLR 검사는 낮은 −LR에서 매우 예민하다고 보고되었다. 반대측 SLR은 큰 +LR에서 더 높게 나온다고 보고되었다. 그러나 민감도는 낮다. 추간판을 판단하기 위한 동측 SLR 시험의 정확도에 대한 체계적 검토는 약 Sn 0.91, Sp 0.26, +LR 1.23 그리고 =LR 0.35다. 반대측 SLR은 Sn 0.29(0.24, 0.34), Sp 0.88(0.86, 0.90), +LR 2.42과 −LR 0.81.을 나타낸다. 동측 SLR이 없다면, 추간판 탈출증은 아닐 것이다. 그러나 양성인 반대측 SLR은 추간판 탈출증과 연관된 진단이 나올 수 있다는 것을 나타낸다.

SLR 검사의 낮은 정확도는 SLR이 양성으로 나오는 대에는 추간판 탈출증과 신경 압박 말고도 다른 이유가 있기 때문이다. 요추, 고관절, 근육과 신경 조직도 수동적인 SLR로 움직인다. 양성인 SLR를 통해 통증과 움직임의 어려움을 찾는 것이 이론적으로는 추간판에 문제가 있을 수 있다고 생각할 수 있지만 신경 조직의 역학적 민감성은 직접적인 신경근 압박 보단 추간판에서 흐른 화학성 때문에 염증이 생긴 것일 수도 있다. 통증에 대한 반응은 예민함이 높아져서 생길 수도 있으며 신경 압박은 아닐 수도 있다. 그러나 SLR를 신경 조직 역학적 민감성을 확인에 활용하는 것에 대한 연구는 부족하다.

검사 절차

아프지 않은 쪽을 먼저 검사한다

- 환자를 눕힌다. 필요 시, 머리 아래에 베개를 놓는다.
- 한 손은 발목 아래 그리고 다른 손은 무릎에 놓는다.
- 고관절 굴곡으로 수동적으로 움직인다. 고관절-중립 무릎 신전은 증상이 발생하거나 저항이 있을 때까지 유지한다. 둘 중 한개가 먼저 발생할 때까지 유지한다.
- 저항이 발생되는 것을 참조하고, 고관절 굴곡 각도와 증상이 언제 시작되는지 기록한다. 경사계는 경골능에 사용될 수 있으며 고관절 굴곡 각도를 재는데 사용한다. 평균 ROM의 오른쪽, 왼쪽 중 91°를 넘는 것은 미리 CRP이 환자에게 요골반 안정화 프로그램에 도움이 될지를 판단하는 데 중요하다.[405] SLR은 좋은 측정자간 신뢰도를 나타냈다.[436]
- 환자의 평상시 통증과 슬괵근이 당겨서 생기는 통증을 구분하다. 이건 양성 검사가 아니다.
- SLR은 발목 DF, 고관절 IR, ADD 또는 목 굴곡을 통해 예민해진다. 이건 신체와 신경 통증 증상을 구분하는데 도움이 된다. 추가적인 민감화 움직임은 하지 말초 신경때문에 생길 수 있다: 고관절 IR은 총비골 신경에 장력을 추가할 수 있다. DF는 비복신경에 장력을 추가한다. PF는 총비골 신경에 장력을 추가한다. 외전 PF는 복재 신경에 장력을 추가한다.[437,438]

동측 하지 직거상 양성 검사

역사적으로, 전통적인 양성 찾기는 후 대퇴 아래, 무릎 아래의 방사통증에 대한 반응이며, 임상가가 수동적으로 신전 다리를 30°에서 70° 각도로 고관절 굴곡한다. 0°에서 35°는, 경막과 좌골신경 느슨함에 영향을 주며, 심각하게 극심한 병적 이상이 아닌 이상 양성이지 않다. 의학적으로, 환자 중, 서 있거나 누워 있을 때 무릎을 못 피고 이는 LBP와 연관된 다리 통증 때문이다. 35°에서 70°는 좌골신경의 통증이 높아진다. 70° 이상은 좌골신경의 변형이 생기지 않는다. 70° 이상의 증상은 슬괵근, 둔부, 고관절, 요추, 골반대 등 다른 이유 때문에 발생한다고 생각한다.

양성 검사는 아래와 같이 설명된다:

- 30°에서 70° 그리고 고관절 굴곡이 적을 때 환자에게 익숙한 증상들이 나타난다.
- 아프지 않은 쪽과 비교하여 움직임이 제한된다.
- 감각화 방법(sensitizing manuever) 시, 증상이 변경된다.

감각화 방법은 증상이 나타나는 곳에서 멀리 있고 신경 조직을 부하하는데 선호된다. 이때 증상을 유발할 수 있는 다른 조직에 압력을 가하거나 하지 않는다. 예를 들어, 양성 SLR을 46°로 하면, 엉덩이와 중간 허벅지에 통증이 오고, 발목 DF를 추가함으로써 더 예민해진다. 만약 통증이 높아진다면, 신경 조직 역학적 민감성이 의심된다. 만약 증상에 변화가 없다면, 신경 조직 역학적 민감성은 제외한다. 양성 SLR은 LBP에 하지때문에 발생한 통증일 수도 있다고 생각할 수 있으며, LBP와 연관된 다리 통증이라고 생각할 수 있다. 이는 요천추, 신경 조직 역학적 민감성 때문이다. 부정적인 검사는 역학적 민감성을 제외하고 신체의 다리 통증과 연관 있다.[439]

반대측, 교차 또는 건측 하지직거상 양성검사

한쪽에 있는 SLR 때문에 동측, 대측 신경근에 장력이 갈 수 있다. 그러면, 반대측 SLR이 발생하고, 이는 아프지 않은 쪽이 아픈 쪽의 장력이 높아져서 증상을 보이는 것이다. 증상 없는 환자에게 다양한 반응을 관찰했다. 넓은 범위의 고관절 굴곡 ROM의 50°에서 120각도는 정상이다.[440] 후 허벅지, 후 무릎, 후 종아리에서 발로 이어지는 증상은 정상일 수도 있다. 동측 SLR는 낮은 －LR에 매우 예민하다고 발견되었다. 반대측 SLR는 큰 +LR에 높고 구체적이다. 그러나 예민도는 낮다. 동측 SLR가 없을 시, 추간판 탈출증 진단은 제외해도 된다. 그러나 양성인 반대측 SLR 중요한 확정 요소다. 슬럼프와 SLR 검사 모두 양성일 시, 신경 조직 역학적 민감성 검토가 필요하다. 이 분야에 대한 추가 연구가 필요하다.[439]

능동 하지 직거상

ASLR은 요골반 영역에서 몸통과 하지에 부하가 넘어갈 수 있는지 판단한다. 부하 이동은 관절 안정성과 형태 폐쇄가 필요하고 적당한 신경근 조절 또는 힘 폐쇄가 필요하다.[442] 구체적이지 않은 LBP 환자는,[443-447] 산후 골반 통증,[448] 천장관절[443-447] 부조화의 변화를 움직이는 패턴과 힘 폐쇄를 ASLR를 통해서 보여준다. ASLR의 검사 신뢰성은 PPPP가 있는 여성의 경우 ICC .83이다. 특이도(0.94)와 민감도(0.87)의 최고 균형은 1부터 10까지 양성, 0이 음성일 때 발생한다.[450] ASLR은 PPPP 환자들과 건강한 환자들을 구분할 수 있다. ASLR 검사는 구체적이지 않은 LBP 환자에게도 믿을 만하다.[451] ASLR 검사는 비대칭의 SIJ 느슨한 PPPP 환자들을 밝히는데 유용하다.[452]

검사 절차

ASLR 검사는[450] 누워서 다리를 피고 발을 20cm 벌린다. 환자에게 한 다리를 20cm씩 들어보라고 한다. 이 때, 무릎은 굽히면 안되고 이 활동을 하는데 필요한 노력을 6단계로 말해달라고 한다. 0＝전혀 어렵지 않음, 1＝약간 어려움, 2＝조금 어려움, 3＝제법 어려움, 4＝매우 어려움, 5＝할 수 없음. 두 사이드의 점수를 적어서 0에서 10까지 합을 낸다. 1 이상의 점수가 나오면 양성 검사다. 이후, ASLR을 수동 또는 장골을 통한 벨트 압박으로 반복한다. 노력이나 통증의 변화를 기록한다. 임상가는 나쁜 운동신경 조절 전략을 관찰한다. 숨 참기, 흉요추 회전, 흉추를 안정적으로 하기 위한 골반 회전, 등 뒤, 골반 등이 있다. 양성 검사는 역동적 안정성이 없으며, 부하 이동에 문제가 있다고 제안한다.[351,450]

양성 검사

전체적인, 지역적인 근육을 사용하여, 건강한 사람은 다리에 힘을 안주고 노력 없이 다리를 들을 수 있어야 된다. 이때 골반의 움직임은 없어야 되고, 통증도 없어야 되며, 숨은 정상적으로 쉰다.[453] ASLR 시, 골반은 움직이면 안 된다. 이는 요추, 흉추 또는 하지에 상대적이다. 숨은 정상적으로 쉬어야 된다. 갈비뼈는 움직이면 안된다. 갈비뼈가 심하게 움직이면 과활동성 외복사근 또는 내복사근으로 의심되며, 외측 흉곽 확장을 제한할 수 있다. 만약 흉추가 펴지면 과활성화 또는 안정화를 통한 ES가 의심된다.[453] 골반 벨트를 사용 시, PGP 환자들이 다리를 들 때의 노력을 감소시킨다.[448] 일부 환자의 경우, 들고 있는 다리 측 장골의 전방 회전을 관찰한다.[448] 횡경막과 골반 저근 부위의 변경된 운동학은 건강했던 대상들과 비교하여 ASLR 중 기록되어 있다.[449] 횡경막 운동은 ASLR 중 감소하여 부목화 또는 버팀 효과를 제공한다. PF가 낮아질 경우, PF 근육의 장력이 낮아진다. 도수 장골 압박은 횡경막과 PF 동작을 보통으로 만든다.[449] ASLR의 양성인 대상의 경우, deGroot에[454] 따르면 고관절 굴곡근들, 고관절 내전근들, 외복사근에 더 많은 근육 움직임이 있다고 한다. 그러나 감소한 힘 결과를 비교 시, ASLR과 연관된 근육 사용은 골반 주변의 부하 이동 때문이다.

일부 환자의 경우, 수동 압박으로 인해 다리 들기가 어

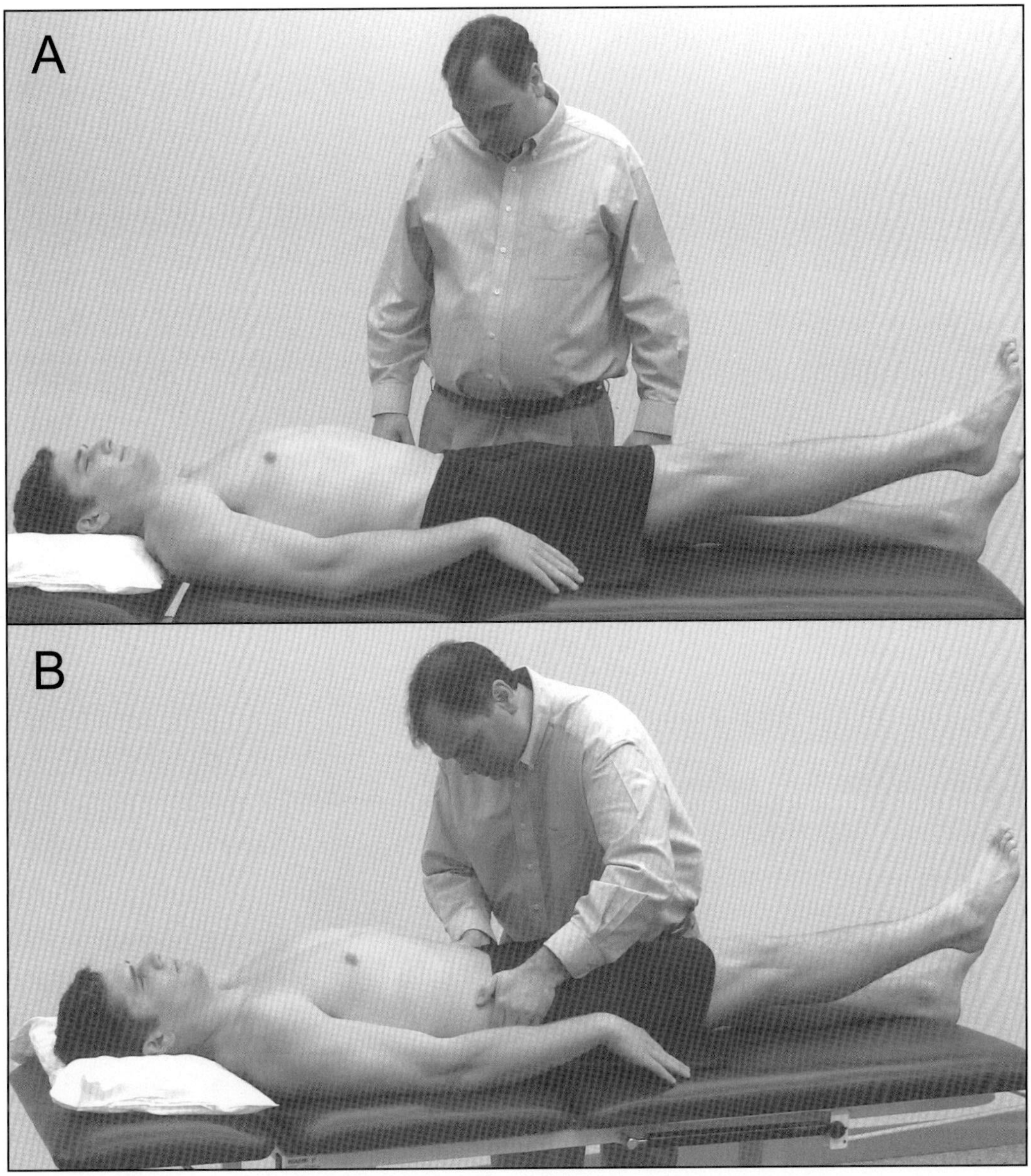

그림 4-43. 능동하지 뻗은 다리 검사 (A) 골반 압박 없이 관찰과 (B) 손으로 양쪽 골반의 ASIS 압박.

려울 수 있으며, 이는 과도한 압박이 존재한다는 의미이다.[351] 과도한 압박의 원인과 표면적 시스템의 과한 활동 또는 과한 형 폐쇄와 연관 있는지 알려면 추가 검사가 필요하다. 그러나 이때 안정화 운동은 적절하지 않다. ASLR의 재평가는 적절한 조치 후 다시 한다.[351]

이론적으로 수동 압박의 위치는 몸통 근육 검사를 더 안내하기 위해서 다양하고 어떤 근육이 훈련이 필요한지 그리고 최선의 안정성을 찾기 위해 필요한지 판단한다.[351,453] 예를 들어, 다리를 드는 데 필요한 ASIS 전방 압박을 낮추려면 환자에게 TrA를 활동시키라고 ASLR를 하기 전에 부탁한다. 만약 다리를 드는데 필요한 노력이 감소하면, TrA 활성화의 장애가 있을 수 있다는 생각이 맞으며 구체적인 TrA 훈련을 표시한다.[453] 논리적으로, ASIS 레벨의 골반의 전 압박은 TrA, 전 복부 근막, 내복사근의 수축으로 인해 생긴다. PSISs 레벨의 후 골반의 압박은 천골 다열근과 흉배부 근막을 활성화 한다. 그리고 PS 레벨의 전방 압박은 전방 PF, TrA, 내복사근을 활성화 한다.[351] 동시 압박은 한쪽의 전방에 적용되고, 반대쪽의 후방에 적용하며 추가 분석한다.[351,454]

Teyhen은[455] 편측 요골반 통증이 있는 대상을 나이에 맞게 나눠서 양측 초음파 영상을 TrA와 내복사근을 비교했다. 대조군은 23.7% TrA 넓이 증가와 내복사근 굵기

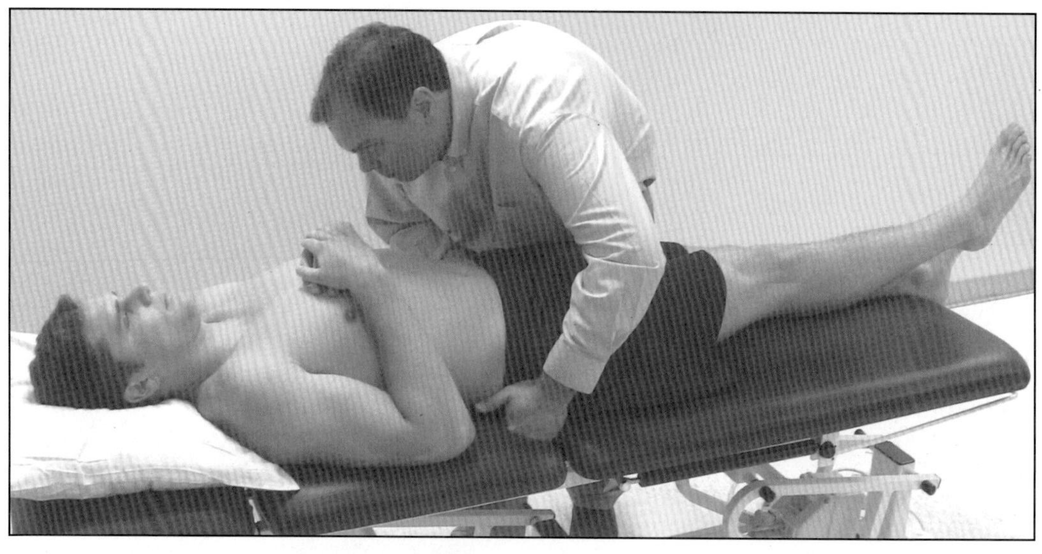

그림 4-44. 양측 PSIS 후방압박을 한 ASLR

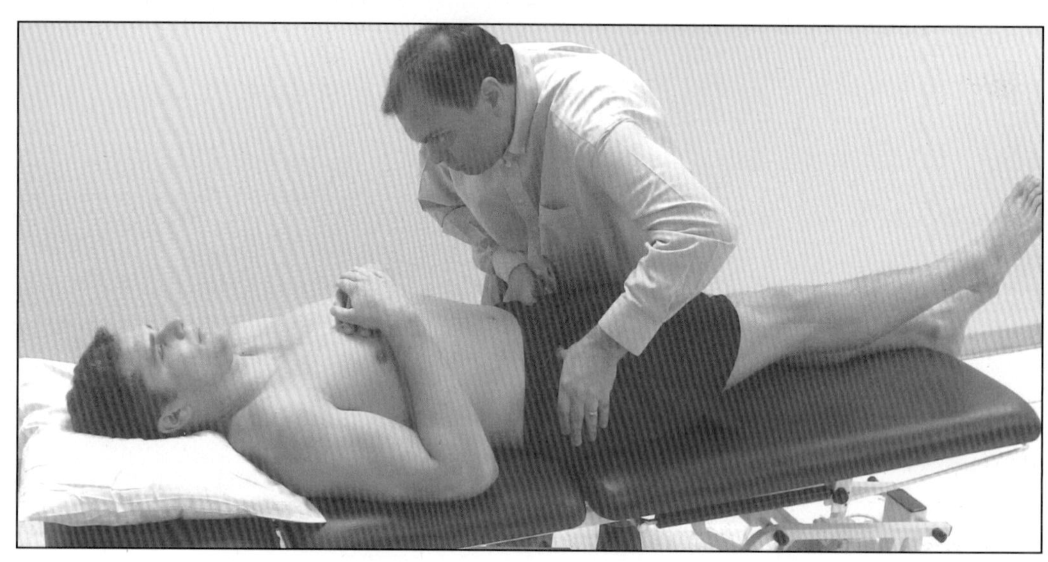

그림 4-45. 양측 골반을 전방압박한 ASLR

의 넓이가 11.2% 증가했다. 그러나 편측 요골반 통증 그룹은 TrA가 6.4% 증가되었고 내복사근은 5.7% 증가되었다. ASLR을 통해 TrA와 내복사근 모두 대칭적으로 반응했으며 어느 쪽 하지를 올렸거나 일방적인 통증이 있어도 반응했다. 이 결과들은 ASLR로 TrA와 내복사근을 통해 편측 요골반 통증 환자들의 다양한 운동조절 전략을 통해 판단할 수 있다는 가능성을 열어준다. TrA 훈련은 골반의 안정화를 위해 도움이 된다는 것이 보여졌다.[446]

촉진

누워서 하는 촉진은 환자의 증상 부위 어디든 포함하고 환자마다 다를 수 있다. 증상 부위는 장골능, ASIS, PS, 전방 둔부, 사타구니, 그리고 복부도 포함될 수 있다. 복부 부위는 전반적인 검사, 환자의 호흡 관찰, 촉진, 두드려보기 그리고 청진기 사용이 필요할 수 있다.[456] 복부 근육계는 부드러운 조직을 통해 촉진 가능하다.

장골능에서 시작해서 ASIS 쪽 전방으로 움직이고 대칭을 찾는다. 둔부를 움직임으로써 ASIS에 붙어 있는 대퇴직근과 대퇴근막 장근이 쉽게 촉진 된다. 엄지를 ASIS에 놓고 손가락으로 대전자와 중둔근이 있는지 허벅지 측면을 확인한다. ASIS부터 치골결절의 양 옆의 서혜인대와 PS를 촉진한다. 대퇴삼각의 상면은 서혜인대다. 서혜인대 아래는 장내전근의 내측면이며, 봉공근의 외측면이다. 대퇴삼각 안에는, 외측부터 내측까지 촉진 가능한 대퇴

신경, 대퇴 동맥 , 대퇴 정맥, 그리고 림프절이 있다.

요통에 대한 병력의 표시로서의 고관절, 무릎, 그리고 발목 검사

환자의 병력과 현재 진단은 둔부, 무릎, 발목 그리고 발 검사의 필요성과 어디까지 해야 되는지 판단하는데 필요하다. 예를 들어, 둔부 검사는 중요한 둔부 문제와 구체적이지 않은 LBP 또는 두 곳 모두에 문제가 있는지 판단하는데 필요하다. 흔한 둔부 고관절 통증 패턴은 전면, 측면, 그리고 후면 둔부 통증이며 전방 중간 허벅지에서부터 무릎까지 이어지는 사타구니 통증도 포함한다. 둔부는 반드시 검사해야 하며 이는 요추, 골반 대 그리고 둔부 주위 통증의 겹치는 패턴 때문이다.

해부학적과 생체역학적 관계를 보면, 둔부 고관절은 LBP의 원인일 수 있으며 LBP의 증상이 나타나는 환자들에게 검사해야 한다. LBP가 있고 없는 환자들을 비교한 여러 연구에서는[457-461] 고관절 ROM, 고관절 신전근이 여자 운동 선수에게[462] 부족하다는 것이 발견되었다. 또한 고관절 내전근 또한 고관절 굴곡근 지구력도[463] 부족했다. 추가적으로, 새로 발견된 증거에 의하면 LBP 환자와 골반 부상에 상호관계가 있다고 한다.[457-466] LBP 환자를 진단상 분류 시, 1개 또는 모든 둔부의 IR의 35° 보다 높으면 요골반 영역 도수교정 시, 도움이 된다.[140,141] SLR > 91°인 환자들은 장애가 줄어든 것을 요추 안정화 프로그램 8주 차에 알 수 있다.[197]

주어진 증거에 따르면, LBP 환자에게는 첫 3 세션 안에 골반 검사하는 것을 고려해야 된다. 골반, 무릎, 발목, 발등의 증상 등 환자의 제일 큰 장애를 찾아내는 것은 매우 중요하다. 만약 LBP 환자를 더 세분화하여 골반과 하지 치료가 도움을 줄 수 있다는 연구가 없다면, 임상가는 임상 이유, 전문성, 그리고 현재 제공할 수 있는 제일 최고의 증거를 통해 하지의 장애기반접근치료를 결정한다.

다음 부분에서는 자세한 골반, 무릎, 발목/발에 대한 검사를 포함하지 않는다. 임상가는 첫 세션에서 문제가 없는 부위를 제외하기 위한 검사를 어떻게 할지 결정해야 된다. 선택된 검사에 보이는 환자의 반응에 따라 추가 방문 시, 다른 어떤 검사를 할지 결정한다. 임상 실무 지침은 고관절 통증과 가동성 결핍과 관련되어 있으며, 검사와 중재를 위한 자세한 근거기반 정보를 제공한다.[466]

고관절 영역 검사

골반, 무릎, 발목/발의 첫 검사는 무엇이 발견되는 지에 따라 매 환자마다 다르다. 선별검사를 위해서는 기본적인 검사, OP와 함께 AROM/PROM, 수동적인 부가적 움직임 검사, 근력 수행적 검사 그리고 하지가 환자의 통증이 원인인지 판단할 수 있는 추가적인 검사를 한다. 예를 들어, 한 예비 연구에 의하면,[467] 고관절 골관절염을 가늠할 수 있는 5가지 방법이 있다:

1. squat 할 시 생기는 통증
2. Scour 검사를 통해 측면과 전방 골반에 생기는 통증
3. 활동적인 고관절 굴곡 때문에 생기는 측면 골반 통증
4. 활동적인 고관절 신전 때문에 생기는 통증
5. 수동적인 고관절 IR 범위가 25° 이하

위 5가지 증상이 모두 있을 시 고관절 OA의 초기 진단은 Sn 0.14(0.04, 0.37), Sp 0.98(0.88, 1.0), +LR 7.3(1.1, 49.1), −LR 0.87(0.73, 1.1)였다.[467] 추가적인 연구를 통해 앞 정보는 다시 확인해야 된다. 비슷하게 미국 류마티스학회는 고관절 OA의 징후가 있는 환자를 아래와 같이 구분했다: 고관절 IR < 15°, 고관절 굴곡 < 115°와 나이 > 50; 또는 고관절 IR > 15°, IR과 연결된 통증, 아침에 몸이 굳어짐, < 60분과 나이> 50.[468] 방사선 검사와 비교 시, 다음과 같았다: Sn 0.86, Sp 0.75, +LR 3.44, and −LR 0.19.[468] 이와 다른 발견은 다른 진단 분류법을 사용한다.

- **골반 기능성 검사**: 스쿼트, 스텝 업, 런지, 계단 오르기, 앉았다-일어나기가 기본적인 기능성 검사다. 환자에게 중요한 활동은 제대로 할 수 있을 때 판단한다.
- **고관절 OP가 동반된 AROM과 PROM**: 굴곡, 신전, IR, ER, ABD, ADD는 기본적으로 검사되며, 움직임의 질, 양, 증상 반응을 관찰한다. 바람직한 체간 조절 전략을 위해 모든 움직임은 질적인 측면에서 평가한다. 바람직하지 않은 체간과 골반 조절은 당연한 약점으로 나타날 수 있다. 바람직한 체간과 골반 조절은 중립 요추와 골반 그리고 숨을 쉬

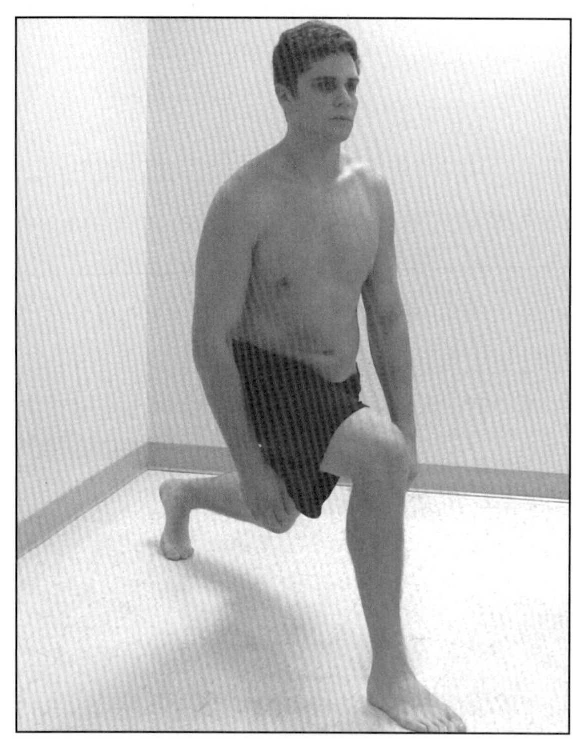

그림 4-46. 기능적 평가; 런지

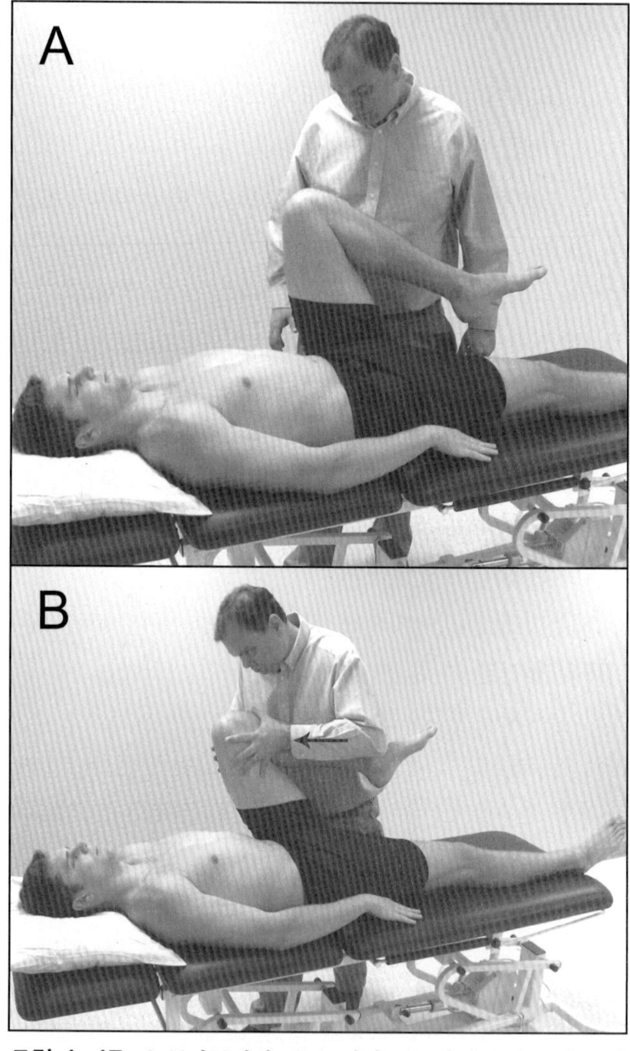

그림 4-47. 능동가동범위; (A) 엉덩 굴곡과 (B) 수동적 수행을 동반한 고관절 굴곡

지 않을 때 확인할 수 있다. 척추 분절 조절을 못 한다면 신전과 굴곡을 할 때 매달리거나 골반 조절을 양쪽 모두 못한다. OP를 할 경우, 임상가가 골반을 바르게 하고 원하지 않은 척추의 움직임을 막는다. 환자가 할 수 있는 최대를 할지 또는 증상을 유발하는 선까지만 할지를 생각하면서 환자에게 할 AROM 또는 PROM 방법은 단순하지만 다양하다:

- *굴곡*(그림 4-47): 환자에게 무릎을 가슴 위로 올리라고 한다. 만약 가능하고 통증이 없다면 OP를 추가한다. 또는 임상가가 수동적으로 고관절 굴곡을 시도한다.
- *IR*(그림 4-48): 고관절 90° 굴곡과 0° ABD 또는 ADD를 한 채로 앉는다. 환자에게 발을 들었다가 놓으라고 한다. OP를 표시한대로 적용한다. 골반을 같은 자세로 두고 누운 뒤, 환자에게 발을 옆으로 뻗어보라고 한다. 또는 임상가가 수동적으로 OP가 있는 IR을 시도한다. 또한 IR과 ER은 중립 굴곡, ABD, ADD와 연결되어 확인할 수 있다.
- *ER*(그림 4-49): 고관절 90° 굴곡과 0° ABD 또는 ADD를 한 채로 앉는다. 환자에게 발을 들었다가 앞으로 갖고 오라고 한다. OP를 표시된 대로 적용한다. 골반을 같은 자세로 두고 누운 뒤, 환자에게 발을 중간까지 이동하라고 한다. 또는 임상가가 수동적으로 OP가 포함된 ER를 시도한다.
- *ABD/ADD*(그림 4-50): 환자가 적극적으로 다리를 멀리 뻗거나 중간까지 움직인다. 골반을 안정화시킨 뒤, 임상가는 ABD 또는 ADD의 범위에서 수동적으로 움직인다. 표시된 대로 OP를 적용한다.
- *신전*(그림 4-51): 무릎을 뻗은 후, 환자에게 다리를 테이블 위로 들으라고 한다. 만약 요추, 골

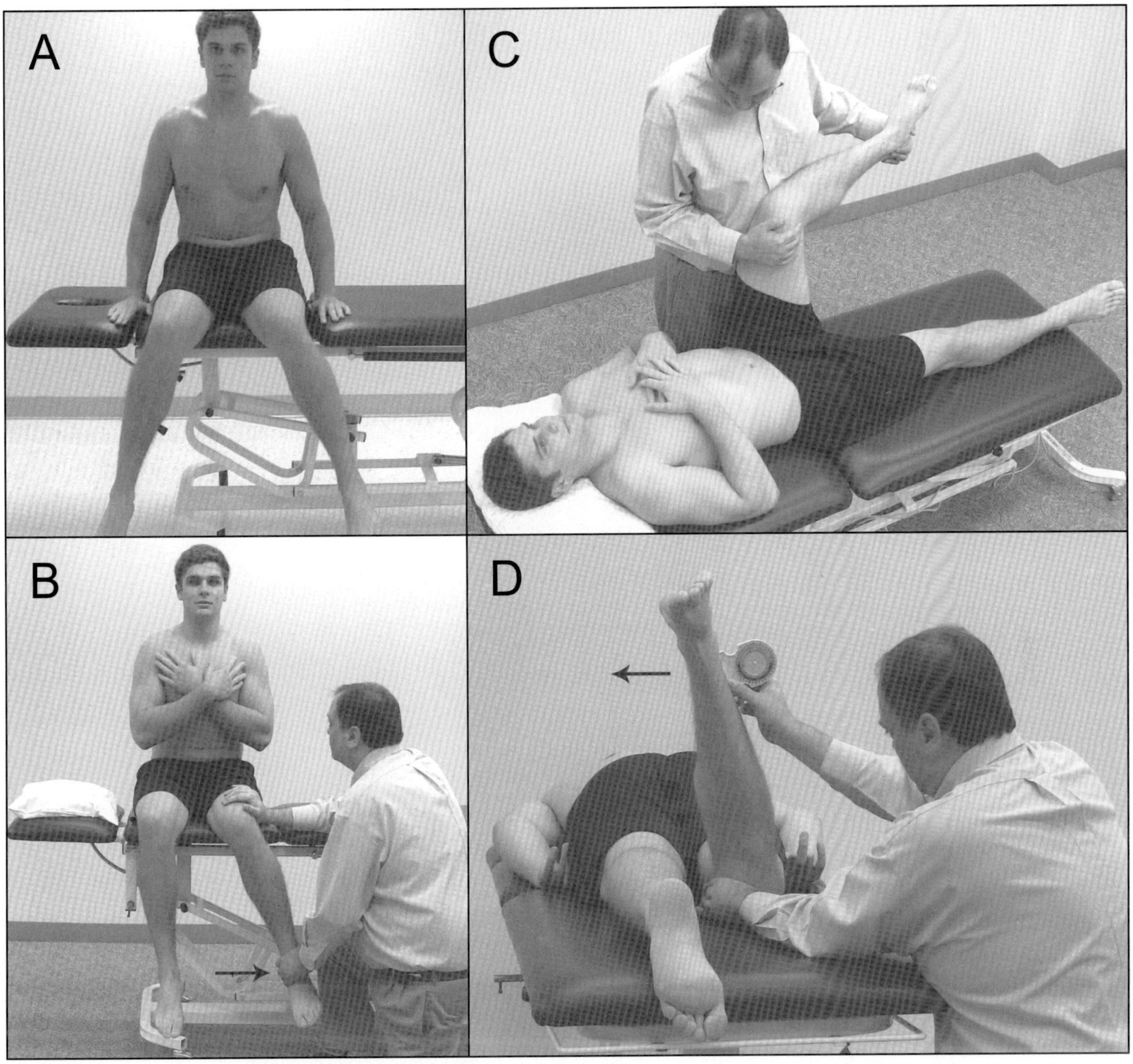

그림 4-48. 고관절 내회전 능동가동범위: (A) 앉은 자세; 양측 내회전 능동가동범위; (B) 수동적 수행을 동반한 앉은 자세에서 내회전; (C) 수동적 수행을 동반한 바로 누운자세에서 내회전; (D) 엎드린 자세에서 내회전과 각도측정.

반, 둔부가 조절된다면 OP를 적용한다. 임상가는 PSIS 또는 좌골결절에서 골반을 안정시키고 먼 쪽의 허벅지를 잡고 무릎을 구부리거나 신전 뒤에 수동적으로 골반을 신전으로 움직인다. 표시된 대로 OP를 적용시킨다.

- **고관절의 ROM 측정(그림 4-52)**: 각도계[467,469] 또는 경사계를[467] 사용한 고관절 ROM을 재는 것이 고관절 OA 환자들에게 도움이 된다. Pua가[469] 발표한 ROM 수치는 다음과 같다: ICC는 .86에서 .97이며, SEM은 3.1에서 4.7°이다. 고관절 굴곡 ROM에서 보여진 제일 높은 ICC는 .97이며 SEM은 3.5°이다. 고관절 신전 ROM에서 보여진 제일 낮은 ICC는 .86이며, 높은 SEM은 4.7°이다.
- **고관절 근육 수행능력**: LBP 환자 중 골반 통증이 있거나 없을 경우, 골반 근육의 근력 만들기가 부족하다는 것을 고려 시, 기준선 MMTs 또는 손으로 하는 동력 측정기는 증상 반응과 근력을 기록하는데 참고한다. 고관절 신전근(82% interrater agreement)을[470] 위한 MMT와 고관절 굴곡근들(K = 0.67)은[471] 믿을 만하다. 손으로 하는 동력 측정

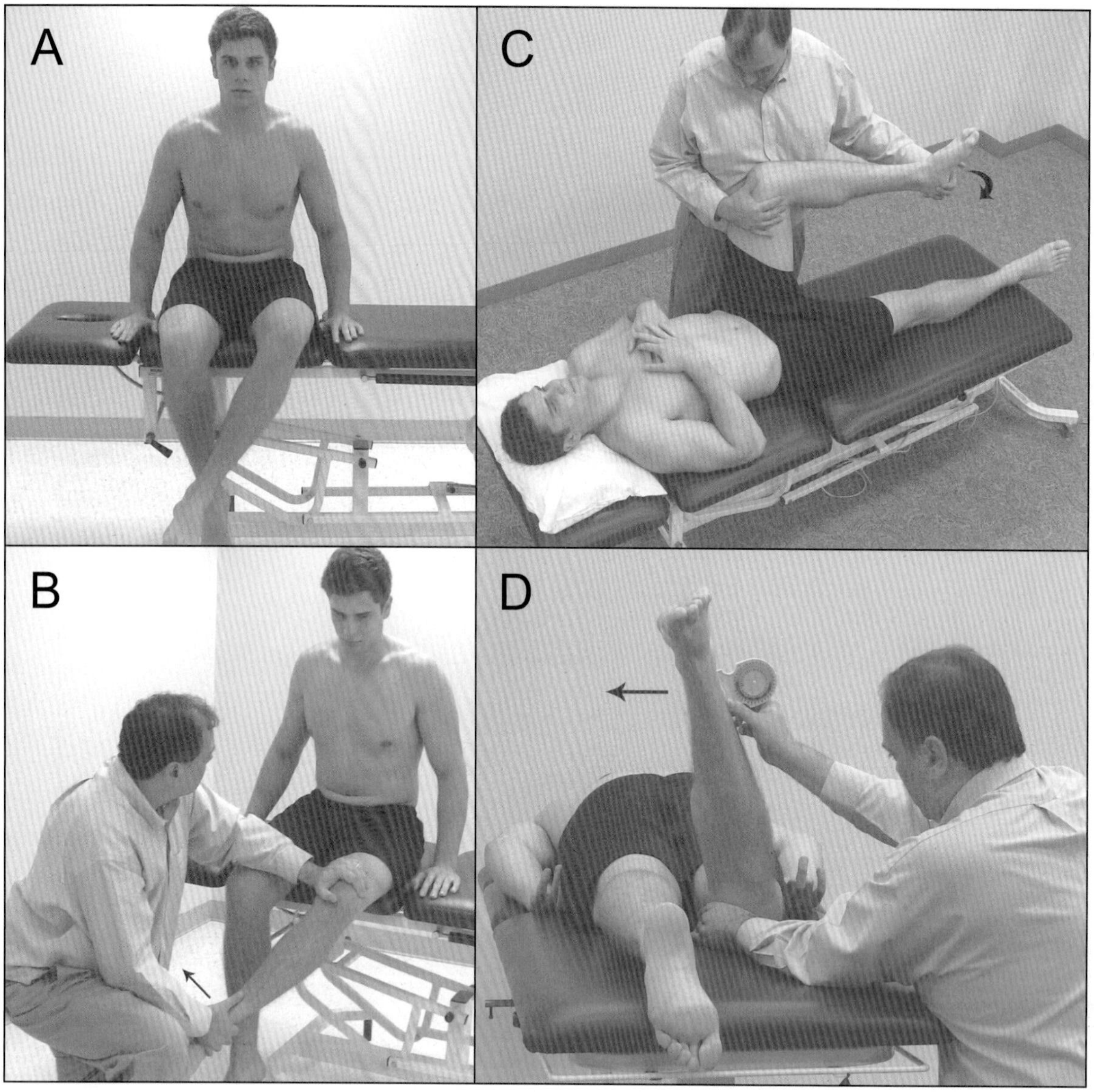

그림 4-49. 고관절 외회전 능동가동범위; (A) 앉은자세; 외회전 능동가동범위; (B) 수동적 수행을 동반한 앉은 자세에서 외회전; (C) 수동적 수행을 동반한 바로 누운자세에서 외회전; (D) 엎드린 자세에서 외회전과 각도측정.

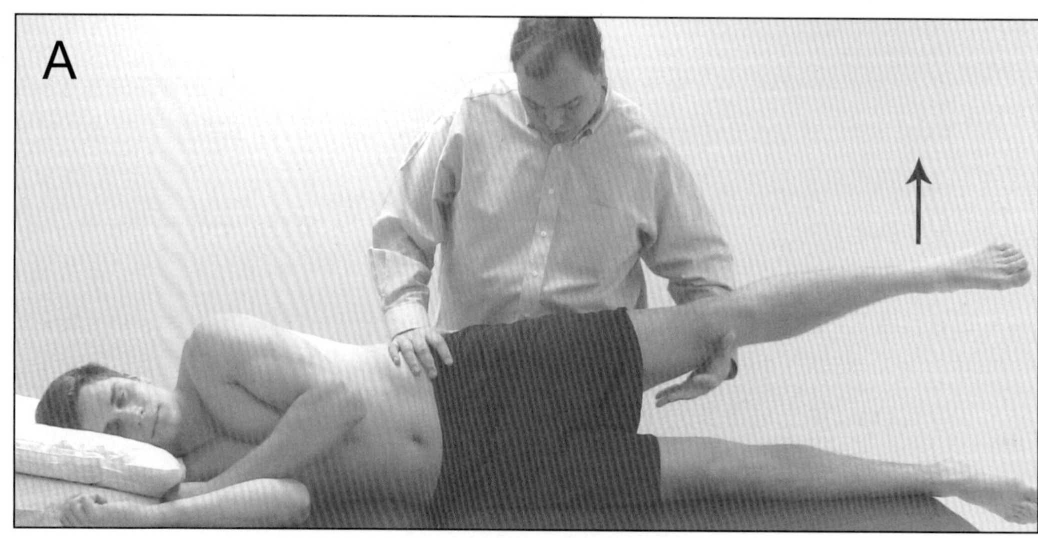

그림 4-50. 수동적 수행 없이 고관절 외전/내전의 능동가동범위; (A) 옆으로 누운자세에서 외전.(계속)

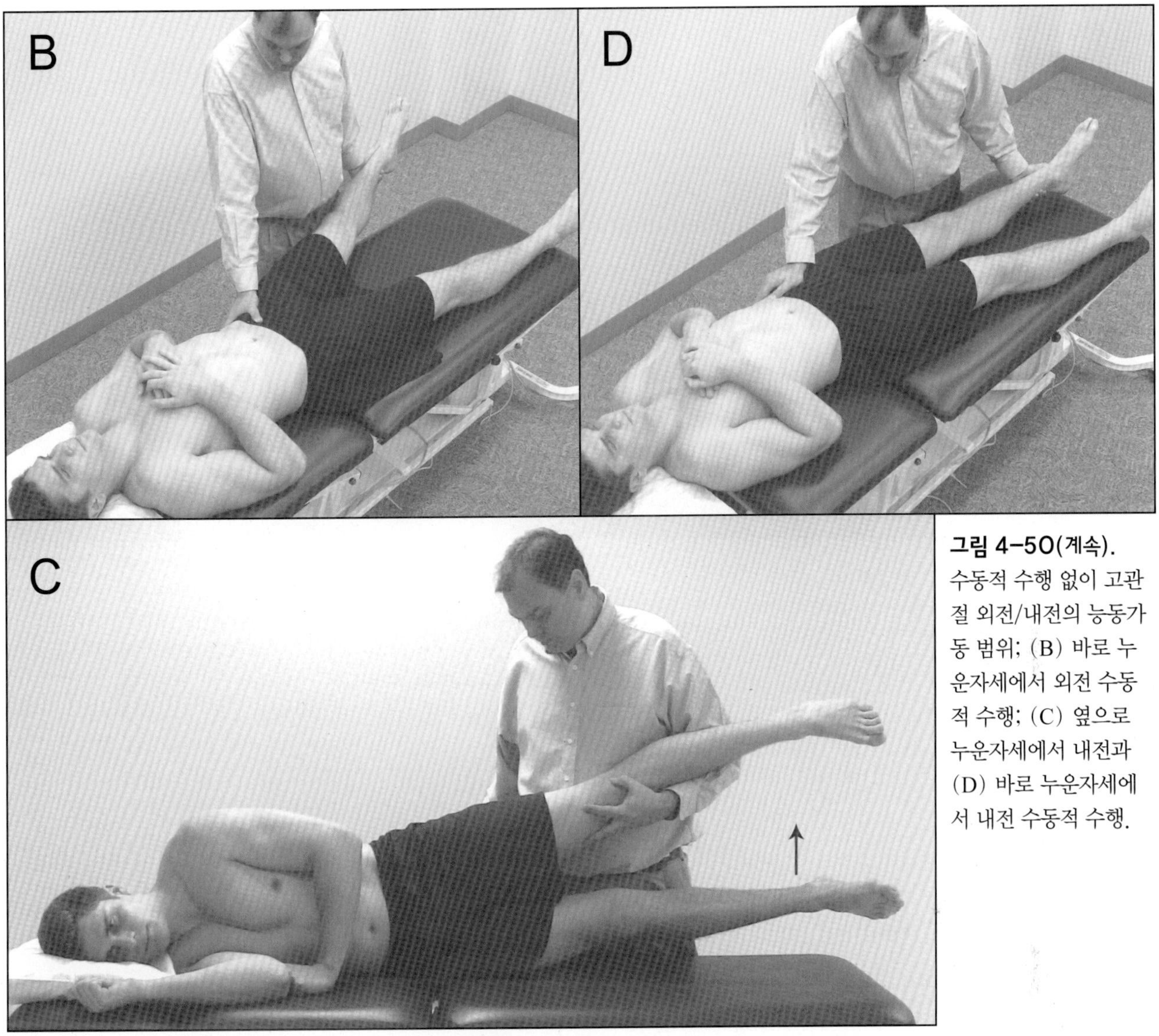

그림 4-50(계속). 수동적 수행 없이 고관절 외전/내전의 능동가동 범위; (B) 바로 누운자세에서 외전 수동적 수행; (C) 옆으로 누운자세에서 내전과 (D) 바로 누운자세에서 내전 수동적 수행.

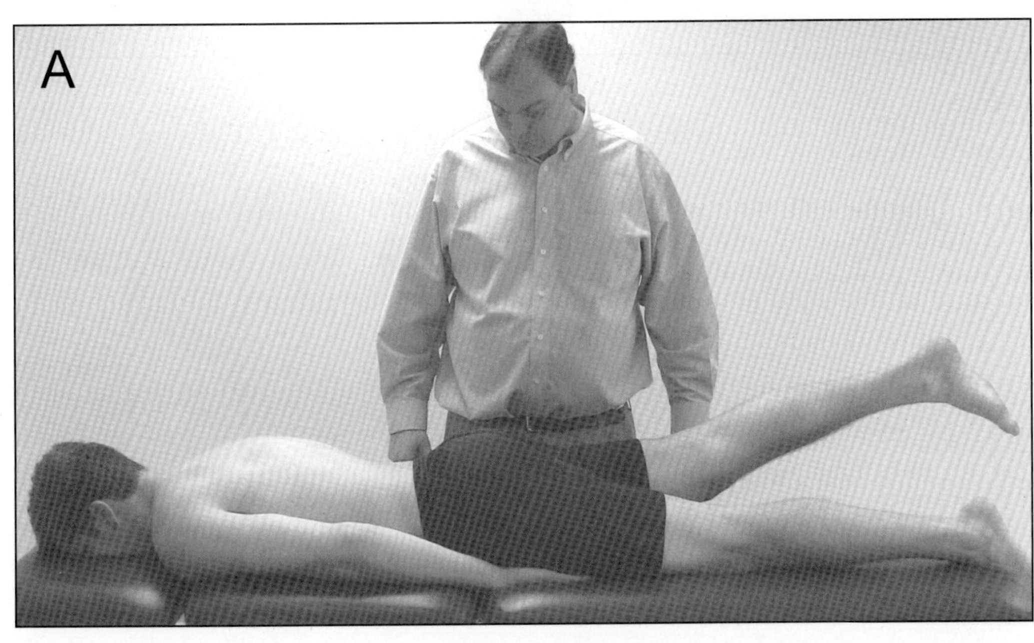

그림 4-51. 고관절 신전 능동가동범위; (A) 무릎 신전 상태에서 고관절 신전.(계속)

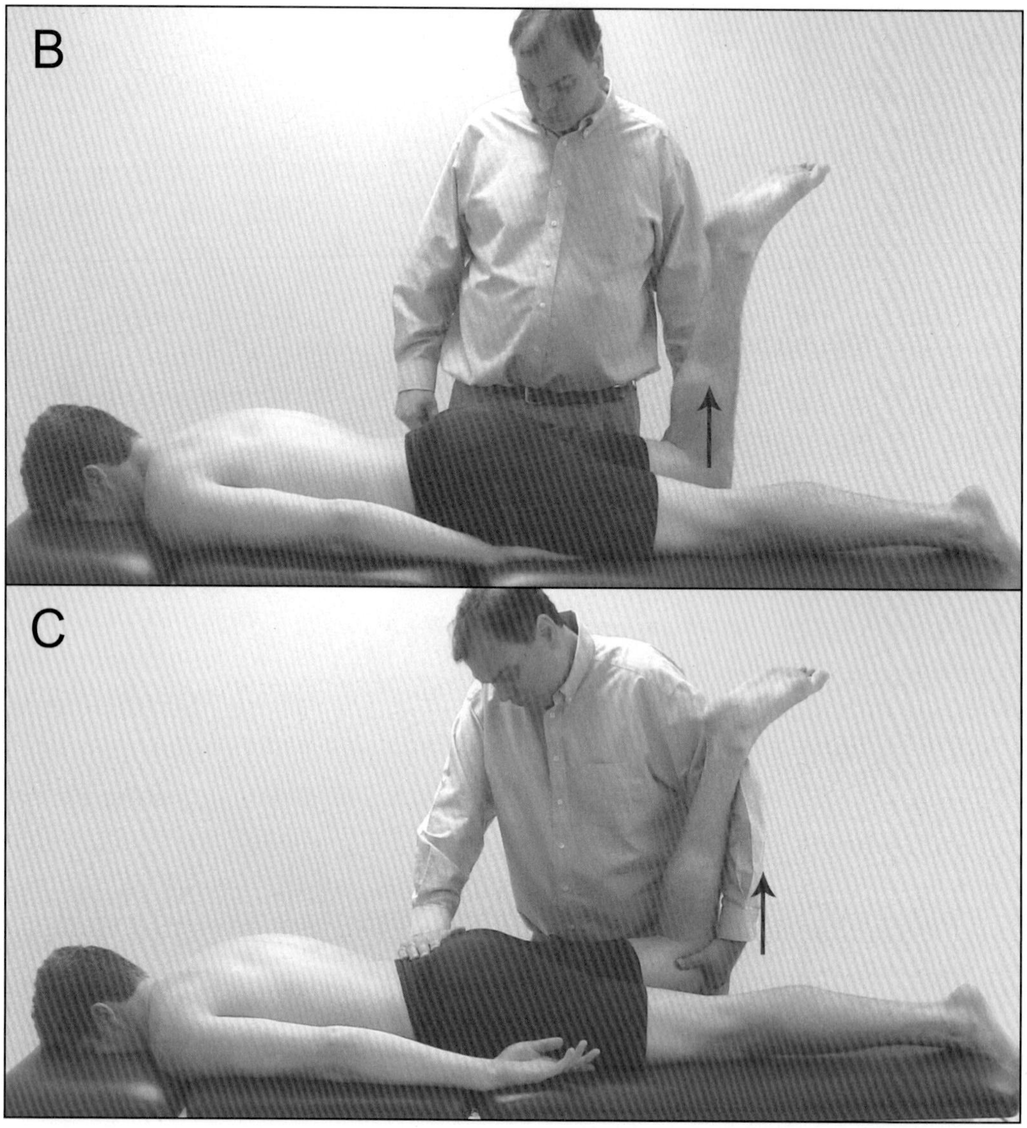

그림 4-51(계속). 고관절 신전 능동가동범위; (B) 무릎 굴곡 상태에서 고관절 신전; (C) 무릎 굴곡 상태에서 고관절 신전 수동적 수행

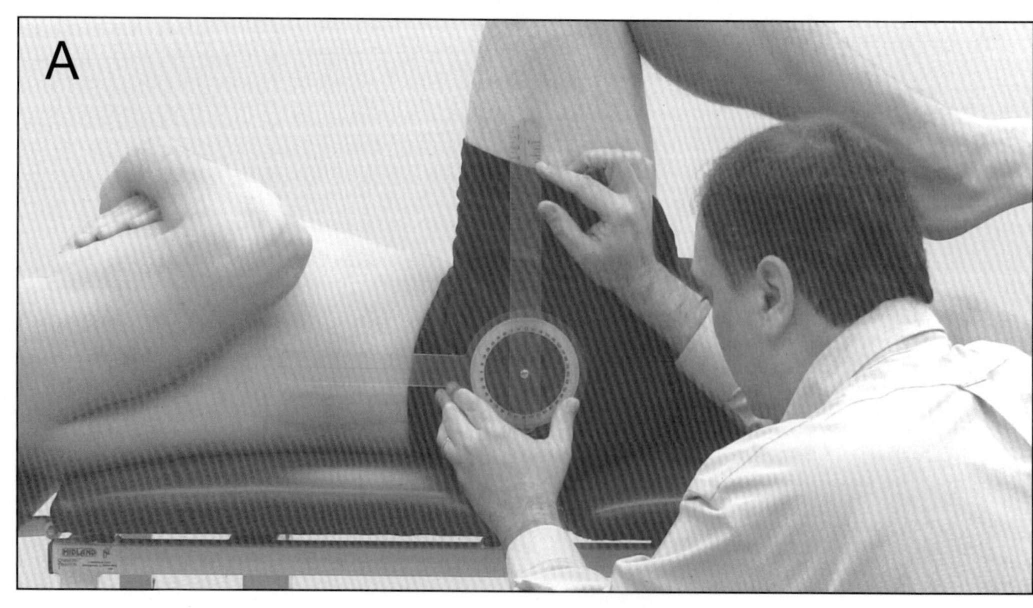

그림 4-52. 고관절 능동가동범위 측정; (A) 바로 누운자세에서 고관절 굴곡(계속)

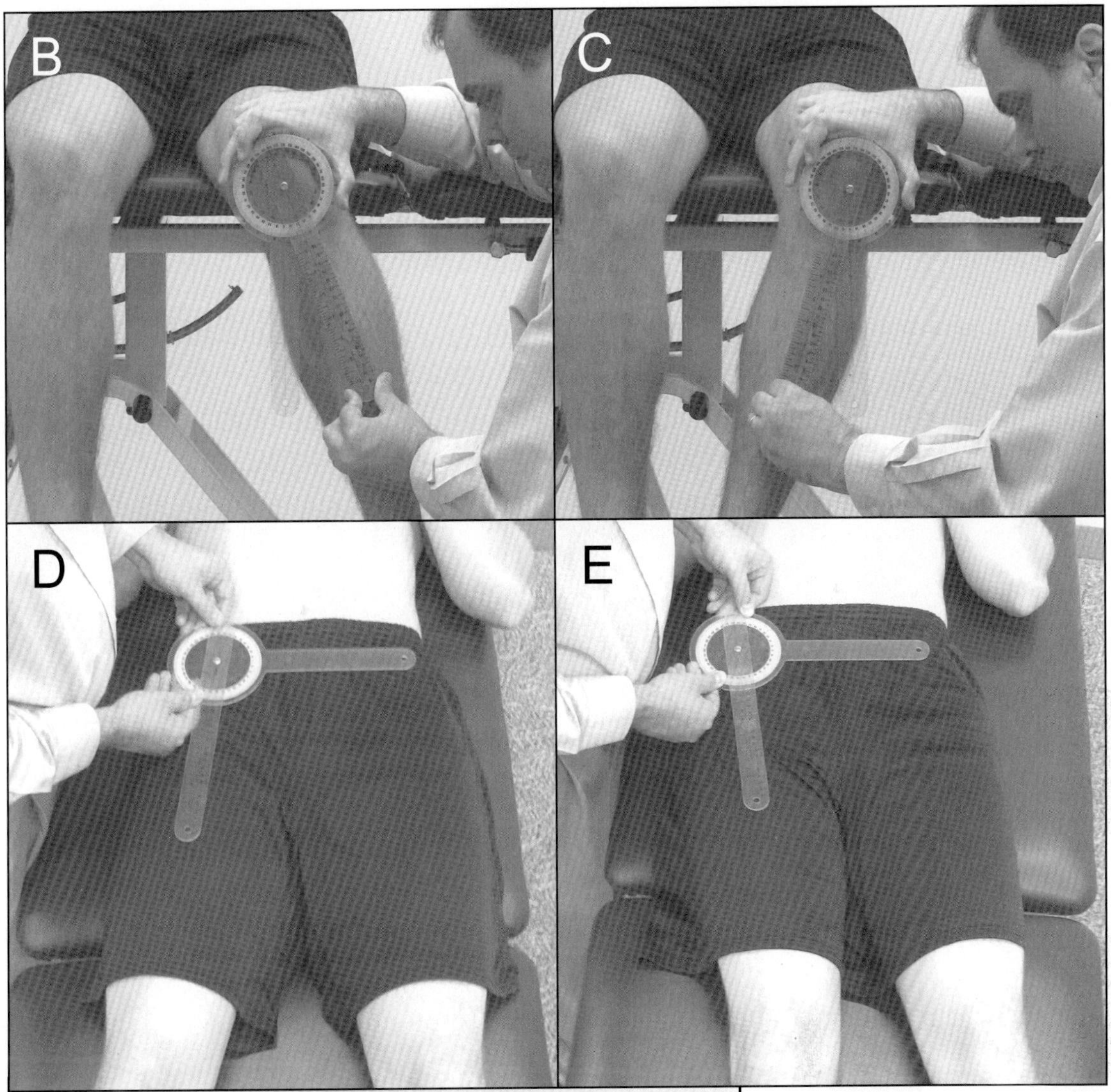

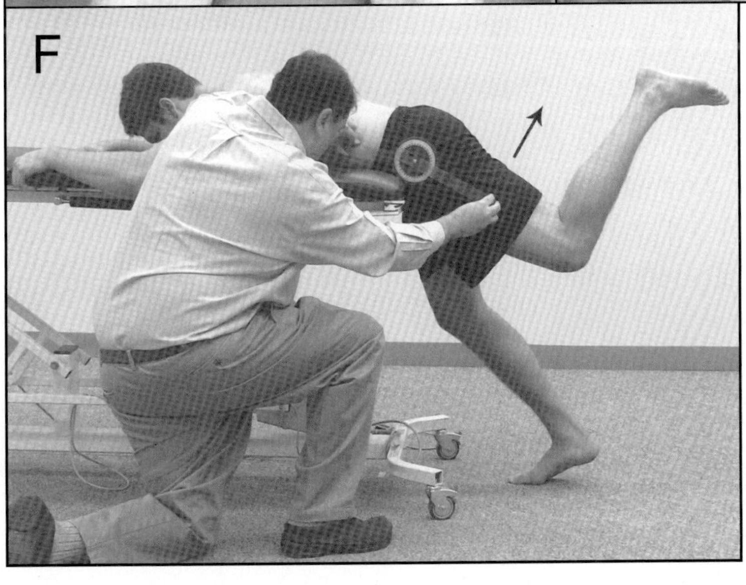

그림 4-52(계속). 고관절 능동가동범위 측정. (B) 내회전(앉은자세); (C) 외회전(앉은자세); (D) 바로 누운자세에서 외전; (E) 바로 누운 자세에서 내전; (F) 엎드린 자세에서 신전

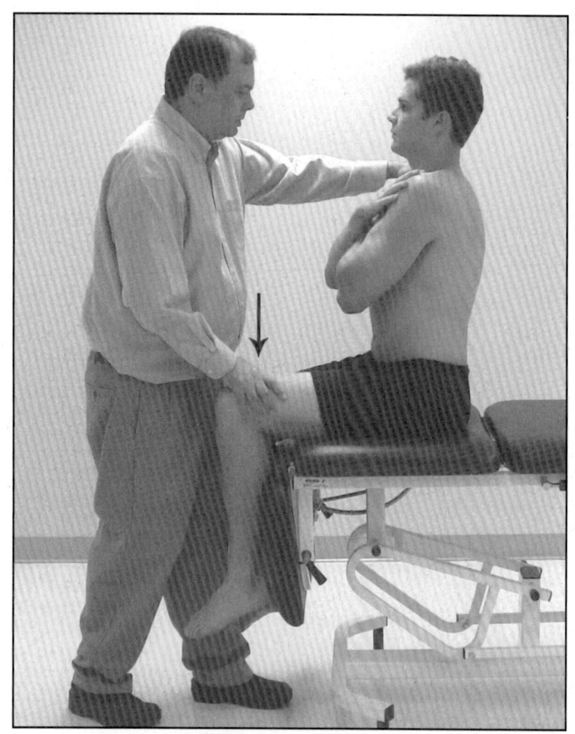

그림 4-53. 고관절 굴곡 근력측정

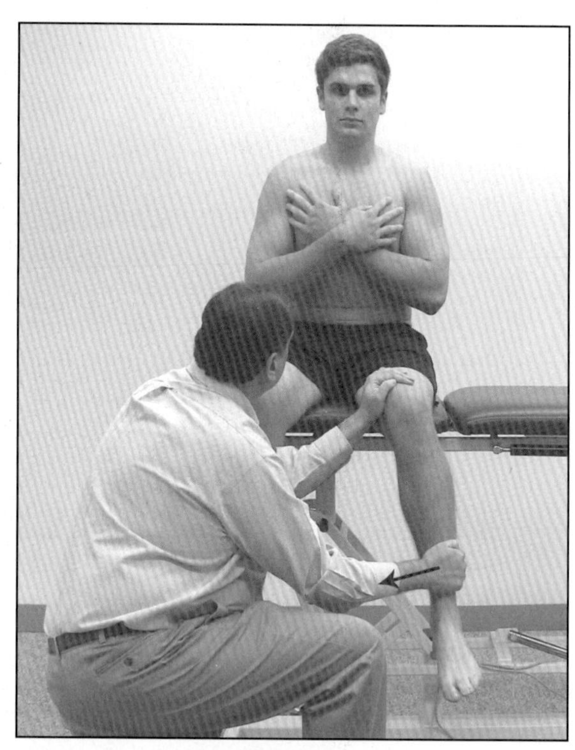

그림 4-54. 고관절 내회전 근력측정

기를 사용하여, Pua는[469] 다음과 같은 골반 근력을 발표했다: 0.84에서 0.97 범위에 있는 ICC 그리고 8% to 15.7%인 CV.[469] 고관절 신전근과 내부, 외부 회전근은 높은 ICC(<.96)과 낮은 CV(<9.8)를 보여줬다. 고관절 내전근은 낮은 ICC(.84)와 높은 CV(15.7%)를 보여줬다.

Cleland와 Koppenhaver를[472] 통해 골반 근육 힘 생성에 필요한 믿을 수 있고 다양한 검사 방법을 확인할 수 있다. 고관절 ABD와 ADD는 눕거나 또는 옆으로 누웠을 때 확인 가능하며, 굴곡, 앉아서 하는 IR/ER, 그리고 엎드려서 하는 신전에서 평가할 수 있다. 기본적인 근력 검사 방법은 3장에 설명되어 있다. 검사 중 대체 또는 나쁜 몸통 조절은 수정돼야 되며 제대로 평가한다. 보편적으로 검사되는 골반 근육 그룹은 다음과 같다:

- 굴곡(그림 4-53): 중립적으로 앉아서 몸통을 안정화한다. 둔부는 활동적인 끝범위 굴곡에서 임상가가 멀리 있는 허벅지에 최소 힘을 적용한다. 환자에게 힘을 버티라고 한다.
- *IR*(그림 4-54): 둔부를 활동적인 끝범위 IR을 하면서 앉는다. 임상가는 안쪽 무릎을 안정화시키고 ER에 직접적으로 힘을 적용한다. 환자에게 힘을 버티라고 한다.

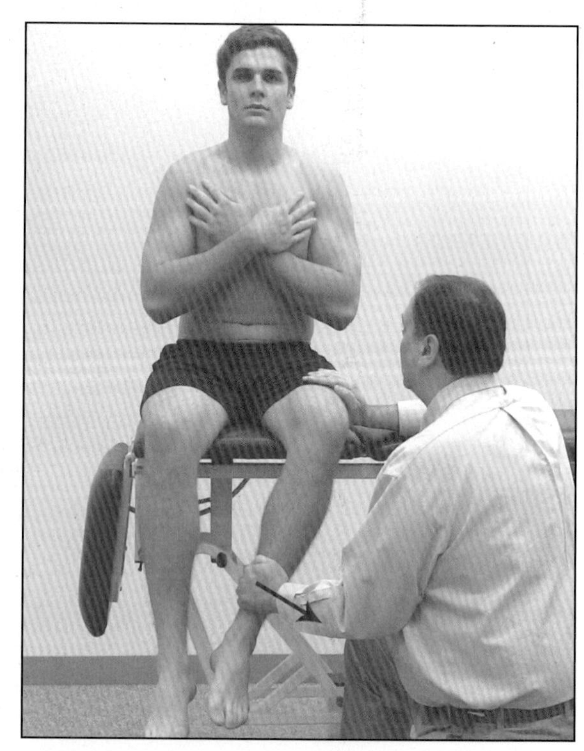

그림 4-55. 고관절 외회전 근력측정

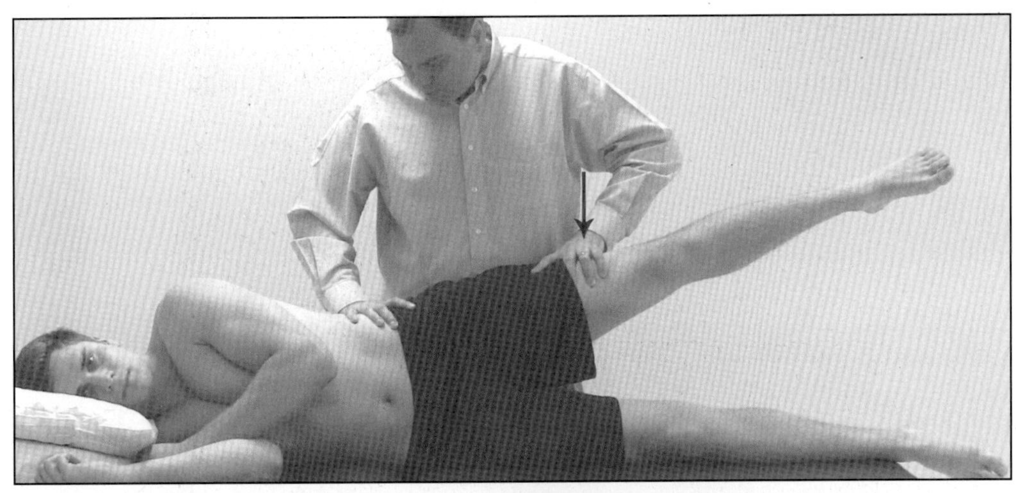

그림 4-56.
고관절 외전 근력측정

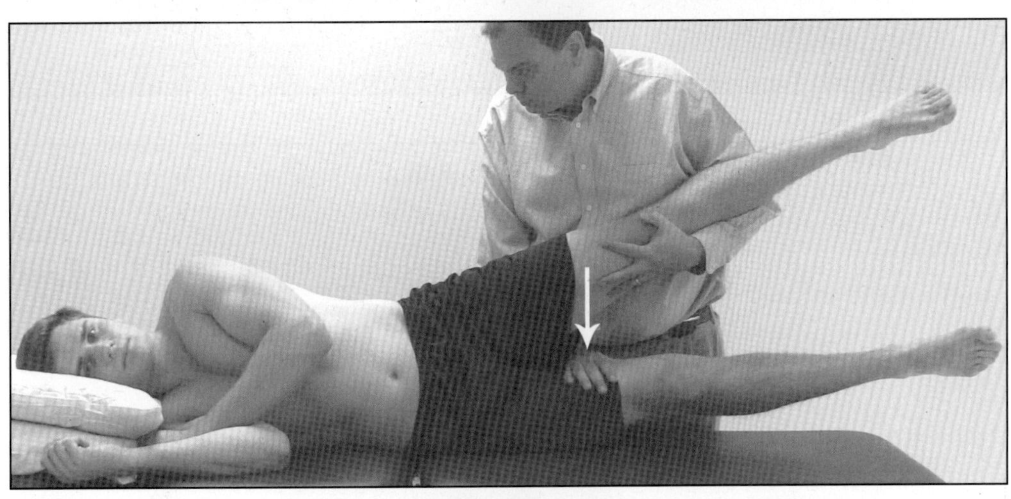

그림 4-57.
고관절 내전 근력측정

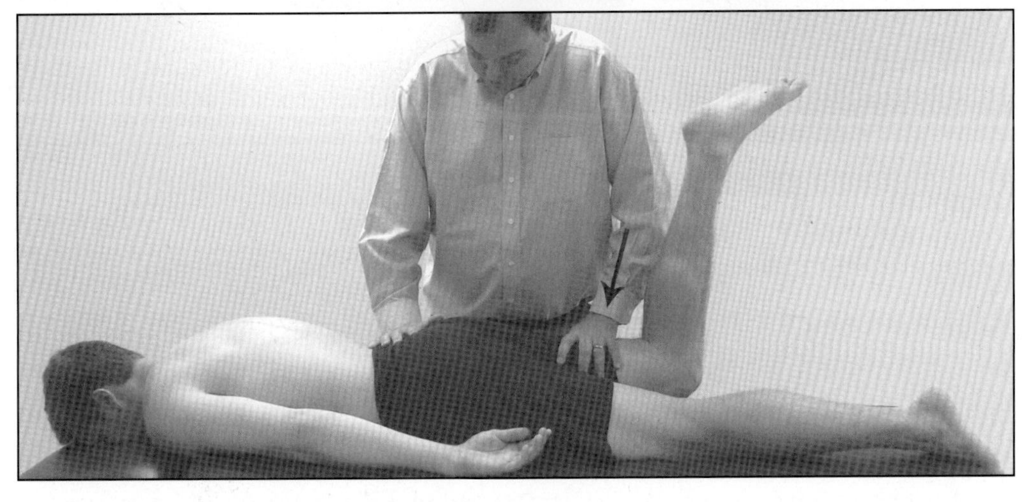

그림 4-58.
고관절 신전 근력측정

- *ER*(그림 4-55): 둔부를 활동적인 끝범위 ER을 하면서 앉는다. 임상가는 측면 무릎을 안정화시키고 IR에 직접적으로 힘을 적용한다. 환자에게 힘을 버티라고 한다.
- *ABD*(그림 4-56): 옆으로 눕거나 누운 자세에서 골반을 안정화시킨다. 활동적인 끝범위 ABD로 둔부를 놓는다. 임상가는 ADD에게 직접적인 힘을 적용한다. 환자에게 힘을 버티라고 한다.
- *ADD*(그림 4-57): 옆으로 눕거나 누운 자세에서 골반을 안정화시킨다. 활동적인 끝범위 ADD

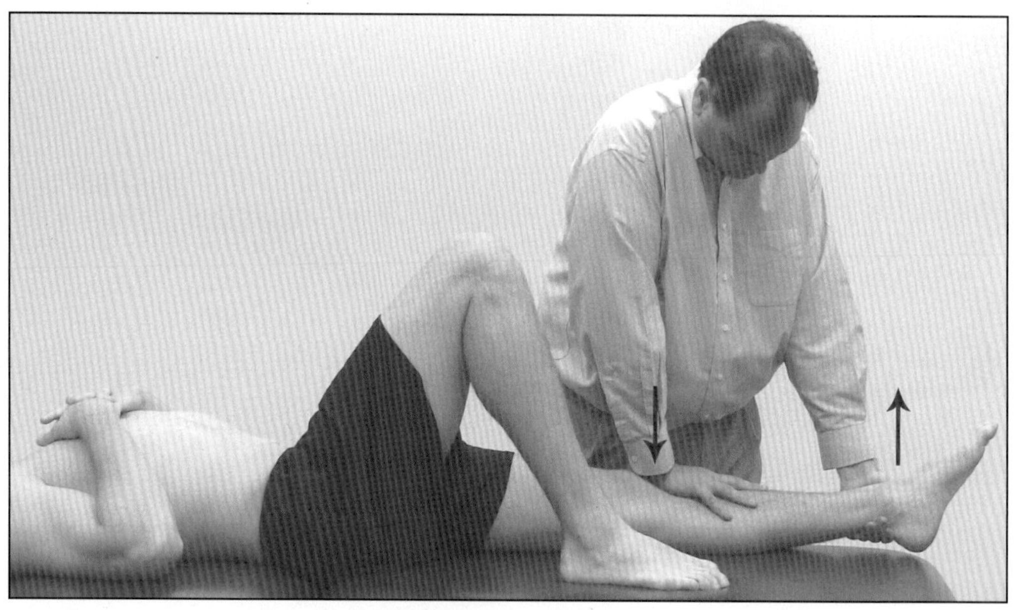

그림 4-59. 수동적 수행을 한 무릎 신전 능동가동범위 측정

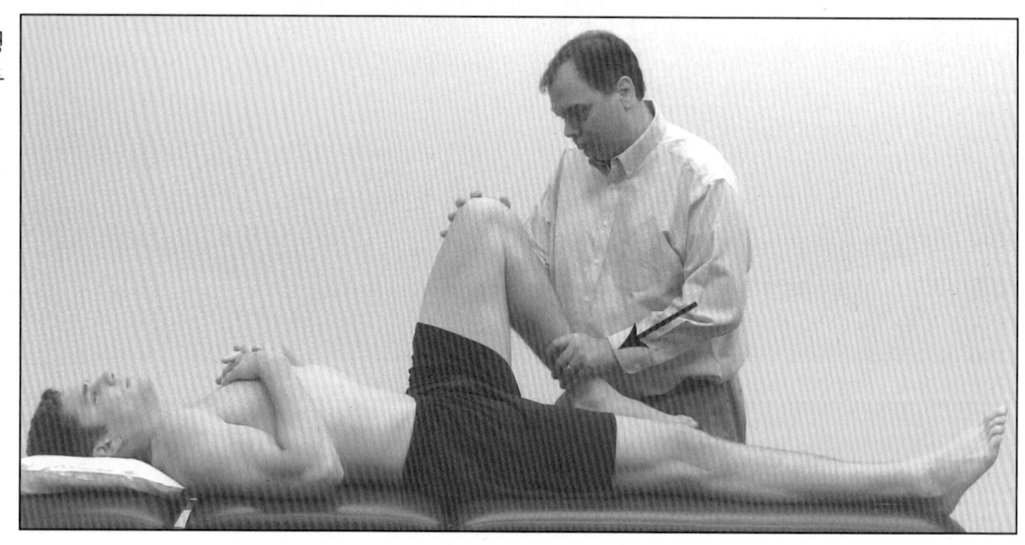

그림 4-60. 수동적 수행을 한 무릎 굴곡 능동가동범위 측정

로 둔부를 놓는다. 임상가는 ABD에게 직접적인 힘을 적용한다. 환자에게 힘을 버티라고 한다.

◦ *신전*(그림 4-58): 엎드려서 골반을 안정화시킨다. 활동적인 끝범위 신전으로 둔부를 놓는다. 임상가는 굴곡에 직접적인 힘을 적용한다. 환자에게 힘을 버티라고 한다.

만약 약한 몸통 조절이 보이고 엎드린 신전을 좋게 하려면, ADIM을 추천한다. 이는 전방 골반 기울임의 심한 움직임을 막을 수 있고 표면 척추 신전근이 활동적으로 되는 것을 최소화한다.[473]

과압박을 병행한 무릎 능동, 수동 범위 움직임

AROM과 PROM을 평가하기 위한 기본 절차는 3장에서 확인할 수 있다.

- *무릎 신전*(그림 4-59): 누워있는 환자에게 적극적으로 무릎을 펴라고 한다. 만약 완전하게 가능하고 증상이 없다면 OP를 적용한다. 필요 시, 임상가는 수동적으로 무릎이 움직일 수 있는 범위 안에서 움직여보고 OP를 적용한다. 각도계 또는 경사계를 사용해서 AROM 또는 PROM을 기록한다.
- *무릎 굴곡*(그림 4-60): 누워있는 환자에게 적극적으로 무릎을 구부려보라고 한다. 만약 완전하게 가

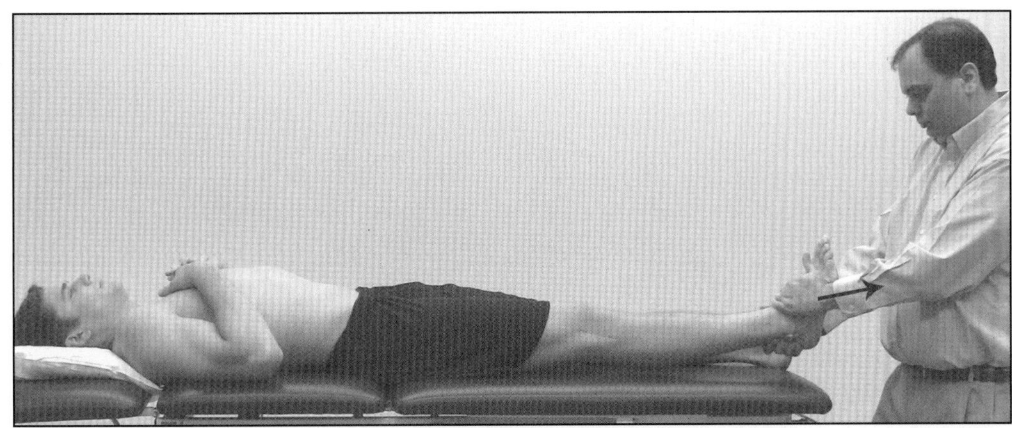

그림 4-61. 고관절 수동 부가적 움직임 검사-장축 신연.

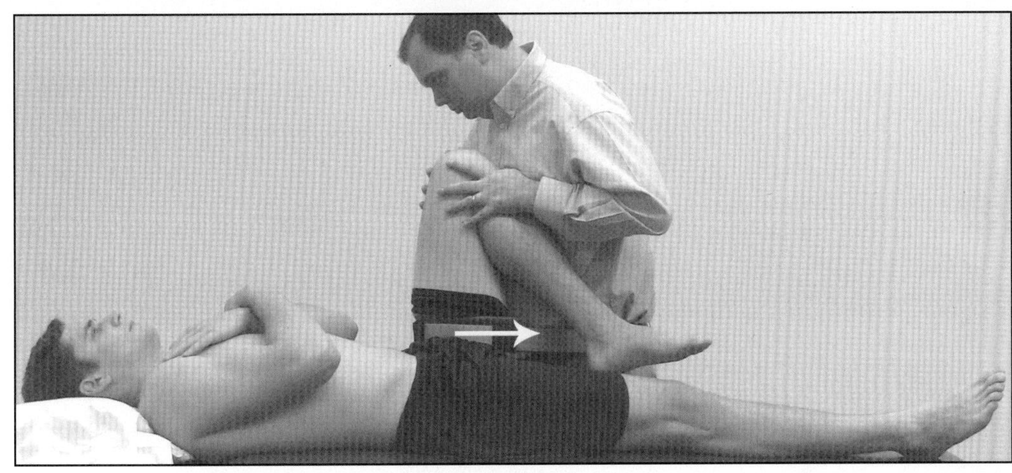

그림 4-62. 고관절 수동 부가적 움직임 검사: (A) 벨트를 이용한 하방 활주. (계속)

능하고 증상이 없다면 OP를 적용한다. 필요 시, 임상가는 수동적으로 무릎이 움직일 수 있는 범위 안에서 움직여보고 OP를 적용한다. 각도계 또는 경사계를 사용해서 AROM 또는 PROM을 기록한다.

과압박을 병행한 발목 능동, 수동 범위 움직임

- *DF*: 앉거나 누워서, 환자에게 적극적으로 발과 발가락을 위로 올리라고 한다. 만약 완전하게 가능하고 증상이 없다면 OP를 적용한다. 필요 시, 임상가는 수동적으로 발목이 움직일 수 있는 DF 범위에서 움직여보고 OP를 적용한다. 기본 각도계를 사용해서 AROM 또는 PROM을 기록한다.
- *PF*: 앉거나 누워서, 환자에게 적극적으로 발과 발가락을 아래로 밀라고 한다. 만약 완전하게 가능하고 증상이 없다면 OP를 적용한다. 필요 시, 임상가는 수동적으로 발목이 움직일 수 있는 PF 범위에서 움직여보고 OP를 적용한다. 기본 각도계를 사용해서 AROM 또는 PROM을 기록한다.

고관절의 수동 부가적 움직임

수동 부가적 움직임는 관절의 정상적인 움직임에 필요하다. 이 움직임들은 관절면에서 나타나며 대부분 환자들이 활발하게 할 수 없다. 그러나 임상가는 할 수 있다.[269] *관절운동학*이라는 단어는 뼈가 관절면에서 미끄러지거나, 움직이거나, 신연하거나, 구르거나, 돌거나 하는 것을 나타낸다. PAM 검사를 위한 단계는 3장에서 확인 가능하다.

둔부 관절을 위한 PAM은 눕거나 엎드려서 진행하며 움직임의 장애를 찾고 대응방법을 제안하기 위해 진행한다. 늘 그렇듯이, 질, 양, 증상 반응을 발견한다. 움직임은 과소가동성, 보통 그리고 과대가동성으로 구분한다. 둔부의 PAM의 신뢰도는 아직 알 수 없다. 모든 PAM은 근위 대퇴골에 변동하는 방식으로 적용되며, 증상의 나타남을 평가하고 범위 안에서 뻣뻣함과 끝 느낌을 통해 통증과 뻣

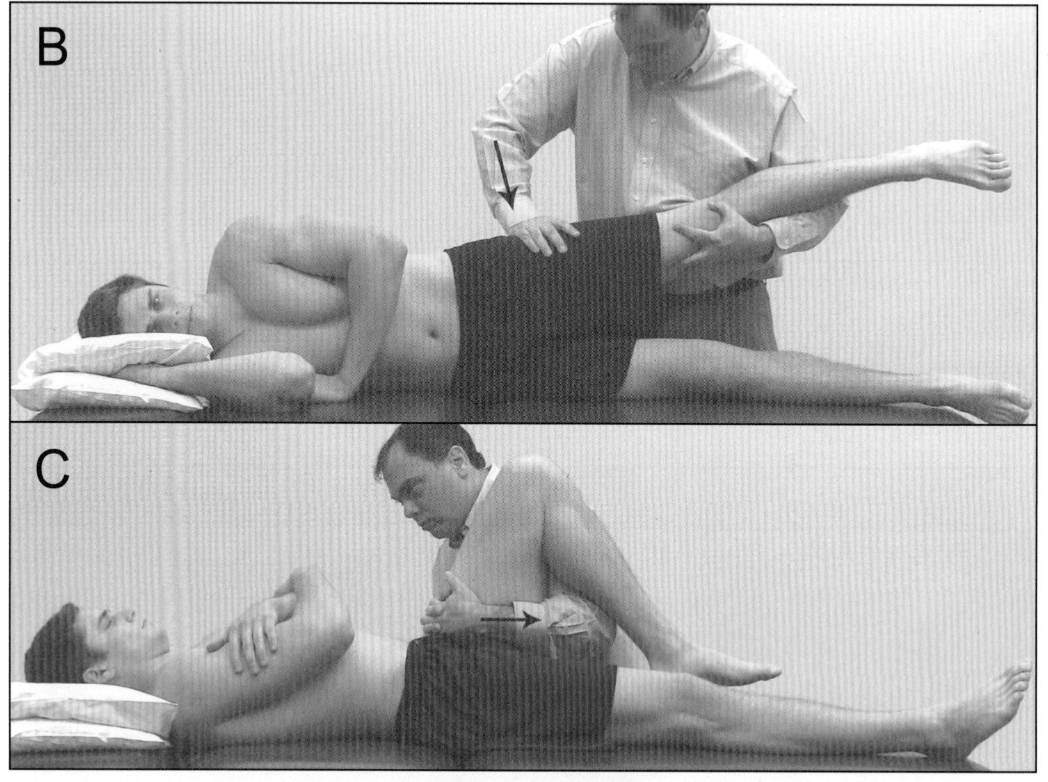

그림 4-62(계속). 고관절 수동 부가적 움직임 검사; (B) 하방/안쪽 활주와 (C) 손으로 하방 활주

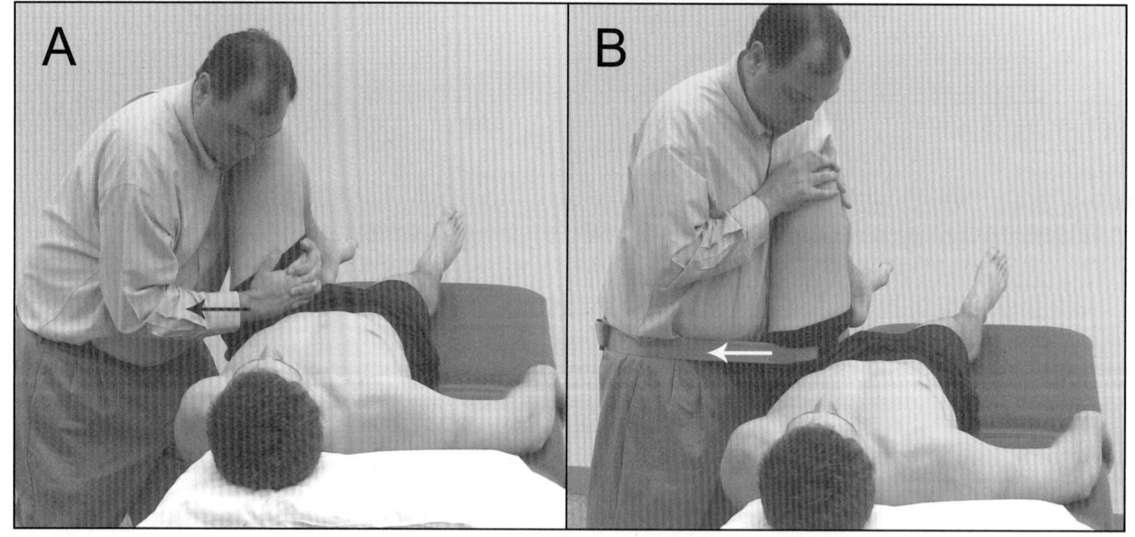

그림 4-63. 고관절 수동 부가적 움직임 검사; (A) 손으로 가쪽 활주와 (B) 벨트를 이용한 가쪽 활주

뼛함의 관계를 가늠한다. 둔부에 검사하는 PAM은 아래와 같다:

- *장축 신연(Long-axis distraction)*(그림 4-61): 환자는 누워있는다. 임상가는 환자의 발목을 잡고 수동적으로 둔부를 20°에서 30° 각도로 고관절 굴곡으로 움직이고 30° ABD로 움직인다. 세로방향의 신연을 적용한다.
- *하방 활주*(그림 4-62): 환자는 누워있는다. 둔부는 수동적으로 90° 굴곡에 있는다. 임상가는 둔부 관절에서 제일 가까운 허벅지를 잡고 힘을 약하게 준다. 옆으로 누워서 낮은 다리를 45°로 고관절 굴곡한다. 소극적 또는 미끄러지는 듯이 전자에 적용한다. 다리는 ABD를 지탱하고 있는다.
- *외측 활주*(그림 4-63): 환자는 누워 있는다. 둔부

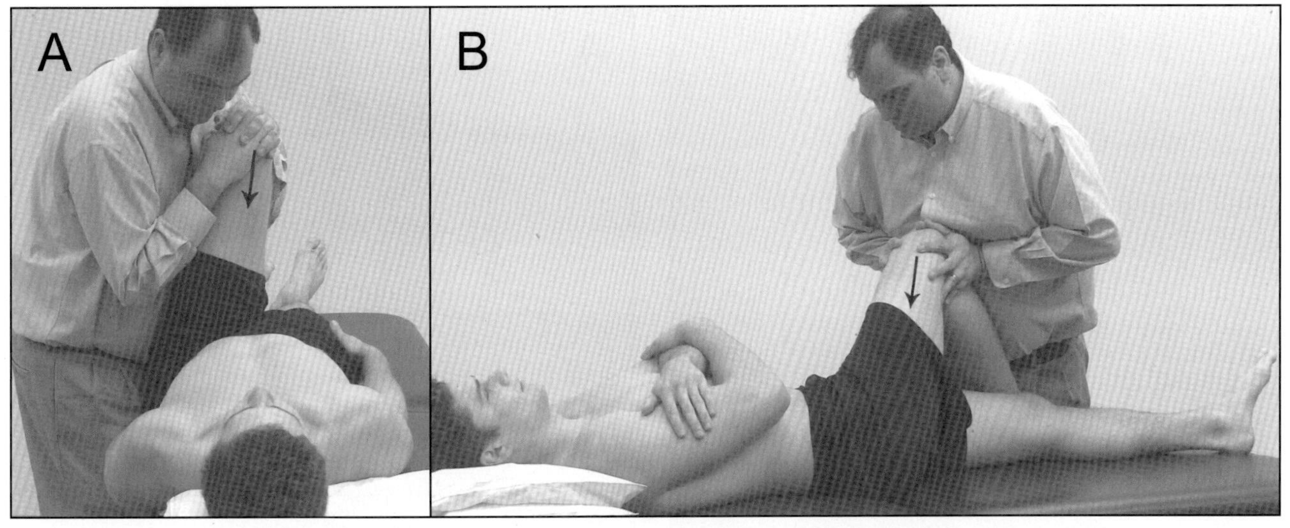

그림 4-64. 고관절 수동 부가적 움직임 검사; (A) 90° 굴곡에서 후방 활주. (B) 90° 이하 굴곡/내전에서 후방 활주.

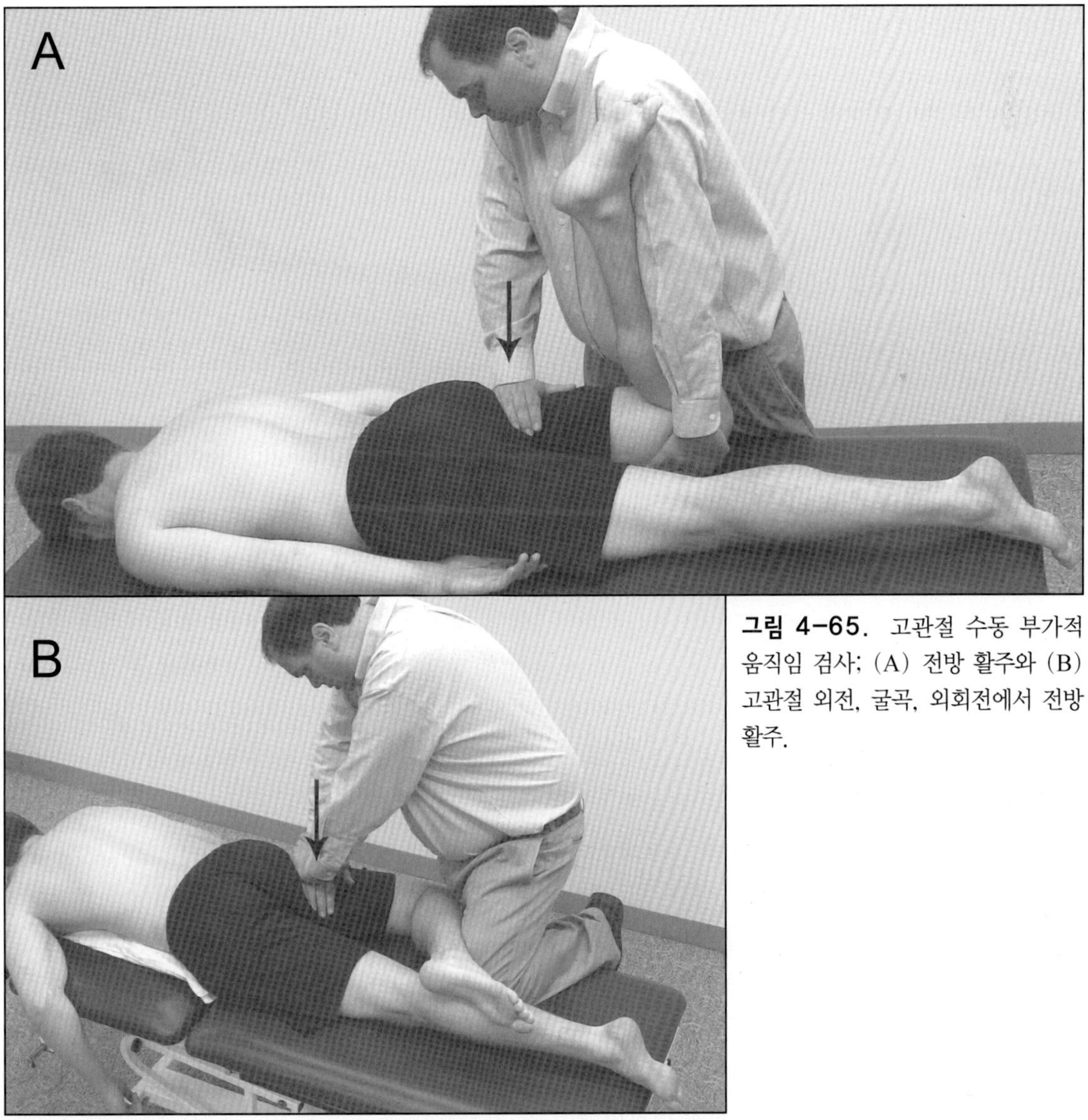

그림 4-65. 고관절 수동 부가적 움직임 검사; (A) 전방 활주와 (B) 고관절 외전, 굴곡, 외회전에서 전방 활주.

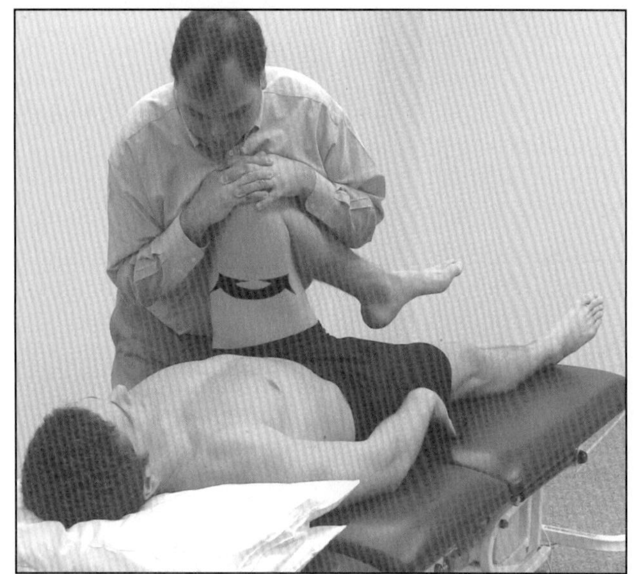

그림 4-66. Scour 검사

는 수동적으로 90° 굴곡에 있는다. 임상가는 둔부 관절에서 제일 가까운 허벅지를 잡고 측면 힘을 적용한다.

- *후방 활주*(그림 4-64): 둔부는 수동적으로 90° 굴곡에 있으면서 안쪽으로 돌리고 저항력을 당길 수 있게 한다. 임상가는 대퇴골의 장축에 뒤쪽으로 힘을 적용한다.
- 전방 활주(그림 4-65): 둔부는 중립 또는 끝범위로 누워서 뻗은 후, 임상가는 전방으로 적용하는 힘을 대전자 희연 또는 근위 대퇴골 중 좌골 결절과 먼 쪽에 적용한다. 무릎은 굴곡되거나 신전된다.

굴곡, 내회전, 내전 충돌 검사

이 검사는 합쳐진 움직임 검사다. 이 검사를 적용하는 다양한 방법을 찾을 수 있다. 여기에 제공되는 방법은 Martin와 Sekiya가[474] 관절내 고관절 병리를 판단하기 위해 제공한 방법이다. 둔부 통증이 있는 환자들에게 통증을 발생시키는 평가자 간의 신뢰도는 보통이다. K=.58(95% CI: .29 to .87).[474] 관절내 둔부 통증은 다음과 같다: > 50% 관절내 마취 스테로이드를 통한 통증 완화, 진단 정확성은 Sn 0.78(0.59 to 0.89), Sp 0.10(0.03 to 0.29), +LR 0.86(0.67 to 1.1), 그리고 −LR2.3(0.52 to 10.4)이다.[475] 동일한 연구에서 굴곡, 외전, 외회전 검사의 정

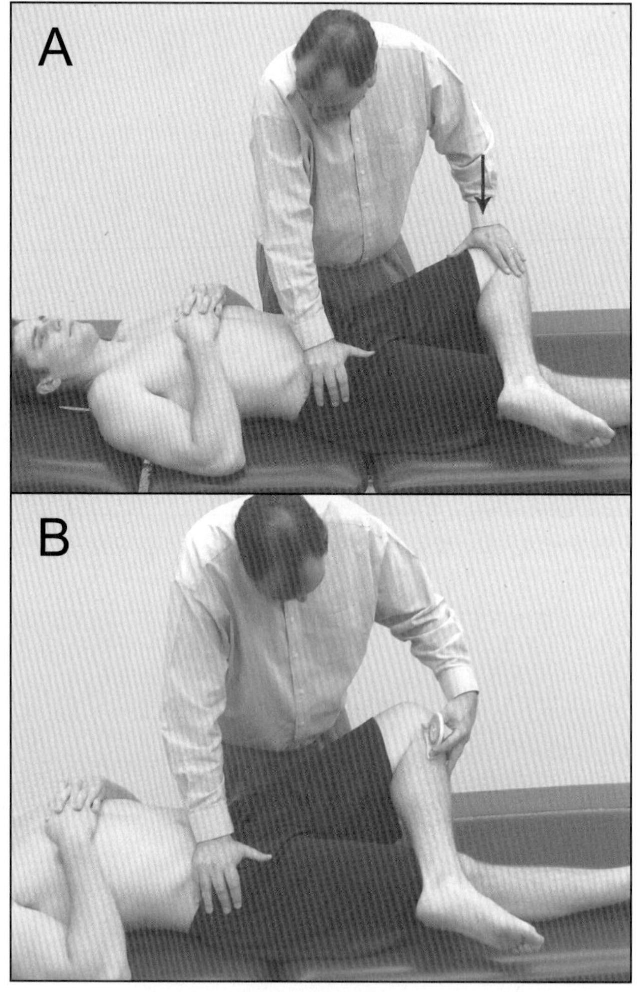

그림 4-67. Patrick's(FABER)검사; (A) 수동적 수행과 (B) 각도계로 측정

확도는 Sn 0.6(0.41 to 0.77), Sp 0.18(0.07 to 0.39), +LR 0.73(0.5 to 1.1) 그리고 −LR 2.2(0.8 to 6)라고 한다. 고관절 관절경 검사 대상자 중, MRI 관절 조영술에서 발생한 관절의 관절경 검사에서 관절 내 주사에 대한 다양한 반응을 보였다. 부족한 진단 정확도 결과를 논의할 때, 저자는 43%의 환자에서 관절순의 찢김이 MRI 관절 조영술에서[475] 제안되었지만 관절 외 구조가 주요 통증원이 될 수 있다고 언급했다.

- **검사 과정**: 바로 누운 상태에서 치료사는 고관절을 끝까지 굴곡, 내회전 그리고 내전시킨다. 이 세가지의 동작을 동시에 끝범위까지 계속한다.[474] 환자의 증상이 발현되거나 범위가 제한되는 경우에는 양성으로 판단한다.

Scour 검사

Scour 검사의 목적은 고관절의 골관절염을 체크하거나 고관절의 과민성을 결정하기 위함이다.[476] 활막과 비활막 끝느낌 비교의 신뢰도는 K=0.52(0.08 to 0.96)이며 86.7% 일치한다.[467] Sutlive 등은[467] 고관절 골관절염의 방사선 결과를 기준으로 Sn 0.62(0.39 to 0.81), Sp 0.75(0.60 to 0.85),+LR2.4(1.4 to 4.3), and−LR0.51(0.29 to 0.89)를 보고하였다. 결과들은 진단을 위하여 다른 검사결과들과 결합하여 신중하게 숙고되어야 한다

- **검사 과정**[476]: 바로 누운 상태에서 치료사가 움직임에 저항이 느껴질 때까지 고관절을 굴곡 그리고 내전시킨다. 저항에 반해 굴곡을 유지하면서 고관절을 조심스럽게 외전으로 이동시키며, 그 고관절은 2번의 완전 회전시킨다. 만약 환자가 통증을 느끼지 않으면 대퇴골에 장축 압력을 가하며 검사를 반복한다. 이 검사는 증상을 악화시키지 않기 위해 환자와의 적절한 의사소통과 함께 진행되어야 한다. 환자는 통증을 NPRS 1부터 10까지의 정도로 보고한다. 외측 또는 서혜부에서 환자의 증상 발현은 양성으로 판단한다.

Patric 검사 또는 굴곡, 외전, 외회전 검사

Patric 검사의 목적은 요골반과 고관절의 이상을 가늠하기 위함이다. 고관절 통증을 가진 환자들에게 통증 발현 검사자간 신뢰도는.상당한 역할을 한다.(K=0.63 [95% CI: 0.43 to 0.83]).[474] 요골반에 주요 통증을 호소하는 사람들에게 FABER 검사는 증상 발현에 있어서 보통수준의 검사자간 신뢰도를 가진다. 방사선 검사에서 고관절 OA가 나타난 검사자들을 대상으로, Sutlive 등은[467] FABER 검사 ROM이 60°보다 작을 때, Sn 0.57(0.34 to 0.77), Sp 0.71(0.56 to 0.82), +LR 1.9(1.1 to 3.4), 그리고 −LR 0.61(0.36 to 1.00)이라고 보고한다. CLBP와 MRI로 천장골염이 나온 40명의 검사자들은 진단 정확도가 Sn=.66(0.30, 0.90)/0.54(0.24, 0.81), Sp=0.51(0.33, 0.69)/0.62(0.42, 0.78); +LR=1.37(0.76, 2.48)/1.43(0.70, 2.93),and−LR=.64(0.24, 1.72)/0.73(0.36, 1.45)이다.[478]

- **검사 과정**: 바로 누운 자세로 치료사는 발목 외측면이 반대쪽 무릎 바로위 허벅지에 놓인 상태에서 고관절을 굴곡, 내전, 외회전시킨다. 반대쪽 골반을 ASIS에 안정시키는 동안, 환측 무릎을 끝범위에 미칠때까지 테이블쪽으로 내린다. 만약 증상이 없다면, 진동을 주듯 OP를 더한다. 경사계를 벽을 마주한 채 0으로 맞추고, 수평에서부터 굽혀진 무릎 아래 2.5cm까지 ROM이 측정된다. 환자의 증상이 재발현 되거나 움직임의 제한이 오면 양성으로 판단한다.[467]

근육 길이 검사

특정 기능 운동을 하는 동안 근육 불균형은 가동성과 안정성의 불충분함을 뜻한다. 자세와 움직임 분석은 근육길이 검사가 필요한 근육 불균형 패턴을 알려준다. 그러나 뻣뻣한 근육은 기능부전 움직임 패턴의 거의 유일한 요소일 확률이 높다. 예를 들어, 걷는 동안 지나치게 허리를 펴는 것은 뻣뻣한 엉덩이 굴근, 약한 몸통 안정, 약한 엉덩이 신전근, 뻣뻣한 요추 신전근과 관련될 수 있다. 보행 시 가동성과 안정성에 연관된 모든 요소가 검사 되어야 한다.

슬괵근 근육 길이 검사

슬괵근은 약한 대둔근이 있을 때 중요한 엉덩이 신전근 역할을 한다. 변화된 패턴은 종종 슬괵근을 짧아지게 하기도 한다. SLR 검사 자세에서는 검사자 간 신뢰도는 ICC = 0.92(0.82, 0.96)이다.[480] 무릎 펴기 검사(무릎 신전검사)(90/90)에서는 상당한 내부 검사자내 검사자간의 신뢰도를 보여준다.[481,482]

- **SLR을 이용한 슬괵근 검사 자세**(그림 4−68): 경사계를 경골의 상부 전방 경계에 대고 0에 맞춘다. 바로 누운 자세에서 검사 받는 무릎을 수동으로 신전과 동시에 골반이 기우는 것을 막기 위해 반대쪽 다리는 테이블에 평평하게 안정시킨다. 측정은 끝범위에서 견고한 끝 느낌으로 이루어지며 골반후방경사를 방지한다.
- **경사계로 90/90 무릎 펴기를 이용한 슬괵근 검사 자세**(그림 4−69): 반듯이 누운 자세에서 검사

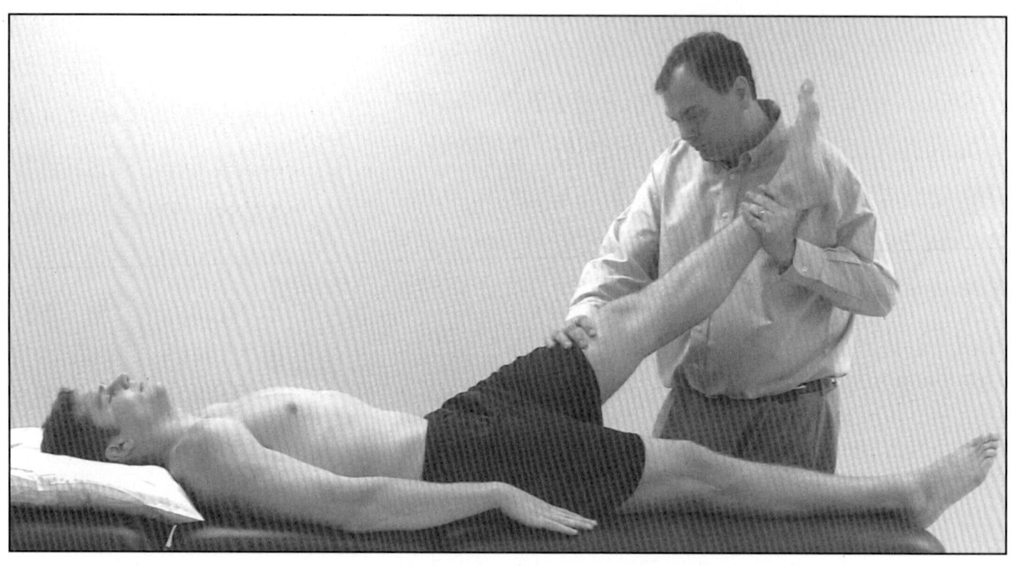

그림 4-68. 슬괵근 근육 길이; SLR검사 자세.

받지않는 하체 부분을 무릎을 편 상태로 테이블에 안착한다. 치료사는 검사받는 하체를 90°의 고관절 굴곡으로 잡고, 수동으로 무릎을 슬괵근의 끝 범위까지 편다. 편 자세에서 붙잡고 수동적으로 무릎을 슬괵근 길이 끝까지 편다. 좌우 불균형일 시 양성으로 판정한다. 두 자세 모두 기준 자료가 없다.

이상근(엉덩이 외부 회선 근) 근육 길이 검사

이상근 길이 측정 검사는 다른 고관절 외부 회선근들도 측정하지만, 보통 *이상근 길이 측정 검사*로 알려져 있다. 이상근은 주로 고관절의 외부 회선근이며 외전 및 신전을 돕는다. 둔부 근육이 약하거나 억제되면 이상근은 고관절 신전을 지원하기 위하여 과로를 하고 이로 하여금 근육의 짧아짐을 초래한다. 60° 이상의 고관절 굴곡으로, 이상근은 내부 회선근 역할을 한다.[479] 진단 도구는 알려져 있지 않다.

- **90° 이하 고관절 굴곡에서의 이상근 검사 과정**(그림 4-70A): 바로 누운 자세에서 검사하는 다리의 발을 그러지 않는 다리의 무릎 바깥쪽 측면에 위치한다. 골반이 안정화 되어있다면 위와 같이 하고, 만약 골반이 테이블에서 뜬다면 발을 무릎 안쪽 측면에 위치한다. 검사 받는 쪽 골반을 수동으로 안정시키는 동안, 무릎을 정중선으로 이동시켜 소극적으로 고관절을 내전과 내회전을 한다. 좌우가 비대칭일 경우 양성 판정한다. 적합성은 임상 경험을 기반으로 한다. 정상적인 검사 반응은 알려져 있지 않다.

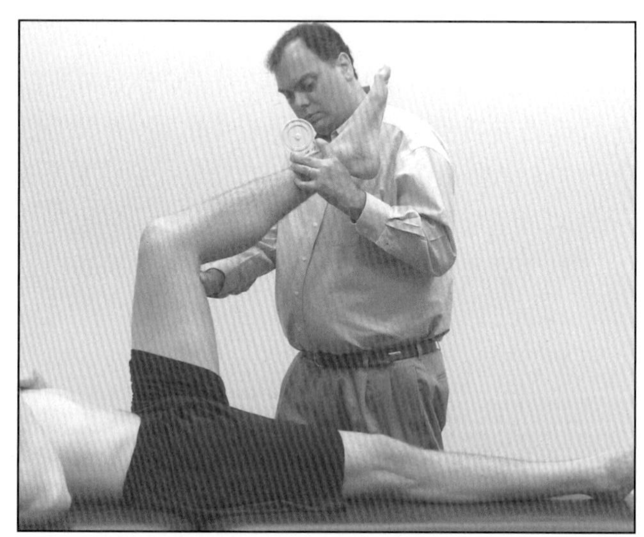

그림 4-69. 슬괵근 근육 길이; 90/90 각도에서 무릎신전 각도 측정.

- **90° 이상 고관절 굴곡에서의 이상근 검사 과정**(그림 4-70B): 바로 누운 자세에서 고관절을 90°로 굴곡시키고 ER을 더한다. 굴곡과 외회전을 유지하는 동안 고관절을 반대편 어깨 방향으로 내전시킨다.

광배근 길이 검사

단일 세션 광배근 길이 검사에서 목 통증을 가진 대상

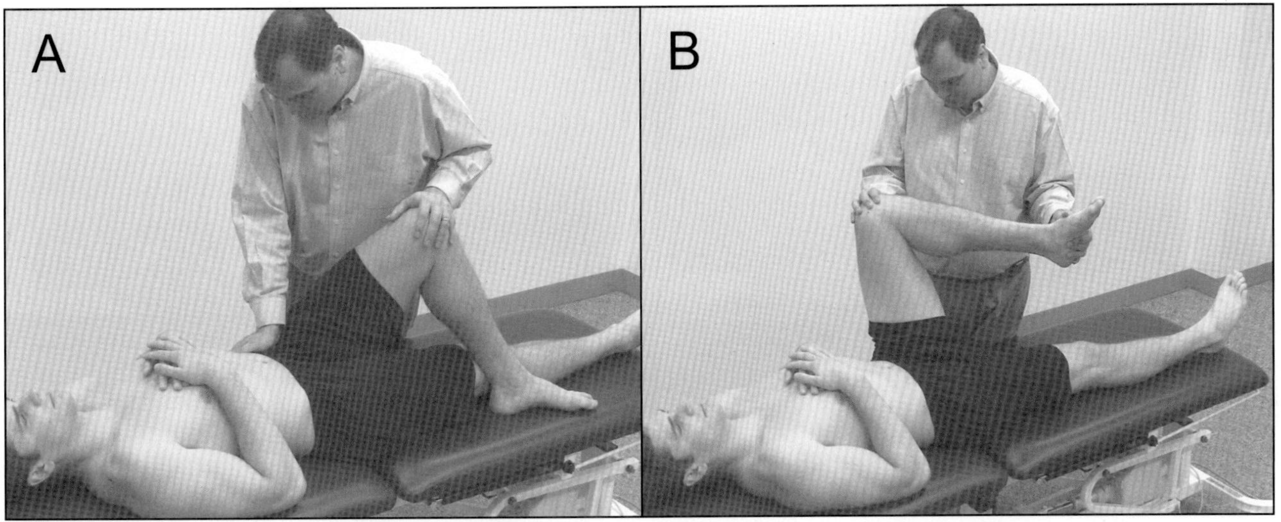

그림 4-70. 이상근 길이: (A) 고관절을 90° 미만으로 굴곡한다; (B) 고관절을 90° 이상으로 굴곡한다

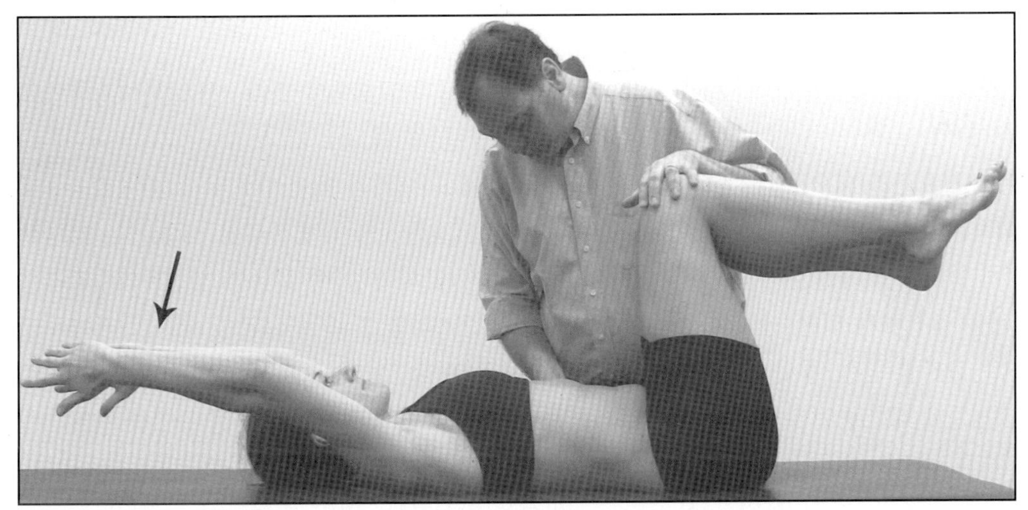

그림 4-71. 광배근 근육 길이 검사

자들의 검사자간 신뢰도는 우측 K=0.80(0.53, 1.0), 좌측 K=0.69(0.30, 1.0)이다.[483] 건강한 대상자들에게 유사한 검사 절차를 이용하여, Borstad와 Briggs는[484] 건강한 대상자들을 대상으로 한 6주간의 세션 측정을 보고했다. 초보자와 경험자 모든 피험자들에게서 ICC는 형편 없었다. 이 저자들은 피험자의 시간이 지남에 따른 변화를 측정하는 방법으로 이 방법을 추천하지 않았다.[484]

- **검사 과정**: 바로 누운 자세에서 양발을 테이블에 평평한게 올려두거나 또는 그리하지 않은 상태로 고관절과 무릎을 굴곡시킨다. 환자의 후방 골반 젖혀짐을 유지한 채로 어깨를 수동적으로 또는 능동적으로 시상면에서 굴곡시킨다. 수동적 또는 능동적인 굴곡을 끝낼 때, 표준 측각기로 ROM이 측정된다. 양 팔은 테이블에 평평히 올려질 수 있어야 한다. Borstad와 Briggs의[484] 설명에 의하면, 상완골의 내측 및 외측 상과는 광배근의 끝을 시사하며 수동 내회전의 발현으로 촉진되었다 하였다. 확실한 끝 느낌 또는 내회전은 검사 과정의 끝을 알렸다. 좌우 비대칭은 양성으로 판정한다. 신뢰도는 임상 경험, 환자의 진찰, 움직임의 질에 기초한다. 우성의, 또는 뻣뻣한 광배근은 양쪽으로 요추 골반 척주전만, 흉추 후만증, 견갑골 변형, 견갑대 이동 유발; 견관절 내회전, 신전 그리고 내전을 증가; 한쪽 측면으로 몸통 굴곡을 촉진 시켰다. 기준 자료는 없다.

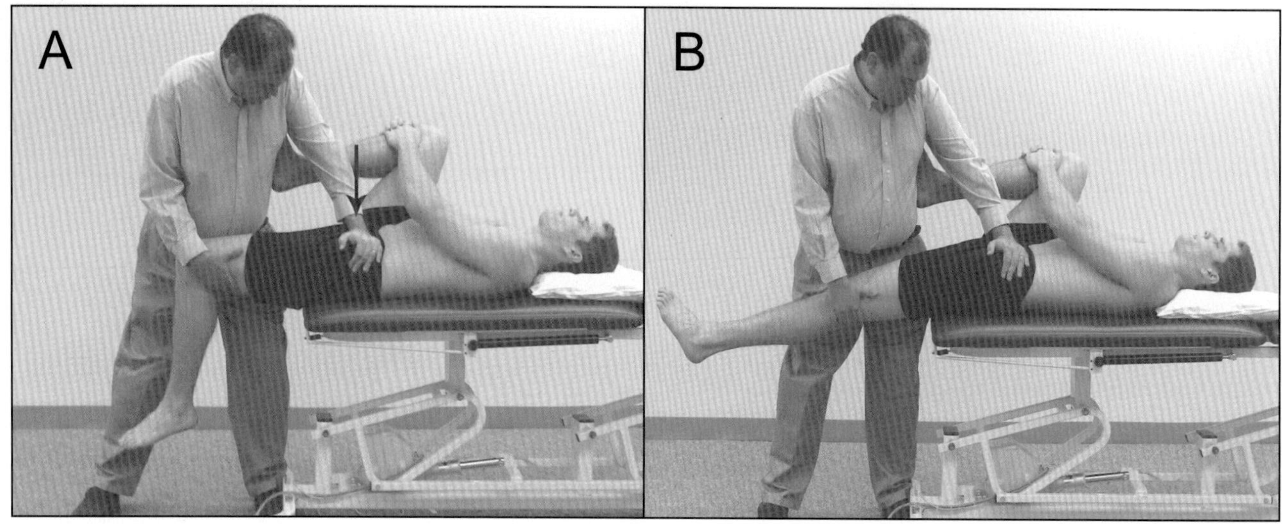

그림 4-72. 수정된 토마스 검사; (A) 고관절과 무릎 위치를 관찰 (B) 무릎관절의 신전은 2 joint 고관절 굴곡근을 의미하는 고관절 신전이 가능하다.

수정된 Thomas 검사

수정된 Thomas 테스트는 장요근과 대요근(ie, 1-관절 고관절 굴곡근) 및 대퇴직근(ie, a 2-관절 고관절 굴곡근) 그리고 TFL을 측정하기 위해서 사용된다. 경사계와 측각기는 고관절의 신전을 측정하기 위한 신뢰도 있는 도구들이다. Harvey는[486] 고관절 신전, 무릎 굴곡 그리고 고관절 회전에 대한 측정치에 대한 0.91부터 0.94까지의 ICC를 보고했다. 117명의 엘리트 운동 선수들을 대상으로 한 이 연구에서, 고관절 신전은 수평에서 12°, 무릎 굴곡은 52°, 고관절 외전은 골반을 기준으로 15°로 측정되었다. 유연성은 각각의 스포츠에 따라 달랐다. 일반적으로 열성인 쪽 다리는 우성인 쪽 다리보다 더 유연했다. Harvey는[486] 스포츠 활동을 위해서 유연성이 충분해야 하고, 비대칭은 바로 잡혀야 한다고 했다.

- **수정된 Thomas 검사 과정**: 환자는 테이블 끝에 앉고 양쪽 무릎을 가슴으로 가져오며 눕는다. 환자의 한쪽 다리는 고관절 굴곡을 유지하고, 요추 및 천골을 테이블에 평평하게 유지한다. 임상의는 수동적으로 검사받는 다리를 침대 끝 넘어로 바닥쪽으로 내린다. 임상의는 시상면에서 고관절이 중립 또는 굴곡 상태인지 그리고 전액면에서의 중립 또는 외전 여부를 관찰한다. 아랫쪽 다리는 무릎이 굴곡된 상태로 중립회전 되어야 한다. 양측을 비교해보고 비대칭을 관찰한다.
- **양성 검사**: 허벅지가 테이블에 닿지 않을 경우 1,2 관절 고관절 굴근을 구별하려면, 임상가는 2 관절을 느슨하게 하기 위해 무릎을 신장한다. 고관절 신전이 증가하면 2 관절 고관절 굴근이 관여하고 있다는 것이다. 만약 고관절 신전에 아무런 변화가 없으면, 1 관절 고관절 굴근이 관여하고 있다는 것이다. 허벅지의 외전 또는 외회전이 TFL의 기밀성을 암시한다. 만약 허벅지가 외전된다면, 임상가는 환자의 허벅지를 중립으로 만든다. 고관절 굴곡이 증가하면 TFL-장경 인대 복합은 짧다.[479] 무릎 굴곡이 80° 미만이라면 짧은 대퇴 직근을 암시한다.[479]
- **정상 반응**: 고관절 신전, 회전, 외회전 그리고 무릎 굴곡은 측각기나 경사계로 측정된다. 1 관절 고관절 굴근의 정상 길이는 테이블에 허벅지가 안정된 상태로 있을 때 0°, 그리고 외전이나 내전 없이 그리고 80°의 무릎 굴곡으로 고관절 회전이 중립일 때 확인된다. 약간의 OP를 주었을 시, 고관절은 10-15° 더 신전해야 한다.[479] 앞서 말했듯이, Harvey는[486] 제안된 정상 범위에 대해 이의를 제기했다. 열성 다리가 우성 다리보다 일반적으로 더 유연했다. 표준

은 임의이며, 개개인의 성별, 양측의 우열성 그리고 수행되는 활동 수준에 따라 달라진다.

몸통 근육 수행력

운동조절과 근육 수행력에 생긴 특정 장애의 확인은 안정화 운동 프로그램 도움을 받을 가능성이 가장 높은 환자를 선택하는데 도움이 된다. 제3장에서 설명한 바와 같이, LBP를 가진 사람들에게 근육 수행력의 변화는 교정시간, 진폭, 협응 같은 근력, 지구력 그리고 운동 장애를 동반한다. 이러한 변화들은 복잡하고 다소 변동이 심하며, 몸통 근육의 표면과 깊은 곳까지 모두 영향을 끼친다. 어떠한 근육이 더 중요하다 할 것 없이, 모든 근육은 척추의 안정성에 있어서 중요하다는 것을 명심한다. 심부 근육의 임상적 평가가 먼저 논의된다. 높은 수준의 수행력을 요하는 표면 근육 또는 포괄적 근육의 평가는 첫 번째 세션에서 통증을 호소하는 환자에게 적합하지 않을 수 있다. 이 검사들은 검사의 마지막에서 논의된다.

심부 몸통 근육 임상 검사

심부 근육을 평가하는 데에는 세 가지 방법이 사용된다: 촉진, 바이오 피드백 또는 재활초음파영상(RUSI). RUSI는 사용이 가능할 때, 심부 근육을 평가하기 위한 가장 객관적인 방법이다. 모든 방법이 평가 또는 훈련을 위해 사용될 수 있다. 검사들은 다양한 자세에서 시행될 수 있다. 검사의 목적은 환자가 우선적으로 TrA와 MF를 활성화시킬 수 있는지를 평가하는 것이다. Fine-wire EMG와 MRI는 심부 근육 최고 표준이라고 볼 수 있다. 그러나 이러한 검사들은 비싸고 외과적이며 임상 평가에 적합하지 못하다. Costa 등은[487] TrA(K=0.52, 95% CI: 0.29 to 0.75)의 바로 누운 자세에서의 촉진 검사의 신뢰도는 보통으로, 그리고 엎드린 자세에서의 바이오피드백 커프 사용을 ICC 0.58(95% CI:0.28 to 0.78)로 보고한다. TrA를 평가하는 바이오피드백 장치의 임상 계측 특성에 대한 체계적 고찰은,[488] 검사자내- 신뢰도 0.50에서 0.81, 그리고 검사자간 신뢰도 0.47에서 0.82를 나타낸다. 구성 개념 타당성 평가의 경우 연관성 값은 0.48에서 0.90의 범위이다.[488] 소수를 대상으로 했을 때, Hodges 등은[489] fine wire TrA EMG의 임상 검사 결과와 엎드린 자세에서 바이오피드백 장치의 결과를 비교하였다. 두 검사 모두 LBP의 유무와 상관없이 정확하게 대상을 파악했다. 바이오피드백 장치는 TrA 수행력의 간접적인 추정치를 제공한다. 이 장치의 응답성(민감도)은 알려져 있지 않다.

Ghamkhar 등의[490] 리뷰에서 최근 연구는 RUSI를 LBP환자를 일반 환자들과 구분하고 재활치료의 효과를 관찰할 수 있는 안정적이고 유효한 도구라는 결론을 내렸다. LBP RUSI 대상자들에게 TrA와 요추 MF(LM)의 두께 측정값은, 2가지 측정치의 평균을 내었을 때 단일 검사관에게 시행했을 때에는 신뢰도가 높고, 다른 검사관들에 의하여 시행되었을 때에는 보통이다.[491] 모든 기준선 검사는 요추가 중립인 상태에서 시행되어야 한다.

복횡근 촉진 검사 절차

바로 누운, 무릎을 구부리고 바로 누운자세 그리고 척추가 중립인 상태에서(그림 4-73)[492,493] 임상가는 조심스럽게 ASIS 안쪽 아래 2cm 부분을 손으로 촉진한다. 편안히 호흡을 들이키고 내쉬는 끝 부분에서 임상가는 환자에게 천천히 그리고 조심스럽게 배꼽을 척추 쪽으로 끌어당겼다가 가슴 쪽으로 내밀어 TrA 수축을 행하라고 한다. 이는 ADIM 또는 복부 공동화라고도 알려져 있다. 환자는 정상적으로 호흡을 계속하며 10초 동안 수축을 유지하여야 한다. 대체 신호로 여성들에게는 골반을 조심스럽게 들어올리라 하고, 남성에게는 고환을 조심스럽게 들어올리라 한다. 근육이 적절히 수축 되었을 때, 깊은 장력이 촉발될 수 있다. 튀어 나오거나 빠른 수축이 느껴진다면, TrA 대신 내부 기울어짐이 촉발/수축된 것이다. 환자의 머리와 몸통 상부는 편안한 호흡과 함께 안정이 유지되어야 한다. 숨을 참아서는 안 된다. 요추와 골반은 어느 방향으로도 움직이면 안 된다(기울어짐, 앞뒤로 구부러짐 또는 회전해서도 안 된다). 갈비뼈가 내려가거나 올라오면 안되며, 환자가 발로 밀어서도 안 된다. 이러한 이상 반응들 중 하나라도 있다면, 그것은 환자가 우선적으로 TrA를 수행할 수 없다는 것을 암시하며, 과도한 표면 근육을 활성화시키고 있는 것일 수 있으므로 이는 바로잡아야 한다. 제대로 수행한 경우, 지구력을 평가하기 위해 이 과정을 10초씩 10회 반복한다. 정확한 수행은 심부 근육 활동; 최소한의 표면 근육 활동; 부드럽고 느린 수축; 그리고 정상적인 호흡

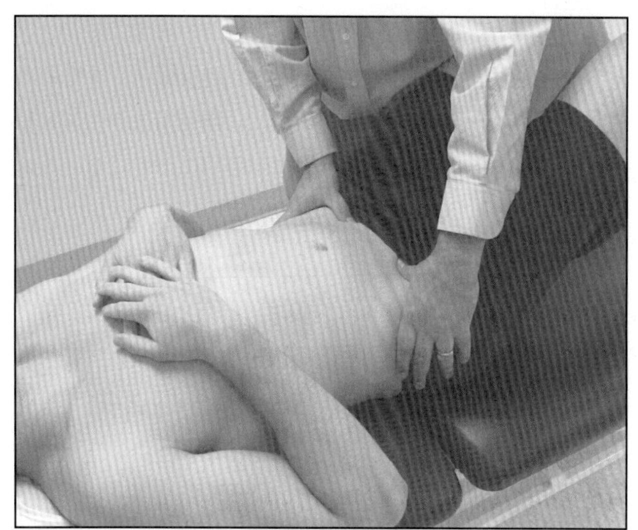

그림 4-73. 무릎을 구부려 누운자세에서 TrA 촉진.

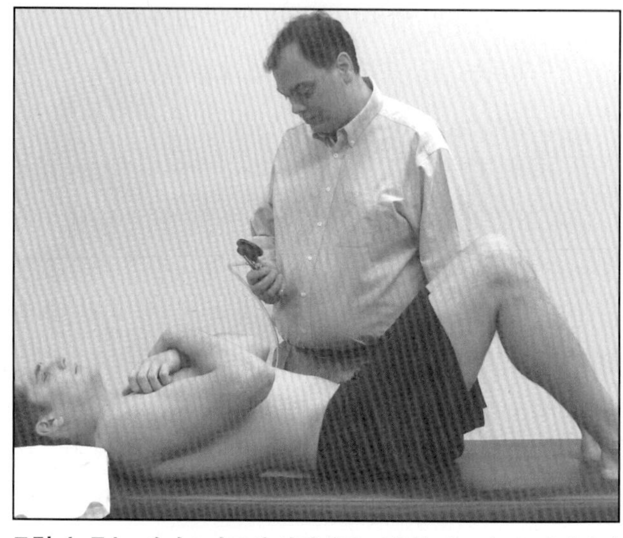

그림 4-74. 바이오피드백 압력계를 이용한 바로 누운 자세에서 TrA 검사.

을 한다는 증거이다. ADIM 도중 TrA의 촉진은 네발기기, 옆으로 눕기, 서기, 또는 팔 또는 다리부하에서도 이루어질 수 있다.

바이오 피드백 압력장치 혈압띠를 이용한 또는 바로 누운 복횡근 검사

무릎을 구부리고 누운자세에서 혈압계를 요추 아래에 위치하고 40mm Hg 팽창한다(그림 4-74). TrA 활성화 과정은 촉진 과정과 동일하다. 성공적인 수축은 0에서 5mm Hg까지의 증가와 압력 변화 유지 가능 여부이다. 측정 오류를 최소화하기 위하여 단단한 또는 딱딱한 표면을 권장한다. 편측 뒷꿈치미끌기와 같은 다리부하의 추가 동작들은 다음 단계로 사용이 가능하다.

바이오 피드백 압력장치 혈압띠를 이용한 또는 엎드린 복횡근 검사

혈압계를 복부 아래 배꼽중앙에, 그리고 패드의 가장자리를 양쪽의 ASIS에 맞춰서 위치한다(그림 4-75). 혈압계를 70mm Hg까지 팽창시키고 눈금이 안정되도록 한다. 정상호흡에 따라 눈금이 움직일 것이다. TrA의 활성화 절차는 촉진과 같다. 성공적인 수축은 눈금을 6에서 10mm Hg 정도 내린다. 눈금이 < 2mm Hg 또는 변화가 없거나 상승할 경우 그 사람은 올바르게 TrA를 수축하기 힘들다.

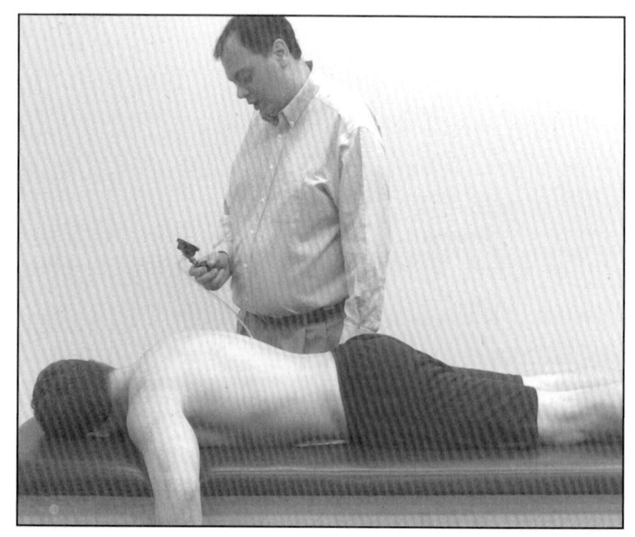

그림 4-75. 바이오피드백 압력계를 이용한 엎드린 자세에서 TrA 검사.

엎드린 자세에서 다열근의 촉진

촉진은 엎드린 자세, 옆으로 눕기, 네발기기자세 또는 선자세 상태에서 같은 절차로 이루어져야 한다. 엎드린 자세 상태에서의 촉진은 (그림 4-76)에 설명되어 있다. 촉진은 SP에 인접한 각각의 분절에, 환자가 편안한 자세로 있을 때 한다. 좌우비교는 증상이 있는 분절에서 분절위축이 MRI상에서 나타났기 때문에 증상과 분절 수준에 초점을 두고 만들어졌다.[494] 과정은 호흡과 관련해서 TrA 촉진과 비슷하다. MF를 우선적으로 활성화 시키기 위해서는

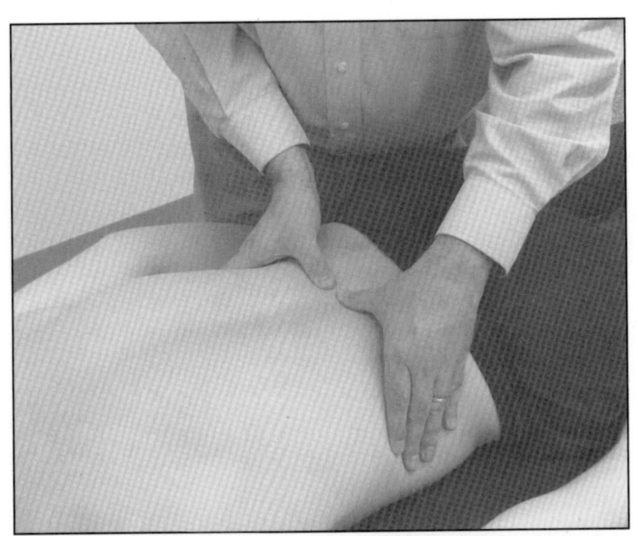

그림 4-76. 엎드린 자세에서 다열근 촉진

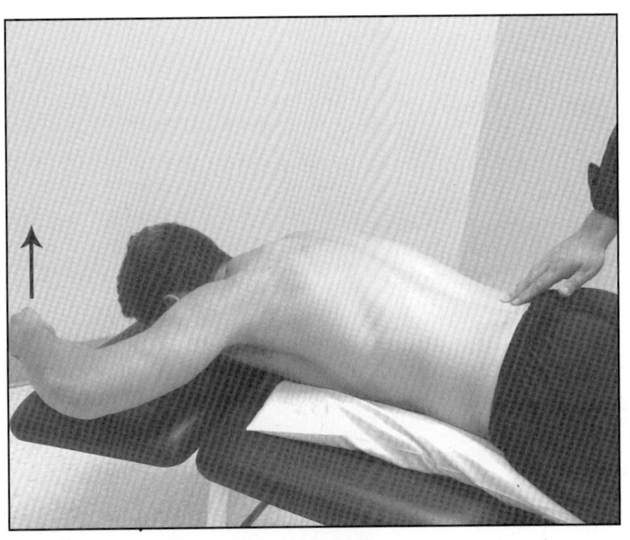

그림 4-77. 반대측 상지를 들어올리며 다열근 활성화.

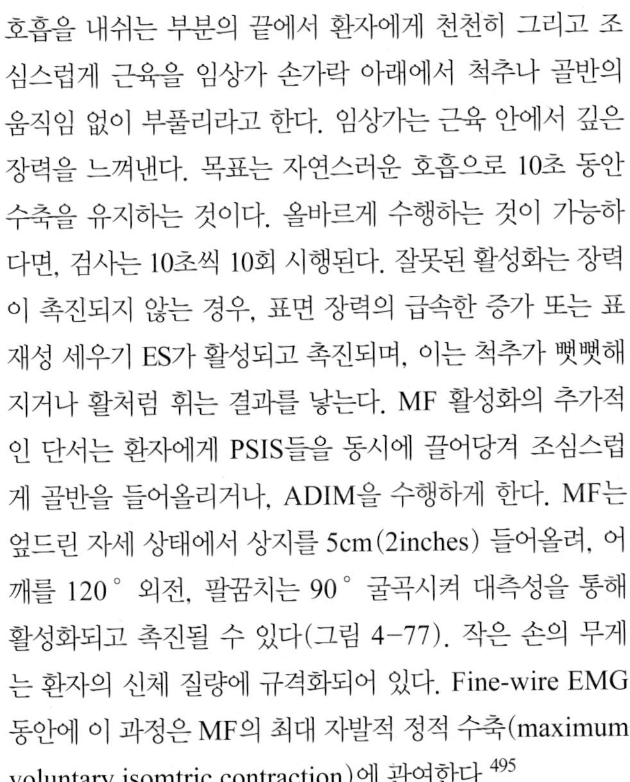

호흡을 내쉬는 부분의 끝에서 환자에게 천천히 그리고 조심스럽게 근육을 임상가 손가락 아래에서 척추나 골반의 움직임 없이 부풀리라고 한다. 임상가는 근육 안에서 깊은 장력을 느껴낸다. 목표는 자연스러운 호흡으로 10초 동안 수축을 유지하는 것이다. 올바르게 수행하는 것이 가능하다면, 검사는 10초씩 10회 시행된다. 잘못된 활성화는 장력이 촉진되지 않는 경우, 표면 장력의 급속한 증가 또는 표재성 세우기 ES가 활성되고 촉진되며, 이는 척추가 뻣뻣해지거나 활처럼 휘는 결과를 낳는다. MF 활성화의 추가적인 단서는 환자에게 PSIS들을 동시에 끌어당겨 조심스럽게 골반을 들어올리거나, ADIM을 수행하게 한다. MF는 엎드린 자세 상태에서 상지를 5cm(2inches) 들어올려, 어깨를 120° 외전, 팔꿈치는 90° 굴곡시켜 대측성을 통해 활성화되고 촉진될 수 있다(그림 4-77). 작은 손의 무게는 환자의 신체 질량에 규격화되어 있다. Fine-wire EMG 동안에 이 과정은 MF의 최대 자발적 정적 수축(maximum voluntary isomtric contraction)에 관여한다.[495]

재활 초음파 영상

RUSI는 임상 검사에서 이용될 때, TrA와 MF의 평가를 위한 근육 구조 및 활성화에 관한 정량적 자료를 제공한다. 최근 연구에서는 RUSI를 이용해 MRI 및 fine-wire EMG와의 비교를 통한 몸통 근육 구조를 계측하는 것에 대한 신뢰도와 타당도를 지지하고 있다.[496,497] TRA와[498] MF를[495] 포함한 측면 복부근육의 두께 초음파 측정값의 변화는 활동 중에 증가된 EMG 값과 관련되어 있다. RUSI의 수행에 관한 내용은 이 책의 범주 안에 있지 않다. 몇몇 저자들이 수행 과정을 상세하게 설명했다.[495,497]

- **측면 복부 근육의 RUSI**(그림 4-78과 4-79): TrA의 사진을 얻기 위해, 초음파 변환기는 ASIS와 전액와선 전방에 있는 하부 흉곽의 중간에 위치한다. 사진은 휴식 상태에서 그리고 TrA 수축 시 찍는다. TrA, 내복사근 그리고 외복사근은 안정상태에서 그리고 수축 시 식별되고 측정된다.[492]
- **MF의 RUSI**(그림 4-80): MF 근육의 사진을 얻기 위해 초음파 변환기를 SP위로(그림과 같이) 수평으로 위치하거나, 또는 세로로 척추를 따라 관심 있는 SP의 중간지점 위로 위치하고, 비스듬히 살짝 안쪽으로 기울여서 액돌기 관절이 확인될 때까지 이동한다. LM은 휴식 상태에서 액돌기 관절에서 피하조직까지 확인되고, 수축 시에는 변화기를 세로 방향으로 맞췄을 때 측정된다.[492]

복부 수축(긴장) 대 복부 당기기 방법

ADIM과는 대조적으로, 복부 수축(AB)은 낮은 수준의 경화 또는 정적 수축이며.(5%에서 10%의 자발적 정적 수축) 몸통 주변에 있는 다른 다른 근육들과.(즉, 복부 근육, 척추 양쪽, 그리고 TrA) TrA를 우선적으로 활성시

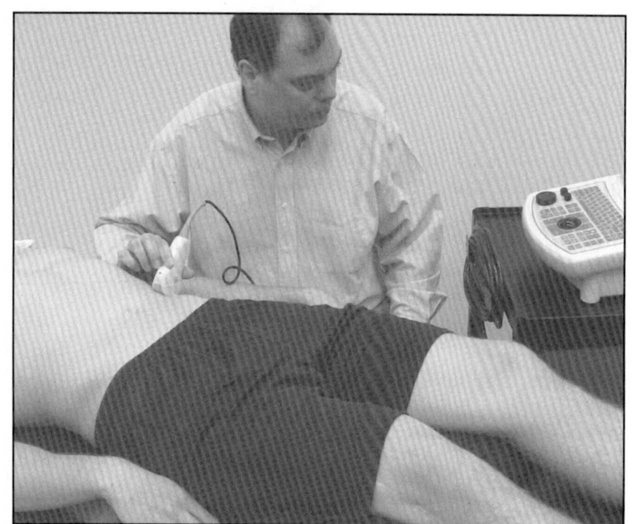

그림 4-78. 바깥쪽 복근 초음파 측정.

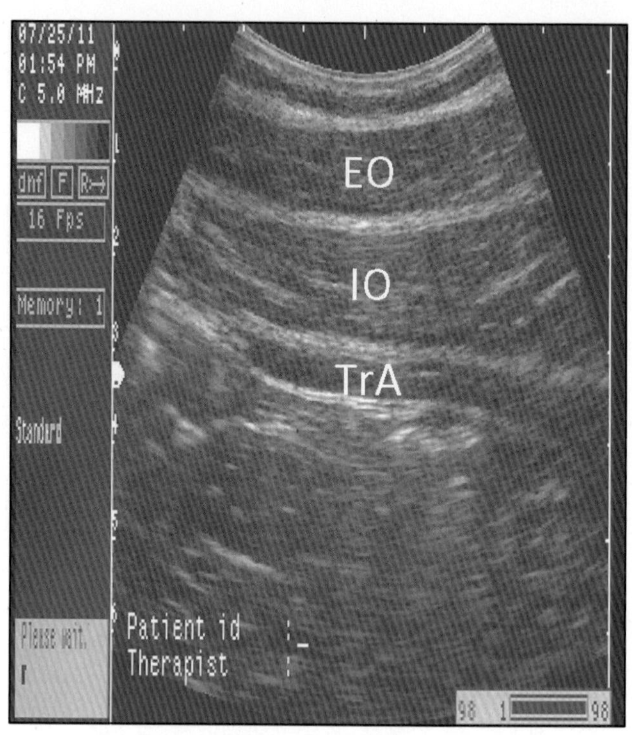

그림 4-79. 바깥쪽 복근 벽 초음파 사진.

키려는 시도 없이 함께 수축한다. 척추나 골반이 움직이지 않아야 하며, 복부 벽이 들어가거나 내밀어져서는 안 된다. McGill에[499] 따르면, AB는 굴곡과 뒤틀림 같은 작은 변화들로 척추를 안정화시키는 반면에 ADIM은 그리하지 않는다.

Grenier와 McGill은[500] AB가 척추 근육을 활성화 시키는 최적의 방법이라고 지지하였다. 역학적인 관점에서 보았을 때, ADIM이 안정성을 향상시키지 못하는 반면에 수축(bracing)은 더 큰 안정성의 패턴을 가져다 준다.[500] TrA와 MF의 훈련은 처음부터 광범위한 안정근(stabilizers)은 중요시 하지 않으며, 분절 척추 안정성의 운동 조절 양상과 관련되어 있다. AB는 몸통 근육의 심부와 표층 모두에 역학적인 척추 안정성을 제공하는 기능을 한다. 환자를 검사할 때, 환자의 척추가 견뎌야 하는 하중 그리고 환자가 필요로 하거나 원하는 특정 작업은 임상가가 시작을 AB로할지 ADIM으로 할지 결정하는 데 도움이 될 것이다.

천장골관절(SIJ) 통증유발검사

이 검사들의 연속은 증상을 보이는 SIJ를 관련 또는 제외시키기 위하여 신연, 압박, 대퇴골 추력, Gaenslan's 그리고 천골 추력을 수행하여 SIJ에서 환자에게 익숙한 증상들을 재현 또는 증가시키는 과정을 포함한다. 테스트들은 우수에서 최우수까지의 검사자간 신뢰도를 가진다(kappa): 신연(0.69), 압박(0.73), 대퇴골 추력(0.88), Gaenslen's(0.76), 천골 추력(0.56). Laslett 등은[501,502] 환자들에게 있어 증상을 보이는 SIJ는 다음과 같은 통계를 보고하였다. 반복적인 움직임에 기초하였다. Laslett는 반복 동작 관찰을 바탕으로 했을 때 SIJ 증상이 있는 환자들에게 SIJ 진단용 주사 투여 시 중심화, 말초화 없이 양성이라고 제안하고자 다음과 같은 통계를 보고했다. 위에서 3가지 또는 그 이상이 양성일 경우, Sn 0.91(95% CI: 0.62 to 0.98), Sp 0.87(95% CI: 0.68 to 0.96), +LR is 6.97(95% CI:2.70 to 20.27), and −LR is 0.11(95% CI: 0.02 to 0.44). SIJ 연관통증의 증상은 신연, 대퇴골 추력, 천골 추력, 압박 4가지 검사 중 2가지만 양성이면 된다 Sn 0.88(0.64, 0.97), Sp 0.78(0.61, 0.89), +LR 4.0(2.13, 8.08), and −LR(0.04, 0.47). 만약 6가지 검사 모두 익숙한 통증을 유발하지 못한다면 SIJ를 배제하여도 된다. 각각의 검사 자세는 7에서 10초 동안 아래와 같이 수행된다.[501,502]

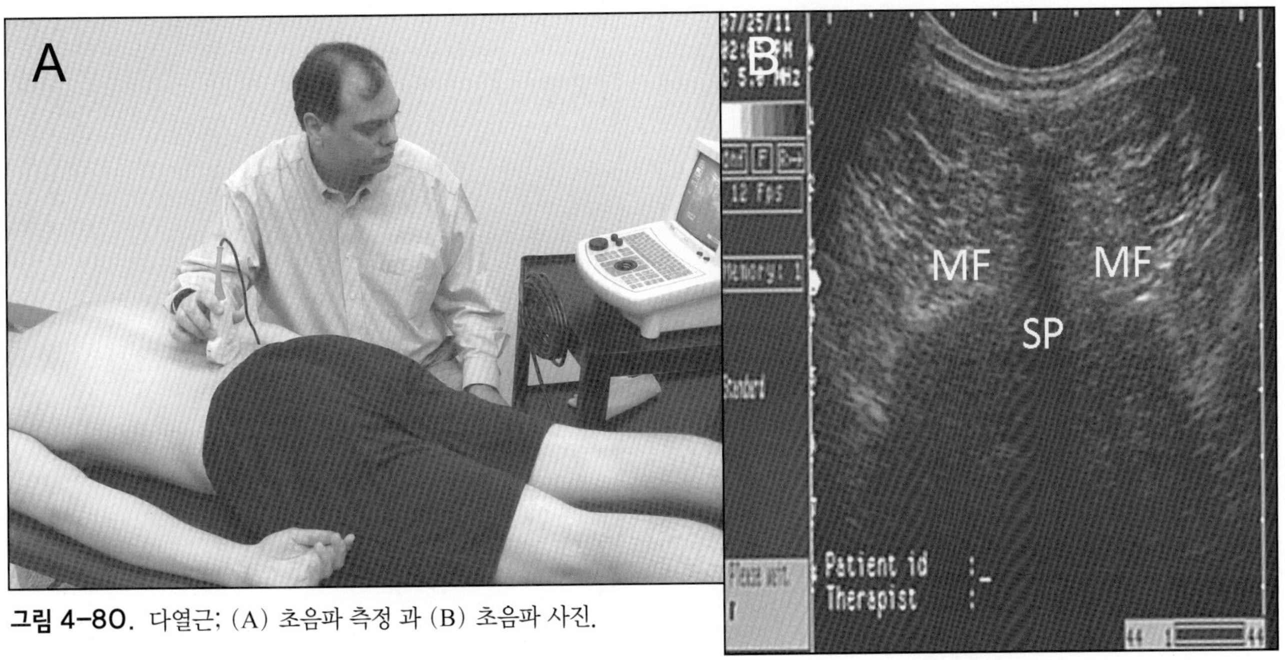

그림 4-80. 다열근; (A) 초음파 측정 과 (B) 초음파 사진.

신연

바로 누운 상태에서, 임상가는 SIJ의 측면을 신연하기 위해서 양측 ASIS를 통해 후방으로 힘을 적용한다(그림 4-81). 이 행위는 SIG 전면을 완화시키키기 위해 한다.

압박(옆으로 눕기)(압력)

옆으로 눕기 자세에서 양쪽 SIJ를 전방에서 압박하기 위하여 임상가는 고관절과 무릎을 90°로 굴곡, 상부 장골을 통해 수직 아래로 힘을 적용한다(그림 4-82).

대퇴골 추력

바로 누운 상태 고관절을 90°로 굴곡 무릎은 편하게 구부리고, 임상가는 대퇴골을 통해 수직 아래로 힘을 적용한다(그림 4-83). 임상가는 한 손으로 천골을 안정시키고 굴곡된 무릎을 돌린다(encircle). 힘을 적용하는 목적은 후방에 전단력을 제공하기 위해서이다.

Gaenslen's 검사

바로 누운 상태에서 한쪽 고관절을 환자의 가슴 방향으로 굴곡하고 다른 한쪽은 테이블의 끝을 넘어서 연장한다. 임상가는 OP를 양쪽에 동시에 적용한다(그림 4-84). 검사는 양쪽 모두에 행해지며 목적은 굴곡된 고관절의 SIJ에 후방 회전 부하를 가하고, 연장된 고관절에는 전방 회전 부하를 가하기 위해서이다.

천골 추력

엎드린 상태에서 임상가는 후방에서 전방(PA) 천골의 중심 방향으로 힘을 가한다. 목적은 양쪽 장골에 전방 전단력을 만들기 위해서이다(그림 4-85).

양성 천장 관절 통증유발검사

양성 검사는 환자의 익숙한 증상이 재현되거나 증가하였을 때 나타난다. 그러나 검사는 특정 병리를 표시하거나 직접 치료에 도움이 되지 않는다.

엎드린 자세에서의 검사 절차

- 반복 운동
  - 베개 위에 엎드리기, 엎드리기, 팔꿈치 위에 엎드리기
  - REIL
  - 편안하게 REIL, 관절가동술 벨트를 이용한 REIL, 임상가의 OP를 이용한 REIL, 고관절 보상을 이용한 REIL

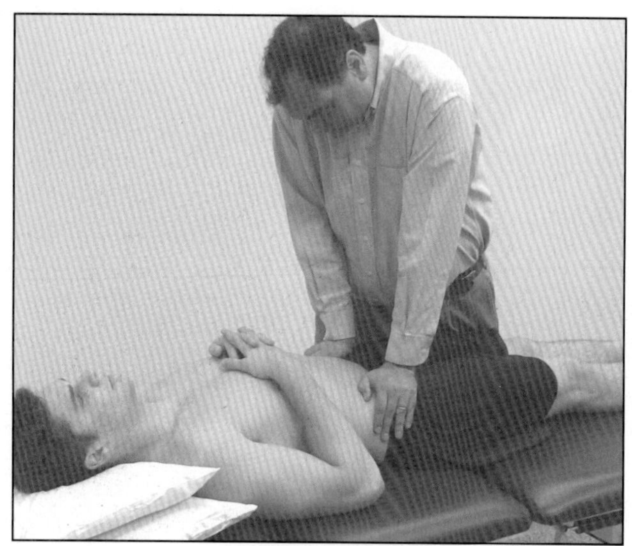

그림 4-81. 엉치고관절 통증유발 검사-신연

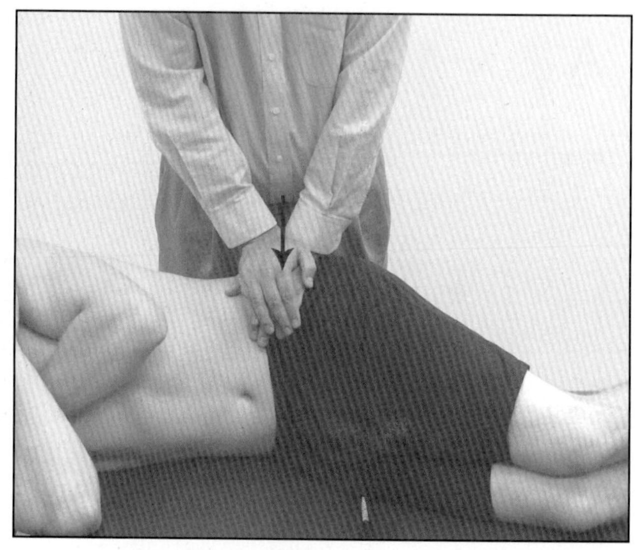

그림 4-82. 엉치고관절 통증유발 검사-압박(옆으로 누운자세).

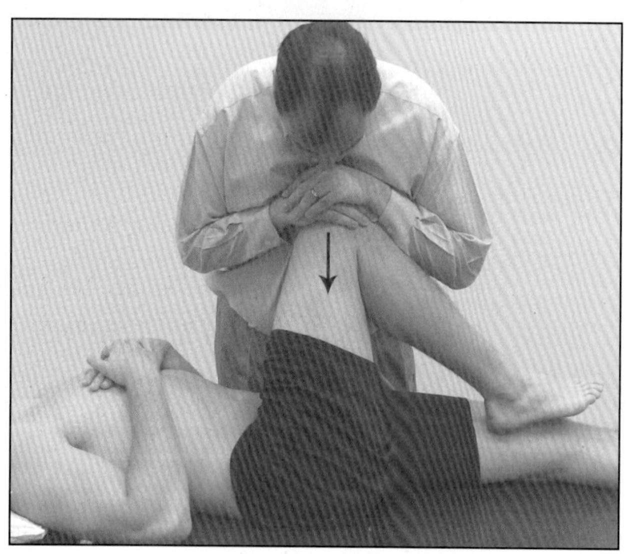

그림 4-83. 엉치고관절 통증유발 검사-대퇴 추력.

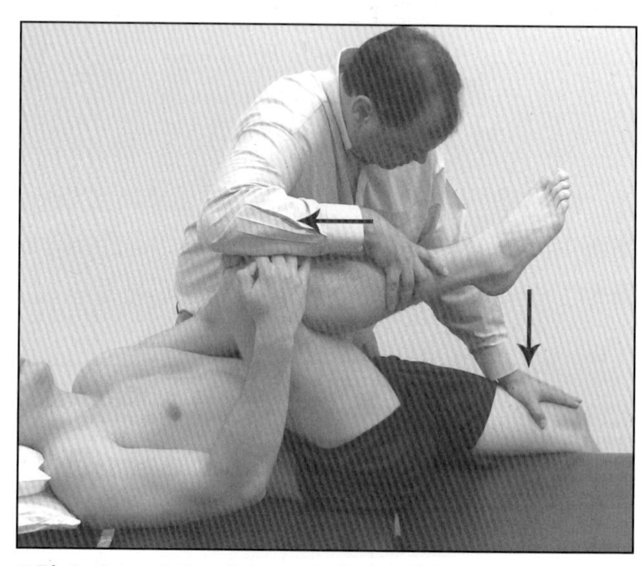

그림 4-84. 엉치고관절 통증유발 검사-갠슬렌 검사.

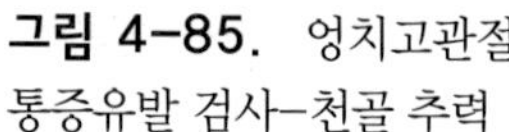

그림 4-85. 엉치고관절 통증유발 검사-천골 추력

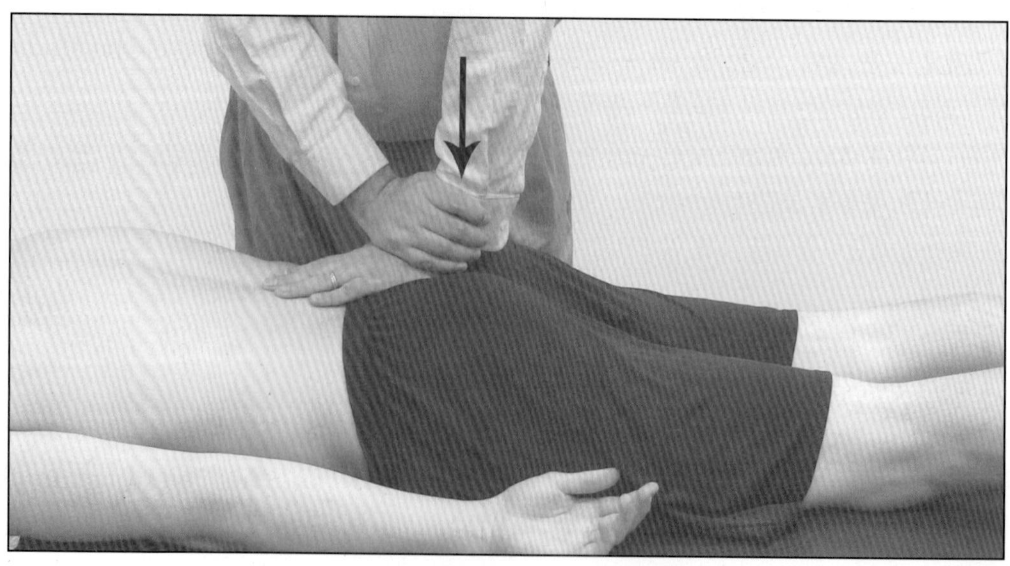

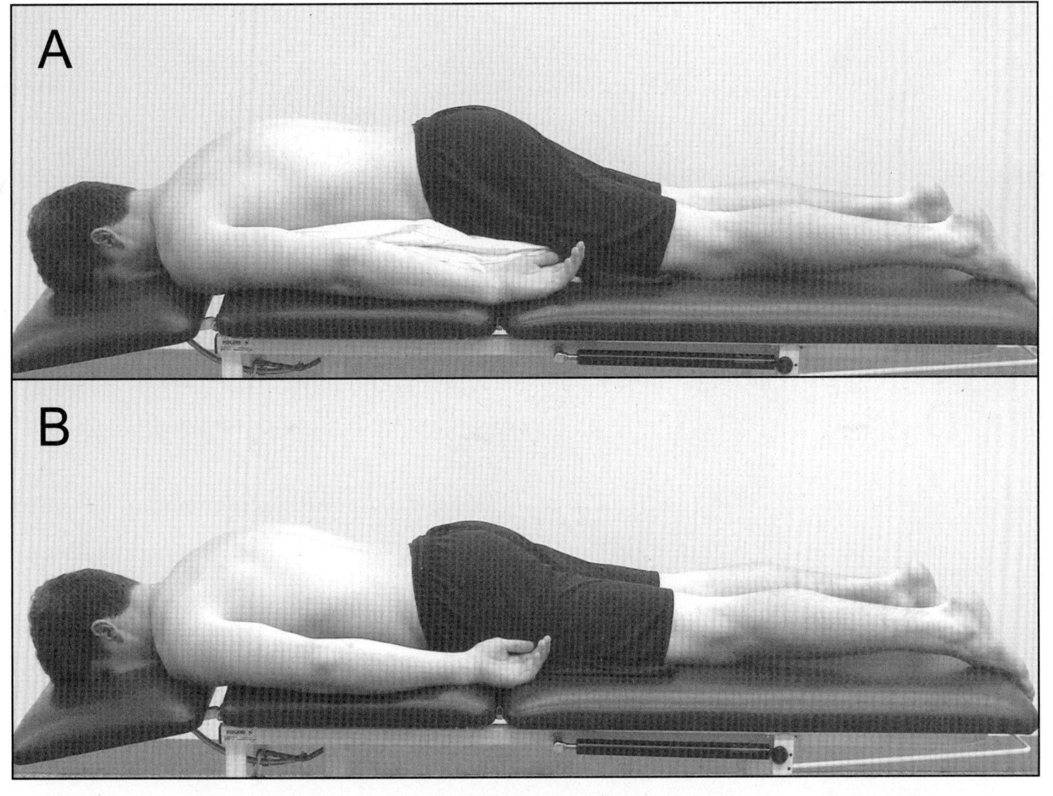

그림 4-86. 반복 움직임; (A) 배개를 받치고 엎드린자세 유지 (B) 엎드린 자세 유지.

- 엎드린 상태에서 무릎 굴곡(PKB)/대퇴신경 스트레칭 검사/대퇴사두근의 길이
- 고관절 연장: MMT(GMax, HS), HS(OTR)
- 고관절 IR ROM: 양 방향으로
- 촉진/수동 부가적 척추간 움직임(PAIVM): 중앙으로 그리고 한 방향으로
- 엎드린 자세, 불안정 검사(PIT)
- 수동 요추 신전 검사(PLE)

반복 운동[401,402]

임상가는 엎드린 상태로 전환하는 환자를 관찰하고 증상을 기록한다. 휴식 자세 역시 자극을 주는 자세와 편안한 자세를 알기 위해 관찰한다. 만약 REIS 동안 또는 측면으로의 수동 자세교정 시 체중지지에서 말초화나 부분 중심화 증상이 나타난다면, 반복운동을 계속하는 것으로 엎드린 자세에서의 중심화 발생을 유도한다. 경우에 따라서 REIS를 할 수 없는 요추 후만 또는 신전이 매우 적은 환자가 나타날 수 있다. 계속 되는 검사에서 환자가 엎드린 상태로 누워 있을 수 없다면 중심화를 발생시키고 요추 전만을 회복할 수 있는 진보적인 검사 절차가 필요하다. 증상이 중심화 된다면, 환자는 LBP가 집중적으로 증가함을 일시적으로 느낄 것이다. 이는 집중화 절차가 계속되면서 점차 감소하여야 한다. 반복 운동 검사 절차를 이용함으로써 심도 깊은 논의를 위한 추가 지원을 구할 수 있다. 검사의 일반적인 절차(모든 절차를 포함하는 것은 아니지만)는 필요에 의해 수행된다.

- **베개를 이용한 엎드린 상태**(지속; 그림 4-86A): 자세를 5분에서 10분동안 지속한다. 중심화가 발생할 때 베개를 서서히 뺀다.
- **엎드린 자세**(지속; 그림 4-86B): 자세를 5분에서 10분동안 유지한다. 조짐이 나타나면 팔꿈치 위에 엎드리거나 REIL한다.
- **팔꿈치 위에 엎드린 자세**(지속; 그림 4-86C): 절차는 조짐이 나타났을 때 REIL한다.
- REIL(그림 4-86D): REIS에서 주변화가 나타나는 환자는 REIL을 통해 중심화를 할 수 있다. REIL은 REIS보다 역학적 영향을 더 많이 준다. Prone 상태에서 환자의 손을 어깨 아래에 위치하고, 팔을

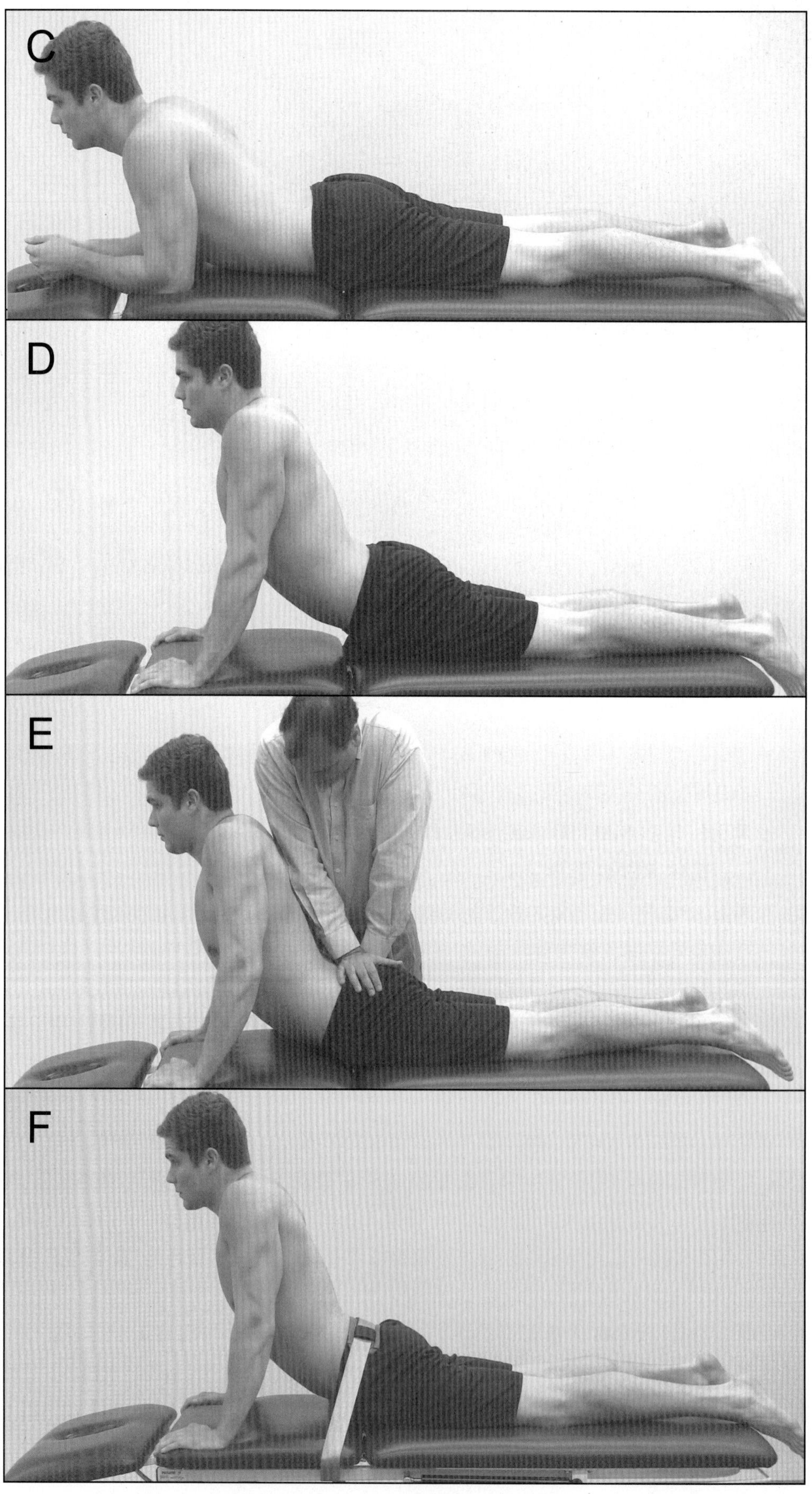

그림 4-86(계속). 반복 움직임; (C) 팔꿈치로 엎드려 지지하기; (D) REIL; (E) REIL에서 수동적 수행; (F) REIL에서 고정된 벨트로 가동술.(계속)

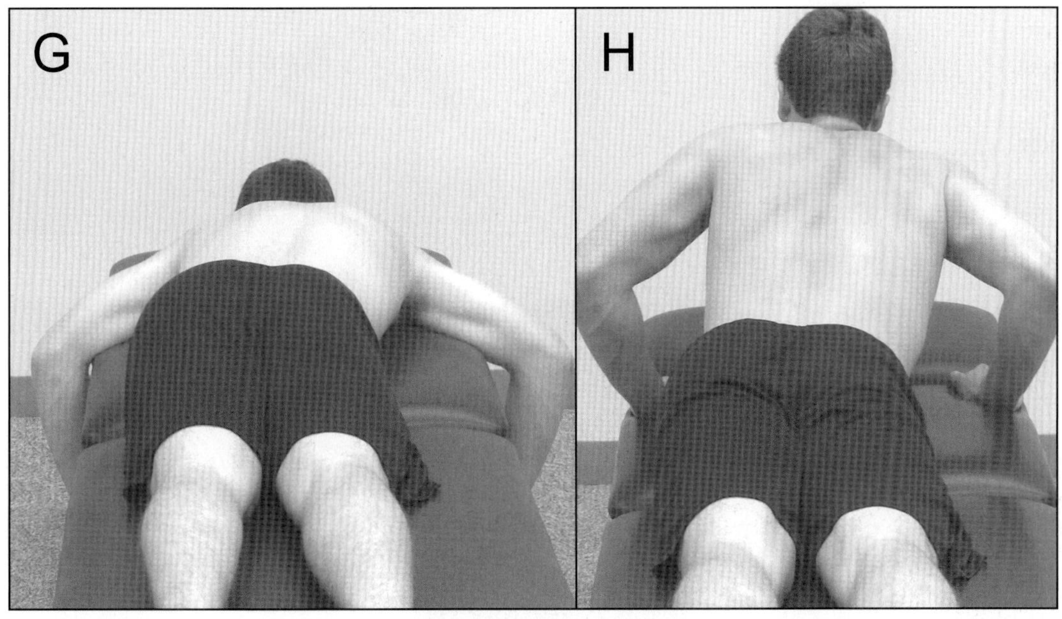

그림 4-86(계속). 반복 운동: (G) 엉덩이를 중심에서 벗어나게 한 왼쪽 시작자세에서의 REIL; (H) 엉덩이를 왼쪽으로 이동하면서 REIL

서서히 펴는 것으로 상체를 들어 올린다. 골반과 허벅지는 안정된 상태로 유지하고, 복부는 처지게 한다. 우선 10에서 15회까지 반복을 통해 반응을 관찰한다.

- **편안하게 REIL**: 환자가 팔을 다 편 채로 REIL을 최대 범위까지 이루었을 때, 호흡을 내쉬는 끝 지점에서 필요에 의한 추가적인 요추 신전력이 생길 것이다.
- **임상가의 OP를 동반한 REIL**(그림 4-86E): 임상가는 팔 교차 기술을 이용해 각각의 손에 소지구를 같은 부분의 횡돌기 위에 올린다. 환자가 REIL을 수행하는 동안 임상가는 앞으로 숙이며 대칭 압력을 천천히 가한다. 임상가는 그 움직임을 허용한다. 압력이 더 큰 통증, 교란(특정한 방향) 또는 기능부전(가동성 부족)을 일으킨다면, 분류를 한다. 만약 압력이 증상을 감소시키거나, 중심화를 만들면, DSE 분류가 적합하다.
- **유동 벨트 고정을 이용한 REIL**(그림 4-86F): 이 절차는 임상가의 OP동반 REIL에서 적절한 조짐이 나타났을 경우에만 사용된다. 고정 벨트는 일종의 가정 운동 프로그램 또는 확장 기능 부전(즉, 가동성 부족)의 치료 방법으로 권장되었을 때 사용된다. 벨트는 골반과 테이블에 적용하여 요추에 추가적인 신전력을 제공한다.
- **고관절 중앙에서 벗어난 상태에서의 REIL**(그림 4-86F): 이 절차는 REIL또는 REIS을 수행할 때 한쪽만 증상이 악화되거나 시상면 운동에서 반응을 하지 않을 때 권장된다. 절차는 고관절을 중앙에서 벗어난 상태에서 시작하고 신전 단계에서 횡력을 만든다는 점을 제외하고는 REIL과 동일하다(그림 4-86A). 고관절이 보통 고통스러운 쪽으로부터 이동되고 REIL이 수행된다(그림 4-86H). 악화되거나 영향이 없으면, 고관절을 통증스러운 쪽으로 이동하고 반응을 평가한다.

검사 절차

검사는 반복 운동 아래 열거되었던 운동 검사와 동일하다. 선 상태에서 진행되며 반응은 기록된다. 만약 중심화 또는 DP가 발생한다면 DSE(신전이나 외측 이동[신전 또는 측면 이동]; 표 4-3을 참조) 또는 교란(derangement)으로 분류하거나, 일치하는 중재로 진행한다. 만약 말초화가 발생하거나 중심화가 되려고 하면 증상은 실패다. 임상가는 기계적 견인(표 4-4 참조)과 같은 대안의 분류를 고려해야 한다. 만약 REIL에 대한 결과가 움직임 제한이나 끝 범위의 통증(즉, 발생, 증가 또는 완화의 조짐 없음)이라면 수동 분절 가동성 검사와 같은 한층 더 깊은 검사가

그림 4-87. PKB-NDT; (A)PKB; (B) 엎드린자세에서 엉덩이 신전 (C) 옆으로 누운자세에서 PKB (D) 옆으로 누운자세에서 목굴곡 이완

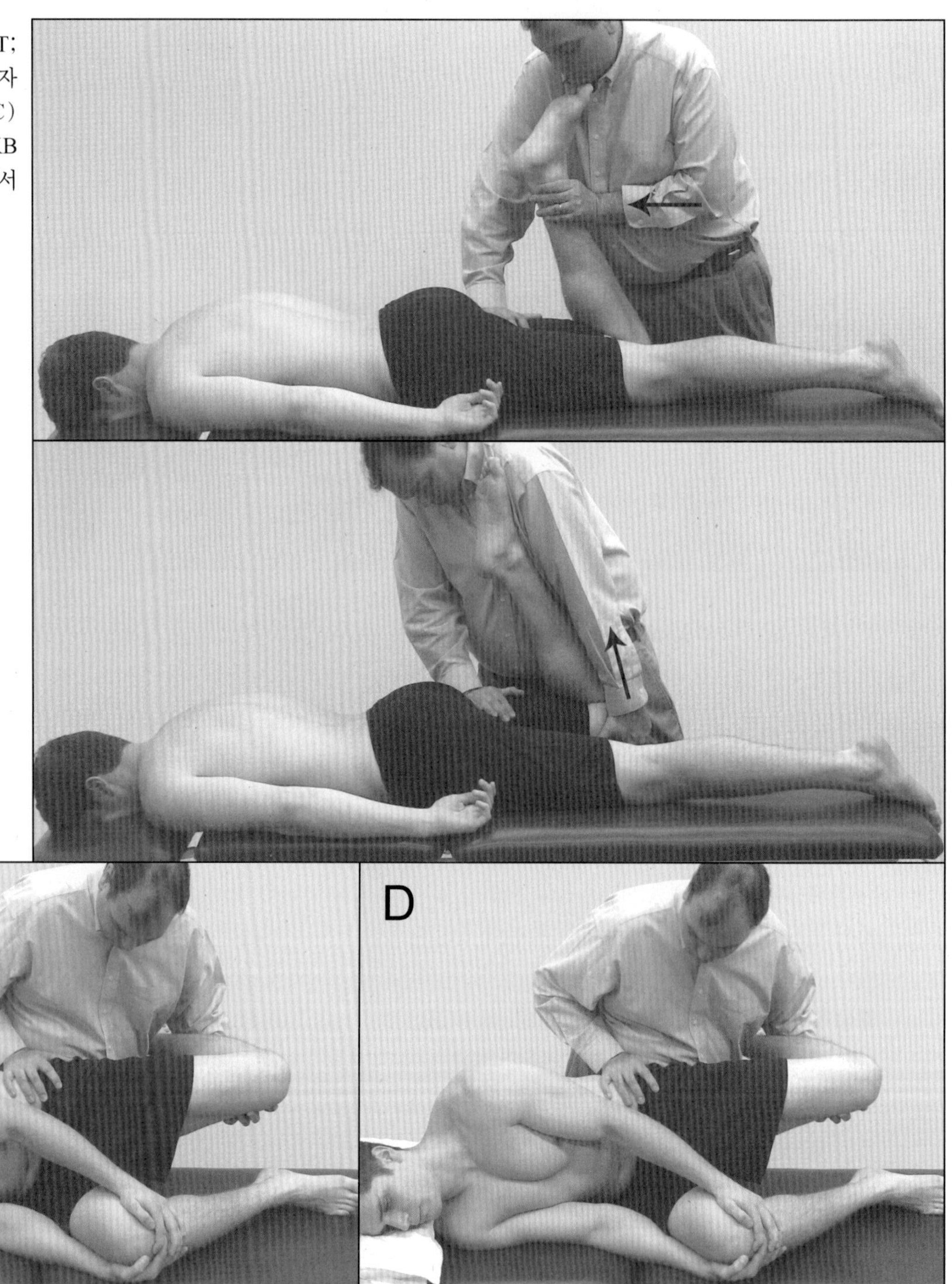

필요하다. 임상가는 LBP의 분류를 가동성 결핍 기준(표 4-1 참조)으로 고려한다.

엎드려 무릎 구부리기-신경 역동 검사

PKB는 NDT와[424,425] 무릎 굴곡시 대퇴 신경의 긴장을 통해 같이 상부와 중부 요신경근(L2에서 L4)에 긴장 하중을 준다.[504] 검사는 이 단계에서 고관절, 무릎, 허벅지 또는 상부요추에 증상을 가지는 환자들과 이 단계에서의 방사통(요추 신경근통증) 증상을 치료하는데 제안된다. 상부 요추 신경근병증의 유병률은 3%에서 5%로, 이 집단에서의 진단정확성 연구에 어려움을 더한다. PKB의 검사자간 신뢰도는 낮다, K = 0.38(0.19, 0.56).[505] 요추 신경

근병증을 가진 환자 16명의 표본과, MRI를 참조 표준으로 삼았을 때, 슬럼프 무릎 구부리기 검사－PKB 검사의 옆으로 눕기 버전－의 검사자간 신뢰도는 K = 0.71(95% CI: 0.33 to 1.0). 진단 정확도는 Sn 1.00(0.40 to1.00), Sp 0.83(0.52 to 0.98), +LR 6.0(1.58 to 19.4), and −LR 0(0 to 0.6).[506]

검사 절차

PKB 검사는(그림 4−87A와 4−87B) 옆으로 눕기나 엎드려서 수행될 수 있다. 슬럼프 *무릎 구부리기 검사*로도 알려져 있다. 엎드리기 상태에서 고관절은 중립, 골반은 고정된 상태에서 임상가가 수동으로 무릎을 굴곡다. 이 과정에서 요추, 고관절, 무릎, 대퇴사두근 또는 신경 조직 역학적 민감성을 구별해야 한다. 고관절의 추가 신전은 세밀하게 도수교정되는 동시에 신체 구조의 다양한 움직임은 여전히 허용되어야 한다.[424,425]

슬럼프 무릎 구부리기(그림 4−87C) 테스트는 신경역학적 민감성과 증상이 있는 신체 부위(또는 체세포)를 차별할 수 있게끔 한다. 옆으로 눕기 상태에서 환자는 머리와 몸통을 굴곡시켜 검사받지 않는 쪽 무릎을 움켜쥐고 가슴 쪽으로 당겨 몸통과 목의 굴곡을 만든다. 몸통과 목의 굴곡을 유지한 상태로 임상가는 골반을 안정시키고 위쪽 다리의 무게를 받혀주어 중립 상태로 만들고 90°로 굴곡한다. 그 상태에서 증상이 재발되는 곳에 천천히 고관절 신전이 더해진다. 만약 고관절 신전시 아무런 증상이 없으면, 무릎의 굴곡을 더한다. 증세가 발현되면 환자에게 목을 신전하라고 한다. 증상이 바뀌면 신경 역학적 민감성이 연관되어 있는 것이다. 만약 증상이 변하지 않으면 신체 부위(또는 체세포) 관련 증상이 연관되어 있는 것이다.[424,425] 이 검사의 엎드린 자세와 옆으로 눕기 버전 모두 환자의 익숙한 증상, 관여측과 비관여측 사이의 비대칭 그리고 양성 민감화 방법의 증가 또는 발현은 양성으로 판정한다. 대퇴직근, 대퇴사두근, 고관절 또는 무릎 신체의 구조(무릎 신체 구조) 긴장시켰을 때 당기는 증상이나, 통증이 동반되는 것은 정상 반응이다. 증상은 요추나 고관절에서도 참조할 수 있다.

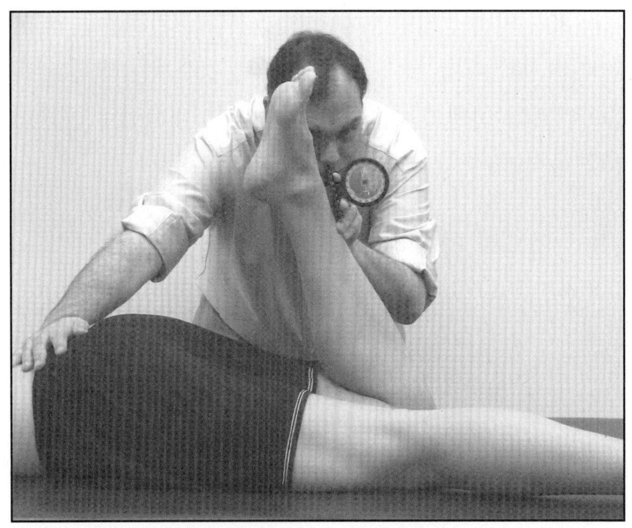

그림 4−88. PKB−Quadriceps 길이 검사

엎드려 무릎구부리기−대퇴사두근 길이 검사

무릎넙다리관절에 통증이 있는 환자들의 검사자 변동에 따른 신뢰도는 ICC = 0.91(0.80,0.96)으로 경사계를 사용하였을 때 나타났다.[480] 사두근의 길이 검사는 엎드린 자세에서 시행된다. 진행 동안 골반의 전방 경사와 허리의 신전을 막아야 한다. 검사자는 수동적으로 환자의 무릎을 굴곡다. 무릎 굴곡 각도의 측정은 기포경사계를 먼쪽 정강이뼈와 수평면에 일치하게 위치하여 측정됐다(그림 4−88). 검사의 양성 반응은 양옆이 비대칭한것이다. 관련성은 임상가의 경험에 기반으로 한다. 표준적인 자료로는 이용 가능하지가 않다.

고관절 신전과 무릎 굴곡

근력 검진 과정들이 3장에서 논의되었다.

고관절 내회전 능동과 수동 범위 움직임

고관절의 내회전 능동가동범위와 수동가동범위의 측정은 엎드린자세에서 양측을 측정하여진다(그림 4−48D 참고). 엎드린 자세에서 경사계에 의해 적어도 한쪽 고관절에 내회전이 35° 미만으로 측정된 것은 도수교정에 이점이 있는 요통 환자를 밝혀내는데 중요한 요소로 적합되어진다(표 4−1 참조).[140,141] 이러한 관절가동범위 과정은 높은 검사자간 신뢰도를 갖고 있다(ICC 0.95 to 0.97). 엎드린 자세에서 경추는 정중선에 있고, 측정 대상의 반대편 다리는 30° 외전 상태로 위치한다. 검사측 고관절은 몸의 선을 따라 90° 무릎 굴곡을 한다. 중력 경사계는 먼쪽 외측 종아리뼈의 선에 0°가 되게 위치한다. 내회전은 골반이 처음 움직이는 시점에서 측정되어진다.[141]

엎드린 자세에서 요골반, 고관절 촉진

촉진은 환자의 증상들이 어떤 부분이라도 누워서 해야 한다. 이 부분의 촉진에 대한 접근법은 아래에서 논의되지만 모든 환자의 부위에서 촉진되는 것은 아니다. 촉진의 일반적인 지침들은 땀과 증상의 변화를 진행하여 긴장도의 두께와 피부와 연부조직의 구조와 골격의 대칭성을 평가하는 것부터 시작한다. 피부와 근육은 반드시 부드럽고 움직이기 쉬워야 한다. 민감함이 잘 나타나 있는 부분은 양측 비교를 한다. 마지막 촉진은 부분적 수동적 움직임 검사인 PAIVM으로 접근한다. 촉진 과정은 문헌에 표준화 되어 있지 않다.

일반적인 촉진 실행

두 번째 손가락은 양측 골반 위에 위치하도록 한다. 골반을 가상적으로 선은 일반적으로 L4와 L5의 사이 공간을 이등분한 것이다. 검사자는 L4에서 T10의 가시끝 인대와 가시돌기 인대 그리고 L4에서 S5 그리고 꼬리뼈 까지의 가시돌기들을 확인할 수 있어야 한다. 허리의 L5를 제외한 가시돌기들은 폭이 넓고 편평하고 L5는 뾰족하다. 촉진에 의한 3개의 척추수준(C5, T6, L5)은, Billis 등에[507] 의해 낮은 검사자내 신뢰도가 보고되었으나 검사자간 신뢰도는 우수했다. 허리 뭇갈래근들은 SP들 옆에 인접하게 위치해 있다. 외측면에서 뭇갈래근은 L1의 가시돌기에서 시작되고 대각선으로 양측 PSIS까지 내려간다. 허리의 후관절들은 촉진할 수 없지만 그것들은 일반적으로 가시돌기들 외측에 2~3cm(0.8~1.0인치)에 위치해 있다. PSIS들의 위치는 대략 S2의 가시돌기에 위치해 있다. 먼쪽 PSIS 옆에, 뒷면의 긴 엉치고관절 인대를 촉진할 수 있다. PSIS의 외측에서, 검사자는 볼기근의 움직이는 쪽에서 대전자를 촉진한다. 검사자는 대전자와 대전자 위쪽면에 위치한 중간볼기근의 부착점을 정확히 찾아낸다. 볼기근이 접히는 중간 지점에서, 검사자는 궁둥뼈 결절과 뒤넙다리근의 부착점을 촉진한다. 궁둥뼈 결절과 대전자 사이의 중간에서, 가끔 궁둥신경이 큰볼기근밑에서 드러남으로서 촉진이 가능하다. 외측면에서 허리네모근은 12번 갈비뼈와 골반의 끝에서 촉진되어진다.

수동 부가적 척추간 움직임 평가[269]

다른 임상 소견과 함께 사용되는 분절 움직임 검사는 치료의 결과와 결정을 하기 위한 예측 타당도 및 유용성을 보여준다.[140,141,197,508] 중심 PAIVM과 주요 병력 및 신체 검사는 허리뼈 과소가동성을 확인하는데 유용하고 이런 환자들은 대부분 도수교정에 의해 증진될 것입니다.[140,141] 중심 PAIVM에서 평가된 허리 과대가동성은, CPR(Clinicla Prediction Rule)의 다양한 요인은 안정화 프로그램을 통한 성공적인 결과를 예측한다.[197] Fritz 등은[508] LBP 판정을 받고 중심 PAIVM에 의해 허리뼈 과소가동성을 경험하고 있는 사람에게는 도수교정의 중재가 좋은 효과를 나타낼 것이라고 결론을 내렸고, 반면에 과대가동성에는 안정화 운동 프로그램이 대개 좋은 효과를 나타낼 것이라고 하였다. PAVIM 검사가 낮은 신뢰도와 연관되어 있음에도 불구하고, 과소가동성과 과대가동성을 평가하는데 있어서 임상 결정을 하는데 있어서 다른 검진과 함께 유용하고 타당성 있는 검사 결과를 제공한다.[508]

PAVIM의 목적은 환자의 증상에 따른 척추 분절의 움직임이 적절이 재현되는지 결정하고, 분절이 정상, 과소가동성 또는 과대가동성을 진단분류를 하기 위한 목적 그리고 중재로 안내한다. 평가를 하기 위해, 중심 PA(CPA)와 편측 PA(UPA) PAIVMs는 엉치(S1-5)와 척추 L5에서 T10 또는 그 이상의 SP 위에서 시행되어진다. PAIVM은 허리 분절에 자극과 가동성 검사이다. 하부 흉추에서 PAIVM으로 요추 증상을 재현하려면 흉추에 대한 상세한 검사가 필요하다. 진단 상의 유용성은 3장에서 설명되었니다. Hick 등은[436] 다음과 같이 PAIVM과 관련된 분절의 가동성을 정의했다:

- *과대가동성*: 검사 분절과 인접해있는 분절 사이에서 정상범위 보다 많은 동작이 발생한다.
- *정상 가동성*: 분절의 움직임이 정상 범위 이내에서 발생한다.
- *과소가동성*: 검사 분절과 인접해있는 분절 사이에서 정상범위 보다 적은 동작이 발생한다.

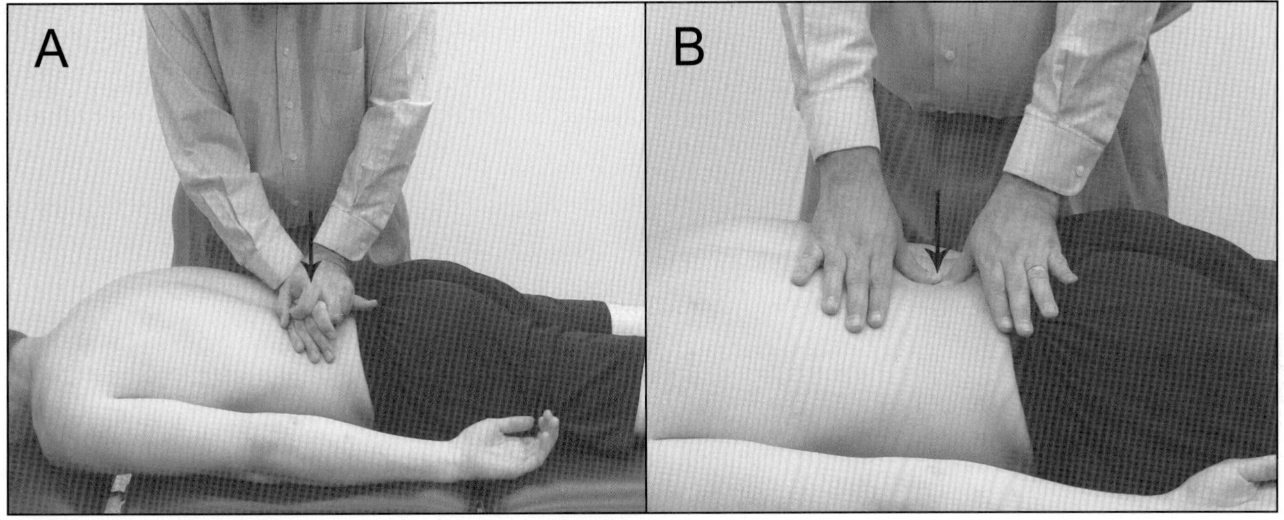

그림 4-89. AIVM 허리뼈(A)중앙 PA PAIVM 과 (B)양측 PA PAIVM

중심의 후방에서 전방으로 수동 부가적 척추간 움직임

환자는 엎드린 상태에서 양손을 양옆에 두고 누운 상태에서, 검사자는 새끼 두덩의 콩알뼈 원위부를 척추의 가시돌기 위해 위치한다(그림 4-89A). 다른 손은 손목 신전을 유지한 상태에서 손 위에 올려 보조한다. 팔꿈치는 쭉펴고, 검사자는 가시돌기 위해 복장뼈 위에 직접 놓을 수 있다.

평가는 표면에서 깊은 곳까지 점진적인 진동 방식으로 증상의 반응과 전반적인 가동범위와 끝범위의 움직임의 질을 평가하는 방식으로 수행한다. 검사자는 척추를 밀기보다는 몸을 앞으로 기울여, 몸통의 무게가 팔을 통하여 척추에 전달되도록 한다.

편측 후방에서 전방으로 수동 부가적 척추간 움직임

검사자는 CPA PAIVM에 설명된 것과 동일한 자세로 양 엄지를 이용하여 수동적인 부가적 운동을 만든다(그림 4-89B). 양엄지는 SP에서 2~3cm 외측의 후관절에 위치하고 관련되지 않은 측면에서부터 시작하여 양측을 비교한다.

- 절차를 설명하고 휴식시 증상을 확인한다.
- 환자에게 움직임 검사 진행 기간 동안 증상을 물어 본다.
- 관심 있는 각 레벨에서 CPA 또는 UPA PAIVM을 수행한다.
- 어느 움직임이 발생하였을 때 환자의 친숙한 국소적인 증상이 증가하였는지를 결정해야 한다.
- 통증과 저항 사이의 관련성에 대한 평가를 한다.
- 움직임이 정상, 과소가동성 또는 과대가동성인지 결정해야 한다.
- UPA에 대한 위, 아래, 반대편의 결과를 비교해야 한다.

엎드려 불안정성 검사

PIT(Prone Instability Test)의 목적은 요추 분절 불안정성의 진단을 하는 것이다. 검사자간 신뢰도는 우수하다(K=0.87[0.80 to 0.94]).[436] PIT의 양성 또는 음성은 LBP 환자에게 안정화 훈련 프로그램이 유용할 것인지 확인하는데 중요한 초기 CPR의 핵심 변수이다.[197]

검사는 환자가 침대 위에 상체만 지지한 채 엎드린 상태에서 다리는 바닥 위에 놓은 상태에서 수행된다.[197] 이 자세에서, 검사자는 CPA PAIVM을 증상이 보이는 분절에 수행한다. 환자에게 테이블을 잡은 상태로 유지하는 동안 바닥에서 다리를 6인치 미만을 들어올리라고 말하고 CPA PAIVM은 반복한다. 환자에게 바닥에서 발을 대고 있을 때와 발을 들어올렸을때의 어떠한 증상의 변화가 있는지 결과를 물어본다. 검사의 결과가 만약 첫 번째 검사

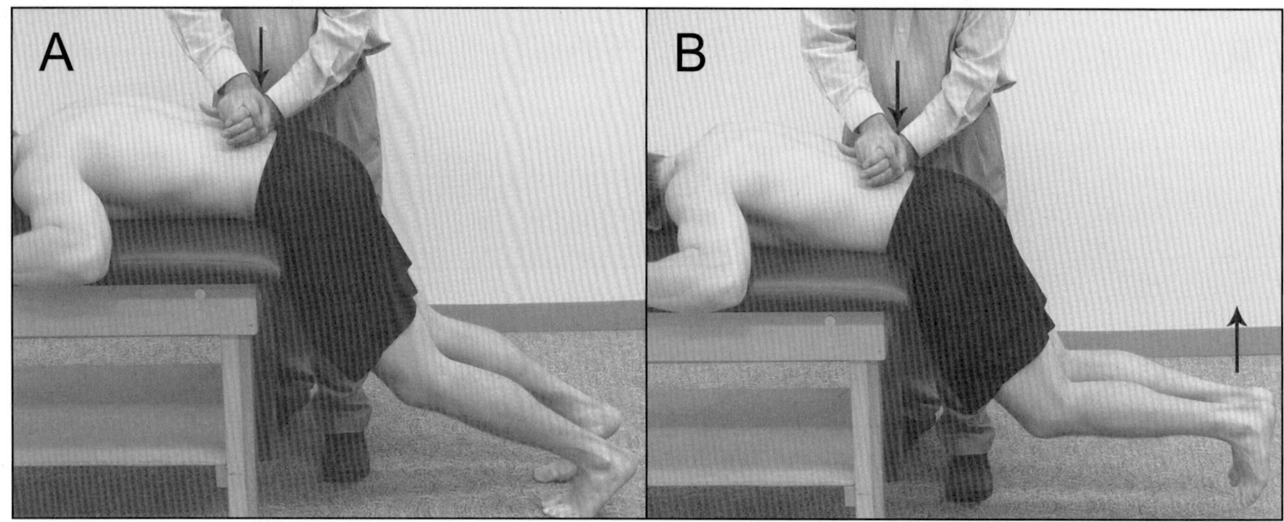

그림 4-90. 엎드린 자세 불안정 검사(A)단계 1과 (B)단계 2

부분에서 증상이 보고되었는데 두 번째 검사에서 증상이 사라졌다면 양성이다. 만약 통증이 처음 CPA PAIVM에서 나타났지만 두 다리를 올리고 나서 CPA PAVIM을 했을 때 통증이 나타나지 않는다면, 척추 신전근이 활성화되고, 이론은 힘 폐쇄 또는 근육 활성화가 증상 부분을 안정화시킬 수 있다는 것이다.

수동 요추 신전 검사

PLE(엎드려 요추 신전)검사의 목적은 요추 분절 불안정성의 진단을 하는 것이다.[509] 민감도(0.84), 특이도(0.90), +LR(8.84[4.51에서 17.33])은 최고 표준 굴곡-신전 영상을 사용한 퇴행성 요추 질환을 가진 39-88세, 122명을 대상으로 양성이나 음성 PLE 검사를 비교하여 결정하였다.[509]

검사는 환자가 엎드린 자세에서 실시된다. 검사자는 두 하지의 무릎이 펴진 상태로 부드럽게 당기면서 테이블에서 대략 30cm(11.8인치)정도를 동시에 들어올린다. 반응은 두다리를 들어올리는 동안과 다시 제자리로 돌아올 때 평가를 한다. 양쪽 다리가 올라가는 동안, 만약 환자가 허리 부위에 강한 통증이나 LBP을 호소하거나, 아래 허리에 무거운 느낌이나, 또는 허리가 떨어지는 듯한 느낌이거나, 만약 다리가 침대 위에 내려놓을 때 통증이 사라지면 양성으로 간주되어진다. 호소하는게 가벼운 둔한 느낌이거나 따끔거리는 느낌은 양성으로 지칭하지 않는다. 검사자는 환자를 대면하고 발목에서 가장 위쪽 다리 또는 양쪽 다리를 지지하고 무릎을 검사자 허벅지 위에 올려 놓는다. 다른 손은 검지 또는 중지를 이용하여 L5-S1 사이 공간을 촉진하기 시작한다.[509]

옆으로 눕기에서 검사 절차

- 수동 생리적 척추간 움직임(PPIVMs): 굴곡, 신전, LF, 돌림
- Ober's 검사
- 고관절 ABD/ADD 근력 검사

수동 생리적 척추간 움직임(PPIVMs)검사[269]

PPIVM검사는 수동적으로 생리적인 굴곡, 신전, 측면굴곡, 그리고 회전의 L5-S1에서 T10-12까지의 분절 움직임을 평가하기 위해 시행되고 적절한 척추 분절에서의 움직임이 환자의 증상을 나타나는지 판단하고 분절 움직임이 정상, 과소가동성, 과대가동성을 진단 분류하고 중재를 안내해주기 위함이다. 진단상의 유용성은 3장에서 설명되었다. 허리뼈에는 다음과 같은 PPIVM 검사를[269] 시행할 수 있다.

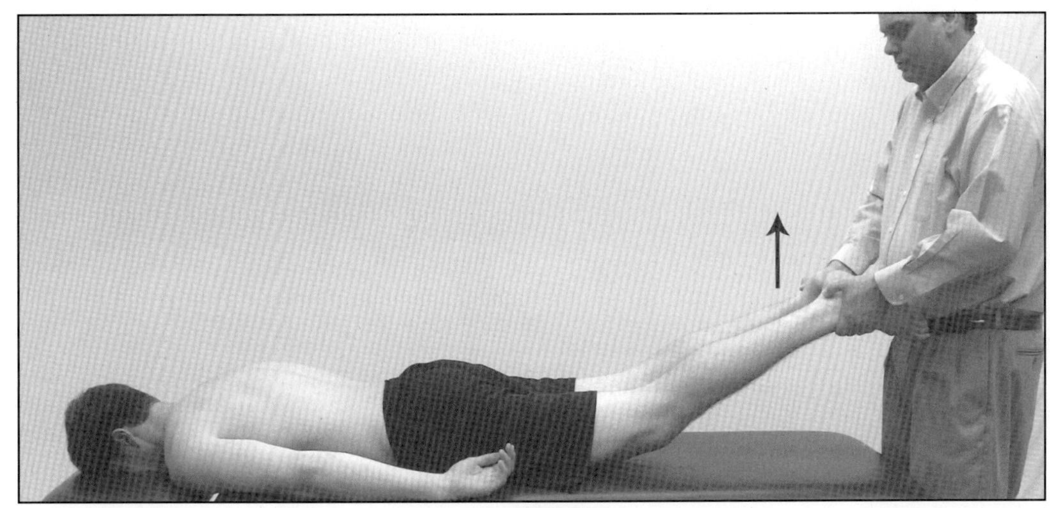

그림 4-91. 수동적 요추 신전 검사.

굴곡

환자는 요추가 중립상태에서 무릎을 굽히고 옆으로 눕는다. 검사자는 환자를 마주하고 발목에서 가장 위쪽 다리 또는 양쪽 다리를 지지하고 무릎을 검사자 허벅지 위에 올려 놓는다. 다른 손은 검지 또는 중지를 이용하여 L5-S1 사이 공간을 촉진하기 시작한다. 각 분절의 중립위치는 평가를 위해 시작 위치이여야 한다. 검사자가 천천히 엉덩이 또는 엉덩이를 굴곡시키면, 각각 척추 분절의 움직임이 일어난다. 검사자는 가시돌기 사이 공간이 열리는 양을 평가한다.

신전

환자는 요추가 중립상태에서 무릎을 굽히고 옆으로 눕는다. 검사자는 환자를 마주하고 발목에서 가장 위쪽 다리 또는 양쪽 다리를 지지하고 무릎을 검사자 허벅지 위에 올려 놓는다. 다른 손은 검지 또는 중지를 이용하여 L5-S1 사이 공간을 촉진하기 시작한다. 각 분절의 중립위치는 평가를 위해 시작 위치이여야 한다.

검사자가 천천히 엉덩이 또는 엉덩이를 신전시키면, 각각 척추 분절의 움직임이 일어난다. 검사자는 가시돌기 사이 공간이 닫히는 양을 평가한다.

왼쪽 외측 굴곡

환자는 요추가 중립상태에서 오른쪽으로 옆으로 눕는다(그림 4-92C). 검사자는 발디딤 자세로 환자를 마주하고 발목에서 가장 위쪽 다리 또는 양쪽 다리를 지지하고 무릎을 검사자 허벅지 위에 올려 놓는다. 각 분절의 중립위치는 평가를 위해 시작 위치이여야 한다. 다른 손은 다른쪽 손은 왼쪽 또는 가장 위쪽의 가시돌기 사이를 촉진한다. 검사자는 체중을 뒤로 옮기고 환자의 발과 다리를 끌어와서 LF를 만든다. 닫힌 움직임시 가시돌기사이 공간에서는 L5의 가시돌기가 L4의 가시돌기를 양하여 움직이는 것을 손가락 촉진으로 느낀다. 오른쪽으로 검사자하기 위해서, 환자는 왼쪽으로 옆으로 누워야한다.

왼쪽 회전

환자는 오른쪽으로 옆으로 누운자세에서 척추는 중립위치로 고관절과 무릎관절은 45° 굴곡상태로 위치한다(그림 4-92D). 검사자는 환자와 마주하고 골반과 몸통을 안정화시킨다, 오른쪽 아래팔을 척추를 따라 가운데 손가락으로 움직임 촉진을 위하여 L1-2부터 시작해서 가시돌기 사이 밑면에 위치한다. 검사자는 왼쪽 아래팔을 환자의 갈비뼈에 나란히 위치하고 환자의 아래갈비뼈를 통해 부드럽게 왼쪽 돌림방향으로 힘을 준다. 각 분절의 중립위치는 평가를 위해 시작 위치이여야 한다. L1-2의 가시돌기 사이를 촉진하는 손가락은 L1의 가시돌기의 움직임을 가운데 손가락의 패드로 느낄 것이다. L2의 가시돌기가 움직이기 시작할 때, 그 분절의 회전은 도달했다. 이 과정은 일반적으로 L5-S1까지 진행된다.

Ober 검사[510]

Ober 검사는(그림 4-93) 대퇴근막장근과 장경인대

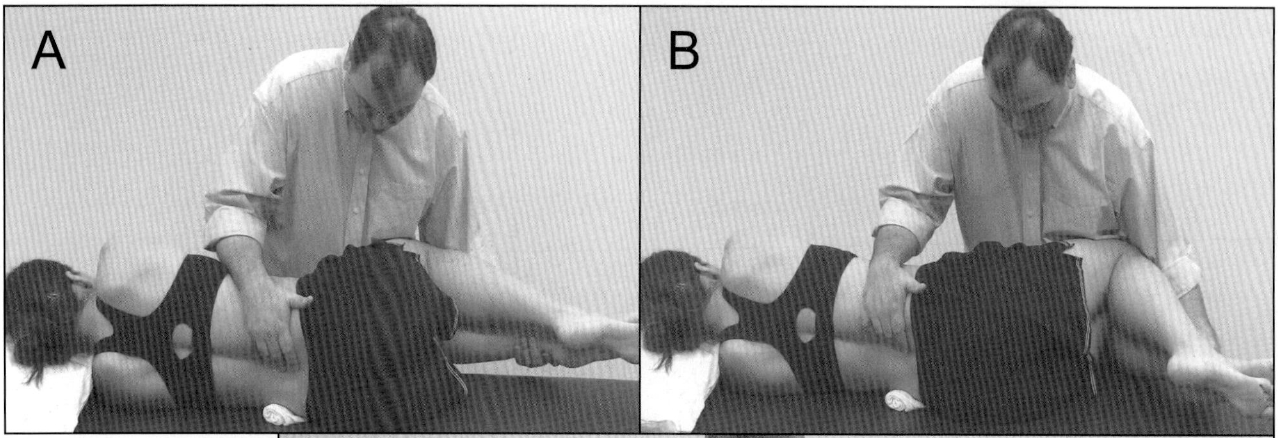

그림 4-92. PPIVM 허리뼈(A) 굴곡; (B)신전; (C) 오른쪽 가쪽 굴곡, 그리고 (D) 오른쪽 돌림

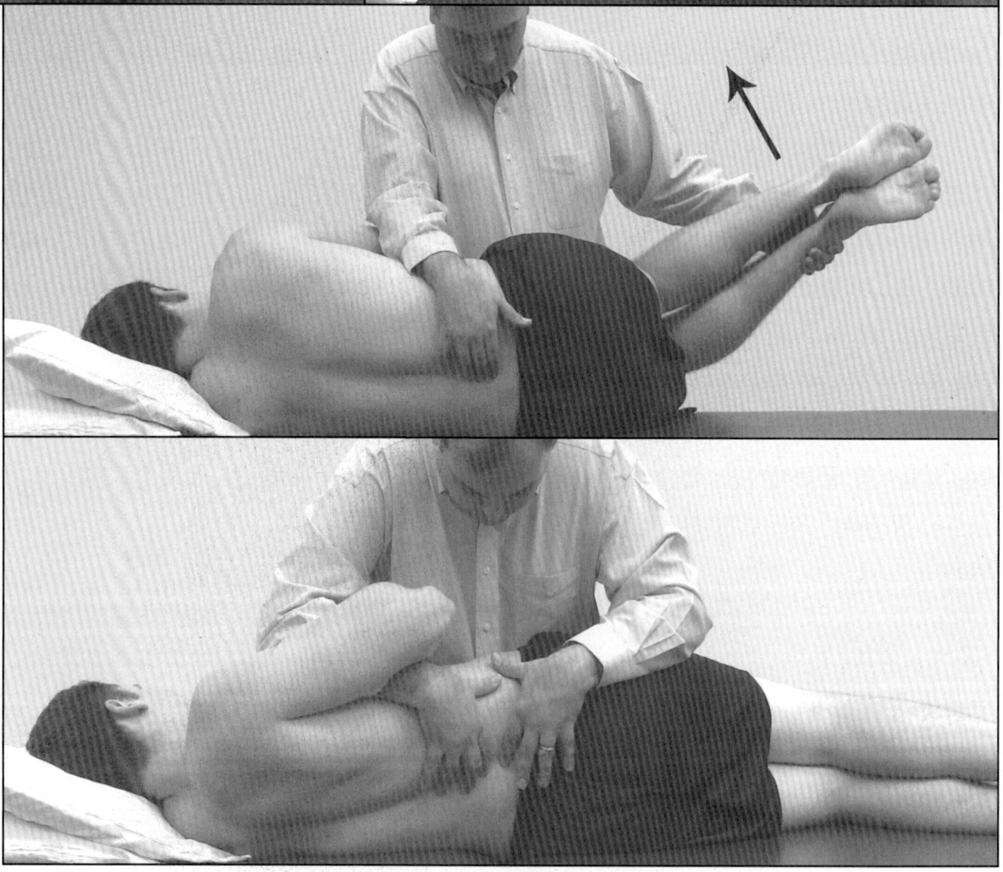

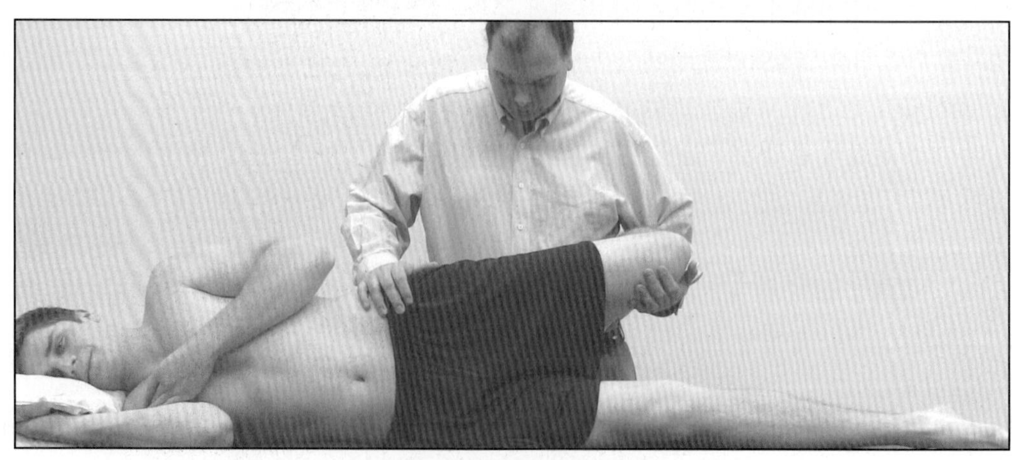

그림 4-93. 무릎 굴곡된 Ober 검사

의 긴장도를 평가한다. 경사계를 이용하여 먼쪽 허벅지의 외측 위관절 융기에 위치하여, Reese와 Bandy는[510] 별도의 요일별로 반복적으로 측정을 하여 검사자간 신뢰도를 연구하여 Ober 검사는 0.90 그리고 수정된 Ober 검사는 0.91이였다. 이 검사의 타당성은 밝혀지지 않았다.

허리와 무릎에서 안정성을 위해 다리 아랫부분이 굴곡채 옆으로 누워있고, 검사자는 골반을 안정시키고 수동적으로 위쪽 고관절을 외전과 신전을 수동적으로 위치한다. 무릎은 90°까지 굴곡 또는 신전(수정된 Ober 검사)을 할 수 있다. 고관절이 몸통선에 도달했을 때, 허벅지를 아래쪽으로 내전한다. 양성 결과는 고관절이 수평을 지나서 내전이 안되거나 긴장감이 증가하는 증상을 호소할 때이다. 허벅지가 수평면에서, 허벅지가 수평인 경우, 0°로 기록된다. 수평면보다 아래에 있으면 양의 수로 기록된다. 수평면보다 위에 있으면, 음의 수로 기록됩니다. 수정된 Ober 검사가 원래 Ober 검사보다 상당히 큰 힙 ADD를 허용한다는 것 고려해야 한다. 2가지 검사 과정들은 서로 교체되면서 사용될 수 없다.[510]

고관절 외전/내전 도수 근력 검사

고관절의 도수 근력 검사를 시행하는 동안, 검사자는 보상작용과 몸통 조절의 부족함을 관찰하여야 한다. 만약 고관절 외전도 중 굴곡이 된다면, 대퇴근막장근의 과활성화는 아마도 중간볼기근의 약화, 몸통 조절의 부족함, 또는 내전근의 뻣뻣함으로 인해 나타난다. 기존의 기준의 틀을 깨는 중간 볼기근의 도수 근력 검사는 고관절 35° 외전, 10° 신전, 10° 바깥돌림 자세에서 시행한다.[511]

외전

옆으로 누운자세에서 골반을 안정시키는 동안 고관절을 능동적으로 끝범위까지 외전하고, 검사자는 내전방향으로 힘을 가한다. 환자에게 힘에 대하여 유지하라고 말한다(그림 4-56 참고).

내전

옆으로 누운자세에서 골반을 안정시키는 동안 고관절을 능동적으로 끝범위까지 내전하고, 검사자는 외전방향으로 힘을 가한다. 환자에게 힘에 대하여 유지하라고 말한다(그림 4-57 참고).

신체적 수행능력 검사

이 검사는 초기 평가시 모든 환자에게 적합하지 않을 수 있으므로 검사 끝 부분에서 설명되어진다. 대부분의 연구는 만성 요통이 있는 대상자에게 수행되어 졌다. 임상의사 결정은 SINSS를 바탕으로 검사가 안전한 방식으로 시행되도록 환자의 전반적인 상황을 고려해야 한다. 이 검사는 통증을 악화시켜서는 안된다. 자가 측정 보고서 뿐만아니라 근력과 움직임 결과, 참여 제한과 활동 제한을 객관적인 등급으로 측정한 신체 성능 검사들이 종종 권장된다. 기능적 검사는 환자의 활동들에 맞게 조정되어지는 것은 필요하고 중요하다. 시간, 거리, 걸음들의 수, 움직임의 질과 효율성은 검사되어야 하고 훈련해야 한다. 그러나, 허리 요통환자와 관련된 신체 성능 검사의 연구는 거의 없다.

만성 요통환자의 6가지 성능 검사는 다음으로 설명된다: 5분 걷기 검사, 50피트(15.24m)걷기 검사, 앉았다 일어서기, 전방으로 손뻗기, 1분 계단오르기, 그리고 점진적 등관 상승 평가(PILE).[354,512–514] 검사-재검사 신뢰도는[515] 일반적으로 중등도 정도로 보고되었다.

- 5분 걷기검사: ICC 0.89(0.81 to 0.93)
- 50피트(15.24m) 검사: ICC 0.76(0.61 to 0.85)
- 앉았다 일어서기: ICC 0.91(0.84 to 0.94)
- 무거운상태에서 앞으로 이동: ICC 0.74(0.59 to 0.84)
- 1분 계단 오르기: ICC 0.96(0.93 to 0.98)
- 점진적 등관 상승 평가(PILE): ICC 0.92(0.87 to 0.96)

5분걷기, 앉았다 일어서기, 그리고 앞으로 뻗기는 중간 정도의 상관관계가 있는 장애 설문지로 보고됐다. 50피트 걷기 검사, 반복된 앉았다 일어서기, 그리고 계단 오르기 검사들은 속도와 협응력 검사로 여겨져왔다.[354] 5분 걷기, 앞으로 뻗기, 그리고 PILE 검사들은 근력과 지구력 검사로 여겨져왔다. 6개의 검사는 다음과 같이 설명된다:

1. *5분 걷기 검사*: 5분동안, 대상자는 숫자 8 모양의 30m길이의 트랙을 도움없이 가능한 최대한 빨리, 멀리 걷는다. 걷는 거리는 미터로 기록된다.[354]

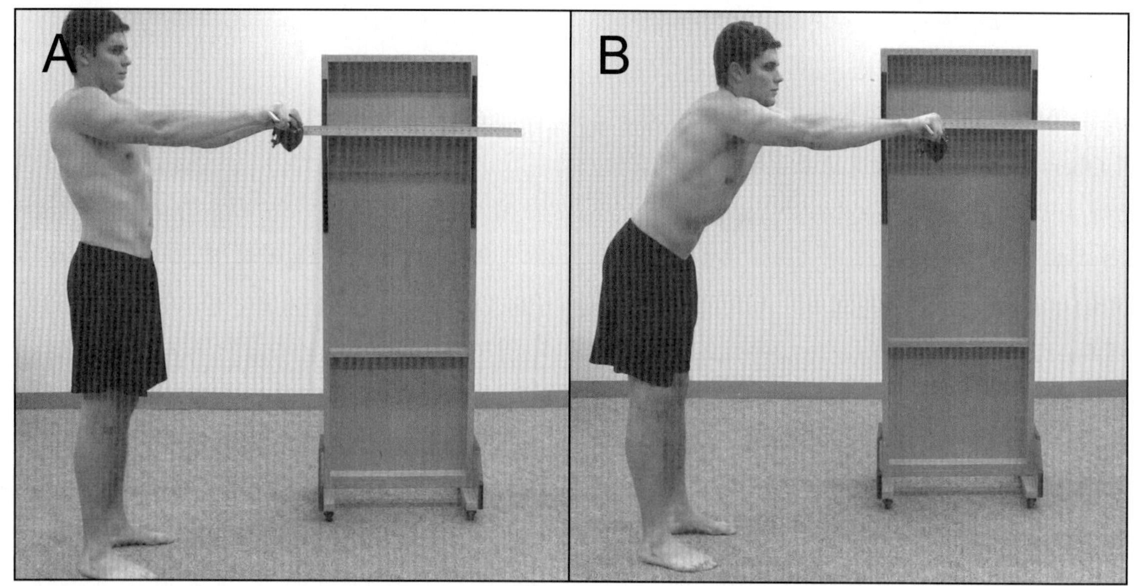

그림 4-94. 무거운 상태에서 앞으로 뻗기: (A) 시작 자세와 (B) 끝자세

2. *50피트 걷기*: 대상자는 숫자 8모양의 트랙을 도움 없이 가능한 빨리 걷는다. 소요시간은 초로 기록된다.[354]
3. *앉았다 일어서기*: 대상자에게 가능한 빨리 팔을 이용하지 않고 의자에서 5번 일어서도록 지시한다. 검사는 2번 반복이 되고 평균 시간을 초로 계산되어진다.[354]
4. *계단 오르기*: 대상자는 5개의 계단을 1분동안 올랐다 내려오고, 필요하다면 지지하기 위해 난간을 사용할 수도 있다. 올라간 계단의 총량으로 기록되어진다.[516]
5. *앞으로 뻗기*(그림 4-94): 대상자는 여성의 경우 2.25kg(4.96lbs), 남자의 경우 4.5kg(9.92lbs) 무게의 막대기를 어깨 높이에서 손은 가슴과 가깝게 어깨 너비만큼 잡는다. 대상자는 팔을 뻗고 몸통을 구부릴 때 발 뒤꿈치를 땅에서 들어 올리지 않고 가능한 멀리 뻗는다. 전방으로 도달한 거리는 센티미터 단위로 측정된다.[354]
6. *PILE 검사*: 대상자는 남자는 3.6kg(7.94lbs), 여자는 5.8kg(12.79lbs)의 무게를 시작으로 상자를 바닥에서부터 75cm(29.5인치)높이의 탁자로 20초 동안 4번 들어올린다. 매번 주기를 성공할때 마다 여성은 2.25kg, 남성은 4.5k 무게를 증가한다. 검사는 대상자가 종료하기로 결정하거나, 제한 시간 내에 상자를 들어 올릴 수 없거나, 최대 심박수가 85%를 초과하거나, BW의 60%의 최대 중량에 도달한 경우, 또는 검사자가 시험을 계속하는 것이 안전하다고 생각하지 않을 경우에 중단한다. 들어올리는 것이 완료된 주기로 기록된다.[517,518]

Andersson은[519] 다음과 같은 포함 표준을 가진 233명의 대상자에게서 일반적으로 사용되는 6가지 성능 테스트 검사의 민감도와 임상적으로 중요한 차이를 평가했다: 18세에서 65세 사이의 3개월 이상 다리 통증이 없는 비특이성 요통 환자, RMDQ(ODI인 것 같음) > 3, 적어도 100m 도보 능력 및 집중 운동을 금지하는 심혈관 질환 또는 대사성 질환과 같은 의학적 합병증이 없다. 평가는 10주간의 치료 프로그램 전후에 이루어졌다. 7-점 전체 자각 효과(GPE) 척도는 시간 경과에 따른 변화를 측정하는데 사용되었다. 6가지 성능 검사 중 앉았다 일어서기와 계단오르기 검사만 알맞은 민감도를 나타내었다. 앉았다 서기 경우, 임상적으로 중요한 차이의 범위는 4.1초에서 9.8초이다. 저자들은 앞으로의 연구가 유사한 성질의 한계를 보고한 허리 통증환자의 하위 그룹은 검사돼야 하고 여러 속성을 가진 수많은 검사들에 의해 정의해야 한다고 제안

한다.[519] 다음에 논의될 검사는 Timed up and go 검사와 6분 걷기 검사(6-MWT)이다.

Timed Up and Go

Timed Up and Go 검사는 보행 속도, 균형 및 기능 수준과 상관 관계가 있으며 경과에 따른 변화를 평가하는데 사용된다. 이 검사는 앉아서 일어나기부터 3m(9.84ft)걷고, 돌아서 3m를 걷고 안전하게 앉아있던 위치로 돌아오는데 필요한 시간을 측정한다. 10초 미만의 점수는 정상이다. 14점 이상은 공동사회에 사는 허약한 노년층의 높은 낙상 위험과 관련이 있다.[520,521] 퇴원 시점에서 24점을 넘으면 6개월 이내에 낙상과 그 후에 고관절 골절을 예측할 수 있다.[521] 허약한 노인의 경우, 30점 이상은 일상생활 활동에서 보행 장치가 필요하다는 것을 예측한다. 연령대별 기준치는 다음과 같다: 60세 이상은 9.4(8.9–9.9)초, 60~69세는 8.1(7.1~9.0)초, 70~79세는 9.2(8.2~102)초, 그리고 80~99세는 11.3(10.0~12.7)초이다.

6분 걷기 검사

6-MWT는 안전한 지면에서 6분 안에 자기 스스로 걸을 수 있는 거리를 측정한다. 원래의 목적은 중등도의 중증 심장이나 폐질환 환자의 운동 내성을 검사하는 것이었다. 이 검사는 다음과 같은 집단에 국한되지 않고 성능을 기반으로한 측정으로 사용되어진다, 건강한 고령자,[523,524] 고관절 또는 무릎 골관절염 환자,[525] 섬유 근육통이 있는 사람. 이 검사를 안전하게 적용하기 위한 지침은 미국 흉부 연합 성명서를 참조한다. 노년층 거주 지역 사회에서, Lusardi 등은[527] 평균 연령 83± 8세의 남녀 76명을 대상으로 6-MWT 거리에 대한 표준 값(표 4-19)을 발표했다. 제외 기준은 불안정 협심증, 심장 사건 또는 심장 수술 후 6개월 동안 산소나 흡입기 사용, 신경계 질환이다. 표준 자료는 병력 및 검사 조건에 따라 다르다. 임상적으로 중요한 차이는 또한 모든 인구에 널리 적용되는 기준에 따라 다르다. 만성 폐쇄성 질환(COPD)환자의 경우, 임상적으로 중요한 차이는 45~82m(229.6~269ft)로 보고된다.[526,528,529]

체간 근육 지구력 검사

근육 불균형은 허리 통증 환자의 근골격계 재활과 관련된 공통된 주제이다.

McGill은[530] 요통의 병력은 굴곡과 신전 지구력 비율에 미치는 불균형과 관련있는 것으로 나타났고, 신전근의 지구력은 굴곡근과 측방 근육 모두에 비해 감소한다. 다른 연구들은 LBP를 가진 대상자에게서 몸통 신전 근육 지구력 감소를 보여졌다.[531-534] LBP 환자의 복부 근육 지구력은 건강한 대상자와 비교해 볼 때 더 약하다.[535-538]

LBP가 없는 젊고 건강한 대상자(표 4-20)와[535,539] 노인(표 4-21, 4-22)의[540,541] 체간 지구력의 표준 값이 설정되었다. 이러한 절차는 우수한 신뢰성[539]을 입증했지만 진단의 정확성과 임상 적으로 중요한 차이점은 알려지지는 않는다. 이 연구는 여러 작업 중에 피로감과 운동 조절의 잠재적 손실을 초래하는 몸통 근육 지구력 결핍의 평가가 재발성 LBP 환자에서 중요한 변수 일 수 있다고 제안한다. Mcgill은[530] LBP병력이 없는 대상자와 검사 당시 증상이 없었던 LBP 병력이 있는 대상자와 비교하여 LBP의 과거력이 허리둘레가 더 큰 것과 연관이 있다는 것, 만성 요통 환자에게서 정신사회적 설문 조사를 통해 굴곡과 신전 근력 불균형과 지구력 비율, 다양한 업무 전반에 걸친 운동 조절 장애를 발견했다. 굴곡과 신전의 근력의 비율은 LBP 병력이 있는 경우와는 차이가 있었다. 또한 근지구력은 LBP 병력이 있는 환자에게 많은 영향을 끼치는 것 같다. 특히 굴곡과 신전 사이의 비율과 왼쪽과 오른쪽 측면 교각 자세와 신전 사이에서 몸통 근육의 지구력이 불균형이 나타난다.

다음 비율은 몸통 근육의 불균형을 나타낸다.

- 굴곡: 신전 지구력 > 1.0. 값 < 1.0 건강한 젊은 남성의 경우 0.84 정도가 바람직하다.
- 오른쪽 측면 교각: 왼쪽 측면 교각 지구력 > 0.05.
- 측면 교각(양쪽중 하나): 신전 지구력 > 0.75.

Mcgill이[499] 기술한 3가지 몸통 지구력 검사는 신전근 지구력 검사, 굴곡 지구력 검사, 측면 교각 검사 또는 측면 근육 검사이다.

[표 4-19] 6분 걷기 검사 거리

나이	성별(숫자)	평균	표준편차
60 – 69	남 (1) 여 (5)	498 m (1634 ft) 405 m (1329 ft)	– 110 m
70 – 79	남 (9) 여 (10)	475 m (1558 ft) 406 m (1332 ft)	93 m 95 m
80 – 89	남 (9) 여 (24) 보조기 미착용 (24) 보조기 착용 (9)	320 m (1050 ft) 282 m (922 ft) 328 m (1076 ft) 197 m (646 ft)	80 m 123 m 102 m 82 m
90 – 101	남 (2) 여 (15) 보조기 미착용 (7) 보조기 착용 (10)	296 m (971 ft) 261 m (856 ft) 324 m (1063 ft) 224 m (735 ft)	15 m 81 m 70 m 51 m

Data extracted from Lusardi MM, Pellecchia GL, Schulman PT. Functional performance in community living older adults. J Geriatr Phys Ther. 2003;26(3):14–22.

[표 4-20] 몸통 지구력 점수 평균값(초)과 정상의 표준편차값, 건강한 젊은 대상자(평균 나이 21;, N=137명)

검사	남자(초),(표준편차)	여자(초),(표준편차)
신전	161(61)	185(60)
굴곡	136(66)	134(81)
오른쪽 편측 교각	95(32)	75(32)
왼쪽 편측 교각	99(37)	78(32)

Data extracted from McGill S. Low Back Disorders. Evidence–Based Prevention and Rehabilitation. 2nd ed. Champaign, IL: Human Kinetics; 2007.

[표 4-21] 나이든 어른의 몸통 신전 지구력 점수 평균(초)과 표준편차(N=475; 남자=242; 여자=233)

나이	남자(초), (표준편차)	여자(초), (표준편차)
35세~39세	97(43)	93(55)
40세~44세	101(57)	80(55)
45세~49세	99(58)	102(64)
50세~54세	89(55)	69(60)

Data extracted from Alaranta H, Hurri H, Heliovaara M, Sonkka A, Harju R. Nondynamometric trunk performance tests: reliability and normative data. Scand J Rehabil Med. 1994;26:211–215.

[표 4-22] 몸통 굴곡(부분적인 컬업)지구력 점수(초)의 표준을 백분위수로 나타냄(N=548)

나이	남자(25~75 백분위수)	여자(25~75 백분위수)
19세~29세	30~81	36~78
30세~39세	28~84	25~84
40세~49세	30~85	18~73
50세~59세	27~120	15~85
60세이상	18~60	1~62

Data extracted from McIntosh G, Wilson L, Affleck M, Hall H. Tunk and lower extremity muscle endurance: normative data for adults. J Rehabil Outcomes Meas. 1998;2(4):20-39.

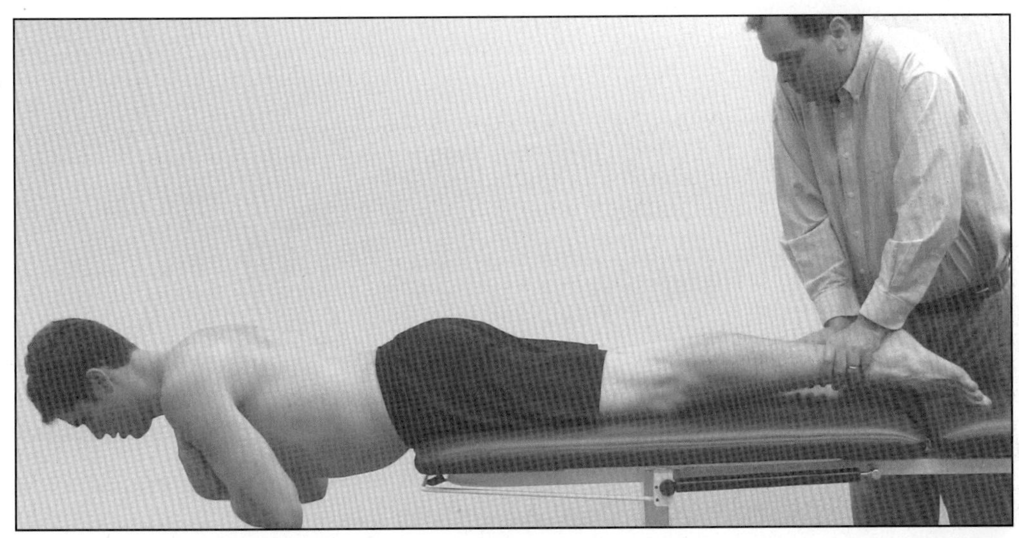

그림 4-95. 신전 지구력 검사.

신전근 지구력 검사

대상자는 침대에 엎드린 자세에서 발목, 무릎, 엉덩이 하체는 고정된 상태에서 상체는 테이블 가장자리 위로 신전을 한다(그림 4-95). 테이블 표면은 바닥 표면에서 25cm(9.8인치) 위에 있다. 대상자는 신전하기 전에 상체를 바닥이나 의자에 올려 놓는다. 상지는 손이 반대측 어깨에 위치하여 팔을 교차시키고 상체는 바닥에서 수평면이 될 때까지 들어올린다. 대상자는 가능한 한 오랫동안 수평 위치를 유지한다. 지구력 시간은 대상자가 수평 위치를 취한 지점부터 상체가 수평에서 떨어질 때까지의 초 단위로 기록된다.[499]

굴곡근 지구력 검사

대상자는 테이블 위에 앉아 상체가 수평면으로 부터 각도가 55° 위치한다(사진 4-96). 양쪽 무릎과 엉덩이는 90° 굴곡하고 팔은 가로질러서 양손이 양어깨에 위치하게 하고, 발은 손이나 스트랩으로 고정한다. 지지대를 10cm 당겨 제거하고 검사를 시작하고 대상자는 신체 자세를 유지해야 한다. 검사는 상체가 55° 각도 아래로 떨어지면 끝난다.[499]

측면 교각 검사 또는 측면 근육 검사

대상자는 무릎과 엉덩이를 피고 위에 발이 아래발 앞에 위치하여 완전한 측면 교각을 한다(그림 4-97). 만약 대상자가 무릎과 엉덩이의 신전 자세를 유지할 수 없으면,

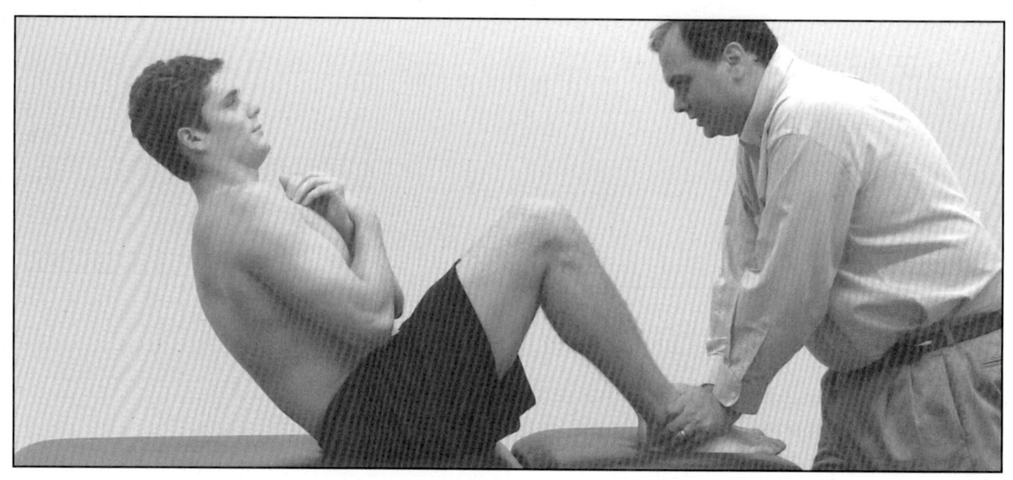

그림 4-96. 굴곡 지구력 검사

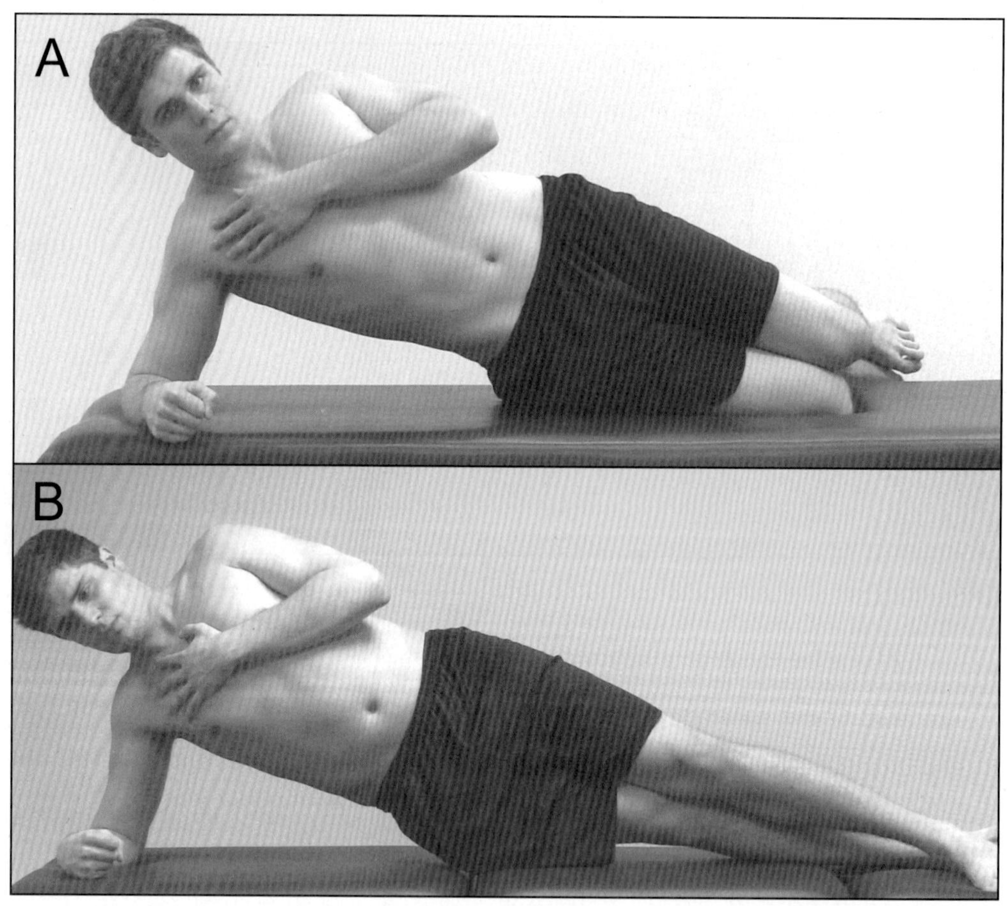

그림 4-97. 편측 교각 검사 (A) 무릎 굴곡 그리고 (B) 완전히 무릎 신전

무릎과 엉덩이를 구부릴 수 있다. 대상자는 한쪽 팔꿈치와 양쪽 발에 몸을 지탱하며 매트에서 엉덩이를 들어 올려 몸 전체에 걸쳐 직선을 유지한다. 반대측 팔은 가슴을 가로질러 손이 반대측 어깨에 위치한다. 검사는 시간이 정해지고 일직선 자세를 유지하지 못하거나 엉덩이가 테이블로 돌아가면 종료된다.[499]

2단계 트레드밀 실험

Fritz와 그의 동료들은 LSS 증상의 존재 유무를 결정짓는 다른 진단 도구인 TSTT를 발표했다. TSTT는 환자의 걷기 저항력의 결과를 환자의 보행수준과 환자 스스로 편안하다고 생각되는 수준의 속도에서 15% 경사가 기울여

진 설정을 이용해 비교한다. 이렇게 기울여진 상태에서 보행을 할 때 최종 보행 시간을 더 길게 유지하는 것이 LSS 예측이다(Sn 0.50, Sp 0.923; +LR 6.49, -LR 0.54). 방사선학 참고 기준을 이용했을 때, LSS를 활용한 것들(표 4-5 참조)의 최상의 분류는 증상의 조기 발생 발견 그리고 수평한 트레드밀 보행의 장기화된 회복 시간과 관련된다(Sp 0.947; +LR 14.51).[102]

TSTT는 신경성 파행증과 혈관의 파행을 구분하는 데 도움이 된다. 이 검사는 환자가 수평한 트레드밀에서 10분간 걷고 10분간 앉아서 휴식을 취하는 것으로 시작된다. 그리고 나서 15° 경사가 기울여진 트레드밀에서 10분간 걷는다. 이때 속도는 환자가 느끼기에 편한 속도로 점차적으로 맞춰진다. 환자는 기준치부터 증상에 변화가 있을 시 그것을 보고하고 만약 증상이 참을 수 없을 정도라면 실험을 멈출 수 있다. 검사의 마지막에는 임상가가 기준치부터 증상의 회복 시간을 기록한다. 양성 검사는 증상의 조기 발생과 트레드밀 보행의 장기화된 회복시간과 관련된다. 환자는 요추골을 더 유연한 자세로 위치시키게 되는 경사진 상태에서 걸을 때 더 강한 저항력을 보인다.[102]

영상 지침(Imaging Guidelines)

검사 중 이 시점에서 임상가는 진단 영상을 권고할 것인지 아니면 의사 동료나 부전공자에게 문의할 것인지를 고려할 것이다. 진단 영상을 권고하기 위해서는 의심 지수(the index of suspicion)가 개재를 변경하거나 치료 한계점을 바꿀 수 있을 만큼 충분히 높아야 한다.

진단 영상을 활용한 임상적 의사 결정은 병력의 신중한 고려와 신체 검사, 그리고 만약 개재가 있었다면 개재에 대한 반응을 요구로 한다.[542] 미국 방사선 학회(ACR)[542]에서는 제공자가 가장 적절한 영상 결정을 할 수 있도록 돕기 위해 적정 표준을 설정했다. ACR은 급성 LBP를 위해 다음과 같은 위험신호들이 나타났을 때 방사선 사진을 권한다(최근 정신적 외상이 있었을 경우, 50세 이상으로 가벼운 정신적 외상을 경험한 경우, 예상치 못한 체중의 감소 또는 열, 면역 억제, 암 병력, IV약물 사용, 코르티코스테로이드의 장기간 사용, 골다공증, 70세 이상, 진행성 초점 신경 결핍 또는 장애 징후, 그리고 이것이 6주 이상 지속되었을 경우).

낮은 속도의 정신적 외상, 골다공증, 70세 이상의 경우와 관련된 LBP는 보통 MRI 대조없이도 충분하다. 요추 MRI 없이도 암의 의심, 감염, 면역 억제 대조가 충분하다. LBP 또는 신경근병증을 가진 수술 또는 중재 지원자는 MRI 대조없이도 충분하다. CT는 MRI 사용 금지 시 또는 MRI 사용이 불가할 시, 그리고 문제 해결 시에 유용하다.[542] LBP를 가진 수술 후 환자에게는 MRI가 내부를 넘어서 커지는 반흔 조직 대비 디스크를 구분하는데 적절하다.[542]

뼈 스캔은 종양, 감염, 척추 뼈 잠재 골절을 검출하는 데에 있어서는 그 세심한 정도가 적절하지만 사양이 낮다. 척추 분리증 또는 운동 선수의 피로 골절의 영상을 위해서는, CT를 동반한 뼈 신티그램조영법이 MRI보다 더 세심한 결과를 보여주는데 이때 만약 신티그램조영법이 양성일 경우 제한된 CT를 따른다.[543] 단순 MRI와 조영 증강 MRI는 동위원소 연구에 없는 염증, 종양, 그리고 대부분의 정신적 외상의 병변을 밝혀냈다.[544] 가돌리늄 강화 MRI는 척추 전염의 존재와 정도를 확실히 보여준다.[545] 뼈 스캔은 전이성 질환을 위해 뼈대 전체를 조사하도록 표시되어 있다.

MRI, CT, 척수조영술, 그리고 CT를 동반한 척수조영술은 신경근병증을 가진 또는 신경근병증이 없는 단순 급성 LBP와 위험신호가 없을 때에는 추천되지 않는다.[542] 신경근병증으로 인해 까다로운 LBP와 CES는 MRI의 흔한 지표이다. 그러나 협착증을 보이거나 급성 LBP이후 최초 48시간 동안 MRI에서 신경근 압박이나 신경근병증 발병을 보인 무작위 대조군 실험(RCT)은 전통적 중재(conservative intervention) 6주 이후의 결과에 영향을 주지 않았다.[546] CES가 의심될 때에는 MRI 대조없이도 충분하다. CT스캔은 MRI에 비해 더 우수한 뼈의 세부정보를 제공하지만 추간판 탈출 현상을 입증하기에는 부족하다. CT스캔의 지표는 척추분리증, 위관절, 척추 측만증, 그리고 뼈 이식, 결합, 기기 장치의 수술 후 평가를 포함한다.[547]

임상실무 지침은 진단 영상과 관련된 3가지 강력한 권장 사항을 제공한다.[11] 영상 또는 전기생리학 평가와 같은 다른 진단 검사는 비특이성 LBP환자에게는 정례적으

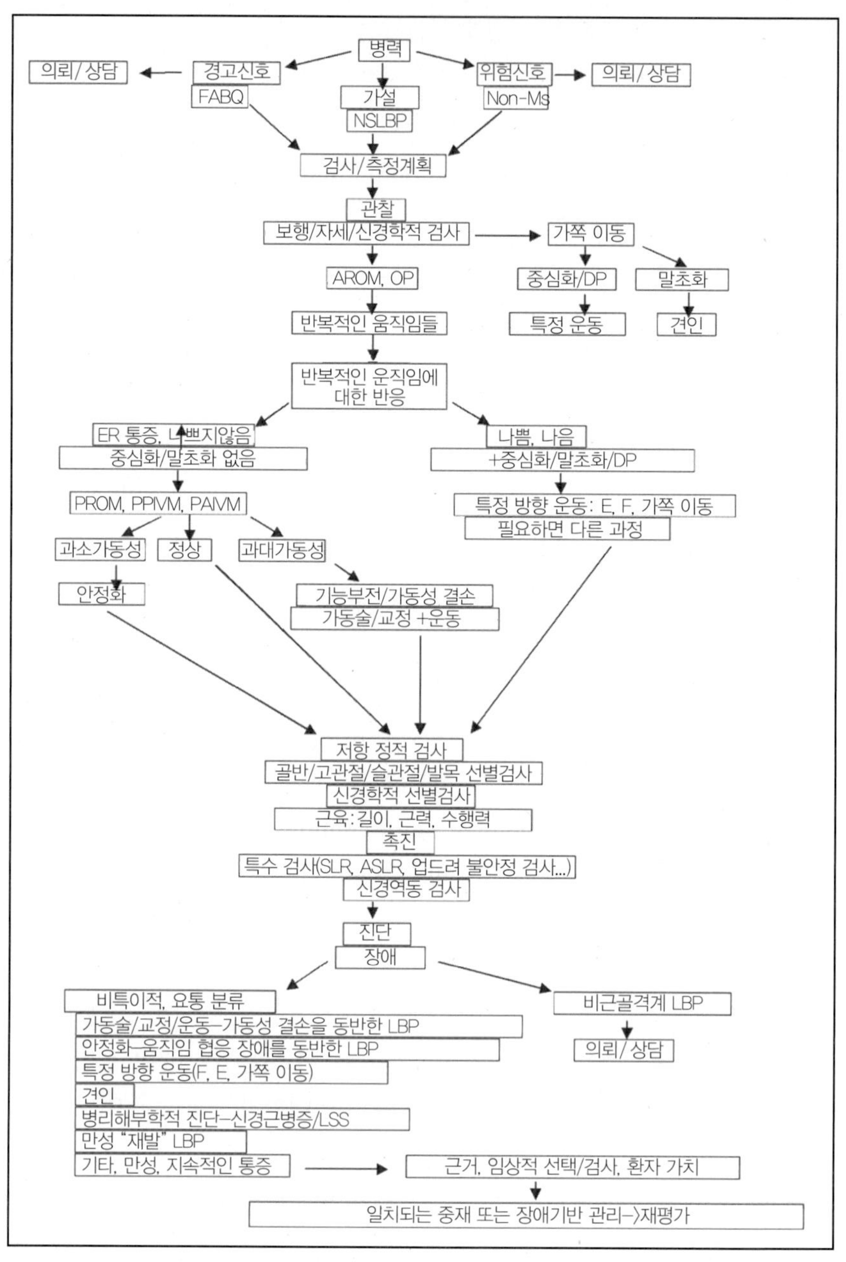

그림 4–98. 임상의사 결정과정

로 주문되어서는 안 된다. 심한 LBP환자나 진행성 신경 결손 환자 또는 심각한 근원적 상태가 의심되는 경우에는 진단 영상이 추천된다. 반복되는 LBP를 가진 사람 그리고 신경근병증 또는 척추관 협착증 징후와 증상이 있는 사람은 수술 또는 경막외 스테로이드 주입을 받을 잠재적인 환자일 경우에만 MRI 또는 CT로 평가되어야 한다.

신체 검사 결론

신체 검사의 결론에서는 임상가가 실험의 목표가 달성되었는지를 생각해본다. 신체 검사는 다음의 사항들을 지켜야 한다.

- 환자 면담 중 얻은 정보를 통해 지속적으로 반복된 환자의 증상을 상기한다.
- 자세, 움직임, 일, 문제의 원인이 되는 오락적 그리고 정신사회적인 요인, 문제를 결정짓는 요인, 문제의 영속성 영향의 측정 결과를 야기한다.

- 진단상의 분류를 위한 치료 한계점을 밝힌다.
- 정확한 기본 자료 또는 산출 측정지표를 치료의 평가와 진행으로부터 수립한다.

검사가 끝나고 치료가 시작되는 시점에서 검사 결과의 검토는 그 내용을 향상시키고 지지하기 위해서 또는 대립되는 가설을 무효화하기 위해서 정보를 제공해야 한다. 주요한 병력과 검사 결과는 환자를 진단적 분류 안에 속하게 하거나 초기에 물리치료적 중재를 이끌었던 장애를 기본으로 한 LBP 범주 안에 속하게 했다. 임상적 의사결정 과정의 알고리즘이 (그림 4-98)에 나와 있다.

진단적 분류와 일치하는 중재
Diagnostic Classification and Matched Intervention

평가 중 이 시점에서 임상가는 진단적 분류의 기준선으로 지정된 위험신호와 경고신호의 존재와 중요성을 고려하고 물리치료 중재를 진행할 것을 결정했을 것이다. 병리해부학적 근원을 토대로 한 분류를 지지할 근거가 거의 없어서 현재 근거는 결과를 극대화시킬 잠재력을 가진 특정한 중재에 반응할 가능성이 있는 환자 그룹들을 확인하는 진단적 분류 체계의 사용을 제안한다. LBP의 많은 분류들이 다른 것에 비해 우수하다고 알려진 하나의 분류 체계는 존재하지 않는다.[548] 위험신호가 없는 경우에, 현재 연구는 결과를 향상시키는 LBP 하위 그룹 분류에서 해부학적 병변을 확인하는 데 집중하는 것을 줄이는 분류 접근법을 지원한다.[410]

요통 분류 체계

연구가들과 임상가들은 증상의 기간; 병리해부학적 근원; 임상적 패턴; MIs; 건강; 일 또는 기능 상태; 생체학적, 심리학적, 사회적 요인들; 그리고 통증 기전에 기초한 몇몇의 LBP 분류 접근을 이야기해 왔다.[22-24] 평가 방법이 다양함에도 불구하고, PT의 공통의 목표는 "통증 감소 전략과 관계된 운동 패턴을 알아내는 것"이다.[24(p1)] 모든 환자들이 하나의 분류 체계에 속하지는 않는다. 많은 환자들이 분류 체계에서 하나 이상의 그룹에 속하는 임상 결과를 가지고 있다. 임상적 의사 결정을 알리기 위하여 이 책에서 설명된 분류 접근법은 현재의 최적 근거, 임상적 추론, 특정 LBP와 관련된 임상적 실무 안내 지침, 흉추 통증, 경추 통증 그룹과 초기의 PT 관리 전략에 반응할 가능성이 있는 기질의 중요성을 통합하고 있다.

주요한 병력과 검사 결과는 환자를 진단적 분류[274,410] 안에 속하게 하거나 초기에 물리치료 중재를 이끌었던 요통의 장애기반 범주 안에 속하게 했다. 최적 근거 접근에서 LBP 진단적 분류는 임상가가 환자의 임상 호소를 가장 적합한 초기 치료에 맞추도록 돕는다. 장애기반 LBP 범주[14] 접근에서 임상가는 제한된 ROM, 관절 강직, 근육 긴장, 과대가동성 또는 근육 협응 작용 부족과 같은 연관된 신체 장애를 알아낸다. 근거기반 중재는 활동 제한 또는 환자에게 중요한 기능 장애를 다루기 위해서 우선 순위 장애를 목표로 삼도록 선택되었다. LBP 환자에게 다음의 그룹들은 아래에 설명된 근거를 기반으로 한 주요 임상적 특성의 통합을 설명한다.

- 도수교정과 가동술에 운동을 더한 LBP 그룹 또는 LBP 가동성 결핍으로 설명된다(표 4-1 참조)
- 움직임 협응 장애를 가진 LBP로 설명되는 안정화 운동 LBP 그룹(표 4-2 참조)
- 하지 전이통을 가진 LBP로 설명된 DSE 분류 (표 4-3 참조)
- 하지 방사 또는 하지 전이 통증을 가진 견인 분류 (표 4-4 참조)
- 증상을 보이는 LSS를 위한 장애기반 분류 (표 4-5 참조)
- 변화된 신경역동을 가진 LBP를 위한 장애기반 분류(표 4-6 참조)
- 우세한 통증 기전을 기초로 한 LBRLP의 하위 분류 (즉, 중추 감작화, 말초 감작화, 탈신경지배, 근골격계 전이통 등 표 4-6 참조)
- CLBP 또는 생체정신사회적 접근을 기초로 한 MCIs와 관련된 만성적, 불능화된 요골반 통증 분류 (그림 4-1 참조)
- 생체정신사회적, 신경생리학적 통증 기전 분류를 기초로 한 PGP 분류(그림 4-3, 4-4 참조)
- 임신 관련 PGP 분류

요통을 위한 치료기반 분류

본래 Delitto 등에[410] 의해 제안되었고 병리해부학 표시와 관련이 없는 치료기반 분류(TBC)는 치료의 결정을 알리고 우선적으로 처리하기 위해 그룹을 주요한 임상 소견에 기초해서 분류한다. 본래의 체계는 급성 LBP 또는 급성으로 악화된 LBP 환자를 위해 만들어졌다. 몇몇 검증 보고서는 아급성인 사람과 CLBP를[20,141,411,549] 가진 사람을 포함시켜 왔다. 그러나 CLBP를 가진 사람을 대상으로는 검증 연구가 수행되지 않았다.

TBC는 도수교정, 안정화, DSE(굴곡, 신전, 외측 변위 그룹), 견인 등 4개의 그룹으로 구성되어 있다.[274] 검사자내 신뢰도는 체계를 잘 아는 임상가들일 경우에 믿을만하다고 보고되어 왔다(K = 0.49에서 0.65).[550–552] Fritz 등은[19] TBC 체계의 타당성을 조사한 바 있으며, TBC를 3주 미만의 급성과 업무 관련 LBP 환자에게 낮은 단계의 유산소 운동과 일상 활동을 유지하는 조언을 권고하는 임상 실무 지침과 비교했다. PT에서 TBC 접근법을 이용해 치료한 환자는 4주 후에 장애의 큰 호전을 보였고, 더 만족스러워 했으며, 첫 4주의 치료 기간 동안에 제한받지 않고 일할 수 있는 환경으로 돌아갈 가능성을 보였다. 임상 호소를 기초로 한 다른 TBC의 연구에서 Brennan 등은 123명의 환자의 결과를 기본 분류까지 일치된 또는 일치되지 않은 치료를 받은 90일 이하의 LBP 환자와 비교했다. 그들의 그룹에 일치되는 치료를 받은 환자들은 더 나은 결과를 얻었고 장애에 있어서 4주의 단기적 감소, 그리고 52주의 장기적 감소를 보였다. 저자들은 PT로 이끄는 목적을 위한 그룹이 결과를 향상시킬 수 있다고 결론 맺었다.

Apeldoorn 등은[553] 아급성 또는 최근 12주 이상의 기준에서 의미하는 ODI=20인 CLBP 환자에게서 TBC의 효율성을 알아내려는 시도를 하였다. TBC는 견인 그룹을 제외하고 중심화하기 위해 DP를 대체해 약간 수정되었다. 비교 치료 집단 역시 계속 활동성을 유지하고 낮은 단계의 유산소 운동을 수행하여 일반 근육을 다시 재조절하도록 조언하기 위해 TBC가 비교된 Fritz 등의[19] 연구와는 달랐다. Apeldoorn 등의[553] 연구에서, 환자들은 개인적이고, 각 개인에 맞추어진 PT 세션을 받았다. 그 결과는 이 연구에서 사용된 TBC 접근법이 일반적인 PT 관리보다 이 집단의 결과를 개선시키지 못했다는 것을 시사한다. 8주, 26주, 52주에서는 치료 그룹 간에 통계적 의미가 있는 차이가 발견되지 않았다.[553] 추가 연구를 필요로 하는 결과에서는 GPE와 양분된 ODI 점수가 TBC 그룹에서 52주 동안 개선되었지만 일반적인 치료 그룹에서는 지난 26주 동안 악화되었으며, 52주에서 GPE와 양분된 ODI 점수는 일반적인 PT 관리 그룹과 비교한 TBC 그룹에서 초기 명확한 분류를 한 대상자가 조금 더 나왔다. 저자들은 CLBP에서 TBC 분류의 사용을 증가시키기 위해 다음의 제안들을 제공한다: 분류에 DP 보다는 중점적으로 사용되어야 한다. TBC 분류를 위해 주요한 심리학적 요소의 사용이 분석되어야 한다. 안정화 분류를 위한 표준이 입증되어야 한다.[553]

연구가 분류를 사용하지 않았을 때와 비교했을 경우 향상된 결과물이 보인 분류[19,411] 체계 결과를 제안하고 있음에도 불구하고, 이것의 임상 유용성을 나타내는 근거는 아직 제한적이다. 그렇지만 빠른 회복을 가능하게 하고 지속적이고 만성적인 LBP의 진행을 막기 위해 그룹과 적합한 기간을 기초로 한 가장 빠르고 효과적인 관리의 초기 목표는 아직도 지지를 받고 있다.[5,8] TBC 체계는 최근 생겨난 근거들에 기초해 계속해서 변화하고 있다. LBP의 복잡한 환경을 고려해서 환자들은 보통 하나 이상의 기준들을 보이며 대부분은 다양한 치료를 요구한다. 이러한 상황에서 임상가는 가장 좋은 초기 치료를 결정하는 데 있어서 초기 분류의 주요 기준을 우선 순위에 두기 위해 임상적 추론을 사용한다. 치료에 대한 환자 반응의 계속되는 평가와 재평가는 치료의 진행과 재분류의 추가적인 기준을 제공한다. 분류 그룹과 적합한 세션은 위에서 표시된 순서대로 보여진다. TBC의 주요한 특성, 임상적 실무 지침, 임상적 추론, 그리고 추가적인 내용들은 그룹 분류와 현재의 근거기반 운영 전략을 지지하기 위해 결합된다.

도수교정과 가동술 또는 가동성이 결여된 요통 하위 그룹

가동술/도수교정의 절차는 작은 진폭과 관절 운동의 끝 범위에서 고속 밀치기 도수교정을 포함해 다양한 속도와 진폭이 적용된 상태에서 관절과 연관 연부조직에 대해 숙련된 수동 움직임의 연속체로 정의된다.[554] 연부조직과 관절의 가동술 또는 도수교정을 포함한 도수치료(MT) 기법은 조직 유연성을 향상시키고, ROM을 증가시키며, 이완을 유도하고, 통증을 조절하고, 연부조직 부종, 염증, 제한을 감소하기 위한 숙련된 손의 움직임으로 정의된다. 이러한 정의들에 대한 변화는 법적, 전문적, 그리고 국가별 관행 법률과 정책에 기초하여 존재한다.

가동술과 도수교정의 많은 변화가 있어 왔다. 가동술에 대한 도수교정의 우월성 또는 한 도수교정 기법에 대한 다른 기법의 우월성은 아직 입증되지 않았다. 그 이유 중 하나는 현재의 근거가 가동술과 도수교정의 절차가 우리가 전통적으로 믿어왔던 것만큼 정확하지 않다고 제시하고 있기 때문이다. 예를 들어, 부분 요추 가동술의 기술 연구는 요추의 중앙 PAIVM이 목표 분절과 전체 요추에 신장을 유발한다는 것을 드러낸다. 나누어진 움직임의 방향과 규모는 분절 수준에 따라 다양하다.[555,556] 마찬가지로 C5로 유도된 중앙 Ⅲ등급 PA 가동술은 그 분절에만 국한되지 않는다.[557] 전통적으로 생체역학의 이론들이 척추 도수교정 치료(SMT)에 있어서 정확함의 필요성을 지지하는 반면에, 현재의 근거는 SMT가 정확하지 않고 목표된 분절 이외의 분절에서 움직임을 일으킨다고 제시한다. Ross 등은[558] 요추와 흉추 도수교정이 각각 46% 그리고 53%만 정확하다고 발표했다. L5와 SIJ에 적용된 기법의 공동음(cavitation sounds)에 대한 조사는 공동을 만들어내는 척추 분절과 기법에 의해 목표된 분절 간의 상관관계를 밝혀내지 못했다.[559] 게다가 LBP 환자에게서 나타난 밀치기 도수교정 중 '똑' 소리(audible pop)는 환자의 결과와는 관련이 없었다.[560] 이와 유사한 발견들이 경추에서도 보고되었다. 경추 통증과 관련된 문제에서 밀치기 도수교정에 대해 무작위로 지정된 분절과 끝 느낌 평가에 기초한 임상가 지정 분절의 비교는 양쪽 그룹 모두 동등하게 통증과 뻣뻣함의 감소를 성취하는 결과를 나타냈다.[561,562] 요추에 있어서 Chiradejnant 등은[562] 통증과 ROM의 단기 결과에서 요추 가동술에 대해 치료사가 결정한 분절과 무작위로 결정된 기법 사이의 차이점을 발견하지 못했다. 그러나 하부 요추 분절에 대한 가동술은 상부 요추 분절에 대한 가동술보다 더 나은 결과를 얻었다. 특정한 기법이 가장 효과를 보는 사람을 발견하는 것만큼 중요하지는 않은 것 같다.[562]

금기증

도수교정에 대한 금기증은 일반적으로 절대적으로 특징지어 지는데, 이는 도수교정이 수행된 경우 환자에게 해로울 위험이 매우 높거나 관련이 있다는 것을 의미하며, 얻는 이득과 위험의 비교를 신중히 고려하면 손해의 고위험을 의미한다. 몇몇의 원인으로부터 편집된 도수교정과 가동술에 대해 권고된 절대적이고 상대적인 금기증의 목록이 다음에 나열되었다.[274,563,564] 도수교정과 가동술의 절대적이고 상대적인 금기증은 의견이 일치되지 않았고, 표준화되지 않았으며, 최근에 발견된 근거들에 기반하여 바뀔 수도 있다. 또한 환자 개개인의 호소, 임상적 추론, 임상 경험에 따라 다를 수 있다. 도수교정과 가동술 절차의 적용과 선택 전에 임상가는 신중한 검사를 거쳐야 하며 견고한 임상적 추론, 기법의 효율적인 힘, 치료 계획 전반에 걸친 평가 및 재평가에 의한 근거기반 접근법, 징후 및 증상의 악화가 있을 때 주의 깊은 분석을 준수해야 한다.[563]

가동술과 도수교정의 절대적 금기증

별표(*) 표시가 된 금기증들은 가동술과 도수교정 둘 다에 확실하다고 여겨진다. 만약 별표 표시가 없다면 절대적 금기증은 도수교정에만 한한 것 이다.

- 악성 통증(interest) 부위; 전이는 배제되어야 한다*
- 암, 골절, 전신 질환의 징후와 증상은 위험신호*
- 류마티스성 교원질 괴사*
- 불안정한 상부 경추*
- 적하 발작(drop attacks), 의식불명, 의식 상실, 메스꺼움, 구토, 나쁜 건강상태, 어지러움, 현기증, 복시를 포함한 시야 장애, 불안정한 걸음걸이와 일반적인 감정의 약화, 구음 장애 또는 연하 장애, 난청, 알 수 없는 원인의 두통, 얼굴의 마비 또는 따끔거림으로 나타나는 척추 뇌기저 기능부전 *
- 청소년 골연골증과 같은 오래된 병리학적 측면으로 인한 명백한 척추 변형
- 골다공증, 골수염, 결핵, Paget 병과 같은 뼈 질환 *
- 류마티스와 같은 염증성 관절염 또는 화농성 관절염, AS, 통풍*

- CES, 횡단 척수염, 탈수 상태*
- 척수가 포함된 증상과 징후를 동반한 척수병증 *
- 한 쪽에 하나 이상의 신경근을 포함하는 신경근병증 *
- 척추 유합술 *
- 선천적 과소가동성
- 척추전방전위증 또는 다른 부분 불안정성 *
- 진행성 당뇨병
- 의학적 불안정 *
- 심각한 추간공의 침해와 같은 진행하는 퇴행성 변화
- 심각한 신경근 통증 또는 급성 신경근병증
- 악화된 CNS 병리 *
- 진단이 미확정된 통증 *
- 혈액응고 방지 약물, 부분 혈관 장애, 혈액응고 장애 *
- 과민성 장애 그리고 보호성 긴장(guarding)
- 임신 그리고 산후 즉시
- 어린이/십대
- 임상가 능력 부족 *

가동술과 도수교정의 상대적 금기증

- 활동성, 급성 염증 상태
- 심각한 부분 강직
- 전신 질환
- 경추를 제외하고는 급성 염증이 없는 류마티스 관절염, 이는 급성 염증이 존재하는지 여부와는 상관없이 절대적 금기증
- 신경학적 악화
- 과민성 장애
- 움직임의 방향과 의도에 따른 골다공증
- 현재의 치료로 상태가 악화됨
- 급성 신경근 자극 또는 과민
- 병력과 검사 결과가 앞뒤가 맞지 않을 때
- 경추가 관심 부위라면 경구 피임약의 사용이 고려되어야 함
- 경추가 관심 부위라면 장기간의 코르티코스테로이드의 사용이 고려되어야 함
- 산후 즉시, 요추, 골반과 또는 흉추에 사용 금지된 경우

부작용

CES는 요추 도수교정과 관련된 가장 심각한 합병증이다. 77년 동안의 문헌 검토에서 요추 도수교정 이후에 단 10개의 CES 보고서를 발견했다.[565] 다른 보고서들은 1억 도수교정 중의 하나 이하로 CES의 위험을 추정했다.[566,567] 요추 도수교정의 가벼운 부작용들은 4,712개의 치료를 거친 요추 도수교정을 포함하여 약 75%에 해당하는 1,058명의 환자의 조사로부터 보고되었다. 55%정도가 방사성 불편(10%), 피로(11%), 두통(12%), 국소적 불편(53%)을 포함한 적어도 하나 이상의 가벼운 부작용을 보고했다. 심각한 부작용은 보고되지 않았지만 64%의 가벼운 부작용들이 치료 이후 4시간 안에 시작되었으며 74%가 24시간 내에 사라졌다.[567]

경추 도수교정으로부터 오는 부작용은 가벼운 쓰라림부터 심각한 신경혈관 손상까지 다양하다. 경추 임상 실험에 참여한 지 2주 뒤에 280명의 조사 대상에서 얻은 경추 도수교정의 부작용은 두통, 어지러움, 일시적인 경부통의 증가, 귀 울림, 손상된 시력 등을 포함한다.[568] 경부통의 증가와 도수교정 이후 24시간 내로 지속되는 강직은 25%의 대상자에서 보고되었다. 약간의 부작용을 보고 할 가능성이 큰 대상자는 통증 등급이 10점 만점에 8점 이상, 경부 장애지수 16점 이상, 외상 병력, 발병 후 증상의 악화, 통증이 1년 미만, 중등도 또는 심한 두통, 지난 한달 동안 메스꺼움, 치료에 대한 자신감 부족이다.[568] 밀치기가 없는 경추 기법을 받은 대상자들은 현저히 적은 부작용을 보고했다.

첫 번째 세션의 척추 도수교정 이후 465명의 환자 조사에서 Caigne 등은[569] 이들 중 60%가 4시간 이내에 발병하고 24시간 내에 해결된 적어도 하나의 부작용 보고가 있었다고 발표했다. 대상자는 남성보다 여성에서 저림감(12.1%), 피로(12.1%), 국소적 불편(15.2%), 강직(19.5%), 그리고 두통(19%)을 보고했다. 상부 경추 도수교정은 하부 경추 도수교정보다 두통을 일으킬 가능성이 3.17배 더 높았으며, 연령(즉, 나이가 1살 증가하면 두통의 위험은 2.4% 감소), 정기적 약물 사용(즉, 그렇지 않은 사람보다 2.2배 더 많은 두통을 경험), 성별(즉, 여성

은 남성보다 1.66배 더 높음)이 두통의 단독 요인으로 확인되었다.

가벼운 부작용은 상당히 흔하지만 경추 도수교정과 관련된 가장 심각한 부작용 보고는 척추 두개기저부 또는 뇌졸중이나 사망으로 이르지 않는 내경동맥 부전과 관련된 경부동맥 기능장애(CAD)이다. 제안된 근본적인 병리는 죽상동맥 경화증이며, 동맥이 역학적 힘과 관련되어 손상(dissection)을 쉽게 받는다. CAD 또는 손상(dissection)의 기전은 차를 후진하기 위하여 고개를 돌리는 것; 편타성 손상과 같은 외상, 삽관(intubation), 또는 MT; 측두동맥염과 같은 내피 염증 질환을 포함한다.[570] 경추 도수교정의 결과로 CAD의 가능성에 대한 평가를 하는 가장 좋은 방법에 대한 일치는 없는 상태다. 경추 도수교정 후 CAD를 가지게 될지도 모르는 환자를 예측해 내는 것은 어렵다. CAD 평가의 추가적인 논의가 경추 장에 나와 있다. 독자들은 추가적인 내용들을 더 검토해 볼 것을 권고한다.[570–573]

경추 도수교정과 관련된 심각한 부작용의 추정치는 상당히 다양하다: 5만명 중 1명에서 1,500명 중에 1명이며, 1,000만명 중 3명은 사망의 위험이 있다.[574] 문헌에 보고된 177명의 환자의 문헌 재검토(1925–1997)에서 Di Fabio는[575] 일차 부작용 사례는 동맥 손상(arterial dissection)과 뇌간 병변으로 나타났으며 32사례(18%)는 사망을 초래했다고 결론 내렸다. 물리치료사는 관련된 사망자가 없는 사례의 2% 미만이었다. 잠재적 위험성은 낮지만 부작용은 치명적이다. 보고가 되었을 때, 대부분의 사례들은 첫 번째 도수교정 이후 부작용을 보고한 것은 10%의 회전을 포함한 도수교정을 수반한다. Di Fabio는[575] 경추를 치료할 때 비추력(nonthrust) 가동술 또는 도수교정 기법을 권하였다. 1966년부터 1993년까지의 367개의 CAD 사례 검토에서, Haldeman 등은[576] 척추 동맥 손상는 일상적인 목 움직임(43%), 정신적 외상(16% 갑작스러운 목 움직임), MVA(10%), 그리고 도수교정(31%)과 같은 활동들과 관련되고 드물고, 임의적이며, 예측 불가능한 합병증이라고 결론지었다.

체계적인 재검토와 Carnes 등에[577] 의한 메타 분석은 이전의 보고들과 일직선을 이루고 있다. MT로 치료받은 사람들의 약 50%가 치료 후 가벼운 또는 약한 정도의 부작용을 경험할 것이다. 주요한 부작용의 발생 정도는 작다. 가벼운 또는 약한 정도 부작용의 상대적인 위험은 MT, 운동 치료, 그리고 허위 또는 수동 조절 중재와 비슷하다. 메타 분석은 고속 추력을 의미하는 MT와 함께 가벼운 또는 약한 정도의 부작용을 얻는 것의 상대적인 위험이 약물을 복용하는 위험보다 현저히 적다는 것을 밝혀냈다. OA에 대한 NSAIDS 사용으로부터 오는 사망의 위험성은 경추 도수교정으로부터 오는 사망의 위험성보다 100에서 400배 더 큰 것으로 추정된다.[578] 요추 도수교정이 NSAID보다 37,000에서 148,000배 더 안전하고, 허리 추간판 탈출을 위한 수술보다 55,000에서 444,000배 더 안전하다. 그리고 CES는 도수교정 보다 수술에서 7,400에서 37,000배 더 발생하는 것 같다.[579] Carnes 등은[577] 모든 건강관리 중재가 환자–인지 결과와 가능한 대안이 비교 검토되어야 할 내재된 위험성을 가지고 있다고 결론지었다.

도수치료/도수교정의 효과

치료의 효과를 뒷받침하는 근거가 있음에도 불구하고 MT가 작용하는 기전(즉, 관절 도수교정/가동술, 연부조직 가동술, 신경역동 가동술)은 확립되지 않았다. 생체역학과 신경생리학적 기전의 두 가지 범주가 이론적 논의를 지배한다. 근거는 특정 생체역학적 기능 부전, 과소가동성, 또는 관절 징후를 치료하는 전통적으로 널리 받아 들여지는 이론을 뒷받침하지 못한다. 관절 징후, 위치 비대칭, 분절 기능부전을 확인하는 신뢰도는 낮다. MT 기법들은 생각되었던 만큼 정확하지 않았다. 무작위로 선정된 분절 또는 치료사가 선정한 분절에 적용된 MT 기법은 목과 LBP를 가진 대상자에서 비슷한 결과를 낳았다. 증상과 징후의 개선은 보통 MT 부위에서 발생한다. 예를 들어, 목에 1차 통증을 호소하는 환자의 흉추와 흉곽에 유도된 치료는 성공적인 결과를 낳을 수 있다.[580] 도수교정 분류를 지지하는 현재의 근거는 성공적인 결과가 기능장애 부분에 정확히 국한시키고, 특정 단계로 기법을 국한시켰으며, 또한 특정한 도수교정 기법을 사용한 임상가의 능력보다 도수교정에 반응하는 정확히 감별된 개개인에 연결되어 있다고 제시한다.[581]

생체역학적 기전을 지지하는 그 근거가 부족한 반면, Bialosky 등에[582] 의해 제안된 모델은 MT와 관련된 유익한 결과를 내놓는 잠재된 신경생리학적 기전을 일으키기 위해서 기계적 자극이 요구된다고 제안했다. MT는 작용하지만, 우위를 차지하는 기전은 생체역학적이지 않을 수 있다. 생체역학의 개념인 과소가동성은 도수교정 분류에서 하나의 변수이다. 저자는 모든 형태의 MT로 부터 오는 통증 완화에 연결되어 있을 수도 있는 CNS와 PNS의 복잡한 상호작용을 설명하는 연구를 지지하는 모델을 제시한다. 환자의 기대와 위약 효과에 관련된 비특이적 신경생리학적 효과는 임상 결과와 통증 지각에 끼칠 가능성 때문에 꼭 설명되어야 한다.[582–583]

생체역학적 영향에 더해 신경생리학적 효과 모델은 말초, 척수, 척수 상위 기전을 포함한다.[584] 급성 염증이 조직 손상에 반응하는 동안, 통증은 보통 조직 손상의 통각 수용기로부터 온다. 시간이 지나면서, 만약 통각수용기가 계속해서 흥분한다면 척수 후각은 늘어난 신경 전달 물질 때문에 과민해질 것이다. MT는 아마 말초신경계에 화학적 매개체를 바꾸는 것으로 이 결과에 직접적으로 영향을 미칠 것이다.[585–588] 관절과 근육의 기계적 자극 수용기로부터 오는 증가된 감각 입력과 관련된 MT 영향은 척수 단계에서 통증을 조절하고 또는 반대 자극제로 작용할 것이라고 생각되어졌다.[589–592] Bialosky 등은[584] 중추 통증 과정의 반응이 있는 척수 상위 부분의 감소된 활동의 결과를 초래한 몇몇의 잠재적 기전을 알아냈다. 결국 위약 효과, 환자 기대,[592,593] 교감 신경계의 영향, 그리고 심리학적인 요인들이[594] 신경생리학적 기전과 MT의 효과에 중요한 연결이라고 여겨졌다. 예를 들어, SMT에 대한 부정적인 기대는 치료 후 통증 지각을 증가시킬 것이다. 위약 효과는 척추 도수교정의 이득의 10–25%를 차지할 것으로 추산된다.[595]

SMT는 보통 통증에 즉각적인 진통 효과를 준다. 도수교정 바로 직후에, *통각저하(hypoalgesia)*라고 불리는 이 효과는 평균 7/10에서 4/10으로 감소된 통증 반응 또는 외부 압력 또는 열자극에 대한 통증 민감도의 감소로 분명하다.[592,596] 비슷한 효과가 요추 가동술 중에도 기록되었지만 이상적인 치료 양은 아직 발견되지 않았다. Krouwel 등은[597] 큰 진폭, 작은 진폭, 그리고 압통 한계점에서 측정된 지속되는 진동을 가진 PA 요추 가동술의 잠재적인 통각 감소 효과를 조사했다. 증상이 없는 대상자에서 조직 통각 감소 반응은 진폭 사이에 커다란 변화가 없이 가동술의 모든 진폭에 기록되었다. Chiradejnant 등은[598] LBP를 가진 대상자에서 CPA 가동술 치료의 즉각적인 진통 효과를 보고했다. 저자들은 무작위로 선택한 수준으로 전달된 치료와 임상가에 의해 확인된 통증이 있거나 기능부전이 있는 분절로 전달된 치료를 비교했다. 최근 통증 강도의 현저히 큰 감소는 CPA 가동술의 1분 간의 반복이 임의적으로 선택된 분절 대신 증상이 있는 분절에서 2번 적용되었을 때 관찰되었다. 체계적 재검토는 수동적 경추 관절 가동술의 효과를 나타내는 데 있어서 척수 상위 체계의 관련성을 지지한다.[599] 저자는 경추의 PAIVM이 치료를 받은 특정 분절을 넘어 통각저하가 생기고 24시간 동안 지속되었다고 결론지었다. 따라서, CNS는 수동적 관절 가동성과 도수교정에 의한 통증 감소 반응을 매개하는데 관여한다.

만성 또는 지속성 LBP를 가진 몇몇 사람들에게 있어서, 중추 감작화은 급성 통증의 만성 통증으로의 진행과 만성 통증의 유지와 관련이 있다.[600,601] 말초 조정자(mediator)으로 부터 오는 급성 통증은 신경 가소성 변화를 유발하거나 CNS 내에서 변화된 감각 처리를 일으켜 통증 반응을 증가시키고 통증 인식을 중추에서 유지하도록 유도할 수 있다.[600,601] SMT는 통각저하를 초래하고 중추 감작화와 관련된 신경 가소성 변화를 하도록 이론화되었다.[591] 즉각적 통각저하는 중추 감작화 변화의 지표가 될 수 있다. 그러므로 중추 감작화를 예방하고 수정하는 SMT 중재는 LBP나 경추통을 가진 이들의 관리에 유용할 수도 있다. Bialosky 등은[584] SMT의 효과를 이해하는 데 있어서 중요한 잠재적 신경생리학적 기전의 면밀한 논의를 제공했다.

운동조절 시스템에 있어서 SMT의 효과는 불분명하다. 근육의 긴장도와 수행능력에 있어서 흥분성을 보인다는 발표와 억제성을 보인다는 발표 모두 존재한다. 전방 슬관절 통증을 가진 18명의 대상자에서 Suter 등은[602] 임상가의 재량에 따라 접촉점과 추력의 방향으로 옆으로 누워서 도수교정을 한 후 관련 쪽의 무릎의 신전 근력이 증가하는 것을 관찰했다. 흉추에 추력 도수교정[603] 또는 비추력 도수교정인[604] Grade Ⅳ 가동술을 받은 대상자들은 하부 승모근 근력에 있어서 상당한 증가를 입증했다. 만성 경부통을

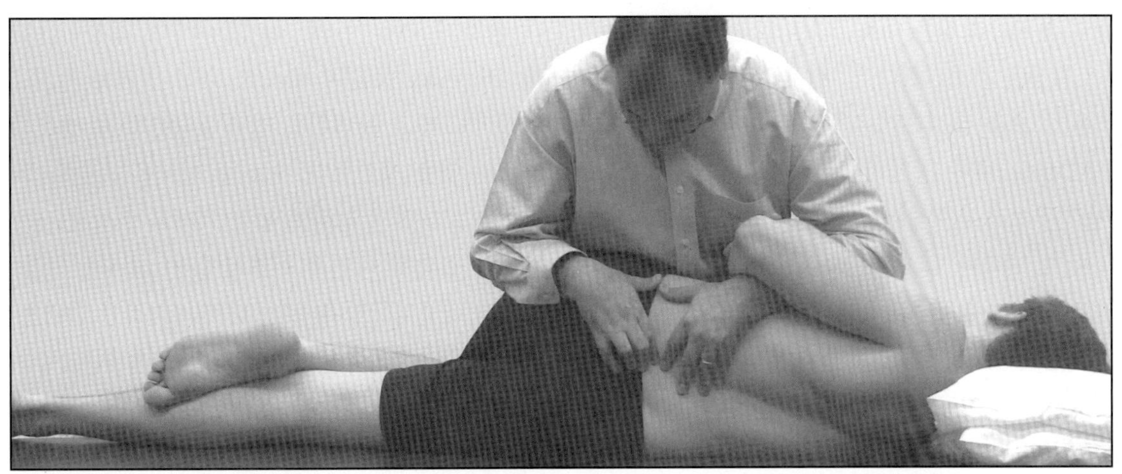

그림 4-99. 오른쪽으로 누워 L4-L5 분절을 목표로 한 요추 추력 도수교정 또는 가동술. 환자는 옆으로 통증이 있는 쪽을 위로 하고 누워 있다. 임상가는 윗 엉덩이를 극돌기의 공간(L4-L5)에서 동작이 느껴질 때까지 풀어 주고 환자의 발을 다리오금에 놓는다. 이 자세를 유지하면서, 임상가는 L4-L5 극돌기의 공간에서 동작이 느껴질 때까지 외측 굴곡, 굴곡과 회전을 시작하기 위해 아래 어깨와 팔을 부드럽게 잡는다. 그 준비를 유지하는 동안, 환자의 팔을 임상가의 팔에 둘러서 놓고 임상가를 향해 몸통을 돌린다. 고속 저진폭(HULA) 추력 도수교정이 오른팔을 사용해 앞쪽 방향으로 골반에 적용된다. 증상을 더 나타내는 쪽이 도수교정에 의해 결정된다. 만약 한쪽이 더 증상을 나타내지 않는다면, 임상가가 도수교정될 쪽을 선택한다. Cleland 등의 연구에서는, 이전의 연구가 하부 요추 영역에 지시된 절차가 더 효과적이었다고 제안했기 때문에 치료사가 도수교정될 단계나 L4-L5부분을 선택했다. 같은 준비를 사용하여, 이 기술이 회전 관절가동술에도 사용될 수 있다.

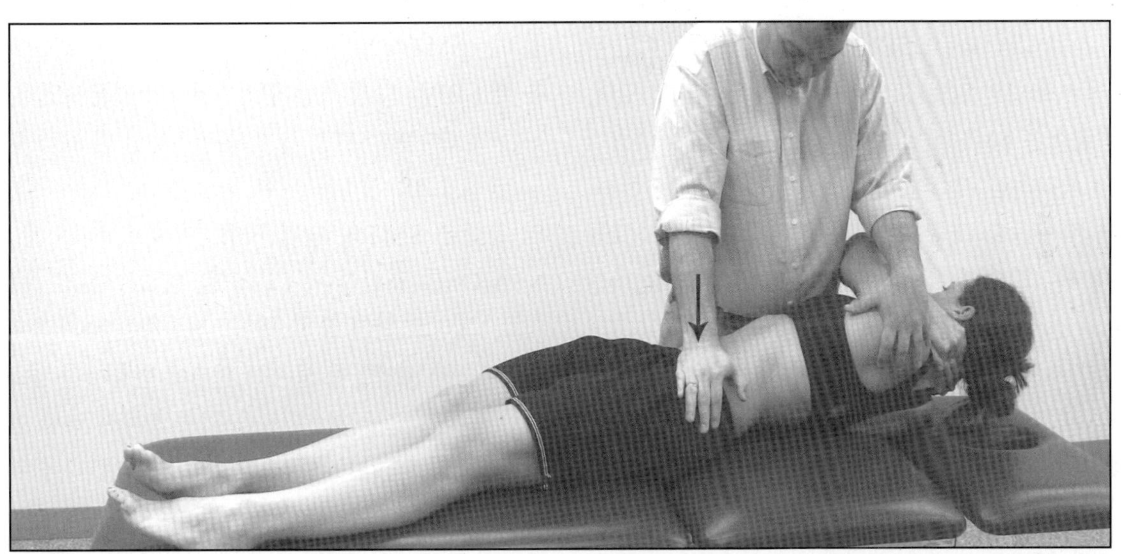

그림 4-100. 오른쪽으로 반듯이 누운 요골반 부위 추력 도수교정. 이 기술은 도수교정 CPR의 개발과 확인에 사용되었다. 환자가 머리 뒤로 손가락을 깍지 끼고 반듯이 눕는다. 임상가는 도수교정될 쪽의 반대 방향에 서서 도수교정될 쪽을 향해 조심스럽게 환자를 LF로 이동시킨다. 외측으로 구부러진 자세를 유지하면서 치료사는 미는 손을 ASIS에 두고 조심스럽게 환자를 치료사 쪽으로 회전시킨다. 그런 다음 뒤쪽, 아래쪽 방향으로 ASIS에 고속 저진폭(HULA) 추력을 수행한다. 환자의 자기 보고에 기초하여, 증상을 더 나타내는 쪽이 도수교정된다. 그렇지 않으면, 임상가가 도수교정될 쪽을 선택한다.

가진 16명의 대상자에서 C5-C6 그리고 C6-C7에 추력 도수교정은 향상된 상완이두근 근력의 결과를 낳았다.[605] CPA 비추력 도수교정의 잠재적 효과는 심부 목 근육의 촉진을 나타낼 수도 있는, 두개경추 굴곡 검사 중 표면 목 근육의 감소로 관찰되었다.[606] 다른 영역에 영향을 끼치는 한 영역에 대한 도수치료 기법의 또 다른 예시에서 흉추와 요추에 대한 추력 도수교정은 대조군과 비교했을 때 척추 주위의 EMG 활동을 감소시켰다.[607] 한 사례 보고와[608] 일련의 사례들은[609] 요추 추력 도수교정 후 즉시 LBP를 가진 사람에게 ADIM을 하는 동안의 TrA 근육 두께 변화를 입증했다. 이러한 보고들은 줄어든 통증 억제 영향으로 인한 TrA 근육 두께 변화가 TrA 이완 또는 휴식 시 줄어드는 두께 그리고 ADIM 축소 시 늘어나는 두께의 결과를 낳을 수 있다고 제안한다. 35명의 건강한 대상자의 보고는 허위 절차와 비교했을 때, 도수교정 이후 TrA 두께에 있어 제안된 변화가 통증을 동반한 대상자에서만 발생할 수 있다는 것을 나타내며, 옆으로 누워 요추 추력 도수교정(그림 4-99) 이후에 TrA 이완 또는 두께 축소에 변화가 없음을 나타냈다.[610]

예비 검사에서 Fritz 등은[611] 척추 강직, MF 동원, 도수교정 CPR의 상태와 임상 결과에 관련된 관찰 변화에 있어서 SMT(그림 4-100)의 즉각적, 단기적 효과를 조사했다. ODI의 결과와 상관없이 전체적, 말단 강직에 있어서 중요한 즉각적인 감소는 SMT 이후에 발생한다. ODI 향상은 전반적인 강직(P=.025)에 있어서 더 큰 즉각적인 감소와 더 적은 초기의 말단 강직(P=.01)과 관련되어 있다. 추가적인 분석은 SMT의 임상 결과가 MF 동원과 전반적인 강직의 즉각적인 감소의 향상에 의해 영향을 받았다고 제안한다. 저자는 SMT를 지지하는 근본적인 기전이 다원적으로 나타나고 척추 강직 특징과 MF 동원의 변화를 포함한다고 결론지었다.[611]

마찬가지로, Koppenhaver 등은[612] LBP를 가진 대상자에서 SMT 후 초음파 조영술을 사용하여 개선된 불능(disability)과 복부와 MF 두께 변화 사이의 관계를 조사하였다. 예비 결과는 TrA나 내복사근이 아닌, MF의 수축된 두께가 LBP를 가진 사람에게 있어서 MF의 중요성을 지지하면서, SMT 이후의 개선과 관련이 있다고 제안하였다. TrA와 내복사근 두께에 있어 즉각적인 변화는 일시적으로 나타나고 SMT 이후의 개선된 장애와 관련이 없다.[612] TrA와 내복사근의 피드포워드 활성화가 이 연구에서 측정되지 않았음에도 불구하고, Marshall과 Murphy는[613] SMT 이후 즉시 향상된 피드포워드 활성화를 보고했다. 심부 근육 체계의 운동 조절은 복잡하지만 예비 결과는 이 체계의 활성화와 SMT 간의 관계를 암시한다.

환자가 SMT가 왜 그리고 어떻게 작용하는지 물었을 때, Bialosky 등은[614] SMT가 치료 영역에 걸쳐 흡수되는 단기적 그리고 광범위한 힘을 유발한다는 것을 환자에게 알리는 것을 제안했다. 이러한 힘들은 척수와 뇌 사이의 반응을 보내면서 그리고 통증 억제와 향상된 근육 활동에 가능한 결과를 내면서 신경계에 큰 입력을 만들어 낸다. 순전히 생체역학적이거나 신경생리학적인 설명은 아마 정확하지 않을 것이다. 중추 매개 기전에 의한 중추 감작화와 같은 강화된 통증 반응이 있거나 또는 없는 LBP를 가진 사람은 아마 MT 기술에 반응할 것이다.

도수교정과 가동술의 근거

Bronfort 등에[615] 의한 체계적인 재검토는 경부통과 LBP 치료 모두를 위한 실행 가능한 치료로써 SMT와 가동술의 사용에 대해 어느 정도 확신하는 제안이 만들어질 수 있다고 결론지었다. 급성 그리고 만성 환자를 구별 지을 때 높은 수준의 연구는 제한되었으며 단기 추적 관찰로 제한되었다. 2000년 1월부터 2008년 1월까지의 RCT 재검토는 SMT가 일반 운동과 동적 근력강화 운동에 비교했을 때 LBP의 단기 경감에 선호된다고 결론지었다. 운동만 하는 것보다는 SMT를 병행하는 운동이 더 효과적이다.[616]

급성 LBP 관리를 위한 임상 실무 안내 지침 제안[617]의 통합은 SMT의 단기 사용, 아세트아미노펜, 그리고 NSAIDS를 포함한다. CLBP를 위해서 허리 운동, 행동 치료, 그리고 단기 오피오이드 진통제는 추가적 제안들이다. 비슷한 제안들이 보존적 관리에 반응하지 않고 ESI나 감압 수술을 요구하는 이들을 위해 방사선 영상 연구를 고려하면서, 신경학적 손상을 가진 LBP의 관리를 위해 만들어졌다. PT를 받는 급성 LBP를 가진 1,190명의 환자의 후향적 검토에서, 적극 치료를 위한 임상 실무 안내 지침에 대한 준수는 더 나은 임상 결과, 그리고 줄어든 비용과 관련이 있었다.[618]

급성 LBP를 위한 SMT와 관련된 RCT의 체계적 재검토는 SMT가 교육, 가동술, 양상, 2-4주 동안 단기, 중기, 그리고 장기 추적 조사를 위해 통증과 기능에 향상을 보인 5-10 세션을 위한 약물을 포함하여 흔히 사용되는 많은 중재보다 우수하거나 또는 동등하다고 결론 맺었다. 이 연구들에서 해로움은 보고되지 않았다. 그들은 자가 치유와

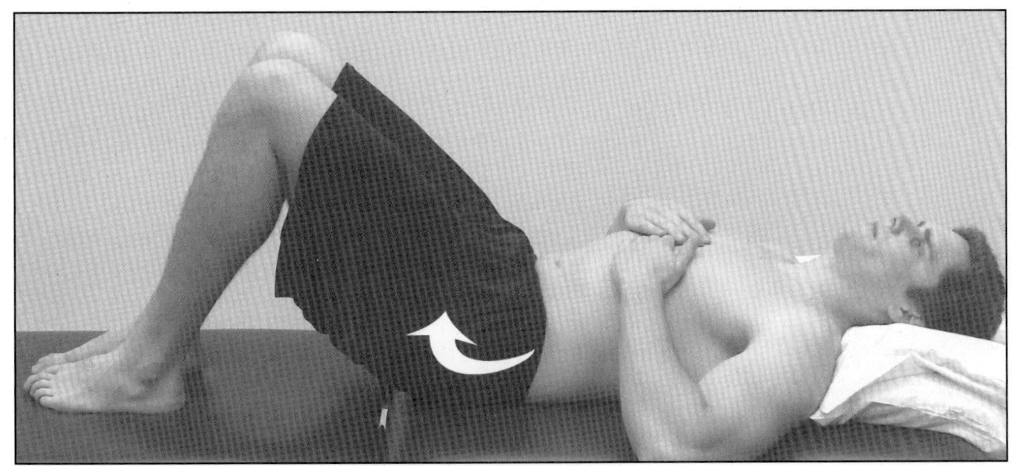

그림 4-101. 바로 누워 골반 기울기 ROM 운동. 엉덩이와 무릎이 구부리고 발은 바닥에 평평하게 두고 반듯이 누운 상태에서, 환자는 복부를 부드럽게 당기고 숨을 참지 않고 골반을 뒤쪽으로 돌림으로써 천천히 허리 아래 부분을 납작하게 만든다. ROM운동은 통증이 없고 하루에 3-4번씩 해서 10번 수행된다.

교육으로 충분한 증상 경감을 발견하지 못한 급성 LBP를 가진 환자를 위해 치료 선택으로써 SMT를 제안했다. 최근에 생겨난 근거는 급성 LBP를 가진 환자의 관리에 있어서 도수교정과 가동술의 포함을 계속해서 지지한다.[619]

도수교정과 가동술을 병행한 운동 요통 하위 그룹 또는 가동성 결손을 동반한 요통과 일치하는 중재

CPR은 Flynn 등에[140] 의해 도수교정 분류에 맞는 환자를 알아내는 데 있어서 임상가를 돕기 위해 개발되었다. 기능, 장애 그리고 건강 장애를 기반으로 한 범주의 관련된 국제적 분류는 가동성 부족을 가진 LBP이다.[14] CPR은 5가지 요소로 구성된다.

1. 16일 이하의 증상 기간(급성 LBP)
2. 18 이하의 FABQW(낮은 공포회피)
3. 무릎에서 아래 쪽에 증상 없음
4. 업드려서 측정된, 적어도 한쪽의 고관절 IR PROM이 35° 이상
5. Spring 검사 또는 CPA PAIVM을 가지고 평가된 하나 또는 그 이상의 허리 분절에서의 과소가동성. 2번의 치료 세션에서 향상은 수정된 ODI에서 자기 보고된 장애에 있어서 50% 또는 그 이상의 감소로써 정의되었다.

반듯이 누워 요추 골반 영역 고속, 저 진폭 도수교정(HVLA)은 처음에 통증이 가장 심한 쪽으로 또는 치료사의 재량으로 선택된 쪽으로 유도되었다. 성공적인 도수교정은 똑 소리(audible pop) 또는 공동음(cavitation)에 의해 결정되었다. 각각의 방향에 최대 2개의 도수교정이 허용되었다. 도수교정에 더해, 각각의 대상자는 반듯이 누워 골반 기울기 ROM 운동을 수행하고 통증의 허용치 안에서 일상의 활동을 지속하도록 지시받는다. 이 연구에서 대상자의 임의 도수교정은 약 45%의 성공 기회의 결과를 냈다. 만약 5개의 요소 중 4개가 존재했다면, 운동을 병행한 도수교정의 개선 확률은 95%(+LR 24.38 95% CI: 4.6, 139.4)로 올라갔다. 만약 5개의 요소 중 2개 또는 3개가 존재했다면, 향상의 가능성은 49%(+LR 1.18 [1.09, 1.42])와 68%(+LR 2.61[1.78,4.15])로 각각 줄어들었고 대체 치료가 고려되었다. 연구에 포함된 대상들은 수정된 ODI가 30% 이상이고 하지로 전이되거나 또는 없는 LBP의 주요한 증상을 가진 18세에서 60세의 연령대였다. 연구에서 제외된 대상들은 60세 이상이거나, 감소된 DTR과 같은 신경근 압박의 증상을 가지고 있거나, 근력 또는 감각 결손을 가지고 있거나, 척추전방전위증을 가지고 있거나, 골다공증을 가지고 있거나, 뼈가 약하거나 또는 뼈 이상이 있거나, 임신했거나, 이전에 요추 또는 고관절에 수술을 받았거나, 또는 위험신호가 존재하는 환자들이다.[140]

급성 LBP를 가지고 있는 몇몇의 사람들은 도수교정으로 관리되어서는 안 된다. Flynn 등의[140] 연구에서, 도수교정으로 향상되지 않거나 더 나빠진 대상들(표 4-1 참조)에게서는 도수교정 결과에서 64%의 변화를 설명하는 다음의 6가지 특징들이 발견되었다: 더 긴 증상의 기간, 고관

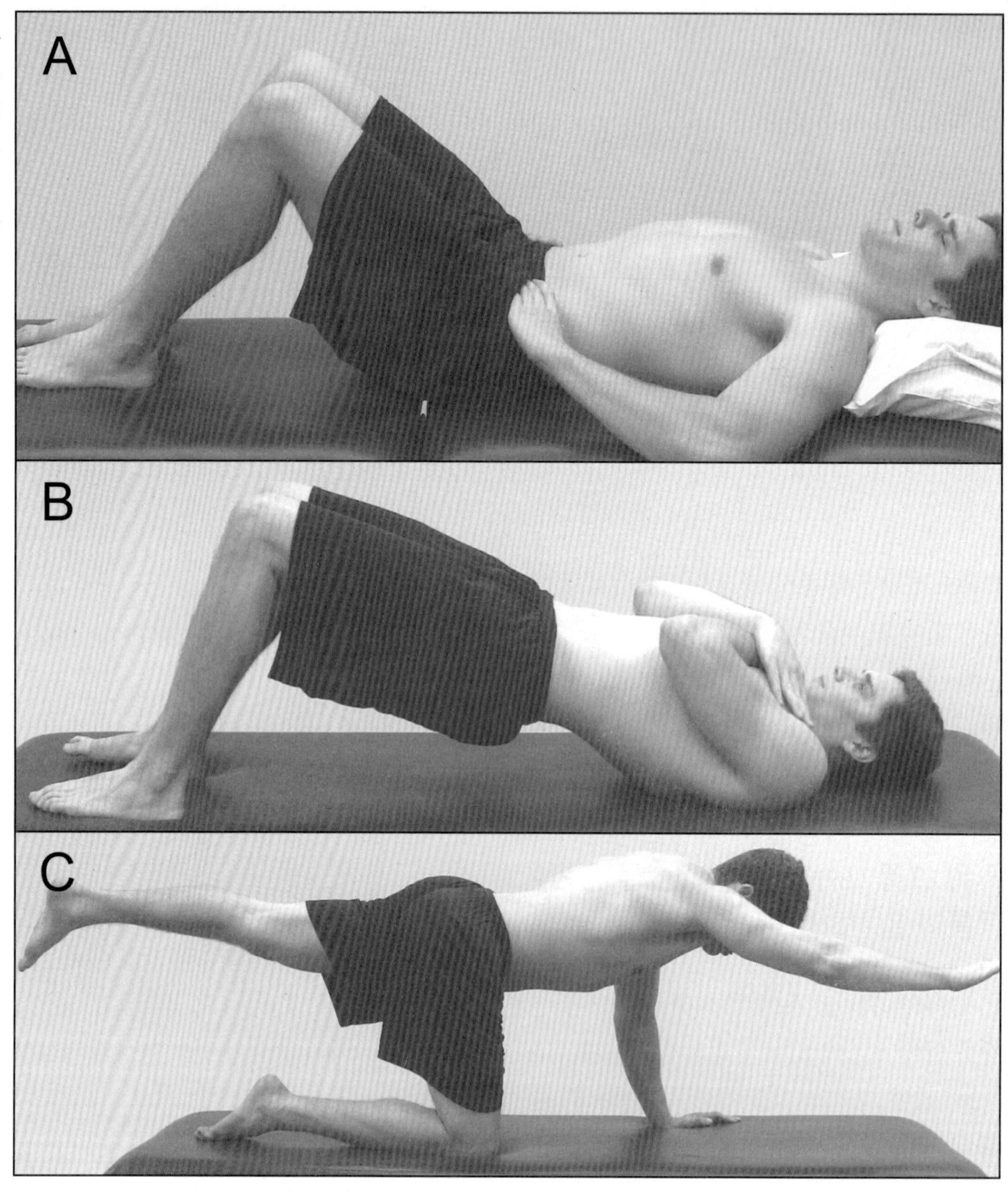

그림 4-102. 체간 강화 운동:(A) TrA를 위한 복부 오목 운동(abdominal hollowing);(B)MF/ES를 위한 교각운동(bridging); 그리고(C)MF/ES를 위한 네 부분으로 이뤄진 팔 다리 연장

절 또는 다리에 증상을 보임, 요추 과소가동성의 부재, 전체 고관절 회전 ROM의 평균 이하, 좌우 IR ROM 사이의 차이가 덜함, 그리고 Gaenslen's 징후 음성.[620]

Childs 등은[141] CPR에서 음성 또는 양성으로 분류되어 조사되었으며 그리고 나서 도수교정을 병행한 운동(즉, 체간 근력강화의 표준화된 운동 프로그램(그림4-102) 그리고 10분간의 트레드밀 또는 자전거 타기) 또는 4주 동안 총 5개의 치료 세션을 위해 운동만을 임의적으로 선택한 131명의 환자의 분리된 실험에서 CPR을 입증했다. CPR에서 (+)였고 도수교정이 되었던 환자들은 CPR에서 (+)였고 운동만 받은 환자들보다 1주, 4주, 그리고 6개월에서 더 향상되었다. 만약 환자가 도수교정을 받았다면, 장애와 통증에 있어서의 향상은 환자가 CPR에서 (+)였거나 (−)였음에 상관없이 더 컸다. 규칙에 긍정적이고 일치된 도수교정 중재를 받은 환자는 다른 그룹보다 훨씬 더 많은 변화를 경험했다. 6개월 추적 조사에서 운동 그룹의 환자는 도수교정 그룹의 환자보다 훨씬 더 많은 약물, 건강관리 활용, 그리고 일로부터의 손실된 시간을 가졌다. CPR에서 양성 반응을 보이고 도수교정을 받은 사람은 +LR 13.2(3.4, 52.1)의 결과를 냈다. CPR에서 3개 이하의 범주가 −LR 0.10(0.03, 0.41)과 관련이 있었다.[141]

Hancock 등은[621] Childs 등의 CPR 교정술이 SMT

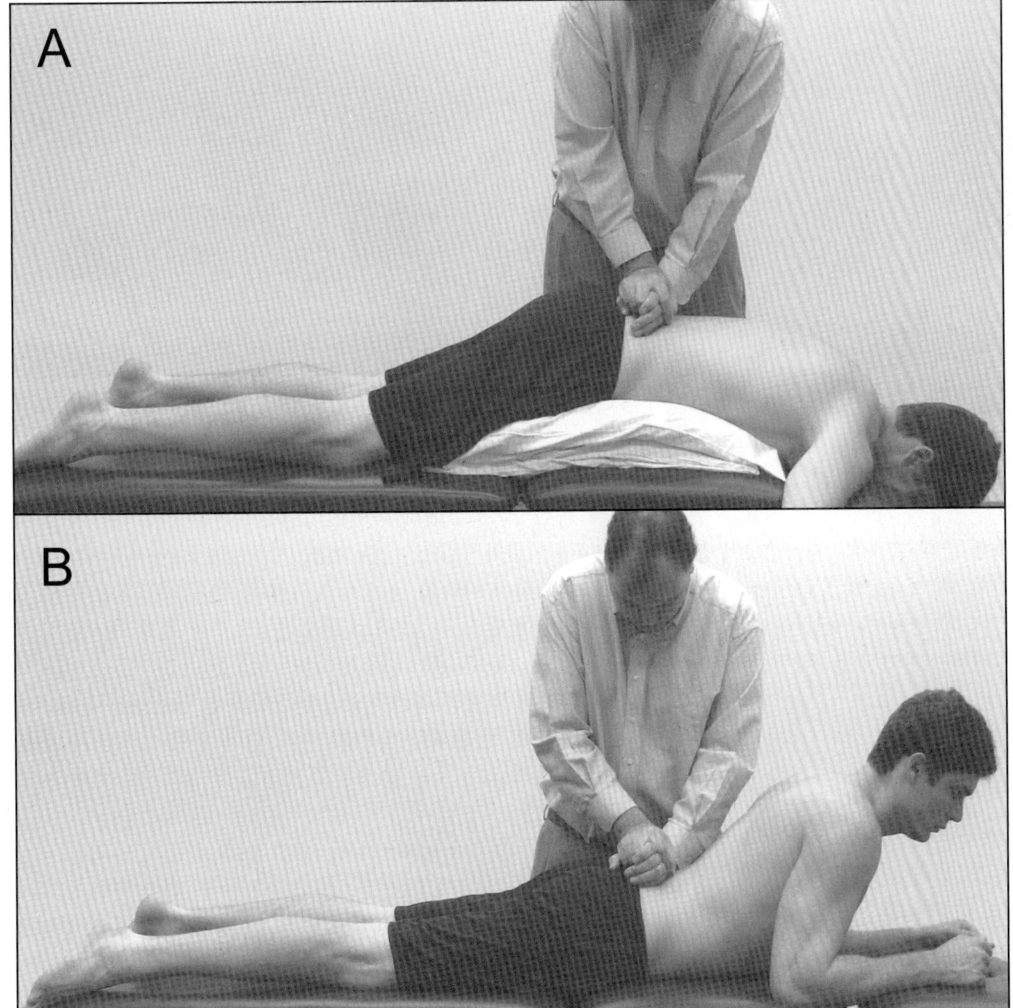

그림 4-103. 비추력 도수교정: 엎드린 자세, 요추 CPA 관절가동술. CPA 관절가동술이 비슷한 방식으로 이 장에서 전에 설명한 CPA PAIVM 평가(그림 4-85A 참조)에 수행된다. Cleland 등의 연구에서, CPA는 세트 사이에 30초 간의 휴식을 취하며 2세트 동안 총 60초의 HVLA 진동 힘 2Hz를 사용하여 L4-L5에 지시되었다. 치료사가 도수교정될 단계를 선택하거나 또는 L4-L5 부분을 고른다. 왜냐하면 이전의 연구가 요추 영역에 더 효과적이었다고 제안했기 때문이다. 이 기술의 변화와 진행은 환자를 베개 위로 구부리도록 자세를 취하는 것, 확장, 또는 LF를 포함한다. (A) CPA의 굴곡, (B) CPA의 신전

에 반응하는지를 확인하고 일반화했다. 대상자(239명)는 네 그룹으로 무작위 배정되었다: 가짜 SMT와 디클로페낙(diclofenac)의 가짜 NSAID 그룹, 가짜 SMT와 진짜 디클로페낙 그룹, 진짜 SMT와 가짜 디클로페낙 그룹, 그리고 진짜 SMT와 진짜 디클로페낙 그룹. 그 결과는 통증과 장애에는 CPR이 1, 2, 4, 12주에 SMT에 대부분 반응할 것 같은 급성, 비특정 LBP를 가진 환자를 알아낼 기회보다 더 낫지 않다고 제안한다. 저자는 도수교정 CPR이 급성 LBP를 가진 환자에게 일반화하지 않는다고 결론지었다. 그러나 연구들 사이의 많은 변화는 다른 결과를 설명할 수 있었다. 저자는 대부분의 대상들(97%)이 다양한 저속 가동술 기법을 받았고 5%만이 HVLA를 받았다고 보고한다.[621] Childs 등의[141] 연구에서는 모든 임상가들이 HVLA 도수교정을 받기 위해 임의적으로 선택된 모든 환자들에게 같은 HVLA 기술을 사용했다. Hancock 등은[622] CPR이 저속 기법에는 일반화하지 않을 수도 있다고 제안했다. Cleland 등에[581] 의한 다른 연구의 결과는 이러한 주장을 지지했다.

대체 도수치료 기법에 대한 척추 도수교정 CPR의 일반화 가능성을 결정하기 위해, Cleland 등은[581] 4/5의 요소를 가진 CPR에 적합한 LBP 환자들에게서 3가지 다른 기법을 비교했다. 이 연구에서, 증상의 평균 지속 시간은 16일 이하 범주를 14%만 만족시키는 50일이었다. 대상들은 연령대가 18세에서 60세였고, 수정된 ODQ에서 25% 이상을 차지했으며, 3세션의 근력강화 운동이 따라오는 2세션 동안 세 개중 하나의 MT 치료를 받도록 임의적으로 지명되었다. 운동 프로그램(그림 4-102 참조)은 TrA를 위한 복부 오목 운동(abdominal hollowing), MF/ES를

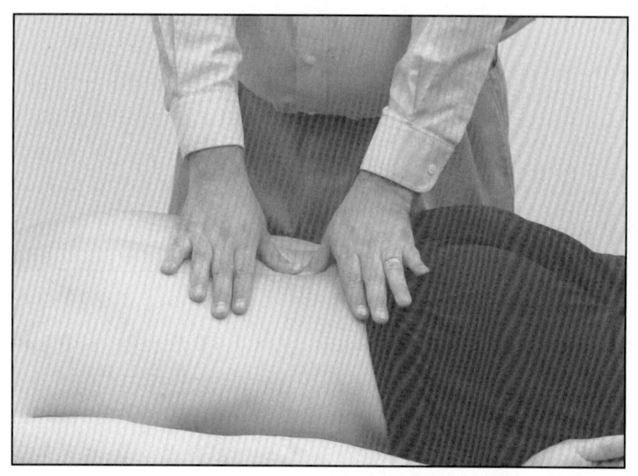

그림 4-104. 비추력 도수교정: 요추 UPA 가동술. 기법 수행은 평가와 동일하게 이루어진다. 통증과 기능부전의 치료는 무작위로 선택된 것보다 통증 감소에서 더 효과적이다. 증상이 없는 사람의 경우, 압통 역치로 평가될 때 가동술의 진폭이나 등급 사이에서 차이점이 없었다. 이 기법의 변형이나 진전은 굴곡자세, 신전 자세 또는 외측 굴곡 자세에서 이루어진다.

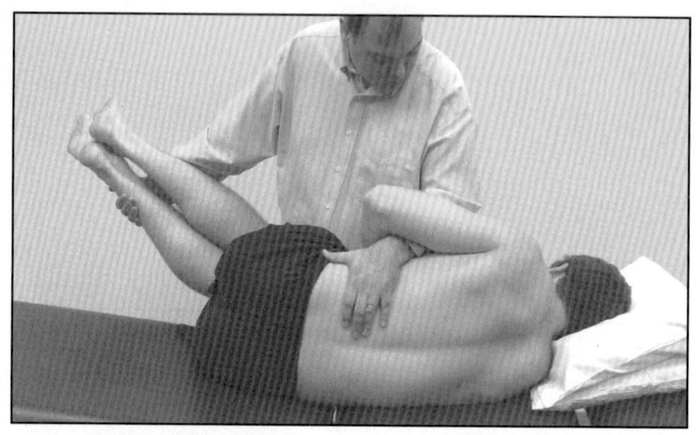

그림 4-106. 요추 굴곡 가동성 결핍을 위한 MET: 굴곡, 오른쪽 외측 굴곡, 오른쪽 회전 등의 가동성 결핍이 L4-L5에 있다. 오른쪽으로 옆으로 누운 자세에서, 치료사는 L4-L5 사이의 공간을 촉진하고, L5에서 움직임의 촉진이 이루어질 때까지 환자의 다리를 굴곡시킨다. 그런 다음, 치료사는 L4에서도 움직임이 촉진될 때까지 다리를 더욱 굴곡시키고, 왼쪽으로 회전한다. 치료사는 양쪽 발을 천장쪽으로 들어올림으로서 왼쪽 측굴을 유도한다. 굴곡, 왼쪽 외측 굴곡 및 왼쪽 회전을 유지하면서, 치료사는 환자에게 양발을 바닥쪽으로 약 5초 동안 등척성으로 당기도록 주문하고, 이를 4회 반복한다. 각 반복 운동이 끝난 후에는, 굴곡, 오른쪽 외측 굴곡 및 오른쪽 회전을 더 많이 일으킨다.

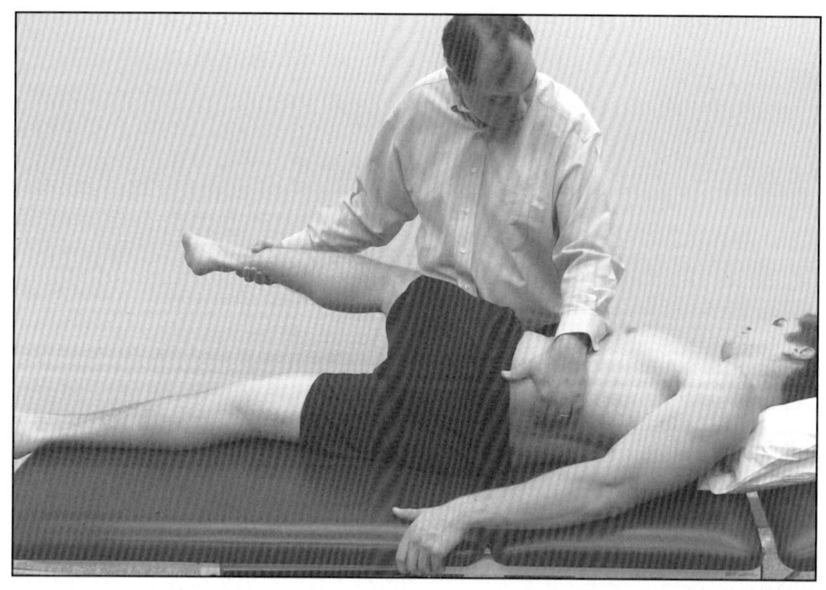

그림 4-105. 요추 신전 가동성 결핍을 위한 MET: 신전, 왼쪽 외측 굴곡, 왼쪽 회전 등의 가동성 결핍이 L4-L5에 있다. 오른쪽으로 옆으로 누운 자세에서, 치료사는 체간을 PA로 전이시킴으로서 L4-L5의 신전을 유도하고, 어깨 부위에서 미세한 신전을 조절한다. 그리고 필요하다면 L5까지 움직임을 모니터링한다. 양쪽 어깨를 테이블과 수직되게 유지한다. L4에서 움직임이 느껴질 때까지 왼쪽 어깨를 뒤쪽으로 회전함으로서, 왼쪽 회전을 유도한다. 환자는 이 자세를 유지하기 위해 테이블 측면을 움켜 잡는다. 치료사의 오른손은 환자의 왼쪽 다리를 들어올려, L4-L5의 외측 굴곡을 유도한다. 이 자세를 유지하면서, 치료사는 왼쪽 다리를 테이블 쪽으로 5초간 등척성 수축으로 당기고, 이를 4회 반복한다. 각 운동이 끝난 후에는 신전과 왼쪽 외측 굴곡을 더 많이 일으킨다.

위한 교각운동(bridging) 그리고 네발기기 자세에서 팔과 다리 신장, 그리고 Childs 등의[141] 검증 연구에서 수행된 것처럼 복사근을 위한 측면 교각 운동을 포함시키며 체간 안정 근육계를 목표로 했다. 세 개의 MT 기법들은 반듯이 누운 요추 골반 추력 도수교정(그림 4-100 참조), 측면으로 누운 요추 추력 도수교정(그림 4-99), 그리고 CPA 가동술의 비추력 도수교정(그림 4-103)이다. 그 결과는 1주, 4주, 또는 6개월에서 반듯이 누운 추력 도수교정과 측면으로 누운 추력 도수교정 사이의 차이점을 드러내지 못했다. 큰 차이점은 ODQ와 1, 4주에서의 통증 점수, 그리고 추력 도수교정 그룹에 유리한 6개월에서의 ODQ에서 추력 도수교정 그룹, 비추력 도수교정 그룹 사이에 관찰되었다. 6개월의 추적에서 대상들의 1.9%(바로 누운 추력), 89.5%(옆으로 누운 추력), 그리고 67.6%(비추력)가 ODQ에서 적어도 50%의 감소를 보이는 성공적인 결과를 얻었다. 이 연구는 통제와 위약 그룹을 포함시키지 않았고 자발적 회복, 환자 기대, 또는 위약 효과의 변수를 설명할 수 없었다. 그렇지만 비추력 기법이 아닌 다른 추력 도수교정 기법에 CPR의 일반화 가능성을 지지했고 다른 설정에 일반화를 위한 지원을 제공했다. 이러한 발견들을 조사하기 위해 아직은 추후 연구가 요구된다.[581]

도수교정 CPR 진단 분류에 기초한 중재는 어떤 환자들에게는 효과적일 것이나 항상 효과적이지는 않을 수도 있고 다른 이들에게는 환자 기대, 환자 선호 또는 이전의 부정적, 긍정적 경험, 임상가 경험, 금기증, 또는 물리치료사에 의한 도수교정을 금지하는 국가별 관행 법률이 있는 경우 등을 포함한 여러 가지 이유로 나타나지 않을 수도 있다. 게다가 어떤 환자들에서는 그 연구가 아예 적용되지 않거나 또는 명확하게 적용되지 않을 것이다. 처음에 이런 사람들은 비슷한 ICF 분류와 가동성 부족을 가진 LBP에 맞았을 것이다. 이 경우에, 이러한 사람들을 관절 가동술, 연부조직 가동술, 또는 MET와 같은 중재 전략에 매치시키고 가동성을 향상시키기 위해 운동시키는 근거기반 접근이 아직도 적용된다.

가동성 부족을 가진 LBP의 장애기본 범주에서, 임상가는 요추, 흉추 그리고 관절 또는 근육 강직에 관련된 고관절 ROM 장애와 같이 연관성이 있는 신체 장애를 알아낸다. 그리고는 중재가 환자에게 중요한 활동 제한 또는 수행 부족에 연결된 우선되는 장애에 지시된다. 중재를 선택하는 데 있어서 임상적 의사 결정을 안내하기 위해 PPIVM 검사 또는 CPA PAIVM으로부터 오는 과소가동성과 같은 검사 결과를 이용하는 것은 장애기반 접근의 한 예이다. 부분 과소가동성의 존재는 환자가 MET, 가동술, 또는 도수교정, 운동과 같은 중재로부터 이득을 볼 것이라고 제안한다.[508] 연구가 부족함에도 불구하고, 양쪽 CPA(그림 4-103 참조)와 UPA PAIVM(그림 4-104)과 PPIVM은 통증을 줄이고 가동성을 향상시키기 위해 가동술 기법으로 사용될 것이다. Powers 등은[623] 요추 신장에서 즉각적인 증가를 보여주었고, 가장 고통스러운 부분에 40초씩 3차례의 CPA PAIVM 가동술의 단일 세션을 한 이후 LBP를 가진 사람에게 각각의 다른 요추 분절에에 40초씩 2차례를 더한 후에 감소된 통증을 보여주었다. LBP와 가동성 부족을 가진 사람에게 가동술, MET, 연부조직 가동술, 또는 운동을 병행한 다른 도수교정 기법들 같은 다양한 도수치료 중재들이 적절할 수 있다.

근육 에너지 기법(MET)

MET를 포함한 많은 MT 접근과 기법들은 임상 결과와 관련된 연구를 제한시켰다. MET는 생체역학 모델들과 연결된 척추 운동의 평가에 기초해 있지만, 검사의 유효성과 재현성은 불확실하다.[624] MET는 뻣뻣한 근육, 약한 근육, 관절 과소가동성, 그리고 통증 관리에서 관절과 연부조직을 가동하기 위해 근육 수축[625](그림 4-105)을 사용한다. MET가 작용하는 정확한 기전은 불분명하지만, 이것은 본래 생체역학적이고 신경생리학적일 것이다.

몇몇의 연구들이 가동성 부족을 위해 MET의 사용을 지지하며 경추, 흉추, 요추 ROM에서 향상을 보였다.[628-630] Schenk 등은[629] 대조군과 비교해 요추 신장을 향상시키기 위해 4주 동안 1주당 5분씩 2번하는 옆으로 누워 MET 기법을 사용했다. Fryer와 Ruszkowski[627] 5초, 20초 간의 효과와 능동 환추 회전 ROM에서 MET 정적 수축의 허위 조절군을 조사했다. 축 회전의 평균 변화에서 5초 MET와 조절군 사이의 중요한 차이가 드러났지만, 20초 MET와 조절군에서는 아니었다. 5초 정적 수축은 MET와 함께 경추 회전을 증가시키는데 더 긴 수축 시간보다 더 효과적이었다.

전향적 임상 실험에서 Wilson 등은[630] 감시된 신경근의 재교육(NMR)과 결부된 치료와 NMR과 단일 RT에 대한 저항 훈련(RT)을 비교했다. 대상들은 연령대가 18세에서 65세였고, ODI 20%에서 60%, 고관절 또는 하지로 전이가 없는 급성 LBP를 가지고 있었으며, 굴곡에 있어서 요추의 가동 촉진에 의해 결정된 요추 굴곡 가동성 부족(생리적 그리고 분절적)이었다. MET는 4주에 걸쳐서 한 주당 2번씩 옆으로 누워(그림 4-106) 수행되었다. MET절차에 따라, 환자의 ROM과 위치 상의 분절 가동성이 재평가되었다. MET 절차는 만약 굴곡과 외측 굴곡에서의 불균형에서 ROM 제한과 위치 상의 불균형이 더 이상 발견되지 않는다면 성공이었다. 환자의 가동성 부족

(서서 굴곡, 왼쪽 LF, 그리고 왼쪽 회전) 방향으로 5-7초간 통증 없는 신장을 하는 것으로 구성된 MET를 증가시키기 위해서 집에서 하는 운동 프로그램이 처방되었다. 모든 환자들은 감시된 NMR 그리고 인쇄물에 있는 RT 운동의 표준화된 설정이었다. 두 그룹 모두 ODI점수(85% MET와 운동을 병행한 그룹; 65% 운동만 한 그룹)에서 향상했지만 MET 그룹은 통계상으로는 달랐다.[630] 몇몇의 연구는 이러한 접근의 사용을 지지하기 위해 추가적인 근거를 제공하면서 MET를[631-634] 척추 통증의 종합적인 관리의 요소로 사용해 왔다. (표 4-1)은 중요한 검사 결과, 그리고 도수교정, 가동술과 운동을 병행한 LBP 하위 그룹과 가동성 부족을 가진 LBP의 ICF 범주를 위한 잠재적인 중재를 요약한다.

안정화 운동 요통 하위 그룹 또는 협응 움직임 장애를 동반한 요통과 일치하는 중재

LBP를 가진 사람의 표면의 근육과 심부의 근육의 기능과 구조에 있어서 흔한 변화가 3장에서 논의되었다. 이론상으로는 체간 근육 수행의 부족을 보이는 LBP를 가진 사람에게 분절 불안정성의 결과를 낳는 수정된 운동조절 전략과 임상적 불안정성의 결과를 낳는 구조적 변화와 관련하여 요부 안정화 운동들이 가장 흔히 처방되었다. 이 경우에 줄어든 통증과 장애로 이끄는 심부 근육 기능에 있어서의 향상은 움직이는 동안 척추 분절의 향상된 운동조절로 여겨졌다. 요추 불안정의 생체역학에 연관된 풍부한 연구에도 불구하고, 요추 불안정을 가진 환자를 알아내기 위한 최고 표준은 아직까지 정립되지 않았고, 어려운 진단처럼 되어 있으며, 바르게 정의되지 않았다. 전통적인 요추 불안정의 의학적 진단은 굴곡과 신전에 대한 방사선에 의존하는데 이 방사선은 불행히도 높은 위양성 비율과 증상이 없는 대상에게도 유의미한 변화를 가지고 있다. 게다가 방사선은 신경근 조절에 대한 정보를 제공하지 않는다. 안정화 운동에 대한 환자의 요구는 필연적으로 방사선 사진이 있거나 또는 없는 임상 검사 결과에 기초해 있다. 안정화 운동 분류에 맞는 LBP의 관련된 ICF 범주는 협응 운동 부족이 있는 LBP인데[14] 이것은 요추 불안정의 의학적 진단을 포함하지만 제공하지는 않는다.

임상적 요추 불안정의 주관적이고 객관적인 설명들은 전문가들의 합의에 기초해 확인되었다.[636] 임상적 요추 불안정성의 감별 진단을 돕는 주관적 설명들은 바뀌어가고 알려지고 있으며, 빈번한 요통, 점점 나빠지는 상태를 포함하고, 더 빈번한 척추의 교정을 필요로 한다. 자세 또는 움직이는 동안의 공통적인 호소는 뒤틀림이나 구부리는 동안 통증이나 잠김, 이동 활동 중 통증, 구부러진 자세에서 돌아갈 때의 통증, 사소하거나 갑작스런 활동 중 통증, 지지하기 않고 앉기 어려움 및 지속적인 자세로 악화되는 통증을 포함한다. 객관적인 설명들은 분절 경첩 움직임 또는 움직임이 있는 축회전, 부실한 협응 또는 신경근 조절, 그리고 분절 불안정의 단계에서 국소 근육의 줄어든 지구력과 근력 같은 부실한 요골반 조절을 포함한다. 통증 유발, 굴곡과 신전 동안 1 또는 2분절의 지나친 움직임, 과대가동성과 CPA PAIVM과 함께 통증 유발을 포함하고 근접한 과소가동성 분절 역시 보고되었다. 움직임 관찰은 정도를 벗어난 움직임, 일관된 자세로 인한 통증, Gower 징후(즉, 허벅지의 가성비대), 그리고 나쁜 자세와 외측 편위와 같은 자세의 편위를 포함시켰다. 저자는 이러한 설명들이 척추 관련 불안정성 문헌에 보고된 것들과 비슷하고 임상 감별 진단을 도울 것이라고 결론지었다.[636]

안정화 운동 접근

안정화 운동의 목표는 척추의 안정성을 높이고, 통증을 줄이고, 정도를 벗어난 분절 가동성을 조절하고, 일상생활 기능을 향상시키기 위해 근육 운동 패턴을 훈련시키는 것이다. 최적의 운동 접근을 지지하는 근거는 논란이 많고 임상 문헌은 많지만, 2개의 주요 운동 접근–특정 안정화와 일반 안정화–이 임상적으로 많이 다양하게 사용되는 것이 임상 문헌에 계속 존재한다. Hodge는 "요통은 하나의 근육의 문제가 아니다. 그것은 전체 시스템을 가로지르며 생기는 복잡한 변화와 관련되어 있다." 그리고 "재활은 한 근육만을 목표로 해서는 안 되고 대신에 전체 시스템의 면밀한 평가를 포함시켜야 한다."고 말했다.[637(p942)]

특정한 운동 또는 운동조절 접근에서, 표면 근육들은 활약이 지나친 데 반해 심부 근육의 활성화(TrA와 MF)는 LBP에서 항상 지체되거나 감소되는 것으로 관찰되었다.[638] 이러한 사람들에게는, TrA와 MF의 심부 근육을 초점으로 하는 초기 운동조절 중재를 포함한 안정화 운동이 필요할지도 모르지만, 이것이 운동 프로그램에서 체간 근육 실행에 유일한 초점이 되지는 않을 것이다. TrA와 MF의 우선적 활성화가 유일한 주목거리라는 것은 이 접근에 대한 하나의 오해이다. 자세, 근육 활동, 그리고 기능적 움직임의 패턴들도 다루어진다. 이 접근은 LBP를 가진 사람에게서 종종 제대로 발휘되지 못하는 표면 근육과 심부 근육 간 조화의 정상적인 안정화 운동 패턴을 재교육하는 것을 목표로 하고 있다.

그에 반해서, EMG와 강직 분석을 포함한 생체역학 모델들은 다른 관점을 제공한다. Cholewicki와 McGill은[639] 충분한 척추 안정성은 과제에 달려 있고 모든 동적 근육의 중재를 요구한다고 말한다. 대부분의 일상 활동에서 10%의 복부근 긴장(abdominal bracing) 또는 신전근과 요방형근을 따른 복부 보강은 안정성을 유지하기에 적합하다.[640] 모든 근육들, 특히 근육들의 지구력 요소가 중요하고 한 근육에 대한 임상적 초점은 안정성을 보장하지는 못한다. McGill에[640] 의하면, 모든 근육들은 양적 안정화가 중요하며, 그러므로 표면 근육과 심부 근육의 분류는 임상적 의사 결정에 아무런 도움이 되지 않는다. TrA의 중요성에 관해, Grenier와 McGill은[641] 안정성을 향상시키기 위해 ADIM을 사용하는 것은 역학적 근거가 없다고 결론 맺었다. 복부근 긴장은 요추 압박이 15% 증가하고 TrA가 0.14% 감소하여 요추 압박이 0.1% 감소하고 안정성이 35% 향상되었다. 이러한 관점에서, TrA 활성화의 이점은 안정성을 제공하는 능력에 관계되지 않은 것으로 나타난다. McGill은[640] 매일 자세와 움직임을 지원하는 데 필요한 3차원 운동 영역에서 끊임없이 변화하는 기능을 가진 움직이는 표적으로 안정성을 설명했다. 일상 활동은 많은 근육들, 즉각 반응 운동 체계, 근지구력, 그리고 부하를 견디는 척추의 복잡한 상호작용을 요구한다. 일반 운동 접근은 심부 근육의 우선적 활성화에 관련 없이 표면 동적 근육(즉, 복사근, 요방형근)의 안정화 기능과 지구력을 향상시키기 위해 설계된 운동을 강조한다. 특정한 안정화 운동(SSE)과 더 일반적인 운동 접근을 비교하는 연구[642–644]에서 다른 접근보다 한 접근을 선호하는 것에 차이를 보이지 않았다. 더 중요한 것은 능동 운동 접근이 LBP를 가지고 있는 사람들에게 있어서 통증과 장애를 감소시키는 데 효과적이라는 사실이다.[642–644]

안정화 운동의 근거

LBP를 가진 사람에게, 동적 근육의 기능과[645,646] 구조는[642,647,648] 안정화 운동으로 향상될 수 있다. 그러나 안정화 운동과 동적 근육 수행에 있어서의 향상이 기능적인 결과에 있어서의 개선을 대변하는지 아닌지에 대한 논란도 존재한다. 몇몇의 연구들은 LBP를 위한 안정화 운동의 효과를 지지한다.[643,649–651] 다른 보고들은 안정화와 일반적 재활, 또는 MT 사이의 차이를 보이지 않았다.[644,652,653] 안정화 운동이 향상된 임상 결과에 영향을 끼쳤는지 아닌지에 대한 논란에 더불어, 유효성 기전과 함께 최적의 근거를 기반으로 한 요추 안정화 운동 접근을 위한 의견 일치가 없다.

Ferreira 등은[654] 1996년부터 2004년까지 임신 후의 척추와 골반 통증을 위한 SSE 효과의 체계적인 검토를 수행했다. 저자들은 우선 심부 근육 활성화의 SSE와 운동조절 접근의 사용이 척추, 골반 통증을 가진 사람에게 중간 정도의 긍정적인 효과를 만들어 낸다고 결론지었다. 효과는 경추성 두통, 경부통, 그리고 골반통의 치료와 급성 에피소드 후의 LBP의 재발 감소에서 나타났다. 보통 SSE는 치료없음, 일반 치료, 또는 교육보다 우수했으나 SMT 또는 보존적 재활의 효과보다 더 우수하지는 않았다. 교육과 결합된 짧은 기간의 SSE는 추간판 변성이 있는 환자에게 척추 유합술과 비슷한 효과를 제공했다. SSE는 만성 LBP에 있어서 통증과 장애를 감소시켰지만, 급성 LBP에서는 그렇지 않았다. SSE의 기본적인 기전은 알려지지 않았다. 예비 근거는 심부 근육의 인지 활성화가 이러한 근육들이 훈련되지 않은 기능적 움직임으로 구성되는 방식에 즉각적으로 영향을 미칠 수 있다고 제안한다. 이론상으로 SSE는 척추 부하를 조절하고 증상을 호전시키는 운동 패턴의 변화를 유도한다.[655]

2005년 10월까지의 체계적인 재검토는[656] 호전된 통증과 장애 수준, 증가된 MF 근육 단면적을 위한 중등도 근거들이 존재하고, SSE는 향상된 삶의 질을 위한 제한된 근거들이 존재한다고 제안했다. Hides 등은[648] 급성 LBP 환자에게서 MF 단면적이 4주와 10주에 중재군에서는 늘어났지만 대조군에서는 늘어나지 않았다는 것을 입증했다. 같은 저자들에[650] 의한 장기간의 추적조사는 중재군의 환자들이 1년과 3년 추적조사에서 LBP가 재발 빈도가 낮았다는 것을 보여준다. 중재군의 재발률은 30%, 35%였고 조절그룹은 84%, 75%였다. O'sullivan 등은[649] 하지에 방사통이 있거나 또는 없는 LBP 환자와 척추 분리증의 방사선 진단을 위해 SSE 프로그램을 일반 운동 접근에 비교했다. 특정 운동 그룹은 통증 강도와 30개월의 추적조사에 유지되었던 장애가 현저히 감소했다. 조절 그룹은 기준치로부터 큰 변화가 없었다.[649]

May와 Johnson은[657] 1982년부터 2006년 10월까지 21개의 연구를 검토하여, 이전의 보고서들과 비슷한 발견들을 보고했다. SSE는 치료없음, 일반 치료, 또는 최소 중재보다는 우수했다. 처음으로 저자들은 SSE가 비특정 LBP 그룹보다 특정한 하위 그룹에서 더 효과적일 것이라고 명시했다. 체계적인 재검토는[658] SSE가 단독으로, 또는 다른 치료법의 한 부분으로써 지속적 LBP를 가진 환자의 통증과 장애의 감소에 효과적이라는 근거를 제공했다. 저자들은 SSE가 다른 형태의 운동, MT, 또는 수술보다 더 우수하다는 확신을 주는 근거를 찾지 못했다.[658] Kriese 등은[659] SSE가 단기간의 통증과 장애를 줄이는 데 있어서 임상가에 의한 치료만큼 효과적이라고 보고했다. LBP의 급성 에피소드 이후에, SSE는 재발을 감소시키는데 더 효과적이다. CLBP에게 SSE는 최소 중재보다 더 효과적이고, 통증과 장애를 줄이는 데 있어서 다른 PT 중재만큼 효과적이다. SSE와 일반 운동 접근은 보통 비특정 급성 LBP에게는 추천되지 않고 비특정 CLBP에게는 똑같이 효과적으로 나타난다. 일반적인 견해는 LBP에 있어 자동 운동의 필요성을 지지하지만 어떤 운동이 가장 효과적이고, 실행하기 가장 좋은 방법이고, 또 어떤 것이 가장 효과가 있을지에 대한 합의는 없다.

안정화 운동 분류와 일치하는 중재

안정화 훈련에 반응할 것 같은 환자들의 하위 그룹을 알아내는 것을 돕기 위해, 예비 CPR이 Hicks 등에[197] 의해 개발되었다. 모든 대상들은 매일 가정 운동 프로그램과 동일한 안정화 프로그램을 한 주에 2번씩 8주에 걸쳐 받았다. 운동 프로그램은 광범위한 표층 동적 근육의 협력 수축을 위한 안정화 운동 패턴을 장려하기 위해, 반복되는 준최대 노력(submaximal efforts)에 초점을 맞춘 EMG 연구와[660-666] 생체역학을 기초로 한 일반 접근을 적용했다.[660-666] 운동 진행은 치료사의 결정(표 4-23)에 의한 특정 기준을 기본으로 하고 있었다. 이 연구에 포함되지 않은 대상들은 이전에 척추 유합술을 받았거나, 현재 임신 중이어서 그 결과로 LBP를 가지고 있거나, 급성 골절, 종양, 또는 전염병을 가지고 있거나, 신경근 압박의 2개 이상의 징후(줄어든 하지 근력, 감각, 반사 작용)를 가지고 있는 사람들이다.

다음의 4가지 변수는 안정화 운동의 성공이 가장 잘 예측되는 것으로 확인되어 있다.

1. 연령대가 40세 이하인 경우
2. AROM 중의 이상 움직임
3. 우+좌/2에 의해 계산했을 때 91° 이상인 최대로 견딘 평균 SLR
4. 양성 PIT[197]

성공을 예측하는 최고의 규칙은 +LR 4.0(1.6 to 10.0)을 가진 3개 또는 4개의 변수였다. 성공률이 33%라고 가정하면, 가능성은 67%로 증가한다. CPR의 한 부분이 아님에도 불구하고, 다른 성공을 예측하는 변수들은 빈도 증가와 CPA PAIVM 과대가동성과 함께 이전의 LBP 에피소드를 포함시킨다.[197] Herbert 등은[667] 안정화 운동의 성공을 위해 예측되는 요소들과 초음파 영상을 이용한 TrA와 MF 활성화 사이의 관계를 조사했다. 저자들은 TrA가 아닌 감소된 MF 근육 활성화가 안정화 운동의 성공을 예측하는 요소들의 존재와 관련이 있다는 것과 이것이 안정화 교육 동안 MF를 목표로 삼는 잠재적 임상적 중요성으로 인용된다는 것을 알아냈다.[667]

Hicks 등의[197] 연구로부터, 수정된 ODQ에서 6점 이하의 향상을 의미하는 중재로써의 안정화 운동이 실패할 것으로 예측되는 4가지 요인이 확인되었다.

1. FABQPA 범위에서 9 이하
2. CPA PAIVM 과대가동성의 부재
3. 시상면 AROM 중 이상 움직임의 부재
4. 음성 PIT

이들 중 적어도 3개 이상이 존재한다면 그것은 안정화가 실패할 가능성이 있음을 제시한다(+LR 18.8). 25%의 실패의 확률을 미리 검사했고, 이러한 요소들 중 적어도 3

[표 4-23] 안정화 운동과 진행

복부근 긴자을 동반한 운동	진행 기준
바로누워 호흡	30 반복, 8초 유지
바로누워 뒷꿈치 밀기	20 각각 반복, 4초 유지
바로누워 다리들기	20 각각 반복, 4초 유지
바로누워 교각자세	30 반복, 8초 유지, 한쪽 다리로 진행
서기	30 반복, 8초 유지
Standing row	20 reps per side, 6초 유지
걷기	30 reps with 8-second hold on 각 방향
네발자세에서 팔들고 호흡	30 reps with 8-second hold on 각 방향
네발자세에서 다리들기	30 reps with 8-second hold on 각 방향
네발자세에서 팔다리 번갈아들기	30 reps with 8-second hold on 각 방향
옆으로 누워서 무릎굽힘	30 reps with 8-second hold on 각 방향
옆으로 누워서 무릎폄	30 reps with 8-second hold on 각 방향

Data extracted from Hicks GE, Fritz JM, Delitto A, McGill SM. Preliminary development of a clinical prediction rule for determining which patients with low back pain will respond to a stabilization exercise program. Arch Phys Med Rehabil. 2005;86:1753-1762.

가지는 실패의 확률을 86%로 증가시켰다. 이 CPR의 입증하기 위해서는 더 많은 연구가 필요하다. 이전의 연구는 누가 안정화 운동으로부터 가장 많은 효과를 보고 또 누가 효과를 보지 않을 것 같은지를 알아내는 것이 가능하다는 것을 뒷받침한다.[197]

Alqarni 등은[668] 요추 분절 불안정성의 진단에 도움을 주는 임상적 유용성 연구의 체계적인 재검토를 수행했다. CLBP를 가진 42명의 환자에게서 민감도, 특이도, 그리고 +LR은 다음과 같았다.

- PAIVM(0.46, 0.49, 2.4)
- 후방 전단 검사(0.57, 0.48, 1.1)
- Beighton 과대가동성 척도(0.36, 0.86, 2.5)
- 이상 동작(0.18, 0.90, 1.90)
- PIT(0.61, 0.57, 1.4)[408]

CLBP를 가진 대상들에게서, Abbott 등은[669] 요추 불안정을 특이도(0.89), 민감도(0.29), 그리고 +LR 2.5로 진단하기 위해 PAIVM의 진단 정확도를 보고했다. 이와 비슷하게, 굴곡과 신전에서 PPIVM은 각각 낮은 민감도(0.05, 0.16)와 높은 특이도(0.99, 0.98), 그리고 +LRs(87, 7.1)을 보여주었다. PLE 검사는 혼합된 척추 퇴행성 질환을 가진 122명의 나이든 환자에게서 민감도(0.84), 특이도(0.90), +LR 8.8(4.5 to 17.3), 그리고 -LR 0.2를 보여주었다.[670] PLE 검사의 유효성과 임상적 요추 분절 불안정을 가진 환자들을 진단하고 관리하는 데 도움을 주는 요인들의 조화를 결정하기 위해서는 추가적인 연구가 필요하다.[668]

이 장에서 나중에 논의할, 출산 후 PGP를 가진 산후 여성들은 안정화 운동에서 효과를 볼 수도 있는 LBP의 또 다른 하위 그룹이다. 임상 소견과 이 하위 그룹 여성들을 대상으로 한 실험 결과를 포함 기준(inclusion critria)으로 사용하여 통증, 기능 및 삶의 질에 대한 안정화 운동과 PT에 비해 임신 전 SSE의 효과를 평가 하였다.[671] PGP의 위치는 둔부의 L5-S1 부위에 원위과/또는 측면이었으며 임신 중 또는 3 주 이내에 발병한 PS에 있었다. 후부 골반 통증 유발(P4 또는 대퇴 밀치기 검사로도 알려져 있다),[672] ASLR 검사,[450] 후천장관절 인대와 PS의 촉진 자

그림 4-107. 누운자세와 네발기기자세에서 상지와 하지를 통한 심부와 표면시스템의 정적조절 훈련: (A) 한발 뒤꿈치밀기 반대발은 지지; (B) 한발 뒤꿈치밀기 반대발은 들기; (C) 한발밀기 반대발은 지지; (D) 한발밀기, 반대발은 들기

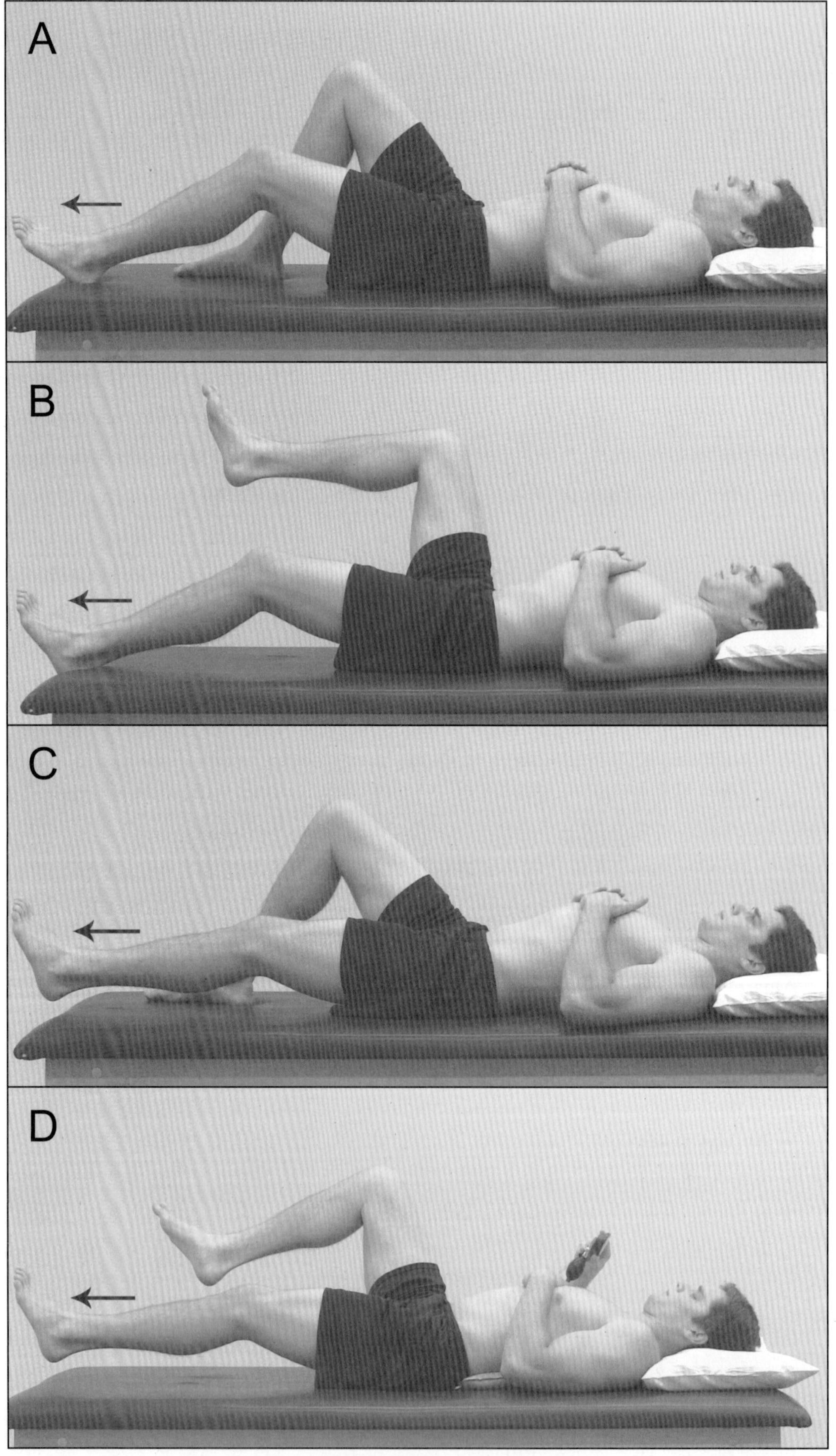

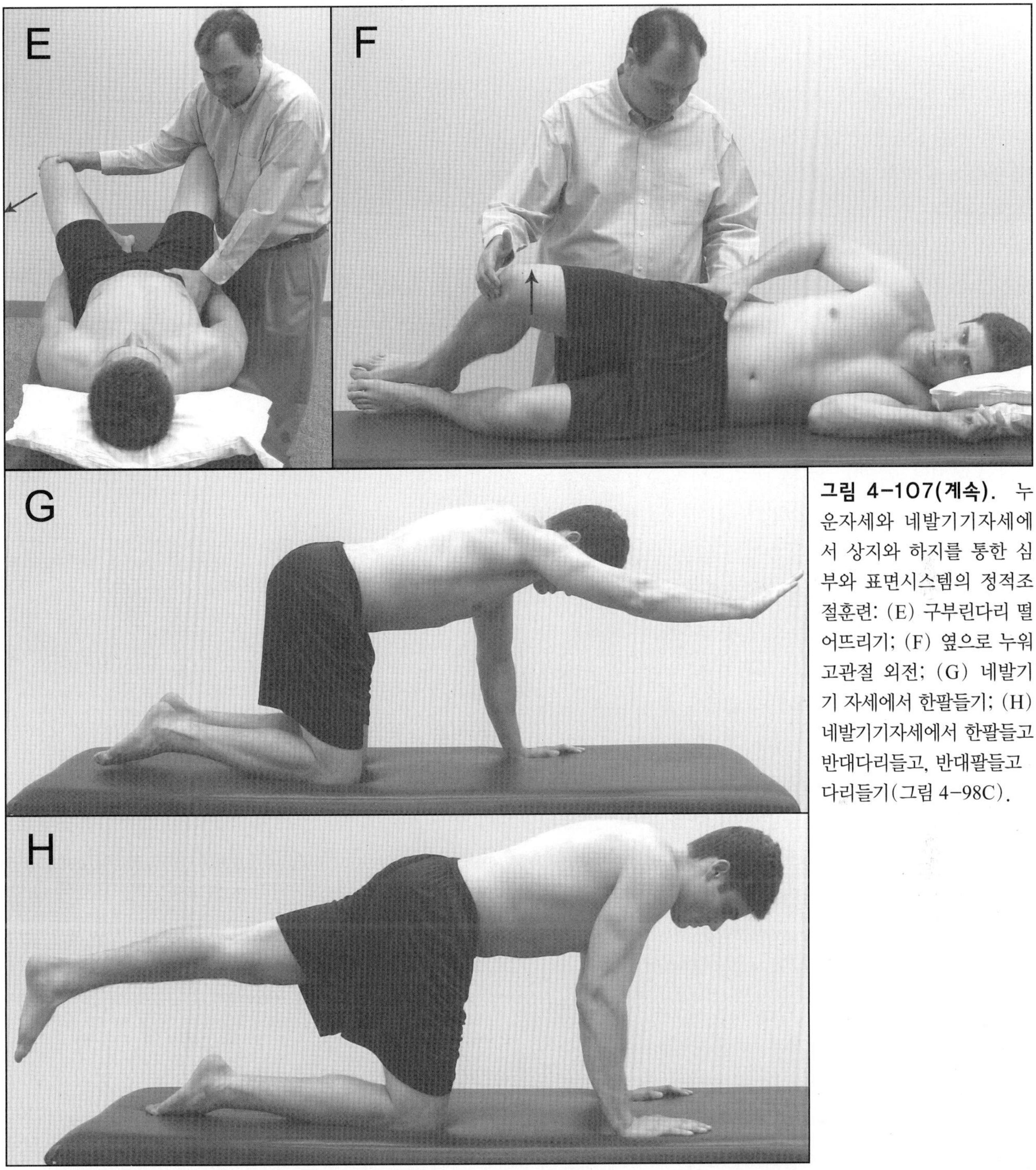

그림 4-107(계속). 누운자세와 네발기기자세에서 상지와 하지를 통한 심부와 표면시스템의 정적조절훈련: (E) 구부린다리 떨어뜨리기; (F) 옆으로 누워 고관절 외전; (G) 네발기기 자세에서 한팔들기; (H) 네발기기자세에서 한팔들고 반대다리들고, 반대팔들고 다리들기(그림 4-98C).

극,[673] 그리고 수정된 Trendelenburg 검사[674] 또한 양성 검사였다. P4 검사와 ASLR 검사는 오른쪽과 왼쪽에 양성이어야만 했다. 그리고 다른 3개의 검사 중 적어도 하나는 양성이어야 했다. 이 검사의 합성을 위한 통계적 특성은 보고되지 않았다. 두 그룹 모두 개선되었음에도 불구하고, SSE가 PGP를 가진 산후 여성에게 SSE가 없는 PT보다 20주와 1년 후에 모든 결과에서 더 효과적이었다.[671] (표 4-2)는 주요한 소견들, 반대되는 요인들, 그리고 안정화 운동 LBP 하위 그룹, 운동 조절 장애를 가진 LBP의 ICF 범주를 위한 잠재적 중재를 요약하고 있다.

특정 안정화 운동 접근 안내 지침

다음으로 논의되는 안내 지침들은 광범위한 연구를 기반으로 한 운동조절 교육 관점으로부터 나온 척추의 동적 조절을 위한 SSE의 간단한 개론이다.[675] 환자의 요구에 맞게 만들어진 많은 운동 변화가 이 접근에서 사용되었다. 모든 안정화 프로그램의 목표는 환자들의 기능적 요구를 맞추기 위한 척추의 최적 조절이다. 특정한 접근을 사용한 척추 운동조절의 재활은 이전에 검사 부분에서 논의된 것처럼 자세, 운동 패턴, 호흡, 그리고 심부와 표면 근육의 활성화의 평가와 함께 시작된다. 고관절, 무릎, 발목, 또는 흉추의 가동성과 움직임 결손은 공포 회피 신뢰의 존재와 마찬가지로 척추를 조절하는 능력에 영향을 미칠 것이다. 환자가 안정화 운동의 효과를 보거나 안정화 분류로 넘어가는 것을 확인되면 평가는 해결해야 할 결손들을 확인해야 한다. LBP를 가진 모든 환자가 같은 수준의 결손을 보이거나 같은 수준으로 시작하는 것은 아니다.

SSE 접근은 기술 습득을 위해 운동 학습의 원칙을 사용한다. 일반적으로, 3단계가 포함된다: 인지(즉, 무엇을 할지를 배우는), 연합(즉, 움직임 패턴을 개선하는), 자동 단계(즉, 기술을 향상하는)이다.[676] 예를 들어, 1단계는 최소의 피상적 활성화와 함께 TrA와 MF의 특정 저 수준 협력수축으로 시작한다. 운동 순서와 수행능력의 질에 대한 피드백은 환자가 무엇을 할지 배우기 때문에 중요하다. 2단계는 앉기, 서기, 걷기, 이동 등의 다양한 자세에 있어서 통증 없는 협력수축 전략을 권장한다. 움직임에 있어서의 일관성은 움직임 패턴이 개선되고 이전에 고통스러웠던 활동들이 연습되면서 더 적은 인지 요구와 더불어 개선된다. 마지막으로 3단계에서는, 낮은 수준의 협력수축이 기능적 일상생활 속에서 또는 속도, 정확도, 양이 수정된 환경에서 수행하면서 자동적이 된다.[493,676]

SSE 접근은 전체 시스템의 최소화된 활동과 더불어 국소 근육 시스템의 우선적, 낮은 수준의 협력수축과 함께 시작한다. 국소 시스템 활성화의 운동 패턴은 정확하고 정상 호흡과 함께 학습되어야 하며 앉기, 서기, 엎드리기, 네발기기, 또는 옆으로 눕기와 같은 다양한 자세에서 가능하게 해야 한다. TrA 및 MF를 촉진하기 위한 접촉(palpation)과 RUSI 및 압력 바이오피드백과 같은 신호 및 기법은 평가에 사용되는 것과 동일하다. 자세 평가에서 논의된 것과 같이, 자세는 뻣뻣하지 않고, 중심에 위치한 유연한 척추와 더불어 편안해야 한다. 뻣뻣한 자세는 표면 시스템의 활약이 지나친 것을 암시한다. 앉고 서는 자세의 훈련 조절 역시 추천된다. 협력수축이 정상 호흡, 10초간 참기, 10번 반복에 대한 피드백 없이 수행될 수 있다면, 심부 시스템과 표면 시스템 사이에 협력 훈련은 정적 조절과 동적 조절을 위해 시작한다.[493,675]

정적 조절은 ADIM을 사용하거나 환자에게 작용하는 모든 전략을 사용하여 심부 근육을 먼저 수축하고 표면 근육 활동을 더하기 위해 다양한 방법으로 저항을 가한다(그림 4-107). 부하가 가해지면, 요골반의 정렬을 유지하기 위해 표면 시스템이 필요하다. 매일 자세와 앉기, 서기 및 앉아서 일어서기와 같은 과도기적 자세 또한 필요하다.[493,675]

동적 조절은 심부 근육을 먼저 활성화시키는 것, 운동이 수행되는 동안 수축을 유지하는 것, 그리고 정상적으로 호흡하는 것을 포함한다. 몇몇 활동들은 불안정 지지면 또는 흔들림 판에서 중심을 잡는 것, 또는 팔 다리를 결합시키는 운동을 하는 동안 공 위에 앉기 등을 포함한다. 불안정한 지지면에서 균형을 잡는 것은 움직임과 척추의 동적 조절을 요구한다. 척추는 고정되어 있지 않다(그림 4-108). 일상 활동의 진행은 자세, 양, 그리고 서기, 머리 위로 손 뻗기, 들어올리기, 밀기, 당기기(그림 4-109)와 같은 움직임들과 연관된 환자의 일상적 기능 요건의 분석을 수반한다. 환자에게 중요하고 이전에 환자에게 고통스러웠던 활동들은 다시 배워져야 한다. 활동들은 보통 전체 움직임을 연습하기 전에 부분적으로 나누어진다. 이러한 진행은 집, 직장 또는 사회적 환경에서의 기능적 업무의 수행을 중심으로 하여 마지막 단계로 이끈다. 마지막 단계의 목표는 우선 심부 근육의 자동 활성화이고, 움직임이 수행되고 있을 때 수축을 유지시키는 것, 그리고 정상적으로 호흡하는 것이다. 운동 조절 접근의 광범위한 세부사항들은 다른 요소로부터 발견된다.[493,675,677]

일반 안정화 운동 안내 지침

많은 일반 운동 프로그램들이 임상 실무에서 넓고 다양하게 존재한다. 척추의 동적 조절을 위한 재활 안내 지침의 간단한 개요는 안정성과 근육 운동 패턴으로부터 조

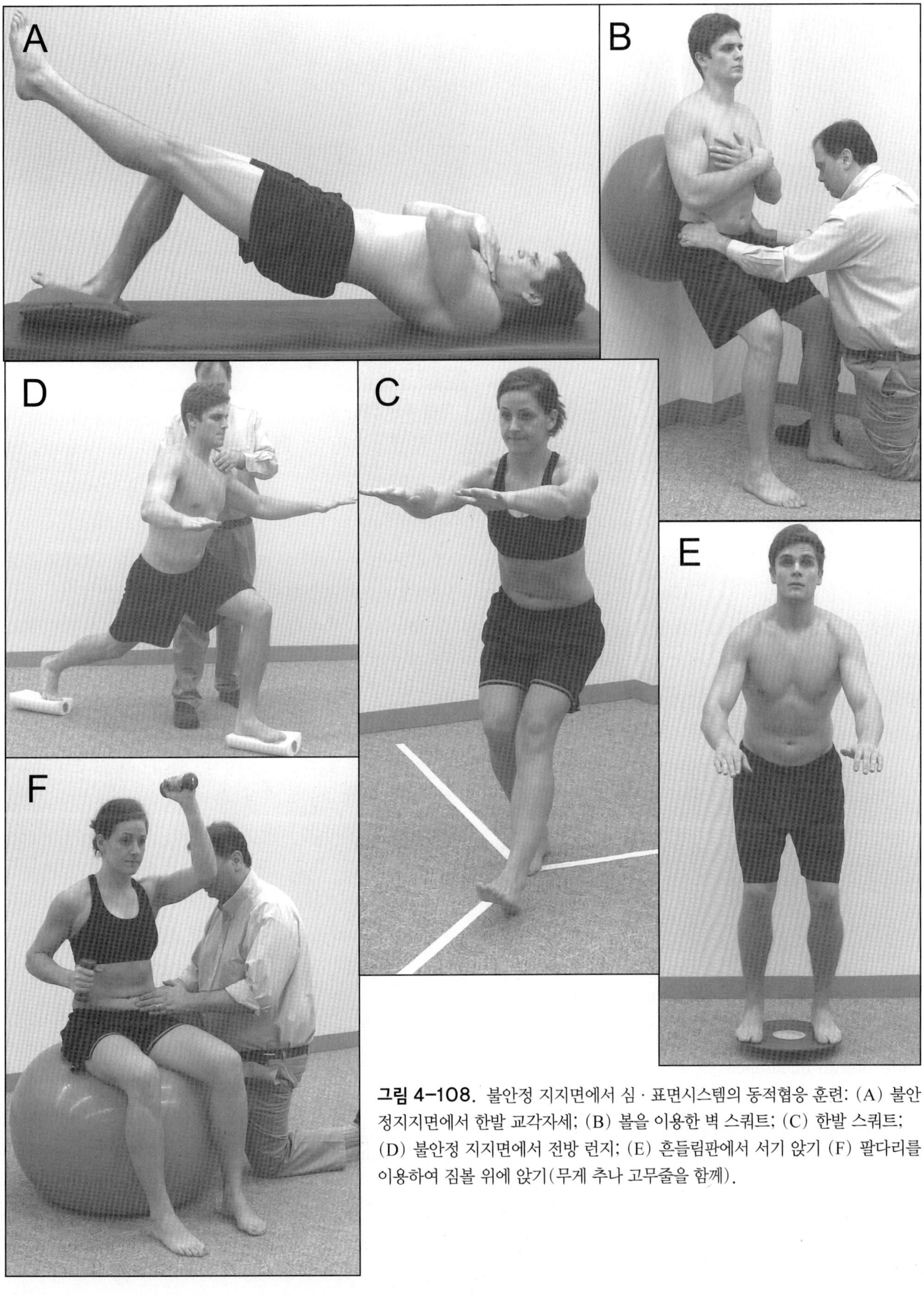

그림 4-108. 불안정 지지면에서 심 · 표면시스템의 동적협응 훈련: (A) 불안정지지면에서 한발 교각자세; (B) 볼을 이용한 벽 스쿼트; (C) 한발 스쿼트; (D) 불안정 지지면에서 전방 런지; (E) 흔들림판에서 서기 앉기 (F) 팔다리를 이용하여 짐볼 위에 앉기(무게 추나 고무줄을 함께).

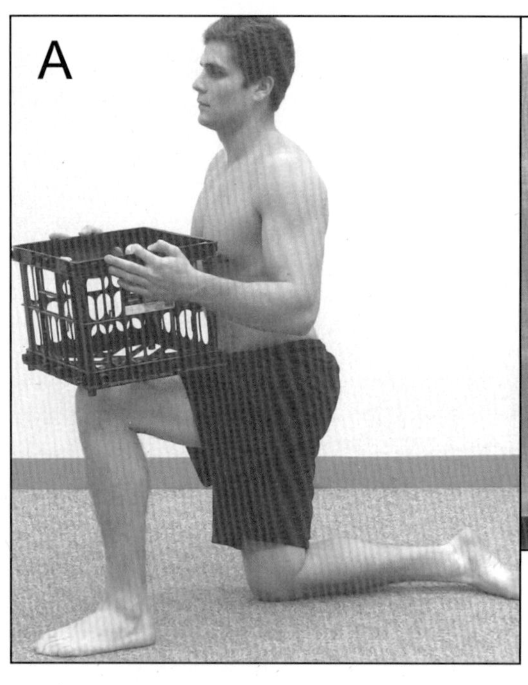

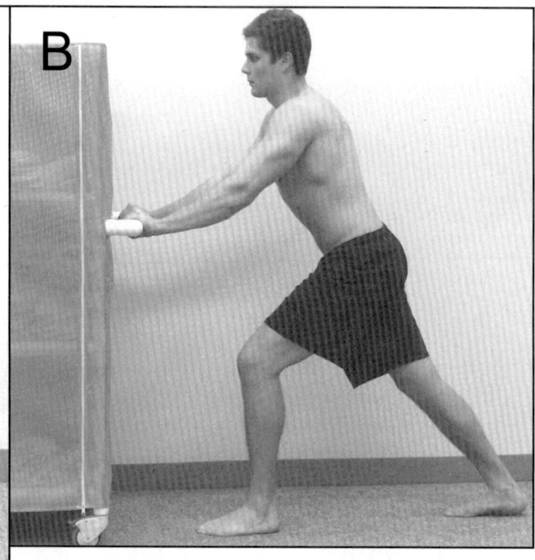

그림 4-109. 기능적인 작업동안 심 · 표면시스템의 동적조절 훈련: (A) 들기 (B) 밀기.

직 부하 결과를 정량화하는 생체역학 모델 연구를 기반으로 하여 진술되었다.[499,678,679] Hicks 등에[197] 의한 연구에서 사용된 안정화 운동은 이러한 원칙들을 기초로 하고 있었다. ADIM, AB와는 대조적으로, 등척성 또는 척추 중립에서 단단한 협력수축의 의미는 이전에 논의되어 이 접근에 사용되었다. 운동량은 좋은 형태와 정상 호흡 패턴을 강조하는 근력보다는 척추 건강과 회복을 지키기 위한 지구력을 따른다. 윗몸 일으키기, 중력을 거스르는 요부 신전과 같은 운동들은 과도한 척추 압박 부하 때문에 추천되지 않는다.

초기 단계에서는, 체간 근육을 변화시키고 높은 척추의 압력을 낮추고, 충분한 안정성을 위해 'Big 3'가 추천된다.[499] Big 3는 복직근을 위한 윗몸일으키기(curl-up), 사각근, TrA, 요방형근을 위한 측면 교각(side bridge), 그리고 등 신전근을 위한 네발 기기에서 새와 개 운동(bird dog in quadruped)을 포함한다. 이 접근은 5가지 단계들과 연관되어 있다.[499] 처음의 3단계는 이상 운동과 운동 패턴을 알아내고 수정하기 위해, 일상생활과 관계되고 이동하는 몸 전체와 관절의 안정성을 확보하기 위해, 그리고 지구력을 향상시키기 위해 재활에 사용된다. Big 3와 함께 복부근 긴장(abdominal bracing)은 지속보다는 반복을 통해 지구력을 높이면서, 7-8초 이상으로 유지되지 않는다. 4단계와 5단계는 강도, 속도, 힘, 그리고 운동기록에 필요한 민첩성의 발달을 포함시킨다.[499]

McGill은[499] 1, 2, 3단계를 위한 기본적 운동의 목록을 제공했다. 이 세 단계는 5분 걷기 또는 자전거 타기와 같은 준비 운동, 고양이-낙타 운동(그림 4-110A)과 같은 기본 AROM 운동, 중심 척추와 함께 복부근 긴장을 교육하는 것, 조개 껍질 운동(clam shell), 교각 운동(back bridge), 두발 스쿼트 운동(double-legged squat), 한발 스쿼트 운동(single legged squat), 이동(transition), 앉아서 일어서기, 밀기, 당기기, 들기 활동(그림4-110D)과 같은 둔근의 활성화 교육과 평가 등을 포함한다. 운동과 교육 지시(cue)는 McGill에 의해 설명된 것과 같이 다음에 논의된다.[499]

복부근 긴장(Abdominal Bracing) 교육하기

환자는 근육을 뻣뻣하게 만들기 위해서 근육을 수축시키도록 요구한다. 복벽은 끌려 들어가지도 밀려 나가지도 않는다. 긴장(Bracing)은 바로 누워서 복벽과 낮은 단계의 척추 주변을 협력 수축시키는 것을 증진시키기 위해 사용되었다. 그리고는 차에 타고 내리는 것, 화장실에 들어갔다 나오는 것과 같은 기능적 활동들에 사용되었다.[499]

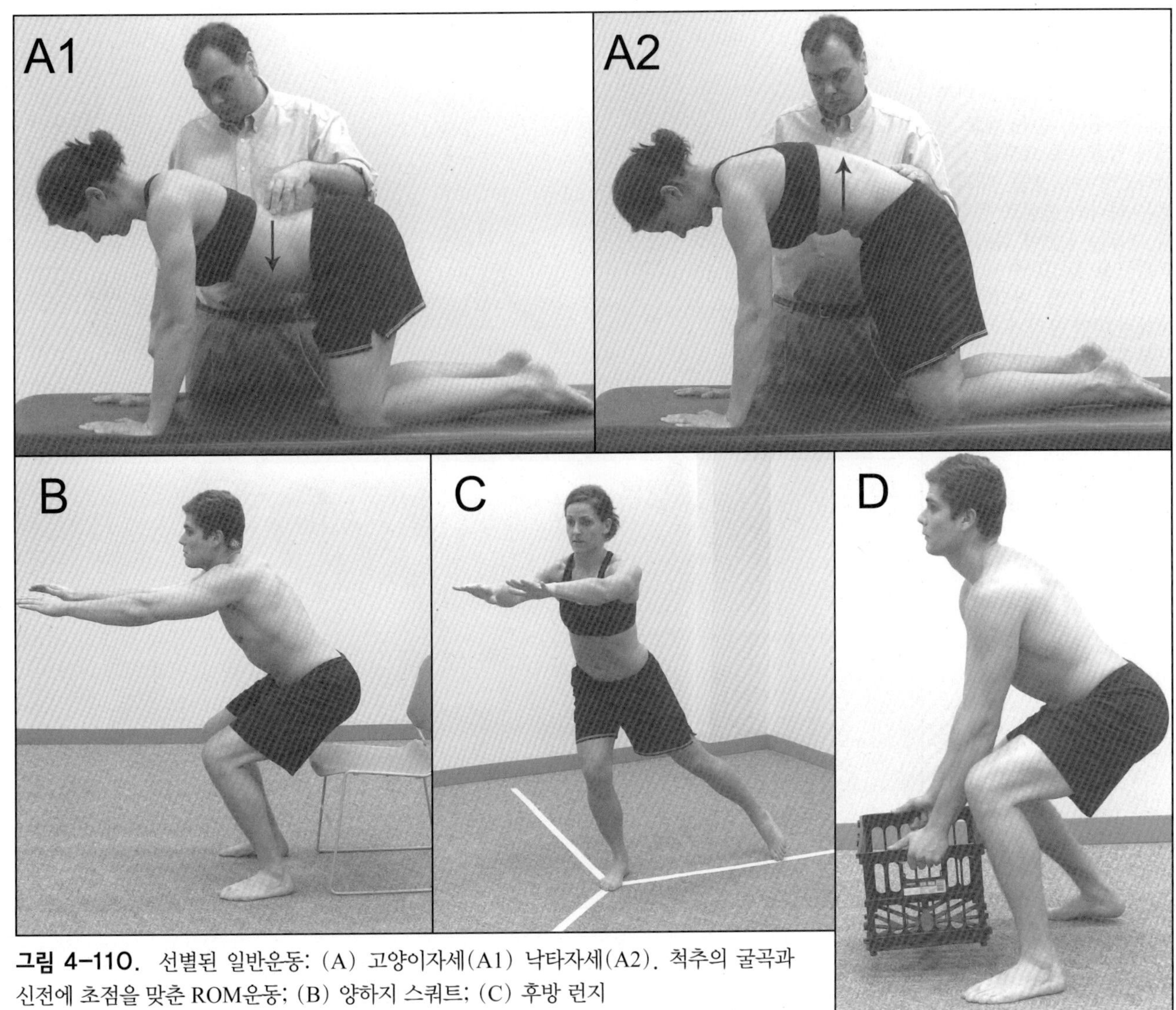

그림 4-110. 선별된 일반운동: (A) 고양이자세(A1) 낙타자세(A2). 척추의 굴곡과 신전에 초점을 맞춘 ROM운동; (B) 양하지 스쿼트; (C) 후방 런지 (D) 들어올리기

조개 껍질 운동(Clam Shell)을 이용한 둔근의 활성화

건강한 척추를 위해서, 특히 의자 또는 차에 타고 내리는 것(그림 107F 참조)과 같은 앉는 활동(squatting activity)을 하는 동안, 정확한 둔근의 활성화는 필수적이다. 슬괵근과 ES에 의한 대체는 약한 둔근이 존재할 때 척추에 과도한 양을 만들어 낸다. 무릎과 고관절이 구부려진 상태에서 옆으로 누웠을 때, 둔근 활성화를 수행하기 위해 환자는 손가락을 뒤쪽으로 하고 엄지손가락을 ASIS에 놓아 중둔근을 촉진한다. 발뒤꿈치는 모으고, 무릎은 떨어지게 한다. 중립 척추, 양호한 체간 안정화 및 범위를 통한 동작을 평가한다. 교육은 여기에서 시작되어 더 향상된 옆으로 눕기 또는 일어서 있을 때의 고관절 ABD와 같은 둔근 활성화 패턴으로 진행될 것이다.[499]

교각 운동을 이용한 대둔근

바로 누운 자세에서 긴장된 요추(그림 4-102B 참조), 중립을 유지하고 무릎을 구부리고 누운 자세를 하면서, 환자는 둔근 활성화(즉, 둔근 쥐어짜기)를 위한 상상을 사용한다. 척추를 중립에 유지하면서, 환자는 교각을 형성하기 위해 체간을 들어올리는 둔근 활성화를 시작하고 체간 올리고 내리는 과정을 통해서 둔근 활성화를 유지한다. 슬괵

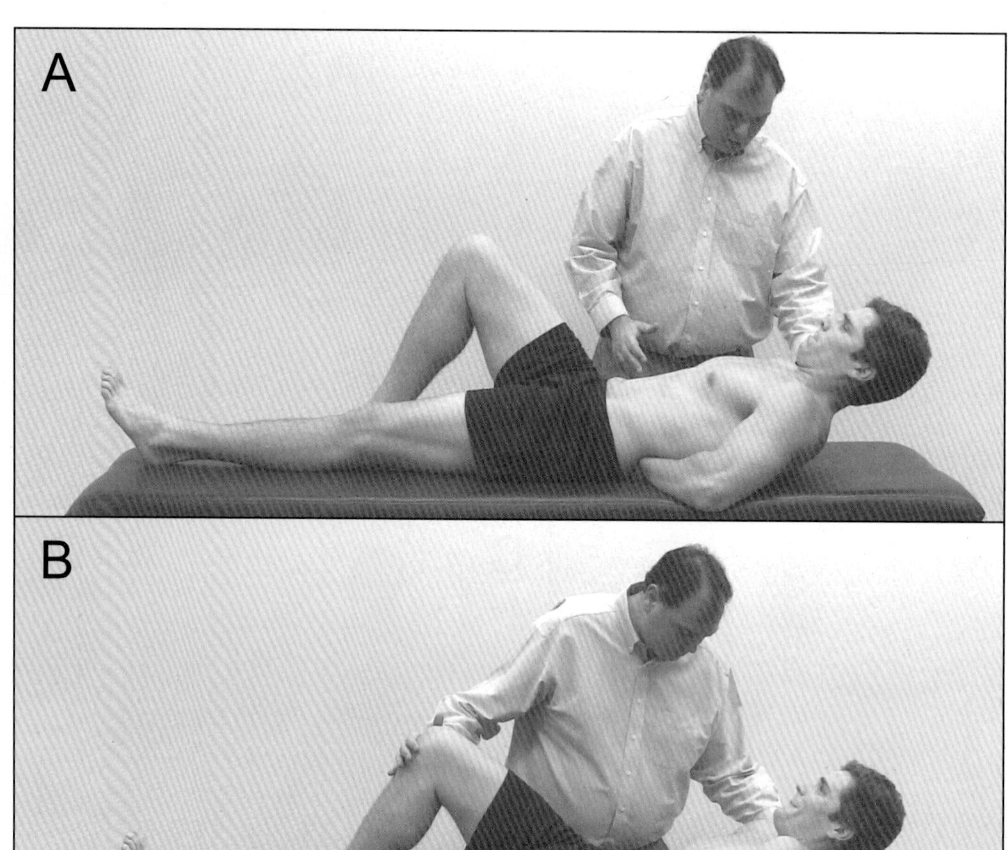

그림 4-111. 초급 중급 윗몸일으키기. (A) 초급: 한쪽다리는 구부리고 한쪽 다리는 편다. 손은 매트 위에서 팔꿈치로 요추를 지지한다. 척추는 중립. 머리와 몸은 하나의 단위로 움직인다. 허리운동없이 복직근과 복횡근을 활성화하여 흉복의 회전이 발생. 머리와 어깨는 약간 올라가고 목은 구부리지 않는다.
(B) 중급: 초급과 같은 운동방법을 하되 팔꿈치를 살짝 들어준다.
프리브레이싱의 첨가와 심호흡은 컬업을 향상시킨다.

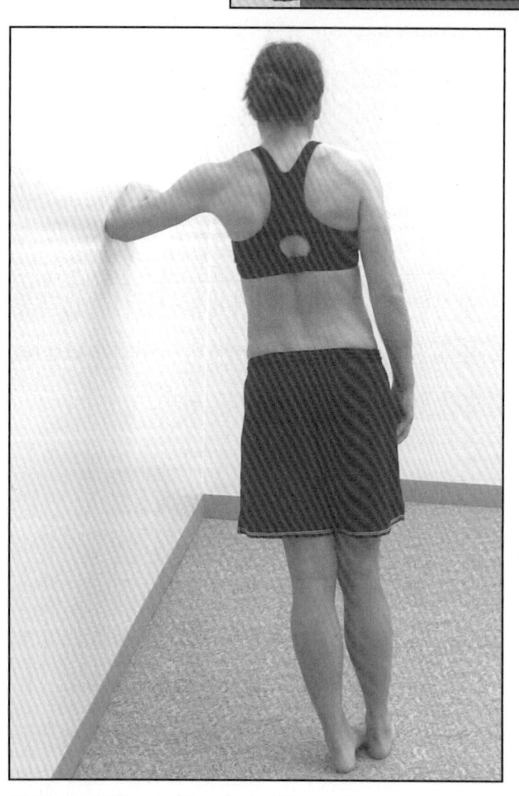

그림 4-112. 초급 1단계 가쪽 교각.

근은 둔근 활성화를 시작하고 발을 고정시키고 약간의 무릎 신장을 요구함으로써 최소화되었다.[499]

두발 스쿼트

이 운동(그림 4-110B)은 LBP를 가진 많은 환자들이 잘못 수행하고 있는 일상적인 운동이다. 척추가 중립으로 긴장된 상태로 앉거나 서서 시작한다. 이 동작은 수직으로부터 45° 각도로 고관절을 움직이는데 앉을 때처럼 엉덩이를 밑으로 내리는 것이 아니라, 뒤로 움직이도록 요구된다. 다리는 어깨 넓이로 벌리고 고관절은 대둔근을 수축시키기 위해 바깥 쪽을 향해 돌린다. 일반적인 의자 높이 보다 더 높은 면에서의 예행 연습이 수행되겠지만, 의자에서 앉고 일어서는 진행이 따른다. 척추는 그대로 중립을 유지한다. 팔은 중심을 잡기 위해 몸 앞으로 위치시킨다.[499]

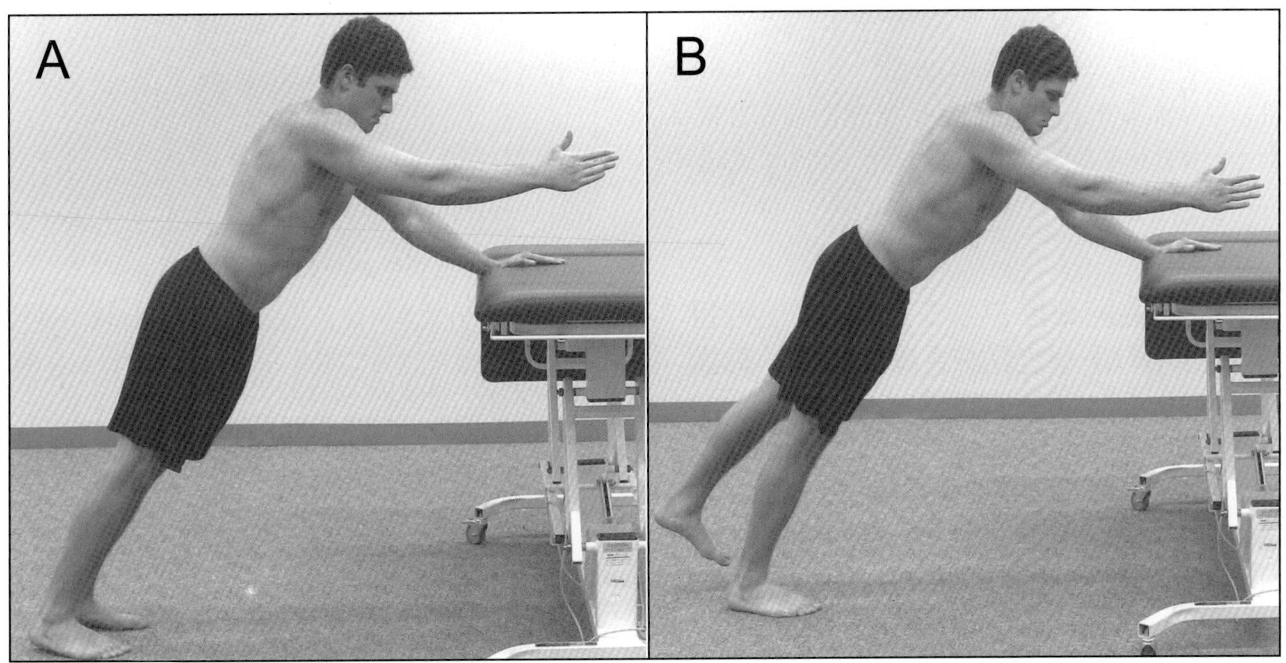

그림 4-113. 새와 강아지 운동: (A) 변경하는 초급과 (B) 중급.

한발 스쿼트 또는 런지

수행 방법은 체중이 실리지 않은 다리가 뒤, 옆, 또는 앞의 다양한 방향(그림 4-110C)으로 뻗는 것을 제외하고 두발 스쿼트와 같다. 전방 각은 그들이 요추 굴곡을 촉진시키기 때문에 어렵다. 척추는 중립이고 정상 호흡과 함께 긴장되어 있다.[499]

모든 운동들은 복부근 긴장, 척추 중립, 정상 호흡, 그리고 완벽한 방법 준수를 통해 수행된다. 모든 운동들은 통증을 느끼지 않는 방법으로 수행되어야 한다. 소홀한 움직임의 관찰, 그리고 임상가에 의한 운동 패턴과 동작의 수정은 통증을 없애야 한다. 그렇지 않다면, 그 활동이 너무 앞서 나간 것이다.[499]

윗몸 일으키기(그림 4-111), 측면 교각(그림 4-112), 그리고 새와 개 운동(그림 4-113)은 McGill에[499] 의해 설명된 것과 같이 시작과 중간 단계에서 설명된다. 기초 1단계의 측면 교각(그림 4-112 참조)은 팔꿈치를 구부린 상태에서 벽에 대고 발을 붙인 상태에서 수행된다. 척추가 긴장된 상태로, 환자는 발 볼을 중심으로 왼쪽 측면 교각 자세에서 앞쪽 플랭크(plank) 자세로 회전한다. 그 후에 오른쪽 플랭크 자세로 척추에서 발생하는 어떤 면이나 정상 호흡 상태에서 움직임 없이 천천히, 조절하면서 회전한다. 기초 2단계의 측면 교각(그림 4-97A 참조)과 중간 단계의 측면 교각(그림 4-97B 참조)은 다음과 같이 설명된다. 무릎은 구부리고 고관절은 중심에 위치시킨 오른쪽으로 누운 자세에서는, 왼손으로 오른쪽 어깨를 잡는다. 그리고 오른쪽 엉덩이와 오른쪽 팔꿈치는 체간을 지지 한다. 척추가 긴장된 상태에서, 체간은 몸이 팔꿈치와 무릎, 고관절과 어깨가 일직선이 된 상태로 지지될 때까지 편다. 중간 단계의 측면 교각은 하지가 신전된 것을 제외하고는 기초 단계와 똑같이 수행된다. 체간는 몸이 팔꿈치와 발, 그리고 고관절과 어깨가 일직선이 된 상태로 지지될 때까지 편다.[499]

기초 그리고 중간 단계의 새와 강아지 운동(Bird-dog Exercise)(그림 4-107G, 4-107H 참조)은 네발기기 자세와 척추가 중립으로 긴장된 상태에서 수행된다. 이 동작은 한 손 또는 한 다리를 드는 것으로 시작된다. 중립된 척추는 정상 호흡 상태에서 유지된다. 목표는 팔 또는 다리를 수평으로 들어 올리는 것이다. 대체 기초 단계 새와 개 운동(그림 4-113A 참조)은 서기, 주방 조리대에 기대기, 그리고 척추 중립으로 긴장시키기로 시작된다. 이 동작은 한 손 또는 한 다리를 드는 것으로 시작된다. 중립 척추는 정상 호흡 상태에서 유지된다. 중간 단계의 진행(그림

4-113B 참조)은 반대편 팔과 다리를 수평으로 동시에 들어 올리는 것을 포함한다. McGill은[499] 임상가가 LBP를 가진 환자에게 가장 적합한 운동을 제공하는데 도움을 주고 추가적인 연구를 위한 참조인 이러한 일반적인 안내 지침과 관련된 광범위한 세부 사항들을 제공한다.

특정 방향 운동 요통 분류 또는 하지에 연관된 통증(전이통)을 동반한 요통과 일치하는 중재

3장과 이 장의 요추 검사 부분에서 논의된 것처럼, 반복적인 끝범위 움직임에 대한 증상 반응은 특정한 지시가 있었던 운동에 반응할 것 같은 환자를 분류해내는데 있어서 아주 합리적인 방법이다.[390] 관련 ICF 범주는 하지 연관통을 동반한 LBP에 해당한다. 세 개의 DSE 하위 그룹은 주요한 검사 결과였던 신전 하위 그룹, 굴곡 하위 그룹, 또는 외측 편위 하위 그룹과 같이 중심화를 통해서 확인될 것이다.[274,390,401,402] 하위 그룹은 중심화로 이끌어지는 방향에 의해 확인될 것이다. 만약 반복되는 움직임이 줄어들고, 없어지고, 증상을 집중시키거나 또는 DP가 존재한다면, 치료 역치에 이르렀기 때문에 추가적인 검사는 요구되지 않을 것이다. DSE 하위 그룹을 위한 일치하는 중재(matched intervention)는 검사 중에 중심화를 일으키는 방향으로 이끌어지는 굴곡, 신전, 또는 외측 편위(즉, 측면 활주)과 같은 반복되거나 지속되는 끝범위 움직임의 사용이다. 만약 체중 지지에서 말초화 또는 부분 중심화가 발생한다면, 최대 중심화의 결과를 얻기 위한 시도로써 RFIL 또는 REIL과 같은 부하가 없는 자세로 평가를 계속한다. 부하가 없는 자세에서 반복되는 움직임에 대한 중심화 반응을 기초로 해서, 일치하는 중재는 RFIL 또는 REIL과 같은 부하가 없는 자세에서 시작한다. 만약 중심화나 말초화가 발생하지 않고 반응이 더 나빠지거나 더 좋아지지 않는 끝범위 통증을 동반하는 제한된 가동성이라면, 가동성 부족을 동반한 LBP 분류가 고려된다. 분류를 확정하기 위한 추가 검사(즉, 분절 가동성 검사)와 함께, 일치하는 중재는 운동 기능 장애 또는 운동 제한의 지시에서 가동성을 향상시키기 위해 MT와 운동 접근을 포함한다. 모든 반복된 움직임에 대한 현상 유지의 반응은 DSE 분류에 대한 요소이다. 환자가 DSE로 분류되고 중심화를 얻기 위해 이전에 시도했던 모든 시도들이 실패했을 때에는, 기계적 견인이 고려될 것이다.

특정 방향 운동 분류의 근거

RCT는 급성 LBP 환자를 위한 1차 진료의 조언, 확신 및 아세트아미노펜에 대한 반복적인 운동 접근법을[390,401,402] 추가하는 것의 단기 효과를 조사했다.[680] 급성 LBP 환자의 1차 치료에 추가된 기계적 진단 및 치료[390,401,402] 또는 반복 운동 방법의 추가는 임상적으로는 아니지만 통계적으로는 통증의 유의한 감소를 가져 왔으며 GPE, 장애 또는 기능에 대한 추가 효과는 발생하지 않았다. 반복 운동 접근은 건강 활용성을 감소시켰지만 지속되는 증상의 위험을 감소시키지는 않았다. 메타 분석은 반복 운동 접근이[390,401,402] 급성 LBP 환자에게 교육적인 책자들, 아이스 팩, 마사지, 그리고 활동성을 유지하라는 조언보다 더 효과적이라고 결론지었다. 그러나 작은 효과 크기는 임상적으로 가치가 있다고 여겨지지는 않았다. 저자는 치료를 정하기 전에 LBP 환자를 분류할 것을 제안했다.

Cook 등은[682] 환자의 반응 방법과 물리치료사가 지시한 운동을 사용한 LBP의 동종 샘플을 다루는 연구만을 평가하면서 체계적인 문헌 검토를 수행했다. Cook 등이[682] 설명한 환자의 반응 방법은 한번 또는 반복되는 움직임과 자세에 대한 환자의 반응을 평가했다. TBC 방법과[410] 역학적 진단 치료 방법[390,401,402] 모두 환자의 반응 방법으로 고려된다. 중재 기법은 평가 방법과 유사하거나 환자의 1차 호소를 다시 만들어내는 움직임에 기초한다. 검토에는 오로지 다섯 번의 연구만이 포함되었고, 그 중 넷은 평가로써의 반복되는 움직임과 중심화에 대한 반응의 요소들을 포함한다. 저자는 환자의 반응을 이용한 물리치료사가 직접 운동 프로그램이 조절 또는 비교 그룹들보다 훨씬 더 낫다는 결론을 맺었다. 오직 한 논문만이 분류 운동이 도수교정보다 덜 효과적이었다는 것을 보여주었다.[683] 저자는 환자 반응 방법이 향상된 결과를 이끌 것이라고 조심스럽게 말했다.[682]

Miller 등은[684] 반복 움직임 접근과 SSE 접근의 효과를 비교하기 위해서 7주 이상의 CLBP를 가진 30명의 대상을 임의적으로 추출했다. 두 관리 접근 모두 그룹 간의 큰 차이없이 통증 강도와 기능에 있어서 효과적이었다.

Peterson 등은[685] 반복 움직임 접근과 최대 15번 세션의 8주 이상 강도 높은 근력 강화의 효율성을 비교했다. 두 접근 모두 적어도 8주의 CLBP를 가진 대상들의 그룹에서 2개월과 8개월에 동등하게 효과적인 것으로 여겨졌다. 그룹 간의 치료 효과 부족은 CLBP를 가진 대상들이 동종 그룹이라는 부정확한 추정 때문일 수 있다.[685]

Long 등은[411] 급성, 아급성, CLBP를 가진 환자들 또는 확정된 DP 하위 그룹으로 분류된 LBP 그리고 연관 하지 통증을 가진 환자들을 비교했다. 대상들은 DP에 일치하는 운동, DP에 반대되는 운동, 또는 2주 이상 3-6 세션의 비방향성 운동 그룹의 세 그룹으로 임의적으로 정해졌다. 다른 두 그룹과 비교했을 때 일치된 대상들에게서는 약물 사용에 있어서 3배의 감소를 포함한 엄청난 개선이 일어났다.[411] 이 연구와 이전의 연구와 비슷한 환자에서 가장 흔한 DP는 외측 편위(10%)와[411] 굴곡(7%)을 동반하는 신전(83%)이였다. Long 등의[411] 회귀 분석에서 일치하는 중재를 받았던 대상들은 RMDQ에 있어서 적어도 30%의 향상으로 정의되는 좋은 결과의 가능성이 7.8배나 컸다.[686] 대상들을 그들의 DP에 배치시키는 것은 다른 생체정신사회적 요인들보다 더 강한 결과의 예측 변수이다. 결과와 하지 동통 점수는 하지 동통의 높은 점수를 가진 환자가 더 나쁜 결과를 얻었다는 것을 의미하는 역상관 관계였다.[686] DP를 가지고 있었으나 일치하지 않은 운동을 받은 대상들은 부정확한 운동 처방이 결과에 해로울 수 있다는 것을 의미하며 좋은 결과와는 부정적으로 관계되어 있었다.[411]

반복적인 신전으로 중심화된 LBP를 가진 48명의 대상들의 표본에서, 대상들은 임의적으로 신전-기본 치료 접근(EOTA) 또는 1주, 4주, 24주의 추적을 동반하는 8주 이상의 강화 운동 프로그램으로 배정받았다.[549] EOTA 집단은 엎드린 자세의 정적 신전 운동에서부터 선 자세의 끝범위 반복 운동까지 받았고, 또 CPA PAIVM 요추 가동술을 받았다. 강화 그룹은 Hicks 등의[197] 프로그램을 따랐다. EOTA 그룹은 모든 추적 조사에서 장애에 커다란 개선이 있었지만 1주에서만 통증에 큰 변화가 있었다.[549] 연구는 어느 정도 제한되었지만 특정 지시에서 반복되는 움직임에 몇몇 환자들이 최고로 반응하는 것을 제안하는 분류를 지지하기 위해 개선되고 있었다.

Gillan 등은[687] 구체적이지 않은 조언과 마사지에 비교되는 반복 외측 편위 운동을 받기 위해 외측 편위 무작위화된 40명의 환자를 조사했다. 반복되는 끝범위 움직임 그룹은 이동이 빠르게 해결되었으나 장애에 있어서는 그룹 간에 차이가 발견되지 않았다. 비 RCT에서, Harrison 등은[688] 기계적 견인의 새로운 방법과 거울 상 이동 교정 운동을 12주 이상의 관리와 평균 36번 이상의 방문을 받은 자기 조절 그룹을 비교했다. 치료 그룹의 50%가 모든 방사선 측정에서 50%의 통계적으로 큰 변화가 있었고 10-점 척도에서 3.0에서 8.0까지 통증의 감소를 보였다. 자기 조절 그룹에서는 큰 변화가 발견되지 않았다. Laslett는[399] McGill의 원칙을 기본으로 한 심부 지구력 훈련 프로그램이 뒤따르는 자가 교정 절차와 도수치료를 사용하여 급성 LBP 환자와 외측 편위 변형 환자의 성공적인 치료에 대한 사례보고를 발표했다.[499]

특정 운동 요통 분류의 신전 하위 그룹과 일치하는 중재

이 논의는 반복되는 움직임에 대한 반응에 기초한 3개 하위 그룹(즉, 신장, 굴곡 및 외측 편위)과 중재 전략의 임상적 그림에 대한 간략한 설명을 나타낸다. 반복되는 움직임을 이용한 LBP를 가진 사람의 관리와 관련된 광범위한 세부사항을 위하여, 추가적인 요소들이 권장된다.[401,402]

DSE LBP 분류의 신전 하위 그룹은 급성, 아급성, 또는 다양한 연관 하지 동통이 있거나 없는 CLBP 그리고 신경근 압박의 증상이나 징후가 있거나 없는 CLBP를 가진 사람에게서 존재한다. 시작은 보통 굴곡 운동과 증상을 만들거나 더 심하게 하는 앉기, 굴곡과 같은 구부림, 굴곡 활동, 그리고 증상을 줄이거나 없애는 일어서기, 걷기와 같은 신전 활동과 관련된다. 장시간 앉아 있거나 구부린 후의 요추 곡선 전환은 어렵고 자극적이다. 실험 결과들은 구부정하게 앉는 자세, 줄어든 척추 전만, 통증, 그리고 굴곡보다 더 큰 신전 AROM 결손을 포함한다. 반복되는 굴곡은 증상을 만들어내고, 더 심하게 하고, 또는 말초화 할 것이고 PAIVM은 가동성이 저하되고 고통스러울 것이다. SLR은 양성일 수도 아닐 수도 있다. 반복되는 신전은 증상을 없애고, 줄이고, 또는 중심화 될 것이고 신전 ROM

을 증가시킬 것이다. 그러므로 특정한 운동 처방은 반복되는 신전이다. 가정 운동 프로그램에는 굴곡 활동의 일시적인 회피, 자세 교정, 2~3 시간마다 10번 반복되는 적절한 신장 운동을 통한 요추 전만의 유지가 포함된다.[401,402]

일치하는 중재 전략은 실험 결과와 증상이 사라지고, 줄어들고, 중심화하게 하는 부하의 유무 그리고 특정 운동 또는 자세를 기본으로 하고 있다. 다음은 반복되는 신전 운동에 대한 환자의 반응에 기초하여 부하가 없는 자세로 진행하는, 처방될 수도 있는 신전 운동의 목록이다.

- 1-2개의 베개에 엎드리기(그림 4-86A 참조)
- 베개 없이 엎드리기(그림 4-86B 참조)
- 팔꿈치로 지지해서 엎드리기(그림 4-86C 참조)
- 엎드려 프레스 업(press-up) 또는 REIL (그림 4-86D 참조)
- 신전 마지막에 호기와 엎드려 프레스 업
- 벨트 고정을 동반하는 REIL(그림 4-86F 참조)
- 치료사 OP를 동반하는 REIL(그림 4-86E 참조)
- 신전 가동술(즉, CPA PAIVM; 그림 4-89A 참조)
- REIS(그림 4-35 참조)[401,402]

모든 환자들이 가장 낮은 단계부터 시작하지는 않는다. 모든 환자들이 각 단계를 통해 진행하지 않는다. 시작점은 임상가에 의해 결정된다. 그리고 진행은 환자의 반응에 의해 결정된다. 편측 증상이 더 나빠지거나, 일시적으로 중심화되거나, 아니면 시상면 신전 움직임에서 변화가 없는 것에 직면할 때, 고관절이 중앙에서 벗어나 누운 상태에서의 신전 시도가 권장된다(그림 4-86H 참조). 엉덩이는 보통 아픈 쪽에서 멀리하면 신전이 된다(그림 4-86G 참조).[401,402]

반복적인 신전에 대한 반응으로 증가하지만, 중심화나 말초화 없이 더 나빠지지 않는 끝범위 통증을 동반한 제한된 가동성이면, 임상가는 도수교정이나 가동술 분류나 요통에 대한 ICF 범주를 고려한다. 추가 검사를 통해 진단 분류를 지정해야 한다.

특정 운동 요통 분류의 굴곡 하위 그룹과 일치하는 중재

굴곡 하위 그룹은 신전 하위 그룹보다 드물다. 임상 발표는 잘 정의되지 않았다. 환자는 보통 일어서기, 걷기와 같은 신전 활동보다 앉기와 같은 굴곡 활동을 더 선호한다. 굴곡 AROM은 신전 AROM 전체 범위와 함께 제한될 것이다. PAIVM은 자극적일 수도 있다. SLR은 양성일 수도 아닐 수도 있다. 반복 신전은 증상을 만들어내고, 더 심하게 만들고, 말초화 된다. 그리고 반복 굴곡은 증상을 없애고, 줄이고, 또는 중심화 시키며 굴곡 ROM을 증가시킬 수도 있다. 그러므로 특정 운동 처방은 매 2-3시간마다 10번 수행되는 반복 굴곡이다. 흔하게 처방되는 굴곡 운동은 RFIS(그림 4-34 참조), RFIL(그림 4-40B 참조), 그리고 앉아서 반복 굴곡(그림 4-114)이다.[401,402]

만약 반복 굴곡에 대한 반응이 증가하긴 하지만 중심화와 말초화 없이 더 나빠지지는 않는 끝범위 통증을 동반하는 제한된 가동성이라면, 임상가는 도수교정 또는 가동술 분류, 또는 가동성 부족을 동반하는 LBP의 ICF 범주를 고려한다. 추가 검사를 통해 진단 분류를 지정해야 한다.

증상을 보이는 LSS를 가진 환자들은 연령대가 65세 이상이고 전체적인 관리 전략의 한 부분으로써 굴곡 운동에서 효과를 볼 가능성이 있는 협착증의 방사선 영상 근거를 가지고 있다. 신경근 압박과 신경성 파행의 증상과 징후는 존재할 수도 있다. 또한 증상을 보이는 LSS를 가진 환자는 요추와 고관절을 위한 도수교정과 가동술, 하지 근력 강화, 신경 가동술, 그리고 BWST 보행을 동반하는 걷기 프로그램을 포함할 수도 있는 장애기반 한 관리로부터 효과를 볼 수도 있다. 증상을 보이는 LSS를 가지고 있는 환자를 위한 관리 전략은 나중에 DSE 분류 이후에 논의될 것이다.

특정 운동 요통 분류의 외측 편위 하위 그룹과 일치하는 중재

외측 편위 하위 그룹을 위한 주요한 소견들은 편측 또는 비대칭 증상, 갑작스럽거나 최근의 자세 변화, 굴곡과 신전 활동 악화, 서기와 걷기 악화, 그리고 편한 자세일 수

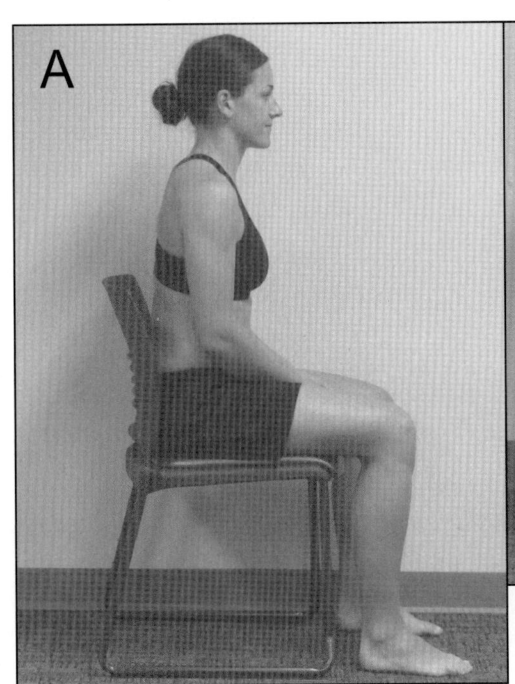

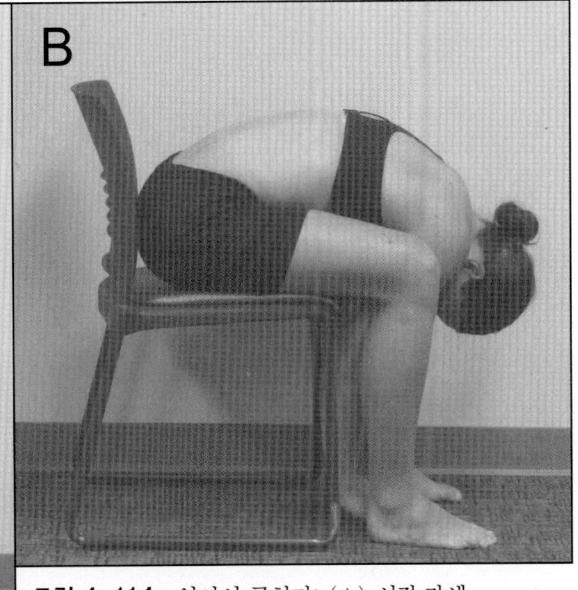

그림 4-114. 앉아서 굽히기: (A) 시작 자세 (B) 마지막 자세.

있는 옆으로 눕기 등을 포함한다. 신경근 압박의 증상과 징후는 존재할 수도 있다. 검사 결과는 눈에 보이는 외측 편위 또는 골반과 연관된 어깨의 관상면 기울어짐, 줄어든 요추 전만, 비대칭 LF AROM, 외측 편위의 반대 방향으로 줄어든 LF, 그리고 아프고 제한된 신전 AROM을 포함한다. PAIVM은 가동성이 저하되고 자극적일 수도 있다. SLR은 양성일 수도 아닐 수도 있다. 증상은 부하를 받거나(서기) 또는 부하가 없는(엎드리기) 자세에서 수동 외측 편위 교정 또는 자가 외측 편위 교정과 같은 횡 방향 이동과 함께 중심화되거나 더 좋아진다. 증상은 편위 교정 없이 정중면에서의 시도와 함께 말초화 된다. 우 외측 편위는 편위에 의해 몸통과 어깨의 오른쪽으로 가시화된다. 반대측 편위는 환자의 증상이 있는 쪽에서 멀리 있다는 것을 의미한다. 동측 편위는 환자의 증상이 있는 쪽을 향해 있다는 것을 의미한다.[401,402]

외측 편위 교정 또는 측면 활주 과정은 통증 방향에서 고관절을 이동시키는 것을 포함한다. 임상가는 환자가 서 있을 때(그림 4-36A와 4-36B 참고)또는 벽을 등지고 서있을 때(그림 4-115)의 외측 편위의 자가 교정을 시도하도록 해야 한다. 만약 성공적이지 못했다면, 서 있을 때(그림 4-27 참조)의 도수치료로 편위 교정이 시도된다. 서있는 절차가 성공적이며 중심화가 발생하면 환자는 필요할 때 고관절을 중앙에서 빗기고 REIL을 사용하여 자가 교정하도록 지시하고(그림 4-86H 참조) 서있는 절차를 수행한다(그림 4-115 참조). 확실한 진행은 환자의 반응에 달려 있다. 엎드리기에서, 고관절은 누워있을 때 신전을 시작하기 전에 환자에 의해 중앙으로 이동(그림 4-86G 참조)되거나 또는 고관절 상쇄(offset) 자세(그림 4-116)로 유지시키기 위해 치료사에 의해서 수동으로 조절될 것이다. (그림 4-86H)는 외측 편위의 자가 교정 또는 고관절을 중앙에서 빗겨나가게 한 후 누운 자세에서의 신전과 측면 활주를 보여준다. 도수치료 편위 교정은 검사 부분에서 설명되었고 (그림 4-27)에서 보여졌다. 같은 원리가 자가 교정에도 적용된다. 집에서 하는 운동 프로그램은 외측 편위의 자가 교정과 매 2-3시간마다 10번에서 15번 반복하는 고관절을 중앙에서 빗겨나가게 한 후 REIL, 만약 이루어졌다면 척추 전만의 관리, 그리고 자세 교정을 포함한다.[401,402] 집중화하는 데 실패한 이 분류의 환자들은 기계적 견인 분류를 위해 평가한다.

DSE 분류의 모든 사람들을 위해, 전반적인 관리는 자세 교육, 활동, 그리고 증상을 중심화시키는 운동을 통한 자가 치료에 중점을 두고 있다. 초기 단계에서, 말초화를 일으키는 운동은 피해야 한다. 종종 처방된 운동은 다리 통증이 개선되거나 사라지면서(흔한 반응임) LBP의 증가

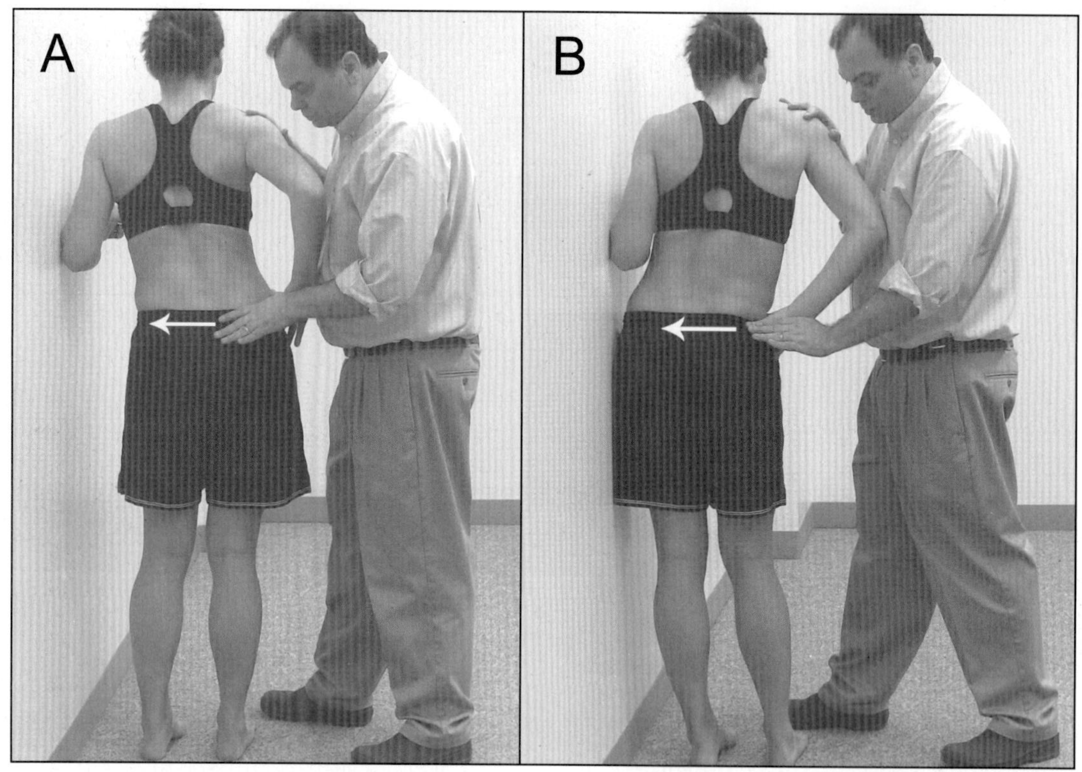

그림 4-115. 왼쪽 이동 자가교정[409,410]: (A) 시작 자세 (B) 치료사의 보조와 함께 벽을 밀며 옆으로 이동하는 자가교정.

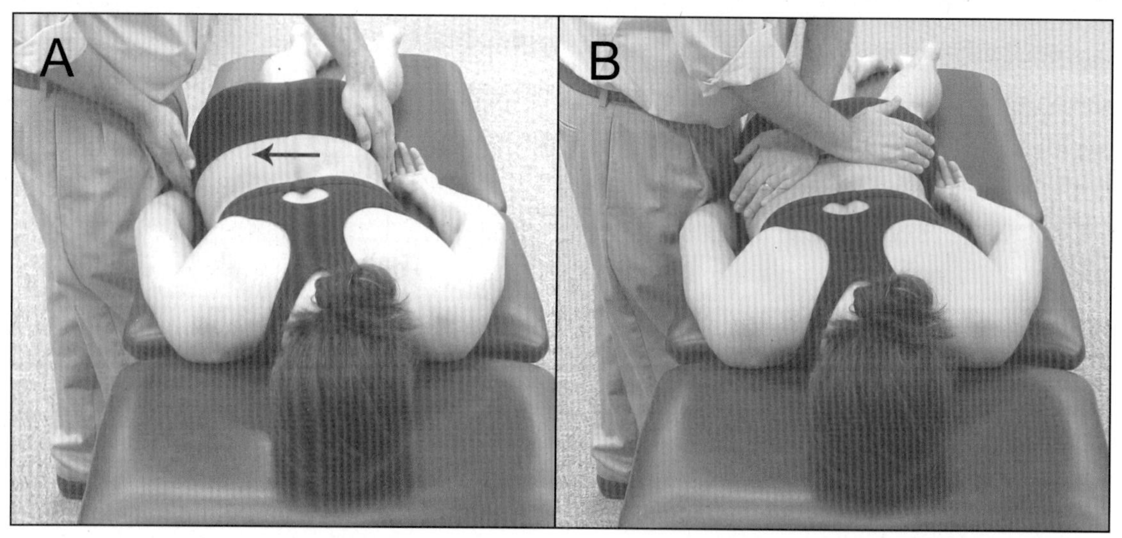

그림 4-116. 고관절을 중심에서 벗어나게 하고 누운 자세에서 신전하기[409,410]: (A) 치료사는 왼쪽 이동을 교정하기 위해 엉덩이를 오른쪽으로 이동하는 것을 돕는다. (B) 누운 자세에서 신전을 하기 전에, 치료사는 힙 오프 센터(hips off center)를 유지한다.

를 일으키기도 한다. 운동은 계속 되어야하고 말초화가 일어났을 때에만 멈춰야 한다. 환자가 며칠 동안 증상이 없다면, 기능의 회복이 시작된다. 환자는 회피하거나 말초화를 만들냈던 방향으로 운동을 시작한다.[401,402] 예를 들어, 신전 하위 그룹 범주에서 하루에 5-6번 씩 5-6회의 비율로 RFIL 운동을 시작하고 그 이후에 1-2일에 걸쳐 반복 신전을 수행한다. 증상이 돌아오지 않는다면, 굴곡은 천천히 앉기와 일어서기로 진전되고 반복 신전 운동이 항상 그

뒤에 이어진다. 증상이 돌아왔을 시에 무엇을 해야 할지와 마찬가지로 LBP의 재발에 대한 교육도 중요하다.[401,402] 치료 에피소드와 추가적인 검사를 통한 재평가는 재분류 또는 중재를 위한 추가적인 장애의 발견의 결과를 낳을 것이다. LBP를 가진 사람의 대부분이 다양한 치료를 요구로 한다.

요추관 협착증 증상을 위한 장애 기반 분류

증상이 있는 LSS 환자의 임상 증상은 이 장의 초반에 DSE LBP 분류의 굴곡 검사 하위 그룹 및 진단 분류 하에 논의되었다. 가장 주요한 호소 사항은 하지 증상 그리고 줄어든 걷기 지구력과 관련된 LBP이다. LSS는 보통 빠른 방식으로는 아니지만 시간이 지나면서 심각한 장애와 신경 결손으로 발전될 수 있는 장애로 비교적 안정적인 장애라고 설명되었다. 사실 LSS를 가진 몇몇 사람들은 시간이 지나면서 그대로 유지되거나 향상된다. Johnsson 등은[689] 수술이 고려되지 않는 32명의 환자들을 보고했다. 4년의 추적 조사에서, 75%가 증가된 걷기 지구력을 보이거나 변화를 보고하지 않은 반면, 85%는 증상에 있어서 변화가 없거나 개선을 보였다. 3년에 걸친 다양한 보존적 치료를 한 49명의 환자들의 회귀 분석에서는, 절반 이상이 증상과 걷기 지구력에 있어서 향상을 보였다.[690] 장기적으로 예상되는 악화 중 하나는 아니지만 시간이 지나면서 누가 향상될지는 보여지지 않았다. 증상이 있는 LSS는 서두르지 않고 지켜보는 접근 대신, 수동적 또는 보존적 치료 전략들이 추천된다.[692] 수술적 중재 이전에 보존적 치료의 시도가 추천되었음에도 불구하고, 보존적 치료의 기간과 처방은 매우 다양하다. 보존적, 수술적 접근의 치료에 따른 효율성은 추가적인 평가를 필요로 한다.

두 가지 연구는 퇴행성 척추전방전위증이 있거나 또는 없는 LSS를[693] 위한 수술과 비수술을 평가했다.[694] 이들 실험의 결과는 환자의 절반이 배정된 치료 그룹을 고수하지 않았기 때문에 설명하기 어려웠다. 치료 목적 분석에 기초하여, Short Form-36(SF-36)과 ODI에 의해 측정된 신체 기능은 2년째에 크게 다르지 않았지만, SF-36으로 측정된 통증은 수술에 유리했다.[694] 치료된 분석에서, 수술은 ODI와 SF-36 통증 그리고 2년째의 기능 점수에서의 비수술 치료보다 적당히 우수(즉, ODI에서 16-18점)했다. 그리고 퇴행성 척추전방전위증이 없는 LSS를 위한 비수술 치료보다 조금은 적당히 우수(ODI에서 8-12점)했다. 두 실험 모두에서, 수술을 받지 않은 환자에게 있어서 평균 ODI와 기준선으로부터의 SF-36 향상은 10점이었다. 두 그룹 모두 향상되었고, 비수술 그룹은 능동 PT 관리, 가정 운동, 상담 또는 교육, 그리고 참을 수 있는 만큼의 NSAID를 받았다.

또 다른 연구에서, Weinstein 등은[695] 척추전방전위증이 없는 LSS의 4년간의 결과를 발표했다. 치료된 분석은 수술의 임상적으로 중요한 이점이 2년 후에 보고되었고 4년 동안 유지되었다는 것을 보여주었다. 두 그룹 모두 2년과 4년 사이에는 안정적이었다. LSS를 위한 수술과 비수술의 고 수준 연구 결과는 수술에 유리한 이점들이 4년 동안 통계적으로 중요했지만 8-10년 이후에는 그 이점들이 줄어들거나 존재하지 않았다고 보고했다.[696] 6년의 추적조사 때의 비슷한 연구는 9.55의(0.9 to 18.1)의 평균 ODI 차이를 보고했다. 그 시점에 다리 또는 허리 통증의 강도는 다르지 않았다. 어느 기간에서도 그룹들 간의 걷기 능력은 다르지 않았다.[697]

수술로부터 향상된 결과와 관하여, 북미척추학회(North American Spine Society, NASS)의[691] 안내 지침은 심각한 LSS에서 수술은 80%가 효과적이고, 중등도 LSS부터 심각한 LSS까지는 수술이 다른 의학적 중재 치료보다 더 효과적이며, 경미한 LSS부터 중등도 LSS까지는 의학적 중재 치료가 70%가 효과적이고, 마지막으로 융합술없이 작게 공간을 벌리는 기구의 설치가 의학적 중재 치료보다 더 효과적이라고 결론지었다. 수술적 관리의 장기적 결과는 50-79%의 환자에게서 좋거나 뛰어나다. 환자와 의료진은 수술적 접근을 선호하는 것으로 나타난다. 수술의 결과물은 여러 가지 요소에 기인하고 있다. 실패한 결과를 예측하는 강력한 예측 인자는 낮은 자기 등급의 수술 전 건강 상태, 동반 질환, 우울증 및 제한된 수술 전 기능을 포함한다.[698]

NASS 안내 지침은[691] 하나의 방사선 사진으로 안내된 신경공 ESI는 신경근병증에 2-3주의 단기 효과를 가지고 있지만 장기 효과에는 이르지 못한다고 제안한다. 여러 가지 주사는 신경공을 통해 장기간의 경감을 이끌어낼 수 있

그림 4-117. 선별된 도수치료기법과 운동:
(A) 흉추가동술 및 도수교정;
(B) 고관절 굴곡근 MET스트레칭
(C) 대퇴직근 MET스트레칭.

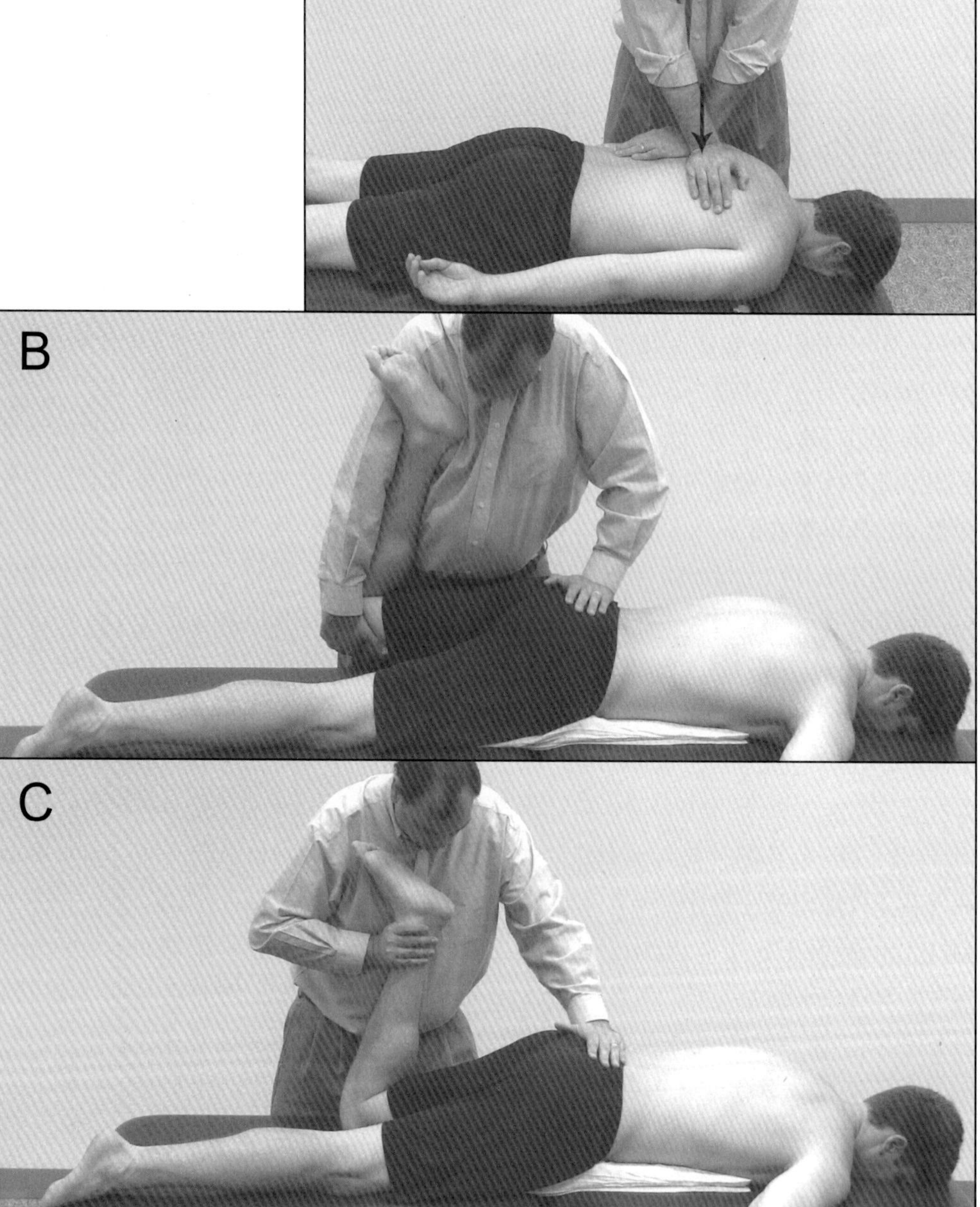

고 LSS를 위한 미골부 ESI 또는 신경근병증을 줄일 수 있다. Koc 등은[699] 초음파, 습열, 2주간의 경피신경전기자극기(TENS), ESI, 그리고 대조군의 입원환자 PT를 비교했다. 모든 그룹들이 디클로페낙(diclofenac: 비스테로이드성 경구 소염제)과 스트레칭 그리고 몸통과 하지를 위한 강화 프로그램을 받았다. PT와 ESI 모두 2주, 1, 3, 6개월에서 그룹간의 차이를 보이지 않고 통증과 기능면에서 큰 향상을 보여주었다. 대조군은 또한 기준선에서 유의미한 개선을 보였다.[699]

2개의 6주 PT 프로그램의 비교 연구에서, Whitman 등은[457] 요골반 부분과 하지에 통증이 있는 환자들, 나이가 50세 이상인 사람들, MRI 결과가 LSS와 동일한 사람들, 그리고 증상의 심각성에 있어서 서기와 걷기 보다는 더 나은 자세인 앉기에 대한 보고를 포함시켰다. 한 그룹은 도

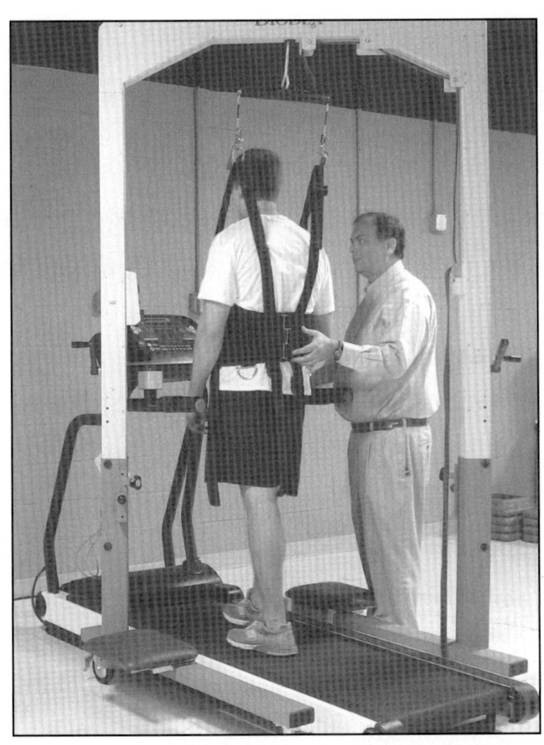

그림 4-118. Biodex 비부하 시스템을 이용한 BWST 보행(Biodex Medical System, Inc).

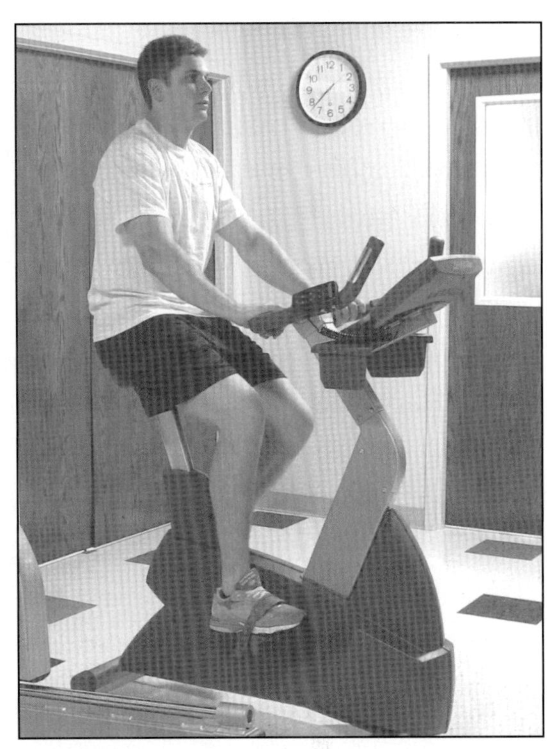

그림 4-119. 고정형 자전거

수 물리치료 운동이고, 걷기 그룹(MPTE×WG)은 장애기반 MT의 PT, 운동, 그리고 흉추, 요골반, 하지 부분의 가동술과 도수교정을 포함하는 BWST 보행, 집에서 하는 운동 프로그램, 하지 신전과 강화, 요추 안정화 운동을 받았다.[457,700] MT와 운동 중재는 검사 결과를 기초로 하여 치료사의 결정에 따라 수행되었다. 전반적인 장애기반 프로그램은 꼿꼿한 자세를 회복하고, 고관절 신전을 증가시키고, 하지를 강화하기 위해 개별적으로 처방되었다. 또한 의도적 보행, 핵심 안정화 운동, 임상 프로그램을 증가시키기 위한 가정 운동이 포함되었다. 척추를 목표로 한 선택된 수동 절차는 옆으로 누워 요추 회전 가동술/도수교정(그림 4-99 참조), CPA 또는 UPA 요추 가동술(그림 4-103과 4-104 참고), 그리고 5장에서 설명된 흉추 가동술 또는 도수교정(그림 4-117A)이었다. 추가적인 도수치료 기법들은 고관절 가동술, 하방 활주(그림 4-62 참조)와 전방 활주(그림 4-65 참조), 고관절 굴곡근을 위한 MET(그림 4-117B)와 대퇴직근(그림 4-117C) 신장, 그리고 대퇴사두근 활성화와 함께 증가된 무릎 가동술(그림 4-59 참조)과 발목 DF 가동술을 포함시켰다. MT를 보강하기 위해, 가정 운동은 반듯이 눕거나 서 있는 상태에서의 고관절 굴곡근 신장, 사두근 활성화, 무릎 굴곡 가동술, 그리고 발목 DF 신장을 포함했다. BWST 보행(그림 4-118)은 환자의 증상을 완화하고 최소화하고 가능한 한 편안하게 걷도록 하기 위해 필요 시 부하없이 최소한의 양을 사용했다. 용인된 것과 같이, 전반적인 목표는 BW 지지의 양을 줄여나가는 동안 걷는 속도와 거리를 점차적으로 늘려나가는 것이었다.[457] 요추 굴곡 운동과 걷기 그룹(FE×WG)은 한쪽이나 양쪽 무릎을 가슴으로 요추 굴곡 운동, 트레드밀 걷기 프로그램, 10분 간의 초음파 치료를 받았다. 두 그룹 모두 임상적으로 의미있는 결과를 얻었다. FE×WG(41%)와 비교했을 때 MPTE×WG(79%)에서 커다란 비율의 환자들이 6주 째에 회복을 보고했다. 1년 후에는 62%의 MPTE×WG와 41%의 FE×WG가 여전히 회복을 보고했다. 두 번째 결과는 NPRS, 수정된 ODQ, 걷기 지구력 검사, 그리고 만족도는 6주째와 1년째의 MPTE×WG 그룹을 선호했다. 한 환자가 6주째에 감지된 회복을 얻지 못하는 것을 예방하기 위해 대략 3명 정도의 환자가 MPTE×WG 프로그램으로 치료받을

(NNT=2.6) 필요가 있었다.[457]

Pua 등은[701] 몸을 바로 세워 자전거 타기(uprihgt cycling)(그림 4-119)와 비교하여 6주 간의 12개 세션으로 구성된 BWST 프로그램의 효율성을 LSS를 가진 대상들에게 검사했다. BWST 그룹은 첫 2주 동안 통증이 없는 걸음(BW의 30%에서 40%)으로 편안한 속도로 걸었다. 트레드밀은 할 수 있는 만큼 수행하거나 3-6주에서부터 최대 30분 수행하였다. 자전거 타기 그룹은 구부린 자세와 편안한 속도에서 50에서 60rpm으로부터 시작했고 참을 수 있는 만큼 또는 최대 30분 동안 적절한 강도로 진행했다. 또한 두 그룹 모두 20분간의 단파 투열요법, 간헐적인 요추 견인(의자를 받치고 90° 각도로 고관절과 무릎을 구부리고 반듯이 누운 상태에서 15분, 30초:10초[on:off cycle], 30에서 40% BW:on/10% BW:off) 그리고 매일 수행하는 3가지 굴곡 신경역동 가동술 운동들을 받았다. 두 그룹 모두 향상되었지만 그룹 간의 차이는 발견되지 않았다. 이 연구의 제한은 대조군의 부재와 단기간의 추적조사이었다.[701]

체계적인 재검토는 LSS 환자를 위한 MT의 효율성에 대한 수준 높은 근거가 불충분했다고 결론지었다.[702] 추가적인 연구가 필요하지만 LSS를 가진 환자는 PT 중재로부터 효과를 얻을 수 있다. Backstrom 등은[703] 보존적 치료의 기준과 마찬가지로 환자 교육, MT, 가동성과 근력강화 운동, 그리고 에어로빅 훈련(즉, BWST, 경사 트레드밀, 자전거 타기, 또는 수중 치료)을 추천했다. (표 4-5)는 증상을 보이는 LSS를 가진 사람들의 관리에 있어서 고려해야 할 선택 운동과 안내 지침을 설명하고 있다.[457,700,704] 대부분의 비교 연구와 체계적인 재검토에서 비수술 접근은 좋지 못하게 설명되었다. 수술적 중재와 "일상 관리"의 비교는 증상을 보이는 LSS를 가진 환자의 관리에 있어서 물리치료는 지지하지 않는다. 언제 수술 또는 비수술 치료를 권장하고 누가 PT 중재에 가장 잘 반응할 것인지에 대한 정보가 불충분하다. 주요한 소견과 DSE LBP 분류 하위 그룹과 하지 연관통을 가진 LBP의 관련 ICF 범주를 위한 잠재적 중재 전략은 (표 4-3)에 요약되어 있다.

견인에 대한 요통의 진단적 분류 또는 하지의 연관통이나 전이통을 가진 요통과 일치하는 중재

견인은 요통과 하지의 통증 또는 요추 신경근병증이 있는 환자에게 일반적으로 사용되는 중재이지만 그 효과는 분명하지 않다.[705-708] 요추 견인의 금기증과 주의사항에는 급성 좌상 또는 염좌, 염증 과정, 과대가동성 또는 불안정성, 류마티스 관절염, 호흡기 질환, 암, 전이, 골다공증, 감염, 현재 임신, 조절되지 않는 고혈압, 대동맥 동맥류, 심한 치질, 복부 탈장 그리고 열공 탈장 등의 모든 조건을 포함 한다.[511,709] 견인은 자세(그림 4-120), 도수(그림 4-121) 또는 기계(그림 4-122와 4-123)로 분류하며 지속적 또는 간헐적으로 수행하고 대부분은 누운 자세 또는 엎드린 자세이다. 최적의 적량, 자세, 그리고 견인의 형태는 알 수 없고, 주로 임상가의 소견에 근거한다. 기계적, 생리적 효과와 처방 변수에 대한 추가 자료가 제공된다.[710,711] 도수 견인은 기계적 견인력을 적용하기 전에 반응을 결정하기 위해 시도할 수 있다. 견인은 일반적으로 요통 및 신경근 압박이나 신경근병증이 있는 환자 또는 반복되거나 지속되는 끝 범위의 움직임이 중심화 되지 않는 요통과 하지 통증과 관련이 있는 경우에 사용한다. 견인의 목표는 다른 분류와 일치 또는 장애기반의 중재가 집중화 하는 것이다. 신경근병증의 징후와 증상이 악화되면 의학적 중재를 위한 의뢰의 근거가 된다.

견인 진단 분류에 대한 근거

좌골 신경통 유무에 관계없이 여러 그룹의 환자에게 단발성 또는 지속적인 견인력을 권장하지는 않는다.[707] 모든 요통 환자에게 적용할 때, 기계적 요추 견인은 치료하지 않은 대조군, 위장(sham), 위약 효과보다 더 효과적이지 않다. 요통과 좌골신경통 환자의 경우에는 결과가 일치하지 않는다.[707] 약간의 근거로 기계적 요추 견인의 사용을 지원하거나 견인 중재로 가장 이득이 되는 사람을 임상가가 결정하는데 유용하다.

예비 연구에서 견인으로 이익을 얻을 수 있는 요통 환자의 하위 그룹을 확인하였다. 6주에 걸친 무작위 대조군 연구(RCT)에서 Fritz 등은[712] 지난 24시간동안 엉덩이에서 먼 쪽의 증상을 가진 18세-60세 까지의 대상자를 평가

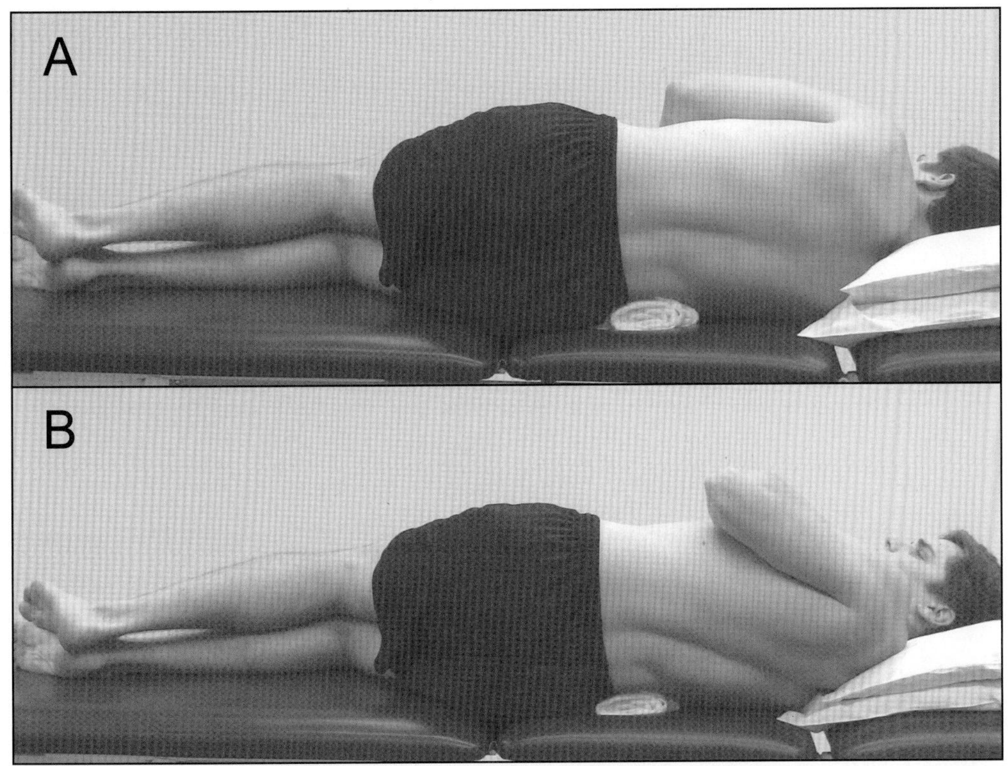

그림 4-120. 자세 견인: (A) 옆으로 누운 자세에서 회전 없는 받침대에서의 굴곡(B) 회전으로 위쪽을 여는 것

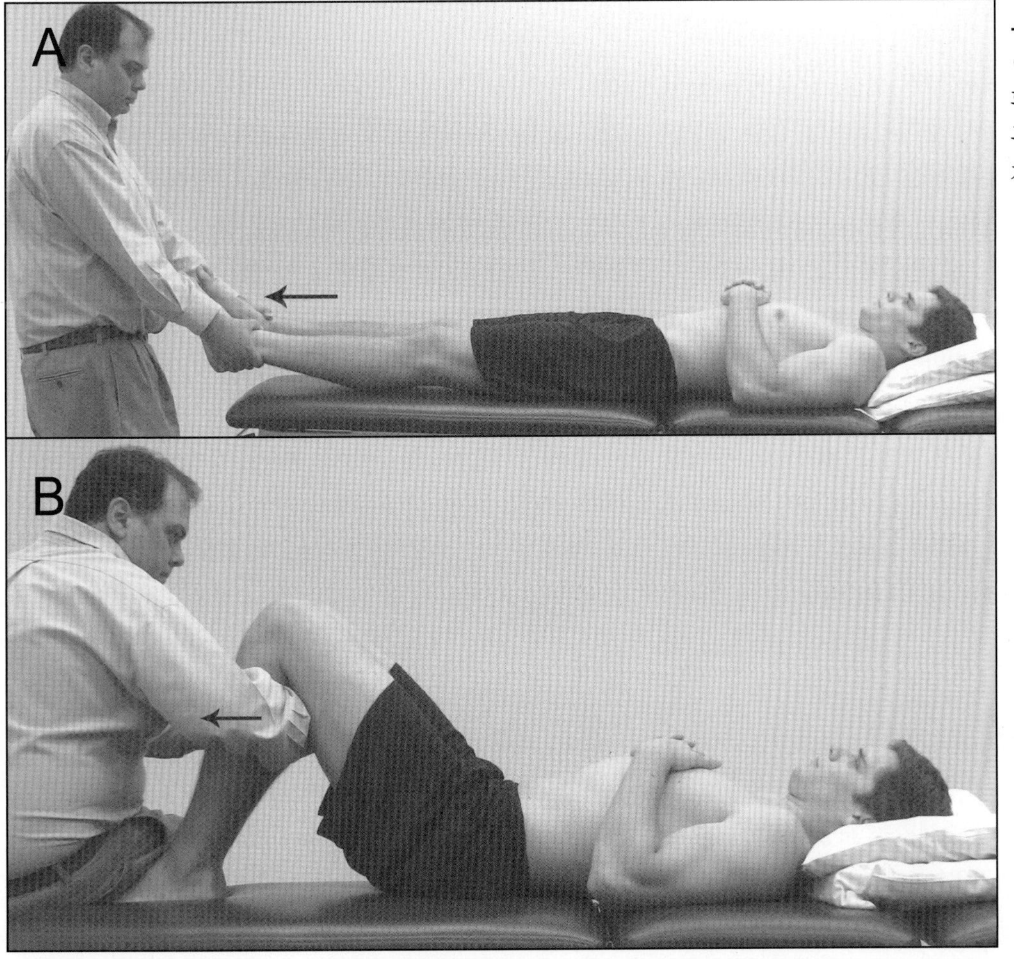

그림 4-121. 도수 견인: (A) 똑바로 누운 자세에서 환자의 다리를 한쪽 또는 두쪽(B) 양쪽 무릎을 세운 자세

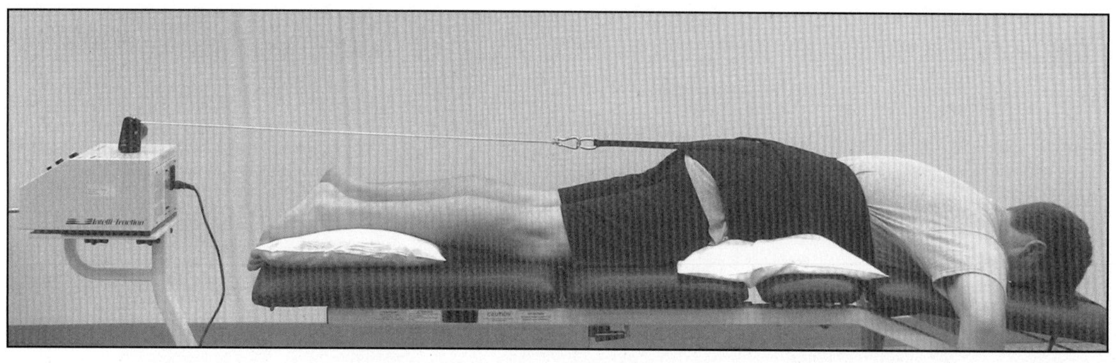

그림 4-122. 엎드린 기계 견인

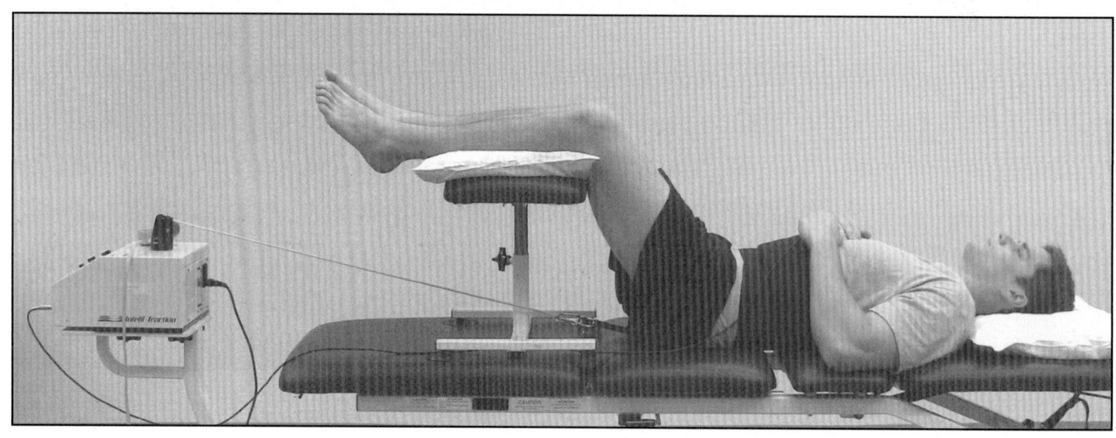

그림 4-123. 누운자세에서 기계 견인

하였다: 오스웨스트리 점수 > 30%; 반사, 감각 또는 근력의 결손; 그리고 45° 미만에서의 하지직거상 검사 양성반응. 환자는 2그룹으로 무작위 배정하였다: EOTA군과 견인+EOTA군. EOTA군은 매일 4-5시간 동안 10번 3세트 끝 범위에서의 신전운동을 유지, 반복하였고, 척추 중앙부 후전방 수동 부가적 척추간 움직임(CPA PAIVM)의 단계 3 또는 4, 10-20번의 진동, 전만증 교육 지속, 그리고 말초움직임의 원인이 되는 활동은 피하였다. 견인+EOTA 군은 2주 동안 엎드린 자세에서 견인을 추가하여 동일한 EOTA 중재를 받았다. 견인은 운동을 시작하기 전 최대의 중심화를 위한 조정 가능한 3차원 테이블을 사용하여 견인을 제공하였다. 견인은 40%에서 60% BW로 1분간 램프 업 그리고 1분간 램프 다운으로 12분 동안 정적으로 적용하였다. 견인 후, 대상자는 2분간 엎드려 있고 그 이후에 엎드린 자세에서 프레스 업 신전 운동 한 세트를 실시하였다. 1-2주 동안 최대 4번의 견인 기간을 허용하였고, 3-6주까지 매주 1회 EOTA 중재만을 허용하였다. 이 연구는 2주후 견인과 견인+EOTA군에 대한 장애와 두려움 회피에 대한 믿음을 크게 감소시켰지만 6주에 대한 집단간의 차이는 없었다. 저자들은 이 하부그룹을 정의하는 추가적인 검사 결과에 관해 보고하였다. 환자들은 신전 시에 말초화 반응을 보였고, 양성 하지직거상검사(SLR)를 보였고, 견인을 받은 환자는 하부그룹 분류 기준에 충족하지 못하거나 견인을 받지 못한 환자보다 장애가 크게 감소하는 경험을 하였다. 진행중인 연구에서 환자를 견인에 대한 응답자로 하여 하부그룹으로 분류하는 기준을 검증하거나 논증하는데 도움이 될 수 있다.[713]

유사한 타당성 연구에서, Harte 등은[714] 요통과 신경뿌리 침범을 가진 사람에게서 견인 유무와 상관없이 움직임 장애(MT), 운동 및 조언의 두 치료 프로토콜의 차이점을 비교하였다. 특정 가동술 또는 도수교정 절차는 2가지 방법으로[715,716] 정의되어 있지만, 치료사는 적용을 위한 절차와 척추 부위를 선택할 수 있다. 중재에는 적절한 가동술, 복부 및 허리 강화운동, 신전 또는 다른 운동, 또는 치료사가 정한 코어 운동과 자세, 남아있는 활동, 예후 및 재발에 관련된 조언을 포함 하였다. 정적 견인은 바로 누운 자세(그림 4-123)에서 고관절과 무릎관절을 90°에서 도구를 이용하여 지지하고, 5-60㎏, 1주일에 2-3회,

10–20분 간격으로 정적인 견인을 수행하였다. 두 그룹 모두 퇴원 후에 3, 6개월에는 모든 결과가 개선되었지만 그룹 간에 차이는 없었다. 기준선(치료전)과 자연적인 경과에서 그룹간의 차이는 부분적인 결과를 나타내었다.[714]

Gagne과 Hasson은[717] L5–S1에서 요추 추간판 탈출증의 의학적 진단을 받은 환자의 MRI에서 확인된 L5 신경뿌리의 압박을 동반한 증례보고를 제출하였다. 첫째로 5단계의 중재로 중심화 현상에 기초한 반복적인 요추 신전운동으로 구성하였다. 처음 2주 동안 임상적으로 유의한 결과를 얻지 못하였다; 그 결과, 다음 3주 동안에 20분 38.4–40.9㎏(85–90lbs)의 누운 자세에서의 정적 견인에 신전운동을 추가한 총 9단계를 추가하였다. 퇴원 시에 환자의 목표를 충족시켰고, 임상적으로 통증 및 기능변화가 유의하게 관찰되었다.[717]

현재의 증거에 의한 견인은 하지 통증과 관련없는 비특발성 요통을 가진 환자에게서 널리 사용되어서는 안되지만, 하지 통증에 관련이 있거나 방사통, 기술적인 부하가 끝 범위에서 반복적으로 중심화된 불안정성과 현재 신경뿌리 압박이 있는 환자들은 기계적 요추 견인에 호의적인 반응을 할 가능성이 있는 하위 그룹으로 정의할 수 있는 핵심 요소가 될 수 있다. 위치, 기간, 형태, 또는 강도를 위한 최적의 견인 치료 매개변수에 대한 합의는 없다. 요통 견인 분류는 (표 4–4)에 요약되어 있다. 환자의 요통 견인 분류 및 일치된 중재가 적절하지 않다면 이 요통 하위 그룹에 대한 견인 중재를 지원하는 근거는 제한적이고, 하지와 관련된 통증 또는 신경뿌리 압박이 없는 국제기능장애건강분류(ICF) 범주의 요통을 가진 사람에게 비수술적 접근법은 효율적인 치료 전략을 약속하고 다음에 논의된다.

견인없는 신경근병증의 보존적인 관리를 위한 근거 있는 도수치료와 운동

전향적 코호트 연구에서 Murphy 등은[718] 비수술적 접근법으로 치료한 요추 추간판 탈출증(LRSDH)에 이은 요추 신경근병증을 가진 49명의 환자를 대상으로 보고하였다. 견인은 이 보고서의 구성 요소가 아니다. 중재는 임상적 결정 규칙을 기반으로 한 진단을 기초로 하였다. 연구에 참여한 환자들은 요추 추간판 탈출증 때문에 요통이 있거나 없는 하지 통증을 가지고 있었고, MRI나 CT에서 확인된 추간판 탈출 및 양성 하지직거상검사(SLR) 또는 대퇴신경 신장 검사에서 확인되었다. 치료는 신연 도수교정,[719] 하지직거상검사에서 발을 배측굴곡과 저측굴곡을 하는 신경역동기법,[424] 끝 범위 부하기법,[401,402] 통증부위가 위로 온 옆으로 누운자세에서 관절 도수교정(예, 고속–저 진폭),[720] 또는 근육에너지기술(MET) 그리고 근막기법이다. 관리는 치료기반 분류(TBC), 손상기반 분류 및 임상추론의 요소를 결합한 알고리즘을 기반으로 하였다. 현재 중심화되어 있다면, 끝 범위 강도 기법이 먼저 사용되고, 현재 중심화 되어 있지 않다면, 분절 관절 징후, 신경학적 징후 또는 근육 징후를 결정하기 위해 평가가 진행된다. 분절 징후를 위해 도수교정, 신경학적 징후를 위한 신경역동기법, 그리고 압통점 치료의 근막치료와 근육 징후를 위한 근육 신장을 수행되었다. 변화된 운동 조절, 두려움 또는 재앙적인 행동과 같은 지속적인 요인들은 안정화 운동, 단계적 노출, 통증보다 기능에 초점을 맞춘 교육으로 치료되었다. 대부분 환자에게 유리한 예후를 보였고, 운동은 활동을 유지하기 위한 조언으로 일찍 제공되었다. 치료는 개별적으로 1주일에 2–3회, 3주간, 그리고 1주일에 1–2회 실시하였다. 증상의 평균 기간은 60.5주와 평균 13.2단계이다. 퇴원 후 개선은 환자의 90%에서 우수 또는 탁월하다고 기술하였다. 환자의 79%와 70%에서 임상적으로 유의한 통증 및 장애의 개선이 나타났다. 평균 장기간 14.5개월 동안 환자의 80%가 우수 또는 탁월한 증가를 보였다. 관찰 설계는 유효성과 관련된 결론을 금하지만, 검사 및 임상적 추론 과정은 치료기반 분류(TBC) 접근법과 손상기반 관리와 유사하다.

치료기반 분류 요약

치료기반 분류(TBC)는 현재 연구를 기반으로 지속적으로 개선되고 있다. Stanton 등은[723] 이전에 TBC로 알려졌던 분류 알고리즘의[19,274,551] 유병률과 신뢰도를 설명하였고, 지금은 요통에 대한 포괄적인 알고리즘(그림 4–124) 형태이다. 24시간 이상, 90일 미만, 나이 18~65세, 오스웨스트리 장애 설문지(ODQ) 20% 이상, 다리에 강한 통

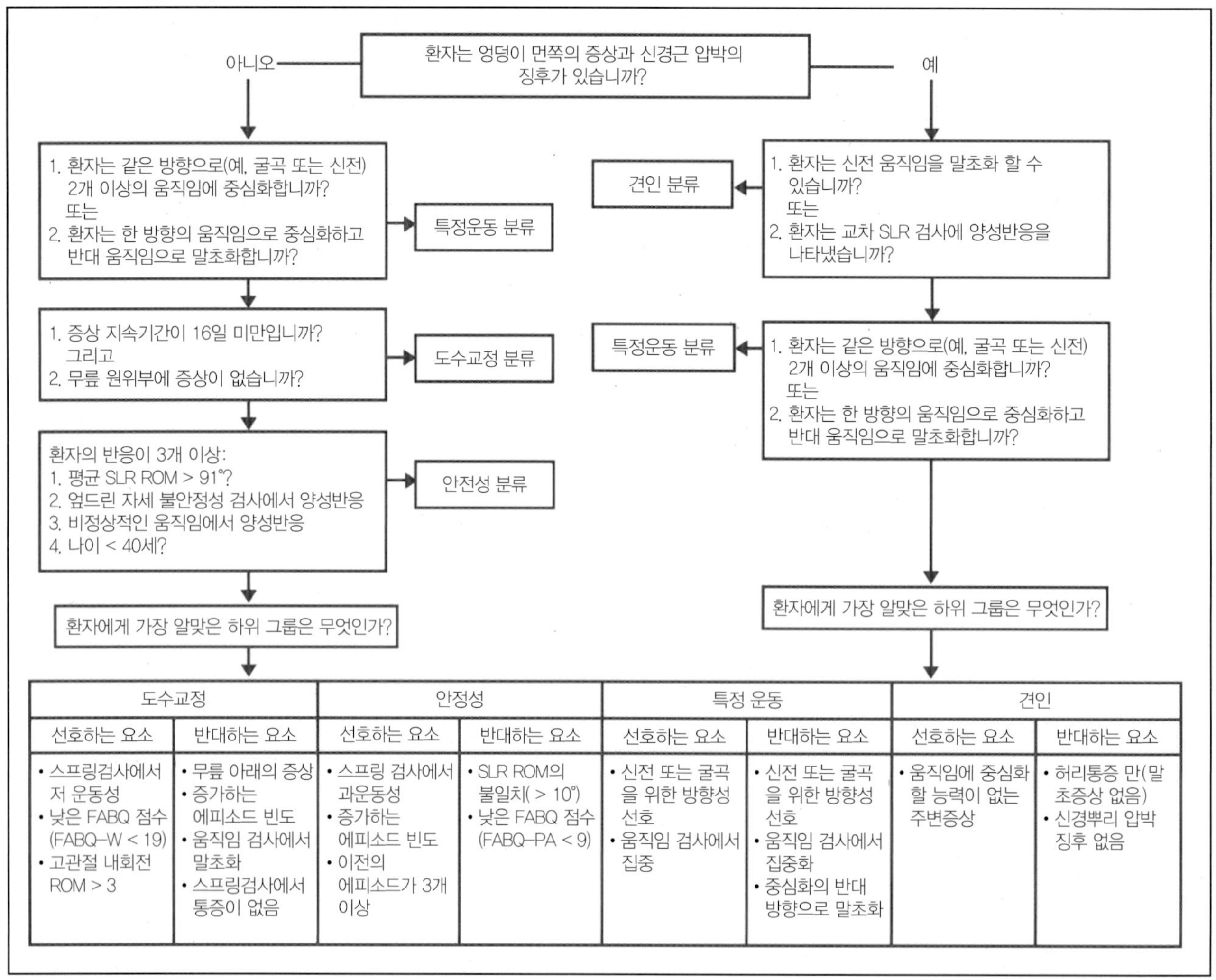

그림 4-124. 요추를 위한 포괄적인 알고리즘(Stanton TR, Fritz JM, Hancock MJ 등으로부터 재판되었다. 요통에 대한 치료 기반 분류 알고리즘 평가: 횡단면 연구, Phys Ther. 2011; 91: 496-509, 미국 물리 치료 협회. 이 자료는 저작권의 보호를 받으며 추가로 복제 또는 배포하려면 APTA의 서면 허가가 필요)

증이 있거나 없는 급성 또는 아급성 요통환자 250명 그룹을 포함하였다. 요통 또는 다리통증(예, 요추, 흉추와 경추 통증, 경추 통증이 가장 심하다)보다 다른 가장 현저한 증상의 환자는 제외하였다; 임신; 6개월 전 요추 수술; 이전의 척추 융합 또는 척추측만증; 골절과 같이 알려진 또는 의심되는 심각한 병리; 종양; 지난 달 안에 척추에 스테로이드 주사를 맞음; 이전의 경화 주사; 허리, 복부 또는 골반부위에 보툴리눔 독소 주사를 맞음.[723]

하나 이상의 하위 그룹에 대한 충족의 기준에 따라 각각의 하위 그룹의 유병률을 나타내었다: 특정운동(48%), 도수교정(35.2%), 안정화(12.8%)과 견인(9.6%). 개별 하위 그룹에 따르면 25.2%(95% CI: 19.8% to 30.6%)의 대상자는 어떤 하위 그룹에 대한 기준을 충족하지 못하였다. 25.2%(95% CI: 19.8% to 30.6%)는 오직 한 하위 그룹에 대한 기준을 충족시켰다; 그리고 25.2%(95% CI: 19.8% to 30.6%)는 하나 이상의 하위 그룹을 충족하였다. 하위 그룹의 가장 일반적인 조합인 도수교정과 특정 운동은 2개의 하위 그룹에 대한 기준을 충족시키는 68.4%를 차지하였다. 알고리즘의 결정 신뢰도는 중간수준(K=0.52, 95% CI: 0.27 to 0.77, 합의율=67%)이었고, 임상적으로 사용하기에 적합하였다.[723] 저자들은 알맞은 의사 결정 전략인 2가지 설정 안에서 물리치료사가 요통을 치료하려고 찾는 것이 1/2의 환자에게 대해 적합하다고 결론지었다: 오스트레일리아와 미국.[723]

Stanton 등의[723] 연구에서 물리치료사가 찾은 환자의 약 절반이 하나의 하위 그룹에 속하며, 다른 25%는 하나 이상의 하위 그룹에 대한 기준을 충족시키고 나머지는 치료기반 분류(TBC)를 사용하여 분류할 수 없다는 것을 일상적인 임상 현실에서 증명하였다. 환자가 하위 그룹에 속해 있는 경우, 증거는 일치하는 중재를 지원하여 불일치된 중재에 대한 결과를 향상시킨다. 임상가는 하위 그룹에서 지시한 치료를 시작하고 환자의 반응을 세밀하게 관찰해야 한다. 특정 하위 그룹에 명확하게 부합하지 않는 사람들을 위해, 장애기반 전략, 임상적 실무 지침, 임상적 추론 또는 다른 기타 분류 시스템이 고려되어야 한다. 포괄적인 알고리즘 및 임상 의사 결정을 개선하기 위한 추가연구를 안내하기 위해서 현재 최고의 근거가 필요하다. 새로운 증거의 발견으로 하위 그룹 기준을 세분화 하거나 추가 하위 그룹 또는 치료법을 추가하거나 알고리즘의 계층적 순서를 변경하여 궁극적인 목표로 환자 결과를 개선 할 수 있다.[723] 다른 분류는 다음에 논의한다.

신경 역동 진단 분류 증거

신경생리학이라는 단어는 신경계와[424,425,724] 관련된 생체 역학적, 생리학적 및 구조적 기능을 말하며 기능적 활동 중에 역학적 부하(즉, 신장, 활주와 압박)에 적응할 수 있는 능력이 필요하다. 염증, 신경 부종, 혈관 내 혈류 감소 또는 신경 또는 조직과 관련된 섬유증은 신경 역학의 변화를 초래할 수 있다.[424,425,724] 이론적으로, 신경역동기법의 이점은 개선된 신경 활주, 감소된 신경 협착, 증가된 신경혈관 및 개선된 축삭원형질 혈류를 포함한다. 변형된 신경역동성이 검사에서 확인되면, 신경역동기법은 신경 조직의 기계적 감수성을 감소시키고 운동 능력을 회복시키는 목표를 가진 하나의 중재이다.[424,425,438,725]

Ellis와 Hing은[726] 변형된 신경역동 치료를 위한 신경역동기법의 치료 효능을 평가하기 위해 체계적인 검토를 완료하였다. 저자들은 신경역동기법의 사용을 지지하는 제한된 증거만이 존재한다고 결론지었다. 미래 연구가 보장하였다. 11가지 연구에서 최소의 포함 기준을 충족하였다. 11가지 연구 중 3가지는 척추 통증, 신경병적 경추상완 통증,[727] 비대칭 요통[728] 및 수술 후 척추 통증과 관련이 있었다.[729] 다음은 3가지 연구에 대한 간략한 요약을 설명한다.

Scrimshaw와 Maher는[729] 표준 수술 후 치료(SPOC) 또는 SPOC와 신경역동기법에 무작위로 선정된 요추 절제술, 융합 또는 절제술 후 81명을 조사하였다. 신경역동기법 운동은 요추 신경근과 좌골신경로를 움직이기 위해 설계된 목 굴곡, 하지직거상(SLR) 및 족저 굴곡 및 배측 굴곡의 능동적 및 수동적 변화를 포함한다. 12개월 추적 조사에서 통증 장애 및 전체인식효과(GPE)에 근거한 신경역동기법을 추가로 제공하는 것은 유의한 이점으로 제공되지 않았다.[729] 이질적 환자 집단의 존재는 치료효과의 결핍을 설명할 수 있다. 신경역동기법은 요추 수술 후 환자를 위한 표준 치료보다 효과적이지 않다.[14]

경추상완 통증 증후군에 대한 2가지 움직임 장애(MT) 중재의 효과를 확인하기 위해 단일 맹검 무작위 시험을 실시하였다. 대상자는 18개월에서 75세 사이에서 증상을 보였으며, 증상은 3개월 이상이고 상지 신경역동에 변형이 있었다. 30명의 대상자를 무작위로 3그룹 중 1그룹–2MT+ 운동 그룹 및 대조군으로 무작위 배정하였다. 그룹1은 통증이 없는 범위에서 반대측 경추 외측 활주 가동술을 받았고, 엎드린 자세에서 손바닥을 견봉 뒤쪽 부위에 놓고, 수축–이완 기술로 어깨 관절에 외전과 외회전을 하였다. 가정 운동 프로그램은 경추 외측 굴곡 운동으로 통증이 있는 부분에서 매일 10회 1–3세트 반복과 능동적 어깨 외전과 외회전 운동으로 구성하였다. 그룹2는 누운 자세에서 외전을 통해 중립위치로의 후전방 활주를 어깨에 적용하고 통증이 있는 측면 흉추 2–5번에 편측 후전방 수동 부가적 척추간 움직임(UPA PAIVM)을 가지는 관절가동술을 접목하였다. 가정 운동 프로그램은 진자운동(pendulum 운동), 누운자세에서 어깨 외회전 지팡이 능동보조관절가동범위(AAROM), 전후방 견갑대 신장과 외전과 외회전의 저항성 밴드 운동이다. 그룹3은 대조군이었다. 8주 후에, 대조군은 그룹1로 넘어갔다. MT+ 운동 그룹은 통증을 효과적으로 줄였고, 통증의 질과 장애점수를 증가시켰다. 8주째, 그룹1은 통증 점수가 유의하게 낮아져 신경역동 가동술의 긍정적인 치료 효과를 나타내었다.[727]

비신경병증성 요통을 가진 6명의 환자를 대상으로,

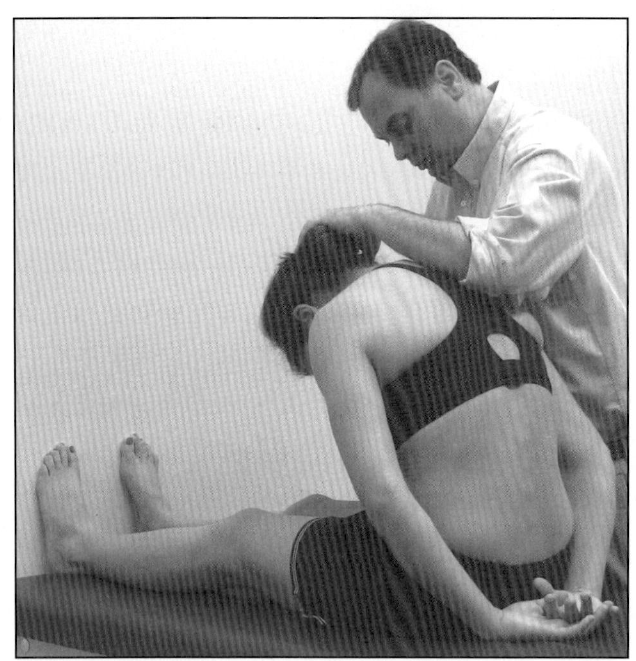

그림 4-125. 슬럼프 신장

George는[730] 슬럼프 신장에 대한 반응으로 성공적인 결과를 보고하였다. George의[730] 사례연구를 기반으로 슬럼프 신장의 혜택을 받은 30명의 대상자를 무작위로 2개의 치료군으로 분류하였다. 대상자는 엉덩이 원위부에 증상이 있었고, 굴곡이나 신전(예, 중심화 없음)으로 증상이 변하지 않았고, 10% 이상의 기준선 오스웨스트리 장애 지수(ODI)를 보였다. 대상자 중에 신경뿌리 압박의 징후 또는 증상이 있거나, 45°도 미만의 +SLR을 보인 대상자는 제외되었다.[728] 그룹1은 중심 후전방 수동 부가적 척추간 움직임(CPA PAIVM) 가동술을 적용하였고, 과소가동성 관절에 III-IV등급, 골반경사 운동, 교각운동(bridging), 벽 스쿼드(wall squats), Childs 등이[141] 제안한 네발기기자세에서 팔과 다리 들기를 10회 2세트를 실시하고, 슬럼프 신장을 하였다. 슬럼프 신장(그림 4-125)는 장시간 앉아서 벽에 발을 대고 발목을 0° 배측굴곡 한다. 임상가는 환자의 증상이 재현되는 지점에서 30초 및 5회 반복 수행하는 동안 경추에 과압력(overpressure)을 적용하였다. 운동은 30초간 2번 반복하였다. 그룹2는 오직 가동술과 운동만 하였다. 3주 동안 6회의 단계를 거친 후의 단기결과는 슬럼프 신장환자에게 유리하였다. 그룹 1에서 장애, 통증 및 중심화는 유의한 개선이 관찰되었다.[728]

Melbye는[731] 신경 뿌리 주위에 유착성 조직이 특징인 임상적 표현인 신경뿌리유착(ADR) 진단을 받은 환자에 대한 증례보고를 통해 변화된 가동성과 관련된 증상을 유발할 수 있다고 생각하였다. 신경뿌리유착(ANR)의 임상 증상은 좌골 신경병증의 최근 병력, 적어도 6-8주의 증상, 서있는 동안의 굴곡의 주요한 제한 및 간헐적인 다리 증상이 각각 반복 직후에 쉽게 반복되는 끝 범위 움직임으로 일관되게 생성된다. 중심화 또는 말초화는 발생하지 않았다. 환자는 18개월의 좌골 신경통과 아킬레스 건 반사, 왼쪽 다리의 외측면의 감각 감소, 왼쪽 하지직거상에서 20°의 양성반응, 굴곡과 관련된 두려움 등의 모든 기준을 충족시켰다. 중심화 또는 말초화의 존재를 배제한 후, 환자는 옆으로 누운 자세에서 반복된 굴곡(RFIL)과 왼쪽 다리 신경역동기법을 시작하였다. 엉덩이를 90° 굴곡시킨 상태에서 무릎은 발목과 함께 증상이 발병되는 중립에서(그림 4-126) 능동신전을 하였고, 6-8회 반복하고 하루에 5-6회 반복 한 후 누운 자세에서 반복된 신전(REIL)을 10회 반복하였다. 운동은 왼쪽 무릎을 펴고 서있는 자세에서 반복된 굴곡(RFIS)으로 앉아서 굴곡을 반복하도록 진행하였다. 6가지 단계와 5개월 추적 관찰 후, 환자는 4주 동안 무증상이었다. 굴곡 능동관절가동범위(AROM)는 유의하게 향상되었고, 감각은 정상이었고, 왼쪽 하지직거상은 80°에서 슬괵근 조임 상태가 있지만, 왼쪽 아킬레스 반사는 여전히 감소되었다.[731]

신경역동 가동술 중재

신경역동 가동술의 사용을 지지하는 제한된 근거에서, Nee와 Butler는[725] 보존적인 관리, 신경역학과 신경생리학 교육의 통합, 비중립적 조직 중재 그리고 신경역동기법이 변형된 신경역동의 근골격계 방식을 다루는데 효과적일 수 있다고 발표하였다. 환자 교육은 기계적 부하와 관련된 운동 및 통증에서의 신경계의 역할에 대한 논의를 포함한다. 최적 기능을 회복하기 위한 관절 또는 연부조직 가동술이나 운동 조절 훈련과 같은 중재는 민감한 신경 조직에 기계적 힘을 감소시킬 수 있다. 예를 들어, 고관절의 가동성이 제한되면 좌골 신경의 기계적 부하가 시간이 지남에 따라 변형되어 하지직거상을 하는 동안 기계적 민감도를 유발할 수 있다. 고관절 이동 장애를 직접 치료하고

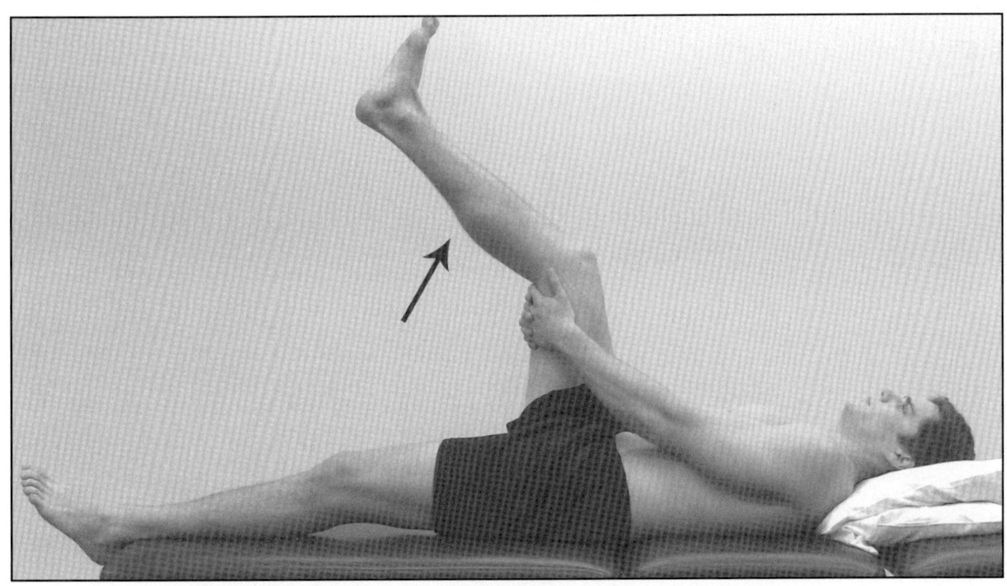

그림 4-126. 신경역동기법

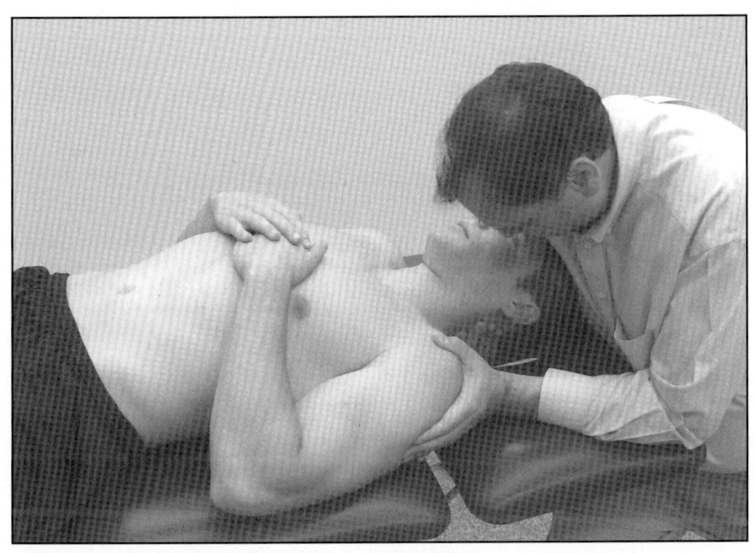

그림 4-127. 경추 측방 활주 기술. 머리와 경추는 치료사의 재량에 따라 신경역학의 무부하 또는 부하 자세에서 통증이 있는 상지에서 진동방식으로 활주한다.

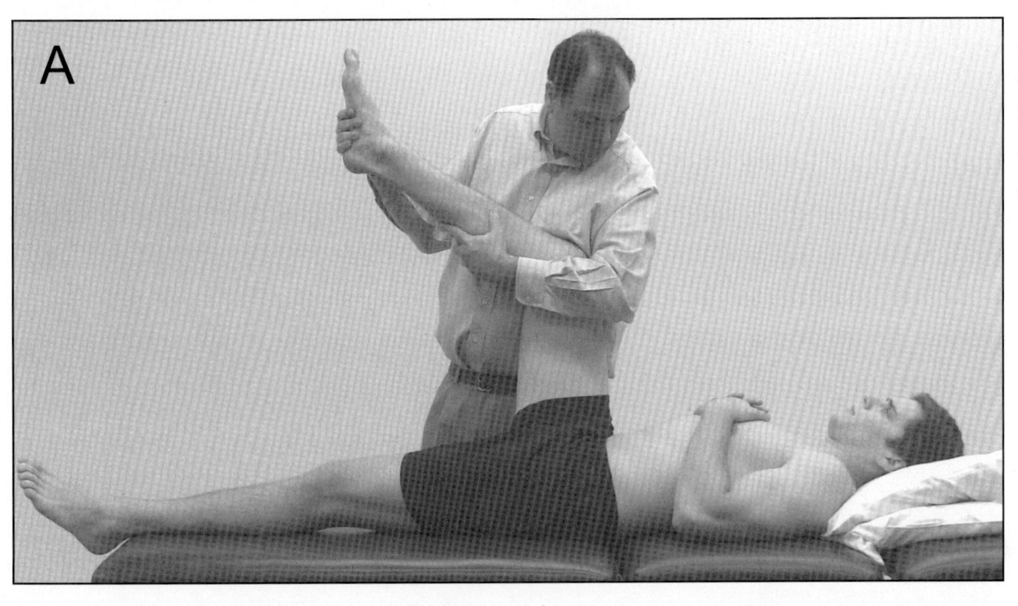

그림 4-128. 신경역동 활주 기법 :(A) 수동 무릎 신장은 90° 굴곡 및 발목 족저굴곡에서 엉덩이를 사용하여 수행한다.(계속)

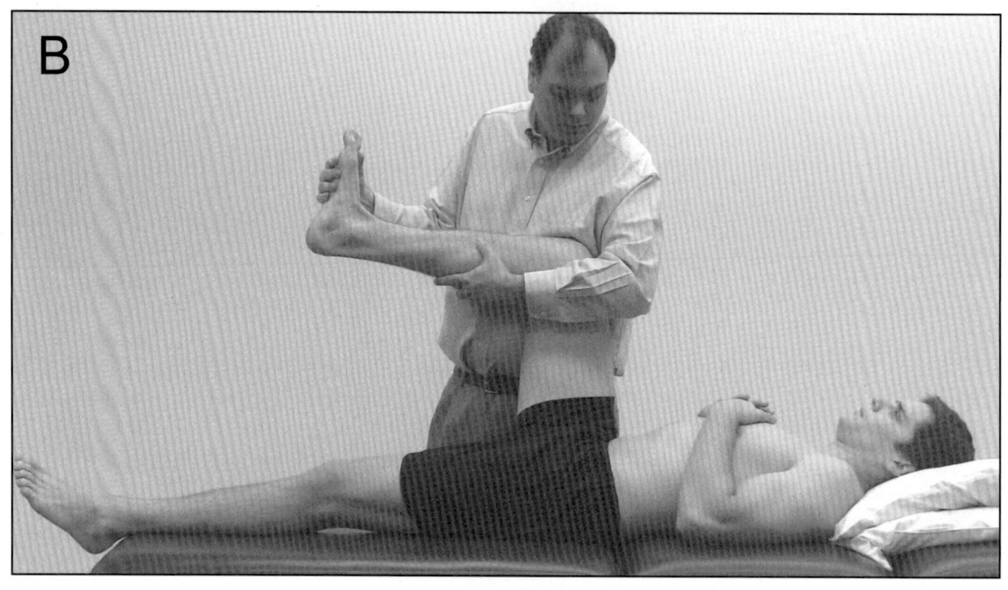

그림 4-128(계속). 신경역동 활주 기법: (B) 수동 무릎굴곡은 수동 발목 배측 굴곡을 수행한다.

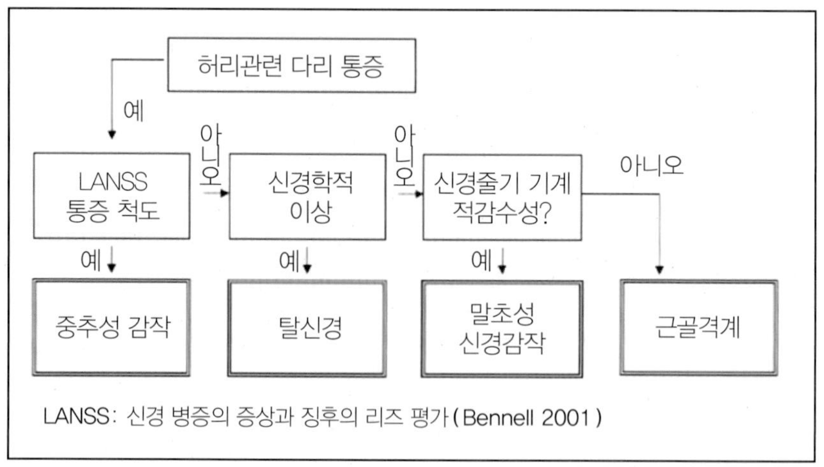

그림 4-129. 허리와 관련 다리통증(LBRLP)의 분류 알고리즘. 분류는 계층적이고 상호 배타적이다. 첫 번째 범주(신경병증성 민감화)에 대한 기준이 충족되면 다른 범주 중 하나에 대한 기준이 충족되더라도 분류가 결정된다. LANNS = 신경병증 및 증상의 리즈 평가.

하지직거상을 재평가하면 감각이 감소되고 하지직거상이 향상 될 수 있다. 비신경 손상의 치료는 주관적인 불만, 비 신경 손상 및 양성 비파괴검사(NDTs)의 재평가에 의해 수행되어야한다. 비 신경 기법과 관련된 개선이 없다는 것은 신경역동 가동술 절차가 필요함을 나타낸다. 즉, 고관절 운동 장애에 대한 중재 후 하지직거상과 같은 양성 비파괴 검사를 재평가한다. 비파괴 검사가 개선되지 않으면 신경역동 치료가 고려된다.

신경역동 가동술의 절차는 일상적으로 일상생활의 스트레스에서 움직이고 견딜 수 있는 신경 조직의 회복 능력에 중점을 둔 수동적이거나 능동적인 운동이다. 비 자극적 활주 기술은 신경 구조와 인접한 비 신경 조직 사이에서 활주 움직임을 생산하고 좌상의 증가를 최소로 하기 위해 더 큰 종 방향으로 편위를 초래하는 것으로 생각된다.[424] Allison에[727] 의한 연구에서 수행된 경추 측면 활주(그림 4-127)는 활주기법의 한 예이다. 이러한 기법은 켜고 끔(on-and-off) 또는 진동(oscillatory) 방식으로 수행되며 스트레칭 기법으로 수행되지 않는다. (그림 4-128)은 발목 발바닥 굴곡과 수동 무릎 굴곡, 수동 발목 배측굴곡을 사용한 수동 무릎 신전을 사용한 좌골의 경골 신경로(sciatic tract)의 경골 가지(tibial branch)부분을 편향시키는 수동 신경역동 활주 기법을 보여준다.[725] Cleland 등은[728] 슬럼프 신장 연구(그림 4-125 참조)에서 수행된 인장 하중 기법으로 인해 긴장이 신경계의 양쪽 끝에서 동시에 흡수되어 더 공격적인 긴장이 되고 위축, 감각 장애 및 감소된 심부건반사(DTRs)와 같은 신경학적 장애 징후가 있는 환자에서는 나타나지 않는다.[725] 신경역동기법의 효과를 뒷받침하는 증거는 제한적이다. Nee와 Butler에[725] 의해 논의 된 바와 같이, 신경생리학 교육, 비 신경 조직 중재 및 신경역동기법을 사용하는 보존적인 관리 접근법은 단계 내에서 그리고 단계 사이에서 평가, 치료 및 재평가의 개념을 사용하여 건전한 임상적 추론을 필요로 하게 된다.

허리와 관련된 다리통증에 대한 기전 기반 분류

다리통증과 관련된 요통은 중증도와 연관된 만성의 예측 인자가 될 수 있다. 요통 환자에서 다리 통증이 유발할 수 있는 잠재적인 원인을 차별화하는 것은 우세한 병력을 바탕으로 진단과 개별 치료를 용이하게 한다. Schäfer 등은[732] 4개의 우세한 기전(표 4-6 참조)과 관련된 뚜렷한 증상과 징후에 근거한 허리 관련 다리통증(LBRLP) 환자의 하위 분류를 기술하였다: 중추성 감작, 말초성 신경감작, 탈신경 및 근골격계 통증. 임상 의사 결정을 돕기 위한 분류 알고리즘도[732] 제안한다(그림 4-129).

신경병증성 통증 메커니즘을 가진 환자를 확인하기 위해 신뢰할 수 있고 유효한 도구인 신경병증의 증상과 징후의 리즈 평가(LANSS; 그림 4-130)는 검사 프로토콜의 구성 요소이다.[733] LANSS 척도는 질병에 근거한 진단 방법에 관계없이 신경병증성 통증과 통각성 통증 사이의 차별에 유효하다. 환자의 점수가 24점 중 12점 이상을 얻으면 신경병증성 통증이 어느 정도 존재할 가능성이 크다. 점수가 12 미만이면 신경 병증 기전이 환자의 통증에 기여하지 않을 것이다. 임상 검사 구성 요소를 필요로 하지 않는 자기보고 LANSS 점수 또한 신뢰할 만하고 유효하다.[734] 자기관리 LANSS(S-LANSS; 그림 4-131)는 7개의 "예"와 "아니오"로 구성된 질문과 신체 검사표, 그리고 "지난주에 얼마나 통증스럽습니까?" S-LANSS는 자기보고 또는 임상가 면담을 통해 관리될 수 있다. S-LANSS 점수는 자기보고 했을 때 통증 유형의 75%를, 면담했을 때 통증 유형의 80%를 정확하게 파악하였다. 자체 보고서의 최적 차단 지수는 면담 완료시 12점 이상, 10점 이상이다.[734]

신경구조로부터 발생하는 허리 관련 다리통증(LBRLP)은 신경병증성 통증으로 분류되고, 근골격계 구조로부터 발생하는 LBRLP는 침해성 통증으로 분류된다. 신경병증성 통증 분류는 중추 감작화, 탈 신경 및 말초화 신경감작으로 분류된다.

LBRLP의 4가지 범주[732,735](표 4-6 참조)는 다음과 같다:

1. 이질통, 통각과민 및 발작성 통증과 같은 감각 민감도를 갖는 신경병증성 통증의 주요 특징을 포함하는 신경병증성 중추 감작화(NCS)
2. 명확한 감각과 운동장애를 가진 중대한 축삭 타협에서 발생하는 신경병증 탈 신경
3. 뚜렷한 신경 기계적 감수성을 가진 신경 줄기 염증에서 발생한 신경병증 말초신경감작(NPNS)
4. 추간판 또는 후관절과 같은 비신경 구조로 인한 통증을 가진 침해성 근골격계(NM)

허리 관련 다리통증(LBRLP)을 가진 환자는 하나 이상의 기전이 겹칠 수 있으므로 하위 그룹은 계층적 방식으로 결정되며 신경병증성 중추 감작화(NCS)에 우선순위가 부여되고 탈신경, 신경병증 말초신경감작(NPNS) 및 마지막으로 침해성 근골격계(NM)에 부여된다. 장애 및 정신사회적 요인과 관련하여 Walsh과 Hall은 말초신경감작(NPNS) 하위 그룹이 다른 모든 하위 그룹에 비해 상당히 큰 장애를 가지며 중추 감작화(NCS) 및 퇴행성 하위 그룹에 비해 신체 활동에 대한 두려움 회피 신념이 유의하게 더 크다는 사실을 관찰하였다.

분류 체계의 평가자간 신뢰도는 우수하다(K=0.72).[735] 정량적인 감각 검사를 사용하여 분류된 피험자의 신체 감각 프로필의 차이를 조사하여 예측 타당도를 검사하였다. 감각 역치의 유의한 차이는 기전 기반 분류 시스템을 지원하는 그룹에서 발견되었다.[737]

이 분류 체계에 기초한 치료에 대한 구체적인 지침은 아직 없지만, 최근의 사례 보고서는[738] 신경병증 말초신경감작(NPNS)과 침해성 근골격계(NM)의 혼합된 기전이 허리 관련 다리통증(LBRLP) 환자에게 6주 동안 7단계 중재의 움직임 장애(MT)를 한 사례를 제공하였다. 요추에 대한 MT의 중재(즉, 중앙후전방(CPA) 촉진/수동 척추간 관절 움직임(PAIVM), 수동적인 생리적 척추간 움직임(PPIVM) 및 치료 운동)는 처음 2회의 단계에

그림 4-130. 신경병증의 증상과 징후의 리즈 평가(계속)

A 신경병증의 증상과 징후의 리즈 평가(THE LANSS 통증 SCLAE)

이름 ______________________________ 날짜 ______________

이 통증은 통증 신호를 운반하는 신경이 정상적으로 작동하는지 여부를 결정하는 데 도움이 됩니다. 당신의 통증을 조절하기 위해 다른 치료가 필요한 경우에 대비하여 이것을 찾아내는 것이 중요합니다.

A. 통증에 대한 질문

- 지난주에 느꼈던 통증에 대해 생각해 보시오.
- 느꼈던 통증에 대해 정확하게 일치하는 설명이 어느 것인지 답해 주시오.

1) 피부가 낯설고, 기분이 좋지 않은 감각을 느꼈나요? 저린 느낌, 간질거리는 느낌, 바늘로 찌르는 느낌과 같이 단어로 표현해 보세요.

a) 아니오– 내가 느낀 통증은 이와 다릅니다. (0)
b) 예– 이런 감각을 많이 느꼈습니다. (5)

2) 통증이 정상일 때와 다르게 피부에 변화를 주었나요? 얼룩지거나 붉거나 또는 분홍빛과 같은 단어로 표현해 보세요.

a) 아니오– 피부의 변화에 영향을 주지 않았습니다. (0)
b) 예– 정상일 때와 다르게 통증으로 인해 피부의 변화를 느꼈습니다. (5)

3) 통증으로 인해 만질 때 피부가 비정상적으로 민감하게 되었나요? 가볍게 때릴 때 불쾌한 감각이나 타이트한 옷을 입을 때 통증을 느꼈나요? 비정상적인 감각을 단어로 표현해 보세요.

a) 아니오. 통증이 있는 부위에 비정상적인 피부 민감도는 없습니다. (0)
b) 예– 통증 부위에 비정상적인 민감도가 있습니다. (5)

4) 가만히 있을 때 특별한 이유가 없는데 갑작스런 통증이 생기나요? 전기적인 충격, 팍팍 튀는, 갑작스러운 과 같은 단어는 이런 감각을 설명합니다.

a) 아니오– 실제 이런 감각을 느끼지 않습니다. (0)
b) 예– 상당히 많이 갑작스런 통증을 느낍니다. (5)

5) 통증이 있는 부위의 피부온도가 비정상적으로 변화되었나요? 뜨겁다, 불타는 듯하다와 같은 단어는 이런 감각을 설명합니다.

a) 아니오– 이런 감각을 느끼지 않습니다. (0)
b) 예– 상당히 많이 이런 감각을 느낍니다. (5)

서 근골격계 장애를 다루는 것으로 시작되었다. 도수 기법으로는 중앙후전방(CPA) 촉진/수동 척추간 관절 움직임(PAIVM)에서 L4까지, 지속적인 등급 IV(그림 4-89A 참조) 및 굴곡과 측방굴곡이 유지된 요추 수동적인 생리적 척추간 움직임(PPIVM)이 포함된다. 최소한의 개선으로 신경병증 말초신경감작(NPNS)와 관련된 장애는 처음에는 무릎 신전 시에 앉은 슬럼프를 통해 발목 배측굴곡을 가정 운동프로그램으로 추가하고 경추 굴곡을 추가하는 것으로 진행되었다(그림 4-40E 참조). 제 4단계에서, 하지 SLR 신경역동 가동술과 결합하여 엎드린 자세에서의 PAIVM과 옆으로 누운 자세에서의 PPIVM(그림 4-132)이 제 6단계에서 증상의 충분한 해결로 시작점이 되었다.[738]

LBRLP의 하위 분류에서 통증과 장애 결과가 다른지를 결정하기 위해 LBRLP가 6주 이상인 74명의 환자를 표준화된 시험 계획서에 따라 4가지 범주 중 1가지로 분류하였다.[739] 모든 환자는 다음을 포함하여 주당 2번 7회의 신경역동기법을 받았다(그림 4-133).

B

B. 감각 검사(SENSORY 검사ING)

피부의 민감도 검사는 통증이 있는 부위와 통증이 없는 부위에 이질통과 바늘 찌르기 역치(pin-prick threshold: PPT)를 비교합니다.

1) 이질통

면이나 양털을 이용하여 가볍게 통증이 없는 부위에서 통증 부위로 문질러 줍니다. 정상 감각은 통증이 없는 부위에서 나타나지만, 통증이나 또는 불쾌한 감각이 있는 부위는 문지를 때 통증을 느낄 수 있습니다. 쉽게 이질통은 머리카락이 스치는 정도에도 통증으로 느끼는 것과 같은 이상 감각을 의미합니다.

a) 아니오- 양쪽 부위에 정상 느낌입니다. (0)
b) 예- 통증 부위에 이질통이 느껴집니다. (5)

2) 바늘 찌르기 역치의 변화

23게이지(파란색)의 주사바늘을 이용하여 임계값을 결정합니다. 바늘은 2ml 실린지 바렐 안에 설치하고 비통증 부위 피부에 부드럽게 올려놓습니다.

비 통증 영역에서 예리한 찌름이 느껴지지만 통증스러운 영역에서 다른 감각이 경험되는 경우. 아무도 내가 둔감한(PPT가 올라갔음) 또는 매우 통증스러운 감각(PPT가 낮아짐)이 있었지만, 변형된 PPT가 나타납니다.

바늘 찌르기의 어느 부분에서도 느껴지지 않으면 주사기를 바늘에 올려 무게를 늘리고 반복하시오.

a) 아니오- 양쪽 부위 모두 동일한 감각입니다. (0)
b) 예- 통증부위에 역치가 변했습니다. (5)

점수

전반적인 점수를 얻으려면 감각 설명과 검사 결과에 대한 값을 괄호 안에 추가하시오.

총점(최대 24점)

점수 < 12점 미만인 경우, 신경병증성 기전이 환자의 통증에 기여하는 것으로 보인다.
점수 > 12이면 신경병증성 기전이 환자의 통증에 기여할 가능성이 있다.

그림 4-130(계속). LANSS. (Bennett MI, LANSS 통증 척도: 신경통 증상 및 징후에 대한 Leeds 평가, 통증, 2001, 91: 147-157) 이 부록은 국제 통증 학회(IASP)의 허가를 받음. 부록은 허가 없이 다른 목적으로 복제 할 수 없습니다.)

- 옆으로 누운 자세에서의 요추 측방굴곡은 추간공의 크기를 증가시키기 위해 1Hz의 빈도로 60초 동안 영향을 받은 수준에서 통증부위를 위쪽으로 눕는다.
- 정맥 울혈과 신경내막 압력을 줄이기 위해 옆으로 누운 자세에서 고관절과 무릎관절을 굴곡하고 신경 활주를 위한 0.5Hz의 빈도로 30초 동안 엉덩이와 무릎을 신전하는 것을 제안하였다.

두 방법 모두 통증이 없는 방식으로 5번 반복하였고, 가정 운동프로그램(설명되지 않은)이 포함되었다. 이 접근법은 지나치게 민감화된 말초신경계의 감각을 줄이기 위해 이론화하였다. 결과는 NPRS(2.5점), RMDQ(30% 개선) 및 7점의 총점 인식 변화 척도에서 1(완전 회복)에서 7(그 어느 때보다 악화)이다. 1(완전히 회복된) 또는 2(많이 개선된)의 보고는 성공적인 결과이다. 응답자의 비율은 NPNS 그룹(56%)에서 다른 3그룹(NCS 11%, 신경역동 15%, NM 11%)과 비교하여 유의하게 더 컸다. 기준선 차이를 보정한 후, 결과 측정의 평균 개선이 NPNS 그룹에서 훨씬 더 컸다. 이 단일 연구는 LBRLP 분류 시

그림 4-131. 자기-신경병증의 증상과 징후의 리즈 점수(S-LANSS).

A

부 록

자기-신경병증의 증상과 징후의 리즈 점수(THE S-LANSS 통증 S심부)
신경 병증 성 증상 및 징후의 리즈 평가(자가 완료)

이름 ______________________ 날짜 ______________

- 이 설문지는 귀하가 경험할 수 있는 통증의 유형을 알려줍니다. 이렇게 하면 치료 방법을 결정하는 데 도움이 됩니다.
- 아래 다이어그램에 그려주십시오. 통증을 느끼는 곳, 한 곳 이상에 통증이 있는 경우 당신이 익숙한 한 곳의 통증에 표시해 주세요.

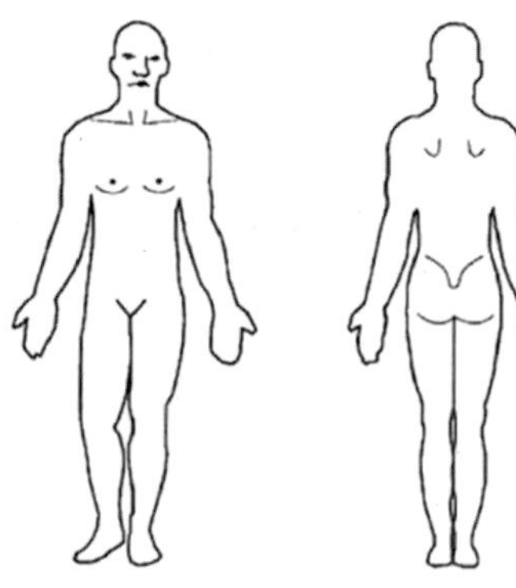

- 아래의 척도에서 지난주에 통증이 얼마나 심한지 알려주십시오. 여기서 '0'은 통증이 없고 '10'은 심한 통증을 의미합니다.

없음 0 1 2 3 4 5 6 7 8 9 10 심각한 통증

- 이 종이의 다른 면에는 통증에 대한 7 가지 질문(다이어그램에서 하나)이 있습니다.
- 다이어그램에서 보여준 통증이 지난 주 동안 어떻게 느꼈는지 생각해보십시오. 당신의 통증에 가장 잘 맞는 설명에 동그라미 하십시오. 이 묘사는 심한 느낌의 통증이 있을 수도 있고 없을 수도 있습니다.
- 귀하의 통증을 묘사하는 응답에 동그라미만 하십시오. 뒷장을 펼쳐주세요.

스템에 대한 지속적인 연구를 위한 예비 지원을 제공한다. 예비 발견은 특정 신경역동기법 치료를 받는 환자들에서 LBRLP 분류 시스템이 NPNS 환자의 하위 그룹을 확인해 주었다. 신경병증성 통증 기전과 통각 장애 통증 기전을 구별하는 능력은 통증 조절 개선, 통증 발생 기전이 유사한 환자의 치료 비교, 특정 통증 기전에 맞춘 치료 개발에 이르게 할 수 있다.[739] 이후에는 CLBP의 분류에 대해 다룬다.

만성 요통 분류

Chronic Low Back Pain Classification

만성 요통

만성 통증은 미국에서 널리 발생하고 고비용의 신체 및 정신 건강 문제이다. Von Korff 등은[740] 만성 척추 통증의 연간 유병률은 19%, 평생 유병률은 29%라고 추정하였다. 성인 미국인의 약 57%가 지난 1년 동안 재발성 또는 만성

B 자기-신경병증의 증상과 징후의 Leeds Assessment(리즈 점수) (THE S-LANSS)

1) 통증이 있는 부위에는 "신전과 바늘", 따끔거림 또는 가시가 있는 느낌이 있습니까?

a) 아니오- 나는 이러한 감각을 느끼지 못했습니다. (0)
b) 예- 이런 감각을 많이 느꼈습니다. (5)

2) 통증이 특히 심할 때 통증 부위가 색이 변합니까(아마도 얼룩덜룩하거나 더 붉게 보입니까)?

a) 아니오- 통증은 내 피부색에 영향을 주지 않습니다. (0)
b) 예- 나는 통증이 나의 피부를 다르게 보이게 한다는 것을 알아챘습니다. (5)

3) 당신의 통증은 영향을 받은 피부를 만지기 위해 비정상적으로 민감하게 합니까? 가볍게 피부를 쓰다듬을 때 불쾌한 감각이나 통증을 느끼면 이 증상이 나타날 수 있습니다.

a) 아니오. 통증이 있는 부위에 비정상적인 피부 민감도는 없습니다. (0)
b) 예- 그 지역의 제 피부는 특히 민감합니다. (3)

4) 당신의 통증은 당신이 완전히 멈출 때 명백한 이유없이 터질듯하고 갑자기 나타나 버릴까요? '전기 충격'과 같은 단어는 점프와 파열로 설명할 수 있습니다.

a) 아니오- 내 통증은 정말 이렇게 느껴지지 않습니다. (0)
b) 예- 나는 많이 이러한 감각을 느낍니다. (2)

5) 통증이 있는 부위에는 피부가 비정상적으로 뜨겁고 통증이 있는 것처럼 느껴집니까?

a) 아니오- 나는 불타는 통증이 없습니다. (0)
b) 예- 나는 많이 불타는 통증을 느낍니다. (1)

6) 부드럽게 검지로 통증스러운 부위를 문지르십시오. 통증스럽지 않은 부위를 문지르십시오.(예 : 피부가 더 멀리 있거나 아픈 부위와 반대쪽). 통증스러운 지역에서 이 문지름은 어떻게 느끼는가?

a) 아니오- 통증이 심한 부위는 통증이없는 부위와 다르지 않습니다. (0)
b) 예- 통증스럽지 않은 부위와는 다른 통증스러운 부위에서 신전과 바늘처럼 쑤시거나 따끔거림 같은 불편함을 느낍니다. (5)

7) 부드럽게 손가락 끝으로 아픈 영역을 누른 다음 비 통증 영역(마지막 질문에서 선택한 것과 동일한 아프지 않은 영역)을 부드럽게 누르십시오. 통증스러운 지역에서 어떻게 느끼는가?

a) 아니오- 통증이 있는 부위는 통증이 없는 부위와 다르지 않습니다. (0)
b) 예- 나는 통증부위에서 무감각함 또는 압통감을 느낍니다. 비 통증 영역과는 다릅니다. (3)

총점 : 12점 이상인 경우 신경병증성 기원의 통증이 있음을 나타냅니다.

그림 4-131(계속). S-LASS.(통증, 6(3), Bennett MI, Smith BH, Torrance, Potter) 신경 병증성 기원의 통증을 확인하기 위한 S-LASS 점수: 임상 및 우편 연구에서의 사용 확인, 149-158, Copy 2005 Elsevier의 허락하에).

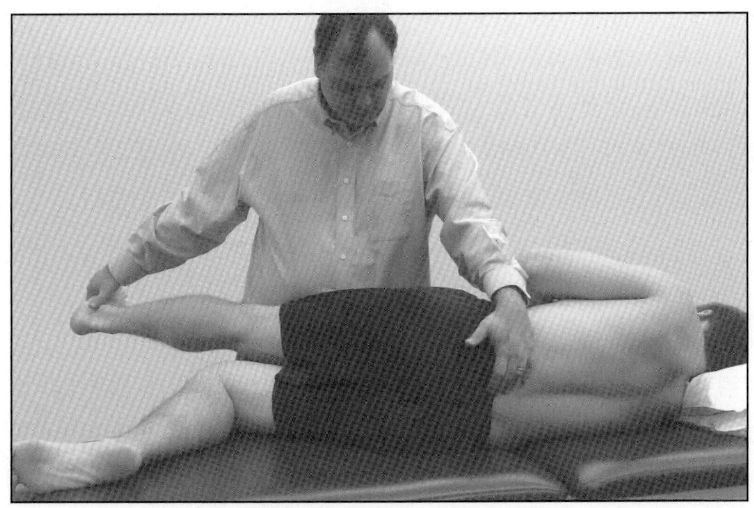

그림 4-132. 하지(SLR) 신경역동 가동술과 함께 옆으로 누워있는 수동적인 생리적 척추간 움직임(PPIVM).

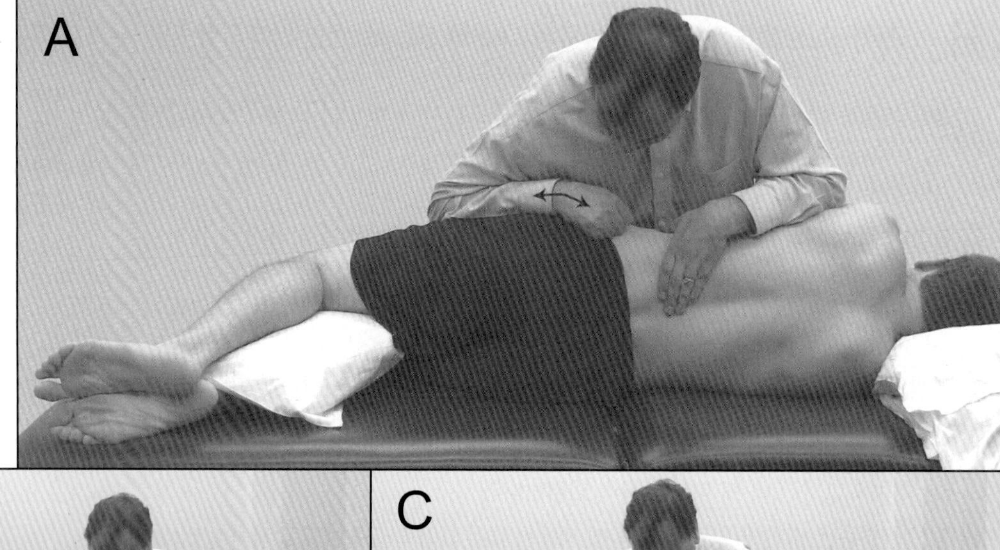

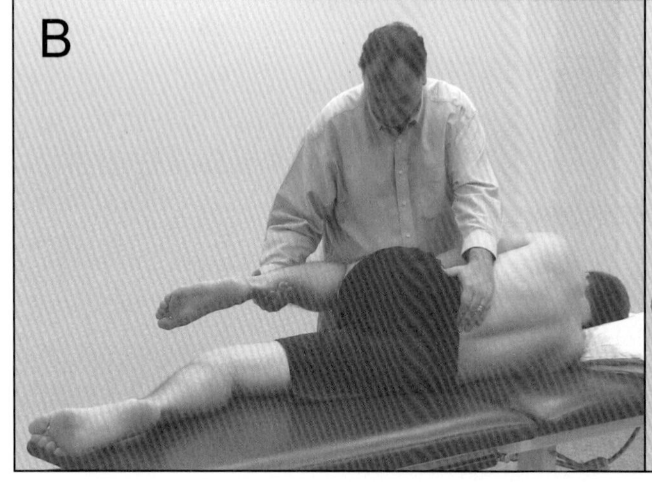

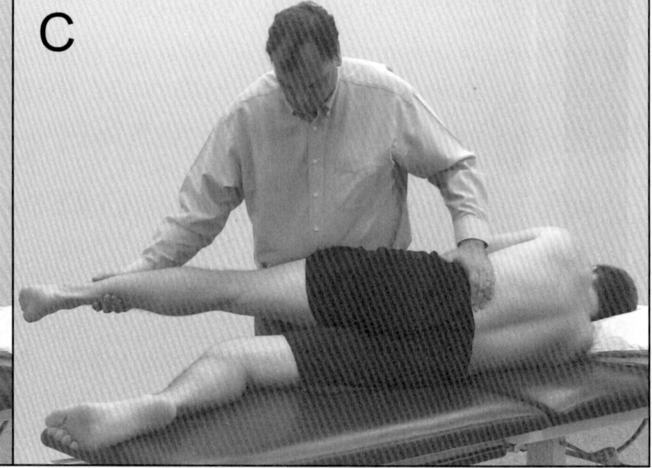

그림 4-133. 가동술 기법: (A) 옆으로 누운 자세에서 측방굴곡은 통증부위를 위로 한다; (B) 엉덩이 및 무릎 굴곡은 옆으로 누워서 수행한다. (C) 엉덩이 및 무릎 신전은 옆으로 누워서 수행한다.

통증을 경험했으며 보고된 환자 중 62%는 1년 이상 통증이 있었고 40%는 계속 통증이 있었다. 통증은 의사 방문의 80% 이상을 차지하며 매년 생산성 손실 및 건강관리 비용과 관련된 700억 달러를 기록하였다. 50세 이상인 사람은 만성 통증이 두 번 발생할 가능성이 있다.[741,742] 정의가 상당히 다양하지만, 만성 통증은 통증이 없는 기간과 함께 3개월 이상 지속되는 통증, 또는 수개월에서 수년간 반복되는 통증으로 정의된다. CLBP는 각 개인마다 다른 복잡한 문제이며 다차원 관리 접근법을 필요로 하는 중재가 필요하다.[443,743]

생체정신사회모델(Biopsychosocial Model)

생체정신사회모델은 만성 통증을 이해하고 관리하는데 가장 빈번하게 사용되는 방법이며 사람과 가족이 만성 통증 장애와 함께 살고 그에 대응하는 방법을 나타낸다. 이 관점은 몸 구조와 기능의 생리학적 손상, 정신적 신념, 감정, 활동 제한, 문화, 노동 및 참여 제한과 같은 사회적 요인의 복잡한 상호 작용으로 간주되는 질병으로 질병과 병에 초점을 맞춘다.[744] 이 요인들은 각 환자마다 다르므로 각 개인마다 통증 경험이 독특하지만, 그들의 상대적 기여도는 임상가에게 경고신호를 나타낼 수 있다. 임상가의 역할은 척추 통증을 호소하는 환자의 모든 요인을 고려하고 생체 정신적 맥락에서 환자의 문제를 일으키는 숨어있는 기전을 이해하는 것이다. 특정 최상의 근거 치료는 최적의 결과에 영향을 미치기 위해 기본 기전으로 이동한다.

생체정신사회모델에서 통증을 이해하고 다루기

환자의 믿음과 기대는 순응과 행동 변화에 잠재적인 영향을 미치며 결과의 매개체이기도 하다.[745] 각 환자는 치료를 찾는 데 있어 다른 기대 또는 목표인 치료법, 증상 완화 또는 안심감이 있다. 임상가가 각 환자의 기대를 이해하지 못하면 환자에게 혼란과 통증을 초래할 수 있다.[745] 만성 통증 환자를 평가할 때, 시선을 마주하고 청취의 기초를 고수하며, 방해를 피하고, 요약하고 분명히 하고, 명확한 언어를 사용하고, 불필요한 진단 세부 사항을 피하고, 관련된 정신 사회적 관심사에 대한 자기 비밀을 장려한다. 중앙 통증 기전의 인식은 인지교육과 정서적 영향의 역할을 환자 교육에 통합하는 데 중요하다. 치료적 환경은 정신 사회적 관심사의 자기 공개를 용이하게 하며 환자의 신념과 기대를 성공적으로 확인하는 것을 지원한다.[745]

Main 등은[745] 환자의 믿음과 기대에 부응하기 위한 요지를 제시하였다. 예를 들어, "당신의 몸에서 무엇이 당신의 통증을 일으키는 것으로 생각합니까?"라는 간단한 질문이다. 환자는 자신의 상태를 설명할 수 있다. 퇴행성 디스크 질환과 같은 구조적 라벨에 대한 환자의 초점이 통증에 대한 주의를 높이고, 신체의 손상에 대한 취약성을 높이고, 환자의 건강관리 소비를 증가시킬 수 있다는 지식은 임상가에게 적절한 언어로 교육하고 도움을 줄 수 있는 기회를 제공하고 환자는 감지된 위협을 재개념화해야 한다.[746,747] 특정 우려 사항에 대한 조기 인식과 잘못된 믿음의 명확화는 개선된 결과와 진료의 상호 계획 개발을 촉진한다.[748] 임상가는 급성 및 만성 통증의 차이, 중추 신경 통증의 중요성, 그리고 장애의 발달에 대해 신뢰할 만한 단순한 설명을 제공해야 한다. 쉽게 이해할 수 있는 용어를 사용하면 긍정적인 방법으로 환자의 신념과 기대를 모으고 통증 대처 전략을 최적화 할 수 있다.[745]

치료 계획에 대한 인지적 행동 구성 요소를 개발하는 것은 추가적인 핵심 특징에 포함된다.[749] 임상가는 다음을 수행해야 한다:

- 생리학적, 정신적, 사회적 또는 환경적 요인에 기여하는 측면에서 환자의 불만을 평가한다.
- 환자가 계획에서 수동적인 역할보다는 능동적인 역할을 하도록 격려한다.
- 환자가 달성하고자하는 구체적인 행동 및 기능 목표를 식별한다.
- 이러한 목표를 달성하고 진전에 대한 확인된 장애물을 처리하기 위한 계획을 수립해야 한다.
- 계획된 업무의 인식과 성과를 모니터링하고 강화하며 재발을 다루기 위한 계획을 수립해야 한다.[749]

재발을 위한 계획 수립은 각 환자마다 개별화되어야 하며 정기적인 운동 계획의 유지, 활동적인 자기관리 및 평가 전략의 유지가 포함되어야 한다.[749]

통증의 신경 과학

전통적으로 통증은 병리학적 양상과 직접적으로 관련된 통증의 양과 병리학으로 인한 손상, 잠재적 손상 또는 증상의 신호로 생각된다. 병리학이 해결되면 통증은 사라진다. 그러나 일부 환자에게서는 병리학적으로 해결되거나 병리가 발견되지 않더라도 통증이 있다.

통증은 다차원적 경험을 가져 오는 많은 영향에 의해 조절된다. 이러한 영향은 다양하며 개인에 대한 통증의 의미에 달려 있다. 조직이 위협 받고 있는 것으로 인식되면 중추신경계(CNS)의 출력이 발생한다. 그러나 조직의 상태나 조직에 대한 실제 위협이 아니라 출력을 결정하는 것은 위협의 정도에 대한 개인의 인식이다.[750] 신경행렬(neuromatrix) 통증 이론은 통증이 외상, 염증 또는 다른 병리에 의해 유발된 감각 입력에 의해서가 아니라 뇌에 광범위하게 분포된 신경망의 출력에 의해 생성된다는 것을 제안하였다.[751,752] 신경행렬은 활성화되었을 때 통증을 유발하는 피질 기전의 조합이지만 유해 자극, 조직 손상 또는 통증 경험을 유발하는 염증과 같은 실제 감각 입력이 필요하지 않다. 통증은 신체 조직이 위험하고 행동이 필요하다고 인식 할 때 뇌에 의해 생성된다.[750-752]

손상 및 만성 스트레스가 있는 상태에서 신체 신경행렬 또는 뇌의 신경 네트워크는 인지, 감각 및 동기 부여 입력을 통합하고 출력 패턴이 다차원 통증 경험을 생성하는 인식, 행동, 항상성 제어 및 자율 시스템 응답을 포함한다고 제안하였다. 과거의 경험과 믿음과 같은 인지적 입력은 피부 또는 시각적 감각 입력 및 감정, 변화된 항상성, 면역 기전 및 통증을 초래하는 복잡한 신경 패턴을 생성하는 스트레스와 같은 동기 부여 입력과 결합된다.[751-753] 인지, 감정, 대처 전략 및 사회적 상호작용과 관련된 면역 자극의 합성은 면역, 내분비 및 자율 신경계를 통한 코티솔 및 스트레스 조절과 함께 변화된 신경행렬 생성을 초래하며 종종 운동 수행능력 및 만성통증의 변화와 관련된다.[752]

그림 4-134. 재인지 통증.(현대 통증 과학에 따른 Moseley GL의 승인을 받아 재발견 됨. Phys Ther Rev 2007 : 12 : 169-178. 온라인 버전은 http://www.maney.co.uk/에서 볼 수 있다. 저널 / ptr 및 http://www.Ingentaconnect.com/content/maney / ptr.)

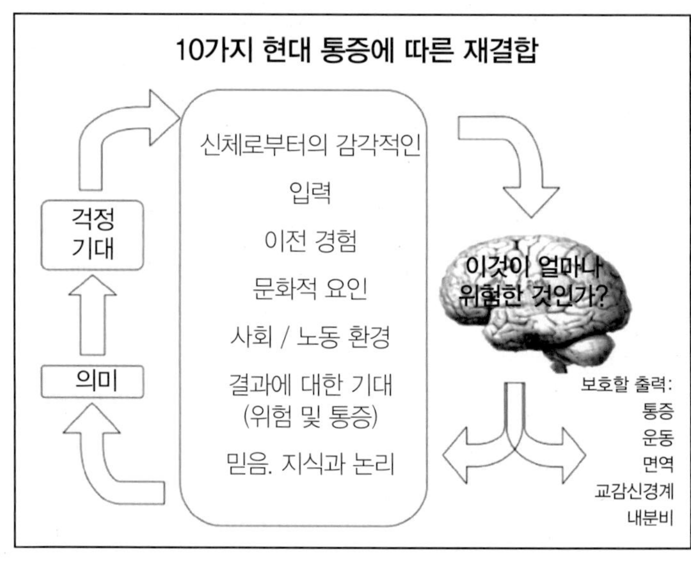

상호 의존적인 두 가지 기전은 침해성 구조를 자극하는 면역 관련 기능 장애를 포함하는 침해 수용성 또는 말초성 기전과 인지기능평가를 포함한 비침습성 또는 중추성 기전에 기여할 수 있다. 이러한 기전은 인체 조직이 위험에 처해 있고 신경근 기능이 증가하고 활성화(즉, 민감도가 발생함)에 필요한 투입량이 적다는 사실을 CNS에 설득한다. 통증이 지속되면 유해하고 자극적이지 않은 자극에 대한 민감도가 증가하고 운동 출력의 통합이 변경되어 환자와 임상가에게 다음과 같은 문제가 발생한다:

- 통증과 조직 입력 간의 불명확한 관계
- 예측할 수 없는 재발
- 정상적인 치료법의 내성이 낮음
- 신체적 및 기능적 개선문제
- 이익을 다른 활동으로 옮기는 것이 어려움[746]

Moseley는[750] 통증 경험의 복잡성을 이해하기 위해 현대의 통증 과학에 근거한 4가지 핵심요소를 제안하였다:

1. 통증은 조직의 상태를 반영하지 않는다.
2. 통증은 신체적, 정신적 및 사회적 영역에서 많은 요소에 의해 조절된다.
3. 통증과 조직 상태 간의 관계는 통증이 지속됨에 따라 예측하기가 어려워진다.
4. 통증은 조직이 위험에 빠져있다는 인식을 의식한 것으로 생각할 수 있으며, 따라서 조직을 보호하는 행동의 의식적 운전자이다.

개인의 위협에 대한 인식은 조직의 상태나 조직에 대한 실제 위협의 위험이 아니라 통증, 공포, 불안 또는 분노의 CNS 출력을 결정한다[750](그림 4-134).

조직이 위협을 받을 때, 신체 부분은 반사적으로 철회되고, 염증 매개체가 방출되며, 혈류의 급격한 변화와 말초통각수용기 또는 말초감각의 흥분성이 발생한다.[754] 침해수용성체계는 이러한 위협을 말초신경계의 전기적 활동으로 변환시킨다. 이 메시지가 중추신경계(CNS)에 도달하면 면역 매개체가 혈류로[755] 방출되고 자발 및 자세 근육 활동이 변경되며[756] 위협에 대한 의식적 지식이 통증으로 나타난다. 이 이론 내에서 통증은 뇌에 대한 침해 작용이 평가될 때까지는 발생하지 않는다. 통증은 인지된 정도의 위협에 달려 있으며 단지 중추신경계의 한 결과일 뿐이다. 이 이론은 위협이 평가되는 방법을 설명하지 않지만 생리학적 변화, 정신적 지위 및 사회 문화적 맥락의 복잡한 상호 작용을 고려해야 한다. 다음으로 통증의 기본적인 신경과학 과정을 검토하지만 상세한 논의는 이 장의 범위를 벗어난다.

Gatchel 등은[744] 만성통증과 관련된 신경 과학 연구의 요약을 제공하였다. 만성통증의 개시 및 유지에 유전 인자가 중요한 역할을 할 수 있다. 과다 또는 감소된 양의 신경전달물질은 뉴런의 민감도를 증가시킬 수 있다. 체세포 감각체계의 뉴런은 특정 패턴으로 연결되어 있지만 동적이며 다양한 연결에서 들어오는 신호에 의해 쉽게 변형된다. 만성통증은 환자의 정신사회적 상태에 따라 달라질 수 있으며 아마도 호르몬 농도와 관련 있는 수 시간, 며칠 또는 수 주 이내에 변할 수 있다. CT, 기능성 MRI 또는 양전자 방출 단층촬영과 같은 비침습적 기술은 특정 자극에 대한 뇌의 동적 활성화 및 CLBP 환자의 뇌 변화에 대한 이해를 돕는다.[757]

건강한 대조군과 비교했을 때, CLBP를 가진 사람들의 피질 변화는 신경 화학적, 구조적 또는 기능적으로 묘사된다. Wand 등은[757] 상세한 피질 변화를 간단히 논의하였다. 신경 화학적 마커는 변화의 크기에 따라 증가 또는 감소하여 변경되며, 통증의 기간 및 강도가 증가함에 따라 전반적으로 증가한다.[758] 잘 이해가 되지는 않지만 건강한 대조군에 비해 CLBP 환자의 경우, 특정 지역의 뇌세포나 회색물질이 적다. 허리의 주요 체성감각피질(S1)은 CLBP를 가진 사람, 특히 고민 중인 사람에서 다르며 CLBP에 감정적인 요소를 암시한다. 일차 운동피질활동(M1)은 CLBP에서도 서로 다르다. 복횡근 수축의 일차운동피질활동은 대뇌피질의 재구성을 나타내는 반복적인 요통에서 이동 및 확대된다. 위치와 크기 모두가 빠른 팔 움직임 동안 복횡근의 느린 반응과 연관되어 있으며, 이 재구성이 자세 조절의 감소와 관련이 있음을 나타낸다. CLBP에서는 팔 움직임을 준비하고 복횡근 지연과 관련된 대뇌 피질의 활동을 감소시키기 위해 피질 활동의 확장 영역이 나타났다.[762]

Wand 등이[757] 기술한 CLBP에서의 뇌활동 변화에 대한 추측적 임상적 암시를 간략하게 논의한다. 신경 화학적 및 기능적 변화로 인해 통증과 통각을 촉진하는 신경 회로망이 민감해져 정상적인 피질 기전의 광범위한 기능 장애를 일으킬 수 있다. 임상적으로, 이것은 요추 및 원거리에서 국소적으로 낮은 기계적 통증 역치, 광범위하고 더 심한 통증 및 확산 압통으로 관찰 될 수 있다. CLBP 환자는 감정적 의사 결정,[763] 기억, 언어 기술 및 정신 유연성에 장애가 있다.[764,765] 피질의 변화는 심리적 기능 장애의 원인이 될 수 있다. 대뇌 피질의 표현이 변경되면 신체의 인식이 바뀔 수 있다. CLBP를 가진 사람들은 손상된 고유수용기와[766] 촉각을 가졌으며, 질문을 할 때 등의 윤곽을 그리기가 어려웠다.[767]

Wand 등은[768] CLBP의 피질 변화를 바탕으로 CLBP를 사용하는 사람의 두뇌를 촉각 감별 및 등급이 매겨진 운동을 사용하여 운동 관련 네트워크를 활성화시켜 통증을 유발하지 않으면서[769] 추가적인 연구가 필요한 잠재적인 전략이라고 제안한다. 비특이적인 CLBP를 사용하지 않는 3명의 피험자에 대한 단일 사례 설계를[768] 사용하여 10주간의 감각운동 재훈련 프로그램이 통증 강도, 일상생활의 통증 장애 및 자기보고된 장애에 미치는 영향을 설명하였다. 재교육은 자극의 지방화, 글씨 감각 훈련, 편측성 인식, 이미지, 재배치 및 SSE를 포함. 3가지 결과 모두에서 개선이 나타났다.

예비 연구는 또한 환자가 특정 뇌영역의 활성화에 대한 자발적인 조절을 얻을 수 있으며 치료를 위한 새로운 방법을 제공할 수 있음을 보여준다.[770] 유해한 열 자극에 반응하여 뇌의 활성화가 증가하면 통증에 대한 인식이 증가하는 반면 활성화가 감소하면 통증에 대한 인식이 감소한다. Tsao 등은[771] CLBP를 지닌 피험자에서 복횡근의 자발적인 수축 훈련과 관련된 복횡근의 대뇌피질 활동의 변화를 관찰하였다. 건강한 대조군의 운동 피질로의 운동 피질의 재구성은 운동협응의 변화와 관련이 있지만, 비숙련 운동을 수행한 피험자에서는 발견되지 않았다. 이 연구 결과는 운동 능력 훈련이 통증과 관련된 피질의 신경 변성 변화를 역전시킬 수 있음을 시사한다. 숙련된 운동 훈련과 관련된 운동피질 재구성은 이 집단의 회복을 촉진하는 기본 기전일 수 있다. 새로운 증거는 감각 운동계의 대뇌 피질 신경세포 변화가 지속적인 통증의 유지에 중요한 요소가 될 수 있음을 지지한다.

불안, 우울증, 또는 분노와 같은 정서적인 통증은 사람들이 통증을 경험하거나, 통증의 심각성을 증폭시키거나 억제시키거나, 지속적인 통증의 결과가 될 수 있다. 지속적인 통증이 있는 사람은 통증이 증가하고 장래의 장애가 생길까 불안하고 걱정한다. 불안과 관련된 통증과 두려움은 회피 행동, 비활동 및 잠재적으로 더 큰 장애에 기여할 수 있다.[772] 통증과 통증스러운 활동을 지속적으로 관찰하고 이러한 활동이 해롭다는 믿음은 통증 역치를 줄이고 근육 긴장과 생리적 각성을 증가시켜 통증 경험을 유지할 수 있다.[744,773] 우울증은 만성 통증의 원인 또는 결과일 수 있다. Jarvik 등은[774] 우울증이 있는 환자는 우울증을 보고하지 않은 환자에 비해 허리 통증을 보고하는 확률이 2.3배 높다고 보고하였다. 우울증과 통증의 관계를 중재하는 두 가지 요인이 나타난다. 통증으로 계속 기능을 발휘할 수 있고 자신의 삶을 일부 통제할 수 있다고 믿는 환자는 우울하게 될 가능성이 적다.[775,776] 분노는 지속적인 증상으로 인한 좌절, 병인에 관한 제한된 정보 및 치료 실패와 관련 될 수 있으며 자신, 고용주, 보험 대리인, 의료 인력 및 가족에게 전달된다. Okifuji 등은[777] 분노가 통증 강도(r=0.30–0.35), 장애(r=0.26), 우울증(r=0.52)과 유의한 상관관계가 있다고 보고하였다.

인지요인은 통증에 대한 평가와 신념 또는 환자가 통증에 의미를 부여하는 방법과 관련된다. 위협으로서의 그 중요성; 적응적 또는 부적응적 대응 체계에 의해 그것을 통제할 수 있는 능력; 피해와 상처에 대한 가정; 예지 또는 치료에 대한 이해 또는 오해, 감정과 신념은 통증에 대한 정서적 및 행동적 반응에 영향을 미친다.[744] 위협에 대한 인식이 해롭거나 실제 또는 잠재적인 조직 손상과 관련이 있다고 믿는 경우, 통증은 보다 강렬하고 불쾌한 것으로 인식되어 더 많은 피난 또는 회피 행동을 초래할 수 있다.[744]

통증에 대한 부적절한 믿음은 두려움을 피하는 통증 모델의 구성 요소이다. 그러한 부적절한 신념은 손상된 경고를 통증으로 보고, 피해야 할 고통스러운 활동을 보거나 통증이 영구적인 통제 불가능한 문제로 이어진다고 생각한다.[778] 부상 후, 사람이 믿는 통증이 해석되는 정도를 결정한다. 부적응한 믿음은 생리적 자극, 회피 행동 및 두려움의 비극적인 반응으로 이어질 수 있으며, 이로 인해 위협 인식이 강화되고 지속적인 재앙적 평가가 이루어질 수 있다.[779] 두려움 회피 믿음과 행동을 변경하기 위한 적극적인 관리와 조언을 통해 부적절한 신념을 다루는 것은 CLBP의 관리 요소이다. 단계별 노출 치료는 두려운 활동의 계층 구조에 참여하는 것을 포함한다. 각 단계는 해로운 평가가 감소되거나 제거될 때까지 환자의 신념에 맞서거나 도전하면서 가장 두려운 활동으로 점진적으로 나아간다. 고등급 공포증을 앓고 있는 만성 통증 환자의 부작용을 줄이거나 통증과 장애를 줄이기 위해서는 단계적 노출이 효과적인 치료법이 될 수 있다.[780–782]

높은 자기 효능감을 가진 개인은 통증 및 활동 회복장애와 같은 장애에 직면하여 성공과 지속에 대한 개인적인 기대 때문에 복지 행동에 참여하고 치료 권장 사항을 준수하는 데 더 많은 동기 부여를 할 수 있다. 만성 통증과 장애에 대한 부정적인 요인과는 달리, 낙관주의는 더 나은 건강, 만성 질환에 대한 적응 및 수술 후 회복과[783] 관련이 있다. 낙천주의는 보다 유연한 대처 전략을 유도하기 때문일 것이다.[744]

만성적인 척추 통증에 여러 가지 영향이 있을 때, 신경마비 현상 이론을 통해 임상가는 신체적, 정신적, 사회적 요인을 평가하고 치료 방법을 안내하고 환자를 교육하는데 사용할 수 있다.[750,751] Moseley는[746] 다음 지침을 제안한다:

- 통증 신경근의 활동을 감소시키기 위해 교육을 통한 위협적인 입력을 줄이고 그로 인해 그 가치를 감소시킨다.
- 기준선 기능을 평가한 후, 신경 신경절의 활성화 없이 신경 섬유의 특정 구성 요소를 활성화시킨다.
- 감각 및 비감각 영역의 위협적인 입력에 대한 단계별 노출로 신체적 및 기능적 내구성을 업그레이드한다.

교육의 주된 목표는 적절한 인지 및 행동과 운동 반응이 뒤따른다는 가정 하에 인간의 생리에 대한 이해를 증진시킴으로써 통증과 관련된 위협의 가치를 감소시키는 것이다. 통증 과학에 대한 자비롭고 존경스러운 가르침은 관련 업무 중 통증에 대한 신념과 태도[784] 및 통증 역치를 증가시킨다.[785] 만성 통증 환자의 물리치료 관리에 통증 교육을 통합하면 통증과 장애를 줄일 수 있다.[746,786] 환자 관리는 임상가에 의해 환자의 위협에 대한 신체적, 정신적 및 사회적 요인의 영향을 결정하는 방향으로 이루어진다. 환자의 위협에 대한 인식을 과장하는 데 어떤 요소가 중요한 역할을 하는지 식별하는 것은 위협 인식을 줄이고 통증 경험을 줄이기 위한 중재를 선택하는 것과 관련이 있다.[750] 급성 또는 만성 통증 환자를 치료하는 임상가는 성공적인 결과의 확률을 최대화하기 위해 환자의 정서적 및 인지적 상태 뿐만 아니라 신체적 또는 체성 요인을 고려해야 한다. 부적절한 인지 및 행동 통증 반응을 초래하는 부정적인 영향은 동기 부여 및 치료 계획 준수에 영향을 줄 수 있다.

만성통증이 있는 환자의 경우, 통증을 활성화시키지 않고 신경근의 특정 구성 요소를 목표로 하는 기본 동작이나 활동을 결정하는 것이 포함된다. 목표는 통증 임계값을 활성화하지 않고 가능한 많은 작업 또는 활동을 사용하는 것이다.[746] 예를 들어 상자를 들어올리기 위해 앞으로 구부리는 것이 위험한 움직임인 경우 임상가는 작업을 수정하여 위협적이지 않도록 해야 한다. 작업은 구성 요소로 분해하고 속도, 진폭 또는 지속 시간을 다르게 수행 할 수 있다. 배경은 직장, 집 또는 레크리에이션으로 변경해야 할 수도 있고 통증 신경증을 활성화시키는 통증이 없는 방식으로 상자를 들어 올리는 것을 상상해 보자.[746] 기준선은 환자가 재발 또는 악화를 겪을 지점이 아니다. 대신 통증이 없는 수준은 환자와의 명확한 의사소통을 통해 확립된다. 임상가는 환자가 확실히 수행 할 수 있는 활동 수준에서 시작하여 그 수준을 기준으로 사용하도록 환자에게 요청한다. 보수적인 또는 작고 빈번한 목표는 내성을 높이고 재발을 피하며 더 많은 위협적인 요소에 노출되도록 진행된다. 전반적인 초점은 감지된 위협을 줄임으로써 감도와 통증을 줄이는 데 있다.[746]

증거가 제한적이지만, 움직임 장애(MT)를 무차별 방식으로 운동화 하는 것 외에 CLBP 환자의 하위 집단을 포괄적으로 관리할 수도 있다. 중추 감작화(즉, 현저히 감소된 감각 역치)을 알고 있는 임상가는 실습 기술을 적용하고 이에 따라 프로그램을 연습해야 한다. 중추 감작화의 존재 하에, Nijs와 Van Houdenhove는[787] 3초마다 한 번 이상 증거가 제한적이지만, 움직임 장애(MT) 실습 기술이 통증의 증폭을 유발할 수 있다고 제안하였다. 여러 회복기를 사용하는 저-중등도 운동 프로그램과 유산소 운동을 권장한다. 스트레스 관리 및 호흡 기술이 유용할 수 있다. 더 많은 통증을 유발하는 모든 중재는 새로운 주변 침해 수용체의 원천이며 중추 감작화의 과정을 지속시킨다. 연부조직 가동술은 표면적으로 시작되어야 하며 깊은 교차섬유기법으로 진행되어야 하며 압통점에 대한 허혈성 압축은 통증 경험을 증폭시킬 수 있다. 증상이 있는 부위와 관절에서 운동조절을 개선하기 위한 움직임 장애(MT)는 만성 예방에 그 역할을 할 것이다. 탈구 또는 관절 조직 손상 및 고유수용체 변경으로 인해 운동 방식이 불량한 경우 운동 활동과 감각 피드백 사이의 불일치가 발생할 수 있다. 운동 조절 시스템은 통증이나 감각 변화와 같은 경고신호를 생성함으로써 운동 활동과 감각 피드백 사이의 불일치를 개인에게 경고할 수 있다. 만성 통증 환자와 급성 및 아급성 단계에서의 부적절한 신념을 가진 환자에게는 운동 및 재앙에 대한 두려움이 중요하며, 이는 운동으로 인한 부작용 및 순응도를 저하시킬 수 있다.[787]

요약하면, 생체정신사회모델은 통증 경험을 영속화 시키거나 악화시키는 생리학적, 정신적, 사회적 요인들 간의 복잡한 상호 작용의 결과로 통증을 바라본다. 만성 통증을 앓고 있는 환자는 정서장애, 부적절한인지, 신체적 역기능 저하 및 활동 제한, 신경마비, 출혈의 위험이 증가한다. 생체정신사회모델에 기초한 다방면 관리와 인지 행동 치료 방법을 채택하는 것은 효과적이기 위해 이러한 모든 요소를 다루어야한다.

만성 요통의 분류와 관리
Classification and Management of Chronic Low Back Pain

CLBP의 다차원적 특성을 고려할 때 분류가 어렵고 복잡하다는 것은 놀라운 일이 아니다. CLBP를 가진 대부분의 사람들은 여러 가지 요인을 가지고 있다. 임상가의 역할은 장애를 유발하는 지배적인 영향과 근본적인 통증 기전을 평가하고 확인하는 것이다. 이 정보는 목표로 한 중재 전략을 안내한다. 많은 분류 방법은 단일 차원(병리학, 신경 생리학, 정신사회적 문제, 징후 및 증상, 생체 역학 부하 이론 및 움직임 조절 장애(MCI))에 초점을 맞추지만 단일 차원으로서 모든 것이 CLBP 관리에 실패한 것처럼 보인다.[23] 생체정신사회모델을 사용하여 O'Sullivan은[443] MCI와 관련된 만성적이고 장애가 있는 요추골반 통증 및 환자가 양성 또는 음성으로 장애에 적응했는지 여부를 제시하는 3개의 주요 하위 그룹(그림 4-1 참조)을 제안하였다. 다음 하위 그룹 설명은 O'Sullivan의 작업을 기반으로 한다.[443,788,789]

첫 번째 그룹: 잠재 질환에 대한 변화된 운동반응 적응형 또는 보호형[443]

이 그룹의 특징은 근본적인 병적 과정에 부차적이며 적응력이 있는 통증 수준, 장애 및 운동 장애 또는 조절 장애이다. 병리적 과정에는 위험신호 상태가 포함된다. 디스크, 협착, 신경병증, 척추전방전위증, 염증성 질환 및 신경병증과 같은 증상 병리; 중추성 또는 교감신경성 통증장애. 이 환자들은 운동 패턴 및 운동 조절이 변화하지만, 이러한 장애를 정상화하려는 시도는 악화를 초래하거나 개선하지 못한다. 왜냐하면 이러한 결점은 적응력이 있고 병리에 의해 유도되기 때문이다. 시간 경과 또는 대상 의료 또는 수술 관리가 병적 과정을 해결하면 증상과 징후가 해결되어야 한다. 이러한 조건은 CLBP로 심각하게 장애가 있는 하위 그룹을 나타낸다. 이 하위 그룹의 일부 환자는 일차 의료 또는 외과적 중재와 함께 물리치료 관리의 혜택을 받을 수 있다.[443]

두 번째 그룹: 지배적인 정신사회적 요인에 이차적인 운동 반응 및 간섭된 통증[443]

두 번째 하위 그룹에서 통증 장애는 정신적 또는 사회적 비무기 요인에 의해 유발된다. CLBP를 가진 많은 사람들이 약간의 부정적인 정신사회적 영향을 미치지만, 소수의 사람들이 이러한 정신 사회적 문제를 지배적인 공존, 강요 또는 악화 요인으로 둔다.[108] 그 결과 높은 수준의 장애, 변경된 중추 통증 치료, 지속적인 통증 증가, 운동 및 움직임 조절장애(MCI)가 있다. 일반적인 지배적인 정신사회적 특징에는 병적 불안, 공포, 분노, 우울, 부정적인 신념, 정서적 문제, 빈약한 대처 전략 및 부정적인 사회적 영향이 포함된다.[108,790]

이 그룹에서는 병리학적 과정을 발견할 수 없으며 말초통각 수용기의 부재와 같은 지속적인 악화 요인과 완화 요인은 존재하지 않는다. 악화 요인은 비정상적인 통증, 감정 및 장애 응답과 일치하지 않는다. 환자는 진통제와 보다 수동적인 형태의 건강관리에 의존할 수 있다. 임상심리학이나 정신의학과의 상담은 이 하위 그룹의 분류를 확인하는 데 중요하다. 운동만으로 운동 장애와 조절 장애를 집중적으로 치료하는 것은 성공적인 결과를 초래하지 않을 것이다. 인지행동치료(CBT), 심리적 개입 및 기능적 활동에 대한 단계적 노출을 포함하는 다방면 치료가 명시되어있다.[443]

제 3그룹: 통증장애를 유발하는 부적절한 운동조절 방식[443]

이 그룹은 부적응 운동이나 움직임조절장애(MCI)(그림 4-135)와 빈약한 대처 전략이 과도하거나 감소된 척추 안정성의 만성적인 비정상 조직 부하를 일으켜 지속적인 통증, 장애 및 고통으로 이끄는 가장 큰 것으로 간주된다. 이 그룹의 환자는 통증 회피 행동을 나타내는 움직임장애(MI) 또는 CLBP의 운전자로 통증 유발 행동을 나타내는 움직임조절장애(MCI)로 분류된다. 이 하위 그룹에 속한 사람은 특정한 병리해부학적 진단을 갖거나 비특이적인 CLBP로 분류될 수 있지만 통증을 일으키는 정신사회적 및 신경생리학적 요인을 갖고 있다. 중재는 인지 행동적 접근이지만 구체적인 관리는 다르다. 이 하위 집단은 움직임과 조절된 감소를 다루고 이차적인 인지영향에 대한 추가된 중재가 일차 물리치료 중재에 적절하게 보인다.[443]

하위 그룹: 통증 회피의 운동 장애 분류 행동[443]

움직임 장애(MI) 하위 그룹은 손상된 범위 내에서 움직일 때 높은 수준의 근육 보호 및 수축과 관련된 하나 이상의 방향에서 능동적 및 수동 생리학적 운동의 고통스러운 손실 또는 손상을 나타내었다. 움직임 장애(MI)는 과도한 압축 부하 및 운동 제한 또는 강직(즉, 과도한 안정성)을 초래하여 조직 변형 및 지속적인 주변 통각 과민 증감의 잠재적 기전을 제공한다. 이 환자들은 고통스러운 방향으로 움직임과 통증을 손상으로 인식하는 것을 두려워한다. 운동에 대한 두려움은 해로움, 불안 및 지나친 경계의 신념에 의해 강화되었을 가능성이 있으며 인지 능력이 떨어지는 인지 전략을 강화하고 통증의 증폭과 지속적인 근육보호(근방호)를 초래할 수 있다. 통증에 대한 보상이 장애를 이끄는 기전이 되기 때문에 대응이 부적절하다. 환자는 굴곡, 신전, 회전, 측방굴곡 또는 다방향 움직임 장애(MI)에서 단향성 MI를 나타낼 수 있다.[443]

관리는 지배적인 신체적 요인과 이차적 인지요인을 모두 포함한다. 환자는 통증이 해롭지 않거나 손상되지 않으며 이동을 피하기 위해 사용된 보상 전략이 올바르지 않으

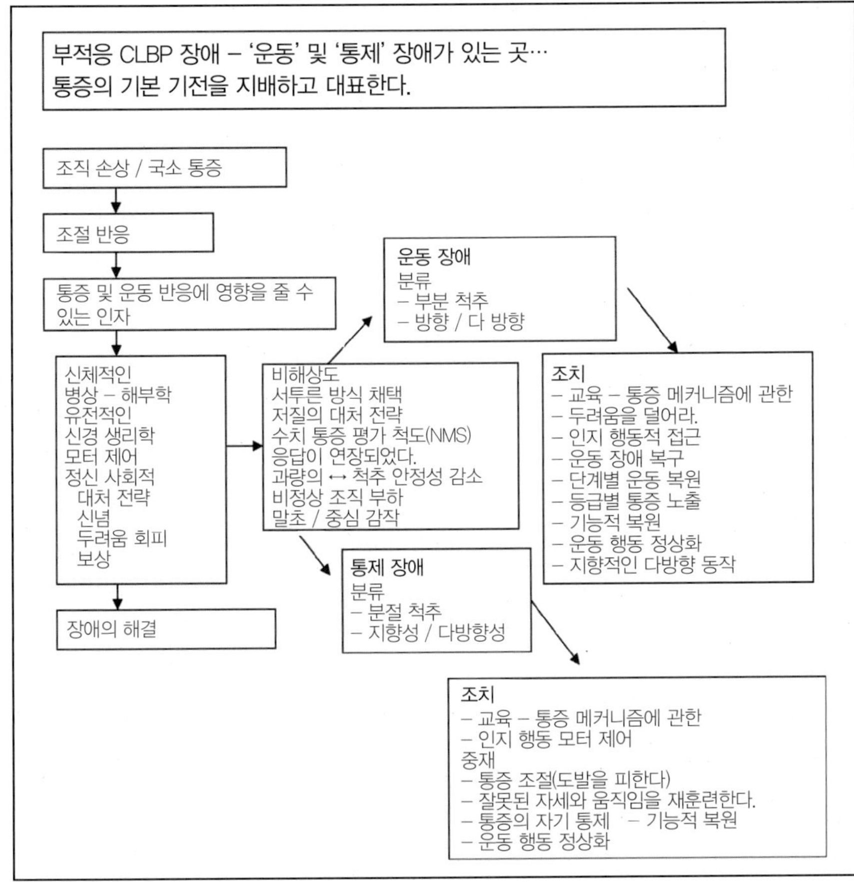

그림 4-135. 부적응 CLBP 장애.(Man Ther, 10, O'Sullivan P, 만성 요통 장애의 진단 및 분류: 부작용으로 부적응 운동 및 운동 조절 장애, 242-255, Copy 2005, Elsevier의 허락을 받아 재발견).

며 현재 장애를 유지하는 데 도움이 된다고 교육 받았다. 목표는 신경계의 감각을 없애고 고통스러운 방향으로 움직이는 것과 두려움을 줄임으로써 정상적인 움직임을 회복시키는 것이다. 운동 감소를 줄이기 위해 가동술, 도수교정, 또는 연부조직 기법과 같은 도수치료(MT)에 의해 공포에 대한 믿음을 바꾸기 위해 고통스러운 범위와 인지 전략으로의 단계적 이동 전략이 추가된다. 운동 회복을 위한 능동적인 관리에는 이완, 호흡 조절, 자세 교정 훈련, 단계별 노출 운동, 심장 혈관 운동 및 등급 조절 기능 회복이 포함되어 운동 조절을 정상화한다. 움직임 장애(MI)와 공포의 감소는 통증과 장애를 감소시킨다. 일반적으로 운동을 피하는 중재 전략은 일반적으로 금기 사항이다. 통증과 안정화 운동에 집중하면 운동 행동을 피하는 경향이 있다.[443]

하위 그룹: 통증 유발 행동의 운동 조절 손상 분류

O'Sullivan에[443] 따르면 이 하위 그룹은 임상적 실무에서 일반적이다. 움직임 장애(MI) 하위 그룹과는 달리, 움직임 조절 장애(MCI) 그룹은 통증의 방향으로 움직임 장애(MI) 또는 고통스러운 운동 상실을 갖지 않는다. 움직임 조절장애(MCI) 그룹은 특정 운동 조절 장애로 인한 운동 분절의 중립 구역 주변의 기능 조절의 상실 및 일부 환자에게서는 주요 통증 방향으로 척추안정화 근육들의 근성방어와 관련된다. 이 환자들은 잠재적으로 통증에 민감한 조직에 스트레스를 가하는 정적 및 동적 작업 동안 범위 통증 또는 통증호 및 끝 범위 통증을 통해 입증한다. 이 환자들은 굴곡, 신장 또는 측방이동의 최종 범위 위치로 운동분절을 안정화시키는 보상 전략을 개발하는 것처럼 보인다. MCI 환자는 또한 자극적인 자세와 움직임을 취하지만, 아마도 요추골반 지역의[766] 고유감각의 인지가 낮고 또는 점진적으로 통증이 시작되고 도피반사가 없

기 때문에 변형된 방식을 가정한다는 인식이 없다. 움직임장애(MI)와 마찬가지로 움직임조절장애(MCI)는 장애에 대한 강력한 기전과 주변 및 중앙에서 중재되는 지속적인 통증을 제공하는 부적응 반응이다. 환자는 도발적인 운동전략을 사용하고 일반적인 운동프로그램에 응답하지 않아서 운동과 관련된 두려움을 느낀다. MCI는 굴곡 또는 신전(능동 또는 수동) 및 측방이동 또는 다방향 조합의 단향성 방식으로 존재할 수 있다. 굴곡, 측방이동, 수동신전, 능동신전 및 다방향의 임상적으로 관찰된 다섯 가지 방향 방식이 O'Sullivan에[788,789] 자세히 설명되어 있으며 다음에 요약되어 있다.*

MCI 그룹의 관리는 신체 및 인지학습 과정을 통해 운동행동을 변화시키는 것을 목표로 하는 인지행동 학습 모델을 기반으로 한다. 다시한번 말하지만, 목표는 통증 조직에 반복적인 변형을 피하기 위해 자세와 움직임 방식을 조절하도록 환자를 교육하고, 말초 통각 활성을 줄이고, 기능을 향상시킴으로써 신경계를 감도 완화시키는 것이다. 개선된 운동 조절은 통증이 있는 조직에 대한 스트레스를 줄여 주어야한다. 통증이 있는 조직에 대한 스트레스를 줄여주면 주변의 통각 입력을 감소시켜 환자가 두려움을 줄이고 기능 수준을 향상시켜 장애를 관리 할 수 있게 한다. 도수치료(MT)의 역할은 움직임이 있는 방향으로 운동 조절을 손상시키거나 방해하는 경우 통증의 방향에서 벗어나는 움직임을 개선하고 그 방향으로 능동적인 조절 절차를 수행하는 것만으로 제한된다. SSE를 이용한 운동학습 중재는 이전에 논의되어 왔으며 문헌의 현재 보고서에 기반하여 MCI 그룹의 관리에 개입 전략으로 간략하게 논의되었다.[649,766,788,789]

굴곡 패턴

O'Sullivan은[789] 이것을 가장 일반적인 패턴으로 묘사하였다. 환자는 단일 또는 반복적인 굴곡회전 손상과 관련된 중심 허리통증의 주요한 불만이 있다. 악화요인은 굴곡된 척추 자세와 움직임 또는 지속적인 굴곡 또는 반굴곡 자세의 조절과 관련된다. 완화 요인은 직립 또는 전복 자세를 포함한다. 검사 결과는[789] 다음에 자세히 설명된다.

굴곡 패턴의 자세와 동작분석[789]

- *서기*: 편평한 요추 전만
- *앉기*: 허리골반 경사의 상실은 앉아 있거나 구부러진 자세에서 더 나빠져 골반 경사가 뒤쪽에 위치하는 경향이 있으며 요추와 하부 흉부의 척추기립근의 긴장이 증가하고 흉추 척추 전만이 증가한다.
- *능동관절가동범위(AROM) 굴곡*: 증상 수준에서 분절 굴곡이 증가하고 상부 요추부 전만증이 증가하였다. 통증호가 있어 손을 사용하지 않고 똑바로 돌아오는데 어려움이 있을 수 있다.
- *능동관절가동범위(AROM) 신전*: 증상이 있는 부분보다 신전이 증가하였다. 증상을 보이는 분절에서의 신전을 감소시켰다.
- *움직임*: 골반의 전방기울기를 수행할 수 없고, 요실금, 앉기 및 4점 무릎 꿇기에서 흉부와 관계없이 하부요추를 신전을 할 수 없다.
- *움직임*: 앉은 상태에서 증상이 있는 분절에서 굴곡을 선호하는 경향이 있어 중립으로 재위치 할 수 없다.
- *움직임*: 쪼그려 앉기, 무릎 신전과 엉덩이 굴곡하여 앉기에서는 증상이 있는 분절의 전만으로 인해 조절할 수가 없고, 증상이 있는 분절과 골반이 후방경사된 것은 굴곡을 하는 경향이 있어 골반전방경사를 한다.
- *수동 생리적 척추간 움직임(PPIVM)*: 검사는 증상부위에서 과도한 분절 굴곡 및 회전을 나타낸다. 신전은 뻣뻣해 질수 있다.
- *수동 부가적 척추간 움직임(PAIVM)*: 증상 부위에서 후전방 움직임이 뻣뻣해질 수 있다.

특정 근육 성능 검사

- 호흡을 유지하지 않고 깊은 근육을 활성화할 수 없음; 표면적 복부 근육의 보강, 과도한 흉요추

*pp 265–269에 대한 정보는 O'Sullivan P.의 허락을 받아 작성되었다. 요추의 임상적 유용성 : 병리학적 근거, 진단과 보전적인 관리. Boyling JD, Jull GA, eds. 그레이스의 현대 도수치료. 3rd cd. Philadelphia, PA : Elsevier; 2004 : 311–331. Copy우 2004 Elsevier.

척추기립근 활성화 및 요추를 굽히는 경향이 있으며 골반을 뒤쪽으로 회전시켜 중립 영역 내에서 조절을 제공하기보다는 최종 범위의 굴곡에서 증상을 나타내는 부분을 유지하는 보완적 안정화 전략을 유도한다.

- 정상호흡방식은 횡격막 호흡을 수행할 수 있는 능력이 떨어질 수 있다. 횡격막은 호흡 기능을 손상시키는 안정화 근육으로서 작용할 수 있다.
- 4점 무릎 관절과 앉은 자세에서 중립의 요추 전만증이 생길 수 없음
- 기타: 대퇴부 근력 약화 및 길고 짧은 고관절 굴근

운동 학습 중재 전략 인지 단계[789]

- 통증과 각 환자가 척추를 어떻게 조절하는지에 대한 인식을 얻기 위해 비디오 또는 거울이 있는 곳에서 환자를 교육한다.
- 각 방식에 대한 개별 훈련을 통해 흉추와 엉덩이에 독립적인 중립의 전만을 능동적으로 조절한다.
- 바로 누운자세에서 골반 전방경사와 요추 전만이 증가한다.
- 중립 전만이 이루어지면 요추 다열근과 복횡근의 병합이 종종 자동으로 발생한다. 그렇지 않은 경우 다열근과 복횡근 수축을 교육해야 한다.
- 우세적인 척추기립근을 쓰지않게 골반저와 복횡근이 동시적으로 활동을 하고 다열근과 요근에 더 초점을 맞춘다.
- 다열근과 복횡근 및 골반저 훈련, 독립적인 복횡근을 이용한 측방 흉부 횡격막 호흡 훈련 또는 호흡 유지, 우세측의 대근육 활성화 또는 흉곽 고정과 같은 고부하 안정화 전략이 있는 경우에는 지배적인 대근육 체계를 억제하고 낮은 수준의 자발적인 동시수축을 달성한다. 기능적 업무 및 에어로빅 활동에 통합하기 전에 매일 집중적으로 10분에서 15분 동안 5분간 유지하는 것이 좋다. 만성 장애 통증이 있는 환자의 경우 이 과정에 최대 4−5주가 걸릴 수 있다.
- 좋은 호흡 조절로 중립 전만에서 속근육을 낮은 단계로 동시 수축을 할 때, 앉거나 서있는 자세에서 대근육으로 대체하지 않고, 이 자세에서 통증이 감소해야 한다.

운동 학습 중재 전략[789]

- 중립 척추를 동적인 작업이나 고정된 자세로 유지하면서 국소 근육의 수축을 통합하여 앉기에서 서기, 걷기, 들어올리기, 앞으로 굽힘, 굴곡, 뒤로 굽힘, 굴곡과 내밀기 등과 같은 활동 중에 개개인의 불량한 움직임 방식을 개선하려는 의도에 중점을 둔다.
- 유발적인 운동 패턴은 간단한 단계로 나눈다. 각 단계는 중립 척추 자세에서 최대 40−50회 반복 실행한다. 개별 단계는 통증 조절과 함께 매일 집에서 수행한다. 하루 동안 최적의 자세와 움직임에 대한 인식이 강화된다.
- 30분 동안 낮은 수준의 안정성 동시 수축을 유지하는 걷기나 수영과 같은 규칙적인 운동을 권장한다. 이 단계는 환자가 최소한의 불편함 없이 매일의 활동을 수행하는 능력을 얻는데 몇 개월이 걸린다. 일반적인 운동은 이 시점에서 멈춘다.

운동 학습 중재 전략 자율 학습 단계[789]

- 올바른 작업 성능을 위해서는 최소한의 주의가 필요하다.
- 보다 높은 부하 활동과 심장 혈관 프로그램이 시작된다.
- 이 접근법은 각 환자에게 자신의 통증을 조절할 수 있는 기회를 제공하는 것을 목표로 매일 높은 수준의 환자 동기 부여, 준수, 인식 또는 집중을 요구한다.

외측이동 패턴

O'Sullivan은[789] 외측이동이 대개 굴곡 외측이동 패턴 또는 드물게 신전외측이동패턴과 관련이 있다고 제안하였다. 부상의 기전은 일반적으로 편측성 요통과 함께 나타나는 외상성 또는 반복 굴곡/회전 상해이다. 악화요인은 최소한의 움직임으로 굴곡 자세에서 한 방향으로 도달하거나 회전하는 것을 포함한다. 완화 요인에는 신전의 위치가

포함된다. 검사 결과는[789] 다음에 자세히 설명되어 있다.

자세 및 움직임 분석 - 외측 이동 패턴[789]

- *서기*: 분절의 외측이동이 있거나 없는 감소된 전만; 서기에서 다열근의 촉진은 이동에 의한 반대측에 위축을 나타낸다.
- *한쪽다리 지지기*: 동측면과 보행 중 이동이 높아진다.
- *능동관절가동범위(AROM) 굴곡*: 증상이 있는 부위에서 굴곡 및 외측 흉곽 편위가 증가한다. 직립으로의 복귀는 흉요추 신전을 나타내지만, 증상이 있는 부분은 여전히 구부러져있다.
- *능동관절가동범위(AROM) 신전*: 외측 편위가 있는 증상이 있는 분절 위에서 신전이 증가한다.
- *움직임*: 쪼그려 앉기, 앉기, 앉기-서기는 이동의 경향이 있는 굴곡 패턴과 유사하다.
- *수동 생리적 척추간 움직임(PPIVM)*: 굴곡, 회전 및 이동측면의 외측굴곡의 편측 분절 증가

특정 근육 성능 검사[789]

- 우세한 흉요추의 척추기립근과 다열근이 동측에 이동이 있고 회전이 감소하고 외측 흉곽을 조절하는 반대측 다열근이 직접적인 이동에 의해 감소한다.
- 이동을 향한 굴곡과 외측편위가 지나친 경향이 있는 중립영역 안에서 요추는 위치이동을 할 수 없음
- 분절외측이동의 반대쪽에 있는 다열근과 심부의 복근을 동시 수축할 수 없음
- 증상의 부분을 안정화시키는 보상 전략은 요추 척추기립근, 요방형근, 그리고 경우에 따라, 동측 편측의 다열근; 호흡 유지 및 복부 보강이 발생할 수 있다. 이 전략은 중립 영역 내에서 보다는 굴곡과 다열근이 증상이 있는 부분을 유지하는 것처럼 보인다.
- 기타 : 편측성 대퇴근육 약화, 장요근 약화 및 길거나 짧은 엉덩이 굴곡근

운동 학습 중재 전략 인지 단계[789]

- 비디오 또는 거울을 이용한 환자의 교육은 굴곡 패턴과 동일하다.
- 각 패턴에 대한 개별훈련을 통해 흉추와 엉덩이에 독립적인 중립 전만을 조절해야 한다.
- 바로 눕기, 바로 누워 무릎 굽힘, 굴곡, 4점 무릎 꿇기 및 앉기에서 전방 골반 경사와 낮은 요추 전만을 증가시킨다. 특히 앉아서 훈련 할 때 반드시 골반 위쪽의 척추에 가운데로 부하가 보장되게 한다(즉, 정확한 이동).
- 중립 전만이 달성되면 심부근육의 수축이 종종 자동으로 발생한다. 그렇지 않으면, 다열근과 복횡근 수축을 교육해야 한다.
- 중립 척추 자세를 유지하면서 복횡근의 동시 수축에서 일방적으로 억제된 다열근과 장요근의 활성화에 초점을 맞추고 있다.
- 고부하 안정화 전략이 있는 경우 지침은 굴곡패턴과 동일하다.
- 호흡 조절이 좋고 앉아 있거나 서있을 때 대근육의 대체가 없는 중립 전만의 심부근육의 동시 수축이 이루어지면 이러한 자세에서 통증이 감소해야 한다.

운동 학습 중재 전략 연계 및 자율적 단계 789

지침은 굴곡패턴에서 논의 된 것과 동일하다.

능동신전 패턴

O'Sullivan은[789] 중앙에 요통을 가진 이 그룹에서 더 나쁜 신전의 움직임이 있다고 보고하였다. 능동적인 신전에서, 척추는 분절성 허리 신전근과 장요근에서 높은 수준의 근육 활동으로 신전 시에 능동적으로 고정된다. 부상의 기전은 스포츠 활동과 관련이 있는 단일 또는 반복적인 신전/회전 부상과 관련된다. 악화요인으로는 서있는 것; 정확히 앉기; 신전 시 고정된 상태로 척추와 함께 전방 굽곡; 머리 위로의 활동; 빨리 걷고, 달리고, 수영할 능력이 없다. 완화 요인에는 굴곡 자세가 포함된다. 검사 결과는 다음에 자세히 설명되어 있다.

자세 및 움직임 분석 - 능동신전 패턴[789]

- *서기*: 직립 자세와 직무 중 증상이 있는 부위에서

증상이 있는 분절에 요추의 과전만이 생겨 고정되는 경향. 골반은 종종 골반의 비교적 앞쪽에 있는 흉부를 가진 전방 골반 경사에 있다.

- *앉기*: 요추를 이완시키고 골반을 뒤쪽으로 기울이기 어려울 정도로 과전만 자세 및 골반 전방회전
- *능동관절가동범위(AROM) 굴곡*: 특히 중간범위에서 굴곡의 손실과 통증호가 증상이 있거나 없는 범위에서 요추를 전만에 고정하려는 경향이 있는 엉덩이 굴곡이 증가한다. 중립으로 돌아가면 복귀 시의 통증과 손의 도움이 필요한 직립 자세 이전의 증상 부분에서 증상이 있는 분절의 전만을 증가시키는 경향이 있음을 보여준다.
- *능동관절가동범위(AROM) 신전*: 골반 전방회전이 있는 증상이 있는 부분에서 신전이 증가한다.
- *움직임*: 쪼그려 앉기, 앉기-서기, 보행 시 증가된 요추 척추전만증
- *수동 생리적 척추간 움직임(PPIVM)*: 증상이 있는 부분에서 신전과 회전이 증가한다. 굴곡 시 뻣뻣해질 수 있다.
- *수동 생리적 척추간 움직임(PPIVM)*: 후전방 움직임 시 통증이 증가

특정 근육 성능 검사[789]

- 중립 척추에서 심부근육을 동시 수축할 수 없으므로 우세한 척추기립근, 호흡고정 또는 정점호흡으로 요추를 하강시키는 경향이 있다.
- 엉덩이 굴곡과 무관하게 초기에 골반 후방기울임을 할 수 없음
- 고관절과 무릎의 신전이 진행되면서 심부복부의 동시 수축과 우세한 척추기립근 패턴의 소실이 나타나 증상이 있는 수준에서 과도한 부분 요추 신전이 발생한다.
- 신전을 넘어서는 경향이 있는 중립 구역에서 척추의 위치를 변경할 수 없음
- 요추를 안정시키기 위한 보상 전략은 우세한 요추 척추기립근, 장요근과 중립 구역이 아닌 더 신전된 증상이 있는 분절의 고정을 위한 표면 복부근육과 호흡시의 횡격막을 포함한다.
- 기타: 약한 대둔근, 요추를 신전시키는 경향이 있는 과도한 활동성 요근과 짧은 고관절 굴근

운동 학습 중재 전략 인지 단계[789]

- 비디오 또는 거울을 이용한 환자 교육은 굴곡패턴과 동일하다.
- 개별 훈련을 통해 흉추와 엉덩이에 독립적인 중립 전만의 통제를 달성한다.
- 골반 후방경사를 촉진하고 바로 누워 무릎을 세운 자세에서 더 중립 전만을 향하여 척추를 굴곡한다. 엉덩이에서 골반 후방경사의 분리를 보장한다. 지배적인 고관절 굴근과 표면 다열근을 억제한다.
- 중립 전만이 달성되면 다열근과 복횡근의 동시 수축이 종종 자동으로 발생한다. 그렇지 않은 경우 다열근과 복횡근 수축 훈련을 해야한다.
- 우세측 척추기립근 없이 전만을 감소시키기 위해 심부근육 체계에 중점을 둔다.
- 고부하 안정화 전략이 있는 경우 지침은 굴곡패턴과 동일하다.
- 호흡 조절이 좋고 앉거나 서있을 때 대근육의 대체가 없는 중립 전만에서 심부근육의 낮은 단계의 동시수축이 일어 날 때 이루어지고, 통증의 감소는 이 자세에서 일어나야 한다.

운동 학습 중재 전략 연계 및 자율적 단계[789]

지침은 굴곡패턴에서 논의 된 것과 동일하다.

수동신전 패턴[789]

능동신전 패턴과는 달리, 이 환자들은 다열근, 장요근과 척추기립근의 낮은 긴장도를 나타내며 요추 전만을 역전시킬 수 있다. 부상의 기전은 신전 시 외상 또는 반복적인 상해이다. 악화요인으로는 신전 활동과 기립자세가 있다. 완화 요인에는 굴곡 활동 및 자세가 포함된다. 검사 결과는[789] 다음에 자세히 설명되어 있다.

자세 및 동작 분석 – 수동신전 패턴[789]

- *서기*: 증상이 있는 부분을 신전하여 경첩처럼 골반 후방 흉추가 뒤로 젖힌 자세; 복부 표면근육의 긴장

성 활성화는 복횡근, 다열근, 기립근의 근육긴장도를 떨어뜨린다. 어깨를 통한 압박은 부분적인 경첩을 증가시키고 증상을 증가시킨다.

- *앉기*: 슬럼프 자세
- *능동관절가동범위(AROM) 굴곡*: 일반적으로 통증이 없으며 신전이 지나침 및 경첩되는 경향이 있다.
- *능동관절가동범위(AROM) 신전*: 증상이 있는 부분에서 신전이 증가했다. 증상이 있는 부분 위에서 신전이 감소했다. 과도한 골반의 흔들림; 중간범위 증상에서 통증호가 가능하다.
- *움직임*: 앉은 자세와 4점 무릎 꿇기에서 증상이 있는 부분 위에서 흉요추의 척추를 신전할 때, 증상이 있는 부위에서 신전 시 경첩 되는 경향이 없는 경우
- *움직임*: 흉추의 우세한 표면 복부와 굴곡이 없이 골반을 후방으로 회전할 수 없음
- *수동 생리적 척추간 움직임(PPIVM)*: 증가된 신전

특정 근육 성능 검사[789]

- 복횡근과 골반저 근육을 활성화시키려는 시도로 지배적인 상부복벽, 호흡유지 또는 정점호흡으로 흉추 및 상부요추를 굴곡하는 경향
- 증상이 있는 분절과 위 부분에서 다열근을 활성화할 수 없음
- 보완 전략에는 심부복근과 장요근의 억제로 표재성 복근의 주된 활성화가 포함되어 증상 부분에서 경첩이 형성된다.
- 기타: 양측의 대둔근 약화, 장요근 약화와 길거나 짧은 엉덩이 굴근

운동 학습 중재 전략 인지 단계[789]

- 환자 교육은 이전에 논의된 굴곡패턴과 동일하다.
- 각 방식에 대한 개별 훈련을 통해 흉추와 엉덩이에 독립적인 중립 전만 통제를 달성한다.
- 흉추가 골반 앞쪽에 있는 앉은 자세는, 증상이 있는 부분 아래에서 중립 전만을 유지하는 동안 증상이 있는 부분 위에서 중립 전만을 증가시킨다.
- 중립 전만이 달성되면 다열근과 복횡근의 동시 수축이 종종 자동으로 발생한다. 그렇지 않은 경우 다열근과 복횡근 수축을 훈련해야 한다.
- 중립 척추 자세를 유지하면서 표재성 복근을 억제하고 복횡근과 함께 다열근과 장요근의 동시 수축에 중점을 두고 있다.
- 고부하 안정화 전략이 있는 경우 지침은 굴곡패턴과 동일하다.
- 앉은 자세와 선 자세에서 이루어지는 전역 근육(global muscle)의 대체 작용 없이도, 좋은 호흡과 함께 중립 전만 자세에서 낮은 수준의 심부 근육 공동수축이 달성되면, 이들 자세에서 통증이 감소되어야 한다.

운동 학습 중재 전략 연계 및 자율적 단계[789]

지침은 굴곡패턴에서 논의 된 것과 동일하다.

다 방향 패턴

O'Sullivan은[789] 이 패턴을 임상발표 중 가장 쇠약해지는 것으로 설명하였다. 유발 움직임은 본질적으로 다 방향성이며 통증과 기능장애가 심하다. 환자들은 이것을 굴곡과 신전이 지속된 이후에 "고정된다"라고 표현한다. 모든 체중지지 자세는 아프다. 쉬운 자세를 체중지지에서 쉽게 찾을 수 없다. 검사결과는 다음에 자세히 설명되어 있다.

자세 및 동작 분석 다 방향 패턴[789]

- 가정된 자세는 다양하다.
- 모든 방향으로의 움직임은 분절이동, 경첩방식 및 관찰 가능한 요추 척추기립근 근방어로 통증스러울 수 있다.
- 중립 척추 전만을 가정하는 데 어려움이 있다.
- 중립 지역 자세변경은 다양한 방향으로 장애가 발생한다.

특정 근육 성능 검사[789]

- 심부근육 체계를 활성화하려는 시도는 대근육 체계 전략, 호흡 고정 및 통증을 초래한다.
- 높은 과민성이 있는 경우, 모든 압박 부하 자세는 통증이 있다.
- 보상적 안정화 전략은 가변적이며, 중립적인 입장을

달성하고 유지하는 것이 어렵다.

- 자세의 끝범위에서는 안정성을 만들기 위해 다양한 대상작용 전략이 사용된다.
- 안정성을 달성하기 위해 최종 범위 분절자세에서 다양한 보상 전략이 사용된다.
- 기타: 양쪽 대둔근의 약증; 장요근이 약화될 수도 있고, 약화되지 않을 수도 있다. 짧은 고관절 굴곡근은 길어진다.
- 양측 대둔근 약화: 장요근은 약화지 않을 수 있다; 짧은 고관절 굴곡근은 길다.
- 예후는 보존적인 관리에서는 좋지 않지만 관리는 운동 조절을 강화하기 위한 이전 개념을 따르게 된다.*

기전 기반 분류법을 이용한 만성 허리 통증 분류 시스템의 신뢰도와 타당도

만성허리통증(CLBP)의 성격은 통증 장애의 근본적인 생체정신사회적 기전을 이해할 필요가 있게 복잡하다. 일부 환자에서는 부적절한 움직임 장애(MI) 및 움직임 조절장애(MCI) 결과로 인해 과도하거나 손상된 정적 및 동적 척추 안정성이 지속 통증의 기전이 된다. 이런 분류는 물리치료 중재가 적응증인지 아니면 금기증인지를 위한 환자의 하위 그룹을 확인할 뿐만 아니라, 1차 또는 2차 통증 유발인자를 해결할 수 있는 특화된 중재를 제공한다. 이 분류는 PT 중재가 지시되거나 금기인 환자의 하위 그룹을 식별할 뿐만 아니라 통증의 주요 및 보조적 활성을 다루기 위해 특별히 지시된 중재에 대한 지침을 제공한다.

여러 연구에서 CLBP에 대한 기전 기반 분류를 사용하여 허용 가능한 안정성을 보여준다.[790–792] Dankaerts는[791] 포괄적인 임상 검사를 바탕으로 비특이적인 CLBP 환자 35명을 MCI의 5개 하위 그룹으로 분류 할 때 2명의 전문 임상가간에 거의 완벽한 합의(K = 0.96, 97% 합의)를 있다고 보고하였다. 또한 이 연구에서 35명의 환자 중 25명을 무작위로 선택하여 13명의 다른 평가자가 분류하였다. 13명의 평가자들 사이의 동의는 중등도에서 우수(평균 K = 0.61, 동의 70%)였다. Fersum 등은[792] O'Sullivan의 기전 기반 분류를 사용하여 비특이적 LBP 환자 26명을 독립적으로 분류하기 위해 4명의 훈련된 임상가의 중간 신뢰도를 조사하였다.[443] 신뢰도는 진단 임상적 추론 과정의 6단계에서 결정되었다(그림 4-2 참조). 모든 환자는 비특이적 LBP(98% 합의-단계 1)로 분류되었다. 모든 환자는 말초 통증이 있었다(98% 합의-단계 2). 한 환자는 골반대 통증(PGP)(100% 동의)로 분류되었고 나머지는 LBP(99% 합의-단계 3)로 분류되었다. 단계 4는 MCI(24명, 99% 동의), MI(1명, 75% 동의), 골반대에 대한 강제 폐쇄(1명, 100% 동의)의 하위 그룹으로 간주된다. 단계 5에서 유발의 첫 번째 방향패턴의 분류는 0.82(0.66–0.90)의 평균 K와 86%(73%–92%)의 평균 합의율을 나타내었다. 정신적 사회적 영향(단계 6)을 감지하기 위해 평균 K는 0.65(0.57–0.74)이고 평균 합의율은 87%(85%–92%)였다. 실질적인 임상 합의율은 이 분류 체계의 임상적 신뢰도와 타당도를 뒷받침한다.

Dankaerts 등은[386,444,793,794] 이 분류 체계의 구성 타당성에 대한 증거를 제시한다. 비특이적인 CLBP 분류(20개의 굴곡 방식, 13개의 능동적인 신전) 방식을 가진 피험자의 평소 슬럼프 자세는 무증상 피험자와 비교되었다. 능동적인 신전방식을 가진 환자는 증상이 있는 요추 척추에서 보다 천천히 자세를 취하였다. 굴곡패턴을 가진 환자는 건강한 대조군에 비해 후만 자세로 앉았다. 두 그룹 모두 요천추 자세를 바꾸는 능력이 감소하였다. 이러한 하위 그룹에서의 자세의 차이는 제안된 MCI 분류를 지원한다.[793]

Dankaerts 등의[793] 결과는 대조군과 비교하여 능동 신전군이 일반적인 앉기에서 표재성 다열근, 흉요추 척추기립근과 내복사근의 높은 단계의 동시 수축이 있음을 보여주었다. 굴곡패턴그룹은 능동신전 그룹보다 이들 근육의 활성화가 적었으며 대조군에 비해 경향이 낮았다. 등 근육의 굴곡 이완 비는 모든 비특이적인 CLBP에서 더 낮았다. 이러한 결과는 CLBP의 2개 하위 그룹을 무증상 그룹과 분명히 구분하지만 더 큰 연구에서 확인되어야 한다.

Dankaerts 등은[795] 굴곡패턴과 능동신전과 체간근육을 활성화하여 통증 없음을 조절하는 그룹과 서기, 일반적인, 슬럼프 앉기, 능동관절가동범위 굴곡과 복귀와 신전의 움직임에 대한 자세가 악화되는 요천추의 운동성 그룹의 두개의 비특이적 CLBP 하위 그룹을 구별하는 통계적 분류 모델을 개발하였다. 다음 변수들은 96.4%의 사례를 올

바르게 분류하였다: 슬럼프 앉기, 앉기에서 낮은 요추 운동성과 앞으로 굴곡과 표층적 다열근의 굴곡 이완의 부족. 이 연구는 O'Sullivan 등이 제안한 다양한 근본적인 통증 기전을 바탕으로 분류 체계를 뒷받침하는 체간 근육 활성화와 요천추 운동성 3가지 그룹(요통, 굴곡 방식 및 능동 신전)이 없음을 보여주었다.[649,766,788,789]

사례 연구를 사용하여 Dankaerts 등은[795] 다 방향 MCI로 분류된 환자에서 정상화된 운동 조절의 성공적인 결과를 기술하기 위한 목표된 운동 학습 중재를 설명하였다. 운동 조절의 개선은 통증, 장애 및 3, 6, 12개월 운동과 관련된 두려움 감소와 관련이 있었다. 대상 실험실 검사, 표면 근전도 검사 및 척추 운동학을 대상과 통증 없는 대조군에 대해 수행하였다. 환자 관리에는 14주 동안 8회 방문하는 동안 인지 행동 모델에 기반한 운동 조절 학습이 포함되었다. 인지 단계에서 임상가는 지속적인 통증 민감도의 기전, 척추의 기전, 습관적인 끝범위 자세 때문에 의한 지속적인 조직 민감도에 관해 간호사로 일했던 2명의 37세의 어머니에게 환자 교육을 제공하였다. 환자는 습관적인 자세와 채택된 운동 패턴이 실제로 통증을 유지시키는 결과를 낳았다는 것을 알게 되었다. 그녀는 중립 척추에 대한 감각이나 통제력이 없으며 심부근육 체계와 둔부근육을 우선적으로 활성화 할 수 있는 능력이 없다는 것을 알게 되었다. 첫째 운동은 바로 누워 무릎 세우기에서 흉부와 독립적인 중간 범위를 통해 요추 부위를 조절하는 것이었다. 그런 다음 심부근육의 동시 수축 옆으로 누운 자세에서 수행하였다. 앉은 자세에서 환자는 중립 전만 자세와 복횡근/내복사근의 동시 수축을 동반한 흉요추 부위의 이완상태를 유지하도록 지시 받았다. 앉고 서있을 때 동시 수축이 일어나면, 단일 다리 자세, 앉기-서기, 쭈그리고 앉기, 들어올리기와 같은 정적인 일 및 역동적인 일을 포함하는 연합 단계로 진행되었다. 이 단계에서 운동을 위한 추가 권장 사항으로는 중립 자세의 복횡근과 복부벽의 낮은 단계 동시 수축을 통한 걷기 또는 사이클링과 같은 유연한 에어로빅 활동이 포함되었다. 10주 후, 손의 기구를 이용하여 쪼그려 앉기와 앉기-서기의 전체적인 힘을 증가시켰다. 환자가 낮은 관심도로 기능적 운동 과제를 수행할 수 있을 때 자율적인 단계에 도달하였다. 퇴원 시, 환자는 척추 자세를 인식하고 심혈 관계의 건강을 유지하고 변갈아 걷기와 자전거 운동을 처방받았다.[795]

저자들은 통증 강도와 장애의 감소가 주로 척수 조절의 개선에 기인한다고 가정하고 통증의 말초 억제 운전자를 감소시켰다. 환자 인식, 더 나은 대처 전략 및 개선된 기능과 같은 인지적 요소는 통증의 중추적인 원인을 감소시키는 역할을 하였다. 이 사례는 특정 중재를 지시하기 위해 이 분류의 사용으로 인한 성공적인 결과를 문서화하기 위한 낮은 증거를 제공하지만, 통증이 운동 조절 변경을 일으켰는지 또는 운동 조절 변경이 통증을 초래하는지 여부는 알려주지 않았다.[795]

Luomajoki 등은[796] 움직임 조절장애(MCI)로 분류 된 비특이적 CLBP의 진단을 받은 38명의 환자(21명의 여성, 17명의 남성)에 대해 통제된 사례 시리즈 연구를 수행하여 특정 운동 접근 방식의 영향을 조사하였다. MCI 하위분류는 특정 지향성 방식으로 분류되지 않았다. 치료효과는 타당도(그림 4-136), 환자 특정 기능과 통증의 크기(PSFS) 및 롤랜드 - 모리스 장애 설물지(RMDQ)로 신뢰할 수 있는 6개의 운동 조절 검사(MCT)를 사용하여 평가하였다. 치료 효과는 타당도(그림 4-136), 환자 특정 PSFS 및 RMDQ로 신뢰할 수 있는 6개의 운동 조절 검사(MCT)를 사용하여 평가되었다. 평균 치료기간은 9일(SO 4.6)이었다. MCT는 3.2(최대 6)에서 1.3($d = 1.3$, $P < .001$)으로 59% 향상되었으며, 불만(PSFS, 최대10)은 5.9점에서 3.5로($d = 1.3$, $P < 0.001$)(RMDQ max 24)는 8.9점에서 5.1점으로 43% 감소했다($d = 1.0$, $P < .001$). 대조군이 부족함에도 불구하고, 이 연구는 이 분류 체계를 사용한 계속적인 연구에 대한 예비 증거를 제공한다.

Fersum 등은[797] O'Sullivan 체계에 따른 부적응 인지력, 생활 습관, 통증 및 운동을 목표로 하는 분류 기반 인지 기능적 PT의 효능을 52주 이상의 비특이적 CLBP 환자에서 MT 및 운동과 비교하여 조사했다. 분류 기반 인지 기능치료는 도수치료(MT)보다 효과적이었고 1년 사후검사에서 국소화된 비특이성 CLBP에 대한 운동이 이 접근법에 대한 예비 지원을 제공하였다. 그러나 표적 중재 후 비특이적인 CLBP의 특정 하위 그룹에서 결과를 문서화하려면 종단 연구가 필요하다.

검사	바른자세	바르지 못한 자세
검사 1. "웨이터 활" 서기에서 허리의 움직임(굴곡)없이 엉덩이관절의 굴곡	허리의 움직임 없이(엉덩이 관절 50–70° 굴곡) 엉덩이 관절의 앞쪽 구부림	허리에서의 50° 또는 굴곡보다 더 적은 움직임 없이 엉덩이 굴곡각
검사 2. 서기에서 능동 골반 후방경사	능동적 서기에서; 세우기의 중립을 지키고, 요추는 굴곡방향으로 움직임	골반은 경사가 없거나, 허리는 흉추가 신전 또는 보상적인 굴곡 방향으로 움직임
검사 3. 한발로 서기: 정상적인 서기에서 한발로 서기: 외측으로의 배꼽 움직임을 측정(자세: 결절과의 거리가 1/3피트)	이동거리는 좌우대칭. 측면 사이의 차이가 2cm를 넘지 않아야함	배꼽의 가로이동은 10cm 이상. 차이는 2cm 이상.
검사 4. 앉기에서 무릎관절 신전. 요추 중립 요추 전만을 가진 서기에서 허리의 움직임(굴곡)없이 무릎관절을 신전 A	요추 중립 요추 전만을 가진 서기; 허리의 움직임 없이(무릎관절의 30–50° 신전은 정상) 무릎관절 신전	허리는 굴곡으로 움직임. 환자는 허리의 움직임을 알지 못함

그림 4–136. 6개의 운동 조절 검사(MCT)에 대한 설명. (계속되는)

만성 요통의 비수술 관리에 대한 최신 증거

Van Middelkoop 등은[798] CLBP에 대한 중재 전략의 다양한 변화를 고려하여 2008년 12월까지 83건의 RCT를 검토하여 비특이적 CLBP에 대한 재활 치료의 효과를 확인하였다. 선정기준은 18세 이상의 성인으로 구성되며 비특이적인 CLBP는 최소 12주 동안 지속되었다. PPPP와 수술 후 연구는 제외되었다. 운동 요법(ET)과 비치료/대기자 명단 조절군, 요통 학교 교육과 비교한 ET, 운동과 행동요법의 통증과 장애 감소에 통계적으로 유의한 차이는 없었다. 단기간의 일반적인 치료와 비교할 때, 통증 강도와 장애는 운동요법(ET)에 의해 유의하게 감소되었고 장기간에 기능이 향상되었다. 최적의 운동 방법에 대한 합의는 존재하지 않는다. TENS, 레이저, 초음파, 통증 마사지, 단기 추적 관찰에서 ET와 비교한 효과에는 차이가 없었다. CLBP 관리에서 TENS는 위약과 비교하여 지원되지 않았다. 단기간 및 장기간 추적 관찰에서 MT와 비교하여 운동간에 차이는 발견되지 않았다. 요추 지지대의 효과

그림 4-136(계속). 6 MCT 설명. (Reprinted with permission from Luomajoki H, Kool J, de Bruin ED, Airaksinen O.Improvement in low back movement control, decreased pain and disability, resulting from specific exercise intervention. Sports Med Arthrosc Rehabil Ther Technol. 2010;2:11. Available at: http://www.smarttjournal. com/content/2/1/11. Accessed March 7, 2011. © 2008 Luomajoki et al; licensee BioMed Central Ltd. Available at http://www.biomedcentral. com/1471-2474/9/170. This is an Open Access article distributed under the terms of the Creative Commons Attribution License [http://creativecommons. org/licenses/by/2.0], which permits unrestricted use, distribution, and reproduction in any medium, provided that the original work is properly cited.)

검사 5. 네발기기 자세. 허리를 중립자세로 유지하고 골반을 전후방("잠김")으로 이동	골반을 후방이동할 때 허리의 움직임 없이 고관절 120° 굴곡 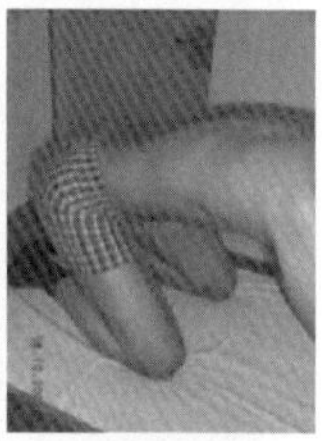	고관절 굴곡은 요추 굴곡의 원인이 됨 (일반적으로 환자는 이것을 알지 못함) 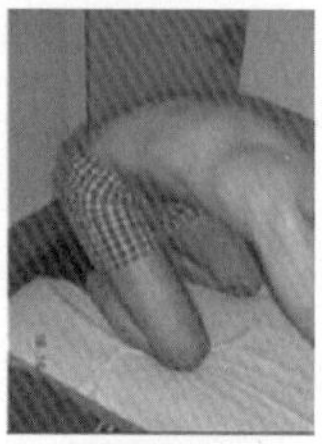
	허리의 움직임 없이 고관절 60° 굴곡하여 전방 잠김 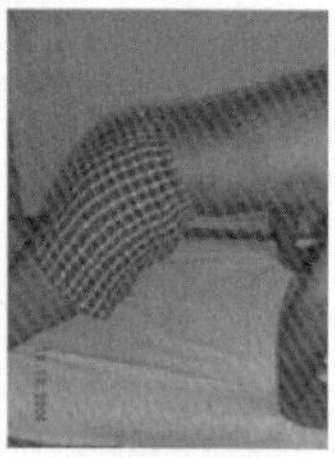	고관절 움직임은 허리의 신전으로 이어진다. 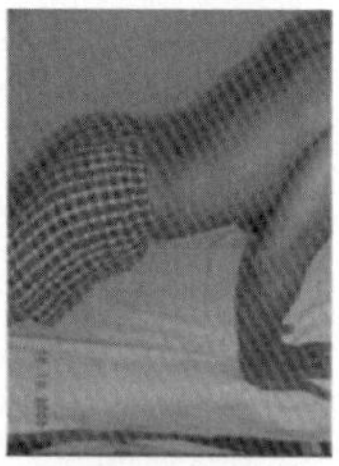
검사 6. 엎드린 자세에서 능동적인 무릎 굴곡	허리와 골반의 움직임 없이 적어도 90°의 능동적인 무릎 굴곡 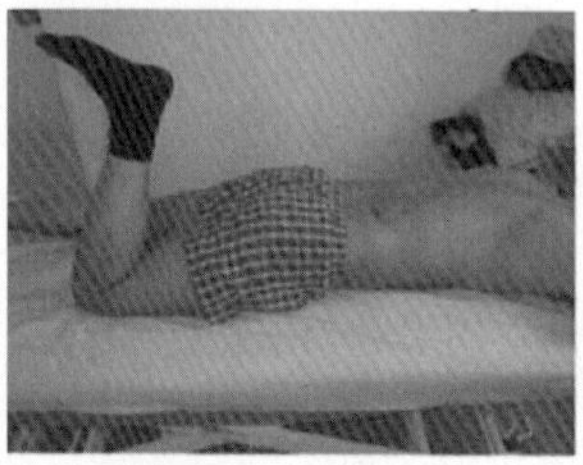	무릎 굴곡에 의해 허리는 중립 유지 상태를 유지하지 못하고 신전 또는 회전 운동을 한다. 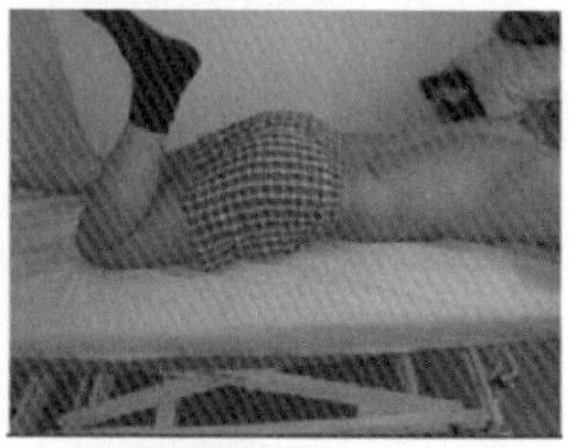
B		
시험 의뢰자는 시험을 알지 못했기 때문에 명확한 운동장애만이 정확하지 않은 것으로 평가되었으며, 운동통제가 지시 및 교정에 의해 개선되면 관련 운동장애를 추정하지 못하는 것으로 고려되었다.		

에 대한 연구는 없다. 이 체계적 검토는 CLBP로 이질적인 집단에 대한 낮은 질적인 연구에서 확고한 결론을 내리고 의사 결정을 내릴 수 없다는 것을 강조하며, 생체정신 사회적 접근법을 사용하여 CLBP 환자의 특정 하위 그룹에 대한 지속적인 연구의 필요성을 지지한다.

Van Middelkoop 등은[798] CLBP에 대한 가장 유망한 중재로서 다방면 또는 행동과 같은 생체정신 사회적 접근법의 사용을 강조했다. 이 재검토에서, 행동요법은 행동, 인지 및 신체기능을 수정하기 위한 여러 가지 전략을 결합하여 통증 강도에 영향을 줄 수 있다. 다른 중재의 효과에 대한 증거가 부족하거나 상충되기 때문에 CLBP에 대한 보존 치료로서 다방면 치료, 행동치료 및 ET만 제공해야 한다. 그러나 가장 효과적인 프로그램 설계에 대한 합의는 존재하지 않는다. 이 집단에 대한 최적의 관리를 제공하기 위해서는 하위 집단과 일치하는 중재에 기반한 더 많은 연구가 필요하다.[798]

CLBP에 대한 도수치료(MT) 중재는 이전 검토에 포함되지 않지만 여러 검토의 대상이다. Bokarius와 Bokarius는[799] 만성 근골격계 통증 치료에 MT 효능에 대한 근거를 검토한 결과, CLBP와 관련된 11가지 임상 시험이 포함 기준을 충족시켰다. 평가자들은 상충되는 증거를 보고하고 CLBP 치료를 위한 HVLA 도수교정, MET 및 척주 안정화를 뒷받침하는 강력한 증거가 있다고 결론을 내렸다. 그러나 낮은 수준의 증거는 CLBP의 도수교정 및 가동술을 지원하지 않는다. CLBP에 대한 최상의 MT 치료와 관련하여 명확한 결론을 내릴 수 없었다.

Rubinstein 등은[800] 또한 편견의 위험이 낮은 26개의 RCT를 조사하여 CLBP에 대한 SMT의 효과를 보고하였다. 저자들은 SMT가 ET, 표준 의료 또는 PT와 같은 다른 중재와 비교하여 통증 완화 및 기능 상태에 대해 통계적으로 유의미하지만 작지만 임상적으로 관련이 없는 단기 효과가 있음을 보여주는 고품질의 증거를 보고하였다. 낮은 수준에서 높은 수준의 증거는 SMT가 다른 중재에 추가될 때 통증과 기능적 상태에 유의한 단기 효과가 있음을 나타내었다. 매우 낮은-수준의 증거에 따르면 SMT만으로는 단기적인 통증 완화 또는 기능을 위해 수동적인 중재나 가짜 SMT보다 효과적이지 않았다. SMT에는 심각한 합병증이 기록되지 않았다. 회복, 재가공, 삶의 질 및 치료 비용과 관련된 자료는 거의 없었다. 임상 실무에 대한 체계적인 검토 결과를 일반화 할 때 임상가는 신중을 기해야 한다. 환자 집단의 차이가 재검토에 포함될 가능성이 있으며, 중증도와 같은 특징이 항상 사용 가능한 것은 아니다. 또한 증거 수준에 대한 정의가 다르다. 도수교정, 가동술 및 물리치료 접근법의 다양한 변형이 결과에 영향을 줄 수 있는 특정 중재에 대한 서면 설명이 거의 없거나 전혀 적용되지 않았다. CLBP 환자의 분류된 하위 그룹에 대한 체계적인 검토 및 메타 분석의 강력한 자료가 없으면 임상가는 특정 환자에게 적용할 수 있는 고품질의 RCT를 개별적으로 검토해야 한다.

Fersum 등은[801] 임상 연구에서 분류의 중요성과 MT 환자의 잠재적 이점과 일부 환자에게는 단독 운동의 평가에 대한 증거를 고려하여 비특이적 CLBP 환자의 MT 치료 및 ET를 평가하는 RCT에 대한 문헌을 검토하였다. 또한 이 검토의 초점은 이 RCT의 하위분류와 하위분류 및 일치하는 치료법을 사용한 연구의 치료 효과를 검토한다. 총 767개의 RCT가 확인되었다. 68명 만이 MT나 ET에 집중했다. 단지 5개의 연구 만이 일반적인 포함 및 제외 기준을 뛰어 넘는 하위분류의 형태를 가졌다. 연구의 수가 적어서 자료를 신중하게 해석해야 하지만, 이 5가지 연구에 대한 메타 분석은 하위분류가 사용되는 경우 일치된 중재를 선호하는 통계적으로 유의미한 효과가 있음을 나타내었다. 유의한 효과는 통증 및 장애에 대한 단기간 및 통증 강도에 대한 36-52주 간의 장기 추적 관찰이었으나 장애가 없었다. 하위 집단과 관련된 연구는 극히 제한적이었다. 저자는 생체정신사회모델 및 기본 기전을 목표로 한 중재와 일치하는 하위 그룹 분류를 사용하여 향후 연구의 필요성을 지지하였다.

비특이적인 CLBP에 대한 치료의 효과를 평가하는 수많은 무작위 통제 임상 시험에도 불구하고, 성공적인 결과에 대한 근거의 부족은 일반적인 단일 초점 중재 때문이다. 대부분의 RCT에는 치료 효과를 찾는 데 방해가 되는 이질적인 연구 그룹이 포함된다. 특정 하위 집단에 대한 긍정적인 효과는 다른 하위 집단에서의 영향이 없기 때문에 희석된다. 부적절한 인지 기능, 신경 생리학적 특성 및 사회적 영향을 대상으로 하는 다방면 접근법과 비특이적인 CLBP를 근간으로 하고 추진하는 관련 신체적 장애가 더 나은 결과의 열쇠일 수 있다.

만성 요통에 대한 인지적 행동 접근법에 대한 증거

인지 행동 치료법은 통증에 대한 환자의 통제력을 높이고 기능을 향상시키기 위해 고안된 CLBP의 심리적 중재이다. 대부분의 접근법은 의학 및 물리치료(보통 8-12개인 세션 또는 그룹 세션)를 포함한 다방면 치료의 일부이다. 많은 기술들이 활동에 대한 점진적 복귀, 가족 참여, 정서적 및 인지적 반응의 재구성, 긍정적 대응 및 이완 기술의 도입을 위해 분재나 목표를 위해 사용한다. 환자는 연습, 자기 평가 및 관찰, 사회적 강화를 통해 이러한 기술을 자신의 삶의 방식에 통합해야 한다. 이 치료의 기초는 통증의 전반적인 경험을 결정할 때 사람의 신념, 태도 및 행동 이하의 역할에 중점을 둔다.

Cochrane 재검토는[802] CLBP에 대한 3가지 행동 접근법을 평가하기 위해 30건의 연구를 조사하였다.

1. *정신치료사*: 보상, 가족의 배려 및 진단 표지와 같은 외적 요인이 통증 행동을 강화한다는 것을 인정한다.
2. *인지*: 생각, 감정, 신념, 또는 통증을 유발할 수 있는 3가지의 조합을 다룬다.
3. *피험자*: 점진적인 이완 기법 또는 근육 활동의 생체 자기 조절에 의한 근육 긴장 완화

통증 완화를 위해, 중등도 수준의 증거에서 도수교정 치료가 단기간에 대기자 목록을 조절하는 것보다 더 효과적이다. 도수교정 치료, 인지 치료, 또는 단기 또는 중기

치료의 행동치료 간에는 거의 또는 전혀 차이가 없었다. 행동 치료는 단기간에 물리치료, 요통 학교 또는 의료치료보다 효과적이었지만 중장기 또는 기능적 상태에서는 차이가 없었다. 장기간에 걸쳐 통증 완화 또는 우울 증상 감소를 위한 행동 치료와 집단 운동 간에는 거의 또는 전혀 차이가 없다. 입원 환자 재활에 대한 행동 치료의 추가는 입원 환자 재활의 효과만 증가시키는 것처럼 보이지 않았다.

운동행동과 관련된 정신치료 조건은 물리치료사가[803] 사용하는 최선의 접근 방법으로 제안된다. 주요 개념은 환자와 임상가가 합의한 단계적 기능 목표와 적극적 참여에 기반한 적극적인 참여이기 때문이다. 임상가는 통증이 능동적인 진행을 방해하지 않도록 통증 행동에 적절한 정적 강화를 한다. 부정적 통증 행동을 수정하면 두려움 회피 주기가 중단되는 경우 추가 이익이 가능하다.[185] 급성 또는 아급성 요통에서 목표는 만성통증 상태로의 진행을 예방하는 것이다. CLBP에서 목표는 장애를 줄이는 것이다.[804]

Bunzli 등은[805] 요통장애를 줄이기 위해 물리치료사가 주도하는 정신치료적 조건(POC)이 비교 중재보다 더 효과적인지에 대한 현재의 문헌을 검토하였다. 급성, 아급성, 만성으로 분류된 15개의 시험 중 8건은 임상적으로 유의한 차이를 보였다. 적극적인 중재 및 조절 중재(즉, 위약 또는 대기자 명단)는 위약 효과와 요통의 자연적 진행을 반영하여 장애를 감소시키는데 효과적이었다. 운동, 일반적인 치료(예: 임상적 실무 가이드라인 환자 결정) 또는 생체 의학 기반 물리치료(즉, 치료사 재량)와 같은 적극적인 치료법을 사용하는 것은 강력한 증거로 뒷받침되지 않는다. 정신치료적 조건(POC) 중재는 모든 하위 집단에서 장애를 감소시키는 중재는 비교적 낮지 않았다. POC가 CLBP의 장기 장애를 줄이기 위한 다른 행동 중재보다 효과적이라는 적절한 증거가 발견되었다. 적절한 증거는 POC가 아급성 집단의 치료 후 공포-회피 신념을 줄이는 데 있어 다른 치료법보다 효과적 일 수 있지만 복합된 요통을 가진 집단의 단기 공포-회피 신념을 줄이는데 덜 효과적이라는 것을 보여 주었다. POC는 복합된 요통 집단에서 장애에 임상적으로 유의한 효과가 있는 것으로 밝혀지지 않았다. POC가 아급성 골수기저 질환의 단기간 통증을 감소시키는 데 있어 위약 중재보다 효과적이라는 중간 결과가 나왔다. 다시 말하면, CLBP 환자를 적절히 분류하지 못하는 것과 같은 이름, 복용량 및 기간의 치료 기술 또는 변형 기술의 이질성은 확고한 결론을 도출하는 데 한계가 있었다. 저자들은 POC가 급성, 아급성 및 CLBP의 치료에 효과적이라고 생각할 수 있으며 CLBP의 장기적인 장애를 감소시키는 효과가 있다고 결론지었다.[805]

만성 통증에 대한 대부분의 CBT 접근법으로 교육, 등급별 노출, 단계별 운동, 위협과 두려움에 대한 회피 신념을 줄이는데 효과적인 부정적인 믿음과 평가와 같은 여러 가지 전략을 포함한다. 초기 보고서는 CBT 접근법이 공포 회피 신념과 치료 성공을 감소시킬 수 있음을 보여주었다. CBT 접근법은 표준화되지 않았지만 이미지 및 동기 부여 자기 대화, 휴식 또는 생체 자기 조절, 부정적인 인식의 약화와 감소, 부적절한 믿음 변화 및 개인 목표 설정과 같은 대처 전략의 확장을 포함할 수 있다. 포괄적인 통증 관리 프로그램의 비용 효율성은 근거 기반 문헌에서 나타내고 있다.[808]

만성 허리 통증에 대한 단계적 운동과 단계적 노출

단계별 운동과 단계별 노출은 통증 해결의 목표 없이 기능적 활동에 직면하고, 처방하고, 투여하기 위해 긍정적인 행동과 인지적 영향을 활용한다. 단계적 노출에서 임상가와 환자는 최소한의 두려워하는 활동이나 상황에서 일반적으로 두려움의 일종을 확립한다. 노출은 노출에 대한 두려운 결과, 잘못된 평가 및 믿음을 다루는 가장 두려운 활동으로 시작되며 활동에 대한 불안감이 감소하고 참여가 증가한다. 이전에 논의된 바와 같이, 단계적 운동 및 활동은 운동 및 활동 내성을 향상시키고 건강한 기능적 행동을 강화하기 위해 도수교정 조건을 사용한다. 이 분야에 대한 더 많은 연구가 필요하지만 예비 결과가 믿음직하다.

Macedo 등에 의한 체계적인 검토는 6주 이상의 지속성 또는 재발성 요통에 대한 등급화된 운동 및 활동 또는 통증, 장애, GPE 또는 작업 상태 결과에 대한 등급화된 노출의 유효성을 평가하였다. 등급을 매긴 운동과 활동은 효과적이지만 운동의 형태는 다른 운동보다 우수하지 않았다. 등급을 매긴 운동과 활동은 단기 및 중기의 통증 및 장애에 대한 최소한의 중재보다는 약간 효과적이지만 단기 및 중기의 다른 형태의 통증, 장애 및 GPE 보다 효과적이지는 않았다. 단계적 노출은 최소한의 중재이나 단계별 운동 및 활동보다 효과적이지는 않지만, 적은 수의 연구가 이 결론의 강점을 제한하였다.

CLBP에 대한 다방면 재활 프로그램 내에서 George 등은 단계적 운동이나 등급 노출 원칙을 보충한 물리치료 간에 통증 및 장애 결과가 다른지를 조사하였다. 연구 결과가 대조군과 무작위로 처방되지 않았기 때문에 결과를 신중하게 해석해야 한다. 저자들은 단계별 노출 또는 단계별 운동이 통증 강도와 장애에 대해 적절한 치료 결과를 가져 오는 동등한 임상 결과를 초래한다고 결론지었다. 환자의 50% 만이 통증에 대해 최소한으로 허용되는 변화를, 장애에 대해서는 30%를 충족시켰다. 통증과 장애의 감소는 각각 우울증과 재해의 감소와 관련이 있었으나 특정 행동 중재와는 관련이 없었다. 추가 검토를 위해 물리치료에서 단계적 노출을 사용하는 2명의 환자 사례에 대한 임상 논평 및 검토가 가능하였다.[811]

추가 연구는 물리치료에서 단계적 운동의 사용을 지지하였다. Rasmussen-Barr 등은[812] 아직 고용된 재발성 비특이적 LBP 환자(n = 71, 18~60세)를 대상으로 8주간 감독되고 등급이 매겨진 SSE의 운동 중재가 매일 걷는 프로그램에 미치는 영향을 비교했다. 주요 결과는 오스웨스트리 요크 설문지, 100mm VAS에 대한 통증, 자기 효능감, 변형된 FABQ 및 SF-36 건강 조사였다. 안정화 프로그램은 개별적으로 진행되었고 일일 저부하 지구력 운동을 기반으로 하였다.[492,493] 걷기 프로그램은 감독없이 30분간 매일 도보로 가능한 빨리 통증이 없는 방식으로 일반 가정 운동으로 이루어졌다. 걷기그룹은 프로그램 첫 주와 여덟 번째 주에 물리치료사를 만났다. 안정화 그룹은 매주 45분 동안 만났다. 주요 결과는 특정 안정성 운동에 중점을 둔 운동 중재는 12개월 및 장기간 36개월의 지각된 장애와 36개월의 단기간의 통증을 개선함을 시사하였다. 등급별 운동 그룹에서는 장기간의 신체 건강 등급과 자기 효능감의 믿음이 향상되었지만, 두려움 회피 신념에 대한 영향은 관찰되지 않았다. 저자들은 운동이 자기 효능감의 믿음을 변화시켜 장기간 인지 장애를 줄이고 반복적인 치료의 필요성을 감소시킬 수 있다고 제안하였다.[812]

등급 운동의 인지 행동적 접근의 일부로서, 물리치료와 통합된 활동 및 노출은 CLBP에 대한 중재로서 잠재력을 갖는다. 제한된 연구에 기초하여, 운동의 형태는 다른 운동보다 우수하지 않으며 두 전략 모두 유사한 결과를 낳았다. CBT에 대한 포괄적인 접근법에는 위협과 두려움 회피 믿음을 줄이는데 효과적인 환자 교육과 부정적인 신념의 대결이 포함되어야 한다.

만성 허리 통증에서의 신경생리학적 교육의 역할.

MT, 특정 운동 및 교육은 CLBP와 관련된 특정 기전을 목표로 하여 성공적인 결과를 촉진하는 것으로 보이지만 통증의 정신 사회적 측면을 직접적인 목표로 할 수는 없다.[786] 일반적으로 환자 교육은 단독 또는 MT 또는 운동과 함께 조직 치유, 인체 공학, 현미경적 수술 또는 생체역학의 측면을 포함한다. CLBP의 인지적 및 행동적 측면을 다루면서 Mosely는[786] 정신 사회적 요인을 다루고 위협적인 입력을 줄이며 통증 신경근의 활동을 감소시켜 그 가치를 감소시키는 방법으로 통증 교육의 사용을 제안하였다. 교육의 주된 목적은 환자의 이해를 증진시켜 통증과 관련된 위협 요소를 줄이는 것이다. 통증 과학에 대한 자비롭고 존경스러운 가르침은 통증에 대한 변경된 믿음과 태도를[784] 유도하고 통증 역치를 증가시킨다.[785]

Moseley는[786] 만성 장애 허리통증 환자에서 MT, 운동 및 통증 교육을 포함한 물리치료(주 4회, 주 2회)의 효과를 조사하였다. 57명의 환자를 치료사가 지시한 중재 또는 도수교정, 연부조직 또는 신경 가동술 및 양성 반응이 없는 SSE를 받기 위해 무작위로 배정 받았다. 각 환자는 통증 교육의 신경 생리학에 대해 특별히 훈련된 물리 치료사와 4번 일대일 교육을 받았다. 통제 그룹은 일반 개업의가 관리하였다. 두 그룹 모두 통증 및 장애, 물리치료 및 통증 교육그룹이 의료그룹보다 훨씬 향상되었다. 치료 프로그램은 NPRS(95% CI: 0.7-2.3)에서 평균 1.5/10점, 18점 RMQ(95% CI: 2-5.8)에서 평균 3.9 의 통증 및 장애를 감소시켰다. 임상적으로 의미있는 변화를 얻기 위해 치료할 필요가 있는 수는 통증에 대해서는 3(95% CI: 3-8)이었고 장애에 대해서는 2(95% CI: 2-5)였다. 치료 효과는 1년 후 추적 관찰 기간 동안 유지되어 치료 그룹에 있는 환자의 건강 관리 방문 횟수가 줄어 들었다.

환자의 이해를 증진시킴으로써 통증과 관련된 위협의 가치를 감소시키는 것이 교육의 주요 목표임을 고려할 때, Moseley는[784] CLBP 환자에게 통증 인식의 변화(즉, 신경 매트릭스 입력 감소)와 하지직거상(SLR) 및 전방 굴곡 검사에서 측정한 신체적 성능 간의 관계를 조사하였다. 주요한 가정은 인지 요인이 운동 패턴의 지속적인 변화를 일으킬 수 있다는 것이다. CLBP(n = 121) 환자는 1 대 1, 3시간 교육 중재에 참여하였다. 환자는 통증 생리학 또는 요추 운동을 경험하여 이동하거나 활동할 기회가 없었다. 통증 생리학 그룹의 피실험자들은 허리 통증의 위협 값이 감소하는 쪽으로 이동하는 경향이 있었고 요추 척추 생리학 그룹은 허리 통증의 위협 값이 증가하는 쪽으로 이동하는 경향이 있었다. 이동 방향은 실제 검사(예: SLR 및 앞으로 굴곡)에 미치는 영향과 일치하였다.[784]

신경 생리학 교육의 효과를 더 잘 이해하기 위해 Moseley는[785] CLBP 환자의 인지, 장애 및 신체 활동에 미치는 영향을 조사하였다. 환자들은 무작위로 통증 생리학 또는 허리 척추 해부학 및 생체 역학과 같은 요통학교 정보의 2가지 유형의 개별 교육을 받도록 지정되었다. 두 그룹 모두 2주 동안 매일 검토할 수 있는 규정집을 받았다. 통증 생리학 그룹의 환자들은 통증에 덜 치명적이었으며 통증을 조직손상과 관련시킬 가능성이 적었고 통증이 약물없이 조절할 수 있다고 생각할 가능성이 더 크다. 요통학교의 정보를 받은 환자는 통증을 조직 손상과 관련이 있을 가능성이 크다. 인지된 장애의 변화는 임상적으로 중요하지 않았다. 저자들은 통증 생리학을 설명하는 것이 사람들이 통증에 대해 어떻게 생각하는지를 변화시키지만 인식된 장애에 영향을 미치지 않는다고 결론지었다. 따라서 통증을 설명하는 것만으로는 충분하지 않다. 설명하는 통증은 의식과 관련된 통증 관련 신념을 변화시키고 치료 효과를 향상시킬 가능성이 있기 때문에 다방면 치료 접근법에 포함되어야 한다.[785]

CLBP에 대한 믿음에 의해 운동 능력이 제한될 수 있다는 개념을 더 뒷받침하기 위해 CLBP를 사용하지 않는 환자의 사례 보고서는[813] 기능적 MRI에서 관찰된 비숙련 작업(예: 복부를 등뒤로 당기기)시 뇌 활동의 변화를 설명한다. 뇌 활동은 과제 동안 그리고 연습 1주일 후, 그리고 통증 교육 2.5시간 전후에 측정되었다. 교육을 받기 전에 통증과 관련된 대뇌 피질의 활동을 포함하여 광범위한 뇌 활동이 관찰되었다. 교육이 끝난 후, 일차 체성 감각 피질 밖에서 뇌의 활성화의 근거없이 광범위한 활동도 없었다. 결과는 통증 교육이 업무 수행 중 뇌 활동을 현저하게 변화시킴으로써 통증이 있는 사람들의 몸통 근육 훈련이 어려울 수 있는 기전을 제공한다는 것을 시사한다. 교육과 관련된 활동의 변화는 과제와 관련된 위협 감소를 반영하여 신체 활동을 향상시킬 수 있다.[813]

통증 교육의 신경 생리학 및 관련 임상적 추론의 내용은 사례 보고서를 사용하여 자세히 설명되었다. Louw 등은[814] 3년의 CLBP 병력을 가진 환자의 치료에서 관절가동범위(ROM), 신장, 심혈관 운동 및 수중 치료와 함께 신경 과학 교육의 사용에 대해 설명하였다. 치료는 4주 동안 8회의 기간으로 구성되었다. 모든 결과의 측정, 숫자통증등급(NPRS), 공포-회피 반응 설문지의 하위 설문지인 직업설문지(FABQW)와 육체활동설문지(FABQPA), 우울증자기평가척도(Zung Depression Scale), 그리고 가장 주목할 만한 공포-회피 반응 설문지(FABQ)는 초기 평가 및 신경 과학 교육 기간과 7개월 후속 조치 직후에 개선되었다.[814]

연구는 운동과 관련된 두려움을 줄이기 위한 통증 생리학 교육의 사용을 계속 지원한다. 통증이 어떻게 작용하는지에 대한 이해가 높아짐에 따라 환자는 자신의 문제를 재정의하여 자신감과 활동 수준을 높이고 공포, 우울증 및 장애를 줄일 수 있다. 통증에 대한 구체적인 교육과 CLBP 환자의 관리에 명시된 경우에는 단계별 운동 및 활동 접근법을 사용해야 한다.

만성 요통에 대한 양식(modalities)

치료용 초음파는 급성 또는 만성 요추골반 통증의 치료에 대한 권고를 보증하기에 충분한 증거를 제시하지 못한다.[815] 이전에 보고된 van Middelkoop 등의[798] 검토 이외에도 CLBP에 대한 위약과 TENS를 비교한 연구는 허리 통증 강도를 줄이기 위한 상충되는 증거를 보여준다. 일관된 증거는 TENS가 장애, 의료 서비스 사용 또는 업무 상태를 향상시키지 않았음을 보여준다. TENS의 사용은 급

성 또는 CLBP의 일상적인 치료에서는 지원되지 않는다.[816]

요통에 대한 냉치료의 영향을 평가할 수 있는 증거가 충분하지 않으며 요통에 대한 열과 냉치료의 차이에 대한 상충되는 증거가 존재한다. 급성 및 아급성 요통이 혼합된 집단에서 열로 감싸는 치료가 통증 및 장애의 단기간 감소를 제공하고 운동을 추가하면 통증이 감소되고 기능이 향상된다는 사실이 입증되었다. 대조적으로 중등도의 증거는 교육 소책자 또는 McKenzie 운동과 비교하여 1주일에 열로 감싸는 치료와의 차이가 없음을 보여준다.[817] 일부 열로 감싸는 치료검사의 내부 타당도는 연구팀과 제조업체의 제휴로 인한 자금 부족으로 의심된다. 가열 패드를 통한 열적용은 얼음 팩을 권장 할만한 증거가 부족한 급성 요통의 단기적인 완화를 위한 자체 관리 선택이다. 허리 지지가 다른 중재에 효과적인 보충제인지 여부와 요추 지지대가 요통 치료를 위한 중재 또는 다른 중재보다 더 효과적인지 여부가 불분명하다는 증거가 있다.[819]

임상가는 MT, 운동, 통증 교육 및 단계별 운동 중재와 비교하여 양상과 관련된 치료 효과를 철저히 조사하여 각 환자의 현재 최상의 전략(즉, 최적의 결과를 달성하는 데 가장 효율적이고 효과적인 방법)을 결정해야 한다. 환자는 자가치료, 일반적인 의료치료 및 시간 경과보다 나은 기술 서비스에 대한 물리치료를 추구한다. 현재의 증거는 요통 관리에 있어 일상적이고 광범위한 첫 번째 양식 사용을 지원하지 않는다.

만성 요통 환자에서 요추 신경근병증의 보존적 관리

다리 통증과 관련이 있는 요통은 중증도와 연관된 만성의 예측 인자가 될 수 있다. 요통 환자의 다리 통증을 유발할 수 있는 잠재적인 원인(즉, 체신경과 관련된 또는 신경성)을 차별화하면 통증 기전에 따라 진단 및 개별 치료가 용이해진다. 이 장의 앞부분에서 언급했듯이, Schäfer 등은[732] 4개의 우세한 기전(표 4−6 참조)과 관련된 뚜렷한 증상과 징후에 근거한 허리관련 다리통증(LBRLP) 환자의 하위분류를 기술했다: 중추적 감작, 말초 신경 감작, 탈신경 및 근골격계 통증. 임상적 의사 결정을 돕기 위해, 분류 알고리즘도[732] 제안된다(그림 4−129 참조).

요통과 관련된 다리 통증에 대한 다른 잠재적 분류는 다음과 같다.

- 하지통증과 관련된 요통으로 묘사된 표시화면장비(DSE) 분류도 통증을 나타냈다(표 4−3 참조).
- 하지의 방사통 또는 관련 있는 통증과 요통의 견인 분류(표 4−4 참조)
- 요추관협착증(LSS) 증상에 대한 장애 기반 분류(표 4−5 참조)
- 변형된 신경 역학을 가진 요통의의 장애 기반 분류

이러한 분류를 뒷받침하는 임상적 특징과 증거 및 일치된 보존적 중재에 대해서는 이 장의 앞부분에서 논의하고 검토를 위해 권고하고 있다. 요추 신경근병증에 대한 침습적인 전략에 대한 증거는 이 장의 뒷부분에서 제공된다.

만성 요통에 대한 심혈관 운동

급성 또는 아급성 요통 환자는 침대에서 쉬는 것이 아니라 활동을 유지하는 것이 좋다. CLBP를 가진 사람들을 위한 권고에는 종종 어떤 형태의 ET가 포함된다. 걷는 것은 급성, 아급성 또는 CLBP를 가진 사람과 수술 후 재활을 위해 종종 권장한다. 그러나 특정 활동이나 요통 관리를 위한 걷기와 같은 유산소 운동과 관련된 연구는 거의 없다. 65세 미만의 건강한 성인의 경우, 미국 스포츠의학대학(ACSM)은[820] 적당하게 강렬한 심장 박동을 하루에 30분 또는 일주일에 5일씩 10,000 걸음[821] 또는 강렬하게 심화된 심장을 일주일에 3번 20분씩, 8에서 10회의 강도 훈련을 권장한다. 건강을 유지하고 만성 질환의 위험을 줄이기 위해 매주 두 번씩 운동을 반복해야 한다. 정기적인 보행 프로그램을 시작한 건강한 그러나 앉아있는 사람들은 심폐질환(CVD)과 관련된 위험 요소가 개선되었다.[822] 요통 환자 중 일부는 신체 활동이 적고 활동적인 대조군에 비해 신체 활동 패턴이 변경되었다. 건강한 대조군과 비교했을 때, CLBP를 가진 사람들은 상당히 적은 걸음을 걷고 권장된 10,000 걸음에 도달하지 못하였다.[823,824]

Hendrick 등은[825] 요통 관리의 중재에 걷는 증거의 강도를 결정하기 위해 방법론적 양질과 설계의 이질성이 낮은 4가지 연구를 조사하였다. 요통에 긍정적인 영향을 미치는 것으로 보행을 뒷받침하는 증거가 거의 없는 것으로 밝혀졌다. 걷기 프로그램을 논박하거나 지원하기 위해서는 추가 연구가 필요하다. 또한 레크리에이션 활동 참여가 요통, 관련 장애 및 심리적 통증과 반비례한다는 연구 결과도 있었다.[826] 걷는 것은 무료이며 쉽게 구현되는 레크리에이션 활동이며 요통 관리에 효과적인 구성 요소가 될 잠재력이 있다. 도전은 효과적인 보행 프로그램을 설계하고 순응을 유도하는 것이다. 현재 진행중인 RCT가[827] 몇 가지 추가 증거를 제공할 수 있다. 이 임상 시험의 목적은 CLBP 환자의 일반적인 물리치료와 비교하여 개별화된 보행 프로그램 및 감독된 일반 운동 프로그램의 임상 효과와 비용의 차이를 조사하는 것이다. 후속 조치는 3, 6, 12 개월에 이루어진다.[827]

심혈관 운동은 만성 통증과 섬유성 통증과 같은 중추와 관련된 환자에서 결과를 개선하는 것으로 보고되었다.[828-833] 이러한 연구는 요통 환자와 관련이 없지만 CLBP 환자에게 심혈관 운동에 대한 일부 자료를 제공한다. 이들은 또한 중추적 감작의 구성 요소를 가지고 있다. Busch 등은[831] ACSM[834] 지침을 사용하여 대조군과 비교하여 섬유근육통이 있는 사람들에게만 유산소 운동의 효과를 분석하였다. 유산소 운동만의 중재에서 우울증, 부드러운 점, 전체적인 행복, 신체 기능, 자기 효능감 및 증상과 같은 6가지 변수에서 산발적으로 임상적으로 유의한 개선이 발견되었다. 이 체계적인 검토는 CLBP 환자와 관련이 없지만 만성 통증 환자에게 유산소 운동의 잠재적 이점을 입증한다.

만성 요통에 대한 증거 요약

비특이적인 CLBP에 대한 현재의 증거는 통증 교육, 단계별 운동 및 단계적 노출, SMT 및 ET와 같은 인지 행동 교육을 포함한 생체정신사회모델을 기반으로 한 다방면 접근을 지원하지만 한 가지 중재나 운동 형태가 다른 것보다 우수하지는 않다. 강력한 권고가 없거나 많은 체계적인 검토에서 나타난 작은 치료 효과의 부재는 단순히 요약 진술에 초점을 맞추기보다는 개별적인 RCT에 대한 지속적인 연구와 주의 깊은 검토의 필요성을 강조한다.

모든 체계적인 검토는 하위 그룹, 중재를 지도하는 1차 및 2차 연구자의 증명, 1차원 초점으로 치료와 관련된 개념의 해체에 기반한 미래 연구를 지원한다. 예비 증거는 환자 하위 그룹화, 통증 교육, 적절한 중재의 조화, CLBP의 다원적 본질을 관리하는 데 있어 중요한 것으로서 임상심리학적 모델의 채택을 지원한다. 생체정신사회모델은 각 환자마다 다르므로 각 개인에게 고유한 통증 경험이 된다. 이러한 영향은 회복의 장벽으로 작용하여 통증의 유지와 통증 행동 및 운동 방식의 지속성에 기여하며, 이는 만성을 촉진하지만 성공적인 중재를 위한 통로를 제공한다. 각 임상가는 신체적, 정신적, 사회적 요인의 영향을 파악하고 이해하고 환자의 기대와 목표와 관련된 각 요소를 다루는 데 어려움을 겪는다.

중재적 치료, 다방면 재활, 약리학 및 수술

Interventional Therapies, Interdisciplinary Rehabilitation, Pharmacology, and Surgery

중재적 치료 및 수술을 위한 임상적 실무 지침[835]

중재적 치료와 수술은 요통의 특정 해부학적 원인을 밝히지 못하는 부정확함과 임상적 유용성에 의문을 제기하는 증거에도 불구하고 사용이 증가하는 비특이적 CLBP에 널리 이용이 가능하다.[835] 신경병증이 없는 요통, 탈출된 추간판을 동반한 방사상 병증 및 증상이 있는 척추 협착증에 대한 미국 통증 학회 임상적 실무 지침은[835] 다음과 같이 잠재적인 이익, 손해, 비용과 이 치료에 대한 부담을 평가하기 위해 의사와 환자 간에 공유된 의사 결정에 대한 권장 사항과 함께 요약된다. 일반적으로 중재적 절차나 수술을 고려하기 전에 증거로 뒷받침되는 비침습적 치료법을 권장한다. 이 지침으로는 모든 환자 및 임상 환경에 적용할 수는 없다. 따라서 개별 환자에게 적용할 수 있는 전체 근거 기반 지침 및 RCT에 대한 검토가 권고된다.[835] 이 지침은[835] 다음을 권장한다:

- 신경병증이 없는 만성요통 환자에게 자극적인 추간판조영술 치료 반대; 신경병증이 있거나 없는 요통을 위한 진단적 절차에서 신경근 차단, 관절 내 후

관절 차단, 내측 분지 차단 또는 천장관절 차단의 유용성 또는 유용성을 평가하는 불충분한 증거가 있다.

- 일반적인 비다방면 치료에 반응하지 않는 비관절 CLBP에 대한 인지적 행동 강조를 통한 집중적인 다방면 재활을 고려한다.
- 지속적인 비신경성 요통 환자의 후관절 코르티코스테로이드 주사, 인대강화주사(prolotherapy) 및 추간판내 코르티코 스테로이드 주사 반대; 보툴리눔 독소 주사, 경막 외 스테로이드 주사(ESI), 추간판 내 전열 치료(IDET), 치료 내측 분지 차단, 고주파(RF) 신경제거, 천장관절 스테로이드 주사 또는 경막 내 치료는 요통에 대한 오피오이드(아편물질) 또는 다른 약물 치료의 척수강 내 치료의 이점을 평가할 만한 증거가 부족하다.
- 비신경성 요통의 경우에는, 흔한 퇴행성 변화 및 영구적인 장애와, 환자에게 유사하게 효과적인 선택으로 재활에 대한 수술의 위험 및 이점에 대한 논의한다. 비 외과적 치료와 비 외과적 치료의 비교에서 최소에서 보통의 평균과 수술을 받는 환자의 대다수가 통증의 최소 또는 통증이 없거나, 진통제 사용 중단 또는 약간의 통증이 있는 것과 높은 단계의 기능 회복으로 정의된 최적의 결과를 경험하지 못한다.
- 비신경성 요통, 퇴행성 척추의 일반적인 변화, 불충분한 증거로 인한 지속성 및 장애 증상 환자에게 추간판 치환을 반대한다.
- 요추 추간판 탈출증으로 인한 지속적인 신경근병증이 있는 환자에게 중간 정도의 단기적인 이점과 장기적인 혜택이 없는 증거를 검토하는 것을 포함하여 ESI의 위험 및 이점에 대한 논의; 척추 협착에 대한 ESI의 이득과 해를 평가할 수 있는 충분한 증거가 없다.
- 요추 추간판 탈출증이나 영구적인 다리 통증으로 인해 영구적이거나 장애가 있는 근신경병증이 있는 환자에게 시간이 경과함에 따라(1–2년) 감소하는 중간 정도의 이점을 나타내는 수술의 위험 및 이점에 대해 논의한다.
- 추간판 수술 후 영구적인 장애가 있는 근막 통증 환자에 대한 자극기 배치 후 높은 합병증에 대한 언급을 포함해 척수 자극의 위험 및 이점에 대한 논의 및 지속적으로 압박된 신경근의 증거에 대해 논의한다.

다방면 재활

CLBP의 경우, 다방면 재활은 비다방면 재활 또는 보통 및 단기간의 기능 상태를[836–838] 개선하는데 더 우수하고 비신경성 요통에 대한 척추 융합 수술의 효과와 비슷하다.[839–841] 가장 효과적인 프로그램은 적어도 100시간의 치료를 받는 인지행동 및 감독된 운동 구성 요소를 포함한 것이다.[837] 다방면 재활 프로그램은 비싸고 일부 지역에서는 이용할 수 없으며 보험 적용 범위가 제한적이지만 임금 손실이나 근무 시간 단축을 줄일 수 있다.[842–844]

약리학

LBP 환자에게는 몇 가지 약제가 단기간에 혜택을 준다. 아세트아미노펜은 급성 또는 CLBP 치료를 위한 안전하고 저렴한 첫 번째 선택이다.[845–846] 위약에 비해 비스테로이드 항염증제(NSAIDs)에 통계적으로 유의한 효과가 있었지만 부작용이 현저히 많았다. NSAIDs는 신장 독성, 과민증 악화, 체액 저류, 위장관 합병증 및 심근 경색과 같은 심혈 관계 질환과 같은 광범위한 부작용과 관련되어 있다. 비스테로이드 항염증제(NSAIDs)는 급성 요통에 대해 파라세타몰(아세트아미노펜)보다 효과적이지 않지만 파라세타몰은 부작용이 적다. NSAIDs는 급성 요통를 위한 다른 약물보다 효과적이지 않다. 사이클로옥시게나제-2 NSAIDs를 포함한 다양한 NSAIDs가 급성 요통에도 똑같이 효과적이다. 대부분의 연구에서 COX-2 선택적 억제제는 비선택적 NSAIDs보다 궤양 및 궤양 합병증의 위험이 낮다는 사실을 발견하였다. 일부 연구에서는 차이가 크지 않다.[847] 모든 NSAIDs는 위장관 및 심혈 관계 위험의 정도와 관련이 있다.[847] 심혈관의 이상 반응의 증가된 위험은 노출 기간에 의존하는 것으로 보인다.[847] 아스피린의 사용 또는 사용을 권장 할만한 증거가 충분하지 않다.[848] 신경병증에 대한 가바펜틴은 단기간에 효과가 적다.[849] 벤조디아제신전은 급성 또는 CLBP에 대한 단기 통증 완화를 위해 골격근 이완제와 유사하지만 남용 및 중독의 위험이 증가한다.[850] 전신 코르티코 스테로이드는 위약보다 효과적이지 않으며 좌골 신경통 유무에 관계없이 요통 치료에는 권장되지 않는다.[851,852]

또 다른 검토는 비특이적인 CLBP에 대한 약리학적 중재의 효과를 조사하였다. NSAIDs, 항우울제, 오피오이드와 관련된 17건의 무작위 임상 시험이 포함되었다. 근육 이완제에 대한 검사는 없었다. 전체적인 증거의 질은 낮았으며, 단기 영향은 3개월 미만이었다. NSAIDs와 오피오이드는 위약에 비해 단기간에 통증이 완화되는 것으로 보인다. 오피오이드는 기능을 향상시키는 데 약간의 효과가 있지만 약물 중단 후 증상이 악화된다. NSAIDs와 오피오이드 모두 위약보다 더 많은 부작용을 나타내며, 비특이적인 CLBP 환자에서 통증 완화를 위한 항우울제와 위약 사이에는 차이가 없다. Chou 등은[311] 장기간에 걸친 제한된 증거로 인해 심각한 부작용 없이 지속적으로 이익을 얻는 환자에게 약물의 장기 사용을 권장하였다.

수술

미국에서 허리 수술의 비율이 증가하고 있다.[854] 추간판 탈출증과 척추관 협착으로 인한 요추 신경근병증에 대한 수술은 일반적으로 심각하거나 점진적으로 신경학적 결함이 있는 것으로 알려져 있다.[855] 신경학적 결함이 없고 지속되는 요통은 징후가 명확하지 않다.

일반적인 퇴행성 변화를 보이는 신경학적 결함을 보이지 않는 요통의 경우 유합술(fusion)은 집중적인 인지 행동 재활보다 덜 효과적이라는 근거를 제시하였다.[855] 그러나 통증과 기능을 향상시키기 위한 기준, 비효과적, 비수술적 치료면에서는 어느 정도 더 효과적이다. 추간판 탈출을 동반한 만성 신경근병을 위한 개방형과 미세 절제술은 보존적인 치료에 비해 6에서 12주 정도 단기간의 이점을 얻을 수 있다.[855–860] 탈출된 허리 추간판으로 인한 좌골신경통 환자를 대상으로 한 외과적 절제술은 비수술적인 조치보다 급성으로 발병에 빠른 완화를 보인다.[860] 요추 추간판 절제술의 수술 성공률은 60%에서 90% 사이이며, 통증과 운동 및 기능의 손실을 보이는 경우는 10%에서 40%이다. 추간판 수술을 받은 환자의 3~12%는 다른 부위 추간판의 탈출이나 재수술을 요할 수 있다.[861] 척추관 협착으로 인한 지속적인 하지 불능을 포함한 감압후궁절제술은 비외과적 수술에 비해 조금의 효과를 보이지만 또 다시 해야 하거나 2년 내에 효과가 감소하는 경향이 있다.[862–865]

Kovacs 등은[866] 요추관 협착증에 관한 통증, 장애 그리고 삶의 질에 대해 수술과 보존적 치료의 차이를 연구하였다. 보전적 치료는 보조기, 물리치료, 운동, 열전기 치료, 진통제, 비스테로이드 항염증제 그리고 경막외 스테로이드를 포함한다. 수술은 보행 능력이 아니더라도 통증, 장애, 삶의 질에 대해 더 좋은 결과를 보여준다. 결과는 척추전방전위증을 가진 환자나 없는 환자에서 유사하였고, 신경성 파행증이 있는 환자들에 비해 조금 더 나았다. 수술의 이점은 3개월에서 6개월 사이에 두드러지게 나타나고 2년에서 4년까지 지속되지만, 그 기간이 끝날 때마다 차이가 더 작아진다. 저자는 융합의 유무와 관계없이 특정 장치 이식과 감압 수술이 3~6개월간 치료에 실패한 지속적인 보존적 치료보다 효과적이라고 결론지었다.[866] 우세한 다리 통증과 퇴행성 척추전만증 및 척추관 협착 환자를 가진 환자는 요통 환자와 비교하였을 때 1~2년 후에 더 나은 결과를 보인다.[867]

요추 추간판 수술 후 재활을 위한 근거

두 가지 체계적인 문헌고찰은[868,869] 처음 요추 추간판 절제술 후 재활 프로그램의 효과와 관련된 상반된 결론을 보이고 있다. Ostelo 등은[868] 18~65세의 환자를 대상으로 수술 4~6주 후 운동 프로그램을 시작하는 것은 치료를 전혀 하지 않은 그룹보다 통증과 장애가 빨리 감소한다고 보고하였다. 저강도 프로그램과는 대조적인 고강도 운동 프로그램은 통증과 장애에 빠른 감소를 보인다. 가정 운동 프로그램은 통증 완화, 장애 또는 GPE에 유사한 효과를 제공한다. 저자는 요추 추간판 수술 후 활동적인 동작을 하는 것은 해롭지 않다고 결론지었다 그러나 이 연구는 어떻게 일상생활 동작으로의 복귀해야 하는지 또는 구체적인 제한 사항에 대한 지침을 제공하지 않는다. 수술 후 활동적인 운동 프로그램으로 인한 재수술 비율의 증가는 뒷받침하지 않는다.[868]

Rushton 등은[869] 2009년 12월까지 무작위 비교 실험을 한 결과, 재활은 단기간의 장애를 3개월 미만으로 줄일 수 있고 더 강도 높은 운동은 그렇지 않은 운동보다 효과가 좋다는 것과 치료와 대조된 효과가 없었던 강도가 낮은 운동은 통계학적으로 유의한 차이를 나타내지 않았다 라는 2가지 임상 시험 결과를 얻었다. 굴곡 가동범위 증가 또는 대체로 단기간 이상 또는 장애 또는 12개월 이상 지속된 허리 통증의 재활 효과에 대한 근거는 되지 않는다. 운동의 강도는 단기간 또는 장기간의 허리 통증, 가동범위 또는 환자의 장기간 치료 만족도에 영향을 미치지 않는다. 모든 치료 중재는 수술 후 1일에서 2년 8개월까지의 외래환자에서 일어났다. 재활 기간은 1일에서 6주까지다. 중재는 그룹 및 개별 치료도 포함된다; MT를 배제한 행동과 다양한 접근 방식 그러나 자세, 체간 그리고 사지 강화를 포함; 에어로빅 운동; 스트레칭; 엉덩이 및 척추의 가동성; 아쿠아틱스; 동적 요추 안정화; 그리고 신경 가동술, 많은 설명과 복용량 매개 변수는 논의에 포함되지 않았다. 물리치료를 받는 외래환자에게 있어 처음 요추 추간판 절제술의 효과에 대한 근거는 임상 의사 결정을 내리는데 많은 영향을 미치지 않는다. 이 연구는 11개국에서 16가지 무작위 임상 실험의 실질적인 이질성에 대조했을 때 모범 사례로 적합하지 않다. 즉, 치료 효과의 핵심은 비교해야 할 하위 집단 동질성의 부재에 기인한다.

Rushton[869] 이후 발표 된 무작위 임상 실험은 외측 신경근 감압을 위한 절제술을 받은 환자의 수술 후 안내에 대한 재활 프로그램 및 교육 책자의 효율성과 비용 절감은 일반적인 치료와 비교된다고 보고했다. 4개의 하위 그룹: 재활 전용, 소책자 전용, 재활 및 소책자 전용, 일반적인 치료. 모든 환자는 ODI, 통증 시각상사척도(VAS) 그리고 만족도를 사전에 평가한 후 6주에 기능 검사를 받았다; 수술 후 3개월, 6개월, 9개월 그리고 1년. 환자는 퇴원 시 *허리* 수술이라는 책자를 받는다. 재활은 수술 후 6에서 8주에 시작된다. 이 프로그램은 숙련된 치료사에 의해 매주 2회 1시간 수업으로 구성되고 12가지 과정으로 구성되어있다. 일반적인 유산소 운동; 스트레칭; 안정화 운동; 허리, 복부 그리고 다리 근육을 위한 근력 및 지구력 훈련; 인체공학적 훈련; 들기 및 목표 설정에 대한 조언; 자기 동기 부여 그리고 수업 종료 시 그룹 논의가 포함된다. 재활 그룹에서만 1년 동안에 다리와 허리 통증의 차이를 보였고, 다리 통증에 있어서 평균적으로 상당한 효과를 보았다. 12개월 이상 된 장애의 경우 교육을 받은 환자나 재활을 받은 환자에서도 유의한 효과를 보이지 않았다. 그러나, 4개 그룹 모두가 기준에 비해 눈에 띄게 나아졌다. 증상의 급속한 개선은 모든 그룹에서 수술 후 첫 3개월에 발생하는데 이는 자연적인 회복 과정 때문일 수 있다.[870]

수술 후 재활이 필요한 사람이 누구인지, 언제 시작해야 하는지 그리고 기간은 얼마나 걸리고 어떤 중재를 해야 하는지에 관한 많은 질문이 남아있다.[872] 아마도 수술 후 재활의 최신 동향을 파악할 수 있다. 일부 무작위 대조군 연구에서는 수술 후 재활이 안전하고 효과적이라고 제안하지만, 병력과 평가를 기반으로 환자의 활동 제한에 대한 접근법을 목표로 하여 근거에 입각한 지침을 제공하는 더 많은 연구가 필요하다. 요추 추간판 수술 후 재활에 대한 예비 증거는 임상적 추론 과정과 1건의 무작위 대조군 연구 그리고 1건의 사례연구에 중점을 두고 보고하였다.

Selkowitz 등은[873] 단일 레벨에 처음 미세 절제술 후 몸통과 하지를 대상으로 한 운동 프로그램의 중기와 장기 결과를 평가하였다. 18세에서 60세의 피험자를 무작위 두 그룹으로 추출하였다: 12주간 켈리포니아 남부대학 척추 운동프로그램을 통한 허리 안전교육을 실시하였다(USCSEP). 교육은 허리 보호 전략, 추간판 해부학, 척추의 해부학으로 구성된 수술 후 4~6주 교육 소책자로 진행되고, 일반적인 질의응답에 이어 10가지 퀴즈까지 1시간 동안 일대일로 진행되었다. USCSEP는 허리 신전근 근력과 지구력, 매트 운동 그리고 기립 운동으로 구성되어있고 12주 동안 주 3회 진행된다. 처음 결과는 ODQ, RMDQ, SF-36 삶의 질 평가, 주관적인 삶의 질 척도, 50피트 보행, 반복된 앉기서기, 통증VAS 그리고 수정 된 통증 검사로 수술 직후와 5년 뒤에 12주 프로그램 전후 그리고 1년 동안 6개월마다 평가한다.[873]

몸통과 지구력 프로토콜은 허리 근력 재활 기구를 사용하여 중력에 대항한 다양한 각도에서 몸통의 근력과 지구력을 사전 검사하여 결정된 단계적 방식으로 처방되었다(Backstrong LLC; 그림 4-137).[874] 목적은 중력에 대항하여 180초 동안 상체를 노출시킨 채 하지와 골반을 고정하고, 팔을 교차시켜 척추와 하지를 중립위치에 놓고 수평으로 엎드린 자세로 검사하여 통증자세 위치를 유지하

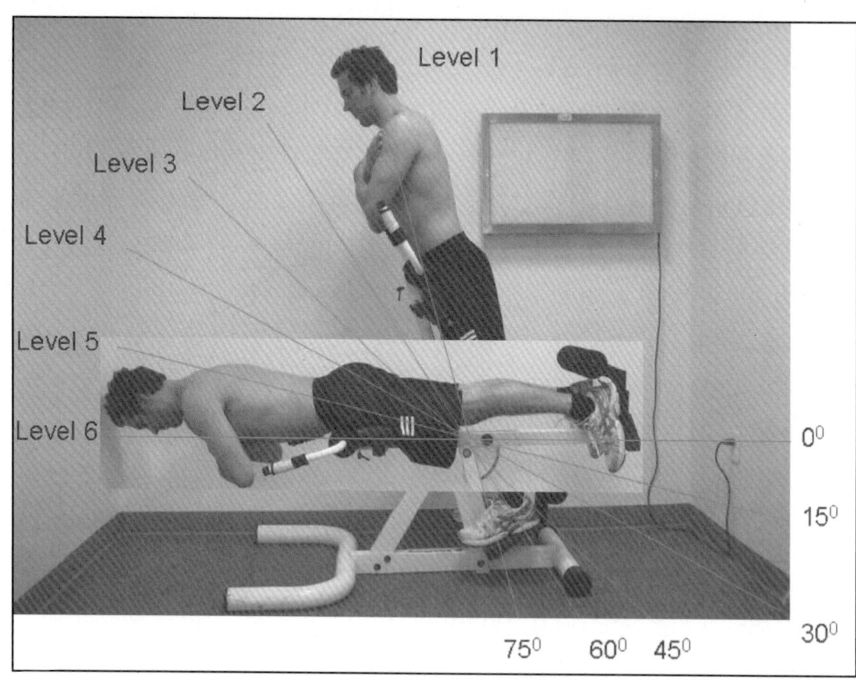

그림 4-137. 중력에 대항한 다양한 각도에서 몸통의 근력과 지구력 평가. 허리근력 기구. 허리 근력 재활 기구(LLC)의 난이도는 가장 쉬운 레벨1부터 가장 어려운 레벨 6까지다.(Reprinted from Selkowitz DM, Kulig K, Poppert EM, et al: and the Physical Therapy Clinical Research Network. The immediate and long-term effects of exercise and patient education on physical, functional, and quality-of-life outcome measures after single-level lumbar microdiscectomy: a randomized controlled trial protocol. *BMC Musculoskelet Disord*. 2006;7:70. Available at: http://www.biomedcentral. com/1471-2474/7/70. © 2006 Selkowitz et al; licensee BioMed Central Ltd. This is an Open Access article distributed under the terms of the Creative Commons Attribution License [http://creativecommons.org/licenses/by/2.0], which permits unrestricted use, distribution, and reproduction in any medium, provided that the original work is properly cited.)

는 것이다. 훈련은 안전한 강도로 제공하도록 설계하여 반복, 세트 그리고 휴식 단계로 한 주에 3회 이뤄진다. 매트와 기립 운동 프로그램은 앙와위, 네발 기기, 서있는 자세로 몸통과 하지의 근육에 의해 근력, 지구력 그리고 움직임 조절을 향상시키는 개별적인 진행으로 이루어진다(그림 4-138). 훈련 능력은 개별 증상, 기술 그리고 인지된 반응 속도를 기반으로 한다. 매트 및 기립 운동 프로그램의 세부사항은 (표 4-24)에 기술하였다.

Selkowitz 등에[873] 의해 기술된 프로토콜을 사용하여 Kulig 등은[875] 2그룹으로 무작위로 나누었다: 교육만 시킨 그룹과 운동과 교육을 시킨 그룹. 그룹 배정이 되지 않은 일부 피험자는 병원에서 물리치료를 받았고, 중재를 받지 않은 일반적인 물리치료 인원이 세 번째 그룹이 된다. 운동과 교육을 받은 그룹은 수술 후 4.5개월 안에 12주 중재로 ODI점수가 크게 감소하는 것을 보여준다. ODI점수는 두 그룹 모두에서 감소하였지만 운동과 교육을 병행한 그룹에서 현저한 감소를 나타냈다. ODI점수, 5분 보행거리 그리고 50피트 보행시간의 향상은 운동과 교육을 병행한 그룹이 교육만 시행한 그룹 또는 일반 물리치료만 한 그룹에 비해 유의한 차이를 나타냈다. 그룹 할당에 대한 한계의 제한, 다른 임상가의 접촉 시간 그리고 유형1 오류의 위험을 증가시키는 단일 변량 분석의 다양한 사용 역시 USCSEP에서 요추 미세 절제술 후 환자에게 교육과 운동 또는 교육만 시행하는 것 중 선택할 수 있도록 하였다. 그리고 이는 임상가들에게 장애를 줄일 수 있는 표준화된 접근법을 제시하였다.

수술 후 10일째 되는 좌측 L5-S1 요추 미세 절제술을 한 환자를 위한 또 다른 프로그램에 대해 Herbert 등이[876] 보고하였다. 수술 후 8주에 걸친 재활은 운동 조절과 체간 기능을 회복하는 운동에 초점을 두어 물리치료사와 함께 주 1회 시행하였다. 치료 접근법에는 일상 생활 중 바른 척추 자세, 가동범위, 유산소 운동 그리고 안정화 운동에 대한 교육과 훈련이 포함되었다. 초기 운동 조절 훈련은 네발기기 자세에서 복횡근과 다열근의 자발적인 등척성 움직임을 유도하고 앙와위, 앉은 자세 그리고 선 자세로 진행하였다. 수술 후 3주 뒤, 복횡근과 허리 다열근 그리고 몸통 근육은 무릎을 굴곡 시키거나 신전시킨 상태에서 네발기기 또는 다리 들기 그리고 수평 측면 지지로 시작한다. 처음 운동량은 하루에 30회 반복하여 5초간 유지하는 방식으로 치료사의 지도에 따라 진행하였다. 1주, 10주 그

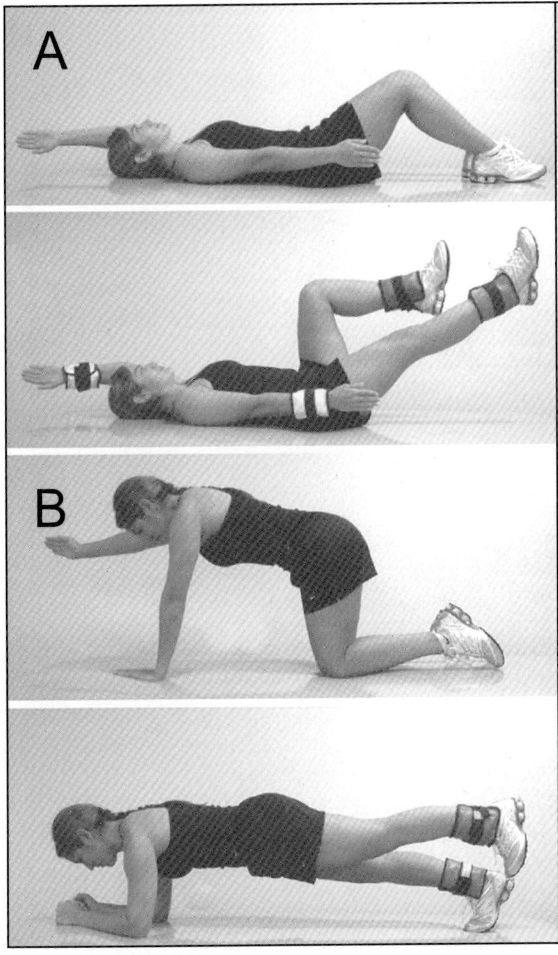

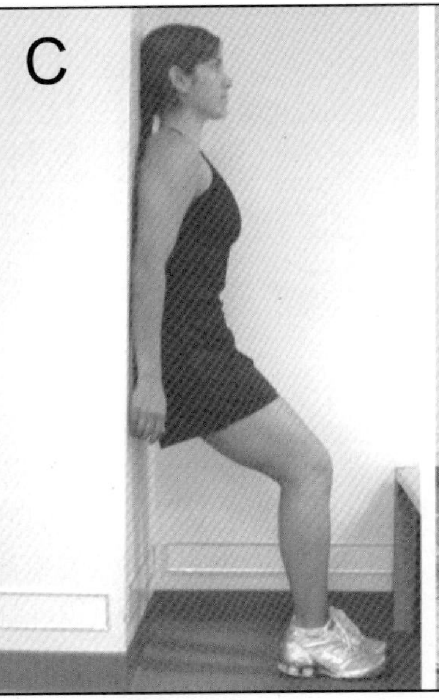

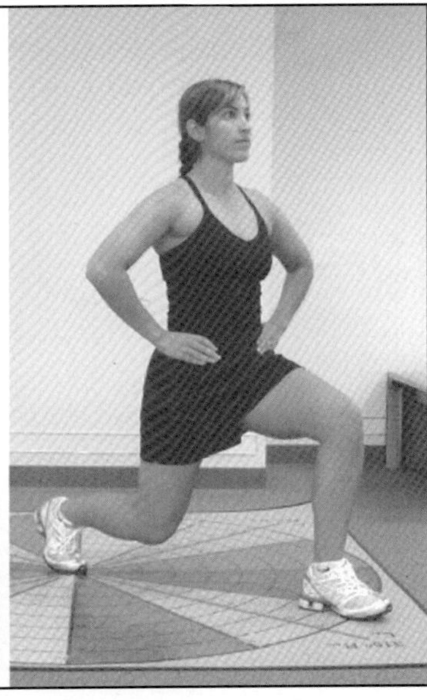

그림 4-138. 매트 및 기립 운동(가장 쉽게 따라할 수 있는 예): (A) 앙와위; (B) 네발기기; 그리고 (C) 선 자세.(Reprinted from Selkowitz DM, Kulig K, Poppert EM, et al; and the Physical Therapy Clinical Research Network. The immediate and longterm effects of exercise and patient education on physical, functional, and quality-of-life outcome measures after single-level lumbar microdiscectomy: a randomized controlled trial protocol. *BMC Musculoskelet Disord*. 2006;7:70. Available at: http://www.biomedcentral.com/1471-2474/7/70. © 2006 Selkowitz et al; licensee BioMed Central Ltd. This is an Open Access article distributed under the terms of the Creative Commons Attribution License [http://creativecommons.org/licenses/by/2.0], which permits unrestricted use, distribution, and reproduction in any medium, provided that the original work is properly cited.)

[표 4-24] 매트 및 기립운동 프로그램

운동	훈련 목표
앙와위(복부) 절차	
1단계 앙와위에서 교대로 상지 굴곡	1분 연속 모션 3세트 세트 사이에 1분 휴식
2단계 앙와위에서 교대로 하지 신전	1분 연속 모션 3세트 세트 사이에 1분 휴식
3단계 앙와위에서 교대로 상지 굴곡 및 하지 신전	1분 연속 모션 3세트 세트 사이에 1분 휴식
4단계 앙와위에서 도움 없이 다리 신전	2분 연속 모션 3세트 세트 사이에 2분 휴식
5단계 앙와위에서 교대로 상지 움직이면서 도움 없이 다리 신전	2분 연속 모션 3세트 세트 사이에 2분 휴식
6단계 1-3파운드 무게를 올리고 시행	2분 연속 모션 3세트 세트 사이에 2분 휴식
7단계 2-5파운드 무게를 올리고 시행	2분 연속 모션 3세트 세트 사이에 2분 휴식

(계속)

[표 4-24](계속) 매트 및 기립운동 프로그램

운동	훈련 목표
네발기기 절차	
1단계 교대로 팔 거상	휴식없이 팔 올리기 10초간 유지 10회 반복
2단계 교대로 다리 신전	휴식없이 다리 올리기 10초간 유지 10회 반복
3단계 교대로 팔과 다리 거상	휴식없이 팔과 다리 올리기 10초간 유지 10회 반복
4단계 무릎 꿇고 복와위에서 플랭크	30초 유지 6회 반복 훈련 사이 30초간 휴식
5단계 앞발로 버티고 복와위에서 플랭크	30초 유지 6회 반복 훈련 사이 30초간 휴식
6단계 교대로 다리든 자세로 복와위에서 플랭크	다리들어 15초 유지 6회 반복 훈련 사이 30초간 휴식
7단계 3파운드 무게를 걸고 교대로 다리든 자세로 복와위에서 플랭크	다리들어 15초 유지 6회 반복 훈련 사이 30초간 휴식
8단계 5파운드 무게를 걸고 교대로 다리든 자세로 복와위에서 플랭크	다리들어 15초 유지 6회 반복 훈련 사이 30초간 휴식
스쿼트/런지 절차	
1단계 벽에 기대어 45° 무릎 굴곡	20회 반복 3세트 매회당 5초유지; 세트사이 2분 휴식
2단계 선자세로 스쿼트 90° 고관절 굴곡	20회 반복 3세트 세트사이 2분 휴식
3단계 전방 런지	20회 반복 3세트 세트사이 2분 휴식
4단계 연속 런지	2싸이클 3세트 세트사이 2분 휴식
5단계 연속 런지	2싸이클 3세트 세트사이 2분 휴식

Reprinted from Selkowitz DM, Kulig K, Poppert EM, et al; and the Physical Therapy Clinical Research Network. The immediate and long-term effects of exercise and patient education on physical, functional, and quality-of-life outcome measures after single-level lumbar microdiscectomy: a randomized controlled trial protocol. BMC Musculoskelet Disord. 2006;7:70. Available at: http://www.biomedcentral.com/1471-2474/7/70.

리고 24주에 통증(NPRS)과 장애(ODI)에 대한 좋은 결과가 나타났다. 재활 초음파 장비를 이용하여 휴식 시 복근 움직임 동작, 능동 하지직거상 그리고 복와위에서 팔 들어올리기를 하는 동안 요추 다열근과 복횡근의 두께 변화를 평가하여 추산하였다. L4-L5레벨의 복횡근과 요추 다열근은 L5-S1에서 요추 다열근의 활성화보다 상당히 향상된 것을 볼 수 있고, 근육 내 지방의 비율이 높고 활동이 최소한으로 개선되었음을 보여준다. 수술 부위 L5-S1 레벨에서의 근육 활성화에 대한 부분은 많이 알려지지 않았기 때문에 향후 연구가 이루어져야 한다.[876]

몸통 지구력과 근력 강화 훈련은 허리 수술 후 재활 프로그램에서 흔히 볼 수 있으나 그 효과를 증명할 만한 근거가 매우 부족하다. 발간되지 않은 박사 학위 논문 중에서 Hebert는[877] 요추 추간판 수술 후에 2가지 운동 접근법(운동 조절 및 몸통 근력강화)의 효능과 근육 기능의 변화 그리고 임상 결과 사이의 관계에 대해 보고하였다. 운동은 수술 후 2주가 지나고 시작한다. 그룹 간 차이는 언급되지 않았지만, 수술을 한 입장은 요추 다열근 기능의 개선과 전반적인 개선은 요추 추간판 수술 후 요추 다열근의 기능을 최대로 끌어올리는 것이 중요하다는 것과 관련이 있음을 시사한다.[877]

모든 수술 후 재활에서도 그렇듯이 외과 의사와의 의사소통은 외과적 절차, 진행과정의 주의사항 및 지침, 외과적 지침, 의사의 관점에서 예상되는 결과와 환자에 대한 적절한 평가 계획을 인지하는 것이 중요하다. 외래 환자 평가 과정은 이 장의 앞부분에서 설명한 것과 동일하며 조직 치유, 심각성, 과민성, 자연스런 상태, 진행 단계 그리고 환자의 안정감 및 검사에 대한 환자의 반응을 포함한다. 치료 계획, 임상적 추론 과정, 물리치료 평가에 대한 적합한 근거는 각 환자의 필요에 따라 개별화되어야 한다.

재활 환자를 위한 수술 후 제안은 재활을 하지 않는 방법에서부터 수술 후 즉각적인 재활까지 매우 다양하며 필요에 따라 4-6주간 지연되기도 한다. 표준화된 안내 지침은 수술 후 재활에 도움이 되지 않으며 많이들 알고 있듯이 안내 지침이 없는 외래환자 재활 평가 및 관리 방법은 편차가 상당히 크게 나타난다. 수술 후 재활을 위한 최적의 기준을 설명한 연구가 없으면 치료사는 임상적 추론 절차, 조직 치료, 외과 수술, 외과 처방, 응용 과학 및 임상 의사 결정을 이끌어내는 환자에 의존하게 된다.

요추 유합술 후 재활을 위한 근거

골절, 지속적인 감염, 진행성 기형 또는 척추 전만증으로 인한 방사선학적 불안정성에 CLBP의 척추 유합술이 유익하다. 유합술을 받은 척추전방전위증 환자의 70-90%는 직무 기능을 회복하였으며 최소한의 장애만 남기고 모든 진통제를[878,879] 끊게 되었다. 그러나 요추 유합술 후 재활에 대한 효과로 보기엔 연구의 필요성 및 연관성이 제한적이다.

Abbott 등은[880] 요추 유합술 후 첫 3개월 동안 적용한 ET와 정신 운동 프로그램을 비교하여 두가지 재활 치료의 효과를 조사하였다. 대상자는 18세에서 65세까지의 통증 및 좌골 신경통으로 12개월 이상 보존적인 치료를 받지 못하고 척추협착증, 척추증, 퇴행성 척추염 또는 퇴행성 척추 전만증, 퇴행성 디스크 질환으로 진단을 받은 자들이다. 수술 후 입원기간동안 모든 환자는 호흡기 및 순환기계 그리고 이동 훈련, 걷기 및 환자와 관련된 일상 생활에 대한 교육을 받았다. 퇴원전 ET그룹 환자들은 20분 동안 가정 운동프로그램을 교육 받았다. 운동은 앙와위 교각자세, 네발기기자세로 팔과 다리로 버티기, 복와위 팔 굽혀 펴기, 선 자세에서 반 스쿼트, 전방 런지 그리고 점차적으로 증가하는 10회 3세트로 구성되어 있다. 스트레칭은 30초 유지, 양측 슬괵근 2회, 고관절 회내/회외 그리고 대퇴사두근/ 장요근 그룹이 포함된다. 심혈관계 운동은 20~30분 동안 걷거나 고정 자전거를 타는 것이다. 환자는 수술 후 첫 6개월 동안 신체 접촉이 있는 스포츠, 런닝, 무거운 물건 들기 그리고 요추 움직임을 벗어난 동작들은 피하도록 하였다.

정신 운동요법 그룹은 수술 후 3, 6, 9주에 부작용을 완화하고 통증 인식, 행동 그리고 운동조절에 초점을 맞춘 세 번의 90분 외래 환자 세션과 요추 골반 안정화를 위한 20분간의 가정 운동프로그램을 교육받는다. 두 그룹의 운동 지침을 평가하기 위해 자가 기록을 작성하였다. 정신 운동요법의 요추 골반 안정화 훈련은 다음과 같이 진행하였다:[880]

- 가정 운동프로그램 1(0주에서 3주)[880]
  - 앙와위, 앉은자세, 선자세로 10초 유지, 10회

3세트 반복.
중립위치에서 복횡근과 고정근의 수축,

- 외래 환자 세션 1(수술 후 3주째)[880]
  - 치유과정, 물리적 심리적 통증 과정, 이완 기술 그리고 통증 관리를 위한 인지력 대처법을 교육
  - 환자의 우선 순위를 이용한 일과 레크리에이션 시간의 기능적 목표
  - 활동에 대한 자가 관찰과 가정 훈련에 기초한 할당량, 인지 그리고 감정 및 목표 진도를 기록하고 점검
  - 가정 운동프로그램 2 소개
- 가정 운동프로그램 2(3주에서 6주)[880]
  - 요추 골반 안정화 및 닫힌 사슬 기능적 운동의 통합: 앉은 자세에서 탄성 밴드를 머리 위로 올리기, 벽에 기대어 스쿼트 및 사이드 런지, 전방 런지 그리고 제자리.
    매일 10회 3세트 반복.
- 외래 환자 세션 2(수술 후 6주)[880]
  - 동기 부여와 목표 진행의 적극성 강화
  - 목표 달성을 위한 방법과 방해 요소 분석
  - 재발 및 문제, 방해 요소 관리를 위한 계획 수립, 매일 자가 관찰 실시
  - 가정 운동프로그램 3 소개
- 가정 프로그램 3(6주에서 9주)[880]
  - 안정화 운동과 향상된 기능적 닫힌 사슬 운동의 통합: 고르지 않은 바닥에서 세미 스쿼트, 팔을 올린 채로 세미 스쿼트, 머리 위로 무게를 들고 벽에 기대어 세미 스쿼트, 머리 위로 무게를 들고 전방 런지 그리고 팔을 들고 제자리(매일 10회 3세트)
- 외래 환자 세션 3(수술 후 9주째)[880]
  - 동기 부여와 목표 진행의 적극성 강화 그리고 재 발 및 문제, 방해 요소 관리를 위한 계획 수립
  - 매일 자가 관찰 실시
  - 가정 운동프로그램 4 소개
- 안정화 및 열린 사슬 기능적 운동의 통합: 앙와위에서 고관절 굴곡, 점진적으로 앙와위에서 지지하지 않은 채로 다리 자전거, 옆으로 누운 자세에서 고관절 외전, 앉은 자세에서 고관절 굴곡, 선 자세로 벽에 기대어 고관절 굴곡, 네발기기 자세 어깨 굴곡, 네발기기 자세 고관절 굴곡 그리고 반대편 고관절 신전과 네발기기 자세에서 어깨 굴곡. 매일 10회 3세트

수술 후 2년에서 3년 사이 결과는 정신 운동요법과 중간 단계가 일반적인 효과를 보이는 두 그룹에서 매우 큰 효과를 나타냈다. 정신 운동요법(즉, 안정화 운동과 인지 행동적 접근)은 기능적 장애, 자가 효능, 결과 기대치 그리고 움직임과 재손상에 대한 두려움에 있어서 상당한 효과를 보였다. 두 그룹 모두 시간이 지남에 따라 향상되었고 일반적으로 서로 감소하여 그룹 간 차이가 2~3년의 장기 추적 관찰에서 작게 나타났다. 정신 운동요법 그룹 환자는 ET그룹에 비해 더 많은 고용, 장기 병가 휴가 및 건강 관리 사용 감소를 보였다. 정신 운동요법 군에서 높은 재수술 비율이 나타났지만 허용 범위 내에서 조기 훈련의 부작용은 없었다.[880]

Abbott 등은[880] 생체정신 사회적 접근법의 중요도를 보여주고 수술 직후에 재활을 시작하는 초기 임상 시험의 결과를 보여줬다. Christensen 등은[881] 요추 유합술 수술 후 3가지 다른 재활 프로그램의 효과를 분석했다. 수술 3개월 후, 90명의 피험자가 비디오 그룹 운동에 무작위로 배정되어 일회성 교육을 받았다; 두 번째 그룹은 다른 유합술 환자 그룹으로 8주 동안 3회 모임에서 같은 비디오 프로그램으로 진행; 또는 세 번째 그룹은 8주 동안 주 2회 물리치료를 받았다.

비디오 그룹을 위한 운동은 등 근육, 복부 그리고 다리 근육 그룹의 지구력을 향상시키기 위해 점진적으로 역동적인 근육 훈련을 받도록 설계하였다. 이 훈련은 정상 범위 내에서 시행하였고 가정 운동 프로그램으로 활용하도록 큰 근육 그룹의 스트레칭이 포함되어있다. 참가자는 접촉 스포츠, 피트니스 센터에서 역학적인 훈련, 조깅 또는 달리기를 허용하지 않았다. 비디오 테이프와 훈련에 대한 기록을 환자에게 공개하였다.[880]

비디오 프로그램 외에도 두 번째 그룹은 안정과 심리적 지원을 위해 물리치료사 및 다른 척추 유합술 환자들과 3차례 미팅을 가졌다. 물리치료 그룹은 지도하에 한시간 반씩 주 2회 훈련을 받았다. 이 훈련은 15분 워밍업, 자전거

및 도약 순서의 호흡 상태, 7-10회의 역동적인 지구력 훈련 그리고 큰 근육군의 스트레칭이 포함되어있다. 운동에 대한 자세한 설명은 기록되지 않았다. 기능적인 면의 결과는 수술 후 6, 12 그리고 24개월에 요통 평가 척도와 일일 기능, 작업 상태 그리고 일차 환자접촉에 관한 설문을 통해 평가하였다. 24주 동안 추적 조사에 의해 두 비디오 그룹은 물리치료를 받은 그룹에 비해 통증을 적게 나타냈다. 두 번째 그룹은 다른 두 그룹에 비해 장바구니 들기, 의자에서 일어나기 그리고 계단 오르내리는 것과 같은 일상생활 기능을 상당히 잘 수행해냈다. 두 번째 그룹에서는 다른 두 그룹에 비해 사회로의 복귀가 더 잘 이루어졌다. 비디오 그룹은 두 번째 그룹과 물리치료를 받은 그룹에 비해 건강관리사와의 만남이 훨씬 더 많았다. 비디오 운동에 인지 행동 요소를 포함시키는 것은 비디오 또는 운동만 하는 것보다 기능적으로 더 좋은 결과를 나타냈다.[881]

조기 재활을 위한 운동과 인지 행동적 접근 방식은 신체적, 정신적 중재 모두의 중요성을 강조한다. 운동 조절이 호전되기 전에 자기 효능감, 불안, 우울증 그리고 움직임과 재손상에 대한 두려움을 개선하기 위해 인지 행동에 관한 중재가 필요할 수 있다. 이와 유사하게 운동 조절의 개선은 자기 효능감, 불안, 우울증 그리고 통증과 재손상에 대한 두려움을 보강해준다. 요추 유합술 후 재활에 대한 근거는 부족한 실정이다. 요추 유합술 후 재활에 대한 적절한 안내 지침이나 특정 소집단이 받는 재활에 대한 합의가 이루어지지 않았다. 척추 유합술은 뼈 이식을 위한 충분한 시간을 필요로 하며 뼈와 뼈 사이를 연결해주는 기구가 필요하다. 치유되는 비율은 치유 절차, 나이 또는 기타 환자의 특성에 따라 다르게 나타난다. 따라서 외과 의사와의 소통은 척추 융합 부위의 움직임과 강화할 시기 등 진행 상황을 결정하는데 중요하다. 외래 환자 및 치료 진행 시기는 일반적으로 외과 의사의 재량에 달려 있다.

요추 전치환술과 재활

요추 관절 성형술 또는 추간판 전치환술(TDR)은 퇴행성 요추 추간판 증상이 있는 환자를 위한 척추 유합술에 비해 상대적으로 새로운 대체 요법이다. Van den Eerenbeemt 등은[882] 두 가지 절차의 효과와 안정성을 조사하였다. 프로 디스크 장치(DePuy Synthes)를 사용하면 전방 요추 주변 유합술과 비교했을 때 TDR의 결과가 좋지 않았다. Charite 인공 디스크(DePuy Spine)와 Bagby, Kuslick cage fusion의 2년에서 5년의 기간 동안 주요 결과를 보면 임상과 연관된 큰 차이는 보이지 않았다. 경제적 평가를 포함하여 고품격 장래(High-quality prospective), 조절, 장기 추적 연구가 부족한 실정이다. 장기간의 효과 및 안전에 관한 기존의 근거는 단순한 수준의 추간판 퇴행성에 맞춰져 있기에 광범위하게 사용되는 TDR을 뒷받침하기에는 불충분하다. 전반적으로 치료 그룹의 성공 확률은 낮은 편이다. 수술적인 접근과 관련된 합병증은 2.1%에서 18.7%, 보철물 관련은 2.0%에서 39.3%, 치료와 관련된 사항은 1.9%에서 62.0% 그리고 일반적인 합병증은 1.0%에서 14.0%로 나타났다. TDR과 유합술은 임상적으로 관련된 차이가 없는 것으로 나타났다.[882]

요추 전치환술 후 재활을 위한 근거 있는 기본 안내 지침이 없다. 수술 후 관리의 종합은 광범위한 변형과 재활 지침에 대한 폭넓은 설명을 포함하고 있다.[883] 지침서[883]에는 다음이 포함되어 있다. 입원 기간은 평균 3.4일이며 사회로의 복귀는 평균 6주가 걸린다. 물리치료는 걷기, 제한되지 않은 복부 굴곡, 능동적 수동적인 고관절 및 무릎 굴곡 동작을 수술 직후에 시작한다. 4주 뒤, 물리치료는 가동성, 일반적인 컨디셔닝 및 근력강화를 유지하도록 유도한다. 요추 회전, 측면 굴곡 및 복부 근력 강화는 6주에 시작한다. 요추부 지지대는 일부 외과 의사에 의해 3개월까지 허용한다. 환자는 요추 과신전, 무거운 물건 들기, 충격 하중, 비틀기 그리고 기계적 진동 또는 충격을 약 3개월간 피해야 한다. 점프, 달리기 또는 접촉 스포츠는 3개월간 권하지 않는다. 수영은 4주 뒤 허용된다.[883] 외과 의사와의 긴밀한 소통은 수술 후 재활 계획을 세우는데 도움이 된다.

요추부 외과 수술을 위한 수술 후 재활을 검토하던 중 L5-S1 요천추 경피 수핵성형술의 재활 물리치료를 한 사례를[884] 소개한다. 수핵성형술은 수핵의 교체를 포함하여 초기부터 중간 정도의 퇴행성 디스크 질환에 권장한다; 이 과정은 인공 신경 장치를 연결하기 위해 온전한 고리가 필요하다.[885,886] 급성 수술 후 단계에서는 수술 후 재활을 시행하지 않는다. 7주에 외과의사의 소견과 환자의 요청에 따라 물리치료 초기 평가는 요통이 평균 3/10이었고 가동성과 관련된 기능적 장애 ODI는 56%로 나타났다. 초기 평가 결과 선 자세에서 요추의 능동 가동범위는 감소했다; 수동 척추간 움직임(후−전방) L3−4, L4−5 그리고 L5−S1에서 과소가동성 및 통증; 엎드린 자세에서 바이오피드백 압력을 이용해 약한 복횡근과 다열근의 움직임 조절을 감소시켰다. 검사를 토대로 치료사는 3단계 프로그램을 계획하여 8주간 주 2회에 걸쳐 재평가를 진행하였다.[884] Puentedura 등에[884] 의해 기술된 3단계 내용은 다음과 같다.

1단계(수술 후 0~2주에서 7~9주)[884]

- 각 세션의 교육은 통증 과학, 해부학, 생체 역학, 안정화, 외과적 수술, 안전 문제 및 적당한 운동과 부적절한 운동을 강조한다.
- 적절한 체성감각 입력을 가능하게 하기 위해 골반경사, 교각자세 그리고 한쪽 무릎 가슴에 닿기 수준의 움직임으로 가벼운 능동적 가동범위 운동을 포함한다.
- SSE: 복직근과 다열근의 활성화(10회 반복/10초 유지)는 처음에는 네발기기 자세로 시작하여 베개를 배에 깔고 옆으로 누운 자세와 앙와위로 진행한다.
- 가정 프로그램: 운동(10에서 15회 반복/10초 유지), 점차적으로 앉기, 서기 그리고 걷기로 증가.

2단계(3에서 5주)[884]

- 주요 초점은 체중 부하와 잠김 사슬 운동 중에 가동범위 확보와 점진적인 안정화 운동을 회복하는 것이다.
- 앙와위 자세로 무릎을 구부려 허리를 회전하는 것은 1단계 가동범위 운동에서 추가되었다.
- 복와위 신전 자세 추가: 수동 척추간 움직임과 중심부에서 후전방으로 중재는 신전이 개선된 관절가동술 3단계로 L3−4, L4−5 그리고 L5−S1에 추가되었다.
- 심부 근육 활성화는 사지 움직임을 유발할 때 분절 조절을 위한 재교육으로 상체 움직임과 누워서 자전거 타기를 권한다.
- 끌어 당기고 앉아서 노젓기는 느리게 하고 조절된 움직임과 심부 근육 활성화에 중점을 두었다.
- 균형감각과 고유감각 작업은 분절 조절을 위해 와블보드와 미니 트램펄린에서 진행하고 이러한 활동은 표면적으로 요추 골반 방향을 이용하여 분절 조절을 한다.
- 손목 커프 무게에 의해 사다리를 위 아래로 오르고 내리는 것과 같은 동작을 연습한다.

3단계(6에서 8주)[884]

- 안정화 운동은 일상생활동작, 작업 그리고 리프팅과 같은 취미와 관련된 체중부하, 잠김 사슬 운동으로 진행되었다.
- 스쿼트 리프트와 웨이트가 추가되었다.

2단계의 결과는 다음과 같다: ODI는 4%였고 통증은 0이었다. 6주째 환자는 업무를 볼 수 있는 상태로 회복하였고 여가 활동도 재개하였다. ODI 점수는 수술 전 64%에서 12개월 후 2%로 줄어들었다. 통증 점수는 12개월 후에 수술 전 수치 7에서 0으로 줄어들었다. 요추 수핵성형술에 대한 수술 후 물리치료 관리를 안내해주는 안내 지침이 없는 실정이다, 이번 보고서는 통증 과학 교육, 단계별 운동, 운동 학습 전략, 관절 유동술, 가정 운동, 환자의 기대, 임상적 추론, 진행과정에 대한 지속적인 재평가를 결합한 단계적 접근법을 사용하여 현재 최고의 물리치료 실기를 안내하고 있다. 근거에 입각한 체계는 환자의 기능적 회복을 촉진하는 것으로 보인다.[884]

환자의 기대와 환자 만족도
Patient Expectations and Patient Satisfaction

요통의 관리는 임상 시험과 최신 근거에 입각하여 논의되었다. 근거기반 실무의 세 번째 구성 요소는 환자의 기대치, 가치 그리고 궁극적으로 돌봄에 대한 만족도가 포함된다. 앞서 논의된 바와 같이, 정신 사회적 영향은 물리치료 관리와 관련된 전반적인 임상 결과에 영향을 미칠 수 있다.[887,888] 환자의 기대는 임상 결과를 중재하고[889,890] 행동에 영향을 미치고[891,892] 만족도가 수정되는 것으로 쉽게

측정할 수 없는 다양한 기전을 제공한다.[893,894]

건강 관리의 기대치는 일반적으로 임상결과가 나올 것이라는 긍정 또는 부정적인 믿음으로 정의된다.[895,896] 예상되는 기대치는 환자가 생각하거나 발생할 것으로 생각되는 것들이다[593,897,898]; 이상적인 기대는 환자가 원하는 것이다; 규범적인 기대는 믿을만한 것이다[895,896,899]; 알려지지 않은 기대는 표현하기 어렵거나 알지 못하거나 표현하기 꺼리는 것들이다.[900]

임상 결과와 관련된 예상 기대치는 가장 빈번하게 조사되며 예후 지표에 포함되어야 한다; 그러나 환자 기대에 대한 표준화된 척도는 없다.[901] Bialosky 등은[901] 환자에게 단순한 질문을 제안했다. 예를 들어, "4주 후에 당신의 요통과 관련된 통증이 무엇이라고 생각합니까?" 또는 "다시 일할 수 있도록 가능하게 하는 것들은 무엇이라 믿습니까?" 대답은 더 좋아지거나 나빠지지 않음을 의미하는 0에서부터 완전히 좋거나 나빠졌음을 의미하는 10까지를 숫자 통증 등급으로 표기하였다. 중재 사항에 대한 질문도 넣을 수 있다. 기대치를 측정하는 방법에 관계없이 근골격계 통증과 관련된 예측된 기대치와 결과 사이에 연관성이 존재한다.[901]

임상적 관점에서 Bialosky 등은[901] 최근 문헌이 제공된 치료를 넘어서는 근골격계 통증 치료에서 환자의 기대에 대한 예후를 뒷받침 한다고 제안했다. 임상 결과는 중재에 전적으로 의존하지는 않지만 중재에 따라 환자의 기대도 결정되어진다.

생리학적 반응, 상승된 동기 부여, 컨디션의 변화, 문제되는 특정 부위의 상태, 통증을 줄이기 위한 불안 증세의 중재는 근골격계 통증 경험을 변화시키고, 환자의 기대를 높이기 위한 치료사의 관심이 효과를 극대화 한다고 제시한다.[902,903] 환자의 만족도는 권고 사항을 준수하고, 치료 혜택을 받고 삶의 질을 향상시킬 가능성이 높기 때문에 대개는 치료 질의 구성 요소로 평가된다. 환자의 특성, 치료의 방향, 치료사의 특성, 치료의 과정과 구성, 치료 결과 및 기대치는 환자의 만족도와 관련이 있다. Hush 등은[904] 환자들은 북미, 유럽, 영국 및 아일랜드에서 외래 환자를 위해 구성된 근골격계 물리치료에 대해 매우 만족한다고 보고했다. 치료사의 개인간 특성과 치료 과정은 환자 만족도에 있어 주요한 결정 요인으로 밝혀졌다. 치료 결과는 드물게 환자의 만족도와 일치하지 않았다.[904]

환자 만족도의 결정적인 요인은 일관되게 나타난다. 급성 상태인 경우, 주된 결정 요인이 치료사인 반면, 만성 상태에서는 치료의 구성이 가장 좋은 예측 인자였다.[905] 환자는 동일한 치료사에게 치료가 진행되었을 때 더 만족하였다.[906] 환자 만족도의 가장 일관된 결정 요인은 치료사의 자질: 전문 직업 의식; 능력; 친밀감; 치료; 공감과 존경을 나타낼 수 있는 능력; 그리고 환자의 상태, 예후 및 자기관리에 대한 의사소통 능력이다. 치료 과정에 대한 환자 만족도를 높이려면 시기 적절하고 효율적인 치료와 적당한 빈도 및 추적 관찰이 필요하다. 최고의 임상 결과물을 내려는 것 외에도, 환자-치료사 간 상호작용 및 치료 과정이 환자와의 관계, 친밀도를 얻는 열쇠이다.

골반대 통증
Pelvic Girdle Pain

요통 발생에 대한 PGP(천장관절 또는 PS통증을 의미)의 문제는 검사와 중재에 사용되는 방법과 마찬가지로 실질적인 논의의 주제로 많이 등장한다.[912] 골반대 통증의 진단과 치료에 대한 유럽 지침서에는[913] 합의, 분류 및 그 외 토론과 연구의 출발점을 제공하고 있다. 이 안내 지침과 관련되 기초 연구는 http://www.back pain europe.org/web/files/WG4_Guidelines.pdf에서 찾아볼 수 있다. 주요 요약 내용을[913] 다음과 같다.

역학 및 위험 요소[913]*

- 요통의 한 형태인 골반대 통증은 요통과는 별개로 나타나거나 같이 발생하지만 부인과 문제나 비뇨기과적인 장애는 제외된다. 골반대 통증은 다양한 요

* With kind permission from Springer Science+Business Media: *Eur Spine J*, European guidelines for the diagnosis and treatment of pelvic girdle pain, 17(6), 2008, 794-819, Vleeming A, Albert HB, Östgaard HC, Sturesson B, Stuge B

인으로 나타나며 임신율(유병률 48%~71%), 외상, 관절염 및 골관절염(유병률 10%~30%)과 관련이 있다.[913]

- 기능적인 측면에서 골반대에 중점을 두기는 하지만 골반은 흉요추와 고관절 그리고 하지와 구분하여 다룰수 없다.[913]
- 골반대는 요골반대 고관절의 적절하지 않은 안정성과 연결된다.[913]
- 고르지 않은 연골, 쐐기 모양의 천골 및 프로펠러와 같은 형태의 관절면을 특징으로 하는 천장관절의 해부도는 골반대의 안정화를 위하여 다양한 하중에 의해 변형 될 수 있는 관절면의 가장 높은 마찰계수를 가지고 있다.[913]
- 장골에 비해 천골의 굴곡 또는 전방굴곡은 일반적으로 골반대 안정화를 위한 체중 부하의 결과물이다.[913]
- 하중에 가해지는 불안정적인 위치일 때 천골과 관련된 장골의 전방회전이 나타나는지 확인하기 위해서는 더 많은 연구가 필요하다.[913]
- 골반대 통증을 가진 임산부의 유병률은 약 20%다. 임신 중 골반대 통증의 발병 인자는 이전 요통 및 골반 외상의 병력이다. 위험요소로 다산부와 과로는 상반된 근거가 되지 않는다. 비 위험 요인으로는 피임약, 마지막으로 임신한 시기, 키, 몸무게, 흡연 및 더 어린 나이가 포함된다. 골반대 통증에 대한 비 임신 여성을 위한 위험 요소는 잘 알려지지 않았다.[913]

진단 및 영상[913]*

- 증상이 있는 요추를 제외하고 발생한다.[913]
- 골반대 통증과 관련된 통증이나 기능 장애는 반드시 다음 임상 검사에 의해 재현될 수 있다:
  - *천장관절 통증*: P4 검사, 페트릭 또는 FABER 검사, LDL의 촉진, 갠슬렌 검사[913]
  - *PS 통증*: 치골의 촉진과 골반대의 변형된 트랜델랜버그 검사–한쪽 다리로 서서 반대쪽 엉덩이와 무릎을 90° 구부린 상태에서 PS에 통증이 나타나면 양성이다.[913]
  - *기능적 검사*: 능동 하지 직거상 검사[913]
- 장기간 서 있거나 앉아있을 때 특정 부위의 통증과 관련된다. 통증 부위의 정확한 위치는 중요하며 통증 지표에서 환자와 치료사가 기록해야 한다.[913]
- 천장관절 퇴행 및 슬관절염의 조기 발견이 어렵기 때문에 일반적인 방사선 촬영의 적용이 제한적이다.[913]
- 대부분의 비-AS 골반대 통증의 경우, 영상의 차이는 나타나지 않는다. 컴퓨터 단층 촬영 및 일반 방사선 촬영은 피폭과 추가 정보가 없기 때문에 MRI를 사용할 수 있는 진단 대안으로 권하지 않는다. MRI는 천장관절 내부 및 주변의 변화를 식별하는데 좋은 장비이다. 초기 AS 및 종양을 쉽게 발견할 수 있다. 골반대 통증에 대한 뼈 신티그래피 기법은 권장하지 않는다. 골반대 통증의 진단을 내리기 위해 위험한 증상을 가진 환자와 외과적 중재 절차가 고려되는 경우 영상 촬영 기법은 일반적으로 AS에서만 요구된다.[913]
- 골반대 통증의 진단을 내리기 위해 천장관절 주변 주사는 권장하지 않는다. 예민하고 특별한 진단 검사를 조합하여 광범위한 골반대 통증의 문제를 분석해야 한다.[913]

치료 권장 사항[913]*

- 다양한 산후 치료의 일부로서 조절 및 안정성에 초점을 맞춘 임신 중 개별 운동.[913]
- 천장관절 내 주사 적용 시 AS를 위한 촬영 안내.[913]
- 임산부를 제외한 통증 완화에 필요한 약물, 첫 번째 선택 파라세타몰 및 두 번째 선택 NSAIDs.[913]
- 다양한 중재의 일환으로 적절한 정보와 보험.[913]

---

*With kind permission from Springer Science+Business Media: *Eur Spine J*, European guidelines for the diagnosis and treatment of pelvic girdle pain, 17(6), 2008, 794–819, Vleeming A, Albert HB, Östgaard HC, Sturesson B, Stuge B.

골반대와 관련된 기초 과학 연구

비특이적 골반대 통증의 정확한 원인은 알려지지 않았지만, 그럴듯한 가설에는 릴랙신의 영향, 신경생리학적인 요인 그리고 다리에서 몸통으로 하중 전달의 실패와 같은 생체 역학적인 요인이 포함된다. 생체역학적으로 하중 전달의 최적화된 위치는 천골 전방굴곡과 연관된 후방 기울기 또는 형태 및 닫힌 사슬 원리에 기초한 안정성을 동반한 장골의 회전으로 나타나는 천장관절의 자가 잠김 기전으로 발생한다.[914] 관절의 가동성과 안정성에 관련하여 닫힌 형태의 관절 구조 또는 골인대 시스템 그리고 신경근 시스템의 역할을 설명한다. 이론적으로 힘 또는 폐쇄적 형태를 최적화하는 것은 잠정적으로 잘못된 하중 전략 및 비정상적 안정성을 문제 삼는 골반대의 안정성을 높이는 것이다.[914] 예를 들어, 후방으로 기울어진 장곡이나 천골의 굴곡을 촉진하는 것은 전방으로 기울어진 장골보다 더 안정된 위치에 있기 때문이다, 반면에 천장관절과 PS에서 장골의 전방 회전 또는 상대적인 천골의 천골의 전방굴곡은 안정성과 통증을 초래할 수 있는 최적의 위치가 아니다. 이론적으로, Vleeming 등은[915] 천장관절이 이동하여 X선 촬영으로 찾지 못하는 새로운 변형을 나타낼 수 있다고 제안했다. 운동 조절 및 인지 행동 영향에 따라 모양과 힘 잠김 이론의 생체 역학적인 요인은 골반대 통증에 대한 분류 구성 요소이며 요추 골반 고관절 복합체를 통한 하중의 전단력을 설명하는데 쓰인다.

천장관절은 본질적으로 안정적이며 하중을 안전하게 전달하도록 설계되어있다.[914,915,917] 체중 부하 시 천장관절은 운동량이 적고(예, 0.4~4.3° 회전 < 0.7mm 평행 이동)[918] 체중이 실리지 않으면 운동량이 많아진다.[919] 천장관절 동작은 개인마다 다르지만, 한 개인에게 있어서는 오른쪽과 왼쪽이 서로 대칭으로 보인다.[920] 분만 전후 골반대 통증을 가진 피험자의 증상에 대해 천장관절의 비대칭성을 측정한 도플러 영상.[921] 건강한 피험자와 비교하여 골반거들 관절 운동은 임신 마지막 3개월 및 출산 3주 동안 골반대 통증 또는 요통을 호소하는 경우가 32%에서 68% 더 많이 나타났으며 운동량을 증가하면 골반대 통증을 유발하는 요인 중 하나이며 이 동작을 줄이기 위한 치료적 근거를 제공하고 있다.[922]

천장관절의 움직임은 동작 촉진 검사로는 신뢰도를 평가할 수 없다.[921-926] 천장관절의 관절내 변위 또는 위치 변화는 타당한 도구를 사용하여 확인되지 않는다.[927] 임상적으로 인지된 골반의 비대칭성은 골반과 몸통 근육의 활동성 변화 또는 천장관절 내의 위치 변화가[927,928] 아닌 변형을 유발하는 하중에 따라 발생되기 쉽고, 비대칭성은 병리학적 또는 기능적인 변화를 의미하지 않는다. 골반 교정은 골반 관절의 위치변화가 되지 않은 것처럼 보인다.[927] 앞서 논의한 것처럼, 교정으로 인한 통증 완화의 기전은 신경생리학적 반응일 가능성이 높다. 양성의 능동 하지직거상 검사와 같은 감소된 힘 클로우저의 임상적 증상이 확인되면 천장관절이 아닌 치골결합에 증가된 움직임이 관찰된다.[929]

골반대 통증을 가진 피험자에서 변화된 운동 조절 전략과 호흡 기능을 발견하였다.[930] 양성의 하지직거상 검사 동안 건강한 대조군과 비교하여, 골반대 통증을 가진 피험자는 분당 환기량 증가, 횡격막 탈선 감소 그리고 골반저 강하 증가를 보였다. 장골을 통한 수동 압박은 골반의 안정성을 증가시키기 위해 이러한 차이를 증가시켰다.[930] 변형된 운동 반응은 형태 또는 힘 클로우저의 부족으로 인해 요추 골반 부위를 통한 하중 전달을 하는 능력의 부족을 보상하기 위한 신경근 시스템으로 시도한다고 제안했다.[930] 동측 능동 하지직거상 검사를 하는 동안 통증을 느끼지 않는 피험자는 복강 내 압력, 호흡 및 골반저의 위치 변화를 최소화하면서 동측 능동 하지직거상 검사를 한 쪽보다 복부와 흉벽에 큰 변화를 나타낸다. 반면에 만성 골반대 통증환자는 전방 복벽과 동측 흉벽, 복강 내 압력 증가, 골반저 하강 통해 양측으로 근 활성화가 증가하고, 복강 내 압력 증가를 동반한 부목고정으로 인하여 횡격막 움직임이 감소된다.[931,932] 골반대 통증을 가진 피험자에서 관절 된 전략은 일반적으로 과도한 업무와 변형된 동작 조절 패턴에서 나타나는 성향이 있다.[932]

많은 근육이 관절면의 압박력을 증가시켜 힘 폐쇄를 통해 안정성을 제공하고, 다양한 기능적 작업을 하는 동안 요추 골반 고관절 복합체를 통한 효과적인 하중 전달을 가능하게 한다.[914,915,917,920,930,933-942] 과도한 근 활성화, 불충분한 활성화(즉, 잘못된 운동 조절), 심부와 표피 및 요추 골반 그리고 고관절 골격계는[916,930,936,941,942] 골반대 통증과 연관될 수 있다.

표면 근육 체계

이 체계의 이론적 역할은 요추 골반 움직임, 공간의 활용 및 균형을 조절하는 것이다.[943] 건강한 대조군과 비교했을 때, 산후 골반대 통증을 가진 여성은 걷는 속도가 느려지고[944] 엉덩이 근육 강도와[944–948] 몸통 근지구력이 감소한다.[944,948]

표면 근육의 네 그룹은 골반대 안정성을 제공하는 역할을 한다.[914,934] 전방 경사 슬링은 외측 사선, 전방 복벽 근막, 반대측 내 사선 및 대퇴부 내전근 사이의 연결을 담당한다. 후방 경사 슬링은 흉요추 근막을 통해 광배근과 대둔근 사이의 연결을 담당한다. 외측 슬링은 고관절, 중둔근, 대둔근 그리고 대퇴근막장근의 안정성을 제공한다. 세로 슬링은 비골과 연결되어 있고, 대퇴 이두근, 천골결절인대, 흉요추 근막의 깊은 층 그리고 ES를 담당한다. Hungerford 등은[941] 천장관절 통증을 가진 환자에서 다열근, 내복사근 그리고 대둔근의 발병이 지연된다고 보고하였다. 도플러 영상을 통한 천장관절의 뻣뻣함은 ES, 광배근, 대퇴 이두근 그리고 대둔근의 수축에 의해 증가된다.[937]

심부 근육 체계

복횡근의 수축은 흉요추 근막에 부착하여 천장관절[923]을 뻣뻣하게 한다.[949] 복횡근,[950] 다열근[951] 그리고 횡격막은 요추 골반 안정성을 기하기 위해 빠른 팔 움직임이 나타나기 전에 피드 포워드 방식을 활성화한다. 골반저 근육은 골반 내부에 위치하며 복부 구멍을 형성한다. 골반저 근육은 복강을 둘러싸고 있는 다른 근육들과 함께 복강 내 압력을 생성하고 방광과 장의 조절 및 배출을 관여하고 요도의 안정성을 제공한다.[942,952,953] 골반저 근육은 자발적으로 수축할 수 있으므로 요도, 질 그리고 항문[954] 주위에서 안쪽이나 위쪽으로 들어올려지고 조여지며 일상 활동 중 비뇨기 및 분변 조절에 필수적이다.[955,956] 직립 자세의 생체역학적 분석 결과 복횡근과 골반저 근육의 수축이 수직면의 천장관절 전단력을 감소시키고 골반 안정성을 증가시킬 수 있음이 나타났다.[952] 이론상 표면과 심부 체계 사이의 조정은 안정성과 움직임 조절을 하도록 한다.

임신과 질 분만은 골반저 근육 수축과 문제를 일으킬 수 있다. 골반저 근육의 기능장애는 비뇨기 및 변실금, 골반 장기 탈출증, 통증 및 성기능 장애를 유발할 수 있다.[955] 임신과 관련된 요추 골반통이 있는 여성에서 골반저 근육의 신경근 장애가 발견되었다.[930,942] 예를 들어, 골반저 근육의 수축 기간 동안 근전도 활동에 상당한 증가를 나타내었고, 여성은 임신 관련 요추 골반 통증이 건강한 대조군에 비해 유의하게 증가하였다.[936] 골반저 근육 활동의 증가는 기능적 골반의 불안정성을 보완하려는 시도이다. 또한, 요실금과 요통이 관련이 되는 것으로 보여진다.[954]

Eliasson 등은[957] 연령, 언어, 문화 및 출산 경력(즉, 출산 횟수)의 비교에 대해 요통이 17세부터 45세사이의 여성에게서 요실금의 발생을 설명하였다. 요통을 가진 여성의 78%가 요실금 겪고 있었다. 요실금의 발병률과 골반저 근육 활성화의 변화는 요통을 가진 군에서 유의하게 증가하였다. 저자는 소변 흐름을 멈추지 못하는 요통과 골반저 근육 기능장애의 상태가 출산 경력과 상관없이 요실금의 위험 인자라고 결론지었다.[957] 산후 첫 3개월 동안 잘못된 출산 후 요실금은 모든 여성에서 33%(95% CI: 32%~36%)였다. 주간 및 일일 실금의 평균 유병률은 12%(95% CI: 11%~13%)와 3%(95% CI: 3%~4%)이고, 질분만 후(31%, 95% CI: 30%~33%) 두 배로 제왕 절개술(15%, 95% CI: 11%~18%)에 비해 높게 나타났다. 산후 1년 이내의 유병률은 작은 변화를 보였다.[958] 장기적인 요실금의 위험 증가는 출산 전 스트레스와 관련이 있다.[959] 임신과 관련된 요통과 골반대 통증을 가진 여성 52%는 요실금에 의한 성기능 장애, 변비[942] 문제를 나타냈고 사회심리학적인 영향을 받았다. 비특이적 골반대 통증 또는 임신과 관련된 요통과 골반대 통증 환자를 치료하는 치료사는 방광, 장 및 성기능 장애의 문제에 대해 조사하고 요추 골반 고관절 부위의 다른 심부 및 표면 근육 외에 골반저 근육의 평가 및 치료를 포함시켜야 한다.

골반대 통증 분류

골반대 통증은 요통과 함께 나타나거나 특정 형태의 요

통이다.[913] 임상적으로나 기능적으로 분리된 분류로[916] 제시되었지만 골반은 흉요추, 척추, 하지 또는 일부 분류에서는 경흉추와 상지를 다르게 구분하지 않는다. 논쟁의 여지가 있지만 요추가 대퇴부/천장관절 부위 또는 엉덩이와 연관됨으로 의학적 질환 또는 특별한 경우를 제외하고 증상을 보이는 요추와 관련하여 진단할 수 있다. 최소한 비특이적 골반대 통증은 요추 고관절 부위의 적절하지 않은 안정성과 관련된 요소의 조합이다. 모든 근골격계 문제와 마찬가지로, 치료사는 현재 최상의 근거, 임상검사, 임상적 전문 지식 및 환자가 골반대 통증을 호소하는 이유를 임상적인 측면에서 판단해야 한다.

최신 연구에서 골반대 통증을 가진 비특이적 만성요통 환자의 하위 그룹 분류를 뒷받침하고 통증을 유발하고 환자 관리를 안내하는 기본 기전을 확인하기 위한 진단 임상 추론 모델을 기반으로 한다. 이 과정은 생체정신 사회적 체제와 신경 생리학적 관점에서 만성요통과 관련하여 논의되어 왔으며 이는 지속적인 통증이 중추적, 말초적으로 중재될 수 있음을 나타낸다. 골반대 통증 분류의 검사자간 신뢰도는 경증인지장애를 가진 비특이적 만성요통 환자(그림 4-1, 4-2)를 위한 선행 연구에서[792] 조사하였다. 이 분류에서 골반대 통증은 만성요통의 하위 단계로 분류된다. 26명의 환자 중 1명이 골반대 통증으로 확인되었으며 4명의 검사자에게 100% 동의를 받았다. 골반대 통증(그림 4-3)에 대한 분류는 모든 것을 포괄적으로 다루지는 않지만 임상 의사 결정을 안내하는데 도움이 된다.[916]

만성 골반대 통증 장애는 특정 골반 통증 장애[916] 및 비특이성 골반 통증 장애로 분류된다(그림 4-3). 특정 하위 그룹에서는 의료 관리가 필요한 골절이나 감염과 같은 병리학과 관련된 골반대 통증이 포함된다. 비특이적 하위 그룹은 염증성 통증을 동반한 작은 그룹으로 중추에서 중재되거나 말초에서 중재된 골반 통증 장애를 포함한다. 중추적 중재를 받은 하위 그룹은 통증의 측면에서 우성 또는 열성 심리 사회적 요인을 가질 수 있다. 말초적 중재를 받은 하위 그룹은 통증 경험과 중재 안내에 대해 과도한 힘 폐쇄 또는 인지 심리 사회적 요인의 유무와 같은 신체적 요인을 가지고 있다.[916] 하위 그룹은 다음과 같이 요약되어 있다.

특정 골반대 통증 장애

요추와 고관절은 우성, 공존한 문제 또는 영향을 미치는 것들에 대한 파악을 위해 철저히 평가해야 한다. 검사의 시기, 방식 및 범위는 치료사의 재량에 달려있다. 그러나 요추 검사에서 이전에 언급되었듯이 견인, 압박, 대퇴 밀치기,[501,502] 갠슬랜 및 천골 밀치기가 사용되고 중심화 또는 말초화 현상은 증상이 있는 천장관절을 확인하기 위해 쓰인다. 3가지 이상의 검사가 양성이면 민감도는 0.91(95% CI: 0.62~0.98), 특이도 0.87(95% CI: 0.68~0.96), +LR 6.97(95% CI: 2.70~20.27), −LR 0.11(95% CI: 0.02~0.44). 4가지 검사(견인, 대퇴 밀치기, 천골 밀치기 그리고 압박)와 중심화 또는 말초화 현상이 없고, 4가지 검사 중 2가지만 천장관절과 관련된 통증의 진단으로 양성이어야 한다: Sn 0.88(0.64, 0.97), Sp 0.78(0.61, 0.89), +LR(2.13, 8.08), 그리고 −LR(0.04, 0.47), 만약 6가지 검사 중 모두 익숙한 통증을 유발하지 않는다면 천장관절을 배제할 수 있다.[501,502]

징후가 있는 천장관절 또는 PS가 확인되면 치료사는 골반대 통증이 본질적으로 특이한지 비특이한지를 결정해야 한다(그림 4-3). 특유의 전신적 또는 병리학적 과정에 의한 천장관절 통증은 의료 진단 및 관리를 위한 적절한 관리를 통해 배제하거나 통제되어야 한다. 특정 천장관절 진단은 AS, 라이터 증후군, 건선 관절염 또는 류마티스성 관절염과 같은 염증성 질환을 포함하며 염증성 장 질환과 관련될 수 있다. 감염성 질환에는 골수염 또는 결핵이 포함된다. 척추성 기원의 장애는 골절, 골다공증 또는 파제트병을 포함한다. 천골에서 통증을 일으킬 수 있는 전신 질환으로는 심내막염, 부인과 질환 및 위장관 질환이 있다. 원발성 종양은 드물지만 전립선 암, 결장 직장암 또는 다발성 골수종의 전이가 암의 병력과 같이 나타날 수 있다. 골반 또는 복강의 모든 장기 질환 또는 전신상태는 요추 골반 고관절 부위에서 일차적인 골반 통증 또는 근골격계 통증을 유발할 수 있다. 반면, 고관절, 천장관절, 골반 또는 요추는 골반 통증의 요인이 될 수 있다.[33]

이러한 병리학적 과정은 변형된 운동 조절과 관련될 수 있지만 패턴은 자연스럽게 적응하거나 방어적이다. MT와 운동치료는 적합하지 않고 결과도 좋지 않을 것이다. 그러

나 물리치료는 AS 또는 골절 후 관리와 같은 특정 질환에 효과를 나타낸다.[916]

비특이적 골반대 통증 장애

O'sullivan과 Beales는[916] 골반대 통증 장애를 세 그룹으로 분류한다.(그림 4-3): 비특이성 염증성 장애, 심리사회적 요인이 있거나 없는 말초와 연계된 비특이성 골반대 통증 그리고 중추적 골반대 통증. 작은 케이스 시리즈에서 저자들은 이 분류 체계의 임상적 유용성을 설명하기 위한 3가지 사례연구를 제시한다.[960] O'sullivan과 Beales가[960] 설명한 이들 그룹의 특성은 다음과 같다.

비특발성 염증성 골반대 통증 장애[916]

소그룹 골반대 통증은 지속적이고 연속된 통증으로 구별되는 염증성 증상을 나타낸다. 증가된 체중 감량, 압박력, 통증 유발 검사; 그리고 NSAIDs 또는 국소 스테로이드 주사에 의해 완화되지만 특정 염증성 질환 또는 알려진 병인은 없다. 이러한 경우 물리치료 중재는 반응이 없고 의료 관리를 의뢰하는 것이 적절하다.[916]

말초성 골반대 통증 장애(그림 4-4)[916]

이 분류의 특징은 잘 분류된 국소적 천장관절 통증 및 관련 결합조직 또는 근섬유 구조와 PS 통증의 여부가 포함된다. 통증은 대개 편측성, 간헐적, 악화되나 특정 자세 또는 움직임에 의해 가끔씩 하중 또는 체중과 관련이 있다. 통증은 보통 자극을 받지 않거나 척추 움직임과 관련이 되지 않는다. 기전 또는 발생 시기는 분명하고, 아마도 엉덩이로 떨어지거나 골반이나 분만 전후에 한쪽 다리를 딛고 반복적인 활동이나 직접적인 외상에 의한 것일 수 있다. 일관된 표면 운동 조절은 심부 체계를 억제하거나 표면 체계의 과도한 작동을 일으키고 다양한 기능적 활동 중 강제적으로 안 좋은 영향을 미친다. 체중 이동을 위한 우회 전략은 반복적인 염좌의 예민한 조직일 수 있고 재발하거나 만성 골반대 통증 또는 요통의 원인이 될 수 있다. 인지 및 심리사회적 영향은 비특이성 골반대 통증에서 다양한 레벨에 증가된 통증과 장애를 나타낼 수 있고 또한 우성측면에서 말초적 중재를 할 수 있다. 신체적 장애를 다루는 것 외에도 긍정적인 신념과 적극적인 대처 방안을 구상하는 것이 필요하다. O'sullivan과 Beales는[960] 두가지 하위 그룹을 제안했다: 감소된 힘 폐쇄 또는 과도한 힘 폐쇄, 세부 내용은 다음과 같다. 추가적인 연구를 위해 Lee와 Lee는[351] 요추 골반대 및 고관절과 관련된 연구 및 임상적 추론을 통합하는 개념을 제공했다.

1. *감소된 힘 폐쇄 또는 불충분한 압박력*: 이 그룹에서 말초적 조절은 민감한 천장관절과 PS 및 인대성 이완후 골반대를 가로질러 이차적인 주변 구조물에 과도한 압박과(즉, 감소된 힘 폐쇄 또는 수동적 안정성)[921] 움직임 조절 결손(즉, 감소된 힘 폐쇄)을 줄이는 데 있다.[916,941,960] 처음에는 통증이 이차적으로 나타났지만 운동 조절 장애는 힘의 감소로 인해 골반을 통한 하중 전달이 약화되고 통증에 대한 지속적인 말초 감각 기전으로 작용하는 부작용이 나타났다.
   - ◦ 감소된 힘 폐쇄는 골반 압박으로 정상적인 산후 골반대 통증과 양성 능동 하지직거상 검사와 관련이 있다.[930,961]
   - ◦ 운동 조절 장애는 심부 근육, 장골 및 둔부 근육의 수축 감소와 요방형근, 흉추 ES, 외복사근, 류마티스성 관절염 그리고 외복사근과 같은 표면 근육의 과도한 활성화에 의한 보상작용과 관련된다.
   - ◦ 기능적 장애는 걷기, 앉기 서 있거나 자전거 타기 및 노를 젓기와 같은 선회 운동을 포함한다.
   - ◦ 환자는 척추만곡증처럼 서 있거나, 슬럼프 자세, 습관적인 짝다리 자세 또는 흉추를 세우고 앉기는[385,386,793,962,963] 골반과 흉추 움직임을 따로 분리해서 다룰 수 없다.
   - ◦ 요추와 관련된 통증 또는 장애 및 중심화 또는 주변화 현상은 나타나지 않는다. 비록 임상적으로 비특이적 요통과 골반대 통증의 발생이 같이 나타나기도 한다.
   - ◦ 통증은 천장관절 벨트로[938,964] 완화되고 과도한 표면 근육의 이완과 관련하여 골반에서 최적의 자세와 기능적 공동 수축 전략을 훈련함으로써 완화될 수 있다.[916]

◦ 천장관절의 임상적 관찰, 관절 가동술, 근에너지 기법, 연부조직 마사지 및 관절 가동술은 단기간 이완을 제공할 수 있다.[916]

◦ 통증을 조절하고 기능적 능력을 회복하기 위해 특정 운동 조절 장애를 강제적으로 조절하기 위해 최적의 부하 전략을 재훈련하는 것에 중점을 두어 이 접근법의[916,961] 근거를 뒷받침 하고 있다; 상호간 의존성에 대한 부분을 다루어야 한다.

2. *과도한 힘 폐쇄 또는 과도한 힘*[916]: 이 그룹은 골반에서 운동 체계의 과도한 활동성으로부터 예민한 천장관절과 PS 구조물의 과도하거나 비정상적 및 지속적인 부하에 기초하는 말초감각 또는 과소가동성(즉, 증가된 폐쇄) 뻣뻣함은 대개는 외상 또는 관절 융합과 관련이 있다.

◦ 통증은 대개 천장관절 PS 그리고 관련된 조직에 국한되며 통증 유발 검사는 양성이다. 그러나 능동 하지직거상 검사는 음성이고, 수동 또는 벨트 압박 및 안정화 운동은 다리를 들어 올리는 효과를 줄이지 않는다.

◦ 습관적인 자세는 심부 근육과 ES 및 둔부와 같은 표면 근육을 포함하여 수축이 심한 다양한 형태의 수축을 나타낼 수 있다.

◦ Lee와 Lee는[351] 과활동 시 천장관절에 여러 방면을 압박할 수 있는 3가지 근육을 설명했다: 좌골미골근, 이상근 그리고 표면 다열근. 저자는[351] 양측의 :엉덩이-쥐기 전략을 설명하고, 큰 전두근의 후방, 골반의 후방 기울기, 요추의 굴곡 그리고 하지의 외회전을 설명하였다. 편측의 골반은 횡단면으로 회전할 수 있다.

◦ 운동 조절 전략은 과도한 인지 근육 훈련 또는 보호 때문에 더 자극될 수 있다.

◦ 완화 요인은 심혈관 운동, 이완, 스트레칭, 연부조직 가동술, 근에너지 기법, 도수교정 및 안정화 운동의 중단이다.

◦ 일부 치료사는 골반은 불안정하거나 모든 골반대 통증을 동반한 변형이 일어나고 더 많은 근수축의 중재 전략은 도움이 된다고 생각한다. 이 하위 그룹에서 불필요한 경우 과활동성 또는 고부하 운동조절 전략을 사용한다. 이들 개인은 높은 스트레스와 불안한 행동을 나타낼 수 있다. 초기 중재는 과도한 근 활성화를 줄이기 위한 전략이 포함되어 있다(즉, 힘 폐쇄 줄이기).

◦ 운동 조절 체계의 과도한 활동성에 대한 관리는 이완 전략, 횡격막 호흡, 근육 억제 기술 및 심장혈관 운동을 통해 골반대의 힘 폐쇄를 감소시킬 수 있다. 뻣뻣한 관절 구조로 인한 과소가동성 관리는 관절 가동술 또는 도수교정 및 최적의 구체적인 재교육이 포함된다. 요추, 고관절 그리고 하지에 영향을 미쳐야 한다.

중추적 중재 골반대 통증[916]

이 그룹은 중추적인 매개 통증이 있는 비특이적 만성요통과 비슷하며 광범위하고 심한 일정한 통증과 비슷한 양상을 보인다. 말초신경 또는 병리학적 요인은 확인되지 않았다. 광범위한 이질통, 일반 통각 과민증, 신체 기능 장애 및 일치하지 않은 운동 조절 장애는 두려움, 불안, 우울증 및 통증과 같은 인지 및 심리사회적 영향, 이차적 중추적 감각과 종종 관련된다. 이러한 골반대 통증 장애는 물리치료 관리로는 효능이 없다. 기능적 재활, 단계적 적용, 중추신경계 자극을 위한 의학적 관리를 통한 통증 신경생리학적 교육 그리고 대처 전략을 동반한 심리적 관리를 목표로 하는 다방면 접근이 필요하다.[916]

임신 관련 골발대 통증

첫 3개월간 분만 후 골반대 통증을 가진 여성의 유병률은 실질적으로 낮았고 약 25%에[965] 달한다. 골반대 통증을 가지 여성의 8~10%는 1~2년 동안 계속 통증을 가지고 있다.[965–967] 산후 골반대 통증을 가진 환자의 5분의 1인은 심각한 문제를 가지고 있으며 삶의 질이 떨어지는 것으로 추정된다.[968] 모든 영성의 약 50%는 임신 합병증으로 요추골반 통증을 겪고 있으며 20%는 골반대 통증으로 보고된다.[965] 임신과 관련된 골반대 통증은 대개는 후장골극과 둔부 접힘 부분 사이에 위치하며 대부분 천장관절 인근에 나타나고 PS에서 통증을 동반하거나 통증이 없고 대퇴 후면부에만 발병할 수 도 있다. O'sullivan과 Beales가[916] 설명한 만성 골반대 통증을 위한 분류는 임신과 관련된 골반대 통증에 적용 가능하며 적절한 관리 전략을 개발하는데 도움이 될 것이다. 그러나, 임신과 관련된 요추 골반 통증은 다양한 임상 발표,[936,969,970] 하위 그룹 분류는 최적의 관리 전략을 결정하는데 도움을 주기 위해 임신 및 분만 전후의 여성을 조사하고 있다. 임신과 관련된 요추 골반 통증이 있는 여성의 다양한 임상결과를 얻기 위한 조사가 진행 중이다.

분만 전후 여성 215명의 산모가 요추골반 통증을 가지고 있고, 표준화된 분류 체계로 3개의 하위 그룹이 확인되었다: 골반대 통증(45/262), 요통(27/262), 그리고 복합된 요통과 골반대 통증(14/262).[944] 이 분류 체계를 사용하는 또 다른 연구에서 복합된 골반대 통증과 요통을 가진 여성이 골반대 통증(56~85) 또는 요통(21~29)만 가진 그룹보다 회복 수준이 낮게(17~51) 나타났다. 분만 후 영구적인 골반대 통증 또는 복합된 통증은 허리 굴곡 지구력, 나이, 복합된 통증면에서 12에서 18주간 업무 불만이 30%의 이상의 변화를 나타냈다.[971] 결과적으로 임신 중 요통과 골반대 통증을 구별할 수 있는 능력을 결정하기 위한 분류 체계의 신뢰도를 측정하였다.[972] 비특이적 요추골반 통증을 가진 31명의 임산부는 표준화된 병력 및 검사 프로토콜을 사용하여 2명의 물리치료사에게 평가를 받았다. 이 프로토콜은 허리와 엉덩이, 요추의 반복된 움직임, 신경학적 검사, 능동 하지직거상 검사 그리고 5가지 골반 통증 유발 검사(즉, 견인, P4[대퇴 밀치기] 갠슬렌 검사, 압박 그리고 천골 밀치기)가 포함된다.[972]

검사 결과에 따라 피험자는 골반대 통증 그룹, 요추 통증 그룹 또는 복합 그룹으로 분류된다. 골반대 통증 그룹에 배정된 기준은 다음과 같다.

- 말단에 통증이 있는 L5와 후면 장골극과 둔부 접히는 사이 또는 방사통이 없는 대퇴 후면 그리고 종아리 및 통증이 있거나 나타나지 않은 PS.
- 통증 유발 검사에서 확인된 5가지 중 적어도 2가지 이상 확인된 통증
- 중심화 또는 말초화 현상이 없고 반복되는 운동 중에 요추 통증이나 관절가동범위에 문제가 없는 경우
- 골반대 통증의 발병은 임신과 관련이 있다.[972]

요추 통증 그룹에[972] 해당되는 그룹의 기준은 다음과 같다:

- 다리에 방사통 유무와 관계없이 허리 주변에 나타나는 요통
- 재발성 통증 및 반복적인 움직임이나 요추의 변형된 위치 또는 중심화 또는 말초화에서 보이는 관절가동범위 변화나 통증
- 양성 유발 검사에서 최소 2가지 미만[972]

복합된 통증과[972] 관련된 기준은 다음과 같다:

- 요추 부위 통증 뿐만 아니라 후면 장골극과 둔부 접힘 사이와 대퇴 후면과 종아리에 방사통이 있거나 없는 상태 그리고 치골에 통증이 없는 경우
- 양성 유발 검사에서 최소 2가지 미만
- 반복되는 움직이나 요추의 변형된 위치 또는 중심화 또는 말초화에서 보이는 관절가동범위의 변화나 통증[972]

비특이적 요추골반 통증을 가진 임산부 3개 그룹(즉, 요통, 골반대 통증, 복합된 통증)에 동의한 87%(27/31)이고 K계수는 0.79(95% CI: 0.60~0.98)이다. 이 분류 체계는 O'sullivan과 Beales 분류 체계와[916] 달리 생체의학적 요인만 포함하고 있으며 정신사회적 요인을 포함하지 않는다. 이 분류 시스템을 사용하면 비특이적 요통과 비특이적 골반대 통증을 구분할 수 있다. 분만 전후 여성에서 요추골반 분류의[972] 하위 그룹화는 중재를 기발하는데 필요하며 하위 그룹 분석을 위해 정신사회적 요인과 근육 기능을 고려해야 한다.

골반대 통증을 가진 사람에 대한 주관적 검사 구성요소
Components of the Subjective Examination for Persons With Pelvic Girdle Pain

주관적 검사의 중요성은 2장에서 이미 논의되었다. 임신과 관련된 골반대 통증(골반대 통증(PGP)) 또는 다른 요인으로 인한 PGP을 호소하는 환자들은 아마도 요통 또는 둘을 동시에 가지고 있을 것이다. 진단적 유용성은 비록 낮지만 주관적 검사는 유사한 또는 중복되는 증상을 보

이는 다른 문제들을 구별하기 위해 시도된다.

환자의 통증 묘사는 PGP에 유형과 진단과 관련된 중요한 정보를 제공한다. 천장관절과 관련된 통증은 PSIS 하부에 관절에서 주로 위치하며 원위로는 엉덩이, 서혜부, 또는 대퇴 후방으로 전이될 수는 있지만 허리로는 전이되지 않는다. 여러 연구들에서 천장관절 통증에 전이 특성에 대해 묘사하였다:

- 편측 PSIS 바로 아래 3cm 폭에 10cm 길이[973,974]
- 서혜부 통증은 천장관절 환자들에서만 나타난다.[975]
- 천장관절 환자들은 L5 상부로는 통증이 나타나지 않는다.[976]
- 나이가 많은 환자들에서는 천장관절 통증이 무릎 아래로 내려갈 공산이 적다.[977]
- 요통과 통증이 앉은 자리에서 일어서면 사라진다.
- 3개 또는 그 이상의 P4검사에서 양성[978]

Fukui와 Nosaka는[979] 모두에서 천장관절 통증을 가지고 있으며 68.7%는 엉덩이 내측, 37.5%는 대전자(greater 전자)와 대퇴 외측 부위, 31.2%는 대퇴 후방, 9.3%는 서혜부에 통증을 가진다고 보고했다. 천장관절 통증이 의심되는 환자 중에서 요추에 원인을 가진 천장관절 차단을 한 환자들은 제외되었다. 입증되지는 않았지만 증상들은 기능이상 초기에는 반대편으로 나타날 수도 있다.

PGP을 야기할 수 있는 손상 기전은 비특이성 요통의 경우와 비슷하다. Slipman 등은[980] 다양한 손상 기전을 보고했다: 뒤트린 힘을 동반하는 들기 또는 떨어짐; 갑자기 무거운 것을 들기; 지속적인 들기와 구부림; 구부린 자세에서 일어나기; 브레이크(Brake)페달과 같은 방향으로 일어나는 교통사고; 골프, 볼링, 스케이트와 같이 반복적인 뒤틀림 힘. Chou 등은[981] 감별진단을 통해 SIJ 통증을 확인한 194명의 대상에서 다음과 같은 자극적 사건을 보고했다: 44%에서 교통사고, 엉덩이로 넘어짐, 산후 직후, 축구, 한쪽 골반 골절을 포함하는 외상; 21%에서 들기, 달리기, 하지 손상, 훈련 손상, 강한 고관절 신전을 포함하는 비 외상성 누적 손상, 35%에서 자발적 또는 선천적 SIJ 통증.

앉기, 서기, 걷기와 같은 요통을 악화시키는 요소들은 치료사들에서 일반적으로 PGP를 악화시키는 요인으로 고려된다. Schwarzer 등은[975] 이러한 요소들로 PGP를 가지고 있거나 가지고 있지 않은 환자들을 구별할 수 없다고 보고했다. Dreyfuss 등은[976] 악화 요인 또는 완화 요인은 PGP를 가지고 있거나 가지고 있지 않은 환자들을 감별하는데 도움이 되지 않는다고 보고했다. 악화 요인은 다음과 같다: 기침/재채기(Sn 0.45, Sp 0.47, +LR 0.9), 배변(bowel movevments)(Sn 0.38, Sp 0.63, +LR 1.3), 힐(Heels)/부츠 신기(Sn 0.26, Sp 0.56, +LR 0.8), 업무 활동들(Sn 0.20, Sp 0.74, +LR 1.5). 완화 요인은 다음과 같다: 서기(Sn 0.07, Sp 0.98, +LR 3.0), 걷기(Sn 0.13, Sp 0.77, +LR 1.3), 앉기(Sn 0.07, Sp 0.80, +LR 1.2), 눕기(Sn 0.53, Sp 0.49, +LR 1.1), 통증부위가 위를 향하게 눕기(Sn 0.75, Sp 0.23, +LR 1.0).[976] 비록 악화 요인들과 완화 요인들이 진단에 도움을 주지 못하지만, 치료 목표를 설정하는데 유용하고 치료의 목표가 되는 협응 움직임 장애와 비 최적화된 운동 패턴을 분석할 수 있도록 한다.

4장에서 논의한 것과 같이 CLBP와 관련되어 PGP는 통증의 말초화 또는 중심화를 보일 수 있다. 다음에 나오는 주관적 정보들은 감별진단을 위해 고려되어야 한다.[916]

- 통증부위가 국소화되는지 넓게 퍼지는지
- 불능과 장애의 정도
- 증상을 발전시키는 요소로써 특정 또는 주변 조직과 관련된 과거력
- PGP의 가족력
- 능동 또는 수동적 대처 방식의 유무
- 환자의 통증 신념과 심리사회적 그리고 공포 회피 행동의 유무.
- 조율 패턴
- 실금 또는 성기능장애 유무

전반적으로 과거력은 PGP에 대한 통계학적으로 중요한 진단적 가치를 가지지 않는 것으로 나타났다. 그러나 환자의 이야기는 환자의 문제를 이해하고 가설을 세우며 객관적인 검사를 계획하는데 도움을 주는 임상적 추론 관점에서 여전히 가치가 있다. 환자-특정 기능척도(Patient-Specific Functional Scale(PSFS))는 환자의 이야기를 듣는 것과 활동의 제한과 관련된 질문을 하는 것과 같이 더 나은 결과 측정에 유용할 수 있다. 치료사는 통증 강도, 기능 상태, 삶의 질, 향상의 인식, 고용에 미치는

영향, 신체 검사에 의한 측정과 같은 관련된 결과에 의지해야 한다.[913]

골반대 통증을 가진 환자에 신체 검사 요소
Components of the Physical Examination for Persons With Pelvic Girdle Pain

천장관절(SIJ), 치골결합(PS) 또는 둘 모두를 의미하는 골반대가 통증의 원인인지 여부를 알아내기 위한 검사 과정은 많은 논란에 대상이며 임상적 실무에서는 상당히 다양하다. 많은 과학적 조사에도 불구하고 검사와 진단에 대한 유용한 정보는 거의 없었다. PGP 진단에 대한 유럽에 지침서는 천장관절(SIJ) 통증 이상은 임상적 검사를 통해 진단이 가능하다고 명시했으며[501,502, 978, 982] 천장관절의 하구(inferior sulcus)에 주로 위치하는 통증과 천장관절 유발 검사들에서의 양성반응, 통증을 동반하는 요추장애에 부재를 포함하고 있다. 이러한 일반적인 근거에 기초한 지침서들은 골반대를 통증의 원인으로 결정하는 것을 권장하고 있으나 중재와 관련된 안내는 제공하고 있지 않다.

기능적 검사들, 능동 관절가동 범위, 반복 움직임

적절한 기능적 검사들은 생체 역학적 관점과 운동 조절 관점에서 그리고 자극에 대한 움직임에 질을 분석해야만 한다. 생체역학적 분석시 비 최적화된 전략들은 형태와 힘의 폐쇄 결핍에 대한 단서를 제공할 것이다. 요통에 대해 묘사된 것과 같이 표준화된 기준면에서의 능동 관절가동범위(AROM)검사 또는 결합된 움직임 검사는 환자가 천장관절 통증을[983] 가지고 있는지 구별하는데 유용하지 않지만, 골반 좌측 또는 우측 사이에 변형된 또는 비대칭적 움직임이 일어날 때 동적 운동 조절 측정과 유발 움직임의 기능적 기준으로 유용할 수도 있다. 위에서 논의한 것처럼 반복 움직임에 의한 중심화 또는 말초화 유무를 확인하고 요추 요소에 포함 또는 배제에 도움이 된다는 강한 근거가 있다.

수동 관절가동범위와 수동 부가적 움직임 검사들

분만 전후에 환자들에서는 느슨함 또는 뻣뻣함에 비대칭 또는 좌우 차이가 천장관절의 통증과 연관성이 있다.[932] 수동 생리학적 동작 검사에서 측와위(side lying)에서 주로 수행되는 장골에 전방과 후방 기울기(tilt)는(그림 4-139) 임상 문헌에서 보고되지만 신뢰도와 진단의 명확성은 알려져 있지 않다. 수동 부가적 움직임들(그림 4-140)은 다양한 형태로 나타나며 일반적으로 한쪽과 반대편을 비교하지만 이들의 진단적 유용성을 평가한 연구는 없었다. 전방에서 후방으로의 움직임(그림 4-140 참조)은 바로 누운 자세에서 ASIS를 통해 평가된다; 후방에서 전방으로의 움직임은 두상골(pisiform)을 이용한 PS에 상부에서 하부로의 활주는 바로 누운 자세에서 수행된다(그림 4-141).

고관절 검사

요통과 마찬가지로 고관절의 문제는 골반대 통증에 영향을 미치거나 골반대 통증으로 나타날 수 있다. 고관절에 대한 검사와 측정은 요추 신체 검사의 요소에서 논의되었다(그림 4-46에서 4-70 참조). 고관절의 두개의 유용한 검사 항목군은[984] 요통 또는 골반대 통증에 요소 또는 영향을 주는 요소로써 고관절의 퇴행성 관절염의 증상 배제 또는 확인하기 위해 중요하다. 첫번째 검사 항목군은 고관절 통증으로 고관절 내측회전 가동 범위는 15° 미만이며 고관절 굴곡 가동 범위는 115°와 같거나 적다. 만약 고관절의 내측회전 가동범위가 15°와 같거나 이상이라면 다음 검사 항목군이 추천된다: 나이 50세 이상, 아침에 고관절의 뻣뻣함이 60분 또는 그전까지 유지되며, 내회전으로 고관절의 통증이 발생. 두개의 검사 항목군의 진단적 정확도는 모든 요소가 나타났을 때 +LR 3.4이고 세가지 모두가 없다면 −LR 0.19이다.[985] 마지막으로 요통이 없는 사람들과 비교하여 다양한 요통 진단을 받은 환자들에서의 외회

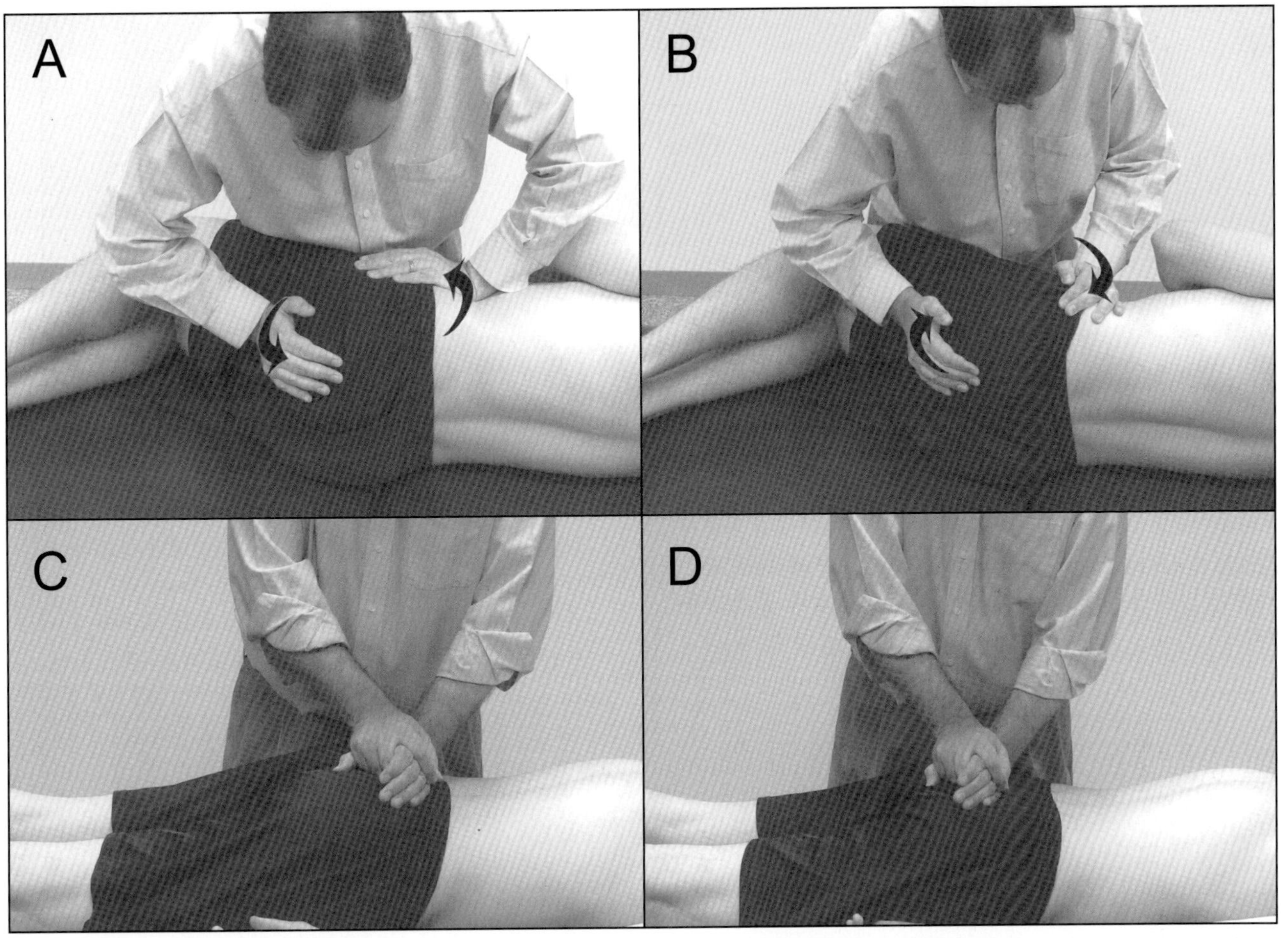

그림 4-139. 수동 생리학적 가동범위, 장골의 전방과 후방 기울임과 천골의 굴곡과 젖힘: 장골에서의 (A) 전방 기울임; (B) 후방 기울임; 치료사의 복부에 무릎 최상부를 지지하거나 반대편 다리에 올려놓은 상태의 측와위에서 양손으로 장골을 부드럽게 잡고 천골을 전방과 후방으로 전범위로 기울여준다.; (C) 천골 굴곡(장골의 후방 기울임과 관련); 천골저(base of sacrum) 중앙으로 후방에서 전방으로의 힘을 적용; 운동성과 통증반응으로 평가; 그리고 (D) 천골 젖힘(장골의 전방 기움임과 관련; 천골첨(apex of sacrum)에 후방에서 전방으로의 힘을 적용.

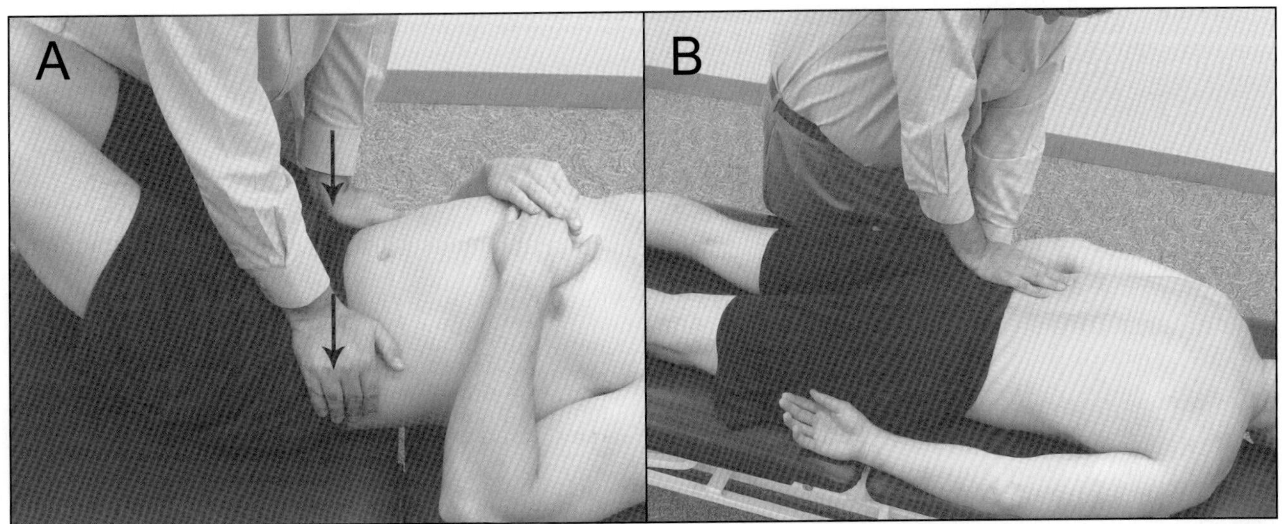

그림 4-140. 골반대의 수동 부가적 움직임들: (A) 전방에서 후방으로 수동 부가적 움직임 검사. 무릎을 굽히고 바로 누운 자세에서 ASIS의 한쪽을 전방에서 후방으로 활주시키고 반대편과 비교 또는 양쪽에 동시에 적용. 운동성과 증상 반응을 평가; 양쪽의 불균형을 비교; 그리고 (B) 후방에서 전방으로 수동 동작 검사. 엎드린 자세에서 PSIS의 한쪽을 후방에서 전방으로 활주시키고 반대편과 비교. 가동성과 증상 반응을 평가.

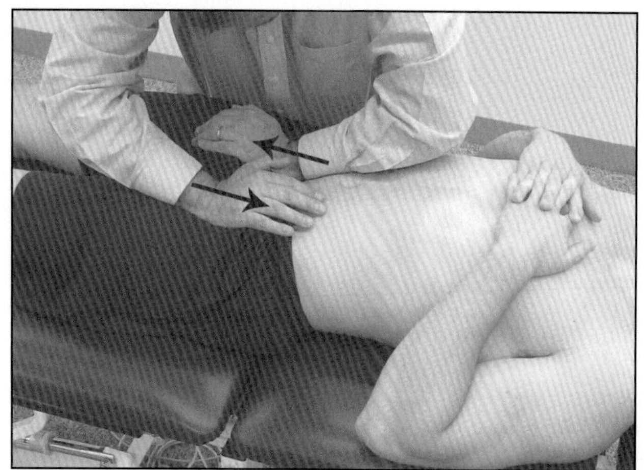

그림 4-141. PS에서 상부에서 하부로의 활주. 손날을 치골지(pubic ramus) 상부면에 올리고 반대편 손날은 반대편 치골지의 하부면에 올려놓는다. 한쪽을 고정하고 다른 쪽으로 하부 활주를 적용한다. 손을 바꿔서 과정을 반복한다. 가동성과 증상 반응을 평가.

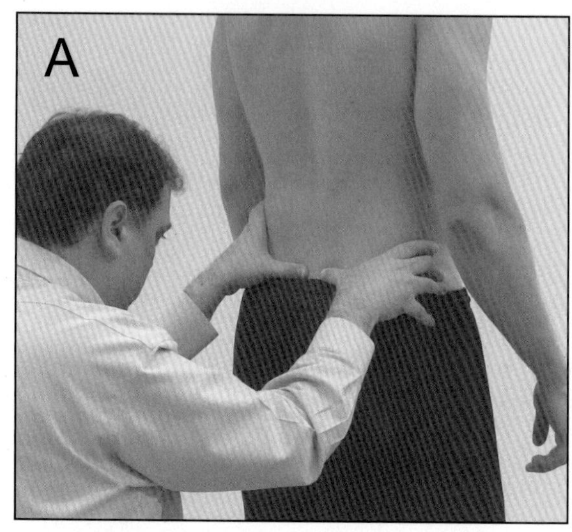

그림 4-142. 체중지지를 하지 않는 측에 대한 선 자세에서 고관절 굴곡 검사, Gillet 검사 또는 Stork 검사. (A) 시작 자세; 왼쪽 엄지로 S2 SP를 촉진; 오른쪽 엄지는 우측 PSIS에 올려놓고 손을 장골에 올려놓는다.(계속)

전이 내회전 보다 큰 비대칭적 고관절과 요통 관계에 대해 보고되고 있다.[985,986]

하나의 고관절 검사가 천장관절의 통증 진단에 추가되었다. 고관절의 저항 ABO 검사는 진단적 천장관절 블록과 관련하여 천장관절 통증 검사에서 인정되는 진단적 정확도를 가졌다(Sn 0.87, Sp 1.0; −LR.13, +LR NA).[987] 바로 누운 자세에서 고관절은 30° 외전되고 슬관절 신전시키고 치료사는 외전에 대해 저항을 준다(그림 4-56). 검사에 양성은 환자의 천장관절 통증의 재발생이다. 고관절 내전근력(ADD strength) 소실은 측와위에서 검사되며(그림 4-57 참조), 이차적 통증은 산후 골반대 통증을 시사하는데 유용하다. 중둔근의 약화를 가진 임산부는 약화를 가지지 않은 임산부에 비해서 6에서 8배 요통을 가질 가능성이 높다.[988]

특수 검사들

전통적으로 3가지 범주의 검사들이 골반대 검사를 위해 사용되었다. 그러나 몇가지 검사들의 신뢰도는 불확실하며 거의 모든 검사들에서 타당도는 입증되지 않았다. 위치 촉진 검사들은 ASIS, PSIS, 장골능, 대전자, 천골구 천골의 하외측 각의 골반 골격 기준점(landmark)에 비대칭성을 찾아냄으로써 진단하는 것을 목표로 한다. 동작 촉진 검사들은 선자세에서 고관절 굴곡 검사, 앉은 자세에서 굴곡 검사, 또는 수동적 부속 검사를 동반하는 수동적 움직임에 대한 비정상적 저항과 같은 능동 또는 수동 움직임 검사를 하는 동안 비정상적 골반 기준점의 움직임을 찾아내는 방법으로 골반대 통증을 진단하기 위해 설계되었다. 유발 검사들은 천장관절 또는 PS와 관련된 구조들에 신장(stretching) 또는 압박(compressing)에 의해 환자의 특정 통증을 야기하는 것을 목표로 한다.

위치 촉진 검사들

위치 평가는 초기에 소개되었다. 일반적으로 골반뼈의 비대칭도의 유무는 도수치료로 진행하기에는 불충분한 신뢰도로 고려되는 낮음에서 중간 정도의 평가자간 신뢰도(PSIS 서기, K=0.13; PSIS 앉기, K=0.23; 장골능, K=0.23; 바로 누운 자세에서 치골결절, K=−0.04)와[140] (바로 누운 자세에서 ASIS, K=0.05)를[989] 보인다. 이와 동시에 위치 촉진 검사들은 천장관절 위치에 타당한 측정 방법으로 생각되지 않는다. 위치의 비대칭을 과소가동성 또는 요통 또는 골반대 통증과 연결하는 이론적 구성은 현재 인정되지 않고 있다.[989-998]

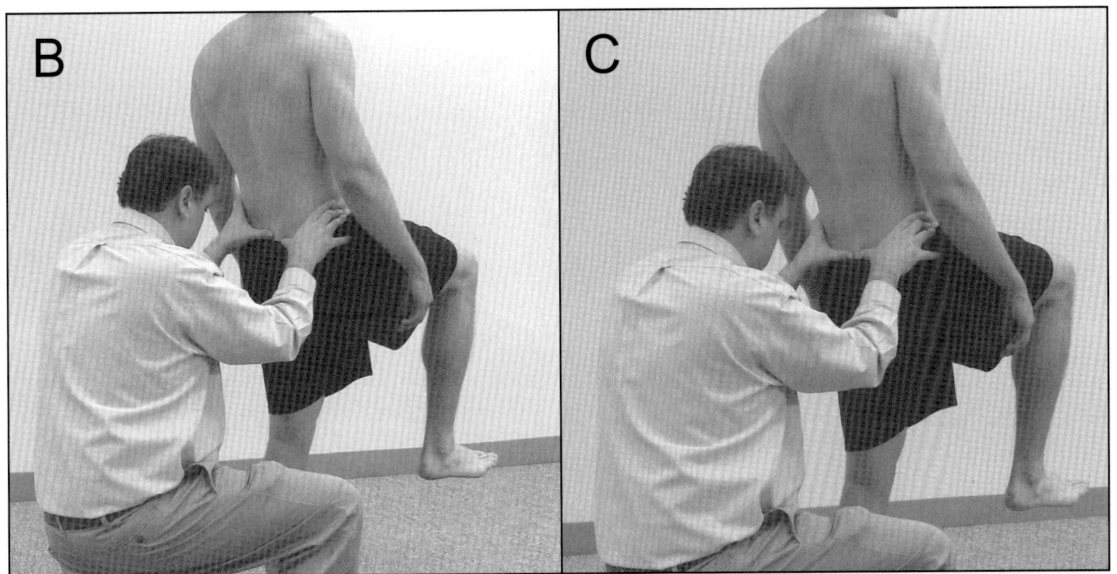

그림 4-142(계속). 체중지지를 하지 않는 측에 대한 선 자세에서 고관절 굴곡 검사, Gillet 검사 또는 Stork 검사. (B) 선 자세에서 환자에게 오른쪽 무릎을 들어올리도록 한다(즉, 우측 고관절 굴곡). 치료사는 왼쪽 엄지로 S2 SP에 촉진을 유지한다; 오른쪽 엄지는 우측 PSIS에 놓고 손은 장골에 위치시켜 우측 PSIS와 장골의 움직임을 관찰한다. 우측 장골은 천골에 대해 후방으로 기울어져야 한다. 결과를 왼쪽과 오른쪽으로 비교한다. (C) 이론적으로 PSIS는 후방으로 움직이지 않으며 S2에 비해 하방으로 움직인다면 검사에 양성으로 고려된다.[136]

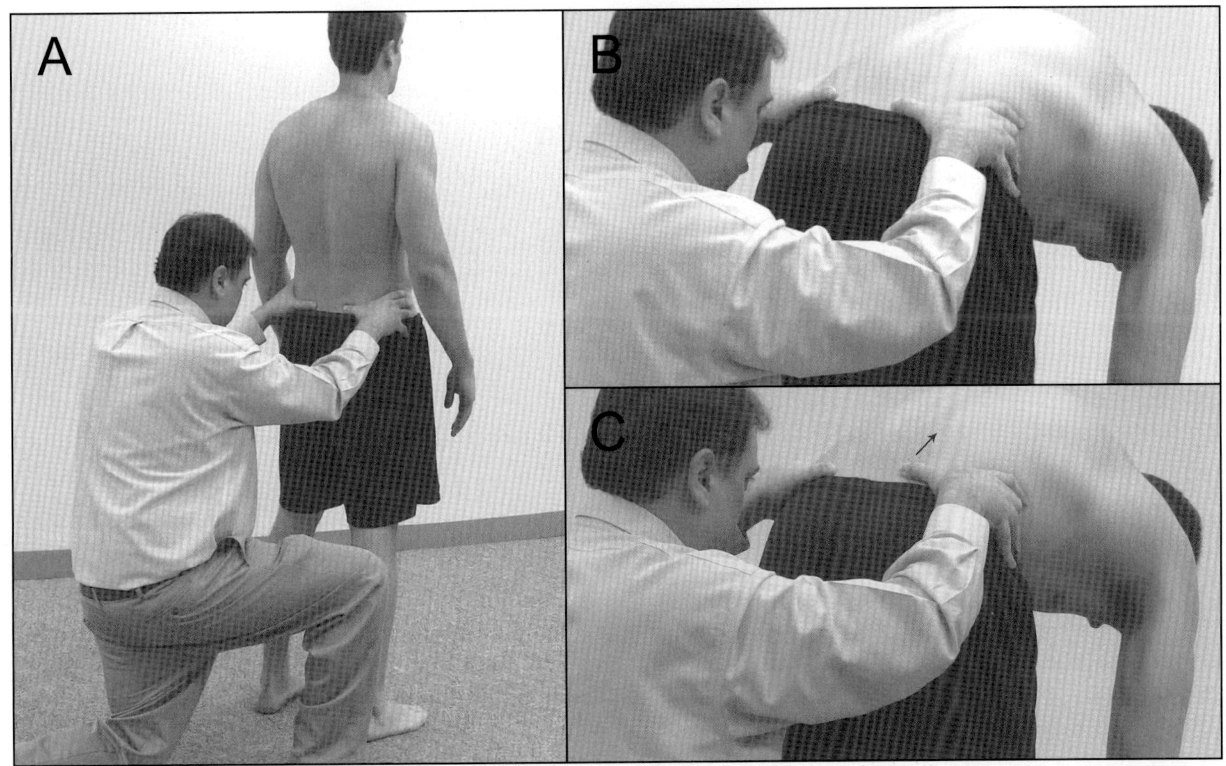

그림 4-143. 선 자세에서 굴곡 검사. (A) 시작 자세. PSIS의 하부 경사를 양측으로 관찰한다. (B) 선 자세에서 환자를 앞으로 구부리도록 한다. 치료사는 양측 PSIS 장골의 하부 경사에 촉진을 유지하고 굴곡시 PSIS와 장골의 움직임을 관찰한다. 정상 반응은 양측 장골이 시상면에서의 대칭적인 전방 일탈없이 대퇴골두 넘어 전방으로 기울어지는 것이다. (C) 2.54cm 또는 최소 1인치로 추정되는 양측 사이에 관찰 가능한 최소한의 차이보다 상부로 더 많이 이동하는 쪽은 기능 이상 측임을 시사한다.

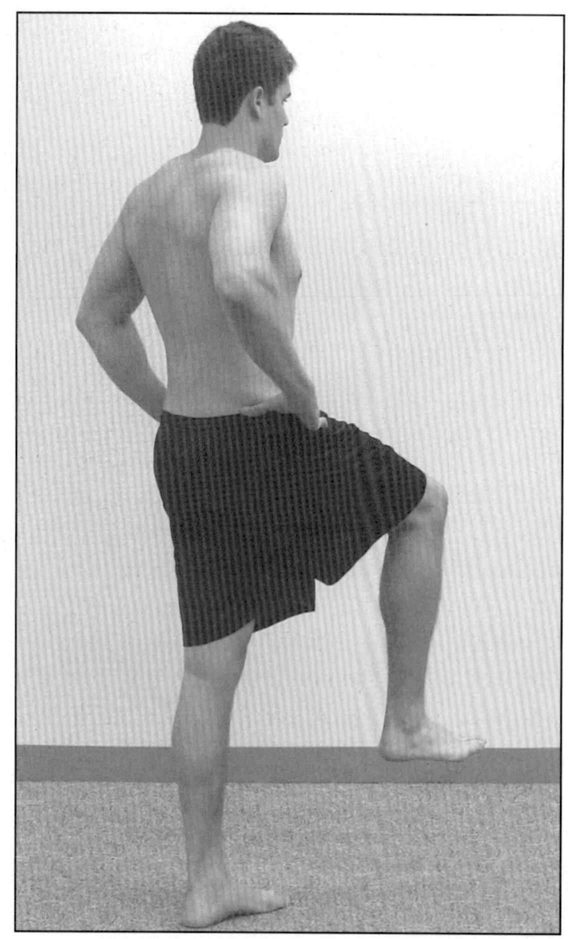

그림 4-144. 병형된 Trendelenburg 검사[925]
환자는 한쪽 다리로 서고 반대편 다리는 고관절과 슬관절을 90° 굴곡시킨다. 만일 통증이 PS으로 나타난다면 양성으로 판단한다.

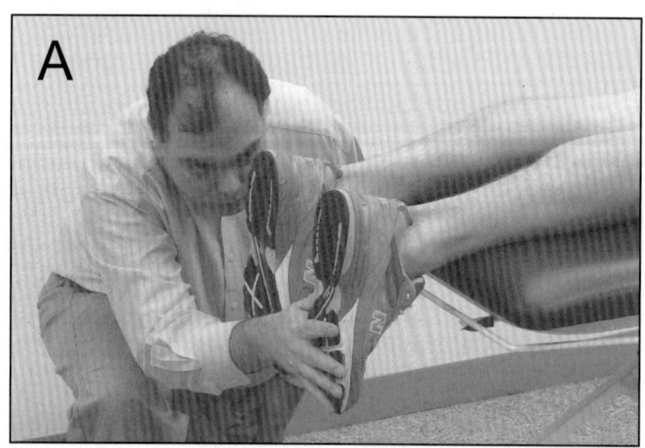

그림 4-146. PKB 또는 엎드린 자세에서 무릎 굴곡 검사(prone 무릎 굴곡 검사) (A) 이 검사는 엎드린 자세에서 양쪽 무릎 신전에서 90° 굴곡시킨 상태까지의 신발을 신은 좌측과 우측의 뒤꿈치를 시각적으로 검사하는 외견상에 다리길이 차이 비교검사이다. 환자가 양쪽 무릎을 완전히 펴고 엎드렸을 때 짧은 쪽 다리는 좌골의 후방 회전을 의미할 수 있으나 확실한 것은 아니다.(계속)

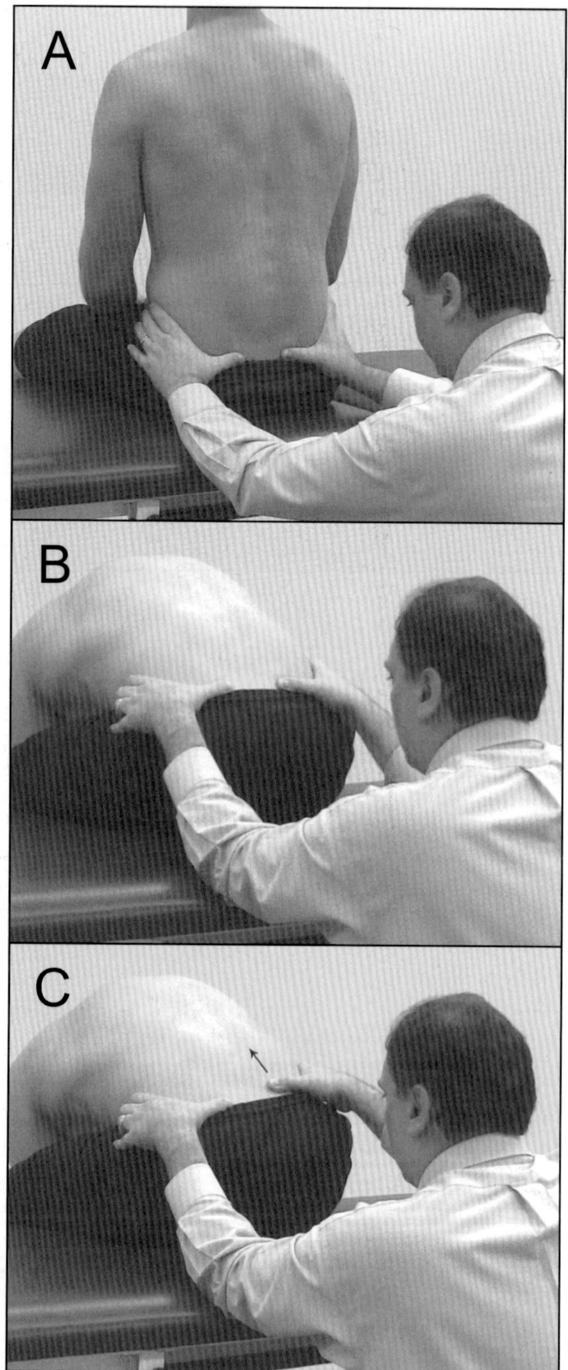

그림 4-145. 앉은 자세에서 굴곡 검사. (A) 시작 자세. 양측 PSIS의 하부 경사면을 관찰. (B) 앉은 자세에서 환자를 앞으로 구부리도록 한다. 치료사는 양측 PSIS의 하부 경사면과 장골에 촉진을 유지하며 전방 굴곡시 PSIS와 장골의 움직임을 관찰한다. 정상 반응에서는 양쪽 장골이 시상면에서의 일탈없이 대퇴골두를 넘어 대칭적인 정방 기울임을 보인다. (C) 더 많이 움직이는 쪽이 임상적으로 기능이상이 있는 쪽으로 하중전달에 문제를 의미할 수 있다. 완전히 굴곡된 자세에서 한쪽 PSIS의 불균형은 검사의 양성을 나타낸다.

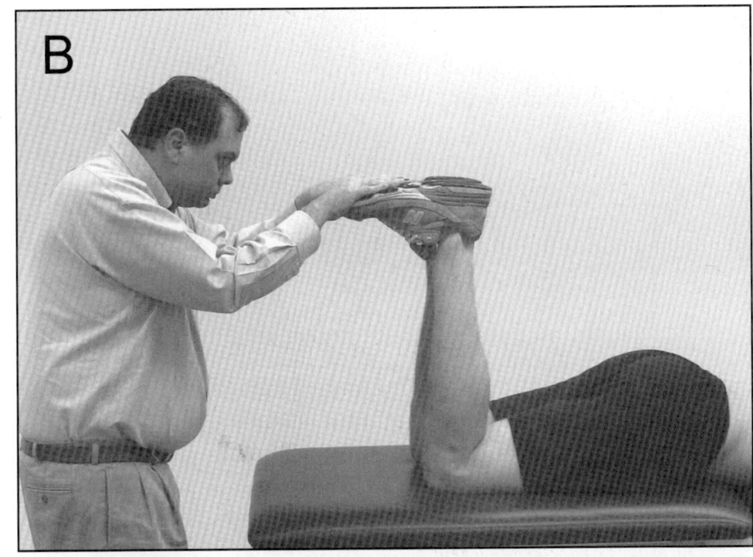

그림 4-146(계속). PKB 또는 엎드린 자세에서 무릎 굴곡 검사(prone 무릎 굴곡 검사) (B) 환자의 무릎이 90°로 굴곡 될 때 양쪽 발 뒤꿈치를 잡는다. 엎드려 누운 자세에서 무릎을 구부렸을 때와 신전 시켰을 때 육안으로 관찰 가능한 최소 차이가 2.54cm이라면 검사의 양성이다. 이론적으로 차이가 나타난다는 것은 장골이 후방으로 회전했음을 의미한다.

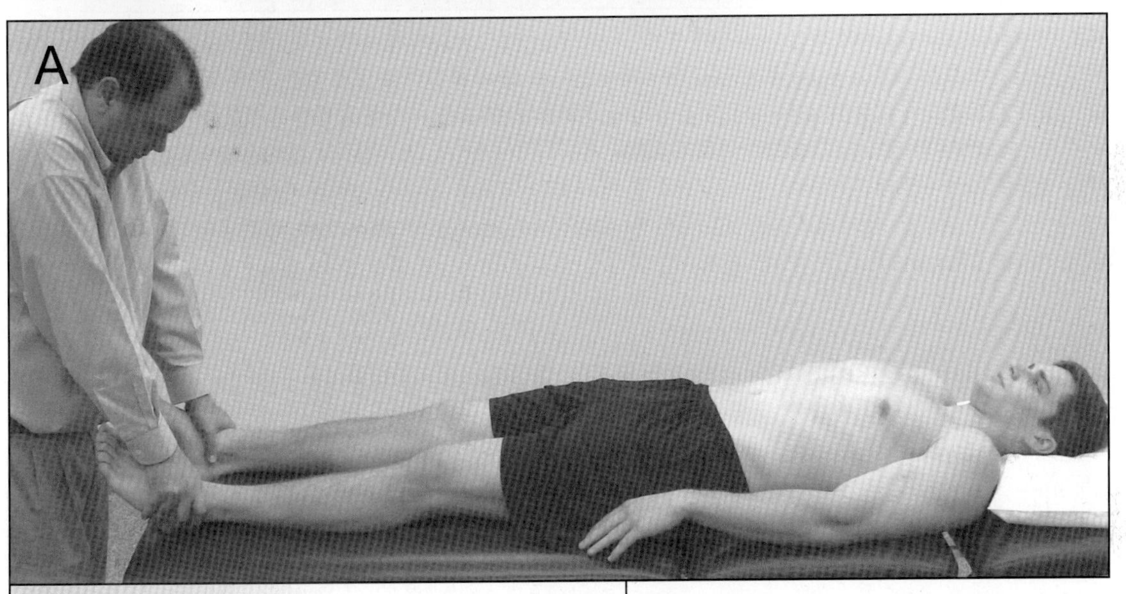

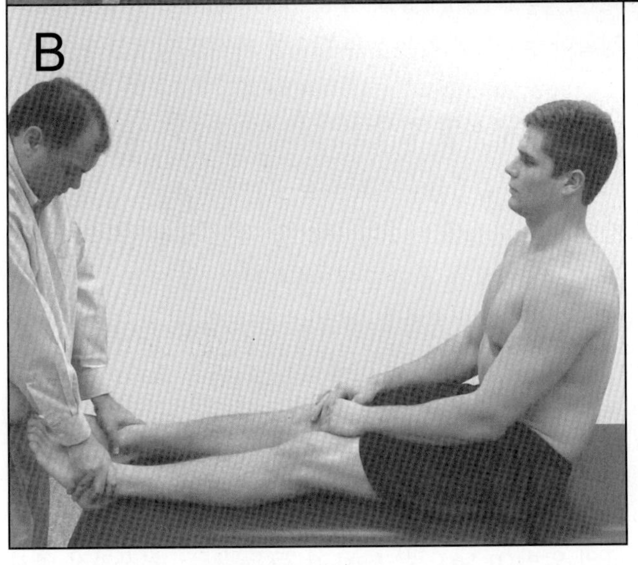

그림 4-147. 바로 누운 자세에서 앉은 자세 검사 또는 다리를 뻗고 앉은 자세 검사. 바로 누운 자세에서 앉은 자세 검사는 바로 누운 자세와 다리를 뻗은 자세에서 외견상 다리 길이의 차이를 비교한다. 바로 누운 자세에서 양쪽 내과(medial malleoli)의 하부의 길이를 비교한다. 한쪽이 반대편에 비해 짧다면 이는 동측 장골이 후방 회전되었음을 시사한다. 이론적으로 후방 좌골은 관골구(acetabulum)를 회전시켜 다리를 상방으로 끌어올려 바로 누운 자세에서 짧은 다리의 형태를 만든다. (A) 시작 자세: 엄지발가락과 내과의 내측 하방 경계를 엄지로 잡고 (B) 환자는 다리를 뻗고 앉는 자세를 취한다. 짧은 다리에 외견상 길이에서 바로 누운 자세와 다리를 뻗고 앉아있는 자세 사이에 육안으로 관찰 가능한 최소 차이가 시각적으로 2.54cm라면 검사는 양성이다. 반대에 경우는 좌골의 전방 회전으로 발생할 수도 있다..

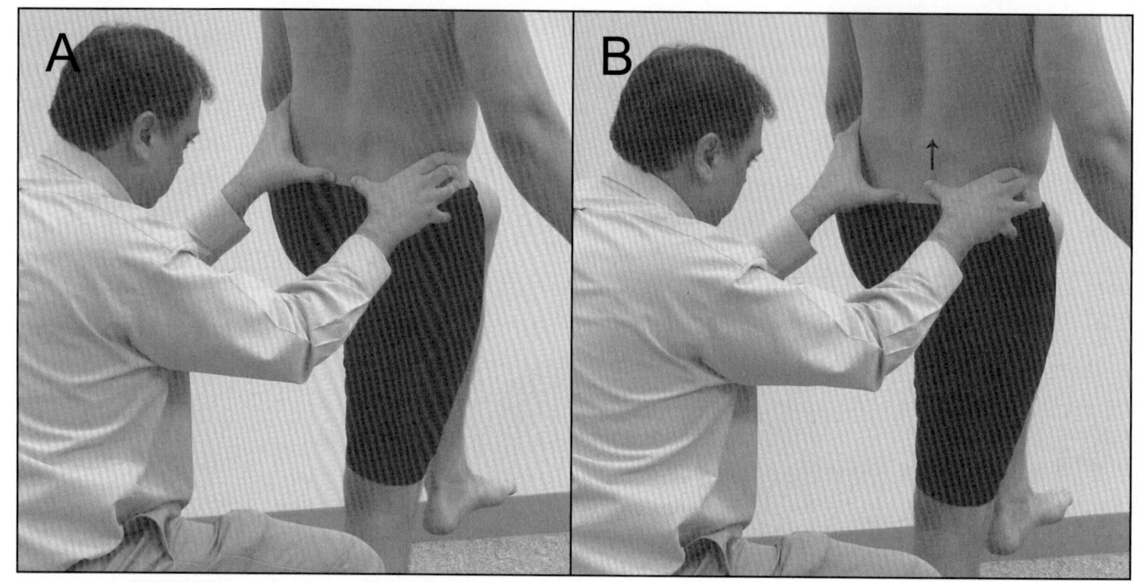

그림 4-148. 한쪽 다리로 서기 검사 또는 체중지지 측에 Stork 검사 (A) 체중지지 측에서 한 손으로는 PSIS와 장골을 촉진하고 다른 손으로는 지지측 S2를 촉진한다. 환자에게 반대쪽 또는 촉진하고 있지 않은 쪽에 고관절을 구부리도록 하며 체중지지측 천골에 대한 PSIS와 장골의 움직임에 주목한다. 지지측 다리에서 체중이 이동하며 일어나는 움직임에도 주목한다; PSIS와 장골을 후방으로 기울어지거나 유지되어야 한다. (B) 검사의 양성은 PSIS와 장골이 천골에 대해 전방으로 기울어질 때 기록되며, 이는 골반을 통해 부하가 이동될 때 덜 안정적인 자세에서 나타난다. 두 다리로 선 자세에서 한쪽 다리로 선 자세로 움직이는 동안 미리 활성화된 심부근 시스템의 안정화로 나타나는 장골의 후방 움직임과 천골의 숙임(nutation)은 최상의 천장관절 안정성 및 하중에 이동을 유발한다.

동작 촉진 검사들

다음에 검사들에 대한 일반적인 여론은 이 검사들이 물리치료를 제공하기 위한 충분히 신뢰할 수 있으며 타당한 지표들로 보기 힘들다는 것이다. 동작 촉진 검사들은 다음을 포함한다:

- Stork 검사로도 불리는 비 체중지지 측으로 수행되는 선 자세에서 고관절 굴곡 검사[999](그림 4-142)와, Gillet 검사(K=0.23)[140]; +LR 1.31, -LR 0.83[976]
- 선자세에서 굴곡 검사(K=0.08)[140]; +LR 0.81, -LR 1.05[993,999](그림 4-143)[999-1001]
- 변형된 Trendelenburg 검사[915](그림 4-144)
- 앉은자세에서 굴곡 검사(K=0.08)[140]; +LR 1.29, -LR 0.98[140,933,1000](그림 4-145)
- 엎드린 자세에서 무릎 굴곡(K=0.21)[140, 999](그림 4-146)
- 바로 누운 자세에서 앉기 검사(K=0.08)[140]; +LR 1.22, -LR 0.88[993](그림 4-147)[991,996,999,1001-1003]
- 천골의 스프링 검사(K=-0.06)[1004]; +LR 1.14, -LR 0.81[976]

임상적으로 위치와 동작 촉진 검사들은 골반에 비대칭을 확실히 하여 비대칭 회복을 위한 중재가 이루어지도록 한다. 그러나 비대칭을 정량화하기 위한 신뢰할 수 있고 정확한 검사들을 찾는것은 중요한 과제로 남아있다.

자극 유발 검사들

이러한 검사들은(그림 4-81에서 4-85 참조) 환자의 천장관절에 비슷한 증상을 재현 또는 증가시켜 증상을 보이는 천장관절에 연관성을 보여주거나 증상을 제외시키기 위해 수행되는 신연(distraction), 압박(compression), 대퇴 압박, Gaenslen's 그리고 천골 압박을[502,503] 포함한다. 이 검사들은 '좋음'에서 '매우 좋음'에 평가자간 신뢰도(K)를 보인다: 신연(0.69), 압박(0.73), 대퇴 압박(0.88), Gaenslen's(0.76), 그리고 천골의 압박(0.56).[503] Laslett 등은[502,503] 천장관절 주사에서 양성 그리고 반복적인 움직임 검사에서 중심화 또

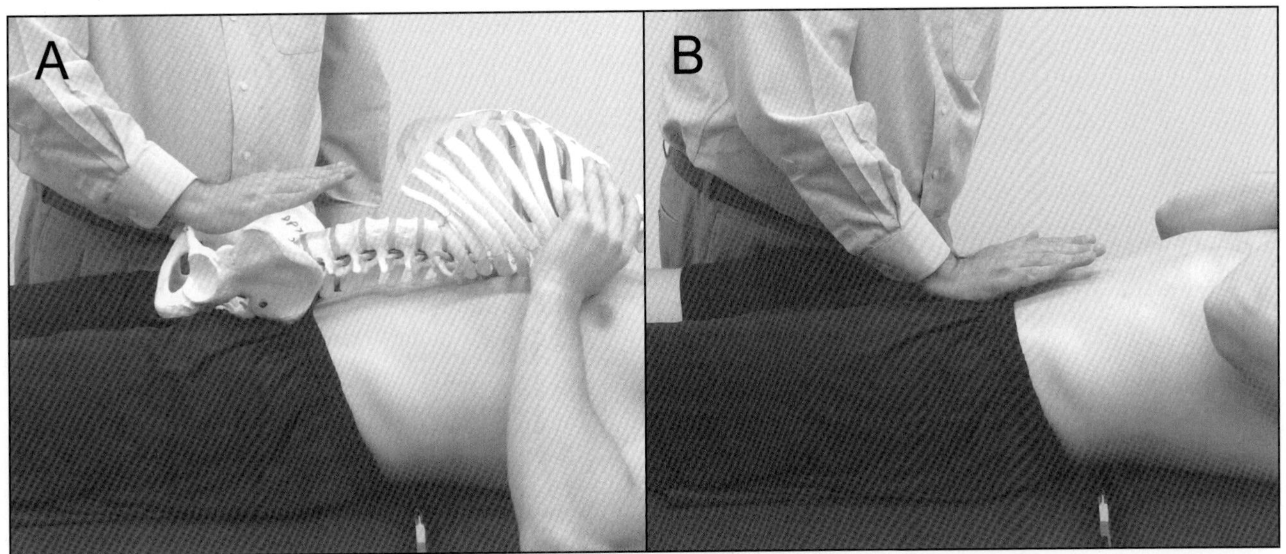

그림 4-149. PS와 치골결절(치골결절) 촉진: (A) 치료사는 반드시 환자에게 모형을 통해 어디에 손을 놓을 것인지 설명해야 한다; (B) 치료사는 손바닥 근위부를 PS에 위치시키거나 환자에게 그곳을 먼저 찾도록 요청한다.(계속)

는 말초화(peripheralizaion) 반응을 보이지 않는 천장관절 증상을 가진 환자들을 추천하기 위해 다음과 같은 통계를 보고했다. 만일 위에서 언급한 검사들에서 3개 또는 그 이상인 경우, Sn은 0.91(95% CI: 0.62 to 0.98), Sp은 0.87(95% CI: 0.68 to 0.96), +LR는 6.97(95% CI: 2.70 to 20.27), −LR는 0.11(95% CI: 0.02 to 0.44). 단지 신연, 대퇴 압박, 천골 압박, 압박의 4개에 검사들만 사용했다면 천장관절과 관련된 통증으로 진단하기 위해 4개 중 2에 검사에서 양성반응이 나타나야 한다: Sn 0.88(0.64, 0.97), Sp 0.78(0.61, 0.89), +LR 4.0(2.13, 8.08), and −LR(0.04, 0.47). 만약 6개 검사 모두에서 비슷한 통증이 나타나지 않았다면 천장관절은 제외될 수 있다. 각각의 검사는 7~10초간 유지되며 다음과 같이 수행한다.[502,503]

부하 이동 검사들과 근육 수행 검사들

ASLR(그림 4-43 참조)은 체간과 하지 사이에 하중의 이동을 위한 요추골반의 능력을 평가한다. 하중의 이동은 관절의 안정성(즉, 형태 폐쇄)와 적절한 신경근 조절(즉, 힘 폐쇄)가 필요하다.[442] 비특이성 요통,[443-447] 분만 전후에 골반 통증(PPPP)[448], 천장관절 장애를[442,443] 가진 환자들은 ASLR시 움직임 패턴과 힘 폐쇄에 변화를 보인다. PPPP를 가진 여성에서 ASLR검사에 재검사 신뢰도는 ICC 0.83이다. 특이도(0.94)와 민감도(0.87) 사이에 최상의 균형은 점수가 1에서 10일 때 양성으로 0일 때 음성으로 지정될 때 나타난다.[450] ASLR은 PPPP로 인한 장애를 가지고 있거나 건강한 대상들 사이에서 환자를 구분할 수 이다. ASLR 검사는 또한 비특이성 요통을 가진 환자들에서도 신뢰도를 가진다.[451] ASLR 검사는 비대칭성 천장관절 이완과 관련된 PPPP 환자들을 확인하는데 좋은 예측 타당도를 갖는다.[452] 이 검사 과정은 이 장에서 바로 누운 자세에서의 요통 검사로 설명되어 진다

한쪽 다리로 서기 검사 또는 체중 지지측[941,1005] Stork 검사는 동작 촉진 검사이며 하중 이동의 신뢰할 수 있으며 타당한 검사로 간주되므로 별도로 다루어 진다. 한쪽 다리로 서기 검사는 (그림 4-148) 한 손으로는 PSIS 그리고 다른 손으로는 지지측 S2를 촉진을 통해 체중 지지측 또는 서있는 쪽으로 수행된다. 치료사는 환자에게 반대편 다리를 굽히게 시키고(즉, 당신이 촉진하지 않는 쪽) 체중 지지측 천골과 관련되 장골(PSIS)에 동작에 주목한다. 하중이 지지측 다리로 이동되며 일어나는 움직임에도 주목해야 한다; 장골과 PSIS는 뒤로 기울어지거나 그대로 유지될 것이다. 검사 양성은 장골 또는 PSIS가 천골에 대해 전방으로 기울어지거나 부하가 골반을 통해 이동될 때 안정적이지 못한 자세가 나타날 때 기록된다. 두 다리로 선 자세에서 한쪽 다리로 선 자세로 움직이는 동안 미리 활성화

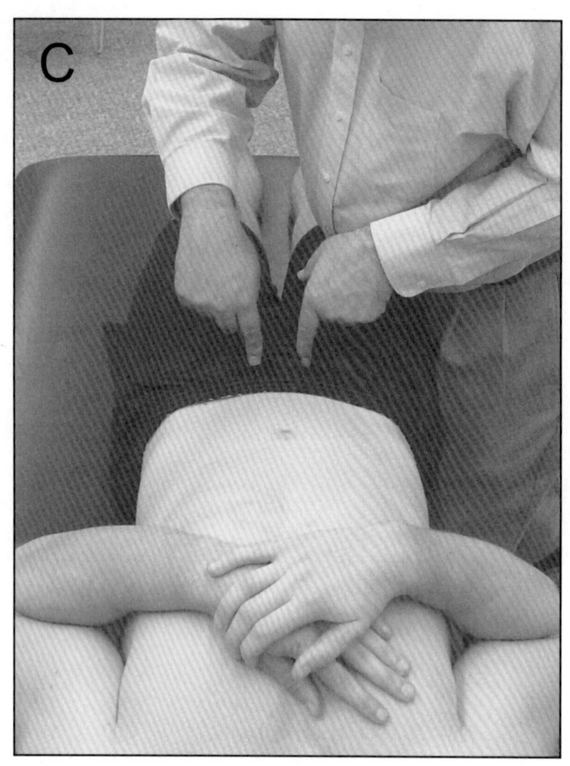

그림 4-149(계속). PS와 치골결절 촉진: (C) 치료사는 부드럽게 PS 전방 부위를 촉진하면서 증상에 위치와 치골결절에 대칭에 주목한다.

된 심부근 체계의 안정화로 나타나는 장골의 후방 움직임과 천골의 숙임(nutation)은 최상의 천장관절 안정성 및 하중에 이동을 유발한다.[941,1005]

Hungerford 등은[1006] 이러한 가설을 증상측에 체중지지로 악화되는 천장관절 부위에 PGP을 가진 14명의 남성 환자들과 건강한 사람들을 비교하여 조사하였다. 모든 천장관절 통증을 가진 대상자들은 능동적 ASLR, Stork 검사, 수동적 관절 활주 검사에서 통증측으로 양성 반응을 보였다. 건강한 대상들에서는 움직임이 일어나기에 앞서 체중지지측 내측 복사근과 LM에 활동이 시작되었다. 대퇴이두근, 대내전근, 대둔근, 중둔근, 대퇴근막장근 활동은 초기 움직임 후에 일어난다. 체중 지지측 장골은 천골에 대해 후방으로 기울어진다. PGP를 가진 대상에서는 내측 복사근, 요추 다열근(요추 다열근(LM)), 대둔근의 활동은 증상 측에서 두드러지게 지연되었고 변형된 운동 조절 전력과 비효율적인 안정화가 나타났다. 이론적으로 힘 폐쇄를 증가시키는 보상작용으로 대퇴이두근의 활동이 체중 지지측에서 매우 일찍 일어났다. 증상 측에서 장골은 천골에 대해 앞쪽으로 기울어 졌는데 이는 부하에 이동 실패 또는 자가 교정 기전을 의미한다. 양성과 음성의 2점 척도가 사용되었을 때는 부하 이동시 골반 내측 움직임 패턴에 대한 치료사간 동의는 좋은 신뢰도(왼쪽 K = 0.67, 오른쪽 K = 0.77)를 보였으며 동의 비율 역시 높았다(왼쪽 = 91.9%, 오른쪽 = 89.9%). PSIS에 상, 하, 중립 유지에 3점 척도 측정에서는 왼쪽과 오른쪽으로 중간 정도에 신뢰도를 보였다(왼쪽 K=0.59, 오른쪽 K = 0.59), 그리고 동의 비율은 왼쪽 = 82.8%, 오른쪽 79.8%로 감소되었다.[1006]

촉진

PS와 LDL 촉진은 진단적 목적에 유용한 흔히 사용되는 검사들이다. PS와 치골결절에 위치와 촉진은 (그림 4-149)에 설명되어 있다. Albert 등은[995,1007] 치골결합 박리에서 PS 촉진에 임상적 유용성에 대해 말했다: 신뢰도(0.89), Sn 0.81, Sp 0.99; +LR 4.68. 치료사는 부드럽게 PS 정방에 전체를 촉진한다. 만약 촉진 통증이 치료사에 손이 제거된 후부터 5초 이상 유지된다면 그 통증에 대해서 기록한다. 만일 통증이 5초까지 유지되지 않는다면 압통(tenderness)으로 기록된다. Vleeming 등은[1008] LDL에 촉진이 진단에 유용할 수 있다고 보고했다. 엎드린 자세에서 LDL은 PSIS의 바로 아래에서 촉진된다. 통증은 4점 척도로 기록된다: 통증없음(0); 가벼움(1); 중간(2); 참을 수 없는(3). 양측의 점수가 더해져 범위는 0~6이며 2점까지는 제외된다. Vleeming 등은[1009] 133명의 임신 전후에 골반대 통증을 가진 여성들에서 민감도가 76%라고 보고했다. 양쪽의 ASLR과 P4검사 모두에서 양성으로 점수를 받은 여성들에서 LDL 촉진의 민감도는 86%이다.

검사와 치료 중 주의사항

복직근 분리(Diastasis recti abdominis(DRA)는 백선(linea alba)를 따라 RA 근육의 정중선 분리로 특징지어진다. 평가 과정과 등급 결정 기준은 달라진다. 정중선 팽창으로 보여지는 분리는 머리를 위로 들어올리는 동안 또는 팔을 전방으로 뻗으며 견갑골이 치료대에서 떨어지는 부분적 윗몸 일으키기 자세를 취하는 동안 촉진을 통해 배꼽(umbilicus) 위 또는 아래에서 평가된다.[1010] 고관절과 무릎을 굴곡시키고 발은 치료대에 놓은 바로 누운 자세에서, DRA는 복직근(RA) 근육의 내측 가장자리 사이에서 손가락 폭 당 대략 1.5cm로 계산하여 등급이 매겨진다.[1010] Noble에[1010] 따르면 3개 또는 그 이상의 손가락 폭에 DRA는 교정운동이 필요하다. 교차된 손을 복부에 놓고 부분적 윗몸일으키기 동안 근육대가 2cm 또는 그 미만이 될 때까지 정중선 방향으로 밀어준다. 복횡근(TrA) 훈련 역시 추천된다.[1011,1012] DRA는 요실금, 대변실금(fecal incontinence), 골반장기탈출과 같은 골반 PFM 기능 이상의 다양성과 관련되어 있을 수 있다.[1013] 높은 강도에 복부 또는 골반 부위에 통증은 DRA와 관련되어 있다.[1014]

첫 3개월간 자궁(uterus)의 확장은 바로 누운 자세에서 대정맥(vena cava), 복부 대동맥(abdominal aorta), 장골 동맥들(iliac arteries)을 압박할 수도 있다.[1015] 이러한 압박은 심박출량의 감소 및 기립성 저혈압(orthostatic hypotension)을 일으키고, 앙와위성 저혈압 증후군을 일으킬 수도 있다. 환자는 바로 누운 자세에서 어지러움(dizziness), 메스꺼움(nausea), 창백함(paleness) 또는 홍조(flushing), 그리고 폐소공포(claustrophobia)를 경험할 수 있다. 압박은 일반적으로 옆으로 누운 자세에서 완화될 수 있다. 미국 산부인과(Obstetrician)학회와 부인과(Gynecologist)학회[1016]는 임산부는 운동하는 동안 바로 누운 자세는 가능한 피해야 한다고 추천한다. 임신 기간중에 일어나는 해부학적 그리고 생리학적 변화들과 주의점은 이 장의 범위를 넘어선다. 독자들은 이러한 특정 환자 집단에 PT 검사와 치료에 대한 주의점 및 금기증과 관련된 더 많은 연구를 지속하도록 권장되어야 한다.

골반대 통증 검사 요약

치료사는 반드시 과거력, 통증 위치, 가설 발생, 임상 경험, 관련된 검사 결과, 움직임 결핍, 이용 가능한 근거에 이해를 토대로 개개인에 대해 최선의 검사를 결정해야만 한다. 비특이성 PGP의 초기 진단은 자세한 과거력과 고관절과 요추에 증상에 배제, 반복된 움직임으로 인한 중심화 또는 말초화에 부재, 통증 유발 검사 항목들에서의 양성반응, PS와 장후방인대(long dorsal ligament)의 촉진, 요추골반 고관절 복합체에 심부근과 표면근 평가, 신경학적 검사, 고관절 외전과 내전 저항, ASLR과 체중지지측 stork 검사와 같은 하중 이동의 특수검사를 통해 만들어질 수 있다. 골반대 통증을 가진 환자들에 대한 자세, 움직임 촉진, 수동 운동성 검사에 사용에 대하여 뒷받침하는 적은 근거들이 있다.

위에서 언급한 것과 같이 비특이성 PGP의 진단은 가능하지만 특정 진단 또는 하위 그룹 분류는 더욱 어려워진다. O'Sullivan 과 Beales[916]은 현재의 근거과 임상적 전문지식의 통합에서 발전된 생체정신사회적 틀(그림 4-3과 4-4 참조)안에서 PGP에 분류 시스템에 근거한 기전을 제안했다. PGP에 하위분류는 말초화 그리고 중심화 통증을 만들 수 있는 복합적 및 다원적인 특정 및 비특이성 근골격계 PGP 장애를 포함한다. 주된 말초적으로 영향을 주는 PGP장애 내에서 통증에 민감한 골반 구조에 비정상적 스트레스에 결과를 야기하는 감소된 또는 과도한 요추골발 고관절 부위에 힘 폐쇄 환자들을 구분하는 추가적 분류가 제안된다. 근육 수행 검사를 통해 감소된 또는 과도한 힘 폐쇄를 확인하는 것은 적절한 관리를 이끌기 위해 도움을 준다. 이러한 분류 체계의 타당성을 세우기 위해 더 많은 연구가 필요하다. 이러한 체계를 사용하는 임상적 결과와 관련된 RCTs은 수행되지 않았다. 임신과 관련된 요통, PGP, 또는 둘 모두에 조합의 분류[972]가 제시되지만 중재를 이끌기 위한 타당도와 가능성은 조사되지 않았다. 환자들중에 이러한 분류에 적당하지 않거나 또는 비뇨기 장애 또는 배변실금, 성교시 골반통증, 복합적 또는 고위험 임신과 출산이 나타나는 환자들은 여성 건강에 특화된 교육을 받은 물리치료사와 협의 또는 의뢰가 필요할 수 있다.

Lee와 Lee는[351] 기능적 활동 중 골반이 하중을 어떻게 이동하는지에 초점을 맞춘 요추골반 고관절 복합체와 관련된 통합된 기능 모델을 설명했다. 저자들은 이 모델은 형태 폐쇄, 힘 폐쇄, 운동 조절, 감정 결함에 확인을 통해 골반에 통증 이유를 밝히는 틀을 제공한다고 보고하였으며 주요 결함에 따라 하중 전달에 실패 환자를 하위 그룹으로 분류하는 방법을 제안했다. 검사 과정과 이러한 복합 부위의 통합 관리에 대한 세부사항은 이 장에 범위를 벗어난다. 관심있는 독자는 참조를 검토해 보기를 권한다. 요

추골반 고관절 복합체 연구와 관련된 추가적인 자료는 본문 속에서 찾을 수 있다.[1017]

골반대 통증의 보존적 관리에 대한 근거

Evidence of Conservative Management of Pelvic Girdle Pain

생체정신사회모델 내에서 분류의 틀과 관련된 몇 가지 진전이 있었지만, 비특이성 PGP에 대한 중재로 이끄는 근거는 거의 없다. 그러므로 PGP 치료 처방은 요추 골반 복합체에 대한 최적화되지 않은 안정화 전략, 평가 및 재평가의 지속적인 사용, 임상적 추론 및 가장 높은 외부 근거를 설명하기 위해 가정된 관련 장애 또는 손상을 기반으로 개발되어야한다. 신체 검사의 끝에서 특정 위험신호 PGP 장애를 제외하면, 환자는 주요 원인에 중점을 두는 비특이 PGP 또는 말초 중재, 중추 중재, 또는 이 둘의 조합으로 분류된다. O'Sullivan과 Beales[916,960]의 중재 지침을 고려하는 것은 적절하다. 이전에 논의한 바와 같이, 말초로부터 생긴 PGP는 과도한 힘 폐쇄(closure, 너무 많은 압축력) 또는 감소된 힘 폐쇄(불충분 한 압축력)로 분류 될 수 있다. 운동 조절 전략(즉, 과도하거나 감소된 힘 폐쇄 및 타이밍), 운동 부족(즉, 과도하거나 감소된 형태 폐쇄), 근육 기능의 장애(예: 힘, 지구력) 및 인지 행동 문제(두려움, 불안, 우울증, 스트레스)가 확인되고, 우선 순위가 결정되면, 중재의 대상이 된다.

분만 3개월 후에 임신과 관련된 PGP에 대한 여러 가지 위험 요소가 확인되었다. 29세 이상의 장시간의 분만통, 6/10 이상의 VAS 통증 강도, 임신 초기 통증 발병, 임신 중 골반 내 관절에서의 LBP와 PGP, 골반 내 관절에서의 통증, 양성 유발 진단 검사의 높은 점수, 낮은 가동성 지수, 비숙련 노동 경력 및 다산 경험은 나쁜 예후와 관련 있을 수 있다.[1018] 양성 결과에 대한 기대와 4 미만의 양성 ASLR 검사는 좋은 예후를 지지한다.[1019]

체계적 고찰(Systematic Reviews)

여러 의학 분야에서 임신 관련 PGP의 다양한 치료법에 대한 강력한 대조 근거가 부족하다. 태아와 관련된 LBP와 PGP를 관리하기 위해 일반적인 치료 외에도 다양한 방법이 유용할 수 있다. LBP 여성의 경우 강화 운동, 앉아서 골반 기울기 운동 및 수중 체조의 경우 통증 강도가 감소하고 허리 통증과 관련된 질병 회복은 평소의 산전 진료보다 더 잘 낫는다.[1020] PGP의 경우, 안정화 운동과 침술은 평소 산전 관리보다 효과적이었다. LBP와 PGP 통증이 있는 여성의 경우 통증 강도를 낮추는 데 물리치료보다 침술이 더 효과적이었다. 스트레칭 운동은 일반 통증(11%)보다 복합 통증(60%)을 더 감소시켰다. 일반적인 산전 진찰만으로는 진통제, 체성 양상 및 천장 벨트를 더 많이 사용하는 결과를 일으켰다. 효과는 적지만, 저자는 일반적인 산전 관리에 임신 관련 운동, 물리치료 또는 침술을 추가하는 것이 평소 산전 관리보다 혼자 또는 PGP를 줄이는 데에 더 효과적이라고 결론지었다.[1020]

PGP 임산부에서 침술 사용을 뒷받침하는 근거는 섞여 있다. 임신 중 침술은 안전한 것으로 간주되지만 특정 사항은 피해야 한다.[1021] 침술을 받는 사람들의 60%는 일반적인 산전 관리를 받는 14%에 비해 덜 격렬한 통증을 겪었다.[1020] 이전 연구와는 달리 PGP 여성의 침술은 침투성 가짜 침술과 비교하여 통증이나 병 회복에 큰 영향을 미치지 않지만 장애 등급 지표로 측정된 일부 일일 활동은 개선되었다. 삶의 질, PGP의 불편함, 회복에 있어 유의한 차이는 없었다.[1022] 임신 중 통증 완화에 있어 침술의 역할은 불분명하다.[916]

임신 중 PGP와 LBP의 치료 선택에 대한 또 다른 재검토는[1021] 인체 공학 및 자세, 골반 안정화 벨트 사용, 맞춤형 산후 수족관리에 대한 침술 및 환자 교육에서 일부 사람들에게 효과를 보고한다. LBP의 이전 병력을 가진 임산부는 교육과 운동에서 효과를 볼 수 있다.[1023] 환자 교육은 유용하며 에너지 절약 및 리프팅 전략, 피로 예방, 양호한 자세 유지 및 무릎 굽히고 꽉 쥐며 침대에서 구르기를 포함할 수 있다.[913,1024,1025] 옆 누운 자세의 복부지지 베개 사용과 신체 다른 부위를 베개로 지지하는 것은 임신 후반기에 통증과 불면증을 줄이는 데 도움이 된다.[1025,1026]

PGP를 위한 단독 요법으로 안마, 휴식 또는 전기 요법의 권고를 지지하는 증거는 없다.[913] 골반 벨트는[913] SIJ 가동성을 줄여 주며, PS보다는 ASIS 하에서[938] 적용할 때 가장 효과적이지만, 증상 완화를 위해 짧은 기간으로 제한하길 권장하여 사용된 치료로서 골반 벨트 단독 사용에 대한 근거는 없다. 옆으로 누운 상태에서 엉덩이 ABD 동안 골반 벨트의 사용은 사지의 요추의 근전도 활동을 현저히 감소시켰고 건강한 피험자에서 둔근과 근육의 근전도 활성을 크게 증가시켰다.[1027]

이러한 체계적인 재검토를 토대로, 비특이적 PGP 환자의 치료 선택과 관련하여 임상 결정을 이끌어내는 고품질의 대조적 근거는 거의 없다. 산후 운동은 PGP와 임신 관련 LBP에 대해 일반적으로 효과적이라고 권고된다.[913,1028] 증상 완화에 대한 평가에는 몇 가지 치료법에 대해서만 공동 동원이나 도수교정을 사용할 수 있다.[925] 권장 산후 모델은 개별화 된 감독 치료 프로그램이며, PGP를 위한 복합적인 계획의 일부로서 SSE에 중점을 둔다. PGP의 모든 하위 그룹에 대해, 운동 조절 전략(즉, 과도하거나 감소 된 힘 폐쇄 및 타이밍), 운동 부족(즉, 과량 또는 감소 된 형태 폐쇄), 근육 수행능력의 손상(예: 힘, 지구력) 및 인지 행동 적 요소(즉, 두려움, 불안, 우울증, 스트레스)가 확인되고, 우선 순위를 부여 받고, 중재의 대상이 된다.

임신 관련 요통에 대한 도수치료 및 운동 중재

적은 근거만이 임신 관련 LBP에서 MT의 사용을 뒷받침하거나 뒷받침하지 않는다. Vleeming 등[913]은 PGP에 관절 교정이나 관절 가동술을 지지하는 근거가 없다고 보고했지만, 인대의 이완이 증가하기 때문에 몇 가지 치료법에 대해서만 적용되어 통증 완화를 위해 MT를 사용할 것을 제안했다. Khorsan 등은(2002)[1029] 임신 중 관절 교정, 관절 가동술, 수동 견인 및 마사지를 포함한 SMT의 효과 또는 효과을 뒷받침하는 근거가 부족하다는 사실을 발견했다. 저자들은 금기 사항이 없다면 임상가는 SMT를 이 접근법을 선호하는 환자에게 치료 선택으로 고려할 수 있다고 결론지었다.[1029] 척추 도수교정에 대한 금기 사항은 질 출혈, 경련, 골반 통증의 갑작스런 발병, 조기 진통, 양막 파열, 태반 조기 박리, 자궁외 임신 및 중등도에서 중증의 독혈 등을 포함할 수 있다.[1030]

산전 및 산후 기간에 SMT(즉, HVLA 추력)와 관련된 척추의 인과관계는 인대의 이완 및 고응고성 장애(즉, 정맥의 정지, 혈관벽 변화 및 혈액 구성의 변화)와 관련이 있을 수 있다. SMT의 안전성을 검토 한 결과 다음과 같은 이상 반응이 보고되었다.

- *경추 교정*: 뇌졸중, 경막 외 혈종 및 골절
- *요추 도수교정*: 경미하고 일시적인 통증이 며칠 이내에 해결된 것으로 보고[1031]

이 검토에서 저자들은 이상 반응의 원인을 알 수 없으며 SMT와 관련된 위험을 환자에게 알리고 가능한 신경혈관 합병증의 징후 및 증상을 알리도록 권장했다.[1031]

UOBC 및 가짜 초음파 치료(UOBC+SUT) 및 UOBC만(UOBC+OMT)과 비교하여 임신 28주와 30주 사이의 피험자에 대한 또 다른 연구는[1032] UOBC와 OT. 결과에는 평균 통증 수준과 역기능을 평가하기 위한 RMDQ가 포함되었다. 고위험 임신을 한 피험자는 제외되었다. OMT는 정골 의학 의사가 주 7회 이상 30분 동안 방문하여 제공했다. OMT는 의사가 경추, 흉추 및 요추에서 특정한 체성 기능 장애를 확인한 것을 근거로 연부조직, 근막 이완, 근에너지 기법 및 ROM 관절 가동술을 포함했다. 흉부 배출 및 쇄골; 흉곽 케이지 및 격막; 골반과 천골. 제4뇌실의 두개골 압박법은 조기 진통의 위험 때문에 허용되지 않았다. HVLA 기술은 임신 말기의 인대의 이완과 관련하여 잠재적인 위험 때문에 허용되지 않았다.[1032] 144명의 피험자에 대한 집중적인 치료 분석 결과 임신 중 RMDQ 점수가 악화되었다. 그러나, UOBC+OMT 그룹에서는 후향적 기능이 감소했다(효과크기: 0.72; 95% CI: 0.31 to 1.14; P = .001 대 UOBC만; 그리고 효과크기 0.35; 95% CI: −0.06 to 0.76; P = .09대 UOBC + SUT). 그룹 간 차이는 유의하지 않았지만, 임신 중 요통은 UOBC + OMT 군에서 감소하였고, UOBC + SUT 군에서는 변화가 없었으며, UOBC 단독 군에서는 증가하였다. 저자는 OMT가 임신 3기의 임신 중 기능이 저하되는 것을 늦추거나 중단시킬 수 있다고 결론지었다.[1032]

Murphy 등에[1033] 의한 한 연구는 연속적인 임신 관련 요추골반 통증을 가진 임산부(LBP, PGP 또는 이 둘

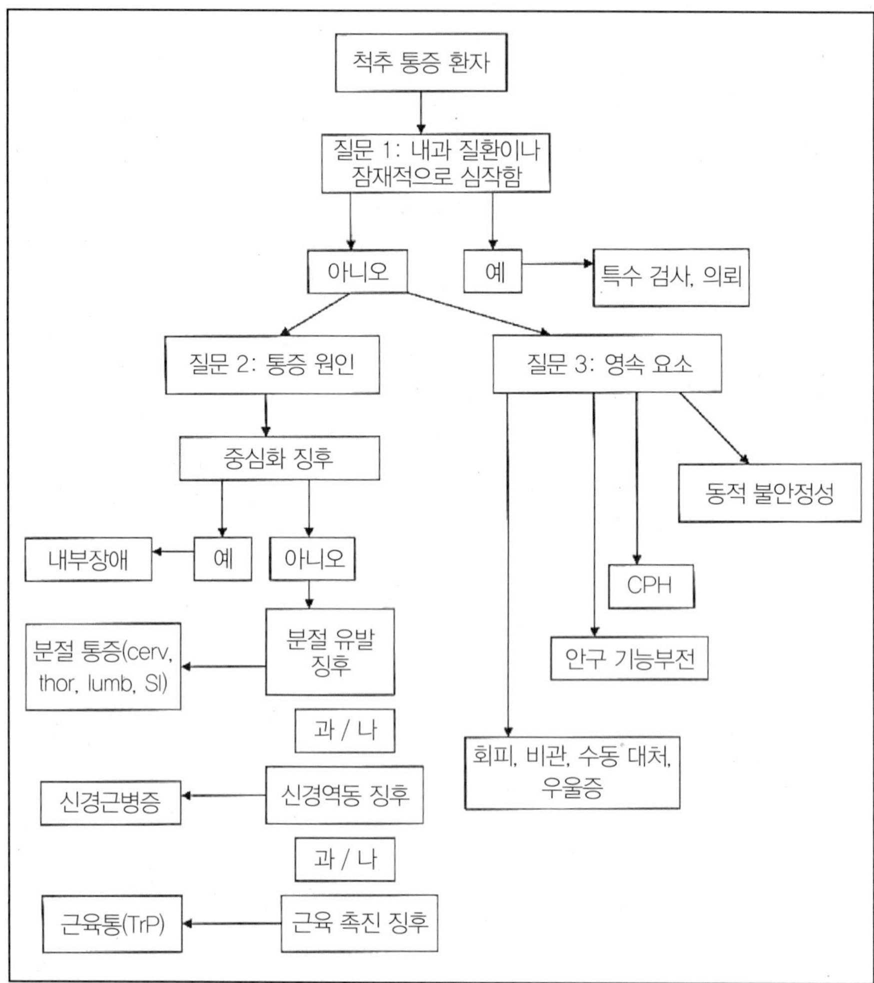

그림 4-150. 임신과 관련된 요골반 통증을 위한 진단 기반 임상 의사 결정 규칙.
(Abbreviations: cerv, cervical; thor, thoracic; lumb, lumbar; SI, sacroiliac; TrP, trigger point; CPH, central pain hypersensitivity; dysfx, dysfunction; catastroph, catastrophizing. (Reprinted from Murphy DR, Hurwitz EL. A theoretical model for the development of a diagnosis-based clinical decision rule for the management of patients with spinal pain. BMC Musculoskelet Disord. 2007;8:75. © 2007 Murphy and Hurwitz; licensee BioMed Central Ltd. This is an Open Access article distributed under the terms of the Creative Commons Attribution License [http:// creativecommons. org/licenses/by/2.0], which permits unrestricted use, distribution, and reproduction in any medium, provided that the original work is properly cited.)

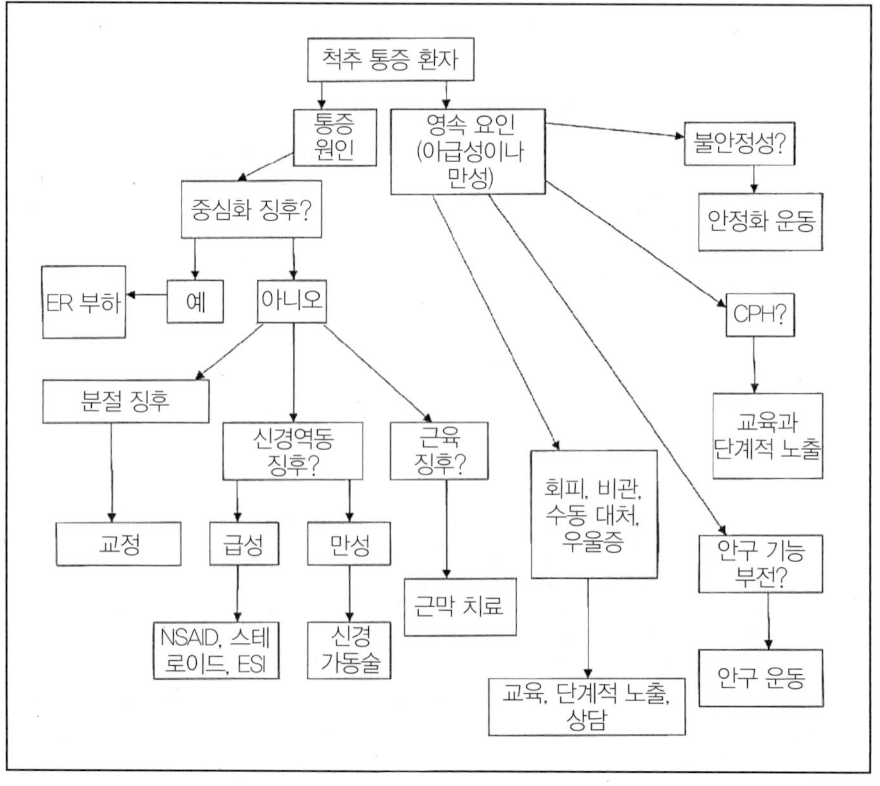

그림 4-151. 진단 기반 임상 의사 결정 규칙을 위한 관리 알고리즘.
(Abbreviations: ER, end range; mob, mobilization; CPH, central pain hypersensitivity. (Reprinted from Murphy DR, Hurwitz EL. A theoretical model for the development of a diagnosis-based clinical decision rule for the management of patients with spinal pain. BMC Musculoskelet Disord. 2007;8:75. © 2007 Murphy and Hurwitz; licensee BioMed Central Ltd. This is an Open Access article distributed under the terms of the Creative Commons Attribution License [http://creativecommons.org/licenses/by/2.0], which permits unrestricted use, distribution, and reproduction in any medium, provided that the original work is properly cited.)

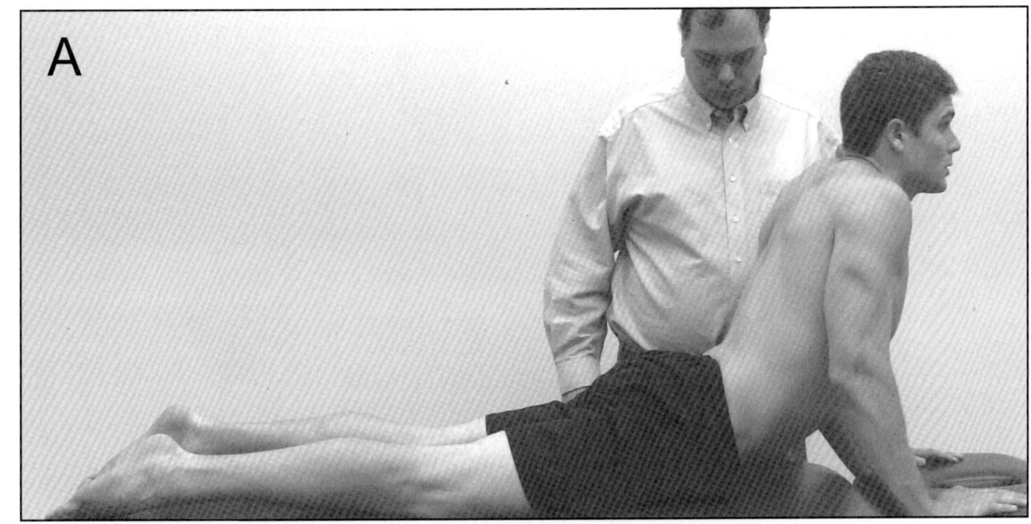

그림 4-152. 손 뒤꿈치 흔들기 ROM 운동. 사지에서 손과 팔의 체중의 일부를 어깨 앞쪽의 약간 손에 얹고 다음과 같이 하십시오. (A) 앞쪽 굴리기는 위를 보고 복부를 휘게 하면서 무게를 손에 더 이동시키는 것이다. 등이 중립위치로 가기 전 범위 끝에서 잠시간의 멈춤이 생긴다.(계속).

의 조합으로 분류됨, CDR기반 진단을 따라 평가되고 치료됨)를 대상으로 한 전향성 코호트 연구의 성공적인 결과를 나타냈다.[1034](그림 4-150 및 4-151). 의사 결정 규칙은 임상가가 치료 결정을 내리는 작업 진단을 개발하게 한다. 치료 시작 시 115명과 치료 종료 시 78명에 대한 기준 데이터를 수집했다. 장애는 Bournemouth Disability Questionnaire(BDQ)를 사용하여 측정되었다. 통증 강도는 NRS를 사용하여 측정 하였다. 환자들은 또한 개선점에 대한 자기 평가를 요청 받았다. 치료는 카이로프랙틱 의사/물리치료사 팀이 담당했다. 제외 기준은 전신 질환, 출혈, 얼룩, 비정상적인 퇴원, 설사의 발작과 같은 임신 합병증의 위험신호 또는 "아기가 나오는 것 같은" 느낌이었다. 치료에 대한 금기증은 척추 골절, 척추 감염, 혈액 순환 장애, CES, 염증성 관절염, 영어로 의사 소통할 수 없음, 근로자 보상 또는 신체 상해 사례 및 임신 이전의 통증이었다. 환자는 평균 6.8회 방문을 보였다. 각 환자가 받은 치료는 진단에 근거한 것이다. 10명을 제외하고 모든 환자는 요추 또는 SIJ에 엎드리고 골반 아래에 쐐기를 받친 후 진동을 가미한 관절가동술이나 도수교정의 형태로 어떤 형태의 MT를 받았다. 즉, 골반 밑의 진동 운동과 골반 아래의 쐐기 모양을 동원 또는 도수교정하거나 옆으로 누워서 도수교정하는 것을 반대하려는 시도였다. 다른 중재에는 최종 범위 반복 운동, 요도 신경 안정 운동, 신경 동원, 근막 치료, 교육 및 단계별 노출이 포함된다.[1033]

57명(73%)의 환자에서 통증이 평균 2.9/10점 개선되어 우수하거나 호전되었다. 환자의 51%는 임상적으로 장애를 현저히 개선되었다. 67%는 임상적으로 유의한 통증 개선을 보였다. 11개월의 추적 조사에서 85.5%의 환자가 3.5점의 평균 통증 개선이 되어 우수 또는 양호로의 개선을 보였다. 환자의 73%는 임상적으로 의미있는 장애 개선을 보였으며 82%는 통증에서 임상적으로 유의미한 개선이 있었다. 두 영역 모두에 통증이 있는 환자는 다른 두 군에 비해 장애에서 유의미한 결과를 경험할 확률이 유의하게 낮았으며, 장기 추적 관찰에서는 그 차이가 감소했다. 통증의 호전은 비슷한 양상을 보였으나 유의한 차이는 없었다. 저자들은 이 관리 전략이 유리한 결과를 가져 오는 안전한 선택이라고 결론 짓는다.[1033] 무작위 배정의 결여와 대조군은 임상적 효과에 대한 해석을 제한한다.

LBP와 유사하게 CPR은 PGP 환자가 도수교정에 반응할 가능성이 있는지 판단하는 데 도움이 될 수 있다. AI-Sayegh 등은[1035] 4배에서 손 뒤꿈치 흔들기 ROM 운동을 10회 반복한(그림 4-152) 후 뒤 따르는 요골반 추력 교정 기법(그림 4-100 참조)에 반응할 가능성이 있는 LBP 또는 PGP를 가진 산후 여성을 식별하기 위한 예비 CPR을 결정하였다. 출산 후 1년 이내에 LBP와 골반 통증이 있는 18세에서 45세 사이의 69명의 여성(하체에 대한 추천 여부와 상관 없음) 및 기준 ODQ 점수가 최소 30%였다. 신경근병증이 있는 환자, 척추 수술의 병력, 새로운 임신 또는 골절은 제외되었다. 3세션 이상의 연구 프로토콜은[140,141] LBP를 가진 대상에서 동일한 도수교정 기법을

그림 4-152. 손 뒤꿈치 흔들기 ROM 운동. 네발기기자세에서 어깨 앞으로 손을 조금 뻗고 손과 팔에 약간의 무게를 실어라. 자연스럽게 뒤쪽으로 움직이기 전에 일어나는 끝 범위에서 잠시 쉬고 (B) 뒤쪽 잠금은 뒤꿈치 위로 앉는 방향으로 천천히 움직이는 동안 일어난다. 뒤쪽은 둥글게 한다.

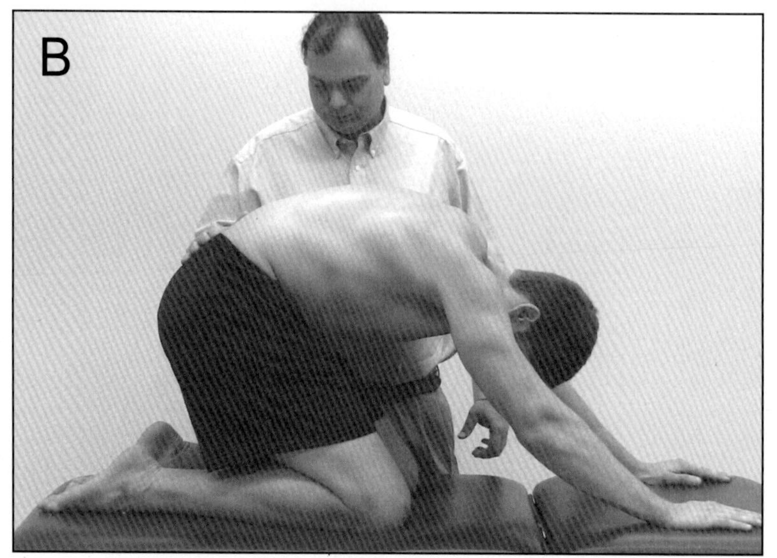

그림 4-153. SIJ 후방 신연 HVLA 기법. 옆으로 누운 자세에서 아래쪽다리는 펴고 위쪽다리의 힙과 무릎을 구부린다. L5~S1이 오른쪽으로 다 돌때까지 몸통을 회전한다. L5~S1이 안정화 되면, 관골이 수평축에 대하여 안쪽으로 회전하게 된다. 결과적으로 SIJ의 뒤쪽 관절면이 견인된다. 추력 technique은 천추(S1,S2,S3)에 강직된 부분에 집중될 수 있다. SIJ 움직임과 신경근계통의 재평가는 중재에 대한 반응을 알아보기 위해 필수적이다.

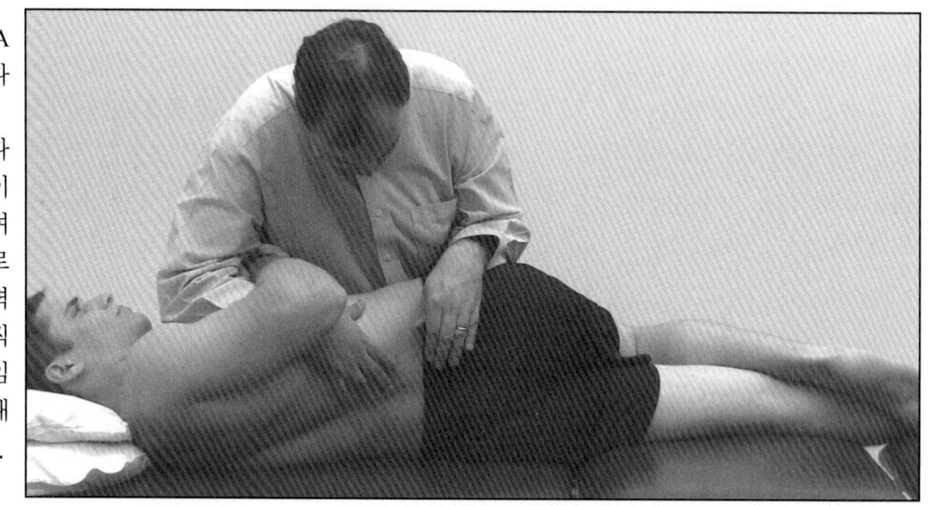

사용하여 CPRs를 개발하는 데 사용된 이전 프로토콜과 유사하다.

55명의 피험자(80%)는 앙와위 HVLA 추력으로 1회의 중재 후 48시간에서 72시간 사이에 50% 정도 개선되었고, 14명의 피험자(20%)는 실패한 것으로 나타났다. 실패군의 피실험자 중 중재 후 더 많은 장애나 통증은 없었다. 기준선에서의 평균 기능 장애 점수(ODQ)는 42.26 ± 9.21이었다. 첫 번째 개입 후, 13.54 ± 11.47이었다. ODQ의 평균 증가율은 69 ± 25.25%(범위, 10.5% − 100%)였다. 성공을 위한 4가지 기준을 가진 CPR[1035]이 확인되었다.

1. 무릎 아래로 연장되지 않는 통증
2. 앉은 자세에서 대칭 PSIS 검사
3. 양성 착좌(Seated) 굴곡 검사
4. 양성 PKB 검사[1035]

4 가지 기준 중 2가지(+ LR = 3.05)가 있으면 성공 확률이 80%에서 92%로 높아졌다. 3가지 기준으로 치료 실패에 대한 CPR을 확인했다.[1035]

1. 나이 > 35
2. 지난 24시간 동안 평가된 최고 수준의 VAS가 3/10보다 높은 경우
3. 음성 PKB 검사

3 가지 기준 중 2가지(+ LR = 11.79)의 존재는 치료 실패 확률을 20%에서 75%로 증가시켰다. 3변수의 존재는 실패 가능성을 20%에서 87%로 증가시켰다. 이 예비 연구 결과는 타당성이 검증되어야 하며 장기 추적 관찰을 포함

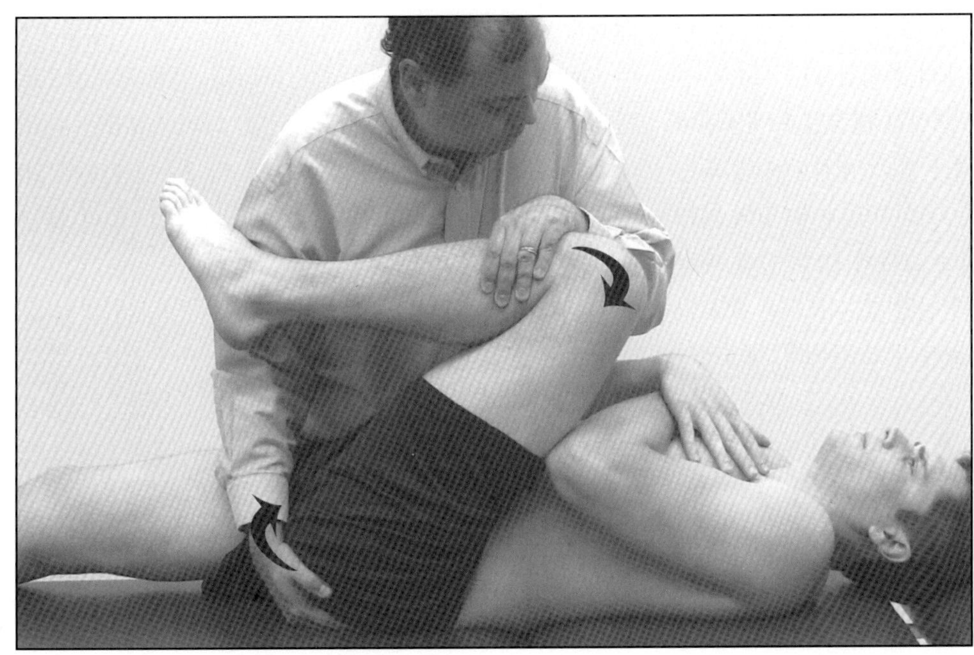

그림 4-154. 직접 가동술. 치료사의 한 손은 좌골결절 아래 놓고 다른 한손은 환자의 무릎위에 올려서 구부러진 무릎을 겨드랑이쪽으로 가져간다. 골반은 엄지 두덩위에 좌골결절과 함께 빽빽하게 올라가고 대퇴골의 몸통 아래로 밀리면서 뒤쪽으로 돌아간다.

해야 한다.[1035]

비특이적 골반대 통증의 도수치료와 운동

O'Sullivan과 Beales가 권장하는 임신과 관련된 PGP 이외에 비임신과 관련된 PGP의 PT관리에 대한 최적의 안내 지침의 근거가 부족하다. 형태와 힘 폐쇄 모델이나 검사결과에 대한 전략 기반의 표적장애 모델을 사용하는 궁극적인 목적은 부하 전달을 위한 SIJ를 통해 최적의 움직임 전략을 촉진하고 개발하는 것이다. 과도한 힘 폐쇄나 형태 감소로 인한 움직임 또는 운동 조절 결손은 주로 관절가동술이나 도수교정, 연부 조직 기법의 대상이 된다.

SIJs의 비대칭적인 움직임이 확인되면 최적의 형태 폐쇄를 위해서는 아마도 관절가동술, 도수교정, MET가 필수적이다. 움직임의 증가나 통증의 감소는 운동신경 동원이나 활성화 패턴을 개선시키며 적어도 운동조절 개선에 대한 기반을 제공한다. 기술의 특수성은 논란의 여지가 있지만, SIJ HVLA 견인 기법은[351] SIJ의 움직임 감소를 갖고 있는 금기증이나 주의사항이 없는 환자를 위한 환자 치료의 선택으로 제시된다. 도수 중재 이후 재평가는 환자의 반응과 효과, 도수치료적 기법 강도 처방을 알아보기 위해 필수적으로 진행되어야 한다. SIJ 가동성 감소에 대한 가장 좋은 도수치료 및 운동은 치료사의 재량에 달려 있으며 MT 기법의 경우 다른 PGP보다 효과적이지 않은 것으로 알려져 있다. 비록 최적의 PGP에 대한 운동 절차가 밝혀지진 않았지만, 과도 또는 감소된 힘 폐쇄와 타이밍 전략는 운동신경 조절 운동의 주요 대상이 된다. 인지적 행동 문제는 일반적으로 단계적 노출, 단계적 운동, 재활 중 필요에 따라 심리학적인 의뢰를 통해 해결된다.

움직임 협응 장애가 있는 LBP분류에서 PGP가 있는 환자는 일반 또는 특정 안정화에 대한 운동 접근법과 흉요추로부터 관련된 기여도 및 고관절 영역의 손상을 확인하고 고려해야 한다. 비록 모든 PGP환자를 포함하진 않지만 최적의 근육 동원을 포함하는 일반적인 운동프로그램 요소; 요골반과 고관절 영역 사이의 표층과 심층 체계; 환자의 활동과 관련된 훈련; 그리고 근 길이 문제, 힘, 지구력. PGP환자의 운동처방 안내에 관한 연구는 거의 없지만 SSE와 운동학습 접근에 중점을 둔 비특이적 LBP에 대한 논의된 개념과 유사하다.[671,961]

PGP 여성환자를 대상으로 형태와 힘 폐쇄의 개념을 시험하기 위해 고안된 연구에서 SSE를 효과적이라고 평가 했다.[671] 대상자는 L5-S1부위의 고관절 또는 PS에서 원위 또는 외측에 위치하는 PGP를 가진 자, 임신 중 또는 출산 후 3주 이내 통증이 있는 자, 5~16주 이내에 분만

한 자, 그리고 참여의사정보에 동의한 자를 대상자로 하였다. 진단 기준은 P4 검사(예, 대퇴 추력검사), ASLR 검사, 통증 유발 LDL, PS 촉진, 그리고 변경된 트렌델렌버그 검사를 포함한다. LBP, 신경근 병증, 심각한 병리 또는 질환, 신경학적 손상을 가진자는 제외하였다. 81명의 PGP 여성환자는 무작위로 2개의 치료 그룹에 20주 동안 배정되었다. 한 그룹은 PT와 SSE를 받았다. 대조군은 SSE없이 개별화된 PT를 받았다. 치료는 두 그룹에서 개별적인 검사결과를 기반으로 하였다.[671]

정보, 대처 전략, 인체공학적 조언, 정상적인 활동의 지속, 동원 및 자가-관절가동술, 마사지, 이완 및 스트레칭은 각 개인의 필요에 맞는 두 그룹에서 제공되었다. 양쪽 그룹 모두 거의 70%의 여성이 치료 세션의 20%동안 관절가동술을 받았다. 모든 기술에는 통증이 없었다. 골반대의 비대칭적인 움직임이 확인되면 운동 전에 관절가동술을 수행했다. 직접 관절가동술은 장골과 천골(그림 4-154) 또는 견인(그림 4-155와 4-156) 또는 이론적으로 자체 호흡 기전을 복원하거나 형태 폐쇄를 최적화 할 수 있는 후방회전으로 향하는 MET(그림 4-157)를 사용한 자가-관절가동술(self-mobilization)로 치료사에 의해 수행된다.[1036] 비대칭 운동을하는 모든 피험자에 대해 최적의 힘 폐쇄에 영향을 미치고 통증없이 운동을 수행 할 수있는 능력을 향상시키기 위해 관절 가동술이 수행되었다. 그러나 SSE 그룹의 주요 초점은 운동과 훈련이었다.

운동 처방을 제외하고 두 그룹 모두 유사한 다각 중재 전략을 사용하였고, 연구의 주된 목표는 SSE 접근이 비특이적 운동 접근보다 효과가 좋은지 알아내는 것이다. SSE 프로그램은 LM(요천추 영역)의 협력 수축, 대둔근, 광배근, 외복사근, 내복사근, ES, 요방형근, 고관절 내전근들, 그리고 내전근들의 훈련과 함께 복부에서 횡으로 나오는 근육들의 구체적인 훈련을 기반으로 한다. 처음에는 특정 심부 근육의 수축에 집중한다. 약 4주 후 부하는 단계적으로 증가 되었다. 18~20주간 주 3일 30~60분 동안 주 1회 또는 2회 물리치료사의 감독하에 운동한 피험자. 운동은 일상생활동안 촉진된 심부 근육의 협력수축과 함께 통증이 없는 방식으로 수행되었다. 피험자는 개별적으로 저항, 반복횟수를 기록하고 준수했다. 특히 슬링운동 장비는 중재기간 동안 대상자의 집에 설치되었다. 대조군은 같은 교육과 SSE그룹과 비슷한 검사를 기반으로한 다양한 PT를 받았다. 관절가동술과 근력강화운동, 인체 공학적으로 안전한 방법의 활동 촉진이 포함된다. 그러나 SSE는 대조군에게 주어지지 않는다. 피험자들은 약 2주에 한번씩 20주 동안 개별적으로 치료를 받았다. 양쪽 그룹의 평균 치료 횟수는 11회이다.[671,961]

중재와 산후 1년 직후 SSE그룹은 대조군에 비해 통계적으로 또한 임상적으로 통증 강도와 장애 정도가 유의하게 낮아졌고 삶의 질은 높아졌다. 저녁 통증은 그룹간 VAS의 중앙값에서 30mm 차이를 보였다. 운동그룹의 경우 장애가 50%이상 감소하였고 대조군의 변화량은 최소한으로 변했다. 모든 객관적인 검사 측정 값은 SSE 그룹이 더 좋은 차이를 크게 나타냈다. 저자들은 양질의 연구설계, 중재 협응 조절 , 맹검된 평가자, 탈락자 없음, 두 그룹에서의 치료 준수가 높기 때문에 결과는 PGP를 갖고 있는 환자에 있어 SSE에 초점을 맞춘 개별화된 다각적 치료 프로그램의 효과에 대한 강한 근거를 제공한다고 결론 지었다.[671] 같은 저자의 이름으로 2년간의 사후 조사가 발표되었다.[961] 기능적 상태, 통증 및 신체 건강에 있어 그룹 간에 유의한 차이가 유지되었다. 대조군의 47%에 비해 SSE 그룹에서 85%가 최소 장애를 보고했다. 대조군은 1년에서 2년까지 기능 상태가 유의하게 개선되었다. 대조군의 23%에 비해 SSE 그룹에서 68%의 최소 저녁 통증을 보고했다. 장애수준이 가장 높고 개선 가능성이 가장 큰대상자는 그룹에 관계없이 가장 많이 회복 되었다. 이 연구는 SSE에 초점을 맞춘 MT를 포함한 개별화된 다각적 접근에 대한 강한 근거를 제공한다.

제한된 근거가 있는 경우, 개인적인 활동 제한에 관련된 장해에 근거하여 PGP 안정화 운동을 처방해야 한다. 특정 하위 집단은 안정화 운동의 혜택을 받을 수 있지만 다른 집단은 아닐 수 있다. 치료사의 과제는 호의적으로 반응할 환자와 그렇지 않을 환자의 주요 특성을 확인하는 것이다.

PGP의 분류에 대한 다른 분야의 광범위한 검토에서 Vanelderen 등은[1037] 골반대의 통증 치료가 필요하며 약리학적, CBT, 도수치료적, 약물, 운동이 포함되어야 하고 정신의학과적 평가 및 통증 관리 중재가 필요하다고 주장했다. 보존적 치료에 반응하지 않는 비특이적, 만성

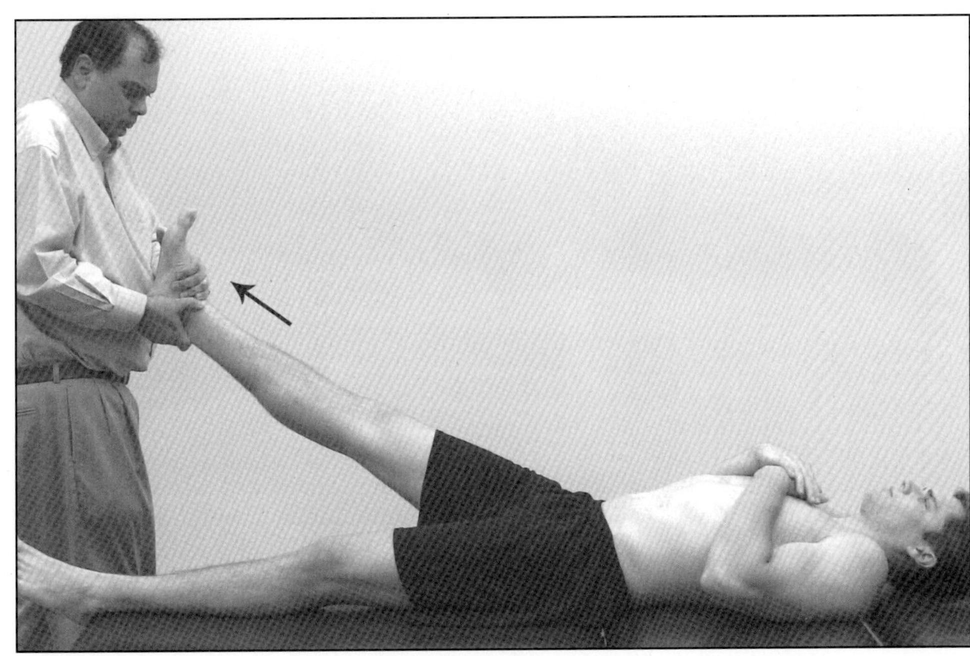

그림 4-155. 견인.
수동 SLR 45 정도에서 발목을 잡는다. 약 5초 동안 다리의 장축 방향으로 강하게 당긴다. 견인이 일어나는 동안 환자는 복부근육을 조여서 골반의 후방 회전을 촉진한다. 견인은 각 다리 마다 4~5회 정도 반복 한다. 재평가는 자주 해준다

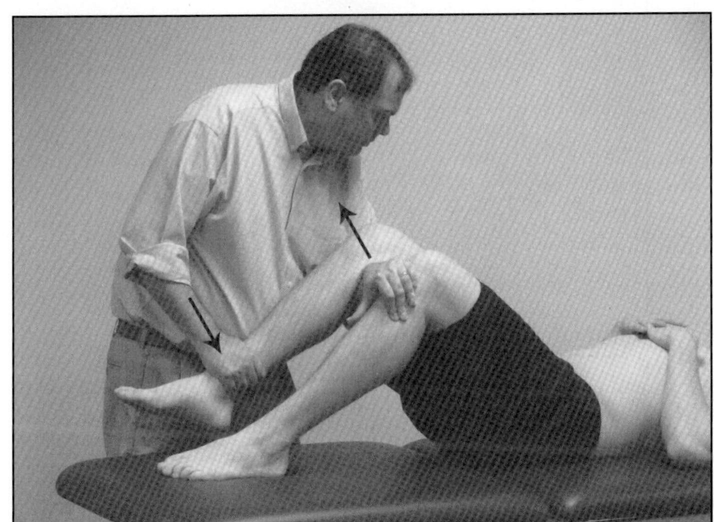

그림 4-156. 견인.
이 방법은 발목을 통해 견인이 불가능할 경우 사용한다. 환자의 오른쪽에서 치료사의 왼쪽 전완을 환자의 오른쪽 무릎 아래에 놓는다. 치료사의 오른손으로 환자의 무릎을 구부리면서 오른쪽 발목을 안정화 시킨다. 치료사는 왼쪽 손을 견인 레버처럼 사용하여 왼쪽 전완을 들어 올리면서 환자의 다리를 견인한다. 이때 환자의 견인이 되는 쪽 둔부는 들리게 된다. 재평가는 자주 해준다.

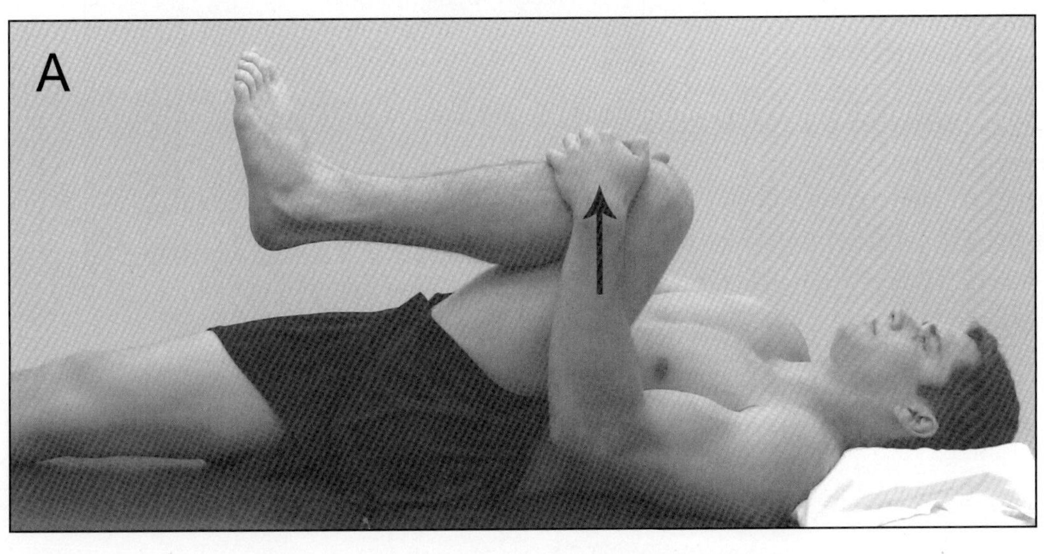

그림 4-157. MET를 사용한 자가 가동술.
(A) 누운자세에서 환자는 양손으로 무릎을 잡고 단단하게 유지하며 5~10초 동안 강하게 손을 밀어낸다(지속적으로).

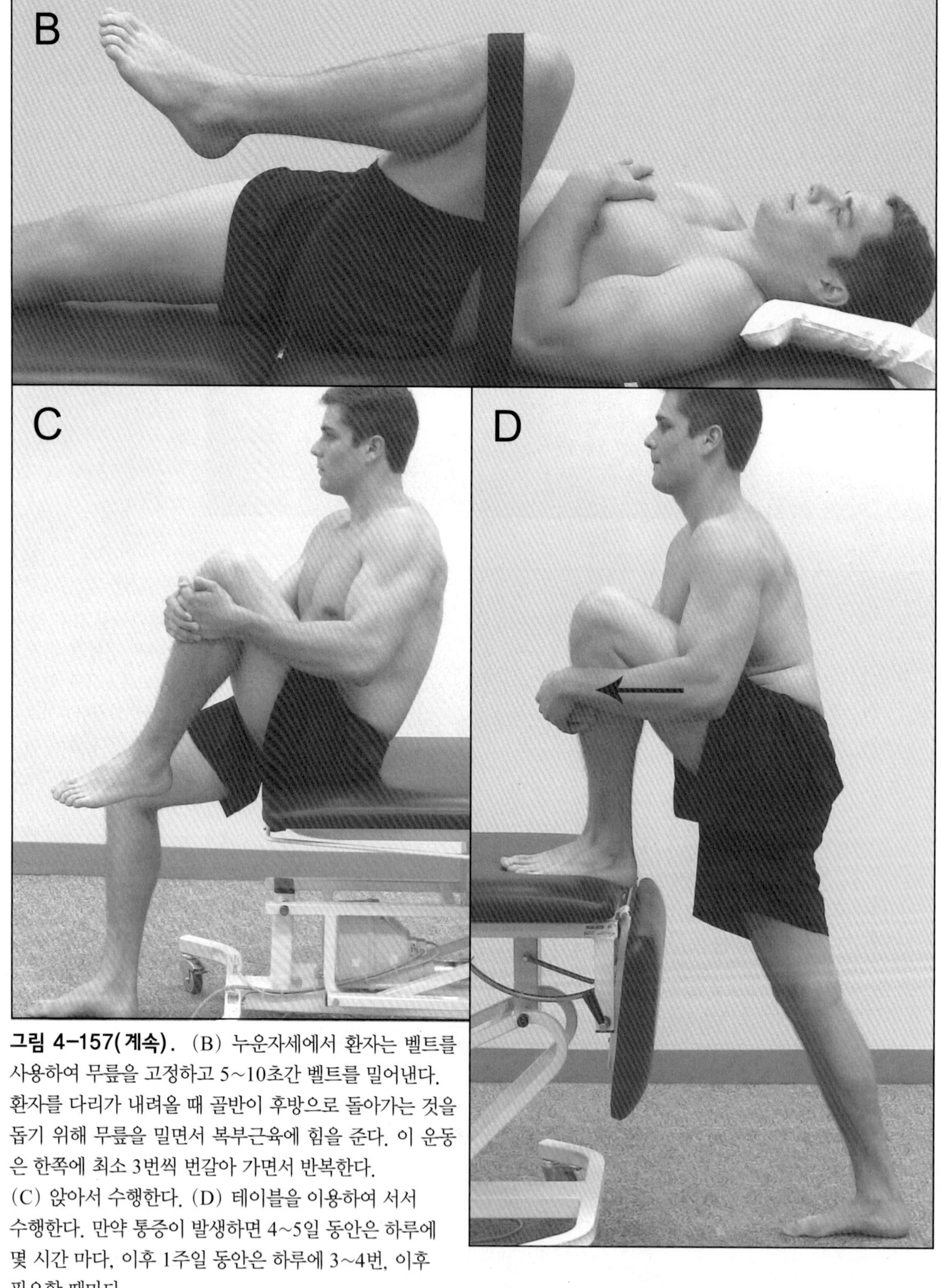

그림 4-157(계속). (B) 누운자세에서 환자는 벨트를 사용하여 무릎을 고정하고 5~10초간 벨트를 밀어낸다. 환자를 다리가 내려올 때 골반이 후방으로 돌아가는 것을 돕기 위해 무릎을 밀면서 복부근육에 힘을 준다. 이 운동은 한쪽에 최소 3번씩 번갈아 가면서 반복한다. (C) 앉아서 수행한다. (D) 테이블을 이용하여 서서 수행한다. 만약 통증이 발생하면 4~5일 동안은 하루에 몇 시간 마다, 이후 1주일 동안은 하루에 3~4번, 이후 필요할 때마다.

적 PGP환자의 경우 corticosteroids와 국소 마취제가 있는 SIJ 관절 내 주사를 권장한다. 만약 이 절차가 실패하거나 효과가 단기적이라면 S1-S4 가쪽 분지에 냉각RF치료를 권장한다. 만약 이 절차를 이용할 수 없는 경우 L5 뒷가지와 S1-S3가쪽 분지에 pulsed RF targeting을 고려해야 한다. 이 절차의 합병증은 낮지만 감염, 신경손상, 혈종, 가스 및 혈관 색전증, 관절 외 유출로 인한 약화 및 약물 투여와 관련된 합병증이 포함된다. 골반 융합은 영구적인 무력화 증상이 있는 경우 최종 단계의 선택으로 고려한다.[913]

골반저 근육 훈련

LBP나 PGP가 있는 일부 환자는 요실금이나 PFM 기능장애가 있을 수 있다. PFM의 기능을 유지하는 것은 복부근육과 통합된 기능을 하기 때문에 체간 안정화 기전의 일부이다. Sapsford는[1038] PFM 기능장애에 대한 포괄적인 접근방법의 일부로 단계별 재활 프로그램을 사용하여 PFM교육을 시작하는 것이 가장 일반적인 문제에 적절하다고 권고했다.

5단계

1. 앉은 자세와 누운 자세에서의 횡경막 호흡
2. TrA 와 PFM의 긴장 활성
3. TrA, PFM, 내복사근 강화
4. 재채기와 기침 같은 기능적인 호기 패턴
5. 달리기와 점프 같은 충격활동의 진행[1038]

표층 복부근의 과활동 환자에게 있어 앉기와 누워서의 횡경막 호흡의 재교육은 첫 단계이며, 상부 흉곽 상승을 최소화 하는데 중점을 둔다. 다음 PFM 훈련은 긴장 PFM 활동을 부드럽고 장기간 유지 및 수축시키는 것으로 시작된다. 강한 PFM 수축은 권장하지 않는다. 선택적으로 TrA를 수축하는 것은 낮은 수준의 PFM 수축을 돕는다. LBP가 없는 환자의 경우 PFM 훈련은 서서 시작한다. TrA와 PFM의 활성은 서서히 서있을 때와 걸을 때의 일부분이 된다. 활동에 영향을 미치는 진행 과정은 (그림 4-158)에 설명된다.[1038]

Hung 등은[1039] Sapsford의 프로그램의[1038] 효과를 알아보기 위해 스트레스 UI 또는 혼합된 UI의 여성 70명에게 RCT 실험을 진행했다. 70명의 여성은 2그룹으로 무작위 배분되었다. 훈련군은 8개의 개인 세션을 받고 Sapford의 단계별 운동프로그램을[1038] 적용했다. 대조군은 자가관찰 PFM 운동의 홈프로그램을 수행했다. 4개월 이후 훈련군의 96.7%가 완치 또는 개선되었고 이에 비해 대조군은 66.6%로 보고했다. 게다가 훈련군 실금 양이 대조군에 비해 유의하게 감소하였고 삶의 질이 유의하게 개선되었다. 그러다 두군 모두 최대질 압력(Maximal vaginal squeeze pressure)은 약간 감소하였다. 저자들은 횡경막 근육, 심부 복부근, PFM기능이 조합된 재훈련이 증상을 완화하고 삶의 질을 개선시킨다고 결론 내렸다.[1039]

PGP와 연관된 다양한 측면의 PFM 훈련은 적절하게 의학전문가 또는 PT전문가를 추천하는 것과 스트레스, 충동, 혼합된 UI를 갖은 LBP 또는 PGP 환자를 확인하는 것이 중요하다는 것 이외에 이 참조 문헌의 범위를 벗어난다. Cochrane 재검토에서는[1040] 1차 중재로 여성의 스트래스, 충동, 혼합된 UI가 PFM 훈련에 포함될 것을 권장한다. 최소 3개월 동안 감독된 PFM 훈련프로그램이 스트레스 UI만 갖고 있는 여성에게 효과적으로 보인다. PFM 훈련을 받은 여성이 받지 않은 여성보다 배뇨 억제, 삶의 질, 요실금이 일어나는 횟수에서 보나 나은 개선과 완치를 보였다. 저자들은 스트레스, 충동, 혼합된 UI가 있는 여성의 PFM 훈련이 무처치, 위약, 비활성 대조군보다 더 우수하다고 결론 내렸다. PFM 훈련은 특정 요실금 형태와 PGP 중재의 구성요소에 대해 고려해야 한다.

PGP 치료에 대한 관련 근거가 부족하지만 개별적으로 환자에게 적용할 수 있는 높은 수준의 근거를 사용하는 것을 추천한다. PGP 또는 SIJ 통증 관리와 검사가 복잡하고 다양한 점을 고려하면 장애기반전략이 다각적 생체정신사회적 고려와 MT의 통합 및 강조된 부분 운동의 중요성과 함께 추천된다.

요약
Summary

LBP와 PGP를 가진 사람들의 검사와 치료는 가장 최근 근거로 알려져야 한다. 임상가는 초기 또는 지속적인

단계와 운동프로그램

1. 횡경막 호흡(1~4주)
   - 자세: 누운자세, 앉은자세, 선자세: 가정 운동: 30회 X 3 set/day

2-1. 긴장 TrA와 PFM 활성(2~5주): 필요조건: 정확한 횡경막 호흡
   - 자세: 앉은자세;
   - 교육: 정상 횡경막호흡을 하며 아랫 배를 머리쪽으로 들어올리려 노력한다. 척추와 골반의 움직임은 금한다.
   - 피드백: 정면에 아랫배의 움직임을 보기위한 거울을 둔다; 치료사와 참여자 모두 ASIS의 중앙에 촉진한다; 참여자는 주관적으로 periurethral, perivaginal, perianal 영역 주위의 반응을 느낀다.
   - 가정 운동: 5회 X 5set/day, 가능한 길게 수축유지 그리고 단계별 유지시간 증가 40초 까지.

2-2. 일상생활 및 걷기에서 긴장 활성(4~7주): 필요조건: 참여자는 걷거나 서있는 일상활동에서 tonic TrA/PFM의 협응수축을 할 수 있어야 한다.
   - 자세: 곧게 선자세
   - 교육: 서고 걷는 일상활동에서 협응 수축을 결합한다.
   - 피드백: 참여자는 주관적으로 periurethral, perivaginal, perianal 영역s주위의 반응을 느낀다.
   - 가정 운동: 6가지 과제 X 2set/day, 15초이상 걸으면서 목표 근육의 수축을 유지한다.

3. 근력강화(6~16주) 필요조건: 15초 이상 걸으며 쉽게 tonic TrA/PFM을 협력수축 할 수 있어야 한다.
   - 자세: 선자세
   - 교육: 이전 단계에서 사용한 아랫 복부 활성을 부드럽게 시작하고, 아래쪽 복부를 척추쪽으로 당기고 periurethral PFM을 할 수 있는 만큼 당긴다. 복직근의 움직임을 최소화 하기위해 척추의 움직임은 피한다.

4. 기능적 호기 패턴(8~16주): (코로 뱉기)(8~9주)
   - 자세: 허리를 지지하지 않고 똑바로 앉은 자세로 시작, 일어선다, 쿵하고 의자에 지지하며 앉는다.
   - 교육: 횡경막 호흡 3~5회로 시작, 흡기 동안 확실하게 앞 뒤 복부지름을 증가시킨다. 최대흡기 후 코로 내뱉으며 배를 당기며 수축하는 것을 생각한다.
   - 피드백: 정면에 거울을 두고 가슴과 복부의 움직임을 관찰한다.: 손으로 아랫배를 촉진한다; 복벽은 당겨져야 하고, 아랫 흉곽은 가쪽으로 넓어져야 한다; 참여자는 주관적으로 periurethral, perivaginal, perianal 영역 주위의 반응을 느낀다.
   - 가정 운동: 5회 X 2set/day
   - (coughing) (10~16주); 강하고 빠른 복부근 수축이 요구된다.
   - (laughing) (10~16주); 복부근육과 PFM에 수축을 반복하고 유지하는 능력이 요구된다.
   - (Sneezing) (12~16주); 가장 큰 근육의 힘과 적절한 타이밍이 요구된다.

5. 충격 활동(10~16주)
   - 필요조건: 걷는 동안 15초 이상 tonic TrA/PFM 협력수축을 유지할 수 있다.
   - 교육: 참여자는 뛰거나 점핑, 댄스 등의 충격활동에서 tonic TrA/PFM의 협응수축을 할 수 있어야 한다.
   - 가정 운동: 참여자의 활동 일정에 따른다.

그림 4-158. PFM 훈련(Reprinted from *Man Ther*, 15, Hung H-C, Hsiao S-M, Chih S-Y, Lin H-H, Tsauo J-Y, An alternative intervention for urinary incontinence: retraining diaphragmatic, deep abdominal and pelvic f loor muscle coordinated function, 273- 279, Copyright 2010, with permission from Elsevier.)

중재와 관련된 임상적 추론 결정 안내, 환자의 기대, 임상 전문지식, 연구의 상호작용을 염두에 두어야 한다. LBP와 함께 나타나는 환자는 복잡하며, 한 분류에 정확히 맞을 수도 있고, 2분류 이상에 속할 수도 있으며, 하나의 분류에도 정확히 맞지 않을 수 있다. 게다가 이러한 복잡성은 재평가를 요구하거나 다른 초점의 중재를 요구하게 되는 경우처럼 치료에 전반적인 변화를 발생시키기도 한다. 회복에 영향을 주는 것을 감시하기 위해 지속적인 평가 및 재평가가 필요하다.

주관적인 검사는 환자마다 특별한 신체적, 정신적 요인의 다차원적인 맥락에서 주요 세부정보를 확인하고 이해하도록 시도한다.

상세한 과거력은 초기진단 가설 및 분류와 신체 검사의 초점과 포괄의 기초가 된다. 진단 분류 체계에서 환자의 정확하고 관련있는 과거력은 측정 및 검사 계획, 효과적인 관리 전략을 만드는데 도움이 된다. 신체 검사는 단순히 일상적인 검사의 적용이 아니라 진단 가설 검사를 위한 추가적인 자료의 수집이다. 검사 및 특정의 신뢰도와 진단 유용성은 선택하기 전에 고려되야 된다. 적당한 치료 절차의 선택은 자료에서 치료 역치값을 넘는 사전치료를 변경함으로써 가설을 부정할지 채택할지 결정해야 한다. 주된 병력 및 검사결과는 초기 PT중재 안내하는 LBP의 장애기반 분류 또는 진단 분류에 환자를 배치하기 위해 사용된다.

병리해부학전 근원에 기초한 분류에 대해 뒷받침 할 수 있는 근거가 부족하기 때문에 최근 근거는 결과를 극대화 할 수 있는 가능성이 있고 특정 중재에 가장 좋게 반응할 수 있는 환자의 하위집단을 확인하는 분류 시스템 사용을 선호한다. 많은 LBP 분류는 다른 분류 체계보다 우월하다고 알려진 분류가 없다.

주된 병력과 검사 결과는 균질한 하위 그룹을 규정하고 초기 PT중재 안내를 위한 LBP의 장애기반 분류나 진단 분류에 환자를 배치한다. LBP환자의 하위 그룹은 임상적 실무 지침, 임상적 추론, 근거에 기반한 임상 특성의 통합 및 일치된 중재를 뒷받침하는 증거를 통해 설명된다. 하위그룹은 다음을 포함한다.

- 도수교정과 관절가동술에 운동을 더한 LBP
  하위그룹은 가동성 결핍을 가진 LBP를 설명한다.
- 안정화 운동 LBP 하위집단/움직임 협응장애 LBP
- DSE 분류/하지 연관통 LBP
- 견인 분류/하지의 방사 또는 관련 통증 LBP
- LSS 증상에 대한 장애기반 분류
- 신경역학적 변화를 갖은 LBP에 대한 장애기반 분류
- 주요 통증 기전에 근거한 LBRLP(중추 감작화, 말초신경 감작화, 탈신경, 근골격계 연관통)
- 만성 또는 CLBP, 생체정신사회적 접근법에 근거한 MCLs와 관련된 불능성 요골반 통증 분류
- 생체정신사회적이고 신경생리학적 통증 기전 분류에 기반한 PGP분류
- 임신관련 PGP 분류

최상의 근거 접근법에서 LBP진단 분류는 임상가가 결과를 최적화 하기 위해 환자의 임상증상을 가장 적합한 초기 치료법과 일치시키도록 돕는다. 장애기반 LBP분류에서 임상가는 근육 협조 결손과 운동성, 근육 또는 관절 강직, ROM 제한 같은 관련 신체 장애를 식별한다. 근거기반 중재는 환자의 중요한 기능결핍이나 활동 제한을 해결하기 위한 우선순위의 장애를 대상으로 선정한다. 현재 근거는 PT 중재를 안내하고(분류 없이 & 분류가 안되는 환자의) 결과를 개선하기 위해 진단 분류 사용을 지지한다.

LBP와 PGP의 복잡한 종류를 고려할 때 환자는 종종 하나 이상의 하위그룹의 특징을 보인다. 이 상황에서 임상가는 관리를 위한 장애기반 접근법을 추진하거나 최적의 초기 치료 결정의 분류와 특징의 순위를 정하는 임상 추론을 활용할 수 있다. 환자의 반응에 대한 지속적인 평가와 재평가는 재분류 및 치료 진행에 대한 추가 기준을 제공한다. 다수의 LBP 또는 PGP 환자는 다각적 치료를 요구한다. 궁극적인 목표는 회복을 향상시키고 만성적인 진행 단계로 가는 것을 방지하기 위해 가장 초기의 가장 효과적인 관리를 촉진하는 것이다.

부록에서는 임상 추론의 체계를 설명하기 위해 사례연구를 제공한다. 각 사례연구는 과거력을 듣고 신체 검사를 계획하도록 되어 있다. 과거력과 신체검사에서 나온 자료는 초기 관리 전략, 예후, 정확한 진단 분류를 알기 위해 현재 가장 좋은 근거를 사용하여 종합한다. 사례연구 과정은 임상적 추론과 근거기반 체계를 사용하여 연습할 수 있는 기회를 제공한다.

참고문헌
References

1. Deyo RA, Mirza SK, Martin BI. Back pain prevalence and visit rates. Estimates from US national surveys, 2002. *Spine*. 2006;31:2724-2727.
2. Martin BI, Deyo RA, Mirza SK, et al. Expenditures and health status among adults with back and neck problems. *JAMA*. 2008;299:656-664.
3. Martin BI, Turner JA, Kirza SK, et al. Trends in health care expenditures, utilization, and health status among US adults with spine problems, 1997-2006. *Spine*. 2009;34:2077-2084.
4. Katz JN. Lumbar disc disorders and low back pain: socioeconomic factors and consequences. *J Bone Joint Surg Am*. 2006;88(suppl 2):21-24.
5. Gellhorn AC, Chan L, Martin B, Friedly J. Management patterns in acute low back pain. The role of physical therapy. *Spine (Phila Pa 1976)*. 2012;37:775-782.
6. Fritz JM, Cleland JA, Speckman M, et al. Physical therapy for acute low back pain: associations with subsequent healthcare costs. *Spine*. 2008;33:1800-1805.
7. Wand BM, Bird C, McAuley JH, et al. Early intervention for the management of acute low back pain: a single-blind randomized controlled trial of biopsychosocial education, manual therapy, and exercise. *Spine*. 2004;29:2350-2356.
8. Fritz JM, Childs JD, Wainner RS, Flynn TW. Primary care referral of patients with low back pain to physical therapy: impact on future healthcare utilization and costs. *Spine (Phila Pa 1976)*. 2012;37(25):2114-2121.
9. van Tulder MW, Assendelft WJ, Koes BW, Bouter LM. Spinal radiographic findings and nonspecific low back pain. A systematic review of observational studies. *Spine*. 1997;22:427-434.
10. Deyo RA. Practice variations, treatment fads, rising disability. Do we need a new clinical research paradigm? *Spine*. 1993;18:2153-2162.
11. Chou R, Qaseem A, Snow V, et al. Diagnosis and treatment of low back pain: a joint clinical practice guideline from the American College of Physicians and the American Pain Society. *Ann Intern Med*. 2007;147:478-491.
12. Jarvik JG, Deyo RA. Diagnostic evaluation of low back pain with emphasis on imaging. *Ann Intern Med*. 2002;137:586-597.
13. Deyo RA, Rainville J, Kent DL. What can the history and physical examination tell us about low back pain? *JAMA*. 1992;268:760-765.
14. Delitto A, George SA, Van Dillen L, et al. Low back pain. Clinical practice guidelines linked to the International Classification of Functioning, Disability, and Health from the orthopaedic section of the American Physical Therapy Association. *J Orthop Sports Phys Ther*. 2012;42(4):A1-A57.
15. Delitto A. Research in low back pain: time to stop seeking the elusive "magic bullet". *Phys Ther*. 2005;85:206-208.
16. Kent P, Keating J. Do primary care clinicians think that nonspecific low back pain is one condition? *Spine*. 2004;29:1022-1031.
17. Li LC, Bombardier C. Physical therapy management of low back pain: an exploratory survey of therapist approaches. *Phys Ther*. 2001;81:1018-1028.
18. Mikhail C, Korner Bitensky N, Rossignol M, Dumas JP. Physical therapists' use of interventions with high evidence of effectiveness in the management of a hypothetical typical patient with acute low back pain. *Phys Ther*. 2005;85:1151-1167.
19. Fritz J, Delitto A, Erhard RE. Comparison of classification-based physical therapy with therapy based on clinical practice guidelines for patients with acute low back pain: a randomized clinical trial. *Spine*. 2003;28:1363-1371.
20. Brennan GP, Fritz JM, Hunter SJ, Thackeray A, Delitto A, Erhard RE. Identifying subgroups of patients with acute/subacute "nonspecific low back pain. Results of a randomized clinical trial. *Spine*. 2006;31:623-631.
21. Hall H, McIntosh G, Boyle C. Effectiveness of a low back pain classification system. *Spine J*. 2009;9:648-657.
22. Riddle DL. Classification and low back pain: a review of the literature and critical analysis of selected systems. *Phys Ther*. 1998;78:708-737.
23. McCarthy CH, Arnall FA, Strimpakos N, Freemont A, Oldham J. The biopsychosocial classification of non-specific low back pain: a systematic review. *Phys Ther Rev*. 2004;9:17-30.
24. Karayannis NV, Jull GA, Hodges PW. Physiotherapy movement based classification approaches to low back pain: a comparison of subgroups through review and developer/expert survey. *BMC Musculoskelet Disord*. 2012;13:24.

25. Kovacs FM, Abraira V, Zamora J, Fernández C; Spanish Back Pain Research Network. The transition from acute to subacute and chronic low back pain: a study based on determinants of quality of life and prediction of chronic disability. *Spine (Phila Pa 1976).* 2005;30(15):1786-1792.
26. Negrini SA, Giovannoni S, Minozzi S. Diagnostic therapeutic flow-charts for low back pain patients: the Italian clinical guidelines. *Eura Medicophys.* 2006;42;151-170.
27. Balague F, Mannion AF, Pellise F. Clinical update: low back pain. *Lancet.* 2007;369:726-728.
28. Hestbaek L, Leboeuf-Yde C, Manniche C. Low back pain: what is the long-term course? A review of studies of general patient populations. *Eur Spine J.* 2003;12:149-165.
29. Stanton TR, Latimer J, Maher CG, Hancock MJ. How do we define the condition "recurrent low back pain"? A systematic review. *Eur Spine J.* 2010;19:533-539.
30. Dunn KM, Jordan K, Croft PR. Characterizing the course of low back pain: a latent class analysis. *Am J Epidemiol.* 2006;163:754-761.
31. Croft PR, Macfarlane GH, Papageorgiou AC, Thomas E, Silman JS. Outcome of low back pain in general practice: a prospective study. *BMJ.* 1998;316:1356-1359.
32. Sackett DL, Rennie D. The science of the art of the clinical examination. *JAMA.* 1992;267:2650-2652.
33. Goodman CC, Snyder TE. *Differential Diagnosis for Physical Therapists: Screening for Referral.* Philadelphia, PA: Saunders; 2007.
34. Henschke N, Maher CG, Refshauge KM. Screening for malignancy in low back pain patients: a systematic review. *Eur Spine J.* 2007;16(10):1673-1679.
35. Deyo RA, Diehl AK. Cancer as a cause of back pain: frequency, clinical presentation, and diagnostic strategies. *J Gen Intern Med.* 1988;3:230-238.
36. Suarez-Almazor ME, Belseck E, Russell AS, Mackel JV. Use of lumbar radiographs for the early diagnosis of low back pain. Proposed guidelines would increase utilization. *JAMA.* 1997;277:1782-1786.
37. Atlas SJ, Deyo RA. Evaluating and managing acute low back pain in the primary care setting. *J Gen Intern Med.* 2001;16(2):120-131.
38. Refshauge KM, Maher CG. Low back pain investigations and prognosis: a review. *Br J Sports Med.* 2006;40:494-498.
39. Guillodo Y, Botton E, Saraux A, et al. Contralateral spondylolysis and fracture of the lumbar pedicle in an elite female gymnast: a case report. *Spine.* 2000;25:2541-2543.
40. Millson HB, Gray J, Stretch RA, et al. Dissociation between back pain and bone stress reaction as measured by CT scan in young cricket fast bowlers. *Br J Sports Med.* 2004;38:586-591.
41. Van den Bosch M, Hollingworth W, Kinmonth AL, Dixon AK. Evidence against the use of lumbar spine radiography for low back pain. *Clin Radiol.* 2004;59:69-76.
42. Raisz L. Screening for osteoporosis. *N Engl J Med.* 2005;353:164-171.
43. National Osteoporosis Foundation. NOF releases new data detailing the prevalence of osteoporosis. http:/www.nof.org/news/1009. Published April 18, 2013. Accessed September 20, 2013.
44. Henschke N, Maher CG, Refshauge KM. A systematic review identifies "red flags" to screen for vertebral fracture in patients with low back pain. *J Clin Epidemiol.* 2008;61:110-118.
45. Waldvogel F, Vasey H. Osteomyelitis: the past decade. *N Engl J Med.* 1980;303:360-370.
46. Lurie JD. What diagnostic tests are useful for low back pain? *Best Pract Res Clin Rheumatol.* 2005;19:557-575.
47. Sapico FL, Montgomerie JZ. Pyogenic vertebral osteomyelitis: repot of nine cases and review of the literature. *Rev Infect Dis.* 1979;1:754-776.
48. Baker AS, Ojemann RG, Swartz MN, et al. Spinal epidural abscess. *N Engl J Med.* 1975;293:463-468.
49. Johnston KW, Rutherford RB, Tilson D, Shah DM, Hollier L, Stanley JC. Suggested standards for reporting on arterial aneurysms. Subcommittee on reporting standards for arterial aneurysms, ad hoc committee on reporting standards, society for vascular surgery and North American chapter, international society for cardiovascular surgery. *J Vasc Surg.* 1991;13:452-458.
50. Lederle FA, Johnson GR, Wilson Se, et al. Rupture rate of large abdominal aortic aneurysms in patients refusing or unfit for elective repair. *JAMA.* 2002;287:2968-2972.
51. Gillum RF. Epidemiology of aortic aneurysm in the United States. *J Clin Epidemiol.* 1995;48:1289-1298.
52. Lindholt JS, Henneberg EW, Fasting H, Juul S. Mass or high-risk screening for abdominal aortic aneurysm. *Br J Surg.* 1997;84:40-42.
53. Scott RA, Bridgewater SG, Ashton HA. Randomized clinical trial of screening for abdominal aortic aneurysm in women. *Br J Surg.* 2002;89:283-285.
54. Edwards JZ, Weinder SD. Chronic back pain caused by an abdominal aortic aneurysm: case report and review of the literature. *Orthopedics.* 2003;26:191-192.
55. Mechelli F, Preboski Z, Boissonnault W. Differential diagnosis of a patient referred to physical therapy with low back pain: abdominal aortic aneurysm. *J Orthop Sports Phys Ther.* 2008;38:551-557.
56. Fleming C, Whitlock EP, Beil TL, Lederle FA. Screening for abdominal aortic aneurysm: a best-evidence review for the US Preventive Services Task Force. *Ann Intern Med.* 2005;142:203-211.
57. Fleming C, Whitlock EP, Beil T, Lederle F. *Primary Care Screening for Abdominal Aortic Aneurysm.* Evidence Synthesis, No. 35. Rockville, MD: Agency for Healthcare Research and Quality; 2005. http://www.ncbi.nlm.nih.gov/books/NBK42895/. Accessed September 20, 2013
58. Fink HA, Lederle FA, Roth CS, Bowles CA, Nelson DB, Haas MA. The accuracy of physical examination to detect abdominal aortic aneurysm. *Arch Intern Med.* 2000;160:833-836.
59. Federle FA, Walker FM, Reinke DB. Selective screening for abdominal aortic aneurysms with physical examination and ultrasound. *Arch Intern Med.* 1988;148:1753-1756.
60. Ahn UM, Ahn NU, Buchowski JM, Garrett ES, Sieber AN, Kostuik JP. Cauda equina syndrome secondary to lumbar disc herniation: a meta-analysis of surgical outcomes. *Spine.* 2000;25:1515-1522.
61. Busse JW, Bhandari M, Schnittker JB, Reddy K, Dunlop RB. Delayed presentation of cauda equine syndrome secondary to lumbar disc herniation: functional outcomes and health-related quality of life. *CJEM.* 2001;3:285-291.
62. Shapiro S. Cauda equine syndrome secondary to lumbar disc herniation. *Neurosurgery.* 1993;32:743-746.
63. Shapiro S. Medical realities of cauda equina syndrome secondary to lumbar disc herniation. *Spine.* 2000;25:348-351.
64. Crowell MS, Gill NW. Medical screening and evacuation: cauda equina syndrome in a combat zone. *J Orthop Sports Phys Ther.* 2009;39:541-549.
65. O'Laoire SA, Crockard HA, Thomas DG. Prognosis for sphincter recovery after operation for cauda equine compression owing to lumbar disc prolapsed. *BMJ.* 1981;282:1852-1854.

66. Tay Eck, Chacha PB. Midline prolapsed of a lumbar intervertebral disc with compression of the cauda equina. *J Bone Joint Surg Br.* 1979;61:43-46.
67. Haswell K, Gilmour J, Moore B. Clinical decision rules for identification of low back pain patients with neurologic involvement in primary care. *Spine.* 2008;33:68-73.
68. Kostuik JP, Harrington I, Alexander D, Rand W, Evans D. Cauda equina syndrome and lumbar disc herniation. *J Bone Joint Surg Am.* 1986;68:386-391.
69. Sliwa J, Wiesner S, Novick A, Charuk G. Concurrent musculoskeletal pain in a patient with symptomatic lower extremity arterial insufficiency. *Arch Phys Med Rehabil.* 1989;70:848-850.
70. Goodman CC, Snyder TEK. *Differential Diagnosis for Physical Therapists. Screening for Referral.* St Louis, MO: Saunders; 2007.
71. Lyden S, Joseph D. The clinical presentation of peripheral arterial disease and guidance for early recognition. *Cleve Clin J Med.* 2006;73(suppl 4):S15-S21.
72. Hooi JD, Stoffers HE, Kester AD, et al. Risk factors and cardiovascular diseases associated with asymptomatic peripheral arterial occlusive disease: the Limburg PAOD Study. *Scand J Prim Health Care.* 1998;16:177-182.
73. Khan MA. Update on spondyloarthropathies. *Ann Intern Med.* 2002;136:896-907.
74. Braun J, Sieper J. Ankylosing spondylitis. *Lancet.* 2007;369:1379-1390.
75. Jois RN, Macgregor AJ, Gaffney K. Recognition of inflammatory back pain and ankylosing spondylitis in primary care. *Rheumatology.* 2008;47:1364-1366.
76. Calin A, Porta J, Fries JF, Scheurmann DJ. Clinical history as a screening test for ankylosing spondylitis. *J Am Med Assoc.* 1997;237:2613-2614.
77. Gran JT. An epidemiological survey of the signs and symptoms of ankylosing spondylitis. *Clin Rheumatol.* 1985;4:161-169.
78. Van der Linden SM, Fahrer H. Occurrence of spinal pain syndromes in a group of apparently healthy and physically fit sportsmen (orienteers). *Scand J Rheumatol.* 1988;17:475-481.
79. Van der Linden S, Valkenburg HA, Cats A. Evaluation of diagnostic criteria for ankylosing spondylitis: a proposal for modification of the New York criteria. *Arthritis Rheum.* 1984;27:361-368.
80. Rudwaleit M, Metter A, Listing J, Sieper J, Braun J. Inflammatory back pain in ankylosing spondylitis: a reassessment of clinical history for application as classification and diagnostic criteria. *Arthritis Rheum.* 2006;54:569-578.
81. Reynolds PMG. Measurement of spinal mobility: a comparison of three methods. *Rheumatol Rehabil.* 1975;14:180-185.
82. Rae PS, Waddell G, Venner RM. A simple technique for measuring lumbar spinal flexion. *J R Coll Surg Edinb.* 1984;29:281-284.
83. Moll JMH, Wright V. An objective clinical study of chest expansion. *Ann Rheum Dis.* 1972;31:1-8.
84. Potter NA, Rothstein JM. Intertester reliability for selected clinical tests of the sacroiliac joint. *Phys Ther.* 1985;65:1671-1675.
85. Russell AS, Maksymowych W, LeClercq S. Clinical examination of sacroiliac joints: a prospective study. *Arthritis Rheum.* 1981;24:1575-1577.
86. Blower PW, Griffin AJ. Clinical sacroiliac tests in ankylosing spondylitis and other causes of low back pain. *Ann Rheum Dis.* 1984;43:192-195.
87. Wolff MW, Levine LA. Cervical radiculopathies: conservative approaches to management. *Phys Med Rehabil Clin North Am.* 2002;13:589-608.
88. Heliovaara M, Impivaara O, Sievers K, et al. Lumbar disc syndrome in Finland. *Epidemiol Community Health.* 1987;41:251-258.
89. Manninen P, Riihimaki H, Heliovaara M. Incidence and risk factors of low-back pain in middle-aged farmers. *Occup Med.* 1995;45:141-146.
90. Health Council of the Netherlands. *Management of the Lumbosacral Radicular Syndrome (Sciatica).* The Hague: Health Council of the Netherlands; 1999; publication no. 1999/18.
91. Kelsey JL. Epidemiology of radiculopathies. *Adv Neurol.* 1978;19:385-398.
92. Katz JN. Lumbar disc disorders and low-back pain: socioeconomic factors and consequences. *J Bone Joint Surg Am.* 2006;88(suppl 2):21-24.
93. Vroomen PCAJ, de Krom MCTFM, Wilmink JT, et al. Diagnostic value of history and physical examination in patients suspected of lumbosacral nerve root compression. *J Neurol Neurosurg Psychiatry.* 2002;72:630-634.
94. Lauder TD, Dillingham TR, Andary M, et al. Effect of history and exam in predicting electrodiagnostic outcome among patients with suspected lumbosacral radiculopathy. *Am J Phys Med Rehabil.* 2000;79:60-68.
95. Spangfort V. Lumbar disc herniation: a computer aided analysis of 2504 operations. *Acta Orthop Scand.* 1972;(suppl 142):1-93.
96. Alpers BJ. The neurological aspects of sciatica. *Med Clin North Am.* 1953;37:503-510.
97. Murphy DR, Hurwitz, EL, Gerrard JK, Clary R. Pain patterns and descriptions in patients with radicular pain: does the pain necessarily follow a specific dermatome. *Chiropr Osteopat.* 2009;17:9.
98. Deville WLJM, Windt DAWM, van der Dzaferagic A, Bezemer PD, Bouter LM. The test of Lasegue: systematic review of the accuracy in diagnosing herniated discs. *Spine.* 2000;25:1140-1147.
99. de Graaf I, Prak A, Bierma-Zeinstra S, Thomas S, Peul W, Koes B. Diagnosis of lumbar spinal stenosis. A systematic review of the accuracy of diagnostic tests. *Spine.* 31:1168-1176.
100. Konno S, Kikuchi S, Tanaka Y, et al. A diagnostic support tool for lumbar spinal stenosis: a self-administered, self-reported history questionnaire. *BMC Musculoskeletal Disorders.* 2007;8:102.
101. Katz JN, Dalgas M, Stucki G, et al. Degenerative lumbar spinal stenosis. Diagnostic value of the history and physical examination. *Arthritis Rheum.* 1995;38:1236-1241.
102. Fritz JM, Erhard RE, Delitto A, et al. Preliminary results of the use of a two-stage treadmill test as a clinical diagnostic tool in the differential diagnosis of lumbar spinal stenosis. *J Spinal Disord.* 1997;10:410-416.
103. Kendall NAS. Psychosocial approaches to the prevention of chronic pain: the low back paradigm. *Baillieres Best Pract Res Clin Rheumatol.* 1999;13:545-554.
104. Fritz JM, George SZ, Delitto A. The role of fear-avoidance beliefs in acute low back pain: relationships with current and future disability and work status. *Pain.* 2001;94:7-15.
105. Fritz JM, George SZ. Identifying psychosocial variables in patients with acute work-related low back pain: the importance of fear-avoidance beliefs. *Phys Ther.* 2002;82:973-983.
106. Picavet HS, Vlaeyen JW, Schouten JS. Pain catastrophizing and kinesiophobia: predictors of chronic low back pain. *Am J Epidemiol.* 2002;156:1028-1034.
107. Sieben JM, Vlaeyen JWS, Tuerlinckx S, et al. Pain-related fear in acute low back pain: the first two weeks of a new episode. *Eur J Pain.* 2002;6:229-237.

108. Kopec JA, Sayre EC, Esdaile JM. Predictors of back pain in a general population cohort. *Spine (Phila Pa 1976)*. 2004;29(1):70-77.
109. Swinkels-Meewisse IE, Roelofs J, Verbeek AL, et al. Fear of movement/(re)injury, disability and participation in acute low back pain. *Pain*. 2003;105:371-379.
110. Linton SJ. A review of psychological risk factors in back and neck pain. *Spine*. 2000;25:1148-1156.
111. Pengel LH, Herbert RD, Maher CG, Refshauge KM. Acute low back pain: systematic review of its prognosis. *BMJ*. 2003;327:323.
112. Pincus T, Burton AK, Vogel S, Field AP. A systematic review of psychological factors as predictors of chronicity/disability in prospective cohorts of low back pain. *Spine*. 2002;27:E109-E120.
113. Gurcay E, Bal A, Eksioglu E, Tasturk AE, Gurcay A, Cakci A. Acute low back pain: clinical course and prognostic factors. *Disabil Rehabil*. 2009;31:840-845.
114. Heneweer H, Aufdemkampe G, van Tulder MW, Kiers H, Stappaerts KH, Vanhess L. Psychosocial variables in patients with (sub)acute low back pain: an inception cohort in primary care physical therapy in The Netherlands. *Spine*. 2007;32:586-592.
115. Eccleston C, Crombez G. Pain demands attention: a cognitive-affective model of the interruptivefunction of pain. *Psychol Bull*. 1999;125:356-366.
116. Crombez G, Vlaeyen JW, Heuts PH, Lysens R. Pain related fear is more disabling than pain itself: evidence on the role of pain-related fear in chronic back pain disability. *Pain*. 1999;80:329-339.
117. Slade PD, Troup JDG, Lethem J, Bentley G. The fear-avoidance model of exaggerated pain perception: II. *Behav Res Ther*. 1983;21:409-416.
118. Lethem J, Slade PD, Troup JDG, Bentley G. Outline of a fear avoidance model of exaggerated pain perception: I. B*ehav Res Ther*. 1983;21:401-408.
119. Leeuw M, Goossens ME, Linton SJ, Crombez G, Boersma K, Vlaeyen JW. The fear-avoidance model of musculoskeletal pain: current state of scientific evidence. *J Behav Med*. 2007;30:77-94.
120. Myers SS, Phillips RS, Davis RB, et al. Patient expectations as predictors of outcome in patients with acute low back pain. *J Gen Intern Med*. 2008;23(2):148-153.
121. Verbeek J, Sengers MJ, Riemens L, Haafkens J. Patient expectations of treatment for back pain: a systematic review of qualitative and quantitative studies. *Spine (Phila Pa 1976)*. 2004;29(20):2309-2318.
122. Shaw WS, Saia A, Pransky G, Winters T, Patterson WB. Perceptions of provider communication and patient satisfaction for treatment of acute low back pain. *J Occup Environ Med*. 2005;47:1036-1043.
123. Iles RA, Davidson M, Taylor NF. Psychosocial predictors of failure to return to work in non-chronic non-specific low back pain: a systematic review. *Occup Environ Med*. 2008;65:507-517.
124. Gatchel RJ. Psychosocial factors that can influence the self-assessment of function. *J Occup Rehabil*. 2004;14:197-206.
125. Swinkels-Meewisse IE, Roelofs J, Oostendorp RA, et al. Acute low back pain: pain-related fear and pain catastrophizing influence physical performance and perceived disability. *Pain*. 2006;120:36-43.
126. Swinkels-Meewisse IE, Roelofs J, Verbeek AL, et al. Fear-avoidance beliefs, disability, and participation in workers and non-workers with acute low back pain. *Clin J Pain*. 2006;22:45-54.
127. Gheldof EL, Vinck J, Vlaeyen JW, et al. The differential role of pain, work characteristics and pain-related fear in explaining back pain and sick leave in occupational settings. *Pain*. 2005;113:71-81.
128. Waddell G, Newton M, Henderson I, et al. A Fear-Avoidance Beliefs Questionnaire (FABQ) and the role of fear-avoidance beliefs in chronic low back pain and disability. *Pain*. 1993;52:157-168.
129. Pincus T, Vlaeyen WS, Kendall N, Von Korff MR, Kalauakalani DA, Reis S. Cognitive-behavioral therapy and psychosocial factors in low back pain. Directions for the future. *Spine*. 2002;27(5):E133-E138.
130. Jarvik JG, Hollingworth W, Heagerty PJ, et al. Three-year incidence of low back pain in an initially asymptomatic cohort: clinical and imaging risk factors. *Spine*. 2005;30:1541-1548.
131. Carroll LJ, Cassidy JD, Cote P. Depression as a risk factor for onset of an episode of troublesome neck and low back pain. *Pain*. 2004;107:134-139.
132. Currie SR, Wang JL. Chronic back pain and major depression in the general Canadian population. *Pain*. 2004;107:54-60.
133. Sullivan MJ, Adams H, Thibault P, et al. Initial depression severity and the trajectory of recovery following cognitive-behavioral intervention for work disability. *J Occup Rehabil*. 2006;16:63-74.
134. Paykel ES. Depression: major problem for public health. *Epidemiol Psychiatr Soc*. 2006;15:4-10.
135. Dewa CS, Goering P, Lin E, et al. Depression-related short-term disability in an employed population. *J Occup Environ Med*. 2002;44:628-633.
136. Goldberg RJ, Steury S. Depression in the workplace: costs and barriers to treatment. *Psychiatr Serv*. 2001;52:1639-1643.
137. Jette DU, Halbert J, Iverson C, Miceli E, Shah P. Use of standardized outcome measures in physical therapist practice: perceptions and applications. *Phys Ther*. 2009;89(2):125-135.
138. George SZ, Fritz JM, Childs JD. Investigation of elevated fear-avoidance beliefs for patients with low back pain: a secondary analysis involving patients enrolled in physical therapy clinical trials. *J Orthop Sports Phys Ther*. 2008;38(2):50-58.
139. Lansky D, Butler JBV, Waller FT. Using health status measures in the hospital setting: from acute care to outcomes management. *Med Care*. 1992;30:MS57-MS73.
140. Flynn T, Fritz J, Whitman J, et al. A clinical prediction rule for classifying patients with low back pain who demonstrate short-term improvement with spinal manipulation. *Spine*. 2002;27:2835-2843.
141. Childs JD, Fritz JM, Flynn TW, et al. A clinical prediction rule to identify patients with low back pain most likely to benefit from spinal manipulation: a validation study. *Ann Intern Med*. 2004;141:920-928.
142. Portney LG, Watkins MP. *Foundations of Clinical Research: Application to Practice*. 2nd ed. Upper Saddles River, NJ: Prentice Hall Health; 2000.
143. Binkley JM, Stratford PW, Lott SA, et al. The Lower Extremity Functional Scale (LEFS): scale development, measurement properties, and clinical application. North American Orthopaedic Rehabilitation Research Network. *Phys Ther*. 1999;79:371-383.
144. Resnik L, Dobrzykowski E. Guide to outcomes measurement for patients with low back pain syndromes. *J Orthop Sports Phys Ther*. 2003;33:307-316.
145. Jaeschke R, Singer J, Guyatt GH. Measurement of health status. Ascertaining the minimal clinically important difference. *Control Clin Trials*. 1989;10(4):407-415.

146. Ostelo RW, de Vet HC. Clinically important outcomes in low back pain. *Best Pract Res Clin Rheumatol.* 2005;19:593-607.
147. Longo UG, Loppini M, Denaro L, Maffulli N, Denaro V. Rating scales for low back pain. *Br Med Bull.* 2010;94:81-144.
148. Roland MO, Morris RW. A study of the natural history of back pain. Part 1: development of a reliable and sensitive measure of disability in low back pain. *Spine.* 1983;8:141-144.
149. Roland M, Fairbank J. The Roland-Morris Disability Questionnaire and the Oswestry Disability Questionnaire. *Spine.* 2000;25:3115-3124.
150. Bombardier C. Outcome assessments in the evaluation of treatment of spinal disorders: summary and general recommendations. *Spine.* 2000;25:3100-3103.
151. Stratford PW, Binkley JM, Riddle DL. Development and initial validation of the back pain functional scale. *Spine.* 2000;25:2095-2102.
152. Davies CC, Nitz AJ. Psychometric properties of the Roland-Morris Disability Questionnaire compared to the Oswestry Disability Index: a systematic review. *Phys Ther Rev.* 2009;14:399-408.
153. Stratford PW, Binkley JM, Riddle DL, Guyatt GH. Sensitivity to change of the Roland-Morris Back Pain Questionnaire: part 1 [see comments]. *Phys Ther.* 1998;78:1186-1196.
154. Ostelo RWJG, Deyo RA, Stratford P, et al. Interpreting change scores for pain and functional status in low back pain. Toward international consensus regarding minimal important change. *Spine.* 2008;33:90-94.
155. Beurskens AJ, de Vet HC, Koke AJ. Responsiveness of functional status in low back pain: a comparison of different instruments. *Pain.* 1996;65:71-76.
156. Fairbank JC, Couper J, Davies JB, O'Brien JP. The Oswestry low back pain disability questionnaire. *Physiotherapy.* 1980;66:271-273.
157. Fritz JM, Irrgang JJ. A comparison of a modified Oswestry Low Back Pain Disability Questionnaire and the Quebec Back Pain Disability Scale. *Phys Ther.* 2001;81:776-788.
158. Leclaire R, Blier F, Fortin L, Proulx R. A cross-sectional study comparing the Oswestry and Roland-Morris Functional Disability scales in two populations of patients with low back pain of different levels of severity. *Spine.* 1997;22:68-71.
159. Fritz JM, Hebert J, Koppenhaver S, Parent E. Beyond minimally important change. Defining a successful outcomes of physical therapy for patients with low back pain. *Spine.* 2009;34:2803-2809.
160. Hicks GE, Manal T. Psychometric properties of commonly used low back disability questionnaires: are they useful for older adults with low back pain? *Pain Med.* 2009;10:85-94.
161. Lauridsen HH, Hartvigsen J, Manniche C, Korsholm L, Grunnet-Nilsson N. Responsiveness and minimal clinically important difference for pain and disability instruments in low back pain patients. *BMC Musculoskelet Disord.* 2006;7:82.
162. Stratford PW, Gill C, Westaway M, Binkley JM. Assessing disability and change on individual patients: a report of a patient-specific measure. *Physiother Can.* 1995;47:258-263.
163. Pengel LH, Refshauge KM, Maher CG. Responsiveness of pain, disability, and physical impairment outcomes in patients with low back pain. *Spine.* 2004;29:879-883.
164. Kamper SJ, Maher CG, Mackay G. Global rating of change scales: a review of strengths and weaknesses and considerations for design. *J Man Manip Ther.* 2009;17(3):163-170.
165. Jaeschke R, Singer J, Guyatt GH. Measurement of health status. Ascertaining the minimal clinically important difference. *Control Clin Trials.* 1989;10:407-415.
166. Costa LOP, Maher CG, Latimer J, et al. Clinimetric testing of three self-report outcome measures for low back pain patients in Brazil: which one is the best? *Spine.* 2008;33:2459-2463.
167. Fischer D, Stewart AL, Bloch DA, Lorig K, Laurent D, Holman H. Capturing the patient's view of change as a clinical outcomes measure. *JAMA.* 1999;282:1157-1162.
168. Deyo RA, Centor RM. Assessing the responsiveness of functional scales to clinical change: an analogy to diagnostic test performance. *J Chronic Dis.* 1986;39:897-906.
169. Stratford PW, Binkley JM, Solomon P, Gill C, Finch E. Assessing change over time in patients with low back pain. *Phys Ther.* 1994;74:528-533.
170. Childs JD, Piva S, Fritz JM. Responsiveness of the numeric pain rating scale in patients with low back pain. *Spine.* 2005;30:1331-1334.
171. Lauridsen HH, Hartvigsen J, Korsholm I, Grunnet Nilsson N, Manniche C. Choice of external criteria in back pain research: does it matter? Recommendations based on analysis of responsiveness. *Pain.* 2007;131:112-120.
172. Ferreira ML, Ferreira PH, Herbert RD, Latimer J. People with low back pain typically need to feel "much better" to consider intervention worthwhile: an observational study. *Aust J Physiother.* 2009;55(2):123-127.
173. Leeuw M, Goossens ME, Linton SJ, Crombez G, Boersma K, Vlaeyen JW. The fear-aoidance model of musculoskeletal pain: current state of scientific evidence. *J Behav Med.* 2007;30:77-94.
174. Buer N, Linton SJ. Fear-avoidance beliefs and catastrophizing: occurrence and risk factor in back pain and ADL in the general population. *Pain.* 2002;99:485-491.
175. Gheldof ELM, Vinck J, Van den Bussche E, Vlaeyen JWS, Hidding A, Crombez G. Pain and pain-related fear are associated with functional and social disability in an occupational setting: evidence of mediation by pain-related fear. *Eur J Pain.* 2006;10:513-525.
176. Gheldof EL, Vinck J, Vlaeyen JWS, Hidding A, Crombez G. The differential role of pain, work characteristics and pain-related fear in explaining back pain and sick leave in occupational settings. *Pain.* 2005;113:71-81.
177. George SZ, Bialosky JE, Donald DA. The centralization phenomenon and fear-avoidance beliefs as prognostic factors for acute low back pain: a preliminary investigation involving patients classified for specific exercise. *J Orthop Sports Phys Ther.* 2005;35:580-588.
178. Boersma K, Linton SJ. Screening to identify patients at risk: profiles of psychological risk factors for early intervention. *Clin J Pain.* 2005;21:38-43.
179. Storheim K, Brox JI, Holm I, Bo K. Predictors of return to work in patients sick listed for sub-acute low back pain: a 12-month follow-up study. *J Rehab Med.* 2005;37:365-371.
180. Al-Obaidi SM, Nelson RM, Al-Awadhi S, Al-Shuwaie N. The role of anticipation and fear of pain in the persistence of avoidance behavior in patients with chronic low back pain. *Spine.* 2000;25:1126-1131.
181. Goubert L, Crombez G, Lysens R. Effects of varied-stimulus exposure on over predictions of pain and behavioural performance in low back pain patients. *Behav Res Ther.* 2005;43:1347-1361.
182. Pincus T, Vogel S, Burton AK, Santos R, Field AP. Fear avoidance and prognosis in back pain. A systematic review and synthesis of current evidence. *Arthitis Rheum.* 2006;54:3999-4010.
183. Jacob T, Baras M, Zeev A, Epstein L. Low back pain: reliability of a set of pain measurement tools. *Arch Phys Med Rehabil.* 2001;82:735-742.
184. Swinkels-Meewisse EJ, Swinkels RA, Verbeek AL, Vlaeyen JW, Oostendorp RA. Psychometric properties of the Tampa Scale for kinesiophobia and the fear-avoidance beliefs questionnairein acute low back pain. *Man Ther.* 2003;8:29-36.

185. George SZ, Fritz JM, McNeil DW. Fear-avoidance beliefs as measured by the fear-avoidance beliefs questionnaire: change in fear-avoidance beliefs questionnaire is predictive of change in self-report of disability and pain intensity for patients with acute low back pain. *Clin J Pain.* 2006;22:197-203.
186. Mannion AF, Junge A, Taimela S, Muntener M, Lorenzo K, Dvorak J. Active therapy for chronic low back pain: part 3. Factors influencing self-rated disability and its change following therapy. *Spine.* 2001;26:920-929.
187. Carragee EJ, Alamin TF, Miller JL, Carragee JM. Discographic, MRI and psychosocial determinants of low back pain disability and remission: a prospective study in subjects with benign persistent back pain. *Spine J.* 2005;5:24-35.
188. Jellema P, van der Horst HE, Vlaeyen JW, Stalman WA, Bouter LM, van der Windt DA. Predictors of outcome in patients with (sub)acute low back pain differ across treatment groups. *Spine.* 2006;31:1699-1705.
189. Klenerman L, Slade PD, Stanley IM, et al. The prediction of chronicity in patients with an acute attack of low back pain in a general practice setting. *Spine.* 1995;20:478-484.
190. Al-Obaidi SM, Beattie P, Al-Zoabi B, Al-Wekeel S. The relationship of anticipated pain and fear avoidance beliefs to outcome in patients with chronic low back pain who are not receiving workers' compensation. *Spine.* 2005;30:1051-1057.
191. George SZ, Fritz JM, Bialosky JE, Donald DA. The effect of a fear-avoidance-based physical therapy intervention for patients with acute low back pain: results of a randomized clinical trial. *Spine.* 2003;28:2551-2560.
192. Grotle M, Brox JI, Vøllestad NK. Reliability, validity and responsiveness of the fear-avoidance beliefs questionnaire: methodological aspects of the Norwegian version. *J Rehabil Med.* 2006;38:346-353.
193. Burton AK, Waddell G, Tillotson KM, Summerton N. Information and advice to patients with back pain can have a positive effect. A randomized controlled trial of a novel educational booklet in primary care. *Spine.* 1999;24:2484-2491.
194. Cleland JA, Fritz FM, Brennan GP. Predictive validity of initial fear avoidance beliefs in patients with low back pain receiving physical therapy: is the FABQ a useful screening tool for identifying patients at risk for a poor recovery? *Eur Spine J.* 2008;17(1):70-79.
195. Klaber Moffett JA, Carr J, Howarth E. High fear-avoiders of physical activity benefit from an exercise program for patients with back pain. *Spine.* 2004;29:1167-1172.
196. Werneke MW, Hart DL, George SZ, Stratford PW, Matheson JW, Reyes A. Clinical outcomes for patients classified by fear-avoidance beliefs and centralization phenomenon. *Arch Phys Med Rehabil.* 2009;90:768-777.
197. Hicks GE, Fritz JM, Delitto A, McGill SM. Preliminary development of a clinical prediction rule for determining which patients with low back pain will respond to a stabilization exercise program. *Arch Phys Med Rehabil.* 2005;86:1753-1762.
198. George SZ, Valencia C, Beneciuk JM. A psychometric investigation of fear-avoidance model measures in patients with chronic low back pain. *J Orthop Sports Phys Ther.* 2010;40(4):197-205.
199. Osman A, Breitenstein JL, Barrios FX, Gutierrez PM, Kopper BA. The Fear of Pain Questionnaire-III: further reliability and validity with nonclinical samples. *J Behav Med.* 2002;25:155-173.
200. Albaret MC, Munoz Sastre MT, Cottencin A, Mullet E. The Fear of Pain questionnaire: factor structure in samples of young, middle-aged and elderly European people. *Eur J Pain.* 2004;8:273-281.
201. Woby SR, Roach NK, Urmston M, Watson PJ. Psychometric properties of the TSK-11: a shortened version of the Tampa Scale for Kinesiophobia. *Pain.* 2005;117:137-144.
202. Roelofs J, Goubert L, Peters ML, Vlaeyen JW, Crombez G. The Tampa Scale for Kinesiophobia: further examination of psychometric properties in patients with chronic low back pain and fibromyalgia. *Eur J Pain.* 2004;8:495-502.
203. Sullivan M, Bishop SR, Pivik J. The pain catastrophizing scale: development and validation. *Psychol Assess.* 1995;7:524-532.
204. D'Eon JL, Harris CA, Ellis JA. Testing factorial validity and gender invariance of the Pain Catastrophizing Scale. *J Behav Med.* 2004;27:361-372.
205. Hill JJ, Keating JL. A systematic review of the incidence and prevalence of low back pain in children. *Phys Ther Rev.* 2009;14:272-284.
206. Tanner JM, Whitehouse RH, Marubii E, Resele LF. The adolescent growth spurt of boys and girls of the Harpenden Growth Study. *Ann Hum Biol.* 1976;3(2):109-126.
207. Salminem JJ, Erkintalo M, Laine M, et al. Low back pain in the young. A prospective three year follow-up study of subjects with and without low back pain. *Spine.* 1995;20:2101-2107.
208. Kovacs FM, Abraira V, Zamora J, Fernández C; Spanish Back Pain Research Network. The transition from acute to subacute and chronic low back pain: a study based on determinants of quality of life and prediction of chronic disability. *Spine (Phila Pa 1976).* 2005;30(15):1786-1792.
209. Hestbaek L, Leboeuf-Yde C, Kyvik KO, et al. The course of low back pain from adolescence to adulthood. *Spine.* 2006;31:468-472.
210. Lawrence RC, Helmick CG, Arnett FC, et al. Estimates of the prevalence of arthritis and selected musculoskeletal disorders in the United States. *Arthritis Rheum.* 1998;41:778-799.
211. Hurwitz EL, Morgenstern H. Correlates of back problems and back related disability in the United States. *J Clin Epidemiol.* 1997;50:669-681.
212. Waxman R, Tennant A, Helliwill P. A prospective follow-up study of low back pain in the community. *Spine.* 2000;25:2085-2090.
213. Kopec JA, Sayre EC, Esdaile JM. Predictors of back pain in a general population cohort. *Spine (Phila Pa 1976).* 2004;29(1):70-77.
214. Loney PL, Stratford PW. The prevalence of low back pain in adults: a methodological review of the literature. *Phys Ther.* 1999;79:384-396.
215. George SZ, Fritz JM, Childs JD, Brennan GP. Sex differences in predictors of outcomes in seleted physical therapy interventions for acute low back pain. *J Orthop Sports Phys Ther.* 2006;36:354-363.
216. Smith BH, Elliott AM, Hannaford PC, et al. Factors related to the onset and persistence of chronic back pain in the ommunity. Results from a general population follow-up study. *Spine.* 2004;29:1032-1040.
217. Thomas E, Silman AJ, Croft PR, et al. Predicting who develops chronic low back pain in primary care: a prospective study. *BMJ.* 1999;318:1662-1667.
218. Linton SJ, Hellsing AL, Hallden K. A population-based study of spinal pain among 35-45-year-old individuals. *Spine.* 1998;23:1457-1463.
219. Bressler HB, Keys WJ, Rochon PA, Badley E. The prevalence of low back pain in the elderly. A systematic review of the literature. *Spine.* 1999;24:1813-1819.
220. Hicks GE, Morone N, Weiner DK. Degenerative lumbar disc and facet disease in older adults: prevalence and clinical correlates. *Spine.* 2009;34:1301-1306.

221. Hartvigsen J, Christensen K, Frederiksen H. Back pain remains a common symptom in old age. A population-based study of 4486 Danish twins aged 70-102. *Eur Spine J.* 2003;12:528-534.
222. Cecchi F, Debolini P, Lova RM, et al. Epidemiology of back pain in a representative cohort of Italian persons 65 years of age and older. *Spine.* 2006;31:1149-1155.
223. Hicks GE, Simonsick EM, Harris TB, et al. Cross sectional associations between trunk muscle composition, back pain, and physical function in the health, aging and body composition study. *J Gerontol A Biol Sci Med Sci.* 2005;60:882-887.
224. Rubin DI. Epidemiology and risk factors for spine pain. *Neurol Clin.* 2007;25:353-371.
225. Waddell G, Burton AK. Occupational health guidelines for the management of low back pain at work: evidence review. *Occup Med.* 2001;51(2):124-135.
226. Thorbjornsson CB, Alfredsson L, Fredriksson K, et al. Physical and psychosocial factors related to low back pain during a 24-year period: a nested case-control analysis. *Spine.* 2000;25:369-375.
227. Hoogendoorn WE, van Poppel MN, Bongers PM, et al. Physical load during work and leisure time as risk factors for back pain. *Scand J Work Environ Health.* 1999;25:387-403.
228. Andersson GB. Epidemiology of low back pain. *Acta Orthop Scand.* 1998;281:28-31.
229. Hurwitz EL, Morgenstern H. Correlates of back problems and back related disability in the United States. *J Clin Epidemiol.* 1997;50:669-681.
230. Punnett L, Pruss-Ustun A, Nelson DI, et al. Estimating the global burden of low back pain attributable to combined occupational exposures. *Am J Ind Med.* 2005;48:459-469.
231. Macfarlane GJ, Thomas E, Papageorgiou AC, et al. Employment and physical work activities as predictors of future low back pain. *Spine.* 1997;22:1143-1149.
232. Lis AM, Black K, Korn H, Nordin M. Association between sitting and occupational LBP. *Eur Spine J.* 2007;16:283-298.
233. Burton AK, Erg E. Back injury and work loss: biomechanical and psychosocial influences. *Spine.* 1997;22:2575-2580.
234. Papageorgiou AC, Macfarlane GH, Thomas E, Croft PR, Jayson MIV, Silman AJ. Psychosocial factors in the workplace—do they predict new episodes of low back pain? Evidence from the South Manchester Back Pain Study. *Spine.* 1997;22:1137-1142.
235. Bakker EWP, Verhagen AP, van Trijffel E, Lucas C, Koes BW. Spinal mechanical load as a risk factor for low back pain. A systematic review of prospective cohort studies. *Spine.* 2009;34:E281-E293.
236. Watson KD, Papageorgiou AC, Jones GT, et al. Low back pain in schoolchildren: the role of mechanical and psychosocial factors. *Arch Dis Child.* 2003;88:12-17.
237. Rossignol AM, Morse EP, Summers VM, Pagnotto LD. Video display terminal use and reported health symptoms among Massachusetts clerical workers. *J Occup Med.* 1987;29:112-118.
238. Gunzburg R, Balagué F, Nordin M, et al. Low back pain in a population of school children. *Eur Spine J.* 1999;8:439-443.
239. Hakala PT, Rimpela AH, Saarni LA, Salminen JJ. Frequent computer-related activities increase the risk of neck-shoulder and low back pain in adolescents. *Eur J Pub Health.* 2006;16:536-541.
240. Campello M, Nordin M, Weiser S. Physical exercise and low back pain. *Scand J Med Sci Sports.* 1996;6:63-72.
241. Heneweer H, Vanhees L, Picavet H. Physical activity and low back pain: a U-shaped relation? *Pain.* 2009;143(1):21-25.
242. Jacob T, Baras M, Zeev A, Epstein L. Physical activities and low back pain: a community-based study. *Med Sci Sports Exerc.* 2004;36:9-15.
243. Dionne CE, Von Korff M, Deyo RA, et al. Formal education and back pain: a review. *J Epidemiol Community Health.* 2001;55:455-468.
244. Goubert L, Crombez G, Bourdeaudhuij ID. Low back pain, disability and back pain myths in a community sample: prevalence and interrelationships. *Eur J Pain.* 2004;8:385-394.
245. Feinstein B, Langton JNK, Jameson RM, Schiller F. Experiments on pain referred from deep somatic tissues. *J Bone Joint Surg Am.* 1954;36:981-997.
246. Fukui S, Kiyoshige O, Masahiro S, Ohno K, Karasawa H, Naganuma Y. Distribution of referred pain from the lumbar zygapophyseal joints and dorsal rami. *Clin J Pain.* 1997;13:303-307.
247. Hockaday JM, Whitty CWM. Patterns of referred pain in the normal subject. *Brain.* 1967;90:481-496.
248. Inman VT, Saunders JB. Referred pain from skeletal structures. *J Nerv Ment Dis.* 1944;99:481-496.
249. Kellgren JH. Observations on referred pain arising from muscle. *Clin Sci.* 1938;3:175-190.
250. Kellgren JH. On the distribution of pain arising from deep somatic structures with charts of segmental pain areas. *Clin Sci.* 1939;4:35-46.
251. Marks R. Distribution of pain provoked form lumbar facet joints and related structures during diagnostic spinal infiltration. *Pain.* 1989;39:37-40.
252. McCall IW, Park WM, O'Brien JP. Induced pain referral from posterior lumbar elements in normal subjects. *Spine.* 1979;4:441-446.
253. McCulloch JA, Waddell G. Variation of the lumbosacral myotomes with bony segmental anomalies. *J Bone Joint Surg.* 1980;62B:475-480.
254. Milette PC, Fontaine S, Lepanto I, Breton G. Radiating pain to the lower extremities caused by lumbar disk rupture without spinal nerve root involvement. *Am J Neuroradiol.* 1995;16:1605-1613.
255. Mooney V, Robertson J. The facet syndrome. *Clin Orthop.* 1976;115:149-156.
256. Ohnmeiss DD, Vanharanta H, Ekholm J. Degree of disc disruption and lower extremity pain. *Spine.* 1997;22:1600-1605.
257. Ohnmeiss DD, Vanharanta H, Ekholm J. Relation between pain location and disc pathology: study of pain drawings and CT/discography. *Clin J Pain.* 1999;15:210-217.
258. Smyth MJ, Wright V. Sciatica and the intervertebral disc. An experimental study. *J Bone Joint Surg.* 1959;40A:1401-1418.
259. Travell J, Rinzler SH. The myofascial genesis of pain. *Postgrad Med.* 1952;11:425-434.
260. Falconer MA, McGeorge M, Begg AC. Observations on the cause and mechanism of symptom-production in sciatica and low-back pain. *J Neurol Neurosurg Psychiatry.* 1948;11:13-26.
261. Kuslich SS, Ulstrom CL, Michael CJ. The tissue origin of low back pain and sciatica: a report of pain response to tissue stimulation during operations on the lumbar spine using local anesthesia. *Orthop Clin North Am.* 1991;22:181-187.
262. Wiberg G. Back pain in relation to the nerve supply of the intervertebal disc. *Acta Orthop Scand.* 1947;19:211-221.
263. Waddell G. A new clinical model of the treatment of low back pain. *Spine.* 1987;12(7):632-644.
264. Bogduk N. Lumbar dorsal ramus syndrome. *Med J Aust.* 1980;2:537-541.
265. Robinson JR. Lower extremity pain of lumbar spine origin: differentiating somatic referred and radicular pain. *J Man Manip Ther.* 2003;11:223-234.

266. Bogduk N. On the definitions and physiology of back pain, referred pain, and radicular pain. *Pain*. 2009;147:17-19.
267. Boden SD, Wiesel SW, Laws ER, Rothman R. *The Aging Spine: Essentials of Pathophysiology, Diagnosis, and Treatment*. Philadelphia, PA: WB Saunders Co; 1991.
268. Grieve GP. Referred pain and other clinical features. In: Boyling JD, Palastanga N, eds. *Grieve's Modern Manual Therapy: The Vertebral Column*. 2nd ed. New York, NY: Churchill Livingstone; 1994:277-279.
269. Maitland G, Hengeveld E, Banks K, English K. *Maitland's Vertebral Manipulation*. 6th ed. Boston, MA: Butterworth-Heinemann; 2001.
270. McCulloch JA, Waddell G. Variation of the lumbosacral myotomes with bony segmental anomalies. *J Bone Joint Surg*. 1980;62B:475-480.
271. Norlen G. On the value of the neurological symptoms in sciatica for the localization of a lumbar disc herniation. *Acta Chir Scand Supp*. 1944;95:1-96.
272. Smyth MJ, Wright V. Sciatica and the intervertebral disc. An experimental study. *J Bone Joint Surg*. 1959;40A:1401-1418.
273. Waddell G. *The Back Pain Revolution*. Edinburgh, Scotland: Churchill Livingstone; 2001.
274. Fritz JM, Cleland JA, Childs JD. Subgrouping patients with low back pain: evolution of a classification approach to physical therapy. *J Orthop Sports Phys Ther*. 2007;37:290-302.
275. Hall H. A simple approach to back pain management. *Patient Care*. 1992;15;77-91.
276. Krismer M, van Tulder M; Low Back Pain Group of the Bone and Joint Health Strategies for Europe Project. Strategies for prevention and management of musculoskeletal conditions. Low back pain (non-specific). *Best Pract Res Clin Rheumatol*. 2007;21(1):77-91.
277. Sieben JM, Portegijs PJ, Vlaeyen JW, Knottnerus JA. Pain-related fear at the start of a new low back pain episode. *Eur J Pain*. 2005;9:635-641.
278. Sieben JM, Vlaeyen JW, Portegijs PJ, et al. A longitudinal study on the predictive validity of the fear-avoidance model in low back pain. *Pain*. 2005;117:162-170.
279. Good M, Stiller C, Zauszniewski JA, Anderson GC, Stanton-Hicks M, Grass JA. Sensation and distress of pain scales: reliability, validity, and sensitivity. *J Nurs Meas*. 2001;9:219-238.
280. Finch E, Brooks D, Stratford PW, Mayo N. *Physical Rehabilitation Outcome Measures—A Guide to Enhanced Clinical Decision Making*. 2nd ed. Baltimore, MD: Lippincott Williams & Wilkins; 2002.
281. Jensen MP, Turner JA, Romano JM. What is the maximum number of levels needed in pain intensity measurement? *Pain*. 1992;57:387-392.
282. Jensen MP, Turner JA, Romano JM, et al. Comparative reliability and validity of chronic pain intensity measures. *Pain*. 1999;83:157-162.
283. von Korff M, Jensen MP, Karoly P. Assessing global pain severity by self-report in clinical and health services research. *Spine*. 2000;25:3140-3151.
284. Farrar JT, Young JP Jr, La Moreaux L, et al. Clinical importance of changes in chronic pain intensity measured on an 11-point numerical pain rating scale. *Pain*. 2001;94:149-158.
285. van der Roer N, Ostelo RS, Bekkering GE, et al. Minimal clinically important change I for pain intensity, functional status, and general health status in patients with nonspecific low back pain. *Spine*. 2006;31:578-582.
286. Carlsson AM. Assessment of chronic pain. I. Aspects of reliability and validity of the visual analogue scale. *Pain*. 1983;16:87-101.
287. Flaherty SA. Pain measurement tools for clinical practice and research. *AANA J*. 1996;64:133-140.
288. Collins S, Moore RA, McQuay HJ. The visual analogue pain intensity sale: what is moderate pain in millimeters? *Pain*. 1997;72(1-2):95-97.
289. Enebo BA. Outcome measures for low back pain: pain inventories and functional disability questionnaires. *J Chiropr Tech*. 1998;10:27-33.
290. Kelly AM. The minimum clinically significant difference in visual analogue scale pain score does not differ with severity of pain. *Emerg Med J*. 2001;18:205-207.
291. Hagg O, Fritzell P, Nordwall A. The clinical importance of changes in outcomes scores after treatment for chronic low back pain. *Eur Spine J*. 2003;12:12-20.
292. Grotle M, Vollestad NK, Veierod MB, Brox JI. Fear-avoidance beliefs and distress in relation to disability in acute and chronic low back pain. *Pain*. 2004;112:343-352.
293. Bolton JE, Wilkinson R. Responsiveness of pain scales: a comparison of three pain intensity measures in chiropractic patients. *J Manipulative Physiol Ther*. 1998;12:1-7.
294. Kahl C, Cleland JA. Visual analogue scale, numeric pain rating scale and the McGill Pain Questionnaire: an overview of psychometric properties. *Phys Ther Rev*. 2005;10:123-128.
295. Maitland G, Hengeveld E, Banks K, English K. *Maitland's Vertebral Manipulation*. 6th ed. Boston, MA: Butterworth-Heinemann; 2001.
296. Goodman CC, Fuller KS. *Pathology. Implications for the Physical Therapist*. 3rd ed. St Louis, MO: Saunders; 2009.
297. Boissonnault WG. Patient health history including identification of health risk factors. In: Boissonnault WG, ed. *Primary Care for the Physical Therapist. Examination and Triage*. Philadelphia, PA: Saunders; 2005:70.
298. Goodman CC, Fuller KS. *Pathology. Implications for the Physical Therapist*. 3rd ed. St Louis, MO: Saunders; 2009.
299. Idler EL, Benyamini Y. Self-rated health and mortality: a review of twenty-seven community studies. *J Health Soc Behav*. 1997;38:21-37.
300. Idler EL, Russell LB, Davis D. Survival, functional limitations, and self-rated health in the NHANES I Epidemiologic Follow-up Study 1992; first National Health and Nutrition Examination Survey. *Am J Epidemiol*. 2000;9:874-883.
301. Hagen KB, Tambs K, Bjerkedal T. A prospective cohort study of risk factors for disability retirement because of back pain in the general working population. *Spine*. 2002;27:1790-1796.
302. Shiri R, Karppinen J, Leino-Arjas P, Solovieva S, Viikari-Juntura E. The association between smoking and low back pain: a meta-analysis. *Am J Med*. 2010;123:87.e7-87.e35.
303. Mikkonen P, Leino-Arjas P, Remes J, Zitting P, Taimela S, Karppinen J. Is smoking a risk factor for low back pain in adolescents? A prospective cohort study. *Spine*. 2008;33:527-532.
304. Webb R, Brammah T, Lunt M, et al. Prevalence and predictors of intense, chronic, and disabling neck and back pain in the UK general population. *Spine*. 2003;28:1195-1202.
305. Croft PR, Papageorgiou AC, Thomas E, et al. Short term physical risk factors for new episodes of low back pain: prospective evidence from the South Manchester Back Pain Study. *Spine*. 1999;24:1556-1561.
306. Shiri R, Karppinen J, Leino-Arjas P, Solovieva S, Viikari-Juntura E. The association between obesity and low back pain: a meta-analysis. *Am J Epidemiol*. 2010;171:135-154.
307. Vismara L, Menegoni F, Zaina F, Galli M, Negrini S, Capodaglio P. Effect of obesity and low back pain on spinal mobility: a cross sectional study in women. *J Neuroeng Rehabil*. 2010;7:3.
308. Billek-Sawhney B, Sawhney R. Cardiovascular considerations in outpatient orthopedic physical therapy [abstract]. *J Orthop Sports Phys Ther*. 1998:27:57.

309. Scherer SA, Noteboom JT, Flynn TW. Cardiovascular assessment in the orthopaedic practice setting. *J Orthop Sports Phys Ther*. 2005;35:730-737.
310. Thompson WR, Gordon NG, Pescatello LS, eds. *ACSM's Guidelines for Exercise Testing and Prescription*. 8th ed. Philadelphia, PA: Wolters Kluwer Lippincott Williams & Wilkins; 2010.
311. Chou R, Huffman LH. Medications for acute and chronic low back pain: a review of the evidence for an American Pain Society/American College of Physicians Clinical Practice Guideline. *Ann Intern Med*. 2007;147:505-514.
312. Luo X, Pietrobon R, Curtis LH, Hey LA. Prescription of nonsteroidal anti-inflammatory drugs and muscle relaxants for back pain in the United States. *Spine*. 2004;29:E531-E537.
313. Luo X, Pietrobon R, Hey L. Patterns and trends in opioid use among individuals with back pain in the United States. *Spine*. 2004;29:884-890; discussion 891.
314. Bernstein E, Carey TS, Garrett JM. The use of muscle relaxant medications in acute low back pain. *Spine*. 2004;29:1346-1351.
315. Deyo RA, Weinstein JN. Low back pain. *N Engl J Med*. 2001;344:363-370.
316. Verbeek J, Sengers MJ, Riemens L, Haafkens J. Patient expectations of treatment for back pain: a systematic review of qualitative and quantitative studies. *Spine (Phila Pa 1976)*. 2004;29(20):2309-2318.
317. Wilson IB, Dukes K, Greenfield S, Kaplan S, Hillman B. Patients' role in the use of radiology testing for common office practice complaints. *Arch Intern Med*. 2001;16:256-263.
318. Ash LM, Modic MT, Obushowski NA, Ross JS, Brant-Zawadzki MN, Grooff PN. Effects of diagnostic information, per se, on patient outcomes in acute radiculopathy and low back pain. *Am J Neuroradiol*. 2008;29:1098-1103.
319. Hart L, Deyo R, Cherkin D. Physician office visits for low back pain: frequency, clinical evaluation, and treatment patterns from a US national survey. *Spine*. 1995;20:11-19.
320. Reinus WR, Strome G, Zwemer FL. Use of lumbosacral spine radiographs in a level 11 emergency department. *Am J Roentgenol*. 1998;170:443-448.
321. Gilbert FJ, Grant AM, Gillan MG, et al. Low back pain: influence of early MR imaging or CT on treatment and outcomes—multicenter randomized trial. *Radiology*. 2004;231:343-351.
322. Kendrick D, Fielding K, Bentley E, Kerslake R, Miller P, Pringle M. Radiography of the lumbar spine in primary are patients with low back pain: randomized controlled trial. *BMJ*. 2001;322:400-405.
323. Kerry S, Hilton S, Dundas D, Rink E, Oakeshott P. Radiography for low back pain: a randomized controlled trial and observational study in primary care. *Br J Gen Pract*. 2002;52:469-474.
324. Lurie JD, Birkmeyer NJ, Weinstein JN. Rates of advanced spinal imaging and spine surgery. *Spine*. 2003;28:616-620.
325. Jarvik JG, Hollingworth W, Martin B, et al. Rapid magnetic resonance imaging versus radiographs for patients with low back pain: randomized controlled trial. *JAMA*. 2003;289:2810-2818.
326. van Tulder MW, Assendelft WJ, Koes BW, Bouter LM. Spinal radiographic findings and nonspecific low back pain. A systematic review of observational studies. *Spine*. 1997;22:427-434.
327. Jonsson B, Stromqvist B, Egund N. Anomalous lumbosacral articulations and low-back pain: evaluation and treatment. *Spine*. 1989;14:831-834.
328. Brault J, Smith J, Currier B. Partial lumbosacral transitional vertebra resection for contralateral facetogenic pain. *Spine*. 2001;26:226-229.
329. Liang M, Komaroff AL. Roentgenograms in primary care patients with acute low back pain: a cost-effectiveness analysis. *Arch Intern Med*. 1982;142:1108-1112.
330. Jensen MC, Brant-Zawadzki MN, Obuchowski N, et al. Magnetic resonance imaging of the lumbar spine in people without back pain. *N Engl J Med*. 1994;331:69-73.
331. Boden SD, Davis DO, Dina TS, et al. Abnormal magnetic-resonance scans of the lumbar spine in asymptomatic subjects: a prospective investigation. *J Bone Joint Surg Am*. 1990;72:403-408.
332. Beattie PF, Meyers SP, Stratford P, Millard RS, Hollenberg GM. Associations between patient report of symptoms and anatomic impairment visible on lumbar magnetic resonance imaging. *Spine*. 2000;25:819-828.
333. Videman T, Battie MC, Gibbons LE, Maravoilla K, Manninen H, Kaprio J. Associations between back pain history and lumbar MRI findings. *Spine*. 2003;28:582-588.
334. Deyo RA, Diehl AK. Lumbar spine films in primary care: current use and effects of selective ordering criteria. *J Gen Intern Med*. 1986;1:20-25.
335. Chou R, Rongwei Fu, Carrino JA, Deyo RA. Imaging strategies for low back pain: systematic review and meta-analyisis. *Lancet*. 2009;373:463-472.
336. Kleinstück F, Dvorak J, Mannion AF. Are "structural abnormalities" on magnetic resonance imaging a contraindication fot he successful conservative treatment of chronic nonspecific low back pain? *Spine*. 2006;31:2250-2257.
337. Frymoyer JW. Back pain and sciatica. *N Engl J Med*. 1988;318:291-300.
338. Deyo RA, Bigos SJ, Maravilla KR. Diagnostic imaging procedures for the lumbar spine. *Ann Intern Med*. 1989;111:865-867.
339. Refshauge KM, Maher CG. Low back pain investigations and prognosis: a review. *Br J Sports Med*. 2006;40:494-498.
340. Mondloch MV, Cole DC, Frank JW. Does how you do depend on how you think you'll do? A systematic review of the evidence for a relation between patients' recovery expectations and health outcomes. *Can Med Assoc J*. 2001;165:174-179.
341. Myers SS, Phillips RS, Davis RB, et al. Patient expectations as predictors of outcome in patients with acute low back pain. *J Gen Intern Med*. 2008;23(2):148-153.
342. Bialosky JE, Bishop MD, Cleland JA. Individual expectation: an overlooked, but pertinent factor in the treatment of individuals experiencing musculoskeletal pain. *Phys Ther*. 2010;90:1345-1355.
343. American Academy of Orthopaedic Manual Physical Therapists. *Orthopaedic Manual Physical Therapy. Description of Advanced Clinical Practice*. Tallahassee, FL: Author; 2009.
344. Rubinstein SM, van Tulder M. A best-evidence review of diagnostic procedures for neck and low back pain. *Best Prac Res Clin Rheum*. 2008;22:471-482.
345. Bombardier C. Outcomes assessment in the evaluation of treatment of spinal disorders: summary and general recommendations. *Spine*. 2000;225:3100-3103.
346. Zuberbier OA, Kozlowski AJ, Hunt DG, et al. Analysis of convergent and discriminant validity of published lumbar flexion, extension, and lateral flexion scores. *Spine*. 2001;26:472-478.
347. Dionne CE, Von Kkorff M, Koepsell TD, et al. A comparison of pain, functional limitation, and work status indices as outcome measures in back pain research. *Spine*. 1999;24:2339-2345.
348. Waddell G, Somerville D, Henderson I, Newton M. Objective clinical evaluation of physical impairment in chronic low back pain. *Spine*. 1992;17:617-628.
349. Fritz JM, Piva SR. Physical impairment index: reliability, validity, and responsiveness in patients with acute low back pain. *Spine*. 2003;28:1189-1194.

350. Tubach F, Leclerc A, Landre M, Pietri-Taleb F. Risk factors for sick leave due to low back pain: a prospective study. *J Occup Environ Med.* 2002;44:451-458.
351. Lee D, Lee LF. *The Pelvic Girdle. An Integration of Clinical Expertise and Research.* 4th ed. Philadelphia, PA: Churchill Livingstone; 2011.
352. Keefe FJ, Hill RW. An objective approach to quantifying pain behavior and gait patterns in low back pain patients. *Pain.* 1985;21:153-161.
353. Simmonds MJ, Claveau Y. Measures of pain and physical function in patients with low back pain. *Physiother Theory Pract.* 1997;13:53-65.
354. Simmonds MJ, Olson SL, Jones S, et al. Psychometric characteristics and clinical usefulness of physical performance tests in patients with low back pain. *Spine.* 1998;23:2412-2421.
355. Hussein TM, Simmonds MJ, Olson SL, et al. Kinematics of gait in normal and low back pain subjects. *J Orthop Sports Phys Ther.* 1998;27:84.
356. Vogt L, Pfeifer K, Portscher M, et al. Influences of nonspecific low back pain on 3-dimensional lumbar spine kinematics in locomotion. *Spine.* 2001;26:1910-1919.
357. Simmonds MJ. Physical function and physical performance in patients with low back pain: what are the measures and what do they mean? Paper presented at: 9th World Congress on Pain; August 22-27, 1999; Vienna, Austria.
358. Winter DA. Kinematic and kinetic patterns in human gait: variability and compensating effects. *Hum Mov Sci.* 1984;3:51-76.
359. Lee CE, Simmonds M, Etnyre BR, Morris GS. Influence of pain distribution on gait characteristics in patient with low back pain. Part 1: vertical ground reaction force. *Spine.* 2007;32:1329-1336.
360. Nilsson J, Thorstensson A. Ground reaction forces at different speeds of human walking and running. *Acta Physiol Scand.* 1989;136:217-227.
361. Wosk J, Voloshin AS. Low back pain: conservative treatment with artificial shock absorbers. *Arch Phys Med Rehabil.* 1985;66:145-148.
362. Joffe D, Watkins M, Steiner L, et al. Treadmill ambulation with partial body weight support for the treatment of low back and leg pain. *J Orthop Sports Phys Ther.* 2002;32:202-213.
363. Al-Obaidi SM, Al-Zoabi B, Al-Shuwaie N, et al. The influence of pain and pain-related fear and disability beliefs on walking velocity in chronic low back pain. *Int J Rehabil Res.* 2003;26:101-108.
364. Lamoth CJC, Meijer OG, Wuisman PIJM, van Dieen JH, Levin MF, Beek PJ. Pelvis-thorax coordination in the transverse plane during walking in persons with nonspecific low back pain. *Spine.* 2002;27(4):E92-E99.
365. Lamoth CJ, Meijer OG, Daffertshofer A, Wuisman PI, Beek PJ. Effects of chronic low back pain on trunk coordination and back muscle activity during walking: changes in motor control. *Eur Spine J.* 2006;15:23-40.
366. Arendt-Nielsen L, Graven-Nielsen T, Svarrer H, et al. The influence of low back pain on muscle activity and coordination during gait: a clinical experimental study. *Pain.* 1995;64:231-240.
367. Marras WS, Wongsam P. Flexibility and velocity of the normal and impaired lumbar spine. *Arch Phys Med Rehabil.* 1986;67:213-217.
368. van der Hulst M, Vollenbroek-Hutten MM, Rietman JS, Hermens HJ. Lumbar and abdominal muscle activity during walking I subjects with chronic low back pain: support of the "guarding" hypothesis? *J Electromyogr Kinesiol.* 2010;20:31-38.
369. Saunders SWM, Coppeiters M, Magarey M, Hodges PW. Low back pain and associated changes in abdominal muscle activation during human locomotion. Paper presented at: Australia Conference of Science and Medicine in Sport: Hot Topics From the Red Centre; October 6-9, 2004; Alice Springs, Northern Territory, Australia.
370. McGregor AH, Hukins DW. Lower limb involvement in spinal function and low back pain. *J Back Musculoskelet Rehabil.* 2009;22(3):219-222.
371. Byl NN, Sinnot PL. Variations in balance and body sway. *Spine.* 1991;16:325-330.
372. Louto S, Aalto H, Taimela S, et al. One-footed and externally disturbed two-footed postural control in chronic low back pain patients: a controlled follow-up study. *Spine.* 1996;21:2621-2627.
373. Mok NW, Brauer S, Hodges PW. Hip strategy for balance control in quiet standing is reduced in people with low back pain. *Spine.* 2004;29:E107-E112.
374. Takala E, Viikari-Juntura E. Do functional tests predict low back pain? *Spine.* 2000;25:2126-2132.
375. Stovall BA, Kumar S. Anatomical landmark asymmetry assessment in the lumbar spine and pelvis: a review of reliability [abstract]. *PM R.* 2010;2:48-56.
376. Sabharwal S, Kumar A. Methods for assessing leg length discrepancy. *Clin Orthop Relat Res.* 2008;466:2910-2922.
377. Brady RJ, Dean JB, Skinner TM, Gross MT. Limb length inequality: clinical implications for assessment and intervention. *J Orthop Sports Phys Ther.* 2003;33:221-234.
378. Saulicz E, Bacik B, Saulicz M, Gnat R. [Pelvic asymmetry and symptoms of dysfunction of the sacroiliac joints. A study in people without ailments of the low lumbar.] *Manuelle Medizin.* 2001;39:312-319.
379. Gnat R, Saulicz E, Bialy M, Klaptocz P. Does pelvic asymmetry always mean pathology? Analysis of mechanical factors leading to the asymmetry. *J Hum Kinet.* 2009;21:23-35.
380. May S, Littlewood C, Bishop A. Reliability of procedures used in the physical examination of non-specific low back pain: a systematic review. *Aust J Phsiother.* 2006;52(2):91-102.
381. Leard JS, Crane BA, Ball KA. Intrarater and interrater reliability of 22 clinical measures associated with lower quarter malalignment. *J Manipulative Physiol Ther.* 2009;32:270-276.
382. Fedorak C, Ashworth N, Marshall J, Paull H. Reliability of visual assessment of cervical and lumbar lordosis: how good are we? *Spine.* 2003;28(16):1857-1859.
383. Adams MA, Dolan P, Marx C, Hutton WC. An electronic inclinometer technique for measuring lumbar curvature. *Clin Biomech (Bristol, Avon).* 1986;1:130-134.
384. Hicks GE, George SZ, Nevitt MA, Cauley JA, Vogt MT. Measurement of lumbar lordosis: interrater reliability, minimum detectable change and longitudinal variation. *J Spinal Disord Tech.* 2006;19:501-506.
385. O'Sullivan P, Mitchell T, Bulich P, Waller R, Holte J. The relationship between posture and back muscle endurance in industrial workers with flexion-related low back pain. *Man Ther.* 2006;11:264-271.
386. Dankaerts W, O'Sullivan P, Burnett A, Straker L. Differences in sitting postures are associated with nonspecific chronic low back pain disorders when patients are subclassified. *Spine.* 2006;31:698-704.
387. Tuzun C, Yorulmaz I, Cindas A, Vatan S. Low back pain and posture. *Clin Rheumatol.* 1999;18:308-312.
388. Widhe T. Spine: posture, mobility and pain. A longitudinal study from childhood to adolescence. *Eur Spine J.* 2001;10:118-123.

389. Scannell JP, McGill JM. Lumbar posture—should it, and can it, be modified? A study of passive tissue stiffness and lumbar position during activities of daily living. *Phys Ther.* 2003;83:907-917.
390. McKenzie RA. *The Lumbar Spine. Mechanical Diagnosis and Therapy.* Raumatic Beach, New Zealand: Spinal Publications; 1981.
391. Donahue MS, Riddle D, Sullivam MS. Intertester reliability of a modified version of McKenzie's lateral shift assessments obtained on patients with low back pain. *Phys Ther.* 1996;76:706-726.
392. Kilpikoski S, Airaksinen O, Kankaanpaa M, Leminen P, Videman T, Alen M. Interexaminer reliability of low back pain assessment using the McKenzie method. *Spine.* 2002;27:E207-E214.
393. Clare HA, Adams R, Maher CG. Reliability of detection of lumbar lateral shift. *J Manipulative Physiol Ther.* 2005;26:476-480.
394. Childs JD, Piva SR, Erhard RE, Hicks G. Side-to-side weight-bearing asymmetry in subjects with low back pain. *Man Ther.* 2003;8(3):166-169.
395. McKenzie RA. Manual correction of sciatic scoliosis. *N Z Med J.* 1972;484:194-199.
396. Porter RW, Miller CG. Back pain and trunk list. *Spine.* 1986;11:596-600.
397. Matsui H, Ohmori K, Kanamori M, Ishihara H, Tsuji H. Significance of sciatic scoliotic list in operated patients with lumbar disc herniation. *Spine.* 1998;23:338-342.
398. Suk KS, Lee HM, Moon SH, Kim NH. Lumbosacral scoliotic list by lumbar disc herniation. *Spine.* 2001;26:667-671.
399. Laslett M. Manual correction of an acute lumbar lateral shift: maintenance of correction and rehabilitation: a case report with video. *J Man Manip Ther.* 2009;17(2):78-85.
400. Grieve GP. Treating backache: a topical comment. *Physiotherapy.* 1983;69:316.
401. McKenzie R, May S. *The Lumbar Spine Mechanical Diagnosis and Therapy. Vol 2.* Raumatic Beach, New Zealand: Spinal Publications; 2003.
402. McKenzie R, May S. *The Lumbar Spine Mechanical Diagnosis and Therapy. Vol 1.* Raumatic Beach, New Zealand: Spinal Publications; 2003.
403. Robinson AJ, Russell S, Rimmer S. The value of ultrasonic examination of the lumbar spine in infants with specific reference to cutaneous markers of occult spinal dysraphism. *Clin Radiol.* 2005;60:72-77.
404. Hsu CH, Change YW, Chou WY, Chiou CP, Change WN, Wong CY. Measurement of spinal range of motion in healthy individuals using an electromagnetic tracing device. *J Neurosurg Spine.* 2008;8(2):125-142.
405. Hicks GE, Fritz JM, Delitto A, McGill SM. Preliminary development of a clinical prediction rule for determining which patients with low back pain will respond to a stabilization exercise program. *Arch Phys Med Rehabil.* 2005;86:1753-1762.
406. Breum J, Wiberg J, Bolton J. Reliability and concurrent validity of the BROM II for measuring lumbar mobility. *J Manipulative Physiol Ther.* 1995;18:497-502.
407. Saur P, Ensink F, Frese K, Seegar D, Hildebrandt J. Lumbar range of motion: reliability and validity of the inclinometer technique in the clinical measurement of trunk flexibility. *Spine.* 1996;21:1332-1338.
408. Fritz JM, Piva S, Childs JD. Accuracy of the clinical examination to predict radiographic instability of the lumbar spine. *Eur Spine J.* 2005;14:743-750.
409. Hunt D, Zuberbier O, Kozlowski A, et al. Reliability of lumbar flexion, lumbar extension, and passive straight leg raise test in normal populations embedded within a complete physical examination. *Spine.* 2001;26:2714-2718.
410. Delitto A, Erhardt R, Bowling R. A treatment-based classification approach to low back syndrome: identifying and staging patients for conservative treatment. *Phys Ther.* 1995;75:470-485.
411. Long A, Donelson R, Fung T. Does it matter which exercise? A randomized control trial of exercise for low back pain. *Spine.* 2004;29:2593-2602.
412. Werneke M, Hart DL, Cook D. A descriptive study of the centralization phenomenon. *Spine.* 1999;24:676-683.
413. Fritz JM, Delitto A, Vignovic M, Busse RG. Interrater reliability of judgments of the centralization phenomenon and status change during movement testing in patients with low back pain. *Arch Phys Med Rehabil.* 2000;81:57-61.
414. Kilpikoski S, Airaksinen O, Kankaanpaa M, Leminen P, Videman T, Alen M. Interexaminer reliability of low back pain assessment using the McKenzie method. *Spine.* 2002;27:E207-E214.
415. Werneke M, Hart DL. Discriminant validity and relative precision for classifying patients with non-specific neck and low back pain by anatomic pain patterns. *Spine.* 2003;28:161-166.
416. Laslett M, Öberg B, Aprill CN, McDonald B. Centralization as a predictor of provocation discopgraphy results in chronic low back pain, and the influence of disability and distress on diagnostic power. *Spine J.* 2005;5:370-380.
417. Werneke M, Hart DL. Centralization phenomenon as a prognostic factor for chronic low back pain and disability. *Spine.* 2001;26:758-765.
418. Edwards BC. Combined movements of the lumbar spine: examination and clinical significance. *Aust J Physiother.* 1979;25:147-152.
419. Barrett CJ, Singer R, Day R. Assessment of combined movements of the lumbar spine in asymptomatic and low back pain subjects using a three-dimensional electromagnetic tracking system. *Man Ther.* 1999;4:94-99.
420. Haswell K, Williams M, Hing W. Interexaminer reliability of symptom-provoking active sidebend, rotation and combined movement assessments of patients with low back apin. *J Man Manip Ther.* 2004;12:11-20.
421. McCarthy C. *Combined Movement Theory. Rational Mobilization and Manipulation of the Vertebral Column.* New York, NY: Churchill Livingstone; 2010.
422. Lyle MA, Manes S, McGuinness M, Ziaei S, Iversen MD. Relationship of physical examination findings and self-reported symptoms severity and physical function in patients with degenerative lumbar conditions. *Phys Ther.* 2005;85:120-133.
423. Cook CE. *Orthopedic Manual Therapy. An Evidence-Based Approach.* Upper Saddle River, NJ: Pearson Prentice Hall; 2007.
424. Butler DS. *The Sensitive Nervous System.* Adelaide, Australia: NOI Publications. 2000.
425. Butler DS. *Mobilisation of the Nervous System.* New York, NY: Churchill Livingstone; 1992.
426. Breig A, Marions O. Biomechanics of the lumbosacral nerve roots. *Acta Radiol.* 1962;1:1141-1160.
427. Troup JDG. Biomechanics of the lumbar spinal canal. *Clin Biomech.* 1986;1:31-43.
428. Philip K, Lew P, Matyas TA. The inter-therapist reliability of the slump test. *Aust J Physiother.* 1989;35:89-94.
429. Coppieters MW, Kurz K, Motensen TE, et al. The impact of neurodynamic testing on the perception of experimentally induced muscle pain. *Man Ther.* 2005;10:52-60.

430. Majlesi J, Togay H, Unalan H, Toprak S. The sensitivity and specificity of the slump and the straight leg raising tests in patients with lumbar disc herniation. *J Clin Rheumatol.* 2008;14:87-91.
431. Smith SA, Massie JB, Chesnut R, et al. Straight leg raising. Anatomical effects on the spinal nerve root without and with fusion. *Spine.* 1993;18:992-999.
432. Goddard MD, Reid JD. Movements induced by straight leg raising in the lumbo-sacral roots, nerves and plexus, and in the intrapelvic section of the sciatic nerve. *J Neurol Neurosurg Psychiatry.* 1965;28:12-18.
433. Strender LE, Sjoblom A, Sundell K, Ludwig R, Taube A. Interexaminer reliability in physical examination of patients with low back pain. *Spine.* 1997;22:814-820.
434. Vroomen PCAJ, de Krom M, Knottnerus JA. Consistency of history taking and physical examination in patients with suspected lumbar nerve root involvement. *Spine.* 2000;25:91-97.
435. Deville WL, van der Windt DA, Dzaferagic A, et al. The test of Lasegue: systematic review of the accuracy in diagnosing herniated discs. *Spine.* 2000;25:1140-1147.
436. Hicks GE, Fritz JM, Delitto A, Mishock J. Interrater reliability of clinical examination measures for identification of lumbar segmental instability. *Arch Phys Med Rehabil.* 2003;84:1858-1864.
437. Coppieters MW, Kurz K, Mortensen TE, et al. The impact of neurodynamic testing on the perception of experimentally induced muscle pain. *Man Ther.* 2005;10:52-60.
438. Shacklock M. Improving application of neurodynamic (neural tension) testing and treatments: a message to researchers and clinicians. *Man Ther.* 2005;10:175-179.
439. Walsh J, Hall T. Agreement and correlation between the straight leg raise and slump tests I subjects with leg pain. *J Manipulative Physiol Ther.* 2009;32:184-192.
440. Sweetman BJ, Anderson JA, Dalton ER. The relationships between little finger mobility, lumbar mobility, straight leg raising and low back pain. *Rheum Rehabil.* 1974;13:161-166.
441. Slater H. The effect of foot position on the SLR responses. In: Jones H, Jones MA, Milde MR, eds. *Proceedings of the Sixth Biennial Conference.* Adelaide, Australia: Manipulative Therapists Association of Australia; 1989:183-190.
442. Hungerford B, Gilleard W, Lee D. Altered patterns of pelvic bone motion determined in subjects with posterior pelvic pain using skin markers. *Clin Biomech.* 2004;19:456-464.
443. O'Sullivan P. Diagnosis and classification of chronic low back pain disorders: maladaptive movement and motor control impairments as underlying mechanisms. *Man Ther.* 2005;10:242-255.
444. Dankaerts W, O'Sullivan PB, Burnett A, Straker L, Skouen J. Towards a clinical validation of a classification method for non specific chronic low back pain patients with motor control impairment. *Man Ther.* 2006;11:28-39.
445. Silfies SP, Squillante D, Maurer P, Westcott S, Karduna A. Trunk muscle recruitment patterns in specific chronic low back pain populations. *Clin Biomech.* 2005;20:465-473.
446. Richardson CA, Snijders CJ, Hides JA, Damen L, Pas MS, Storm J. The relation between the transversus abdominis muscles, sacroiliac joint mechanics, and low back pain. *Spine.* 2002;27:399-405.
447. Shum GLK, Crosbie J, Lee RYW. Effect of low back pain on the kinematics and joint coordination of the lumbar spine and hip during sit-to-stand and stand-to-sit. *Spine.* 2005;30:1998-2004.
448. Mens JM, Vleeming A, Snijders CJ, Stam HJ, Ginai AZ. The active straight leg raising test and mobility of the pelvic joints. *Eur Spine J.* 1999;8:468-473.
449. O'Sullivan PB, Beales DJ, Beetham JA, et al. Altered motor control strategies in subjects with sacroiliac joint pain during the active straight-leg-raise test. *Spine.* 2002;27:E1-E8.
450. Mens JM, Vleeming A, Snijders CJ, Koes BW, Stam HJ. Reliability and validity of the active straight leg raise test in posterior pelvic pain since pregnancy. *Spine.* 2001;26:1167-1171.
451. Roussel NA, Nijs J, Truijen S, Smeuninx L, Stassijns G. Low back pain: clinimetric properties of the Trendelenburg test, active straight leg raise test, and breathing pattern during active straight leg raising. *J Manipiulative Physiol Ther.* 2007;30:270-278.
452. Damen L, Buyruk HM, Gueler-Ysal F, Lotgering FK, Snijders CJ, Stam HJ. The prognostic value of asymmetric laxity of the sacroiliac joints in pregnancy-related pelvic pain. *Spine.* 2002;27:2820-2824.
453. Lee D. *The Pelvic Girdle.* 3rd ed. Philadelphia, PA: Churchill Livingstone Elsevier; 2004.
454. de Groot M, Pool-Goudzwaard AL, Spoor CW, Snijders CJ. The active straight leg raising test (ASLR) in pregnant women: differences in muscle activity and force between patients and healthy subjects. *Man Ther.* 2008;13:68-74.
455. Teyhen DS, Williamson JN, Carlson NH, et al. Ultrasound characteristics of the deep abdominal muscles during the active straight leg raise test. *Arch Phys Med Rehabil.* 2009;90:761-767.
456. Boissonault WG. *Primary Care for the Physical Therapist. Examination and Triage.* 2nd ed. St Louis, MO: Elsevier Saunders; 2011.
457. Whitman JM, Flynn TW, Childs JD, et al. A comparison between two physical therapy treatment programs for patients with lumbar spinal stenosis: a randomized clinical trial. *Spine.* 2006;31:2541-2549.
458. Ellison JB, Rose SJ, Sahrmann SA. Patterns of hip rotation range of motion: a comparison between healthy subjects and patients with low back pain. *Phys Ther.* 1990;70:537-541.
459. Chesworth BM, Padfeld BJ, Helewa A, Stitt LW. A comparison of hip mobility in patients with low back pain and matched healthy subjects. *Physiother Can.* 1994;46:267-274.
460. Cibulka MT, Sinacore DR, Cromer GS, Delitto A. Unilateral hip rotation range of motion asymmetry in patients with sacroiliac joint regional pain. *Spine.* 1998;23:1009-1015.
461. Vad VB, Bhat AL, Basrai D, Gebeh A, Aspergren DD, Andrews JR. Low back pain in professional golfers: the role of associated hip and low back range-of-motion deficits. *Am J Sports Med.* 2004;32:494-497.
462. Nadler SF, Malanga GA, Feinberg JH, Prybicien M, Stitik TP, DePrince MS. Relationship between hip muscle imbalance and occurrence of low back pain in collegiate athletes: a prospective study. *Am J Phys Med Rehabil.* 2001;80:572-577.
463. Nourbakhsh MR, Ara AM. Relationship between mechanical factors and incidence of low back pain. *J Orthop Sports Phys Ther.* 2002;32:447-460.
464. Nadler SF, Malanga GA, DePrince M, Stitik TP, Feinberg JH. The relationship between lower extremity injury, low back pain, and hip muscle strength in male and female collegiate athletes. *Clin J Sport Med.* 2000;10(2):89-97.
465. Nadler SF, Malanga GA, Bartoli LA, Feinberg JH, Prybicien M, Deprince M. Hip muscle imbalance and low back pain in athletes: influence of core strengthening. *Med Sci Sports Exerc.* 2002;34:9-16.
466. Cibulka MT, White DM, Woehrle J, et al. Hip pain and mobility deficits—hip osteoarthritis: Clinical practice guidelines linked to the International Classification of Functioning, Disability, and Health from the orthopaedic section of the American Physical Therapy Association. *J Orthop Sports Phys Ther.* 2009;39(4):A1-A25.

467. Sutlive TG, Lopez HP, Schnitzer DE, et al. Development of a clinical prediction rule for diagnosing hip osteoarthritis in individuals with unilateral hip pain. *J Orthop Sports Phys Ther.* 2008;38:542-550.
468. Altman R, Alarcón G, Appelrouth D, et al. The American College of Rheumatology criteria for the classification and reporting of osteoarthritis of the hip. *Arthritis Rheum.* 1991;34:505-514.
469. Pua YH, Wrigley TV, Cowan SM, Bennell KL. Intrarater test-retest reliability of hip range of motion and hip muscle strength measurements in persons with hip osteoarthritis. *Arch Phys Med Rehabil.* 2008;89:1146-1154.
470. Perry J, Weiss WB, Burnfield JM, Gronley JK. The supine hip extensor manual muscle test: a reliability and validity study. *Arch Phys Med Rehabil.* 2004;85:1345-1350.
471. Pollard H, Lakay B, Tucker F, Watson B, Bablis P. Interexaminer reliability of the deltoid and psoas muscle test. *J Manipulative Physiol Ther.* 2005;28:52-56.
472. Cleland JA, Koppenhaver S. *Netter's Orthopaedic Clinical Examination. An Evidence-Based Approach.* 2nd ed. Philadelphia, PA: Saunders; 2011.
473. Oh JS, Cynn HS, Won JH, et al. Effects of performing an abdominal drawing-in maneuver during prone hip extension exercises on hip and back extensor muscle activity and amount of anterior pelvic tilt. *J Orthop Sports Phys Ther.* 2007;37:320-324.
474. Martin RL, Sekiya JK. The interrater reliability of 4 clinical tests used to assess individuals with musculoskeletal hip pain. *J Orthop Sports Phys Ther.* 2008;38:71-77.
475. Martin RL, Irrgang JJ, Sekiya JK. The diagnostic accuracy of a clinical examination in determining intra-articular hip pain for potential hip arthroscopy candidates. *Arthroscopy.* 2008;24:1013-1018.
476. Cliborne AV, Wainner RS, Rhon DI, et al. Clinical hip tests and a functional squat test in patients with knee osteoarthritis: reliability, prevalence of positive test findings, and short-term response to hip mobilization. *J Orthop Sports Phys Ther.* 2004;34:575-685.
477. Dreyfuss P, Michaelsen M, Pauza K, McLarty J, Bogduk N. The value of medical history and physical examination in diagnosing sacroiliac joint pain. *Spine.* 1996;21:2594-2602.
478. Ozgocmen S, Bozgeyik Z, Kalcik M, Yildirim A. The value of sacroiliac pain provocation tests in early active sacroilitis. *Clin Rheumatol.* 2008;10:1275-1282.
479. Page P, Frank C, Lardner R. *Assessment and Treatment of Muscle Imbalance. The Janda Approach.* Champaign, IL: Human Kinetics; 2010.
480. Piva SR, Fitzgerald K, Irrgang JJ, et al. Reliability of measures of impairments associated with patellofemoral pain syndrome. *BMC Musculoskelet Disord.* 2006;7:33.
481. Bandy WD, Irion JM. THe effect of time on static stretch on the flexibility of the hamstring muscles. *Phys Ther.* 1994;74:54-61.
482. Gajdoski RL, RIeck MA, Sullivan DK, et al. Comparison of four clinical tests for assessing hamstring muscle length. *J Orthop Sports Phys Ther.* 1993;18:614-618.
483. Cleland JA, Childs JD, Fritz JM, Whitman JM. Interrater reliability of the history and physical examination in patients with mechanical neck pain. *Arch Phys Med Rehabil.* 2006;87:1388-1395.
484. Borstad JD, Briggs MS. Reproducibility of a measurement for latissimus dorsi muscle length. *Physiother Theor Pract.* 2010;26(3):195-203.
485. Clapis PA, Davis SM, Davis RO. Reliability of inclinometer and goniometric measurements of hip extension flexibility using the modified Thomas test. *Physiother Theor Pract.* 2008;24:135-141.
486. Harvey D. Assessment of the lexibility of elite athletes using the modified Thomas test. *Br J Sports Med.* 1998;32:68-70.
487. Costa L, Costa L, Cancado R, Oliveira W, Ferreira P. Short report: intra-tester reliability of two clinical tests of transversus abdominis muscle recruitment. *Physiother Res Int.* 2006;11:48-50.
488. de Paula Lima PO, de Oliveira RR, Costa LO, Laurentinao GE. Measurement properties of the pressure biofeedback unit in the evaluation of transversus abdominis muscle activity: a systematic review. *Physiotherapy.* 2010;97(2):100-106.
489. Hodges P, Richardson C, Jull G. Evaluation of the relationship between laboratory and clinical tests of transversus abdominis function. *Physiother Res Int.* 1996;1:30-40.
490. Ghamkhar L, Emami M, Moseni-Bandpei MA, Behtash H. Application of rehabilitative ultrasound in the assessment of low back pain: a literature review. *J Bodyw Mov Ther.* 2011;15(4):465-477.
491. Koppenhaver SL, Hebert JJ, Fritz JM, Parent EC, Teyhen DS, Magel JS. Reliability of rehabilitative ultrasound imaging of the transversus abdominis and lumbar multifidus muscles. *Arch Phys Med Rehabil.* 2009;90:87-94.
492. Richardson C, Jull G, Hodges P, Hides J. *Therapeutic Exercise for Spinal Segmental Stabilization in Low Back Pain: Scientific Basis and Clinical Approach.* London, England: Churchill Livingstone; 1999.
493. Richardson C, Hodges P, Hides J. *Therapeutic Exercise for Lumbopelvic Stabilization: A Motor Control Approach for the Treatment and Prevention of Low Back Pain.* 2nd ed. London, UK: Churchill Livingstone; 2004.
494. Hides JA, Richardson CA, Jull GA. Multifidus muscle recovery is not automatic following resolution of acute first episode low back pain. *Spine.* 1996;21:2763-2769.
495. Kiesel KB, Uhl TL, Underwood FB, Rodd DW, Nitz AJ. Measurement of lumbar multifus muscle contraction with rehabilitative ultrasound imaging. *Man Ther.* 2007;12(2):161-166.
496. Hides J, Wilson S, Stanton W, et al. An MRI investigation into the function of the transversus abdominis muscle during "drawing-in" of the abdominal wall. *Spine.* 2006;31(6):175-178.
497. Teyhen DS, Gill NW, Whittaker JL, Henry SM, Hides JA, Hodges P. Rehabilitative ultrasound imaging of the abdominal muscles. *J Orthop Sports Phys Ther.* 2007;38:450-466.
498. Hodges PW, Pengel LH, Herbert RD, Gandevia SC. Measurement of muscle contraction with ultrasound imaging. *Muscle Nerve.* 2003;27:682-692.
499. McGill S. *Low Back Disorders. Evidence-Based Prevention and Rehabilitation.* 2nd ed. Champaign, IL: Human Kinetics; 2007.
500. Grenier SG, McGill SM. Quantification of lumbar stability by using 2 different abdominal activation strategies. *Arch Phys Med Rehabil.* 2007;88:54-62.
501. Laslett M, Young SB, Aprill CN, McDonald B. Diagnosing painful sacroiliac joints: a validity study of a McKenzie evaluation and sacroiliac joint provocation tests. *Aust J Physiother.* 2003;49:89-97.
502. Laslett M, Aprill C, McDonald B, Young S. Diagnosis of sacroiliac joint pain: validity of individual provocation tests and composites of tests. *Man Ther.* 2005;10:207-218.
503. Laslett M, Williams M. The reliability of selected pain provocation tests for sacroiliac joint pathology. *Spine.* 1994;19:1243-1249.
504. Kobayashi S, Suzuki Y, Asai T, Yoshizawa H. Changes in nerve root motion and intraradicular blood flow during intraoperative femoral nerve stretch test. Report of four cases. *J Neurosurg.* 2003;99(suppl):298-305.

505. McCarthy CJ, Gittins M, Roberts C, Oldham JA. The reliability of the clinical tests and questions recommended in international guidelines for low back pain. *Spine.* 2007;32:921-926.
506. Trainor K, Pinnington MA. Reliability and diagnostic validity of the slump knee bend neurodynamic test for upper/mid lumbar nerve root compression: a pilot study. *Physiotherapy.* 2011;97:59-64.
507. Billis EV, Foster NE, Wright CC. Reproducibility and repeatability: errors of three groups of physiotherapists in locating spinal levels by palpation. *Man Ther.* 2003;8:223-232.
508. Fritz JM, Whitman JM, Childs JD. Lumbar spine segmental mobility assessment: an examination of validity for determining intervention strategies with low back pain. *Arch Phys Med Rehabil.* 2005;86:1745-1752.
509. Kasai Y, Morishita K, Kawakita E, Kondao T, Uchida A. A new evaluation method for lumbar spinal instability: passive lumar extension test. *Phys Ther.* 2006;86:1661-1667.
510. Reese ND, Bandy WD. Use of inclinometer to measure flexibility of the iliotibial band using the Ober test and the modified Ober test: differences in magnitude and reliability of measurements. *J Orthop Sports Phys Ther.* 2003;33:326-330.
511. Olson KA. *Manual Physical Therapy of the Spine.* St Louis, MO: Saunders Elsevier; 2009.
512. Harding VR, Williams AC, Richardson PH, et al. The development of a battery of measures for assessing physical functioning of chronic pain patients. *Pain.* 1994;58:367-375.
513. Mayer TG, Barnes D, Kishino ND, et al. Progressive isoinertial lifting evaluation. I. A standardized protocol and normative database. *Spine.* 1988;13:993-997.
514. Lee CE, Simmonds MJ, Novy DM, Jones S. Self reports and clinician-measured physical function among patients with low back pain: a comparison. *Arch Phys Med Rehabil.* 2001;82:227-231.
515. Smeets RJ, Hijdra HJ, Kester AD, Hitters MW, Knottnerus JA. The usability of six performance tasks in a rehabilitation population with chronic low back pain. *Clin Rehabil.* 2006;20:989-998.
516. Smeets RJ, Van Geel AC, Kester AD, et al. Physical capacity tasks in chronic low back pain: what is the contributing role of cardiovascular capacity, pain and psychological factors? *Disabil Rehabil.* 2007;29:577-586.
517. Mayer TG, Barnes D, Nicholas G, et al. Progressive isoinertial lifting evaluation. II. A comparison with isokinetic lifting in a disabled chronic low-back pain industrial population. *Spine.* 1988;13:998-1002.
518. Mayer TG, Gatchel RJ, Barnes D, et al. Progressive isoinertial lifting evaluation. Erratum notice. *Spine.* 1990;15:5.
519. Andersson EI, Lin CC, Smeets RJ. Performance tests in people with chronic low back. Responsiveness and minimal clinically important change. *Spine.* 2010;35:E1559-E1563.
520. Shumway-Cook A, Brauer S, Woollacott M. Predicting the probabillity for falls in community-dwelling older adults using the time up and go test. *Phys Ther.* 2000;80:896-903.
521. Kristensen MT, Foss NM, Kehlet H. Timed "Up and Go" Tests as a predictor of falls within 6 months after hip fracture surgery. *Phys Ther.* 2007;87:24-30.
522. Bohannon RW. Reference values for the Timed Up and Go Test: a descriptive meta-analysis. *J Geriatr Phys Ther.* 2006;29(2):64-68.
523. Troosters T, Gosselink R, Decramer M. Six minute walking distance in healthy elderly subjects. *Eur Respir J.* 1999;14:270-274.
524. Harada ND, Chiu V, Stewart AL. Mobility-related function in older adults: assessment with a 6-minute walk test. *Arch Phys Med Rehabil.* 1999;80:837-841.
525. Focht B, Rejeski WJ, Ambrosius W, Katula J, Messier S. Exercise, self-efficacy, and mobility performance in overweight and obese older adults with knee osteoarthritis. *Arthritis Rheum.* 2005;53:659-665.
526. American Thoracic Society. ATS statement: guidelines for the six-minute walk test. *Am J Respir Crit Care Med.* 2001;166:111-117.
527. Lusardi MM, Pellecchia GL, Schulman PT. Functional performance in community living older adults. *J Geriatr Phys Ther.* 2003;26(3):14-22.
528. Salzman SH. The 6-min walk test: clinical and research role, technique, coding, and reimbursement. *Chest.* 2009;135:1345-1352.
529. Smith DR. Use of the 6-min walk test: a pro and con review. *American College of Chest Physicians.* http://69.36.35.38/accp/pccsu/use-6-min-walk-test-pro-and-con-review?page=0,3. Published June 15, 2009. Accessed September 20, 2013.
530. McGill SM, Grenier S, Bluhm M, Preuss R, Brown S, Russell C. Previous history of LBP with work loss is related to lingering effects in biomechanical, physiological, personal, and psychological characteristics. *Ergonomics.* 2003;46:731-746.
531. Jorgensen K, Nicholaisen T. Trunk extensor endurance: determination and relation to low back trouble. *Ergonomics.* 1987;30:259-267.
532. Roy SH, Deluca CJ, Casavant DA. Lumbar muscle fatigue and chronic low back pain. *Spine.* 1989;14:992-1001.
533. Ashmen KJ, Swanik CB, Lephart SM. Strength and flexibility characteristics of athletes with chronic low back pain. *J Sport Rehabil.* 1996;5:275-286.
534. O'Sullivan PB, Mitchell T, Bulich P, Waller R, Holte J. The relationship between posture and back muscle endurance in industrial workers with flexion-related low back pain. *Man Ther.* 2006;11:264-271.
535. Ito T, Shirado O, Suzuki H, Takahashi M. Lumbar trunk muscle endurance testing: an inexpensive alternative to a machine for evaluation. *Arch Phys Med Rehabil.* 1996;77:75-79.
536. Moffroid MT. Endurance of trunk muscles in persons with chronic low back pain: assessment, performance, training. *J Rehabil Res Dev.* 1997;34:440-447.
537. Malliou P, Gioftsidou A, Beneka A, Godolias G. Measurements and evaluations in low back pain patients. *Scand J Med Sci Sports.* 2006;16:219-230.
538. Corin G, Strutton PH, McGregor AH. Establishment of a protocol to test fatigue of the trunk muscles. *Br J Sports Med.* 2005;39:731-735.
539. McGill SM, Childs A, Liebenson C. Endurance times for low back stabilization exercises: clinical targets for testing and training from a normal database. *Arch Phys Med Rehabil.* 1999;80:941-944.
540. Alaranta H, Hurri H, Heliovaara M, Sonkka A, Harju R. Nondynamometric trunk performance tests: reliability and normative data. *Scand J Rehabil Med.* 1994;26:211-215.
541. McIntosh G, Wilson L, Affleck M, Hall H. Tunk and lower extremity muscle endurance: normative data for adults. *J Rehabil Outcomes Meas.* 1998;2(4):20-39.
542. American College of Radiology. ACR appropriateness criteria. http://www.acr.org/~/media/ACR/Documents/AppCriteria/Diagnostic/LowBackPain.pdf. Accessed September 20, 2013.
543. Masci L, Pike J, Malara F, Phillips B, Bennell K, Brukner P. Use of the one-legged hyperextension test and magnetic resonance imaging in the diagnosis of active spondylolysis. *Br J Sports Med.* 2006;40:940-946; discussion 946.
544. Jarvik JG. Imaging of adults with low back pain in the primary care setting. *Neuroimaging Clin N Am.* 2003;13:293-305.

545. Post MJ, Sze G, Quencer RM, Eismont FJ, Green BA, Gahbauer H. Gadolinium-enhanced MR in spinal infection. *J Comput Assist Tomogr.* 1990;14:721-729.
546. Modic MT, Obuchowski NA, Ross JS, et al. Acute low back pain and radiculopathy: MR imaging findings and their prognostic role and effect on outcome. *Radiology.* 2005;237:597-604.
547. Wiesel SW, Tsourmas N, Feffer HL, Citrin CM, Patronas N. A study of computer-assisted tomography. I. The incidence of positive CAT scans in an asymptomatic group of patients. *Spine.* 1984;9:549-551.
548. Billis EV, McCarthy CJ, Oldham JA. Subclassification of low back pain: a cross-country comparison. *Eur Spine J.* 2007;16:865-879.
549. Browder DA, Childs JD, Cleland JA, Fritz JM. Effectiveness of an extension-oriented treatment approach in a subgroup of subjects with low back pain: a randomized clinical trial. *Phys Ther.* 2007;87:1608-1618.
550. Fritz JM, George S. The use of a classification approach to identify subgroups of patients with acute low back pain. Interrater reliability and short-term treatment outcomes. *Spine.* 2000;25:106-114.
551. Fritz JM, Brennan GP, Clifford SN, Hunter SJ, Thackeray A. An examination of the reliability of a classification algorithm for subgrouping patients with low back pain. *Spine.* 2006;31:77-82.
552. Kiesel KB, Underwood FB, Mattacola CG, Nitz AJ, Malone TR. A comparison of select trunk muscle thickness change between subjects with low back pain classified in the treatment-based classification system and asymptomatic controls. *J Orthop Sports Phys Ther.* 2007;37:596-607.
553. Apeldoorn AT, Ostelo RW, van Helvoirt H, et al. A randomized controlled trial on the effectiveness of a classification-based system for sub-acute and chronic low back pain. *Spine (Phila Pa 1976).* 2012;37(16):1347-1356.
554. American Physical Therapy Association. Guide to Physical Therapist Practice, second edition. American Physical Therapy Association. *Phys Ther.* 2001;81:9-746.
555. Powers CM, Kulig K, Harrison J, Bergman G. Segmental mobility of the lumbar spine during a posterior to anterior mobilization: assessment using dynamic MRI. *Clin Biomech (Bristol, Avon).* 2003;18:80-83.
556. Kulig K, Landel R, Powers CM. Assessment of lumbar spine kinematics using dynamic MRI: a proposed mechanism of sagittal plane motion induced by manual posterior-to-anterior mobilization. *J Orthop Sports Phys Ther.* 2004;34(2):57-64.
557. Lee RY, McGregor AH, Bull AM, Wragg P. Dynamic response of the cervical spine to posteroanterior mobilisation. *Clin Biomech (Bristol, Avon).* 2005;20:228-231.
558. Ross JK, Bereznick DE, McGill SM. Determining cavitation location during lumbar and thoracic spinal manipulation: is spinal manipulation accurate and specific? *Spine.* 2004;29:1452-1457.
559. Beffa R, Mathews R. Does the adjustment cavitate the targeted joint? An investigation into the location of cavitation sounds. *J Manipulative Physiol Ther.* 2004;27:e2.
560. Flynn TW, Fritz JM, Wainner RS, Whitman JM. The audible pop is not necessary for successful spinal high-velocity thrust manipulation in individuals with low back pain. *Arch Phys Med Rehabil.* 2003;84:1057-1060.
561. Haas M, Groupp E, Panzer D, Partna L, Lumsden S, Aickin M. Efficacy of cervical endplay assessment as an indicator for spinal manipulation. *Spine.* 2003;28:1091-1096; discussion 1096.
562. Chiradejnant A, Maher CG, Latimer J, et al. Efficacy of "therapist-selected" versus "randomly selected" mobilization techniques for the treatment of low back pain: a randomized controlled trial. *Aust J Physiother.* 2003;49l:223-241.
563. Grieve GP. *Common Vertebral Joint Problems.* 2nd ed. New York, NY: Churchill Livingstone; 1988.
564. Cook CE. *Orthopedic Manual Therapy: An Evidence-Based Approach.* Upper Saddle River, NJ: Pearson Prentice Hall; 2007.
565. Haldeman S, Rubenstein SM. Cauda equina syndrome in patients undergoing manipulation of the lumbar spine. *Spine.* 1992;17:1469-1473.
566. Assendelft WJ, Bouter LM, Knipschild PG. Complications of spinal manipulation: a comprehensive review of the literature. *J Fam Pract.* 1996;42:475-480.
567. Senstad O, Leboeuf-Yde C, Borchgrevink C. Frequency and characteristics of side iffects of spinal manipulative therapy. *Spine.* 1997;22:435-441.
568. Hurwitz EL, Morgenstern H, Vassilaki M, Chiang L. Frequency and clinical predictors of adverse reactions to chiropractic care in the UCLA neck pain study. *Spine.* 2005;30:1477-1484.
569. Caigne B, Vinck E, Beernaert A, Cambier D. How common are side effects of spinal manipulation and can these side effects be predicted? *Man Ther.* 2004;9(3):151-156.
570. Kerry R, Taylor AJ. Cervical arterial dysfunction assessment and manual therapy. *Man Ther.* 2006;11:243-253.
571. Childs JD, Flynn TW, Fritz JM, et al. Screening or vertebrobasilar insufficiency in patients with neck pain: manual therapy decision-making in the presence of uncertainty. *J Orthop Sports Phys Ther.* 2005;35:300-306.
572. Kerry R, Taylor AJ, Mitchell J, McCarthy C, Brew J. Manual therapy and cervical arterial dysfunction, directions for the future: a clinical perspective. *J Man Manip Ther.* 2008;16:39-48.
573. Cassidy JD, Boyle E, Cote P, et al. Risk of vertebrobasilar stroke and chiropractic care. *Spine.* 2008;33:S176-S183.
574. Rivett DA, Milburn P. A prospective study of complications of cervical spine manipulation. *J Manual Manipulative Ther.* 1996;4:166-170.
575. Di Fabio RP. Manipulation of the cervical spine: risks and benefits. *Phys Ther.* 1999;79:50-65.
576. Haldeman S, Kohlbeck FJ, McGregor M. Unpredictability of cerebrovascular ischemia associated with cervical spine manipulation therapy: a review of sixty-four cases after cervical spine manipulation. *Spine.* 2002;27:49-55.
577. Carnes D, Mars TS, Mullinger B, Froud R, Underwood M. Adverse events and manual therapy: a systematic review. *Man Ther.* 2010;15:355-363.
578. Dabbs V, Lauretti WJ. A risk assessment of cervical manipulation vs NSAIDs for the treatment of neck pain. *J Manip Physiol Ther.* 1995;18:530-536.
579. Oliphant D. Safety of spinal manipulation in the treatment of lumbar disk herniations: a systematic review and risk assessment. *J Manip Physiol Ther.* 2004;27(3):197-210.
580. Cleland JA, Childs JD, Fritz JM, Whitman JM, Eberhart SL. Development of a clinical prediction rule for guiding treatment of a subgroup of patients with neck pain: use of thoracic spine manipulation, exercise, and patient education. *Phys Ther.* 2010;90:1239-1250.
581. Cleland JA, Fritz JM, Kulig K, et al. Comparison of the effectiveness of three manual physical therapy techniques in a subgroup of patients with low back pain who satisfy a clinical prediction rule. *Spine.* 2009;34:2720-2729.

582. Bialosky JE, Bishop MD, Robinson ME, Barabas JA, George SZ. The influence of expectation on spinal manipulation induced hypoalgesia: an experimental study in normal subjects. *BMC Musculoskelet Disord.* 2008;9:19.
583. Bialosky JE, Bishop JE, George S, Robinson ME. Placebo response to manual therapy: something out of nothing? *J Man Manip Ther.* 2011;19:11-19.
584. Bialosky JE, Bishop MD, Price DD, Robinson ME, George SZ. The mechanisms of manual therapy in the treatment of musculoskeletal pain: a comprehensive model. *Man Ther.* 2009;4:531-538.
585. Degenhardt BJ, Darmani NA, Johnson JC, et al. Role of osteopathic manipulative treatment in altering pain biomarkers: a pilot study. *J Am Osteopath Assoc.* 2007;107:387-400.
586. McPartland JM, Guiffrida A, King J, Skinner E, Scotter J, Musty RE. Cannabimimetic effects of osteopathic manipulative treatment. *J Am Osteopath Assoc.* 2005;105:283-291.
587. Field T, Diego M, Cullen C, Hernandez-Reif M, Sunshine W, Douglas S. Fibromyalgia pain and substance P decrease and sleep improves after massage therapy. *J Clin Rheumatol.* 2002;8:72-76.
588. Smith LL, Keating MN, Holbert D, et al. The effects of athletic massage on delayed onset muscle soreness, creatine kinase, and neutrophil count: a preliminary report. *J Orthop Sports Phys Ther.* 1994;19:93-99.
589. Pickar JG, Wheeler JD. Response of muscle proprioceptors to spinal manipulative-like loads in the anesthetized cat. *J Manipulative Physiol Ther.* 2001;24:2-11.
590. Vicenzino B, Paungmali A, Buratowski S, Wright A. Specific manipulation therapy treatment for chronic lateral, epicondylalgia produces uniquely characteristic hypoalgesia. *Man Ther.* 2001;6:205-212.
591. Boal RW, Gillette RG. Central neuronal plasticity, low back pain and spinal manipulative therapy. *J Manipulative Physiol Ther.* 2004;27:314-326.
592. George SZ, Bishop MD, Bialosky JE, Zeppieri G, Robinson ME. Immediate effects of spinal manipulation on thermal pain sensitivity: an experimental study. *BMC Musculoskelet Disord.* 2006;7:68.
593. Kalauokalani D, Cherkin DC, Sherman KJ, Koepsell TD, Deyo RA. Lessons from a trial of acupuncture and massage for low back pain: patient expectations and treatment effects. *Spine.* 2001;26:1418-1424.
594. William NH, Hendry M, Lewis R, Russell I, Westmoreland A, Wilkinson C. Psychological response in spinal manipulation (PRISM): a systematic review of psychological outcomes in randomized controlled trials. *Complement Ther Med.* 2007;15:271-283.
595. Olson KA. *Manual Physical Therapy of the Spine.* St Louis, MO: Saunders Elsevier; 2009.
596. Fernandez-de-las-Penas C, Alonso-Blanco C, Cleland JA, Rodriguez-Blanco C, Alburquerque-Sendin F. Changes in pressure pain thresholds over C5-C6 zygapophyseal joint after a cervicothoracic junction manipulation in healthy subjects. *J Manipulative Physiol Ther.* 2008;31:332-337.
597. Krouwel O, Hebron C, Willett E. A investigation into the potential hypoalgesic effects of different amplitudes of PA mobilizations on lumbar spine as measured by pressure pain thresholds (PPT). *Man Ther.* 2010;15:7-12.
598. Chiradejnant A, Latimer J, Maher CG, Stepkovitch N. Does the choice of spinal level treated during posteroanterior (PA) mobilization affect treatment outcome? *Physiother Therory Pract.* 2002;18:165-174.
599. Schmidt A, Brunner F, Wright A, Bachmann LM. Paradigm shift in manual therapy? Evidence for a central nervous system component in the response to passive cervical joint mobilization. *Man Ther.* 2008;13:387-396.
600. Winkelstein BA. Mechanisms of central sensitization, neuroimmunology, and injury biomechanics in persistent pain: implications for musculoskeletal disorders. *J Electromyogr Kinesiol.* 2004;14:87-93.
601. Rygh LJ, Svendsen F, Fiska A, et al. Long term potentiation in spinal nociceptive systems: how acute pain may become chronic. *Psychoneuroendocrinology.* 2005;30:959-964.
602. Suter E, McMorland G, Herzog W, Bray R. Decrease in quadriceps inhibition after sacroiliac joint manipulation in patients with anterior knee pain. *J Manipulative Physiol Ther.* 1999;22:149-153.
603. Cleland J, Selleck B, Stowell T, et al. Short-term effects of thoracic manipulation on lower trapezius muscle strength. *J Manip Man Ther.* 2004;12(2):82-90.
604. Liebler EJ, Tufano-Coors L, Douris P, et al. The effect of thoracic sine mobilization on lower trapezius strength testing. *J Man Manip Ther.* 1986;9:207-212.
605. Cassidy JD, Lopes AA, Yong-Hing K. The immediate effect of manipulation versus mobilization on pain and range of motion in cervical spine: a randomized clinical trial. *J Manipulative Physiol Ther.* 1992;15:570-575.
606. Sterling M, Jull G, Wright A. Cervical mobilization: concurrent effects on pain, sympathetic nervous system activity and motor activity. *Man Ther.* 2001;6:72-81.
607. Shambaugh P. Changes in electrical activity in muscles resulting from chiropractic adjustment: a pilot study. *J Manipulative Physiol Ther.* 1987;10:300-304.
608. Gill NW, Teyhen DS, Lee IE. Improved contraction of the transversus abdominis immediately following spinal manipulation: a case study using real-time ultrasound imaging. *Man Ther.* 2007;12:280-285.
609. Raney NH, Teyhen DS, Childs JD. Observed changes in lateral abdominal muscle thickness after spinal manipulation: a case series using rehabilitative ultrasound imaging. *J Orthop Sports Phys Ther.* 2007;37:472-479.
610. Puentedura EJ, Landers MR, Hurt K, Meissner M, Mills J, Young D. Immediate effects of lumbar spine manipulation on the resting and contraction thickness of transversus abdominis in asymptomatic individuals. *J Orthop Sports Phys Ther.* 2011;41:13-21.
611. Fritz FM, Koppenhaver SL, Kawchuk GN, Teyhen DS, Hebert JJ, Childs JD. Preliminary investigation of the mechanisms underlying the effects of manipulation: exploration of a multi-variate model including spinal stiffness, multifidus recruitment, and clinical findings. *Spine (Phila Pa 1976).* 2011;36(21):1772-1781.
612. Koppenhaver SL, Fritz JM, Hebert JJ, et al. Association between changes in abdominal and lumbar multifidus muscle thickness and clinical improvement after spinal manipulation. *J Orthop Sports Phys Ther.* 2011;41(6):389-399.
613. Marshall P, Murphy B. The effect of sacroiliac joint manipulation on feed-forward activation times of the deep abdominal musculature. *J Manipulative Physiol Ther.* 2006;29:196-202.
614. Bialosky JE, George SZ, Bishop MD. How spinal manipulative therapy works: why ask why? *J Orthop Sports Phys Ther.* 2008;38:293-295.
615. Bronfort G, Haas M, Evans RL, Bouter LM. Efficacy of spinal manipulation and mobilization for low back pain and neck pain: a systematic review and best evidence synthesis. *Spine J.* 2004;4:335-356.

616. Rajadurai V, Murugan K. Spinal manipulative therapy for low back pain: a systematic review. *Phys Ther Rev.* 2009;14:260-271.
617. Dagenais S, Tricco AC, Haldeman S. Synthesis of recommendations for the assessment and management of low back pain from recent clinical practice guidelines. *Spine J.* 2010;10:514-529.
618. Fritz JM, Cleland JA, Brennan GP. Does adherence to the guideline recommendation for active treatments improve the quality of care for patients with acute low back pain delivered by physical therapists? *Med Care.* 2007;45:973-980.
619. Dagenais S, Gay RE, Tricco AC, Freeman MD, Mayer JM. NASS contemporary concepts in spine care: spinal manipulation therapy for acute low back pain. *Spine J.* 2010;10:918-940.
620. Fritz JM, Whitman JM, Flynn TW, et al. Factors related to the inability of individuals with low back pain to improve with a spinal manipulation. *Phys Ther.* 2004;4:173-190.
621. Hancock M, Maher CG, Latimer J, Herbert RD, McAuley JH. Independent evaluation of a clinical prediction rule for spinal manipulative therapy: a randomized controlled trial. *Eur Spine J.* 2008;17:936-943.
622. Hancock MJ, Maher CG, Latimer J. Spinal manipulative therapy for acute low back pain: a clinical perspective. *J Man Manip Ther.* 2009;16(4):198-203.
623. Powers CM, Beneck GJ, Kulig K, Landel RF, Fredericson M. Effects of a single session of posterior-to-anterior spinal mobilization and press-up exercise on pain response and lumbar spine extensions in people with nonspecific low back pain. *Phys Ther.* 2008;88:485-493.
624. Fryer G. Muscle energy technique: an evidence-informed approach. *Int J Osteopath Med.* 2011;14:3-9.
625. Greenman PE. *Principles of Manual Therapy.* 3rd ed. Philadelphia, PA: Lippincott Williams & Wilkins; 2003.
626. Schenk RJ, Adelman K, Rousselle J. The effects of MET technique on cervical range of motion. *J Man Manipulative Ther.* 1994;2:149-155.
627. Fryer G, Ruszkowski W. The influence of contraction duration in MET technique applied to the atlanto-axial joint. *J Osteopath Med.* 2004;7:79-84.
628. Lenehan KL, Fryer G, McLaughlin P. The effect of MET technique on gross trunk range of motion. *J Osteopath Med.* 2003;6:13-18.
629. Schenk RJ, MacDiarmid, Rousselle J. The effects of MET technique on lumbar range of motion. *J Man Manipulative Ther.* 1997;5:179-183.
630. Wilson E, Payton O, Donegan-Shoaf L, Dec K. MET technique in patients with acute low back pain: a pilot clinical trial. *J Orthop Sports Phys Ther.* 2003;33:502-512.
631. Licciardone JC, Stoll ST, Fulda KG, et al. Osteopathic manipulative treatment for chronic low back pain: a randomized controlled trial. *Spine.* 2003;28:1355-1362.
632. Niemistö L, Lahtinen-Suopanki T, Rissanen P, Lindgren K, Sarna S, Hurri H. A randomized trial of combined manipulation, stabilizing exercises, and physician consultation compared to physician consultation alone for chronic low back pain. *Spine.* 2003;28:2185-2191.
633. Fryer G, Alivizatos J, Lamaro J. The effect of osteopathic treatment on people with chronic and sub-chronic neck pain: a pilot study. *Int J Osteopath Med.* 2005;8:41-48.
634. Chown M, Whittamore L, Rush M, Allan S, Stott D, Archer M. A prospective study of patients with chronic back pain randomised to group exercise, physiotherapy or osteopathy. *Physiotherapy.* 2008;94:21-28.
635. Leone A, Guglielmi G, Cassar-Pullicino VN, Bonomo L. Lumbar intervertebral instability: a review. *Radiology.* 2007;245:62-77.
636. Cook C, Brismée JM, Sizer PS. Subjective and objective descriptors of clinical lumbar spine instability: a Dephi study. *Man Ther.* 2006;11:11-21.
637. Hodges P. Transversus abdominis: a different view of the elephant. *Br J Sports Med.* 2008;42:941-944.
638. Hodges P, Vanden Hoorn W, Dawson A, Cholewicki J. Changes in the mechanical properties of the trunk in low back pain may be associated with recurrence. *J Biomech.* 2009;24:61-65.
639. Cholewicki J, McGill SM. Mechanical stability of the in vivo lumbar spine: implications for injury and chronic low back pain. *Clin Biomech.* 1996;11:1-15.
640. McGill S. *Low Back Disorders: Evidence-Based Prevention and Rehabilitation.* 2nd ed. Champaign, IL: Human Kinetics; 2007.
641. Grenier SG, McGill SM. Quantification of lumbar stability by using 2 different abdominal activation strategies. *Arch Phys Med Rehabil.* 2007;88:54-62.
642. Danneels LA, Vanderstraeten GG, Cambier DC, et al. Effects of three different training modalities on the cross sectional area of the lumbar multifidus muscle in patients with chronic low back pain. *Br J Sports Med.* 2001;35(3):186-191.
643. Koumantakis GA, Watson PJ, Oldham JA. Trunk muscle stabilization training plus general exercise versus general exercise only: randomized controlled trial of patients with recurrent low back pain. *Phys Ther.* 2005;85:209-225.
644. Cairns MC, Foster NE, Wright C. Randomized controlled trial of specific spinal stabilization exercises and conventional physiotherapy for recurrent low back pain. *Spine.* 2006;31:E670-E681.
645. Tsao H, Hodges PW. Persistence of improvements in postural strategies following motor control training in people with recurrent low back pain. *J Electromyogr Kinesiol.* 2008;18:559-567.
646. Tsao H, Hodges PW. Immediate changes in feedforward postural adjustments following voluntary motor training. *Exp Brain Res.* 2007;181:537-546.
647. Rissanen A, Kalimo H, Alaranta H. Effect of intensive training on the isokinetic strength and structure of lumbar muscles in patients with chronic low back pain. *Spine.* 1995;20:333-340.
648. Hides JA, Richardson CA, Jull GA. Multifidus muscle recovery is not automatic after resolution of acute, first-episode low back pain. *Spine.* 1996;21:2763-2769.
649. O'Sullivan PB, Phyty GD, Twomey LT, et al. Evaluation of specific stabilizing exercise in the treatment of chronic low back pain with radiologic diagnosis of spondylolysis or spondylolisthesis. *Spine.* 1997;22:2959-2967.
650. Hides JA, Jull GA, Richardson CA. Long-term effects of specific stabilizing exercises for first episode low back pain. *Spine.* 2001;26:E243-E248.
651. Koumantakis GA, Watson PJ, Oldham JA. Supplementation of general endurance exercise with stabilisation training versus general exercise only. Physiological and functional outcomes of a randomised controlled trial of patients with recurrent low back pain. *Clin Biomech (Bristol, Avon).* 2005;20:474-482.
652. Rasmussen-Barr E, Nilsson-Wikmar L, Arvidsson I. Stabilizing training compared with manual treatment in sub-acute and chronic low-back pain. *Man Ther.* 2003;8:233-241.
653. Goldby LJ, Moore AP, Doust J, et al. A randomized controlled trial investigating the efficiency of musculoskeletal physiotherapy on chronic low back disorder. *Spine.* 2006;31:1083-1093.
654. Ferreira PH, Ferreira ML, Maher CG, et al. Specific stabilisation exercise for spinal and pelvic pain: a systematic review. *Aust J Physiother.* 2006;52:79-88.

655. Tsao H, Druitt TR, Schollum TM, Hodges PW. Motor training of the lumbar paraspinal muscles induces immediate changes in motor coordination in patients with recurrent low back pain. *J Pain*. 2010;11:1120-1128.
656. Hauggaard A, Persson AL. Specific spinal stabilisation exercises in patients with low back pain—a systematic review. *Phys Ther Rev*. 2007;12:233-248.
657. May S, Johnson R. Stabilisation exercises for low back pain: a systematic review. *Physiotherapy*. 2008;94:179-189.
658. Macedo LG, Maher CG, Latiner J, McAuley JH. Motor control for persistent, nonspecific low back pain: a systematic review. *Phys Ther*. 2009;89:9-25.
659. Kriese M, Clijsen R, Taeymans J, Cabri J. Segmental stabilization in low back pain: a systematic review [abstract]. *Sportverletz Sportschaden*. 2010;24:17-25.
660. McGill SM. Estimation of force and extensor moment contributions of the disc and ligaments at L4-L5. *Spine*. 1988;13:1395-1402.
661. Richardson CA, Jull GA. Muscle control-pain control: what exercises would you prescribe? *Man Ther*. 1995;1:2-10.
662. McGill S, Juker D, Kropf P. Quantitative intramuscular myoelectric activity of quadratus lumborum during a wide variety of lift tasks. *Clin Biomech (Bristol, Avon)*. 1996;11:170-172.
663. Hodges PW, Richardson CA. Contraction of the abdominal muscles associated with movement of the lower limb. *Phys Ther*. 1997;77(2):132-142.
664. McGill SM. Low back exercises: evidence for improving exercise regimens. *Phys Ther*. 1998;78:754-764.
665. Lee JH, Hoshino Y, Nakamura K, Kariya Y, Saita K, Ito K. Trunk muscle weakness as a risk factor for low back pain a 5-year prospective study. *Spine*. 1999;24:54-57.
666. McGill SM. Low back stability: from formal description to issues for performance and rehabilitation. *Exerc Sports Sci Rev*. 2001;29:26-31.
667. Hebert JJ, Koppenhaver SL, Magel JS, Fritz JM. The relationship of transversus abdominis and lumbar multifidus activation and prognostic factors for clinical success with a stabilization exercise program: a cross-sectional study. *Arch Phys Med Rehabil*. 2010;91:78-85.
668. Alqarni AM, Schneiders AG, Hendrick PA. Clinical tests to diagnose lumbar segmental instability: a systematic review. *J Orthop Sports Phys Ther*. 2011;41(3):130-140.
669. Abbott JH, McCane B, Herbison P, Moginie G, Chapple C, Hogarty T. Lumbar segmental instability: a criterion-related validity study of manual therapy assessment. *BMC Musculoskelet Disord*. 2005;6:56-64.
670. Kasai Y, Morishita K, Kawakita E, Kkondo T, Uchilda A. A new evaluation method for lumbar spinal instability: passive lumbar extension test. *Phys Ther*. 2006;86:1661-1667.
671. Stuge B, Laerum E, Kirkesola G, Vøllestad N. The efficacy of a treatment program focusing on specific stabilizing exercises for pelvic girdle pain after pregnancy. A randomized controlled trial. *Spine*. 2004;29:351-359.
672. Ostgaard HC, Zetherstrom G, Roos-Hansson E. The posterior pelvic pain provocation test in pregnant women. *Eur Spine J*. 1994;3:258-260.
673. Vleeming A, Vries HJ, Mens JM, et al. Possible role of the long dorsal sacroiliac ligament in women with peripartum pelvic pain. *Acta Obstet Gynecol Scand*. 2002;81:430-436.
674. Albert H, Godskesen M, Westergaard J. Evaluation of clinical tests used in classification procedures in pregnancy-related pelvic joint pain. *Eur Spine J*. 2000;9:161-166.
675. Hodges PW, Ferreira PH, Ferreira N. Lumbar spine: treatment of instability and sisorders of movement control. In: Magee DJ, Zachazewski JE, Quillen WS, eds. *Pathology and Intervention in Musculoskeletal Rehabilitation*. St Louis, MO: Saunders Elsevier; 2009:389-425.
676. Fitts PM, Posner MI. *Learning and Skilled Performance in Human Performance*. Belmont, CA: Brooks-Cole; 1967.
677. Richardson C, Hodges P, Hides J. *Therapeutic Exercise for Lumbopelvic Stabilization*. 2nd ed. Philadelphia, PA: Churchill Livingstone; 2004.
678. Kavcic N, Grenier S, McGill SM. Determining the stabilizing role of individual torso muscles during rehabilitation exercises. *Spine*. 2004;29:1254-1265.
679. Kavcic N, Grenier S, McGill SM. Quantifying tissue loads and spine stability while performing commonly prescribed low back stabilization exercises. *Spine*. 2004;29:2319-2329.
680. Machado LA, Maher CG, Herbert RD, Clare H, McAuley JH. The effectiveness of the McKenzie method in addition to first-line care for acute low back pain: a randomized controlled trial. *BMC Med*. 2010;8:10.
681. Machado LA, de Souza MS, Ferreira PH, et al. The McKenzie method for low back pain: a systematic review of the literature with a meta-analysis approach. *Spine*. 2006;31(9):E254-E262.
682. Cook C, Ramey K, Hegedus E. Physical therapy exercise intervention based on classification using the patient response method: a systematic review of the literature. *J Man Manip Ther*. 2005;13(3):152-162.
683. Erhard R, Delitto A, Cibulka M. Relative effectiveness of an extension program and a combined program of manipulation and flexion and extension exercises in patients with acute low back syndrome. *Phys Ther*. 1994;74:1093-1100.
684. Miller ER, Schenk RJ, Karnes JL, et al. A comparison of the McKenzie approach to a specific spine stabilization program for chronic LBP. *J Man Manip Ther*. 2005;13(2):103-112.
685. Peterson T, Kryger P, Ekdahl C, Olsen S, Jacobsen S. The effect of McKenzie therapy as compared with that of intensive strengthening training for the treatment of patients with subacute or chronic low back pain: a randomized controlled trial. *Spine*. 2002;27:1702-1709.
686. Long A, May S, Fung T. The comparative prognostic value of directional preference and centralization: a useful tool for front-line clinicians? *J Man Manip Ther*. 2008;16:248-254.
687. Gillan MG, Ross JC, McLean IP, Porter RW. The natural history of trunk list, its associated disability and the influence of McKenzie management. *Eur Spine J*. 1998;7:480-483.
688. Harrison DE, Cailliet R, Betz JW, et al. A non-randomized clinical control trial of Harrison mirror image methods for correcting trunk list (lateral translations of the thoracic cage) in patients with chronic low back pain. *Eur Spine J*. 2005;14:155-162.
689. Johnsson KE, Rosen I, Uden A. The natural course of lumbar spinal stenosis. *Clin Orthop*. 1992;279:82-86.
690. Simotas AC, Dorey FJ, Hansraj KK, Cammisa F Jr. Nonoperative treatment for lumbar spinal stenosis. Clinical and outcome results and a 3-year survivorship analysis. *Spine*. 2000;25(2):197-203.
691. Watters WC, Baisden J, Gilbert TJ, et al. Degenerative lumbar spinal stenosis: an evidence-based clinical guideline for the diagnosis and treatment of degenerative lumbar spinal stenosis. *Spine J*. 2008;8:305-310.
692. Reindl R, Steffen T, Cohen L, Aebi M. Elective lumbar spinal decompression in the elderly: is it a high risk operation? *Can J Surg*. 2003;46:43-46.
693. Weinstein JN, Lurie JD, Tosteson TD, et al. Surgical versus nonsurgical treatment for lumbar degenerative spondylolisthesis. *N Engl J Med*. 2007;356:2257-2270.
694. Weinstein JN, Tosteson TD, Lurie JD, et al. Surgical versus nonsurgical therapy for lumbar spinal stenosis. *N Engl J Med*. 2008;358:794-810.

695. Weinstein JN, Tosteson, Lurie JD, et al. Surgical versus nonoperative treatment for lumbar spinal stenosis four-year results of the spine patient outcomes research trial. *Spine.* 2010;35:1329-1338.
696. Malmivaara A, Slätis P, Heliövaara M, et al. Surgical or nonoperative treatment for lumbar spinal stenosis? A randomized controlled trial. *Spine.* 2007;32:1-8.
697. Slätis P, Malmivaara A, Heliövaara M, et al. Long-term results of surgery for lumbar spinal stenosis: a randomized controlled trial. *Eur Spine J.* 2011;20(7):1174-1181.
698. Steurer J, Nydegger A, Held U, et al. The LumbSten: the lumbar spinal stenosis outcome study. *BMC Musculoskelet Disord.* 2010;11:254.
699. Koc Z, Ozcakir S, Sivrioglu K, Gurbet A, Kucukoglu S. Effectiveness of physical therapy and epidural steroid injections in lumbar spinal stenosis. *Spine.* 2009;34:985-989.
700. Whitman JM, Flynn TW, Fritz JM. Nonsurgical management of patients with lumbar spinal stenosis: a literature review and a case series of three patients managed with physical therapy. *Phys Med Rehabil Clin N Am.* 2003;14:77-101.
701. Pua Y, Cai C, Lim K. Treadmill walking with body weight support is no more effective than cycling when added to an exercise program for lumbar spinal stenosis: a randomized controlled trial. *Aust J Physiother.* 2007;53:83-89.
702. Reiman MP, Harris JY, Cleland JA. Manual therapy interventions for patients with lumbar spinal stenosis: a systematic review. *N Z J Physiother.* 2009;37:17-28.
703. Backstrom KM, Whitman JM, Flynn TW. Lumbar spinal stenosis—diagnosis and management of the aging spine. *Man Ther.* 2011;16:308-317.
704. Rademeyer I. Manual therapy for lumbar spinal stenosis: a comprehensive physical therapy approach. *Phys Med Rehabil Clin N Am.* 2003;14:103-110.
705. Harte AA, Gracey JH, Baxter GD. Current use of lumbar traction in the management of low back pain: results of a survey of physiotherapists in the United Kingdom. *Arch Phys Med Rehabil.* 2005;86:1164-1169.
706. Harte AA, Baxter GD, Gracey JH. The efficacy of traction for back pain: a systematic review of randomized controlled trials. *Arch Phys Med Rehabil.* 2003;84:1542-1553.
707. Clarke JA, van Tulder MW, Blomberg SE, et al. Traction for low-back pain with or without sciatica. *Cochrane Database Syst Rev.* 2007;(2):CD003010.
708. Chou R, Huffman LH. Nonpharmacologic therapies for acute and chronic low back pain: a review of the evidence for an American Pain Society/American College of Physicians clinical practice guideline. *Ann Intern Med.* 2007;147:492-504.
709. Saunders HD. Lumbar traction. *J Orthop Sports Phys Ther.* 1979;1:36-45.
710. Saunders HD, Saunders R. *Evaluation, Treatment, and Prevention of Musculoskeletal Disorders: Vol 1. Spine.* Bloomington, MN: Educational Opportunities; 1993.
711. Krause M, Refshauge KM, Dessen M, Boland R. Lumbar spine traction: evaluation of effects and recommended application for treatment. *Man Ther.* 2000;5(2):72-81.
712. Fritz JM, Lindsay W, Matheson JW, et al. Is there a subgroup of patients with low back pain likely to benefit from mechanical traction? Results of a randomized clinical trial and subgrouping analysis. *Spine.* 2007;32:E793-E800.
713. Fritz JM, Thackeray A, Childs JD, Brennan GP. A randomized clinical trial of the effectiveness of mechanical traction for sub-groups of patients with low back pain: study methods and rationale. *BMC Musculoskelet Disord.* 2010;11:81.
714. Harte AA, Baxter GD, Gracey JH. The effectiveness of motorised lumbar traction in the management of LBP with lumbosacral nerve root involvement: a feasibility study. *BMC Musculoskelet Disord.* 2007;8:118.
715. Maitland GD. *Vertebral Manipulation.* 8th ed. Edinburgh, Scotland: Churchill and Livingstone; 2001.
716. Cyriax J. *Textbook of Orthopaedic Medicine.* Vol 1, 8th ed. London, England: Bailliere Tindall; 1982.
717. Gagne AR, Hasson SM. Lumbar extension exercises in conjunction with mechanical traction for the management of a patient with a lumbar herniated disc. *Physiother Theor Pract.* 2010;26:256-266.
718. Murphy DR, Hurwitz EL, McGovern EE. A nonsurgical approach to the management of patients with lumbar radiculopathy secondary to herniated disk: a prospective observational cohort study with follow-up. *J Manipulative Physiol Ther.* 2009;32:723-733.
719. Gudavalli M, Cambron J, McGregor M, et al. A randomized clinical trial and subgroup analysis to compare flexion-distraction with active exercise for chronic low back pain. *Eur Spine J.* 2005;15:1070-1082.
720. Stern PJ, Cote P, Cassidy JD. A series of consecutive cases of low back pain with radiating leg pain treated by chiropractors. *J Manipulative Physiol Ther.* 1995;18:335-342.
721. Chaitow L, Liebenson C. *Muscle Energy Techniques.* 2nd ed. Edinburgh, Scotland: Churchill Livingstone; 2001.
722. Lavelle W, Smith HS. Myofaxcial trigger points. *Anesthesiology Clin.* 2007;25:841-852.
723. Stanton TR, Fritz JM, Hancock MJ, et al. Evaluation of a treatment based classification algorithm for low back pain: a cross-sectional study. *Phys Ther.* 2011;91:496-509.
724. Shacklock M. Neurodynamics. *Physiotherapy.* 1995;81:9-16.
725. Nee RJ, Butler D. Management of peripheral neuropathic pain: integrating neurobiology neurodynamics, and clinical evidence. *Phys Ther Sport.* 2006;7:36-49.
726. Ellis RF, Hing WA. Neural mobilization: a systematic review of randomized controlled trials with and analysis of therapeutic efficacy. *J Man Manip Ther.* 2008;16:8-22.
727. Allison GT, Nagy BM, Hall T. A randomized clinical trial of manual therapy for cervico-brachial pain syndrome: a pilot study. *Man Ther.* 2002;7(2):95-102.
728. Cleland JA, Childs JD, Palmer JA, Eberhart S. Slump stretching in the management of non-radicular low back pain: a pilot clinical trial. *Man Ther.* 2007;11:279-286.
729. Scrimshaw S, Maher C. Randomized controlled trial of neural mobilization after spinal surgery. *Spine.* 2001;26:2647-2652.
730. George SZ. Characteristics of patients with lower extremity symptoms treated with slump stretching: a case series. *J Orthop Sports Phys Ther.* 2002;32:391-398.
731. Melbye M. An adherent nerve root—classification and exercise therapy in a patient diagnosised with lumbar disc prolapsed. *Man Ther.* 2010;15:126-129.
732. Schäfer A, Hall T, Briffa K. Classification of low back related leg pain—a proposed patho-mechanism-based approach. *Man Ther.* 2009;14:222-230.
733. Bennett MI. The LANSS Pain Scale: the Leeds assessment of neuropathic symptoms and signs. *Pain.* 2001;91:147-157.
734. Bennett MI, Smith BH, Torrance N, Potter J. The S-LANSS score for identifying pain of predominantly neuropathic origin: validation for use in clinical and postal research. *J Pain.* 2005;6(3):149-158.
735. Schäfer A, Hall T, Lüdtke K, Mallwitz J, Briffa K. Interrater reliability of a new classification system for patients with low back related leg pain. *J Man Manip Ther.* 2009;17:109-117.

736. Walsh J, Hall T. Classification of low back-related leg pain: do subgroups differ in disability and psychosocial factors? *J Man Manip Ther.* 2009;17(2):118-123.
737. Hall T, Schäfer A, Rolke R, et al. QST profiles of subgroups of patients with sciatica: do they differ? Paper presented at: 12th World Congress on Pain; August 17-22, 2008; Glasgow, Scotland.
738. Petersen SM, Scott DR. Application of a classification system and description of a combined manual therapy intervention: a case with low back related leg pain. *J Man Manip Ther.* 2010;18(2):89-96.
739. Schäfer A, Hall T, Müller G, Briffa K. Outcomes differ between subgroups of patients with low back and leg pain following neural manual therapy: a prospective cohort study. *Eur Spine J.* 2011;20:482-490.
740. Von Korff M, Crane P, Lane M, et al. Chronic spinal pain and physical-mental comorbidity in the United States: results from the National Comorbidity Survey Replication. *Pain.* 2005;113:331-339.
741. Gatchel RJ. Award for distinguished professional contributions to applied research. *Am Psychol.* 2004;59:794-805.
742. Gatchel RJ. Comorbidity of chronic pain and mental health: the biopsychosocial perspective. *Am Psychol.* 2004;59:792-794.
743. McCarthy CH, Arnall FA, Strimpakos N, Freemont A, Oldham J. The biopsychosocial classification of non-specific low back pain: a systematic review. *Phys Ther Rev.* 2004;9:17-30.
744. Gatchel RJ, Peng YB, Peters ML, Fuchs PN, Turk DC. The biopsychosocial approach to chronic pain: scientific advances and future directions. *Psychol Bull.* 2007;133:581-624.
745. Main CG, Buchbinder R, Porcheret M, Foster N. Addressing patient beliefs and expectations in the consultation. *Best Pract Res Clin Rheumatol.* 2010;24:219-225.
746. Moseley GL. Joining forces—combining cognition-targeted motor control training with group or individual pain physiology education: a successful treatment for chronic low back pain. *J Man Manip Ther.* 2003;11:88-94.
747. Nachemson AL. Newest knowledge of low back pain. A critical look. *Clin Orthop.* 1992;279:8-20.
748. Gask L, Usherwood T. ABC of psychological medicine: the consultation. *BMJ.* 2002;324:1567-1569.
749. Hush JM, Nicholas MK. Cognitive behavioral treatment for low back pain. *J Clin Outcomes Manag.* 2011;18(2):85-95.
750. Moseley GL. Reconceptualising pain according to modern pain science. *Phys Ther Rev.* 2007;12:169-178.
751. Melzack R. Pain and the neuromatrix in the brain. *J Dent Educ.* 2001;65:1378-1382.
752. Melzack R. Evolution of the neuromatrix theory of pain. The Prithvi Raj lecture: presented at the third world congress of world institute of pain, Barcelona 2004. *Pain Pract.* 2005;5(2):85-94.
753. Melzack R, Casey KL. Sensory motivational and central control determinants of pain: a new conceptual model. In: Kenshalo D, ed. *The Skin Senses.* Springfield, IL: Thomas; 1968:423-443.
754. Bevan S. Nociceptive peripheral neurons: cellular properties. In: Wall P, Melzack R, eds. *The Textbook of Pain.* 4th ed. Edinburgh, Scotland: Churchill Livingstone; 1999:85-103.
755. Watkins L, Maier S. The pain of being sick: implications of immune-to-brain communication for understanding pain. *Annu Rev Psychol.* 2000;51:29-57.
756. Hodges PW, Moseley GL. Pain and motor control of the lumbopelvic region: effect and possible mechanisms. *J Electromyogr Kinesiol.* 2003;13:361-370.
757. Wand BM, Parkitny L, O'Connell NE, et al. Cortical changes in chronic low back pain: current state of the art implications for clinical practice. *Man Ther.* 2011;16:15-20.
758. Grachev ID, Fredrickson BE, Apkarian AV. Dissociating anxiety from pain: mapping the neuronal marker N-acetyl aspartate to perception distinguishes closely interrelated characteristics of chronic pain. *Mol Psychiatry.* 2001;6:256-258.
759. Flor H, Braun C, Elbert T, Birbaumer N. Extensive reorganization of primary somatosensory cortex in chronic back pain patients. *Neurosci Lett.* 1997;224:5-8.
760. Lloyd D, Findlay G, Roberts N, Nurmikko T. Differences in low back pain behavior are reflected in the cerebral response to tactile stimulation of the lower back. *Spine.* 2008;33:1372-1377.
761. Tsao H, Galea MP, Hodges PW. Reorganization of the motor cortex is associated with postural control deficits in recurrent low back pain. *Brain.* 2008;131:2161-2171.
762. Jacobs JV, Henry SM, Nagle KJ. Low back pain associates with altered activity of the cerebral cortex prior to arm movements that require postural adjustment. *Clin Neurophysiol.* 2010;121:431-440.
763. Apkarian AV, Sosa Y, Krauss BR, et al. Chronic pain patients are impaired on an emotional decision-making task. *Pain.* 2004;108:129.
764. Weiner DK, Rudy TE, Morrow L, Slaboda J, Lieber S. The relationship between pain neuropsychological performance, and physical function in community-dwelling older adults with chronic low back pain. *Pain Med.* 2006;7:60-70.
765. Lourenco JL, Gerard C, Revel M. Evidence of memory dysfunction and maladaptive coping in chronic low back pain and rheumatoid arthritis patients: challenges for rehabilitation. *Eur J Phys Rehabil Med.* 2009;45:469-477.
766. O'Sullivan PB, Burnett A, Floyd AN, et al. Lumbar repositioning deficit in a specfic low back pain population. *Spine.* 2003;28:1074-1079.
767. Moseley GL. I can't find it! Distorted body image and tactile dysfunction in patients with chronic back pain. *Pain.* 2008;149:239-243.
768. Wand BM, O'Connell NE, Di Pietro F, Bulsara M. Managing chronic nonspecific low back pain with a sensorimotor retraining approach: an exploratory multiple-baseline study of 3 participants. *Phys Ther.* 2011;91:535-546.
769. Moseley GL. Graded motor imagery for pathologic pain: a randomized controlled trial. *Neurology.* 2006;67:2129-2134.
770. deCharms RC, Maeda F, Glover GH, et al. Control over brain activation and pain learned by using real-time functional MRI. *Neuroscience.* 2005;102:18626-18631.
771. Tsao H, Galea MP, Hodges PW. Driving plasticity in the motor cortex in recurrent low back pain. *Eur J Pain.* 2010;14:832-839.
772. Boersma K, Linton SJ. Psychological processes underlying the development of a chronic pain problem: a prospective study of the relationship between profiles of psychological variables in the fear avoidance model in disability. *Clin J Pain.* 2006;22:160-166.
773. Robinson ME, Riley JL. The role of emotion in pain. In: Gatchel RJ, Turk DC, eds. *Psychosocial Factors in Pain: Critical Perspectives.* New York, NY: Guilford; 1999:74-78.
774. Jarvik JG, Hollingworth W, Heagerty PJ, Haynor DR, Boyco EJ, Deyo RA. Three-year incidence of low back pain in an initially asymptomatic cohort. Clinical and imaging risk factors. *Spine.* 2005;30:1541-1548.
775. Turk DC, Okifuji A, Scharff L. Chronic pain and depression: role of perceived impact and perceived control in different age cohorts. *Pain.* 1995;61:93-101.

776. Rudy TE, Kerns RD, Turk DC. Chronic pain and depression: toward a cognitive behavioral mediational model. *Pain.* 1988;35:129-140.
777. Okifuji A, Turk DC, Curran SL. Anger in chronic pain: investigations of anger targets and intensity. *J Psychosom Res.* 1999;61:771-780.
778. Turner JA, Jensen MP, Romano JM. Do beliefs, coping, and catastrophizing independently predict functioning in patients with chronic pain? *Pain.* 2000;85:115-125.
779. Asmundson GJ, Norton PJ, Vlaeyen JWS. Fear avoidance models of chronic pain: an overview. In: Asmundson GJ, Vlaeyen WS, Crombez G, eds. *Understanding and Treating Fear of Pain.* Oxford, England: Oxford University Press; 2004:3-24.
780. Boersma K, Linton S, Overmeer T, Jansson M, Vlaeyen J, de Jong J. Lowering fear-avoidance and enhancing function through exposure in vivo: a multiple baseline study across six patients with back pain. *Pain.* 2004;108:8-16.
781. de Jong JR, Vlaeyen JWS, Onghena P, Goossens ME, Geilen M, Mulder H. Fear of movement/(re)injury in chronic low back pain: education or exposure in vivo as mediator to fear reduction? *Clin J Pain.* 2005;21:9-17.
782. Vlaeyen JW, de Jong JR, Onghena P, Kerckhoffs-Hanssen M, Kole-Snijders AM. Can pain-related fear be reduced? The application of cognitive-behavioural exposure in vivo. *Pain Res Manag.* 2002;7:144-153.
783. Scheier MF, Carver CS. Effects of optimism on psychological and physical well-being: theoretical overview and empirical update. *Cognit Ther Res.* 1992;16:201-228.
784. Moseley GL, Nicholas MK, Hodges PW. A randomized controlled trial of intensive neurophysiology education in chronic low back pain. *Clin J Pain.* 2004;20:324-330.
785. Moseley GL. Evidence for a direct relationship between cognitive and physical change during an education intervention in people with chronic low back pain. *Eur J Pain.* 2004;8:39-45.
786. Moseley GL. Combined physiotherapy and education is effective for chronic low back pain. A randomised controlled trial. *Aus J Physiother.* 2002;48:297-302.
787. Nijs J, Van Houdenhove B. From acute musculoskeletal pian to chronic widespread pain and fibromyalgia: application of pain neurophysiology in manual therapy practice. *Man Ther.* 2009;14:3-12.
788. O'Sullivan P. Lumbar segmental instability: clinical presentation and specific exercise management. *Man Ther.* 2000;5:2-12.
789. O'Sullivan P. Clinical instability of the lumbar spine: its pathological basis, diagnosis, and conservative management. In: Boyling JD, Jull GA, eds. *Grieve's Modern Manual Therapy.* 3rd ed. Philadelphia, PA: Elsevier; 2004:311-331.
790. Bergstrom G, Bodin L, Jensen I, Linton S, Nygren A. Long term, nonspecific spinal pain: reliable and valid sub-groups of patients. *Behav Res Ther.* 2001;39:75-78.
791. Dankaerts W, O'Sullivan PB, Straker LM, Burnett AF, Skouen JS. The inter-examiner reliability of a classification method for non-specific chronic low back pain patients with motor control impairment. *Man Ther.* 2006;11:28-39.
792. Fersum KV, O'Sullivan PB, Kvåle A, Skouen JS. Inter-examiner reliability of a classification system for patients with non-specific low back pain. *Man Ther.* 2009;14:555-561.
793. Dankaerts W, O'Sullivan PM, Straker LM. Altered patterns of superficial trunk muscle activation during sitting in non-specific chronic low back pain patients: importance of subclassification. *Spine.* 2006;31:2017-2023.
794. Dankaerts W, O'Sullivan PM, Straker LM, Davey P, Gupta R. Discriminating healthy controls and two clinical subgroups of nonspecific chronic low back pain patients using trunk muscle activation and lumbosacral kinematics of postures and movement: a statistical classification model. *Spine.* 2009;34:1610-1618.
795. Dankaerts W, O'Sullivan PB, Burnett AF, Straker LM. The use of a mechanism-based classification system to evaluate and direct management of a patient with non-specific chronic low back pain and motor control impairment—a case report. *Man Ther.* 2007;12:181-191.
796. Luomajoki H, Kool J, de Bruin ED, Airaksinen O. Improvement in low back movement control, decreased pain and disability, resulting from specific exercise intervention. *Sports Med Arthrosc Rehabil Ther Technol.* 2010;2:11. http://www.smarttjournal.com/content/2/1/11. Accessed March 7, 2011.
797. Fersum KV, O'Sullivan P, Kvale A, et al. Classification based cognitive functional therapy for the management of non-specific low back pain (NSLBP)—a randomized control trial. Paper presented at: Melbourne International Forum XI, Primary Care Research on Low Back Pain; March 15-18, 2011; Melbourne, Australia.
798. van Middelkoop M, Rubinstein SM, Kuijpers T, et al. A systematic review on the effectiveness of physical rehabilitation interventions for chronic non-specific low back pain. *Eur Spine J.* 2011;20:19-39.
799. Bokarius AV, Bokarius V. Evidence-based review of manual therapy efficacy in treatment of chronic musculoskeletal pain. *Pain Pract.* 2010;10:451-458.
800. Rubinstein SM, van Middelkoop M, Assendelft WJ, DeBoer MR, van Tulder MW. Spinal manipulative therapy for chronic low back pain. *Cochrane Database Syst Rev.* 2011;(2):CD008112.
801. Fersum KV, Dankaerts W, O'Sullivan PB, et al. Integration of subclassification strategies in randomized controlled clinical trials evaluating manual therapy treatment and exercise therapy for non-specific chronic low back pain: a systematic review. *Br J Sports Med.* 2010;44:1054-1062.
802. Henschke N, Ostelo RWJG, van Tulder MW, et al. Behavioural treatment for chronic low-back pain. *Cochrane Database Syst Rev.* 2010;(7):CD002014.
803. Bekkering G, Hendriks H, Koes B, et al. Dutch physiotherapy guidelines for low back pain. *Physiotherapy.* 2003;89(2):82-95.
804. Hlobil H, Staal JB, Twisk J, et al. The effects of a graded activity intervention for low back pain in occupational health on sick leave, functional status and pain: 12 month results of a randomized controlled trial. *J Occup Rehabil.* 2005;15:569-580.
805. Bunzli S, Gillham D, Esterman A. Physiotherapy-provided operant conditioning in the management of low back pain disability: a systematic review. *Physiother Res Int.* 2011;16:4-19.
806. Jensen MP, Turner JA, Romano JM. Changes in beliefs, catastrophizing, and coping are associated with improvement in multidisciplinary pain treatment. *J Consult Clin Psychol.* 2001;69:655-662.
807. McCracken LM, Gross RT, Eccleston C. Multimethod assessment of treatment process in chronic low back pain: comparison of reported pain-related anxiety with directly measured physical capacity. *Behav Res Ther.* 2002;40:585-594.
808. Gatchel RJ, Okifuji A. Evidence-based scientific data documenting the treatment- and cost-effectiveness of comprehensive pain programs for chronic pain management. *J Pain.* 2006;7:779-793.

809. Macedo LG, Smeets RJEM, Maher CG, Latimer J, McAuley JH. Graded activity and graded exposure for persistent nonspecific low back pain: a systematic review. *Phys Ther.* 2010;90:860-879.
810. George SZ, Wittmer VT, Fillingim RB, Robinson ME. Comparison of graded exercise and graded exposure clinical outsomes for patients with chronic low back pain. *J Orthop Sports Phys Ther.* 2010;40:694-704.
811. George SZ, Zeppieri G. Physical therapy utilization of graded exposure for patients with low back pain. *J Orthop Sports Phys Ther.* 2009;39:496-505.
812. Rasmussen-Barr E, Ang B, Arvidsson I, Nilsson-Wikmar L. Graded exercise for recurrent low-back pain. A randomized, controlled trial with 6-, 12-, and 36 month follow-ups. *Spine.* 2009;34:221-228.
813. Moseley GL. Widespread brain activity during an abdominal task markedly reduced after pain physiology education: fMRI evaluation of a single patient with chronic low back pain. *Aust J Physiother.* 2004;51:49-52.
814. Louw A, Puentedura EL, Mintken P. Use of an abbreviated neuroscience education approach in the treatment of chronic low back pain: a case report. *Physiother Theory Pract.* 2012;28(1):50-62.
815. Philadelphia Panel. Philadelphia Panel evidence-based clinical practice guidelines on selected rehabilitation interventions for low back pain. *Phys Ther.* 2001;81:1641-1672.
816. Khadilkar A, Odebiyi DO, Brosseau L, Wells GA. Transcutaneous electrical nerve stimulation (TENS) versus placebo for chronic low-back pain. *Cochrane Database Syst Rev.* 2008;(4):CD003008.
817. French SD, Cameron M, Walker BF, Reggars JW, Esterman AJ. Superficial heat or cold for low back pain. *Cochrane Database Syst Rev.* 2006;(1):CD004750.
818. Cook C, Learman K. *Low Back Pain and the Evidence of Effectiveness of Physical Therapy Interventions. Independent Study Course 18.1.6.* La Crosse, WI: Orthopaedic Section, American Physical Therapy Association; 2008.
819. van Duijvenbode I, Jellema P, van Poppel M, van Tulder MW. Lumbar supports for prevention and treatment of low back pain. *Cochrane Database Syst Rev.* 2008;(2):CD001823.
820. American College of Sports Medicine. http://www.acsm.org. Accessed September 20, 2013.
821. Tudor-Locke C, Hatano Y, Pangrazi RP, Kang M. Revisiting "how many steps are enough?" *Med Sci Sports Exerc.* 2008;40(7 suppl):s537-s543.
822. Murphy MH, Nevill AM, Murtagh EM, Holder RL. The effect of walking on fitness, fatness and resting blood pressure: a meta-analysis of randomised, controlled trials. *Prev Med.* 2007;44:377-385.
823. Ryan CG, Grant PM, Dall PM, Gray H, Newton M, Granat M. Individuals with chronic low back pain have a lower level, and an altered pattern of physical activity compared with matched controls: an observational study. *Aust J Physiother.* 2009;55:53-58.
824. Hurley DA, Brady L, O'Brien E, McDonough S, Baxter GD, Neneghan C. Subjective and objective evaluation of the physical activity profiles of people with low back pain and age-matched controls over 7 consecutive days. *J Bone Joint Surg Br.* 2010;92B(suppl):234.
825. Hendrick P, Te Wake AM, Tikkisetty AS, Wulff L, Yap C, Milosavljevic S. The effectiveness of walking as an intervention for low back pain: a systematic review. *Eur Spine J.* 2010;19:1613-1620.
826. Hurwitz EL, Morgenstern H, Chiao C. Effects of recreational physical activity and back exercises on low back pain and psychological distress: findings from the UCLA Low Back Pain Study. *Am J Public Health.* 2005;95:1817-1824.
827. Hurley DA, O'Donoghue G, Tully MA, et al. A walking programme and a supervised exercise class versus usual physiotherapy for chronic low back pain: a single-blinded randomized controlled trial (The Supervised Walking in comparison to Fitness Training for Back Pain (SWIFT) Trial). *BMC Musculoskelet Disord.* 2009;10:79.
828. Bonifazi M, Suman AL, Cambiaggi C, et al. Changes in salivary cortisol and corticosteroid receptor-alpha mRNA expression following a 3-week multidisciplinary treatment program in patients with fibromyalgia. *Psychoneuroendocrinology.* 2006;31:1076-1086.
829. Brosseau L, Wells GA, Tugwell P, et al. Ottawa Panel evidence-based clinical practice guidelines for aerobic fitness exercises in the management of fibromyalgia. Part 1. *Phys Ther.* 2008;88:857-871.
830. Brosseau L, Wells GA, Tugwell P, et al. Ottawa Panel evidence-based clinical practice guidelines for strengthening exercises in the management of fibromyalgia. Part 2. *Phys Ther.* 2008;88:873-886.
831. Busch AJ, Barber KA, Overend TJ, Peloso PM, Schachter CL. Exercise for treating fibromyalgia syndrome. *Cochrane Database Syst Rev.* 2008;(4):CD003786.
832. Carville SF, Arendt-Nielsen S, Bliddal H, et al. EULAR evidence-based recommendations for the management of fibromyalgia syndrome. *Ann Rheum Dis.* 2008;67:536-541.
833. Rooks DS, Gautam S, Romeling M, et al. Group exercise, education, and combination self-management in women with fibromyalgia: a randomized trial. *Arch Int Med.* 2007;167:2192-2200.
834. American College of Sports Medicine. *ACSM's Guidelines for Exercise Testing and Prescription.* 7th ed. Baltimore, MD: Lippincott Williams & Wilkins; 2006.
835. Chou R, Loeser JD, Owens DK, et al, and the American Pain Society Low Back Pain Guideline Panel. Interventional therapies, surgery, and interdisciplinary rehabilitation for low back pain: an evidence-based clinical practice guideline from the American Pain Society. *Spine.* 2009;34:1066-1077.
836. Guzman J, Esmail R, Karjalainen K, et al. Multidisciplinary rehabilitation for chronic low back pain: systematic review. *BMJ.* 2001;322:1511-1516.
837. Guzman J, Esmail R, Karjalainen K, et al. Multidisciplinary bio-psychosocial rehabilitation for chronic low-back pain. *Cochrane Database Syst Rev.* 2002;(1):CD000963.
838. van Geen J, Edelaar MJ, Janssen ME, et al. The long-term effect of multidisciplinary back training. *Spine.* 2007;32:249-255.
839. Fairbank J, Frost H, Wilson-MacDonald J, et al. Randomised controlled trial to compare surgical stabilisation of the lumbar spine with an intensive rehabilitation programme for patients with chronic low back pain: the MRC Spine Stabilisation Trial. *BMJ.* 2005;330:1233.
840. Brox J, Reikeras O, Nygaard O, et al. Lumbar instrumented fusion compared with cognitive intervention and exercises in patients with chronic back pain after previous surgery for disc herniation: a prospective randomized controlled study. *Pain.* 2006;122:145-155.
841. Brox JI, Sorensen R, Friis A, et al. Randomized clinical trial of lumbar instrumented fusion and cognitive intervention and exercises in patients with chronic low back pain and disc degeneration. *Spine.* 2003;28:1913-1921.

842. Skoen JS, Grasdal AL, Haldorsen EMH, et al. Relative cost-effectiveness of extensive and light multidisciplinary treatment programs versus treatment as usual for patients with chronic low back pain on long-term sick leave. *Spine.* 2002;27:901-910.
843. Loisel P, Lemaire J, Poitras S, et al. Cost-benefit and cost-effectiveness analysis of a disability prevention model for back pain management: a six year follow up study. *Occup Environ Med.* 2002;59:807-815.
844. Gatchel RJ, Polatin PB, Noe C, et al. Treatment- and cost-effectiveness of early intervention for acute low-back pain patients: a one-year prospective study. *J Occup Rehabil.* 2003;13:1-9.
845. Zhang W, Jones A, Doherty M. Does paracetamol (acetaminophen) reduce the pain of osteoarthritis? A meta-analysis of randomized controlled trials. *Ann Rheum Dis.* 2004;63:901-907.
846. Rahme E, Pettitt D, LeLorier J. Determinants and sequelae associated with utilization of acetaminophen versus traditional nonsteroidal anti-inflammatory drugs in an elderly population. *Arthritis Rheum.* 2002;46:3046-3054.
847. Conaghan PG. A turbulent decade for NSAIDs: update on current concepts of classification, epidemiology, comparative efficacy, and toxicity. *Rheumatol Int.* 2012;32:1491-1502.
848. Derry S, Loke YK. Risk of gastrointestinal haemorrhage with long term use of aspirin: meta-analysis. *BMJ.* 2000;321:1183-1187.
849. Yildirim K, Sisecioglu M, Karatay S, et al. The effectiveness of gabapentin in patients with chronic radiculopathy. *The Pain Clinic.* 2003;15:213-218.
850. van Tulder M, Touray T, Furlan A, Solway S, Bouter L; the Cochrane Back Review Group. Muscle relaxants for nonspecific low back pain: a systematic review within the framework of the Cochrane Collaboration. *Spine.* 2003;28:1978-1992.
851. Finckh A, Zufferey P, Schurch MA, Balagué F, Waldburger M, So AK. Short-term efficacy of intravenous pulse glucocorticoids in acute discogenic sciatica. A randomized controlled trial. *Spine.* 2006;31:377-381.
852. Friedman BW, Holden L, Esses D, et al. Parenteral corticosteroids for Emergency Department patients with non-radicular low back pain. *J Emerg Med.* 2006;31:365-370.
853. Kuijpers T, van Middelkoop M, Rubinstein SM, et al. A systematic review on the effectiveness of pharmacological interventions for chronic non-specific low-back pain. *Eur Spine J.* 2011;20:40-50.
854. Deyo RA, Gray DT, Kreuter W, et al. United States trends in lumbar fusion surgery for degenerative conditions. *Spine.* 2005;30:1441-1445.
855. Chou R, Baisden J, Carragee EJ, Resnick DK, Shaffer WO, Loeser JD. Surgery for low back pain. A review of the evidence for an American Pain Society clinical practice guideline. *Spine.* 2009;34:1094-1109.
856. Osterman H, Seitsalo S, Karppinen J, et al. Effectiveness of microdiscectomy for lumbar disc herniation: a randomized controlled trial with 2 years of follow-up. *Spine.* 2006;31:2409-2414.
857. Peul WC, van Houwelingen HC, van den Hout WB, et al. Surgery versus prolonged conservative treatment for sciatica. *N Engl J Med.* 2007;356:2245-2256.
858. Peul W, van den Hout W, Brand R, et al. Prolonged conservative care versus early surgery in patients with sciatica caused by lumbar disc herniation: two year results of a randomised controlled trial. *BMJ.* 2008;336:1355-1358.
859. Weinstein JN, Tosteson TD, Lurie JD, et al. Surgical vs nonoperative treatment for lumbar disk herniation: the Spine Patient Outcomes Research Trial (SPORT): a randomized trial. *JAMA.* 2006;296:2441-2450.
860. Gibson JA, Waddell G. Surgical interventions for lumbar disc prolapse. *Cochrane Database Syst Rev.* 2007;(2):CD001350.
861. Ostelo RWJG, Costa LOP, Maher CG, de Vet HCW, van Tulder MW. Rehabilitation after lumbar disc surgery. *Cochrane Database Syst Rev.* 2008;(4):CD003007.
862. Amundsen T, Weber H, Nordal H, et al. Lumbar spinal stenosis: conservative or surgical management? A prospective 10-year study. *Spine.* 2000;25:1424-1436.
863. Malmivaara A, Slatis P, Heliovaara M, et al. Surgical or nonoperative treatment for lumbar spinal stenosis? A randomized controlled trial. *Spine.* 2007;32:1-8.
864. Weinstein JN, Lurie JD, Tosteson TD, et al. Surgical versus nonsurgical treatment for lumbar degenerative spondylolisthesis. *N Engl J Med.* 2007;356:2257-2270.
865. Weinstein J, Tosteson T, Lurie J, et al. Surgical versus nonsurgical therapy for lumbar spinal stenosis. *N Engl J Med.* 2008;358:794-810.
866. Kovacs FM, Urrótia G, Alarcón JD. Surgery versus conservative treatment for symptomatic lumbar spinal stenosis: a systematic review of randomized controlled trials. *Spine (Phila Pa 1976).* 2011;36(20):E1335-E1351.
867. Bruggeman AJ, Decker RC. Surgical treatment and outcomes of lumbar radiculopathy. *Phys Med Rehabil Clinics N Am.* 2011;22:161-177.
868. Ostelo RWJG, Costa LOP, Maher CG, de Vet HCW, van Tulder MW. Rehabilitation after lumbar disc surgery. An update Cochrane review. *Spine.* 2009;34:1839-1848.
869. Rushton A, Wright C, Goodwin P, Calvert M, Freemantle N. Physiotherapy rehabilitation post-first lumbar discectomy: a systematic review and meta-analysis of randomized controlled trials. *Spine.* 2011;36(14):E961-E972.
870. McGregor AH, Doré C, Morris TP, Morris S, Jamrozik K. ISSLS prize winner: Function After Spinal Treatment, Exercise, and Rehabilitation (FASTER): a factorial randomized trial to determine whether the functional outcome of spinal surgery can be improved. *Spine (Phila Pa 1976).* 2011;36(21):1711-1720.
871. Waddell G, Sell P, McGregor AH, et al. *Your Back Operation.* London, England: The Stationery Office; 2005.
872. Williamson E, White L, Rushton A. A survey first time post-operative management for patients following first time lumbar discectomy. *Eur Spine J.* 2007;16:795-802.
873. Selkowitz DM, Kulig K, Poppert EM, et al; the Physical Therapy Clinical Research Network. The immediate and long-term effects of exercise and patient education on physical, functional, and quality-of-life outcome measures after single-level lumbar microdiscectomy: a randomized controlled trial protocol. *BMC Musculoskelet Disord.* 2006;7:70.
874. Biering-Sorensen F. Physical measurements as risk indicators for low-back trouble over a one-year period. *Spine.* 1984;9:106-119.
875. Kulig K, Beneck GJ, Selkowitz DM, et al; the Physical Therapy Clinical Research Network. An intensive, progressive exercise program reduces disability and improves functional performance in patients after single-level lumbar microdiskectomy. *Phys Ther.* 2009;89:1145-1157.
876. Hebert JJ, Marcus RL, Koppenhaver SL, Fritz JM. Postoperative rehabilitation following lumbar discectomy with quantification of trunk muscle morphology and function: a case report and review of the literature. *J Orthop Sports Phys Ther.* 2010;40:402-412.

877. Hebert JJ. Stabilization exercise and disorders of the lumbar spine: neuromuscular implications and clinical efficacy in nonoperative and postoperative populations. http://gradworks.umi.com/34/12/3412866.html. Accessed March 12, 2011.
878. Moller H, Hedlund R. Surgery versus conservative management in adult isthmic spondylolisthesisda prospective randomized study: part 1. *Spine.* 2000;25:1716-1721.
879. Swan J, Hurwitz E, Malek F, et al. Surgical treatment for unstable low-grade isthmic spondylolisthesis in adults: a prospective controlled study of posterior instrumented fusion compared with combined anterior-posterior fusion. *Spine J.* 2006;6:606-614.
880. Abbott AD, Tyni-Lenné R, Hedlund R. Early rehabilitation targeting cognition, behavior, and motor function after lumbar fusion. *Spine.* 2010;35:848-857.
881. Christensen FB, Laurberg I, Bünger CE. Importance of the back-café concept to rehabilitation after lumbar spinal fusion: a randomised clinical study with a 2-year follow-up. *Spine.* 2003;28:2561-2569.
882. van den Eerenbeemt KD, Ostelo RW, van Royen BJ, Peul WC, van Tulder MW. Total disc replacement surgery for symptomatic degenerative lumbar disc disease: a systematic review of the literature. *Eur Spine J.* 2010;19:1262-1280.
883. Villavicencio AT, Burneikiene S, Johnson JP. Spinal artificial disc replacement: lumbar arthroplasty. Part II. *Contemp Neurosurg.* 2005;27(19):1-5.
884. Puentedura EJ, Brooksby CL, Wallman HW, Landers MR. Rehabilitation following lumbosacral percutaneous nucleoplasty: a case report. *J Orthop Sports Phys Ther.* 2010;40:214-224.
885. Sagi HC, Bao QB, Yuan HA. Nuclear replacement strategies. *Orthop Clin North Am.* 2003;34:263-267.
886. Di Martino A, Vaccaro A, Lee JY, Denaro V, Lim MR. Nucleus pulposus replacement: basic science and indications for clinical use. *Spine.* 2005;30:S16-S22.
887. George SZ, Hirsh AT. Distinguishing patient satisfaction with treatment delivery from treatment effect: a preliminary investigation of patient satisfaction with symptoms after physical therapy treatment of low back pain. *Arch Phys Med Rehabil.* 2005;86:1338-1344.
888. Breen A, Breen R. Back pain and satisfaction with chiropractic treatment: what role does the physical outcome play? *Clin J Pain.* 2003;19:263-268.
889. O'Malley KJ, Roddey TS, Gartsman GM, Cook KF. Outcome expectancies, functional outcomes, and expectancy fulfillment for patients with shoulder problems. *Care.* 2004;42:139-146.
890. Iles RA, Davidson M, Taylor NF. Psychosocial predictors of failure to return to work in non-chronic non-specific lowback pain: a systematic review. *Occup Environ Med.* 2008;65:507-517.
891. Lin CC, Ward SE. Perceived self-efficacy and outcome expectancies in coping with chronic low back pain. *Res Nurs Health.* 1996;19:299-310.
892. Booth-Kewley S, Larson GE, Highfill-McRoy RM. Psychosocial predictors of return to duty among Marine recruits with musculoskeletal injuries. *Mil Med.* 2009;174:139-152.
893. Bell RA, Kravitz RL, Thom D, et al. Unmet expectations for care and the patient physician relationship. *J Gen Intern Med.* 2002;17:817-824.
894. Eisler T, Svensson O, Tengstrom A, Elmstedt E. Patient expectation and satisfaction in revision total hip arthroplasty. *J Arthroplasty.* 2002;17:457-462.
895. Uhlmann RF, Inui TS, Carter WB. Patient requests and expectations: definitions and clinical applications. *Med Care.* 1984;22: 681-685.
896. Wiles R, Cott C, Gibson BE. Hope, expectations and recovery from illness: a narrative synthesis of qualitative research. *J Adv Nurs.* 2008;64:564-573.
897. Hill JC, Lewis M, Sim J, et al. Predictors of poor outcome in patients with neck pain treated by physical therapy. *Clin J Pain.* 2007;23:683-690.
898. Myers SS, Phillips RS, Davis RB, et al. Patient expectations as predictors of outcome in patients with acute low back pain. *J Gen Intern Med.* 2008;23(2):148-153.
899. Leung KK, Silvius JL, Pimlott N, et al. Why health expectations and hopes are different: the development of a conceptual model. *Health Expect.* 2009;12:347-360.
900. Thompson AG, Sunol R. Expectations as determinants of patient satisfaction: concepts, theory and evidence. *Int J Qual Health Care.* 1995;7:127-141.
901. Bialosky JE, Bishop MD, Cleland JA. Individual expectation: an overlooked, but pertinent, factor in the treatment of individuals experiencing musculoskeletal pain. *Phys Ther.* 2010;90:1345-1355.
902. Safran DG, Taira DA, Rogers WH, et al. Linking primary care performance to outcomes of care. *J Fam Pract.* 1998;47:213-220.
903. Guldvog B. Can patient satisfaction improve health among patients with angina pectoris? *Int J Qual Health Care.* 1999;11:233-240.
904. Hush JM, Cameron K, Mackey M. Patient satisfaction with musculoskeletal physical therapy care: a systematic review. *Phys Ther.* 2011;91:25-36.
905. Hills R, Kitchen S. Satisfaction with outpatient physiotherapy: a survey comparing the views of patients with acute and chronic musculoskeletal conditions. *Physiother Theory Pract.* 2007;23:21-36.
906. Beattie PF, Dowda M, Turner C, et al. Longitudinal continuity of care is associated with high patient satisfaction with physical therapy. *Phys Ther.* 2005;85:1046-1052.
907. May SJ. Patient satisfaction with management of back pain. *Physiotherapy.* 2001;87:4-20.
908. MacDonald CA, Cox PD, Bartlett DJ. Productivity and client satisfaction: a comparison between physical therapists and student-therapist pairs. *Physiother Can.* 2002;54:92-101.
909. Cooper KS, Blair H, Hancock E. Patient-centredness in physiotherapy from the perspective of the low back pain patient. *Physiotherapy.* 2008;94:244-252.
910. Hills R, Kitchen S. Satisfaction with outpatient physiotherapy: focus groups to explore of patients with acute and chronic musculoskeletal conditions. *Physiother Theory Pract.* 2007;2:1-20.
911. Casserley-Feeney SN, Phelan M, Duffy F, et al. Patient satisfaction with private physiotherapy for musculoskeletal pain. *BMC Musculoskelet Disord.* 2008;9:50.
912. Hazle CR, Nitz Arthur J. Evidence-based assessment and diagnosis of pelvic girdle disorders: a proposal for an alternate diagnostic category. *Phys Ther Rev.* 2008;13:25-36.
913. Vleeming A, Albert HB, Östgaard HC, Sturesson B, Stuge B. European guidelines for the diagnosis and treatment of pelvic girdle pain. *Eur Spine J.* 2008;17:794-819.
914. Snijders C, Vleeming A, Stoeckart R. Transfer of lumbosacral load to iliac bones and legs. Part 1: biomechanics of self-bracing of the sacroiliac joints and its significance for treatment and exercise. *Clin Biomech.* 1993;8:285-294.
915. Vleeming A, Stoeckart R, Volkers C, Snijders C. Relation between form and function in the sacroiliac joint. Part 1: clinical anatomic aspects. *Spine.* 1990;15:130-132.

916. O'Sullivan PB, Beales DJ. Diagnosis and classification of pelvic girdle pain disorders—part 1: a mechanism based approach within a biopsychosocial frameworі. *Man Ther.* 2007;12:86-97.
917. Vleeming A, Volkers AC, Snijders CJ, Stoeckart R. Relation between form and function in the sacroiliac joint. Part II: biomechanical aspects. *Spine.* 1990;15(2):133-136.
918. Jacob HA, Kissling RO. The mobility of the sacroiliac joints in healthy volunteers between 20 and 50 years of age. *Clin Biomech.* 1995;10:352-361.
919. Lund PJ, Krupinsi EA, Brooks WJ. Ultrasound evaluation of sacroiliac motion in normal volunteers. *Acad Radiol.* 1996;3:192-196.
920. Damen L, Stijnen T, Roebroeck ME, Snijders CJ, Stam HJ. Reliability of sacroiliac joint laxity measurement with Doppler imaging of vibrations. *Ultrasound Med Biol.* 2002;28:407-414.
921. Damen L, Buyruk HM, Guler-Uysal F, Lotgering FK, Snijders CJ, Stam HJ. Pelvic pain during pregnancy is associated with asymmetric laxity of the sacroiliac joints. *Acta Obstet Gynecol Scand.* 2001;80:1019-1024.
922. Mens JM, Pool-Goudzwaard A, Stam JH. Mobility of the pelvic joints in pregnancy-related lumbopelvic pain: a systematic review. *Obstet Gyecol Surv.* 2009;64:200-208.
923. Sturesson B, Uden A, Vleeming A. A radiostereometric analysis of movements of the sacroiliac joints during the standing hip flexion test. *Spine.* 2000;25:364-368.
924. van der Wurff P, Hagmeijer RH, Meyne W. Clinical tests of the sacroiliac joint. A systemic methodological review. Part 1: reliability. *Man Ther.* 2000;5(1):30-36.
925. van der Wurff P, Meyne W, Hagmeijer RH. Clinical tests of the sacroiliac joint. A systematic methodological review. Part 2: validity. *Man Ther.* 2000;5(2):89-96.
926. Robinson HS, Brox JI, Robinson R, Bjelland E, Solem S, Telje T. The reliability of selected motion and pain provocation tests for the sacroiliac joint. *Man Ther.* 2007;12:72-79.
927. Tullberg T, Blomberg S, Branth B, Johnsson R. Manipulation does not alter the position of the sacroiliac joint. A roentgen stereophotogrammetric analysis. *Spine.* 1998;23:1124-1128; discussion 1129.
928. Gnat R, Saulicz E, Gialy M, Klaptocz P. Does pelvic asymmetry always mean pathology? Analysis of mechanical factors leading to the asymmetry. *J Hum Kinet.* 2009;21:23-25.
929. Mens JM, Vleeming A, Snijders CJ, Stam HJ, Ginai AZ. The active straight leg raising test and mobility of the pelvic joints. *Eur Spine J.* 1999;8:468-474.
930. O'Sullivan PB, Beales DJ, Beetham JA, et al. Altered motor control strategies in subjects with sacroiliac joint pain during the active straight-leg-raise test. *Spine.* 2002;27:E1-E8.
931. De Groot M, Bool-Goudzwaaard AL, Spoor CW, Snijders CJ. The active straight leg raising test (ASLR) in pregnant women: differences in muscle activity and force between patients and health subjects. *Man Ther.* 2008;13:68-74.
932. Beales DJ, O'Sullivan PB, Briffa NK. Motor control patterns during an active straight leg raise in chronic pelvic girdle pain subjects. *Spine.* 2009;34:861-870.
933. Snijders CJ, Ribbers MT, de Bakker HV, Stoeckart R, Stam HJ. EMG recordings of abdominal and back muscles in various standing postures: validation of a biomechanical model on sacroiliac joint stability. *J Electromyogr Kines.* 1998;8:205-214.
934. Vleeming A, Pool-Goudzwaard AL, Stoeckart R, van Wingerden JP, Snijders CJ. The posterior layer of the thoracolumbar fascia. Its function in load transfer from spine to legs. *Spine (Phila Pa 1976).* 1995;20:753-758.
935. Richardson CA, Snijders CJ, Hides JA, Damen L, Pas MS, Storm J. The relation between the transversus abdominis muscles, sacroiliac joint mechanics, and low back pain. *Spine.* 2002;27:399-405.
936. Pool-Goudzwaard A, Hoek Van Dijke G, Van Gurp M, Mulder P, Snijders C, Stoeckart R. Contribution of pelvic floor muscles to stiffness of the pelvic ring. *Clin Biomech.* 2004;19:564-571.
937. van Wingerden JP, Vleeming A, Buyruk HM, Raissadat K. Stabilization of the sacroiliac joint in vivo: verification of muscular contribution to force closure of the pelvis. *Eur Spine J.* 2004;13:199-205.
938. Mens JM, Damen L, Snijders CJ, Stam HJ. The mechanical effect of a pelvic belt in patients with pregnancy-related pelvic pain. *Clin Biomech.* 2006;21(2):122-127.
939. Snijders CJ, Hermans PF, Kleinrensink GJ. Functional aspects of cross-legged sitting with special attention to piriformis muscles and sacroiliac joints. *Clin Biomech.* 2006;21(2):116-121.
940. Pel JJM, Spoor CW, Pool-Goudzwaard AL, Hoek van Dijke GA, Snijders CJ. Biomechanical analysis of reduction sacroiliac joint shear load by optimization of pelvic muscle and ligament forces. *Ann Biomed Eng.* 2008;6:415-424.
941. Hungerford B, Gilleard W, Hodges P. Evidence of altered lumbopelvic muscle recruitment in the presence of sacroiliac joint pain. *Spine.* 2003;28:1593-1600.
942. Pool-Goudzwaard AL, Slieker Ten Hove MC, Vierhout ME, et al. Relations between pregnancy related low back pain, pelvic floor activity and pelvic floor dysfunction. *Int Urogynecol J Pelvic Floor Dysfunct.* 2005;16:468-474.
943. Bergmark A. Stability of the lumbar spine. A study in mechanical engineering. *Acta Orthop Scand Suppl.* 1989;230:1-54.
944. Gutke A, Ostgaard HC, Oberg B. Association between muscle function and low back pain in relation to pregnancy. *J Rehabil Med.* 2008;40:304-311.
945. Mens JM, Vleeming A, Snijders CJ, Koes BW, Stam HJ. Validity of the active straight leg raise test for measuring disease severity in patients with posterior pelvic pain after pregnancy. *Spine (Phila Pa 1976).* 2002;27(2):196-200.
946. Mens JM, Vleeming A, Snijders CJ, Koes BW, Stam HJ. Reliability and validity of the active straight leg raise test in posterior pelvic pain since pregnancy. *Spine (Phila Pa 1976).* 2001;26:1167-1171.
947. Mens JM, Vleeming A, Snijders CJ, Ronchetti I, Stam HJ. Reliability and validity of hip adduction strength to measure disease severity in posterior pelvic pain since pregnancy. *Spine (Phila Pa 1976).* 2002;27:1674-1679.
948. Noren L, Ostgaard S, Johansson G, Ostgaard HC. Lumbar back and posterior pelvic pain during pregnancy: a 3-year follow-up. *Eur Spine J.* 2002;11(3):267-271.
949. Barker PJ, Briggs CA. Attachments of the posterior layer of lumbar fascia. *Spine (Phila Pa 1976).* 1999;24:1757-1764.
950. Hodges PW, Richardson CA. Inefficient muscular stabilization of the lumbar spine associated with low back pain. A motor control evaluation of transversus abdominis. *Spine (Phila Pa 1976).* 1996;21:2640-2650.
951. Moseley GL, Hodges PW, Gandevia SC. Deep and superficial fibers of the lumbar multifidus muscle are differentially active during voluntary arm movements. *Spine (Phila Pa 1976).* 2002;27(2):E29-E36.
952. Ashton-Miller JA, Howard D, Delancey JO. The functional anatomy of the female pelvic floor and stress continence control system. *Scand J Urol Nephrol.* 2001;(207):1-7; discussion 106-125.

953. Sapsford R, Hodges P. Contraction of the pelvic floor muscles during abdominal manoeuvres. *Arch Phys Med Rehabil.* 2001;82:1081-1088.
954. Bo K, Sherburn M. Evaluation of female pelvic-floor muscle function and strength. *Phys Ther.* 2005;85:269-282.
955. Ashton-Miller JA, Delancey JO. On the biomechanics of vaginal birth and common sequelae. *Annu Rev Biomed Eng.* 2009;11:163-176.
956. Stoker J. Anorectal and pelvic floor anatomy. *Best Prac Res Clin Gastroenterol.* 2009;23:463-475.
957. Eliasson K, Elfving B, Nordgren B, Mattsson E. Urinary incontinence in women with low back pain. *Man Ther.* 2008;13:206-212.
958. Thom DH, Rortveit G. Prevalence of postpartum urinary incontinence: a systematic review. *Acta Obstet Gynecol Scand.* 2010;89:1511-1522.
959. Viktrup L, Rortveit G, Lose G. Risk of stress urinary incontinence twelve years after the first pregnancy and delivery. *Obstet Gynecol.* 2006;108:248-254.
960. O'Sullivan PB, Beales DJ. Diagnosis and classification of pelvic girdle pain disorders. Part 2: illustration of the utility of a classification system via case studies. *Man Ther.* 2007;12:e1-e12.
961. Stuge B, Veierod MB, Laerum E, Vollestad N. The efficacy of a treatment program focusing on specific stabilizing exercises for pelvic girdle pain after pregnancy: a two-year follow-up of a randomized clinical trial. *Spine.* 2004;29(10):E197-E203.
962. O'Sullivan PB, Grahamslaw KM, Kendell M, Lapenskie SC, Moller NE, Richards KV. The effect of different standing and sitting postures on trunk muscle activity in a pain-free population. *Spine.* 2002;27:1238-1244.
963. Sapsford RR, Richardson CA, Stanton WR. Sitting posture affects pelvic floor muscle activity in parous women: an observational study. *Aust J Physiother.* 2006;52:219-222.
964. Ostgaard HC, Zetherstrom G, Roos-Hansson E, Svanberg B. Reduction of back and posterior pelvic pain in pregnancy. *Spine.* 1994;19:894-900.
965. Wu WH, Meijer OG, Uegaki K, et al. Pregnancy-related pelvic girdle pain (PPP), I: terminology, clinical presentation, and prevalence. *Eur Spine J.* 2004;13:575-589.
966. Ostgaard HC, Andersson GBJ. Previous back pain and risk of developing back pain in a future pregnancy. *Spine.* 1991;16:432-436.
967. Rost CC, Jacqueline J, Kaiser A, Verhagen AP, Koes BW. Prognosis of women with pelvic pain during pregnancy: a long-term follow-up study. *Acta Obstet Gynecol Scand.* 2006;85:771-777.
968. Robinson HS, Mengshoel AM, Veierød MB, Vøllestad N. Pelvic girdle pain: potential risk factors in pregnancy in relations to disability and pain intensity three months postpartum. *Man Ther.* 2010;15:522-528.
969. Sturesson B, Uden G, Uden A. Pain pattern in pregnancy and "catching" of the leg in pregnant women with posterior pelvic pain. *Spine.* 1997;22:1880-1883; discussion 1884.
970. Ostgaard HC, Zetherstrom G, Roos-Hansson E, Svanberg B. Reduction of back and posterior pelvic pain in pregnancy. *Spine.* 1994;19:894-900.
971. Gutke A, Ostgaard HC, Oberg B. Predicting persistent pregnancy-related low back pain. *Spine* (Phila Pa 1976). 2008;33:E386-E393.
972. Gutke A, Kjellby-Wendt G, Öberg B. The inter-rater reliability of a standardized classification system for pregnancy-related lumbopelvic pain. *Man Ther.* 2010;15:13-18.
973. Fortin JD, Aprill CN, Ponthieux B, Pier J. Sacroiliac joint: pain referral maps upon applying a new injection/arthrography technique. Part II: clinical evaluation. *Spine.* 1994;19:1483-1489.
974. Fortin JD, Dwyer AP, West S, Pier J. Sacroiliac joint: pain referral maps upon applying a new injection/arthrography technique. Part I: asymptomatic volunteers. *Spine.* 1994;19:1475-1482.
975. Schwarzer AC, Aprill CN, Bogduk N. The sacroiliac joint in chronic low back pain. *Spine.* 1995;20:31-7.
976. Dreyfuss P, Michaelsen M, Pauza K, McLarty J, Bogduk N. The value of medical history and physical examination in diagnosing sacroiliac joint pain. *Spine.* 1996;21:2594-2602.
977. Slipman CW, Jackson HB, Lipetz JS, Chan KT, Lenrow D, Vresilovic EJ. Sacroiliac joint pain referral zones. *Arch Phys Med Rehabil.* 2000;81:334-338.
978. Young S, Aprill C, Laslett M. Correlation of clinical examination characteristics with three sources of chronic low back pain. *Spine J.* 2003;3:460-465.
979. Fukui S, Nosaka S. Pain patterns originating from the sacroiliac joints. *J Anesth.* 2002;16:245-247.
980. Slipman CW, Patel RK, Whyte WS, et al. Diagnosing and managing sacroiliac pain. *J Musculoskel Med.* 2001;18:325-332.
981. Chou LH, Slipman CW, Bhagia SM, et al. Inciting events initiating injection-proven sacroiliac joint syndrome. *Pain Med.* 2004;5:26-32.
982. Laslett M, McDonald B, Tropp H, Aprill CN, Oberg B. Agreement between diagnoses reached by clinical examination and available reference standards: a prospective study of 216 patients with lumbopelvic pain. *BMC Musculoskelet Disord.* 2005;6:28.
983. Levangie PK. The association between static pelvic asymmetry and low back pain. *Spine.* 1999;24:1234-1242.
984. Altman R, Alarcon G, Appelrouth D, et al. The American College of Rheumatology criteria for the classification and reporting of osteoarthritis of the hip. *Arthritis Rheum.* 1991;34:505-514.
985. Mellin G. Correlations of hip mobility with degree of back pain and lumbar spinal mobility in chronic low-back pain patients. *Spine.* 1988;13:668-670.
986. Ellison JB, Rose SJ, Sahrmann SA. Patterns of hip rotation range of motion: comparison between healthy subjects and patients with low back pain. *Phys Ther.* 1990;70:537-541.
987. Broadhurst NA, Bond MJ. Pain provocation tests for the assessment of sacroiliac joint dysfunction. *J Spinal Disord.* 1998;11:341-345.
988. Bewyer KJ, Bewyer DC, Messenger D, Kennedy CM. Pilot data: association between gluteus medius weakness and low back pain during pregnancy. *Iowa Orthop J.* 2009;29:97-99.
989. Tong HC, Heyman OG, Lado DA, Isser MM. Interexaminer reliability of three methods of combining test results to determine side of sacral restriction, sacral base position, and innominate bone position. *J Am Osteopath Assoc.* 2006;106:464-468.
990. Mann M, Glasheen-Wray M, Nyberg R. Therapist agreement for palpation and observation of iliac crest heights. *Phys Ther.* 1984;64:334-338.
991. Potter NA, Rothstein JM. Intertester reliability for selected tests of the sacroiliac joint. *Phys Ther.* 1985;65:1671-1675.
992. Tullberg T, Blomberg S, Branth B, Johnsson R. Manipulation does not alter the position of the sacroiliac joint: a Roentgen stereophotogrammetric analysis. *Spine.* 1998;23:1124-1128.
993. Levangie PK. The association between static pelvic asymmetry and low back pain. *Spine.* 1999;24:1234-1242.

994. O'Haire C, Gibbons P. Inter-examiner and intra-examiner agreement for assessing sacroiliac anatomical landmarks using palpation and observation. *Man Ther.* 2000;5:13-20.
995. Albert H, Godskesen M, Westergaard J. Evaluation of clinical tests used in classification procedures in pregnancy-related pelvic joint pain. *Eur Spine J.* 2000;9:161-166.
996. Riddle DL, Freburger JK, and the North American Orthopaedic Rehabilitation Research Network. Evaluation of the presence of sacroiliac region dysfunction using a combination of tests: a multicenter intertester reliability study. *Phys Ther.* 2002;82:772-781.
997. Krawiec CJ, Denegar CR, Hertel J, Salvaterra GF, Buckley WE. Static innominate asymmetry and leg length discrepancy in asymptomatic collegiate athletes. *Man Ther.* 2003;8:207-213.
998. Stovall BA, Kumar S. Anatomical landmark asymmetry assessment in the lumbar spine and pelvis: a review of reliability. *PM R.* 2010;2:48-56.
999. Cibulka MT, Koldehoff R. Clinical usefulness of a cluster of sacroiliac joint tests in patients with and without low back pain. *J Orthop Sports Phys Ther.* 1999;29(2):83-92.
1000. Wiles MR. Reproducibility and interexaminer correlation of motion plapation findings of the sacroiliac joints. *J Can Chiropr Assoc.* 1980;24:59-69.
1001. Carmichael JP. Inter- and intra-examiner reliability of palpation for sacroiliac joint dysfunction. *J Manipulative Physiol Ther.* 1987;10:164-171.
1002. Bowman C, Gribble R. The value of the forward flexion tests and three tests of leg length changes in the clinical assessment of movement of the sacroiliac joint. *J Orthop Med.* 1995;17:66-67.
1003. Vincent-Smith B, Gibbons P. Inter-examiner and intra-examiner reliability of the standing flexion test. *Man Ther.* 1999;4:87-93.
1004. Robinson HS, Brox JI, Robinson R, Bjelland E, Solem S, Telje T. The reliability of selected motion and pain provocation tests for the sacroiliac joint. *Man Ther.* 2007;12:72-79.
1005. Hungerford B, Gilleard W, Lee D. Altered patterns of pelvic bone motion determined in subjects with posterior pelvic pain using skin markers. *Clin Biomech.* 2004;19:456-464.
1006. Hungerford B, Gilleard W, Moran M, Emmerson C. Evaluation of the ability of Physical Therapists to palpate intrapelvic motion with the stork test on the support side. *Phys Ther.* 2007;87:879-887.
1007. Albert H, Godskesen M, Westergaard J. Prognosis in four syndromes of pregnancy-related pelvic pain. *Acta Obstet Gynecol Scand.* 2001;80:505-511.
1008. Vleeming A, Pool-Goudzwaard AL, Hammudoghlu D, Stoeckart R, Snijders CJ, Mens JM. The function of the long dorsal sacroiliac ligament: its implication for understanding low back pain. *Spine.* 1996;21:556-562.
1009. Vleeming A, de Bries JH, Mens JMA, van Wingerden JP. Possible role of the long dorsal sacroiliac ligament in women with peripartum pelvic pain. *Acta Obstet Gynecol Scand.* 2002;81:430-436.
1010. Noble E. *Essential Exercises for the Childbearing Year.* 2nd ed. Boston, MA: Houghton Mifflin Co; 1982.
1011. Lo T, Candido G, Janssen P. Diastasis of the recti abdominis in pregnancy: risk factors and treatment. *Physiother Can.* 1999;51:32-37.
1012. Sheppard S. The role of transversus abdominis in post partum correction of gross divarication recti. *Man Ther.* 1996;1:214-216.
1013. Spitznagle TM, Leong FC, Va Dillen LR. Prevalence of diastasis recti abdominis in a urogynecological patient population. *Int Urogynecol J.* 2007;18:321-328.
1014. Parker MA, Millar AL, Dugan SA. Diastasis rectus abdominis and lumbo-pelvic pain and dysfunction—are they related? *J Womens Health Phys Ther.* 2009;33(2):15-22.
1015. Bieniarz J, Yoshida T, Romero-Salinas G, Curuchet E, Caldeyro-Barcia R, Crottogini JJ. Aortocaval compression by the uterus in late human pregnancy. IV. Circulatory homeostasis by preferential perfusion of the placenta. *Am J Obstet Gynecol.* 1969;103:19-31.
1016. ACOG Committee Opinion No. 267. Exercise during pregnancy and the postpartum period. *Obstet Gynecol.* 2002;99:171-173. http://mail.ny.acog.org/website/SMIPodcast/Exercise.pdf. Accessed April 5, 2011.
1017. Vleeming A, Mooney V, Stoeckart R. *Movement, Stability and Lumbopelvic Pain.* 2nd ed. Philadelphia, PA: Churchll Livingstone; 2007.
1018. Kanakaris N, Roberts CS, Giannoudis PV. Pregnancy-related pelvic girdle pain and update. *BMC Med.* 2011;9:15.
1019. Vøllestad NK, Stuge B. Prognostic factors for recovery from postpartum pelvic girdle pain. *Eur Spine J.* 2009;18:718-726.
1020. Pennick VE, Young G. Interventions for preventing and treating pelvic and back pain in pregnancy. *Cochrane Database Syst Rev.* 2007;(2):CD001139.
1021. Vermani E, Mittal R, Weeks A. Pelvic girdle pain and low back pain in pregnancy: a review. *Pain Pract.* 2010;10:60-71.
1022. Elden H, Fagevik-Olsen M, Ostgaard HC, Stener-Victorin E, Hagberg H. Acupuncture as an adjunct to standard treatment for pelvic girdle pain in pregnant women: randomized double-blinded controlled trial comparing acupuncture with non-penetrating sham acupuncture. *BJOG.* 2008;115:1655-1668.
1023. Ostgaard HC, Zetherstrom G, Roos-Hansson E. Back pain in relation to pregnancy: a 6-year follow-up. *Spine.* 1997;22:2945-2950.
1024. Association of Chartered Physiotherapists in Women's Health. Pregnancy-related pelvic girdle pain (PGP)—for health professionals. *ACPWH Web site.* http://acpwh.csp.org.uk/publications/pregnancy-related-pelvic-girdle-pain-pgp-health-professionals. Accessed September 20, 2013.
1025. Lile J, Perkins J, Hammer RL, Loubert PV. Diagnostic and management strategies for pregnant women with back pain. *JAAPA.* 2003;16:31-44.
1026. Thomas IL, Nicklin J, Pollock H, Faulkner K. Evaluation of a maternity cushion (Ozzlo pillow) for backache and insomnia in late pregnancy. *Aust N Z J Obstet Gynaecol.* 1989;29:133-138.
1027. Park KM, Kim SY, Oh DW. Effects of the pelvic compression belt on gluteus medius, quadratus lumborum, and lumbar multifidus activities during side-lying hip abduction. *J Electromyogr Kinesiol.* 2010;20:1141-1145.
1028. Kanakaris NK, Roberts CS, Giannoudis PV. Pregnancy-related pelvic girdle pain: an update. *BMC Med.* 2011;9:15.
1029. Khorsan R, Hawk C, Lisi A, Kizhakkeveettil A. Manipulative therapy for pregnancy and related conditions: a systematic review. *Obstet Gynecol Surv.* 2009;64:416-427.
1030. Borggren CL. Pregnancy and chiropractic: a narrative review of the literature. *J Chiropr Med.* 2007;6:70-74.
1031. Stuber KJ, Wynd S, Weis CA. Adverse events from spinal manipulation in the pregnant and postpartum. *Chiropr Man Ther.* 2012;20:8.

1032. Licciardone JC, Buchanan S, Hensel KL, King HH, Fulda KG, Stoll ST. Osteopathic manipulative treatment of back painand related symptoms during pregnancy: a randomized controlled trial. *Am J Obstet Gynecol.* 2010;202:43.e1-43.e8.
1033. Murphy DR, Hurwitz EL, McGovern EE. Outcome of pregnancy-related lumbopelvic pain treated according to a diagnosis-based decision rule: a prospective observational cohort study. *J Manipulative Physiol Ther.* 2009;32:616-624.
1034. Murphy DR, Hurwitz EL. A theoretical model for the development of a diagnosis-based clinical decision rule for the management of patients with spinal pain. *BMC Musculoskelet Disord.* 2007;8:75.
1035. Al-Sayegh NA, George SE, Boninger ML, Rogers JC, Whitney SL, Delitto A. Spinal mobilization of postpartum low back and pelvic girdle pain: an evidence-based clinical rule for predicting responders and nonresponders. *PM R.* 2010;2:995-1005.
1036. DonTigny RL. Mechanics and treatment of the sacroiliac joint. In: Vleeming A, Mooney V, Dorman T, Snijders C, Stoeckart, eds. *Movement, Stability & Low Back Pain. The Essential Role of the Pelvis.* London, England: Churchill Livingstone; 1997:461-476.
1037. Vanelderen P, Szadek K, Cohen SP, et al. Evidence-based interventional pain medicine according to clinical diagnoses. Sacroiliac joint pain. *Pain Pract.* 2010;10:470-478.
1038. Sapsford R. Rehabilitation of pelvic floor muscles utilizing trunk stabilization. *Man Ther.* 2004;9:3-12.
1039. Hung H-C, Hsiao S-M, Chih S-Y, Lin H-H, Tsauo J-Y. An alternative intervention for urinary incontinence: retraining diaphragmatic, deep abdominal and pelvic floor muscle coordinated function. *Man Ther.* 2010;15:273-279.
1040. Dumoulin C, Hay-Smith J. Pelvic floor muscle training versus no treatment, or inactive control treatments, for urinary incontinence in women. *Cochrane Database Syst Rev.* 2010;(1):CD005654.

Please see companion narrated videos on the accompanying Web site at

www.Healio.com/books/spinalvideos

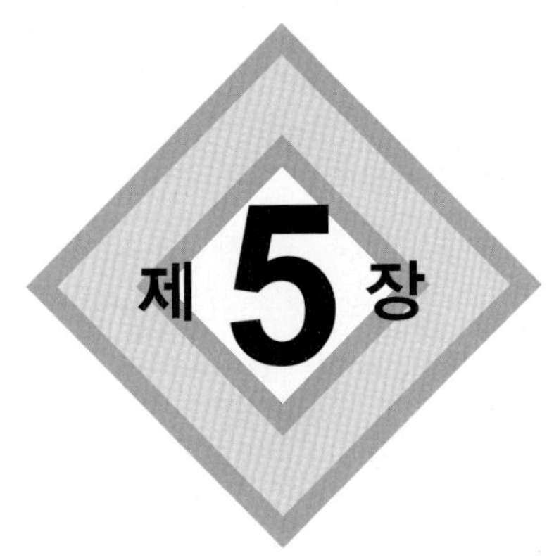

흉추 통증을 위한 근거기반 물리치료 실무

EVIDENCE-BASED PHYSICAL THERAPY PRACTICE FOR THORACIC SPINAL PAIN

요통이나 경추 통증에 비교하여, 흉추 통증(Thoracic spinal pain: TSP)에 관한 연구가 적다. 흉추 통증이나 흉추 연관 통증은 1-12번 흉추의 전방, 측방, 후방에 존재할 수 있다. 이 부위에서의 근골격계 또는 비근골격계의 수많은 통증이나 다른 증상이 임상가에게 어려움을 준다. 흉곽은 내장 전이통 등의 국소, 경추, 흉추, 견갑대 통증의 중요한 원인이다. 덧붙여서 중요 기관(심장, 폐 등)을 보호하기 위해서 흉곽은 신체의 위나 아래로부터의 부하나 힘으로부터 완충 지역으로서 역할을 한다.

흉곽은 생체역학적, 기능적으로 흉추, 골반대, 고관절, 경추, 견갑대 부위와 연관되어 있다. 상완부와 요골반부의 많은 근육들이 흉곽에 붙어 있다. 경추는 상부와 중부 흉추 통증의 흔한 원인이다. 흉추의 감소된 또는 과도한 움직임이나 부족한 운동조절 등은 경추 통증, 요추 통증, 견갑대 통증이나 기능부전에 기여한다. 예를 들어, 기능적 활동을 하는 중에 흉추의 뻣뻣함은 경추와 어깨 부위에 더 많은 움직임을 요하게 된다. 이전 장에서 언급한 것처럼 요추 통증은 표층의 흉곽근육의 활성패턴을 변화하게 하여 흉요추부의 이차적인 통증이나 제한된 움직임을 만들어낸다. 이러한 상호의존적인 이 부위에서 흉추 통증은 요추 통증, 경추 통증, 견관절 질환 등과 연관되어서 평가되어야 한다.

유병률, 발병률, 위험인자
Prevalence, Incidence, and Risk Factors

유병률에 관한 데이터는 연령, 성별, 흉추 통증의 정의 등에 기초하여 매우 다양하다. 대개 흉추 통증은 성인에서의 요추 통증이나 경추 통증에 비해 유병률이 낮지만, 유년기, 청소년기의 여성에게는 흉추 통증의 유병률이 높게 나타난다.[2] 전체적인 흉추 통증의 유병률은 0.5-23.0%(7일), 15.8-34.8%(1개월), 15.0-27.5%(1년), 12.0-31.2%(평생)이다. 유병률의 추세는 40-50세의 중년에서 증가하는데 이는 70세 이상의 유병률보다 높은 것이다.[1] 발병률은 1개월(0-0.9%), 6개월(10.3%), 1년(3.8-35.3%), 25년(9.8%)이다. 흉추 통증은 공존하는 근골격계 통증과 중요하게 연관되어 있다; 성장의 차이, 신체활동, 생활방식, 사회적 활동, 백팩의 사용; 그리고 자세적, 정신적, 환경적 요소가 있다. 9-12세의 청소년기의 위험인자에는 노화나 잘못된 정신상태 등을 포함한다. 청소년기 동안, 하루에 10분 이상의 강한 신체활동을 하지 않는 경우 향후 3년간 흉추 통증으로 발전할 가능성(7.2)이 증가한다.[3] 17세의 청소년에 비해 13세의 남자 청소년에게서는 6.3배 여자 청소년에게서는 2.8배의 흉추 통증이 보고된다.[4] 청소년의 위험인자와는 다르게 성인에서의 흉추 통증의 위험인자는 알려지지 않았다. 흉추 통증으로 인한 경제적 부담에 대한 연구는 발전되지는 않았다. 그러나 몇몇 연구에서는 감소된 신체활동이 흉추 통증의 관리와 일상생활의 어려움을 초래한다고 제안하였다. 또한 이것은 직업으로의 복귀에 실패한 1차 진료에서의 요추 통증 환자의 예측 변수가 된다. 향후 연구에서는 흉추 통증의 경제적 영향에 대한 조사를 할 필요가 있다.

흉추 통증의 분류
Classification of Thoracic Spinal Pain

흉추 통증이나 흉곽에 관련된 증상은 병리해부학적인 원인에 기초한 의학적 진단모델에 의한 분류가 주로 사용된다. 신경근골격계 통증은 퇴행성 디스크질환, 디스크탈출, 협착증, 추체, 늑골의 골절, 탈구, 근육 염좌, 늑골증후군, 늑연골염, 골관절염, 늑간신경통, 흉곽출구증후군, 통증유발점(발통점), 척추측만증 등의 원인에 의해 발생한다. 요추 통증과 마찬가지로, 역학적 흉추 통증의 통증유발자로서의 특정한 조직을 밝혀내는 것은 불가능하다. Wood은[7] 무증상 대상자들로 자기공명영상(MRI) 연구에서 추간판탈출(37%), 척추변형(29%), 쇼이에르만종판(Scheuermann end plate) 또는 후만증(38%)과 같은 해부학적 불규칙성의 높은 유병률을 발견했다. 쇼이에르만 질병(Scheuermann disease)은 일반적으로 8~16세에 발생하며, 쉬오를 결절(Schmorl nodes), 척추쐐기, 중·하부 흉추와 상요추 종판(endplate)의 퇴행성 변화는 경직(rigid)된 흉추 후만을 초래하고 성인은 통증이 없을지도 모른다.[7]

26개월간 20명의 대상을 포함한 48명의 증상이 없는 흉추디스크 탈출증 환자를 추적하였다.[8] 디스크 탈출증은 대체로 변화가 없었고, 큰 돌출만 다소 줄어들었다. 모든 대상자는 추적기간 동안 증상이 없었다. MRI를 통한 증상이 있는 경우와 없는 경우의 흉추디스크 탈출증 환자의 판별은 쉽지 않았다.[8] 또 다른 MRI 연구에 의하면,[9] 대상자의 47%가 1개 또는 그 이상의 수준에서 퇴행성 변화가 관찰되었다. 양성 MRI 결과 추간판 강도의 감소(37.2%), 후방 디스크 탈출(30.9%), 전방 경막낭 압박(29.8%), 디스크공간 협소(4.3%)의 소견이 나타났다.[9] MRI 결과는 연령에 따라 증가하였다. 병리해부학적인 진단을 통한 흉추 통증의 정의는 입증되지 않았다. 그러나 압박골절, 흉추부 척수병증 등 몇몇 해부학적 진단은 이를 입증하기 위해 매우 중요하다.

의학적 질병과 신경근병증이나 척수병증과 같은 신경학적 손상을 제외한 후, TSP에 대한 의료모델의 한계는 역학적 또는 비특이적 흉추 통증의 진단적 범주로 이어진다. 비특이성 흉추 통증을 분류하는 의학적 기준의 신뢰성 있고 효율적인 정의는 존재하지 않는다. 그러나 4장에서 언급한 요추 통증의 분류는 흉추 통증의 진단과 관리에도 그럴 듯하게 적용할 수 있다.

대부분의 치료사는 통증을 동반하거나 동반하지 않는 역학적 흉추 통증 환자들이 흉곽과 연관이 있다는 것에 동의할 것이다. 병리해부학 외에 분류 시도는 증상의 지속기간(급성, 아급성, 만성); 형태/힘 폐쇄 생체역학적 모델(a biomechanical model of form/force closure), 운동조절, 감정,[10] 운동장애, 반복된 움직임에 대한 반응,[11,12] 생체심리사회적 요소 등과 같은 것에 기초할 수 있다. 그러나 흉추 통증을 위한 체계는 연구되지 않았다.

본 연구에서는 흉추 통증을 분류하기 위해 몇몇의 분류체계 방식을 사용하였다. 반복된 움직임에 대한 반응은 요추 통증의 진단적 분류와 유사하다.[11] 흉추 통증의 비역학적 원인, 의학적 질환, 신경학적 질병을 제외하면, Olson은[13] 장애를 기초로 한 비특이성 흉추 통증의 분류를 제시한다. 이 진단적 분류(표 5-1)는 평가 소견과 중재에 중요한 도움을 줄 수 있지만 신뢰성과 타당성은 알 수 없다. Lee와 Lee는[14] 최적의 기능을 회복하는 목표를 위한 흉추 통증의 평가와 치료의 통합적 모델을 제시하였다. 이들은 흉곽의 최적의 기능을 안정성의 균형, 특정 부하 시 가동성, 예측가능성, 복부 압박과 정상 호흡패턴을 유지하는 가운데 즉각적인 과제 수행능력으로 정의하였다.[14] 비최적화된 기능은 신체 상부와 하부간의 부하이동에 실패하였다.[14]

분명한 근거에 의한 흉추 통증의 분류 체계는 환자의 개선만을 위한 것이 아니라, 비특이성 흉추 통증 환자의

[표 5-1] 흉추 통증 질환의 장애 기반 분류

분류	평가 소견	추천되는 중재
흉추 과소가동성	• AROM의 제한 • PPIVM/PAIVM의 제한 • 상지의 방사성 증상 없음 • 근육 불균형 • 자세적 변위	• 가동성 운동 • 흉추부, 늑골 관절가동술/도수교정 • ULNDT 운동 • 자세 운동
상지 전이통을 동반한 흉추 과소가동성	• AROM의 제한 • 상부흉추와 늑골의 PPIVM/PAIVM의 제한 상지 증상 • 상지 신경역동 검사(neurodynamic 테스트) 양성 • 근육 불균형 • 자세적 변위	• 가동성 운동 • 흉추부, 늑골 관절가동술/도수교정 • ULNDT 운동 • 자가 관절가동술 기법 • 자세 운동
목 통증을 동반한 흉추 과소가동성	• 증상 30일 미만 • 어깨보다 원위부에 증상 없음 • 올려다보는데 제한 없음 • FABQ 점수 12점 이하 • 상부 흉추의 후만 감소(시진) • 경추 신전 ROM 30° 이하	• 가동성 운동 • 흉추부, 늑골 관절가동술/도수교정 • 경추 장애 치료
어깨 장애를 동반한 흉추 과소가동성	• 어깨 AROM 시 흉추의 뻣뻣함 • 상부흉추와 늑골의 PPIVM/PAIVM의 제한 • 어깨충돌 증상/회전근개 징후 • 근육 불균형 • 자세적 변위	• 가동성 운동 • 흉추부, 늑골 관절가동술/도수교정 • 자가 관절가동술 기법 • 자세 운동
요추 통증을 동반한 흉추 과소가동성	• 흉요추부 AROM 시 흉추의 뻣뻣함 • PPIVM/PAIVM의 제한 • 요추부 장애 • 근육 불균형 • 자세적 변위	• 가동성 운동 • 흉추부, 늑골 관절가동술/도수교정 • 요추부 재활 • 자가 관절가동술 기법 • 자세 운동
흉추 임상적 불안정성	• 흉추부 수술 병력 • 지속적 체중부하시 통증 유발 • 비체중부하 자세 시 증상 완화 • PPIVM/PAIVM의 과대가동성(느슨한 끝느낌) • 부족한 근력(2/5 흉추 다열근, 척추기립근, 견갑골주위 근육) • 흉추부 AROM시 떨림/부족한 움직임 조절	• 자세 교육 • 흉추 안정화 운동 프로그램 • 견갑골주위 운동 • 과대가동성 부위의 상부와 하부 관절가동술/도수교정 • 인체공학적 정렬

AROM: 능동관절가동범위, ULNDT: 상지신경역학적치료
PPIVM: 수동 생리적 척추간 움직임(passive physiological intervertebral movement)
PAIVM: 수동 부가적 척추간 움직임(passive accessory intervertebral movement)

증상과 증후의 방식에 의해 분류하기 위함이다. 흉추 통증의 장애기반의 분류체계는 환자의 임상적 현상과 대조해보며 치료사가 적절한 중재를 할 수 있도록 도와주며, 더 나은 연구, 요통의 분류 방식, 임상적 추론 진행과 최적의 치료전략 수립에 도움을 줄 것이다.

병력
History

2장에서 주관적 검사 구성 요소를 재확인할 수 있다(표 2–3 참조). 특이하게도, 의학적 검사는 혼동되기 쉬운 신경근골격계 증상이나 상태를 밝혀내는데 도움을 줄 수 있다. 흉추 통증과 관련한 병력은 신뢰성과 타당성의 근거가 적고, 세세한 병력의 중요성이 언급되지 않았다.

진단적 분류

진단적 분류는 요추 통증의 경우와 같은 방법이다. 환자는 병력과 신체검사를 통해 3개 중의 1그룹으로 분류되었다: 비특이성 흉추 통증, 신경근병증이나 척수병증을 동반한 흉추 통증, 척수병증에 의한 흉추 통증. 흉추 통증 환자의 분류는 비척추성 병리상태나 물리치료를 받기 이전에 다른 의학적 처치가 필요한지를 구분해내는 것으로부터 시작하였다. 흉추에 영향을 줄 수 있는 질병들로는 감염, 심혈관, 종양, 심폐, 신장, 소화기계의 질병들이 있다.[15] Verdon 등[16]은 24,620개의 대표적 질환들 중에서 672종의 질환의 환자가 흉추 통증을 가지고 있다고 보고하였다. 3개월간의 조사기간 중 주 진단명은 흉추벽 통증(thoracic wall pain, 51%), 흉벽증후군(chest wall syndrome, 44.6%), 외상(4%), 다이버(divers, 2.4%), 심혈관계 질환(16%), 관상동맥 질환(12.5%), 비관상동맥 질환(3.4%), 심인성 통증(11%), 호흡기계 질환(10%), 소화기계 질환(8%), 무진단(4%)였다. 총 300명의 흉벽증후군 환자는 전체의 1.2%로 총 84명의 관상동맥 질환보다 흔했다. 흉벽증후군 환자는 155명의 여성과 145명의 남성으로 평균 연령은 50.3±18.2세로 10대와 75세 이상인 환자를 포함하고 있었다. 62%는 처음 35%는 재발, 3%는 알 수 없었다. 절반의 환자에서 흉추 통증이 주 호소였다. 동반이환은 250명 83%로 나타났다. 그 중 50%인 149명은 정신적 장애, 33.3%인 100명은 심혈관계 질환, 20.7%인 62명은 류마티스 질환이었다. 2명은 류마티스 질환이 아닌 척추관절염이었고, 6명은 신생물 질환으로 2명의 폐암환자가 포함되었다.[16]

흉추부의 심각한 병리는 중요한 임상소견과 관련이 있다. 자세한 병력, 위험인자의 식별, 검사결과와 지속적인 재평가를 통해 치료의 반응을 관찰하였다. 제2장의 (그림 2–3)은 흔한 내장 연관 방식을 나타낸다. Goodman and Snyder는[15] 근골격계 환자의 임상적 소견에 대해 훌륭한 자료를 제공하였다.

심각한 흉추 병리의 위험신호를 위한 선별검사

흉추 통증을 유발하는 감염의 선별검사

요추 통증에 관련된 척수 감염에 대하여는 제4장에서 언급하였다. 그리고 검사법도 흉추부에 적용할 수 있다. 수술 후, 개방골절, 피부융해, 욕창, 계통적 감염 등으로 인한 척추 골수염은 흉추를 주 대상으로 한다.[17] 당뇨병, 정맥 약물 사용자, 알콜중독자, 코티코스테로이드 약물 사용자, 노인, 면역력이 손상된 환자 등에 잘 발생한다.[16,18] 대개 척추골수염은 야간에 통증이 더 심하다; 모든 방향으로의 움직임 시 통증과 압통, 근육 방어(muscle guarding); 적혈구침강속도(ESR)는 증가한다; 두통, 발한은 흔하지만 모든 경우에 나타나지는 않는다.[17] 추간판염이나 디스크공간 감염은 흔히 하부 흉추와 요추부에 감염을 유발한다. 추간판염은 절개술 후, 요로 감염, 상부 호흡기 감염, 소화기계염 등에 의해 발생할 수 있다.[17]

흉추 통증의 심혈관계 원인의 선별검사

가장 흔한 흉추 통증의 심혈관계 원인은 협심증, 심근경색, 동맥류이다.[17] 제4장에서 복부 대동맥류의 검사법에 대해 언급하였다. 심혈관계 질환자는 통증의 패턴을 유심히 검사해야 한다; 깊고, 찌름 통증/천자통(boring pain); 욱신거리고 지끈거리는 증상. 증상 악화요인은 심박출량 증가를 유발하는 활동을 하는 것과 관계가 있다; 계단 오르기 등을 하면 발생하고 활동을 멈추면 진정된다.[17] 동맥류의 위치는 증상을 밝혀낸다. 대동맥궁절개 또는 좌측 쇄골하동맥 원위부절개환자에게서는 통증이 매우 심하고 급성으로 나타나며, 전방 가슴통증이 상부 등에도 방사될 수 있다. 요골맥박의 좌우가 일치하지 않는다.[19]

협심증으로 인한 통증이나 심근경색으로 인한 통증은 통증이 가슴과 등의 중부에 고립되어 나타난다; 남성 또는 폐경 후의 여성에서 턱, 목, 어깨, 팔, 가슴을 압박, 당김, 쥐어짜는 듯한 통증 등 다양한 패턴으로 나타난다. 고전적으로, 통증은 좌측 가슴과 좌측 상지에 나타나지만 여성과 노인에게는 상복부, 중부흉추부, 우측 어깨, 목, 턱, 치통들이 더 흔하다. 심장이 C3에서 T4 척수신경을 자극하는 동안은 이 수준 어느 곳에서라도 통증이 나타날 수 있다. 추가적 증상은 발한, 메스꺼움, 구토, 짧은 호흡이 흔하지만 25% 이상의 심근경색인 경우에는 무증상이거나 인식되지 않는 경우가 있다. 심혈관계 질환의 위험인자 선별검사와 생체징후 평가를 반드시 실시해야 한다.

흉추 통증을 유발하는 암의 선별검사

제4장에서 요추 통증을 유발하는 암에 대해 언급하였다(표 4-2를 보라). 1975년, 316명의 환자(16%)가 흉추 통증을 주로 호소하였다. 그 중 2명의 환자(0.63%)가 암으로 인한 흉추 통증이었는데 이 수치는 암으로 인한 요추 통증의 비율(0.66%)과 유사하였다. Deyo와 Diehl[20]은 4가지의 척추 통증의 고우도비(+LR) 전이성 암을 발견하였다. (1) 비피부암 이전의 병력(+LR 14.7), (2)과거 몇 달간 보존적 치료의 실패(+LR 3.0), (3)50세 이상(+LR 2.7), (4) 6개월에 4.5kg 이상의 설명할 수 없는 체중감소(+LR 2.7). 이 4가지 임상적 발견은 암으로부터 배제되었다. 이러한 4가지 위험신호 중 가장 효과적인 것은 이전의 병력으로 +LR 23.7이었고 나머지 3가지는 +LR 3이었다.[20]

- 적혈구 침강속도 50㎜/h 이상((+LR 18 .0, −LR 0.46)
- 빈혈(+LR 3.9, −LR 0.53)
- 혈구용적 측정검사 30%(+LR 18.2)
- 백혈구 수 12,000 이상 (+LR 4.1)

척추가 전이의 흔한 부위가 된 이래로(그림 5-1) 암의 병력은 흉추 통증 환자에게서 위험신호 요소가 되었다.

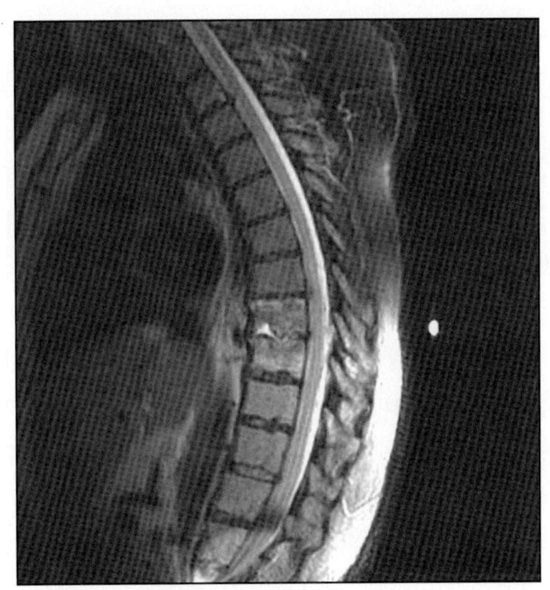

그림 5-1. 흉추에 전이 된 암의 MRI.

Brihaye 등은[22] 1,477명의 사례를 재조사한 결과 16.5%는 유방종양, 15.6%는 폐, 9.25%는 전립선, 6.5%는 신장으로부터 척추로 전이된 것을 확인하였다. 덧붙여, 흉추 통증과 운동장애, 통증이 있거나 없는 척수압박을 동반한 신경학적 손실 등이 흔하게 나타났다.[23]

척추의 암 중 가장 흔한 것은 다발성 골수종이다. 형질세포의 암은 골다공증과 압박골절을 유발한다.[17] 이른 시기의 암은 역학적 흉추 통증을 나타내기도해 진단의 구별을 어렵게 한다. 척추 통증이 암과 관련되었다고 의심될 경우, 치료사는 자세한 병력 조사를 해야만 한다; 신체의 다른 어느 부위의 증상, 야간통의 여부, 두통이나 설명할 수 없는 체중 감소, 과거 암의 병력이 있는지 조사해야 한다. 포함된 극돌기를 두드렸을 때 국소통증, 운동장애, 근육방어가 나타난다. 왜냐하면 흉추 신경근병증이나 척수병증일 수 있으므로 신경학적 검사가 필요하다. 증상이 호전되지 않고 계속적으로 악화된다면 지난 수 개월간의 보존적 치료의 실패를 의미할 수 있다.[23]

흉추 통증을 유발하는 호흡기계 선별검사

흉곽에 영향을 주는 질병들은 늑막염, 폐렴, 기흉, 폐색전, 폐성심, 흉막염 등이 있다. 상체(upper quarter)에 통증이나 증상이 있는 환자의 병력을 조사할 때에는 최근의 호흡기계 질환이 있다면 위험신호이다.[17] 흉막염이나 흉곽막염증은 흉추 통증의 흔한 원인이며, 대체로 날카롭고 국소통증이며, 호흡, 재채기, 기침 등을 할 때 심해진다. 흉막염은 폐렴, 폐색전; 폐암; 기관지염, 인플루엔자, 기침하는 동안 호흡근 과사용에 의한 폐렴 등과 동반될 수 있다.[24] 폐질환과 연관된 증상들로는 잘 낫지 않는 기침, 가래, 객혈, 짧은 호흡, 빠른 심박, 불안, 현기증, 청색증, 전신권태 등의 관련 증상이 있다.[17] 폐색전은 급성 호흡곤란; 늑막염성 흉추 통증; 심각한 저산소증; 최근의 수술로 인한 위험인자, 아파서 누워있는 고착성 상태, 종양, 외상이나 지절의 골절을 나타낸다. 폐색전의 가장 흔한 원인은 하지의 심부정맥혈전증이다.[17,19]

가슴이나 등의 통증은 호흡이나 기침 등에 의해 다양하게 나타날 수 있다. 그러나 이것은 호흡기계 원인이 흉추 통증의 근골격계 원인이 되는 것은 아니다. 증상이 있는 쪽으로 누우면 증상이 완화될 수 있다. 이 자세는 호흡 움직임과 통증을 줄여줄 수 있다. 생체징후 검사와 흉부청진을 반드시 실시해야 한다.[17]

흉추 통증을 유발하는 신장의 선별검사

상부 요도는 흔히 후방 늑하 흉추부, 늑골척추부, 또는 횡격막이 자극받은 경우 동측 어깨부위에 영향을 미친다. 또한 허리를 거쳐 하복부나 서혜부의 측면에도 적은 영향을 주기도 한다. 하부 요도는 일반적으로 요골반부와 천골부에 영향을 준다. 배뇨곤란, 혈뇨증, 고환 통증 등의 이 부위의 병력이 있다면 신장에 의한 통증의 가능성일 가능성을 높인다. 신장 주위 농양, 신우신염(즉, 신장 감염)등의 질병이 있다면 무디고 계속적인 통증과 발열, 오한, 잦은 배뇨, 혈뇨 등의 증상을 동반할 수 있다. 늑골 척추각을 두드리면 등이나 옆구리의 통증이 재현될 수 있다; 이 부위를 두드릴 때에는 통증이나 불편감이 없어야 한다. 하부 흉추나 요추부의 통증이 옆구리나 장골능 부위로 방사된다면 신장결석 때문일 수 있다. 신장결석이 움직이면 중등도의 심각한 통증이 요관을 따라 서혜부로 방사되며, 메스꺼움, 구토, 발한, 심박 급속증, 혈뇨 등의 증상을 동반할 수 있다.[17]

흉추 통증을 유발하는 소화기계의 선별검사

흉추 통증은 흔히 식도문제, 위궤양 등의 소화기계 문제에 의해 발생하며 이는 흉골부, 상복부, 어깨, 견갑골, 등 부위에 증상을 야기한다.[17,19] 연하곤란, 고통스러운 연하, 조기 포만감, 체중 감소 등의 증상을 동반한다. 비스테로이드 항염증제(NSAIDs)나 알렌드로네이트(alendronate) 등의 장기간 사용은 소화기계 장애를 증가시킬 수 있다.[19] 식사에 따라 흉추 통증이 증가하거나 감소하게 되는 것은 위험신호이다. 식사 후 30분 이내에 즉각적인 변화가 있다면 상부 식도의 문제일 수 있고, 2–4시간 후의 변화는 하부 식도의 영향일 수 있으며 이는 요추통증에 더욱 많은 영향을 미친다. 십이지장궤양과 관련한 통증이라면 공복 시 울렁거리는 통증이 있을 수 있고, 이는 제산제에 의해 일시적으로 호전될 수 있다. 출혈, 천공, 폐색 등에 의한 궤양이라면 추가로 증상이 나타날 수 있다. 메스꺼움, 구토, 체중감소 등이 나타날 수 있다. 출혈이 있다면 구토 시 혈액이 섞이거나 짙은 커피색 구토, 또는 진한 갈색의 대변 등의 증상이 나타날 수 있다.[17] 간, 방광, 췌장 역시 흉추 통증의 원인이 된다. 이 기관들의 질병은 모두 식사 주기와 관련이 있다. 췌장염이나 췌장상피성암은 상부 등과 중부 견갑골 부위에 통증을 야기한다. 급성 췌장염은 반복적인 지루한 통증과 알코올중독, 담석증, 고중성지방혈증 등의 결과를 나타낸다.[19] 간과 방광에 의한 추가 증상으로는 발열, 오한, 메스꺼움, 소화불량, 황달 등이 있다. 소화기계통의 기능에 대한 특이성 질문을 하는 것은 질병의 치료에 도움을 줄 수 있다.[17]

흉추 통증을 유발하는 골절의 선별검사

요추 통증을 유발하는 골절의 감별에 대해서는 4장에서 언급하였고 이는 흉추부에도 적용할 수 있다. 왜냐하면 척추 골절의 주요 외상은 급성 비특이성 요통과 비슷하게 나타나며, 오직 30%만이 임상적 실무를 통해 밝혀지기 때문이다.[21] 그러므로, 치료사의 정확한 진단은 적절한 중재에 매우 중요하다. Henschke 등의[25] 12개의 연구와 9개 분야의 임상 실험은 5가지의 척추 골절의 확률을 높이거나 낮추는 기준을 밝혀내었다.

1. 연령 50세 이상(+LR 2.2, −LR 0.34)
2. 여성(+LR 2.3, −LR 0.67)
3. 주요 외상(+LR 12.8, −LR 0.37)
4. 통증과 압통(+LR 6.7, −LR 0.44)

5. 매우 심각한 통증을 동반하는 부상(+LR1.7, −LR 0.78)

신경학적 징후를 동반한 외상, 변형, 신경학적 결손 등도 중요한 요소(+LR 14.4, +LR 46.4)였으며, 코티코스테로이드의 사용이나 의식불명 등은 골절의 가능성의 중요한 요소가 아니었다.[25] Deyo 등의[26] 출간되지 않은 연구에 의하면 요통과 장기 코티코스테로이드 치료는 0.995의 특이도를 나타내었다. 압박 골절은 증명되기 이전까지는 고려되었다.

흉추 골절 또는 늑골 골절은 대개 교통사고, 폭력, 스포츠 활동, 낙상 등과 관련이 있다. 약 절반 가량의 부상은 흉추, 요추, 천골부에서 일어난다. 나머지 절반은 경추나 척수 장애에 의해 나타난다.[27] 병리학적 골절은 골연화증, 골다공증, 파젯 병, 전이성 골 질환, 염증, 감염 등과 관련이 있다.[17] 약 25%의 폐경후의 여성은 척추 압박골절[28]의 영향을 받아 80세의 여성은 40%의 유병률 증가를 보인다.[29] 압박골절은 남성노인에게서도 발생하지만 흔하지는 않다.[30] 중등도 또는 심각한 골다공증이 있는 환자의 경우, 재채기, 가벼운 물건 들기, 무거운 물건 들어올리려 시도하기 등에 의해 압박골절이 발생한다. 압박골절은 통증, 신체적 제한, 골절 위험 증가 등으로 인해 압박골절을 경험하지 않는 사람에 비해 삶의 질을 떨어뜨리며, 정신적 문제, 추가적 장애, 높은 사망률을 나타낸다.

부상에 대한 자세한 역학은 부상을 이해하는데 있어 중요하다. 그러나, 몇몇 골절은 척추에 부하가 증가하지 않았음에도 불구하고 발생한다. 발병은 서서히 퍼지는 중등도의 통증만으로 나타날 수 있다.[31] 다발성 골절은 키의 감소, 흉추 후만의 증가, 복강 감소 등의 결과, 심폐능력 저하, 이른 포만감, 체중 감소 등을 야기한다. 통증은 골절이 치유된 이후에도 계속될 수 있다. 또한, 무딘 감각, 저림, 위약 등의 신경학적 증상이 있는지 검사할 필요가 있다. 완화요인자는 바로눕기이며, 걷기나 서기는 증상을 악화시킨다.[31] 통증과 압통은 급성 골절의 부위 전체에 나타날 수 있고, 후만 증가가 있다면 신경학적 검사를 실시해야 한다. 의심의 여지가 높다면 방사선검사가 필요하다.[23,31]

신경학적 이상과 관련한 흉추 통증의 임상적 징후와 증상

신경근병증이나 척수병증에 의한 흉추 통증의 선별검사

흉추 디스크 탈출증은 경추나 요추에 비해 덜 흔하다. 그러나, 증상이 없는 흉추 디스크 탈출증은 비교적 흔하다. Wood 등은[7] 디스크 탈출증 등의 해부학적 불균형의 높은 유병률(37%)을 찾아내었다. 증상이 없는 디스크 탈출증에 비해 증상이 있는 디스크 탈출증이 적기는 하지만 천 명 중 1명에서 백만 명 중 1명의 범위이다. 신경학적 문제를 동반한 흉추 디스크 탈출증 환자는 연간 백만 명 중 1명이 나타난다.[33] 대개의 경우 흉추 디스크 탈출은 흉추7번 이하의 중앙부나 중앙외측에 발생한다.[34] 만약 증상이 있다면, 중앙부 탈출은 척수압박의 원인이 된다. 중앙외측의 탈출은 브라운−세쿼드 증후군을 나타낼 수 있으며, 외측의 탈출은 신경근 압박이나 신경근병증을 나타낼 수 있다.

흉추의 추간판성 통증은 진단이 어려운데 그 희귀성에 원인이 있다. 임상적으로 흉추부의 무딘 통증이 증상의 시작이지만, 뒤틀림, 들림, 반복적 움직임 등도 부상의 역학이다. 검사결과는 일반적으로 역학적인 것이 많지만 흉추부에서는 특정한 해부학적 조직이 아닌 비특이성일 경우가 많다. 통증의 원인이나 영향이 있을 수 있으므로 경추, 요골반부의 검사를 반드시 실시해야 한다. 탈출의 부위에 따라 환자는 신경근병증이나 척수병증의 징후와 증상을 나타낼 수 있다. 하부 흉추디스크의 탈출은 요통, 상부 흉추디스크의 탈출은 경부 통증에 명백한 영향을 끼친다. 대부분의 환자는 신경학적 중재를 동반한 수술적 관리를 받는다.[33]

덧붙여, 흉추 디스크 탈출, 골절, 퇴행성 변화, 진성 당뇨병 등은 흔히 흉추부의 신경근병증이나 척수병증을 동반하거나 하지 않는 통증의 원인이 된다.[33,35] 일반적으로, 임상적 증상은 척수압박(척수병증)이나 신경근압박(신경근병증)과 관련이 있다. 흉추 척수병증의 증상은 양측성 하지위약, 이상감각, 증가된 하지근력 긴장도, 실조성 보행, 압박수준 이하의 넓게 퍼진 감각 장애, 대소변 장애 등이 있다.[34,36] 반대측 통증; 체온 소실, 병변부위 이하 수준의 동측성 경직성 마비; 동측성 촉각 변별 능력의 소실, 진동, 자세감각 소실 등은 브라운-세쿼드 증후군이나 척수 반절단일 가능성이 있다. 슬개골 건 반사나 아킬레스건 반사의 과도, 콜로누스 징후(clonus sign)나 바빈스키 징후(Babinski's sign)는 일반적으로 검사된다.

흉추 신경근병증은 전방 흉곽, 가슴, 복부에 축성통증과 찌릿한 통증, 타는 듯한 통증, 쏘는 듯한 통증이 띠처럼 나타날 수 있다(흉추 피부분절을 보라, 그림 2-4, 2-5).[33,35] 무딘 감각이나 이상감각은 거의 편측성 피부분절의 분배가 보고된다. 신체검사에서 피부분절 패턴 상 가벼운 터치나 바늘로 찌르는 감각이 손상되었을 수 있다. T4의 젖꼭지, T7의 검상돌기, T10의 배꼽이 흔히 표식 점으로 사용된다. 양측 소실의 경우는 상위운동시경의 문제, 편측 소실의 경우는 T7에서 T12분절의 하위운동신경의 문제이다. 배표면 반사(그림 3-22를 보라)는 반사 망치의 끝부분이나 의료용 나이프를 이용하여 똑바로 누운 환자의 복부 사분면을 검사하고 감각이 있는지 없는지 평가한다. 배꼽의 안쪽과 바깥쪽 방향으로 검사한다. 정상반응은 복근의 움직임과 함께 배꼽이 자극한 쪽 방향으로 움직이는 것이다. T8에서 T10은 배꼽 윗부분 T10에서 T12는 배꼽 아랫부분을 이용해 검사한다. 젊은 정상 성인의 경우, 배표면반사 시 일부 또는 전체 사분면의 움직임이 관찰된다.[37] 복근 검사는 표준화된 자세에서 실시하거나 부분적 윗몸일으키기를 하는 동안 배꼽을 관찰함으로 평가될 수 있다. 배꼽은 정상일 경우 움직이지 않는다. 하복부 위약이나 마비의 경우 상부 복직근 섬유가 작용하며 배꼽을 위로 당기게 되고, 이는 비버 징후(Beevor's sign)의 양성 반응이다.[38]

흉추 신경근병증과 늑간신경통의 감별은 두 증상에 대한 설명이 유사하여 구분하기가 어렵다. 그러나, 늑간신경통은 흉추 신경근병증에 비하여 몸통 움직임에 의해 통증이 악화되지 않는다. 늑간신경은 일반적으로 혈관다발과 함께 각 늑골의 하측면을 따라 분포하며 개흉술 후나 다른 형태의 외상에 의해 늑간신경통을 자극할 수 있다. 늑간신경통의 증상은 흉추 신경근병증과 매우 유사하며 발진을 제외하면 대상포진과도 유사하다. 치료사와 환자는 발진이 발생하고 최소 3일에서 5일간은 대상포진과의 감별을 위해 피부와 늑간 증상을 유심히 관찰해야 한다.[39]

대상포진은 극심한 통증과 함께 소낭성 발진이 편측의 흉벽 피부분절에 나타난다. 수두 대상포진 바이러스는 척수신경에서 피부로 퍼져나간다. 바이러스가 피부에 도달하면, 대상포진의 수포성 발진의 원인이 된다. 통증과 가려움이 수 일간 나타난다. 발진은 약 2주후에 진정된다. 촉발인자는 스트레스, 외상, 감염, 면역억제 등이 있다. 대상포진은 보통 점차 나아지는 수순을 거치지만 어떤 환자의 경우는 합병증으로 만성 대상포진 후신경통으로 발전하는 경우도 있다. 대상포진 후신경통은 연령이 높으면 그 가능성이 증가하고 심각하고 참을 수 없는 만성 통증의 결과를 가져올 수 있다. 대상포진 후신경통의 예방이나 증상경감을 위해서 약리학적 치료법으로 진통제나 항바이러스제가 통증을 경감시키고, 바이러스의 복제를 억제하고, 조직의 치유를 촉진하기 위해 사용된다. 면역력 장애환자들을 위해서 급성 대상포진의 심각도를 막기 위해 정맥주사 항바이러스제의 사용이 추천된다.[39]

경고 신호의 선별검사

위험신호의 선별검사에 덧붙여 말하자면, 치료사는 경고 신호와 정신적 위험 인자에 대하여 평가하여야 한다. 경고 신호는 정확한 인지 행동 관리 전략을 필요로 하는 만정 문제점을 발전시킬 가능성이 있다. 우울증, 통증 관련 공포회피 반응과 행동, 환자의 기대치는 정상적인 회복과정과 정확한 치료를 하기 위해서 반드시 밝혀져야 할 위험인자이다.

자기보고결과 측정의 표준화

현재 통증 수준, 기능, 활동, 참여, 삶의 질, 건강 상태에 대해 평가하는 표준화된 요소는 매우 다양하다. 흉추 통증이나 흉곽 증상에 관한 자기보고측정은 아직 없다. 이제부터 소개할 도구들은 흉추 통증 환자에게 사용하는 것들이지만, 신뢰도, 반응도, 민감도에 대하여는 아직 조사되지 않았다. 오스웨스트리 요통 장애 도구(ODI)와 경부장애 도구(NDI)는 흔히 T4이하와 T4이상의 수준의 증상에 사용되며 믿을 만하다. 환자특이기능척도(PSFS)와 전체 변화율(GROC)척도 역시 이러한 환자에게 사용된다.

기능 순위 도구(FRI, http://www/chiroevidence.com에서 사용 가능)은 경추, 흉추, 요추부의 근골격계에

[표 5-2] 개인적 평가의 목표

- 환자의 전체적인 신상정보 획득
- 환자가 물리치료적 중재에 적당한 지에 관한 예비 결정
- 환자의 증상과 연관한 증상이 있는지에 대한 자세한 조사
- 위험인자, 호전인자, 24시간 증상활동에 대한 파악
- 검사와 치료를 위한 금기증이나 주의점 파악
- 환자의 문제에 관한 순차적 과거력(현재와 과거) 조사
- 환자의 기대치 파악
- 질병에 대한 진단 가설, 분류, 예비검사의 발전
- 환자의 과거력에 대한 평가
- 각 평가된 항목에 의해 증상의 수준, 활동 제한, 참여제한의 기준선 설정
- 신체검사 계획과 정확한 진단적 평가의 설정-어떠한 검사와 어떠한 부분에 중점을 둘 지 파악

사용하는 10개 항목, 부위별 측정이 가능한 환자의 기능지각과 통증관련 평가체계이다.[40] NDI와 ODI에서 가져온 항목들을 결합하여 4개의 골자로 담았다; 통증, 수면, 직업, 일상생활. 각 10개의 항목은 0점에서 4점까지 최대 40점이며, 1분에 완료하고 20초면 채점할 수 있다. 점수가 높을수록 장애 수준이 높음을 나타낸다. 점수화하기 위해 2.5배로 점수를 곱하여 퍼센티지(%) 값으로 표현한다.[41] Feise와 Menke는[41] 10개의 연구에서 FRI를 통해 정신적 데이터를 분석하여 신뢰도, 타당도, 반응도에 대해 결과를 내었다. 효과크기의 점수는 0.14에서 2.92(50%의 점수가 0.80보다 컸다)였다. Feise and Menke는[40] 인구효과 크기를 경추 통증 1.24(n=36), 흉추 통증 1.61(n=5), 요추 통증 1.24(n=14)로 보고하였다. 요통환자에 대한 FRI 평가에서 임상적으로 중요한 차이를 나타내는 점수는 9점 정도였으며 ODI와 비교하여 반응도, 타당도는 비슷한 수준, 신뢰도는 조금 못 미친 수준을 나타내었다.[42]

Stewart 등은[43] 만성 편타성 손상의 코호트 환자 연구에서 심각한 통증과 장애 평가의 반응도에 대해 조사하였다. PSFS(효과 크기: 0.84% 신뢰 구간: 1.22[1.06, 1.37])는 FRI(효과 크기: 84% 신뢰 구간 0.62[0.54, 0.76])보다 반응도가 뛰어났지만, NDI(효과 크기 84% 신뢰 구간 0177[0.66, 0.87])와는 별 차이가 없었고, FRI와 코펜하겐 점수(효과 크기 84% 신뢰구간 0.65[0.54, 0.76])는 둘 중 어느 것이라도 편타성 손상 환자에게 사용 가능하다고 하였다. 숫자 점수 척도(NRS, 효과 크기 84% 신뢰 구간 1.17[1.01, 1.31])는 통증강도의 NRS(효과크기 84% 신뢰 수준 0.75[0.61, 0.89])와 36항목 간소화 건강설문지(SF36) 통증 점수(효과 크기 84% 신뢰 수준 0.49[0.636, 0.61)와 비교하여 가장 통증에 대한 반응도가 뛰어났다.[43]

병력의 구성 요소(주관적 검사)
Components of the History (Subjective Examination)

흉추 통증의 임상적, 직업적 연구는 드물고, 흉추 통증에 대한 환자의 병력 정보에 대한 진단적 정확도 연구는 매우 드물거나 없다. 요통과 마찬가지로, 흉추 통증은 개인적, 직업적, 정신적으로 매우 다양한 요소가 증상의 발달이나 지속에 관련이 있다. 그러나, 환자를 면담하여 얻고자 하는 목표(표 5-2)는 일관적이다. 면담을 하는 동안, 치료사는 환자의 반응을 통해 어떤 것이 환자의 물리치료적 예비진단, 예후, 신체검사의 계획의 최적의 요소인지 파악한다. 면담을 통해 얻은 정보들은 치료를 해 나가는데 있어 결정을 하는데 도움을 준다. 환자들은 그들의 능력이나 정확한 상황에 대한 기억, 질문에 대한 이해와 답변이 다양하다. 인내심, 정성, 환자-치료사 관계의 훌륭한 기술이 정확한 정보를 얻는 데에 중요하다.

흉추 통증 환자의 인구통계학적 측면 고려

나이, 성별, 인종, 민족성에 대한 고려

연구 결과 소아, 청소년기, 여성에서 유병률이 높은 것으로 나타났다.[44] 최대 10%의 청소년에게서 학교생활이나 레저활동에 방해가 되는 흉추 통증이 있는 것으로 나타났다. 중년(40-50세)에서의 유병률의 증가하고 이후 연령대(70대 이상)의 유병률은 감소하는 것으로 나타났다.[1]

유행병학상(Epidemiological)의 특징은 부족하다.

직업, 레저-스포츠, 사회경제적 고려

흉추 통증은 개인과 사회에 장애와 경제적 부담을 초래할 수 있다. 환자의 직업과 레저활동은 다양한 위험요소를 포함하고 있다. 고정된 자세와 업무 관련 활동들은 흉추 통증에 기인하는 다양한 생체역학적 부하를 만들 수 있다. 업무 관련 통증-공포와 같은 위험요소들은 성공적인 치료의 방해가 될 수 있다.

흉추 통증의 유병률은 직업에 따라 다양하게 나타난다. 연령과는 무관하게 설정된 표본에서 건강 관련 전문직(77% 평생), 생산직(47% 3개월, 38% 1주), 수작업직(38% 1개월), 연기자(44% 시점 유병률)에서 높은 유병률을 나타내었다. 흉추 통증에 기인하는 개인 요소로는 근골격계 증상, 운동, 월경 전 긴장, 여성 등이었다. 그 외 특이요소로는 높은 업무 강도, 직장에서의 경제적 문제, 개인 트레이닝 등의 특화된 업무환경, 내과, 전기, 생산라인 과제, 지루한 업무, 고용 기간, 교육 수준, 특수 차량 운전, 많은 비행시간 등이 있었다. 신체적 업무 관련 요소는 개인 트레이닝 절차, 계단 오르기, 높은 신체 스트레스를 포함한다. 정신사회적 요소는 부상위험 지각과 높은 정신적 압박이 포함된다. 이러한 요소들(개인적, 직업적, 정신사회적)의 업무기능, 장애, 잦은 결근율에 대한 것은 밝혀지지 않았지만, 병인론, 위험인자, 예후에 관한 이론을 발전시키는데 생체심리사회적 틀에 도움을 준다.[44] 낮은 교육수준, 사회경제적 상태 등과 흉추 통증의 관계는 알려지지 않았지만 요통의 경우와 비슷할 것이다.[44]

Roelen 등은[45] 직무와 관련된 신체적, 정신적 부담에 대한 자기건강 불안보고(self-reported health complaints)를 통해 조사하였다. 신체적 직무부담은 근골격계 증상과 관련이 있었고, 서서 일하는 것은 다리의 통증, 흉추 통증, 요통과, 앉아서 일하는 것은 요통과 관련이 있었다. 반복적인 움직임은 팔의 통증, 흉추 통증, 요통과 정신적 업무부담은 피로와 가슴 통증에 관련이 있었다. 계획적인 업무와 낮은 압박은 자기건강 불안보고와 관련이 없었다.

치료사는 반드시 환자의 직업과 일할 때와 그렇지 않을 때의 업무상의 자세적 스트레스에 대해 이해해야 한다. 제한된 증거에 비추어, 업무와 관련하지 않은 모든 신체적 활동에 의한 척추의 부담들에 대한 이해와 고려 역시 예방과 관리를 위해 중요하다. 업무로의 복귀나 여가활동은 흔한 재활의 주목표이다.

청소년에게 있어 흉추 통증은 근골격계 통증과 성장정도와 중요한 관련이 있다; 신체 활동; 생활방식; 사회적 활동; 백팩 사용 여부; 자세적, 정신적, 환경적 요소. 위험인자는 백팩 사용에 따른 자세적 변화, 스포츠활동 참여, 학교에서 의자 높이, 숙제의 강도, 좋지 않은 정신적 상태 등을 포함한다. 청소년기 동안, 하루에 10분 이상의 강한 신체활동을 하지 않는 경우 향후 3년간 흉추 통증으로 발전할 가능성(7.2)이 증가한다. 17세의 청소년에 비해 13세의 남자청소년에게서는 6.3배 여자청소년에게서는 2.8배의 흉추 통증이 보고된다.[4]

운동선수에서 흉추와 가슴 통증은 근골격계, 소화기계, 호흡기계, 심장등과 관련이 있다. 근골격계 원인은 큰 외상이나 반복적인 미세 외상의 결과이다. 늑골 피로골절, 늑연골염, 근염좌, 근막통증유발점, 위식도 역류, 천식 등이 흔한 원인이다. 심인성 원인은 아동과 청소년에게 흔한 원인이다.[46]

주 호소

환자의 주호소를 파악하기 위해서는 "당신의 어느 부분이 가장 문제인지 스스로 말해보세요"와 같은 개방형 질문을 통해 환자 스스로 문제의 원인과 치료의 이유를 찾도록 하는 것이 일반적이다. 대개의 경우 통증이 주호소인 경우가 많지만 때로는 통증 대신, 위약감, 뻣뻣함, 균형, 현기증, 무딘 감각, 저림 등이 주 호소인 경우도 있다. 주 호소를 파악할 때에는 신체그림 차트 등에 정확한 통증의 부위, 정도, 깊이(얕은 부위, 깊은 부위 등)를 표시하게 하고; 반복적인 통증인지 아닌지; 가장 안 좋은 부위; 강도; 증상간의 관계성 등을 조사한다. 환자의 자세한 증상 조사에 대하여는 2장에서 언급하였다.

흉추 통증 환자의 증상 평가와 서술

신체 차트를 완료하는 것을 시작으로 환자의 증상에 관

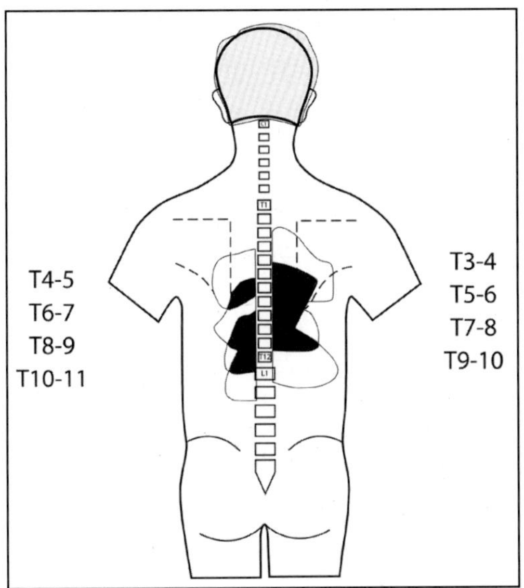

그림 5-2. T3/T4에서 T10/T11 흉추 후관절에 대한 전이방식의 합성지도. (Dreyfuss P, Tibiletti C, Dreyer S의 허락을 받아 재인쇄) 흉추 후관절 통증방식: 자발적 지원자의 연구 Spine, 1994, 19(7):807-811.)

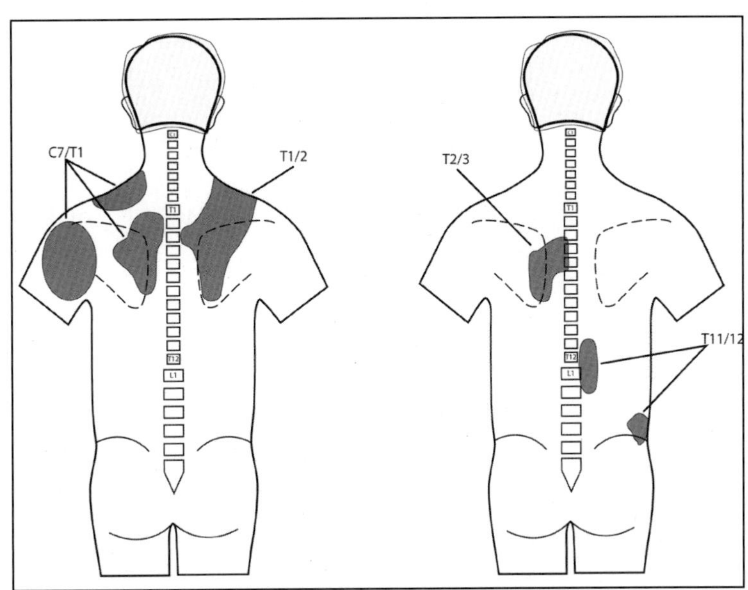

그림 5-3. C7/T1부터 T2/T3 및 T11/T12 관절에서 흉추 후관절에 대해 Fukui 등에 기술된 복합통증 전이지도. (Reg Anesth, 22 권, 후쿠이 S, Ohseto K, Shiotani M, Elsevier의 허락을 받아 재인쇄. 흉부 대뇌 피질 접합을 확장시킴으로써 전이된 통증방식, pp 332-336, Copyright 1997).

한 정보를 진단적 분류과정, 가설 설정, 분류를 할 수 있다. 환자는 치료사가 정확하게 통증, 이상감각 등의 증상을 파악할 수 있도록 적당히 탈의를 해야 한다. 환자가 아픈 부위를 가리키면 치료사는 손으로 정확한 부위를 확인하고 대별해야 한다. 흉추 통증 환자의 경우 치료사는 환자의 증상이 없는 부위를 찾아야 한다. 다음의 부위들을 일상적으로 물어 본다: (a) 흉벽, 복부, 경추, 상지, 주변을 둘러싼 부위; (b) 요천추(편측, 중앙), 양측 엉덩이, 양 하지, 주변을 둘러싼 부위; (c) 환자가 말하지 않는 경우, 특별히 무딘 감각, 저림 등의 정상이 아닌듯한 감각이 있는지 물어 본다.

통증 패턴은 비근골격계, 근골격계 또는 두 가지 모두 가진 질병으로 나누어진다. 넓게 퍼진 이질통증, 일반화된 통각과민은 통증 중심화나 중심 감작화, 국소화된 중등도의 통증은 말초적 통증일 가능성이 있다. 환자의 통증 패턴이나 증상에 관한 설명은 초기 진단이나 병력의 초점과 미래의 질문에 대한 선택에 도움을 준다.

비근골격계 또는 내장 관련 통증

내장 관련 흉추통이나 흉벽통은 대체로 감염, 심혈관계, 종양학적, 심폐, 신장, 소화기계 질환이다.[15] 제2장의 (표 2-3)은 일반적인 내장 관련 패턴을 보여준다.[15] 만약 통증 패턴이 비근골격계라면, 치료사는 일부 계통이 포함된 것이 아닌지 의문을 가져야 한다.

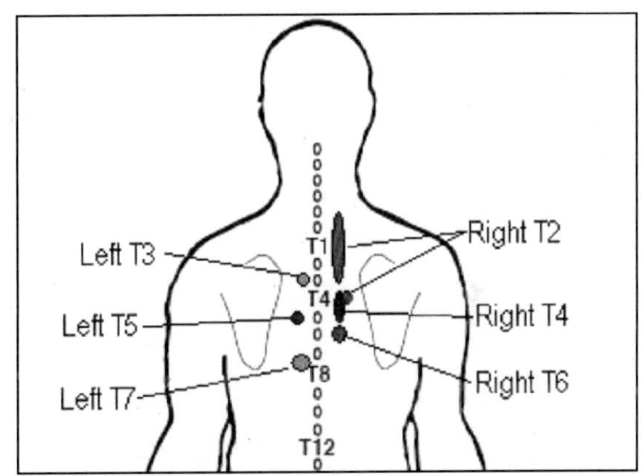

그림 5-4. 늑골횡돌기관절 통증 전이방식. (Young B, Gill H, Wainner R, Flynn T의 허락을 받아 재인쇄. 늑골횡돌기관절 통증 전이방식: 정상적인 자원자 연구 BMC Musculoskelet Disord. 2008; 9: 140. http://www.biomedcentral.com/14 71- 24 74/9/140. © 2008 Young et al, 라이센스 BioMed Central Ltd.)

체성 관련 근골격계 통증과 신경근통증

환자가 말해주는 모든 것을 들어라. 정확한 문서화는

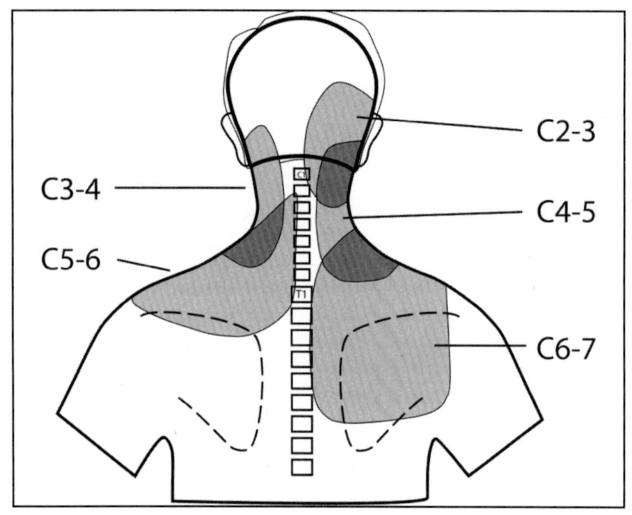

그림 5-5. C2-C3에서 C6-C7 경추 관절돌기관절의 통증 전이 합성. (Dwyer A, Aprill C, Bogduk N의 허락을 받아 재인쇄. 경추 관절돌기관절 통증 패턴: 정상 자원자의 연구. Spine 1990;15(6):453-457.)

환자의 경험을 이해하고 증상과 결과측정의 출발선을 설정하고, 예후와 분류를 하는데에 도움을 준다. 흉추 방사성 증상에 대해서는 이전에 손상이나 부상, 척추신경의 염증, 신경근, 후근신경절과 관련이 있다고 설명하였다. 방사성 무딘 감각과 통증경감의 어려움을 만드는 피부분절의 겹침과 다양함에 대한 고려를 염두에 두길 바란다. 통증이나 무딘 감각, 저림은 피부분절을 따라, 때로는 피부분절의 선을 따르지 않고 특정한 피부분절의 부위에 나타나기도 한다.

흉추 후관절(z joints)은 양측 국소 통증의 원인이다. Dreyfuss 등은[47] 증상이 없는 대상자에 대한 T3-4에서 T10-11에 이르는 z-joints의 관절내주사(그림 5-2)에 대하여 연구하였다. 8명의 대상자에 관절의 72.5%에 주사가 실시되었고, 10점 중 3점에 해당하는 통증, 대체로 연부조직을 통과하는 바늘의 깊고 무딘 통증감각을 나타내었다. 가장 통증이 심하게 나타난 부위는 주사한 관절의 한 수준 아래 약간 외측이었다. 날카롭거나, 전기, 타는 듯한 통증, 저림, 특정 부분의 국소 통증을 호소한 경우는 없었다. 영향의 범위는 중앙선을 넘지 않았다. 통증은 추체 크기의 절반 이상 상부로는 존재하지 않았다. 하부로는 최대 추체 크기의 2.5배 아래까지 있었다. T3/4와 T4/5에 주사했을 때, 2명의 대상자가 전방 흉벽과 흉골부에 통증을 호소하였다. 흉부의 중첩된 3-5개의 서로 다른 관절 전이영역에서 유발된 통증 패턴은 유의성이 있었다. 한 개의 흉추 관절돌기 관절에 국소화하는 통증은 없었다.[47]

Fukui 등[48]은 15명의 흉추 통증 환자의 C7/T1과 T2/T3, T11/T12 후관절 사이에 주사하였다. 총 21개의 관절이 조사되었다. C7/T1, T2/T3, T11/T12의 흉추 후관절의 합성 통증 분배 지도 다음과 같은 사실이 드러났다: 견갑 상부의 통증은 C7/T1, T1/T2부위의 영향이었다; 견갑골 상각의 통증은 C7/T1, T1,T2로부터 비롯되었다; 견갑 중부의 통증은 C7/T1, T1/T2, T2,/T3와 관련이 있다; 주사한 부위의 국소통증과 장골능 부위의 통증은 T11/T12로부터 비롯되었다. C7/T1과 T2/T3 후관절은 분명한 겹침 현상이 나타났다(그림 5-3).[48]

8명의 증상이 없는 남성 자원자를 통한 Young 등의[49] 연구에서 T2에서 T7의 늑횡돌기관절의 통증 전이방식이다(그림 5-4). 구두 통증 점수는 10점 만점에 평균 3.3점이었고, 편측으로 깊고 무딘 통증과 압박감을 느꼈다. 오직 1명의 참가자만이 좌측 T5에 날카로운 타는 듯한 압박을 느꼈다; 다른 참가자들은 같은 수준에서 날카로운 압박을 느꼈다. 일반적으로, 통증감각은 주사한 관절에 국한된다. 오직 T2 분절에서만 약 2수준 위와 아래로 전이가 있었다. 흉벽, 상지, 가짜-장기의 증상은 보고되지 않았다.[49]

경추가 상부 및 중부 흉추에 통증을 전이시킬 수 있다는 것을 알게 된 이래로, 경추검사가 상지, 가슴, 얼굴[50-53] 부위에 증상을 나타내는 환자에게 의무화되었다. 5명의 증상이 없는 대상에 대한 Dwyer 등의[50] 후방 일차 분지의 내측 가지의 블록을 동반한 C2/C3에서 C6/C7(그림 5-5)의 관절 내 주사 시 후관절의 통증방식에 대해 평가하였다. 통증값은 VAS 2/10에 해당하는 깊은 통증이었다. 각 관절은 경추 후관절의 통증 분절위치를 밝혀내는데 도움이 될 만한 임상적으로 특이한 방식을 나타내었다.[50]

경추 조영술을 겪은 101명의 통증이 있는 대상의 유발 지도가 기록되었다.[52] C2/C3 디스크의 목, 후두하부, 승모근, 목 전방, 얼굴, 어깨, 견갑간 부위, 팔의 전이 통증; C4/C5 디스크의 목, 어깨, 견갑간 부위, 승모근, 상지, 얼굴, 가슴, 후두하부의 전이 통증; C5/C6 디스크의 목, 승모근, 견갑간 부위, 후두하부, 목 전방, 가슴, 얼굴의 전이 통증; C6.C7 디스크의 목, 견갑간 부위, 승모근, 어깨,

상지, 후두하부의 전이 통증; C7/T1의 목, 견갑간 부위 전이 통증. 대개 편측 증상이 양측 증상만큼 종종 유발되었다. 전반적으로, Slipman 등의[52] 연구 결과는 Schellhas 등의[53] 결과와 비슷했다. Slipman 등의[52] 연구에서는 C6/C7디스크가 전방 흉벽의 증상을 만들지 않았고, Schellhas 등의[53] 연구에서는 C5/C6에서 얼굴 증상을 만들지 않았다는 것은 예외였다. 두 연구에서 C4/C5, C5/C6에서 전방 흉벽 증상을 만들었고, C3/C4, C4/C5에서 얼굴 증상을 만들었다. 흉쇄관절에서는 관절 주변의 국소통증과 편측 쇄골에 인접한 전방 승모근, 어깨 전방, 목, 턱의 전이 통증을 만들어냈다.[54]

양쪽 흉추 후관절, 늑횡돌기관절, 경추, 근건연합구조는 임상 통증 증상과 관련이 있는 전방 사분면의 최고의 통증 발생기였다. 그러나 정확한 겹침 때문에 통증 전이 방식만으로는 흉추 통증이나 흉벽 통증을 주호소하는 환자의 통증 원인을 밝혀내기에는 충분하지 않았다. 편파적이지 않고 주의 깊은 환자 증상 관찰은 척추근골격계 통증을 나타내는 환자의 다양하지만 가치 있는 진단 분류, 분류와 중재에 도움이 되는 정보를 얻어낼 수 있다.

통증 강도 결과

숫자 통증 평가 척도(NPRS) 또는 시각적 상사 척도(VAS)

NPRS나 VAS는 흉추 통증이나 흉벽 통증이 아닌 다른 환자에게도 통증의 강도를 측정하기 위한 도구로 사용된다. 요통 환자에 대한 이 검사들의 신뢰도와 민감도에 대해서는 4장에서 언급하였으며 흉추 통증 환자에게도 사용하기를 추천한다. Ostelo와 de Vet은[55] 급성요통과 만성요통에서의 임상적 최소 중요 변화(MCIC)를 3.5와 2.5로 제시하였다. 경험에 의한 값으로 10점 척도 NPRS에서의 최소 중요 변화(MIC)는 1.0에서 4.5점으로, 기준선에서 30% 나아짐으로 한다.[56] 최소 중요 변화의 완벽한 잘라내기 값은 NPRS 2점으로 의견일치하였다.[56] Ostelo와 de Vet은[55] 임상적 최소 중요 변화값이 고정된 값이 아니어야 한다고 하였다. 급성 요통, 아급성 요통, 만성 요통 환자의 VAS 임상적 최소 중요 변화값은 적어도 35, 20, 20mm이다. 경험에 의한 VAS 임상적 최소 중요 변화 점수(0–100mm)는 2에서 29점인 것으로 의견이 일치하였다.[56]

현재 상태의 병력

현재 상태의 자세한 내용은 언제 증상이 시작되었는지, 증상의 진행은 어떠한지, 문제의 단계와 고착에 대해 정립해야 한다.[57] 치료사는 증상 발현의 만성 요소와 관련한 것들(예를 들어, 거대/미세손상인지 비손상 요인인지), 증상발현 날짜, 증상의 진행정도, 증상 발현 날짜로부터 해온 모든 치료와 효과, 전반적인 문제의 진행 등을 이끌어내야 한다. 현재 상태의 자세한 내용은 문제의 자연적(예를 들어, 근골격계 또는 비근골격계), 단계(예를 들어, 급성, 아급성, 만성), 안정성(예를 들어, 점점 나아지는지, 나빠지는지, 그대로인지)들을 밝혀내는 데 도움이 된다. 현재의 상태의 증상이 처음이 아니라면, 데이터를 얻기 위한 가장 빠른 방법은 이전의 상태에서 시작하는 것이다.

증상 발현의 방식과 날짜

치료사의 주의깊은 탐구는 종종 환자의 문제의 원인을 밝혀낸다. "어떻게/언제 문제가 시작되었나요?"라고 물어보는 것으로 치료사는 증상 발현의 통증역학이나 자연에 대해 알 수 있다. 만약 증상 발현이 갑작스럽고 낙상 등의 특정한 사건과 관련이 있다면 치료사는 활동, 자세, 방향, 부상에 영향을 준 힘의 규모 등에 대해 밝혀내야 한다. 들기나 이동수단 사고와 관련한 부상은 부상당한 구조, 증상의 심각도, 중재에 영향을 준다. 만약 증상 발현이 천천히 서서히 퍼졌다면, 치료사는 그에 영향을 준 비정상적이거나 반복적인 활동, 업무의 변화, 훈련, 최근의 질병, 스트레스에 대해 물어봐야 한다. 천천히 라는 것은 하루나 1주에서 1달 이상을 의미한다. 누적되거나 반복적인 척추의 스트레스 부하와 생체역학적 강도는 조직의 피로와 장애를 불러올 수 있다. 서서히 퍼지는 증상 발현은 비근골격계 문제가 근본적 원인일 가능성이 있다.

증상의 진행

신체 도표를 통해 치료사는 증상 발현 이후의 증상의 진행에 대해 물어볼 수 있다. 증상의 부위변화와 심각성은 문제의 안정성(stability)과 관계를 밝혀낼 수 있는 근거가 된다. 예를 들어, 환자가 오른쪽 중부 흉추 통증을 3일 전부터 호소하고 있고 현재는 오른쪽 어깨통증과 팔꿈치에 방사통과 무딘 감각, 척골연의 오른쪽 손의 저림이 있다면, 치료사는 상태가 악화되고 있다고 생각할 수 있다. 만약 증상이 더욱 넓게 퍼지고 원위부에 영향을 준다면 상태가 악화되고 있는 것이다. 비슷하게 상지에 수 주간 증상이 있었지만 현재는 흉추 통증만 있다면 증상이 나아지고 있다고 볼 수 있다. 상태가 국소화하고 흉추의 중심선방향의 근위부로 진행한다면 보통 나아지거나 중심화하는 것이다.

치료와 효과

현재 또는 이전의 치료의 효과를 알아내기 위해서 치료사는 "치료를 받은 적이 있나요? 도움이 되었나요?" 만약 그렇다면 "어떤 치료를 받았나요?" 정확하고 자세한 치료와 환자의 반응(예를 들어, 더 나아졌거나 또는 나빠졌다)은 치료 계획을 짜는 데 도움이 된다. 이전에 받은 치료가 적절했다면; 그러나 치료가 성공적이지 않았다면 추천하지 않는다. 증상의 변화가 없거나, 나빠지거나 좋아졌다 나빠졌다를 반복한다면 적절한 물리치료 중재는 위험신호로 고려된다. 물리치료 중재에 대해 일관성 없는 반응은 비근골격계 문제이거나, 물리치료 중재가 불가능한 근골격계 문제, 또는 어쩌면 중심 통증 질환일 수 있다.

안정성

문제의 안정성(stability)에 대해 알아보기 위해서는 "증상이 처음 나타났을 때에 비해 더 나아지나요, 나빠지나요, 비슷하게 유지되나요?" 라고 묻고, 만약 더 나아지거나 나빠지고 있다면 치료사는 "어떻게 나빠지나요?" 라고 물어 강도의 변화, 증상의 심각성, 기간, 부위가 고착되어 문제의 예후나 회복 수준에 대해 예상해볼 수 있다. 환자의 증상이 나빠지고 있다면, 치료사는 위험신호를 살펴야 하고, 역학적 요소 등의 생활습관 위험요소나 경고 신호가 회복을 지연시키는지 봐야 한다. 증상이 더 나아지고 있다면, 그에 기여하는 요소를 기록하여 예방에 이용한다.

비슷한 문제의 이전 상태의 병력

이전의 비슷한 문제에 관해 "이런 문제가 이전에도 있었나요?" 라고 질문하고 환자가 확실하게 대답하지 못한다면, "비슷한 느낌을 이전에도 느낀 적이 있나요?" 라고 질문하여 임상 만성학적으로 증상발현, 심각성, 이전의 치료와 효과, 재발 빈도, 회복에 걸린 시간, 회복 수준 등에 대해 서로 연관이 있는지 밝혀낸다. 최초의 증상 발현과 부상역학은 자세히 기록되어야 한다. 이전 상태와 비슷한 상태의 빈도와 기간, 회복 수준은 최상의 회복에 영향을 미친다. 증상 발현에 방식이 있는가? 예를 들어, 상지의 사용이나 중요한 중재의 기능적 활동들이 흉추통과 관련이 있었나. 이전의 치료와 효과, 회복 수준은 현재 치료의 근거 있는 목표 설정과 비슷한 증상의 재발 방지, 전체적인 문제의 안정성에 관한 데이터를 제공한다.[57] 만약 증상이 나아지는 것이 이전의 상태보다 오래 걸리거나 완전히 회복되지 않는다면, 치료사는 문제가 점점 나빠지고 있을 가능성에 대해 예후를 고려해야 한다.

4장에서 언급한 바와 같이, 만성 통증의 통증 경험의 결과는 신체적, 정신적, 사회적으로 영향을 미친다. 만성 통증을 가진 환자들은 불안, 우울, 분노 등의 감정적 질병의 위험이 높아진다; 두려움에 대한 비정상적 인지, 파국화(catastrophizing), 대처능력 결여; 감소된 신체활동과 재부상에 대한 두려움으로 인한 신체적 탈조건부, 활동 제한; 비정상적 신경행렬(neuromatrix). 조기 식별과 생체정신사회적 모델에 기초한 학제간 관리, 인지 행동치료 접근법이 모든 방향에서 필요하다.

증상 양상: 악화 요인, 완화 요인, 24시간 양상

증상 양상을 밝혀내는 목적은 증상이 활동, 자세, 움직임, 하루의 시간 등에 어떻게 반응하는지 이해하기 위해서다. 어떤 근골격계 문제들은 특정한 자세나 움직임을 취하면 나아지거나 나빠진다. 어떤 자세나 움직임의 결과로 증상의 위치, 강도, 환자의 증상의 질이 변화하는지를 밝혀내는 것은 문제의 심각성이나 역학적 기전, 또는 기능의 충격과 과민성이나 증상 완화에 도움을 줄 수 있다. 거듭되는 악화와 완화요소 지침, 예후, 중재에 도움이 된다. 반복되지 않는 악화와 완화요소는 중심화 질환을 의심할 수 있다. 자세나 움직임에 영향을 받지 않는 증상은 비근골격계 질환을 의심할 수 있다. 2장에 정확한 증상 행동에 대하여 언급하였다.

악화 요인

흉추부의 구조는 크게 3개의 부위로 나눌 수 있다: 상부, 중부, 하부. 상부 흉추는 T1에서 T4의 네 개의 흉추와 늑골로 생체역학적, 기능적으로 경완부와 연결되어 있다. 중부는 T4에서 T9 또는 T10을 포함하며 기능적으로 위나 아래의 절반의 추체와 연결되어 있다. T10에서 T12의 부위는 요골반부와 기능적으로 가깝게 연관이 있다. 흉추와 흉벽은 경완부와 요골반부의 연결지역이다. 흉추의 ROM과 고유 안정성에 대해 고려해보면, 넓고 다양한 움직임, 활동, 자세가 악화 요인으로 작용할 수 있다.

움직임과 자세에 관한 질문은 척추부위의 말초관절, 내장 등의 환자의 문제를 밝히는데 도움이 된다. 하부 흉추부의 연관된 증상으로 환자들은 종종 요골반부와 하지의 움직임에 불편을 호소한다; 구부리기, 비틀기, 반복적 들기, 걷기, 달리기, 여가활동, 스포츠관련 움직임; 옷 입기, 목욕, 빨래 등의 일상 자조관리 활동. 중부와 상부의 흉추 증상의 경우에는 상지를 사용한 움직임; 어깨 거상, 안전벨트 채우기, 비틀기, 밀거나 당기기 활동, 기침이나 재채기, 깊은 숨 쉬기, 경추 움직임을 포함한 문제들. 경추 움직임과 관련한 질문들(예를 들어, 올려다 보기, 고개 돌리기, 자세)은 흉추통 환자의 주 호소이다. 서기, 앉기, 구부리기 등의 자세는 흉추에 영향을 줄 수 있다.

악화 요인은 식사후 불편감 등의 내장 관련 통증이나, 계단 오르기 등의 노력, 자세나 움직임과 관계 없는 통증 등으로 가설을 설정하는데 도움이 된다. 악화 요인과 완화 요인은 중심화 패턴, 말초화, 방향성 등을 드러낼 수 있다.

환자는 정확한 움직임이나 자세, 시간, 거리, 횟수 등이 증상을 만들어 내거나 증가시키는지에 대해 밝혀야 한다. 추가적인 악화 요인은 환자특이기능척도(PSFS), 오스웨스트리 요통 장애 도구(ODI), 경부 장애 도구(NDI) 등의 자기보고 측정에 의해 알 수 있다. 이러한 활동은 일반적인 움직임의 필요와 흉추와 그와 연관된 부위의 안정성에 대하여 밝힐 수 있다. 일상생활 제한과 참여제한은 환자의 불만과 문서에 기초한다. 악화 요인은 기능적 목표와 중재의 효과의 재평가의 기준선으로 사용된다. 악화 움직임이나 자세를 분석하는 것은 환자의 반응에 대한 기준을 제공하고 정확한 평가와 중재의 선택에 도움을 준다.

완화 요인

움직임, 자세, 약, 다른 치료 등의 완화 요인은 환자의 문제의 전반적 관리와 초기 중재에 이용된다. 악화 요인을 분석하는 것과 마찬가지로, 완화 요인 역시 환자의 불편함이나 증상이 줄어들거나 없어지는 움직임이나 자세에 대해 경완부, 요골반부와 연관하여 고려한다. 예를 들어, 걷는 것이 완화 요인인 흉추통 환자에게는 보행분석을 통해 정확한 보행운동 중재를 할 수 있다. 또한 치료사는 어떤 움직임이나 자세가 좋은 상태를 만들어 주고 있다면, 좋지 않은 상태를 만들어 주는 악화 요인을 기록하는 것과 마찬가지로 중요하게 밝혀내야 한다. 중심감작화나 만성문제를 가진 환자에게는 통증완화보다는 활동제한에 대한 종합적인 접근이 필요하다.

24시간 양상

치료사는 환자의 24시간 활동 중에서 밤에 잠자는 능력에 대해 반드시 강조해야 한다. 수면의 질은 신체의 재생에 매우 중요하다. 수면의 질이나 패턴이 좋지 못하다면, 신체와 정신은 최상의 기능을 발휘할 수 없다. 덧붙여서 통증, 약물 부작용, 소변량 증가, 야한증 등은 수면 박탈과 관련이 있으며 이는 재활과정을 더디게 할 수 있다.[58]

밤

밤의 통증은 암의 증상으로도 흔하지만, 환자가 밤의 통증이 있는 경우, "아파서 잠에서 깨나요?", "어떤 것이 잠을 깨우나요?" 등으로 물어서 환자가 아픈 쪽을 깔고 눕거나 자세를 변경하다가 잠에서 깨는지 그리고 다시 잠드는 지에 대해 물어봐야 한다. 만약 환자가 어떤 것이 잠을 깨우는지 모르거나, 다시 잠이 들기 위해서는 일어나서 주변을 걸어 다녀야 한다거나, 다시 잠들기 힘들다면, 활동성 염증이나 종양 등의 심각한 병리학적 이유 등의 가능성에 대해 고려해야 한다. 밤의 통증이 주호소라면 치료사는 빈도, 유발되는 자세, 증상 발현 등에 대해 알아봐야 한다. 이러한 정보는 치료 효과와 재평가에 도움이 된다.

아침

대부분의 근골격계 문제들은 아침에 상태가 더 좋고 휴식을 취하면 더 나아진다. 몇몇 퇴행성 질환들은 아침에 통증이 덜하지만 환자들은 종종 통증이나 뻣뻣함이 움직이면서 나아지거나 움직이지 않으면 30분에서 60분 뒤에 나아진다고 한다. 강직성 척추염 등의 계통적 염증질환이나 류마티스성 관절염은 보통 휴식을 취하면 더 좋지만 가장 뻣뻣한 것은 아침이다. 이는 60분 이상 지속된다. 아침에 증상이 악화되는 것은 대개 수면자세 불량으로 비롯된다. 아침에 변화가 없는 증상은 비역학 또는 적은 역학적 문제를 의미한다.

저녁

치료사는 환자의 하루 중 변화나 일하는 날과 일하지 않는 날의 변화에 대해 물어봐야 한다. 증상이 아침에 나아지고 움직이면서 하루 중에 좋은 상태가 유지된다면 좋은 예후지표이다. 증상이 아침에 나아졌다가 활동을 하면서 나빠진다면 제한된 예후이며 재평가가 필요하다. 회복을 위한 장애물이 될 수 있다. 일상활동에 의해 증상이 변화하지 않는다면 적은 역학적 문제이거나 더욱 심각한 질병일 수 있다.

의학적 선별검사 설문과 일반적 의학적 병력에 대한 재검토

일반건강 분야에서 의학적 선별검사 설문에 관한 재검토는 제한적이다; 계통적 재검토; 과거의 의학적, 수술적, 약물적, 진단적 검사의 병력에 대한 평가. 이러한 검사들은 근골격계 질환과 혼동될 수 있는 계통적 질병을 감별하고, 물리치료적 중재와 관련한 다른 의학적 주의사항이나 금기증 등을 제공할 수 있다. 이러한 정보들은 치료사가 진단, 예후, 치료 계획, 직접적 중재방법 결정 등을 하는데 있어서 도움을 줄 수 있다.

치료사는 병력과 신체 검사를 실시하는 동안 위험신호 또는 경고 신호에 대해 경계해야 한다. 위험신호의 선별검사(예를 들어, 암; 감염; 흉복대동맥류; 골절; 신장 질환; 심혈관계 질환, 호흡기계, 소화기계, 신경학적 포함)에 대해서는 앞서 언급하였다. 2장(표 2-7, 2-8)을 보고 공포회피 신뢰행동 질문과 계통적 질병의 특징에 대해 다시 보길 바란다. 그 내용들은 물리치료적 평가와 관리에 영향을 줄 수 있는 일반적인 건강 요소에 대한 짧은 재고이다.

흉추 통증과 관련한 일반 건강 상태의 고려

"일반적으로, 당신의 건강 정도에 대해 어느 정도라고 생각하나요?" 라고 치료사가 흔히 물었을 때 환자는 훌륭하다, 매우 좋다, 좋다, 보통이다, 좋지 않다 로 대답한다. 일반건강의 자기평가는 환자의 질병에 대한 경험과 지식의 집합체이다. 건강상태를 좋지 않다고 하는 경우 미래의 반드시 죽어야 함,[60] 기능적 제한,[61] 만성 상태의 발전을 예측할 수 있다.[62] 일반건강 질문에 대한 환자의 반응은 분명히 주의해야 할 신호이지만, 이는 모든 위험 인자, 위험 신호, 임상적 증상 등과 함께 고려되어야 한다. 일반건강 상태에 대한 탐구는 환자의 임상증상과 재활의 예후에 대한 통찰력을 줄 수 있다.

등에 통증이 있는 환자의 경우 건강상태가 좋지 않다고 생각하는 경우가 많다.[63,64] 이러한 환자의 경우 두통; 호흡기계, 심장, 소화질환을 포함하는 다양한 건강 문제를 가지고 있다; 그리고 다른 관절 질환들을 가지며 등 통증은 좋지 않은 건강의 전부가 아닌 단지 하나의 증상일 뿐이다.[65] 두 가지 이상의 질환으로 인한 좋지 않은 건강상태의 환자는 재활의 진행이 늦고, 정상치유과정의 지연요소가 있다.

흡연, 비만, 심혈관의 고려

미국 보건부에 따르면,[66,67] 흡연자와 비흡연자의 피해는 잘 알려져 있다. 흡연의 영향을 받는 암은 폐, 식도, 후두, 구강, 인후, 신장, 방광, 췌장, 위장, 자궁경부, 급성 골수성 백혈병 등이 있다. 흡연자는 호흡기계 감염, 폐렴, 심장질환, 뇌졸중, 대동맥류, 만성 폐쇄성 폐질환, 폐기종, 천식, 고관절 골절, 백내장 등의 발전의 인자를 가지고 있다. 이러한 질환의 인자는 금연을 통해 점차 줄어들 수 있다.[66,67]

주요 공공 건강문제의 원인으로 인정되는 비만은 등 통증의 작은 위험인자에 불과하다. 요통이 있거나 없는 비만인 사람에 대한 연구($n=23$)에서,[68] 비만과 요통이 있는 사람은 비만이 없는 여성이나 비만이 있지만 요통이 없는 사람에 비하여 관절가동범위의 감소가 나타났고, 특히 골반과 흉추 수준에서 골반전방경사의 증가와 요추전만의 증가, 측방굴곡의 감소를 나타냈다. 특히, 비만이 있고 요통이 없는 여성에게서 흉추 관절가동범위의 감소가 나타났다. 이 그룹에서, 전방 굴곡은 대개 요추에서 일어났다. 저자는 비만이 흉추의 뻣뻣함을 발생시켜 정상 요추 관절 가동범위의 감소를 가져온다고 결론지었다. 가설을 근거로 하여 볼 때, 흉추 관절가동범위의 감소는 경추와 요추의 가동성에 영향을 미친다. 그러나, 원인과 효과의 관계를 밝히기 위한 더 많은 연구가 요구된다.[68]

심혈관계 질환의 선별검사는 진단 분류 부분에서 앞서 언급하였다. Billek−Sawhney와 Sawhney의[69] 연구 결과 물리치료적 치료를 받는 환자의 62%가 심혈관계 질환이 있다고 하였다. 신체활동이나 운동과 관련한 심장질환의 인자를 최소화하기 위해서는 심혈관계 질환이 있거나, 심혈관계 질환의 인자를 나타내는지 알아보아야 한다.[70] 선별검사는 대개 면담을 통해 실시된다. 심혈관계 질환의 선별검사는 신체활동이나 운동의 주의 또는 금기증 환자인지를 밝혀내기 위해 추천된다.

약물 사용

근골격계 흉추 통증의 치료를 하는 환자라면 누구라도 약물치료를 받는다. 치료사는 모든 종류의 약물에 대해 그 목적과 사용기간, 용량, 내구성, 주의점, 효과에 대해 알 필요가 있다. 왜냐하면 이러한 약물들은 숨은 증상일 뿐 아니라, 약물의 효과에 관한 서류는 매우 중요하기 때문이다.

흉추 통증과 관련한 연구가 없던 시절부터, 경추와 근골격계 요통에 약물이 주로 사용되었다. 4장에 나와 있듯, Chou와 Huffman은[71] 급성 및 만성 요통의 치료를 위해 사용되는 약물의 이익과 위험요소에 대해 정리하였다. 아세트아미노펜, 비스테로이드성 항염증제(NSAIDs), 항우울제, 벤조디아제핀, 항간질성약물, 골격근이완제, 오피오이드 진통제, 트라마돌, 다리통증이 있거나 없는 급성 또는 만성의 요통에 대한 전신성 코티코스테로이드 등이 포함된다. 이 중 가장 흔하게 처방되는 것들은 NSAIDs, 골격근이완제, 오피오이드 진통제이다.[72−74] 요통의 가장 첫 약물치료로 추천되는 것은 NSAIDs와 아세트아미노펜이다.[71] 흔한 부작용은 다음과 같다.[15,71]

- *비스테로이드성 항염증제(NSAIDs)*: 후복막출혈에 의한 등 또는 어깨 통증, 소화기계 증상, 신장과 간의 문제, 또는 심근경색
- *코티코스테로이드*: 대퇴골두의 무혈관괴사, 골다공증, 면역 억제, 스테로이드성 근질환.
- *항우울제*: 운동 장애
- *골격근 이완제*: 진정
- *Statine*: 관련한 근골격계 통증
- *Opioids*: 메스꺼움, 변비, 구강건조, 어지러움, 중독

영상과 그 외 진단학적 검사 결과

영상의 전통적 역할은 정확한 의학적, 해부학적 정보를 제공하고 치료 결정 과정의 도움을 주는 것이었다. 그러나, 수많은 검사들을 통해서도 요통과 관련이 있거나 그렇지 않은 구조적 비정상을 포함하는 흉추통의 병리학적 원인을 정확히 밝혀내는 것은 어렵다.[7−9] 의학적 영상은 흉추와 또는 흉벽 통증을 보이는 환자의 주요 치료 설정을 위해 가장 빈번하게 사용된다. 명확한 조짐이 없는 경우에는, 방사선 영상은 환자를 안심시키거나, 환자의 기대를 보거나 재정적 배상을 목적으로 종종 실시된다.[75,76] 그러나, 영상은 관계없는 영상 결과에 환자가 낙인찍히는 부정적 효과도 가지고 있다.[77] 영상은 치료에 영향이 없고, 비용 부담을 증가시키며, 추가비용을 발생시키고,[78−80] 불필요한 침습적 과정을 수반할 수 있다.[81]

근골격계 흉추 통증 또는 흉벽 통증(thoracic wall pain)을 포함하는 척추질환의 의학적 영상검사의 지침은 비특이성 급성, 아급성, 계속된 등과 목 통증의 위험신호가 없다면 일반적으로 처방되지 않는다. 관습적 방사선 영상은 타박상, 낙상, 자동차사고, 4−6주간의 보존적 치료에 호전 없음, 장애의 증가를 보일 때 등의 부상에 고려된다. 관습적 방사선 영상과 특수영상(예를 들어, MRI, CT, 핵의학)은 방사성 증후군이나 위험신호시 고려되어야 한다. 심각하거나 진행성의 신경학적 손실, 괄약근 또는 보행 방해, 안장마취, 암, 감염 등의 계통적 질환의 가능성 대동맥류나 경동맥 절개 등의 혈관계 원인에 의한 경추 통증, 흉추 통증, 요통이 있다면 특수 영상을 고려해야 한다. 폐경후의 여성의 골다공증 인자는 병력, 신체 평가, 의학적 검

사를 통해 검진되어야 한다. 의학적 병력과 신체 평가는 골다공증과 골절을 평가하고 이차적 골다공증과 골절의 원인을 검사하기 위해서 실시되어야 한다. 세계 보건기구 골절 인자 평가 도구를 사용하여,[84] 40세 이후의 골절경험, 가족의 고관절 골절 경험, 흡연, 과다한 알코올 섭취, 글루쿠코티코이드 사용여부, 류마티스 관절염, 그 외 골다공증의 이차적 원인에 관한 개인의 병력의 위험인자를 조사해야 한다. 이 평가도구는 http://www.shef.ac.uk/FRAX에서 사용 가능하고, 치료의 역치 기준으로 이용될 수 있으며, 약물치료의 적합성을 평가하는 기준으로 매우 유용하다. 골다공증은 폐경 이후의 여성이나 50세 이상의 남성의 골밀도 측정을 통해 진단될 수 있다. 골밀도 평가의 결과(예를 들어, 이중에너지방사선흡수계측법[DEXA])는 2가지 방법으로 나타난다. 성별에 따른 정상 골밀도 표준편차와의 t점수 비교로 나타내지는 방법. t점수가 −1보다 클 경우 정상; −1에서 −2.5인 경우 골연화증이나 골다공증의 발전가능성 있음; −2.5보다 작은 경우 골다공증으로 진단한다. 동일 연령, 체중, 민족, 성별과 비교한 z점수 이는 비정상적 골 소실의 원인을 알아내는 데 유용하다. 글루코코티코이드 약물의 사용, 흡연, 알코올 과다섭취, 영양불균형, 대사성 장애, 나이에 비해 늙음 등의 요소에 의해 z점수가 1.5보다 낮게 나타나며 이는 골다공증이다.

통상적인 검사인 적혈구침강속도(ESR), 소변검사, 혈액검사 등은 심각한 병리학적 원인을 가지지 않은 흉추 통증 환자에게는 필요하지 않다. ESR은 암이나 감염등과 감별하는 데 있어 기본적인 방사선촬영에 비해 매우 유용하다.[85] 방광이나 신장 감염에 관하여는 소변검사가 유용하다.[86]

치료사는 흉추 통증환자의 전반적인 관리를 위하여 영상이 미치는 영향에 대해 고려하여야 한다. 심각한 내장이나 척수의 병리가 있다면 흉추 통증이나 흉벽 통증이 나타날 수 있고, 치료사는 적절한 감별을 통해 재평가와 기준선의 설정을 할 수 있어야 한다. 증상 발현 후 4−6주간의 치료에서 반응이 나타나지 않는 환자에게는 선택적 평가가 필요하다.[87]

환자의 기대 또는 목표

치료사는 일반적으로 환자에게 기능적 목표나 물리치료를 통한 기대에 대해 물어본다. 이전 연구에서 긍정적인 환자의 기대와 건강상태의 개선에 대한 정리를 하였다.[88] Myers 등은[89] 급성 요통환자의 회복에 대한 일반적 기대와 기능적 개선에 대해 연구하였다. 환자는 0에서 10점의 척도(0=전혀 나아지지 않았다, 10=완전히 회복되었다)로 그들의 6주간의 개선에 대한 기댓값을 매겼다. 회복에 대한 기댓값은 8.8이었다(SD 1.7). 환자들의 반응을 통해 예측할 수 있는 값이 있다. 그들의 발견에 의하면, 빠른 회복에 대한 높은 기대를 가질수록 더 빨리 회복되었다. 환자의 목표를 아는 것은 환자의 생각을 들을 수 있는 기회이며, 특정 기능회복을 위한 중재를 관찰할 수 있는 도움이 된다.

면담 요약

공식적인 면담의 마지막에 치료사는 “혹시 또 다른 문제나 하고 싶은 얘기 또는 얘기하지 못한 내용이 있나요?” 하고 물어봐야 한다. 치료사는 환자와의 면담을 통해 얻은 내용에 대해 간략하게 요약하여 보여주고, 신체 평가의 계획에 대해 논의하여야 한다.

신체 검사를 계획하기 위한 임상적 추론 지침

공식적인 면담의 마지막에, 치료사는 개인적 정보에 대해 간략히 요약을 하고 신체 검사의 계획을 시작하여야 한다. 초보 치료사에게, 이 과정은 환자의 해부학적 생체역학적 관계, 움직임 장애, 통증 패턴, 활동 제한, 위험인자, 예후인자에 대해 알 수 있는 기회이며, 이후 알아내야 할 정보에 대한 근거와 재활과정의 근거가 된다. 이런 의도적인 접근은 병력에 관한 중요한 점들을 체계적 검토할 수 있게 해주며, 신체검사의 관점을 설정하는 초기 데이터가 되고, 환자의 진행상황을 재평가하는 데 기준이 된다. 치료사가 경험을 쌓고 더 쉽게 병력의 양상에 대해 분석할 수 있게 되면, 이 과정은 덜 의도적이 된다; 그러나, 이 과정은 언제나 환자, 복잡한 환자, 기대에 반응하지 않는 환자에게 유용하다.

검사의 계획과정에 대해서는 2장에서 언급하였다. 검사의 계획 틀(표 2−9를 보라)은 치료사가 병력에서 정보

[표 5-3] 신체 검사의 구성요소

• 관찰(키, 체중, 체지방 구성, 허리둘레)	• 신경학적 선별검사
• 보행	• 근육 길이/유연성 검사
• 자세	• 근육 수행능력(힘/파워/지구력)
• 기능 검사	• 위와 아래 부위/관절의 선별검사
• 능동관절가동범위	• 특수 검사
• 수동관절가동범위	• 촉진
• 저항 검사	

를 분석할 수 있게 해주고, 적합한 평가와 검사를 계획할 수 있게 해주며, 효과적이고 적합한 평가를 할 가능성을 높여준다. 검사의 정도와 강도를 계획하기 위해서는, 치료사는 환자의 문제의 심각성, 과민성, 자연, 단계, 안정성에 대해 고려하여야 한다. 또한 치료사는 자세, 인체공학, 컨디션, 우울, 직업, 신체 인식, 감각운동 통합, 외상, 과거병력, 그 외의 의학적 문제 등 흉추통의 발전에 관련한 위험인자와 다른 기여인자에 대해 고려하여야 한다. 이 과정의 결과값은 진단적 분류나 환자의 흉추 통증 또는 흉벽 증상에 관한 가설을 세우고 주관적 검사와 재평가의 계획을 세우는 데 도움이 된다. 치료사는 첫 번째 치료에서 무엇을 검사해야 하는지와 그 다음 1-2번의 치료에서 무엇을 검사해야 하는지 정확하게 계획해야 한다. 부록 F, G에 검사의 계획을 포함한 예시의 케이스 스터디가 수록되어 있다.

진단 분류와 주관적 검사의 요약

요통과 경추 통증과 비교하여, 흉추 통증에 관한 연구는 적다. 흉벽(chest wall complaints) 증상을 동반하거나 하지 않는 근골격계 또는 비근골격계 흉추 통증은 치료사에게 도전이 되곤 한다. 기능적으로, 흉곽은 요골반부, 경완부와 상지, 하지의 부하 이동에 대해 관계가 있다. 이 부위들이 상호관련이 있기 때문에 흉추통을 주호소하는 환자들은 요통, 목, 어깨의 통증이 있는지 함께 검사해야 한다.

흉벽(chest wall symptoms) 증상을 동반하거나 동반하지 않는 흉추통의 유병률을 고려하여 볼 때, 주관적 검사의 중요성은 과소평가되어서는 아니 된다. 주관적 검사는 모든 환자의 문제점을 밝혀내는 중요한 정보가 된다. 이 초기 정보는 초기 진단가설, 분류의 기준이 되고, 신체 검사의 포괄적인 주안점을 잡는 기초가 된다. 정확한 정보를 얻는다면, 환자를 적절한 의학적 분류하고, 신체 검사의 계획을 세우며, 효과적인 관리 전략을 시행할 수 있다.

신체 검사의 구성요소
Components of the Physical Examination

이 부분은 흉추 검사의 자세한 절차이다. 신체 검사는 심각한 보이지 않는 병리학적 상태, 신경학적 타협을 부르는 상태, 또는 대립되는 의학적 질병의 의학적 분류를 계속하고, 의학적 분류를 확인하거나(예를 들어, 가능성 내에 넣거나) 반박한다(예를 들어, 배제하는). 신체 검사의 기본 구성요소와 일반적 절차는 3장에서 언급하였다. 표 5-3은 흉벽 증상을 포함하는 흉추통 환자의 신체 검사의 기본요소들이다. 표 5-4는 신체 검사의 도움이 되는 환자의 자세를 평가하는 일반적인 절차이다. 절차는 환자와 상태에 따라 다양하며, 모든 검사(test)가 모든 환자에게 반드시 행해져야 하는 것은 아니다. 모든 검사의 신뢰도와 의학적 정확도는 미리 고려되어야 한다. 흉추에서, 신체 검사 과정의 신뢰도와 타당도에 대한 데이터는 제한적이다. 처음으로 병력은 첫 치료에서 시행되어야 할 검사와 측정에 대한 지침이 된다.

흉추 통증 환자의 통증과 장애에 대해 덧붙여 말하자면, 치료 과정과 치료 효과를 평가하는 데 있어 신체 구조와 기능의 신체적 장애는 물리치료사에게 흔히 사용된다. 그러나, 모든 검사가 역학적 흉추 통증의 진단과 관리에 똑같이 유용한 것은 아니다. 일반적으로, 장애측정은 환자의 만족, 통증, 장애를 측정하는 데 있어 불확실한 수렴의

[표 5-4] 흉추부의 평가 기준

■ **선 자세**

- 일반적 관찰과 기준 생체 신호
- 기능적 활동, 보행, 균형
- 신경학적 검사: MMT 발가락/발꿈치 걷기 L4/5; S1/S2
- 자세
  - 요추부 대별: 능동관절가동범위(AROM), 과압력(OP): 굴곡, 신전, 외측 굴곡과 함께
- 반복적인 요추 움직임: 선 자세에서 반복적인 신전, 선 자세에서 반복적인 굴곡

■ **앉은 자세**

- 관찰/자세/변형 교정/필요한 만큼 가슴확장
- 쉴 때의 증상
- 상부 흉추(C7-T5), 경추 검사
  - AROM, OP, 반복적 움직임-후인(retraction)/후인(retraction)-신전(extension)
- T5-T12: 앉은 자세에서 흉추 움직임 검사
  - AROM: 굴곡, 신전, 외측 줄곡, 회전; OP를 동반한 AROM
  - 반복적 굴곡, 신전, 좌/우측 회전
  - 필요하다면 합쳐진 움직임: 굴곡/좌측회전, 굴곡/우측회전, 신천/좌측회전, 신전/우측회전
- 신경학적 선별검사
- 수동적 분절 움직임 검사
  - T1-T4 횡돌기 촉진
  - 수동적 생리학적 추간 움직임(T5-T12): 앉은 자세에서 굴곡, 신천, 외측 굴곡, 회전하며 극돌기 촉진
- 특수검사(Special test): 앉은 자세에서 팔 들기
- 슬럼프 검사(slump test) 또는 교감신경 슬럼프 검사(sympathetic slump test)
- 경추 회전 외측 굴곡 검사

■ **바로 누운 자세**

- 경추/흉추/흉벽/늑골 전방 촉진
  - 호흡 검사, 호흡하는 동안 흉곽 촉진
- 전방 흉곽 움직임 검사: 흉골을 따라 늑골의 전-후방
- 제1 늑골 움직임 검사
- 능동적 하지 직거상
- 근육 수행능력: 운동조절, 길이, 근력, 지구력
- 그 외의 검사: 상지 신경역동 검사, 경완부 또는 요골반부와의 대별

■ **엎드려 누운 자세**

- 반복적인 움직임
  - 누운 자세에서 지속적인 흉추 신전(양 팔꿈치 대고 엎드린 자세)
  - 치료사의 OP를 동반한/하지 않은 선 자세에서 반복적인 신전
- 연부 조직 촉진, 뼈 표식점, 늑골 각
- 흉추 수동적 부수적 추간 움직임: 중심과 편측, 경흉추/경추와 늑골 각, 제1 늑골(하연)
- 엎드려서 팔들기(Prone arm lift)

타당성이 있고, 증상이 있거나 없는 환자를 가려내는 데에 부족한 능력이다.[92,93] 신체 검사의 낮은 반응성으로 인해 (예를 들어, ROM, 근력), 환자특이기능척도(PSFS), 기능평가지수(FRI), 오스웨스트리 요통장애 도구(ODI) 등의 통증과 기능적 활동의 자기평가검사가 의미있는 변화를 평가하기 위해 사용되어야 한다.

신체 검사는 주관적 정보의 가설을 확실히 하고자 하는 연장선에서 계획된다. 진단 분류를 하기 위해, 치료사는 병력과 신체 검사의 정보를 바탕으로 환자를 흉추통의 특정 하위그룹으로 분류하고 적절한 중재를 위한 기준으로 삼아야 한다.

신체 검사의 목표

신체 검사의 목표는 (1) 환자 면담을 통해 얻은 환자의 증상과 양상을 재현하고, (2) 환자의 문제점에 기여하는 자세, 움직임, 일, 여가, 정신사회적 요소에 대해 알아보고, (3) 흉추 통증을 보이는 환자를 진단으로 분류하고, (4) 계속적인 치료와 평가를 위한 정확한 기준을 설정하는 것이다. 평가 과정의 적합한 선택은 잘못된 사전검사의 가능성을 무효화하고, 평가를 끝내고 치료를 시작하게 한다.

흉추부의 신체 검사
Physical Examination of the Thoracic Region

선 자세에서의 검사

- 일반적 관찰, 생체 신호 기준, 호흡
- 기능적 활동
- 보행
- 균형
- 신경학적 검사
- 자세
- 요추 선별검사
- 어깨 선별검사

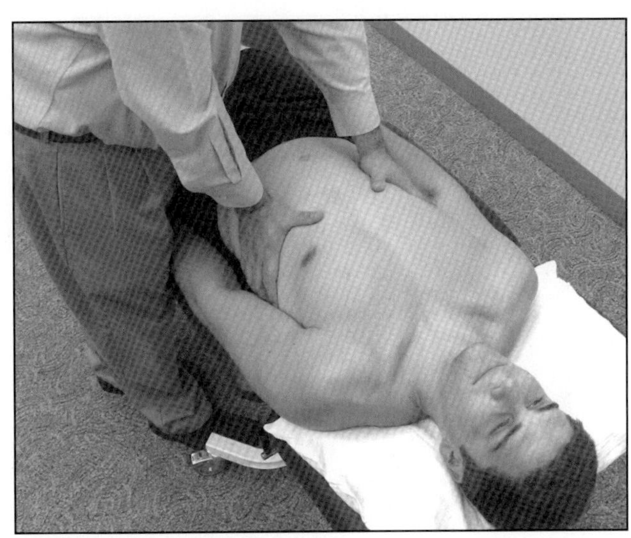

그림 5-6. 호흡하는 동안의 흉곽 촉진

일반적 관찰, 생체 징후 기준, 호흡

환자를 처음 만났을 때부터 검사를 진행하는 동안 관찰을 해야 한다. 최초의 관찰은 얼굴 표정, 자세적 특징, 일반적인 건강과 행복(general fitness and well-being), 움직임의 질, 대기실 의자에서 일어날 때, 누운 자세에서 앉은 자세로의 변화, 앉기, 걷기, 의도적인 움직임 등을 포함한다. 환자의 의도하지 않은 움직임은 좋지 않은 결과와 관련이 있으며,[94,95] 통증이나 재부상의 두려움으로 유발된다. 공식적인 면담이나 신체 검사를 진행하는 동안, 키, 체중, 맥박, 호흡, 혈압 등의 기본 정보를 수집한다. 신체 검사를 시작할 때, 기준 증상들은 정리되고 검사가 진행되는 동안 관찰되어야 한다. 검사를 하는 동안 통증이 유발되는 것은 아프게 하기 위함이 아니라 자세, 움직임, 활동 등의 반응에 의해 증상이 재현되는지 알아보기 위함이다. 흉추부와 그 외 관심이 있는 부위를 관찰할 필요가 있다.

호흡

호흡 정지나 상부 가슴 호흡 등의 잘못된 호흡방식은 등 통증 환자에게서 관찰된다.[96,97] 빠르고 얕은 호흡 등의 패턴은 혈액 내 이산화탄소 수준의 감소나 부드럽고 느린 수축, 전해질 평형, 조직의 산화 감소, 피질척수로 계통의 흥분성 증가, 통증 증가, 운동 및 감각 수초의 과민성 등을 유발한다.[98] *호기말* 이산화탄소 분압측정은 호흡종기 이산화탄소 값이며, 정상값은 35에서 45㎜Hg이고, 건강한 심

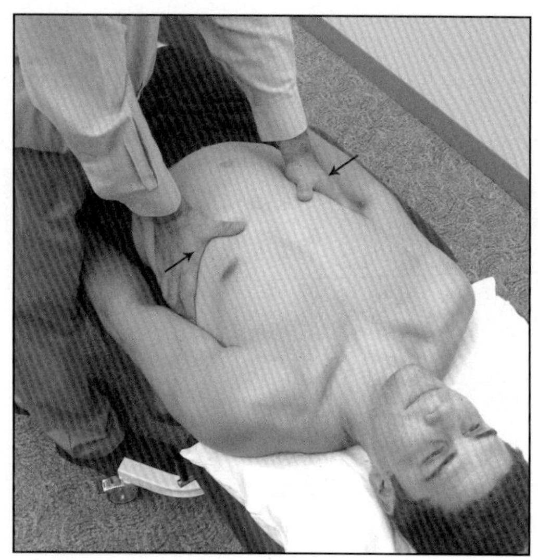

그림 5-7. 외측흉곽 이동

폐 기능의 반응이다. 호기말 이산화탄소 분압측정은 정확하고 시간에 민감한 동맥 이산화탄소 측정법으로 생각되어진다.[99]

정상 흡기 시에, 횡격막의 하강은 복강의 팽창과 외측, 후방, 전방으로의 하부 흉곽의 확장을 가져온다. 이는 다음의 호흡 평가에 대해 정리하였다.[10] 호흡은 각 호흡 주기에 맞게 상흉부(예를 들어, 정점 호흡), 하부 외측 흉곽(예를 들어, 늑골 확장), 상하복부 등의 움직임이 나타난다. 다음, 하부 외측 흉곽의 촉진은 호흡 중의 양측의 대칭적 움직임을 관찰하기 위해 사용된다(그림 5-6). 대부분의 움직임은 하부 외측 흉곽에서 일어난다(예를 들어, 외측 늑골 확장). 이후 흡기는 척추 흉골늑골과 흉곽의 전후 확장을 포함한다. 호기는 횡격막의 이완에 의해 수동적으로 일어난다.[10] 과도한 몸통근육 활동, 흉곽 강직, 움직임 제한에 대해 평가하기 위해 치료사는 흉곽의 외측부 좌/우측에 부드러운 외측 전단력을 적용한다(그림 5-7). 좌/우측 방향으로의 외측 움직임은 대칭적이며 움직임에 최소한의 저항을 주어야 한다.[100]

선 자세, 앉은 자세, 바로 누운 자세, 또는 기능적 활동 중, 척추자세에 호흡이 영향을 주는지 관찰하는 것은 중요하다. 최선이 아닌 호흡패턴, 양측이나 편측에 대해서 몇몇 연구가 있다. 하부 흉곽은 흉곽의 경직이나 천부 근육, 외복사근, 내복사근, 척추기립근 등의 과도한 활동에 의해 제한될 수 있다. 흉곽의 외측 또는 후외측으로의 확장의 결여가 감소한다면 흡기 시에 심부 근육의 수축을 어렵게 하거나 호흡 보조근을 사용한 상흉부의 호흡을 유발한다.[10] 정점 호흡은 T11에서 L1의 과도한 신전과 관련이 있다. 또 다른 흔한 관찰사항으로는 외복사근이나 내복사근, 척추기립근의 과활동에 의한 복부고정과 흉곽의 제한이 있다. 만약 정상 호흡패턴이 나타나지 않는다면, 정상호흡 자세 조절의 재교육과 통합은 최상의 심부, 천부 안정화 협응의 촉진에 중요하며, 몸통의 강직과 고정 전략을 감소시키고, 움직임을 유지하고 흉추의 저운동성의 중재방법으로 사용된다.[10]

횡격막의 수축은 환기를 유지하고, 복강내압을 증가시키며, 복근이나 등 근육의 과도한 활동 없이 몸통을 뻣뻣하게 한다. 건강한 대상의 경우, 횡격막의 활동은 몸통 안정에 문제가 있다 하여도 이러한 과제를 동시에 지속한다.[103] 시진, 촉진, 압박 피드백을 사용한 Roussel 등의[97] 연구에서 건강한 대상자와 만성요통환자간의 심호흡 시 호흡방식과 운동 조절 검사가 있다. 횡격막 방식은 정상호흡 방식이었다. 역설 호흡방식, 상흉부호흡, 혼합패턴, 호흡정지는 비정상적이거나 동시에 일어나지 않는 움직임이었으며[104] 이는 폐포환기를 방해하였다.[105] 두 그룹 간에 누운 자세에서의 조용한 호흡에는 큰 차이가 없었지만, 선 자세에서의 통증방식과 운동조절 검사에서는 만성요통환자 그룹이 비정상적으로 나타났다. 호흡방식의 변화는 통증의 심각도와는 관련이 없었지만 무릎을 구부리고 옆으로 벌리기(bent knee fall out)와 능동하지직거상을 하는 동안 운동조절 기능부전에는 관련이 있었다.[97] 일부 그룹에서는 호흡정지와 증가된 횡격막 움직임이 관찰되었고 이는 몸통 안정을 증가시키기 위한 보상전략으로 보여진다.[106,107] 심부 안정화체계가 최상의 부하수송을 제공하는 데 실패한다면, 횡멱막은 호흡정지나 횡격막 활동 저하로 척추안정화를 증가시키는 데 사용되고, 그로 인해 호흡활동이 저하된다. 또 다른 환자들은 큰근육(global muscle)이나 골반저 근육을 보상작용에 사용하였다. 좋지 않은 몸통 조절의 최상의 보상전략인 호흡패턴은 바로 누운 자세, 선 자세, 운동조절 검사로 평가되어야 한다.

기능적 활동

모든 검사와 측정 중에, 치료사는 양적 질적 움직임을 관찰하고 어떤 것이 증상 반응에 효과가 있는지 밝혀내야 한다. 해당하는 경우, 치료사는 환자에게 기능적 활동이나 환자의 병력에서의 움직임을 재현하여 증상이 발생하는지 시도해야 한다. 치료사는 병력에서 정확한 움직임을 선택하거나 환자가 선택하게끔 한다. 흉추를 움직이게 하는 구부리기, 비틀기, 들기나 한팔 또는 양팔을 사용하는 닿기, 옷 입기, 심호흡, 밀기, 당기기, 들어올리기 등의 기능적 활동은 매우 중요하다. 만약 하부 흉추에 증상이 있다면, 증상 재현의 동작은 구부리기, 앉기, 앉은 자세에서 서기, 걷기 등 요통의 과제와 비슷하다. 만약 상부 흉추에 증상이 있다면, 올려다보기, 내려다보기, 고개를 좌/우로 돌리기 등의 활동이 환자의 증상을 불러일으킨다.

통증이 있는 움직임이나 자세에 대해 분석할 때에는 좋지 않은 정렬, 과소가동성이나 과대가동성, 좋지 않은 근육활동패턴(예를 들어, 과도하거나 부족한)을 밝히고, 계속적인 통각수용기의 입력에 기여하거나 영구화시킨다. 움직임과 자세 조절의 질적 분석에 대해 덧붙여 말하자면, 이러한 기능적 움직임은 측정을 유발시키거나 최상이 아닌 운동조절 전략 기준이 되고, 그러한 것들은 각 치료간의 재평가에 도움이 된다.

기능적 움직임을 분석하려면 관측적 촉진적 기술의 발달이 필요하다. 최상의 움직임 전략의 질적 평가의 관측적 뼈대는 다음과 같다:

- 최상의 요골반 기능
- 경추와 요골반부에 대한 흉추의 중립위 유지 능력
- 상지나 하지의 부하증가 중 흉추의 중립위 유지 조절 능력
- 흉추자세의 분절적 조절능력
- 일상 기능과제, 일, 스포츠-특정활동 중 최상의 부하 이동 유지 능력

제시된 것들 중 어느 하나라도 실패한다면 운동조절 전략의 기능부전이다.[10] 이 뼈대는 왜 운동조절 전략이 기능부전인지에 대한 질적 평가 모두에 사용될 수 있다.

보행

몇몇 연구에서 보행 중 몸통근육 활성화에 대하여 조사하였다. 흉추 통증과 비정상 보행의 관계에 관한 연구는 없다. 복근과 척추 주위근육이 몸통의 안정성과 가동성을 제공할 때부터, 가설로, 요통으로부터 얻은 정보는 걷기가 흉추 통증을 보이는 환자에게 진통효과가 있다고 여겨져 왔다. 몸통근육의 조절은 등 통증과 관련이 있고 임상적으로 몸통 강직과 연관이 있는 것으로 보여진다. 만성 요통 환자에 대한 van der Hulst와 그의 동료들의[108] 연구에서 척추기립근의 천부근육 활동과 복직근의 활동이 증가하는 것으로 나타났지만, 외복사근은 그렇지 않은 것으로 나타났다. 이러한 차이점은 보행 속도와는 상관없이 나타난다. 척추기립근과 복직근의 증가된 협동활동은 척추움직임을 조절하고 몸통 강직을 강화하는 데 도움을 주는 것으로 보여진다. Saunders 등은[109,110] 요통환자의 보행시 복횡근의 EMG활동이 감소하고 근긴장이 소실되는 것을 보여준다. 보행에 어려움이 있는 흉추 통증 환자는 몸통의 부분적 독립운동조절의 이상이 있는지 평가받아야 한다. 보행은 운동학적 특정 구성요소에 의해 파괴될 수 있고(예를 들어, 발꿈치 닿기, 발가락 떼기)왜 보행에 문제가 생겼는지 분석해야 한다. 흉추 통증에 영향을 줄 수 있지만 요통과 몸통근육 활동에 관한 연구들은 3장과 4장에 언급하였다.

균형

자세조절은 모든 일상생활활동에 필요하다. 최상의 균형 전략은 양측 또는 편측의 정상 선 자세와 정상 호흡방식을 유지한다. 질적으로, 척추만곡, 골반, 하지는 모든 면에서 안정적이어야 한다. 변형이나 조절의 소실은 더 많은 신경근육계의 평가를 필요로 한다.

골다공증과의 관계는, 척추골절, 척추후만, 집합체의 균형 장애이다. 통증,[111,112] 좋지 않은 근육 조절,[113] 낙상의 두려움, 자세변화의 효과 등의 요소는 골다공성 척추골절과 척추후만의 증가로 균형에 영향을 준다.[115,116] 균형 장애와 증가된 흉추후만간의 관계에 대한 연구가 보고되었다.[117,118]

Sinaki 등은[113] 골다공증과 척추후만이 균형과 낙상에 미치는 영향을 조사하기 위하여 지역사회에 거주하는 76±5.1세의 50–65°의 척추후만을 가진 여성 12명과 대조군으로서 71±4.6세의 건강한 여성 13명을 조사하였다. 보행은 평지 보행과 지형지물 넘어 걷기로 평가되었다. 균형은 감각 통합검사로서 컴퓨터 다이나믹 자세그래프로 평가되었다. 등신전근력, 쥐는 힘, 모든 하지근육은 척추후만그룹에서 오른발목 배측굴곡이 유의하게 약한 것으로

나타났다. 척추후만그룹에서 모든 보행과제에서 보행속도가 유의한 차이를 나타냈다. 골다공증성 척추후만의 대상자들은 컴퓨터 다이나믹 자세그래프에서 균형비정상이 유의하게 큰 것으로 나타났다. 저자는 과도한 척추후만이 근력감소의 중요한 요인이며 몸의 흔들림, 보행 불안정성, 낙상의 위험이 증가하는 배경이 된다고 결론지었다.[113]

Greig 등은[119] 골다공증성 척추골절과 흉추후만이 균형에 미치는 독립적 효과에 대해 조사하였다. 방사선상 골절로 진단받은 22명 중 10명의 골다공증 환자와 12명의 비골다공증 환자의 비교에서, 대조군에 비해 골다공증군이 몸의 흔들림 전략점수가 낮고, 고관절 균형전략을 많이 사용하는 것으로 나타났다. 척추골절과 흉추후만의 관계는 명확하지 않았다. 그러나 척추후만의 심각성이 증가하는 것에 따라 척추골절의 가능성이 높아진다는 것은 밝혀졌다.[115,116] 선 자세나 한발 지지 균형검사가 필요하지만 체중부하가 적절치 않거나 통증을 유발하는 경우에는 적절하지 않다. 기준이 되는 균형측정은 척추후만증, 골다공증성 척추골절, 낙상위험 환자에게 기능적 평가로서 중요하다.

과도한 흉추후만은 흔히 노인에게서 가동성의 손실, 느린 보행 속도, 계단 오르기 어려움, 360° 회전능력 저하, 균형 저하의 결과를 초래한다.[113,120-123] Katzman과 그의 동료들은[124] 골절 중재 추적조사를 통해 척추후만각도의 증가와 다른 위험인자, 연령, 기준 척추후만, 건강상태, 체성분, 파악력, 골반 미네랄밀도의 변화, 새로운 척추골절 등의 조절을 한 이후의 일어나 걸어가기 검사(TUG)의 관계를 밝혀냈다. 척추후만각의 변화의 값이 4.4년으로 예측되었다. 척추후만각은 데브루너(Debrunner) 척추후만각도기(Proteck, AG, Bern, Switzerland)에 의해 측정되었으며, C7과 T12의 극돌기 위에 각도기의 한 축을 올려놓고 콥의 각도를 측정하였다.[116] 척추후만각도기 측정의 상호신뢰도는 급내상관계수 0.98에서 0.99의 범위로 평가되었다.[125] 척추후만각이 크면 가동시간 수행능력이 증가하는 것으로 예측된다. 1년 이상의 코호트 관찰에서 척추후만각이 5° 증가할 때마다, 일어나 걸어가기 검사(TUG)의 측정 시간이 0.02초씩 증가되어(95% 신뢰수준: 0.01-0.03) 가동성 시간의 증가인 0.01초(95% 신뢰수준: 0.005-0.03)보다 더 큰 값을 나타내었다. 척추후만각의 증가는 장애를 악화시키는데 독립적인 연관이 있다.[124] 그러므로, 척추후만각의 기준측정과 이후 재측정은 중요하다. 추후 연구에서는 척추후만의 증가를 예방하거나 감소시킬 수 있는 의미있는 값을 도출하기 위한 중재방법의 연구가 필요하다. 척추후만자세, 균형, 보행은 서로 밀접한 관련이 있다.

신경학적 검사(Neurological Exam)

발가락과 발뒤꿈치는 L4/L5 및 S1/S2의 근육분절을 위한 빠른 기능 검사이다. S1/2는 또한 3장에서 논의된 것처럼 서기에서 비복근과 넙치근의 복합에 대한 도수 근육 검사 자세에서 검사되고 등급이 매겨 질 수 있다(그림 3-171 참조).

자세(Posture)

공식적인 검사는 보통 환자의 자세를 관찰하여 시작하지만 임상의는 환자의 증상을 악화시키는 자세를 구체적으로 분석해야 한다. 임상의는 초기에 양쪽에서 전방, 후방 및 측방의 모든 자세를 관찰하고 점차 흉추에 초점을 맞춘다. 자세 관찰은 3장과 4장에서 논의되었다. 흉추와 관련된 세부 사항은 여기에서 다룬다.

이상적으로는, 첫 번째로 흉추후만은 전만이 보이지 않게 유지되어야 한다. 흉골병흉골 접합부를 지표로 사용하는 흉부는 측방에서 보았을 때 치골결합과 전상장골극이 일치해야 한다. 전방은 흉골병과 흉골은 수직이어야하고 쇄골은 수평으로 또는 약간 기울어 져야한다. 후방은 흉곽벽에서 견갑골의 안정은 내측연과 척추가 평행하거나 2-3°도 상방회전, 약간의 전방경사와 30° 내회전이다. T2/T3 극돌기는 견갑극의 높이에 있고 T7-T9 극돌기는 견갑골 하각의 높이에 위치해 있다. 근육대칭, 긴장, 비대, 또는 위축은 또한 모든 3개의 평면에서 머리와 목의 자세 사이에서 관찰된다. 모든 3개의 면에서 보이는 비대칭 또는 흉부의 이탈은 일반적이지만 환자의 호소와 항상 연관되거나 관련이 있는 것은 아니다.

근육 분석(Muscular Analysis)

근육 기능 장애는 부상, 반복적인 과사용 또는 지속적인 자세의 습관과 관련되어 근육 불균형 및 운동 패턴의 변화를 초래한다. 근육 불균형은 자세 불균형과 근육 불균형에 대한 자세의 비대칭을 초래할 수 있다. 임상의는 위축, 약화 및 비대증, 과잉 행동, 또는 변화된 운동 패턴에 기여하는 원인으로 압통점의 흔적을 위해 휴식하는 근육의 긴장도, 모양 및 크기를 관찰하고 촉진해야 한다.

흉요추 척추신전근은 낮은 깊은 안정성, 약한 고관절 신전근 또는 뻣뻣한 고관절 굴곡근을 보상하기 위해 양측 또는 일방적으로 비대가 나타날 수 있다. 돌출된 복부 벽은 일반화 된 복부 약화 및 낮은 흉곽 안정을 의미한다. 복직근, 내복사근 및 외복사근의 경직은 전방 흉곽 하강, 증가 된 흉골 내각 및 감소 된 흉골 내각으로 관찰 될 수 있다. 가슴 근육의 경직은 상지교차증후군(UCS, 그림 3-3 참조)에서 흔히 볼 수 있는 둥글고 전인된 어깨 위치와 관련이 있다. 견봉돌기가 전방으로 상완골두 1/3 이상으로 내회전된 팔은 견갑대 내회전근의 우세를 암시한다. 상지교차증후군의 공통점은 거북목 자세에 연결된 약한 깊은 목 굴곡근과 후두하근과 사각근, 흉쇄유돌근의 경직이다.[126] 근육 길이의 가설과 관련된 시각적 관찰은 추가적인 이동성 검사를 통해 확인되어야 한다.

상지교차증후군 (Upper-Crossed Syndrome)

상지교차증후군과 관련된 자세변화로는 거북목, 경추 전만과 흉추 후만, 어깨의 상승과 전인, 그리고 견갑골의 외전 또는 견갑골 익상증후군을 포함한다. 이 방식과 관련된 가능한 기능부전 관절은 환추후두 관절, C4/C5 분절, 경흉추 관절, T4/T5 분절 및 감소된 견관절 운동과 관련된다. 가슴 근육은 전방으로 경직되고 상부승모근과 견갑하근은 후방으로 경직된다. 약화는 심부 경부굴곡근과 중간 및 하부 승모근에 나타난다. 상지교차증후군과 관련된 근육 길이의 변화 또는 운동 조절을 확인하기 위해서는 추가적인 검사가 필요하다.

후만증(Kyphosis)

과도한 흉추 후만과 감소된 후만은 모든 연령층과 성별에서 발생한다. 정상적인 흉추 후만증의 감소 또는 역전은 평평하거나 신전된 것처럼 보이며 단일 분절에서 발생하거나 상, 중, 하 흉추의 여러 분절을 포함할 수 있다. 편평한 상부 흉추에서 견갑골의 내측연은 익상을 나타내지만

[표 5-5] 연령에 따른 남성과 여성의 후만정도

연령	남성 후만증 (각도) 평균±표준편차	여성 후만증 (각도) 평균±표준편차
2-9	20.88 ± 7.85	23.87 + 6.67
10-19	25.11 ± 8.16	26.00 ± 7.43
20-29	26.27 ± 8.12	26.83 ± 7.98
30-39	29.04 ± 7.93	28.42 ± 8.63
40-49	29.75 ± 6.93	32.66 ± 6.72
50-59	33.00 ± 6.46	40.71 ± 9.88
60-69	34.67 ± 5.12	44.86 + 7.80
70-79	40.67 ± 7.57	41.67 ± 9.00

Fon GT, Pitt MJ, Thies AC에서 추출한 데이터. 흉부 후만증: 정상인의 범위. AJR Am J Roentgenol. 1980; 134 : 979-983.

척추가 굴곡보다는 신전 상태에 있는 최적 위치에 있을 확률이 가장 높다. 상부 또는 중부흉추의 후만 감소는 굴곡 운동성이 상실되고 경추에 대한 요구가 증가할 수 있다. 마찬가지로 하부 흉추의 과도한 후만은 신전 운동성의 상실을 초래할 수 있으며 요추에 대한 신전 요구가 더 많을 수 있다. 개별적 척추 분절의 촉진은 흉추 척추 만곡의 가시적인 관찰을 확인하는데 도움이 된다.

과도한 후만은 자세의 장애, 나이와 관련된 퇴행성 변화, 골다공증, 골절, 쇼이에르만병, 뇌성 마비와 같은 신경근 질환, 수술 후 또는 수술, 비타민 D 결핍 및 척추 결핵과 같은 많은 원인이 있다. 이전에 논의 된 바와 같이 과도한 후만은 이동성 장애, 느린 걸음 걸음 속도, 계단 오르기 어려움, 360° 회전 능력 부족 및 균형 부족과 관련이 있다. 또한 호흡기 기능장애,[128,129] 경추 통증,[130,131] 두통 및 어깨 문제[132,133]는 흉추와 관련이 있다고 보고되었다.

Griegel-Morris 등은[134] 20-50세 사이의 건강한 피험자의 흉추, 경추 및 견관절의 수직선 시각 평가를 사용하여 자세의 차이를 확인했다. 자세 평가를 위한 평가자간 및 평가자내 신뢰도는 각각 K=0.611 및 K=0.825였다. 66%는 거북목이 38%는 후만이, 78%는 둥근 어깨였다. 중증도의 비정상적 자세와 통증의 중증도와 빈도 사이에는

아무런 관련이 없었다. 심한 자세변화가 있는 피험자에서 통증 발생률이 유의하게 증가하였다: 후만과 둥근 어깨는 견갑골 내측 통증의 발생률을 증가시켰으며, 거북목 자세는 경추, 견갑골 내측과 두통의 빈도를 증가시켰다. 저자들은 더 심한 자세 편차의 존재와 통증의 발생 사이의 관계를 제안하였다.[134] 자세와 관련된 통증은 정서적, 신경적, 관절성 또는 근육적 요인, 또는 잠행성 발병으로 인한 것일 수 있다. 개인차는 일반적으로 이상적인 자세가 드문 일반적인 정상 변이이다. 개별 환자에 대한 자세 차이의 관련성을 결정하기 위해 추가 검사 절차가 필요하다.

정상, 과다 또는 감소된 흉추 후만증의 표준화된 정의는 존재하지 않는다. Fon 등[135]은 수정된 Cobb 기법을 사용하여 2~77세의 정상인 316명을 대상으로 흉추 후만을 측정하였다.[136] 흉추 엑스레이 측면사진을 사용하여, 상부 척추의 상측 경계와 하부 척추의 상측 경계를 따라 앞쪽으로 연장된다. 교차점에서 측정된 각도로 이 두 선에서 직선이 그려진다.[135] 이 연구는 정상 범위의 후만증이 나이에 따라 후만의 정도가 증가하는 환자 나이와 성별과 관련이 있음을 보여준다. 증가율은 남성보다 여성에서 높으며 40세 이후에 더욱 분명해진다. 연령별 여성 및 남성의 후만 정도가 (표 5-5)에 제시되어 있다.[135] 저자들은 그 결과가 정상 흉추 후만증을 예측하는 유용한 안내서가 될 수 있다고 제안하였다.[135]

Bartynski 등은[137] 젊은 인구에 비해 척추체 이상이 없는 고령자에서 흉추후만각(TKA)을 측정하였다. 65세 이상 90명, 51-65세 60명, 36-50세 67명, 18~35세 63명을 대상으로 흉추 척추 디지털 방사선 사진을 이용하였다. 65세 이상의 환자에서 평균 TKA는 41.9°였지만, 분포는 이항방식(bimodal) 또는 비정상 방식(nonnormal)였다. 낮은 방식은 28.3°, 높은 방식은 51.5°($P<.001$)였다. 노인 여성과 남성은 독립적으로 2/3의 노인여성과 TKA가 40° 이상인 노인남성의 절반(즉, 높은 방식)과 함께 이항 TKA 분포를 독립적으로 나타낸다. 젊은 환자에서 평균 TKA는 26.8°였다. 중년 환자에서 TKA는 정규 분포를 갖는 중급자였다. 이 연구는 척추압박골절(VCFs)이 없는 경우에 과도한 후만 이상이 발생한 노인 환자와 젊은 흉추 만곡부의 기준선 근처에 남아있는 하위 그룹의 하위 집단을 확인하였다. VCF가 없는 상황에서 저자들은 비대칭 디스크 퇴행증, 근력 약화, 내인성 과다운동 및 내분비 관련 콜라겐 약화에 기인한다고 생각하거나, 일부 환자는 단순히 시간이 지남에 따라 그 모양을 유지하는 더 엄격한 흉추를 가질 수 있다고 하였다.[137] TKA는 연령에 따라 증가하지만 대칭적으로는 증가하지 않는다. 남성과 여성 간에는 상당한 차이가 있다. 남성의 경우, TKA 분포는 젊은층에서는 정상이지만 나이가 들면서 노년층에서는 이항방식이 된다. 여성의 경우 TKA 분포는 젊은 여성에서 이항형이고 중년 후기 남성보다 대칭적이고 더 커지며 노년층에서 이정표가 된다. 중증 흉추 후만증의 생역학적인 영향을 고려할 때, 노인의 분포는 압박 골절 위험에 처한 인구를 시사한다. 앞서 논의한 바와 같이 과도한 흉추 후만증과 시간이 지남에 따라 또는 압박 골절의 결과로 발생하는 신전 감소는 역학적 스트레스를 변화시키고 후만증의 위와 아래 영역의 신전 요구와 검사 및 적절한 중재를 요구할 수 있다.

흉추 만곡을 측정하는 다양한 방법이 있다. 흉추 만곡의 시각적 관찰은 정상(즉, 편차 없음), 과도한 후만증(즉, 증가된 볼록) 및 후만 감소(즉, 흉추 볼록의 평평함)와 같은 등급 척도를 사용하여 측정된다. 이 척도는 C7-T2 또는 경흉추 접합부, T3-T5 및 T6에서 T10로 흉추의 윤곽을 분류하는데 사용할 수 있다. 적절한 실질적 합의는 이 척도 사용에서 증명되었다: C7-T2 과다 후만증($k=0.79$ [0.51-1.0]); T3-T5 과다후만증($k=0.69$[0.3-1.0]); T3-T5로 후만이 감소($k=0.58$[0.22-0.95]); T6-T10 과다후만증($k=0.9$[0.74-1.0]); T6-T10으로 후만이 감소하였다($k=0.9$[0.73-1.0]).[138]

Greendale 등은[125] 후만의 3가지 임상적 척도(즉, Debrunner 후만 각, 척추곡선 후만 지수, 척추곡선 후만 각)의 신뢰성을 기술하였다. T4와 T12를 이용한 Cobb 각도는 측방 흉요추 방사선 사진으로 측정하였다. 척추 곡선 측정을 수행하기 위해 척추 곡선 눈금자를 C7에서 T12까지 부드럽게 밀어 넣어 흉추 또는 요추 곡선을 L5에서 S1 사이의 간격으로 접근시킨다. 통치자 모양의 흔적이 종이에 만들어지고 후만 지수 또는 각도가 계산된다. 만곡 지수가 13 이상인 여성은 심혈관 건강, 근력 및 신체 기능을 감소시킨다.[139,140] 계산은 Greendale 등과[141] MacIntyre 등[142]에서 설명하였다. 각 임상 측정은 비슷한 신뢰성과 타당성을 가지고 있다. 저비용, 용이한 사용 및 척추 윤곽의 변형에 대한 수용은 종측 평가의 척추 곡선 유연성 곡선 눈금자를 선호한다.

MacIntyre 등은[142] 골다공증을 가진 폐경 후 여성에게서 평가자간 및 평가자내 신뢰도를 결정하기 위해 척추곡선 눈금자를 척수 곡선의 디지털 경사계 측정과 비교하였다. 척추 곡선 눈금자는 앞에서 설명한 것처럼 후만 지수를 계산하는데 사용되었다. 추적 곡선의 경계표를 사용하여 C7 기호와 L5-S1 사이 공간을 연결하는 수직선과 흉요추 교차점에서 그려지는 수직선을 그렸다. 후만 지수는 흉추 폭×100을 흉추 길이로 나눈 값으로 계산한다. 흉추 넓이는 흉추 곡선에서 수직선까지의 최대 폭이다. 흉추 길이는 C7 표시에서 흉추와 요추 곡선의 교차점까지의 거리이다. 디지털 경사계는 요천추 사이 공간에서부터 C7/T1 사이 공간, T12/L1 사이 공간, 그리고 천추 중간이 3.0㎝ 위로 식별된다. 이 연구에서 척추 곡률 및 후만 지수의 모든 척도는 수용 가능한 신뢰도를 가졌다.[142]

흉추 후만증에 대한 중력 의존 경사 측정의 검사-재검사 신뢰도는 어깨 통증이 있거나 없는 환자에서 확립되었다.[143] 경사계의 기저부는 편안한 자세에서 촉진에 의해 결정된 바와 같이 T1 및 T2의 SP 및 T12 및 L1의 SP 위에 배치되었다. 3세트의 2세트가 세트 간에 30분의 휴식을 가지며 측정하였다. 흉추 후만각은 T1과 T2에 걸쳐 기록된 각도와 T12와 L1에 기록된 각도의 합이었다. 흉추각 측정은 증상이 있거나 없는 피험자 모두에서 우수한 검사자 내 신뢰도를 보였다. 증상이 없는 환자의 ICC(첫 번째 측정)는 0.95(95% CI: 0.91-0.97)였다. ICC(평균치)는 0.97(95% CI: 0.95-0.99)이었다. 증상이 있는 피험자에 대한 결과는 ICC(첫 번째 측정) 및 ICC(평균) 0.97(95% CI: 0.94-0.98)에 대한 ICC 0.93(95% CI: 0.88-0.96)이었다. 증상이 없었거나 증상이 있는 피험자의 평균 결과의 표준 오차는 각각 1.0° 및 1.7°였다. 이 방법은 매우 신뢰할만한 것으로 보이지만 유효성은 알 수 없다.[143]

자세의 비대칭과 다양한 후만이 일반적이기 때문에 치료사는 자세 결과를 환자의 증상과 개별적으로 연결해야 한다. 예를 들어, 2개의 연구[132,133]에서 흉추 자세가 어깨 통증에 영향을 나타내었다. 일부 환자의 경우 흉추의 자세 교정은 어깨 움직임의 증가와 통증 감소와 관련이 있다. 병력에 의해 지시된 바와 같이, 자세는 정적 및 동적 위치 모두에서 관찰될 수 있고, 환자의 관찰된 자세 또는 자세 제어의 요구를 변경하는 것에 대한 증상 반응을 주목하면서 계속적으로 검사하여 그 기여도를 개별적으로 결정할 수 있다.

요추 선별검사(Lumbar Spine Screen)

T10과 그 이하의 증상에 대한 일차적인 호소를 포함하는 작업가설은 요추 부위에 대해 4장에서 설명한 것과 유사한 과정을 사용하여 가장 잘 조사될 가능성이 높지만, 이 장에서 논의된 선정된 절차뿐만 아니라 흉곽을 향한 검사 절차도 포함한다.

어깨 선별검사(Shoulder Screen)

어깨 검사의 양은 환자의 병력에 의해 결정된다. 표준 검사는 어깨를 검사하는데 사용할 수 없다. 그러나 흉추와 상지 사이의 부위간의 상호 의존성 때문에 양측 또는 일방적인 견관절의 상승이 종종 평가된다.

Theodoridis와 Ruston은[144] 45-64세 사이의 무증상 여성 25명을 대상으로 상부 흉추 운동 방식을 조사하였다. 본 연구에서는 시상면과 견갑골면에서 팔의 편측 상승하는 동안 동측 측면 굴곡 및 회전과 결합된 상부 흉추 신전을 주된 방식으로 삼았다. 32명의 건강한 여성에서 Crosbie 등은[145] 개의 모든 상승면에서 상부 흉추보다 하부 흉추에서 더 신전된 양측 팔 높이에서 일관된 흉추 신전 방식을 발견하였다. 양측 팔 상승은 통계적으로 또는 기능적으로 유의한 반면 굴곡이나 축 회전을 유발하지는 않았다. 동측 흉추 외측 굴곡 및 축 방향 회전은 일측성 상승이 주로 발생한다. 요추 운동은 모든 팔 높이에 대해 중요하지 않다. 흉추의 가동성 결손은 팔 높이의 기능 제한과 관련이 있으며,[146-148] 견갑대의 이동장애는 흉추 및 경추의 요구 또는 보상 운동을 일으킬 수 있다. 이 두 부위의 상호 의존성은 역학적 흉추 또는 견갑대에 증상이 있는 환자의 두 부위에 대한 평가를 요구한다.

시상면 또는 견갑골면의 편측성 어깨 상승은 결여된 상부 흉추 가동성의 검사로 사용될 수 있다. 상부 흉추 가동장애를 보이는 관찰은 어깨의 상승이 제한, 흉추 신전, 동측 측면 굴곡 및 회전, 또는 보상된 반대측 굴곡 및 회전이 제한 또는 결손이 포함된다. 상부 흉추 가동성의 선별검사

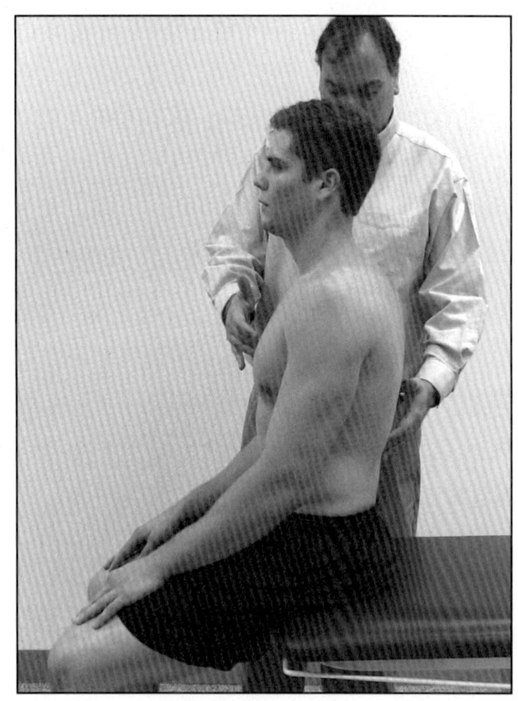

그림 5-8. 앉은 자세 측면보기

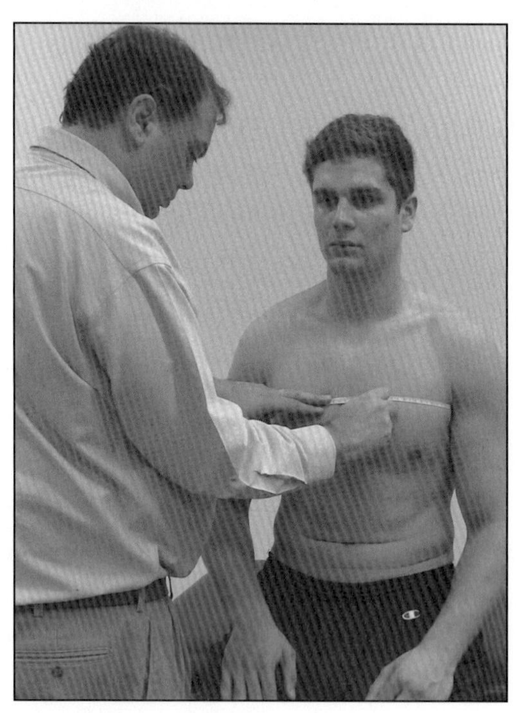

그림 5-9. 가슴 확장 측정.

로 일측성 어깨 상승의 진단 정확도는 알려지지 않았지만 예상된 방식과의 편차는 흉추의 수동적 분절 운동의 필요성과 견갑대에 대한 추가 검사의 필요성을 시사한다.

앉기에서의 검사 절차

- 관찰, 자세, 휴식 증상, 후방 촉진
- 가슴 확장
- 흉추 관절가동범위
- 반복된 움직임
- 신경 검사
- 앉기에서 팔 들기(SAL)
- 수동 생리적 추간판 움직임(PPIVM) 검사
- 슬럼프 검사 또는 교감신경 슬럼프 검사(SST)
- 경추 회전 측방굴곡(CRLF) 검사

관찰, 자세, 안정 증상, 후방 촉진

앉은 자세를 평가하는 과정(그림 5-8)과 근육 활성화 방식에 관한 요추골반 직립, 흉추 직립 및 슬럼프 자세의 분석은 3장에서 자세히 설명한다. 환자의 발은 80° 굴곡에서 엉덩이로 지지되어야 한다. 안정 증상과 자세가 기록된다. 증상에 대한 영향을 평가하기 위해 필요에 따라 자세가 교정된다. 중립 또는 요추골반 직립 자세를 찾는 환자의 능력도 평가할 수 있다.

서있는 상태에서 비대칭이 확인되면 앉은 자세에서의 다리의 기울기가 줄어들기 때문에 앉아있는 상태에서의 재평가를 통해 추가 정보를 확인할 수 있다. 서있을 때의 비대칭은 현재 앉아있을 때 하지 또는 임상의 오류와 관련이 있을 수 없다. 앉아있을 때 나타나는 비대칭성은 구조적이거나 요추 골밀도 또는 임상의 오류의 장애와 관련될 수 있다. 후방 흉추 부위의 촉진은 앉은 상태에서 시행할 수 있으며 페이지 424의 엎드린 자세의 검사 절차에서 설명한다.

가슴 확장(Chest Expansion)

Moll과 Wright는[149] 262명의 정상인 111명 남자와 15-75 +세까지의 151명의 여성들이 테이프 측정으로 가슴 확장을 측정하였다(그림 5-9). 가슴 확장은 최대 흡기와 최대 호기 사이의 차이로 정의된다. 측정은 머리에 손을 올리고 서서 네 번째 늑간 공간의 수준에서 정면에서 팔을 굴곡하였다. 그 결과 나이가 들어감에 따라 점차적으로 50-60%까지 감소하면서 모든 수십 년 동안 정상값의 넓은 산포도가 나타났다. 남성 확장값은 여성 확장값보다 13-22%가 초과하였다. 이상 확장을 위한 기준선으로 이전에 권장된 < 2.5㎝[150] 측정값은 권장하지 않는다.

Bockenhauer 등은[151] 건강한 남성 9명을 대상으로 흉추 확장을 결정하기 위해 서기에서 천 테이프 측정법의 신뢰성을 평가하였다. 상부 가슴둘레측정은 제 5흉추 극돌기와 쇄골사이 공간과 중간쇄골선에서 측정되었다. 장골둘레 측정은 검상돌기와 제 5흉추의 극돌기 수준에서 이루어졌다. 평가자간 신뢰도는 ICC가 각각 0.86-0.91 및 0.81-0.84인 흉추 상부 및 하부 흉벽 측정에 탁월하였다. Bockenhauer 등은[151] 1-7㎝ 범위의 2가지 다른 세션에서 측정한 상부 흉추 팽창을 보고하였으며, 평균(SD)은 4.2(0.8)㎝이고 평균은 1.7-6.6㎝이며 평균(SD)은 3.6(0.6)㎝이었다. 흉추 확장은 1.5-7.8㎝로 평균 5.9(0.5)㎝과 1.7-7.3㎝의 평균(SD) 4.9(0.6)㎝이었다. 헝겊 줄자를 사용하여 흉부 확장을 측정하는 것은 신뢰할 만하며 천식이나 만성폐쇄성폐질환(COPD) 및 AS와 같은 폐 문제와 관련된 변화를 측정하는 데 유용할 수 있다.

흉추 능동관절가동범위 (Thoracic Spine Active Range of Motion)

능동관절가동범위(AROM)은 개인마다 매우 다양하다. 따라서 운동의 질과 증상의 반응이 전체 이용 가능 범위보다 더 중요할 수 있다. 비할 데 없는 AROM 측정치가 기능이나 장애와 관련성이 높지는 않지만, 통증이 제한된 AROM에서의 기준선으로부터의 이득 또는 손실은 치료에 대한 긍정적 또는 부정적 반응을 나타내는 경우가 많다. 통증-제한된 AROM은 기준선 응답을 결정하고 장애 또는 동작에 대한 방향성 선호도를 나타내는 데 사용된다. 흉추 부위의 굴곡에 대한 평균은 26+9°, 신전은 17+10°, 좌측회전은 49+9°, 우측회전은 42+9°, 좌측 굴곡은 27+6°, 흉추 부위는 26+4° 우측 굴곡에 대한 평균 연령은 31세(24-36세)의 건강한 남성으로 보고되었다.[152] 일반적인 AROM 검사 절차는 3장에서 검토해야 한다. 흉추의 AROM 검사를 위한 표준 절차는 존재하지 않는다.

상부 흉추(T1-T4/T5)는 경추와 밀접한 관련이 있고 경추로부터의 연관된 부위이기 때문에 이 부위의 AROM은 경추의 활동적인 운동 평가와 동일한 방식으로 수행된다. 초기 경추 AROM 평가에는 굴곡, 신전, 측면 굴곡, 회전, 반복된 후인 움직임, 신전 및 굴곡 운동을 포함한 후인을 한다. 경추에 대한 AROM은 6장에서 논의된다.

중간 흉추 부위의 초기 AROM(T4/T5-T10)에는 굴곡, 신장, 측면 굴곡 및 질, 양 및 증상 반응을 관찰하는 과압력(OP)이 있거나 없는 회전이 포함된다. 관찰은 움직임의 용이함과 움직임으로부터의 회복, 비정상적인 움직임의 존재, 면(plane) 검사로부터의 편위, 운동의 총 범위, 기준선으로부터의 증상의 강도 또는 위치의 변화, 그리고 증상이 나타나는 범위를 포함한다. 분절성 또는 추간성 움직임은 변화된(즉, 감소되거나 과도한) 분절 이동성을 제안하는 부드러운 곡선 또는 지렛점 또는 날카로운 만곡의 존재 또는 부재에 대해 관찰되고 촉발된다. 이 부위에서 언급된 증상을 흉추로 분화시키기 위해서는 경추 또는 요추에 대한 확실한(clearing) 평가가 필요할 수 있다.

Lee와 Lee는[153] 흉추 회전과 기능적 활동의 핵심 요소인 흉추 회전이 AROM 검사 동안 제한적이라고 지적하였다. 회전 운동은 흉추와 골반, 흉추와 목, 흉추와 견갑대 사이의 운동 조절 및 흉추 내 분절 조절이 필요하다.[154] 정상적인 대상자에서 반대편의 등최장근은 회전하는 동안 활동이 감소해야 한다. 흉곽 근육의 과도한 활동 또는 수축이 있는 환자(즉, 흉곽 경축)는 비선택적 조절 전략인 표면 근육의 과활성으로 인해 한쪽 또는 양쪽 방향으로 회전이 감소할 수 있다.[155]

흉추의 부분 회전을 위해 제안된 생체역학은 세 번째에서 여섯 번째 흉추 고리의 반대측 이동을 포함한다.[153] 흉추 고리는 2개의 척추, 추간판, 우측 및 좌측 늑골, 인대 및 전방 흉골 부착물로 구성된다. 우측으로 회전하는 동안 제안된 생체역학은 여섯 번째 고리가 왼쪽으로 병진 이동하는 것을 포함한다. T5 척추가 회전하고 우측으로 측방굴곡하고 T6과 관련하여 좌측으로 이동한다. 우측 제6늑골은 후방으로 회전하여 좌측 전방내측으로 이동하고, 왼쪽 제6늑골은 전방으로 회전하여 좌측 후방외측으로 이동한다(그림 5-10A).[10] 최적화되지 않았거나 실패한 부하 이동은 반대측으로의 이동, 과도한 반대측으로의 이동, 동측으로의 이동 또는 양측으로의 이동이 없는 것으로 정의된다. 이러한 실패한 하중 전달의 개념은 정적 위치 또는

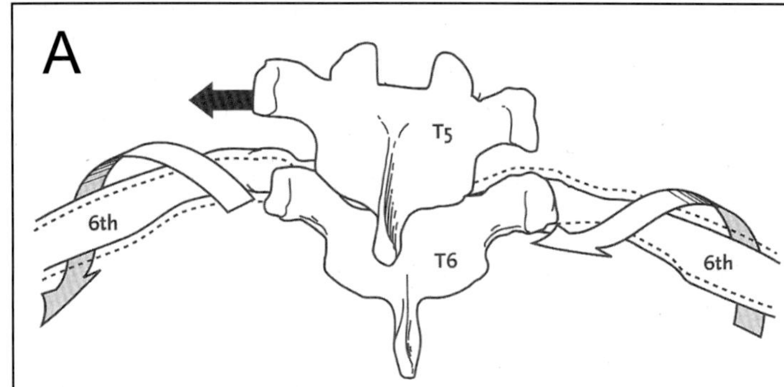

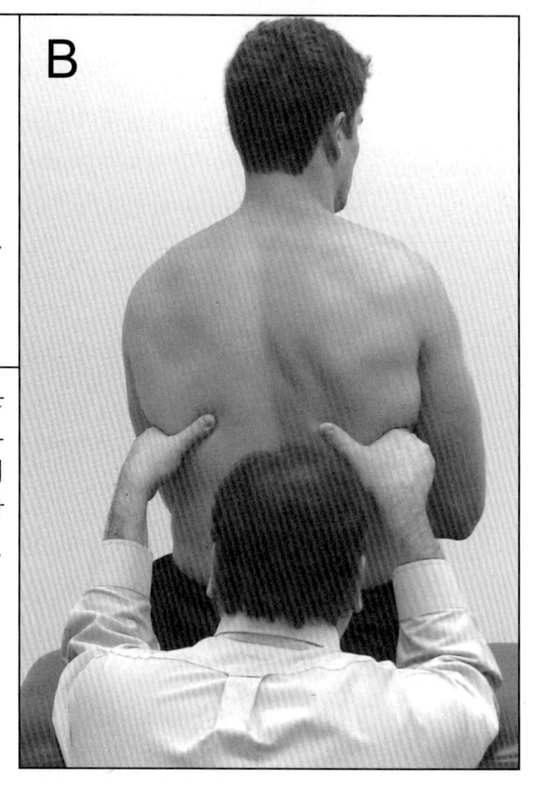

그림 5-10. 흉추 우측 회전. (A) 우측회전 중에 제안된 생체역학은 여섯 번째 고리가 좌측으로 이동하는 것이다. T5 척추가 회전하고 우측으로 측면굴곡을 하고 T6과 관련하여 좌측으로 이동한다. 우측 제 6늑골이 후방으로 회전하여 좌측 전방으로 이동하고 좌측 여섯 번째 늑골이 전방으로 회전하여 좌측 후방측방으로 이동한다(Lee D.의 허락을 맡고 재판. The Thorax. 통합 접근법 2쇄. British Columbia: Diane G. Lee 물리치료사 법인). (B) 우측 회전하는 동안 늑골의 후외측 촉진

흉추를 통한 힘 전달을 필요로 하는 다양한 작업에 적용될 수 있다.[153] 요추골반 통증과 관련된 4장의 개념과 동일한 개념을 사용하면 흉추의 하중 전달 실패는 형태 폐쇄, 힘 폐쇄 또는 운동 조절의 실패로 인한 것일 수 있다.[153]

흉곽 사이의 후방외측을 촉진할 때, 검지손가락은 내측연 그리고 엄지손가락은 흉추고리의 후방 늑골연 사이를 촉진하고, 기능부전 방식을 평가하거나, 흉추가 회전하는 동안 특별한 단계의 부하이동의 실패를 평가한다(그림 5-10B). 증상의 감소와 회전 운동의 증가로 기능부전 방식의 도수 교정으로 교정될 수 있다면, 운동 조절 결손이 가정된다. 기능부전 방식을 도수 교정할 수 없으면 관절의 과소가동성이나 과도한 표면 근육과 같은 경직과 관련된 방식을 알 수 있다.[153] 확인을 위해 앉은 자세에서 팔들기(SAL) 또는 엎드린 자세에서 팔 올리기(PAL,이 섹션의 뒷부분에서 설명함)와 같은 추가 검사가 필요하다. Lee와 Lee는[153] 또한 슬럼프와 상지 신경 역동 검사(ULNDT)와 같은 신경역학 시험에서 이전에 기술된 바와 같이 흉추고리 생체역학의 촉진을 설명하였다.

앉기에서 흉추의 AROM이 (그림 5-11과 5-12)에 나와 있다. 환자의 발을 지탱하고 가슴을 팔을 교차하거나 목 후방으로 손을 잡게 환자에게 AROM을 수행하도록 지시한다. 후방 또는 측면에서, 임상의는 증상 반응(즉, 기준선으로부터의 위치 및 강도의 변화), 전체와 분절 가동성 및 검사 면(plane)으로부터의 편위를 관찰한다. 증상의 위치에 따라 임상의는 경추와 흉추의 구별을 돕기 위해 경추의 전체적인 움직임 또는 중립에서 경추를 유지하려고 시도하거나 자발적인 움직임을 허용하고자 할 수 있다. AROM이 환자의 증상을 유발하지 못하면 수술을 추가한다.

능동관절가동범위(AROM) 측정-경사계 (그림 5-13)

흉추 운동에 대한 표준값은 확립되어 있지 않다. Lee 등은[156] 흉추에 병리가 없는 31명의 대상자에게 다른 이틀 동안(평균 4.2일) 서기에서 단독 흉추(T1-T12)의 굴곡(F), 신전(E), 좌우측 굴곡(LF)의 경사를 측정하였다. 측정 결과 경추의 움직임이 있었다. 평가자내 급내상관계수(ICCs)(1일째)에서 F, E, R LF 및 L LF 각각에 대해 0.84, 0.79, 0.84 및 0.86이었다. 평가자내 ICCs(2일째)에서 F, E, R LF 및 L LF 각각에 대해 0.88, 0.48, 0.84 및 0.78이었다. 평가자간 ICCs(1일째)는 F, E, R LF, L

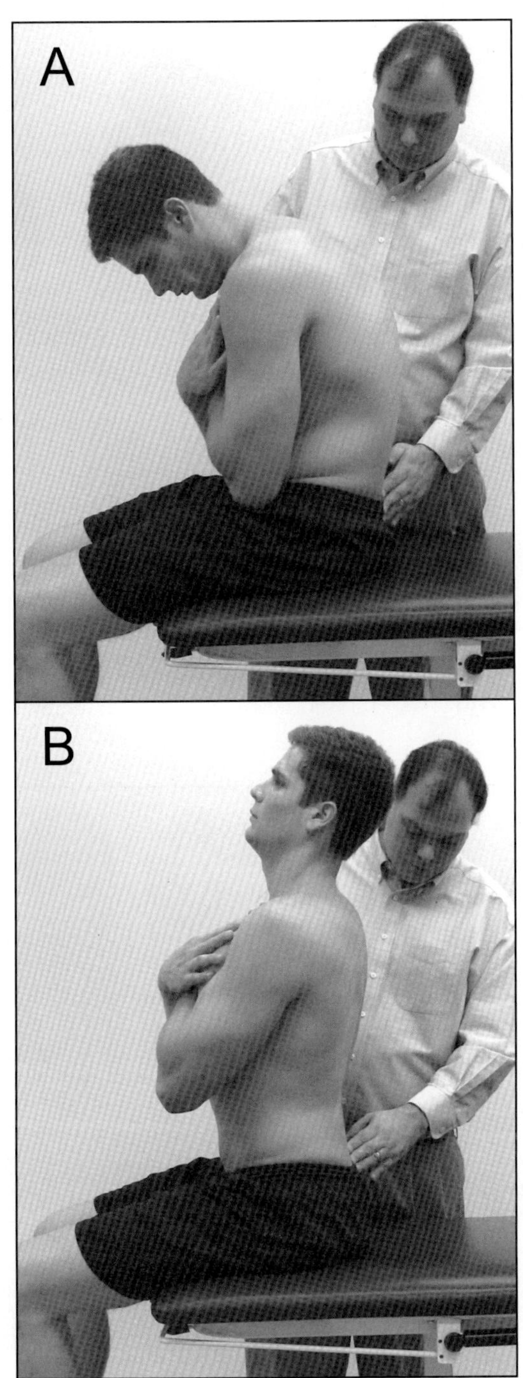

그림 5-11. 능동관절범위(AROM). (A) 굴곡. 환자에게 팔꿈치를 사타구니쪽으로 당겨서 움직이도록 한다. (B) 신전. 환자에게 팔꿈치를 위로 올리거나 팔 높이를 올리라고 지시한다.

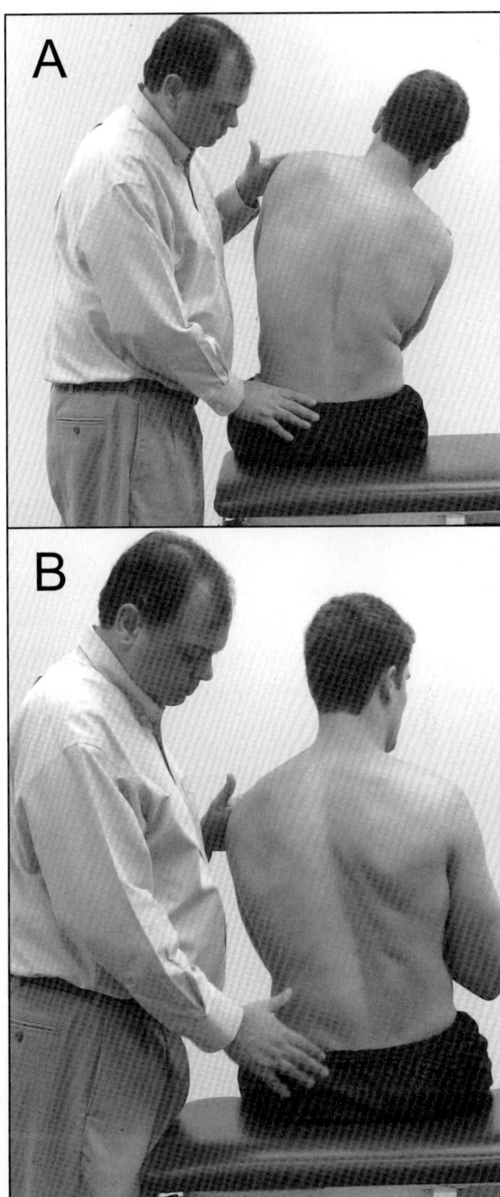

그림 5-12. 능동관절범위(AROM). (A) 우측 측방 굴곡. 환자에게 우측으로 굴곡하라고 지시한다. 골반은 정면에서 안정을 유지해야 하며 좌골 결절은 침대 위에 단단히 고정되어야 한다. (B) 우측 회전. 환자에게 좌골 결절이있는 부분을 우측으로 비틀도록 지시한다. 좌측 측방 굴곡과 좌측 회전도 비슷한 방식으로 수행한다.

LF 각각 0.81, 0.65, 0.45, 0.88이었다. 평가자간 ICCs(2일째)에서 F, E, R LF, L LF 각각 0.85, 0.86, 0.46, 0.75였다. 방사선학적 기준에 비해 측방 굴곡에 대한 타당성은 낮은 단계에서 중등도까지였다(0.43-0.66). 감지할 수 있는 가장 작은 차이(8-15° 범위)의 높은 값은 이 방법을 사용하여 흉추 AROM에서 의미있는 변화를 감지할 만큼 민감하지 않다.[156] 증상은 촉진, 환자에 대한 지시, 통증, 사춘기 또는 성인 특발성 척추 측만증[157]과 같은 구조적 이상 및 환자의 시작 위치와 같은 많은 요소에 의해 손상 될 수 있다. 흉추 회전은 표준 각도계(goniometer) 또는 시

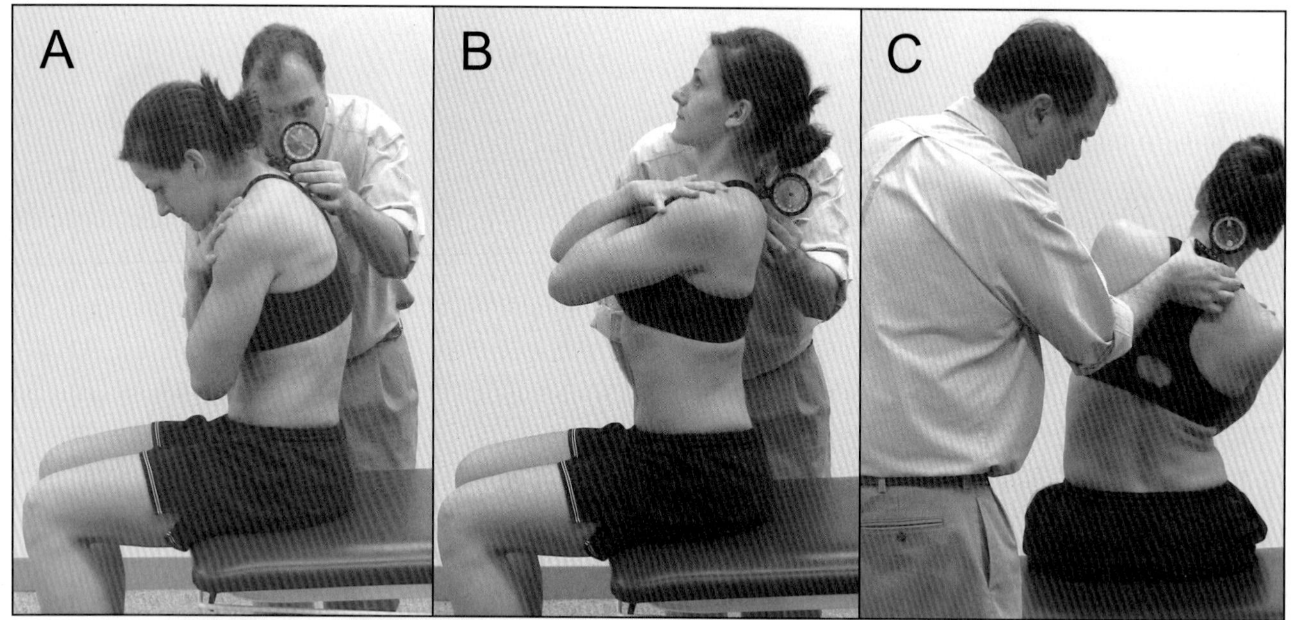

그림 5-13. AROM 측정-경사지게 앉은 자세. 경사계를 T1 극돌기에 위치시켜 (A) 총 굴곡, (B) 신전, (C) 후방 굴곡을 측정한다. 과정을 T12 극돌기에서도 재실시한다. 값의 차이(T1-T12)는 흉추의 AROM을 의미한다.

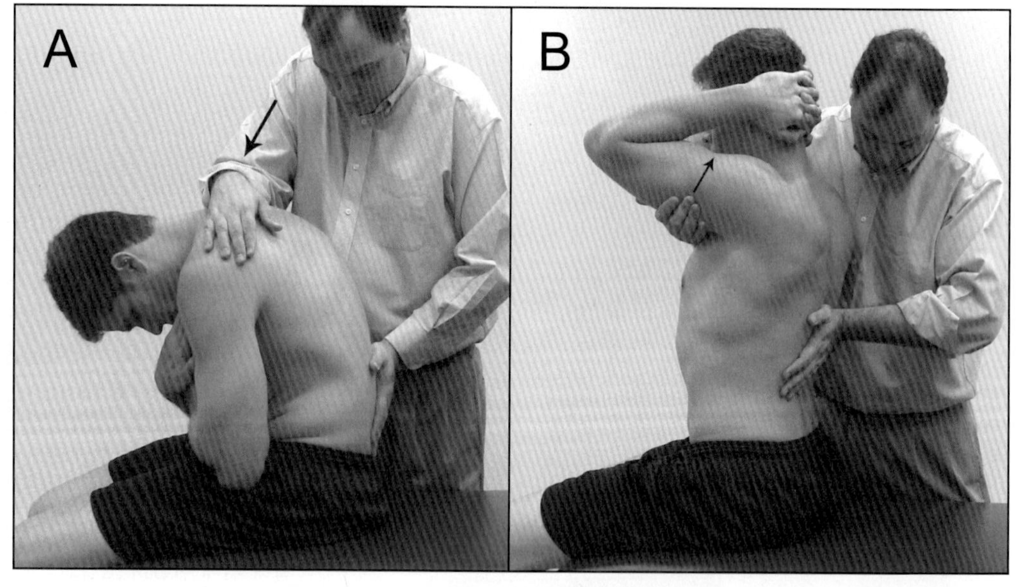

그림 5-14. 과압력을 동반한 AROM. 몸통이 움직이는 동안 T12를 고정하기 위해 손을 최대한 밀착시킨다: (A) 굴곡, (B) 신전

각적 추정을 사용하여 측정된다. 앞으로 흉추에 대한 추가 연구가 필요하다.

경추 및 흉추의 구별

흉추 상부에서 중부까지의 증상이 상부/중부 흉추는 경추에 영향을 주고, 경추와 흉추의 양쪽으로 자극적인 움직임에 관여하여 유발된 증상일 때, 이것은 흉추의 증상인지 구별하기 어렵다. Magarey는[158] 다음 예제를 사용하여 구별하는 과정을 제공하였다. 경추 및 흉추 회전을 우측으로 결합되면 경추 회전이 유지되고 흉부 회전이 우측으로 약간 증가하여 흉추의 스트레스가 증가하지만 경추의 스트레스는 감소한다. 증상이 증가하면 흉추가 원인이 된다. 증상이 감소하거나 동일하게 유지되면 경추가 원인이 된다. 경추 회전을 유지하면서 약간의 흉추 회전에 의해 확인되어 경추에 대한 스트레스가 증가하고 흉추에 대한 스트레스가 감소한다. 증상이 그대로 유지되거나 증가하면

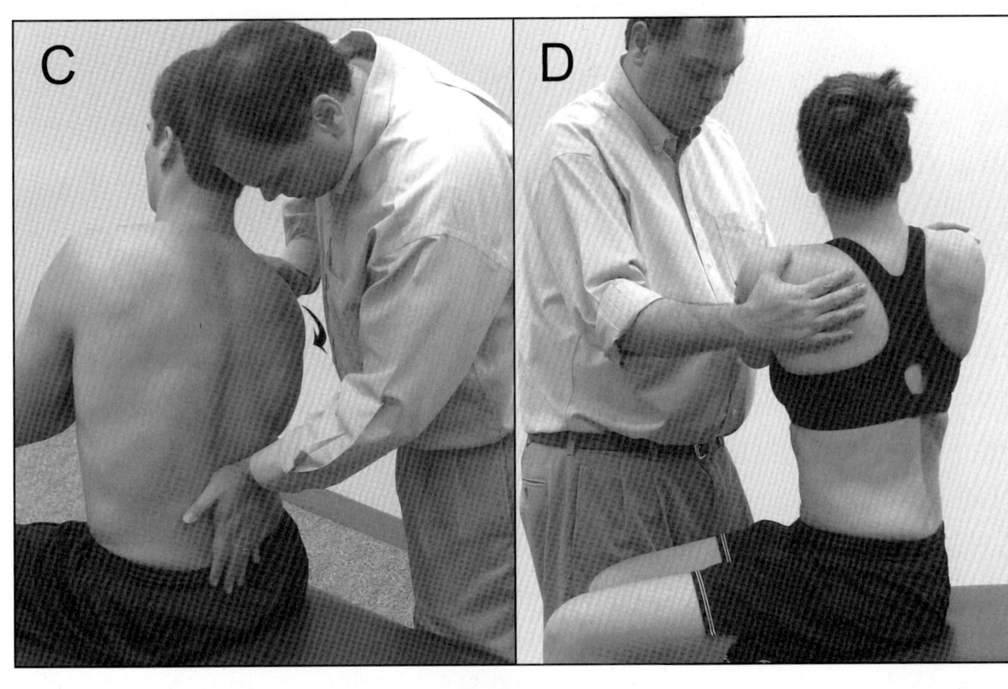

그림 5-14(계속). 과압력을 동반한 AROM. 몸통이 T1방향으로 움직이는 동안 T12부위에 손으로 고정한다. (C) 측방굴곡; (D) 회전. 과압력은 고정해주는 손의 위치에 따라 다양한 수준으로 달라질 수 있다.

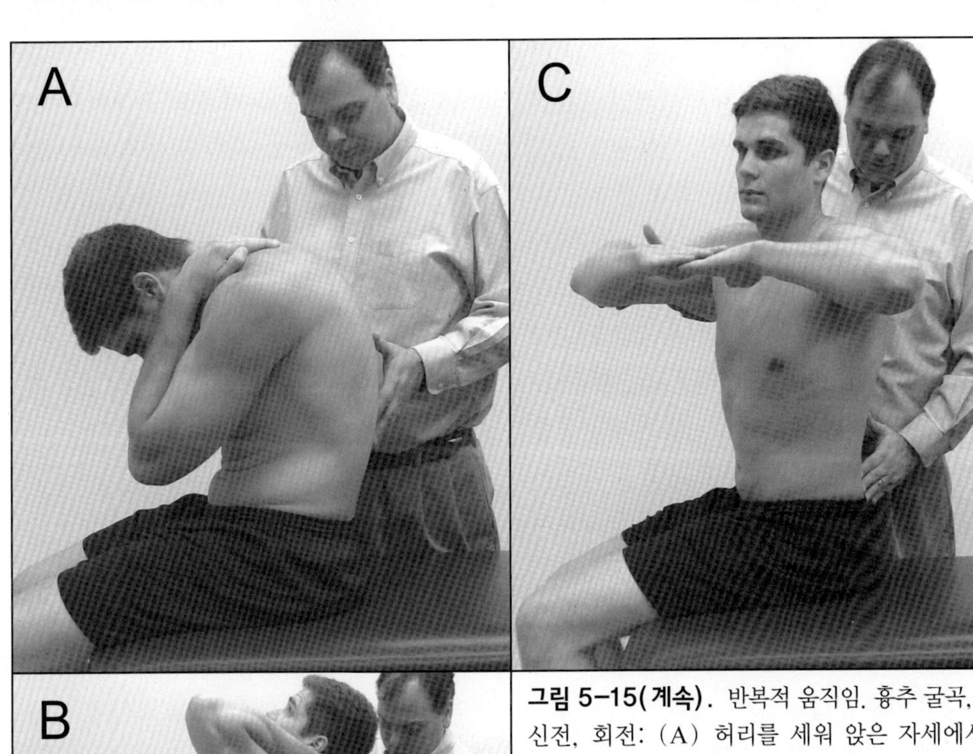

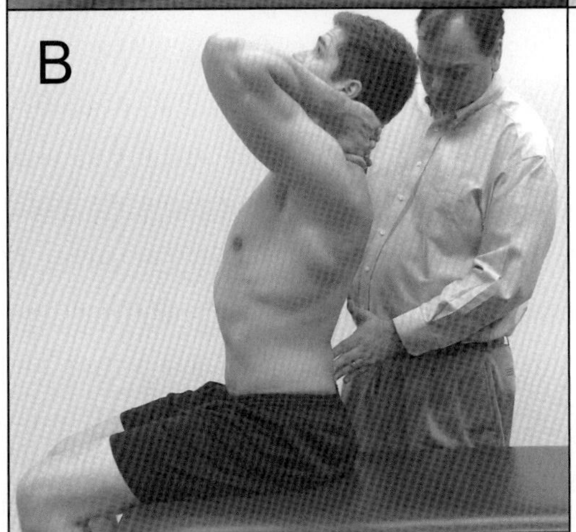

그림 5-15(계속). 반복적 움직임. 흉추 굴곡, 신전, 회전: (A) 허리를 세워 앉은 자세에서의 반복적인 굴곡(손은 머리 뒤에 맞잡는다); (B) 허리를 세워 앉은 자세에서의 반복적인 신전(손은 머리 뒤에 맞잡는다), (C) 허리를 세워 앉은 자세에서의 좌/우측의 반복적인 회전(손을 가운데로 모으고 팔과 팔꿈치를 턱높이로 든다.)

경추가 원인이 된다. 증상이 감소하면 흉추가 원인이 된다. 궁극적으로 각 부위 대한 자세한 검사가 필요할 수 있지만 어떤 부위에 관련되어 있는지 구분하려는 시도는 나머지 검사를 안내하는 역할을 한다.

과압력을 동반한 능동관절가동범위 (AROM)

만약 환자가 최대의 가동범위에서도 통증이 나타나지 않고 안전하다면, 증상에 미치는 영향과 끝 느낌을 확인하기 위해 수동적 과압력을 동반한 검사를 실시한다. 만약 과압력을 동반한 AROM이 정상이라면(그림 5-14), 반복적인 움직임을 해보거나, 지속적은 움직임, 또는 결합된 움직임을 통해 환자의 증상이 재현되는지 시도해본다.

반복적인 움직임(그림 5-15)

흉추에서의 반복적인 움직임 평가는 요추에 사용된 것과 동일하다. 만약 굴곡, 신전, 회전 등의 반복적인 움직임을 하는 동안 환자의 증상이 중심화된다면, 반복적인 움직임으로 중심화가 일어난 방향으로의 중심화로 분류할 수 있다.[159] 예를 들어, 흉추의 반복적인 신전에서 중심화가 나타난다면, 반복적인 신전이 추천되는 중재방법이다.

시상면에서의 반복적인 굴곡이나 신전 움직임을 검사의 처음에 한다. 필요하다면, 반응이 없거나, 결론에 이르기 어렵거나 편측 또는 비대칭적 증상이 나타난다면 통증이 있는 쪽으로의 회전검사를 할 수 있다. 반응을 확인하기 위해서는 명확한 의사소통이 필요하다. 추후 연구에서 반복적인 움직임에 대한 자세한 논의가 필요하다.[159,160] 흉추부의 반복적인 움직임 검사[159]와 관련한 개념은 다음과 같다.

- 휴식 시 증상의 기준 확립
- 끝 범위 반복적 움직임의 절차 설명
  - ◦ 허리를 세워 앉은 자세에서의 반복적인 굴곡
  - ◦ 허리를 세워 앉은 자세에서의 반복적인 신전
  - ◦ 허리를 세워 앉은 자세에서의 반복적인 좌/우측 회전
- 10-15회의 반복적인 움직임 동안, 치료사는 통증의 위치, 강도, 움직이는 동안 인지, 끝범위에서 인지 등의 증상의 변화에 대해 계속적으로 물어봐야 한다.
- 움직임의 반응을 1-2분 후에 기록한다.
- 반응: 중심화, 말초화, 더 나아진다, 더 나아지는 것이 없다, 나빠진다, 나빠지진 않는다, 효과 없다
- 가능하다면, 환자의 분류를 한다.
  - ◦ 특정 운동 또는 장애: 신전, 굴곡, 회전
  - ◦ 움직임 결손이나 신전, 굴곡, 회전의 기능부전
- 만약 반복적인 움직임이 감소되거나, 폐지되거나(abolishers), 방향 선호 증상이 중심화한다면, 더 이상의 검사는 불필요하다.[159,160]
  - ◦ 만약 중심화한다면, 짝지어진 중재를 진행한다(신전, 굴곡, 회전).
  - ◦ 만약 말초화되거나 체중부하 시 부분적으로 중심화한다면, 치료사는 누운 자세에서 체중부하를 하지 않은 반복적인 움직임에서 중심화가 나타나는지 확인하거나 6장의 경추와 상흉추의 누운 자세에서 반복적 신전 움직임을 시도한다.
  - ◦ 만약 반응이 제한된 움직임과 끝범위 통증만을 나타내고(예를 들어, 통증발생, 증가, 나빠지지 않음) 중심화나 말초화가 나타나지 않는다면, 수동 부가적 척추간 움직임(PAIVM)이나 수동 생리적 척추간 움직임(PPIVM) 등의 검사를 해야 한다. 치료사는 흉추통의 분류와 함께 움직임 결손에 대해 고려하여야 한다.

결합된 움직임 검사

만약 능동관절가동범위(AROM)과 반복적 움직임에서 완전한 범위와 환자의 증상이 재현되지 않는다면, 증상의 질적 양적 반응을 검사하기 위해, 흉추부의 결합된 움직임 검사가 사용된다. Edwards[161]에 의해 소개된 이 개념은, 굴곡이나 신전을 외측 굴곡이나 회전과 결합하여 시행한다. 예를 들어, 신전과 좌측으로의 외측 굴곡은 좌측 척추 구조에 최대의 압박력을 만든다. 굴곡과 좌측으로의 외측 굴곡은 오른쪽의 척추 구조에 최대의 긴장 압박을 만든다. 통증 유발검사에 대해 덧붙이자면, 결합된 움직임은 치료에 바른 자세를 잡는 것에 도움이 된다.[161] 흉추의 결합된 움직임에 대한 진단적 유용성은 알려지지 않았다.

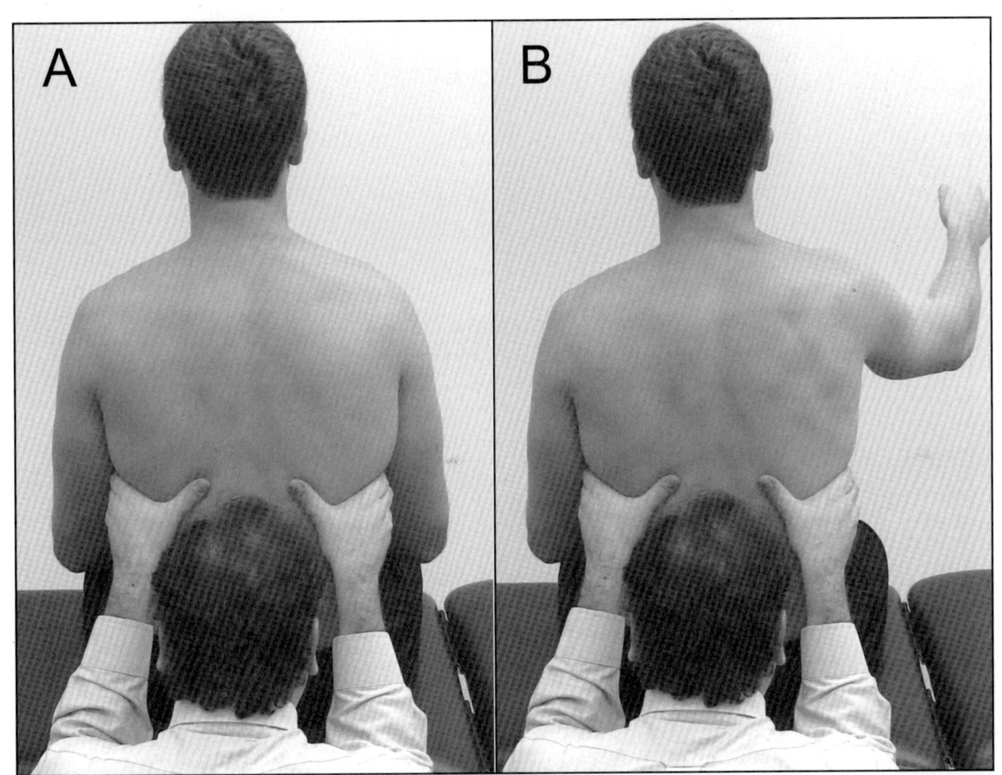

그림 5-16. SAL:
(A) 시작자세
(B) 정상 반응

신경학적 선별검사

팔다리로 뻗어가는 증상이 있고, 위약, 무딘 감각, 이상감각, 경흉추의 통증 또는 흉요추의 통증, 무감각, 방사통, 연관통이 흉벽이나 복부에 있으며, 신경학적 결손이나 알 수 없는 원인에 의한 증상을 가진 환자에게 신경학적 검사는 반드시 필요하다. 자세한 검사는 상위 또는 하위운동신경이나 뇌신경검사를 통해 알아볼 수 있다. 신경학적 선별검사는 3장에서 언급하였다.

앉은 자세에서 팔 들어올리기(그림 5-16)

앉은 자세에서 팔들기(SAL)[14,153,162]는 흉곽내의 조절과 관련된 검사이며 흉곽, 척추, 날개뼈와 어깨관절에서 하중전달(load transfer)의 실패한 영역을 확인하는 검사로 발전하였다.[153] SAL은 능동하지직거상 검사의 원리를 바탕으로 하였으며, 검사는 부하 전위와 관련한 상지 움직임이나 다른 과제수행에 실패한 상사분위 증상을 가진 모든 환자에게 추천된다.[153] 진단적 유용성은 알려지지 않았다.

검사 과정

환자는 손을 허벅지 위에 편안히 올려놓은 자세로 앉는데 이때 습관적 자세 패턴을 관찰 할 수 있도록 자세교정은 하지 않는다. 환자는 아프지 않은 쪽의 팔을 엄지가 위로 향하게 하여 굴곡시키고 그 다음 아픈 쪽 팔도 같은 방법으로 들어 올린다. 움직임의 질과 증상반응에 대하여 덧붙이자면, 이 때 환자에게 팔을 70–90° 들어 올릴 때 어느 한쪽 팔을 들어 올리는 것이 다른 쪽 팔에 비해 어렵거나 무겁게 느끼는지 물어본다. 만약 어느 한쪽을 들어올리기 힘들거나 더 많은 힘이 든다면, 치료사는 환자의 흉추고리(thoracic ring)를 촉진한다.[14,153,162]

앉은 자세에서 팔들기(SAL) 검사를 하는 동안 견갑골의 안정자세는 견갑상완골 리듬으로 나타난다. 견갑골의 잘못된 자세나 움직임은 이 연구에서 다뤄지겠지만 계속적인 연구가 필요하다.[163] 어깨관절은 견봉 바로 아래의 상완골두를 촉진하여 검사한다. 상완골두는 거상이 일어나는 동안 관절와의 중앙에 유지되어야 한다. 상완골두의 전방전위는 어깨관절의 부하 전위 실패로 여겨진다.

SAL 검사 동안, C2에서 C7의 분절움직임은 관절의 외측면을 따라 양측으로 촉진된다. 하중 전위 실패는 상부척추의 하부 추체에 대한 전방, 후방, 외측 전위로 관찰된다. 약간 경추를 신전시키고, 외측 굴곡과 같은 쪽으로 회

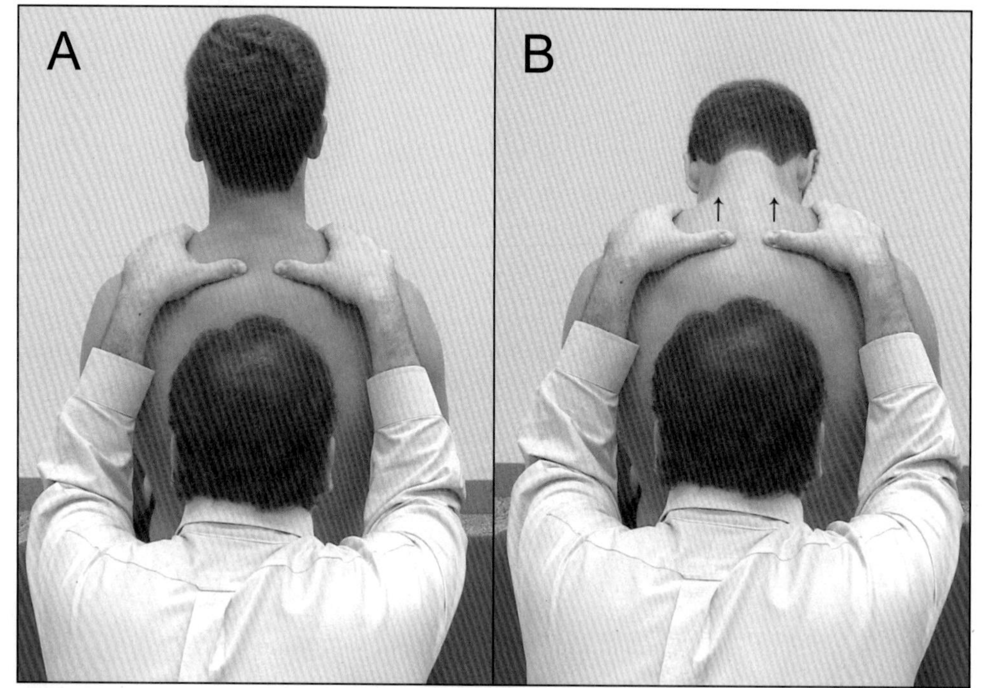

그림 5-17. T1에서 T4의 분절 가동성 검사:
(A) 시작자세,
(B) 굴곡을 위한 대칭적 움직임

전시키면 거상의 마지막에 경추 수준에 나타난다. 한 수준의 과도한 전위(예를 들어, 같은 쪽으로의 전위와 반대쪽으로의 회전)는 좋지 않은 분절 조절이다.

정상 반응

팔을 들어올리기 시작할 때, 흉곽은 흉곽내에서 어떤 방향으로의 전위가 일어나지 않는 안정된 기반을 제공한다. 4장에서 언급하였듯이, 몸통은 중추신경계의 근육 피드포워드(muscle feed forward)에 의해 상지 움직임을 준비하는 활동으로 안정된다. 흉곽의 머리와 흉곽에서 골반까지의 척추 만곡 관계는 유지되어야만 한다. 거상의 마지막 부근에서, 상부 흉추는 신전, 회전, 같은 쪽으로 외측 굴곡된다.[14,153,162]

양성 검사

하중 전위 실패는 양성 검사는 하나 또는 그 이상의 흉추고리의 전위나 회전으로 촉진된다. 조절의 소실은 보통 중간 범위 거상에서 같은 쪽으로의 외측전위나 팔을 드는 반대쪽에 나타난다. 요골반부의 변화된 타이밍과 비슷하게, 외측 전위는 천부 흉장근과 심부 다열근의 분절의 변화된 타이밍과 구성으로 보여진다. 예비 증거가 몸통의 동요 동안 회전 조절이 필요하다는 이 가설을 뒷받침한다.[164] 이전에도 언급하였듯, 하중 전위 실패는 견갑골, 어깨관절, 경추에서 나타난다.[14,153,162]

실패한 부하 전달로 확인된 부위의 교정

일반적 자세교정은 SAL에 의해 만들어지고 반복된다. 만약 팔을 들어올리기 쉽다면, 자세 재교육이 필요하다. 휴식시나 움직임시의 어떠한 비정상적 전위는 치료사의 도수교정에 의해 또는 SAL의 반복으로서 교정될 수 있다. 두 방식에는 증상이나 효과에 차이가 없었다. 경추와 흉추에 부드러운 견인력이 전위 교정 부위에 적용된다. 하중 전위 실패 부위를 밝혀내기 위해서는, 증가된 안정성의 도수교정이나 SAL을 하는 동안에 압박 반응이 중재의 기준으로 사용된다.[14,153,162]

만약 도수교정이 증상을 완화시키거나 팔을 들어올리는데 효과가 있다면, 중재는 운동조절과 안정화 운동을 통한 안정화로 하고, 그 부위의 활동과 움직임 재교육을 실시한다. 만약 증상이 더 안 좋아지거나 팔을 들어올리는데에 효과가 없다면, 그 부위는 표면이나 과도한 압박이다. 중재는 관절 가동술이나 도수교정, 호흡 재교육, 자세 재교육, 연부조직 가동술을 통한 과긴장 근육의 완화를 통해 가동성을 증가시킨다. 추가적 검사로 수동 부속 척추간 움직임(PAIVM)이나 수동 생리적 척추간 움직임

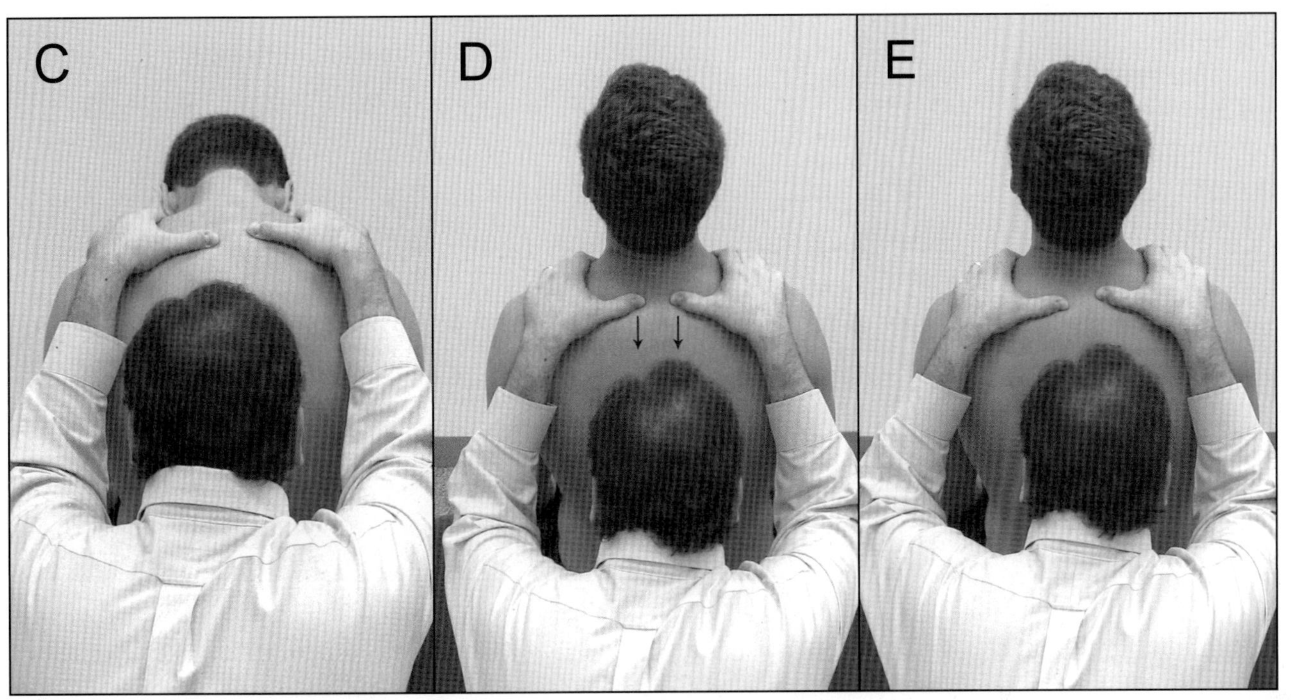

그림 5-17(계속). T1-T4의 분절움직임 검사: (C) 좌측 굴곡움직임 결손을 의미하는 비대칭 움직임' (D) 신전의 대칭적 움직임; (E) 우측 신전 움직임 결손을 의미하는 비대칭 움직임

(PPIVM), 다열근 촉진, 그 외 몸통 근육의 가동성과 안정성 증가를 위한 특정한 중재가 필요하다.

수동 생리적 척추간 움직임 검사

몇몇 흉추 상분절 대 다른 분절 가동성 검사가 존재한다.[10,165,166] T1에서 T4 분절움직임에, 움직임의 호를 통과하는 한 분절의 횡돌기를 따라 분절 가동성 검사는 정형학적 모델이다.[166] T4에서 T10 분절 움직임에는, 수동 생리적 척추간 움직임(PPIVM)은 주로 앉은 자세에서 굴곡, 신전, 측방 굴곡, 회전을 분석하고 만약 움직임이 적절한 척추분절에서 환자의 증상을 완화하고 분절움직임이 정상, 저운동, 과운동이고, 의학적 분류와 중재의 기준의 목적에 사용된다.[165] PPIVM의 질, 양, 증상반응은 따로 사용되지 않으며, 의학적 분류의 중요 지표와 객관적 평가결과를 대신하여 사용될 수 있다. T10에서 T12의 PPIVM은 옆으로 누운 자세에서 평가하며 요추 부분에서 언급하였다.

흉추의 PPIVM 평가자 간 신뢰도 조사는 제한적이다. Brismée 등은[167] 건강한 대상의 T5-T7 PPIVM의 지속적 평가자 간 신뢰도에 대해 조사하였다. 앉은 자세나 엎드린 자세에서 흉추의 상부 8개 분절의 압통(tenderness)을 촉진하는 동안, Christensen 등[168]은 좋은(good) 관찰자간 신뢰도와 오직 움직임(motion)에, 대한 촉진시에만 낮은(poor) 관찰자 간 신뢰도를 보고하였다. Haas 등은[169] T3-L1 회전 PPIVM이 과소가동성 분절의 결과로 좋은 신뢰도를 얻는다고 하였다. 요추와 경추와 비슷하게 이러한 도수평가의 신뢰도는 잘 알 수 없다. 흉추의 타당도에 대한 조사는 없다.

T1-T4의 분절 움직임 검사(그림 5-17)

이 분절 움직임 검사 방법은 흉추 움직임의 생체역학적 모델에 기초한다.[166] 굴곡은 상부 척추의 하돌기관절이 하부 척추의 상돌기관절에서 위쪽으로 구르고 앞으로 미끄러질 때 일어난다. 반대의 움직임은 흉추의 신전을 일으킨다.

환자가 중립위로 앉은 상태에서, 치료사는 T1의 횡돌기를 엄지손가락으로 촉진하고 환자가 머리와 목을 전방으로 구부려 굴곡하게 한다. 정밀 움직임은 횡돌기가 대칭적으로 전방, 상방으로 움직이는 것이다. 만약 하나 또는 양쪽이 같은 방향으로 움직이지 않는다면, 분절의 움직임은 비정상으로 고려되며, T1/T2 분절 움직임에서 굴곡

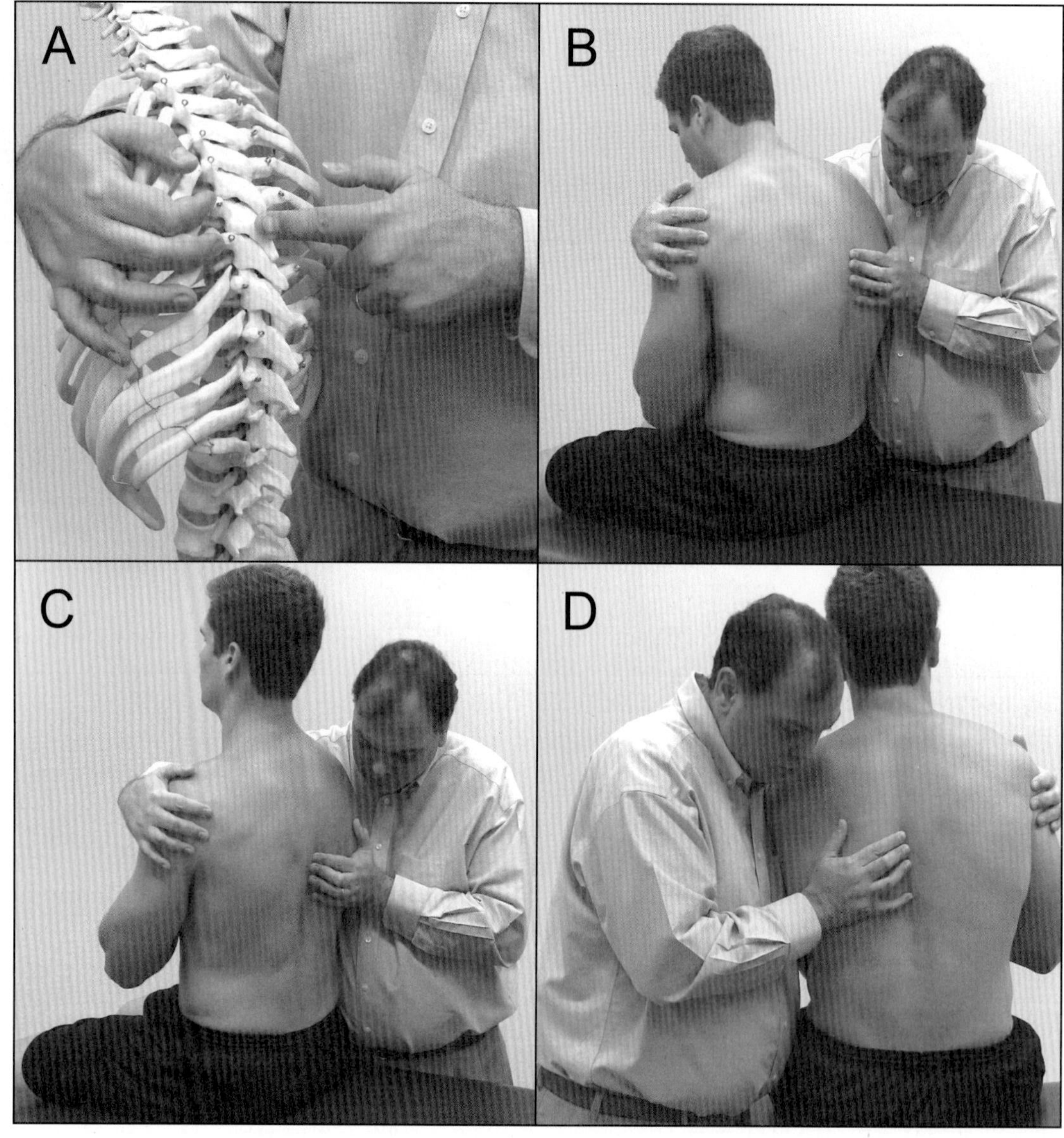

그림 5-18.
T4-T10의 PPIVM 검사 과정
(A) 극돌기간 공간,
(B) 굴곡;
(C) 신전;
(D) 측방 굴곡

움직임 제한이 있는 것이다. 편측 굴곡 제한은 반대쪽의 측방 굴곡과 회전에도 제한을 줄 수 있다. 비슷하게, T1의 횡돌기를 촉진하는 동안, 환자는 머리와 목을 신전하도록 지시받는다. 정상 움직임은 횡돌기가 대칭적으로 하방 후방으로 움직이는 것이다. 만약 하나 또는 양쪽이 같은 방향으로 움직이지 않는다면, 분절의 움직임은 비정상으로 고려되며, T1/T2 분절 움직임에서 신전 움직임 제한이 있는 것이다. 편측 신전 제한은 같은 쪽의 측방 굴곡과 회전에도 제한을 줄 수 있다. 상관 관계나 능동적 움직임의 추가 검사는, 수동 생리적 척추간 움직임(PPIVM)이나 수동 부가적 척추간 움직임(PAIVM), 근육길이검사가 확인을 위해 필요할 수 있다.

수동 생리적 척추간 움직임 굴곡 (그림 5-18A, B)

환자는 목 뒤로 손을 맞잡은 상태로 앉는다. T5/T6의 분절움직임이 예로 사용되었다. 치료사는 환자 옆에 서서 한 팔로 환자의 몸통을 지지하고 두 번째 손가락이나 가운데 손가락의 끝부분으로 극돌기간 공간을 촉진한다(그림 5-18A를 보라). 각 분절의 중립 위치는 선 자세에서 평가되어야 한다. 몸통을 중립 위치에서 극돌기간 공간을 느낄 때까지 서서히 굴곡시킨다. T6 극돌기가 움직이기 시작하면, 분절적 굴곡이 끝이된 것이다. 치료사는 극돌기간 공간과 중립 위로 돌아올 때의 값을 측정한다. 각 분절은 정상, 과소가동성, 과대가동성으로 등급을 메긴다.[165]

수동 생리적 척추간 움직임 신전 (그림 5-18C)

T5/T6 분절 움직임이 예로 사용되었다. 신전은 몸통이 중립 위치에서 극돌기간 공간을 느낄 때까지 움직인다는 것을 제외하고는 비슷하게 수행된다. 각 분절의 중립 위치는 평가의 시작 위치가 되어야 한다. 치료사는 극돌기간 공간과 중립위로 돌아올 때의 값을 측정한다. 각 분절은 정상, 과소가동성, 과대가동성으로 등급을 메긴다.[165]

수동 생리적 척추간 움직임 좌/우측 외측 굴곡(그림 5-18D)

T5/T6 분절 움직임이 예로 사용되었다. 외측굴곡은 몸통이 중립 위치에서 극돌기간 공간을 느낄 때까지 좌/우 외측굴곡의 방향으로 움직인다. 치료사는 움직임의 방향의 옆에 선다(예를 들어. 좌측 측방굴곡시는 좌측). 각 분절의 중립 위치는 평가의 시작 위치가 되어야 한다. 좌측 측방 굴곡 시 극돌기간 공간의 가까워지는 움직임은 T5 극돌기가 T6의 전방으로 움직이는 것이다. 치료사는 극돌기간 공간과 중립위로 돌아올 때의 값을 측정한다. 각 분절은 정상, 과소가동성, 과대가동성으로 등급을 메긴다.[165]

수동 생리적 척추간 움직임 좌/우측 회전

T5/T6 분절 움직임이 예로 사용되었다. 외측굴곡은 몸통이 중립 위치에서 극돌기간 공간을 느낄 때까지 좌/우 회전의 방향으로 움직인다. 치료사는 움직임의 방향의 옆에 선다(예를 들어. 좌측 회전시는 좌측). 각 분절의 중립 위치는 평가의 시작 위치가 되어야 한다. T5/T6 사이의 극돌기간 공간에서 T5 극돌기를 가운데 손가락 끝으로 촉진한다. T6가 움직이기 시작하면, 분절적 회전이 끝이 된 것이다. 각 분절은 정상, 과소가동성, 과대가동성으로 등급을 메긴다.

슬럼프 검사(Slump Test) 또는 교감신경 슬럼프 검사(Sympathetic Slump Test)

교감신경계(SNS)는 복합부위 통증 증후군(CRPS), T4 증후군, 흉곽출구증후군(TOS)등의 상태와 연결될 수 있다. CRPS는 계속적 통증, 손상의 심각성의 비율에서 벗어나거나 치유의 시간이 예상보다 길어지게 된다. 지절, 손, 발을 포함한 손상된 부위의 불편함은 타는 듯한 통증, 촉감 민간도, 발한, 피부의 색과 온도 변화 등의 부종으로 나타난다. 원인은 알려지지 않았지만, 몇몇 개인에게서는 교감신경계가 지속적인 통증에 기여하는 것으로 생각된다.[170] 몇몇 연구에서 척추 가동에 반응하는 피부온도의 저하와 피부 전도의 증가의 말초 교감신경성 기능에 영향을 줄 가능성이 있다고 하였다.

교감신경성 신경절전 신경은 T1과 L2 사이의 중추신경계에서 만나 교감신경성 신경절을 형성하고, 이 사슬은 머리의 앞쪽과 늑척추간관절을 따라 주행한다. 신경절후 신경은 신경절에서 목표인 기관, 피부, 혈관, 신경, 골격근으로 향한다. 신경절후 신경은 후근절에서 말초통각수용기에 이르는 말초신경계의 모든 부분을 지지한다. 교감신경원이 T1에서 T4로부터 머리와 목, T1에서 T9에서 상지; 흉곽 T3에서 T6; 복부 T7에서 T11으로; T12에서 L2로부터 하지로 향한다.[171] 교감신경계의 역할은 이 연구에서 다뤄지지만, 교감신경계는 최상의 영향율과 통증과 부상 후 조직 치유의 목적 조직에서 최상의 넓게 퍼지는 효과를 가진다. SST를 이용한 평가와 치료는 기초과학과,[172-175] 임상적 추측, 사례조사에 기초한다.[176]

임상적으로, 흉곽의 움직임 장애는 국소와 몸통과 지절에 퍼지는 통증을 보인다. 임상적 추론은 흉추 움직임의 결손의 가능성과 교감신경성 신경운동변화 또는 다른 척수신경이나 신경근의 흉추 신경운동학을 이끈다. 교감신경조직의 역학적 타협(예를 들어, 자극, 압박, 신장)은 이론적으로 외상, 수술 후, 지속적 또는 박복적인 미세손상, 자세변화나 지절의 움직임, 변화된 역학민감도의 변화에 의해 발생한다. 임상적 관찰은 흉추부의 척추 도수교정이 증상을 변화시키고 양성 슬럼프 검사(slump test) 또는 교감신경 슬럼프 검사(SST)와 관련이 있다고 제안한다.

교감신경 슬럼프 검사(SST), 역시 다리를 뻗고 앉은 자세의 슬럼프 검사와 다양한 슬럼프 검사는 이론적으로 역학적인 부하를 교감신경성 체간과 교감신경성 말초신경계와 가동성과 역학적 민감도의 평가를 위해 설계되었다.[172] 교감신경 슬럼프 검사는 교감신경성 몸통이 저하된 발한 또는 과다한 발한, 피부색의 변화, 온도변화 등의 증상에 기여한다고 의심될 경우 추천된다; 병력은 숙이는 자세, 자극적인 자세(예를 들어, 침대에서 책 읽기)나 손상의 자세; 흉추 신경질환이 의심될 경우; 슬럼프 검사가 환자의 증상에 적절한 재현을 못하는 경우 제안된다. 슬럼프 검사의 주의사항과 금기증은 3장에서 언급하였다.

교감신경 슬럼프 검사의 신뢰도와 타당도는 알려져 있지 않다. Slater 등은[172] 무작위의 반복적인 측정, 이중맹검법, 플라시보 조절절차를 이용하여 SST의 효과를 측정하였는데, 플라시보와 피부 전도도와 상지의 피부온도의 대조상태를 측정하였고, SST가 플라시보나 대조군에 비해 유의하게 피부전도도의 증가를 이끌어낸 것으로 나타났다. 피부전도도의 큰 증가는 좌측 상지에 비해 우측 상지에서 크게 관찰되었다. 이 연구에서 사용된 기술은 4등급의 후방에서 전방의 유동술로 우측 T6 늑골척추간 관절에서 우측 교감신경성 몸통방향으로 적용되었다. 피부온도의 유의한 변화가 대조군에 비해 플라시보군과 SST군에서 나타났지만, 플라시보군과 SST군에서는 유의한 차이를 나타내지 않았다. 저자는 SST기법이 말초 교감신경 기능과 동측 상지의 교감신경성 활동 증가의 양에 영향을 미친다고 결론지었다.[172]

증상이 없는 대상과 동결견 환자에게 T6 늑척추간 관절에 SST 기법을 사용하여 가동성을 만들어 땀샘운동 활동의 유의한 증가와 감소된 동측의 피부전도도와 온도를 동반한 손의 피부온도 감소를 만들어냈다. 저자는 이러한 반응을 교감신경자극성 효과라 하였다.[177]

Cleland 등은[175] 건강한 10명의 대상의 발에서 교감신경성 말초 땀샘운동(예를 들어, 발한)과 혈관운동(예를 들어, 온도)반응을 SST 또는 다리 뻗고 앉은 자세의 slump 검사를 통해 측정하였다. SST는 4등급의 후방에서 전방의 가동술을 10번째 늑척추간 관절에 30초간 우측 방향으로 시행하였다. 똑같은 자세에서 손을 우측에 조절하기 위해 위치하되, 가동술은 제공되지 않았다. 이 연구의 결과는 SST가 교감신경자극성 반응을 지지하지 않는다고 하였고, 오직 동측 하지의 피부전도도의 증가와 피부온도의 감소에만 영향을 준다고 하였다.[175] 이는 적은 대상이 원인으로 여겨진다. 척추 도수교정 치료의 신경생리학적 효과는 4장에서 언급하였다. 교감신경계의 흉추 도수교정 치료에 미치는 영향에 대해서는 추후 중재에서 다루도록 하겠다.

검사 과정

Butler과 Slater는[173] 교감신경성 몸통은 다리를 뻗고 앉은 자세에서의 편측의 신장과 추가된 반대측 흉추의 외측 굴곡, 반대측 흉추 회전, 반대측 경추 외측 굴곡으로 비롯된다고 하였다. 각 단계별로 가동범위, 움직임의 질, 증상반응의 관리가 필요하다. 검사의 절차와 순서는 다음과 같다(그림 5-19).[173,174]

- 환자는 다리를 뻗고 앉은 자세에서 흉추와 요추는 중립위; 치료사는 환자의 옆에 선다.
- *1단계*: 휴식 증상을 만들기 위해, 과정을 설명하고 아프지 않은 쪽부터 시작한다.
- *2단계*: 환자에게 슬럼프 검사(slump test)(예를 들어, 흉추나 요추 굴곡)를 하되 경추 굴곡은 하지 않는다; 반응 측정
- *3단계*: 부드럽게 흉추와 요추를 누르고, 경추 굴곡을 추가한다; 반응 측정
- *4단계*: 부드럽게 3단계의 누르는 자세를 유지한다; 반대측 흉추 외측 굴곡을 추가한다; 반응 측정; 경추 굴곡을 풀거나 무릎 굴곡을 추가하며 예민하게 한다.
- *5단계*: 부드럽게 4단계의 누르는 자세를 유지한다; 반대측 흉추 회전을 추가한다; 반응 측정; 경추 굴곡을 풀거나 무릎 굴곡을 추가하며 예민하게 한다.
- *6단계*: 부드럽게 5단계의 누르는 자세를 유지한다; 반대측 경추 외측 굴곡을 추가한다; 반응 측정; 경추 굴곡을 풀거나 무릎 굴곡을 추가하며 예민하게 한다.
- *7단계*: 아픈 쪽에 일련의 단계를 실시한다.
- *기록*: 만약 증상이 줄어들거나 사라진다면 증상이 다시 나타날 때까지 움직임의 범위를 천천히 증가시킨다.

양성 검사

양성 검사는 약간 또는 모든 환자의 증상이 재현되는 것, 아픈 쪽과 그렇지 않은 쪽의 비대칭, 양성 민감 방법으로 정의된다. 양성 검사는 교감신경성 말초신경계의 민감도를 제안하지만 교감신경계가 증상의 원인이나 이유가 되지는 않는다. 증상이 없는 대상의 SST의 정상 반응은 보고되지 않았다.

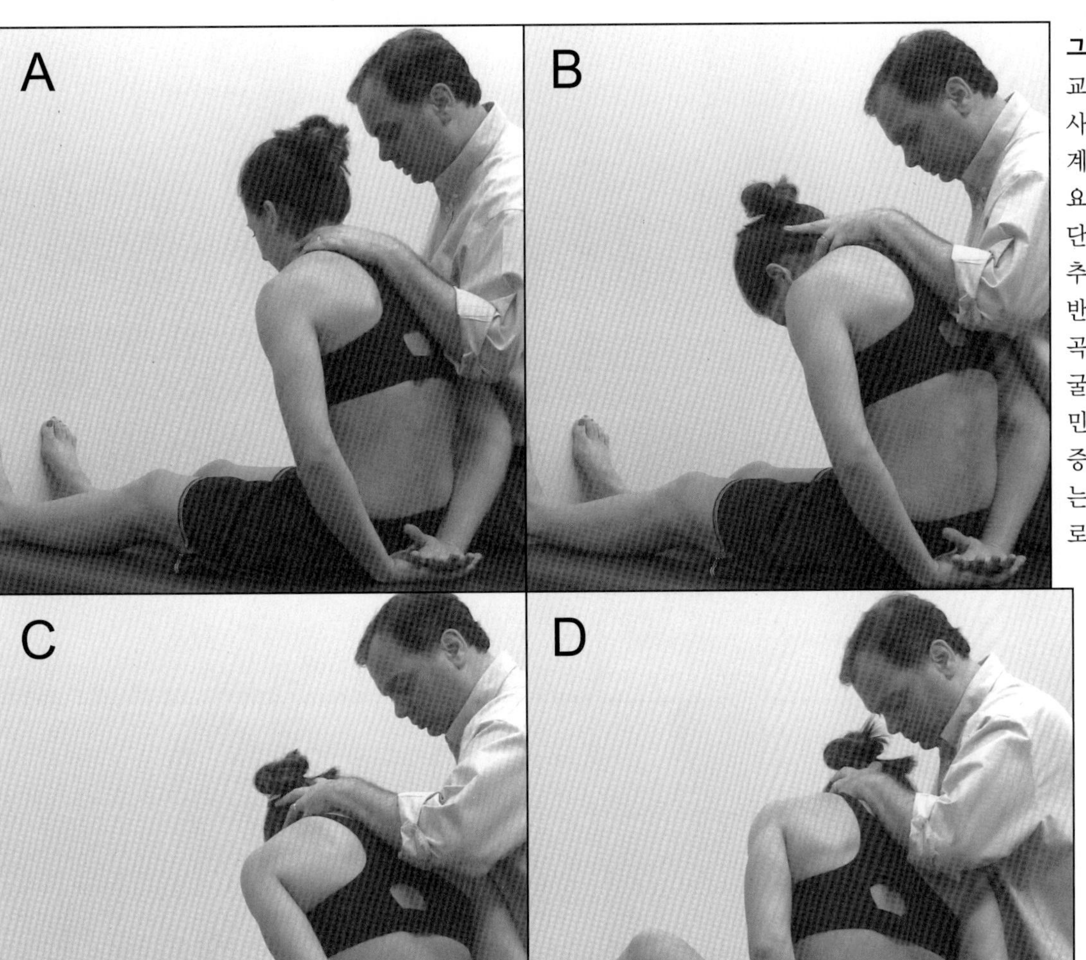

그림 5–19. 교감신경 슬럼프 검사(SST). (A) 1단계와 2단계: 흉추와 요추의 굴곡 (B) 3단계: 경추 굴곡을 추가 (C) 4단계: 반대측 흉추 외측 굴곡을 추가 (D) 무릎 굴곡을 추가하며 예민하게 한다. 만약 증상이 발현되지 않는다면 5, 6, 7단계로 진행한다.

경추 회전 외측 굴곡 검사

경추 회전 외측 굴곡(CRLF) 검사(그림 5–20)는 제1늑골의 저운동성과 환자의 팔통증과 흉곽출구증후군을 알아내기 위한 검사다.[178,179] 환자는 앉은 자세에서, 치료사는 수동적으로 머리를 최대한 회전시키고 목을 멀리 옆으로 하게 하여 검사한다. 이 자세를 유지하는 동안, 경추가 굴곡되고, 귀가 가슴쪽으로 앞으로 오게 된다. 만약 외측 굴곡이 반대쪽에 비해 제한되었다면, 제1늑골의 과소가동성의 양성반응으로 고려된다.[178] 신뢰도는 우수(K=1.0)하고 동의도 좋으며(K=0.84) 방사선 촬영 결과 흡기와 호기 동안 제1늑골의 과소가동성의 결과를 나타낸다.[178,180] CRLF검사의 양성은 제1늑골의 과소가동성, 바로 누운자세, 엎드려 누운 자세, 앉은 자세에서 비슷한 과정으로 검사한다. CRLF 검사의 진단적 유용성은 알려지지 않았다.

바로 누운 자세에서의 검사 과정

- 경추와 전방 흉추 촉진과 호흡 평가
- 전방에서 후방으로의 늑골 수동 가동 평가
- 제1늑골 가동성 평가
- 근육 수행능력: 운동조절, 길이, 근력, 지구력
- 능동하지직거상(ASLR)
- 다른 검사: 상지신경역동학검사(ULNDT), 말초

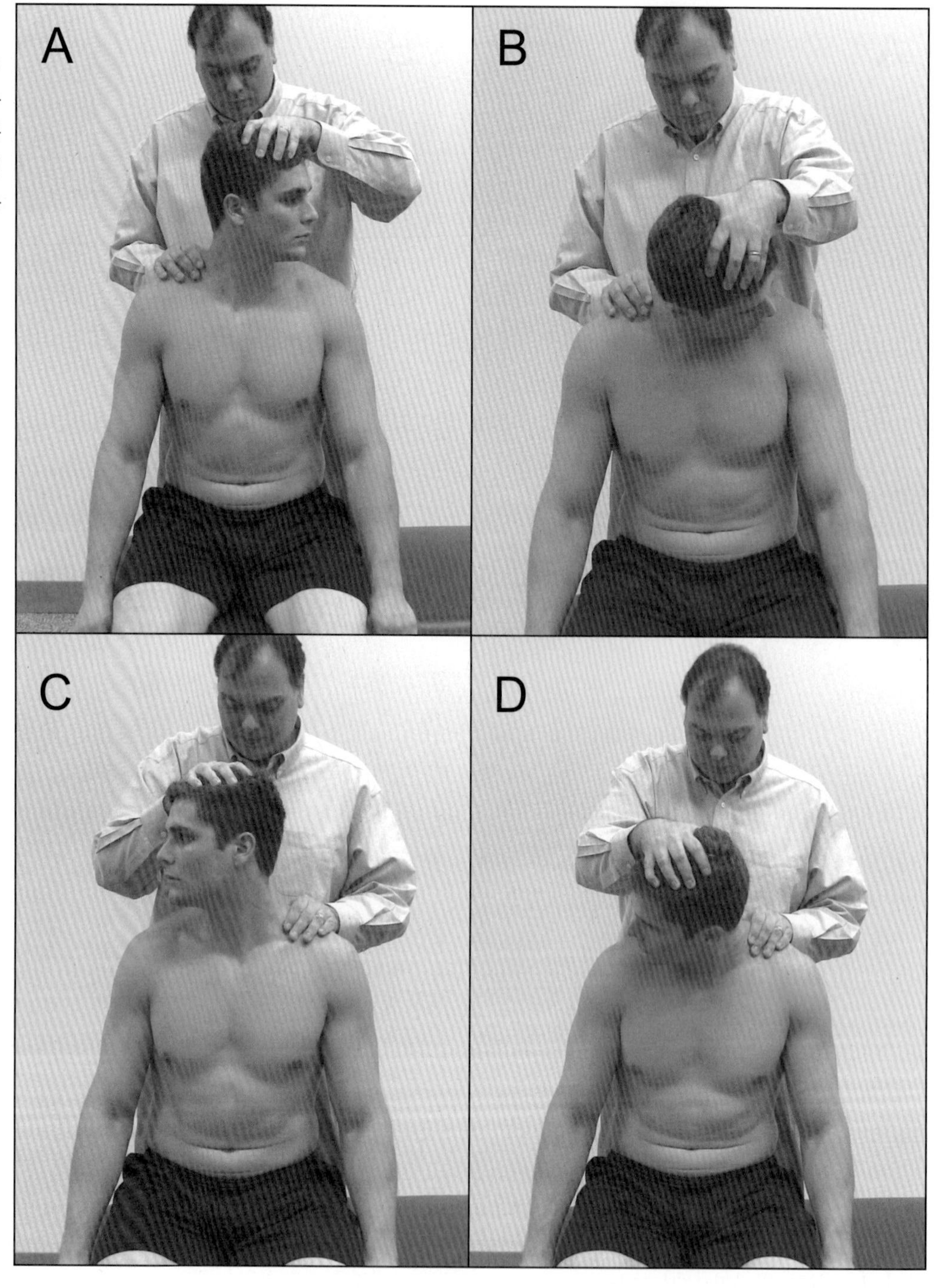

그림 5-20.
경추 회전 외측굴곡(CRLF) 검사 (A) 좌측으로의 경추 회전; (B) 우측의 외측 굴곡 요소 평가 (C) 우측으로의 경추 회전; (D) 좌측의 외측 굴곡 요소 평가

관절 감별, 천장관절 유발, 필요한 경우 고관절 감별: 굴곡, 내회전, 외회전, 과압력을 동반한 굴곡/내전

경추와 전방 흉곽촉진과 호흡 평가

촉진

바로 누운 자세에서의 가슴과 복부촉진은 환자의 증상이 시작되는 부위를 전방과 외측으로 움직이는 것, 온도의 변화, 발한, 조직 질감, 림프절, 연부조직을 포함해야 한다. 흉골, 흉골병, 검상돌기, 흉쇄관절등의 뼈의 표식점은 필요 시 촉진한다. 제2늑골은 흉골과 흉골병 사이에 관절한다. 이 표식점은 제1늑골과 제3, 제7늑골을 확인하는 데 유용하다. 제1늑골은 쇄골의 뒤에 위치하기 때문에 찾기 어렵다. 늑골의 촉진은 늑흉관절과 외측 늑연골관절의 촉

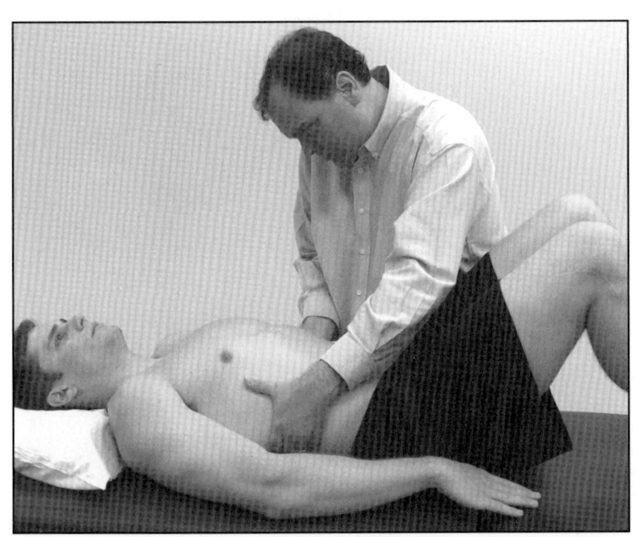

그림 5-21. 바로 누운자세에서 호흡하는 동안 흉곽의 촉진

진으로부터 시작한다. 늑간 공간은 두께, 공간, 현저함, 압통을 위해 촉진된다. 복부의 치료는 일반적 시진, 관찰, 호흡패턴의 촉진을 포함한다(그림 5-21); 촉진; 두드림; 필요할 시 청진법. 가슴과 복부 근육은 일반적으로 그 위를 덮고 있는 연부조직과 함께 촉진된다. 호흡패턴의 평가는 호흡 부분에서 앞서 언급하였다.

몇몇 연구에서 전방 흉벽 촉진의 신뢰도에 대해 연구하였다. Christensen 등은 14개의 늑간 흉부 전방 흉벽평가를 통해 하루-하루, 시간-시간 관찰자간과 관찰자내 신뢰도를 조사하였다. 압통은 결여되었다. 도출된 데이터는 일반적으로 좋지 않은 동의를 얻었다. 교류 K값은 0.22에서 0.31이었고 하루-하루 신뢰도는 교류 K값이 0.21에서 0.28, 시간-시간 신뢰도는 교류 K값이 0.44에서 0.49로 나타났다.

전방에서 후방으로의 수동적 늑골 가동성 평가

흉곽은 과소가동성이나 과대가동성 장애의 여러 원인이 되어, 자세 변화, 근육의 뻣뻣함, 외상, 관절 기능부전의 원인이 된다. 이러한 가동성 장애는 환자의 문제에 기여하는 원인이 되는 상체와 하체의 다양한 통증 증후군과 관련이 있다. 늑골의 수동 가동성 검사는 클리닉에서 자주 사용된다.[131,183-186] 수동 부가적 움직임을 수행하는 과정은 3장에 언급되었다. 1-7늑골에 대한 평가는 바로 누운 자세에서 늑흉관절에 전방에서 후방으로의 압박이 편측으로 시행된다. 엎드려 누운 자세에서는 추가적인 수동 부가적 척추간 움직임(PAIVM) 검사가 T1에서 T12의 중심 후방에서 전방으로의 압박을 극돌기에, 편측 후방에서 전방으로의 압박이 횡돌기에, 늑횡돌기간관절과 늑골에 시행된다. 질, 양, 증상 반응은 양적으로 과소가동성, 과대가동성, 정상가동성으로 기록된다. 요추 연구로부터 추정하면, 이러한 정보는 결합된 다른 검사결과의 진단분류의 임상적 결정을 내리는 데 기준이 된다.[187]

Heiderscheit와 Boissonnault는[188] 건강한 9명의 대상자에게 흉곽의 관절가동성에 대해 검사자내, 검사자간 신뢰도를 조사하였다. 통증은 압박과는 다른 감각으로 정의되었다. 검사과정에는 중심 후방에서 전방으로의 압박을 극돌기에 하는 PAIVM, 엎드려 누운 자세에서 편측 후방에서 전방으로의 압박을 횡돌기와 늑골에 하는, 바로 누운 자세에서 1-7늑골의 늑흉골간 관절에 편측 전방에서 후방으로의 압박을 하는 것을 포함한다. 관절 가동성 평가의 평가자내 신뢰도는 다소 좋은 방향에 기초하였지만 분절적 위치의 차이를 나타내는 1개의 척추나 늑골 수준에서 보면 더욱 좋았다. 통증 유발 신뢰도는 매우 좋은 수준으로 증가되었다. 저자는 건강한 대상의 제한된 통증 유병률에 의한 주의 관련 통증 유발을 추천하였다.[188] 늑흉골간 관절에서의 전방에서 후방으로의 늑골 가동성 평가의 타당도는 알려지지 않았다.

검사 과정

바로 누운 자세에서 평가를 하기 위해, 1-7늑골의 늑흉골간 관절에 편측 전방에서 후방으로의 압박이 적용되었다(그림 5-22). 환자는 팔을 옆에 두고 바로 눕고, 치료사는 엄지손가락을 측면 또는 첫번째 늑흉골간 관절 위에 올려둔다. 팔꿈치는 곧게 하고, 치료사는 흉골과 제1늑골의 바로 위에 손을 놓는다. 평가는 표면에서 심부방향으로 점진적으로 시행하고, 증상반응과 끝범위의 움직임의 질을 알아보기 위해 진동법을 사용한다. 편안하고 적절한 기법을 위해, 전방에서 후방으로의 움직임은 치료사의 엄지손가락 굴곡근이 아닌 몸통에 의해 제공된다. 과정을 2-7늑골에 반복한다. 필요하다면 늑골의 전방을 따라 늑연골간 관절에도 전방에서 후방으로의 가동성 평가를 실시한다. 덧붙여, 적용 각은 상향, 하향, 내향, 외향으로 다양할 수 있다.

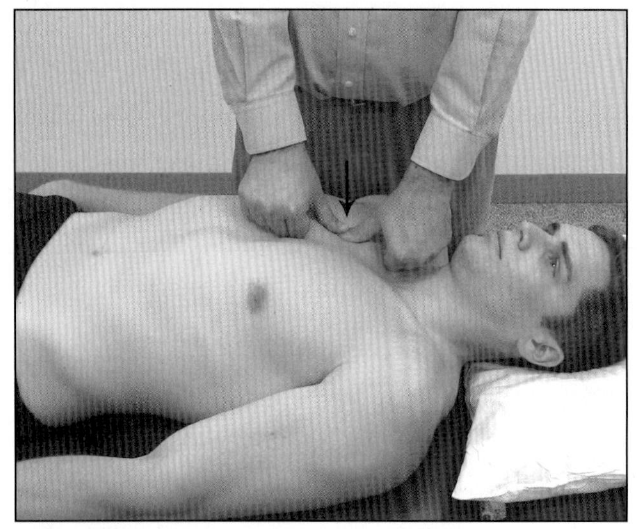

그림 5-22. 전방 늑골 수동 부가적 운동 검사. 편측 AP 흉늑관절, 2-7번 늑골

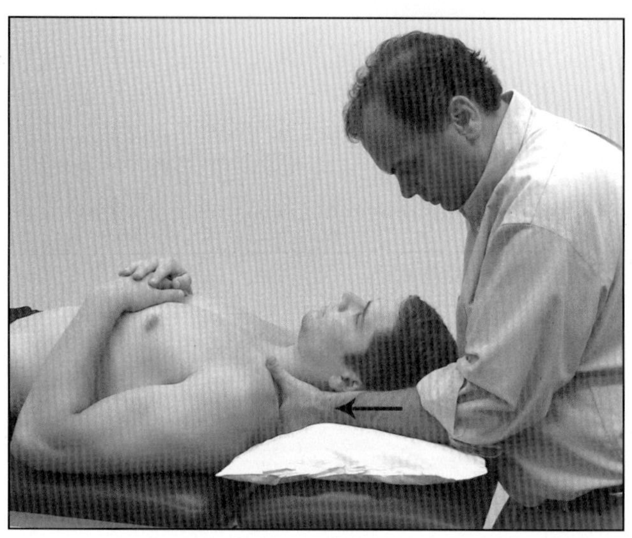

그림 5-23. 첫 번째 늑골 가동성 평가– 바로누운 자세 하방 활주

제1늑골 가동성 평가

바로 누운 자세에서, 제1늑골의 가동성 평가는 앞에서도 언급하였듯 제1늑횡돌기간 관절에서 후방과 하방으로의 미끌림이나 전방에서 후방으로의 압박을 흉늑관절에 가함으로서 실시된다(그림 5-23). 환자가 바로 누워 있는 경우, 경추는 사각근의 긴장을 줄이기 위해 검사한 쪽으로 회전과 측방 굴곡을 할 수 있다. 오른쪽을 검사할 때 왼손은 검지 중수골(MCP)로 왼쪽 흉추 1번 횡돌기(TP)를 고정시키고 오른손의 검지 MCP로 오른쪽 제1늑골의 외측 측면을 찾는다. 검사자는 첫 번째 늑골에 전방 활주를 적용한다. 적용 각도는 전방 또는 후방 방향으로 약간 변화를 줄 수 있다. 질, 양 및 증상 반응은 관련이 없는 부분과 관련된 부분을 비교하여 기록한다. 견갑대에 여러 가지 불편을 가진 대상자에게, Nomden 등은 첫 번째 늑골의 가동성(정상 또는 제한), 통증(유무 여부) 및 관절 강직(유무 여부)를 평가했다. 중재자의 신뢰도는 각각 K = 0.26(66% 동의), K = 0.66 (82% 동의), K = 0.09(68% 동의)이었다. 경추의 통증이 있는 대상자에서, 중재자 신뢰도는 K = 0.35(70% 일치)였다. 첫 번째 늑골의 과소 가동성은 국소 흉추 통증과 경부–상완(cervicobrachial) 통증과 관련 될 수 있다.[180]

근육 수행 능력: 운동 조절, 길이, 근력, 지구력

흉추 및 늑골 흉곽은 안정성에서 가동성의 기능 요구를 충족시키기 위해 복잡한 신경 근육 조절을 필요로 한다. 요추 근육과 비교하여, 심부 및 표면 흉추 근육의 조절을 조사한 연구는 거의 없다.

시상면에서 하중을 받는 동안, 심부 다열근과 표층 흉최장근은 부하받기 전에 활성화되었음을 보이고, 예를 들어, 팔꿈치를 90° 굴곡을 유지하였을 때 시작하는 EMG의 차이는 없었고 다른 부위(T5, T8, T11)에서도 EMG 활동 방식에서도 차이가 없었다.[191] 이러한 결과는 요추 척추주변근육(paraspinals)과는 대조적으로 부하를 받는 심부다열근의 EMG 활동은 있지만 표면 다열근의 활동은 없다.[192] 저자들은 요추에서 시상면 움직임(motion)의 잠재력이 더 크다는 것은 예측 가능한 부하 시 심부 및 표층 요추 다열근의 분리된 조절이 필요하지만 흉부에서 감소된 시상면 움직임(motion)의 유효성은 이 수준의 신경근 조절이 필요하지 않는다고 가정했다.[191] 모든 흉추 수준에서 유사한 심부와 표층 활동의 결과는 빠른 양쪽 팔의 굴곡과 신전의 경우 연관된 예상 자세 교정 이전의 동원과 일치하고, 회전 움직임은 최소이다.[164] 한쪽 팔의 움직임과 앉은 자세에서 체간 회전[193]과 같이 회전 요구 조건은 증가되고,[164] 심부와 표층 흉부 근육 사이에 다른 조절이 사용된다. 우측 다열근은 양측으로 회전하면서 활성화되어 척추 사이를 조절하고 오른쪽 최장근(longissimus)은 동측 회전보다 활동적이어서 체중 중심을 조절한다.[193] 그러나, 오른쪽 최장근은 왼쪽 팔 움직임에 더 활성되고, 오른쪽

팔 움직임에 오른쪽 다열근이 더 활성되었다.[193] 팔꿈치를 90° 굴곡한 상태에서 체중을 유지하는 것과 같이 양쪽이나 한쪽 팔 움직임의 관찰과 사정(assessment), 앉은 자세에서 팔들기(SAL) 검사, 엎드린 자세에서 팔들기(PAL) 검사, 체간 회전 또는 시상면에서 체간 부하는 흉부에서 최적화 되지 않은 부하 전달을 확인하는 중요한 과제가 될 수 있다.[193] 이러한 예비 결과는 건강한 대상자에게서 나온 것이다. 흉추 신경근 조절과 관련된 연구의 부족에도 불구하고, 사춘기 특발성 척추 측만증에서 척추 융합과 같은 수술 후 외래 재활에서 환자의 기능적 목표를 달성하는데 체간 안정화 운동은 필수적이다.[194] 건강한 대상자와 흉부 통증을 가진 대상자 모두에게 추가적인 연구가 필요하다.

Lee와 Lee는[153] 척추기립근, 광배근, 능형근, 승모근, 회전근개, 전거근, 사각근, 견갑거근, 대흉근 및 소흉근, 요방형근, 내복사근과 외복사근, 늑간근, 복직근, 표층 요부 다열근과 같은 많은 근육이 흉추 통증 환자에서 한쪽 또는 양쪽이 과다하게 활동한다고 주장했다. 이 저자들은 호흡과 기능적 활동 사이 휴식 때 근육 크기와 근긴장을 촉진한 것을 권장한다. 요골반부와 유사하게, 흉부의 변형된 조절은 종종 표면 시스템의 과잉 활동과 깊은 근육 시스템의 억제로 통증과 흉부 강직을 초래한다. 좋지 않은 운동 패턴을 식별하는 것이 최적의 운동 조절 전략 교육에 중점을 두는 가이드 역할을 한다.[153]

근육 길이

광배근 길이의 검사는 4장에서 논의되었다. 승모근, 사각근, 후두하근 및 견갑거근 길이 검사는 6장에서 검사한다. 근육 불균형은 특정한 기능적 움직임 중에 가동성과 안정성의 균형이 적절하지 않다는 것을 의미한다. 자세와 움직임 분석은 특정 근육 길이 검사를 요구하는 근육 불균형의 패턴을 알 수 있다. 딱딱한 근육은 비정상적인 운동 패턴의 한 요소일 뿐이다. 예를 들어, 과도한 후만증 또는 제한된 상부 흉추 신전은 흉부 근육, 약화된 체간 신전근, 제한된 흉추 또는 늑골의 관절 운동성, 복부 근육의 경직, 또는 불량한 요골반 체간 조절과 연관될 수 있다. 흉추 신전 시 가동성과 안정성의 균형을 만드는데 관련된 모든 요소를 검사해야 한다. Page 등[126]은 근육의 불균형을 평가하고 치료하는 절차를 검토했다.

능동하지직거상

능동하지직거상(ASLR)(그림 4-39 참조)은 흉추 통증이 있는 대상자에서 조사되지 않았지만, 검사자는 흉부, 허리 및 골반을 안정화시키기 위해 부족한 운동 조절 전략을 관찰해야 한다. 양성 검사는 동적 안정화 부족과 하중전달(load transter) 장애를 나타낸다. 요골반 부근에서 발생하는 안정화의 결함은 흉곽의 부적절한(poor) 조절을 야기하고, 부적절한 조절은 흉곽의 장애때문이거나 환자의 두 부위에 문제가 있는 경우일 때 가능하다. 흉부의 추가적인 검사가 필요하다. ASLR이 양성인 경우, Lee는[162] 양성 ASLR 쪽에서 다리를 들어올리기 시작되는 동안 이전 검사(즉, 체간 회전 또는 SAL) 동안 양성이었던 흉추 고리(thoracic ring)의 촉진을 권장했다. 부적절한(poor) 흉추 조절이 감소된 골반 조절에 영향을 주는 경우, 흉곽 이동의 도수 교정은 골반 압박보다 다리를 들어 올리는 노력을 줄여야 한다. 흉부의 사정(assessment)과 치료가 필요할 수 있다.[162] ASLR은 흉추 통증이 있는 모든 환자에게 나타나지 않지만, 일부에서는 하중전달이 흉부를 통해 비정상적인 경우 또는 요골반 조절이 환자의 문제인 경우 추가 정보를 제공 할 수 있다. 요골반 고관절과 하지의 추가 검사는 일부 환자에서 필요할 수 있다. 흉추 통증 환자에게는 제6장에 설명된 경추 검사 및 상지신경역동학검사(ULNDT)가 필요하다.

엎드린 자세에서 검진 절차

- 반복 움직임
- 촉진
- 흉추 수동 부가적 척추간 움직임(PAIVM)
- 엎드린 자세에서 팔들기 검사(PAL)

반복 움직임

엎드려 쉬는 자세는 유발하거나 경감되는 자세를 관찰하는 것이다. 앉은 자세에서 신전을 반복했을 때 중심 및 하부 흉추 증상이 말초화 또는 부분 중심화가 나타나면, 반복적인 움직임 검진은 중심화를 시도하는 경향이 있다. 최대 3분까지 환자가 팔꿈치에 기대어 신전된 상태로 엎드려 누운 것(그림 5-24)이 유지되면, 척추 또

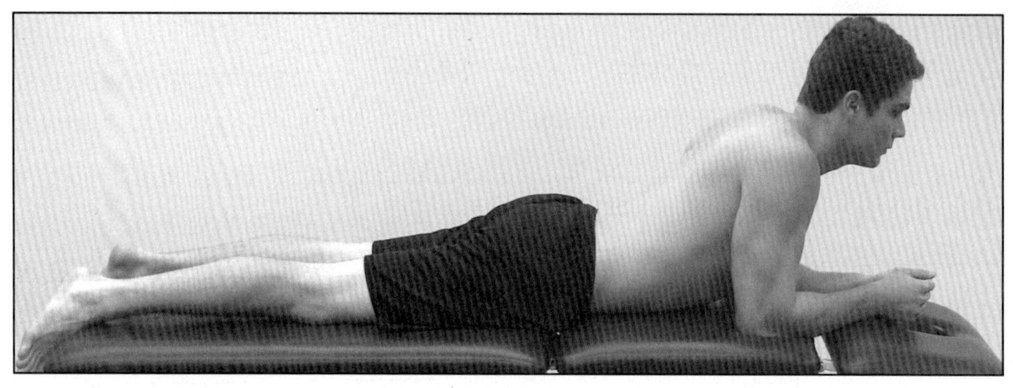

그림 5-24. 엎드린 자세에서 신전 유지(팔꿈치를 대고 엎드리기)

는 흉추에 수동적인 늘어짐을 허용하는 것이다.[159,160] 또는 요추에서 수행되는 누운 자세에서 반복된 신전(REIL)을 검사할 수 있다. 어깨 아래에 손을 대고 엎드리고 환자는 점차 팔을 곧게 펴서 상체를 들어 올린다. 골반과 허벅지는 이완을 유지되고 복부가 늘어나는 것을 허용한다. 처음에는 10-15번 반복에 대한 반응이 관찰한다. 필요에 따라 검사자는 과압력(OP)으로 팔-교차 기법(cross-arm technique)을 사용하여 각 손의 하나의 소지구(hypothenar eminence)를 적절한 수준의 흉추 횡돌기(TP)에 둔다(그림 5-25).[159,160]

검사 절차

절차는 앉은 자세에서 나열된 반복 움직임과 같고 반응을 기록한다. 만약 중심화가 발생한다면, 신전 또는 장애(derangement)를 위한 직접(direction) 특정 운동으로 진단 분류를 하고 일치한 중재를 진행한다. 제한된 동작 및 끝범위 통증 (즉, 생성, 증가 또는 악화)이 없고 중심화 또는 말초화 현상이 발생하지 않으면 수동 부가적 척추간 움직임(PAIVM) 또는 수동 생리적 척추간 움직임(PPIVM)과 같은 추가 검사가 필요하다. 검사자는 가동성의 장애가 있는 흉추 통증(TSP)의 분류를 고려한다.

촉진

엎드린 자세에서 촉진할 경우에는 환자의 증상에 대한 모든 부위를 포함해야 한다. 이 부위의 촉진을 위한 접근은 다음에 논의되지만, 모든 환자에게 모든 부위가 촉진되지는 않는다. 일반적인 지침은 피부와 연부 조직의 긴장, 질감 및 가동성과 골격 대칭의 평가를 나누는 방법으로 진행하는 경우 온도와 땀의 변화를 촉진하는 것을 시작한다. 피부와 근육은 부드럽고 쉽게 움직여야 한다. 압통 부위는 양쪽과 위-아래를 비교하여 기록한다. 마지막 촉진은 수동 부가적 척추간 움직임(PAIVM)을 평가하기 위한 분절 수동 움직임 검사를 포함한다. 촉진 절차는 문헌에서 표준화되지 않았다.

환자는 팔을 옆에 두고, 연부 조직은 가능한 한 편안하게 하고 경추는 중립에 두어 이완되어야 한다. 연부 조직과 관절 운동 평가 중 검사자는 통증이 있는 조직이나 분절을 확인하고 진단과 치료 기법 적용을 위한 조직 질감의 국소 변화를 확인한다. 극돌기는 일반적으로 흉추의 수준(level)을 구별하기 위하여 첫 번째 골격 표식을 사용하고 검지 또는 중간 손가락 패드로 촉진한다. 검사할 부위에 따라 각 극돌기는 촉진하고, 다음 극돌기로 극돌기 사이를 천천히 움직인다. T1은 보통 C7이 가장 후방으로 돌출된 극돌기이고, 인접한 극돌기인 것으로 여겨지는 것을 촉진함으로써 확인할 수 있다. 환자에게 부드럽게 목을 구부리라고 한다. 신전하는 동안 촉진하는 위쪽 손가락이 움직이고 아래쪽이 정지 상태로 남아있다면, 위쪽 SP는 C6로 간주하고 아래쪽은 C7으로 간주한다. 두 극돌기가 움직이지 않으면 C7과 T1 극돌기를 만지는 것이다. 굴곡 및 신전 방법을 사용하고 가장 자유롭게 움직이는 극돌기를 C6으로 식별하고 정지된 극돌기를 C7으로 식별하는 것이 가장 눈에 띄는 경추 극돌기를 C7로 식별하는 것보다 정확하다.[195] 극돌기는 요추에서부터 찾을 수도 있다. Holmaas 등[196]은 마취통증의에 의해 92명의 환자에서 T7에서 T12까지의 흉추 추간 간격의 26.7%만 정확하게 확인되었다고 보고했다. 흉추 간격을 구별하는 성공 비율은 C7의 기준점과 반대되는 시작점에서 장골능이나 간선[(intercristal line)(L4-L5)]을 사용할 때 유의하게 높았다. Robinson

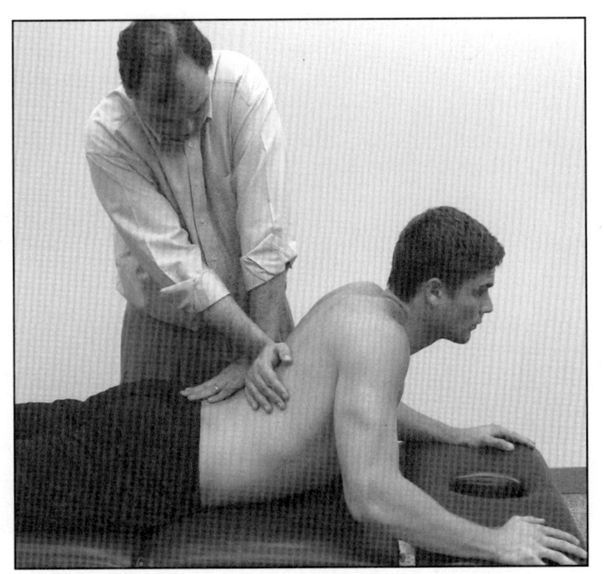

그림 5-25. 검사자는 과압력과 함께 엎드린 자세에서 신전

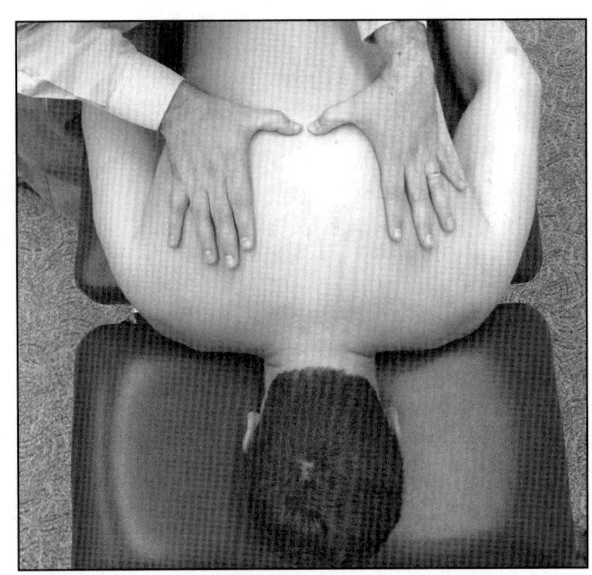

그림 5-26. 심부 흉부 척추주위의 근육 촉진

등[197]은 이러한 방법을 사용하여 C7에서 65%와 L5에서 85%가 치료사 간 표면 촉진의 일치를 보고했으나 절차가 X-선으로 확인한 정확한 극돌기를 식별하지 못하였다.

흉추 횡돌기(TP)의 촉진은 이전에 설명하였거나 다음에 설명하는 편측 후전방(PA) 수동 부가적 척추간 움직임(PAIVM)의 수행으로 위치 검사를 통해 척추 분절 운동을 평가하는 일부 임상가에 의해 사용된다. 3의 규칙은 극돌기에 상대적으로 횡돌기의 레벨을 찾는데 사용되는 전통적인 방법이다.[198] 3의 규칙은 횡돌기를 다음과 같이 식별한다. T1부터 T3까지의 횡돌기는 동일한 척추의 극돌기와 동일한 수평면에 있다. T4에서 T6까지의 TP는 해당 극돌기보다 1/2 위 수준이다: T7에서 T9까지 횡돌기는 해당 극돌기보다 바로 위 수준이다. T10 횡돌기는 T9와 유사하다. T11 횡돌기는 극돌기보다 1/2 위 수준이다. T12 TP는 극돌기와 동일한 수준이다. Geelhoed 등[199](1997)은 3s의 규칙이 해부학적으로 검증될 수 없다고 하였고 흉추 횡돌기를 촉진하기 위해 보다 정확한 모델을 제안하였다. 15개의 시체 해부를 기반으로 한 횡돌기는 척추의 한 수준 위 극돌기의 가장 두드러진 부분 옆에서 찾을 수 있었다. 늑골횡돌기관절, 늑골 각과 늑간 공간에서 늑골 촉진이 나타날 수도 있다.

피부와 후관절(zygapophyseal joints) 사이는 피하 조직과 근육의 층이다. 승모근은 피하 조직 바로 아래에 있다. 하부 승모근의 아래쪽 1/2지점 아래에 광배근이나 흉요추 근막이 있다. 승모근의 위쪽 1/2지점 아래에 능형근, 상후거근, 경판근이 있다. 척추옆홈(paravertebral gutter) 또는 극돌기와 횡돌기 사이의 공간에는 회전근, 다열근, 경반극근 및 흉근, 흉극이 있다. 흉최장근은 늑횡돌기는 덮고 있고 흉반극근의 측면에 있다.[201]

흉추후관절을 촉진할 수 없지만,[201] 척추옆홈과 척추기립근 중간에 있는 연부조직은 척추주위의 긴장에 대한 정보를 제공할 수 있다(그림 5-26). 증가되거나 감소되는 톤의 변화는 좌우, 위아래와 비교되어야 한다. 임상적으로 다열근 및 회전근의 위축은 수동압력를 통해 단단함 또는 저항력의 감소를 촉진할 수 있으며, 이는 편측 또는 양측의 극돌기 가까이에서 만져질 수 있다.[153] Lee와 Lee[153]는 척추옆홈의 근 긴장도 감소와 감소된 활성화는 앉기에서 팔 들기(SAL) 또는 엎드린 자세에서 팔들기(PAL)의 능동 회전 중 잘못 된 부하이동과 관련될 수 있다. 만약 척추기립근에 과도한 긴장이 있는 경우, 표면 근육의 긴장도가 감소될 때까지 척추옆홈의 긴장도가 감소될 수 있다. 반대로, 증가된 조직 장력 및 압통 또한 국소 관절 기능 부전을 제안하는 것으로 생각된다. 비정상적인 질감을 가진 부드러운 조직[202] 부위는 낮은 압력에 통증 역치를 나타내는데 이는 심부 척추주위의 증가된 EMG 신호 또는 증가된 안정운동 활성화와 관련이 있을 수 있다.[203]

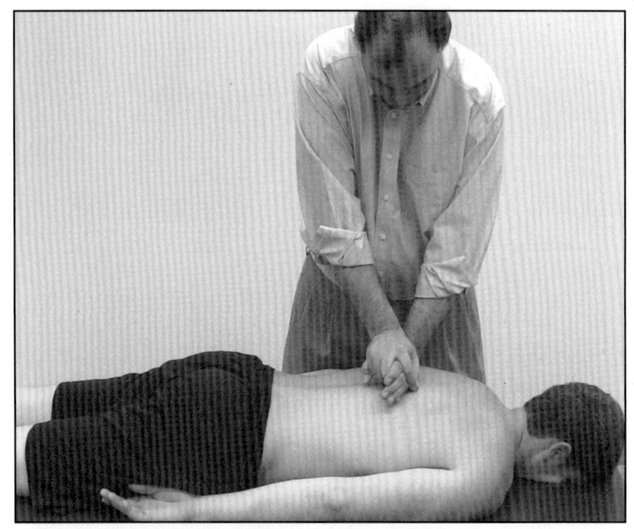

그림 5-27. 중앙 PA 흉부 PAIVM(T1-T12)

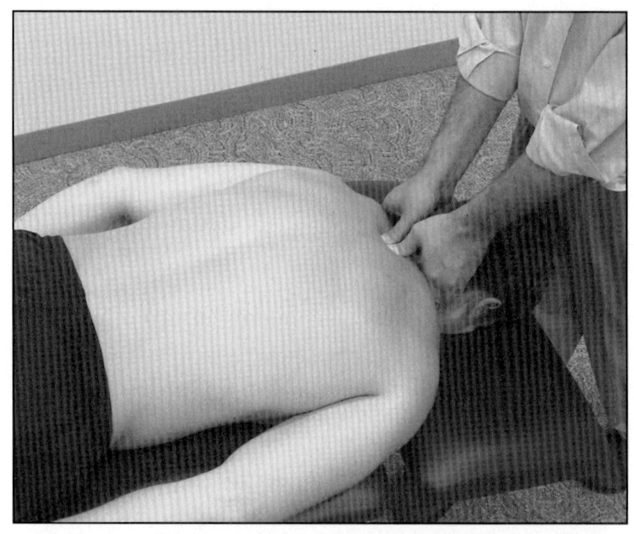

그림 5-28. 중앙 PA 흉부 PAIVM(T1-T5)

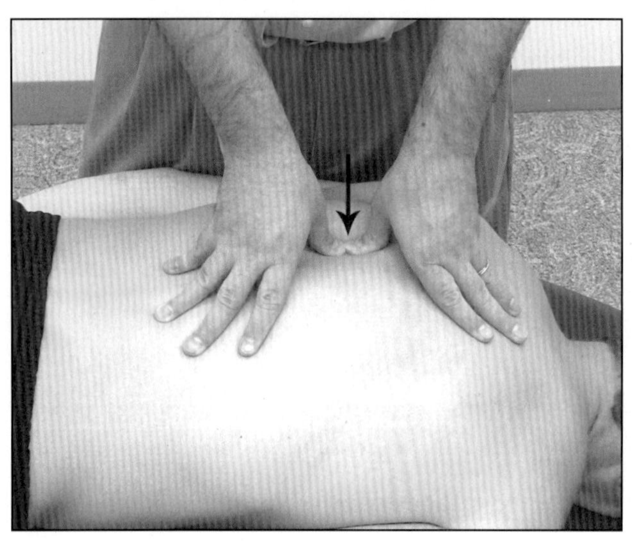

그림 5-29. 편측 PA 흉부 PAIVM은 SP 또는 TP

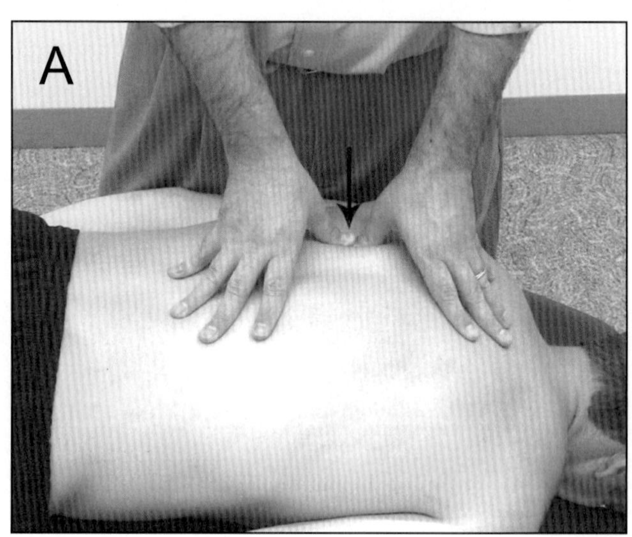

그림 5-30. 늑골 각도에서 편측 PA 수동 검사 : (A) 늑골 각도의 엄지 손가락. (계속)

흉추의 수동 척추간 관절 움직임 평가

수동 부가적 척추간 움직임(PAIVM)은 적절한 척추 분절에서의 움직임이 환자의 증상을 재현하는지, 진단 분류 및 안내 중재를 위해 정상, 과대가동성 또는 과소가동성인지 여부를 결정하는데 사용된다. 가동성(mobility)에 대한 정의는 임상가가 각각의 검사하는 척추분절과 연관된 위, 아래 분절 가동성(mobility)에 대한 지각을 기반으로 하고, 임상가의 경험과 정상 가동성(mobility)에 대한 지각을 기반으로 한다. 통증 유발은 환자의 불만과 관련하여 고통스럽거나 아프지 않은 것으로 판단한다.[165]

내부측정과 평가자간의 신뢰성은 척수 수준의 엄격한 합의를 통해 움직임 장애를 확인하는데는 공평했지만 위 또는 아래의 한 분절을 포함하도록 합의했다.[188] Cleland 등[138]은 흉추의 T1에서 T9까지 각 분절 사이에서 흉추 움직임에 대한 가중 K값을 경미한 것에서 중간 정도까지 보고했다. 반면 흉추 움직임 검사에서 통증 유발은 동의하지 않는 것으로 목 통증이 있는 환자에게도 적용되는 범위였다. CI가 95%로 커서 흉추 움직임 검사의 신뢰성에 대한 불확실성이 지속되었다. 움직임에 대한 가중 K값은 이전 연구보다 높았다.[204,205] 흉곽의 움직임에 대한 PA 수동 검사의 신뢰성은 척수 수준에서 공정하게 일치했으나 확장된 합의로 양호로 개선되었다.[188] 엄격한 동의하에 시행

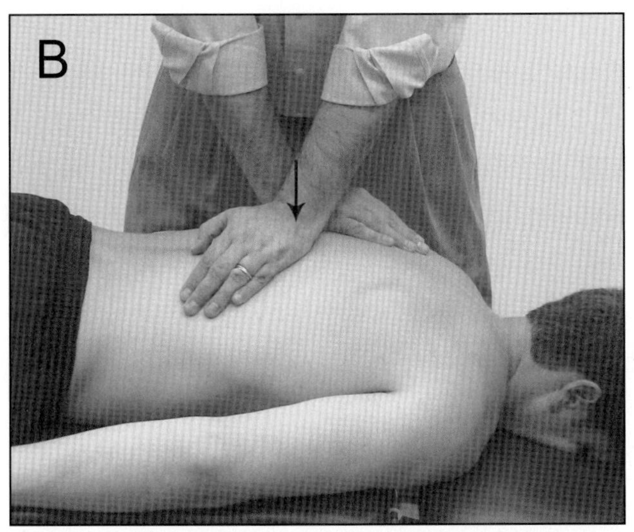

그림 5-30(계속되는). 늑골 각도에서 편측 PA 수동 검사: (B) 늑골 각 위에 척골 가장자리로 손을 위치.

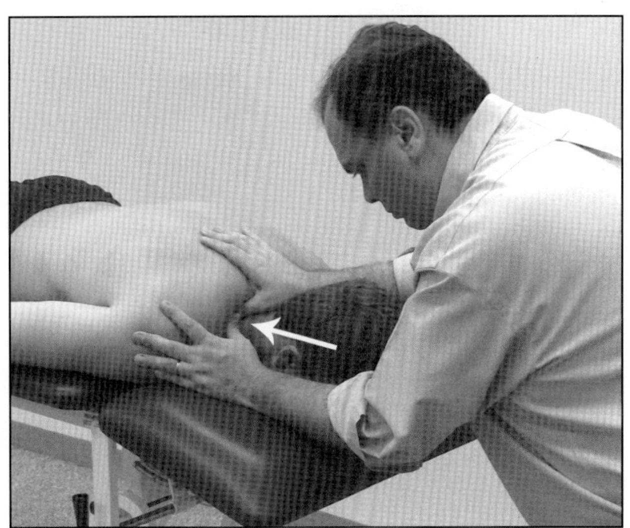

그림 5-31. 첫 번째 늑골의 하방 미끄러짐

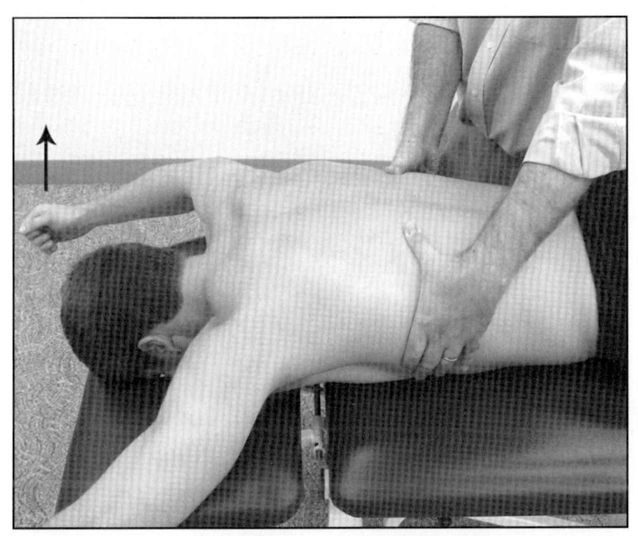

그림 5-32. 엎드린 자세에서 오른쪽 팔들기 검사(PAL)

한 건강한 대상자의 흉곽 움직임에 대한 수동 검사는 통증 유발의 내재적 신뢰도에 대한 합의가 없거나 중재자 신뢰도에 대한 합의가 없었지만, 일치도를 개선하고 내부자 및 중간자 신뢰도에 대해 각각 양호한 개선을 보였다.[188] 수동 부가적 척추간 움직임(PAIVM) 검사는 낮은 신뢰성에도 불구하고 과소가동성 또는 과대가동성에 대한 임상의 평가는 다른 검사 결과와 함께 임상 의사 결정에 유용할 수 있다. 흉부 분절 운동 검사의 예측 타당도는 알려져 있지 않다. 그러나 연구의 개념을 적용하여 요추에 관련된 PAIVM은 다른 임상 소견과 함께 개입과 결과를 결정하는데 유용할 수 있다. 흉부 과소가동성의 결과는 가동술 또는 도수교정에 대한 지표일 수 있지만 과대가동성은 안정화 운동의 필요성을 나타낼 수 있다.

검사 절차

수동 부가적 추추간 움직임(PAIVM)은 목을 중립으로 두고 엎드린 자세로 흉부 후전방(PA)으로 T1에서 T12 사이 극돌기를 중심으로 하거나 극돌기의 옆쪽 또는 횡돌기에서 수행한다. 늑골 운동은 이전에 논의된 바와 같이 엎드린 자세에서 후전방으로 늑골 각도를 보거나 바로 누운 자세로 전후방(AP)으로 원위부 관절을 평가한다. 만약 환자가 이러한 자세를 하기 어렵다면, 베개를 이용하여 가슴이나 배에 받쳐주어 편안하게 한다.

중심 후-전방 수동 척추간 관절 움직임 평가

환자가 팔을 옆구리에 나란히 뻗고 엎드린 자세에서 치료사는 평가할 흉추의 극돌기 위에 엄지 패드 또는 두상골 바로 옆의 소지구에 얹는다. 이때 다른 한 손은 가볍게 반대 손 위에 얹고 손목이 신전되는 것을 유지하도록 돕는다. 팔꿈치는 곧게 펴고, 치료사의 흉골이 극돌기 바로 위에 있도록 한다. 평가는 표층에서 심층으로 점진적으로 수행하며, 진동 방식으로 범위와 끝 범위에서 증상의 반응과 움직임의 질을 평가한다. 치료사는 척추를 밀지 않고 앞으로 몸을 기울여 체간의 무게를 팔을 통해 척추로 전달한다. 또는 T1에서 T5(그림 5-28)의 경우, 치료사는 환자의 머리 부분에 있을 수 있다. 엄지 패드는 목에 따라 또는 뒤쪽 가슴 벽을 가로 질러 손가락을 부드럽게 펼쳐 극돌기에 놓는다.

편측 후-전방 수동 척추간 관절 움직임 평가

수동 부가적 척추간 움직임(PAIVM)은 중심 후전방(PA)에 대해 설명한 것과 동일한 위치에 치료사의 양손을 사용하여 수동 움직임 평가를 시행한다. 엄지 손가락은 극돌기 또는 횡돌기쪽에 시작하여 좌우로 그리고 위 또는 아래로 비교하여 평가한다(그림 5-29).

편측 후-전방 늑골 각도[57]

수동 평가는 엄지와 늑골 사이에 최대로 표면적에 접촉이 이루어지도록 늑골을 각도를 따라 엄지손가락을 놓는다(그림 5-30). 손의 척골 가장자리 또한 평가(assessment)에 이용할 수 있다.

첫 번째 늑골 수동 움직임 검사-하방 미끄러짐

치료사가 엎드린 환자의 머리 위에 있을 때, 엄지 손가락의 위치는 승모근의 앞쪽에 첫 번째 늑골의 상면과 뒷부분에 위치한다. 움직임과 증상의 반응은 상방에서 하방 방향으로 평가한다(그림 5-31).

엎드린 자세로 팔 들기[14]

엎드린 자세에서 팔 들기(PAL)는 앉기에서 팔 들기(SAL)와 유사하지만 PAL은 팔을 들어 올리는 기능을 평가하기 위해 120° 어깨 굴곡에서 더 높은 하중 위치를 사용한다(그림 5-32). 이 검사의 사용은 기능적인 활동, 일, 레크레이션(recreation) 시에 이 자세를 요구하는 환자 또는 이 자세에서 자극을 찾는 환자에게 중요하다.

엎드린 환자는 테이블의 머리 부분을 떨어뜨린 위치에 준비한다. 두 팔을 120° 어깨 굴곡시키고 치료 테이블에 지지하면 환자는 한 팔을 약 2㎝(1인치) 정도 들어 올린 다음 내려야한다. 시험은 반대편에서 반복한다. 환자가 가장 무거운 걸로 옮기는거로 기록하는 것은 하중 전달 실패에 대한 양성이다. 모든 증상의 현상도 기록한다. 움직임의 질 관찰은 상완와관절에서의 굴곡, 흉벽에 대한 견갑골의 안정적인 상방 회전 및 안정된 흉부를 포함한다. 관련된 측면에서 관찰된 움직임의 변화에 대해 수동 촉진 후 SAL에서 설명한대로 수동 보정 및 응답 평가로 이어진다. 수동 보정으로 증상이나 팔을 올리는 노력이 줄어들면 해당 부위에 운동 조절 및 안정성(예: 안정화 운동, 자세 교정, 활동 및 움직임 재교육)을 개선하기 위한 중재가 이루어진다. 증상이 악화되거나 팔을 올리는 노력이 증가하면, 이 부위는 충분하거나 과도한 압박감을 가지게 된다. 중재는 움직임 향상을 위한 관절 가동술 또는 도수교정이나 과도한 근육의 긴장을 완화시키는 방향으로 진행한다(예: 호흡 재훈련, 자세 교정, 연조직 가동성). 가동성과 안정성을 개선하기 위한 중재를 결정하기 위해서는 수동 부가적 척추간 움직임(PAIVM) 또는 수동 생리적 척추간 움직임(PPIVM) 검사, 다열근 또는 기타 체간 근육 촉진 등의 추가 검사가 필요하다.

영상 설명 지침

이 검사의 시점에서, 치료사는 진단 영상을 추천하거나 또는 동료 치료사나 세부 전문의의 지명을 고려할 수 있다. 진단 영상을 권고할 만한 의심되는 지표는 중재를 변경하거나, 치료의 임계값을 변경하기에 충분히 높아야 한다. 진단 영상을 사용하는 임상적 의사 결정은 병력, 신체 검사 및 중재에 대한 반응을 면밀히 고려해야 한다.

미국방사선대학(American College of Radiology)은 적절한 진단 영상 의사 결정을 하는데 도움이 되는 적절한 기준을 확립하고 있다.[206] CAD의 확률이 낮은 급성 흉부 통증의 경우 미국방사선대학은 다음 사항을 권장한다. 흉부 방사선 사진은 기흉, 기종격동(종격동 안 공기), 늑골 골절, 감염 및 암을 진단할 수 있다. 골격 병리의 의심이 높을 경우 늑골 또는 흉추 방사선 사진에 먼저 나타난다.

흉요추 외상이 의심되는 경우 흉요추 부위를 이미지화하려면 허리 통증이나 정중선 압통, 흉요추 장애의 국소 징후, 비정상적인 신경 징후, 경추부 골절, 글래스고 코마 점수 15점 이하, 심각한 부상 및 알코올 또는 약물 중독을 포함한다. 한 부위 척추에서 확인된 골절은 다른 부위 척추 골절의 위험이 증가한다는 것을 나타내며, 나머지 척추의 이미지화가 필요함을 시사한다. MRI는 척추 장애나 추간판 탈출 또는 혈종 및 인대 불안정으로 인한 척수 압박의 가능성이 있는 환자에게 적용된다. 4장에서 제시된 급성 요통 지침의 재검토가 시사되고 있다. 외상이 없는 경우, 과거 자료 및 검사 소견이 골다공증성 골절, 암, 감염, 신경학적 징후 또는 다른 심각한 척수 병변의 존재를 시사하는 경우 영상에 대한 추천을 나타낸다.

신체 검사 완료

신체 검사 완료시 임상 검사의 목적이 달성되었는지 여부를 간략하게 반영한다. 신체 검사에서 다음 작업이 수행되었습니까?

- 환자 면담에서 얻은 정보와 일치하는 패턴으로 환자의 증상이 재현되는가?
- 환자의 문제의 원인, 기여 요소 또는 자세, 움직임, 일, 오락, 심리사회적 요인의 영향을 결과를 결정하는가?
- 진단 분류에 대한 치료 한계를 설정하였나?
- 치료를 평가하고 진행시키는 정확한 기능적 기준선 또는 결과 측정을 확립하였나?

검진 결과의 평가는 검사가 끝나고 치료가 시작되는 지점까지 가설을 개선, 지원 또는 부정하는 자료를 제공해야 한다. 주요 병력 및 검사 결과는 초기에 물리치료 중재를 안내하는 기계적 흉추, 기계적 흉부 통증의 진단 분류 또는 장애 기반 분류에 환자를 배치하는데 사용된다. 임상 의사 결정 알고리즘 과정은 (그림 5-33)에 나타난다.

진단 분류 및 장애 기반 관리
Diagnostic Classification and Impairment-Based Management

평가 시점에서, 치료사는 기본 진단 분류를 지정하고 물리치료 중재를 진행한다. 병리 해부학적 원인에 따른 의료 진단 모델은 흉부 또는 흉추와 관련된 증상을 가진 사람에 대한 가장 일반적인 분류이다. 신경근골격계 통증의 근원은 퇴행성 디스크 질환, 디스크 탈출증, 척추 협착증, 척추 또는 늑골의 골절 또는 탈구, 근육 염좌, 늑골 증후군, 늑연골염, 골관절염, 늑간신경통, 흉곽출구 증후군, 발통점, 측만증을 포함하지만 이에 국한되지는 않는다. LBP와 유사하게, 정확한 해부학적 조직을 역학적 흉추 통증(TSP)의 원인 또는 통증 발생 인자로 정확하게 식별 할 수는 없다.

의학적 질환, 중증의 척추 병리 및 신경근병증이나 척수병증과 같은 신경학적 장애를 제외하고는 의료 모델의 한계로 인해 역학적 또는 비특이적 흉추 통증의 진단 분류가 이루어진다. 비특이적 흉추 통증(TSP)을 가진 사람에 대한 신뢰할 수 있고 유효한 분류는 존재하지 않는다. 그러나 급성 및 만성(LBP) 치료 기반에 따른 분류의 특징은 흉추 통증의 분류 및 관리에 도움이 될 수 있는 틀을 제공한다.

대부분의 임상가는 늑골과 관련하여 흉추 통증이 있거나 통증이 없는 환자에게 동종상태(homogeneous condition)가 아닌 것을 동의할 것이다. 병리조직학적 이외에도 분류 방법은 증상의 기간(즉, 급성, 아급성, 만성) 등의 다양한 요인에 근거 할 수 있다; 형태/힘의 폐쇄, 운동 조절 및 감정의 생체 역학적 모델[10]; 운동 장애; 반복되는 움직임에 대한 반응[11,12]; 또는 생물 심리 사회적 인자를 포함하지만, 이 집단에서 이러한 분류 체계를 조사하기 위한 임상 실험은 완료되지 않았다.

현재 가장 강력한 증거를 가지고 있으며 환자의 치료 결과를 개선하는 능력을 뒷받침하는 흉부 통증 분류 체계는 이용이 가능하지 않지만, 비특이적 흉추 통증 환자는 징후 및 증상 패턴에 따라 하위 집단으로 분류될 수 있다. 임상가가 환자의 임상 증상을 적절한 중재와 일치시키는 것을 돕기 위해 제안된 TSP 하위 그룹에 대한 장애 분류 기반 시스템이 제시되고, 현재 최고의 연구로 통합하고 있으며, LBP의 분류에 사용된 개념이며, 최상의 치료 전략을 위한 의사결정을 유도하는 임상적 추론 과정을 안내한다. 현재 최고의 연구인 요통 분류에 사용되는 개념 및 의사 결정을 이끄는 임상적 추론 과정을 통합하여 흉추 통증의 하위 그룹에 대해 장애 기반 분류 체계가 제시된다. 장애 기반의 접근방법에서 임상의는 제한된 ROM, 관절 또는 근육의 단단함 또는 과대가동성 또는 근육의 협응 장애와 같

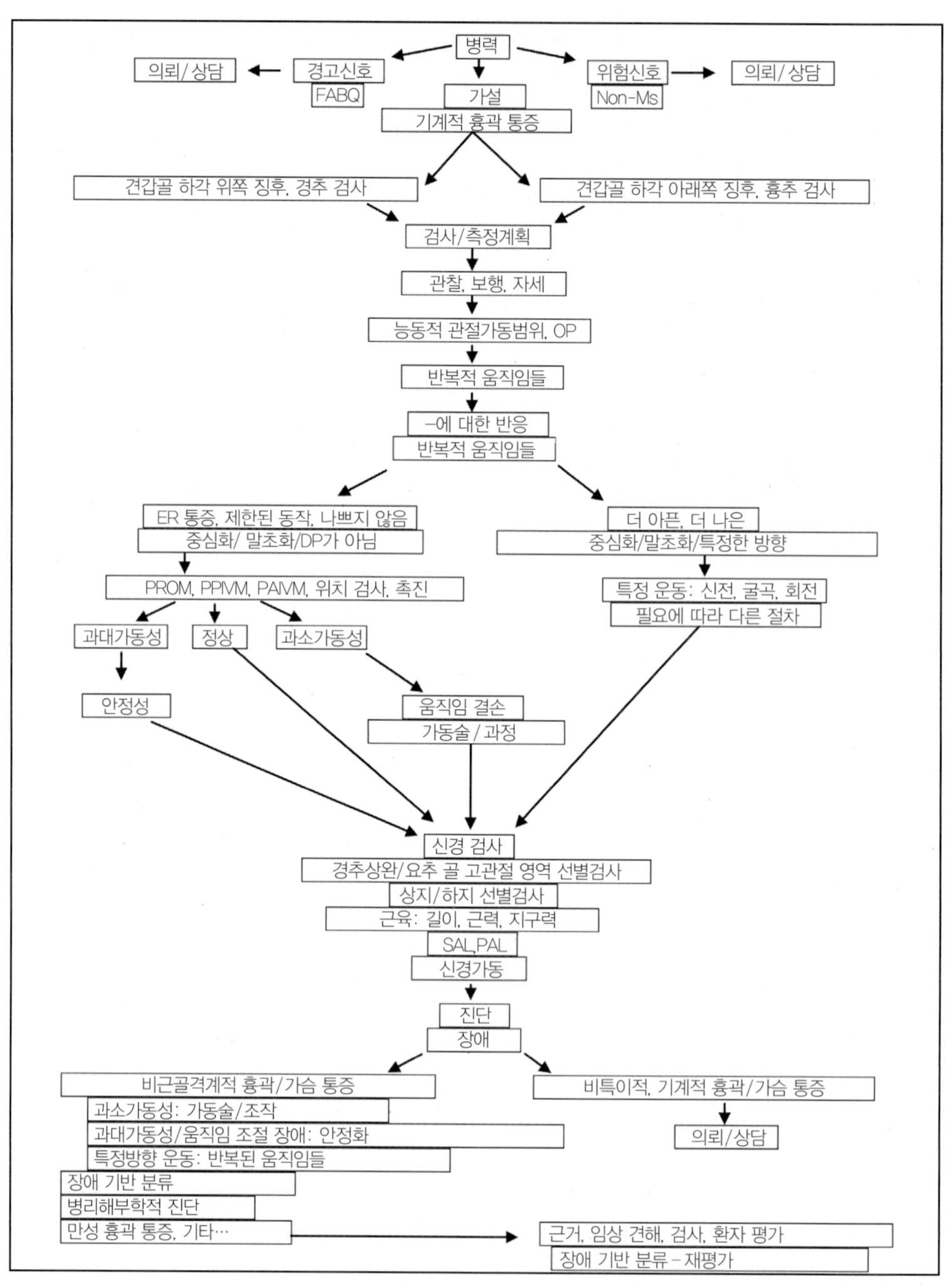

그림 5-33. 임상 의사 결정 알고리즘.

은 관련 신체적 장애를 식별한다. 근거 기반의 중재는 환자에게 중요한 활동 제한이나 기능적 결핍 문제를 해결하기 위해 우선 순위가 있는 장애를 목표로 하도록 선정된다.

제안된 방향별 운동 분류 및 일치하는 중재

요통과 마찬가지로 반복적인 끝 범위 이동에 대한 증상의 반응은 운동에 우선적으로 반응하는 환자를 특정방향으로 분류하는 합리적인 방법이다.[159,160] 흉곽 통증에 대한 세 가지 하위 그룹은 중심화를 기본 검사 결과로 사용하여 식별할 수 있다: 신전 하위 그룹, 굴곡 하위 그룹, 또는 회전 하위 그룹.[159,160] 각 하위 그룹은 중심화를 일으키는 이동 방향에 의해 식별된다. 반복되는 움직임이 증상을 감소시키거나, 소멸시키거나, 집중시키는 경우 치료 한계점에 도달하면 추가 검사는 필요하지 않을 수 있다. 특정 방향별 하위 그룹에 대한 일치된 중재는 검사 중에 중심화를 유발하는 방향으로 흉곽 굴곡, 신전, 또는 회전 등의 반복 또는 지속적인 끝 범위 움직임을 이용한다. 말초화 또

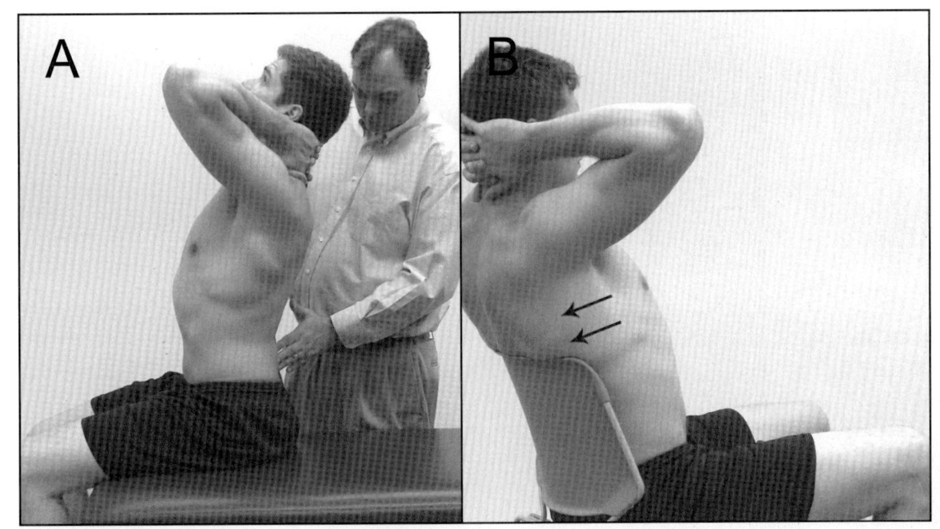

그림 5-34. 반복하는 신전운동. (A) 앉은자세에서의 신전. 목을 지지하기 의해 두 손을 잡은 채로 흉추를 신전하고, 시작자세로 돌아갈 때까지의 짧은 시간동안 자세를 유지한다. 10번 반복하고 범위를 최대까지 증가시킨다. (B) 환자는 과압력(OP)로 신전을 한 채로 앉은 자세. 목을 지지하기 위해 두 손을 지지한 채로 환자는 의자를 경첩으로 이용하여 흉추를 신전하고 이 자세를 시작자세로 돌아가기까지의 짧은 시간동안 유지한다. 10번 반복하고 최대범위까지 증가시킨다(계속된다).

는 부분적인 중심화가 체중지지에서 발생하면, 평가는 누운 자세에서 반복된 신전(REIL)과 같은 부하를 받지 않는 위치에서 최대 중심화를 실현한다. 부하를 받지 않는 위치에서 반복적인 움직임에 대한 중심화의 반응에 따라, 알맞은 중재는 부하를 받지 않는 위치에서 시작된다. 중심화와 말초화가 일어나지 않고 반응이 더 나쁘지도, 좋지도 않는 범위의 통증이 있는 제한된 움직임이 나타나면 움직임 결손이 있는 흉추 통증의 분류가 고려된다. 움직임 결손을 확인하기 위한 추가 검사(예, 부분적 움직임 검사)를 통하여 알맞은 중재는 운동 제한의 방향성에 가동성을 개선하기 위한 도수치료와 운동이 포함된다. 모든 반복되는 움직임에 대한 현상 유지 반응은 방향별 운동 하위 그룹 분류에 대한 요소이다. 여기 제안된 흉추 통증 분류 및 치료 체계의 결과로 신뢰성, 타당성 및 결과는 알려져 있지 않다.

신전 하위집단과 일치하는 중재

이러한 지침은 반복적인 움직임에 기초하는 임상적 그림 및 중재 전략에 대한 짧은 개요를 나타낸다.[159,160] 흉추 통증을 지닌 환자 관리와 관련된 반복 움직임을 사용하는 것과 관련된 논의는 리뷰에서 이용할 수 있다.[159,160]

임상적인 증상은 급성에서 만성 흉추 통증이 있거나 몸통 주위로 다양한 연관통이 다르게 나타나고, 가슴 앞쪽 또는 몸통 전반에 걸친 통증도 다르게 나타난다. 대부분의 먼쪽 증상은 앞쪽, 가쪽으로 느껴진다. 면담 요약은[159,160] 시작하는 방식과 관련한 굴곡을 포함한다. 앉거나 굽힘과 같은 굽힘 행동들은 증상을 악화시키고, 서거나 걷는 등의 펌하는 행동들은 증상을 감소시킨다. 검사를 통한 발견은 구부정한 자세, 과도한 흉추후만, 감소된 요추 전만, 굴곡보다 통증있는 신전 능동관절범위의 결손이 크다. 반복적인 굴곡은 증상을 더욱 악화시키고 증상을 국소화시키고, 수동 부가적 척추간 움직임(PAIVM)이 발생할 수 있다. 앉은 것을 배제한 채로 중부 흉추부위에서의 반복적인 신전은 증상을 감소시키고, 증상을 중심화시키고, 신전(ROM)을 증가시킨다. 그러므로 특별한 운동처방은 반복적인 신전이다. 가정 운동 프로그램은 자세교정, 굴곡 활동을 일시적으로 피하는 것, 매일 2, 3시간 정도의 시간을 들여 10번 정도 실시하는 신전운동의 적절한 강도를 포함한다.[159,160]

치료사의 도움으로 실시되는 일반적으로 처방되는 반복 신전운동은 그림 5-34에 나타나 있다.[160] 모든 환자는 각 단계를 임의적으로 진행해서는 안된다. 시작 지점은 치료사에 의해 결정된다. 만일 반복적인 신전에 대한 반응이 증가되지만 중심화되지 않거나 말초적으로 발생하는 끝 범위 통증으로 기술된다면 움직임 결손이 의심된다. 그러나 더 많은 검사법이 진단 분류를 배정하기 위해 보증된다. 이와 같은 운동들은 흉추 신전 움직임 결손에 대해 적절하다. 흉추 중간 부위에 대한 앉은 자세에서의 신전; 상부 흉추부위에 대한 바로누운자세에서의 신전은 경추에 대한 것(6장 참고)그리고 중간 흉추 및 하부 흉추에 대한 엎드린 자세에서의 신전에 대한 것과 같다.

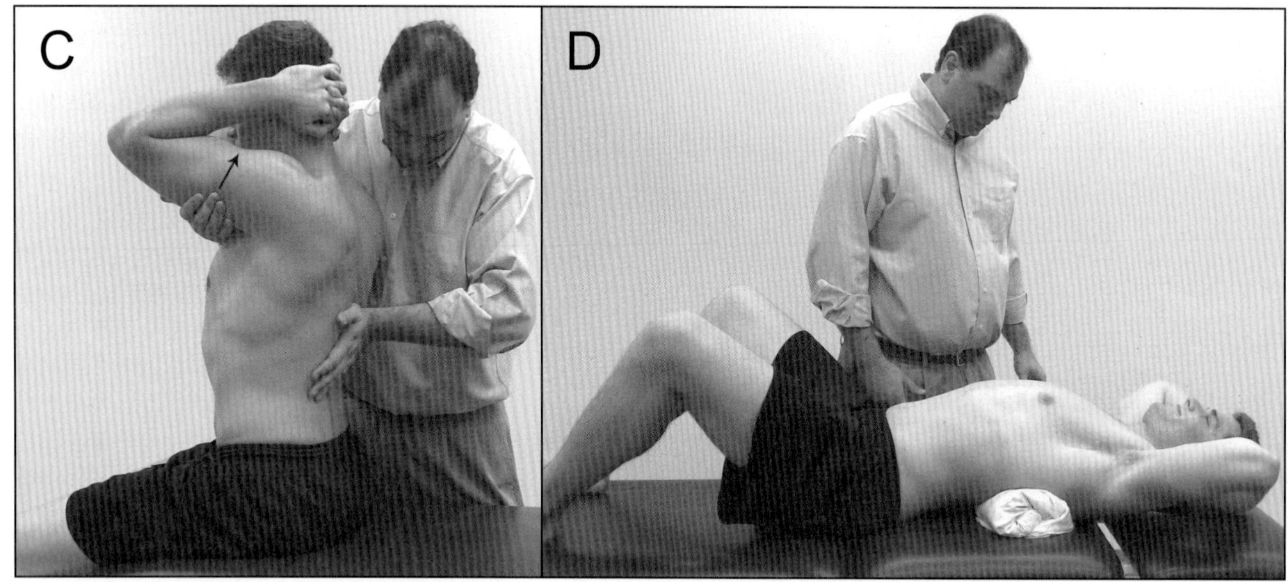

그림 5-34(계속된다). 반복적인 신전운동. (c) 치료사의 과압력(OP)이 더해진 않은 채로 시행하는 신전. 목 지지를 위해 두 손을 깍지를 낀 채로, 환자는 흉추를 신전하고, 시작자세로 되돌아가기 까지의 짧은 시간동안 자세를 유지한다. 치료사는 팔꿈치를 올리고, 적절한 흉추분절에 치료사의 손바닥을 이용해 극돌기에 과압력을 적용한다. 5,6번 반복하고, 범위를 최대까지 증가시킨다. (d) 바로 누운자세에서 중부 흉추 신전. 흉추 밑에 수건을 말아넣은 채로, 목 뒤로 손을 깍지 낀 채로 두게 되면 더 많은 신전을 얻을 수 있다.

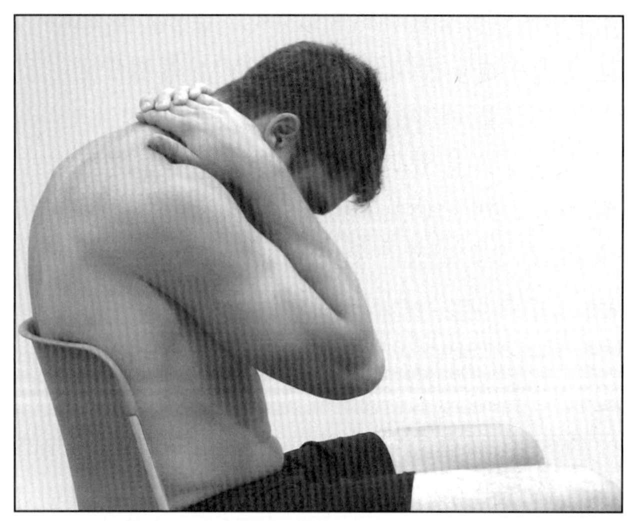

그림 5-35. 반복적인 굴곡운동. (1) 앉은 자세에서 굴곡. 두 손을 하부경추와 상부 흉추 뒤에서로 맞물리게 한다, 환자는 최대한 굴곡자세를 취하고 몇 초간 이 자세를 유지한 후 다시 몸통을 신전한다. 약 10번 반복한다. (2) 환자에게 과압력을 주고 앉은 자세에서의 굴곡. 그림 5-33a와 같은 자세로서 환자는 상부 흉추를 당김으로서 움직임의 끝에 과압력을 적용하고 몇 초간 이 자세를 유지한 후 다시 몸통을 바로 세운다. 약 10회 반복한다.

굴곡 하위집단과 일치하는 중재

임상 프레젠테이션이 일반적이지 않으며 잘 정의되어 있지 않다.[159,160] 환자는 일반적으로 서기 또는 걷기와 같은 신전을 위한 앉기와 같은 굴곡 행동이 선호된다. 굴곡 (AROM)은 신전(AROM) 전체 범위와 함께 제한될 수 있다. 수동 부가적 척추간 움직임(PAIVM)이 나타날 수 있다. 반복적인 신전은 증상을 악화시키고 말초화시킨다; 반복적인 굴곡은 증상을 감소시키고 중심화하며 굴곡 ROM을 증가시킬 수 있다. 그러므로 특별한 운동 처방은 매일 2, 3시간 10번 정도 시행하는 반복적인 굴곡운동이다.[159,160] 일반적으로 처방되는 굴곡운동은 앉은 자세에서 굴곡을 하는 것이다(그림 5-35). 이와 같은 운동은 흉추 굴곡움직임 결손에 대해 적절하다.[159,160] 만일 끝 범위로 기술되는 반복적인 굴곡에 대한 반응이 증가하거나 나빠지지 않은 채 중심화되지 않고 말초화된다면 움직임 결손이 의심된다. 그러나 더 많은 검사법이 진단 분류를 배정하기 위해 보증된다.

회전 하위집단과 일치하는 중재

부분적으로 신전 움직임(movement)에 비대칭적이거나 편측성 증상이 반응하는 환자에게 신전으로 인해 중심화가 발생하는 통증이 있는 방향으로 회전 운동을 요구할 수 있다.[160] 회전 방향에 대해 처방되는 일반적인 운동은 앉은 자세에서의 회전(그림 5-15c 참고), 환자에게 과압

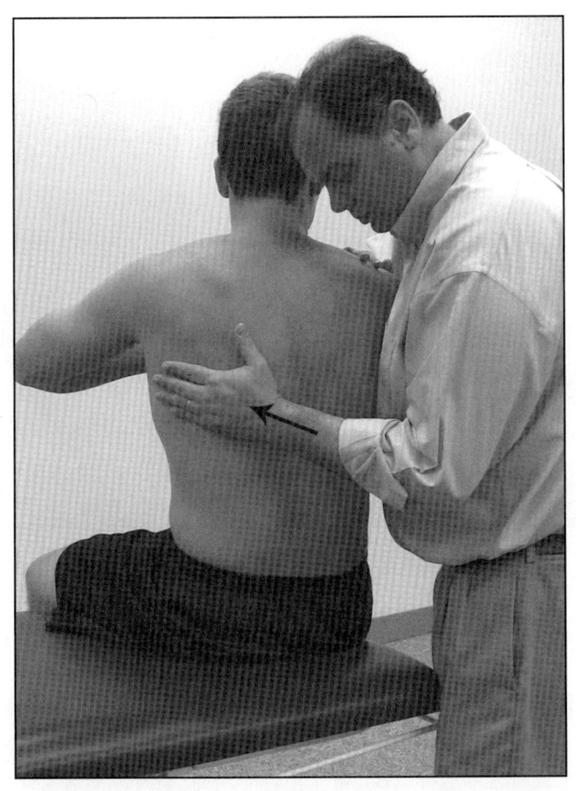

그림 5-36. 치료사의 과압력과 함께하는 앉은 자세에서의 반복적인 회전 운동. 끝범위 회전에서 환자와 함께 치료사는 회전을 증가시키기 위해 어깨의 앞에 한 손을 올리고 흉부의 뒤에 다른 한 손을 올린 채 과압력을 적용한다. 5-6번 반복한다.

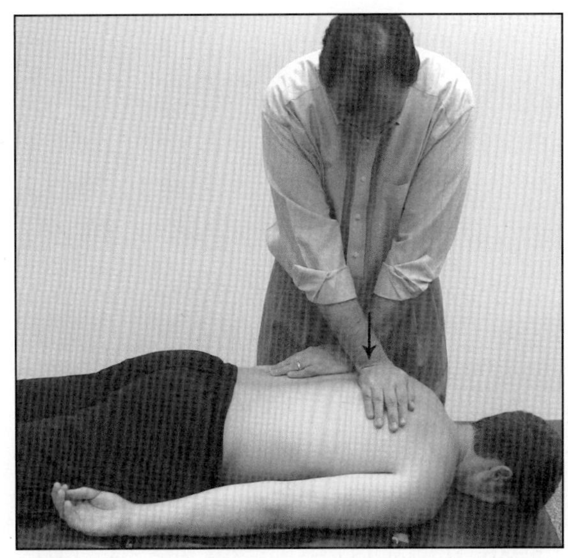

그림 5-37. 흉추분절근처에 적용되는 손 교차 후전방 도수교정. 환자는 머리와 목이 편안한 중립자세로 엎드려 눕는다. 치료사는 환자의 왼쪽에 위치한다. T4부터 T5분절에서, 왼쪽 T5의 횡돌기에 왼쪽 소지구의 둔덕을 위치하고, 오른쪽 T4의 횡돌기에 오른손 소지구의 둔덕을 위치한다. 피부고정을 실시하고, 치료사의 체중을 손에 실어 기대며 가능한 끝범위로의 긴장을 얻기 위해 후전방 힘을 적용하고 가능한 최소의 힘을 사용하여 빠른 속도, 낮은 진폭의 도수교정을 적용한다. 또한 이러한 절차는 가동운동으로서 사용된다.

력을 준 앉은 자세에서의 회전은 움직임의 속도와 힘을 증가시켜 제공하고 치료사의 과압력과 함께하는 앉은 자세에서의 회전이다(그림 5-36).[159,160] 이러한 운동은 흉추 회전 움직임 결손에 대해 적절할 수 있다. 만일 끝 범위 통증으로 기술되는 반복적인 회전에 대한 반응이 증가되거나, 중심화 되지 않은 채로 악화되지 않거나 말초화 된다면 움직임 결손이 의심된다. 그러나 진단 분류를 배정하기 위해 더 많은 검사 방법이 보증된다.

반복적인 움직임의 특별한 방향에 대해 반응하는 하위집단의 모든 사람들을 위한 관리는 자세, 행동, 증상을 중심화하는 움직임 지식을 통한 자가관리에 초점이 맞춰져야한다. 초기엔 말초화를 야기하는 움직임을 피해야 한다. 말초화가 발생하게 되면 운동을 멈춰야 한다. 환자에게 증상이 없는 기간이 며칠간 지속될 때 기능의 회복이 시작되게 된다.[159,160] 환자는 처음에 하지 않았던 방향에 대한 운동 및 초기에 말초화를 발생시켰던 방향에 대한 운동을 시작한다. 예를 들어, 신전 하위집단에서 앉은 자세에서의 굴곡운동은 1-2일 동안, 반복적인 신전이 따르는 5-6번 반복하여 하루 5, 6회 시행하는 것으로 처방한다. 만일 증상이 나타나지 않는다면, 앉기 운동에서의 반복적인 신전에 따르는 앉기를 위해 굴곡을 서서히 증가시킨다.[159,160] 관리 기간 동안의 재평가와 더 많은 검사방법은 중재에 대한 추가적인 영역을 찾게 해줄 것이다.

가동성 결손을 동반한 흉추 통증을 위해 제안된 가동술과 도수교정 분류

의학적 질환이나 신경계 질환과 같은 역학적이지 않은 원인을 제외하고, Olson[13]은 비특이적이고 역학적인 흉추 통증에 대한 장애에 기초한 분류를 기술하였다(표 5-1 참고). 진단 분류는 핵심 검사 결과 및 제안된 중재에 의해 지지되지만 신뢰도와 타당도는 아직 알려지지 않았다. 일

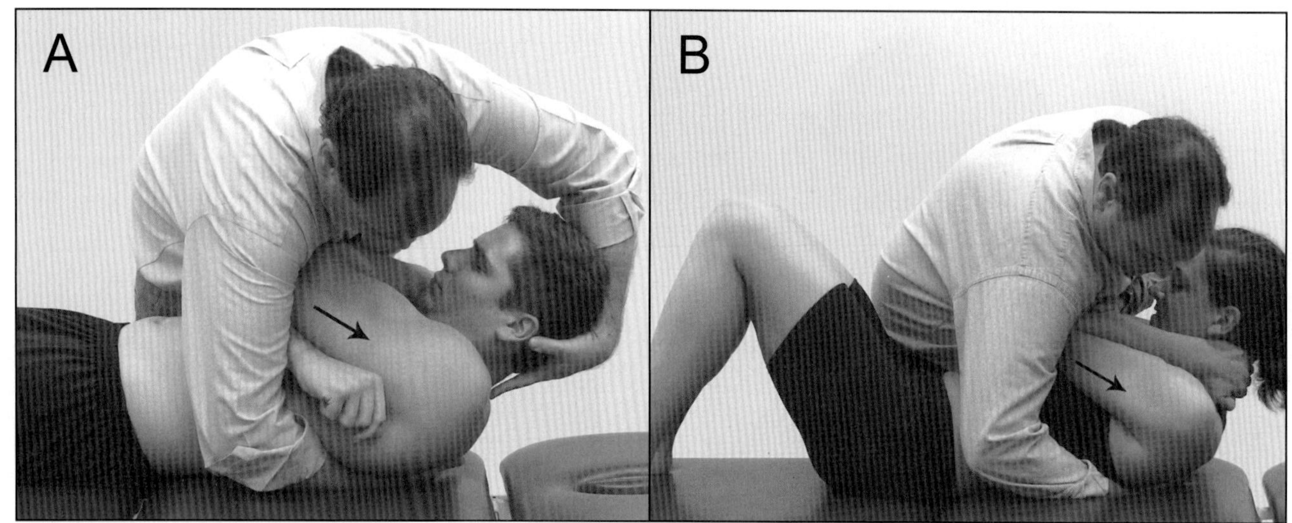

그림 5-38. T3에서 T8 가동/도수치료 기술. (A) T4/T5 움직임을 향하여 굽힘 성향을 지닌 바로누운 자세에서 중부 흉추 전후방 도수교정 치료. 바로누운자세에서 환자는 두 팔로 상부 체간을 꼭 껴안고, 위에 위치하는 팔이 V 자를 형성하게 한다. 이때 치료사는 환자의 우측에 서서 T5의 TP 하부 분절을 안정화시키고 찾기 위해 손하부를 닿게 한다. 손 위치의 다양성(그림 5-39 참고)은 흉추 또는 흉곽에 대한 국소화된 힘을 이용할 수 있게 해준다. 우측 손의 위치를 유지하면서, 치료사는 환자의 등을 둥글게 만들고, 환자의 머리, 목, 상부 흉추를 지지하기 위해 치료사의 왼쪽 손과 전완을 사용한다. 치료사는 T4/T5분절에서 긴장이 느껴질 때 까지 환자의 머리, 목, 상부 흉추를 굴곡한다. 그 다음 치료사는 환자의 팔꿈치를 치료사의 흉골이나 상부 복부에 놓게한 후 환자의 팔과 가슴을 T4에서 T5를 향하게 하며 전후방 도수교정을 적용한다. 사진에 화살표를 표시해 두었다. (B) 대안적 환자 자세: 환자는 팔꿈치를 함께 유지하며 목뒤에 손을 맞물리게 될 것이다.

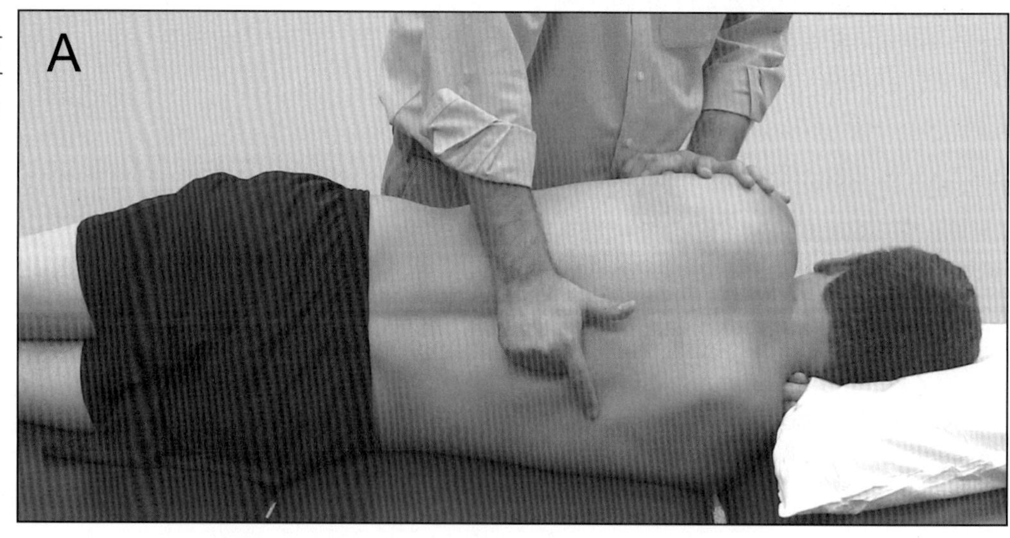

그림 5-39. 하부분절을 안정화하고 힘을 국소화하기 위한 다양한 손의 위치: (A) 피스톨 쥐기(계속 된다)

반적으로 이렇게 제안된 분류와 연관되어 있는 임상적 결과물들은 현재 연구, 임상적 추론, 지역적 상호의존의 개념에 기초해 있는 가동운동 및 교정운동 분류내 제안된 하위 그룹들로서 확장된 것들로 표식화되었다.

흉추 과소가동성[13]

상지에 방사통은 없지만 흉추와 흉벽 증상이 있거나 있지 않은 움직임의 결손을 연상시키는 검사 결과는 다음을 포함한다. 제한된 능동관절가동범위(AROM), 제한된 수동관절가동범위(PROM), 중심화 경향이 없거나 반복적인 움직임에 말초화, 과소가동성, 수동 생리적 척추간 움직임(PPIVM)을 발생시키거나 흉추분절과 갈비뼈의 수동 생리적 척추간 움직임을 발생시킨다. 머리가 앞으로 나온 자세 및 과도하거나 감소된 후만과 같은 자세 편위는

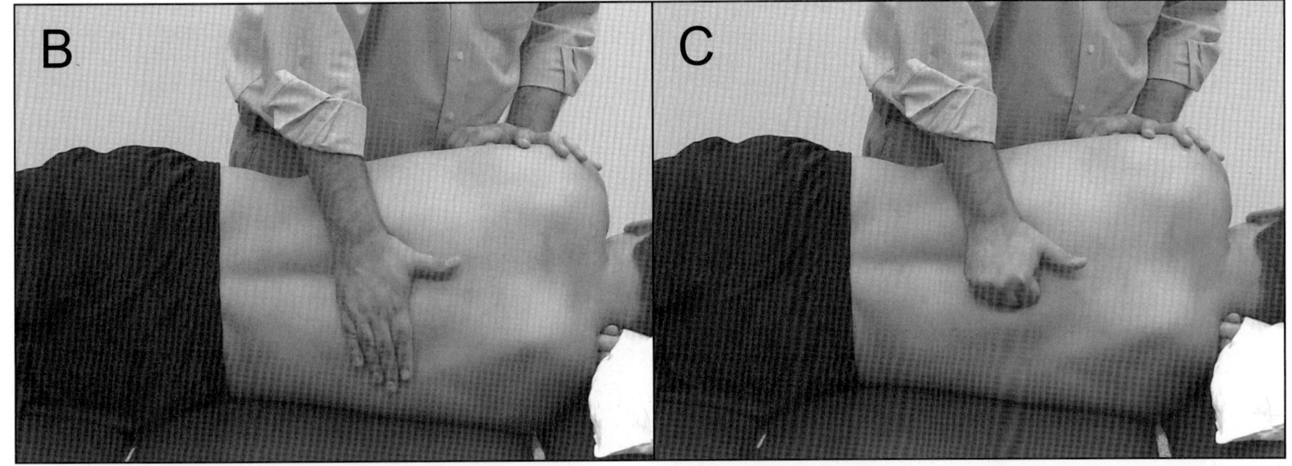

그림 5-39(계속된다). 하부 분절을 고정하기 위한 다양한 손 위치(TPs)와 힘을 국소화 시키는 것: (B) 손 펴기 (c) 주먹대기

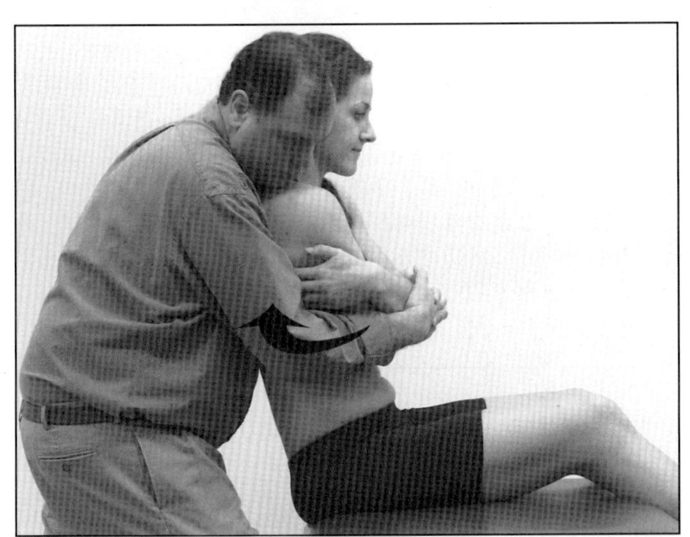

그림 5-40. T5/T6에 앉은채로 중부 흉추 신연 도수교정치료. 환자는 두팔을 가슴에 올리고 상체를 껴앉는 자세로 앉는다. 치료사는 걷는 자세로 무릎 굽히고 서서, 중부 흉추 또는 T6의 극돌기에 대해 흉골, 가동운동 엣지 또는 타올을 받침점으로 사용한다. 치료사는 환자의 팔꿈치를 쥐고 T6에 압박힘 및 환자팔을 이용한 견인력을 유지하며 환자를 후방향으로 끌어온다. 긴장이 느껴지게 되면, 치료사는 T6 SP 또는 중부 흉추부위에 대해 밀착되어 있는 흉골을 사용하여 위방향으로 매우 빠른 속도의 낮은 진폭의 견인력을 적용한다.

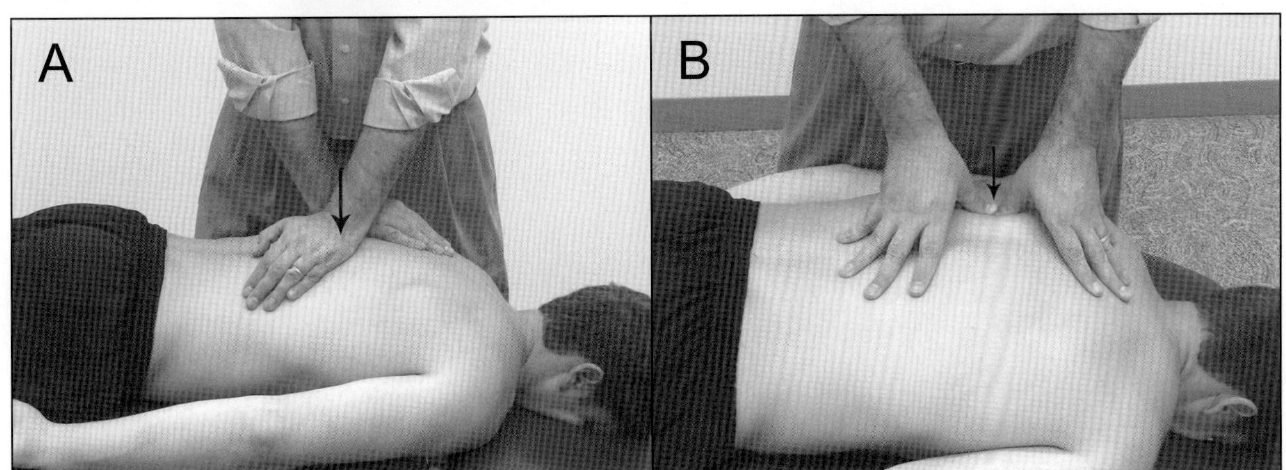

그림 5-41. 엎드린 편측 후전방 늑골 운동/도수교정치료. (a) 치료사가 서있는 동안 환자는 편안한 상태로 머리와 목, 팔에 긴장을 뺀 엎드린 자세. 치료사는 환자의 T5 횡돌기를 나타내는 5번 늑골에 손을 교차하게 위치시킨다. 손 교차시 소지구 둔덕 또는 두상골(pisiform)을 사용한다. 다른 손은 반대쪽의 T5 부터 T6 까지를 안정화 시킨다. 늑횡돌기에서 적절한 긴장이 느껴질때까지의 가능한 범위의 끝에서 치료사 체중을 사용하여 후하방으로 힘을 적용된다. 그리고 치료사는 필요한 힘의 최소한만 사용하여 늑골에 대해 매우 빠르고 낮은 진폭의 도수교정을 적용한다. 이 기술은 늑골 가동운동 또는 거칠지 않은 도수교정으로도 사용된다. (b) 관절가동술에 대한 교대하는 손 자세에선 횡돌기를 측방으로만 움직이기 위해 엄지패드를 사용한다(계속된다).

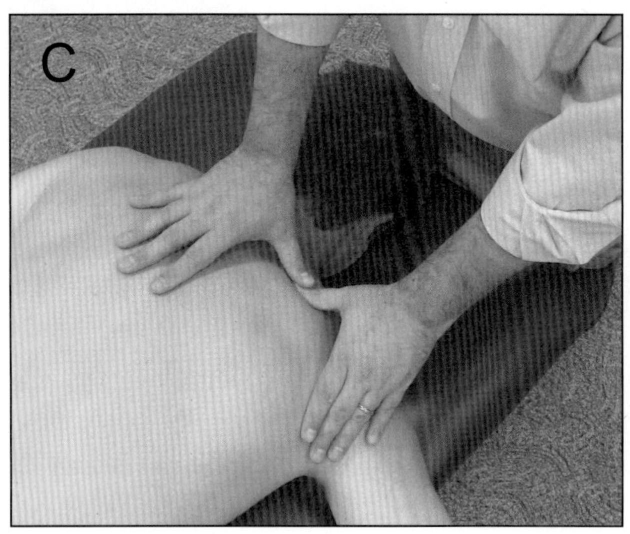

그림 5-41(계속). 엎드린 편측 후전방 늑골 가동/도수교정 운동. (C) 늑골 2 후전방 관절가동술.

해당영역의 근육 불균형과 연관되어 나타난다. 근육 불균형은 중, 하부 승모근 및 깊은 목 굽힘근의 약화와 흉근, 광배근, 상부 승모근, 사각근, 견갑거근의 단축을 포함한다. 흉부의 움직임 결손은 편측 또는 신전, 굴곡, 측방굴곡 또는 회전 또는 중심이 되는 평면 움직임의 기능적인 결합에 있어선 양측으로 나타날 수 있다.

흉추 과소가동성을 지닌 환자의 흉추 가동운동 및 교정운동에 대한 증거

역학적 또는 비특이적 흉추 통증에 대한 도수치료의 효과를 평가하는 연구는 제한적이다. 카이로프라틱 학생들의 편리(convenience sample of)한 샘플에서 치료를 하지 않는 대조군과 비교했을 때, Haas 등은[207] 회전식 흉추 끝-움직임 제한에서 제한으로부터 정상까지의 중등도의 단기간 변화를 초래하는 특별한 방향에서의 회전(그림 5-37)을 만들기 위해 흉추분절 주위에 두 손을 교차하여 적용하는 흉추 도수교정운동을 결정했다. 단일 기간에 대한 세 그룹들의 비교(대조군, 움직임 검사만 한 군, 도수교정과 움직임 검사를 한 군)는 누운자세에서 중부 흉추(T3에서 T8) 전후방 도수교정(그림 5-38, 5-39), 앉은 자세에서 흉추 도수교정(그림 5-40), 그리고 엎드린자세에서 후전방 늑골 도수교정(그림 5-41) 후 왼쪽으로의 측방굴곡 능동관절가동범위에서 즉각적인 변화를 증명하였다.[208] 건강한 대상자들을 대상으로 한 두 번의 제한된 시

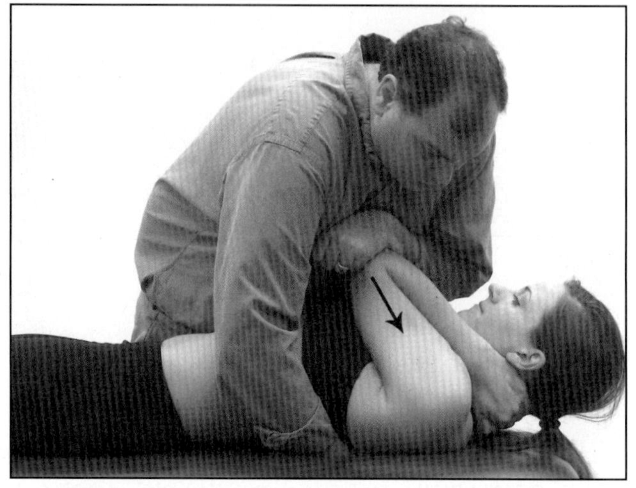

그림 5-42. 바로누운자세 상부 흉추 끝 범위 전후방 도수교정. 환자는 바로누운자세로 손을 목뒤로 하고 팔꿈치를 모은다. 치료사는 환자의 우측에 서고, T2의 횡돌기 하부분절을 안정화시키고 찾기위해 우측 손을 교차하여 닿게 한다. 치료사는 우측 손 위치를 유지하고, 환자의 등을 둥글게 한다. 치료사는 환자의 팔꿈치를 조절하기 위해 왼쪽 손을 사용하고, 환자의 머리, 목, 그리고 상부흉추를 T1/T2 분절에 장력이 느껴질 때까지 굴곡한다. 환자는 T1/T2 분절에 장력을 국소화시키는 것을 도울 수 있다. 적절한 장력이 느껴질 때까지 환자의 팔꿈치를 치료사의 흉골 또는 상 복부에 놓고, T1/T2를 향하여 환자의 가슴과 팔을 통하여 전후방 도수교정을 적용한다.

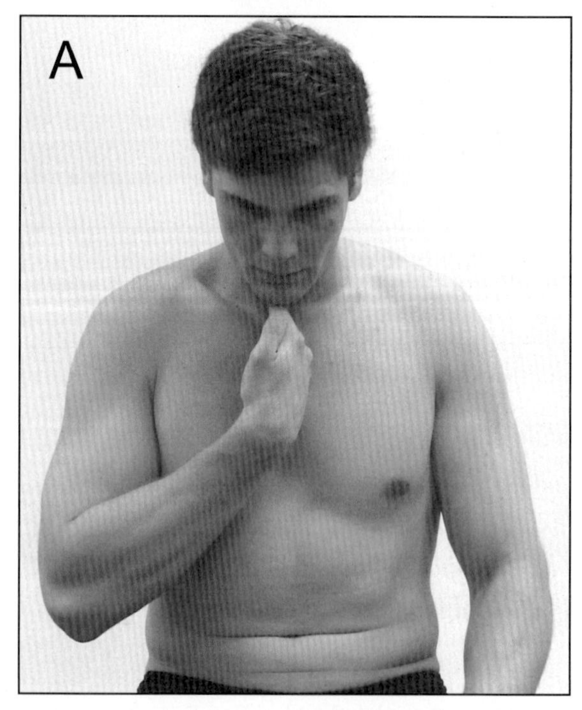

그림 5-43. 경추 능동관절가동범위(AROM)운동: (A) 손날을 흉골 위에 놓고 손가락을 턱에 올린 시작자세. 운동은 통증을 참을 수 있을 정도의 범위에서 가능한 왼쪽과 오른쪽을 교대로 하고, 중립자세로 되돌아온다. 초기에는 다섯손가락을 사용하고 움직임이 증가할수록 점차적으로 흉골위에 위치하는 손가락 수를 줄이면서 시행한다(계속된다).

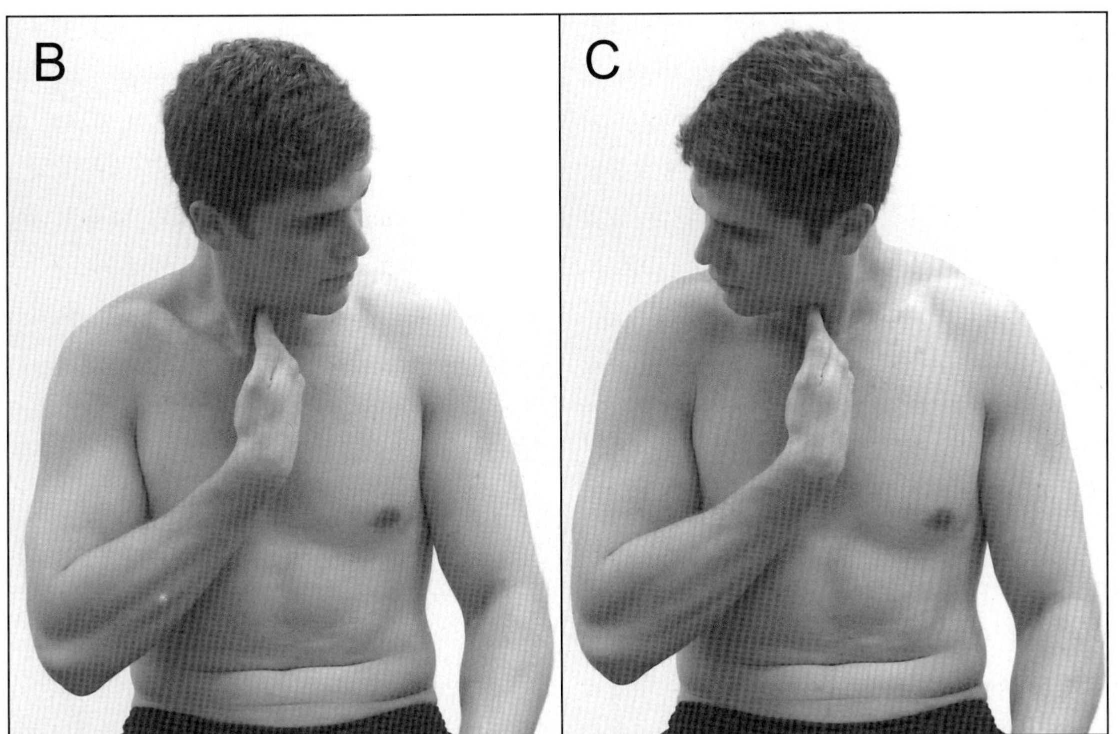

그림 5-43(계속). 경추 능동관절가동범위(AROM)운동. (B) 왼쪽으로 능동회전; (C) 오른쪽으로 능동회전. 운동은 통증을 참을 수 있을 정도의 범위에서 가능한한 왼쪽과 오른쪽을 교대로 하고, 중립자세로 되돌아온다. 초기에는 5손가락을 사용하고 움직임이 증가할수록 점차적으로 흉골위에 위치하는 손가락 수를 줄이면서 시행한다.

도에서 주당 2~3회 실시하는 중심 후전방 가동술은(그림 5-27 참고) 흉추 움직임에 어떠한 변화도 일으키지 않았다. 그리고 T4-T5에 대한 후전방 도수교정 운동은 대조군과 비교해 봤을 때 후전방의 뻣뻣함에 대한 어떠한 변화도 초래하지 않았다.[210]

역학적인 흉추 통증을 지닌 나이는 16세에서 55세까지이고 성별은 47% 남자, 53% 여자인 30명의 대상자에서, Schiller는 흉추 도수교정(TSM)의 효과를 3주까지 최대 6번 치료를 실시하는 낮춰진 초음파의 효과와 비교했다. 네 가지의 기술되지 않은 도수교정기술이 사용되었다. 결과 측정은 마지막 치료 및 30일 후에 따른 관절가동범위(ROM), 맥길 통증 질문지(MPQ), 숫자 통증 평가척도 101(the Numeric Pain Rating Scale-101)질문지(NPRSQ)를 통해 실시하였다. 통계적으로 유의한 결과($p < .025$)가 마지막 치료 후 NPRSQ에서 나타났고 TSM그룹의 우측 및 좌측 측방굴곡에서 나타났다. 마지막 치료 결과는 1개월간 유지됐다. 거짓집단은 첫 번째 치료와 마지막 치료 사이 감각 통증에서만 통계적으로 유의한 개선을 보였다. 대상자 수는 적었다. MPQ와 ODI에서의 그룹간 유의한 차이는 보이지 않았지만 각각의 중재가 장애와 감각크기에 대한 환자 경험과 관련한 것에는 효과적이라는 것을 지지한다.[211]

Cleland 등[212]은 목에 주요 증상을 지닌 18세부터 60세까지의 환자 60명을 대상으로 비밀치기 도수교정(nonthrust manipulation) 또는 가동운동이 첨가된 TSM의 효과를 비교했다. 결과 측정은 초기와 중재 48시간 후에 측정했고 경부 장애 도구(NDI), NPRS, 공포-회피 신념(Fear-avoidance beliefs) 질문지, 전반적 변화율(GROC)척도를 이용하여 측정하였다. 비밀치기 그룹(nonthrust group)은 중심 후전방 도수교정을 3등급 또는 4등급으로 각 분절에 30초간 T1에서 T6까지의 극돌기에 실시하였다(그림 5-27 참조). 중심 후전방 도수교정(그림 5-27 참조)은 중심 수동 부가적 움직임 검사와 같이 정확하게 수행되었다. 가동술은 점차 개선될 수 있고 다양한 각도에서 시행될 수 있거나 다른 신체적 자세와 결합될 수 있다. 예를 들어, 가동술은 베개 또는 흉골 밑에 말린 타월이 넣어진 채로 함께하는 굽힘 및 가쪽굽힘이 수행될 수 있다. 밀치기(Thrust) 그룹은 상부 흉추를 목표로 하는 도수교정을 바로누운자세로 T1에서 T4까지(그림 5-42) 그리고 T5에서 T8(그림 5-38 A 참조)까지 각 부위에 대해 최대한의 힘으로 2번 실시하였다. 생역학적 이론을 기반으로 결정을 지지하는 근거가 부족하기 때문에 수동적 움직임 평가를 기반으로 특정 분절을 목표로 하지는 않았다. 두 그룹 모두 일반적인 경추 가동 운동을 하루 3번 또는 4번 세트 당 10회씩 수행하였다(그림 5-43). 도수교정 그룹은 두 그룹간 10%의 차이로 장애에 있어 큰 감소를 보였고 두 그룹간 2점의 통증 차이를 보였다. 또한 도수교정 그룹은 전반적 변화율 척도에서 높은 점수를 보였다.[212]

흉추에 실시하는 가동술 및 도수교정의 효과를 설명하는 기전(생의학, 플라시보, 생물학, 신경생리학)은 잘 알려져 있지 않지만 이론적으로 요추골반 영역에 대한 것과 유사하다. 요추 척추도수교정치료(SMT)는 일시적 감각가중(TSS), 척수의 뒤뿔과 대뇌피질의 통증 과정과 행동에서 발생하는 신경체계의 짧게 지속되는 중추감각(central sensitization)의 즉각적인 감소와 연관되어 있다. 대상 환자에게 도수교정 치료를 사용함으로서 통증 조절에 대한 임상적 효과를 설명하기 위한 연구적인 노력이 계속되고 있다. Bishop 등은[213] 흉추 척추도수교정술의 결과로 국소 통증조절이 일어나는지에 대해 조사하였다. 건강한 대상자(n=90)가 임의적으로 1에서 3그룹까지 임의적으로 배정되었다.

1. 빠른 속도 낮은 진폭(HVLA) 전후방 도수교정을 상부 흉추에 실시
2. 바로누운자세로 상부 경추 굽힘 운동을 5초간 유지하여 10회 반복
3. 5분간 조용히 휴식하기

경추와 허리 신경 분포 구역의 통증 민감도 측정은 중재 전과 중재를 실시한 후 바로 측정되었다. 건강한 대상자와 요통을 지닌 대상자에서 감각가중의 감소가 하지에서만 나타났다. 또한 Bishop 등[213]의 결과는 두 그룹의 하지와 상지에서의 감각가중 감소를 증명했다. 연구자는 근골격계 통증을 유지하기 위해 중추감각에 대한 잠재성을 감소시킬 수 척추도수교정치료 또는 중추감각 통증의 진행을 예방할 수 있는 중추감각에 대한 잠재성을 감소시킬 수 있는 척추도수교정치료와 같은 감각가중 감소시키는 중재를 추측했다.[213]

4장에 쓰여있는 것과 같이 척추 도수교정과 가동술에 대한 사용금지 사유는 흉추에 적용하는 도수 치료를 받는 환자에게 적용한다. 환자는 효과의 가능한 측면에 대해 알고 있어야 한다. Cleland 등은[212] 비밀치기 도수교정(nonthrust manipulation)과 중재의 24시간 내에 보고되고 24시간 또는 그보다 이른시간 내에 해소되는 거친 도수교정에 대해 유사한 부작용을 보고했다. 비밀치기 그룹(nonthrust group)에서 증상 악화, 근육경축, 두통, 방사통증상이 30명 중 9명에서 보고되었다. 반면 밀치기 그룹(thrust group)에서 증상의 악화, 근육경축 두통이 30명 중 10명에서 보고되었다. Cleland 등은[212] 전체 척추에 대한 보고된 부작용과 비교할 때 흉추 도수치료에 대한 두 그룹의 부작용은 낮은 확률이라고 보고했다.[214,215] 그러나 척추에 대한 4,712개의 치료를 검토한 Senstad 등은[216] 치료되는 영역별 반응의 최대 수가 흉추에 대한 것이고 가장 낮은 수는 요추에 대한 것이라는 것을 보고했다. 오직 한 구역만 치료하게 된다면, 흉추 경추 치료는 요추보다 큰 반응을 초래한다: 각각 39%, 32%, 23%이다. 요추 치료만 받는 경우와 비교해 볼때, 두통은 경추 또는 흉추 치료 후 다소 일반적으로 보고된다. 보고된 치료받는 영역과 관련되어 있는 증상의 유형에서 어떠한 유의한 차이도 나타나지 않았다. 이 연구에서 측정되지 않은 다른 변수들이 환자의 유형, 건강의 일반적인 상태, 진단, 만성화, 증상을 보고하려는 의지, 정신적인 상태를 포함하는 부작용의 유형 또는 빈도에 영향을 주었을 수도 있다. 흉추 도수교정 후에, 다양한 팝(pop)소리가 나타나지만 자율신경시스템 활동에 영향을 주지 않으며, 통증감소에 기여한다. 그리고 목 통증을 가진 하위그룹에서의 통증, 관절가동범위 장애에 있어 짧은 시간내의 변화를 초래하지 않는다.

Liebenson은[219,220] 흉추 가동술 또는 도수교정 과정이 자세 운동, 연부조직 기술, 근력 강화와 함께 실시될 수 있다고 제안했다. Vanti 등은[221] 확인할 수 있고 기능부전과 움직임, 최상의 부하 이동, 재활에 대한 가장 좋은 전략으로서의 움직임 패턴을 유지하는 환자와 관련된 치료를 하는 치료사로부터의 중재 균형을 홍보했다. 이러한 연구자들은 어떠한 연구도 흉추에서의 다양한 접근의 효과를 증명할 수 없다고 보고했다.[221]

문헌 검토에서, Vanti 등은[221] 어떠한 확실한 결정도 초

래하지 않는 비특이적 흉추 통증에 대한 도수 치료의 효과를 검사하는 연구를 결정했다. 임상적으로 도수교정의 짧은 효과는 증상의 감소, 근 활동 증가와 증가된 관절가동범위를 포함한다. 연구는 급성기 또는 긴 기간 동안의 질환 간 차이를 구분하지 않았다. 도수 치료는 치료를 하지 않거나 다른 치료를 하거나 또는 플라시보 보단 좋은 효과를 나타냈지만, 어떤 치료 기술이 으뜸이라고는 여겨지지 않는다. 교육, 능동, 가정 운동 프로그램, 열심히 일하기, 역학적인 흉추 통증에 대한 요통 교실의 효과에 대한 어떠한 연구도 보고되지 않았다.[221]

상지에 방사통을 지닌 상부 흉추 과소가동성

Olson은[13] *T4 증후군*이라고 불리는 일반적인 임상적 상태에 대한 질환을 동일시했다. 그 존재는 이전에 기술했었던 흉추 과소가동성에 대한 것과 유사하지만 상지에 방사 증상을 지녔다는 점이 특이하다. 경추는 상지 증상의 근원으로 고려되지 않는다.

흉추 과소가동성과 상지 통증을 지닌 환자에 대한 흉추 가동술과 도수교정 근거

T4 증후군은 진단이 아닌 임상적 양상으로 확실하지 않게 정의되어 있다. Grieve가[222] 기술했듯이, 임상 프레젠테이션은 머리 또는 목과 상부 흉추 증상을 지니거나 지니지 않는 편측 또는 양측 상지 증상을 포함한다. 상지 통증과 병리 양상은 밤에 자주 악화되고 침대 밑에 팔을 걸어두면 나아지는 먼쪽 증상이 손모양과 같을 것이다. 병리적인 경험은 아마도 손의 모든 손가락을 따라 기술될 수 있고, 손과 전완의 저림, 약화, 손의 어색함, 상지가 차가워지는 것, 가득찬 느낌, 꽉낌, 심부를 찌르는 통증이 손모양과 같을 것이다. 머리, 목, 흉추 증상은 홀로 발생할 수도 있고, 혼합하여 발생할 수 있다. 두통은 자주 헬멧 모양처럼 대칭적으로 발생하지만 편측으로 발생할 수도 있다. 증상은 대게 간헐적이고 밤에 자주 나빠지거나 아침에 일어나자마자 아프다. 여성들은 명확하게 사실적인 성향없이 남성보다 더 영향을 받는다. DeFranca와 Levine은 구부리거나 앉은 자세를 포함하는 반복적인 작업이 여자들을 아프게 한다고 제안하였다. 신경학적 증상은 없다. 중심 수동 부가적 움직임은 T3부터 T5까지에서의 주요한 과소가동성과 환자 증상을 재생산하지만 때때로 T2부터 T7까지가 포함된다. 방사선상에서 대게 표시되지 않는다. 다른 진단은 반드시 경추 기능부전, 수근관증후군, 심질환, 신경질환 또는 다른 심각한 병리적 상태를 포함해야 한다.[222,224]

관절 또는 연부 조직 둘러쌈에 대한 흉부 부위 기능부전은 증상의 근원이라고 생각되어진다. 비록 이러한 이론에 대한 과학적 근거는 약하지만, 흉추 기능부전의 결과로 인해 자율신경계는 머리, 목, 그리고 상지에 방사증상을 발생시키는 경로로 생각되어 진다. 기능부전이 흉추 구역에 교감신경 사슬절의 근접은 역학적 방사를 초래할 수 있다. 초기에 의논했듯이 머리, 목에 대한 교감신경세포는 T1으로부터 T4까지에서 발생하고, 상지는 T1에서 T9까지 그리고 흉곽은 T3에서 T6까지 발생한다. 다른 이론들은 흉추관절이 원인이 아니라는 것을 제안한다. 지속적이거나 극도의 자세들은 교감신경의 빈혈 또는 교감성 혈관 네트워크와 연관된 다른 조직에 빈혈을 일으킬 수 있다. 교감흥분성 통증 기전은 차가운 사지와 증가된 땀 그리고 피부에 가지를 뻗는 것과 같은 혈관 운동 변화와 같은 발한 변화와 함께 존재할 수 있다. 교감 흥분성 통증 기전과 일치하는 상지의 차가움이 T4 증후군에서 보고되어 왔다.[223]

흉추 관절가동술 또는 도수교정은 자세 교정과 치료적 운동에 더하여 치료에 대한 선택사항이다. 6세션 동안 T4 증후군을 지닌 환자의 관리는 Conroy와 Schneiders[228]에 의해 기술된 것으로서, T4/T5 분절의 움직임 회복과 자세 교육 운동을 위해 엎드린 자세에서 흉추를 굴곡하는 움직임으로의 T4에 실시하는 3등급의 중심 후전방 관절가동술을 포함한다. 반면에 또한 선택사항으로서의 관절 도수교정은 질환의 자극 및 불안 때문에 이러한 환자에겐 사용하지 않는다. 그러나 DeFranca 와 Levine은 자세적 스트레칭, T4 증후군을 지닌 두명의 케이스 환자에서의 강화운동, 기능부전인 상부 흉추의 바로 누운 자세에서 전후방 도수교정(그림 5-38, 또는 5-42 참고), 같은 분절에 적용하는 엎드린 자세에서 후전방 도수교정(그림 5-44), 등급4 관절가동술(그림 5-27 참고)로 극돌기에 적용하는 중심 후전방에 대한 좋은 결과를 보고했다.

T4 증후군에 있어 관절가동술의 효과를 설명하기 위한 시도에서, Jowsey와 Perry는[229] 교감적 활동에 있어 건

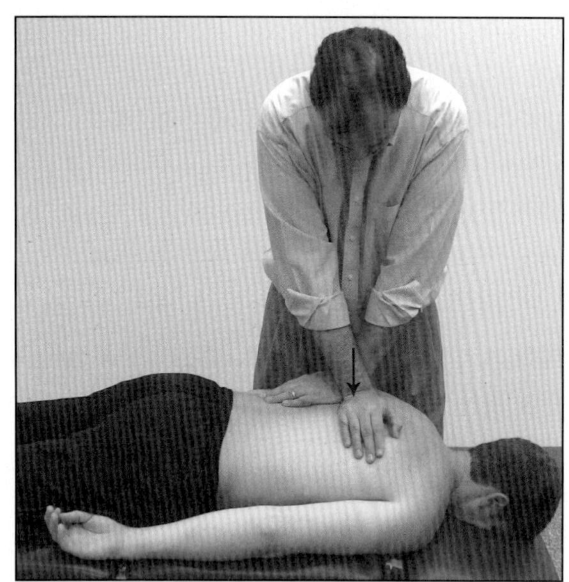

그림 5-44. 같은 분절에 대한 엎드려 누운자세 후전방 관절가동술/도수교정. 환자는 머리와 목을 편안한 중립 자세로 하여 엎드려 누운자세. 치료사는 환자의 좌측에 선다. T4/T5 분절에 손 교차 기술을 사용함으로서 치료사는 좌측 T5의 횡돌기에 좌측 손의 좌측 소지구 둔덕을 위치시키고 우측 T5의 횡돌기에 우측 손의 우측 소지구 둔덕을 위치시킨다. 치료사는 피부 잠금 효과를 얻을 수 있고, 체중을 손에 올려 기댄 채 가능한한 끝 범위의 장력을 얻기 위해 후전방 힘을 적용한다. 그리고 횡돌기에 대한 빠른 속도 낮은 진폭(HVLA)으로 도수교정을 필요한 힘의 최소한을 사용하여 적용한다. 이러한 과정은 가동운동에서도 쓰이는 것이다.

강한 대상자의 손을 타당한 거짓 중재를 한 군과 비교하여 T4 관절가동술 기술에 대한 효과를 측정했다. 3등급 회전 후전방 척추간 관절가동술이 사용되었다(그림 5-44 참고) 이 기술은 T4의 단일 흉추 분절의 양쪽 근처에 두 손의 두상골(pisiform) 위치를 사용하는 것을 포함하고 이것은 흉추의 늑골체, 늑골횡돌기, 추간사이, 후관절에 국소화된 관절 미끄러뜨림을 제공되는 것으로 생각되어진다. 움직일 수 있는 범위의 제한에서, 손의 피부 전도도에 영향을 주는 치료는 분당 30회의 진동이 포함되어 있고 3세트를 시행하는데 세트 간에는 1분의 휴식이 주어진다. 거짓 그룹은 정적으로 1분간 유지되는 압력으로 1분의 인터벌을 가지고 3세트를 시행한다는 점을 제외하고 같은 방법으로 시행된다. 3등급 후전방 회전 기술은 통계적으로 유효한 양측 효과의 경향을 지닌 중재 후 오른손의 피부전도도에 있어 특정측면의 교감성 흥분을 증가시킨다. 결과는 흉추 관절가동술과 교감신경계간의 이론적 연계를 지지한다.

침습성의 과정에는 근육주사가 포함된다. T4 증후군이 있는 것으로 생각되는 두 환자에서 T4에 부피바카인(bupivacain)의 근육주사치료가 성공적이었다. 추가적으로 두 환자에게 가바펜틴(gabapetin)이 처방되었다. 근육주사에 더해, 한 환자는 3번 경추에 경막 주사를 맞았고 다른 환자는 흉추 관절가동술과 확인되지 않은 물리치료를 받았다.[223]

목 통증이 있는 흉추 과소가동성

중부, 상부 흉추 분절에 과소가동성을 지닌 목 통증이 있는 환자에 대한 흉추 도수교정치료로 인한 긍정적 효과가 보고 되어왔다. 몇몇 연구자들은 역학적인 신경근증이 있거나 없을 수 있는 목 통증을 지닌 환자에게 흉추 도수교정을 적용하여 개선된 결과들을 보고하였다.[130,231-244] 확인된 장애에 대한 검진과 중재는 고려될 수 있는 경추와 연관되어 있다.

흉추 과소가동성과 목 통증을 지닌 환자에 대한 흉추 관절가동술과 도수교정에 대한 증거

흉추 도수교정(TSM)과 관련되어 있는 최근 연구들의 관심사는 지역적 상호작용의 개념을 고려하는 것으로, 특히 흉추 도수교정을 목 또는 어깨 통증이 있는 환자에게 사용한다. 낮은 질의 증거를 기반으로 한 Cochrane의 목 통증에 대한 가동술 또는 도수치료에 대한 검토는 흉추 도수교정이 통증을 감소시키고 기능을 증진시킬 수 있는 이점이 있다는 것을 제안한다. 임상적 실무 지침은 흉추 도수교정을 이러한 환자의 중재 전략으로 추천한다. Walser 등은[231] 4주까지의 짧은 시간 동안 좋은 결과가 나타난 환자 하위그룹의 목 상태의 관리에 대해 흉추 도수교정의 사용을 지지하는 충분한 증거가 존재한다는 것을 결정한다. 그러나 좀 더 긴 연구가 필요하다. 단지 많은 연구 중 2개의 연구가 도수치료에 대한 사용금지 사유가 없는 경추 환자에 대한 흉추 도수교정의 사용을 지지한다.

Cleland 등은[130] 흉추 도수교정으로 더 나아지는 목 통증을 지닌 환자의 하위 그룹을 확인하기 위한 임상적 예측

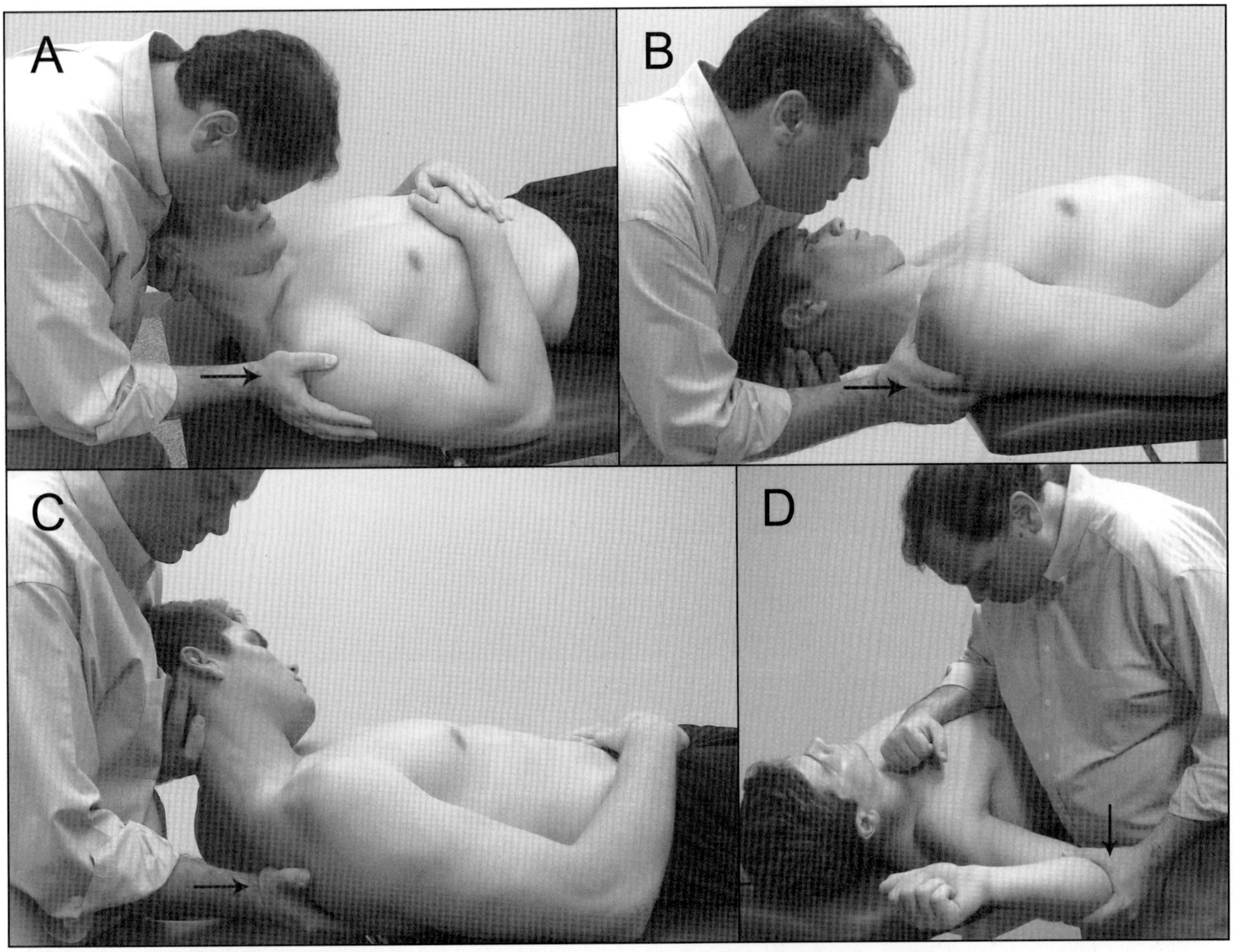

그림 5-45. 등척성수축 후 이완 기술을 사용한 도수 근육 신장. (A) 우측 상부 승모근. 치료사가 침대 머리에 위치하고 환자는 바로누운자세. 치료사는 수동적으로 머리와 목을 굴곡하고 좌측으로 측방굴곡과 우측 회전을 추가한다. 이 자세에서 머리와 목을 고정하는 동안 치료사는 우측 견봉돌기에서 움직일 수 있는 근 길이의 끝 범위에 뻣뻣함이 느껴지는 지점까지 견갑대를 내린다. 환자는 6초간 등척성으로 유지되는 치료사의 손에 대해 어깨를 위로 움직이는 것이 요구되어 진다. 그리고 환자는 완전한 휴식을 취한다. 치료사는 새롭게 얻어진 근 범위를 통해 견갑대를 내림으로써 더욱더 긴 근 길이를 얻는다. 이 과정을 5번에서 6번 반복한다. 그리고 치료사는 재평가를 수행하고 임상적 습득을 늘리기 위한 운동 프로그램을 처방하거나 새롭게 얻어진 범위의 신경근 조절을 유지한다. (B) 우측 전사각근과 흉쇄유돌근. 치료사가 테이블 머리에 위치하고 환자는 바로누운자세. 치료사는 수동적으로 경추의 당김을 실시하고 좌측으로의 측방굴곡과 우측으로의 회전을 추가한다. 이 자세에서 머리와 목을 고정하는 동안 치료사는 첫 번째 늑골을 움직일 수 있는 근 길이의 끝에서 뻣뻣함이 느껴질 때까지의 지점까지 뒤로 내린다. 환자는 6초간 등척성으로 유지되는 치료사의 손에 대해 어깨를 위로 움직이는 것이 요구되어진다. 그리고 환자는 완전한 휴식을 취한다. 치료사는 새롭게 얻어진 범위를 통한 첫 번째 늑골을 내림으로서 더욱 긴 근 길이를 얻는다. (C) 우측 견갑거근. 치료사가 테이블 머리에 위치하고 환자는 바로누운자세. 치료사는 수동적으로 목을 굴곡하고 추가적으로 왼쪽으로의 측방굴곡과 왼쪽으로의 회전을 더한다. 이 자세에서 머리와 목을 고정하는 동안 치료사는 우측 소지둔덕을 견갑골 상부 내연각에 위치함으로써 움직일 수 있는 근 길이의 끝 범위에서 느낄 수 있는 뻣뻣한 지점까지 견갑골을 내리면서 상방회전시킨다. 환자는 6초간 등척성으로 유지되는 치료사의 손에 대해 어깨를 위로 움직이는 것이 요구되어진다. 그리고 환자는 완전한 휴식을 취한다. 치료사는 새롭게 얻어진 범위를 통해 견갑골을 내리고 상방회전시킴으로써 더욱 긴 근 길이를 얻을 수 있다. 이 과정을 5, 6번 반복한다. 그리고 치료사는 재평가를 시행하고 임상적 습득을 늘리기 위해 운동프로그램을 처방하거나 새롭게 얻어진 범위에 대한 신경근 조절을 유지한다. (D) 대흉근과 소흉근. 견관절의 불안정성, 제한된 어깨 움직임 또는 통증이 있는 어깨부위와 같은 증상이 있을 경우엔 이 기술을 사용하면 안 된다. 환자는 바로누운자세, 치료사는 환자를 마주보며 검사할 수 있게 한 쪽에 서서 한손 또는 전완을 사용하여 흉골을 통한 가슴 고정을 실시한다. 치료사는 환자의 팔을 90에서 120°까지 외회전 자세를 하게하여 굴곡하고 팔을 움직일 수 있는 근 길이의 끝에서 뻣뻣함이 느껴질 때 까지 테이블을 향하여 수평 외전시켜 낮춘다. 치료사는 수평내전으로 6초간 등척성 유지의 저항을 준다. 그리고 환자는 완전히 휴식을 취하게 한다. 치료사는 새롭게 얻어진 범위를 통해 팔을 수평외전보다 더 낮춤으로서 더욱 더 긴 근 길이를 얻는다. 이 과정은 5에서 6번 반복된다. 그리고 치료사는 재평가를 시행하고 임상적 습득을 늘리기 위해 운동프로그램을 처방하거나 새롭게 얻어진 범위에 대한 신경근 조절을 유지한다. 흉근의 다른 부위는 상완 거상의 범위를 바꿈으로서 평가된다.

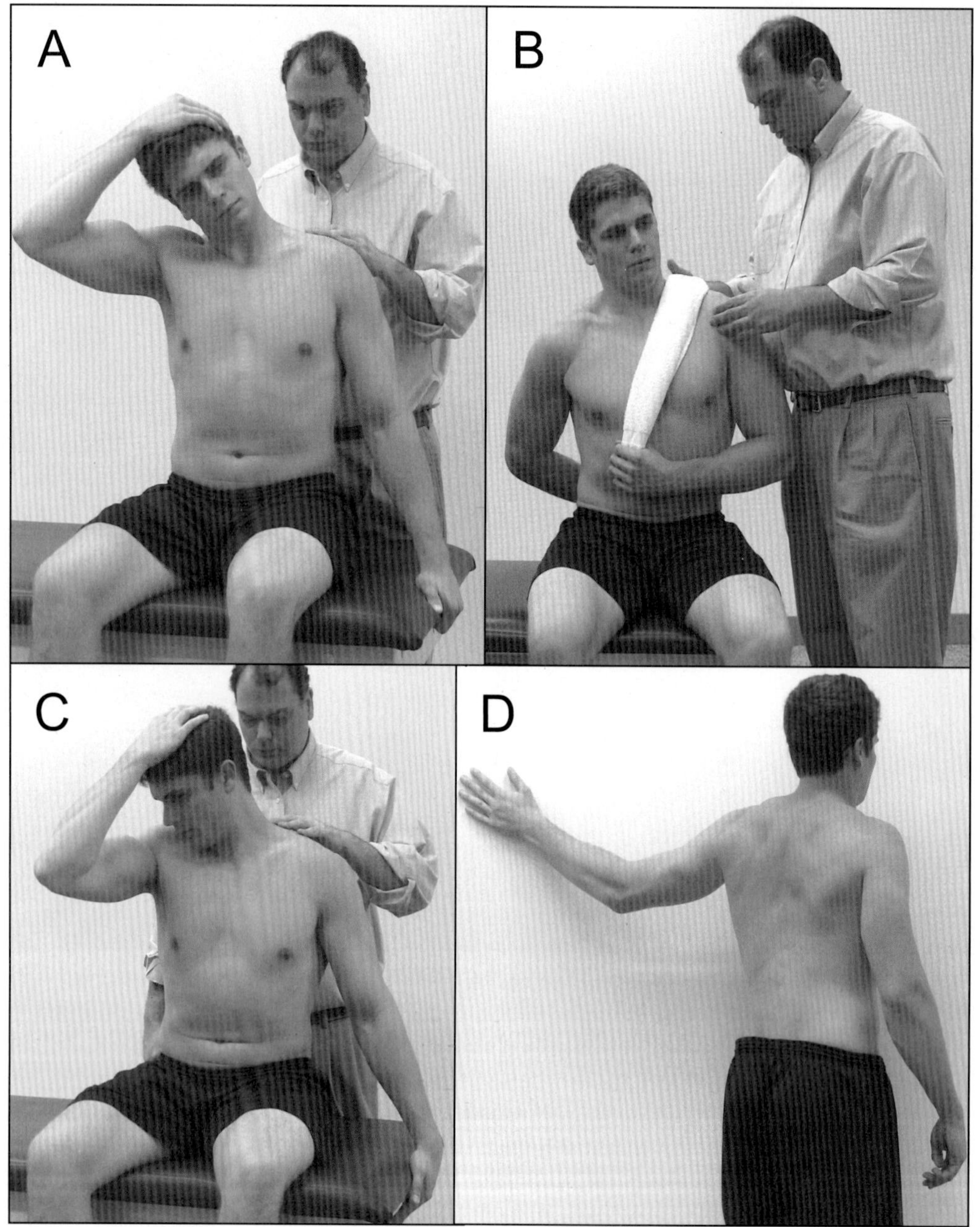

그림 4-46. 가정에서 실시하는 자가 스트레칭 프로그램. (A) 왼쪽 상부 승모근. 곧게 앉은 자세에서 환자는 머리와 목을 앞쪽으로 굽히고, 우측으로 굽히고, 좌측으로 회전시키고 머리는 우측 손으로 고정하지만 머리를 눌러서는 안 된다. 그리고 환자는 좌측 손으로 의자를 잡고 우측방향으로 적절한 당김이 느껴질 때 까지 기울인다. (B) 좌측 사각근과 흉쇄유돌근. 곧게 앉은 자세에서, 환자는 좌측 어깨를 아랫방향으로 유지하기 위해 우측 손 또는 타올을 사용한다. 그리고 환자는 턱을 집어넣고 턱이 집어넣어진 상태 동안 우측으로 몸을 굽히고 왼쪽으로 적절한 당김이 느껴질 때 까지 회전한다. (C) 좌측 견갑거근. 곧게 앉은 자세에서, 환자는 머리와 목을 앞으로 굴곡하고, 몸을 우측으로 굴곡하고 우측으로 회전한다. 머리는 우측손으로 고정하는데 이때 머리를 눌러선 안 된다. 그리고 의자의 가장자리를 좌측 손으로 잡고 적절한 당김이 나타날 때 까지 몸을 오른쪽으로 기울인다. (D) 좌측 대흉근과 소흉근. 선 자세에서, 환자는 벽을 마주 한 채 좌측 손을 벽에 기댄 채 펴고 팔꿈치는 굴곡한다. 첫 번째로 환자는 견갑골을 아랫방향으로 내림과 동시에 뒤로 움직여 이 자세를 유지하고 좌측 가슴부위에 당김이 느껴질 때 까지 천천히 몸을 오른쪽으로 회전시킨다. 이러한 기술의 수행에 있어 견관절의 불안정성, 제한된 어깨 움직임 또는 통증이 있는 어깨부위와 같은 증상이 있을 경우엔 사용하면 안 된다(Cleland 등, 2010에 의해 기술된 운동).

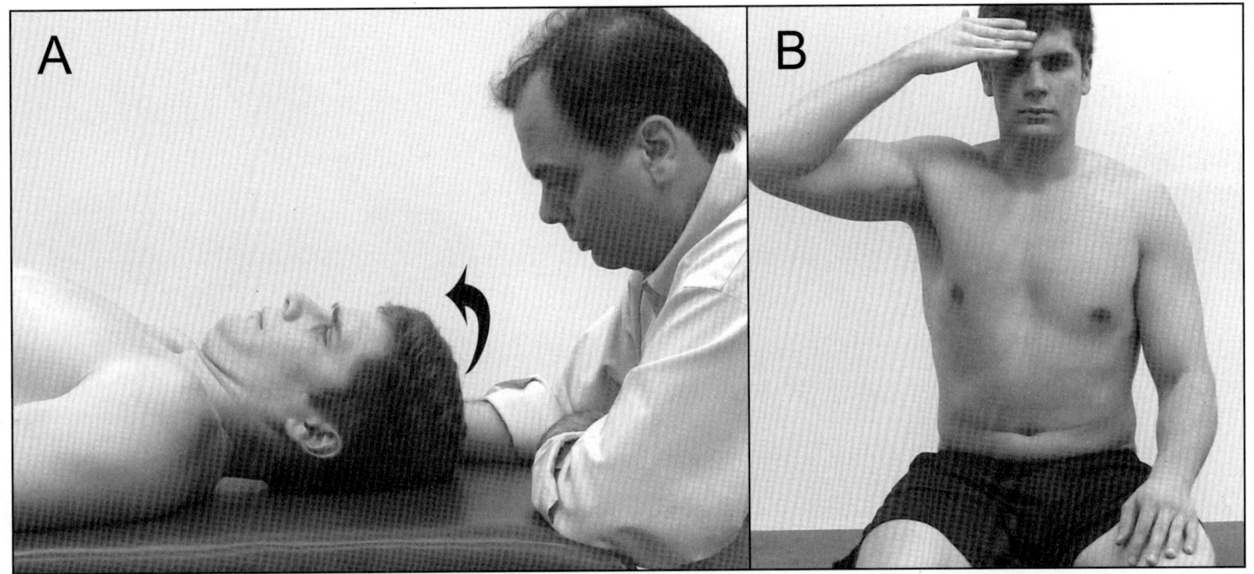

그림 5-47. 근력강화운동 프로그램. (A) 깊은 목 굴곡근. 머리와 목에 베개를 넣거나 넣지 않은 채로 무릎을 굽힘하고 바로누운자세, 환자에겐 "맞아요"라고 움직이는 것과 같이 머리를 끄덕이는 움직임이 요구되어 지고 이 자세를 유지한다. 또한 환자는 이 운동 동안 과도한 사용을 감시하기 위해 상층부 목 근육을 촉진한다. 만일 상층부 목 근육이 우세적이고 과도하다면 운동을 멈춘다. (B) 경추 등척성운동. 중립으로 앉은 자세, 환자는 이마에 대해 손가락을 위치시키고 손가락으로 머리를 눌러 등척성운동을 실시한다. 손가락을 뒤통수에 놓거나 머리의 각 측면에 놓음으로서 같은 과정이 교차적으로 수행된다. 각각의 자세에서 10초간 유지하고 각 방향으로 10번 반복한다(계속된다).

규칙의 결과를 검사하였다. 환자들(n=140)의 나이는 18세에서 60세로 편측 상지 증상을 지니거나 지니지 않지만 주로 목 통증을 호소하는 환자들을 임의적으로 5단계의 신장/강화 운동으로 구성된 그룹 또는 흉추 도수교정의 2단계로 구성되어 있고 3단계의 신장과 강화 운동에 따르는 경추 능동관절가동범위 운동과 함께 도수치료를 첨가한 그룹으로 배정하였다. 통증과 장애에 대한 결과는 초기, 1주, 4주, 6개월 시에 측정하였다.[130]

운동만 실시한 그룹은 상부 승모근, 사각근, 흉쇄유돌근, 견갑거근 그리고 대흉근과 소흉근에 도수 신장(그림 5-45)을 받았고 가정에서 실시하는 신장 프로그램을 받았다(그림 5-46). 각 신장은 2번씩 반복하는 동안 30초간 유지했다. 깊은 목 굴곡근 훈련, 목 등척성 운동과 중, 하부 승모근 그리고 전거근 운동이 10초간 유지되는 것을 목표로(그림 5-47) 10번 반복하여 수행되었다. 기능을 향상시키고 장애를 감소시키고 통증을 감소시키기 위한 가정 프로그램 운동은 매일 한 번씩 수행된다. 환자는 통증을 증가시키지 않을 뿐 아니라 증상을 악화시키는 것을 피하기 위한 늘상 해왔던 수준의 행동을 지속시키기 위한 교육받는다.[249,250]

운동에 도수치료가 더해진 그룹은 운동만 하는 그룹과 2회에 대한 첫째주 동안 차이가 있었다. 세 번째 실시에서, 그들은 운동그룹으로서 같은 치료(3에서 5회 동안 운동만 실시)를 받았다. 첫 번째 2회 동안 운동이 더해진 도수치료 그룹은 3가지의 다른 도수치료를 받았다.[130]

1. 앉은 자세로 하부 흉추에서의 중부 흉추에 대한 빠른 속도, 중간범위, 신연 힘. 치료사는 상부 가슴을 치료사의 중부 흉추 수준에 위치시키고, 앉은 자세로 중부 흉추 신연 도수교정 수행하기 위해 환자의 팔꿈치를 잡는다(그림 5-40 참고).
2. 경흉추 굴곡에 있어 중부 흉추에서의 상부 흉추에 대한 팔꿈치를 통해 적용되는 빠른 속도, 끝 범위, 전후방 힘. 환자는 바로누운자세, 치료사는 목적이 되는 분절의 하부 추체를 고정하기위해 손을 사용하고 치료사의 팔을 이용해 빠른 속도 낮은 진폭(HVLA) 도수교정을 적용한다(그림 5-42 참고).
3. 경흉추 굴곡에 있어 하부흉추에서의 중부 흉추에 대한 팔꿈치를 통해 적용되는 빠른 속도, 끝범위, 전상방 힘. 환자는 바로누운자세, 치료사는 목적이 되는 분절의 하부 추체를 고정하기위해 손을 사

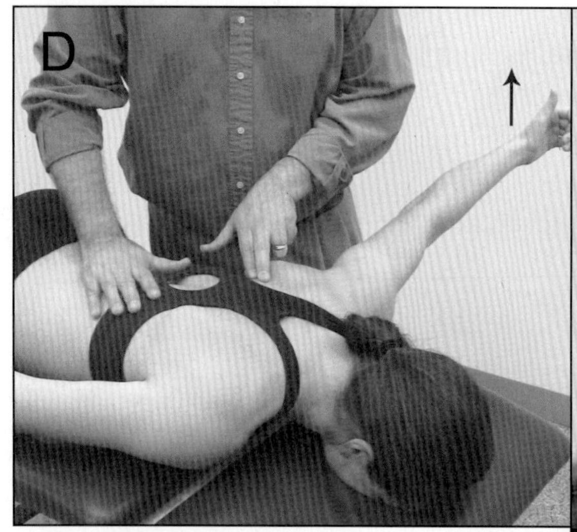

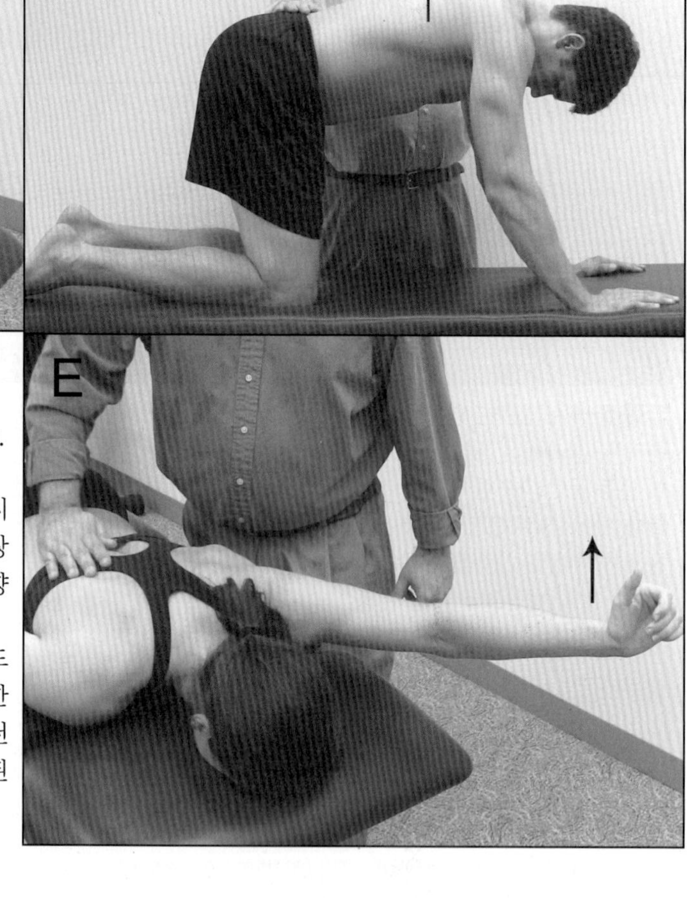

그림 5-47(계속된다). 근력강화운동. (C) 전거근, 네발기기자세에서 환자는 침대 윗면으로부터 몸을 멀리 떨어지게 하고, 푸쉬 업을 더한 자세로 팔을 펴 유지한다. 앞의 자세의 대안으로, 팔을 어깨 높이로 올리고 벽에 손바닥을 기댄 채 푸쉬 업을 더한 자세로 팔을 펴 유지시킨다. (D) 중부 승모근, 엎드려 누운자세에서 엄지 천장을 향하게 하고 팔을 90° 외전한 자세, 환자는 천장을 향하여 테이블에서 팔을 떨어뜨리고 들어올려 좋은 견갑골 조절을 유지하게 한다. (E) 하부 승모근, 엎드린 자세에서 팔을 120° 외전하고 엄지는 천장을 향한다, 환자는 좋은 견갑골 조절을 유지하기 위해 팔을 천장을 향해 들어올린다.(Cleland 등 2010에 의해 기술된 운동).

용하고 치료사의 팔을 이용해 빠른 속도 낮은 진폭(HVLA) 도수교정을 적용한다(그림 5-42 참고).

도수치료 후, 각 환자는 목 통증이 있는 환자에 대한 일반적인 경추 능동관절가동범위(AROM) 움직임 운동을 교육받는다(그림 5-43 참고). 각 환자는 손을 흉골위에 위치하고 턱위에 올려진 손가락으로 가능한 한 한쪽으로 회전을 시켰다가 다시 중립자세로 돌아온다. 회전은 각 면에 대해 10번 반복하는 것으로 통증을 참을 수 있는 범위 내에서 하루 3번에서 4번 정도로 양측에 대해 교대로 수행한다. 움직임이 증가할수록 흉골에 놓인 환자의 손가락 수를 줄인다. 환자는 일반적인 행동을 유지하기 위해 증상을 증가시키지 않고 증상을 악화시키는 행동을 피하기 위한 교육을 받는다. Cleland 등의[130] 결론은 임상적 예측 규칙의 타당성을 지지하지 못한다. 그러나 그 결과는 단기간과 장기간 운동과 함께하는 도수치료그룹에서 장애의 개선이 유의했다는 것을 증명하고 통증에 있어서도 1주간 연구했던 운동만 한 그룹과 비교해 볼 때 운동만 했던 그룹보다는 통증에 개선이 있었다는 것을 증명한다. 이 결과는 역학적 목 통증이 주증상이고 도수치료 사용금지 사유에 해당하지 않는 환자의 경우 흉추 가동술과 운동이 긍정적일 수 있다는 것을 지지한다. 비록 결과는 흉추 도수교정을 받은 역학적 목 통증이 있는 환자에서 개선이 있다고 나타났지만, 경추의 장애 또한 고심해 보아야 한다.

Puentedura 등은[243] 편측 상지 증상이 있을 수도 있는 주증상이 목 통증인 18세에서 60세까지의 나이인 24명의 환자를 임의적으로 흉추 도수교정을 받는 그룹, 3세션 동안 표준 운동 프로그램을 따르는 2세션(sessions)에 대한 경추 ROM 그룹 또는 경추 도수교정과 같은 운동 기간을 받는 경추 그룹에 배정하였다. 종양과 같은 심각한 병력을 가지고 있거나 환자에 의해 보고되는 경추 협착의 진

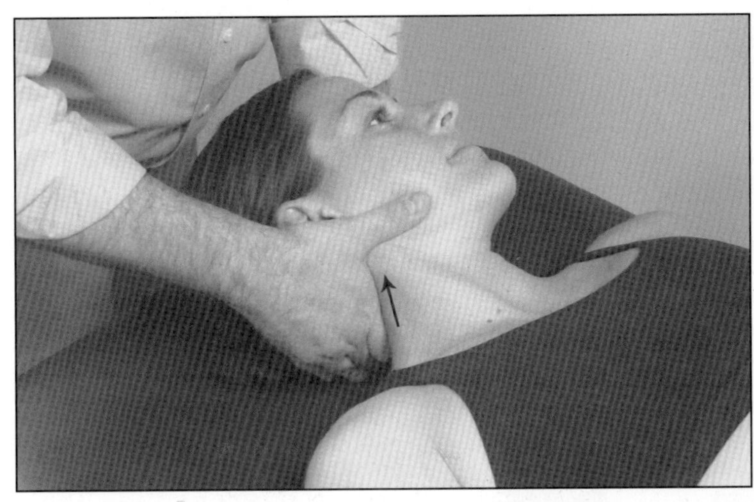

그림 5-48. C2/C3에 대한 경추 빠른 속도 낮은 진폭(HVLA) 좌측 회전 도수교정. 거치대를 사용하여, 치료사는 환자의 머리를 느리게 왼쪽으로 회전시키고 우측 집게 손가락의 근위부 손가락뼈 또는 중부 손가락뼈로 C2의 관절기둥에 목표하는 분절을 위치시킨다. 회전은 관절기둥에서 저항이 느껴질 때 까지 지속한다. 치료사는 목표 분절에 대한 작은 양의 우측으로의 측방굴곡을 더한다. 그러나 국소화 움직임을 위해 이 분절은 포함하지 않는다. 치료사는 빠른 속도 낮은 진폭 도수교정을 환자의 우측 관절기둥(C2)이 환자의 왼쪽 눈을 향해 후관절의 면을 따라 왼쪽으로 회전하도록 적용한다. 빠른 속도 낮은 진폭은 우측 전완을 빠르게 회내 시킴과 동시에 좌측 전완과 손목을 느리게 회외 시키는 것에 의해 수행된다.

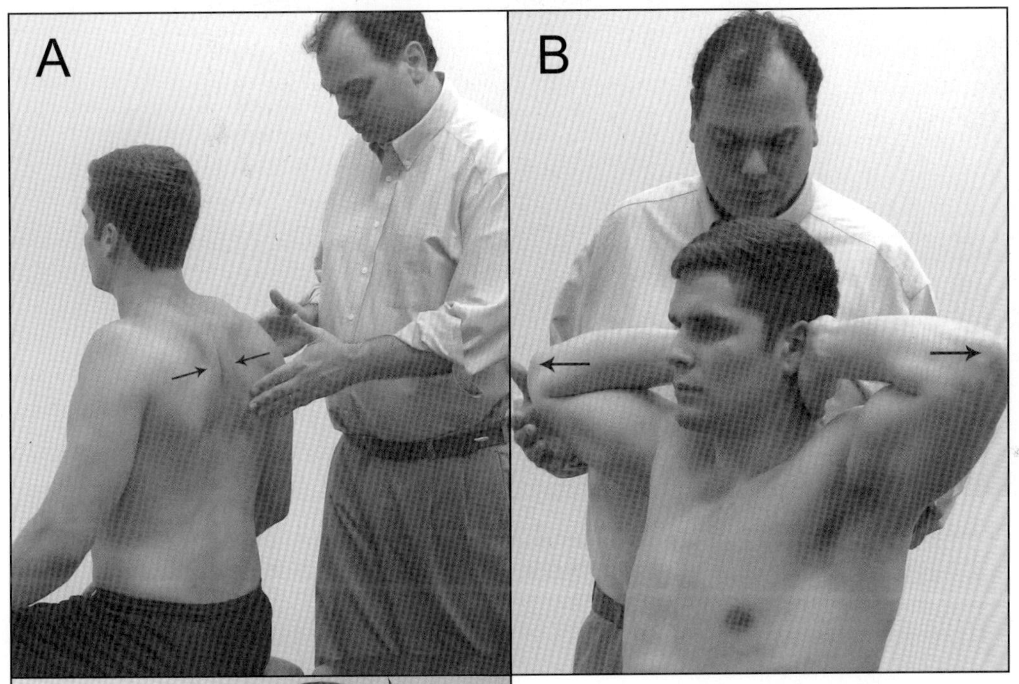

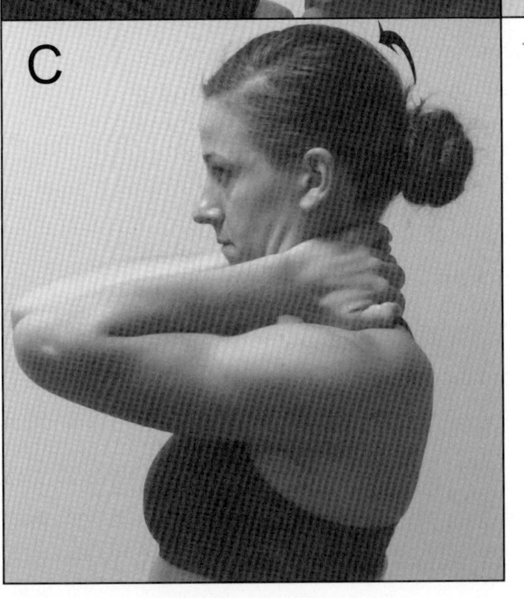

그림 5-49. Puentedura에 의해 기술된 표준 운동:(A)중력에 대항하여 수행되는 양측 어깨 올림과 견갑골 후인; (B) 머리 뒤에 손을 꽉 쥔채 양측 수평 내전과 외전 (C) 손을 머리 뒤에 두고 팔꿈치로 함께 유지한 채 상부 경추 굴곡과 신전(계속된다)

단 또는 편측 상지 증상, 중추신경계에 속하는 증거, 신경뿌리압박과 일치하는 두 가지 이상의 양성 신경 징후(예를 들어, 감각의 변화, 근육 약화 또는 깊은 건 반사의 감소), 목 통증으로 간주되는 합법적 조치가 해결되지 않은 채로 있는 것, 검진의 6주내 편타성 장애의 최근 병력, 경추에 대한 수술력, 류마토이드 관절염, 골다공증, 골연화증, 또는 AS인 환자는 연구에서 제외하였다. 결과는 1주, 4주, 그리고 6개월에 측정하였다. 흉추 도수교정 그룹은 Cleland 등이 사용한 것과 같은 3가지 기술을 받았다(그림 5-38, 5-40, 5-42). 경추 그룹은 빠른 속도 낮은 진폭(HVLA) 회전 도수교정을 양측에 받았다(그림

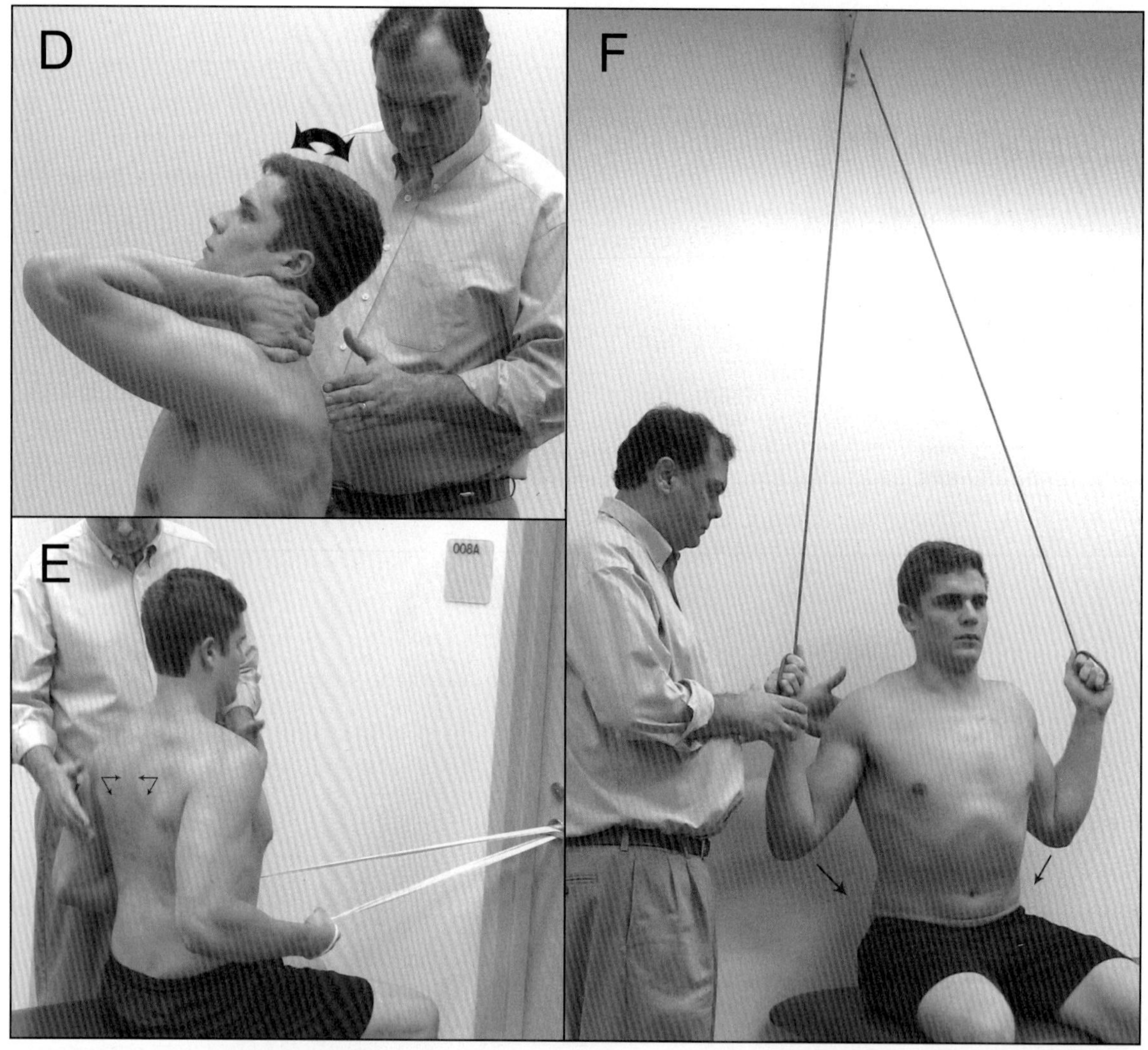

그림 5-49(계속). Puentedura 등에 의해 기술된 표준 운동: (D) 손을 머리 뒤로하고 팔꿈치로 함께하는 하부 경추 굴곡과 신전(상부 경추는 팔꿈치로 고정하고 천장과 바닥 방향으로 움직인다); (E) 중등도 저항의 낮은 노 젓기; 그리고 (F) 중등도 저항으로 외측 당겨 내림.

5-48). 두 그룹에 실시하는 정기적 표준검사는 다음과 같다.

- 경추 회전을 위한 세 손가락 운동(그림 5-43 참고)
- 중력에 대항하여 양측 어깨 올리기와 견갑골의 후인
- 머리 뒤로 손을 움켜진 채 양측 수평 내전 및 외전
- 손을 머리 뒤로 하고 팔꿈치로 함께 유지한 채 상부 경추 굴곡과 신전(예를 들어, 팔꿈치는 머리와 함께 고정하고 전완으로 움직인다)
- 손을 머리 뒤로 하고 팔꿈치로 함께 하는(손과 팔꿈치를 함께 머리 뒤로 하고) 하부 경추 굴곡과 신전(예를 들어, 상부 경추는 팔꿈치로 고정하고 천장 그리고 바닥방향으로 움직인다)
- 중등도의 저항(녹색)으로 탄력밴드 노 젓기
- 중등도 저항(녹색)으로 측방 당겨 내림

운동은 치료실에서 3세트를 수행하고(각 세트 당 10번 반복) 통증을 버틸수 있는 범위 내에서 하루에 3, 4번 수행한다. 연구 기간 동안 경추 그룹의 환자의 경부 장애 도구(NDI)와 NPRS에서 더 많은 개선을 보였다($p < .05$). 모든 추적연구에서의 신체활동과 함께 공포-회피 신념(Fear-avoidance beliefs) 질문지에서 유의한 개선 또한 경추그룹에서 관찰되었다. 성공적이지 않은 결과를 피하기 위한 치료의 필요 수는 주당 1.8회 그리고 6개월 및 4주당 1.6회였다. 또한 경추그룹은 치료받은 후 나타나는 부작용의 수가 적었다.[243]

경추 신경근병증을 진단받은 평균나이 51.7(표준편차 8.2년)의 환자 11명의 물리치료 관리에 있어 흉추 도수치료가 사용되었다. 환자들은 경추 신경근병증에 대한 검사 항목에 기초하여 연구에 참여되었다. 4가지 양성 징후 결과(Spurling의 검사, 상지 긴장검사 A, 경추 신연 검사, 그리고 경추를 증상이 있는 쪽으로 60°를 초과하여 회전하는 것)의 존재는 신경 진단 검사 표준 참조표준과 비교해 봤을 때 경추 신경근병증을 발견하기 위한 30.3의 +LR과 연관이 있었다. 어떠한 의학적 중증의 상태, 양측성 상지 증상, 중추신경계질환(호프만 징후가 나타남), 이전 경추, 흉추 수술의 병력이 있는 사람은 연구대상에서 제외하였다. 중재는 표준화되었고 적법한 항목이 제공되었다: 상지 신경역동 자세에서의 경추 측방 미끄러짐 관절가동술, 흉추 움직임/도수치료, 깊은 굴곡근과 견갑흉부 근육의 강화운동, 역학적인 견인. 흉추 도수 치료는 분절 움직임 평가에 기초하고 상지와 중부 흉추의 저운동성 분절에 직접적이다(그림 5-38과 5-42 참고). 평균적으로 7.1의 기간(표준편차 1.5기간)을 따라 마지막 기간 및 6개월 후의 측정에서 11명의 환자 중 10명이 통증과 기능에서 임상적으로 의미 있는 개선을 보였다.[233]

Lau 등은[244] 3개월 이상의 만성 목 통증을 지닌 환자의 흉추 관절가동술의 효과를 평가하였다(그림 5-38 참고). 환자(n=120)의 나이는 18세부터 55세였고, 임의적으로 두 가지 그룹에 배정되었다: 연구 그룹은 흉추 관절가동술과 적외선 방사 치료(IRR)를 받았고, 대조군은 적외선 방사선 치료만 받았다. 두 그룹은 모두 한 주당 2회 8회동안 치료 받았고 표준화된 교육과 운동을 받았다. 매일 시행하는 운동에는 모든 방향으로 10번 반복하는 경추 능동관절가동범위(AROM) 운동이 포함되었다; 5초간 유지하는 안정화에 대한 경추 등척성운동, 10회 반복; 자세 교육, 5에서 8초간 상부 승모근와 사각근 신장, 10회 반복. 결과 측정에는 두개천추(craniovertebral: CV) 각, 목 통증(NPRS, Northwick Park Neck Disability Quertionnaire[NPQ]), 건강관련 삶의 질 상태(SF36) 그리고 목 움직임이 포함되었다. 결과 측정은 3개월과 6개월의 치료 끝에 평가되었다. 흉수 도수교정을 받는 환자는 통증 강도, CV 각, NPQ, 목 굴곡, 삶의 질항목의 신체적 요소 점수에서 유의한 개선을 보였다. 흉추 도수교정 그룹에 대한 전체 연구기간에선 어떠한 부정적인 효과도 보고되지 않았다. 연구자는 흉추 도수교정 그룹이 목 통증과 장애를 감소시키고 만성 역학적 통증을 지닌 환자의 목 자세 및 관절가동범위를 개선한다고 결론지었다.[244]

어깨 장애를 가진 흉추 과소가동성

어깨를 완전히 거상시키기 위해 필요한 흉추 자세와 움직임의 요건은 검진 기간에서 논의되었다. 자세, 흉추 움직임 그리고 연부조직 움직임의 결손은 통증성 견갑 상태에 기여하는 잠재성을 지닌 견갑대의 증가된 요구와 연관되어 있다. 몇몇 연구자들은 통증 어깨 상태를 지닌 하위그룹의 환자에 대해 흉추 도수교정을 사용함으로서 개선된 결과를 증명했다.[253-257] 연구들은 견갑대에 주요 장애의 치료가 더해진 경흉추 도수 중재를 포함한다.[253,258]

어깨에 주요 증상을 지닌 최소 40%의 환자는 어깨 증상에 잠재적으로 영향을 주는 경흉추 척추와 흉곽 장애를 지니고 있다.[259] 몇몇 연구에서[260-262] 감소된 흉추 움직임과 목, 어깨에 불편함이 있는 환자간의 유의한 연관관계가 발견되었다. 경흉추 척추와 흉곽 장애는 좋지 않은 결과의 예측인자이고 어깨 상태를 발달시키는 것에 대한 위험 요인이다.[253,259-262]

흉추 과소가동성과 어깨 손상이 있는 환자에 대한 흉추 가동술과 도수치료에 대한 근거

Bergman 등은[253] 어깨 통증이 주증상인 환자를 그들의 주 치료사로부터 보통의 의학적 치료(UMC)를 받는 그룹, 경흉추 척추와 흉곽에 대한 12주간 6기간으로 실시하는 도수치료가 더해진 그룹(UMC+MT)에 임의로 배정했다. 보통의 의학적 치료(UMC) 그룹은 구강진통제, 비스테로이드 항염증제(NSAIDs)를 3 코르티코스테로이드 주사까지 받을 수 있고, 만일 증상이 6주 이상 지속된다면 PT에 대한 참조 문의를 할 수 있다. 도수치료가 더해진 그룹 도수치료가 더해진 그룹(UMC+MT)은 치료사의 재량에 의해 경흉추 척추 및 늑골에 비밀치기 도수교정 치료를 받는다. 그러나 운동, 마사지, 자세, 어깨관절 치료는 제외된다. 6주 간의 연구에서 두 그룹간 어떠한 차이도 확인되지 않았다. 치료의 끝 또는 12주차에 UMC+MT

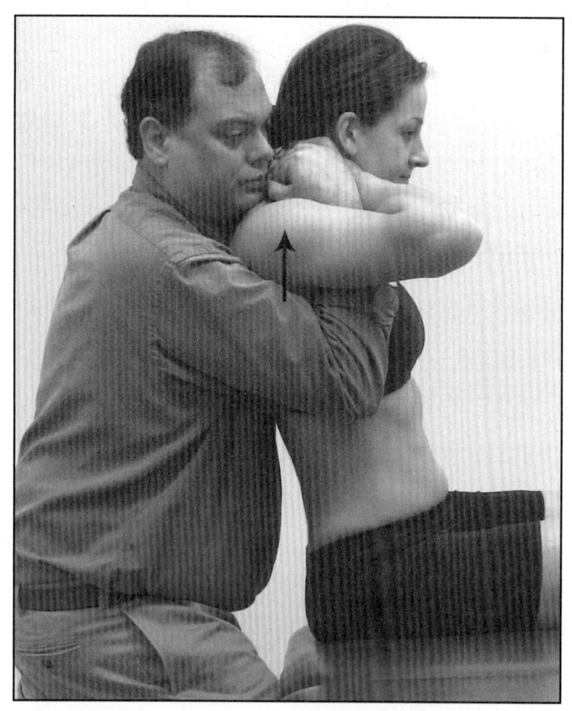

그림 5-50. 앉은자세 경흉추 신연 도수교정. 치료사는 무릎을 약간 굽힌 서서 걷기 자세를 취한다. 환자는 앉아 목 뒤에 두 손을 깍지 낀 채 치료사의 몸통에 비스듬히 기댄다. C7 극돌기를 잡기 위해 환자의 팔꿈치 사이로 치료사의 손을 뻗는다. 치료사의 전완은 환자의 앞 어깨에 대해 압박된다. 환자는 수직으로 향해있는 경추가 바닥을 향할 수 있게 조금 기댄다. 환자가 긴장을 푼 채 숨 내쉬는 것의 끝에 다다랐을 때, 치료사는 중력에 대한 당김 힘을 제공하기 위해 치료사의 손을 사용하여 빠른 속도 낮은 진폭(HVLA) 도수교정을 적용한다.

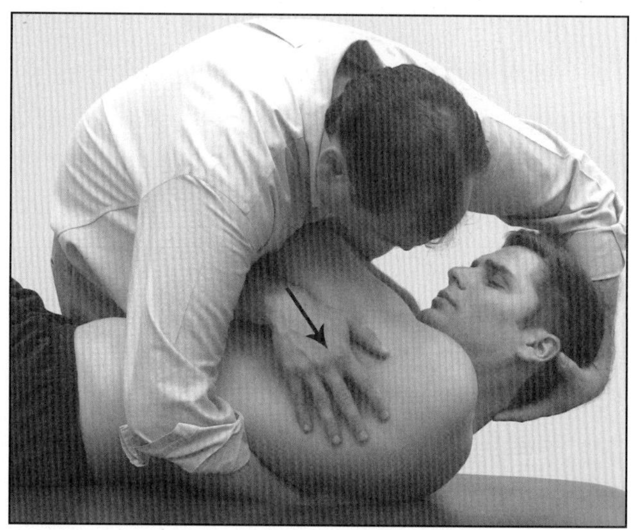

그림 5-51. 누운자세 편측 늑골 열린 관절가동술/도수교정. 환자는 가슴에 손을 교차한 채로 바로누운자세, 자세는 가능한 한 침대 끝에 가까워야 한다. 치료사는 통증이 있는 반대편에 서서 환자를 치료사 쪽으로 둥글게 마는데, 늑골각을 향한 안쪽 그리고 늑횡돌기관절로 가쪽인 피부잠금에서 무지구 둔덕을 위치한다. 그리고 무지구 둔덕의 받침점을 지나 환자를 둥글게 한다. 환자는 국소화가 추가된 편측 측방 굴곡과 회전을 통하여 움직임 장벽(motion barrier)을 위해 굴곡한다. 환자는 깊은 숨을 쉬고 편하게 안정을 취한다. 호기의 끝에서 치료사는 무지구 둔덕으로부터 만들어지는 받침점을 넘은 회전을 더욱더 만들기 위해 환자의 손을 사용하여 빠른 속도 낮은 진폭(HVLA) 힘을 적용한다. 또한 이 기술은 관절가동술로 수행될 수 있다.

그룹과 보통의 의학적 치료(UMC) 그룹의 21%는 완전한 회복을 보였다. 주요 증상, 어깨 통증과 장애, 일반적인 건강의 민감도에 대한 그룹 간 일관된 차이는 비록 유의하진 않았지만, 두 가지 중재와 추적조사 동안 도수치료의 추가에 호의를 보이는 요인이었다. 이러한 발견은 어깨통증을 가진 환자의 하위 그룹중 어떤 사람은 추가적인 도수치료로부터 긍정적인 효과를 보일 것이라는 것을 지지한다.

Boyles 등은[255] 대조군을 배제하거나 임의 분류를 실시한 실지조사 연구를 실행하였고, 흉추 도수교정과 흉추에 매일 능동관절가동범위(AROM)을 받는 충돌 증후군을 지닌 56명의 대상자(남자 40명, 여자 16명)의 치료 48시간 후 자기보고식 통증과 장애에서 유의한 개선이 있었다는 것을 발견했다. 흉추와 늑골 도수교정이 이 연구에서 사용되었다: 앉은자세 신연 중부 흉추 도수교정(그림 5-40 참고); 앉은자세 경추 흉추 도수교정(그림 5-50); 그리고 누운자세 늑골 열린 도수교정(그림 5-51). 비록 통계적으로 유의할 지라도, 임상적 유의성은 통증과 장애에 이르지 못했다. 이러한 것이 가능한 이유는 견갑대에 대한 장애가 나타나지 않고 이러한 개인은 이 연구 기간 동안 어깨의 주 증상에 대해 치료를 받기위한 능동성이 떨어진다는 점이다.[255] 원인과 효과 관계는 이 연구를 기초하여 고려되지 않는다.

유사하게 설계된 연구에서, Strunce 등은[256] 어깨 통증을 지닌 21명의 환자에 대한 흉추와 늑골 도수치료의 즉각적인 효과를 보고했다. 주증상이 편측 어깨 통증, 18세에서 65세의 나이, 감소된 어깨 관절가동범위, 그리고 호킨스-케니디(Hawkins-Kennedy) 또는 니어(Neer) 충돌 검사에서 통증이 나타나는 환자들이 연구 참여 대상이 된다. 류마토이드 또는 감염, 종양, 골절, 회전근개 열상, 유착성 관절염, 경추 신경근병증, 두려움, 골다공증 또는 다

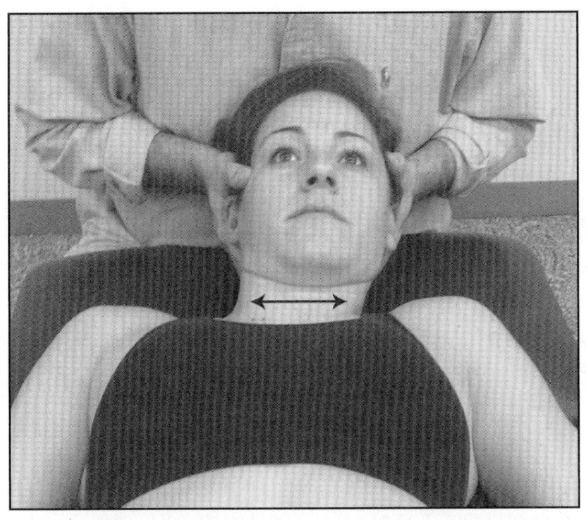

그림 5-52. 경추 측방 이동. 바로누운자세에서 왼쪽과 오른쪽 방향으로의 경추 측방 이동. 치료사는 환자의 머리를 잡고 관절기둥을 중족지관절(MCP)의 측방 또는 C5부터 C7까지의 양측으로 집게손가락의 지절간 관절의 근위부를 접촉한다. 이동은 중립자세에서의 각 분절 그리고 30초간 6번으로 실시되는 C5-C7에서 굴곡 등급 3의 굴곡 그리고 등급 4가 수행된다.

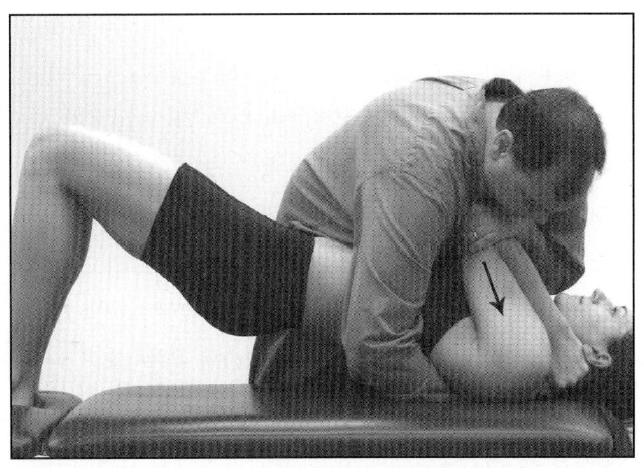

그림 5-53. 누운자세 경흉추 전후방 도수교정. 환자는 두 손을 목 뒤로 깍지를 끼운 채 바로누운자세. 치료사는 환자를 치료사 쪽을 향하여 둥글게 하고, T1 분절에서의 피부잠금에 무지구 둔덕을 위치시켜 분절을 아래쪽으로 당긴다. 환자가 바로누운 자세에서 치료사는 움직임을 환자의 팔을 통해 C7에서 T1분절에 국소화 시킨다. 그리고 환자의 체중이동이 고정 손에 느껴질 때까지 환자를 브릿지(bridge)하게 한다. 환자는 심호흡을 하고 편하게 휴식을 취한다. 호기의 끝에서 치료사는 환자의 팔을 통한 빠른 속도 낮은 진폭(HVLA)를 적용한다.

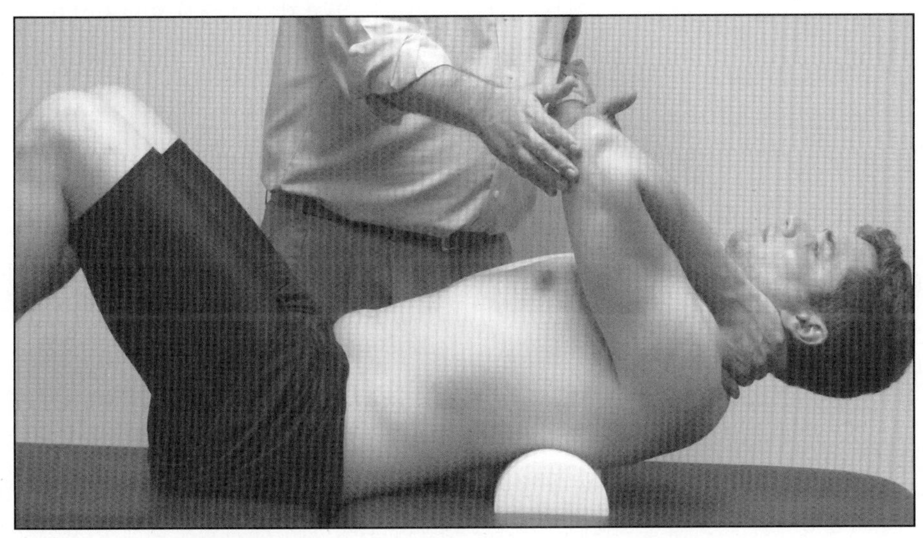

그림 5-54. 누운자세 능동관절가동범위 흉추 신전. 고정을 위해 타올이 하각 또는 지역에 위치한다. 환자는 타올 또는 말려진 것의 위로 능동적으로 자신의 몸을 편다.

른 심각한 척추 병리적 문제와 같은 계통적 질환이 있을 경우에는 연구 참여 대상에서 제외된다. 도수치료의 유형 그리고 횟수는 검진 결과에 기초한다. 다섯 가지의 도수교정까지(그림 5-38, 5-44, 5-50, 그리고 5-51)는 치료사의 재량에 의해 수행될 수 있다. 부정적인 효과는 보고되지 않았다. 기간 내에서 치료 후의 효과는 어깨통증의 51% 감소(VAS 32mm), 관절가동범위의 증가(30에서 38°), 그리고 4.2(중앙값 5)의 평균 전반적 변화율(GROC)척도를 보였다. 이러한 결과는 경추, 늑골, 어깨 부분 간의 임상적 연계성을 지지한다. 기간 내, 통증과 어깨 움직임의 개선은 임상적 추론과 평가와 치료에 대한 결정에 대한 유용함을 제공할 것이다.[256]

Mintken 등은[257] 치료사들이 경추와 흉추 도수교정으로부터 짧은 기간 내에 긍정적 효과를 보이는 어깨 통증을 지닌 개인에 대한 확인을 허용하는 예후인자를 결정하기 위한 신체적 검진과 병력으로부터의 18세에서 65세까지의

80명 환자에서의 결과를 평가했다. 모든 환자들은 검진 결과에 상관없이 같은 치료를 받았다: 하부경추 C5-7의 측면 외측 수평 비도수교정 관절가동술을 각각 30초간 6번 적용(그림 5-52), 치료 기간당 총 10회 도수교정을 2번 수행하는 경추와 흉추를 목표로 하는 5가지의 다른 도수교정 기술(그림 5-38, 5-40, 5-42, 5-44, 그리고 5-53 참고). 어깨는 치료하지 않는다. 도수치료에 따라, 2가지 운동이 수행된다: 3번 손가락 경추 ROM 운동(그림 5-43 참고), 그리고 바로누운자세에서의 일반적인 흉추 신전 운동(그림 5-54). 2가지 운동은 하루에 3, 4번 반복하고 각 세트 당 10회 수행한다. 환자는 3회를 최대로 받는다. 오직 3/80의 환자에서 증상이 악화되었고 나머지에선 부정적 효과가 나타나지 않았다. 61%(49/80)는 성공적인 결과를 보고했다(31명은 처음 기간 후; 18명은 2번째 기간 후).

가장 좋은 성공 예측 요인의 5가지의 사전 요인은 다음을 포함한다.

1. 127° 이상에서 통증없는 어깨 굽힘
2. 53° 이상의 어깨 안쪽 회전
3. 니어(Neer) 검사 음성
4. 약물 섭취를 하지 않음
5. 90일 미만의 증상

만일 3가지 이상의 요인이 존재한다면 도수치료로 인한 극적 성공의 기회는 61%에서부터 89%까지 향상된다.[257] 이 연구의 결과는 입증되지 않았다.

요통을 지닌 흉추 과소가동성

부분 상호작용의 개념은 흉추 과소가동성이 요추에 하중을 제공할 수 있다는 점을 제안하는데 이것은 아마도 통증 표면의 과대가동성, 활동이 불충분한 깊은 근육 체계 보상, 흉추 경직이 나타난 상태에서 요추 움직임에 대해 증가된 요구 때문일 것이다. 하부 흉추의 가장 아랫부분의 평가가 요통을 지닌 환자에서 추천된다. 흉추 과소가동성 장애가 확인된다면 요부의 치료에 더한 중재에 대해 필요에 따라 순위가 매겨져야 한다.

흉추 과소가동성과 요통을 지닌 환자에서의 흉추 가동술 및 도수치료의 증거

관절 장애 움직임과 근육수행능력 장애간의 연관은 두 가지가 밀접하게 연관되어 있기 때문에 분명하지 않다. 분명한 예는 자각 증상이 없는 무릎 관절염을 발생시키는 대퇴사두근 억제, *관절 근육 억제*와 기능부전 관절로부터 교차하는 감각정보입력이다.[263,264] 치료사는 이렇게 물을 수 있다. "좋지 않는 근 수행력의 결과로 이 관절이 기능하지 못하는 것인가? 또는 관절 기능부전의 결과로 근육이 좋지 못하게 되는 것인가?" 제한된 하부 흉추 신전과 하부 승모근 약화의 존재에서의 다른 일반적인 예는 "흉추 신전의 상실 때문에 하부 승모근이 억제되고 약화되는 것인가?" 임상적 관찰은 자주 역학적인 기능부전 또는 관절 움직임 제한이 근육을 억제할 것이라는 추측으로 이끈다. 치료적 운동 전 자주 필요로 하는 정상 관절 움직임의 회복은 완전히 효과적이다. 다시 말해서, 근육이 효과적인 일을 할 수 있게 하기 위해 관절이 정상 움직임을 가져야 한다.[265]

하부 승모근의 약화는 치료적 결과에서 일반적이고 자주 상지교차증후군(UCS), 과도한 흉추 후만, 다양한 어깨 질환과 연관되어 있다. 과도한 흉추 후만 또는 제한된 흉부 신전은 하부 흉추를 억제하는 것으로 생각되며 근력 검진에서 약화를 초래한다. Liebler 등은[265] 4등급, 자각 증상이 없는 낮은 승모근 근력을 갖는 환자의 하부 흉추(T6에서 T12)에 대한 중심 후전방 관절가동술의 효과를 측정하였다. 실험그룹은 각 분절에 대한 30초의 4등급을 받았고 대조군은 각 분절에 대한 1등급 가동술을 받았다. 결과는 실험그룹 6% 증가에 대해 대조군에선 0.2% 증가에 대한 통계적으로 유의한 차이를 증명하였다. 어떤 환자에서 약화는 명백한 관절 과소가동성에 대해 이차적일 수 있다. 근의 관절가동술, 재평가 수행은 아마도 임상적 결정을 개선시킬 것이고, 신경생리학적 억제를 감소시킴으로서 치료적 운동의 효과를 향상시킬 것이다. 근육 약화 발견은 관절 운동성의 평가에 대한 이유를 제공한다.

Cleland 등은[266] Liebler와[265] 같은 연구를 수행했다. 그러나 대신 4등급의 가동술 대신 신전 성향을 지닌 누운 자세, 중부 흉추, 전후방 흉추 도수교정(그림 5-55)을 사용하였다. 도수치료는 임상적 검진에 기초한 제한된 흉추 분절에 수행되었다. 흉추 도수교정에 따른 하부 승모근력

(즉, 14%)의 퍼센트 상승은 가동술(즉, 6%)과 비교해 봤을 때 유의하게 더 컸다. 연구자는 관절가동술과 도수치료가 하부 승모근의 신경근 재교육 전에 더 좋을 수 있다는 것을 제안하였다.[266]

몇몇 연구는 흉추와 요추 또는 하부 흉추의 과소가동성과 연관된 기술된 중재 간 부분 상호작용을 평가하였다. Whitman 등[267]은 요추 협착증을 지닌 환자에 대해 2가지 물리치료 프로그램을 비교하였다. 한 프로그램은 도수 물리치료, 체중지지 트레드밀 걷기, 그리고 운동을 포함하고 있었고, 다른 프로그램은 흉추와 요추, 골반, 하지의 도수교정과 비도수교정, 도수 신장, 근력 강화 운동과 같은 다양한 기술을 포함한다. 환자 만족, 장애, 트레드밀 걷기 검사의 향상은 도수치료그룹과 운동그룹에 6주 1년 그리고 긴 추적조사를 거쳤다.[267]

Sebastian은[268] 오른쪽 둔부에 방사통을 갖는 요통을 경험하는 환자에 대한 사례보고를 발표하였다. 증상은 요천추부위에 근 에너지 기법과 연부 조직 가동술로 개선되었지만 요통이 재발하는 사람들에선 둔부의 통증이 지속되었다. T12분절의 굴곡, 좌측 회전, 좌측 측방굴곡에 대한 움직임 제한이 확인되었고, 누운자세, 전후방 빠른 속도 낮은 진폭(HVLA)가 T12에서 L1의 움직임 분절에 적용되었다. 흉요추 도수교정에 대한 환자의 반응을 기초하여 통증이 감소되었고 기능이 증진되어, 연구자는 흉요추 연접부 움직임 제한이 환자의 문제에 기여하는 우세적인 요인이라는 것을 결론지었다. 요통의 주증상의 치료와 평가는 하부 흉추를 포함한다. 흉추 도수치료는 요추천추 근 에너지 기술, 연부조직 관절가동술, 요추 골반 안정화 운동, 전기치료와 둔부 근육 강화를 포함하는 다양한 치료 계획 중 하나의 요소이다. 연구자는 요통 및 흉요추 연접과 연관된 해부학적 상태 및 생의학적 상태에 대한 고려를 의논하였다.[268] 그림 5-56과 5-57은 흉요추 연접부에 대해 보통 편측 도수교정 기술로 사용된다는 것을 보여준다.

Horton은[269] T8에서 T9 움직임 분절 수준에서의 급성 좌측 요통을 지닌 환자의 물리치료 관리법을 기술했다. 의학적 전문가에 의한 도수치료 후 물리치료를 교육하지 않았던 이틀간의 시작은 성공적이지 않았다. 환자는 신전, 좌측 측방굴곡 또는 회전할 때 심각한 통증 증상을 보이게 되는 굴곡과 우측 측방굴곡 자세에 대한 교육을 받았다. 우측 옆으로 누운자세는 편한 자세이다. 수동 부가적 척추간 움직임(PAIVM)은 좌측 T8부터 T9에서의 경직과 통증을 다시 발현시켰다. 수동 생리적 척추간 움직임(PPIVM)은 제한되었고, 같은 수준에서 좌측으로의 회전은 통증이 있었다. 심각성, 감수성, 통증 때문에 치료사는 멀리건에 의해 기술된 지속적인 자연스런 척추유동술(SNAG)의 사용을 선택한다. SNAG는 통증이 있거나 움직임의 제한된 범위를 통해 동시에 능동적으로 움직이는 환자에 실시하는 수동 부가적 활주이다. 기술 자체는 통증을 유발하지 않는다. SNAG는 몸통을 지지하고 곧게 편 자세를 도와주는 움직임을 하는동안 치료사 손의 척골연으로 T8의 SP에 대한 머리쪽 방향에 수행된다(그림 5-58). SNAG는 교정된 자세에서 지속되고 3회 반복한다. 환자는 곧게 편 채로 있을 수 있다. 다음 날 추적조사 기간까지 이 자세를 유지하기 위해 끈을 사용한다. 95%의 환자가 개선되었고 후관절 위 좌측 T8에서 T9에 큰 진폭

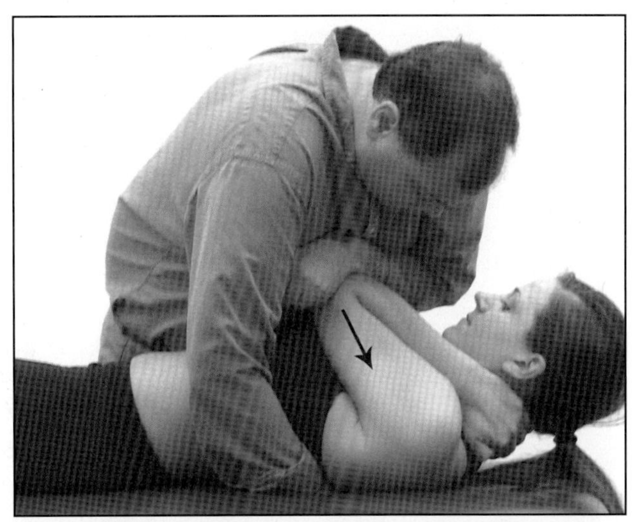

그림 5-55. 신전 성향을 지닌 누운자세 중하부 흉추 전후방 도수교정. 환자는 바로누운자세, 두 손을 목 뒤로 하거나 상체를 안게 하거나 가장 위에서 떨어진 팔과 함께 타올로 V자를 그리도록 한다. 치료사는 환자의 우측에서서 하부 손을 T5의 횡돌기의 하부 분절을 안정화시키고 위치시키기 위해 교차하여 닿게 한다. 우측 손을 위치에 유지하고 치료사는 환자의 등을 굴려 바로누운자세로 만든다. 편측 폄으로 향하는 성향을 위해 치료사는 목과 상부 흉추를 지지하고 제한된 쪽을 향하여 T4에서 T5분절에 장력이 느껴질 때 까지 가쪽 굽힘과 회전시킨다. 치료사는 환자의 팔꿈치를 치료사의 흉골 또는 상부 복부에 놓게 하고 환자 팔과 가슴을 통해 T4에서 T5를 향해 전후방 도수교정을 적용한다. 만일 양측 신전 제한이 나타난다면 치료사는 측방굴곡과 회전 없이 정확한 절차를 수행할 수 있다.

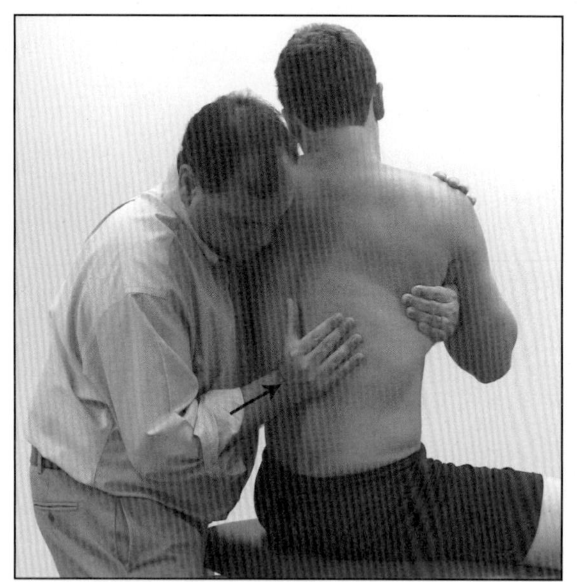

그림 5-56. 앉은자세 흉요추 접합 좌측 회전 도수교정. 환자는 앉은 자세, 팔로 가슴을 교차하게 하고, 골반의 안정성을 위해 두 다리를 벌리고 탁자에 앉는다. 치료사는 환자의 좌측에 서서 몸통의 움직임을 조절하기 위해 환자 몸에서의 두 팔 겨드랑이 아래 부분을 잡는다. 우측 소지구 둔덕을 사용하여 도수치료 손을 앞, 위 힘의 피부잠금을 사용하여 우측 T12 횡돌기에 위치시킨다. 치료사는 장력이 T12에 느껴질 때 까지 가벼운 굴곡과 신전 조정을 갖는 좌측으로의 측방굴곡과 좌측으로의 회전을 제공하기 위해 움직임을 진행한다. 그리고 치료사는 도수치료를 제공하기 위해 몸통과 다리를 사용함으로써 회전하게 하는 위 방향에 우측 손을 사용하여 빠른 속도 낮은 진폭(HVLA) 도수교정을 적용한다.

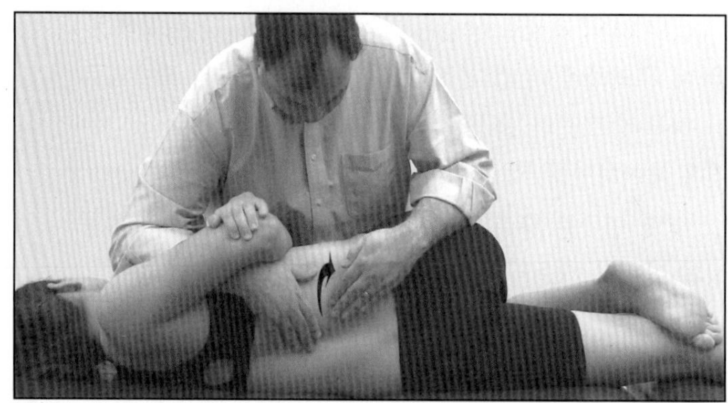

그림 5-57. 옆으로 누운 자세 흉요추 접합 우측 도수교정. 환자는 옆으로 누운 자세, 치료사는 환자의 상부 하지를 굴곡하고 발을 슬와부에 위치하게 하며 요추는 중립을 유지하게 한다. 왼쪽 팔을 치료사 방향인 위로 당기면서 T12에 대한 우측 아래로의 회전이 치료사에 의해 소개된다. 왼쪽 힘팔은 대둔근과 중둔근 간 엉덩이에 위치한다. 우측 전완은 T12-L1에서 움직임이 느껴질 때까지 좌측 전완이 골반과 요추를 회전시킴으로써 흉근 l과 흉곽 지역을 통한 우측 회전을 진행한다.
치료사는 설정을 유지하고 환자를 치료사의 방향으로 둥글게 한다. 치료사는 좌측 전완을 이용하여 골반을 탁자방향으로 내리는 동작을 이용한 최소한-힘 회전 빠른 속도 낮은 진폭(HVLA) 도수교정을 빠르게 적용한다.

의 후전방 관절가동술로 치료를 받았다(그림 5-29, 5-59 참고). 재평가에서 관절운동범위가 전 범위 가능하였다. 환자는 퇴원하였다. 효과적이라고 믿게 되는 SNAG의 기전은 가동술과 도수치료에서 기술한 것과 같다. SNAG와 연관되어 있는 추가적인 연구도 찾을 수 있다. Austin과 Benesky는 흉추에 통증을 지닌 대학 육상부 학생들의 관리에 있어 폄(그림 5-60I)과 회전(그림 5-60J)에 대한 자가-SNAGs를 포함한다.

움직임 결손과 적절한 중재를 지닌 흉추 통증에 대해 제안된 가동술과 도수교정 분류의 요약

치료사는 신중하게 검진하여야 하고, 기술에 최소의 힘을 적용해야하고 증거에 입각한 접근을 해야 하고 치료계획 전범위에 대한 평가와 재평가에 의한 치료를 행해야 하고, 증상과 징후의 악화에 대한 주의 깊은 분석을 해야 한다. 물리치료 관리는 환자의 검진과 움직임을 개선시키기 위한 장애에 의한 전략을 포함한다. 게다가 흉추에서, 관리는 다수의 사례 연구에서 나타났듯이 경추상완과 요추골반과 같이 자주 주증상의 위, 아래 부근에 대한 검진과 중재를 포함한다. 다양한 전략은 흉추와 늑골 관절가동술 또는 도수교정, 도구를 이용한 연부조직 기술, 자가 관절가동술, 치료적 운동, 자세 운동, 근 에너지 기법, 운동 조절 운동, 흉추부위에 대해 선택된 도수교정은 인용된 연구와 연관되어 있는 것으로 나타났다. 도수 기법의 넓은 다양성은 다른 치료보다 우위에 있다고 알려진 기술 또는 어떠한 접근도 없이 임상적으로 사용된다. 반면 과소가동성 분절의 특별한 방향 및 움직임을 목표로 하는 중재는 자주 분절 정확성의 높은 수준이 항상 가능하진 않은 손을 사용하는 것을 목표로 한다. 그러나, 유효성과 관련된 신경생리학적 기전에 근거하여 부분적인 조정에 대한 고려가 더 적절할 수 있다(상부, 중부, 또는 하부). 일반적으로, 흉추 과소가동성은 늑골의 움직임을 이끈다고 생각되는 흉추와 같이 늑골 과소가동성 이전에 치료되었다. 만일 흉추

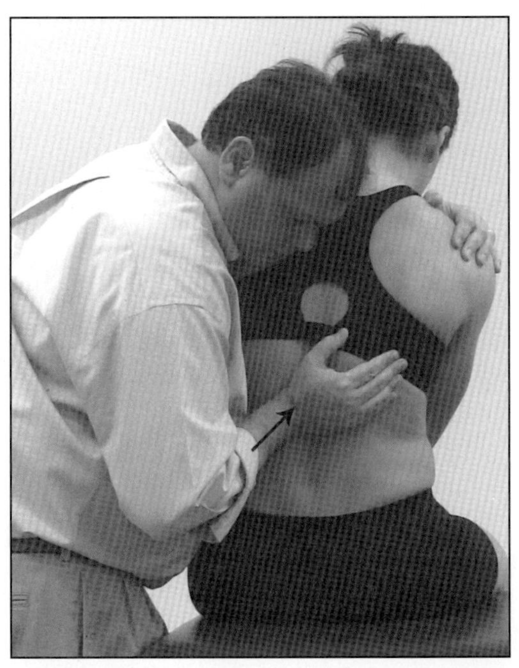

그림 5-58. 중심 SNAG. 치료사는 몸통과 몸을 곧게 세우는 움직임을 돕는 것을 지지하는 동안 극돌기에 대해 머리방향으로 지속되는 미끄러뜨림을 수행하기 위해 척골연을 사용한다.

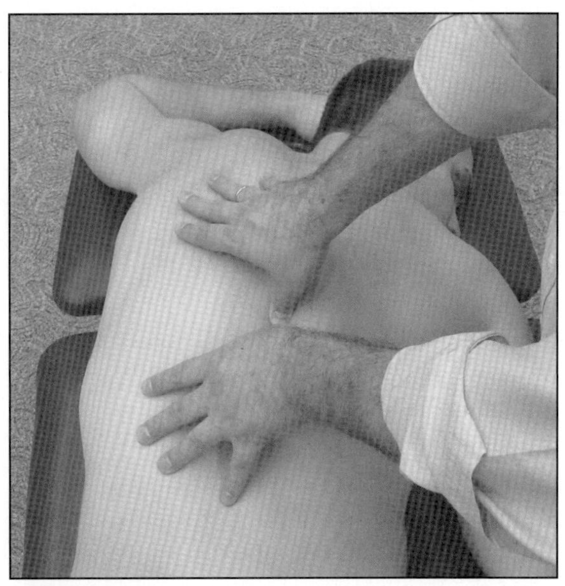

그림 5-59. 우측 관절 기둥 위로의 편측 후전방 관절가동술. 도수교정은 아마 다양한 방향에서 각도화 될 수 있고 다른 신체적인 움직임 자세와 함께 결합될 수 있다. 예를 들어, 우측 편측 후전방은 우측 측방굴곡에서의 환자 자세에서 수행될 수 있다.

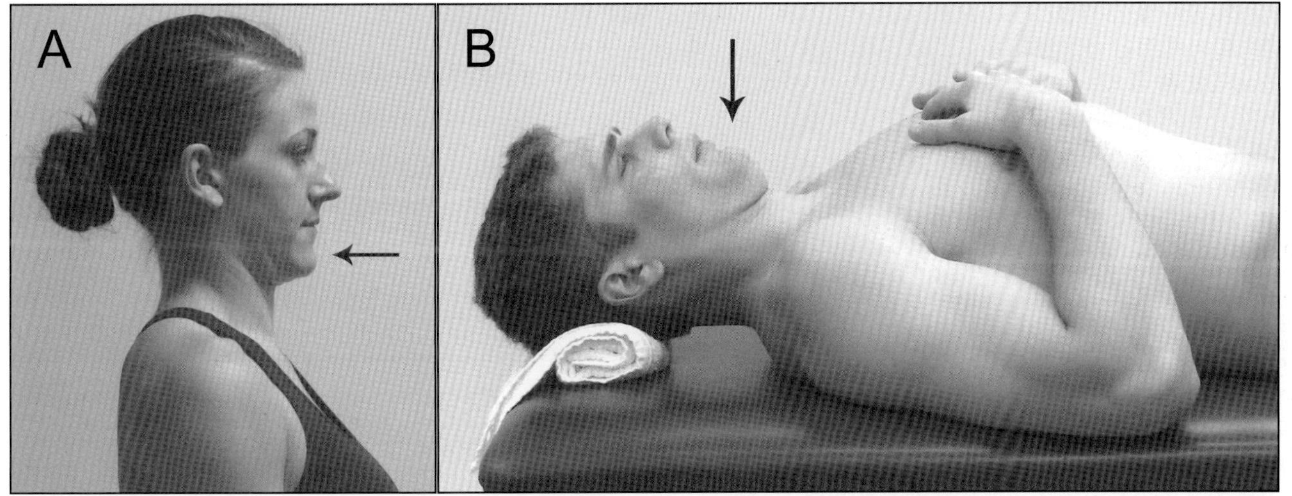

그림 5-60. 도수 중재 효과를 늘리기 위한 운동. (A) 앉은 자세에서 경추 후인; 하부 경추를 촉진하고 상부 흉추를 신전(계속된다).

의 치료 후에 늑골 움직임의 장애가 남는다면 흉곽에 대한 직접적인 중재가 행해져야 한다. 도수 기법은 대개 자세적 운동, 자가-가동운동 최상의 운동 조절 전략을 유지하기 위한 치료적 움직임, 움직임에 대한 임상적 습득을 유지시키거나 증가시키기 위한 운동, 새롭게 얻어진 ROM의 신경근육적 조절을 연습하는 것, 기능적 활동 제한을 말하는 것을 따른다. 도수 치료 과정 효과를 증진시키기 위한 추가적인 운동은 (그림 5-60)을 참고하라.

흉곽 관절 과소가동성과 전방 흉벽 증후군

근골격계 전방 흉벽 통증은 보통 흉벽증후군(CWS)이라 불러졌으나 설명이 부족하였다. Verdon 등은[274] 672건

그림 5-60(계속). 도수 치료 중재 효과를 증진시키기 위한 운동. (C) 의자 위에서 앉은자세 흉추 신전. 머리 뒤로 손가락을 깍지낀 채 앉은 자세, 중립자세에서의 경추, 환자는 의자의 등을 의자 아래의 구역을 고정하기 위한 받침점으로 사용하고 흉추를 신전하는 자가-관절가동술을 하기 위해 뒤로 기댄다. 환자는 턱을 들거나 천정을 봐서는 안된다. (D) 공을 껴안는 것은 중부-흉추에서의 편측 흉추 굴곡과 측방 굴곡/회전을 촉진한다. 앉은 자세에서, 환자는 큰 공을 가지고 있는 것과 같은 생각 또는 상상을 하고 환자는 그 공 주변에 팔을 놓으려 노력한다. 등 중간의 우측 편을 늘리기 위해 환자는 우측으로 돌고 손으로 공 주변을 둘러싸기 위해 오른쪽 팔을 더욱 더 뻗는다. (E) 상부 흉추 굴곡, 앉은 자세에서 환자는 손을 굽혀진 목 하부에 위치시키고 두 손을 깍지 끼운 채로 느리게 앞으로 구부린다. 그리고 손목 또는 요추에서의 굴곡 없이 팔꿈치를 복부쪽으로 가져온다. (F) 양쪽 무릎을 굴곡한 채 옆으로 누운 자세에서의 몸통 회전. 요추를 고정하기 위해 고관절과 무릎을 90° 굴곡하여 옆으로 누운 자세 그리고 팔의 가장 밑을 바닥에 놓아 편안하게 하고, 환자는 팔의 최상부를 목뒤로 놓아 숨을 들이 마쉬고 팔의 최상부를 호기동안 바닥을 향하여 뒤로 움직인다. 고관절을 가슴을 향하여 높게 움직이는 것은 (90° 이상)상부 흉추의 더 많은 회전을 제공한다. 고관절을 90° 이하로 하고 회전하는 것은 전체 척추에서 발생한다. 머리와 목은 중립 자세를 유지한다. (G) 네발기기 자세에서의 편측 흉추 회전. 네발기기 자세에서 편측 몸통 회전하는 동안 환자는 우측 손을 머리 뒤에 위치시키고 우측 팔꿈치를 천장으로 가져간다(1). 그리고 숨을 내쉬며 우측 팔꿈치를 아래쪽으로 내리면서 움직일 수 있는 범위내에서 좌측으로 가져간다(2). 흉추에서의 움직임을 강조하기 위해 경추는 반드시 중립을 유지해야 한다.(계속된다)

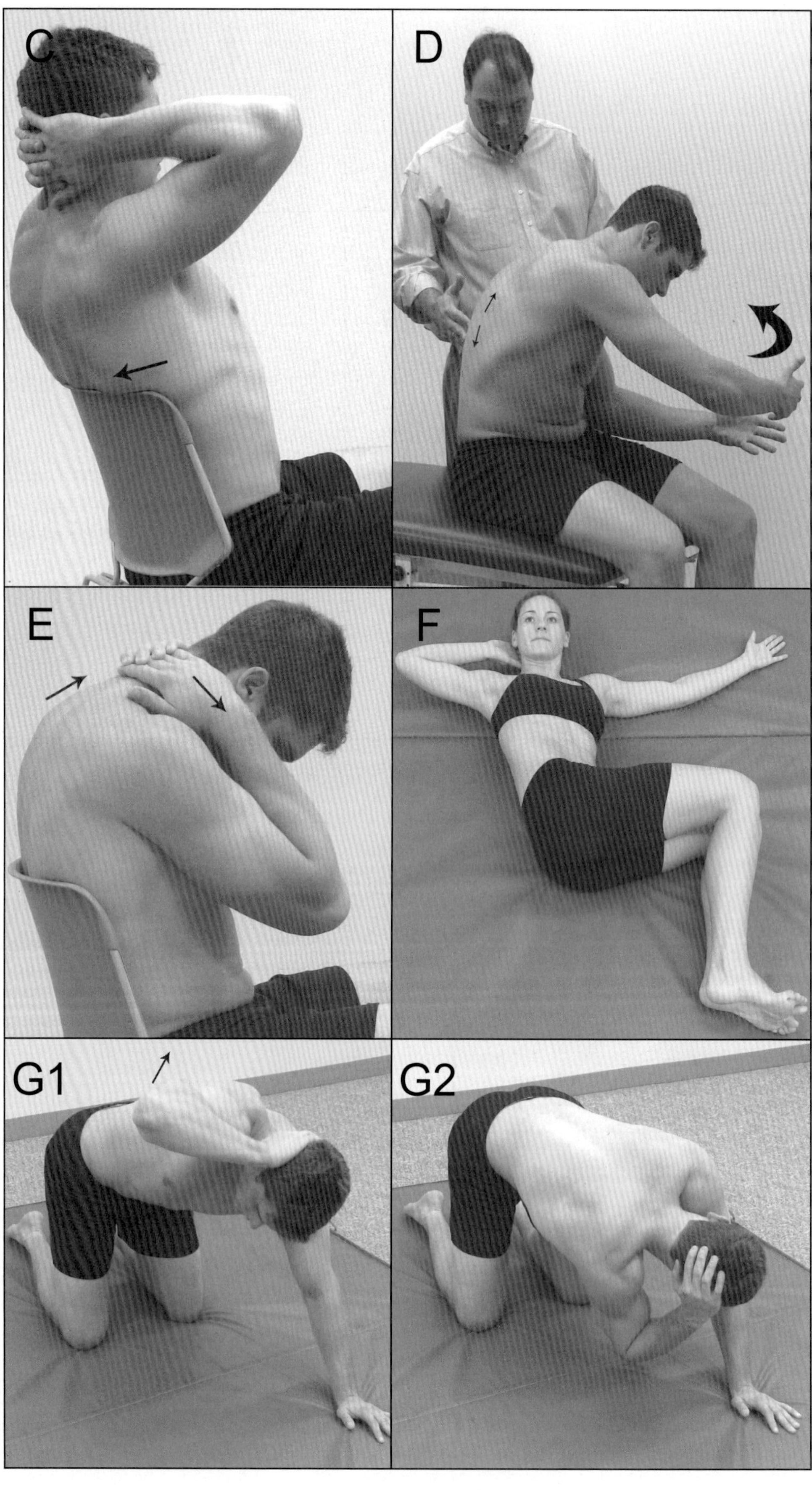

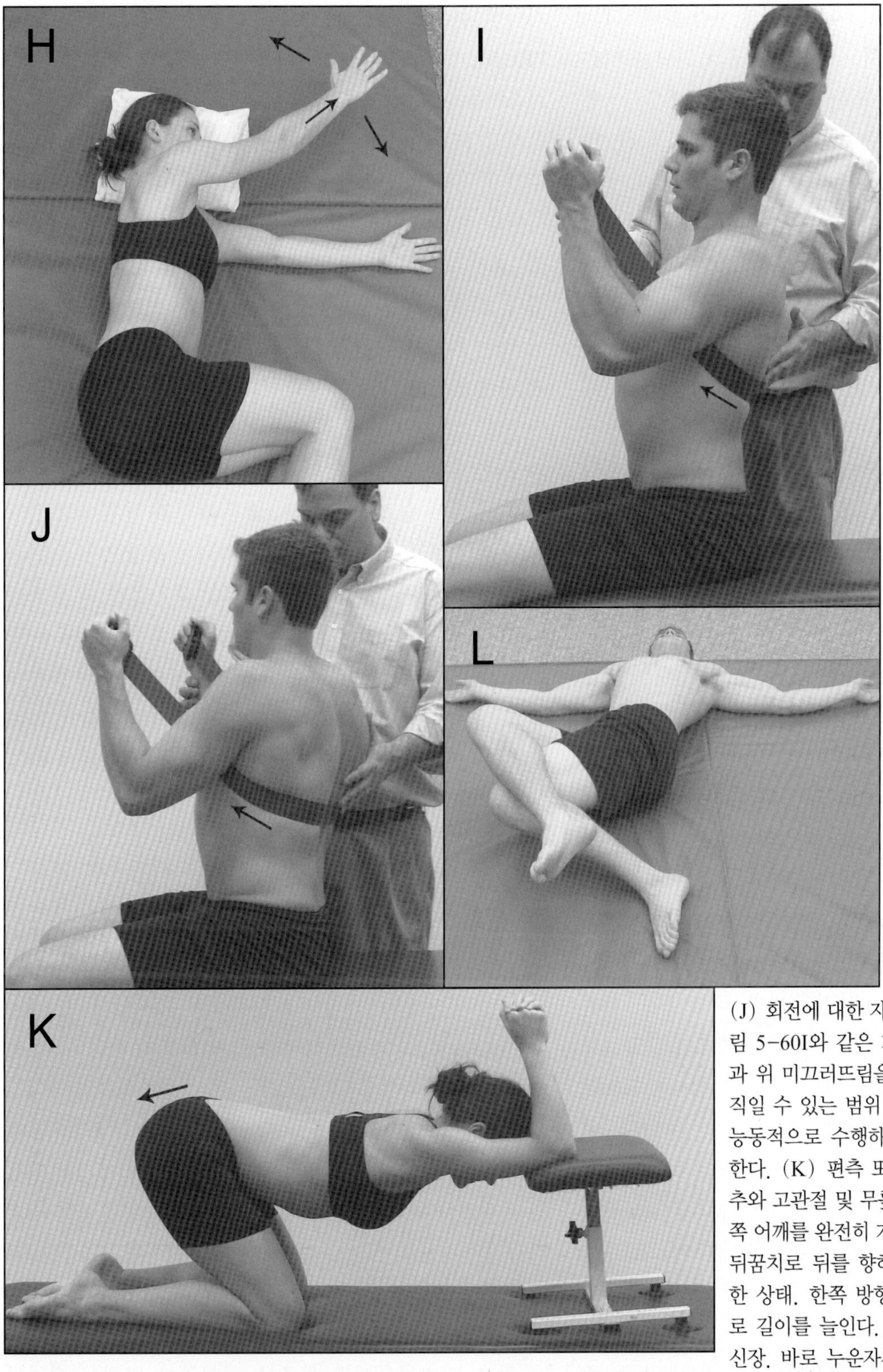

H

I

J

L

K

그림 5-60(계속). 도수교정 효과를 증진 시키기 위한 운동. (H) 옆으로 누워서 어깨로 원 그리기. 옆으로 누워서 어깨로 원그리기는 일반적인 움직임 운동으로서 360°의 범위로 수행되는 흉추 및 상지 움직임과 결합된다. 고관절과 무릎 굴곡이 포함된 옆으로 누운 중립자세에서 환자는 손으로 매트의 면을 만지면서 시계방향과 반시계 방향으로 원을 그리며 움직인다. 다양한 방향으로 닿게하는 것은 흉곽의 특별한 구역에 대한 운동에 집중시킨다. 흡기와 호기는 흉곽의 움직임을 촉진시킬 것이다. 견갑대는 의도된 움직임에서의 움직여지고 안정될 수 있게 해야 한다. (I) 신전에 대한 자가-SNAG. 앉은 자세, 적절한 흉추 분절에 환자는 얇은 타올 또는 벨트를 사용한다. 수평으로부터 약 60°에서 앞과 위방향으로 당김한다. 당김을 유지하는 동안, 환자는 능동적으로 펴하고 끝범위에서 짧은 시간 지속한다. (J) 회전에 대한 자가-SNAG. 회전을 위해 그림 5-60I와 같은 기술이 사용 될 수 있다. 앞과 위 미끄러뜨림을 유지하는 동안, 환자는 움직일 수 있는 범위 내에서 통증이 없는 회전을 능동적으로 수행하고, 끝 범위에서 짧게 유지한다. (K) 편측 또는 양측 광배근 늘이기. 요추와 고관절 및 무릎은 완전이 굴곡한 자세, 양쪽 어깨를 완전히 거상시키고 외측 회전하여 발뒤꿈치로 뒤를 향하여 앉는다; 팔꿈치는 굴곡한 상태. 한쪽 방향으로 측방굴곡하여 편측으로 길이를 늘인다. (L) 요방형근 근육이 대한 신장. 바로 누운자세에서, 팔을 90° 외전 시킨 상태로 무릎을 굴곡한 자세, 머리와 목은 중립자세, 환자는 한쪽 하지를 다른 쪽 위로 교차시키고 하부 흉추를 회전방향으로 당긴다. 자세가 유지되거나 수축되고 이완 근 에너지 기법이 추가된다. 이 자세는 흉요추 회전을 일으킬 수 있다.

의 흉통 사례에서 300명 또는 44.6%의 환자가 성비 1:1의 모든 연령에서 영향을 미치는 흉벽증후군의 진단을 받은 것을 관찰하였다. 병력과 촉진이 진단의 핵심이였다. 통증 부위가 포함된 근육 또는 건이 포함된 뼈, 연골 위, 또는 늑연골관절 또는 종종 급성, 중등도, 잘 국소화 되거나, 연속적이거나 하루 또는 일주일 중 간헐적으로 나타나며 자세를 취하거나 움직일 때 악화된다. 88명의 환자는 여러 군데의 통증 부위를 갖고 있었다. 210명의 환자는 중심선 또는 좌측면 한 부위에서 가장 자주 통증을 느꼈다. 통증은 특히 급성일 때, 심장문제와 불안증을 야기했다. 흉벽증후군은 19명에서 관상동맥질환, 6명에서의 종양과 공존하였다. 1년의 결과는 흉벽증후군 환자의 50%에서 재발에도 불구하고 호의적이다. 흉벽증후군은 일반적이고, 양성이지만 불안과 종종 재발을 야기한다. 흉추 통증의 대부분이 좌측면이므로 관상동맥질환과 공존의 가능성은 주의 깊은 검사를 필요로 한다.[274]

흉벽증후군에 대한 다른 이름은 늑연골염, 전형적인 가슴통증과 근골격계 가슴통증 증후군이다. 늑연골염은 늑연골 또는 늑흉골 관절(일반적으로 늑골 2-5번), 흉골 접촉부위에 염증이 생기고 국소통증과 압통의 원인이 된다. 발병은 잠행성 또는 과도한 외상과 깊은 호흡이나 몸통 움직임에 의해 악화된다. 늑연골염은 종종 Tietze's 증후군이라고 불리지만 이것들은 별개이다.[275] 가장 큰 차이점은 *Tietze's* 증후군은 부종이 없고(고름이 없다), 부종, 종창, 발적, 압통, 따뜻함이 특징인 반면, 국소 종창, 홍반 또는 촉진할 수 있는 부종은 늑연골염에 존재하지 않는다는 점이다. 침전 속도 또는 C-반응성 단백질 검사는 Tietze's 증후군에서는 양성이지만 늑연골염에서는 정상이다. 비교적 드문 하부 전방 흉곽의 불편함의 원인은 늑골연골의 전방 8, 9, 10번에 연관된 미끄러짐 늑골 증후군(slipping rib syndrome)이다. 늑골 연골에 손상이 가면 연골 끝부분(cartilage tips)이 지나치게 움직이게 되어 인접한 늑골아래에서 미끄러져 그 지역의 늑간 조직에 자극을 줄 수 있다. Udermann 등은[277] 대학 수영선수에서 미끄러지는 늑골 증후군(slipping rib syn.)의 관리에 대한 보고를 제시했다.

흉곽 관절 과소가동성과 후방 증상

흉추 또는 전방 흉벽 증상 유무에 관계없이 흉곽의 가동성 결손을 암시하는 검사 소견은 제한된 AROM과 PROM, 반복적인 움직임을 동반한 집중화 또는 주변화, 과소가동성 또는 통증 유발을 포함한 수동 생리적 척추간 움직임(PPIVM) 또는 흉추분절과 늑골의 수동 부가적 척추간 움직임(PAIVM)(예, 늑횡돌기관절, 늑골척추, 늑간사이의 관절)이 상지에 포함되지 않는다. 증상은 아마 기침, 재채기, 심부 호흡 및 또는 체간 움직임이 증가할 수 있다. 발병은 다른 외상, 장기적인 자세, 또는 불편한 움직임 또는 과도한 작업과 연관된 역학적 흉부질환과 유사하게 관련이 있다. 거북목 증후군과 과하거나 감소된 흉추후만증과 같은 자세변형은 이 위치에서 관련된 근육 불균형과 덧붙여 존재할 수 있다. 근육 불균형은 견갑거근 또는 사각근, 상부 승모근, 광배근, 짧은 흉근과 심부 굴곡근 또는 중부 승모근과 하부 승모근의 약화를 포함한다. 늑간근 또는 포함된 늑골의 장늑근 도입부는 촉진했을 때 통증을 느낀다. 통증이 있는 관절 과대가동성은 흉골을 개흉술 또는 수술 절차 후에 있을 수 있다. 변화된 호흡방식이 존재할 수 있다. 늑골 기능부전과 관련된 움직임 결함은 기본면의 기능 조합 또는 기본면의 일부 또는 전부에서 한쪽으로 양쪽으로 존재할 수 있다.

늑골 과소가동성 움직임을 지닌 환자에서 도수교정에 대한 증거

늑골 기능부전을 지닌 환자에 대한 도수치료를 지지하는 증거는 오직 사례보고 수준에서 존재한다. Kelley와 Whitney는[278] 14주 하부 늑골과 오른쪽 중간 허리 통증, 만성의 비외상성 발병을 지닌 16세 운동선수의 물리치료 관리를 설명하였다. T5~T8에서 달리고 발로차기, 깊은 흡입, 그리고 흉추 외측 굴곡 및 중심 수동 부가적 척추간 움직임(PAIVM)을 가지고 구성된 증상에서 관절 과소가동성과 통증이 있었다. T5~T8과 늑간사이의 공간 6~8번에 오른쪽에서 척추기립근은 통증이 있었다. T5~T6에서 누운자세에 전후방 비도수교정(그림 5-38 참조)은 흉추 과소가동성과 통증을 해결하기 위해 선택되었다. 비도수교정 위치에서 환자를 배치하는 동안, 공동현상(cavitation)이 생겼다. 재평가하면, 환자는 통증 없이 흡입, 2포인트에 의해 감소된 통증과 대칭적 외측 굴곡 운동, 향상된 흉부 확장을 가졌다. 1개월 후 전화를 통한 사후검

정에서 완전한 회복과 스포츠로 복귀를 밝혔다.[278]

Brismee 등은[279] 왼쪽보다 더 큰 오른쪽 한쪽으로 목 통증, 상부 승모근 통증과 상지의 감각이상을 만성 10년의 병력을 가진 42세의 오른손잡이 여성의 물리치료 관리를 설명하였다. 상부 승모근 통증과 감각이상은 자동차 충돌 4년 이후에 왼쪽으로 영향을 미쳤다. 주요한 물리치료 검사는 다음과 같다:

- 왼쪽 회전 시에 + 경추 회전 측방굴곡 검사
- 오른쪽 상승된 첫번째 늑골의 과소가동성이 하방활주에 의해 감소 됨
- 감각이상을 재발현시키는 45초간 우측 팔에 대한 양성 거상 팔 스트레스 검사(Positive elevated arm stress test)
- 목에서만 통증이 있고 과소가동성을 일으키는 C4–C5에 대한 우측 측방굴곡 수동 생리적 척추간 움직임(PPIVM)
- 우측 상부 승모근 당김과 4,5번째 손가락 감각이상에 대한 오른쪽으로의 양성 척골신경 긴장 검사(Positive ulnar nerve tension test)

물리치료사는 수면과 컴퓨터 작업에 대한 자세 교육에서 C4–C5 우측 측방굴곡을 개선하기 위해 관절가동술, 첫 번째 늑골 관절가동술, 신경역동가동술, 흉추 관절가동술 도수교정과 가정 방문 운동 프로그램으로 구성한다. 첫 번째 늑골 관절가동술은 누운 자세에서(그림 5–23) 각각 하방, 내측, 배측 방향으로 40초 동안 유지한 다음에 하방, 내측, 배측 방향 그리고 고속저진폭(HVLA) 도수교정을 실시하였다(그림 5–23). 첫 번째 늑골 가동술은 상악, 외측 및 복부 방향에서 각각 40초 동안 유지된 앙와위 (그림 5–23 참조)에서 발생했으며, 그 다음에는 하부, 내측 및 복부 방향과 HVLA 추력 조작이 발생한다. 도수치료는 우측 사각근 신장 운동과 하방 1번늑골 가동술을 병행하여 머리를 좌측 측방굴곡과 약간의 우회전으로 배치하여 경추를 40초 동안 안정화시키고 5회 반복하여 1일 2회 실시하였다. 증례 및 임상 추론에 대한 자세한 계획이 사례 보고서에서 논의되었다. 8주 및 6회 물리치료를 한 후, 환자는 증상이 없어졌다.[279]

흉곽출구증후군(TOS)은 이러한 환자에 대한 또 다른 진단의 일부다.[279] 그러나 TOS는 흔히 배제 진단이며 진단이나 보존적 관리에 대한 합의가 거의 없기 때문에 주제는 이 참조에서 논의되지 않았다. TOS에 대한 분류, 다양한 임상 발표 및 보존적 치료 접근법을 검토하기 위해 두 가지 우수한 논문을 추천한다. TOS 재활을 위한 장애 기반 관리의 주요 초점, 어깨 관절 복원, 상완골두의 회복, 약한 어깨 근육의 강화된 강화, 테이핑 및 흉부 출구의 감압을 돕는 다른 수동 치료 전략을 통한 견갑대를 포함한다. 실험적 결과에 기초하여 경추, 흉추, 그리고 첫 번째 늑골 관절가동술; 연부조직 관절가동술; 그리고 사각근과 흉근 길이는 다양한 TOS 하위그룹에 치료적 역할을 할 것이다.[282]

늑연골염의 임상 발현은 초기에 의논되었다. 앞가슴 통증의 다양한 심각한 원인이 제외되면, 보존적 관리가 시작된다. Aspegren 등은[283] 우측 5번 늑연골, 늑골 2번에서 5번까지의 우측 연골흉골 관절, 중부 흉추 구역의 뻣뻣함에 8개월 간 통증을 지닌 여성 운동선수의 관리에 대해 기술하였다. 움직임 평가는 5번–9번 늑골척추, 늑골횡돌기, 척추사이 분절까지의 과소가동성을 나타낸다. 치료는 엎드린자세에서 연골흉골 관절에 후전방 고속 저진폭 Graston 기술을 사용하고, 연골흉골 관절 위와 5번째 늑골연골에 키네시오 테이핑을 적용하는 흉추 도수치료로 이루어져 있다. 2주 동안 4기간 이후 환자의 70%에서 개선의 증상이 보였고 12기간 동안 효과가 지속되었다. 확장된 치료는 배구와 체중이동까지 2개월의 휴식을 포함한다. 퇴원 후 6개월간 추적조사에서 추가적인 사례는 필요치 않았다.[283]

Graston의 기법[284]은 손에 쥐고 쓸 수 있는 스테인레스 철을 사용한 연부조직 가동술로 구성되어 있고, 치료사들이 반흔조직 및 섬유성 제한을 치료할 수 있도록 해준다. 기구는 치료사의 손에 꼭 맞는 수정된 포크 모양과 같은데 이러한 도구는 치료시의 접착력을 집중시켜주고, 더욱 더 정확한 치료를 할 수 있게 해준다. 금속 기구는 외견상으로는 손가락 패드와 같은 방법으로 조직을 누르진 않는다. 때문에 더욱 깊은 접착력으로 치료를 할 수 있다. 현재 연구는 그들의 웹사이트에서 이용할 수 있다. 흉추 통증에 관한 어떠한 연구도 존재하진 않지만 무작위 대조 실험들은 현재 진행 중이다.[286]

Rabey는[287] 2가지의 사례를 기술하였다.

1. 후방 흉추의 통증은 없지만 10주간에 걸친 중간과 우측 가슴으로 서서히 퍼지는 통증의 시작을 지닌

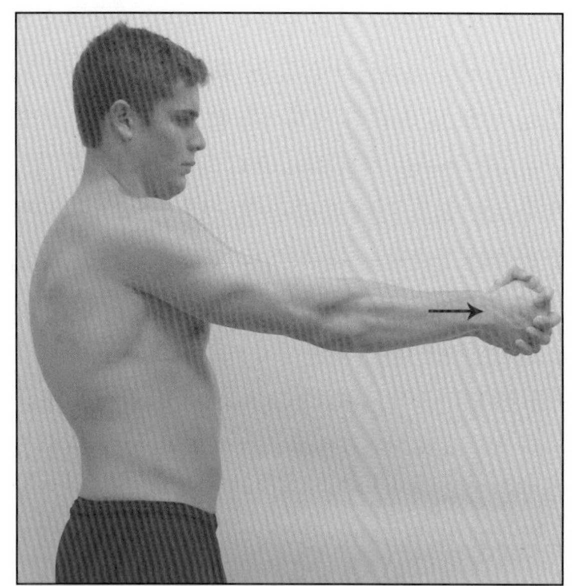

그림 5-61. 능형근과 중부 승모근 늘리기.
환자는 팔 90° 아래 거상과 함께, 견갑골 사이에 느껴질 때까지 전방으로 도달할 때까지 스트레칭 한다.

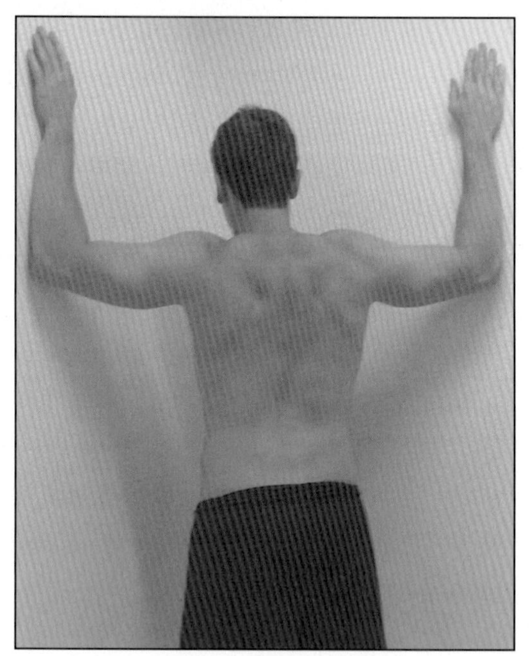

그림 5-62. 대흉근 모서리 신장

29세의 여자에 대한 관리. 증상은 들어올릴 때, 누를 때, 심호흡할 때 악화된다. MRI 스캔은 정상이다.

2. 18개월 간 왼쪽 가슴 통증의 점진적인 시작과 견갑골의 왼쪽 내측연에 대한 통증을 지닌 33세의 여성. 악화시키는 요인은 1시간 동안 앉아서 컴퓨터 하는 것 또는 20분 동안 뛰는 것이다. 방사선 검사는 정상이다.

두 환자는 모두 늑연골염(costochondiritis)의 진단으로 언급되었다. 환자 1은 우측 측방굴곡시 통증이 있고, 흉추 회전에 제한이 있다. T1–T2, T2–T3 수동 생리적 척추간 움직임(PPIVM), 3번 늑골 움직임에 대한 촉진 시 과소가동성을 느낄 수 있다. 우측 외측 회전과 굴곡에 대한 저항 시 약해지고 통증이 있다. 우측 전거근에 약화가 있다. 초기 도수치료는 T3 관절 기둥(그림 5–29 참고)과 3번 늑골각(그림 5–30 참고)에 대한 편측 후전방 관절가동술로 구성되어 있다. 향상 때문에 같은 치료는 2회 및 3회로 반복한다. 3회시, T2–T3까지의 빠른 속도 낮은 진폭(HVLA)은 바로누운자세에서 환자가 우측으로 회전하는 동안의 3번 늑골각 위 SNAG에 따른다. 치료는 1주 후에 반복한다. 궁극적으로, 견갑골 운동 조절 프로그램이 처방되고 환자는 증상으로부터 자유로워진다. 환자 2는 T4에서 T5 움직임 분절과 늑골 4, 5번에서의 왼쪽에서 유사한 검사결과를 지닌다. 환자는 과소가동성 분절에 가동술과 HVLA 도수교정에 대해 반응하고 견갑골 조절에 대한 운동 조절 프로그램에 반응한다. 이 두 환자에선 늑연골 관절에 대해 어떠한 중재도 적용하지 않았다; 오직 뒤 흉추 관절에만 적용했다. 연구자들은 도수 중재의 신경생리학적 효과에 의해 중재된 앞 가슴벽 통증에 대한 신경병리적 기여를 추측했다.[287] Gijbers와 Knaap은[288] Tietze's 증후군을 지닌 여성환자에서의 유사한 사례를 발표하였다. 관리는 3주간 6회에 후방 흉추관절에 대한 HVLA 카이로프랙틱 도수교정, 전방 가슴벽에 대한 촉진 기술, 자가 냉치료를 포함한다.[288]

Fruth는[289] 오른쪽 후방 상부 흉추 통증(가끔 전방 흉부, 견갑골과 척추 사이에 타는 듯한 감각, 견갑골 아래 뭉친 느낌을 받는)의 4개월 병력을 가진 환자에 대한 선별검사 및 임상가 진단 결정 과정을 설명하였다. 악화 요인으로는 체간 또는 상지 움직임, 기침, 재채기, 침대에서 자세 변경이 있다. 검사는 체간, 어깨, 경추의 제한된 AROM과 통증이 나타났다. 후전방 수동 부가적 척추간 움직임(PAIVM)은 우측 늑골 3–6번에 대해서 통증있는 T2와 관절 과소가동성하였다. 늑연골 관절의 전후방 부수적인 동작은 과소가동성이었으며 T2에서 T6까지의 통증이 있었고 우측 갈비뼈에서는 3–6이었다. 견갑대의 근력검사는 통증이 있었고 등급은 없었다. 촉진 시 견갑골 주위 근육 압통과 우측 능형근, 중부 승모근과 견갑골 내측 테두리에서 활동성의 압통점이 나타났다. 수동 부수적인 늑골 움직임 검사는 약물내성이 확인되지 않고, 중재는 1분에 활동점 또는 추가로 압력 통증을 최소화 할 때까지 허혈성 압박을 시작하여, 다음에 중부 승모근과 능형근을 신장한다. 감소된 통증으로 인해, 우측 늑골 3~6번 늑연골 관절과 전후방 관절가동술과 CV관절과 늑골 3-6번에서 경흉추에 2등급 후전방 관절가동술(그림 5-22)을 엎드린 자세, 누운 자세에서 각각 수행한다. 가정 운동은 능형근, 중부 승모근 신장(그림 5-61)과 흉부 신전 향상을 개선하기 위해 엎드린 자세에서 팔 자세교정을 포함한다. 두 번째 기간에서, 중재를 반복하고, 늑골 관절가동술과 대흉근 모서리 신장에 상부활주를 추가한다. 추가 기간은 지속적인 허혈성 압박; 늑골 관절가동술; 견갑골 후인 운동; 그리고 중부 승모근, 하부 승모근과 전거근 강화를 포함한다. 환자는 4주 동안 7번 방문 후 정상 기능 상태로 돌아왔다.[289]

하나의 개체로 두 번째 늑골 증후군은 어깨통증, 일반적으로 진단된 어깨 충돌 증후군 또는 회전근개 부분 파열의 반복된 원인으로 드물게 보고되었다. Grieve는[291] 이 증후군은 사용하지 않거나 무거운 사지, 어깨 통증 없이 또는 어깨 통증을 가지고 효율적으로 잡기 위한 무능력, 상부 경추 기능부전으로부터 머리에 연관통에 의해 보고하였다. 그러나 어깨관절 및 쇄골관절은 영향을 받지 않는다고 설명하였다. Boyle는[292] 두 번째 늑골 증후군을 가진 환자를 통해 환자의 2 케이스를 제시하였다. 그러나 어깨 통증과 주요한 불만사항 및 통증없는 두 번째 늑골의 위치에서 제시하였다. 첫 번째 사례는 일일 부상의 불분명 부상의 기전을 지닌 스포츠 충돌 직후 나타나는 21세 남자 축구선수를 포함하였다. 어깨 충돌 검사는 양성이고 회전근개 검사는 약하고 통증이 있었다. 60초 3번 반복의 엎드린자세에서 3등급의 후전방 늑골 관절가동술(그림 5-41C)의 2가지 치료 기간으로 증상이 완전한 회복하였다. 두 번째 환자는 정원에서 잡초를 뽑는 결과 상완에서 전방, 후방, 중심에 어깨 통증을 가지고 있었다. 증상은 두번 코르티손 주사에도 불구하고 5달 동안 나타났다. 어깨 AROM은 제한되었고, 통증이 있었고, 충돌검사는 양성이었다. 수동적 관절가동술은 C6와 C7, 늑골 2번과 3번에서 제한되었다. 후사각근과 전거근의 연부조직 가동술과 이전에 설명된 두 가지 늑골 관절 가동술의 2회 동안에 70%가 향상되었다. 추가 중재는 징후와 증상의 완전한 회복 그리고 전체 7회 동안 3번째 늑골 관절가동술, 자세 재교육, 견갑골 재위치, C7의 전후방 3등급의 관절가동술을 포함하였다. 저자는 어깨 통증이 나타나는 모든 환자에서 두 번째 늑골의 각도 촉진을 추천한다.[292]

움직임 조절 장애가 있는 흉추 통증에 대해 제시된 안정화 분류

흉추 임상적 불안정성

안정화 운동은 가장 일반적으로 과도한 흉추 가동성이거나 불안정성과 연관된 것으로 생각하여 체간 근육 수행에서 결함을 보이는 흉추 통증을 가진 사람을 위해 처방된다. 이 경우, 감소된 통증과 장애로 이어질 몸통 근육의 기능 개선은 운동을 하는 동안 척추 분절의 향상된 운동조절에 도움이 된다. 흉추 불안정 또는 운동 조절 장애를 지닌 환자를 확인하기 위한 표준방법은 이러한 진단이 어렵고 낮게 정의되고 확립되어 있지 않다. 환자의 안정화 운동에 대한 필요성은 반드시 방사선 사진이 있거나 없는 임상검사 결과를 기반으로 한다.

Olson은[13] 흉추의 임상적 불안정성이 전신성과 운동성, 척추 측만증, 개흉술 또는 흉추 절제술과 같은 심한 자세 이상, 자동차 사고와 같은 외상 후 발생한 것으로 보고하였다. 시험 결과는 지속적인 직립자세, 누워있는 자세에서 편안해지고, 능동적 가동범위 및 PPIVM 또는 PAIVM 검사와 과대가동술로 비정상적인 움직임을 포함한다. 환자는 올리고, 밀거나 당기는 것과 같은 목이나 상지를 포함하는 정적 또는 동적 과제에 어려움을 보고할 수 있다. 표면 또는 심부의 체계에 대해서는 힘, 지구력 및 운동 조절 장애가 나타날 수 있다. 능동적 관절가동범위 회전, 바로 누운 자세에서 팔들기(SAL) 검사 또는 엎드린 자세에서 팔들기(PAL) 검사 기간 동안 실패된 힘의 전달은 운동 조절 또는 임시적 불안정성을 제안할 수 있다. 중재는 자세 훈련, 안정성 운동, 분절 제한에 대하여 관절가동술과 도수교정, 활동성 또는 인체 공학적 수정이 포함되어 있다.[13]

그림 5-63. 흉곽 불안정성에 대한 6주 체간안정화 프로그램.
운동은 하루에 2번 수행된다. 1주-3주에 대한 운동은 흉벽을 안정화에 도움을 주기위해 복근을 수행한다. 운동은 부드럽게, 조절을 필요로 하고, 통증없이 해야 한다. 각 1주에 대한 운동을 수행해야 한다. 환자는 각 운동을 10초 동안 유지하고, 반드시 자신의 숨을 유지하지 않은지 확인하면서 10회 반복한다.(계속)

주	운동	그림
1주	**허리를 아래로 누운 자세에서, 무릎 아래에 베개를 놓는다.** a. **복근운동.** 허리수준에서 복근을 느낄 수 있게 손가락을 사용한다. • 흉벽의 안정화의 끝에서, 손가락으로부터 복부를 천천히 부드럽게 밖으로 끌어내어 호흡한다. • 당신은 두개의 골반뼈를 움직이는 상상을 한다.	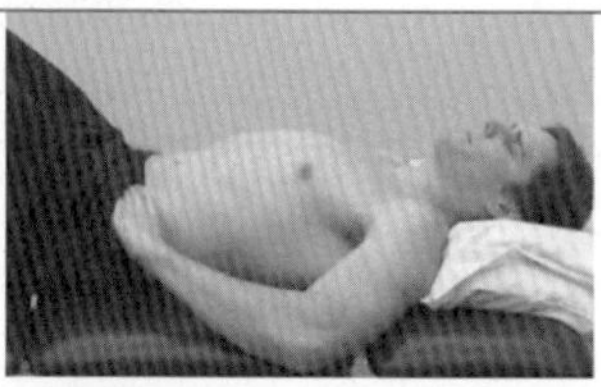
	b. **호흡 운동.** 하부늑골 바깥부분에 손을 놓는다. • 당신의 늑골이 우산처럼 되는 것을 상상한다. • 당신이 숨을 들어 마실 때 , 우산의 맨 아랫부분이 접혀진다. • 당신의 숨을 내쉴때 당신의 가슴과 흉골이 바닥쪽으로 무겁게 가도록 하고 이완한다.	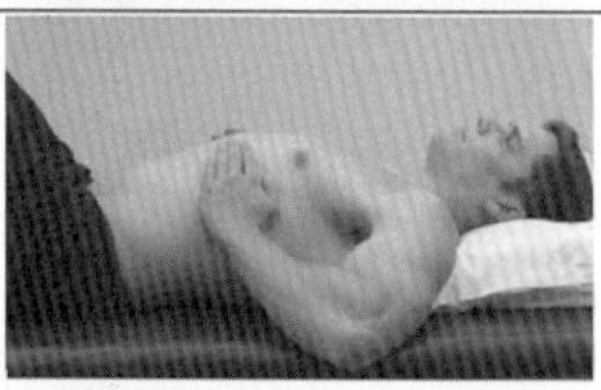
2주	**옆으로 누운자세에서, 다리사이에 베개와 허리 아래에 수건으로 감는다.** a. 반복운동 1a(복부)	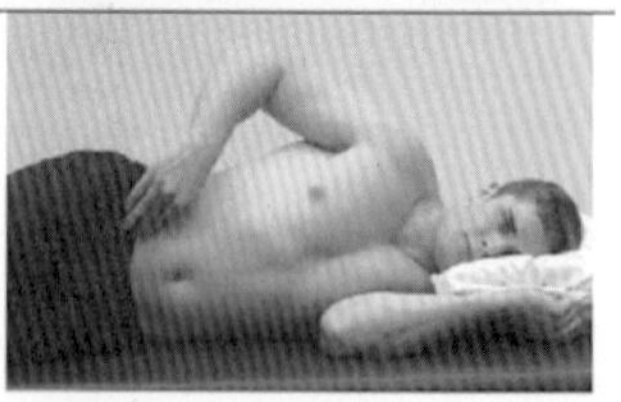
	b. 반복운동 1b(호흡)	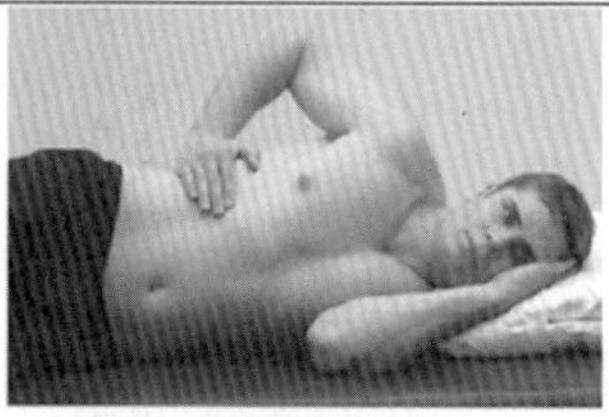
3주	**당신의 고관절의 높이를 무릎아래에 발을 대고 의자에 앉아 당신의 허리에 척추중립곡선을 유지하도록 한다.** a. **척추중립.** 당신의 흉골을 들어올리고 당신의 중간 허리에 부착되는 끈을 부드럽게 당신이 높게 만들어 들어 올리는 것을 상한다. 3분동안 유지하고 정상적으로 호흡하라.	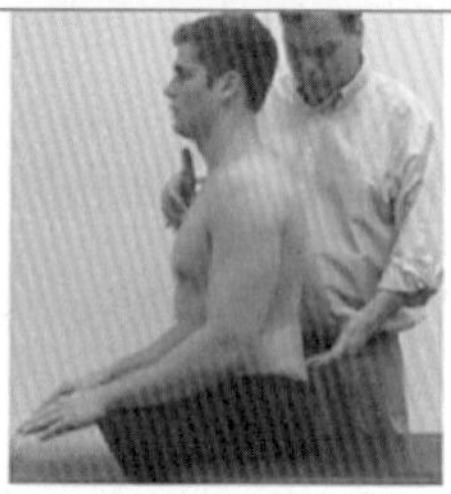
	b. **호흡 운동.** 척추 중립 위치에 앉아 있는 동안, 1b호흡 운동을 반복한다.	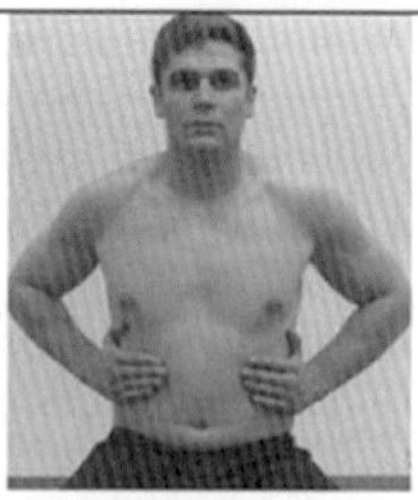
	c. 앉아서 복부운동 1a를 반복한다.	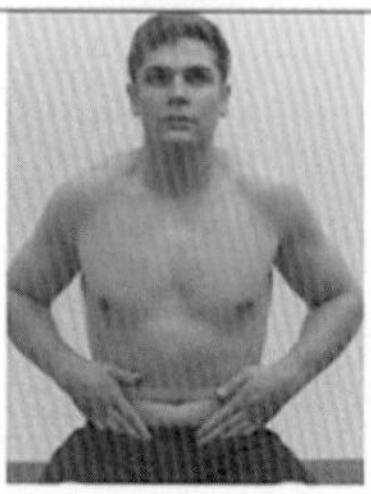

4주	**척추중립과 발을 바닥에 놓여 중간높이의 의자에 앉는다.** a. **체간– 팔 자세 운동**은 (양쪽 팔 굴곡/신전조절과 한쪽의 팔과 회전 조절). • 호흡을 내쉬는 끝에서, 복부 근육을 천천히 그리고 부드럽게 수축하고 양쪽 팔을 머리 위로 올린다.	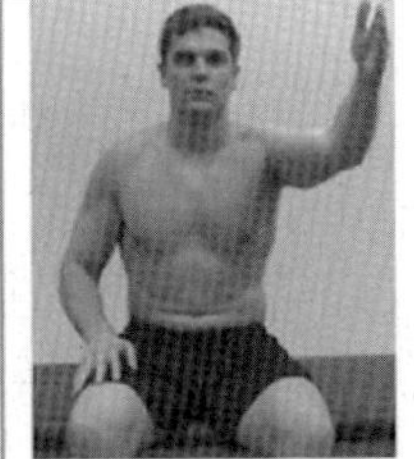
	b. **체간–다리 자세 운동**: 호흡을 내쉬는 끝에서, 복부근육을 천천히 부드럽게 수축하는 동안, 조심스럽게 바닥에서 한쪽 무릎을 들어 올린다.(약 2cm)	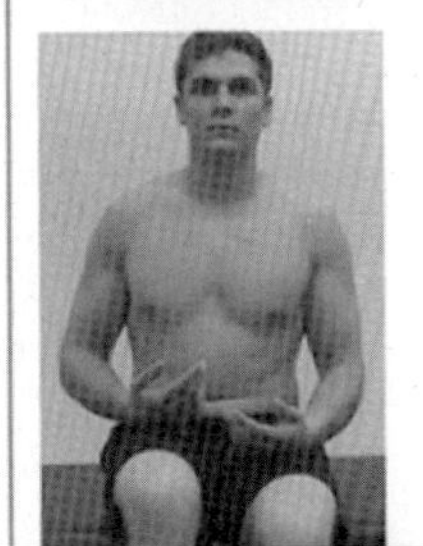
5주	**서있거나 앉아서 당신의 허리를 척추중립 곡선을 반드시 유지하도록 한다.** a. **체간– 팔 자세 운동(양쪽 팔– 굴곡/ 신전 조절)**. 호흡을 내쉬는 끝에서, 복부근육을 천천히, 그리고 부드럽게 수축하고 양쪽 팔을 머리 위로 올린다. **팔 도달**: 호흡을 내쉬는 끝에서, 당신의 다른 어깨 반대쪽에 있는 테이블에 있는 컵을 잡기 위해 한쪽 팔을 들어 올리는 동안 당신의 복부근육을 천천히, 그리고 부드럽게 수축한다.	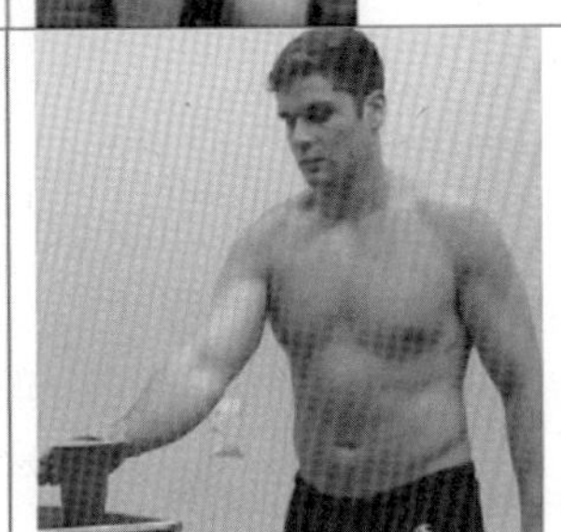
	b. **체간– 다리 자세 운동**. 호흡을 내쉬는 끝에서, 복부근육을 부드럽게, 그리고 천천히 수축하는 동안, 한쪽 다리를 부드럽게 바닥에서 들어올린다.(약 2㎝)	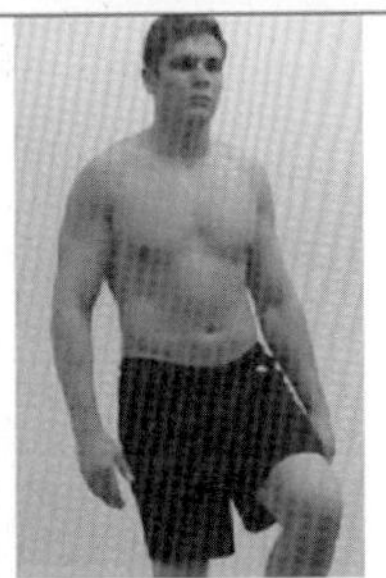
6주	**추가적으로 선택적으로 부하와 함께 앉아있거나 서 있는다.** a. **하중된 굴국과 함께 체간–팔 자세 운동**(손에 작은 무게 또는 탄력있는 밴드를 사용한다.) 호흡을 내쉰 후, 한쪽 팔을 머리 위로 들어 올리는 동안 복부근육을 천천히 수축한다.	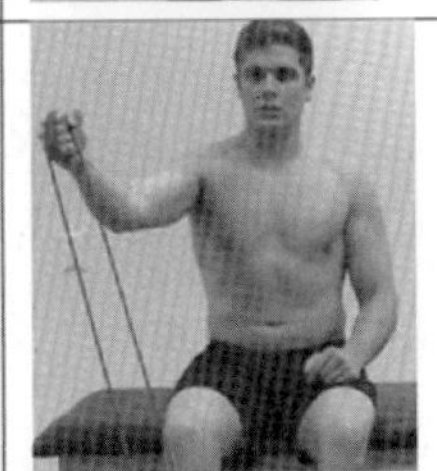
	b. **하중된 대각선 패턴과 함께 체간–팔 자세 운동(손에 작은 무게나 탄력밴드를 사용한다)**. 호흡이 끝나면 팔을 몸 전체로 당기면서 부드럽게 천천히 복부 근육을 수축시킨다. 중립 척추를 유지한다.	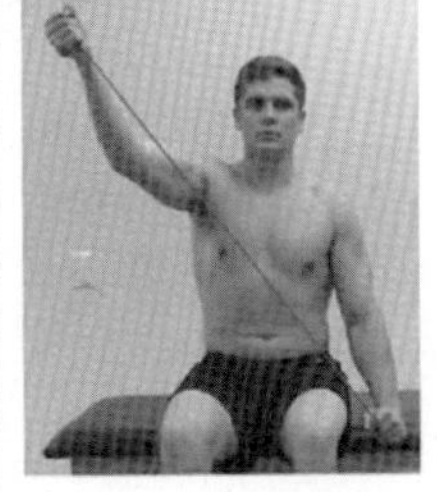

그림 5-63(계속). 흉골 불안정성을 위한 6주 체간 안정화 프로그램. 운동은 하루에 2번 수행된다. 1~3주 동안 운동은 흉벽의 안정화에 도움을 주기 위해 복부근육을 활성화한다. 운동은 부드럽게, 조절을 필요로 하고, 통증없이 한다. 각 주에만 운동을 수행해야 한다. 그는 환자에게 자신의 숨을 반드시 유지하면서 각 운동을 10초 동안, 10회 반복한다.

운동조절 장애가 있는 흉추 통증에 대한 제안된 안정성 분류에 대한 증거

Lee와 Lee는[153] 흉추의 최적의 기능을 회복하는 것을 목표로 흉추 통증의 평가와 치료에 대한 기초를 제공하는 통합 모델을 제안하였다. 이 저자는 정상 복강내 압력과 호흡 기능을 유지하면서 손으로 일의 요구(즉, 하중, 예측 및 치료 값)에 따라 변화된 안정성과 움직임의 균형으로 흉부의 최적의 기능을 정의하였다. 최적화되지 않은 기능 결과는 파괴 하중의 잠재적인 원인을 확인하기 위해 폐쇄, 강제 폐쇄, 운동 조절 전략 및 정서적 참여자의 평가 요구로부터 상지와 하지 몸체 사이의 하중 전달의 실패가 발생하였다.[153]

이전 기간에서 설명한 것처럼, 일부 환자는 기능적인 움직임 방식을 회복하고 임상적 이익을 증가하기 위해 흉추 과대가동성, 뻣뻣함 또는 관절가동술, 근육에너지, 도수교정 및 운동치료의 도수기술이 필요하다. 다른 환자는 움직임 동안 흉추 분절 조절의 일차적 장애를 가지고 요추에 대해 논의된 바와 같이 표층과 심부 근육 체제를 재훈련에 대한 동일한 개념을 사용하여 운동 조절 장애를 해결하기 위해 안정화 운동이 필요로 할 수 있다. 그러나 대부분의 환자는 관절 움직임과 안정성을 위한 다각적 모델 중재를 요구하는 하나 이상의 영역에 하나 이상의 문제가 있다. 중재는 환자의 검사 결과, 현재의 증거, 임상적 추론 및 세션 재평가 내 사이를 기준으로 한다. 일반적으로 과대가동성의 장애는 근육 기능과 운동 조절이 회복하기 전에 해결된다. 해결되지 않은 경우 과소가동성은 부족한 운동조절 방식의 현상을 초래할 가능성이 있다.

흉추의 표층 및 심부 근육 안정화 체계와 관련된 연구가 근육 성능에 대한 신체 검사 기간에서 논의되었다. 가동성과 안정성의 일상 기능 요구사항을 충족하기 위해 흉추의 신경 근육 조절을 위한 요구사항에 대하여 아주 적게 알려져 있다. 요추 근육계에 비해, 몇 가지 연구에서 심부 체계(즉, 다열근, 늑간, 늑골거근, 횡격막, 복횡근,골반 기저부)의 조절과 표층흉추근육(즉, 척추기립근, 복직근, 내외복사근, 승모근, 능형근, 견갑거근, 전거근, 광배근)을 조사하였다.

오직 하나의 연구에서 안정화 운동의 효과를 조사하였다. El-Ansary 등은[293] 심장 수술 때문에 흉골 불안정성의 만성 4년의 병력을 가진 9명의 대상자에서 6주 동안 흉곽 안정화 운동(그림 5-63)의 효과를 검토하는 무작위 교차 연구를 진행하였다. 결과는 초음파에 의해 측정된 흉골 분리, 9일 과제 동안에 통증, 그리고 누운 자세에서 앉기, 앉은 자세에서 뻗기 움직임의 두 과제의 질 높은 수행이었다. 그리고 Lee에 의한 설명에서 저항없이 누운자세, 옆으로 누운 자세, 앉기, 한쪽 및 양쪽 팔을 올려 앉기와 같은 자세의 다양성, 진보적인 방식에서 다양한 초음파 영상을 사용하여 복횡근의 수축에서 매일 15분 안정화 프로그램에 중점을 둔다. 각 대상자는 더 적은 통증으로 수행할 수 있도록 흉골 안정성을 제공하는 역전된 "U자" 도구를 사용하여 운동을 덜 고통없이 수행 할 수 있었다. 전반적으로, 흉골 간격은 6.2㎜(95% CI: 3.5-8.9)에 의해 몸통 안정화 동안 감소했다. 일상생활 과제 시에 통증은 14㎜(95% CI: 5-23)로 감소되었지만, 흉곽 안정화 운동 시 과제 수행 능력은 개선되지 않았다. 3가지 자세 동안(옆으로 누운 자세, 팔 회전 및 체간 회전)에 통증이 임상적으로 의미있게 감소되었지만, 기침을 했을 때, 갑자기 발을 디딤으로써 소실, 또는 어깨를 높이 이상에 도달하였을 때 통증이 감소되지 않았다고 언급하였다. 운전을 하고, 앉았다가 일어서기, 그리고 누웠다가 앉기에서 통증이 감소되는 경향이 있다. 저자는 흉골 불안정성을 가지고 있는 대상자에 몸통 안정화를 포함되어야 한다고 결론을 내렸다.[293]

El-Ansary 등에[293] 의해 사용하는 흉추의 운동조절과 안정화를 위한 체계는 요추 골반 부위에 비슷한 안정화 개념을 사용하는 모델을[10,153] 기반으로 한다. 체계는 환자 검사 등의 몇 가지 단계를 포함한다:

- 체간 강직 또는 지나친 능동적인 전체 체계의 감소
- 국소 체계의 독립적인 수축의 분리
- 10회 반복하여 10초 동안 국소 체계의 정밀성과 내구성을 발전
- 국소 및 전체 체계의 조절은 Lee에 의해 각 단계에 가능한 자세한 정보를 설명하였다.

각 단계는 Lee[10]에 의해 제시된 자세한 정보와 함께 논의되었다.

체간 경직 또는 과민성 전체 체계의 감소[10]: 개인적인 경험을 바탕으로, Lee[10]는 흉추의 기능 장애 수준에서 심

부 근육의 고립된 수축이 안정화의 첫 번째 목표라고 믿는다. 그러나 표층층 체계가 지배적이거나 지나친 경우는 국소 체계를 동원할 수 있는 능력을 억제하기 때문에 이 활동을 먼저 해결해야 한다. 허리 요추 부분의 국소 안정화는 이전의 흉추 재교육에 함께 필요에 따라 치료하고 평가해야 한다. 중립적인 척추 자세와 횡격막 호흡은 국소 체계를 활성화하는데 표층 근육 활동을 감소하는데 사용한다. 외측 또는 후외측 늑골 확장이 호흡하는 동안 감소 또는 없거나 과도한 상부 가슴 호흡이거나 과도한 복부 편위 중 하나의 원인이 될 수 있다. 과도한 보조기는 표층 복부 및 흉부 척추기립근의 제한을 가지고 하부 흉곽 확장과 보강, 늑골측방 팽창법의 재교육은 도수 중재에서 얻은 움직임을 유지하는 데 도움이 깊은 체계를 용이하게 하고, 적극적인 전체적인 체계를 줄이는데 도움이 된다.[10]

횡늑골 확장을 재교육하기 위해 치료사는 흡기와 호기를 관찰하고 피드백을 줄 수 있도록 하부 흉곽의 외측부에 손을 놓는다(그림 5-6). 호기의 끝에서, 부드러운 압박은 과도한 상부 가슴 또는 복부 호흡에 대하여 관찰하고, 흡기 동안에 확장이 나타날 수 있는 위치에 환자를 집중 적용된다. 환자는 편안하고 깊은 호흡을 위하여 하부 흉곽에 자신의 손을 사용하여 몇 분 동안 하루에 2~3번 연습해야 한다. 환자는 앉거나 서거나 걷는 동안 하루 종일 호흡 패턴을 관찰해야 한다.[10]

근육 활성화 방식에서 구부려서 앉은 자세와 똑바른 흉추, 똑바른 요추골반의 분석과 앉은 자세를 평가하는 과정은 제3장에 자세히 설명되어 있다. 환자의 다리를 지지하고 엉덩이를 80° 굴곡하고, 치료사는 자세 관찰과 환자의 척추 중립을 찾는 능력을 결정하고 증상에서 미치는 영향을 평가하기 위해 교정할 필요가 있다. 척추의 위치는 첫 번째 교정해야하는 것과 관련해 변형이 존재한다. 치료사는 척추 중립 자세를 찾기에서 환자를 돕기 위해 도수와 또는 구두적 신호를 사용한다. 중립에서 요추를 유지하면서 환자는 수동적 또는 구두로 치료사를 돕는 동안 흉골과 치골결합의 정렬을 관찰한다. 부드럽게 전방과 상부로의 도수는 허리 중립을 유지하거나 바로잡는데 사용된다. 증가된 흉추 후만부위의 경우, 임상가는 환자에게 "당신의 흉골을 부드럽게 올리고 있음을 상상하거나 감소된 흉추 후만부위의 경우, 당신의 가슴을 무겁게 이끌어 당신의 흉골을 배꼽쪽으로 감소되게 상상하라"고 묻는다. 치료사는 증가된 흉추후만에 대해 흉골을 부드럽게 하방과 후방으로의 자세와 감소된 흉추 후만의 경우 똑바로 전방과 상부로 후방 흉곽에 사용한다. 추가신호 옵션은 다른 곳에서 논의된다. 척추 중립자세를 성취하는 것은 척추기립근의 과도한 수축은 포함하지 않는다. 무게가 좌골결절 위에 고르게 분포 또는 좌골결절 위에 중심으로 흉골을 치골과 수직으로 정렬한다. 흉요추 확장에서 상부 가슴 호흡결과는 늑골측방팽창 방식의 수정을 통하여 나타난다. 회전 및 측방굴곡 흉곽 비대칭에 대한 추가적인 교정은 다른 곳에서 논의된다. 척추 중립자세 및 자세에서 이동할 수 있는 능력의 유지는 자세로부터 서 있거나 벽에 기대어 상지로 체중부하를 하거나 또는 네발기기자세로 구성되어진다. 척추중립자세가 정상적인 흡기 방식을 가지고 이러한 자세 중 하나에서 달성될 때, 흉추 및 허리골반 심부근육의 수의적 수축이 시작된다.[10]

국소 체계의 독립적인 수축의 분리[10]: Lee에[10] 따르면, 척추 중립은 심부체계와 다음과 같이 진행되는 엎드리기나 앉기에서 보통 시작에 가능하게 하는 중요한 위치이다. 엎드리는 자세에서, 만약 수건이 필요한 경우, 흉추 후만 증대와 흉골 보조를 따라 타올을 수직으로 지향한다. 치료사는 언어적 단서와 함께 촉각 피드백을 제공하기 위해 적절한 레벨의 극돌기에 인접한 양쪽을 촉진한다. 천천히, 약간 상부 방향에서 손가락으로의 심부 압박은 텐트나 밧줄(당김줄)에 의해 중단되는 척추의 개념을 강화한다. 모든 언어적 신호는 와이어 지지 또는 척추의 느낌을 만들고 각 측면에서 동등하게 연결하는 이미지를 제공한다. 다양한 신호가 가능하다. 예를 들어, 극돌기에 인접한 촉진 그리고 도수나 언어적 신호에 대한 중간 겨드랑이선을 사용하는 동안, 환자에게 숨을 내쉬고 들이 마시는 동안, 묻는다 "정상적인 호흡 방식, 척추 중립 및 표층 근육의 회복 없이 10초 동안 수축을 유지하고 척추의 중심을 늑골로 향하여 그리기를 상상하라"(그림 5-64) 최적의 촉진반응은 근육의 긴장에서 심부, 점진적인 수축 또는 증가이다.[10] 빠른 동원은 등 뒤에서 손가락을 밀어내고 있는 감각은 척추기립근, 또는 견갑골 근육, 표층 체계를 제안한다.[10]

국소 체계의 정밀성의 개발 및 내구성[10]: 요추골반 안정화에 대한 훈련전략과 비슷한, 두 번째의 목표는 10초

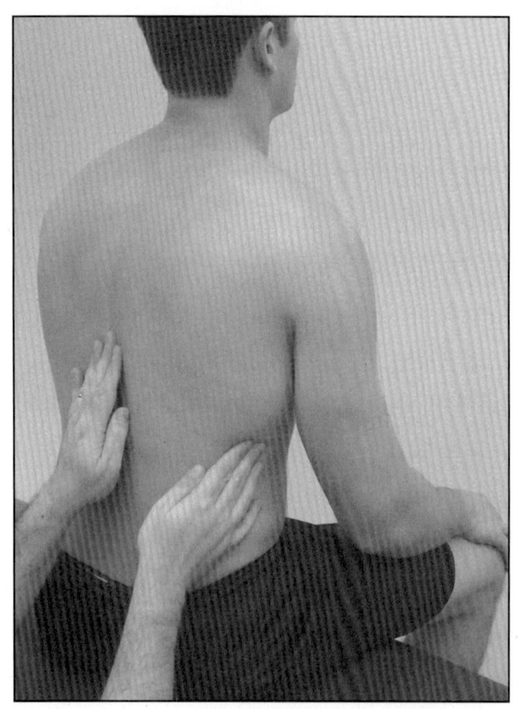

그림 5-64. 심부 흉추 안정화의 촉진. 임상가는 극돌기에 인접한 촉진과 도수나 언어적 신호에 대한 중간 겨드랑이선을 사용한다. 임상가는 "환자에게 숨을 들어 마시고, 내쉬는 동안, 정상적인 호흡 패턴, 척추 중립 및 표면적 근육의 모집 없이 10초 동안 수축을 유지하고 척추의 중심을 갈비뼈로 향하여 그리기를 상상하라"고 말한다.

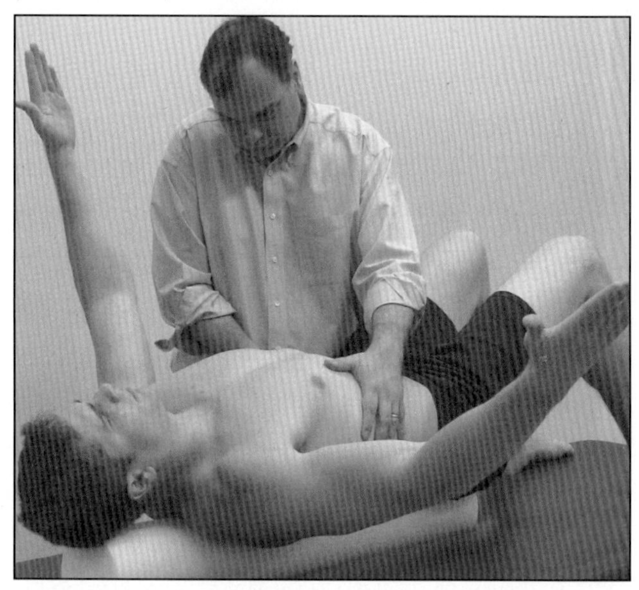

그림 5-65. 불안정한 표면에서 누운 자세 trunk-arm 자세. 환자에게 평평한 표면과 롤로 진행되고 누운 자세에서 시작하는 조절된 방식, 추가로 느린 사지 하중에 의한 협응능력을 통하여 중립자세를 유지하도록 말한다. 팔은 각각 양쪽 또는 한쪽으로 90° 굴곡하여, 흉부의 회전 조절이나 신전 조절과 굴곡 조절한다. 동작과 결합된 움직임 패턴의 모든 면은 또한 사용된다. 1에서 5파운드 무게를 추가로 증가 될 수 있다.

유지하고 10회 반복으로 각 환자에 대해 설정되어 진다. 운동은 최적의 전략과 조절에 대한 환자의 능력에 따라 짧은 기간의 하루에 걸쳐 빈번하게 이루어진다. 수의적인 깊은 근육 활동은 일상생활 동안에 권장된다. 위치는 엎드리거나 앉거나 서있거나 벽에 기대어 상지의 체중 부하에 지지로부터 다양하다. 과도한 표층 활동, 호흡유지, 중립자세의 소실은 피로 또는 과제가 부담이 크다고 제안하는 최적이 아닌 전략의 신호이다.[10]

국소 및 전체 체계의 협응[10]: 격리된 수축 목표가 충족되면, 다음 단계는 저 부하 표면적 근육 활성화 요구가 움직임을 조절하고 위치를 유지하는 동안에 흉추 및 요추골반 위치에서 심부근육 체계의 수축을 유지하는 것이다. 이 기간은 일반적으로 요추골반 부위에 대한 제4장에 제시된 설명서에 따른다. 상부 및 중부 흉추 위치의 경우, 팔의 움직임에 통합된다. 중부과 하부 흉추 부위의 경우, 다리 움직임에 통합된다.

체간-팔 분리인 경우, 환자는 롤(roll)과 같은 받침없는 표면에서 진행되고 추가로 느린 사지 하중, 조절된 방식, 평평한 표면에서 누운 자세에서 시작하여 동시 수축을 통하여 척추 중립을 유지하도록 말한다(그림 5-65). 팔은 각각 양쪽 또는 한쪽으로 90° 굴곡하여, 흉부의 회전 조절이나 신전 조절과 굴곡 조절한다. 외전, 신전 또는 대각선 방식도 사용된다. 1-5파운드 무게를 추가로 증가될 수 있다. 앉거나 더 나아가 탄력 있는 저항없이 또는 불안정한 표면에 앉아서 진행된다. 한쪽 또는 대각선 방식을 회전 조절을 하는 동안에 끌어올리거나 아래로 당겨 각각, 흉부의 굴곡 조절 또는 신전 조절이 필요하다(그림 5-66). 비슷한 개념은 공위에서 네발기기 자세, 서있는 자세, 런지 자세, 서 있는 자세에서 한 다리 들고 서있기, 상지의 체중부하 자세, 벽에 기대어 적용하거나, 회전조절에 대한 네발기기 자세에서 한팔 들기로 진행하고 있다. 모든 새로운 자세와 움직임의 경우, 움직임의 조절과 호흡을 들어오면서 심부 시스템의 질 높은 수축이 시작된다. 움직임 조절 운동은 또한 한쪽 팔을 올리고 밀고 당기고 또는 들어올리기와 같은 환자의 기능적인 요구와 관련 있다.[10]

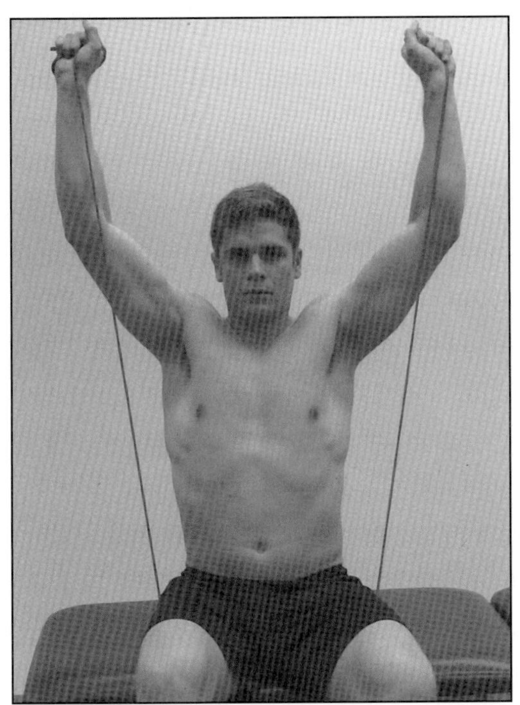

그림 5-66. 안정한 표면에서 앉아서 체간-팔 분리. 탄성 저항의 유무에 관계없이 안정적이거나 불안정한 표면에 앉아서 환자는 탄성 저항에 대항하여 상방 또는 하방으로 당겨 내려야한다. 이는 흉추의 굴곡 또는 신장 조절에 각각 영향을 준다. 일방 또는 대각선 방식은 회전 제어에 영향을 미친다.

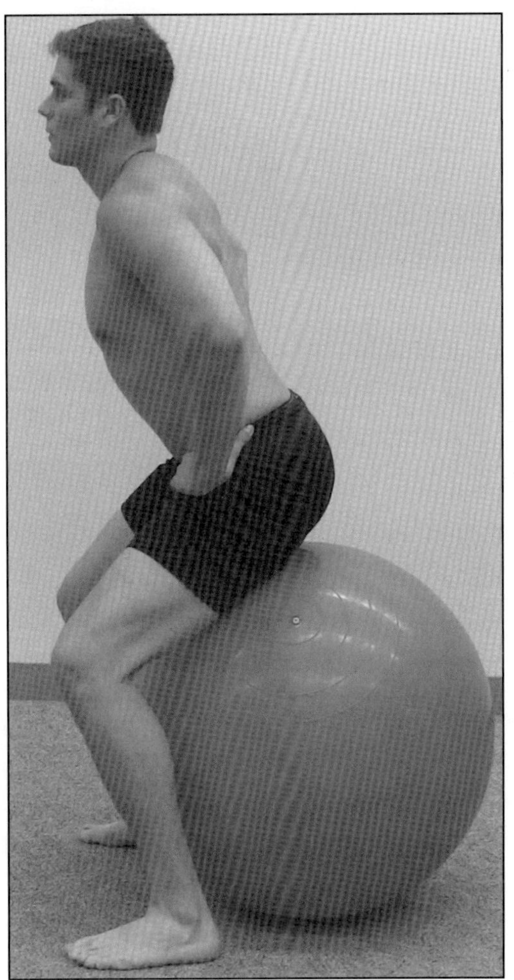

그림 5-67. 앉는 자세와 서있는 자세에서 진행. 환자는 체간아래 다리를 움직이거나 골반에서 체간을 움직여 운동을 수행한다. 골반이 대퇴골을 넘어 이완할 수 있도록, 충분한 고관절 굴곡과 함께 척추 중립에서 시작되고, 앉았다가 일어서는 진행에 의해 환자는 척추 중립 자세를 유지하고 고관절 경첩에 의해 몸통을 앞으로 내민다.

체간-다리(trunk-leg) 자세동안, 같은 절차를 사용된다. 환자는 동시 수축을 통하여 척추 중립을 유지하고, 제4장에서 요추골반 안정화에 대하여 평평한 바닥에 누운 자세에서 시작하는 통제된 방식으로 천천히 사지 하중을 추가한다. 흉추 안정화 동안, 힘은 다리 움직임을 더하여 흉추 부위와 허리골반사이에 척추 중립을 유지하고 흉추 내에서 분절 조절하는 것이다. Lee의 설명에 의해 앉고 서서 진행이 된다. 앉는 자세에서, 운동은 체간 아래 다리를 움직이거나 골반에서 몸통을 움직여 수행된다. 골반이 대퇴골을 넘어 이완할 수 있도록, 충분한 고관절 굴곡과 함께 척추 중립에서 시작되고, 앉았다가 일어서는 진행에 의해 환자는 척추 중립 자세를 유지하고 고관절 경첩에 의해 몸통을 앞으로 준다(그림 5-67). 번갈아, 한쪽 고관절 굴곡 또는 무릎 신전은 과도한 표면 근육 활동 없이 최적의 호흡과 중립 자세를 유지하는 동안 환자에 의해 수행된다. 이러한 운동 모두 워블보드(wobble board) 또는 공처럼 불안정한 표면에서 수행할 수 있다. 중립에서 서있는 자세에서 지지하고 벽에 기대어 요추전만을 지지하기 위해 볼을 포함하여 동등한 무게 분배, 중립에서 고관절, 같은 발의 두 번째 발가락과 슬개골의 중간과 고관절 아래 무릎, 고관절에서 중립에 위치해 있다.(그림 5-68) 이 위치에서, 환자는 의자에서 앉아있는 것처럼 쪼그리고 척추 중립을 유지한다. 불안정한 표면에 스쿼트 자세, 한쪽으로 스쿼트 자세 또는 뒷다리를 고관절 굴곡으로 움직이는 런지 자세 포함을 진행한다.[10]

마지막 단계는 움직임 기능 재교육, 척추 중립 자세의 움직임 조절 또는 흉추 움직임의 조절이다. 흉곽안의 움직

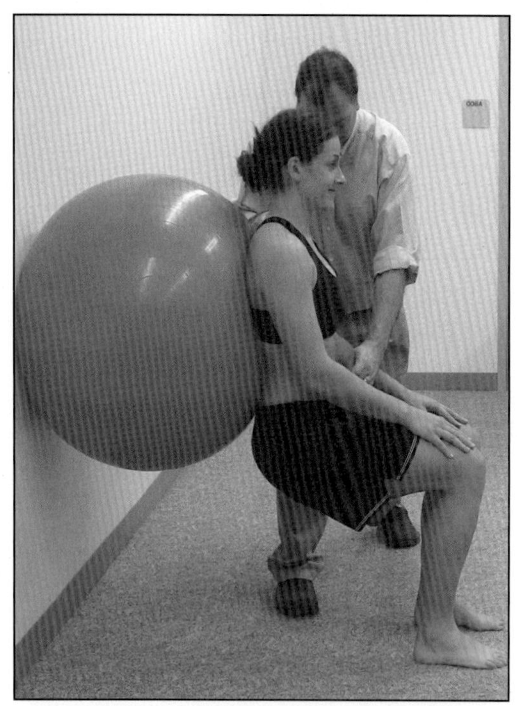

그림 5-68. 보조된 선자세. 공을 벽에 기대어 요추 전만과 체중배분, 엉덩이의 중립, 엉덩이 아래 무릎 그리고 각 발의 두 번째 발가락 줄의 중심 무릎을 지지한다. 환자의 쪼그려 앉기는 척추를 중립 위치에 놓고 의자에 앉거나 불안정 표면에 스쿼트나 런지 자세로 쪼그려 앉기를 수행한다.

임은 분절조절 또는 이완능력, 신전 옆으로 구부리기 및 분절 또는 위치조절의 손실 없이 회전할 수 있는 기능이다. 흉곽 안 또는 분절 움직임의 예는 굴곡 또는 회전 또는 결합된 굴곡 및 회전이 앉아서 수행된다. 척추 중립으로부터, 환자는 흉추부위에서 시작하는 분절 방식에서 되돌아오고 흉추 굴곡을 통하여 경추 굴곡과 함께 시작하는 분절로 이동하도록 말한다. 움직임의 기능 훈련은 환자의 직장 또는 취미의 요구에 의해 관절과 몇 가지 위치를 통해서 움직임과 조절의 요구사항을 가지고 있다. 이러한 높은 수준의 움직임은 전체 움직임을 연습한 다음에 각 부분을 세분화하여 연습해야 한다. 모든 운동은 분절 조절에서 초점을 맞추고, 정상적인 호흡의 유지, 심부 시스템의 질 높은 수축을 가지고 시작한다. 모든 환자는 첫 번째 단계에서 시작하거나 설명된 모든 단계를 통해서 고려하지 않아도 된다. 검사 결과는 운동처방을 안내한다. 운동 진행에 환자의 반응과 재평가를 안내한다.

신경역동성과 흉추
Neurodynamics and the Thoracic Spine

변형된 신경가동술과 중재

Nee와 Butler[294]는 신경역동가동술(neurodynamic mobilization)을 활용한 무작위 비교연구가 없어서 신경생물학 교육을 포함한 보존적 치료, 비신경조직 장애의 중재, 변형된 신경가동술의 근골격계 측면으로의 설명에 효과적인 신경가동술 기법을 포함한 보존적 치료에 대해 제안하였다. 환자 교육은 역학적 부하와 관련된 움직임과 통증에서의 신경계 역할의 논의를 포함하였다. 관절이나 연부조직 가동술 또는 적절한 기능을 되찾기 위한 운동조절(motor control) 훈련 같은 중재는 민감한(sensitive) 신경조직에의 역학적 힘을 감소시킬 것이다. 비신경 장애의 치료는 반드시 주관적 호소와 양성 신경역동검사가 수반되어야만 한다. 비신경적 기법과 관련된 개선이 없다면 신경역동가동술 절차의 필요성을 제안한다. Nee와 Butler에[294] 의해 논의된 것처럼 신경역동가동술(neurodynamic mobilization)을 포함한 보존적 치료의 접근은 집단 내, 집단 간 기간의 평가, 치료, 재평가의 방식을 사용한 적절한 임상적 추론을 필요로 한다. 신경역동가동술(neurodynamic mobilization)의 목표는 신경 조직의 기계적 민감도(mechanosensitivity)를 줄이고 운동 능력을 회복하는 것이다.[294]

교감 슬럼프 검사(SST) 또는 길게 앉은 슬럼프 검사(long sit slump test)는 이 장에서 처음에 검사 절차로써 논의 되어졌다. 교감 슬럼프 검사는 환자의 증상이 다시 생산되고, 건측과 비교하였을 때 비대칭이 언급되어졌을 때 양성 검사로 고려되어 질수 있고 양성 민감화 방법(senstizing maneuver)이 나타나게 된다(즉, 통증을 호소하는 곳에서의 원위부 지역에서의 움직임이 환자의 증상을 바꾸게 한다). Butler는 흉곽출구증후군, T4증후군, 흉신경근 증후군의 임상적 증상을 나타내는 환자들에게 슬럼프 검사와 교감 슬럼프 검사에 대한 반응을 평가하도록 제안하였다. 검사가 양성인 경우, 교감 슬럼프 검사는 다양한 접근법 중 하나의 구성 요소이다. 조사 또는 중재를 위한 교감 슬럼프 검사의 사용과 관련된 연구는 부족하다.

Butler[294]는 비과민 흉신경근 증후군에 관계된 흉추 분절의 관절가동술이나 도수교정에 더하여, 재평가에 이은 치료로서 환자를 길게 앉은 슬럼프 자세로 위치하게 하고, 흉추 부분을 과하게 압박하고, 회전과 측방굴곡, 통증 부위 반대로의 회전을 제안하였다. 지시가 있을 때, 늑횡돌기관절에서 흉추분절이나 늑골 위에 후전방 압박을 수행하는 동안 슬럼프 검사나 교감 슬럼프 검사를 사용할 때 비슷한 자세가 추천되고, 이론적으로 교감신경계에 영향을 미친다(그림 5−69).[174]

Cleland and McRae는[176] 오른쪽 경골과 비골 골절에 대한 개방성 내부 고정 후 8주가 지난 복합 부위 통증 증후군(CRPS) 1 환자의 물리치료 관리에 대해 설명하였다. 환자의 병력과 신체 검사는 오른쪽의 양성 슬럼프 검사에서 복합 부위 통증 증후군 1의 기준에 충족하였다. 환자는 길게 앉은 슬럼프 검사에서 탈감각(desensitization), 점진적 체중 부하, 흉요추 관절가동술(mobilization), 신경역동가동술(neurodynamic mobilization)을 사용하여 3개월 이상 10기간의 치료를 받았다. 환자는 10점 만점에 10점의(10/10) 작열통과 심각한 이질통으로 오른쪽 하지의 체중을 견딜 수 없는 상태로 휠체어를 이용한다(즉, 양말이나 신발을 신는 게 불가능하다). 탈감각(desensitization), 부종 조절, 움직임 수정, 능동관절운동은 2회가 지나고 나서도 변화를 보이지 않았다. 3번째 치료에서, 변화없는 과소가동성 때문에 중심(central) 후전방으로 등급 3, 4의 관절가동술이 더해졌다. 4주가 지난 네 번 째 방문에, 길게 앉은 자세에서 흉추 회전, 왼쪽으로 측방굴곡한 채로 늑횡돌기관절의 오른쪽 늑골 10~12번에 각각 30초 간의 등급 4 후전방 관절가동술을 수행하였다(즉, 교감신경줄기의 긴장을 위해 통증부로부터 멀리). 치료 직후, 통증은 10에서 7~8로 줄어들었고 앉은 자세에서의 체중 부하는 용인되었다. 통증과 기능면에서 지속적인 향상을 보인 다음 방문에서도 긴 앉은 자세에서 늑골 횡돌기관절의 관절가동술은 계속되었다. 10번째 치료에서, 환자는 긴 거리를 오직 2~3정도의 통증으로 표준 지팡이를 사용하여 걸었다. 긴 앉은 슬럼프 자세에서 치료할 때까지 통증과 기능면에서 향상을 보이지 못했기 때문에, 저자들은 긴 앉은 슬럼프 신경역동가동술(neurodynamic mobilization)이 성공적인 결과를 이끄는 필수적인 요소라고 가설을 세웠으며 정확한 선별검사, 장애의 목록 및 효과적인 관리 전략을 알아내기 위해 철저한 검사가 수행되어져야 한다고 추천하였다.[176]

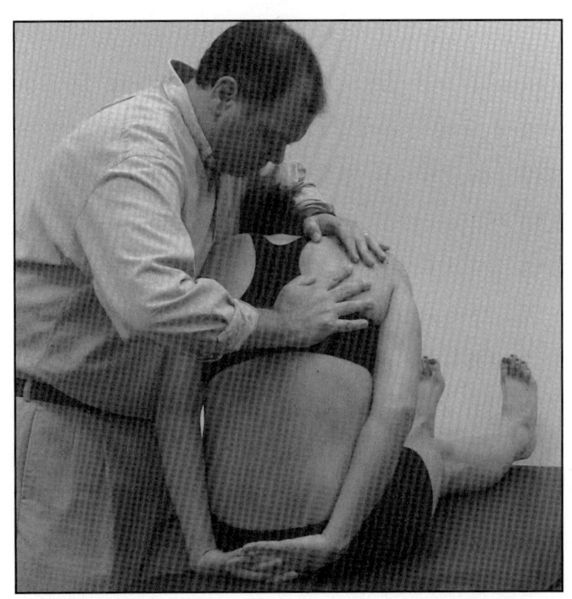

그림 5−69. 교감 슬럼프 위치에서 늑횡돌 운동성. 오른쪽 늑횡돌 관절은 길게 앉은 위치에서흉부 회전 그리고 왼쪽 측방굴곡이나 통증이 있는 쪽으로 4등급 후전방으로 관절가동술을 수행한다.

흉추의 기타 질환

Miscellaneous Disorders of the Thorax

복합 부위 통증 증후군(CRPS)

복합 부위 통증 증후군(CRPS)은 변형된 말초 또는 중추 신경계 기능과 연관된 것으로 생각되는 만성통증질환이다. 복합 부위 통증 증후군 1은 신경보다는 조직의 장애로 나타난다. 복합 부위 통증 증후군 2는 신경 장애와 관련이 깊다. 복합 부위 통증 증후군 1과 2 모두 대개 발, 손, 팔, 또는 다리 그리고 종종 원래의 장애에 포함되지 않은 곳까지 퍼져 영향을 미치는 다양한 증상을 나타낸다. 강한 작열통; 이질통; 피부 민감도 증가, 땀, 부종; 피부색의 변형체온 변화; 손톱과 머리카락 성장 방식의 변화를 포함한 증상들은 장애 측 상하지의 사용 능력을 감소시킨다. 알려진 치료법은 없고 다양한 중재, 약물, 물리치료, 교감신경 차단술, 인지 행동 치료, 단계적 노출 또는 교감신경절제술은 복합 부위 통증 증후군의 관리로써 이용할 수 있고 이는 대개 학제적 접근법을 필요로 한다.[295] 복합 부위 통증 증후군의 3가지 유효하지 않은 단계의 특성은 다음과 같다.[295]

1. 1단계: 약 1~3개월간 심각한 작열통, 근육 경련, 관절 경직, 머리카락의 빠른 성장, 피부의 색과 온도의 변화가 지속된다.
2. 2단계: 3개월부터 6개월까지 통증이 증가하고, 이질통, 부종, 머리카락 성장의 감소, 깨지고 금이 가기 쉬운 손발톱, 뼈의 연화, 관절 경직, 근육 약화가 지속된다.
3. 3단계: 피부와 뼈에 진행된 변화는 원상태로 회복될 수 없다.

통증은 계속되고 사지에 침투하거나 손상 측에 뚜렷한 위축, 제한적 움직임, 장애를 나타내게 될 것이다. 복합 부위 통증 증후군의 치료를 위해 임상적 실무지침 적용이 가능하다.[297]

흉추분절에 대한 도수치료 중재와 관련하여, Menck 등은 왼쪽 팔의 외상(즉, 수근골, 중수골 골절과 신근건 봉합)으로 인한 상지의 복합 부위 통증 증후군 1(2단계) 환자의 물리치료 관리에 대해 설명하였다. 부위간의 상호 의존성과 흉추와 교감신경계의 연관성을 이용하여 흉추 도수교정으로 전반적인 관리에 반영하였다. 저자들은 처음 손상으로부터 5개월 후에 36기간, 12주 이상 물리치료를 시행했다고 설명하였다. 물리치료 시작 시 환자는 왼쪽 팔의 기능적 움직임이 없었다. 첫 기간 동안, 환자가 팔을 움직이고자 하는 의지가 없어서 손목과 손가락에 부드러운 능동 수동 관절가동운동, 부종관리, 탈감각화가 시행하였다. 두 번째 기간에서는 T3와 T4에 도수교정을 시행하였고 이는 징후와 증상에 대한 현저한 감소를 가져왔다: 체온의 정상화, 이질통 감소, 흉추 움직임 향상, 어깨관절 굴곡의 향상. 환자는 기능적 재활 활동에서 왼쪽 팔을 사용할 수 있도록 하는 도수교정에 반응하였다. 다른 중재들은 추가적인 흉추 도수교정, 유산소 운동, 신경역동가동술, 부종 관리, 팔에 스트레스 부하, 점진적 신장, 근력운동이다. 환자는 왼손을 쓸 때 계속되는 불안으로 직업재활로 퇴원하였으나 요리, 청소, 운전, 글쓰기 처럼 왼팔의 원활한 활동성을 회복하였다.[299] 모든 기간 및 임상 추론의 세부 사항은 이 문헌의 기준을 넘어섰으나 이 문서의 검토를 권장한다.

강직성 척추염

운동은 강직성 척추염(AS), 만성 류마티스 환자들에게 물리치료에서 중요한 요소로 고려되어진다. 계통별 고찰[300]에서 할 수 있는 개인적인 또는 지도식 운동 프로그램이 어떠한 중재가 없는 것 보다 가동성 그리고 기능적인 결과에서 더 좋다고 증명하였다. 지도식 그룹 물리치료가 가정운동보다 좋았다. 입원 스파 운동치료와 그룹 치료의 혼합은 그룹 물리치료만 하는 것보다 좋았다. 복합되지 않은 운동 또는 운동 접근은 확실히 다른 것보다 좋다고 알려져 왔다. 규칙적인 가정을 기초로 한 운동에서 주로 하는 운동치료는 1주일에 5회 적어도 한 단계당 30분을 하라고 추천한다. 운동, 스파치료(미네랄 또는 온천수에서의 운동), 도수치료 그리고 전기적 치료(적외선, 자외선) 역시 강직성 척추염에 효과적이라고 하였다.[302]

Ince등은[303] 강직성 척추염 환자(남자 18명, 여자 12명)에게 운동을 하지 않은 그룹과 비교해서 12주의 운동 프로그램이 효과가 있는지 시험하였다. 두 그룹은 일상적인 의학적 조치를 받았다. 운동 프로그램은 50분의 유산소 운동, 신장 그리고 폐기능 운동을 1주일에 3회 하였고 3개월 뒤에는 흉부확장, 턱을 가슴으로 당기는 거리, 수정된 쇼버 굴곡검사(Modified Schober felxion test), 그리고 후두부에서 벽까지의 거리(occiput to wall distance)가 조절된 그룹보다 많이 좋아졌다. 척추 움직임 측정은 대조군에서는 거의 변한게 없는 것에 비해 운동그룹에서는 확연한 증진이 있었다. 신체적인 직업 능력과 폐활량 수치는 운동그룹에서 증진되었지만, 대조군에서의 가치는 떨어졌다. 강직성 척추염 환자에서의 단기간 동안 다양한 접근은 유익하였다.[303]

Fernández-de-las-Peñas 등은[304] 5개월 동안 15단계의 재활 프로그램과 전통적인 운동그룹으로 나누어서 45명의 강직성 척추염 환자에게 실험하였다. 전통적은 그룹은 경추, 흉추와 허리에서 20개의 움직임과 유연성 운동; 강화운동, 짧은 근육의 스트레칭과 흉곽확장 운동을 하였다. 실험군에서는 전체 자세 재교육 방법에 따라서 이러한 환자들의 짧아진 근육의 치료를 받았다. 전체 자세 재교육(GPR)은 특별한 강화및 유연선 운동이고 짧아진 근육을 늘리고 강화시킨다. 운동의 자세한 것은 원본에 나와 있다.[304]

활동, 가동성, 기능적 능력의 변화는 Bath 그룹으로부터의 점수를 사용함으로써 평가되어진다. 강직성 척추염 계측 지표(BASMI)는 귀구슬(tragus)로부터 벽과의 거리, 수정된 쇼버 굴곡검사(Modified Schober felxion test), 경추 회전, 요추 측방굴곡, 과간의(intermalleolar) 거리; 강직성 척추염 질병 활동 지수(BASDAI)와 강직성 척추염 기능 지표(BASFI) 구성되어 있다. 양쪽 그룹은 모든 측정 결과, 강직성 척추염 계측 지표의 가동성 측정 그리고 강직성 척추염 기능 지표, 강직성 척추염 질병 활동 지수에서 증진을 보였다. 대조군에서는 귀구슬에서 벽과의 거리 그리고 요측 측방굴곡의 향상은 통계적으로 중요한 의미가 있었다. 비록 다른 측정에서도 증가된 결론이 있었지만 중요한 의의에는 다다르지 않았다. 실험군에서 모든 강직성 척추염 계측 지표의 임상적 측정에서 강직성 척추염 기능 지표의 발전은 통계적으로 중요한 의의가 있었다. 그룹 비교에서 실험그룹은 벽 이동 거리와 BASFI를 제외하고 BASFI의 모든 임상 측정에서 대조군보다 큰 개선을 보였다. 저자는 전체 자세 재교육 방법은 강직성 척추염 환자에게서 단기간의 성과를 보여준다고 결론을 내렸다. 같은 저자들은 12개월 간의 추적 조사에서 전체 자세 재교육 운동을 받은 강직성 척추염 환자가 보존적인 운동을 받는 환자보다 임상 증진의 더 큰 부분을 유지한다고 제안하였다.[305]

폐활량 기능의 효과를 알아내기 위해서 Durmuş[306]는 강직성 척추염 환자에게 일상적인 치료와 일반적인 활동을 한 그룹을 12주 이상의 전통적인 운동을 매일 한 그룹과 전체 자세 재교육의 운동 방식에 따른 그룹과 비교하였다. 51명의 환자가 연구를 마쳤다. 양쪽 운동 그룹은 폐활량 기능, 통증, 기능적 능력, 질병 활성도에서 유의한 발전이 있었지만 전체 자세 재교육 그룹은 폐활량, 1초 내의 호기 부피 힘 그리고 최대 호기 한도에서 더 많은 증진을 보였다.[306]

Karapolat 등은[307] 전통적인 운동, 수영, 폐기능을 위한 걷기의 효과를 비교하였다; 유산소 능력; 삶의 질; 정신적 증상과 Bath 그룹 지표. 51명의 강직성 척추염 대상자가 3그룹으로 무작위로 선발되었다; 보존적인 운동에 수영을 더한 그룹, 보존적인 운동에 보행 그리고 보존적인 운동만 한 그룹으로 6주 이상 18단계의 운동만 한 그룹이다. 모든 환자들은 경추, 흉추, 요추에 전통적인 유연성 운동을 하였다. 슬괵근, 대퇴사두근, 고관절 굴곡근, 견관절 근육과 입을 오므린 호흡(pursed lip), 호기 복근 증가, 동시적인 흉추 그리고 복근의 움직임을 매주 6회 30분간 하였다. 다른 보존적인 운동을 한 그룹은 30분간 걷거나 편한 자세로 수영하는 것을 6주간 하루 30분간 하였다. 결과는 모든 그룹에서 삶의 질 그리고 폐 기능에서의 증진을 보였지만, 유산소 능력의 증진은 오직 보행과 수영한 그룹에서만 향상이 있었다. 흉곽 확장은 오직 수영한 그룹에서만 증진이 있었다.[307]

Widberg 등은[308] 8주간 치료를 받지 않거나 능동적인 치료와 비교해서 32명의 무작위 추출을 통해서 가동성, 자세, 폐활량, 스스로 흉곽 팽창과 관절가동술의 효과에 대해서 평가 하였다. 물리치료 중재는 진동기를 사용하여 등 근육의 연부조직 워밍업, 수동 관절 가동술, 옆으로 누운 자세, 엎드린 자세와 앉은 자세에서 척주의 모든 방향에서의 능동적 각도에 따른 관절가동술을 포함한다. 수동적인 관절가동술은 각도의 움직임과 특별한, 직선운동의 움직임을 포함한다. 더 이상의 자세한 추가적인 기법의 영상은 제공하지 않는다. 연부조직 기법은 수축-이완 기법과 마사지를 포함한다. 가정 운동은 매일 2, 3회 정도 할 수 있는 3개의 개인별 적응된 운동으로 구성되어 있다. 환자는 1주일에 2회 1시간을 치료받는다. 치료를 받지 않는 그룹은 8주간 보통 운동을 지속하며 그 후에 치료받는 그룹과 같은 프로그램을 제공받는다. 치료 그룹에서는 대조군과 비교해서 폐활량의 능력과 차이가 없는 상황에서 검상돌기의 증가를 측정하였다. 경추 그리고 흉추자세는 증가되었다. 흉요추 굴곡은 증가되었다($P < 0.01$). 대조군과 비교해서 치료군에서 강직 척추염 계측 지표(BASMI) 전체적인 수치도 증가되었다. 4개월 후에 경추 자세, 요추 굴곡, 강직 척추염 계측 지표는 여전히 치료군에서 증가되었다.[308]

골다공증과 척추 압박 골절과 운동

Li 등은[309] 골다공증 또는 골절은 동반하거나 동반하지 않은 골연화증을 가진 폐경기의 여성의 삶의 질에 있어서 운동 치료의 효과에 대해서 실험하였다. 이 체계적인 고찰 메타 분석은 총 256명의 대상자에게 있어서 무작위 4개 그룹을 포함한다. 이 연구에서의 적합성은 80%보다 컸다. 모든 운동 그룹은 신체적인 기능, 통증, 신체적인 역할 그리고 활력에서 유의한 증진을 나타내었다. 스트레칭, 강화운동, 균형과 자세 프로그램 등을 복합한 중재는 대조군보다 모든 삶의 질(신체적인 기능, 통증, 활력 등의 구성)에서 커다란 효과가 있었다. 좀 더 사회적이고 상호적인 지지하는 단체 운동은 이러한 3개의 분야에서 커다란 증진의 결과가 있었다. 12주보다 안 되는 짧은 기간의 운동은 신체적인 기능, 신체적인 역할과 활력성에서 증진이 있었지만 통증에서는 없었고 그에 비해서 12주에서 25주 정도의 장기간의 운동 프로그램은 신체적인 기능, 통증 분야에서 더 많은 증진이 된 결과를 보였다. 운동 방법은 일반적으로 규격화 되어있거나 기간, 종류, 강도, 빈도수의 한도를 권고하는데 어렵지 않다.[309]

9개의 연구의 재검토는[314] 골절을 동반한 골다공증을 가진 사람들의 치료적 운동의 효과에 대해서 요약하였다. 통증 감소를 이끄는 운동이라는 근거는 불확실 하지만 운동이 통증을 더 발생하거나 진통제의 사용을 증가하게 하지는 않을 것이고 이러한 사람들에게 안전하다고 여겨질 수 있다. 운동그룹에 도움이 되는 유의한 증진이 발견되었다. 그러나 일반적으로 운동이 삶의 질 또는 정신적인 고통에 도움이 되는지에 대한 근거는 논란 중이다. 자료는 기능적인 가동성 또는 일상적인 기능 단계에서 운동이 효과가 있는지 결론이 나지 않았다. 힘을 증가하기 위한 운동을 지지하는 적절한 근거가 현재 존재한다. 그러나 어떤 종류의 근력 훈련을 하는 것이 가장 이득이 되는지는 확실하지 않다. 운동은 균형을 증가시킨다면 이로울 것이지만 관절가동범위의 효과에 관한 결론을 내리기에는 부족하다. 엎드린 자세에서의 등 신전 운동은 안전하다고 고려되어졌다.[315–318] 부적절한 효과의 범위는 5개의 연구에서 185명의 대상자 중 15명 정도였고 운동과 관련되어서 근육통에서 늑간뼈 골절까지 보고되었다.[314] 1차적인 결과는 골다공증으로 인한 척추뼈 골절을 가진 사람들이게 중재로써 효과적이고 이로운 운동방법으로써 잠재성이 있다고 제안되어진다. 특정한 운동 중재의 정량(강도, 빈도, 종류, 기간)은 결정되지 않았다.

Papaioannou 등은[319] 6개월 간의 가정 운동방법은 골밀도검사(BMD)에서 변화가 없다고 발견하였다. 운동방법은 신장, 강화운동, 유산소 운동을 포함하였다. 운동 그룹은 골다공증 삶의 질에서 통증, 감정, 레저, 사회적인 역할 등에서 유의한 발전이 있었다. 골밀도 검사에서의 변화는 5.6% 정도로 최소한의 발견할 수 있는 변화보다 적었고 아마도 중재가 높은 강도로 강화 운동이 처방된 것이 아니었고 아마도 이러한 환자들에게는 적절하지 않았을 것이다. 골밀도 검사에서 좀 더 나은 효과를 가지기 위해서 운동방법은 적어도 1년 이상의 기간을 가져야 하고 유산소 활동, 강화 훈련, 체중지지 훈련이 포함되어야 한다. 강화 훈련은 1주일에 2에서 3회 정도 최소로 해야 한다. 폐경기의 여성의 경우 근력 훈련은 안전하게 고려되어져야 하고 강화 훈련과 비교하였을 때 골밀도 검사에서 좀 더 좋은 효과를 가질 수 있을 것이다. De Kam 등은[322] 균형, 근력, 골밀도 검사의 증가는 낮은 BMD를 가진 사람에게서 낙상의 위험과 골절과 관련된 요소를 줄일 수 있다고 제안하였다. 좀 더 많은 연구가 최적의 운동방법을 설정하기 위해서 필요하다.

단일 그룹 사전–사후검사 설계에서, Katzman은[323] 65세 여자이고 50° 정도 또는 그 이상의 후만증을 가지고 있는 더 나이가 있는 사람들의 12주 그룹 운동 중재의 효과에 대해서 연구하였다; 서있는 자세에서의 약 5°의 후만증 이하의 능력과 0.4㎞ 이상 보조도구 없이 보행 가능하고 독립적으로 의자 높이를 올라갈 수 있어야 한다. 대상자들은 심각한 또는 다른 만성적인 의학적인 문제로 인한 사람 또는 과거 6개월 이내의 척추압박골절(VCF)은 이 연구에 참여하지 않았고 주요 건강 관리자에 의해서 확실히 구분되었다. 대상자들은 물리치료사에 의해서 매일 자세 교정방법에 의해서 관리를 받았고 12주 동안 매주 2회 정도 그룹 운동방법에 참여 하였다. 특별한 운동은 흉추 신전, 견관절 굴곡근과 고관절 신전근 신장, 체간 신전근, 견갑골근육 강화 복횡근 안정화와 자세 정렬 훈련이다. 강화 운동은 높은 강도, 폼 롤러를 동반한 점진적인 저

[표 5-6] 운동 중재와 신전 강화 운동

운동	적정 횟수
준비운동: 어깨, 가슴, 상부등의 능동관절가동범위	5분, 10회 반복
근력증강 a. 엎드려 상체 수평으로 들어올리기: "W" 자세, 팔은 옆으로, 주관절굴곡상태, 손은 귀 옆으로.(그림 5-70) b. 네발자세에서 손, 발 들어올리기: 발목과 손목커프 (그림 5-71) c. 롤러 위에 누운 상태에서 탄성밴드를 이용하여 양팔 들어올리기(그림 5-72) d. 옆으로 누워 흉부돌리기	20분 a. 3세트, 8번 반복 b. 0~5파운드(0~2.3kg)이나 탄성밴드 c. 0~5파운드(0~2.3kg)이나 탄성밴드
관절가동운동 a. 롤 위에 누운 상태에서 가슴 스트레칭과 횡격막호흡 (그림 5-72) b. 엎드려서 양쪽 고관절 신전 c. 누워서 다리 들어올리기 d. 네발자세에서 흉부신전과 가슴 스트레칭	15분, 수동으로 30초 유지 a. 견관절굴곡과 함께한다. b. 수동 × 1(신장스트랩) c. 수동 × 1(신장스트랩) b. 수동 × 3
자세정렬 a. 자세 바로잡기 b. 척추를 중립으로: 공에서 앉은자세에서 일어나기 c. 집에서의 자세 바로잡기	15분 a. 능동적으로, 일어나서 눈뜨고, 눈감고 b. 볼에 앉아서(10번 반복) c. 최소 하루에 세 번
마무리운동 a. 벽에서 팔굽혀펴기(그림 5-74) b. 벽에 미끄러지게 팔을 머리 위로 들기 c. 벽에서 종아리 스트레칭	5분 a. 몸무게를 저항으로 × 10 b. 벽 끝까지 팔을 들어올려 × 10 c. 수동으로 30초 유지 × 1

Exercises as described by Katzman WB, Sellmeyer DE, Stewart AL, Wanek L, Hamel KA. Changes in flexed posture, musculoskeletal impairments, and physical performance after group exercise in community-dwelling older women. *Arch Phys Med Rehabil*. 2007;88:192-199.

항운동으로 구성되어 있다. 대상자가 적절한 형태로 통증이나 불편함 없이 8번 반복 3세트를 할 수 있다면 무게는 0.45kg 증가 또는 노란색- 빨강-초록-파랑색의 탄력밴드 저항으로 증가시켰다. 부상을 입은 실험자는 없었다. 후만증, 신전 강화, 슬와 각도(popliteal angle), 수정된 신체 수행 검사(modified physical performance test)와 저그 검사(jug test)에서 유의한 발전이 있었다. 자세와 신체 기능은 그룹 운동에서 증진되었다.[323]

Hongo 등[317] 몇몇 연구자 들은 골다공증이 있는 80명의 폐경 후 여성들의 허리 신근 강화 및 척추 가동성을 가정을 기반으로 한 저강도 운동의 효과와 삶의 질을 검사하였다. 실험 대상자 중에서 현재 악성종양, 만성간염, 신장질환, 만성 소화 장애, 류마티스 관절염, 부갑상선 기능부전, 갑상선 기능 항진증, 당뇨 등으로 진단 받은 사람들은 제외 되었다. 추가적으로 최근 6개월 이내에 척추뼈 골절이 있었거나, 독립적인 일상생활의 부족, 근력 측정을 방해하는 급성 및 만성 허리통증, 엎드리는 자세의 불안정성이 있는 사람이고, 최근 1년 이내에 골다공증 치료제나 비타민D 보충제 복용 이력이 있는 사람들은 제외 되었다.

실험 대상자들은 무작위로 치료집단 또는 비치료집단으로 나누었다. 중재는 복부 아래에 베개를 깔고 바닥에 엎드리는 자세로 살짝 척추가 굽혀지도록 지시되었다. 양

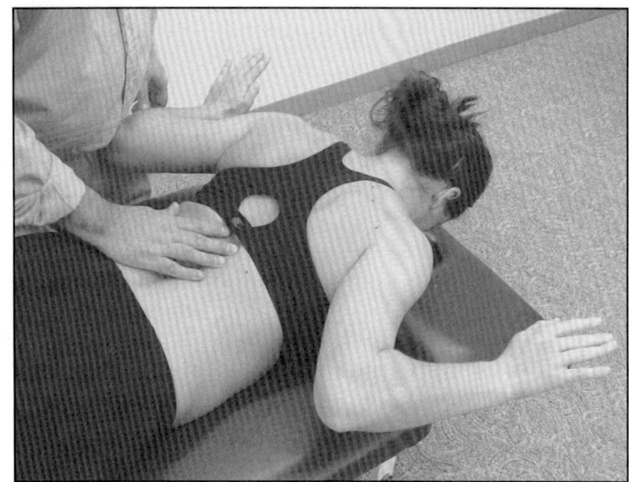

그림 5-70. 엎드려서 중립자세로 몸통 들기: W자세, 양팔을 옆으로, 팔꿈치 구부리고, 손은 귀 옆으로.

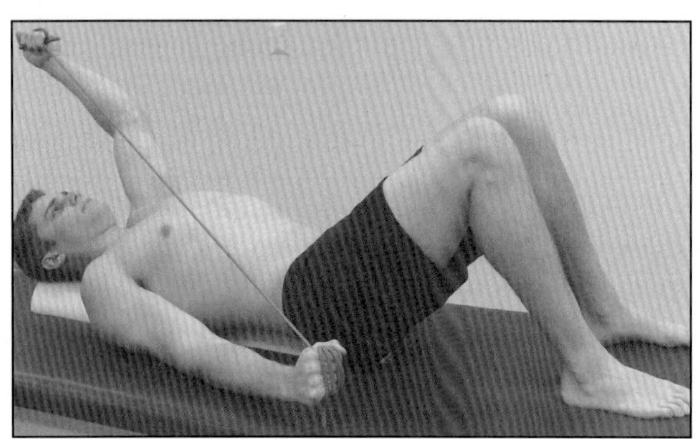

그림 5-72. 폼 롤러 위에 누워 고무 밴드를 이용한 양팔 들기

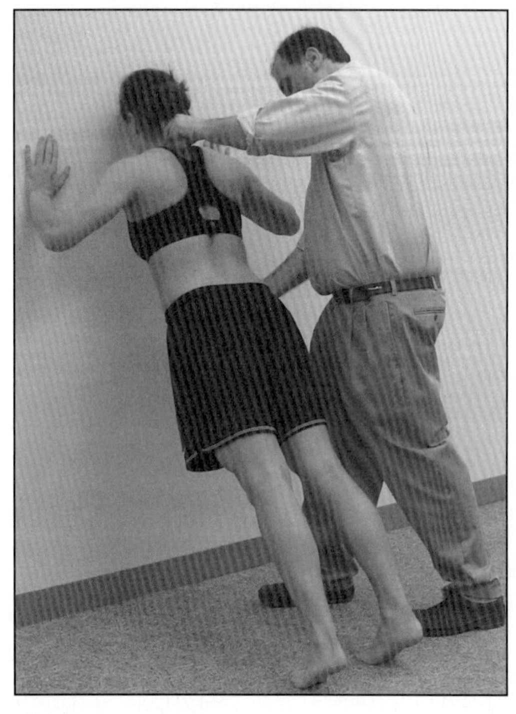

그림 5-74. 벽 밀기

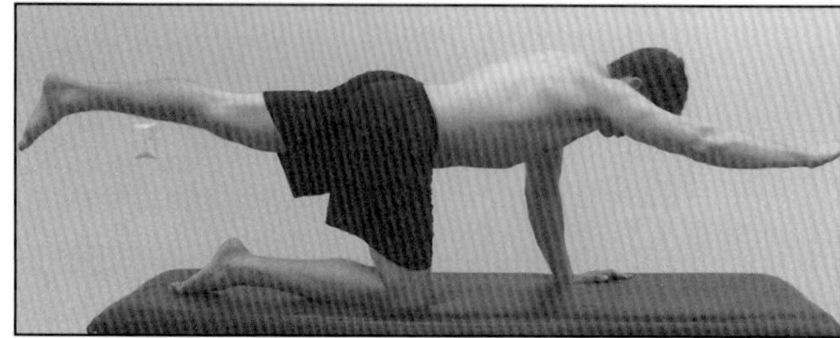

그림 5-71. 네발기기 자세에서 팔과 다리 들기: 발목과 손목에 하중 가하기

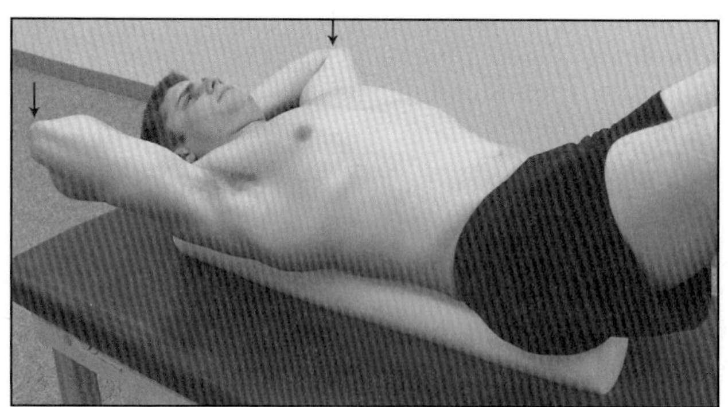

그림 5-73. 폼 롤럴 위에 누워 가슴신장과 횡경막 호흡

손을 이용하여 천천히 척추를 펴주는 준비운동이 10회 포함되었다. 그 다음엔 실험대상자들은 중립자세로 양팔을 앞으로 밀며 5초간 몸통 들기를 감독없이 시행했다. 근육수축을 10초의 간격을 두고, 하루에 10번 반복, 일주일에 5일 시행하였다. 운동시간의 1범위는 3분에서 5분까지로 정해졌다. 모든 실험 대상자들은 실험 동안에 매일 일지를 쓰고 규칙적인 식사를 하면서 새로운 체육 활동은 피하도록 요구되었다. 세 명의 실험 대상자들은 근력운동에서 허리통증이 보고되었는데 이는 휴식을 하면 모두 완화되었다. 척추가동성은 변화가 없었지만, 허리 신근의 근력에 대해서는 운동 그룹(26%)과 통제 그룹(11%) 둘 다 유의한 증가를 보였다. 삶의 질 평가에서는 운동 그룹은(7%) 향상이 되었지만, 통제 그룹에서는 변화가 없었다. 저강도 가정운동은 허리 신전근 근력과 삶의 질에서 유익한 효과가 있었다.[317]

Chien 등[313] 몇몇 연구자들 골다공증, 골감소증이 있으나 골절은 없는 폐경 후의 여성(n=28)을 위한 12주 가정 기반 체간 근력 운동방법으로 무작위배정 단일맹검 환자 대조군 비교 연구를 하였다. 통제그룹의 나이는 58.6 +9.3세에 보통 일상생활, 식사, 투약을 유지하도록

하였다. 중재그룹의 나이는 61.7+9.0세로 1일 3회 주 7일 운동을 실시하였다. 순응도는 일지에 의해 70%의 완료율로 정의되었다. 모든 운동은 개개인의 능력을 기반으로 물리치료사에 의해 선택되었다. 다음과 같은 운동이 포함되었다.

- 누워서
  - 등척성 복근 수축
  - 엉덩이 힘주기 및 교각운동
  - 다리 교차하여 골반 들기
  - 한 다리 들고 골반 들기
- 엎드려서
  - 턱과 머리를 후인하고 가슴을 들며 나아가서는 양팔을 옆으로, 머리 뒤, 머리위에 놓고 시행
  - 다리를 들어 척추를 편다. 처음에는 다리를 한쪽씩 번갈아 한 다음에 두 다리를 들고 시행
  - 팔과 다리를 번갈아 들어 올린 다음엔 사지를 모두 들어올리기
- 네발기기 자세
  - 팔을 번갈아 들기
  - 다리를 번갈아 들기
  - 반대편 팔과 다리를 들기

모든 운동은 뒤 골반 후방 경사 상태에서 시행하고 시작할 때는 준비운동을, 끝날 때는 목표 근육 스트레칭을 한다. 각각의 움직임은 처음엔 3초를 유지하고, 나아가서는 최대 10초까지 유지하며 10번 반복 3세트를 한다. 실험대상자의 운동과 진전은 각자가 가진 속도에 맞춰 시행한다. 통제 그룹은 결과 측정에서 변화가 없었다. 운동 그룹은 척추의 관절가동범위, 상체의 등속성 신전 근력의 움직임 속도(P<0.05), 기능장애지수(P<0.05)가 향상되었다. 비교적 더 큰 만족감은 신체적 역할, 통증, SF36 삶의 질 설문지의 정신 건강 영역(P<0.05)에서 관찰되었다. 저자는 골다공증, 골감소증은 있으나 골절이 없는 폐경 후의 여성들에게 12주 가정운동 프로그램이 관절가동성, 움직임 속도의 향상, 기능장애지수 감소, 삶의 질 향상에 어느 정도 효과가 있었다고 결론지었다. 앞으로의 연구가 근거가 될 것이다.[313]

Sinaki 등[314] 몇몇 연구자들은 60살 이상의 지역 사회 보행이 가능한 골다공증-척추후만을 가진 25명의 여자(12명은 Cobb각도가 50~65°인 흉추 후만을 가졌고, 13명은 35~45° 이하의 건강한 대조군)를 대상으로 척추 하중 후만 보조기의 효과와 특정 등허리 펴기, 낙상의 위험이 있는 보행 프로그램의 효과를 연구하였다. 실험대상자들은 걸을 때 보조기구를 사용하지 않았지만 잠재적 낙상의 위험을 막기 위해 지팡이 사용을 권유받았다. 후에 평가 기준치로, 후만 그룹에서 4주 척추 고유수용성 펴기 동적 운동 프로그램을 2회(sessions)의 통제된 훈련을 했다. 일일 가정 프로그램에서는 하중 후만 보조기를 찬 상태에서 척추전만의 증가없이 후만을 감소시키는 등 펴기 운동을 10번 반복을 시행했다. 특정 고유수용성 운동은 균형을 향상시키기 위해 하루에 2번 10분씩 시행하였다. 하중 후만 보조기는 T10과 L4사이에 1kg의 무게를 단 체형에 맞는 벨트로 이루어졌고 하루에 아침 1시간 반, 오후 1시간 반 착용하였다. 순응도는 일일 일지에 기록되었다. 4주후, 후만 그룹은 균형에서 유의한 차이(P=.003)를 보였으며, 평균 신장의 향상(P<.001), 순방향 속도, 분속수, 총 지지 시간, 유각기, 한발지지 등의 각각의 보행 변수(P<0.5)들이 향상되었다. 평균 등 펴기 근력은 기준점(144.0±46.5N)에서 추가조사(198.6±55.2N)으로 유의하게 향상되었다. 하지 근육은 왼쪽 발목 발바닥 굽힘(P=.02)의 향상을 제외하고는 유의한 차이는 없었다. 허리 통증은 유의하게 감소하였다(P=.001). Sinaki외 몇몇 연구자들은 골다공증의 운동의 목적은 근력을 향상을 통한 축 안정성의 증가라고 보고하였다. 골감소증인 사람들은 골다공증인 사람보다 좀 더 높은 강도의 운동 프로그램을 시작해야만 한다. 그러나 특정 운동의 처방은 안전하게 근력을 증가시키고 부동에 의한 합병증을 감소시키고 낙상과 골절을 예방하기 위해 개별적으로 달라져야 한다.[325]

도수치료와 운동

무작위 단순 맹검의 임상실험에서, Bennel 등[315]은 통증이 있는 골다공증성 척추골절 53-90세 사람의 과거력을 지닌 20명을 대상으로 도수치료와 운동 프로그램의 효과를 조사하였다. 대상자는 2그룹으로 배정되었다.: 중재그룹 또는 치료받지 않는 통제 그룹. 여성 대상자들은 다음과 같은 사항을 포함한다.

[표 5-7] 물리치료 및 가정 운동 프로그램

주	운동과 처방
1주	1. 자세테이핑: 반대 흉곽에 각 측에 전방 어깨(전체시간 착용) 2. 누운자세에서 수건을 통해 흉부확장을 촉진하기 위해 새로 배치(매일 5-10분)
2주	1. 네발기기자세, 복횡근의 활성화(8-10회 2set, 5초 유지, 3×/주)
1주~2주	1. 절반 스쿼드: 손에 들수 있는 정도의 무게로 의자의 앞에서 엉덩이를 의자를 터치하고 서 있다가 웅크리고 앉는다(8~10회 2,3 set/주)
	2. 누운자세에서 다리를 놓기: 무릎을 구부리고, 두 발을 땅에 대고 허리와 골반을 든다. (5~10초 유지 5set; 3×/주)
1~10주	1. 엎드린 자세에서 부드럽게 조직 마사지: 상승모근, 능형근, 척추기립근(5분) 2. 후전방 척추 움직임을 중심 수동 보조운동(분절 당 5진동×2 고통스러운 부위를 따라 T1-에서 시작하여 T2로 아래로 내려간다 등급 2-3) 3. 허리 보조 없이 앉기, 복횡근 활성화(10초 유지, 5반복, 매일) 4. 체간 측면 굴곡과 회전, 앉기에서 능동운동범위(매일 각 방향에서 5회 반복) 5. 서 있는 자세에서 발뒤꿈치를 벽에 가까이 기대어 머리뒤에 수건롤을 말아넣고 턱후인하기 (10초 유지, 5반복, 매일) 6. 서있는 자세에서 벽에 팔굽혀펴기(8~10회×2,3×/주)
2~10주	1. 서있는 자세에서 신장: 벽에서 얼굴과 양쪽 손을 가슴 높이에서 팔꿈치를 90° 굴곡하여 가슴을 코너를 향해 천천히 이동하여 앞쪽으로 신장(10-30초 유지, 3번 반복, 매일)
3-10주	1. 서있는 자세에서 벽에 손바닥을 올려 걸어간다; 벽에서 손바닥이 떨어졌을 때 얼굴과 손바닥과 벽에 팔꿈치가 펴질 때까지 올린다(5초 유지, 매일 5번 반복) 2. 누운 자세에서 어깨 굴곡: 지팡이를 들고 끝 범위에서 팔을 머리위로 유지(10초 유지, 5회 반복, 매일) 3. 앉은 자세에서 머리 위로 가슴 운동: 팔꿈치는 측면에서 구부리고, 눌러서 팔은 폈을 때까지 똑바로 올린다. (3-10회×2, 3세트/주) 4. 엎드린 자세에서 고관절 신전: 한쪽 다리는 지면에 다른 한쪽 다리는 지면에서 올린다.(8~10회×2, 3set/주) 5. 네발기기자세에서, 한쪽 팔과 반대쪽 다리를 들어올리기(8~10회×2, 3회/주) 6. 네발기기 자세에서 한 쪽팔과 다리 올리기: 한쪽 팔을 올릴때, 추가적으로 반대쪽 다리 올리기 (8회에서 10회 반복×2; 3×/주)
2~3주	1. 엎드려서 누운 자세에서 팔을 들어 올린다.: 어깨 높이에서 팔꿈치를 구부리고 바닥으로 부터 팔을 들어 올렸을 때 견갑골을 당긴다(5-10초 유지×5,3/주)
4-10주	1. 엎드린 자세에서 턱을 당기고, 머리를 올리고 어깨가 바닥으로 부터 떨어졌을 때, 체간을 신전한다. (5-10초×5,3/주)

Reprinted from Bennell KL, Matthews B, Greig A, et al. Effects of an exercise and manual therapy program on physical impairments, function and quality of life in people with osteoporotic vertebral fracture: a randomised, single-blind controlled pilot trial. *BMC Musculoskelet Disord*. 2010:11:36. http://www.biomedcentral.com/1471-2474/11/36. © 2010 Bennell et al; licensee BioMed Central Ltd.

- 5년 이상 폐경후기에 해당
- 50살 이상의 3개월에서 2년 사이에 지속적으로 적어도 하나의 통증있는 척추 골절을 지닌 골다공증, 인접한 상부 척추나 하부 척추의 후부 높이를 비교하여 평균 20% 또는 그 이상까지 전방 높이로 감소되는 것으로 정의한다.
- 최소 6개월 동안 골다공증 안정적 약제
- 치료에 참여할 수 있는 공동사회 거주

- 영어로 말할수 있는 사람

다음 제외 기준:

- 뼈 소실의 이차적인 원인
- 운동 참여를 제한시키는 동반 질환
- 최근 3개월 이내의 급성 척추 골절
- 방사통 징후나 증상
- 허리에서 하지로 방사통
- 허리통증에 대한 공식 프로그램에서 이전에 참여
- 지난 6개월 동안 허리통증
- 접착 테이프의 사용에 알레르기

중재는 주별로 표준화된, 환자 평가에 따라 조절된 도수 치료의 10주 동안 45분 세션(표 5-7)을 포함한다. 수축된 견갑골 및 흉추 신전을 촉진하기 위해 테이핑 자세는 첫 주에 종일 착용하였다. 각 세션에서, 흉추 및 연부조직 마사지를 중심으로 후전방 관절가동술을 수행하였다. 집 운동은 매일 관절가동범위와 근력 및 체간 조절 운동을 일주일에 3번 실시하였다. 중재그룹은 운동을 하는 동안 휴식에서 통증이 상당한 감소를 보여주었다. 상당한 개선은 Qualeffo-41[326] 신체 기능의 도메인과 시간과 부하가 있는 서있기 검사(Timed Loaded Standing test)(즉, 어깨 굴곡에 팔을 90°를 각 손에 2파운드 아령을 들고 시간의 양에 유지)를 수행되었다. 일어나 걷기 검사(즉, 표준화된 팔걸이 의자에서 혼자 일어서기, 3m 떨어져 바닥에서 돌아와 돌고, 의자로 돌아오고, 앉는 것)와 흉추 후만증은 그룹 간에 차이가 없었다. 10주 동안 감지된 허리통증에서 변화가 중재 대상자의 82%에서 "더 나은(Much better)"으로 평가하고, 대조군에서는 오직 11%였다. 도수치료와 운동은 골다공증성 척추 골절의 과거력을 가진 사람에게서 도움이 될 것으로 나타난다. 중재그룹의 여섯(55%)은 손목 부상, 무릎 통증, 허리 통증 및 피부자극의 양상으로부터 재발성, 어깨통증과 같은 부작용을 보고하였다. 모든 통증은 불쾌하게 하는 활동을 제거한 후 자리잡았다.[315]

비슷한 연구에서 Bautmans 등은[329] 심각한 흉추 후만증, 요통 및 노쇠한 삶의 질, 골다공증을 가진 노인 폐경 후 환자 자세 교정을 위하여 운동과 자세 테이핑, 도수 관절가동법의 효과를 조사하였다. 파제트 질환(Paget's disease), 류마티스 관절염, 강직성 척추염, 암이거나 이해 및 또는 검사 절차에서 참여 및 또는 무기력 대상자는 제외하였다. 3개월 안에 촬영한 흉추 및 요추 척추의 X-선 영상은 모든 주제에 이용 가능하였다. 영향이 적은 척추 골절의 증거는 제외하지 않았다. 그러나 최근 척추 골절을 지닌 3개월 미만 대상자 또는 척추 골절 증상을 지닌 대상자는 자격이 되지 않았다. 76 ± 7년의 평균 연령과 골다공증(T-점수 < -2.5)의 진단을 지닌 48명 대상자는 3개월 또는 대기명단 조절된 상태의 재활에 18세션에 무작위로 했다. 도수치료(그림 5-75)는 앉은 자세에서 수행하였다. 환자는 목에 양손을 대거나 어깨에서 가로지르고 치료사의 가동화된 팔에서 휴식을 취한다. 치료사의 다른 손은 안정성을 위하여 요추 교차점에 놓여졌다. 부드러운 흉추 전체의 각도 움직임은 흉추 신전과 10~15번 수동운동을 위하여 측면굴곡 및 회전과 결합하여 신전방향과 움직임의 가능한 범위 내에서 수행되었다. 근방어 또는 통증은 유발되지 않았다. 가능하면 끝범위 위치는 추가된 힘 또는 추력없이 최대 5초 동안 유지 되었다. V 테이핑 및 세로축 테이핑의 두가지 테이핑 적용 방법(그림 5-76)은 교대로 일주일에 한번 적용하고 3일 동안 지속적으로 적용했다. V 테이핑은 T12 극돌기에서 견봉으로부터 양측으로 적용되었다. 세로 테이핑은 T1에서 요추전만의 가장 깊은 지점에 적용하였다. 다섯 가지 기분 운동은 가정 운동을 위하여 치료사에 감독 하에 수행되었다. 운동은 집에서 감독

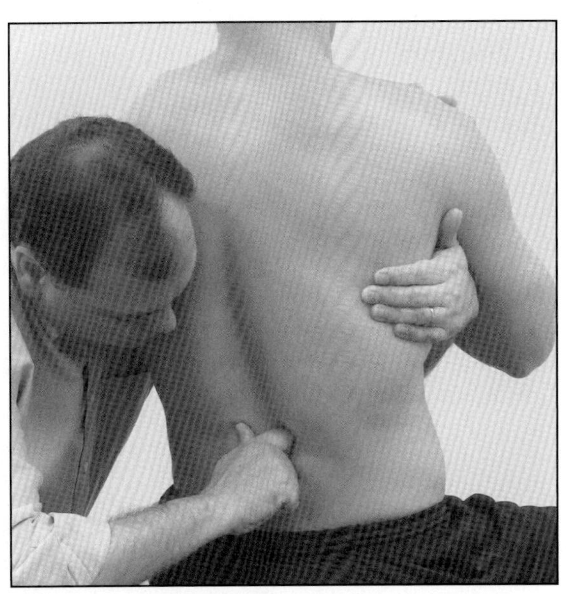

그림 5-75. 앉은채로 도수 수동 흉추 신전 가동술.

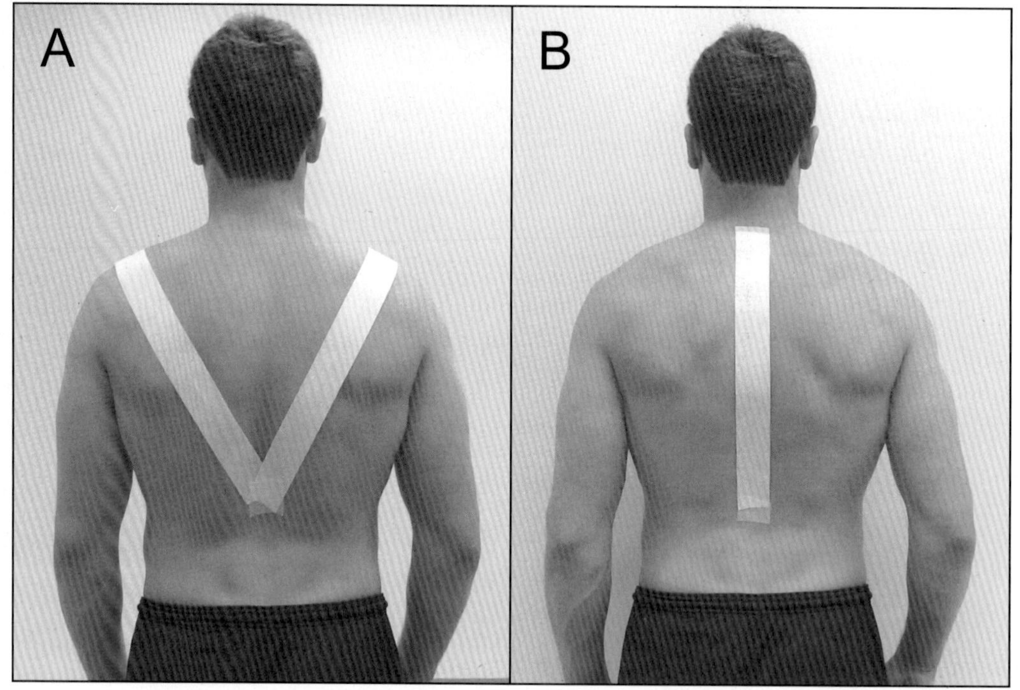

그림 5-76. 테이핑 자세
(A) V 테이핑
(B) 세로 테이핑

하에 매일 15-20분 세션으로 구성되었다. 운동은 다음을 포함된다.:

- 앉아서 필요에 따라 양손에 아령을 사용하여 머리 위로 올리는 동작을 10-15회 3세트 실시한다.
- 허리를 최대한 곧게 벽에 가까이 붙여 앉거나 또는 서서 3~10초 동안 3세트 똑바로 유지한다.
- 목에 양손 또는 어깨를 교차하여 의자에 앉아 엉덩이 또는 요추에서 보상없이 등 위 쪽 운동을 신전하고 팔을 올려 3~10초 정도 똑바로 유지한다.
- 벽에 가능한 높이로 두 손으로 스크롤 벽 앞에 서서 3~10초에 똑바로 유지, 15회 반복하여 3세트 한다.
- 양쪽 무릎 구부려 누운자세(hook-lying)에서 극돌기에 7번째 흉추에 직각으로 5번째 아래에 작은 타올로 감아올려, 허리통증을 끌어내거나 요추의 보상없이 환자의 내성에 따라 30~180초 동안 흉추를 신장한다.[329]

부작용은 테이프로부터 피부 자극, 관절 가동술 동안에 통증과 운동 동안 머리 위에 팔을 들어올렸을때 통증을 포함한다. 치료 그룹에서, 대조군(치료 목적 분석, P = .017)에 비해 재활 후, 유의하게 개선되었다. 순응도는 치료그룹에서 중요하지만, 순응도가 낮은 환자(n = 15)와 순응하지 않은 환자(P = .002) 및 대조군(P = .001)에 비해 늑골 후안증이 개선되었다. 치료그룹에서 정신건강이 다소 약화되었지만, 대조군과 비교하여 유의하지 않았다. Qualeffo-41에 의해 측정된 허리통증이나 삶의 질은 변화되지 않았다.[329]

골다공증의 관리를 위한 임상적 실무 지침

임상적 실무 지침은 캐나다에서 골다공증의 진단과 관리를 위해 만들었다. 임상 추천과 운동을 포함하여 관련된 증거의 수준은 다음과 같다.

- 개인의 연령과 기능적인 능력에 대한 적절한 저항 훈련 또는 골다공증에 대하여 위험 또는 골다공증이 있는 사람들에 대하여 체중부하 유산소 운동(그림 B)
- 척추골절의 코어 안정화운동 시, 근육이 약하거나 자세변위의 보상작용(등급 B)
- 균형 운동과 보행훈련에 위험이 있는 사람을 위하여 고려되어야 한다.(등급 A)
- 엉덩이 보호대 사용은 골절위험이 높은 장기 요양 시설에 있는 노인을 고려하여야 한다.(그림 B)[331]

골다공증과 척추 골절, 골다공증의 가능성, 미래 골절의 위험의 증가로 이어지는 전체 높이의 결핍과 증가된 흉추 후만증이 발생한다. 척추 골절이 있는 사람은 연령이 일치된 대조군에 비해 증가된 장애, 척추 관절가동범위 감소, 느린 보행, 손상된 폐 기능, 독립의 상실, 자부심 문제, 미래 골절의 두려움의 위험성이 거의 두 배 가까이 발생 가능성이 더 높다. 도수치료의 사용 또는 골다공증성 골절이 있는 사람에 대한 다른 현재의 치료 유무에 관계없이 운동의 사용은 일상생활 활동을 개선, 통증을 감소시키고, 삶의 질을 향상시키는 보전적인 접근방식을 제공할 수 있다. 그러나 척추 골절을 가진 사람들을 위한 운동기간의 종류, 양, 빈도수와 운동의 효과와 질의 일관성있는 연구는 부족하다. 물리치료사는 환자의 장애, 전반적인 건강상태, 현재 적당 수준에 따라 개별화된 운동 처방을 결정하기 위해 골감소증, 골다공증, 또는 골다공증 유발 가능성이 있는 환자를 검사해야 한다. 골절의 이러한 유형을 가진 사람에 대한 현재의 치료는 보전적인 운동, 허리 보조기, 진통제 사용, 영양, 골 흡수 억제제(예. 다이놀정(디소디움에티드로네이트), 호르몬 요법), 약물과 같은 보전적인 치료와 척추체성형술, 후만성형술과 같은 수술을 진행한다.[334]

만성 흉추 통증

흉추에서 만성통증에 관련된 연구가 부족하기 때문에 제4장에서 만성 허리 통증에 대한 부분은 흉부와 관련된 만성 통증 환자에게 적용할 수 있다. 만성통증은 복잡한 문제이고, 각 사람에 대하여 다른 개입에 대한 저항, 그리고 다각적 접근 관리가 필요하다.[335,336] 생체정신사회적 체제는 만성 통증 이해와 관리에 추천되는 방법이다. 이 관점은 생리학적 요인의 복잡한 상호작용(즉, 신체 구조의 손상 및 기능), 정신적 요인(즉, 신념, 감정, 활동제한), 그리고 사회적 요인(문화, 일, 참여 제한)및 사람과 가족이 함께 생활하고 만성통증 장애에 대응하는 방법을 의미로 간주되는 질병과 질병 모두에 초점을 맞춘다. 만성 척추 통증에 대한 현재의 접근 방식은 통증 교육, 인지 행동 훈련, 단계별 운동과 단계별 노출, 척추 도수치료 및 운동 훈련을 포함하여 생체정신사회적 모델을 기초로 포괄학문 모델을 지원한다.

흉추 질환의 방사선 및 수술 관리 중재
Interventional Radiology and Surgical Management of Thoracic Disorders

척추 압박골절에 대한 수술 중재

이러한 척추 감압 및 융합 절차와 같은 고정을 필요로 하는 척추압박골절(VCF)에 대한 수술적 중재는 일반적으로 신경학적 손상과 파열골절 또는 척추 불안정의 증거를 가리키거나, 적절한 보전적 치료에 반응하지 않는 일부 환자에서 한다. 개개인의 나이, 인구에서 동반질환, 그리고 약화된 뼈에 고정하는데 어려움을 고려한다. 따라서, 보존적인 비수술 방식은 일반적으로 초기에 권장한다. 만성적 통증의 존재함에서, 최소 침습 절차는 대안적인 선택사항으로 고려된다. 입원 치료는 일반적으로 신경 장애가 있거나 다른 의학적 조건이 그것을 보증하지 않는 한 척추 압박골절에는 필요하지 않다. 보존적으로, 진통제, 침상안정 및 보조기 착용을 추천한다. 노인에게서 마취제, 변비, 정신상태 변화, 호흡억제의 부작용을 고려해야 한다. 얼음, 열, 자세 또는 부드러운 허리 마사지는 통증 완화를 위해 고려된다. 바퀴보행기 또는 지팡이와 함께 점진적인 이동은 낙상을 방지하기 위해 교육, 적절한 신체 체계, 일 단순화와 함께 도입된다. 척추 보조기 사용은 통증 완화와 자세를 더 똑바로 촉진하는데 도움이 된다. 증상이 감소된 바와 같이, 환자는 요부 신전근 근육, 근육 스트레칭, 균형 운동, 안정성 운동, 체중지지 운동과 심혈관의 피트니스와 같은 운동치료에 대하여 평가한다. 일반적으로, 급성 증상 척추 압박골절 환자의 3분의 2 이상 4~6주를 통해 개선했다고 하지만, 지속적인 통증을 가지고 있다.[339]

척추체 복원 과정–후만성형술과 척추체성형술

비수술적인 치료로 감당이 안되는 골다공증이나 전이성 질환을 포함하는 척추 압박 골절(VCFs)는 때때로 척추체 성형술과 후만성형술로 치료된다. 그러나, 이러한 척추 복원술의 사용은 논란의 여지가 있다. 후만성형술은 환자가 엎드린 자세에서 실시되어진다. 바늘은 형광 투시법의 안내에 따라 고리뿌리를 통해 척추의 몸통을 향해 전진한다. 폴리메타크릴산메칠 시멘트는 골절 부분에 주입되어진다. PMMA는 원 위치에서 치유한다. 환자는 참을 수 있을 정도의 일상생활 활동을 행한다.[340] 척추체 성형술은 팽창성 뼈대를 척추에 넣고 팽창시켜서 제거하는 것과 유사한 최소 침습적 방법이다. 척추 본체 내의 공간은 PMMA 시멘트로 채워진다.

소규모 무작위 연구에서 두 방법 모두 통증을 줄이고 기능을 향상시키는데 도움이 되는 것으로 나타났다.[341-350] 또한, 후만성형술은 골절 높이를 약 50% 정도 회복시키는 것으로 제안되었지만, 언급된 결과를 달성되지 못했다.[346,351] 몇몇 무작위 통제 연구는 이전 연구의 결과에 의문을 제기하였다. 척추체 성형술과 허위 방법의 비교[352,353]는 통증 감소 또는 기능 회복에 차이가 없음을 발견했다. 환자의 선택 성향과 환자 교차는 결과의 타당성에 의심을 던져 척추 골다공증과 관련된 척추 시멘트 성형술의 가치에 대해 혼합된 결과를 남긴다. 척추체 성형술과 비수술적 관리를 1~3개의 척추 압박 골절(VCF)를 가진 암 환자에게 적용하여 비교하는 무작위 대조 실험에서 척추체 성형술은 안전하고 효과적이었으며, 1개월 추적 관찰 시 통증을 신속하게 줄이고 기능을 개선했다.[354]

척추체 복원술의 합병증

두 절차 모두 골절선, 혈관 경로, 용질 병변 또는 혈관종을 통한 PMMA 시멘트의 잠재적 압출과 관련이 있다.[346,355,356] 시멘트 압출은 폐색전증[356] 또는 신경학적 위험을 초래할 수 있다.[357,358] 드물게, 척추뼈 몸통은 뼈의 잠재적인 힘으로 척추관에 붕괴될 수도 있다.[358] 그 후에 척추 압박 골절은 시멘트 성형술 2~3개월 후에 인접하거나 멀리 떨어진 척추 분절에서 발생한다.[359-361] 흔한 통증은 주사 부위에서 일시적으로 통증이 증가하여 보통 48시간 이내에 NSAID로 해결된다.[362] 다른 합병증으로는 급성 신경근병증, 늑골 골절, 기흉, 척수 압박 및 감염이 있다. 폐색전증과 사망에 대한 보고는 드물게 나타난다.

척추체 복원술의 적응증

Masala 등은[363] 척추 압박 골절과 3개월 이상의 다루기 힘든 통증을 갖고 의학적 치료를 받고 있는 작은 표본의 환자에서 골다공증, 골수종, 전이 및 척추 혈관종으로 인한 VCF가 신경학적 증상이 없는 것으로 보고되었다. 금기증은 응고 장애, 불안정한 골절 또는 완전 척추 붕괴, 20% 이상의 척수 손상, 경막외 종양 확장, 골수증, 엎드릴 수 없는 상태, 시멘트 또는 방사선 불투명 염료 알레르기 및 감염을 포함한다.[362,363] 모든 환자는 척추뼈 몸통의 길이 증가와 부분 또는 완전 통증 완화를 보였다.[363] 척추체 성형술의 적응증은 후만성형술과 유사하다. 의학적 치료의 실패는 다음에 의해 정의되어진다.[364]

- 환자에게 24시간의 진통제 사용에도 불구하고 보행을 방해하는 수준으로 지속되는 통증.
- 24시간의 진통제에도 불구하고 지속적인 통증으로 물리치료를 견딜 수 없다.
- 통증을 허용 가능한 수준으로 줄이기 위해 필요한 진통제로 인한 과도한 진정, 혼란 또는 변비와 같은 부작용

Esses 등은[365] 신경학적으로 손상되지 않은 18세 이상의 성인에게서 증상이 있는 골다공증성 척추 압박 골절의 치료에 대한 체계적인 검토를 토대로 임상적 실무 지침을 보고하였고 미국 정형외과학회(American Academy of Orthopaedic Surgeons)의 승인을 받았다. 급성(즉, 0일에서 5일) 척추 압박 골절의 임상 징후와 증상으로 신경학적으로 손상되지 않은 환자를 위한 초기 권장 치료는 4주 동안의 칼시토닌이다. 칼시토닌(Calcitonin)은 비스테로이드성 호르몬으로 비강 형태로 투여되며 부작용으로 현기증이 있고 파골 세포를 억제한다. 결론적이지 않은 증거로 인해, 신경학적으로 손상되지 않은 골다공증성 척추 압박 골절 환자에서 아편 유사제나 진통제, 휴식, 보완 대체 의학, 감독 또는 감독되지 않은 운동 또는 전기 자극의 사용 또는 사용을 권장하지 않는다. 저자들은 이 실험군에 대해 척추체 성형술을 권장하지 않았지만 장기간(예: 12개월까지) 임상적으로 중요한 결과로 인해 척추체 성형술을 선택하는 것이 좋다. 최종 권장 사항은 골다공증성 척추 압박 골절 및 신경학적 증상을 포함하는 환자에게 방법상 유효성에 대한 연구가 없기 때문에 특정 치료법에 기대지 말라는 것이다. 연구자들은 높은 등급의 연구가 부족하여 권고의 강점을 제한한다고 결론을 지었다.[365]

척추체 복원술 후 관리와 재활에 대한 근거

환자는 구강 진통제와 근육 이완제를 사용하여 1시간에서 2시간 동안 또는 건강 상태에 따라 결정된 휴식을 취한다.[366] 퇴원의 기준은 다양하다. 1시간 동안 휴식을 취한 후, 환자는 보행 할 수 있게 되면 퇴원한다.[367] McGraw 등은[368] 1시간 동안 누워있는 것부터 진행해서 1시간 앉기, 그 후 서있을 수 있다고 하였다. Chen 등은[369] 흉요추 지지로 24시간 내에 퇴원한다고 하였다. 퇴원 시, 환자의 주치의가 골다공증에 영향을 주는 조치를 초기에 관리한다.[366] 2004년에는, 미국 전역에서 입원 환자 절차를 23,000개의 척추체 복원술에 수행되었다. 후만성형술의 평균 체류 기간은 3.7일, 척추체 성형술의 경우 7.3일이다. 요양원이나 재활 시설과 같은 가정과 의료 시설의 퇴원 비율은 각각 척추체 성형술과 후만성형술에 대해 50:50과 99:23이었다.[370] 척추체 복원술 후 재활을 위한 근거 기반 지침은 아직 개발되지 않았다. 그러나, 통증이 허용하는 범위 내에서 척추 폄 운동은 권장한다.[371] 물리치료는 척추체 복원술 과정 후 표준 중재로 보이지 않는다.[372]

흉추 수술 및 재활을 위한 근거

흉추와 관련된 장애에 대한 수술 절차는 최소 침습 내시경에서 개방 개흉술로 다양하며 이 참고 문헌은 많다. 개방술은 심각한 질병률과 관련이 있다. 전방 접근법은 어깨 부근 기능 장애, 호흡 장애, 늑간 신경통 및 수술 후 통증 증가와 관련이 있다.[373–375] 후방 중간선 접근법은 광범위한 근육 소실,[376–380] 폄 위축, 흉터, 약화, 근육 내압 상승, 허혈 및 지속적인 통증과 관련된다.[381–385] 그러나 개흉술은 무기폐, 기흉, 늑막 삼출, 혈흉과 같은 합병증을 가지고 있다.[386–388] 흉추 수술은 기술적으로 까다롭고 잠재적인 중대한 합병증과 관련이 있는 것으로 나타난다. 최소 침습적 절차의 개방성 방법에 대한 동등성 또는 우월성은 추가 평가가 필요하다.[389] 흉추 외과 개입의 적응증에는 신경병근증, 척수 병증, 골절 또는 골절 탈구, 탈출된 디스크 및 척추 측만증이 포함되나 이에 국한 되지는 않는다. 흉추 고정술은 외상성 불안정, 척추 측만증, 종양 및 골수염과 같은 병리학적 증상에 적용될 수 있다.

흉추 수술 후 물리치료에 대한 근거 기반 지침은 유효하지 않는다. 무작위 통제 시험 또는 사례 보고를 찾을 수 없다. 대부분 수술 후 지침은 각 시설에서 외과 의사와 협의하여 승인을 받고 확실한 임상 추론, 지속적인 평가 및 재평가를 기반으로 각 환자에게 개별화된다. 운동에 대한 주의 사항은 수술 절차, 외과 의사의 선호도 및 환자 능력에 따라 결정되고 준수되어야 한다.[390] Schenk과 Wise는[390] 수술에서부터 초기 물리치료 방문까지의 기간을 기준으로 3단계의 물리치료 수술 후 중재를 주장했다. 1단계(0~3주); 2단계(4~6주); 및 3단계(7~9주). 저자들은 외과적 수술, 조직 치유, 과민 반응의 정도, 물리치료의 진단에 따라 대부분의 환자들이 호기성 검사, 연부조직 가동술, 신경가동술, 척추 안정화 운동으로 효과를 볼 수 있다고 제안했다.[390] 검사에 대한 환자의 반응에 따라 결정되는 일부 환자는 가동성 접근법(즉, 움직임이 좋을 때 기분이 나아짐)이나 안정성 접근법(즉, 움직이지 않을 때 기분이 나아짐)을 통해 도움을 얻을 수 있다.[390]

1단계-가동성과 안정성(0~3주)

Schenk과 Wise에[390] 따르면, 이 단계의 중요한 요점은 수술 후 합병증, 활동 그리고 움직임 교정 등에 관한 교육이 포함되어 있는데 절차, 자세에 대한 조언과 통증 관리와 수술 후 발생하는 염증 관리 등이 기술되어 있다. 어떤 환자들은 흉요추 보조기가 처방되어지고, 그렇지 않은 환자도 있다. 환자 증상의 과민성과 심각성, 조직 치유 정도, 검사 반응에 기초하여, 통증 없는 범위의 흉추운동을 포함하는 중재를 한다. 중립자세에서 체간의 심부 근육 시스템의 가벼운 활성은 낮은 강도와 통증 없는 범위에서 시작될 것이다. 신경가동술이 고려되는데, 시작을 한다면, 조심스럽게 해야 한다. 이러한 지시들에 따라, 유산소 활동은 이동, 수중치료, UE, 고정 자전거를 포함할 것이다.[390]

2단계-안정성과 유연성 단계(4~6주)

능동 관절가동범위의 지속적인 평가는 장애가 있는 부분이 안전하게 될 때까지 필요한데 그것은 치유조직을 보호하기 위한 움직임의 제한이 없어질 때까지이다. 질적, 양적, 증상 반응은 움직임 패턴의 평가에 중요하다. 안정화운동은 환자의 신경근 조절과 최적의 호흡패턴에서 통증없이 낮은 강도로 계속 도전하는 것을 견딜 수 있을 때

상하지의 움직임이 향상될 것이다. 신경가동술은 재평가에 기초하여 나타날 수도 있고 아닐 수도 있다. 수술적 절개부위가 치유될 때 연부조직 움직임이 평가되고 치료되어져야 한다.[390]

3단계-기능적 안정화 단계(7~9주)

연부조직 가동술, 체중부하 안정성의 진행 또는 치료적 볼 운동이 수행되어진다. 균형운동, 런지, 스쿼드, 나선 움직임, 유산소 운동, 인체공학, 직업활동으로의 복귀는 계속될 것이고, 추가될 것이고, 견디는 만큼 증진될 것이다. 각 단계를 통계 환자는 향상되고 마지막 단계까지 큰 변화가 있다.[390]

흉추 수술 후 결과의 향상과 물리치료 의사결정을 이끌기 위해 이용 가능한 증거는 적다. 움직임에 대한 주의사항은 수술 과정, 의사의 선호도, 환자의 능력에 따라 결정되어져야만 한다.[390] 수술 후 관리는 수술 후 물리치료를 하지 않는 것에서부터 표준화된 수술 후 중재에 이르기까지 수술 의사에 따라 매우 다양할 것이다. 재활은 임상적 판단, 지속적인 평가와 재평가, 주의사항과 금기증과 수술 의사의 선호도와 관련된 환자의 주치의와의 긴밀한 의사소통을 바탕으로 각 환자마자 개별화되어야 한다. 수술 후 안내지침은 시간을 기초로 하는 접근으로 지속적인 연구를 위해 추천된다. 모든 수술 후 재활 중, 주치의와의 의사소통은 수술 과정, 주의사항, 회복을 위한 안내지침, 수술 후 관리, 주치의의 관점으로 기대되는 결과, 환자를 위한 적절한 평가를 알기 위해 중요하다. 퇴원환자 평가 과정은 이 장에서 더 쉽게 논의되어 진것과 같은데, 주의사항과 움직임에 대한 금기증은 명심해야 한다; 조직치유의 단계; 강도, 예민함, 자연스러움, 단계적, 환자의 표현과 결과에 대한 반응의 안정성.

청소년 특발성 측만증에 대한 척추 고정술

청소년 특발성 측만증(AIS)은 10~18세 사이의 청소년에게 명확한 원인없이 발생한다.[157] 서있는 자세에서 전후방과 측면을 방사선으로 찍었을 때 10°보다 큰 측만곡은 측만증이라고 고려되어진다. 청소년 특발성 측만증은 통증과 신경학적 손상이 없을 수도 있다. 그러나 이것은 환자의 성장과정 동안 급속도로 진행된다. 일반적으로, 추가 치료는 성장하면서 25°보다 작은 각도인지, 50° 보다 작은 각도인지 관찰되어진 것에 따라 달라지는데 25~45°는 성장하면서 더 심해지는 것을 막기 위해 보조기를 하고, 아직 성장하는 상태이고 45°를 넘거나, 더 이상 성장하지 않는 상태에서 50°가 넘는 경우, 더 이상 굴곡이 심해지는 것을 막고 굴곡을 고정하기 위해 수술적 중재를 실시한다. 청소년 특발성 측만증에 대한 척추 고정술에서, 환자의 입원기간은 5~7일이다. 규칙적인 일상생활과 학교로 돌아가기 위해선 3~4주가 필요하다. 여가활동에 참여하고 스포츠 활동을 하는 것은 수술 후 3~6달 사이에 주치의에 의해서 결정된다.[157]

입원환자 안내지침은 수정되고, Amoroso와 Sindle에 의해 추가된 부분이 기술되었다. 청소년 특발성 측만증 수술 후 재활의 입원기간 동안, 물리치료는 보통 하루에 2번 수행된다. 초기 중재는 척추의 굴곡과 회전 금지, 8~10파운드 이상의 무게를 들지 말기, 필요하다면 보조기 착용하기, 폐활량계 사용, 등척성 하지운동, 발목펌프, 누운 자세에서 앉을 때 통나무 구르듯 일어나기와 같은 주의사항을 교육시킨다. 노력함에 따라, 환자는 앉은 자세에서 일어나기부터 보행기를 가지고 도움을 받아 이동하기까지 향상된다. 퇴원 목표는 보조 도구 없이 독립적으로 움직이기, 약간의 도움이나 도움없이 이동하기, 손잡이 잡고 계단 오르기이다. 지구력을 향상시키기 위한 꾸준한 이동은 재가 운동프로그램에서 장려된다.[194]

수술 후 퇴원 환자의 재활은 보통 주치의의 의견에 따라 수술 후 1~6개월에 시작한다. 척추의 예방 조치는 주치의에 의해 제거될 때까지 조직치유를 확실하게 시행하는 것이다. 중점 사항은 자세, 근력, 체간 안정성, 하지 근력, 상하지 유연성, 전반적인 컨디션 등의 향상을 위해 이 단계 동안 자세의 변형과 관련된 장애를 좋아지게 해야 한다는 것이다. 다음 상태로의 진행은 환자의 기능적인 목표를 성취하는데 필요한 높은 수준의 활동을 할 수 있도록 척추의 주의사항과 준비 운동들이 강조된다.[194]

요약
Summary

허리통증과 경추통증에 비해 흉추에 관한 연구는 부족하다. 흉추는 내장 구조, 경추 구조 및 흉추와 늑골 신체 구조로부터 국소통증의 중요한 원천으로 임상을 위해 중요하게 도전 할만 하다. 중요 장기보호 뿐만 아니라 흉부는 견갑대 영역, 허리-골반, 경추와 관련되어 신체의 상체와 하체 사이에 하중 또는 힘의 전달을 위한 이행 부위로서 기능한다. 이러한 영역은 상호의존적이기 때문에 흉추는 흉추 통증의 주요한 불만을 가지고 있는 환자들 뿐만 아니라, 허리통증과 목과 어깨 불만을 나타나는 사람에게서 검사해야만 한다.

병리 해부학에 근거한 의학적 진단 모델은 흉부 또는 TSP에 관련된 증상을 가진 사람들에 대한 가장 일반적인 분류이다. 통증을 포함한 신경 근골격계 원천은 척추 측만증 및 통증유발점, TOS, 늑간 신경통, 골 관절염, 늑연골염, 늑골 증후군, 늑골 긴장, 척추 또는 늑골의 골절 또는 탈구, 척추 협착증, 추간판 탈출증, 퇴행성 디스크 질환에 국한되지 않는다.

허리통증과 마찬가지로, 정확한 해부학적 조직을 역학적인 TPS에 대한 원인이나 통증 발생기로서 확실하게 확인 될 수 없다. 환자의 결과를 개선할 수 있는 기능 및 그것의 사용을 지원하는 강력한 현재 증거로 흉추 분류 시스템을 사용할 수 없다. 그러나 비특이성 흉부 통증을 가지고 있는 사람에게서 징후 및 증상의 패턴에 따라 하위집단으로 분류 될 수 있다는 가능성이 있다.

환자의 임상 증상이 일치하는 임상의를 돕기 위해 적절한 중재는 흉부 통증의 하위 그룹에 대한 제안된 장애 기반 분류 시스템으로 허리 통증의 분류에서 사용되는 현재의 최고 수준 연구 개념을 통합하고 제시된 임상 추론과정을 최선의 치료 전략을 만들기 위해 안내 지침서로 실시한다. 장애 기반의 접근 방식으로, 임상의 신체 장애와 같은 관련 있는 제한된 관절가동범위, 관절이나 근육의 뻣뻣함이나 관절과 가동성 또는 근육 공동작용 장애를 확인한다. 증거에 기초한 물리치료 개입은 환자에게 중요한 활동의 제한이나 기능적 장애를 해결하기 위해 장애를 대상으로 우선 순위로 처리되어 선택된다.

부록 부분은 임상 추론 체제를 설명하기 위하여(부록 F와 G 참조) 각 부위에 대한 사례 연구를 제공한다. 각 사례 연구는 병력 청취하고 신체적 검사를 계획하도록 한다. 병력과 신체 검사에서 자료는 적절한 진단 분류, 예후와 초기 관리 전략을 결정하기 위해 현재 최선의 증거를 사용하여 종합시킨다. 사례 연구 과정은 임상 추론과 근거 기반의 체제를 사용하여, 사용할 수 있는 기회를 제공한다.

참고문헌
References

1. Leboeuf-Yde C, Nielsen J, Kyvik KO, Fejer R, Hartvigsen J. Pain in the lumbar, thoracic or cervical regions: do age and gender matter? A population-based study of 34902 Danish twins 20-71 years of age. *BMC Musculoskelet Disord.* 2009;10:39.
2. Briggs AM, Smith AJ, Straker LM, Bragge P. Thoracic spine in the general population: prevalence, incidence and associated factors in children, adolescents and adults. A systematic review. *BMC Musculoskelet Disord.* 2009;10:77.
3. Wedderkopp N, Kjaer P, Hestbaek L, Korsholm L, Leboeuf-Yde C. High-level physical activity in childhood seems to protect against low back pain in early adolescence. *Spine J.* 2009;9:134-141.
4. Grimmer K, Nyland L, Milanese S. Repeated measures of recent headache, neck and upper back pain in Australian adolescents. *Cephalgia.* 2006;26:843-851.
5. El-Metwally A, Salminen JJ, Auvinen AA, Macfarlane G, Mikkelsson M. Risk factors for development of non-specific musculoskeletal pain in preteens and early adolescents: a prospective 1-year follow-up study. *BMC Musculoskelet Disord.* 2007;8:46-54.
6. Dionne CE, Bourbonnais R, Frémont P, et al. Determinants of "return to work in good health" among workers with back pain who consult in primary care settings: a 2-year prospective study. *Eur Spine J.* 2007;16:641-655.
7. Wood KB, Garvey TA, Gundry C, et al. Magnetic resonance imaging of the thoracic spine. Evaluation of asymptomatic individuals. *J Bone Joint Surg Am.* 1995;77:1631-1638.
8. Wood KB, Blair JM, Aepple DM, et al. The natural history of asymptomatic thoracic disc herniations. *Spine.* 1997;22:525-530.
9. Matsumoto M, Okada E, Ichihara D, et al. Age-related changes of thoracic and cervical intervertebral discs in asymptomatic subjects. *Spine.* 2010;35:1359-1364.
10. Lee D. *The Thorax. An Integrated Approach.* White Rock, BC, Canada: Diane G. Lee Physiotherapist Corporation; 2003.
11. McKenzie R, May S. *The Lumbar Spine Mechanical Diagnosis and Therapy.* Vol 2. Raumati Beach, New Zealand: Spinal Publications; 2004.
12. Hefford C. McKenzie classification of mechanical spinal pain: profile of syndromes and directions of preference. *Man Ther.* 2008;13:75-81.

13. Olson KA. *Manual Physical Therapy of the Spine.* St Louis, MO: Saunders; 2007.
14. Lee LJ, Lee D. Integrated, multimodal approach to the thoracic spine and ribs. In: Magee DJ, Zachazewski JE, Quillen WS, eds. *Pathology and Intervention in Musculoskeletal Rehabilitation.* St Louis, MO: Saunders; 2009:306-337.
15. Goodman CC, Snyder TEK. *Differential Diagnosis for Physical Therapists. Screening for Referral.* 4th ed. St Louis, MO: Saunders; 2007.
16. Verdon F, Burnand B, Herzig L, Junod M, Pécoud A, Favrat B. Chest wall syndrome among primary care patients: a cohort study. *BMC Fam Pract.* 2007;8:51.
17. Goodman C. Origins of thoracic pain. In: Cervical and Thoracic Pain: Evidence for Effectiveness of Physical Therapy. Independent Study Course 21.1.2. Orthopaedic Section: APTA, Inc; 2011:15-27.
18. Raiszadeh R, Rhines LF. Management of thoracic spine infections. *Oper Tech Neurosurg.* 2005;7(4):199-205.
19. Karnath B, Holden MD, Hussain N. Chest pain: differentiating cardiac from noncardiac causes. *Chest Pain.* 2004;38:24-27.
20. Deyo RA, Diehl AK. Cancer as a cause of back pain: frequency, clinical presentation, and diagnostic strategies. *J Gen Intern Med.* 1988;3:230-238.
21. Henschke N, Maher CH, Refshauge KM. Screening for malignancy in low back pain patients: a systematic review. *Eur Spine J.* 2007;16(10):1673-1679
22. Brihaye J, Ectors P, Lemort M, Van Houtte P. The management of spinal epidural metastases. *Adv Tech Stand Neurosurg.* 1988;16:121-176.
23. Siemionow K, Ilaslan H, Steinmetz M, McLain RF, Bell G. Identifying serious causes of back pain: cancer infection, fracture. *Cleve Clin J Med.* 2008;75:557-566.
24. Kass SM, Williams PM, Reamy BV. Pleurisy. *Am Fam Physician.* 2007;75(9):1357-1364.
25. Henschke N, Maher CG, Refshauge KM. A systematic review identifies "red flags" to screen for vertebral fracture in patients with low back pain. *J Clin Epidemiol.* 2008;61:110-118.
26. Deyo RA, Rainville J, Kent DL. What can the history and physical examination tell us about low back pain? *JAMA.* 1992;268:760-765.
27. Reiter GT, Wyler AR. Vertebral fracture. *Medscape Reference.* http://emedicine.medscape.com/article/248236-overview#a0101. Updated April 29, 2013. Accessed April 28, 2011.
28. Melton LJ III. Epidemiology of spinal osteoporosis. *Spine.* 1997;22(24 suppl):2S-11S.
29. Melton LJ III, Kan SH, Frye MA, Wahner HW, O'Fallon WM, Riggs BL. Epidemiology of vertebral fractures in women. *Am J Epidemiol.* 1989;129:1000-1011.
30. Resch A, Schneider B, Bernecker P, et al. Risk of vertebral fractures in men: relationship to mineral density of the vertebral body. *Am J Roentgenol.* 1995;164:1447-1450.
31. Old JL, Calvert M. Vertebral compression fractures in the elderly. *Am Fam Physician.* 2004;69:111-116.
32. Silverman SL. The clinical consequences of vertebral compression fracture. *Bone.* 1992;13(suppl 2):S27-S31.
33. Malanga GA, McLean JP, Alladin I, Tai Q, Andrus SG, Smith R. Thoracic discogenic pain syndrome. *Medscape Reference.* http://emedicine.medscape.com/article/96284-overview. Updated December 14, 2011. Accessed July 29, 2010.
34. McInerney J, Ball PA. The pathophysiology of thoracic disc disease. *Neurosurg Focus.* 2000;9(4): e1. http://www.medscape.com/viewarticle/405642_4. Accessed April 30, 2011.
35. O'Connor RC, Andary MT, Russo, RB, DeLano M. Thoracic radiculopathy. *Phys Med Rehabil Clin N Am.* 2002;13:623-644.
36. Wang K, Chen X. Thoracic cord compression caused by continuous multilevel ossification of ligamentum flavum in Chinese patients. *Chin J Traumatol.* 2007;10:213-217.
37. Yngve D. Abdominal reflexes. *J Pediatr Orthop.* 1997;17:105-108.
38. Pearce JM. Beevor's sign. *Eur Neurol.* 2005;53:208-209.
39. Moon JE, Dronen SC. Herpes zoster. *Medscape Reference.* http://emedicine.medscape.com/article/218683-overview. Updated February 26, 2013 Accessed April 29, 2011.
40. Feise RJ, Menke JM. Functional Rating Index: a new valid and reliable instrument to measure the magnitude of clinical change in spinal conditions. *Spine.* 2001;26:78-87.
41. Feise RJ, Menke JM. Functional Rating Index: literature review. *Med Sci Monit.* 2010;16(2):RA25-RA36.
42. Childs JD, Piva SR. Psychometric properties of the Functional Rating Index in patients with low back pain. *Eur Spine J.* 2005;14:1008-1012.
43. Stewart M, Maher CG, Refshauge KM, Bogduk N, Nicholas M. Responsiveness of pain and disability measures for chronic whiplash. *Spine.* 2007;32:580-585.
44. Briggs AM, Bragge P, Smith AJ, Govil D, Straker LM. Prevalence and associated factors for thoracic spine pain in the adult working population: a literature review. *J Occup Health.* 2009;51:177-192.
45. Roelen CAM, Schreuder KJ, Koopmans PC, Grothoff JW. Perceived job demands relate to self-reported health complaints. *Occup Med.* 2008;58:58-63.
46. Sik EC, Batt ME, Heslop LM. Atypical chest pain in athletes. *Curr Sports Med Rep.* 2009;8(2):0-6.
47. Dreyfuss P, Tibiletti C, Dreyer SJ. Thoracic zygapophyseal joint pain patterns: a study in normal volunteers. *Spine.* 1994;19:807-811.
48. Fukui S, Ohseto K, Shiotani M. Patterns of pain induced by distending the thoracic zygapophyseal joints. *Reg Anesth.* 1997;22:332-336.
49. Young B, Gill H, Wainner R, Flynn T. Thoracic costotransverse joint pain patterns: a study in normal volunteers. *BMC Musculoskelet Disord.* 2008;9:140.
50. Dwyer A, Aprill C, Bogduk N. Cervical zygapophyseal joint pain patterns. I: a study in normal volunteers. *Spine.* 1990;15:453-457.
51. Aprill C, Dwyer A, Bogduk N. Cervical zygapophyseal joint pain patterns. II: a clinical evaluation. *Spine.* 1990;15:458-461.
52. Slipman CW, Plastaras C, Patel R, et al. Provocative cervical discography symptom mapping. *Spine J.* 2005;5:381-388.
53. Schellhas KP, Smith MD, Gundry CR, Pollei SR. Cervical discogenic pain. Prospective correlation of magnetic resonance imaging and discography in asymptomatic subjects and pain sufferes. *Spine.* 1996;21:300-312.
54. Hassett G, Barnsley L. Pain referral from the sternoclavicular joint: a study in normal volunteers. *Rheumatology.* 2001;40:859-862.
55. Ostelo RWJG, de Vet HCW. Clinically important outcomes in low back pain. *Best Pract Res. Clin Rheum.* 2005;19:593-607.
56. Ostelo RWJG, Deyo RA, Stratford P, et al. Interpreting change scores for pain and functional status in low back pain. Toward international consensus regarding minimal important change. *Spine.* 2008;33:90-94.
57. Maitland GD. *Vertebral Manipulation.* 6th ed. Woburn, MA: Butterworth-Heinemann; 2002.
58. Goodman CC, Fuller KS. *Pathology. Implications for the Physical Therapist.* 3rd ed. St Louis, MO: Saunders; 2009.
59. Boissonnault WG. Patient health history including identification of health risk factors. In: Boissonnault WG, ed. *Primary Care for the Physical Therapist. Examination and Triage.* Philadelphia, PA: Saunders; 2005:70.

60. Idler EL, Benyamini Y. Self-rated health and mortality: a review of twenty-seven community studies. *J Health Soc Behav.* 1997;38:21-37.
61. Idler EL, Russell LB, Davis D. Survival, functional limitations, and self-rated health in the NHANES I Epidemiologic Follow-up Study 1992; First National Health and Nutrition Examination Survey. *Am J Epidemiol.* 2000;9:874-883.
62. Kopec JA, Schultz SE, Goel V, Williams JI. Can the Health Utilities Index measure change? *Medical Care.* 2001;39:562-574.
63. Kopec JA, Sayre EC, Esdaile JM. Predictors of back pain in a general population cohort. *Spine.* 2004;29:70-77.
64. Hagen KB, Tambs K, Bjerkedal T. A prospective cohort study of risk factors for disability retirement because of back pain in the general working population. *Spine.* 2002;27:1790-1796.
65. Rubin DL. Epidemiology and risk factors for spine pain. *Neurol Clin.* 2007;25:353-371.
66. US Department of Health and Human Services. *How Tobacco Smoke Causes Disease: The Biology and Behavioral Basis for Smoking-Attributable Disease. A Report of the Surgeon General.* Atlanta, GA: US Department of Health and Human Services, Centers for Disease Control and Prevention, National Center for Chronic Disease Prevention and Health Promotion, Office on Smoking and Health; 2010.
67. US Department of Health and Human Services. *The Health Consequences of Smoking: A Report of the Surgeon General.* Atlanta, GA: US Department of Health and Human Services, Centers for Disease Control and Prevention, National Center for Chronic Disease Prevention and Health Promotion, Office on Smoking and Health; 2004.
68. Vismara L, Menegoni F, Zaina F, Galli M, Negrini S, Capodaglio P. Effect of obesity and low back pain on spinal mobility: a cross sectional study in women. *J Neuroeng Rehabil.* 2010;7:3.
69. Billek-Sawhney B, Sawhney R. Cardiovascular considerations in outpatient orthopedic physical therapy [abstract]. *J Orthop Sports Phys Ther.* 1998;27:57.
70. Scherer SA, Noteboom JT, Flynn TW. Cardiovascular assessment in the orthopaedic practice setting. *J Orthop Sports Phys Ther.* 2005;35:730-737.
71. Chou R, Huffman LH. Medications for acute and chronic low back pain: a review of the evidence for an American Pain Society/American College of Physicians Clinical Practice Guideline. *Ann Intern Med.* 2007;147:505-514.
72. Luo X, Pietrobon R, Curtis LH, Hey LA. Prescription of nonsteroidal anti-inflammatory drugs and muscle relaxants for back pain in the United States. *Spine.* 2004;29:E531-E537.
73. Luo X, Pietrobon R, Hey L. Patterns and trends in opioid use among individuals with back pain in the United States. *Spine.* 2004;29:884-890; discussion 891.
74. Bernstein E, Carey TS, Garrett JM. The use of muscle relaxant medications in acute low back pain. *Spine.* 2004;29:1346-1351.
75. Verbeek J, Sengers M, Riemens L, Haafkens J. Patient expectations of treatment for back pain. *Spine.* 2004;26:2504-2513.
76. Wilson IB, Dukes K, Greenfield S, Kaplan S, Hillman B. Patients' role in the use of radiology testing for common office practice complaints. *Arch Intern Med.* 2001;16:256-263.
77. Ash LM, Modic MT, Obushowski NA, Ross JS, Brant-Zawadzki MN, Grooff PN. Effects of diagnostic information, per se, on patient outcomes in acute radiculopathy and low back pain. *Am J Neuroradiol.* 2008;29:1098-1103.
78. Gilbert FJ, Grant Am, Gillan MG, et al. Low back pain: influence of early MR imaging or CT on treatment and outcomes—multicenter randomized trial. *Radiology.* 2004;231:343-351.
79. Kendrick D, Fielding K, Bentley E, Kerslake R, Miller P, Pringle M. Radiography of the lumbar spine in primary care patients with low back pain: randomized controlled trial. *BMJ.* 2001;322:400-405.
80. Kerry S, Hilton S, Dundas D, Rink E, Oakeshott P. Radiography for low back pain: a randomized controlled trial and observational study in primary care. *Br J Gen Pract.* 2002;52:469-474.
81. Lurie JD, Birkmeyer NJ, Weinstein JN. Rates of advanced spinal imaging and spine surgery. *Spine.* 2003;28:616-620.
82. Bussieres AE, Taylor JA, Peterson C. Diagnostic imaging practice guidelines for musculoskeletal complaints in adults—an evidence-based approach—part 3: spinal disorders. *J Manipulative Physiol Ther.* 2008;31(1):33-88.
83. The North American Menopause Society (NAMS). Management of osteoporosis in postmenopausal women: 2010 position statement of The NAMS. *Menopause.* 2010;17(1):25-54.
84. World Health Organization. WHO fracture risk assessment tool. *FRAX.* http://www.shef.ac.uk/FRAX. Accessed May 6, 2011.
85. Deyo RA, Diehl AK. Lumbar spine films in primary care: current use and effects of selective ordering criteria. *J Gen Intern Med.* 1986;1:20-25.
86. Atlas SJ, Deyo RA. Evaluating and managing acute low back pain in the primary care setting. *J Gen Intern Med.* 2001;16:120-131.
87. Refshauge KM, Maher CG. Low back pain investigations and prognosis: a review. *Br J Sports Med.* 2006;40:494-498.
88. Mondloch MV, Cole DC, Frank JW. Does how you do depend on how you think you'll do? A systematic review of the evidence for a relation between patients' recovery expectations and health outcomes. *Can Med Assoc J.* 2001;165(2):174-179.
89. Myers SS, Phillips RS, Davis RB, et al. patient expectations as predictors of outcome in patients with acute low back pain. *J Gen Intern Med.* 2007;23(2):148-153.
90. American Academy of Orthopaedic Manual Physical Therapists. *Orthopaedic Manual Physical Therapy. Description of Advanced Clinical Practice.* Tallahassee, FL: Author; 2009.
91. Rubinstein SM, van Tulder M. A best-evidence review of diagnostic procedures for neck and low back pain. *Best Pract Res Clin Rheum.* 2008;22:471-482.
92. Bombardier C. Outcomes assessment in the evaluation of treatment of spinal disorders: summary and general recommendations. *Spine.* 2000;225:3100-3103.
93. Zuberbier OA, Kozlowski AJ, Hunt DG, et al. Analysis of convergent and discriminant validity of published lumbar flexion, extension, and lateral flexion scores. *Spine.* 2001;26:472-478.
94. Fritz J, George S. Identifying psychosocial variables in patients with acute work-related low back pain: the importance of fear-avoidance beliefs. *Phys Ther.* 2002;82:973-983.
95. Tubach F, Leclerc A, Landre M, Pietri-Taleb F. Risk factors for sick leave due to low back pain: a prospective study. *J Occup Environ Med.* 2002;44:451-458.
96. Smith M, Russell A, Hodges P. Disorders of breathing and continence have a stronger association with back pain than obesity and physical activity. *Aust J Physiother.* 2006;52:11-16.
97. Roussel N, Nijs J, Truijen S, Vervecken L, Mottram S, Stassijns G. Altered breathing patterns during lumbopelvic motor control tests in chronic low back pain: a case-control study. *Eur Spine J.* 2009;18:1066-1073.
98. Chaitow L. Breathing pattern disorders, motor control, and low back pain. *J Osteopath Med.* 2004;7:34-41.
99. Miner JR, Heegaard W, Plummer D. End-tidal carbon dioxide monitoring during procedural sedation. *Acad Emerg Med.* 2002;9:275-280.

100. Lee D, Lee LF. *The Pelvic Girdle. An Integration of Clinical Expertise and Research.* 4th ed. Philadelphia, PA: Churchill Livingstone; 2011.
101. Hodges PW, Gurfinkel VS, Brumagne S, et al. Coexistence of stability and mobility in postural control: evidence from postural compensation for respiration. *Exp Brain Res.* 2002;144:293-302.
102. Hodges PW, Eriksson AE, Shirley D, et al. Intra-abdominal pressure increases stiffness of the lumbar spine. *J Biomech.* 2005;38:1873-1880.
103. Hodges PW, Gandevia S. Activation of the human diaphragm during a repetitive postural task. *J Physiol.* 2000;522(pt 1):165-175.
104. Maitre B, Similowski T, Derenne JP. Physical examination of the adult patient with respiratory diseases: inspection and palpation. *Eur Respir J.* 1995;8:1584-1593.
105. Cahalin LP, Braga M, Matsuo Y, et al. Efficacy of diaphragmatic breathing in persons with chronic obstructive pulmonarydisease: a review of the literature. *J Cardiopulm Rehabil.* 2002;22:7-21.
106. Allison GT, Kendle K, Roll S, et al. The role of the diaphragm during abdominal hollowing exercises. *Aust J Physiother.* 1998;44:95-102.
107. Comerford MJ, Mottram SL. Functional stability retraining: principles and strategies for managing mechanical dysfunction. *Man Ther.* 2001;6:3-14.
108. 1Van der Hulst M, Vollenbroek-Hutten MM, Rietman JS, Hermens HJ. Lumbar and abdominal muscle activity during walking in subjects with chronic low back pain: support of the "guarding" hypothesis? *J Electromyogr Kinesiol.* 2010;20:31-38.
109. Saunders SW, Coppeiters M, Magarey M, Hodges PW. Low back pain and associated changes in abdominal muscle activation during human locomotion. Paper presented at: Australian Conference of Science and Medicine in Sport; October 6-9, 2004; Alice Springs, Australia.
110. Saunders SW, Rath D, Hodges PW. Postural and respiratory activation of the trunk muscles varies with mode and speed of locomotion. *Gait Posture.* 2004;20:280-290.
111. Silverman SL. The clinical consequences of vertebral compression fracture. *Bone.* 1992;13:S27-S31.
112. Nevitt MC, Ettinger B, Black DM, et al. The association of radiographically detected vertebral fractures with back pain and function: a prospective study. *Ann Intern Med.* 1998;128:793-800.
113. Sinaki M, Brey RH, Hughes CA, et al. Balance disorder and increased risk of falls in osteoporosis and kyphosis: significance of kyphotic posture and muscle strength. *Osteoporos Int.* 2005;16:1004-1010.
114. Cook DJ, Guyatt GH, Adachi JD, et al. Quality of life issues in women with vertebral fractures due to osteoporosis. *Arthritis Rheum.* 1993;36:750-756.
115. Cortet B, Roches E, Logier R, et al. Evaluation of spinal curvatures after a recent osteoporotic vertebral fracture. *Jt Bone Spine.* 2002;69:201-208.
116. Ensrud KE, Black DM, Harris F, et al. Correlates of kyphosis in older women. *J Am Geriatr Soc.* 1997;45:682-687.
117. Lynn SG, Sinaki M, Westerlind KC. Balance characteristics of persons with osteoporosis. *Arch Phys Med Rehabil.* 1997;78:273-277.
118. Liu-Ambrose T, Eng JJ, Khan KM, et al. Older women with osteoporosis have increased postural sway and weaker quadriceps strength than counterparts with normal bone mass: overlooked determinants of fracture risk? *J Gerontol A Biol Sci Med Sci.* 2003;58:862-866.
119. Greig AM, Bennell KL, Briggs AM, Wark JD, Hodges PW. Balance impairment is related to vertebra fracture rather than thoracic kyphosis in individuals with osteoporosis. *Osteoporos Int.* 2007;18:543-551.
120. Schenkman M, Shipp KM, Chandler J, et al. Relationships between mobility of axial structures and physical performance. *Phys Ther.* 1996;76:276-285.
121. Ryan SD, Fried LP. The impact of kyphosis on daily functioning. *J Am Geriatr Soc.* 1997;45:1479-1486.
122. Balzini L, Vannucchi L, Benvenuti F, et al. Clinical characteristics of flexed posture in elderly women. *J Am Geriatr Soc.* 2003;51:1419-1426.
123. Hirose D, Ishida K, Nagano Y, et al. Posture of the trunk in the sagittal plane is associated with gait in community-dwelling elderly population. *Clin Biomech.* 2004;19:57-63.
124. Katzman WB, VIttinghoff E, Ensrud K, Black DM, Kado DM. Increasing kyphosis predicts worsening mobility in older community-dwelling women: a prospective cohort study. *J Am Geriatr Soc.* 2011;59:96-2011.
125. Greendale GA, Nili NS, Huang MH, Seeger L, Karlamangla AS. The reliability and validity of three non-radiological measures of thoracic kyphosis and their relations to the standing radiological Cobb angle. *Osteoporos Int.* 2011;22(6):1897-1905.
126. Page P, Frank C, Lardner R. *Assessment and Treatment of Muscle Imbalance. The Janda Approach.* Champaign, IL: Human Kinetics; 2010.
127. Janda V. Muscles and cervicogenic pain syndromes. In: Grant R, ed. *Physical Therapy of the Cervical and Thoracic Spine.* New York, NY: Churchill Livingstone; 1988:159-161.
128. Murray PM, Weinstein SL, Spratt KF. The natural history and long-term follow-up of Scheuermann kyphosis. *J Bone Joint Surg Am.* 1993;75:236-248.
129. Di Bari M, Chiarlone M, Matteuzzi D, et al. Thoracic kyphosis and ventilator dysfunction in unselected older persons: an epidemiological study in Dicomano, Italy. *J Am Geriatr Soc.* 2004;52:909-915.
130. Cleland JA, Mintken PE, Carpenter K, et al. Examination of a clinical prediction rule to identify patients with neck pain likely to benefit from thoracic spine thrust manipulation and a general cervical range of motion exercise: multi-center randomized clinical trial. *Phys Ther.* 2010;90:1239-1250.
131. Lau KT, Cheung KY, Chan KB, Chan MH, Lo KY, Chiu TTW. Relationships between sagittal postures of thoracic and cervical spine, presence of neck pain, neck pain severity and disability. *Man Ther.* 2010;15:457-462.
132. Bullock MP, Foster NE, Wright CC. Shoulder impingement: the effect of sitting posture on shoulder pain and range of motion. *Man Ther.* 2005;10:28-37.
133. Lewis JS, Wright C, Green A. Subacromial impingement syndrome: the effect of changing posture on shoulder range of movement. *J Orthop Sports Phys Ther.* 2005;35(2):72-87.
134. Griegel-Morris P, Larson K, Mueller-Klaus K, Oatis CA. Incidence of common postural abnormalities in the cervical, shoulder, and thoracic regions and their association with pain in two age groups of healthy subjects. *Phys Ther.* 1992;72:425-432.
135. Fon GT, Pitt MJ, Thies AC. Thoracic kyphosis: range in normal subjects. AJR Am J Roentgenol. 1980;134:979-983.
136. Cobb RJ. Outline for the study of scoliosis. *Am Acad Orthop Surg.* 1948;5:261-275.
137. Bartynski WS, Heller MT, Grahovac SZ, Rothfus WE, Kurs-Lasky M. Severe thoracic kyphosis in the older patient in the absence of vertebral fracture: association of extreme curve with age. *AJNR Am J Neuroradiol.* 2005;26:2077-2085.

138. Cleland JA, Childs JD, Fritz JM, Whitman JM. Interrater reliability of the history and physical examination in patients with mechanical neck pain. *Arch Phys Med Rehabil.* 2006;87:1388-1395.
139. Chow RK, Harrison JE. Relationship of kyphosis to physical fitness and bone mass on post-menopausal women. *Am J Phys Med.* 1987;66:219-227.
140. Kado DM, Huang M-H, Barrett-Connor E, Greendale GA. Hyperkyphotic posture and poor physical functional ability in older community-dwelling men and women: the Rancho Bernardo Study. *J Geront A.* 2005;60:633-637.
141. Greendale GA, Huang M-H, Karlamangla AS, Seeger L, Crawford S. Yoga decreases kyphosis in senior women and men with adult-onset hyperkyphosis: results of a randomized controlled trial. *J Am Geriatr Soc.* 2009;57:1569-1579.
142. MacIntyre JN, Bennett L, Bonnyman AM, Stratford PW. Optimizing reliability of digital inclinometer and flexicurve rule measures of spine curvatures in postmenopausal women with osteoporosis of the spine: an illustration of the use of generalizability theory. *ISRN Rheumatol.* 2011;2011:571698.
143. Lewis JS, Valentine RE. Clinical measurement of the thoracic kyphosis. A study of the intra-rater reliability in subjects with and without shoulder pain. *BMC Musculoskelet Disord.* 2010;11:39.
144. Theodoridis D, Ruston S. The effect of shoulder movements on thoracic spine 3D motion. *Clin Biomech (Bristol Avon).* 2002;17:418-421.
145. Crosbie J, Kilbreath SL, Hollmann L, York S. Scapulohumeral rhythm and associated spinal motion. *Clin Biomech (Bristol Avon).* 2008;23:184-192.
146. Crawford HJ, Jull GA. The influence of thoracic posture and movement on range of arm elevation. *Physiother Theory Pract.* 1993;9:143-148.
147. Stewart S, Jull GA, Ng JK-F, Willems JM. An initial analysis of thoracic spine movement during unilateral arm elevation. *J Man Manip Ther.* 1995;3:15-20.
148. Edmonston SJ, Singer KP. Thoracic spine: anatomical and biomechanical considerations for manual therapy. *Man Ther.* 1997;2:132-143.
149. Moll JMH, Wright V. An objective clinical study of chest expansion. *Ann Rheum Dis.* 1972;31:1-8.
150. Bennett PH, Burch TA. New York symposium on population studies in the rheumatic diseases: new diagnostic criteria. *Bull Rheum Dis.* 1967;17:453-458.
151. Bockenhauer SE, Haifan C, Julliard KN, Weedon J. Measuring thoracic excursion: reliability of the cloth measure technique. *J Am Osteopath Assoc.* 2007;107(5):191-196.
152. Hsu CH, Change YW, Chou WY, Chiou CP, Change WN, Wong CY. Measurement of spinal range of motion in healthy individuals using an electromagnetic tracing device. *J Neurosurg Spine.* 2008;8:125-142.
153. Lee LJ, Lee D. Integrated, multimodal approach to the thoracic spine and ribs. In: Magee DJ, Zachazewski JE, Quillen WS, eds. *Pathology and Intervention in Musculoskeletal Rehabilitation.* St Louis, MO: Saunders Elsevier; 2009:306-337.
154. Lee LJ. Is it time for a closer look at the thorax? *MPA in Touch.* 2008;1:13-16.
155. Lee LJ, Coppieters MW, Hodges PW. Differential activation of the thoracic multifidus and longissimus thoracis during trunk rotation. *Spine.* 2005;30:870-876.
156. Lee CN, Robbins DP, Roberts HJ, et al. Reliability and validity of single inclinometer measurements for thoracic spine range of motion. *Physiother Can.* 2003;55(2):73-78.
157. Scoliosis Research Society. Adolescent idiopathic scoliosis. *Scoliosis Research Society (SRS).* http://www.srs.org/professionals/conditions_and_treatment/adolescent_idiopathic_scoliosis/index.htm. Accessed June 22, 2011.
158. Magarey ME. Examination of the cervical and thoracic spine. In: Grant R, ed. *Physical Therapy of the Cervical and Thoracic Spine.* 2nd ed. New York, NY: Churchill Livingstone; 1994:125.
159. McKenzie R, May S. *The Cervical and Thoracic Spine Mechanical Diagnosis and Therapy.* Vol 2. Raumati Beach, New Zealand: Spinal Publications; 2006.
160. McKenzie R, May S. *The Cervical and Thoracic Spine. Mechanical Diagnosis and Therapy.* Vol 1. Raumati Beach, New Zealand: Spinal Publications; 2006.
161. Edwards BC. Combined movements of the lumbar spine: examination and clinical significance. *Aust J Physiother.* 1979;25:147-152.
162. Lee LJ. A clinical test for failed load transfer in the upper quadrant: how to direct treatment decisions for the thoracic spine, cervical spine, and shoulder complex. Paper presented at: 2005 Orthopaedic Symposium of the Canadian Physiotherapy Association; October 28-30, 2005; London, ON, Canada.
163. Kibler WB, Sciascia A. Shoulder injuries in athletes. Current concepts: scapular dyskinesis. *Br J Sports Med.* 2010;44:300-305.
164. Lee LJ, Coppieters MW, Hodges PW. Anticipatory postural adjustments to arm movement reveal complex control of paraspinal muscles in the thorax. *J Electromyogr Kinesiol.* 2009;19:46-54.
165. Maitland G, Hengeveld E, Banks K, English K. *Maitland's Vertebral Manipulation.* 6th ed. Boston, MA: Butterworth-Heinemann; 2002.
166. Bourdillon JF, Day EA, Bookhout MR. *Spinal Manipulation.* 5th ed. London, England: Butterworth-Heinemann; 1992.
167. Brismée JM, Gipson D, Ivie D, et al. Interrater reliability of a passive physiological intervetebral motion test in the mid-thoracic spine. *J Manipulative Physiol Ther.* 2006;29:368-373.
168. Christensen HW, Vach W, Vach K, et al. Palpation of the upper thoracic spine: an observer reliability study. *J Manipulative Physiol Ther.* 2002;25:285-292.
169. Haas M, Raphael R, Panzer D. Reliability of manual end-play palpation of the thoracic spine. *Chiropr Tech.* 1995;7:6786-6792.
170. National Institute of Neurological Disorders and Stroke. NINDS complex regional pain syndrome information page. *National Institute of Neurological Disorders and Stroke.* http://www.ninds.nih.gov/disorders/reflex_sympathetic_dystrophy/reflex_sympathetic_dystrophy.htm. Updated June 26, 2013. Accessed May 27, 2011.
171. Slater H. Sympathetic nervous system and pain: a reappraisal. In: Grant R, ed. *Physical Therapy of the Cervical and Thoracic Spine.* 3rd ed. St Louis, MO: Churchill Livingstone; 2002:295-319.
172. Slater H, Vicenzino B, Wright A. "Sympathetic slump": the effect of a novel manual therapy technique on peripheral sympathetic nervous system function. *J Man Manip Ther.* 1994;2(4):156-162.
173. Butler DS, Slater H. Neural injury in the thoracic spine: a conceptual basis for manual therapy. In: Grant R, ed. *Physical Therapy of the Cervical and Thoracic Spine.* 3rd ed. New York, NY: Churchill Livingstone; 1994:313-338.
174. Butler DS. *The Sensitive Nervous System.* Adelaide, Australia: NOI Publications; 2000.
175. Cleland J, Durall C, Scott SA. Effects of slump long sitting on peripheral sudomotor and vasomotor function: a pilot study. *J Man Manip Ther.* 2002;10(2):67-75.
176. Cleland J, McRae M. Complex regional pain syndrome I: management through the use of vertebral and sympathetic trunk mobilization. *J Man Manip Ther.* 2002;10(4):188-199.

177. Slater H, Wright A. An investigation of the physiological effects of the sympathetic slump on the peripheral sympathetic nervous system function in patients with frozen shoulder. In: Shacklock M, ed. *Moving in on Pain*. Adelaide, Australia: Butterworth-Heinemann; 1995:174-184.
178. Lindfren K-A, Leino E, Hakola M, Hamberg J. Cervical spine rotation and lateral flexion combined motion in the examination of the thoracic outlet. *Arch Phys Med Rehabil.* 1990;71:343-344.
179. Lindgren KA, Leino E, Manninen H. Cervical rotation lateral flexion test in brachialgia. *Arch Phys Med Rehabil.* 1992;73:735-737.
180. Lindgren KA, Leino E, Manninen H. Cineradiography of the hypomobile first rib. *Arch Phys Med Rehabil.* 1989;70:408-409.
181. Boissonault WG. *Primary Care for the Physical Therapist. Examination and Triage.* 2nd ed. St Louis, MO: Elsevier Saunders; 2011.
182. Christensen HW, Vach W, Manniche C, Haghfelt T, Hartvigsen L, Høilund-Carlsen PF. Palpation of muscular tenderness in the anterior chest wall: an observer reliability study. *J Manipulative Physiol Ther.* 2003;26:469-475.
183. Arroyo JF, Jolliet P, Junod AF. Costovertebral joint dysfunction: another misdiagnosed cause of atypical chest pain. *Postgrad Med J.* 1992;68:655-659.
184. Menck JY, Requejo SM, Kulig K. Thoracic spine dysfunction in upper extremity complex regional pain syndrome type I. *J Orthop Sports Phys Ther.* 2000;30:401-409.
185. Cleland JA, Mintken PE, Carpenter K, et al. Examination of a clinical prediction rule to identify patients with neck pain likely to benefit from thoracic spine thrust manipulation and a general cervical range of motion exercise: multi-center randomized clinical trial. *Phys Ther.* 2010;90:1239-1250.
186. Gregory PL, Biswas AC, Batt ME. Musculoskeletal problems of the chest wall in athletes. *Sports Med.* 2002;32:235-250.
187. Fritz JM, Whitman JM Childs JD. Lumbar spine segmental mobility assessment: an examination oof validity for determining intervention strategies with low bac pain. *Arch Phys Med Rehabil.* 2005;86:1745-1752.
188. Heiderscheit B, Boissonnault W. Reliability of joint mobility and pain assessment of the thoracic spine and rib cage in asymptomatic individuals. *J Man Manip Ther.* 2008;16:210-216.
189. Nomden JG, Slagers AJ, Bergman GJD, Winters JC, Kropmans TJB, Dijkstra PU. Interobserver reliability of physical examination. *Man Ther.* 2009;14:152-159.
190. Smedmark V, Wallin M, Arvidsson I. Inter-examiner reliability in assessing passive intervertebral motion of the cervical spine. *Man Ther.* 2000;5(2):97-101.
191. Lee LJ, Coppieters MW, Hodges PW. En bloc control of deep and superficial thoracic muscles in sagittal loading and unloading of the trunk. *Gait Posture.* 2011;33:588-593.
192. Moseley GL, Hodges PW, Gandevia SC. External perturbation of the trunk in standing humans differentially activates components of the medial back muscles. *J Physiol.* 2003;547(pt 2):581-587.
193. Lee LJ, Coppieters MW, Hodges PW. Differential activation of the thoracic multifidus and longissimus thoracis during trunk rotation. *Spine.* 2005;30:870-876.
194. Amoroso L, Sindle K. Spinal fusion in adolescent idiopathic scoliosis. In: Cioppa-Mosca J, Cahill JB, Cavanaugh JT, Corradi-Scalise D, Rudnick H, Wolff AL. *Postsurgical Rehabilitation Guidelines for the Orthopedic Clinician. Hospital for Special Surgery.* Department of Rehabilitation. St Louis, MO: Mosby, Inc; 2006.
195. Shin S, Yoon D, Yoon KB. Identification of the correct cervical level by palpation of spinous processes [abstract]. *Anesth Analg.* 2011;112:1232-1235.
196. Holmaas G, Frederiksen D, Ulnik A, Vingsnes SO, Østgaard G, Nordli H. Identification of thoracic intervertebral spaces by means of surface anatomy: a magnetic resonance imaging study. *Acta Anaesthesiol Scand.* 2006;50:368-373.
197. Robinson R, Robinson HS, Bjørke G, Kvale A. Reliability and validity of a palpation technique for identifying the spinous processes of C7 and L5. *Man Ther.* 2009;14:409-414.
198. Mitchell FL, Moran PS, Pruzzo NA. *An Evaluation and Treatment Manual of Osteopathic Muscle Energy Procedures.* Valley Park, MO: Mitchell, Moran & Pruzzo, Assoc; 1979.
199. Geelhoed MA, Viti JA, Brewer PA. A pilot study to investigate the validity of the rule of threes of the thoracic spine. *J Man Manip Ther.* 2005;13:23-25.
200. Geelhoed MA, McGaugh J, Brewer PA, Murphy D. A new model fo facilitate palpation of the level of the transverse processes of the thoracic spine. *J Orthop Sports Phys Ther.* 2006;36:876-881.
201. Cornwall J, Mercer S. Thoracic zygapophysial joint palpation. *J Physiother.* 2006;34(2):56-59.
202. Fryer G, Morris T, Gibbons P. The relation between thoracic paraspinal tissues and pressure sensitivity measured by a digital algometer. *Int J Osteopath Med.* 2004;7(2):64-69.
203. Fryer G, Morris T, Gibbons P, Briggs A. The electromyographic activity of thoracic paraspinal muscles identified as abnormal with palpation. *J Manipulative Physiol Ther.* 2006;29:437-447.
204. Haas M, Raphael R, Panzer D. Reliability of manual end-play palpation of the thoracic spine. *Chiropr Tech.* 1995;7:120-124.
205. Christensen HW, Vach W, Manniche C, Hagfelt T, Hartvisger L, Hoilund-Carlsen PF. Palpation of the upper thoracic spine: an observer reliability study. *J Manipulative Physiol Ther.* 2002;25:285-292.
206. American College of Radiology. ACR appropriateness criteria. *ACR—American College of Radiology.* http://www.acr.org/Quality-Safety/Appropriateness-Criteria. Accessed June 4, 2011.
207. Haas M, Panzer D, Peterson DC, Raphael R. Short term responsiveness of manual thoracic end-play assessment to spinal manipulation: a randomized controlled trial of construct validity. *J Manipulative Physiol Ther.* 1995;18:582-589.
208. Gavin D. The effect of joint manipulation techniques on active range of motion in the mid-thoracic spine of asymptomatic subjects. *J Manual Manipulative Ther.* 1999;7:114-122.
209. Lee M, Latimer G, Maher C. Manipulation: Investigation of a proposed mechanism [abstract]. *Clin Biomech.* 1993;8:302-306.
210. Kessler TJ, Brunner F, Kunzer S, Crippa N, Kissling R. Effects of Maitland's manual mobilization on the thoracic spine [abstract]. *Rehabilitation.* 2005;44:361-366.
211. Schiller L. Effectiveness of spinal manipulative therapy in the treatment of mechanical thoracic spine pain: a pilot randomized clinical trial. *J Manipulative Physiol Ther.* 2001;24:394-401.
212. Cleland JA, Glynn P, Whitman JM, Eberhart SL, MacDonald C, Childs JD. Short-term effects of thrust versus nonthrust mobilization/manipulation directed at the thoracic spine in patients with neck pain: a randomized clinical trial. *Phys Ther.* 2007;87:431-440.
213. Bishop MD, Beneciuk JM, George SZ. Immediate reduction in temporal sensory summation after thoracic spinal manipulation. *Spine J.* 2011;11(5):440-446.
214. Senstad O, Leboeuf-Yde C, Borchgrevink C. Frequency and characteristics of side effects of spinal manipulative therapy. *Spine.* 1997;22:435-440.
215. Cagnie B, Vinck E, Beernaert A, Cambier D. How common are side effects of spinal manipulation and can these side effects be predicted? *Man Ther.* 2004;9:151-156.

216. Senstad O, Leboeuf-Yde C, Borchgrevink C. Predictors of side effects to spinal manipulative therapy. *J Manipulative Physiol Ther.* 1996;19:441-445.
217. Sillevis R, Cleland J. Immediate effects of the audible pop from a thoracic spine thrust manipulation on the autonomic nervous system and pain: a secondary analysis of a randomized clinical trial. *J Manipulative Physiol Ther.* 2011;34:37-45.
218. Cleland J, Flynn T, Childs JD, Eberhart S. The audible pop from thoracic spine thrust manipulation and its relation to short-term outcomes in patients with neck pain. *J Man Manip Ther.* 2007;15:143-154.
219. Liebenson C. Self-treatment of mid-thoracic dysfunction: a key link in the body axis—part one. *J Bodyw Mov Ther.* 2001;5:90-98.
220. Liebenson C. Self-treatment of mid-thoracic dysfunction: a key link in the body axis—part two. Treatment. *J Bodyw Mov Ther.* 2001;5:191-195.
221. Vanti C, Ferrari S, Morsillo F, Tosarelli D, Pillastrini P. Manual therapy for non-specific thoracic pain in adults: review of the literature. *J Back Musculoskelet Med.* 2008;21(3):143-152.
222. Grieve GP. Thoracic musculoskeletal problems. In: Boyling J, Palastanga N, eds. *Grieve's Modern Manual Therapy.* 2nd ed. Edinburgh, Scotland: Churchill Livingstone;1994.
223. Mellick GA, Mellick LB. Clinical presentation, quantitative sensory testing, and therapy of 2 patients with fourth thoracic syndrome. *J Maipulative Physiol Ther.* 2006;29:403-408.
224. DeFranca CG, Levine LJ. The T4 syndrome. *J Man Manip Physiol Ther.* 1995;18:34-37.
225. Evans P. The T4 syndrome: some basic science aspects. *Physiotherapy.* 1997;83(4):186-189.
226. Menck JY, Requejo SM, Kulig K. Thoracic spine dysfunction in upper extremity complex regional pain syndrome type I. *J Orthop Sports Phys Ther.* 2000;30:401-409.
227. Siddall PJ, Cousins MJ. Spinal pain mechanisms. *Spine.* 1997;22:98-104.
228. Conroy JL, Schneiders AG. The T4 syndrome. *Man Ther.* 2005;10:292-296.
229. Jowsey P, Perry J. Sympathetic nervous system effects in the hands following a grade III posteroanterior rotator mobilization technique applied to T4: a randomized placebo-controlled trial. *Man Ther.* 2010;15:248-253.
230. Chiu TW, Wright A. To compare the effects of different rates of application of a cervical mobilisation technique on sympathetic outflow to the upper limb in normal subjects. *Man Ther.* 1996;1:198-203.
231. Walser RF, Meserve BB, Boucher TR, et al. The effectiveness of thoracic spine manipulation for management of musculoskeletal conditions: a systematic review and meta-analysis of randomized clinical trials. *J Man Manip Ther.* 2009;17:237-246.
232. Cleland JA, Childs JD, McRae M, Palmer JA, Stowell T. Immediate effects of thoracic manipulation in patients with neck pain: a randomized clinical trial. *Man Ther.* 2005;10:128-135.
233. Cleland JA, Whitman JM, Fritz JM, Palmer JA. Manual physical therapy, cervical traction, and strengthening exercises in patients with cervical radiculopathy: a case series. *J Orthop Sports Phys Ther.* 2005;35:802-811.
234. Cleland JA, Childs JD, Fritz JM, Whitman JM, Eberhart S. Development of a clinical prediction rule for guiding treatment of a subgroup of patients with neck pain: use of thoracic spine manipulation, exercise, and patient education. *Phys Ther.* 2007;87:9-23.
235. Carpenter KJ, Mintken P, Cleland JA. Evaluation of outcomes in patients with neck pain treated with thoracic spine manipulation and exercise: a case series. *N Z J Physiother.* 2009;37:71-80.
236. Fernández-de-las-Peñas C, Fernández-Carnero J, Fernández AP, Lomas-Varga R, Miangolarra-Page JC. Dorsal manipulation in whiplash injury treatment: a randomized controlled trial. *J Whiplash Rel Disord.* 2004;3(2):55-72.
237. Fernández-de-Las-Peñas C, Palomeque-del-Cerro L, Rodríguez-Blanco C, Gómez-Conesa A, Miangolarra-Page JC. Changes in neck pain and active range of motion after a single thoracic spine manipulation in subjects with mechanical neck pain: a case series. *J Manipulative Physiol Ther.* 2007;30:312-320.
238. Browder DA, Erhard RE, Piva SR, et al. Intermittent cervical traction and thoracic manipulation for management of mild cervical compressive myelopathy attributed to cervical herniated disc: a case series. *J Orthop Sports Phys Ther.* 2004;34:701-712.
239. Pho C, Godges JJ. Management of whiplash-associated disorder addressing thoracic and cervical spine impairments: a case report. *J Orthop Sports Phys Ther.* 2004;34:511-523.
240. Walker MJ, Boyles RE, Young BA, et al. The effectiveness of manual physical therapy and exercise for mechanical neck pain. A randomized clinical trial. *Spine.* 2008;33:2371-2388.
241. Costello M. Treatment of a patient with cervical radiculopathy using thoracic spine thrust manipulation, soft tissue mobilization, and exercise. *J Man Manp Ther.* 2008;16(3):129-135.
242. González-Iglesias J, Fernández-de-las-Peñas C, Cleland JA, Gutiérrez-Vega MR. Thoracic spine manipulation for the management of patients with neck pain: a randomized clinical trial. *J Orthop Sports Phys Ther.* 2009;39:20-27.
243. Puentedura EJ, Landers MR, Cleland JA, Mintken PE, Huijbregts P, Fernández-de-Las-Peñas C. Thoracic spine thrust manipulation versus cervical spine thrust manipulation in patients with acute neck pain: a randomized clinical trial. *J Orthop Sports Phys Ther.* 2011;41:208-220.
244. Lau H, Wing Chiu TT, Lam TH. The effectiveness of thoracic manipulation on patients with chronic mechanical neck pain—a randomized controlled trial. *Man Ther.* 2011;16(2):141-147.
245. Gross A, Miller J, D'Sylvia J, et al; the Children's Oncology Group. Manipulation or mobilization for neck pain: a Cochrane Review. *Man Ther.* 2010;15:315-333.
246. Childs JD, Cleland JA, Elliott JM, et al. Neck pain: clinical practice guidelines linked to the International Classification of Functioning, Disability and Health from the Orthopedic Section of the American Physical Therapy Association. *J Orthop Sports Phys Ther.* 2008;38:A1-A34.
247. Brosseau L, Tugwell P, Wells G. Philadelphia Panel evidence-based clinical practice guidelines on selected rehabilitation interventions for neck pain. *Phys Ther.* 2001;81:1701-1717.
248. Sarig-Bahat H. Evidence for exercise therapy in mechanical neck disorders. *Man Ther.* 2003;8:10-20.
249. Bergstrom G, Bodin L, Bertilsson H, Jensen IB. Risk factors for new episodes of sick leave due to neck or back pain in a working population. A prospective study with an 18-month and a three-year follow-up. *Occup Environ Med.* 2007;64:279-287.
250. Chiu TTW, Lam T-H, Hedley AJ. A randomized controlled trial on the efficacy of exercise for patients with chronic neck pain. *Spine.* 2005;30:E1-E7.
251. Erhard RE. *The Spinal Exercise Handbook: A Home Exercise Manual for a Managed Care Environment.* Pittsburgh, PA: Laurel Concepts; 1998.
252. Wainner RS, Fritz JM, Irrgang JJ, Boninger ML, Delitto A, Allison S. Reliability and diagnostic accuracy of the clinical examination and patient self-report measures for cervical radiculopathy. *Spine.* 2003;28:52-62.

253. Bergman G, Winters JC, Groenier KH, et al. Manipulative therapy in addition to usual medical care for patients with shoulder dysfunction and pain: a randomized controlled trial. *Ann Intern Med.* 2004;141:432-439.
254. Bang D, Deyle G. Comparison of supervised exercise with and without manual physical therapy for patients with shoulder impingement syndrome. *J Orthop Sports Phys Ther.* 2000;30(3):126-137.
255. Boyles RE, Ritland B, Miracle BM, et al. The short term effects of thoracic spine thrust manipulation on patients with shoulder impingement syndrome. *Man Ther.* 2009;14:375-380.
256. Strunce JB, Walker MJ, Boyles RE, Young BA. The immediate effects of thoracic spine and rib manipulation on subjects with primary complaints of shoulder pain. *J Man Manip Ther.* 2009;17:230-236.
257. Mintken PE, Cleland JA, Carpenter KJ, Bieniek ML, Keirns M, Whitman JM. Some factors predict successful short-term outcomes in individuals with shoulder pain receiving cervicothoracic manipulation: a single-arm trial. *Phys Ther.* 2010;91(1):26-42.
258. Winters JC, Sobel JS, Groenier KH, Arendzen HJ, Meyboom-de Jong B. Comparison of physiotherapy, manipulation, and corticosteroid injection for treating shoulder complaints in general practice: randomize, single blind study. *BMJ.* 1997;314:1320-1325.
259. Sobel JS, Winters JC, Groenier K, et al. Physical examination of the cervical spine and shoulder girdle in patients with shoulder complaints. *J Manipulative Physiol Ther.* 1997;20:257-262.
260. Norlander S, Aste-Norlander U, Nordgren B, Sahlstedt B. Mobility in the cervicothoracic motion segment: an indicative factor of musculoskeletal neck-shoulder pain. *Scand J Rehabil Med.* 1996;28:183-192.
261. Norlander S, Gustavsson BA, Lindell J, Nordgren B. Reduced mobility in the cervicothoracic motion segment: A risk factor for musculoskeletal neck-shoulder pain: a two-year prospective follow-up study. *Scand J Rehabil Med.* 1997;29:167-174.
262. Norlander S, Nordgren B. Clinical symptoms related to musculoskeletal neck shoulder pain and mobility in the cervicothoracic spine. *Scand J Rehabil Med.* 1998;30:243-251.
263. Hurley MV, Newham KJ. The influence of arthrogenous muscle inhibition on quadriceps rehabilitation or patient with early, unilateral osteoarthritic knees. *Br J Rheumatol.* 1993;32(2):127-131.
264. Hurly MN, Jones DW, Newham DJ. Arthrogenic quadriceps inhibition and rehabilitation of patients with extensive traumatic knee injuries. *Clin Sci.* 1994;86:305-310.
265. Liebler EJ, Tufano-Coors L, Douris P, et al. The effect on thoracic spine mobilization on lower trapezius strength testing. *J Man Manip Ther.* 2001;9:207-212.
266. Cleland JA, Selleck B, Stowell T, et al. Short term effects of thoracic manipulation on lower trapezius strength. *J Man Manip Ther.* 2004;12:82-90.
267. Whitman JM, Flynn TW, Childs JD, et al. A comparison between two physical therapy treatment programs for patients with lumbar spinal stenosis. *Spine.* 2006;31:2541-2549.
268. Sebastian D. Thorocolumbar junction syndrome: a case report. *Physiother Theory Pract.* 2006;22:53-60.
269. Horton SJ. Acute locked thoracic spine: treatment with a modified SNAG. Case report. *Man Ther.* 2002;7(2):103-107.
270. Mulligan BR. *Manual Therapy "NAGS," "SNAGS," MWMs, etc.* 4th ed. Wellington, New Zealand: Plane View Services; 1999.
271. Wilson E. The Mulligan concept: NAGS, SNAGS and mobilizations with ovement. *J Bodyw Mov Ther.* 2001;5(2):81-89.
272. Mulligan Concept. Publications on the Mulligan Concept. *Mulligan Concept.* http://www.bmulligan.com/research/research.html. Updated June 11, 2013. Accessed June 12, 2011.
273. Austin GP, Benesky WT. Thoracic pain in a collegiate runner. *Man Ther.* 2000;7:168-172.
274. Verdon F, Burnand B, Herzig L, Junod M, Pécoud A, Favrat B. *BMC Fam Pract.* 2007;8:51.
275. Flowers LK, Brenner BE. Costochondritis. *Medscape Reference.* http://emedicine.medscape.com/article/808554-overview. Updated April 13, 2012. Accessed April 28, 2011.
276. Fam AG, Smythe HA. Musculoskeletal chest wall pain. *CMAJ.* 1985;133:379-389.
277. Udermann BE, Cavanaugh DG, Gibson MH, Doberstein ST, Mayer JM, Murray SR. Slipping rib syndrome in a collegiate swimmer: a case report. *J Athl Train.* 2005;40(2):120-122.
278. Kelley JL, Whitney SL. The use of nonthrust manipulation in an adolescent for the treatment of thoracic pain and rib dysfunction: a case report. *J Orthop Sports Phys Ther.* 2006;36:887-892.
279. Brismée J, Phelps V, Sizer P. Differential diagnosis and treatment of chronic neck and upper trapezius pain and upper extremity paresthesia: a case study involving the management of an elevated first rib and uncovertebral joint dysfunction. *J Man Manip Ther.* 2005;13(2):79-90.
280. Watson LA, PIzzari, Balster S. Thoracic outlet syndrome part 1: clinical manifestations, differentiation and treatment pathways. *Man Ther.* 2009;14:586-595.
281. Watson LA, Pizzari T, Balster S. Thoracic outlet syndrome part 2: conservative management of thoracic outlet. *Man Ther.* 2010;15:305-314.
282. Mackinnon SE, Novak CB. Thoracic outlet syndrome. *Curr Probl Surg.* 2002;39:1070-1145.
283. Aspegren D, Hyde T, Miller M. Conservative treatment of a female collegiate volleyball player with costochondritis. *J Manipulative Physiol Ther.* 2007;30:321-325.
284. Graston Technique. About Graston Technique. *Graston Technique.* http://www.grastontechnique.com/AboutUs/ASynopsis.html. Accessed June 16, 2011.
285. Kinesio Taping Association International. Kinesio Taping. *Kinesio.* http://www.kinesiotaping.com. Accessed June 16, 2011.
286. Crothers A, Walker B, French SD. Spinal manipulative therapy versus Graston Technique in the treatment of non-specific thoracic spine pain: design of a randomized controlled trial. *Chriopr Osteopat.* 2008;16:12.
287. Rabey MI. Costochondritis: are symptoms and signs due to neurogenic inflammation. Two cases that responded to manual therapy directed towards posterior spinal structures. *Man Ther.* 2008;13:82-86.
288. Gijsbers E, Knaap SF. Clinical presentation and chiropractic treatment of Tietze's syndrome: a 34-year-old female with left-sided chest pain. *J Chiropr Med.* 2011;10:60-63.
289. Fruth SJ. Differential diagnosis and treatment in a patient with posterior upper thoracic pain. *Phys Ther.* 2006;86:254-268.
290. Travell JG, Simons GS. *Myofascial Pain and Dysfunction: The Trigger Point Manual.* Baltimore, MD: Williams & Wilkins; 1983.
291. Grieve GP. *Common Vertebral Joint Problems.* 2nd ed. Edinburgh, Scotland: Churchill Livingstone; 1988.
292. Boyle JJW. Is the pain and dysfunction of shoulder impingement lesion resally second rib syndrome in disguise? Two case reports. *Man Ther.* 1999;4:44-48.

293. El-Ansary D, Waddington G, Adams R. Trunk stabilization exercises reduce sternal separation in chronic sternal instability after cardiac surgery: a randomized cross-over trial. *Aust J Physiother.* 2007;53:255-260.
294. Nee RJ, Butler D. Management of peripheral neuropathic pain: integrating neurobiology neurodynamics, and clinical evidence. *Phys Ther Sport.* 2006;7:36-49.
295. National Institute of Neurological Disorders and Stroke. Complex regional pain syndrome fact sheet. *National Institute of Neurological Disorders and Stroke.* http://www.ninds.nih.gov/disorders/reflex_sympathetic_dystrophy/detail_reflex_sympathetic_dystrophy.htm. Updated June 26, 2013. Accessed June 16, 2011.
296. De Jong JR, Vlaeyen JW, Onghena P, Cuypers C, Den Hollander M, Ruijgrok J. Reduction of pain-related fear in complex regional pain syndrome type I: the application of graded exposure in vivo. *Pain.* 2005;116:264-275.
297. National Guideline Clearinghouse. Complex regional pain syndrome/reflex sympathetic dystrophy medical treatment guidelines. *Agency for Healthcare Research and Quality.* http://www.guideline.gov/content.aspx?id=38440. Accessed July 2, 2013.
298. Menck JY, Requejo SM, Kulig K. Thoracic spine dysfunction in upper extremity complex regional pain syndrome type I. *J Orthop Sports Phys Ther.* 2000;30:401-409.
299. Dzwierzynski WW, Sanger JR. Reflex sympathetic dystrophy. *Hand Clin.* 1994;10:29-44.
300. Daqfinrud H, Kvien TK, Hagen KB. Physiotherapy interventions for ankylosing spondylitis. *Cochrane Database Syst Rev.* 2008;(1):CD002822.
301. Aytekin E, Caglar NS, Ozgonenel L, Tutun S, Demiryonatar DY, Demir SE. Home-based exercise therapy in patients with ankylosing spondylitis: effecs on pain, mobility, disease activity, quality of life and respiratory functions. *Clin Rheumatol.* 2012:31(1):91-97.
302. Passalent LA. Physiotherapy for ankylosing spondylitis: evidence and application. *Curr Opin Rheumatol.* 2011;23(2):142-147.
303. Ince G, Sarpel T, Durgun B, Erdogan S. Effects of a multimodal exercise program for people with ankylosing spondylitis. *Phys Ther.* 2006;86:924-935.
304. Fernández-de-las-Peñas C, Alonso-Blanco C, Morales-Cabezas M, Miangolarra-Page JC. Two exercise interventions for the management of patients with ankylosing spondylitis: a randomized controlled trial. *Am J Phys Med Rehabil.* 2005;84:407-419.
305. Fernández-de-las-Peñas C, Alonso-Blanco C, Morales-Cabezas M, Miangolarra-Page JC. One-year follow-up of two exercise interventions for the management of patients with ankylosing spondylitis: a randomized controlled trial. *Am J Phys Med Rehabil.* 2006;85:559-567.
306. Durmuş D, Alayli G, Uzun O, et al. Effects of two exercise interventions on pulmonary functions in the patients with ankylosing spondylitis. *Joint Bone Spine.* 2009;76:150-155.
307. Karapolat H, Eyigor S, Zoghi M, Akkoc Y, Kirazli Y, Keser G. Are swimming or aerobic exercise better than conventional exercise in ankylosing spondylitis patients? A randomized controlled study. *Eur J Phys Rehabil Med.* 2009;45:449-457.
308. Widberg K, Karimi H, Hafström I. Self- and manual mobilization improves spine mobility in men with ankylosing spondylitis—a randomized study. *Clin Rehabil.* 2009;76(2):150-155.
309. Li WC, Chen YC, Yang RS, Tsauo JY. Effects of exercise programmes on quality of life in osteoporotic and osteopenic postmenopausal women: a systematic review and meta-analysis. *Clin Rehabil.* 2009;23:888-896.
310. Liu-Ambrose TYL, Khan KM, Eng JJ, Lord SR, Lentle B, McKay HA. Both resistance and agility training reduce back pain and improve health related quality of life in older women with low bone mass. *Osteoporos Int.* 2005;16:1321-1329.
311. Carter ND, Khan KM, McKay HA, et al. Community-based exercise program reduces risk factors for falls in 65- to 75-year-old women with osteoporosis: randomized controlled trial. *CMAJ.* 2002;167:997-1004.
312. Devereux K, Robertson D, Briffa NK. Effects of a water-based program on women 65 years and over: a randomized controlled trial. *Aust J Physiother.* 2005;51:102-108.
313. Chien MY, Yang RS, Tsauo JY. Home-based trunk-strengthening exercise for osteoporotic and osteopenic postmenopausal women without fracture—a pilot study. *Clin Rehabil.* 2005;19:28-36.
314. Dusdal K, Grundmanis J, Luttin K, et al. Effects of therapeutic exercise for persons with osteoporotic vertebral fractures: a systematic review. *Osteoporos Int.* 2011;22:755-769.
315. Bennell KL, Matthews B, Greig A, et al. Effects of an exercise and manual therapy program on physical impairments, function and quality of life in people with osteoporotic vertebral fracture: a randomised, single-blind controlled pilot trial. *BMC Musculoskelet Disord.* 2010;11:36.
316. Gold DT, Shipp KM, Pieper CF, Duncan PW, Martinez S, Lyles KW. Group treatment improves trunk strength and psychological status in older women with vertebral fractures: results of a randomized, clinical trial. *J Am Geriatr Soc.* 2004;52:1471-1478.
317. Hongo M, Itoi E, Sinaki M, et al. Effect of low-intensity back exercise on quality of life and back extensor strength in patients with osteoporosis: a randomized controlled trial. *Osteoporos Int.* 2007;18:1389-1395.
318. Malmros B, Mortensen L, Jensen MB, Charles P. Positive effects of physiotherapy on chronic pain and performance in osteoporosis. *Osteoporos Int.* 1998;8:215-221.
319. Papaioannou A, Adachi JD, Winegard K, et al. Efficacy of home-based exercise for improving quality of life among elderly women with symptomatic osteoporosis-related vertebral fractures. *Osteoporos Int.* 2003;14:677-682.
320. Stengel SV, Kemmler W, Pintag R, et al. Power training is more effective than strength training for maintaining bone mineral density in postmenopausal women. *J Appl Physiol.* 2005;99:181-188.
321. Stengel S, Kemmler W, Kalender WA, Engelke K, Lauber D. Differential effects of strength versus power training on bone mineral density in postmenopausal women: a 2-year longitudinal study. *Br J Sports Med.* 2007;41:649-655.
322. de Kam D, Smulder E, Weerdesteyn V, Smits-Engelman BCM. Exercise interventions to reduce fall-related fractures and their risk factors in individuals with low bone density: a systematic review of randomized controlled trials. *Osteoporos Int.* 2009;20:2111-2125.
323. Katzman WB, Sellmeyer DE, Stewart AL, Wanek L, Hamel KA. Changes in flexed posture, musculoskeletal impairments, and physical performance after group exercise in community-dwelling older women. *Arch Phys Med Rehabil.* 2007;88:192-199.
324. Sinaki M, Brey R, Hughes C, Larson D, Kaufman K. Significant reduction in risk of falls and back pain in osteoporotic-kyphotic women through a spinal proprioceptive extension exercise dynamic (SPEED) program. *Mayo Clin Proc.* 2005;80:849-855.
325. Sinaki M, Pfeifer M, Preisinger E, et al. The role of exercise in the treatment of osteoporosis. *Curr Osteoporos Rep.* 2010;8(3):138-144.

326. Lips P, Cooper C, Agnusei D, et al. Quality of life in patients with vertebral fractures: validation of the Quality of Life Questionnaire of the European Foundation for Osteoporosis (QUALEFFO). Working party for Quality of life of the European Foundation for Osteoporosis. *Osteoporos Int.* 1999;19(2):150-160.
327. Shipp KM, Purse JL, Gold DT, et al. Timed loaded standing: a measure of combined trunk and arm endurance suitable for people with vertebral osteoporosis. *Osteoporos Int.* 2000;11:914-922.
328. Podsiadlo D, Richardson S. The timed "Up & Go": a test of basic functional mobility for frail elderly persons. *J Am Geriatr Soc.* 1991;39(2):142-148.
329. Bautmans I, Van Arken J, Van Mackelenberg M, Mets T. Rehabilitation using manual mobilization for thoracic kyphosis in elderly postmenopausal patients with osteoporosis. *J Rehabil Med.* 2010;42:129-135.
330. Papaioannou A, Morin S, Cheung AM, et al; Scientific Advisory Council of Osteoporosis Canada. 2010 Clinical Practice Guidelines for the Diagnosis and Management of Osteoporosis in Canada: summary. *CMAJ.* 2010;182:1864-1873.
331. Papaioannou A, Morin S, Cheung AM, et al; Scientific Advisory Council of Osteoporosis Canada. Appendix 1: Background materials for 2010 Clinical Practice Guidelines for the Diagnosis and Management of Osteoporosis in Canada. http://www.cmaj.ca/cgi/data/cmaj.100771/DC1/1. Accessed June 17, 2011.
332. Lau E, Ong K, Kurtz S, et al. Mortality following the diagnosis of a vertebral compression fracture in the Medicare population. *J Bone Joint Surg Am.* 2008;90:1479-1486.
333. Cummings SR, Karpf DB, Harris F, et al. Improvement in spine bonedensity and reduction in risk of vertebral fractures during treatment with antiresorptive drugs. *Am J Med.* 2002;112:281-289.
334. Legroux-Gerot I, Lormeau C, Boutry N, Cotten A, Duquesnoy B, Cortet B. Long-term follow-up of vertebral osteoporotic fractures treated by percutaneous vertebroplasty. *Clin Rheumatol.* 2004;23:310-317.
335. O'Sullivan P. Diagnosis and classification of chronic low back pain disorders: maladaptive movement and motor control impairments as underlying mechanism. *Man Ther.* 2005;10:242-255.
336. McCarthy C, Arnall F, Strimpakos N, Freemont A, Oldham J. The Biopsychosocial classification of non-specific low back pain: a systematic review. *Phys Ther Rev.* 2004;9(1):17-30.
337. Gatchel RJ, Peng YB, Peters ML, Fuchs PN, Turk DC. The biopsychosocial approach to chronic pain: scientific advances and future directions. *Psychol Bull.* 2007;133:581-624.
338. Pfeifer M, Begerow B, Minne HW. Effecs of a new spinal orthosis on posture, trunk strength, and quality of life in women with postmenopausal osteoporosis: a randomized trial. *Am J Phys Med Rehabil.* 2004;83(3):177-186.
339. Lieberman I, Reinhardt MK. Vertebroplasty and kyphoplasty for osteolytic vertebral collapse. *Clin Orthop Rel Res.* 2003;415(suppl):176-186.
340. Zampini JM, Kimball M, Patel K. Percutaneous augmentation of vertebral compression fractures. *Semin Spine Surg.* 2011;23:40-44.
341. Mathis JM, Petri M, Naff N. Percutaneous vertebroplasty treatment of steroid-induced osteoporotic compression fractures. *Arthritis Rheum.* 1998;41:171-175.
342. Barr JD, Barr MS, Lemley TJ, McCann RM. Percutaneous vertebroplasty for pain relief and spinal stabilization. *Spine.* 2000;25:923-928.
343. Cortet B, Cotten A, Boutry N, et al. Percutaneous vertebroplasty in the treatment of osteoporotic vertebral compression fractures: an open prospective study. *J Rheumatol.* 1999;26:2222-2228.
344. Garfin SR, Yuan HA, Reiley MA. New technologies in spine: kyphoplasty and vertebroplasty for the treatment of painful osteoporotic compression fractures. *Spine.* 2001;26:1511-1515.
345. Mehbod A, Aunoble S, LeHuec JC. Vertebroplasty for osteoporotic spine fracture: prevention and treatment. *Eur Spine J.* 2003;12:S155-S162.
346. Lieberman IH, Dudeny S, Reinhart MK, Bell G. Initial outcome and efficacy of "kyphoplasty" in the treatment of painful osteoporotic vertebral compression fractures. *Spine.* 2001;26:1631-1637.
347. Garfin SR, Buckley RA, Ledlie J. Balloon kyphoplasty for symptomatic vertebral body compression fractures results in rapid, significant, and sustained improvements in back pain, function, and quality of life for elderly patients. *Spine.* 2008;31:2213-2220.
348. Kasperk C, Hillmeier J, Noldge G, et al. Treatment of painful vertebral fractures by kyphoplasty in patients with primary osteoporosis: a prospective nonrandomized controlled study. *J Bone Miner Res.* 2005;20:604-612.
349. Crandall D, Slaughter D, Hankins PJ, Moore C, Jerman J. Acute versus chronic vertebral compression fractures treated with kyphoplasty: early results. *Spine J.* 2004;4:418-424.
350. Grafe IA, DaFonseca K, Hillmeier J, et al. Reduction of pain and fracture incidence after kyphoplasty: 1-year outcomes of a prospective controlled trial of patients with primary osteoporosis. *Osteoporos Int.* 2005;16:2005-2012.
351. Voggenreiter G. Balloon kyphoplasty is effective in deformity correction of osteoporotic vertebral compression fractures. *Spine.* 2005;30:2806-2812.
352. Buchbinder R, Osborne RH, Ebeling PR, et al. A randomized trial of vertebroplasty for painful osteoporotic vertebral fractures. *N Engl J Med.* 2009;361:557-568.
353. Kallmes DF, Comstock BA, Heagerty PJ, et al. A randomized trial of vertebroplasty for osteoporotic spinal fractures. *N Engl J Med.* 2009;361:569-579.
354. Berenson J, Pflugmacher R, Jarzem P, et al. Balloon kyphoplasty versus non-surgical fracture management for treatment of painful vertebral body compression fractures in patients with cancer: a multicentre randomized controlled trial. *Lancet Oncol.* 2011;12:225-235.
355. Jensen ME, Evans AJ, Mathis JM, Kallmes DF, Cloft HJ, Dion JE. Percutaneous polymethylmethacrylate vertebroplasty in the treatment of osteoporotic vertebral body compression fractures: technical aspects. *Am J Neuroradiol.* 1997;18:1897-1904.
356. Truumees E, Hilibrand A, Vaccaro AR. Percutaneous vertebral augmentation. *Spine J.* 2004;4:218-229.
357. Chen JK, Le HM, Shih JT, Hung ST. Combined extraforaminal and intradiscal cement leakage following percutaneous vertebroplasty. *Spine.* 2007;32:E358-E362.
358. Patel AA, Vaccaro AR, Martyak GG, et al. Neurologic deficit following percutaneous vertebral stabilization. *Spine.* 2007;32:1728-1734.
359. Fribourg D, Tang C, Sra P, Delamarter R, Bae H. Incidence of subsequent vertebral fracture after kyphoplasty. *Spine.* 2004;29:2270-2276.
360. Harrop JS, Prpa B, Reinhardt MK, Lieberman I. Primary and secondary osteoporosis' incidence of subsequent vertebral compression fractures after kyphoplasty. *Spine.* 2004;29:2120-2125.

361. Mudano AS, Bian J, Cope JU, et al. Vertebroplasty and kyphoplasty are associated with an increased risk of secondary vertebral compression fractures: a population-based cohort study. *Osteoporos Int.* 2009;20:819-826.
362. McGraw JK, Cardella J, Barr JD, et al. Society of Interventional Radiology quality improvement guidelines for percutaneous vertebroplasty. *J Vasc Interv Radiol.* 2003;14:311-315.
363. Masala S, Fiori R, Massari F, Simonetti G. Kyphoplasty: indication, contraindications and technique [abstract]. *Radiol Med.* 2005;110:97-105.
364. ACR-ASNR-ASSR-SIR-SNIS Practice Guideline for the Performance of Vertebral Augmentation. Revised 2012. http://www.asnr.org/sites/default/files/guidelines/Vertebral_Augmentation.pdf. Accessed July 2, 2013.
365. Esses SI, McGuire R, Jenkins J, et al. The treatment of symptomatic osteoporotic spinal compression fractures. *J Am Acad Orthop Surg.* 2011;19:176-182.
366. Singh MK, Siegal JA. Percutaneous vertebroplasty. *Medscape Reference.* http://emedicine.medscape.com/article/1145447-overview#a1. Updated June 26, 2012. Accessed June 21, 2011.
367. Evans AJ, Jensen ME, Kip KE, et al. Vertebral compression fractures: pain reduction and improvement in functional mobility after percutaneous polymethylmethacrylate vertebroplasty—retrospective report of 245 cases. *Radiology.* 2003;226:366-372.
368. McGraw JK, Lippert JA, Minkus KD, Rami PM, Davis TM, Budzik RF. Prospective evaluation of pain and relief of 100 patients undergoing percutaneous vertebroplasty: results and follow-up. *J Vasc Interv Radiol.* 2002;13:883-886.
369. Chen LH, Niu CC, Yu SW, Fu TS, Lai PL, Chen WJ. Minimally invasive treatment of osteoporotic vertebral compression fracture. *Chang Gung Med J.* 2004;27:261-267.
370. Lad SP, Patil CG, Lad EM, Hayden MG, Boakye M. National trends in vertebral augmentation procedures for the treatment of vertebral compression fractures [abstract]. *Surg Neurol.* 2008;71:580-584.
371. Spivak JM, Johnson MG. Percutaneous treatment of vertebral body pathology. *J Am Acad Orthop Surg.* 2005;13:6-17.
372. Cahoj P, Cook J, Robinson B. Efficacy of percutaneous vertebral augmentation and use of physical therapy intervention following vertebral compression fractures in older adults: a systematic review. *J Geriatr Phys Ther.* 2007;30:31-40.
373. Faciszewski T, Winter RB, Lonstein JE, Denis F, Johnson L. The surgical and medical perioperative complications of anterior spinal fusion surgery in the thoracic and lumbar spine in adults. A review of 1223 procedures. *Spine.* 1995;20:1592-1599.
374. Landreneau RJ, Hazelrigg SR, Mack MJ, et al. Postoperative pain-related morbidity: video-assisted thoracic surgery versus thoracotomy. *Ann Thorac Surg.* 1993;56:1285-1289.
375. McDonnell MF, Glassman SD, Dimar JR II, Puno RM, Johnson JR. Perioperative complications of anterior procedures on the spine. *J Bone Joint Surg Am.* 1996;78:839-847.
376. Kawaguchi Y, Matsui H, Tsuji H. Back muscle injury after posterior lumbar spine surgery. A histologic and enzymatic analysis. *Spine.* 1996;21:941-944.
377. Kawaguchi Y, Matsui H, Tsuji H. Back muscle injury after posterior lumbar spine surgery. Part 1: histologic and histochemical analyses in rats. *Spine.* 1994;19:2590-2597.
378. Kawaguchi Y, Matsui H, Tsuji H. Back muscle injury after posterior lumbar spine surgery. Part 2: histologic and histochemical analyses in humans. *Spine.* 1994;19:2598-2602.
379. Kawaguchi Y, Yabuki S, Styf J, et al. Back muscle injury after posterior lumbar spine surgery. Topographic evaluation of intramuscular pressure and blood flow in the porcine back muscle during surgery. *Spine.* 1996;21:2683-2688.
380. Styf JR, Willén J. The effects of external compression by three different retractors on pressure in the erector spine muscles during and after posterior lumbar spine surgery in humans. *Spine.* 1998;23:354-358.
381. Jackson RK. The long-term effects of wide laminectomy for lumbar disc excision. A review of 130 patients. *J Bone Joint Surg Br.* 1971;53:609-616.
382. Macnab I, Cuthbert H, Godfrey CM. The incidence of denervation of the sacrospinalis muscles following spinal surgery. *Spine.* 1977;2:294-298.
383. Mayer TG, Vanharanta H, Gatchel RJ, et al. Comparison of CT scan muscle measurements and isokinetic trunk strength in postoperative patients. *Spine.* 1989;14:33-36.
384. Rampersaud YR, Annand N, Dekutoski MB. Use of minimally invasive surgical techniques in the management of thoracolumbar trauma: current concepts. *Spine.* 2006;31(11 suppl):S96-S104.
385. Rantanen J, Hurme M, Falck B, et al. The lumbar multifidus muscle five years after surgery for a lumbar intervertebral disc herniation. *Spine.* 1993;18:568-574.
386. Dickman CA, Rosenthal D, Karahalios DG, et al. Thoracic vertebrectomy and reconstruction using a microsurgical thoracoscopic approach. *Neurosurgery.* 1996;38:279-293.
387. Huang TJ, Hsu RW, Sum CW, Liu HP. Complications in thoracoscopic spinal surgery: a study of 90 consecutive patients. *Surg Endosc.* 1999;13:346-350.
388. McAfee PC, Regan JR, Zdeblick T, et al. The incidence of complications in endoscopic anterior thoracolumbar spinal reconstructive surgery. A prospective multicenter study comprising the first 100 consecutive cases. *Spine.* 1995;20:1624-1632.
389. Smith JS, Ogden AT, Fessler RG. Minimally invasive posterior thoracic fusion. *Neurosurg Focus.* 2008;25(2):E9.
390. Schenk RJ, Wise, CH. Cervical and Thoracic Spine: Postoperative Management. In: Independent Study Course 21.1.6. Cervical and Thoracic Pain: Evidence for Effectiveness of Physical Therapy. Orthopaedic Section, APTA, Inc; 2011.

Please see companion narrated videos on the accompanying Web site at
www.Healio.com/books/spinalvideos

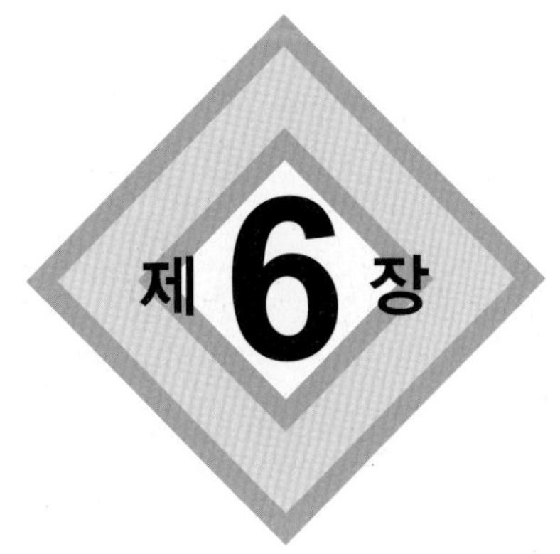

목 통증을 위한 근거기반 물리치료 실무

EVIDENCE–BASED PHYSICAL THERAPY PRACTICE FOR NECK PAIN

개요
Introduction

목 통증은 통증과 장애(disability)를 가지는 부분으로 흔히 보고된다. 사실, 대부분의 사람들은 평생 몇 번의 목 통증을 경험한다. 12개월 유병률을 추적해보거나, 또는 특정 시점에서 목 통증이 있었던 많은 사람들을 살펴보면, 일반적인 사람들 중[2-6] 22~70% 그리고 직장인들 중 27%~48% 정도가 경험하였다.[1] 다행히도, 대부분의 사람들은 목 통증이 일상생활을 심각하게 방해할 정도는 아닐 것이다.[1] 지난 6개월 안에 통증을 보고한 인구 54%에서, 단지 10~20%가 일상에 영향을 주는 목 통증을 보고했다.[2,3,7-9] 목 통증은 일반적으로 정적인 자세로 반복적인 작업 또는 신체적인 동작을 요구하는 직업, 이전에 목을 다친 경험, 우울증과 두통, 그리고 요통(LBP)과 결합되어 같이 나타나기도 한다. 외래 물리치료에서 모든 환자 중 목 통증 환자는 약 25%를 차지한다.[10]

요통과 유사하게도, 현실적으로 목 통증의 원인과 관련된 위험 요인들은 다양하고 정신사회적(psychosocial)인 것과 신체적(physical)인 것 모두 존재한다.[1] 목 통증의 발병률은 연령대별로 중년기에 가장 높고 더 나이가 들면서 감소한다.[1] 목 통증과 관련된 두통 또한 나이와 함께 증가한다.[11] 만성 두통의 14~18%는 경추성(cervicogenic) 두통이다.[12] 나이, 목 통증의 병력, 유전적인 것은 목 통증에 대한 필연적인 위험 요인들로 고려한다.[13] Haldemen 등은[1] 위험 요인들을 예방하거나 경감하기 위해서 신체적 운동 프로그램, 간접 흡연에 노출과 흡연을 보고하였다. 업무 환경에서 앉은 채로 일하는 자세, 반복적이거나 정밀한 작업, 높은 업무량, 그리고 낮은 사회적 지원은 목 통증을 발생시키는 위험요인들이다.[1]

목 통증은 보통 요통, 두통, 그리고 낮은 건강 자기-보고(self-rated health)와 함께 존재한다. 목 통증 이전에 일반적으로 좋지 않은 신체적, 정신사회적 건강과 다른 근골격계의 불편함들은 목 통증에 있어서 좋지 않은 결과로 남는다.[14] 보통 영상에서 발견되는 경추의 퇴행성 변화는 위험요인이 아니고 목 통증과 관련이 없다고 밝혀졌다.[1] 40세 이상, 요통, 목 통증의 긴 기간, 걱정이 많은 태도, 낮은 삶의 질, 활기가 없으며, 정기적 활동으로 자전거 타기, 양손의 근력이 감소한 상태가 만성 목 통증을 생기게 하는 요인들이다.[15] 더 젊은 나이, 낙천주의, 자신감 있는 삶의 자세, 사회활동이 요구가 감소되었을 때 더 나은 예후와 관련이 있다.[1,14]

목 통증의 과정

일반적으로, 환자들의 기능적인 결과들은 긍정적이지만,[10,16] 일부 환자들은 높은 재발률과 지속적인 통증이 있다.[14,17,18] 최상의 증거들을 종합해보면 목 통증을 경험한 환자 중 50~75%는 1~5년 후에 재발했다고 보고하였다.[14] 연구들에서 37%가 최소한 1년 동안 통증이 있었고 14%는 최소 6개월 동안 통증이 있었으며, 5%가 장애를 가지게 되었다.[2,7] 목 통증의 30%가 결국 만성 통증으로 진행된다.[2] 목이 불편한 직업과 관련된 일에 종사하는 사람들은 유사한 재발을 경험한다. Pransky 등은[19] 목 통증 환자의 42%는 1년 동안 26%의 재발률로 인하여 직장생활을 일주일 이상 못하였다. 편타성 관련 질환 환자들에서, 14~42%는 증상이 지속되며, 10%는 만성 통증으로 진행된다.[20] 17년 동안 추적 조사에서, 편타성 손상 환자의 55%는 끊임없는 장애와 목 통증을 호소하며, 두통과 근원적 외상과 관련된 방사통의 증상을 가진다.[21] 끊임없는 증상과 잠재적인 정신사회적 문제를 가진 환자들은 상당한 건강관리 비용을 지불한다. 미국에서, 해마다 직원들의 보상 비용에서 목 통증을 위한 치료비는 요통 다음으로 두 번째며, 결과적으로 환자뿐 아니라 보건의료시스템에 부담을 지운다.[22]

진단
Diagnosis

요통과 유사하게, 목 통증의 많은 잠재적 요인들이 확인되어왔지만, 정확한 해부학적 조직은 대부분의 환자에서 원인 또는 통증 발생 인자로 쉽게 정확히 확인되지 않는다. 목 통증의 병리해부학적 진단은 근육 좌상 또는 추간판 탈출증, 후관절 증후군 또는 퇴행성 추간판, 퇴행성 관절염 같은 명칭으로 구성된 일반적인 것이지만 표준화된 진단 기준은 설명되었거나 확인되지 않았고, 병리생리학적 기전은 명확하지 않다. 심지어 기술적인 진보에도 불구하고, 방사선 영상에서 퇴행성 기형은 모든 사례들에서 명확하지 못하다.

경추 추간판증과 척수 또는 신경근의 압박은 정상, 노화와 관련된 변화, 또는 증상의 원인으로 고려될 수도 있다.[23] 영상 검사에서 퇴행성 변화와 다양한 이상 변화들은 증상이 없는 환자들에게도 존재한다. 증상이 없는 30명의 지원자들에게서, Ernst 등은[24] 11명의 지원자들이 섬유륜의 파열이 하나 또는 그 이상의 레벨에서 있었고(37%), 그 중 94%가 조영 주사 후에 향상되었다. 4명의 환자들은(13%) 연수의 압박이 있었다. 추간판 팽륜, 추간판 중심부 돌출, 그리고 탈출은 각각 73%, 50%, 그리고 13%였다.[24] 45−54세의 지원자들 중, Teresi 등은 추간판 돌출(ie, 탈출 또는 돌출)은 25명 중 5명(20%), 그리고 64세 이상의 연령에서는 42명 중 24명(57%)으로 보고하였다. 가장 빈번하게 발생하는 후외측으로 탈출은 64세 이상에서 100명 중 단지 9명이었다. 추간판 탈출증으로 인한 척수의 압박(Impingement)은 58명중 9명(16%)으로 64세 이상에서 42명중 11명(26%)보다 더 낮은 확률로 기록되었다. 척수의 압박은 평균 7%로 16%를 넘지는 않았다.[23] 증상이 없음에도, 퇴행성 질환은 상대적으로 영상 이미지에서 확인하기 쉽기 때문에, 질병은 환자의 증상의 원인을 정하거나 최상의 중재를 결정하는데 한계점이 있을 수도 있다. 특정한 해부학적 진단을 사용하여 목 통증이 있는 환자에 대한 표시는 또한 결과 값이 향상되기 쉽다. 그러나, 특정 진단명들은 암, 감염, 경추 척수병증(CM), 그리고 염증 또는 전신병 같은 많은 예에서 적절하다. 목 통증의 병리해부학적 진단이 정해지지 않을 때, 목 통증과 관계된 증상들은 비특정 또는 역학적 목 통증(MNP)으로 분류되고, 종종 의학적 질환과 신경학적으로 분류된 것을 제외하고 동일한 집단으로 취급된다.

목 통증을 관리하는데 근거 기반 접근법의 발달에서 역학적 목 통증을 가진 모든 사람들이 특정한 중재에 동등하게 반응할 것이라는 가정은 유효하지 않다. 대부분의 임상가들과 연구자들은 역학적 목 통증이 질환에 대한 증상의 패턴과 징후 또는 병태생리학 기전에 기초하여 분류될 수 있다고 인정한다. 예비 근거는 역학적 목 통증이 있는 사람들을 유사한 특성을 가진 하위그룹으로 분류하고, 최고의 관리 전략을 적용하여 타의 추종을 불허하는 전략과 비교할때 물리치료 결과가 향상된다는 것을 보여준다.[25]

[표 6-1] 목 통증과 움직임 장애의 분류 요약

진단 상의 분류	중요 평가 결과	반대요인	중재
움직임 장애를 동반한 목 통증 ICD-terms: • 경부 통증 • 흉추 통증	• 부주의한/불편한 움직임 또는 자세로 인해 최근 증상이 시작됨 • 상체 1/4부위에 연관통이 있거나 또는 없는 한쪽/국소적 목의 증상 ○ 신경근증후군은 없음 • 능동적/반복적 움직임으로 말초화는 없음 • 경추의 관절가동범위의 제한 • 능동 관절가동범위/수동 관절가동범위의 끝범위에서 통증 • 경추 또는 흉추 분절의 움직임의 제한 • 경추 또는 흉추의 PAIVM 또는 PPIVM을 했을 때 야기되는 증상 • 국소 손상 ○ 움직임 ○ 근 수행능력/근길이 • 신경근 압박의 징후는 없다 • 신경가동성의 변화	• 경추 또는 흉추의 관절가동술 또는 도수교정(manipulation)에 대한 금기증 또는 주의 • 능동적 또는 반복적 움직임 검사에 대해 증상의 말초화 또는 중심화 • 신경근 압박의 증상과 징후 • 환자의 기대	• 흉추 관절 가동술 또는 도수교정 • 경추 관절 가동술 또는 도수교정 • 능동 관절가동범위/수동 관절가동범위를 증가시키기 위한 관절가동술 또는 도수교정 • 근육 신장운동 • 근 수행능력: 지구력, 협응력, 근력운동 • 신경 가동술 • 기능적/행동 제한과 국소손상을 다룬다.

ICD-10 indicates International Classification of Diseases, 10th edition; ROM, range of motion; AROM, active range of motion; PROM, passive range of motion; PAIVM, passive accessory intervertebral movement; PPIVM, passive physiological intervertebral movements.

분류 시스템
Classification Systems

목 통증에 대한 2000-2010 골과 관절 특별전담팀(Bone and Joint Decade 2000-2010 Task Force)은 300개가 넘는 정의를 발견하였다.[26] 지난 30년 동안 Bogduk에[27] 의해 설명되어진, 역학적 목 통증은 알아볼 수 있거나 특정 병인을 가지지 못할 수도 있지만 목의 움직임 또는 통증 유발검사에 의해 야기될 수 있는 통증이다. 다음의 증상 중 하나 이상이 존재할 수 있다: 상부 흉추 또는 경추 부위의 통증, 감각이상 또는 척수분절에서 분지하는 상부 흉추, 어깨, 또는 팔의 변화된 피부감각, 또는 척수로부터 분지하는 상지에서 반사작용의 잠재적인 변화 또는 움직임 기능의 소실.[15] 외상, 손상, 스트레스, 또는 나쁜 자세 같은 많은 요인들은 역학적 목 통증의 진단에 대한 원인이 되거나 유발할 수도 있다.

Bogduk과 McGuirk은[28] 목 통증이 C4를 기준으로 위-아래 부분을 상부 경추통증과 하부 경추통증으로 나눌 수 있다고 했다. 상부 경추의 통증은 종종 두통으로 언급되기 한다. 하부 경추의 통증은 보통 견갑골 부위, 흉벽의 전면부, 어깨, 또는 상지의 통증으로 호소하기도 한다. 위의 저자들은 후두하부 통증(SO)은 목덜미선과 C2 사이의 위치의 통증으로 정의되고 있으며, 경추 기원성 두통(CGH)의 원인으로 고려된다. 상부 경추와 하부 경추부의 통증에 대한 세부 집단은 진단 분류를 하는데 중요한 측면이 될 수도 있다.

목 통증과 머리, 얼굴, 몸통, 또는 사지의 증상과 관련된 부위는 증상의 기간, 병리해부학적 구조, 임상적 패턴, 움직임 손상, 또는 생체정신사회 요인들에 기초하여 분류된다.[15,26,29,30] 목 통증에 대한 임상적 실무 지침은 신체기능의 손상의 용어로써 ICF에 의한 국제 분류와 관련되어 기능, 장애 그리고 건강이 Childs 등에[15] 의해 설명되었고, 핵심 특성으로 인해 세부 집단으로 분류된다(요약 표

[표 6-2] 두통을 동반한 목 통증의 분류 요약

진단상의 분류	중요 평가결과	반대요인	중재
두통을 동반한 목 통증 하부유형(표 6-11 참고) • 경추 기원성 • 두통 • 긴장성 두통 ICD-10 terms • 두통과 두개 경추증후군	• 목의 움직임과 자세에 의해 발생되는 목과 후두하부의 심각한 증상을 동반한 편두통 • 후방경추의 연부조직과 움직이는 분절의 동측/수반되어있는 쪽을 자극하는 심한 두통 • 경추 가동범위의 제한 • C4위의 상부 경추분절의 움직임 기능부전(PAIVM, PPIVM) • 심부 경추 굴곡근(DNF)과 상체 1/4부위 근력, 지구력, 협응력 결손 • +경추 굴곡-회전 검사 • 두개경부 굴곡 검사(CCFT)의 부족(poor)한 수행능력 • 상체 1/4부위 근육의 유연성 부족 • 활동성 통증 유발점 • 신경가동성의 변화	• 비근골격계(nonmusculoskeletal)의 원인과 관계된 두통 • 신경근 압박의 징후 • 환자의 기대 • 증상이 더 나빠지거나 재발 • 선 자세에서 부하를 주는 운동치료를 할 수 없는 경추 질환	• 경추 관절가동술 또는 교정 • 특정 움직임 조절 • 운동 • 근력과 지구력을 위한 상지 1/4부위 손상에 대한 근력운동 • 척추자세교육 • 근 길이 또는 연부조직 방법 • 통증유발점 치료 • 근 에너지 기법

ICD-10 indicates International Classification of Diseases, 10th edition; ROM, range of motion; PAIVM, passive accessory intervertebral movement; PPIVM, passive physiological intervertebral movements; DNF, deep neck flexors; CCFT, craniocervical flexion test.

참고):

- 움직임이 감소된 목 통증(표 6-1)
- 두통을 동반한 목 통증(표 6-2)
- 움직임 협응이 손상된 목 통증(표 6-3)
- 방사통을 동반한 목 통증(표 6-4)

편타성 손상(표 6-5와 6-6)은 임상적 실무 지침에 포함되지 않는다.

이 참고문헌에서 설명된 분류적 접근은 임상적 전문지식, 현재 최고의 실무 지침, 임상적 추론, 목 통증 환자의 세부 집단과 관련된 특유의 환자 환경을 통합함으로써 최고의 물리치료 중재와 향상된 결과 값이 나오도록 근거 기반 방법을 추구했다. 병력 청취와 검사를 하는 동안 얻어진 주요 특성들과 절차들은 목 통증의 진단적 분류와[15,31] 또는 초기 물리치료 중재의 지침을 제공하는 ICF 장애에 기초한 분류(ICF impairment-based category)를[15] 위해 사용된다.

목 통증에 대한 임상적 징후의 일반적 개요

General Overview of the Clinical Manifestations of Neck Pain

MNP로 인한 통증과 장애(Disability)는 약간의 장애부터 심한 장애까지 심각한 기능 소실을 가져온다. 편타성 손상처럼, 미세 외상이든 거대 외상이든 운동, 감각, 그리고 자율신경계 출력에 변화를 이끌게 되며 말초와 중추의 통증 기전에 영향을 미치는 일련의 염증 반응이 나타난다. 손상에 대한 신체 반응으로부터의 임상적 호소는 단계(급성, 아급성, 또는 만성), 시작의 방식(예를 들어, 서서히 퍼지는 또는 외상성) 그리고 형태 형식(type form)(예를 들어, 단독 MNP, 상지와 관련된 증상을 동반한 목 통증, 또는 경추 기원성 두통을 동반한 목 통증)에 따라 다양하다.

[표 6-3] 움직임 협응 손상을 동반한 목 통증의 분류 요약

진단상의 분류	중요 평가결과	반대요인	중재
움직임 협응 손상을 동반한 목 통증 ICD-10 terms: • 경추의 염좌와 좌상	• 목 통증과 상지 통증과 관련된 목 통증 (연관통) • 외상 또는 편타성 손상에 의해 유발되거나 연관되거나 더 긴 기간 동안(12주이상) 증상이 나타날 수도 있다. • 중심화 또는 말초화 되지 않는다. • 신경근 압박이 되지 않는다. • 가동범위 중간에서의 목 통증은 움직임이 끝범위까지 이뤄지거나 그 위치에서 더 나빠진다. • 심부 경추 굴곡근과 상체 1/4 부위 근력, 지구력, 그리고 협응력 부족 • 해당되는 경추 분절의 자극으로 재발되는 목 통증과 상지와 관련된 목 통증 • 두개 경부 굴곡 검사와 심부 경추 굴곡근 지구력 검사의 부족(poor)한 수행능력 • 상체 1/4 부위 근육 유연성 결손 • 반복된 활동의 어려움 • 체성감각 기능부전	• 신경근 압박의 징후 • 환자의 기대 • 능동적/반복적 움직임의 중심화/말초화 • 증상이 더 나빠지거나 재발 • 선 자세에서 부하를 주는 운동치료를 할 수 없는 경추 질환	• 특정 움직임 조절 운동 • 근력과 지구력의 상체 1/4 부위 손상을 위한 일반적인 운동 • 척추 자세 교육 • 근육 이완 운동 • 활동 제한을 해결하기 위한 지구력, 협응력, 그리고 근력을 목표로 한 과제 지향 훈련 • 감각운동 조절 운동

ICD-10 indicates International Classification of Diseases, 10th edition; DNF, deep neck flexors; CCFT, craniocervical flexion test.

변화된 감각 처리

국소적인 경추의 역학적 통각 과민 또는 감소된 압통 역치는 만성 특발성 목 통증,[32] 급성 편타성 손상,[33-35] 만성 편타성 손상,[36] 그리고 경추 기원성 두통[37]에서 발견된다. 국소적인 경추의 통각 과민의 이론적인 원인은 경추 구조에 있는 말초 통각수용기가 민감하거나 통각수용기 통로의 중심부 각각이 예민해지기 때문이라고 한다.[32] 회복되어가거나 약한 증상을 가지고 있는 환자들은 국소적인 역학적 통각 과민이 나아지지만, 중간쯤에서 아주 심한 편타성 손상으로 계속적인 증상을 가지고 있는 편타성 손상 환자의 국소적인 역학적 통각 과민은 손상 후 6개월에서 2년 정도 변하지 않고 계속된다.[35] 급성 및 만성의 편타성 손상과 경추 신경근병증(CR) 환자의 경우 통증이 없는 경우에도 상지 및 하지의 광범위한 역학적 통각 과민증상이 발생할 수 있으나 서서히 진행된 목 통증에는 그렇지 않다.[35,38] 넓게 퍼진 민감도는 아마도 중추신경계 내에서 통각 수용기 처리과정이 변했기 때문이다. 편타적 손상과 중간에서 심각한 증상까지 지속되는 환자는 광범위한 역학적 및 열적(열 및 냉) 감각과민 반응을 나타내며 손상 직후의 신경 역동 검사에 대한 반응이 높아진다. 일부 사례에서 편타성 손상은 교감신경계의 기능부전과 말초신경 손상이 냉각에 대한 통각 과민과 변화된 말초 혈관 수축 신경 활동과 같은 반응을 일으킨다고 설명한다. 냉각 통각 과민은 특발성 목 통증의 특징이 아닌 것으로 생각된다. 감각기능의 조기 평가는 교감신경계 기능부전을 제외하고 냉각 통각 과민과 손상된 말초혈관 수축, 심한 통증과 장애, 많은 나이, 감소된 가동범위, 그리고 외상 후 스트레스 증상이 6개월[39]에서 2년 안에 예후가 좋지 않기 때문에 추천된다.[40]

본 문헌에서는 변화된 감각 절차에 대한 최상의 검사 절차 또는 중재에 대해 의견을 일치하지는 못했다. 임상적으로, 도수 검사는 역학적 통각 과민을 평가하는데 사용되어 왔지만, 압통계는 역학적 통증 역치의 양을 위해 사용될 수 있다. 임상적으로 가벼운 촉각 자극은 무해 자극 통

[표 6-4] 방사통을 동반한 목 통증의 분류 요약

진단상의 분류	중요 평가결과	반대요인	중재
방사통을 동반한 목 통증 ICD-10 terms: • 신경근병증을 동반한 경추증 • 신경근병증을 동반한 경추 추간판 질환	체성, 신경증이 있는 상지에 방사통 또는 전이통과 관련된 목 통증 • 상지 감각이상, 저림, 그리고 근 약화가 발생 • 능동적/반복적 움직임시 중심화 또는 말초화 • 목 통증과 방사통과 관련된 목 통증은 다음과 함께 재발한다 　◦ 경추 신전, 외측굴곡, 그리고 수반된 쪽으로 회전(spurling's test) 　◦ 상지 신경역동 검사(ULNDT) • 목의 견인시 목 통증과 방사통을 동반한 목 통증 • 해당되는 신경과 관련된 상지의 반사작용, 근력, 감각의 손상 • 경추 또는 흉추의 PAIVM 또는 PPIVM시 야기되는 증상 • 국부 손상: 　◦ 움직임 　◦ 근 수행능력/길이 • 신경근 압박의 징후 • 변화된 신경역동	• 경추 또는 흉추의 가동술 또는 도수교정의 주의 또는 금기증 • 환자의 기대	• 흉추 가동술 또는 도수교정 • 간헐적 경추 견인(ICT) • 경추 가동술 또는 도수교정, 근 에너지 기법 • 증상을 중심화 시키는 반복된 움직임 • 능동 관절가동범위/수동 관절가동범위를 증가시키기 위한 가동술/도수교정 • 근이완운동 • 근 수행능력: 지구력, 협응력, 그리고 근력운동 • 부드러운 신경가동술 • 국소적이고 기능적/활동적 제한을 다룬다.

ICD-lO indicates International Classification of Diseases, 10th edition; UE, upper extremity; ULNDT, upper limb neurodynamic tests; PAIVM, passive accessory intervertebral movement; PPIVM, passive physiological intervertebral movements; ICT, intermittent cervical traction; MET, muscle energy technique; AROM, active range of motion; PROM, passive range of motion.

증의 존재에 대한 검사로 사용되기도 한다. 국소적인 역학적 목 통각 과민은 도수치료(MT)와 근육 동원을 목표로 하는 특정 운동에 반응하는 경추 조직의 말초감각 증가로 제안된다.[41-44] 광범위한 감각의 과민성 또는 냉각 통각 과민의 임상적 발견들은 비자극적인 도수치료와 운동이 주의 깊은 적용이 요구된다. 적절한 중재 전략은 명확하지 않다. 자극적인 도수 치료는 말초 통각수용기의 입력으로 신경병의 통증 또는 과민성을 촉진할 수도 있다.[45,46] 부드러운 도수치료, 특별한 운동, 그리고 충고는 광범위한 감각과민[47]에 효과적일 수 있지만 효과는 알려져 있지 않다. 냉각 통각과민 또는 복합 감각 손상들을 가지고 있는 환자들은 부가적인 약물의 관리에 반응하지 않을 수도 있고 필요하지 않을 수도 있다.[47]

변화된 운동 수행능력

건강한 사람들과 비교해서 목 통증 환자들은 경추의 생리학적인 움직임과 분절의 움직임 모두 감소[48-50]되거나 과도한[50-52] 상태로 된다. 기능적 경추 가동범위의 감소는 목 통증 환자들의 가장 일반적인 신체적 요인이다. 정상인과 비교해서, 관절가동범위의 최소 25% 감소는 지속적인 증상을 동반한 만성 편타성 환자로 예상된다.[48] 게다가, 외상 또는 서서히 생기는 경추 기원성 두통의 목 통증 환자는 근 수행능력의 결손을 보여준다; 근력과 지구력은 경추 신전근,[53,54] 경추 굴곡근[55,56] 그리고 상부 경추 굴곡근[57,58]에서 나타난다.

목 통증은 심부 경추 굴곡근의 활동 감소[41,47,58,59-63]와

[표 6-5] QUEBEC 특별 전담 분류

분류	임상적 소견
0	목의 통증을 호소하지 않음; 어떤 신체적인 이상도 없음
Ⅰ	목의 불편함(통증, 강직 또는 압통); 다른 신체적인 이상은 없음
Ⅱ	목의 불편함 호소; 운동범위의 감소를 포함한 근골격계의 이상이 있음; 국소적인 압통; 신경학적 징후는 없음
Ⅲ	목의 불편함 호소; 근골격계의 이상이 있음; 신경학적 이상이 있음(감소되거나 없어진 심부건반사, 근육 약화, 그리고 감각 결여를 포함한)
Ⅳ	목의 불편함과 골절 또는 탈구

Data adapted from Spitzer WO, Skovron ML, Salmi LR et al. Scientific monograph of the Quebec Task Force on Whiplash-Associated Disorders: redefining "whiplash" and its management. Spine. 1995;20:15-735.

[표 6-6] QUEBEC 특별 전담 WAD Ⅱ 분류에 의해 제안된 적용

WAD Ⅱ를 위한 제안된 분류	임상적 양상
ⅡA	• 목 통증; 신경학적 징후는 없음 • 두개 경추 굴곡 검사 시 감소된 가동범위와 변화된 근육 동원 순서 • 국소적인 경추의 역학적 통각과민
ⅡB	• WAD Ⅱ와 동일 • 일반 건강 설문지(General Health Questionnaire-28)와 Tampa Scale of Kinesiophobia에서 보여주는 심리적인 통증의 증가가 나타나는 심리적인 손상
ⅡC	• 목 통증; 신경학적 징후는 없음 • 두개 경추 굴곡 검사 시 감소된 가동범위와 변화된 근육 동원 순서 • 증가된 관절위치의 오류 • 국소적인 경추의 역학적 통각과민 • 일반적인 감각과민(역학적, 열감, 그리고 신경조직) • 일부의 교감신경계의 혼란 • 일반 건강 설문지(General Health Questionnaire-28)와 Tampa Scale of Kinesiophobia에서 보여주는 심리적인 통증의 증가가 나타나는 심리적인 손상 • 확인된 사건 충격 척도(identified by the Impact of Event Scale)로서 급성 외상 후 스트레스의 징후

WAD indicates whiplash-associated disorder; ROM, range of motion.

Data adapted from Sterling M. A proposed new classification system for whiplash associated disorders: implications for assessment and management. Man Ther. 2004;9:60-70.

흉쇄유돌근(SCM)과 사각근 등 표면시스템의 활동 증가와 관련된다.[64] 이러한 운동 조절의 변화들은 두개 경추 굴곡 검사(CCFT)를 사용하여 임상적으로 평가한다.[61] 표층의 신근과 굴곡근의 동시 수축은 만성 두통[65] 환자와 타이핑을[66] 하는 사무직에게서 발견될 수 있고, 변화된 운동 조절 전략은 좋지 않은 분절의 지지를 나타낸다. 상부 승모근, 흉쇄유돌근, 그리고 사각근들은 목 통증 환자와 관련있지만 그것들의 역할은 완전히 이해되지는 않는다. 상부 승모근의 활동의 증가된 컴퓨터 활동[67]에서 나타났다. 흉쇄유돌근 및 사각근과 마찬가지로 상부 승모근은 활동 후 이완하는 능력이 감소한 것을 보여준다.[64,68]

통증이 없는 사람들은, 팔의 움직임이 시작되기 이전에 목 근육들이 조절된 분절의 움직임을 예측하고 이전에 앞서서 활성화된다. 그러나 목 통증이 있는 사람은 표층과 심층의 근육 모두 활성화가 지연되고, 상지의 움직임을 수행하는 동안에 변화된 움직임 조절 전략이 나타난다. 목 통증 환자들은 저부하 활동 동안에 표층 근육의 활성화가 증가하여 심부 목근육의 활성화가 지연된다.[63,64] 저하된 운동 조절은 관절 움직임의 조절이 소실되고 미세 손상으로 인한 반복된 조직 스트레스는 통증을 초래한다.[51,52] 그러나, 반대로 생각하는 것이 맞다. 통증은 운동 조절의 변화로 인한 첫 번째의 결과이다.[64,67]

정상인 대상자에게 실험적으로 유발된 통증은 근육 특성의 변화가 없는 근육의 수행능력에서 변화된 것으로 나타날 수 있다. 실험에서 주동근으로 수축하는 근육의 통증은 아픈 근육을 억제시키고,[71-73] 손상된 근육의 사용을 최소화하기 위하여 협력근 또는 길항근의 협응에 영향을 미친다. 운동 조절 전략의 유사한 변화들은 목 통증 환자에게서 관찰되어 왔다. 감각운동 피질에 침해수용기의 투영(projecting)은 운동 신경 출력을 감소시키지만, 특정 방향의 빠른 팔 동작 동안 근수축 패턴은 중추 전략을 변화시킴으로써 운동 계획의 변화들은 또한 목 통증 환자에게 나타난다.[74]

지방 침윤 또는 근섬유 형태 비율(예를 들어, 느린 수축 섬유들은 빠른 수축 섬유들로 변한다)같은 근육 특성[76-78]의 변화들은 신경 손상 또는 무사용으로 인한 운동 전략의 변화 때문에 나타날 수도 있다.[79] 목 통증 환자에게서 근섬유 형태 비율의 변화는 근지구력의 감소와 일치한다.[53,57,80] 심부 느린 수축 근육과 다열근의 위축과 지방 침윤은 만성 편타성 환자와 만성 목 통증 환자에게서 발견된다.[79,82-84]

만성 목 통증 환자와 손상된 운동 조절 전략의 환자들에 대해 추천되는 운동치료는 변화된 신경입력(예를 들어, 중추 과정)과 근육 성질(예를 들어, 말초구조) 모두 다뤄진다.[78,85] 저강도 운동프로그램을 통한 경추 심부 굴곡근의 훈련은 근육의 활동을 증가시키고,[86] 활성화의 속도를 향상시키며, 곧게 앉은 자세를 유지시킨다.[87] 고강도 운동프로그램은 유사한 결과를 얻지 못하였지만,[87] 근력과 지구력의 소실을 감소시킨다.[88] 손상된 목 근육 수행능력의 초기(통증이 없는) 재활은 운동 조절의 변화가 시작되는 초기에 다뤄지는 것을 추천한다.[89] 운동 조절 변화들은 더 이상 증상이 없고[86] 편타성 손상으로부터 완전히 회복을 한 환자들에게서 나타난다.[39,89] 이론상으로, 운동 조절 소실이 나타나면 목 통증의 재발율을 높이는 역할을 할 수도 있다.[77]

변화된 감각운동 조절

변화된 감각운동 기능은 균형, 안구 운동 조절, 그리고 고유수용성 예민성의 부족을 가져온다. 경추의 관절과 근육의 많은 기계적 수용기의 양과 경추의 구심성으로부터 전정, 시각, 그리고 자세 조절 시스템까지의 연결은 다음을 제시한다. 목은 자세 안정성, 머리 방향, 그리고 안구 움직임을 조절하는데 중요한 체성감각 입력을 제공한다.[90] 서서히 생기는 목 통증과 편타성 손상을 가진 환자들에게서, 비정상적인 체성감각, 시각, 또는 전정기관의 입력은 변화된 감각운동 조절과 어지러움, 불안정한 기립자세, 그리고 머리 조절과 안구 움직임의 능력 감소 등을 야기할 수 있다.[91-94] 변화된 고유수용성감각의 입력을 가져올 수 있는 잠재적인 기전은 외상 또는 손상된 근육 기능,[91] 근방추의 민감도가 변화된 화학적 매개물질,[95,96] 척수와 중추신경계에서 기계적 수용기의 기능이 변화된 통증,[97-99] 그리고 근방추의 활동에 스트레스 영향을 포함한다.[100]

목 통증과 장애로 인한 어지럼증은 기간, 목 통증의 높은 강도, 장애 지수, 그리고 목의 외상에 대한 병력과 관계하여 33%의 발병률을 가지고 있다.[101] 만성 편타성 손상 환자들은 74%가 어지럼증과[102] 일반적인 경추 기원성 두통이 있는 불안정성을 보여준다.[103] 편타성 손상 환자에게서, 척추동맥 부족, 보조 뇌(mionr brain)의 외상, 전정 장애, 약물, 그리고 불안은 경추의 관절과 근육의 기계적 수용기는 어지럼증의 원인으로써 관련될 수 있기 이전에 배제되어야 한다.[91,104-107] 경추 기원성 어지럼증은 선별검사상 위험 신호(Red Flags)로 논의된다.

변화된 감각운동 조절, 자세 안정성, 경추 관절 자세

오류(JPE), 그리고 안구 운동조절의 임상적 측정은 만성적이고 서서히 시작되는 목 통증과 편타성 손상 모두에게서 발견되고, 더 심한 편타성 손상 환자와 어지럼증이 있는 환자에게서 발생된다. 그러나, 3개의 측정 가운데 관련성은 없고,[108] 각각은 다른 것들과 독립적으로 발생한다는 것을 의미한다.

손상된 자세 안정성은 눈을 감고 30초간 일렬로 유지할 수 있는지에 의해 증명되어 왔다.[109,110] 목 통증이 있는 더 나이가 많은 사람들은 건강한 대상자들에 비해 균형의 더 큰 손실이 있었다.[111] 경추 관절 위치 오류의 부족은 자연스러운 자세에서 머리를 다시 제 위치로 하거나 눈을 감고 회전시키는 동안 미리 설정하는 환자의 능력에 의해 검사된다.[112] 감소된 정확성은 역치 이하의 전정기관을 동반하여 천천히 움직이는 동안 경추의 비정상적인 입력으로 인한 것으로 생각된다.[113] Jull 등에[114] 의해 안구 운동 조절은 3가지 시스템을 포함한다: 추적 안구 운동, 꿈틀거리는, 그리고 시선 운동. 추적 안구 운동은 느린 안구 흐름을 가지고 움직이는 목표의 안정성 있는 이미지를 확인한다. 시선 운동계를 사용하여 시선 고정의 변화를 위한 빠른 안구 운동을 허락한다. 시선 운동계는 움직임 동안 목표의 시선 고정을 허용한다. 편타성 손상 직후 정상적인 안구 운동은 경미한 장애 또는 완전한 회복을 예상하게 되는 반면 추적 안구 운동의 안구 조절 기능장애 또는 편타성 손상 직후 경련적인 안구 운동은 8개월의 지속적인 장애의 예후를 나타낸다.[115] 약간의 목 염전(smooth-pursuit neck torsion, SPNT)[107] 동안에 변화된 추적 안구 운동의 조절은 편타성 손상에서 존재하지만,[107,116,117] 전정기관의 장애는 없으며, 경추 구조로부터 변화된 입력이 된다고 생각된다. 편타성 손상에서, SPNT 검사는 읽기와 같은, 인지 장애와 관련이 있다.[106]

Jull 등은[114] 변화된 경부 체성감각 입력의 잠재적인 원인을 해결하기 위해 통증, 경추 관절과 근육 기능의 손상을 다루고, 경추 JPE를 위한 특별 프로그램, 시선 안정성, 균형, 그리고 눈-머리 협응력에 대한 다양한 재활프로그램을 추천한다. 선택된 중재들은 이번 장 이후 상세한 참고에서 논의된다.[116]

평가
Evaluation

병력과 진단적 분류

2장에서 논의된 것처럼, 대부분의 진단 또는 진단적인 가설들은 신체 검사를 하는 동안 환자 면담과 휴식하면서 나타난다.[118] MNP 환자의 진단적 분류 과정은 LBP와 동일하고(4장에 쓰여 있다) 심각한 질병에 기초하거나 비척추 질병으로 추정하기 시작한다. 이번 첫 단계에서, 임상가는 환자가 물리치료를 받기에 적절한지, 만일 진료 소견서가 필요한지, 또는 진료 소견서와 물리치료가 같이 필요한 것인지를 결정한다. 주관적 검사의 요인들은 1장에서 논의했던 것과 같고 요추를 위한 (표 4-1)에 열거되어 있다. 의학적 선별검사의 특정한 검토는 거짓 신경근골격계의 증상 또는 상태를 나타내는 신경전신성 질환 또는 질병을 확인하는 것을 돕는다. 심각한 경추의 질병의 가능성은 낮지만, 놓치거나 지연된 진단은 희생이 크고, 종종 결과적으로 장기 질병과 때때로 죽음으로의 결과를 가져온다. 암과 전염 같은 심각한 상태는 목 통증 사례의 0.4% 이하이다. 대부분의 의학적 위험 신호(red flag)는 증상이고 신체 검사 이전에 알 수 있지만 임상적인 징후는 심각한 질병을 확인하기 위하여 진단의 정확성을 증가시킬 수도 있고 다른 진단의 부분으로 존재할 수도 있다. 목 통증의 심각하고 근본적인 질병은 중요한 임상적 발견과 관련이 있다. Nordin 등은[120] 비상시가 아닌 임상적 평가를 따르는 고려사항을 추천한다:

- 저절로 일어나거나 작은 충격으로 인한 병적골절
- 암의 과거력이 있는 종양, 설명되지 않는 체중 감소, 전신 증상, 그리고 한 달의 치료로 호전되지 않는다.
- 전신성 염증 질병(예를 들어, 강직성 척추염[AS] 그리고 염증성 관절염)
- 감염
- 경추 척수증
- 이전의 경추 또는 목의 수술 또는 개방형 손상

위험 신호를 대한 선별검사

종양(cancer)에 대한 선별검사

경추 종양은 원발성 골 종양이거나 전이성 종양이다. 요추와 흉추의 원발성 골 종양은 경추 부위보다 더 높은 발생률을 보인다; 신생물성 종양의 발생률은 경추 부위에서 1% 미만이다.[121] 천골 위의 1차 골 신생물의 5% 미만은 경추부이고 일반적으로 노인에게서 발생한다. 척추의 전이성 질환은 이미 알고 있는 암환자의 30%~70% 정도 발생한다.[123] 경추에서, 전이성 질환은 이미 알려져 있는 전이성 질환의 8%~20% 정도 발생하고 상대적으로 흔하지 않다. 경추 전이는 가슴, 폐, 전립선, 그리고 흑색종의 암에서 더 빈번하게 발생한다.[125,126] 통증은 증상이 존재하고, 종종 서서히 진행되는 시기, 휴식 시 변화 없고, 밤에 더 나빠지고, 움직일 때 변화되지 않는다.[121] 그러나, 증상의 임상적 패턴은 목 부위만의 통증에서 목과 연관된 증상까지 매우 다양하다.

판코스트(pancoast) 종양은 모든 폐 종양의 5%~25%가 나타나며 폐의 상부엽에 위치한다.[127] 남성(50대 또는 그 이상 그리고 흡연자)은 여성보다 더 영향을 받는다. 종양의 위치 때문에, 상체 1/4 부위는 영향을 받을 수 있고, 결과적으로 다양한 임상적 소견이 나타난다. 변화된 폐 기능뿐만아니라, 방사통은 C8, T1,그리고 T2 피절과 겨드랑이, 어깨, 그리고 견갑하 부위, 그리고 머리와 목까지 척골신경 분포까지 팔과 손으로 발생한다.[128] 손의 내재근의 위축과 호너증후군(Horner's), 안구 함몰(예를 들어, 안구가 움푹 들어간), 안검 하수증, 그리고 한쪽으로 치우치게 가운데가 잘록한 동공이 부가적인 징후다.[128]

(표 4-2) 진료 소견서와 더 많은 검사는 임상가가 결정하는데 도움을 주는 임상적 소견의 진단 정확성을 위한 가능성 비율 목록이다. Henschke와 Colleagues는[129] 단지 4개의 특징으로 결론지었고, 하나만 사용했을 때, 암의 사후 검사 확률이 상당히 올라간다:

1. 암의 이전 병력(+LR 23.7)
2. 상승된 적혈구 침강속도(ESR)(+LR 18.0)
3. 낮은 hematocrit(+LR 18.2)
4. 임상가 판단(+LR 12.1)

Deyo와 Diehl은[130] 요통에서 전이성 앞의 존재를 발견하기 위한 가장 높은 양성 가능성 우도비(+LR)의 4가지 임상 결과를 기록했다:

1. 피부와 관련되지 않은 암의 이전 병력(+LR 14.7)
2. 지난달에 보존적 관리의 실패(+LR 3.0)
3. 50세 이상의 나이(+LR 2.7)
4. 6개월 동안 알 수 없는 4.5kg의 체중 감소 (+LR 2.7)

4개의 임상 결과 모두의 부재는 요추 부위의 암으로(Sn 1.0, Sp 0.6) 추정된다. 목 통증 환자를 위한 이러한 결과는 다뤄지지 않는다.

감염에 대한 선별검사

경추 부위의 감염은 드물다. 경추의 골수염은 추간판염, 척추염, 그리고 척추 추간판염을 포함한 박테리아 감염의 형태로 모든 골수염의 3%~10%을 이루거나 해마다 10만 명당 1명꼴이다.[131] 결핵, 요로 감염 그리고 호흡기 감염, 그리고 정맥순환 약물(intrave nous drug)의 복용은 경추 골수염의 일반적인 원인이며, 정맥순환 약물의 복용자의 27%가 발생한다.[131] 기관절개술과 편도선절제술과 같은 침습적 처치는 경추 감염의 직접적인 원일일 수도 있다. 다른 위험요인들은 당뇨, 신기능부전, 심장 또는 간질환, 알콜리즘, 그리고 만성 면역억제가 있다.[131]

최초 증상은 분명치 않은 비특이성 목 통증 중의 하나일 수도 있지만, 통증의 진행, 연하곤란, 심각한 사경이 발생할 수도 있다.[131,132] 신경학적 결손은 처음 나타나지 않을 수도 있지만, 모든 사례의 44%에서 60% 정도에서 기록되어 왔다.[132] 대부분의 사례로는 C5에서 C6사이에서 발견되었고, C2에서 C5는 적게 발견되었다. 발열은 초기에 나타나지 않을 수도 있지만, 감염의 66%는 증상이 나타난다. 체중 감소 또한 나타난다.[133] 백혈구 수치, 적혈구 침강속도, 그리고 염증 수치같은 진단 검사가 추천된다. 적혈구 침강속도는 척수 감염 시 70%에서 100%로 민감하지만, 특이도는 부족하다.[131,134] 영상 이미지 상에서, 방사선사진은 발병 이후 2주에서 4주까지 종판의 부식이 발견될 수도 있지만 위양성은 민감도(82%), 특이도(57%), 그리고 정확도(73%)의 퇴행성 변화 때문에 발생할 수도 있다. MRI는 민감도(96%), 특이도(94%), 정확도(94%)로 최고 표준(gold standard)을 입증해 왔다.[131,135]

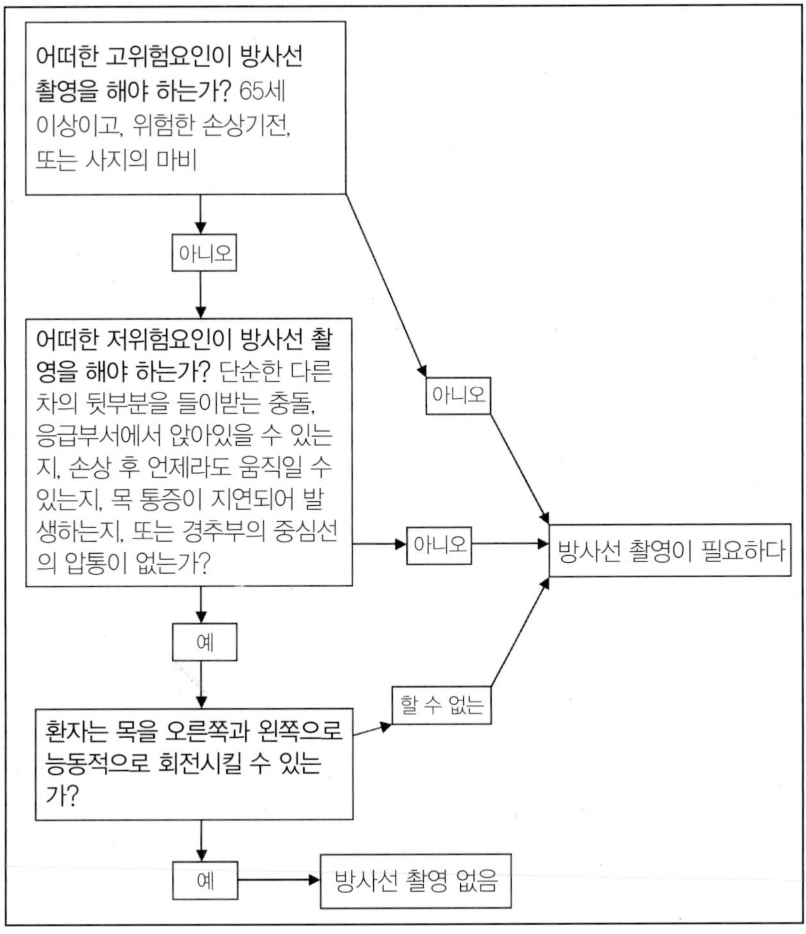

그림 6-1. Canadian 경추 규칙[140,141]

척추 골절에 대한 선별검사

경추부의 골절은 인구 조사 시 유병률 0.4% 미만으로 드물다.[136,137] 3.5%±5%의 유병률은 경추 외상으로 인한 위급 시 나타나는 환자의 골절 비율이다.[119] 손상의 기전은 외상과 관련된, 낙상의 결과, 모터차량충돌(MVC), 또는 스포츠 손상은 각각 20%, 50%, 그리고 폭력 사건과 관련된 경추 손상이 15%이다. 골절의 약 절반은 C6 또는 C7에서 발생하고 1/3은 C2에서 나타난다.[138] 신경학적 기능 이상의 비율은 20%~40%이다.[139]

Canadian C-spine rule[140,141](CCR: 그림 6-1)의 사용은 방사선 촬영 평가로부터 물리치료를 시작하기 이전에 치료에 대해 결정하는 것에 대한 도움을 받을 수 있다. CCR은 경추 골절을 걱정하는 외상 환자에게 빈틈없고(예를 들어, Glasgow Coma Scale 15) 안전하게(예를 들어, 정상 생명 징후) 사용된다. 이번 연구들에서 16세 이하, 관통 목 외상 또는 급성 마비가 나타나거나, 손상된지 48시간 이상 되었거나, 척추 질환 또는 임신 상태인 경우는 제외된다. Stiell 등에[140] 의해 설명되어지는, 규칙은 3개의 주요 설문지로 이루어져있다.(그림 6-1을 보라):

1. 어떠한 고위험 요인이 존재하는지: 65세 이상의 나이, 위험한 손상 기전, 또는 사지의 감각 이상, 3피트 이상 또는 5층 계단의 높이에서 떨어지는 위험한 손상 기전, 머리에 축방향 하중이 있는, 빠른 속도의 시속 62마일 이상 MVC 또는 차에서 떨어지거나 전복되었는지, 그리고 자전거 또는 동력 레저차량(motorized recreational vehicle) 충돌을 했는가? 만약 고위험 요인이 있다면, 방사선 촬영은 필수적이다.
2. 다른 차의 뒷부분을 들이받는 충돌, 응급실에서 앉아있을 수 있는지, 손상 후 언제라도 움직일 수 있는지, 목 통증이 지연되어 발생하는지 또는 경추부의 중심선의 압통이 없는가와 같이 간단한 관절가동

[표 6-7] 경추 동맥 기능부전에 대해 보고된 임상적 표시

	비허혈성 징후와 증상	허혈성 징후와 증상
척추 동맥 절개	• 동측의 후방 목 통증 • 후두성 두통 • 드문 C5-C6 신경근 손상	후뇌의 일과성 허혈성 발작, 어지러움, 복시, 구음장애, 연하곤란, 무긴장성 발작, 메스꺼움, 안구진탕증, 안면 감각이상, 실조증, 구토, 목이 쉼, 단기기억상실, 사지(팔/다리) 위약, 무한증, 청력 감퇴, 몸이 불편함, 분명치 않음, 입주의 감각장애, 눈부심, 수명, 유두의 변화 서투름과 불안 • 후뇌의 뇌졸중(숨뇌장애로 알려져 있는) • 뇌신경 마비
내경동맥 절개	• 목 통증 • 머리통증 • 호너증후군 • 뇌신경마비(뇌신경 9번에서 12번) • 박동성 이명은 흔하지 않다. • 동측 경동맥 심잡음 • 두피 민감 • 목의 팽윤 • 안와통증과 안면 건조 • 뇌신경 6번 마비	• 일과성 허혈성발작 • 허혈성 뇌졸중(중뇌동맥) • 망막의 경색 • 일과성 흑암시(예를 들어, 일시적이고 부분적 또는 전체적인 시각결손)

범위의 안전한 평가가 이뤄지는 어떠한 저위험 요인이 존재하는지. 단순한 다른 차의 뒷부분을 들이받는 충돌은 전복, 빠른 속도의 차량 충돌, 다가오는 차량에 밀리거나, 버스나 큰 트럭에 부딪히는 것을 포함하지 않는다. 만일 저강도의 위험요인이 없다면 능동관절가동범위(AROM)는 허용되고, 그리고 난후 방사선 촬영은 필수적이다.

3. 환자가 능동적으로 오른쪽과 왼쪽으로 목의 45° 회전을 할 수 있는가? 만일 환자가 능동적으로 할 수 없다면, 방사선 촬영은 꼭 이루어져야한다.

CCR은 151개의 임상적으로 중요한 경추 손상을 확인하는데 100% 민감도(95% CI: 98% to 100%)와 42.5%의 특이도(95% CI: 40% to 44%)를 가지고 있다.[140]

경추 동맥 기능부전에 대한 선별검사

목 통증과 두통이 있는 환자의 관리와 연관된 허혈성 뇌졸중 같은 역 신경혈관질환에 대한 선별검사는 물리치료사에게 있어 중요하다. 경추 동맥 기능부전(CAD)의 통용되는 용어는 대뇌반구와 망막에 공급하는 후뇌(예를 들어, 교, 뇌줄기, 전정기관, 소뇌, 연수)와 내경동맥에 지원하는 척추 뇌저 시스템 모두 포함하는 잠재적인 역설적 사건으로 설명된다. 내경동맥은 뇌의 80%의 혈액을 공급하고, 척추동맥이 나머지 20%를 담당한다. CAD의 초기 단계 환자들은 MNP 환자처럼 목 통증 또는 두통과 같은 증상이 있을 수 있기 때문에, 치료사는 감별진단을 명확히 해야 한다. 잘 알려지지 않은 CAD환자가 치료사에게 나타날 유병율은 극히 낮다. 제한된 지식과 현재 지침과 관련된 불확실성은 각 환자를 위한 임상결정을 하는데 이해가 빠른 접근을 보증한다.[142]

CAD는 동맥벽과 출혈로 인해 내막의 파열의 결과로써 협착, 폐색, 박리성 동맥류의[143-145] 형태로 나타날 수도 있다. 내경동맥(ICA) 절개는 상부 경추의 횡돌기에 대하여 동맥이 압박을 받는 경추 회전과 신전 움직임과 연관되어 있다.[145] 척추동맥(VA) 절개는 첫 번째 2개의 척추 사이의 동맥에서 압박과 신장으로 인한 경추의 반대쪽 회전과 관련이 있다.[146] 감염 또는 경구 피임약 사용, 외상,

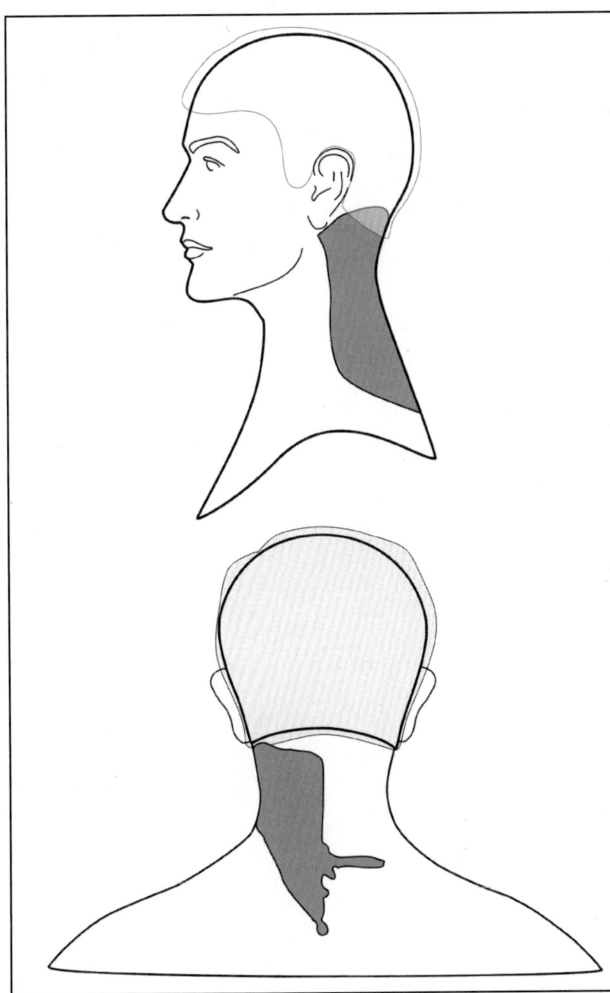

그림 6-2. 척추동맥절개와 관련된 통증.
(Redrawn from Man Ther, 11(4), Kerry R, Taylor A], Cervical arterial dysfunction assessment and manual therapy, 243-253, Copyright 2006, with permission from Elsevier.)

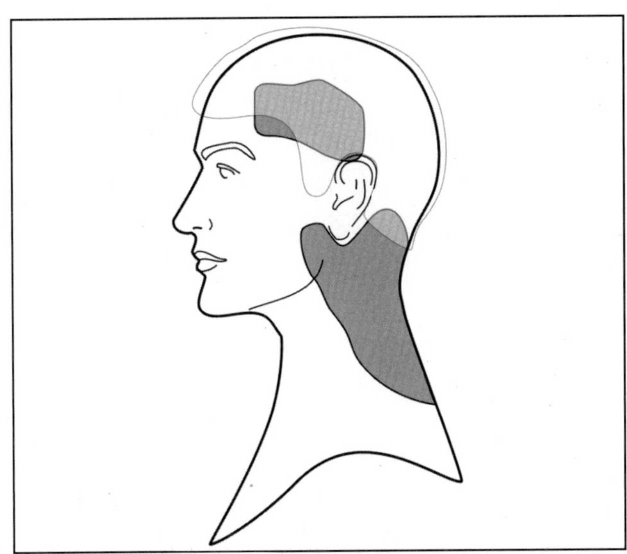

그림 6-3. 내경동맥절개와 관련된 통증.
(Redrawn from Man Ther, 11(4), Kerry R, Taylor A], Cervical arterial dysfunction assessment and manual therapy, 243-253, Copyright 2006, with permission from Elsevier.)

그리고 죽상 동맥경화증과 같은 자연히 일어나는 CAD는 유전적 소인(예를 들어, 비정상적인 혈관, 연부조직 질환, 또는 유전자 돌연변이)과 환경적 요인이 관련을 가진다.[147] CAD는 스포츠 또는 여가 활동, 지속적이거나 반복적인 목의 움직임, 무거운 짐을 옮기기, 기침과 재채기, MT, 그리고 임신과 출산과 같은 편타성 손상, 또는 미세 손상같은 중증 외상에 따라 보고된다.[145,148] Zetterling 등은[149] 요가, 별자리 관찰, 천장에 그림 그리고, 그리고 미용실에 방문할 때, 동맥 박리를 보고했다.

임상적으로 CAD의 존재는 상당히 다양하다. 환자들은 처음에는 통증이 없고, 머리와 목 통증, 또는 일과성 허혈성 발작과 비허혈성에서 허혈성 단계까지 과정에서 박리 같은 뇌졸중이 존재한다. CAD의 비허혈성 단계 동안에, 통증은 단지 증상일수도 있고 허혈 반응이 발생하기 수분에서 수주까지 일 수도 있다. 보고된 CAD[142,150,152]의 임상적 특징은 (표 6-7)에 나타나 있다. CAD는 한가지 징후 또는 증상만 나타나지 않는다.[150] 목 통증은 VA 박리 동안에 후두부 두통의 유무에 관계없이 갑작스럽고 동측 상후방 경추에서 중부 경추까지 심각하고 날카롭다[143,152-156](그림 6-2). 동측의 전두 측두 두통, 경추의 상/중부 또는 전외측 목 통증 또는 안면 통증은 ICA 박리 동안에 설명된다[152,156](그림 6-3). 목 통증은 VA 박리 환자에서 34%~46% 정도 전조 증상이 나타나고 ICA 박리 환자에서는 9%~20% 정도 증상이 나타난다.[143,152,156] 안면 통증은 보통 VA 박리에서 나타나지 않지만, ICA 박리 환자에게서 34%~53%정도 나타난다.[152,157] VA 박리 동안에, 일반적으로 두통은 동측으로, 후두엽 또는 두정-후두엽 영역에서 일정하게 아프고, 그리고 ICA 박리 동안에는 전두-측두엽 또는 뇌의 반쪽 영역에서 나타난다.[156] 전체적으로, 두통은 CAD 징후가 나타나는 환자의 67%~72%에서 발생한다.[143,156,157] 내경동맥절개의 특징이 나타나는 목 통증은 약 6%의 사례에서 나타난다.[156,158] 17%의 경우에는, 두통이 목 통증과 같이 나타난다.[158] 다른 증상들은 (표 6-7)에 열거되어 있다. VA 불충분과 관련된 전형적

[표 6-8] 혈관성 두통과 목 통증을 감별하기 위한 핵심 검사 절차 요약

검사	목적	근거 상황	제한점과 이점
기능적 자세검사 – 경추 회전	내경동맥의 제한으로 인해 반대측 척추동맥의 영향을 준다	민감도가 떨어짐, 가변성의 특이성 혈류는 VA흐름에 영향을 준다.	단지 후방 순환에 대한 평가 결과는 주의점으로 평가된다. 존재하는 프로토콜에 의해 추천됨 손상의 경향을 예측할 수 없음
기능적 자세검사 – 경추 신전	내경동맥의 흐름에 영향을 준다. 척추동맥의 제한된 효과	특정진단에 대한 유용한 근거가 없다. 혈류는 ICA흐름에 영향을 준다.	단지 전방의 순환을 평가
혈압 검사	심혈관 건강의 측정	ICA아테롬성 동맥경화증과 연관성이 있다	신뢰도는 장비, 환경, 그리고 경험에 의존한다.
뇌신경 검사	허혈성 또는 혈관 압박으로부터 특정 뇌신경 기능부전을 확인한다.	특정 진단에 대한 유용한 근거가 없다.	신뢰도는 경험에 의존한다.
안구 검사	ICA기능부전과 관련된 신경 결손 가능성의 진단을 돕는다	특정진단에 대한 유용한 근거가 없다.	안구 증상은 심각한 질병의 초기 경고일 수도 있다.
핸드헬드도플러 초음파검사	혈류 속도의 직접적인 측정	존재하는 특정 근거의 제한된 도수치료는 신뢰도, 타당도가 좋은 것으로 제안되고 향후 연구에 필요하다.	신뢰도는 장비, 환경, 그리고 경험에 의존한다.

Reprinted from Man Ther; 11 (4), Kerry R, Taylor AJ, Cervical arterial dysfunction assessment and manual therapy, 243–253, Copyright 2006, with permiSSion from Elsevier.

인 징후와 증상들은 어지럼증, 무긴장성 발작, 복시, 구음장애, 연하곤란, 실조증, 메스꺼움, 한쪽 얼굴의 무감각, 그리고 실조증을 포함한다.[159] 전형적인 징후와 증상의 완전한 사용은 오해할 수도 있고 환자의 표현을 잘 이해 못 할 수도 있다.[150]

목 통증 또는 관련 증상이 있는 환자의 검사 또는 치료와 관련하여 CAD 또는 부작용 가능성을 평가할 수 있는 최선의 방법에 대한 합의 또는 근거 기반 지침은 존재하지 않는다. 잠재적인 CAD의 평가에 대한 포괄적 접근은 주의 깊은 병력과 심혈관의 검토를 포함한 위험요인, 즉, 고콜레스테롤증, 비정상적 응고, 직접 혈관 외상, 당뇨, 흡연 경력, 박테리아 감염과 심혈관 질병의 가족력(CVD) 등이다. 다른 적절한 정보는 외상의 병력(예를 들어, MVC, 낙상, 들어 올리거나 또는 기침), 최근 경추 수술, 신경차단, 방사선 치료, 삽관, 중심 정맥 도자법 또는 결합조직병을 포함한다. 환자의 증상이 나타나고 진행하는 것의 명확한 상황을 얻는 것은 치료사가 기본적인 혈관 질환의 초기 가설을 명확히 할 수도 있다. 사실, Cassidy 등은[160] 혈관이 박리된 일부 환자들을 PT가 조사하고 참조하도록 하였다. 치료사들은 "다른 것과는 달리" 처럼 설명되는 급성의 목과 머리의 통증의 발병에 대해 의심의 높은 지수를 발달시켜야 하고 CAD의 비허혈성과 허혈성 단계와 관련된 징후와 증상에 대해 고려해야 한다.[150](표 6–7을 보라)

Kerry와 Taylor에[142,150] 의해 추천되었듯이, 신체 검사의 주요 방법들은 혈압 검사, 뇌신경 검사, 안구 검사, 핸드 핸드 도플러 초음파(handheld doppler ultrasound), 그리고 경추 회전과 신전의 기능적 자세 검사를 포함한다(표 6–8). 경추의 능동 또는 수동 기능적 자세 검사는 명백한 VA 질환을 검사하기 위하여 척추동맥의 혈류를 압박하여 끝범위에서 지속적으로 유지하고 교정 전에 위험이 존재하는지를 알아볼 수도 있다. 신전, 회전, 신전과 회전을 결합하는 것 또는 도수교정 전 검사의 위치는 일반적으로 CAD와 관련된 증상을 관찰하기도 한다. 호주 물리치료사협회는[161] 10초 동안 회전의 지속적인 유지와 환자의 움직임과 자세, 최소한의 필요한 정도를 기록하고, 척추동맥의 불충분이 나타나는지 아닌지에 대해 입증한다. 만일 교정이 치료로서 고려된다면, 도수교정 전 검사는 추천된다. 만일 증상이 재발된다면, 검사는 양성이고, 계속적인 치료는 금기증이며, 진료 소견서가 권장된다.[161]

의심 지수가 높다면, 환자의 병력, 끝범위의 자극 검사에 기반을 두는 것은 바람직하지 않으며 환자를 적절하게 알아보아야 한다.[162] 철저한 임상적 추론은 기능적 자세 검사를 할 때 환자가 검사 위치에서 평가 또는 치료 절차에서 잠재적으로 더 큰 위험요인을 가질 수 있다면 더 가치가 있다고 생각된다.[162] 일반적으로, 기능적 자세 검사들은 위험을 예견하는데 진단적 유용성이 낮으며 임상가가 CAD의 존재유무와 관련되어 판단하는데 돕지를 못할 것이다.[150,163] Kerry 등은 "MT에 따른 동맥 합병증은 잘 알려져 있지 않으며, 기존 자료로는 평가하는 게 불가능하다"[163]라고 했다. 척추 교정 치료 이전에 기능적 자세 검사의 사용은 논쟁의 여지가 있다.

부가적으로, 호주 물리치료사협회는 4단계 동안 VBI와 관련된 증상과 징후들의 존재를 평가하는 것을 조심스럽게 추천한다: 병력, 신체 검사, 치료하는 동안, 그리고 경추 치료에 따라. 관리와 치료의 선택에 그 이상의 확신은 계속적인 결과의 재평가에 기초한다.[161] Thiel와 Rix는[164] 다음의 권고 사항을 만들었다:

> 실무자들은 환자를 척추동맥절제의 가능성을 두고 병력과 신체 검사 전체를 주의 깊게 평가해야 한다. 척추동맥박리는 통증이 단독으로 존재하고 뇌줄기 허혈의 증상이나 징후와 관련되지 않을 수도 있다는 것을 기록하는 것은 중요하다. 만일 VAD의 강한 가능성이 있다면, 도수교정 전의 자극을 주는 검사는 행하지 말고 환자를 적절히 알아보아야 한다. 박리가 아닌, 협착성 척추동맥질환인 뇌줄기 허혈의 증상이 있는 환자에게 자극을 주는 검사는 어떤 유용한 부가적인 진단 정보를 제공하기는 쉽지 않다. 불명확한 척추동맥질환이 있는 환자들에게서, 척추 교정치료는 치료의 선택이 고려된다. 자극을 주는 검사는 척추동맥 손상을 유발하는 도수교정의 확률을 평가하는 유용한 정보를 제공해주지 않는다.[164]

일부 MT 중재가 만약 CAD가 있어도 수행한다면 고유의 위험을 가지고 있다. 그러므로, 임상가는 조기 진단 시에 포괄적이고 합당한 접근을 해야 한다. 자극을 주는 검사의 추론 과정 동안에, 임상가는 선별검사 과정에서 더 도움이 되는가를 질문해야 한다. 임상가는 선별검사를 수행하는데 있어 명확한 기록과 신중한 평가에 대한 책임이 있다. 임상가는 부가적인 검사와 의학적 견해를 필요로 할 때 의학적 결정을 하기 위한 검사 절차에서 임상 제시와 현재의 한계에 있어 선천적으로 불확실한 것에 기초하여 최고의 결정을 해야 한다. 목 통증이 있는 사람에게 척추교정 치료를 지지하는 증거는 많아지고 있다. CAD의 상세한 이해는 필요하다.[142–164]

어지럼증에 대한 선별검사

임상적으로 어지럼증은 넓은 범위의 설명과 원인을 가지고, 다른 진단을 만들기도 한다. 심혈관, 신경학적, 대상성, 정신병학, 전정 또는 경추 기원성의 원인일 수도 있다.[166] 어지럼증의 호소는 가벼운 두통, 실신, 심한 두통, 넘어짐, 흔들림, 불균형, 현기증, 일정치 않은, 안정되지 않거나 빙글빙글 돈다고 설명할 수도 있다.[167] 심혈관 또는 대사성 질환에 의해 유발되는 어지럼증은 물리치료에 대한 주의 또는 금기증이고 의학적 소견이 요구되는 반면에, 경추, 근골격계 손상, 그리고 전정기관과 관련되는 어지럼증은 물리치료 중재가 적절할 수도 있다.[166,168] 전정, 전실신, 그리고 다른 어지럼증의 하부 그룹의 병리생리학적 논의는 참고문헌의 범위를 벗어난다.

어지럼증은 4가지의 하부 그룹으로 분류된다: 전정, 전실신, 평형이상, 그리고 어지럼증으로 분류된다.[169,170] 어지럼증은 보통 신체 또는 주변이 돌아가는 느낌으로 설명되는 것으로 전정기능 이상으로 제안되는 반면,[171] 실시하기 전 어지럼증이 있는 환자는 혈류, 산소, 포도당의 변화로부터 변덕스러움, 곧 현기증이 날것 같은, 또는 피곤함을 호소한다.[171] 서서 1분 후, 앉아서 5분, 혈압의 표준값의 하락은 1.2 ± 9.8mmHg다. 20mmHg 이상의 수축기 혈압의 하락은 실시하기 전의 어지럼증이 있을 때 추천하고 기립성 저혈압을 발견하는데 0.97의 특이도가 있다.[172] 기립성 저혈압의 또 다른 검사는 누웠다가 일어났을 때, 기립성 저혈압이 서서 3분 안에 수축기 혈압이 최소 20mmHg 또는 이완기 혈압이 10mmHg 떨어지는 혈압 반응이 관련된다.[173] 평형 이상을 가진 환자들은 흔들림, 불균형을 호소하고, 떨어지는 느낌, 종종 시각 손상과 관련되고, 말초신경 장애, 또는 근골격계 장애와 관련된다.[170,171] "다른" 어지럼증의 하부 그룹은 떠있는, 불안감, 우울, 그리고 피로감을 포함하고 정신병 장애를 가지고 있다. 실신하기 전의 증상과 다른 어지럼증은 다른 진료를 보기 위해 보낼 필요가 있을 수도 있다.[166,168] 이러한 분류는 초기 지침으로써 제공되지만, 환자들은 노인들에게서 보여지듯이, 종종 수반된 하나의 시스템 이상을 가지고 있다.

경추 기원성 어지럼증(CD)은 제외되는 진단으로 고려된다.[167] 어지럼증의 다른 원인들이 추정될 때, CD는 고려된다. 그러므로, 병력과 신체 검사를 통하여 CD 환자를 확인할 필요가 있고, 근골격계 손상과 전정장애는 물리치료에 적절하다. 경추 기원성 어지럼증은: "특정한 공간의 변화된 인지감각과 비정상적인 평형 이상이 목으로부터 기원하는 것이다"라고 정의한다.[168] CD의 제안된 기전은 목으로부터 체성감각정보와 시각과 전정기관으로부터의 입력 사이의 잘못된 감각이다.[167] 즉, 경추 기능이상은 관절 역학적 수용기와 고유수용기로부터의 구심성 입력 변화를 가져오고 종종 외상, 퇴행성 진행, 염증, 또는 역학적 질환과 관련된다.[174] 경부 척추증, 신경근 압박, 편타성 손상, 그리고 턱관절의 장애는 어지럼증의 원인으로 알려져 있다.[175] 어지럼증은 CAD, CD, 그리고 전정 장애로 보고된다. 어지럼증의 특징은 혈관 대 비혈관성 원인을 구분하는데 도움이 될 수 있다.[175] 비록 보고되었지만, 전형적으로 명백한 어지럼증은 VA 불충분으로 나타나는 것이 아니다.[176] 회전 시 발생되고 지속적인 움직임 시 증가하지는 않는 어지럼증은 혈관의 특징이기 쉽다. 반복적임 움직임 시 증가하고 짧은 잠복기를 가지고 있는 점에서 비혈관성 전정 어지럼증은 혈관성 어지럼증과 다르다.[175]

CD의 진단은 다음의 소견과 관련이 있다: 목의 통증 또는 불편, 지속적인 후두부의 두통, 턱관절 통증 또는 상지 방사통 증상, 제한된 목의 가동범위, 그리고 짧은 기간의 어지럼증. 어지럼증은 보통 현기증으로 설명되지 않는다.[174,177] 어지럼증의 심각성은 통증, 경직, 그리고 저림의 정도와 연관될 수 있다.[174] Vidal과 Huijbregts은[168] CD에 대해 다음 징후와 증상으로 설명한다:

- 간헐적인 어지럼증은 머리와 목의 움직임 시 발생한다.
- 증상의 발현은 자극시키는 자세에서 즉시 나타난다.
- 기간은 짧을 수도 있거나 수분에서 수시간 지속된다. 그러나 움직임 시 곧 피로해진다.
- 관련된 징후와 증상은 목 통증, 두통, 그리고 삼차신경 분포영역에서 가끔씩 감각이상이 나타난다.
- 경추 외상과 퇴행의 병력
- 상부 경추 움직임은 AROM과 수동적 생리학적 척추간 사이 움직임(PPIVM) 검사 시 소실된다.
- 안구진탕증에 대한 목 염전

검사와 CD환자의 어지럼증의 재발의 양성 반응은 균형 문제 또한 호소한다.[167] CD와 관련된 특정 요인과 신체검사는 이 장 이후에 정리되어 있으며 향후 연구에서 논의된다.[168,178]

경추 인대 불안정성에 대한 선별검사

경추 불안정성의 진단은 논쟁의 여지가 있으며 종종 미묘한 임상적인 소견 때문에 한번쯤 진단을 다시 해볼 만하다. 경추 불안정성(CSI)은 종종 횡인대 류마티스 관절염(RA), AS, 다운증후군, Klippel-Feil 증후군, 선천성으로 치돌기의 성장 부족으로 신경혈관 구조의 압박과 관련하여 생명을 위협하는 불안정성이 될 수 있고, 경미한 비방사선학적으로 임상적 불안정성이 설명된다. 작은 임상적 CSI는 Panjabi에 의해 설명된 수동적 시스템의 방해없이 능동적이고 신경 안정성 시스템을 포함하는 미세한 임상적 특징인 움직임 손상으로 고려된다.[51,52] 임상적 CSI는 골관절염,[180] 분절의 퇴행,[181] RA,[182] CGH[183,184] 그리고 편타성 손상[182,185]의 특징이 있을 수도 있다. 경추 안정 구조의 손상을 통한 기전은 유전학적 요인,[186] 수술,[51,52] 추간판 퇴행[187] 그리고 외상[188,189]을 포함한다. 임상 검사는 미세한 소견으로 나타날 수도 있고 불안정성은 정상인 영상검사로 나타날 수도 있다.[190] 분절 움직임을 평가하기 위한 방사선 사진은 과도한 움직임의 영상과 임상적 증상 사이의 낮은 상관관계를 나타낸다.[179] Cook 등은[190] 신뢰성 있고 타당한 임상적 또는 진단적 검사와 일반 식별자는 진단을 돕는데 설명하지 못한다고 보고했다. 일화적으로, 상지 불안정성과 경추 압박과 관련된 주요 증상은 능동 또는 수동 머리 또는 목의 움직임에 의해 재발되는 것으로 설명되어 왔다: 무긴장성 발작, 안면 또는 입술 감각이상, 양측 또는 사지 감각이상, 또는 안구진탕증.[191]

호주 도수 물리치료사들의 조사에 따르면, Niere와 Torney는[192] 경미한 CSI의 진단에서 매우 중요하거나 또는 생명에 중요한 반응이라고 기록했다:

- 중한 외상의 병력
- 전염되는, 잠긴, 부러지는 목의 호소
- 좋지 못한 근육조절
- x-ray에서 과대가동성의 징후
- 수동적 움직임 검사 시 과도한 끝느낌과 예측할 수 없는 증상[192]

Cook 등은[190] Delphi의 소견에서 임상적인 CSI의 증상들과 평가 소견의 일치를 연구했다. 가장 높은 의견의 일치가 된 증상들은 머리를 들고 있을 때 견딜 수 없는 장기간의 정적 자세와 불안정성, 더 나은 외적 지지(손 또는 칼라), "자가-도수교정이 빈번하게 필요한, 불안정성, 진동, 또는 조절 부족의 느낌, 급성 발작의 빈번한 사건, 그리고 갑자기 움직일 시 날카로운 통증이다."[190] 검사 결과의 가장 일치하는 부분은 경추 분절의 움직임 시 낮은 동원력과 분리, 비정상적인 관절놀이, 가동범위 전체에서 부드럽지 못한 움직임(경첩관절, 중쇠관절, 또는 지렛대를 포함한)과 "이상한 움직임"을[190] 포함한 손상된 협응/신경근 조절이다. 환자 기록들은 임상가가 임상적 CSI환자를 확인하는데 도움을 줄 수 있다. 특정 병력과 신체 검사는 CSI의 검사와 관련이 있고, 인대 안정성 검사 등은 이번 장 다음에 있다.

류마티스 질환에 대한 선별검사

류마티스 관절염

RA는 만성 전신성 염증 질환이다. 100가지 이상의 류마토이드 질병 중, 경추에 영향을 주는 가장 흔한 염증성 질병이며,[128,193] 43%에서 86%의[194-197] 유병률을 보이고 병인은 잘 알려져 있지 않았다. 가동 관절의 활액 조직이 일차적으로 영향을 받지만, 관절 외 특징은 피부, 안구, 폐, 그리고 신경계에 나타나며, 질환의 전신 증상이 특징이다.[128] 경추의 RA 질병과 병의 진행의 위험 요인들은 성별, 류마토이드 양성 혈청 반응, 류마토이드 결절, 골부식 초기단계, 장기간의 질병(long-standing disease), 그리고 지속적인 스테로이드 복용이다.[193,198] 질병의 초기 단계에 경추를 포함하여 진행되고 전신 질환과 연관되어 진행된다.[199]

관절 파괴의 병태생리학은 활액의 급증과 염증이다. 섬유모세포 염증의 과립 조직은 활액막 안에서 형성되고 판누스(pannus) 형태로 증식되어 초자연골을 침입하고, 결과적으로 관절 주의의 염증과 연골, 연골 밑의 뼈, 인대, 그리고 건의 효소 파괴로 관절의 불안정성과 아탈구를 발생시킨다.[193,199,200] 상부 경추의 활막성 관절은 류마토이드의 진행의 표적이 된다. 그러나 C2에서 C7의 추간판 관절은 구상돌기, 골단관절, 그리고 섬유륜이 또한 판누스 침투에 영향을 받기 쉽다. 척수와 뇌줄기의 압박은 척추의 정적 또는 동적 아탈구 또는 판누스의 직접적인 압박의 결과이다.[201] 경추의 가장 흔한 아탈구는 환추 관절(AA)이고, 횡인대의 손상으로 인해 C2에서 C1이 전방으로 미끌어질 때 75%가 발생하며, 척수는 압박되거나 CM이 발생한다.[193,199] 질병의 전형적인 진행은 치아돌기의 상방 이동을 이끄는 것이다. 경추 중부에서 하부는, 방사선 영상 판독에서 척추의 다른 분절에서 하나의 분절이 수 mm 미끌어졌는지와 이것이 척수의 압박에 가능성이 있는 것을 확인해야 한다.[193]

목 통증의 발병률은 40%에서 88%이고, 경추 아탈구는 방사선 영상 판독에서 43%에서 86%로 기록된다. 그러나, 신경학적 결손은 단지 7%에서 34%가 기록되었다.[202,203] RA에서 80%의 비율이 방사선상에서 경추 불안정이 있지만, 단지 36%가 신경의 압박이 있었다.[203] 다른 연구에서,[193,204] 방사선 상의 불안정성의 단지 50%에서 증상이 있었고, RA환자와 방사선상 불안정성의 하부 그룹에서는 통증이 없고 신경학적 결손이 없었지만 여전히 위험할 수도 있다.

RA의 임상적 징후와 증상들은 환자 가운데 다양하지만 질병의 진행은 이루어진다. 일반적인 기록들은 아침 강직(45분 이상 지속)과 목 통증이다.[128] 깊은 통증처럼 설명된 통증은 전형적으로 SO 부위에 위치하고 후두부의 두통과 연관이 있을 수도 있다. C2 감각섬유의 압박은 편두통, 유양돌기, 귀, 또는 안면통증으로 올 수도 있다. 경추 관절가동범위는 감소한다. 위축, 보행 실조증, 그리고 손의 기민함의 소실과 감각이상은 척수병증으로 제안하고, 유병률은 11%에서 58%이다.[193,202,205] 척추기저동맥부전과 관련된 증상들이 또한 존재한다.[199] 위약, 무용성 위축, 관절 아탈구, 그리고 움직임 제한은 수행에 대하여 자세를 취해보고 신경학적 검사를 해석해 보아야 한다.[199] 목 통증 환자에게 RA의 선별검사와 주의 깊은 평가는 경추 불안정의 가능성과 삶을 위협하는 신격학적 손상과 초기 질병 관리를 위해 중요하다.

강직성 척추염

방사선학적 이상이 발생하기 전에 AS의 조기 진단을 위한 병력 및 신체 검사의 진단 정확도는 4장에 논의되었다. AS는 요추와 천장 관절 부위에 일차적으로 영향을 미치기는 하지만, 흉추와 경추 진행의 심각성은 시간, 나이에 따라 발생하며, 경추 방사선 결과에서 환자의 82%가 나타난다.[206,207] 목 통증은 일반적으로 노인과 장기간의 질병을 가지고 있는 사람들에게 허리의 통증보다 더 호발할 수 있다.[208] 골성 강직과 골다공증 때문에, 경추는 척추 골절의 위험이 증가한다.[209,210] 과신전을 포함한 이동과 미끄러짐 같은, 낮은 에너지 낙상(Low-energy falls)은 불안정한 골절로부터 신경학적 결손이 나타날 수 있다.[209,210]

급성 관상 증후군에 대한 선별검사

Goodman과 Snyder는[128] 가슴 흉골하(substernal) 또는 흉골후(retrosternal), 팔의 통증 또는 불편함, 심계 항진, 호흡 곤란, 기절, 기침, 발한, 피로, 그리고 청색증이 심장 질환의 중요한 증상이라고 기술하였다. 심장 또는 심장이 아닌 부위에서 기원하는 흉통은 목, 턱, UT 등 상부, 그리고 어깨와 척추신경의 분포를 따라 팔(오른쪽 보다 왼쪽이 더 많다)부위에 방사할 수도 있다. C3에서 T4척추 분절에 의해 지지되는 심장은 신체 영역에 부합하는 내장 증상에 관련할 수도 있다.[128] 연관 증상들은 얼굴이 창백하고, 메스껍고, 구토를 포함한다.[128] 변경할 수 없는 위험 요인들은 나이, 남성, 가족력, 인종(예를 들어, 아프리카, 미국 여성), 그리고 폐경 여성이다. 변경할 수 있는 위험 요인들은 비활동성, 흡연, 혈청 콜레스테롤의 상승, 그리고 혈압이다. 비만, 스트레스에 대한 반응, 성격, 말초 혈관 질환, 호르몬 상태, 그리고 음주는 영향을 주는 요인들이다.[128]

심근에 공급되는 혈액의 부족에 의해 유발되는, 심근경색증(ACS)은 임상적 특징의 연속이고, 비-ST 분절의 상승 또는 ST 분절 상승으로 인한 심근경색에 불안정한 협심증으로부터 발생한다.[211] 증가된 심근의 산소와 영양분 요구는 힘든 노력, 감정 스트레스 또는 탈수, 실혈(blood loss), 그리고 감염 또는 수술과 같은 생리적 스트레스와 관계되어 ACS를 발생시킨다. 협심증은 심근경색의 전형적인 증상이고 발생하여 70%에서 90%의 인원은 종종 흉골하 또는 흉골후 부위의 흉곽 압박, 짓누름 또는 힘겨움의 느낌을 호소하고 흉통은 더 호소한다.[211] 일부 환자들은 목, 턱, 귀, 팔, 또는 상복부의 불편을 호소한다. 당뇨병 또는 나이가 많은 사람들은 통증이 없을 수도 있지만, 위약, 변덕스러움, 숨가쁨, 발한, 또는 메스꺼움과 구토, 그리고 정신 상태의 변화가 나타날 수도 있다. 안정 협십증은 활동 또는 감정 스트레스의 예측할 수 있는 수준으로 유발 시 5~15분 지속되고 휴식이나 nitroglycerin에 의해 완화된다. 격심한 활동, 스트레스, 과식, 또는 추위의 노출 후 협심증 발병 후 5~10분 시간 상의 차이는 일반적이다.[128] 불안정 협심증의 환자는 휴식 또는 nitroglycerin에 의해 완화되지 않은 강도 또는 빈도의 갑작스런 변화의 특징으로 이상 심장 사건의 위험이 있다.[128,212] 목 통증은 급성 MI(11%에서 13%)와 비교하여 불안정한 협심증에서 더 일반적이다.[213,214]

남녀간 ACS의 표시는, 전통적인 협심증과 흉통의 부재에 대해 여성의 경험이 더 미세한 증상이다(그림 6-4).[128] 여성의 ACS의 주요 증상은 일일 활동을 방해하는 설명할 수 없는 심한 일시적인 피로이다. 위약, 피로, 수면장애, 그리고 메스꺼움은 급성 MI 이전 한 달쯤에 생길 수도 있다.

- 특이한 흉통의 성질과 위치(예를 들어, 불타는 듯함, 무거움; 왼쪽 가슴), 그리고 위 또는 복부의 통증
- 흉추 중부 또는 견갑골 사이의 지속적인 통증

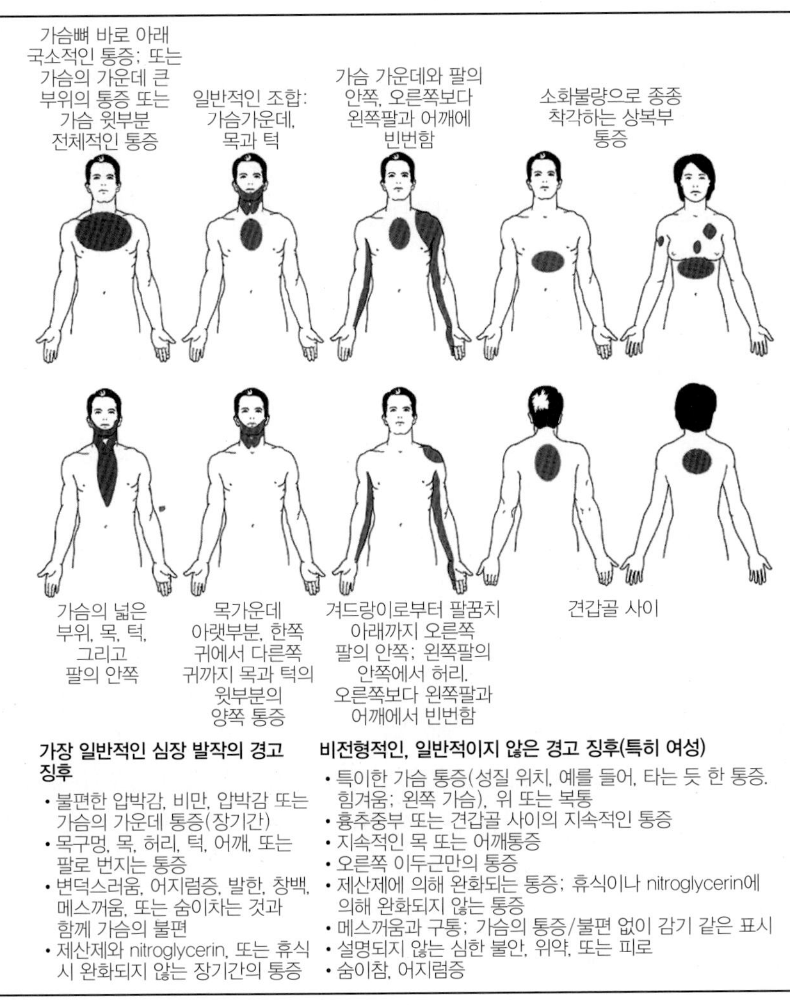

그림 6-4. 심장발작의 초기경고사인 (Reprinted with permission from This figure was published in *Differential Diagnosis for Physical Therapists, Screen ing for Referral* by Goodman CC, Snyder TEK, Copyright Saunders, an imprint of Elsevier, 2007.)

- 계속적인 목 또는 어깨 통증
- 오직 오른쪽 이두근의 통증
- 제산제에 의해 완화되는 통증
- 휴식 또는 nitroglycerin에 의해 완화되지 않는 통증
- 메스꺼움과 구토
- 가슴의 통증/불편 없이 감기 같은 표시
- 설명되지 않는 격심한 불안, 위약 또는 피로, 숨가쁜, 그리고 어지럼증

심장 발작을 경고하는 일반적인 징후는 다음과 같다:

- 장기간 불편한 압박, 비만, 꽉쥐는 느낌, 또는 가슴 한가운데 통증
- 목구멍, 목, 등, 턱, 어깨, 또는 팔로 번지는 통증
- 변덕스러운 가슴의 불편함, 어지럼증, 발한, 창백, 메스꺼움, 또는 호흡 곤란
- 제산제, nitroglycerin에 의해 완화되지 않는 장기간의 증상들

이례적인 증상을 가진 환자들은 근골격계, 신경계, 또는 위장 문제로 더 알기 쉽다.[214,216] 증상과 관련된 활동의 주의 깊은 연구는 감별진단을 위해 중요하다. 급성 관상동맥증후군에 대한 의심의 지표로서 활력 징후 및 적절한 의학적 진찰의 평가가 필요하다.

신경학적 장애에 대한 선별검사

MNP 환자와 신경학적 장애 환자는 더 느린 회복 속도, 증상의 재발, 그리고 신경학적 장애가 없는 환자와 비교해서 수술할 때의 증가된 위험을 가지기 쉽다. 신경학적 질환의 조기 진단은 영구적인 운동 또는 감각 소실의 가능성을 줄이고 만성 통증 상태의 진행을 줄이기 위해 필요하다. 신경학적 관련은 CM 또는 신경근병증에 따라 분류되지만, 일부 환자들은 둘 다 존재한다(척수 신경근병증이라

불린다).

CM과 신경근병증 모두 경추에서 경부 척추증으로 알려진 진행성의 퇴행성 변화와 관련되었다. 퇴행성 변화는 경추 추간판 탈출증, 후관절과 구상돌기의 비대증, 골증식체와 돌출부, 그리고 황색인대 또는 후종인대의 골화 또는 두꺼워짐을 포함한다. 척추성 변화(spondylotic change)는 척수의 공간이 좁아지고, 척수가 압박되고(예를 들어, 척수병증) 함요, 그리고 신경 구멍에서 신경근이 압박된다(예를 들어, 신경근병증). 감별진단은 다른 신경학적 또는 다발성 경화증 같은 질병의 진행, 척수 공동증, 또는 종양을 포함한다.

경추 척수병증에 대한 임상적 특징

CM의 자연스런 병력은 혼합되어 있고, 느리고 서서히 감소하거나 장기간 정지되어 나타난다.[217] CM은 55세 이상의 나이[218]에서 척수의 기능 이상은 가장 일반적이고 70세 이상[219]에서는 90%가 나타나며 아시아 혈통[220]과 남성[221]에서 가장 영향을 많이 받는다. CM의 임상적인 특징은 다양하고, 조기 진단은 어렵다. 하지는 위약과 강직이 먼저 영향을 받거나, 보행 시 과반사,[222,223] 종종 넓은 보폭 보행과 균형 문제가 나타날 수도 있다. 상지는 위약, 위축, 그리고 손가락의 세밀한 움직임 조절의 변화가 나타난다.[223,224] 부가적인 표시는 목의 강직 또는 상체 1/4 부위(어깨, 견갑골) 통증, 넓은 범위의 무감각, 양쪽 팔 또는 손의 감각이상, 그리고 하지의 감각과 실조 변화를 포함한다.[225] 비록 일관성이 없지만, 감각변화는 하지에서보다 상지에서 초기보다 그 후에 나타날 수 있지만, 상지 증상들은 초기에 표시가 있을 수도 있다. 후기의 CM 소견은 감각이상, 사지마비,[220] 그리고 배변장애가 나타날 수도 있다.[226]

임상적 결과와 방사선 영상 결과들은 CM 진단에 사용된다.[227] 임상적 검사들은 심부건 반사 검사,[228] 바빈스키 반사,[228] 손 회피 반사(hand withdrawal reflex test),[228] 호프만 검사,[229] 간대성 경련,[230] 역 회외 징후(inverted supinator sign),[231] 그리고 대퇴사두근 슬개상반사를 포함한다.[232] 과반사와 관련된 호프만, 바빈스키, 간대성 경련, 그리고 심부건 반사들은 감각보다 더 특이하다. 그러므로 CM을 추정하는데 더 나은 검사로 고려된다. 역 회외 징후(예를 들어, 상완요골근 반사 검사 동안에 손가락 굴곡 또는 주관절 신전)은 CM을 추론하기 위해 가장 민감한 검사일지도 모른다.[233] Cook 등은[234] CM의 진단을 돕기 위한 5가지 결과를 확인하였다:

1. 45세 이상
2. 바빈스키 징후의 양성
3. 역 회외 징후의 양성
4. 호프만 양성
5. 강직성 같은 보행 기능이상, 넓은 보폭 보행, 또는 실조증

양성 결과가 없거나 5개의 검사 중 1개도 없으면, 0.94의 민감도와 0.18의 −LR(95% CI: 0.12에서 0.42)를 보였고, CM이 없는 환자를 중간 수준의 신뢰를 제공하고, 5개의 양성 검사는 30.9의 +LR의 결과이고 94% 사후검사 확률을 가져옴으로써 CM에서 결정을 돕는다.[234] 만일 CM이 의심된다면, 병력과 임상적 평가에 기초하여, 부가적인 검사는 근거가 된다. MRI는 척수를 압박하는 양을 확인할 수 있기 때문에 CM을 위한 가장 정확한 검사 방법이고 추간판 탈출과 인대성골화 같은 비정상을 확인하는데 0.79%에서 0.95%의 민감도와 0.82에서 0.88의 특이도, +LR=4.39에서 7.92, 그리고 −LR=0.06에서 0.27이다.[235] 척수와 관련된 결과를 증명하는 MRI 결과는 다발성경화증 또는 척수 공동증, 유사한 증상을 동반한 질환 같은 다른 질병이 있기 때문에 CM을 명확하게 진단 내릴 수는 없다. MRI에서 적절한 징후 단계의 척수 압박에 더하여, 상세한 병력과 검사 결과는 진단을 내리는데 필요하다.[227]

경추 신경근병증에 대한 임상적 특성

CR의 진단은 후근신경절 또는 경추 신경근에서, 또는 경추 추간공 가까이에서의 손상 또는 질병을 포함한다.[236] CR은 염증, 경추증, 추간판 탈출증, 또는 다른 공간을 차지하는 손상, 종양 같은 것이 가장 일반적인 원인이며 결과적으로 감각 소실, 운동 상실, 또는 손상된 분절의 반사가 결합된 신경학적 결손이 나타난다.[119,225,237] 경추증은 CR로 확인된 인원 중 68%가 있으며 추간판 돌출은 22%

이다. 40세 또는 50세에서 가장 많이 발생한다.[238] C7 신경근은 C6와 C8에(각각 사례의 46%, 18%, 그리고 6%에서) 의해 가장 흔하게 침범되고, C5, C6,그리고 C7의 여러 레벨의 침범은 또한 보고되었다.[238] CR의 병인은 경추 신경 또는 신경근의 손상 또는 직접적인 압박이고, 국소 빈혈과 영향 받은 축색돌기를 따라 전도의 차단이다. 신경근 통증은 축색돌기의 압박에 기여하지 않는 통증이다. 통증의 발생은 후근신경절의 압박 때문이다.[119]

영향을 받은 신경근 또는 후근신경절에 기초한 CR의 증상들은 목, 견갑골 또는 어깨 부위, 상완 또는 전완, 또는 손에 존재할 수도 있다.[225] 환자는 통증이 있는 목과 상지에 일관성이 없고 심하게 타는, 욱신거리고, 관통하고, 쿡쿡 쑤시는 통증이 사지의 원위부로 이동한다고 설명한다. 견갑골의 내측연 또는 어깨의 통증은 피절의 분포를 따라 동측 팔과 손에 방사되거나 연관된다.[239] 그러나 피절 분포에 따른 방사통이 없는 것은 CR로 추론되지 않는다.[240] Henderson 등은[241] CR환자 800명 이상에 대한 임상적 결과를 재검토하고 99.4%에서 팔의 통증, 85.2%에서 감각 결손, 79.7%에서 목 통증, 71.2%에서 반사 소실, 68%에서 운동 능력 결손, 52.5%에서 견갑골 통증, 17.8%에서 가슴 전면부 통증, 9.7%에서 두통, 5.9%에서 가슴 전면부와 팔의 통증, 1.3%에서 가슴의 옆부위와 팔의 통증이 발견되었다.[241]

신경근의 감압을 경험한 사람들 중에, Tanaka 등은[242,243] 상지에 방사통이 발병되기 이전 또는 1주 동안 발견된 CR 환자의 70%가 목의 초기 병력과 견갑골 통증이 보고되었다. 상견갑골 통증은 CR의 C5와 C6에서 82%가 기록되었고, 견갑골 사이 또는 견갑골 통증은 항상 CR의 C7와 C8에서 발견되었고, 견갑하 통증은 일반적으로 CR의 C8에서 기록되었다. 외측(C6), 후방(C7), 또는 내측(C8) 팔의 통증은 종종 침범된 신경근과 연관된다. 심각한 손가락 감각이상 또는 엄지, 검지, 중지, 또는 새끼손가락을 침범하는 감각 결손이며 신경근은 C6, C7, 또는 C8을 각각 나타낸다. 관련된 감각과 운동 패턴은 다양하지만, 가장 약한 근육은 삼각근, 이두근 또는 손목 신전근, 손목 굴곡근 또는 삼두근, 또는 내재근이며 신경근은 각각 C5, C6, C7, 또는 C8이다. Tanaka 등은[242,243] 목과 팔 통증의 위치는 CR을 진단하는데 중요하지만 손가락의 심각한 감각이상은 진단을 지지한다. 예상할 수 있는 운동소실과 감각과 반사의 변화 패턴은 특정 신경근 수준을 증명할지도 모른다. 3장은 운동 기능, 감각 변화, 그리고 심부건 반사로 구성된 전통적인 상체 1/4부위 신경학적 검사의 진단 정확성을 논의한다.[244]

CR로 예상된 환자들은, 34개의 임상 검사 항목의 정확성은 평가되었고,[245] 최소 이들 항목의 2/3가 최소 양호(fair) 또는 그 이상의 신뢰도를 가지고 12개는 우도비 검정으로 2이상 또는 0.50 이하로 평가된다. 12개의 항목들은 상지긴장검사A(ULTT A), 60° 이하 경추 회전을 침범된 쪽으로, 55° 이하 경추 굴곡, 이두근 심부건 반사의 감소 또는 부재, 견인 검사, 침범된 이두근의 MMT, 발살바 검사, 스퍼링 검사 A, 어깨 외전 검사, 침범된 C5 피절 감각과 2가지 질문: "어디가 가장 불편한가요?" 그리고 "당신의 증상은 움직일 때 좋아지거나 또는 당신의 목을 위치할 때 좋아지는가?"[245] 삼두근 또는 상완요골근의 DTR에서 비정상적인 결과는 이러한 인원들에서 기록되지 않는다. 12개의 검사들은 +LRs을 가지고 있지만, 4개의 변수가 모여진 검사항목은 높은 +LR을 가진 임상 예측규칙을 형성한다:

1. ULTT A(CR로 추정될 때 단독으로 가장 유용한 검사)
2. 침범된 방향으로 60° 이하의 경추 회전
3. 견인검사
4. Spurling's 검사 A[245]

만일 3가지 항목이 양성이라면, +LR은 6.1(95% CI: 2.0 to 18.6)이고, 특이도는 0.94(95% CI: 0.88에서 1.0)이고, CR의 확률은 65%까지 증가한다. 만약 4개의 항목 모두 존재한다면, CR의 확률은 +LR 30.3로 90%(95% CI: 1.7 to 538.2)까지 증가한다.[245] 검사 항목 모음은 어떠한 단독 검사 항목보다 CRDML 진단을 위한 사후검사 확률의 더 큰 변화를 일으킨다. 모든 개개인의 항목을 위한 95% 신뢰 구간과 검사 항목 모음 때문에, 부가적인 확인은 필요하다.[245]

CR을 위한 검사의 임상적 유용성을 평가하는 다른 연구에서, Rubinstein 등은[246] 양성 Spurling's 검사, 도수견인, 그리고 발살바 방법은 CR의 추정을 위해 낮은 것부터 중등도 민감도와 높은 특이도의 유용함을 가진다. ULTT

검사는 CR을 추론하기 위한 높은 민감도와 낮은 특이도 유용함을 발견했다. 어깨 외전 검사는 CR에서의 결정에 유용한 민감도가 저-중 민감도이고 중등도에서 고 특이도를 나타냈다. 체계적 문헌 고찰에서 이용 가능한 증거의 성질에 기초하여, 저자들은 이들 검사, 특히 1차 진료의 사용에 어떠한 강한 추천도 할 수 없다.[246] CR과 일치하는 신경학적 결과를 가진 환자들은 추가적인 검사를 참고한다. CR의 진단과 관계된 특수 검사들은 이번 장의 검사(Examination) 부분에서 확인할 수 있다.

경고 신호에 대한 선별검사

위험 신호(red flag)뿐만 아니라, 임상가는 또한 경고 신호(yellow flags)의 존재를 평가해야 하고, 또는 정신사회적 위험요인, 만성 장애와 통증을 위한 예측을 해야 한다. 적절한 신체, 인지, 그리고 행동 관리 전략으로 안내하는 정상적인 회복 과정을 방해하는 위험 요인을 가지고 있는 환자의 정확한 확인은 결과에 영향을 미치기 때문에 수정 될 수 있다.

급성에서 만성 목 통증으로의 전환에서 정신사회적 또는 심리적 요인의 역할은 LBP 만큼 광범위하게 연구되지는 않았으며 논쟁의 여지가 있다. Nederland는[247] 24주간의 추적 관찰에서 외상 후 목 통증의 만성적인 통증 장애를 예측할 때 통증 파국화(catastrophizing) 및 운동 불안증(kinesiophobia) 또는 운동의 두려움과 같은 공포회피 지수의 점수를 조사하였다. 기준 경부장애지수(NDI) 점수가 15 이상, Tampa 척도가 40 이상인 경우 만성 장애 결과의 확률은 83.3%(95% 신뢰수준: 70.3%-91.3%), 만성을 예방하기 위해 조기 중재를 받아야하는 외상 후 목 통증 환자를 잠재적으로 식별한다.[247]

Bot 등은[248] 회복의 예측을 확인하기 위한 노력으로 일반 실무자(GP)에 의해 목 통증과 어깨 통증 환자(423명)의 집단을 위해 12개월 과정으로 설명하였다. 3개월에, 회복의 확률은 시작점(baseline)에서 좀 더 강한 통증의 존재에 의해 감소되고, GP에게 표시되기 전에 더 긴 기간 동안의 증상, 빈번한 불편, 더 많은 휴식, 그리고 덜 생기 있게 된다. 12개월의 추적 조사에서, 뒤따르는 상태는 상당히 회복의 확률이 감소된다: GP에게 표시되기 이전에 증상의 더 긴 기간의 증상, 목과 어깨의 증상들의 병력, 양쪽 어깨의 침범, 손과 손가락의 무감각, 여러 분절 근골격계의 불편, 그리고 더 많은 걱정이다.[248] 그러나, 더 많은 공포회피는 3개월에서 12개월까지 통증의 더 큰 감소, 그리고 3개월에 기능적인 장애를 예측하고 공포회피 모델과 대조적이다. 저자들은 효과가 작다고 진술하고 이러한 결과는 무작위일 수도 있다. 더 많은 연구가 요구된다.[248]

목 통증의 주요 불만 이외에 정신사회적 그리고 신체적인 특징은 또한 중요한 예후 지표이다. 편타성 손상에서, 체계적 문헌 고찰[249]은 예후가 많은 요인으로 되어 있고, 신체적이고 정신사회적 특징을 통합한다고 결론을 내렸다. 더 높은 NDI 점수와 감소된 움직임[40,251]처럼 생체학적 특징은 편타성 손상 이후에 좋지 못한 결과의 예측이 나오고 분류 목적을 위해 유용하다.[40,252,253] 운동과 감각 장애의 신체적인 요인들은 정신사회적 또는 직장 규모보다[254] 만성 목 통증과 장애 단계에 더 강한 관련을 가지지만 공포회피반응, 움직임의 공포, 또는 재발과 반복 전략(coping strategies)처럼 정신사회적 요인들은 급성에서 만성 목 통증의 전환에 대한 역할을 가진다.[255]

몇몇의 연구들은 목 통증 장애와 공포회피반응 사이의 관계를 요통 환자처럼 강하지 않다고 할지도 모른다. George 등은[256] 목 통증과 요통 환자들에게서 통증 강도, 장애, 그리고 공포회피반응을 평가했다. 일반적으로 목 통증환자들은 요통 환자들보다 더 약한 FABQ(공포회피반응설문지)점수와 FABQ점수 사이의 낮은 상관관계와 통증과 장애가 동시에 발생하는 방법의 변수 가운데 더 약한 관련성을 가지고 있다.[256] 급성 편타성 손상의 예기되는 연구에서, 움직임과 손상의 높은 공포점수는 6개월 추적조사에서 결과와 관련성은 없다. 이번 연구의 결과들은 편타성 손상으로 고통 받는 모든 환자들은 회복할 때 감소하는 처음 정신사회적인 고민을 보여준다. 6개월간 지속적인 증상을 가진 환자들은 외상 후 중등도의 스트레스 반응과 지속적인 심리적인 고통을 특징으로 하고 있다. 외상 후 스트레스 증상들은 좋지 못한 기능적인 회복, 더 큰 불편의 심각성, 그리고 더 큰 통증과 장애와 관련이 있다.[257,258]

Kamper 등은[259] 또한 편타성 손상 환자의 초기 통증과 후기 통증 사이의 조정자로서 공포회피모델은 편타성 손상 환자의 무능력으로 초기와 후기 통증 사이의 관계의

20%에서 40%까지 설명된 공포의 역할을 검사했다. 저자들은 공포의 기여는 장애, 다른 요인들, 해부학적 손상의 심각성과 같은, 동반 이환 그리고 심리적인 혼란에 영향을 미치며, 사회문화적인 지시자는 또한 이러한 복잡한 관계를 포함시킨다고 기록한다.

몇몇의 연구들은 반복 전략을 살피고 목 통증 예후와 어떻게 관련이 있는지 검토해왔다. 편타성 손상 환자에게서, Buitenhuis 등은[260] 반복 스타일(coping style)과 목의 불편함[260]의 기간을 연구하고 환자가 음주 또는 흡연 같은 기분 전환 활동을 통한 증상 완화와 12개월 추적 조사에서 증상의 상당히 긴 기간 동안 발생하였다. 사회적 지지 네트워크를 통한 걱정을 공유하는 환자들은 증상이 더 짧았다.[260] 유사하게, Carroll 등은[261] 수동적인 대처 전략은 더 느린 회복의 결과를 가져온다고 밝혔다. 수동적인 대처 전략은 또한 서서히 발생하는 만성 목 통증의 위험요인이 될 수도 있다.[262,263] 수동적인 대처 전략들은 계속적인 확신과 교육을 통해 수정하는 예후 지표의 사례가 된다.

신체와 정신사회적 요인 사이의 관계와 만성 목 장애의 시작과 유지되는 것은 복잡한 듯하고 요통과 관련된 요인보다 더 다를지도 모른다. 발병 기전과 상관없이 지속적은 목 통증은 심리적인 고통과 관련된다.[264] 편타성 손상은 불안, 우울, 행동 변화, 수동적인 반복 스타일, 그리고 외상 후 스트레스 반응을 포함할 지도 모른다.[257,264,265] 지속적으로 높은 통증 단계와 운동과 감각손상은 거꾸로, 심리적인 스트레스에 영향을 준다. 편타적 손상에 관한 최근의 검토에서(예: 제한된 운동 및 정상적인 활동으로 돌아가지 못하게 하는 다른 증상 > 6개월) 심리적 위험 요인으로 인해 대부분의 연구결과는 WAD와 성격 특성, 전반적인 심리적 어려움, 건강, 사회적 지지, 생활 통제 및 심리 사회적 업무 요소 간에 연관성이 없는 빈약한 방법론으로 인해 결론을 내리지 못했다.[255] 향후 연구는 필요하지만, 임상가는 적절한 자기보고 설문지들의 사용을 통한 심리적 그리고 정신사회적인 스트레스와 공포회피반응의 개인적인 효과와 존재에 대한 평가와 인정을 해야 한다.

결과 측정

목 통증환자에게 사용되는 일반적인 기능적 평가들은 NDI,[266] Patient Specific Functional and Pain Scale (PSFS),[267] Global Rate of Change Scale(GRC),[268] Fear-Avoidance Belief Questionnaire(FABQ),[269] Numeric Pain Rating Scale(NPRS), Impact of Event Scale(IES),[270] Dizziness Handicap Inventory,[271] Tampa Scale of Kinesiophobia(TSK)[272]와 신경병적 통증 상태를 조사하기 위해 self-report version of the Leeds Assessment of Neuropathic Symptoms and Signs(S-LANSS) questionnaire이 있다.[273] S-LANSS는 4장에서 논의되었다.

경부장애지수

NDI(그림 6-5)는 허리 통증지수(Oswestry Low Back Pain Index)를 본보기로 Vernon과 Mior[266]에 의해 개발되었다. 색인은 10개 항목으로 구성되었다: 4개는 통증 강도, 두통, 집중, 그리고 수면과 관련되고, 4개는 들어올림, 작업, 운전, 그리고 여가에 관해 묻는 것이고, 2가지는 개인적인 관리와 독서에 관한 것이다. 각 항목은 0점에서 5점으로 정해지고 전체 점수는 50점 만점에서 %로 계산된다(예를 들어, 전체 점수를 50으로 나누고 100을 곱한다). 만일 1개의 항목이 빈칸으로 남으면, 점수는 50점에서 뺀다. 경우에 따라, "운전" 항목 또는 "작업" 항목들은 개인 삶에 적용할 수 없고 빈칸으로 남겨놓을 수도 있다. 작업 항목은 "직장 또는 집에서 일하는 것"으로 해석될 수도 있다. 만일 3개 이상의 항목을 놓친다면, 점수는 유효하지 않을 수 있다. 휴식은 중재 전체를 통틀어서 2주 간격으로 추천된다.[274] 더 높은 %는 더 높은 감지된 장애를 의심한다. 유효하지 않은 점수의 해석은: 장애 없음(0점에서 4점); 경등도 장애(5점에서 14점), 중등도 장애(15점에서 24점), 심각한 장애(25점에서 34점); 그리고 완전 장애(35점 이상).[266] 편타성 손상 환자에서, Sterling 등은[275] 4점 이하의 회복(18%), 5점에서 14점까지 경등도 장애(10%-28%), 그리고 15점 이상(30%)의 중등도에서 심각한 장애를 증명하였다. NDI는 외상성 또는 비외상성에서 기원하는 증상의 근골격계 또는 신경계 환자의 급성과 만성 통증 모두에 있어서 타당도와 재검사 신뢰도를 받아들일 만하다.[276]

MacDermid 등에[276] 의한 NDI의 체계적 문헌 고찰에

[표 6-9] 결과 측정 요약

결과	신뢰도	점수(점)
경부장애지수	높음	• MDC = 5점 WAD Ⅰ/Ⅱ • MDC = 10점 목 신경근병증과 WAD III • MCiD = 7점 • MDC = 10.25점 • MDC = 10.2; MCiD = 10점 상지의 증상이 있거나 없거나 • MDC = 13.4점; MCiD = 8.5점 목 신경근병증 집단
환자 특정 기능 척도	만족 높음	• MDC = 3개의 활동 비율의 평균에서 2점 • MDC = 2.1점; 임상적으로 MCiD = 2점 목 신경근병증집단 • MDC = 3.3점; 임상적으로 MCiD = 2.2점 목 신경근병증집단
전체 변화율	급내상관계수 = 0.90 11점 척도	• MCID: 15점 척도에서 2:5
공포-회피 신뢰 설문지 (PA) = 신체활동 (W) = 작업 부척도	FABQ-PA(0.85 95% CI: 0.77, 0.90)과 W(0.93 95% CI: 0.89, 0.96)의 검사-재검사 신뢰도	• MDC, MCiD은 알 수 없다. • 준거 점수 권고: FABQ - 전체 = 48점 FABQ-W > 18점, FABQ-PA > 15점, 그리고 NDI: 2:15 장기적인 목관련 장애의 위험: NDI는 최고 예측 도구
사건 영향 척도	우수	외상과 관련된 정신적 고통의 측정 • 0에서 8점(무증상) • 9에서 25점(경도) • 26에서 43점(중등도) • 44점 이상(심각) * 26점 이상은 WAD 손상 후 6개월에서 12개월에서 좋지 않은 결과가 예측 = 중등도 또는 중증 영향; 심리적으로 도움이 필요할 것이다.
숫자 통증 등급 척도 (0에서 11)	보통 신뢰도	• MDC = 2.1(95% CI: 1.6에서 2.6); MCID 1.3 상지의 증상이 있거나 없는 MNP • MDC = 4.1; MCiD 2.2

ICC indicates intraclass correlation coefficient; FABQ, Fear-Avoidance Belief 설문지; CI, confidence interval; MDC, minimal detectable change; WAD, (편타성 관련 질문); MCID, minimal clinically important difference; UE, upper extremity; NDI, Neck Disability Index; MNP, mechanical neck pain.

기초하여 다음의 권고 사항이 고려된다:

- NDI는 50점으로 계산된다.
- 감지할 수 있는 최소한의 변화(MDC)는 CR을 위해 5점(10%) 또는 10점 이상(20%)
- MDC는 편타성 손상 I과 Ⅱ는 최소 5점, 그리고 편타성 손상 Ⅲ는 짧은 치료를(2주) 위해 10점.
- 임상적으로 중요한 차이점(MCID)는 약 7점이다.
- 40에서 50점과 0에서 10점은 각각 상한선과 하한선이고, PSFS의 사용하는 사례는 고려되어야 한다.

다른 연구들은 NDI를 해석하는데 약간의 다른 값을 제안한다. 목 통증 환자에게(상지의 증상이 있건 없건), MCID는 7.5점이고 MDC는 10.2점이다. 저자들은 MCID를 위해 10점의 사용을 권고한다. 왜냐하면 MCID는 평가 오류의 영역 안에 있기 때문이다.[277] CR 환자들의 집단에서,[278] NDI는 공정한 평가-재평가 신뢰도를 가지고 있다. NDI를 위한 MDC는 13.4이고 MCID 8.5는

경부장애지수

이 설문지는 목 통증이 어떻게 일상생활능력에 영향을 주는지 더 잘 알아보기 위한 것이다.

각 항목에서 하나의 박스에 체크를 해주세요. 하나의 항목에 두 개의 진술이 고려된다하더라도 가장 근접한 항목 하나에만 표시해주세요

1. 현재 통증의 정도
- 현재 전혀 통증이 없다.
- 현재 가벼운 통증이 있다.
- 현재 중간 정도의 통증이 있다.
- 현재 꽤 심한 통증이 있다.
- 현재 아주 심한 통증이 있다.
- 현재 상상할 수 있는 것 중 최악의 통증이 있다.

2. 목욕하기, 옷 입기 등의 자기 관리
- 통증 없이 정상적으로 나 자신을 돌볼 수 있다.
- 정상적으로 자신을 돌볼 수 있지만 매우 통증
- 자기관리가 고통스러워 느리고 조심스럽게 움직임
- 대부분은 혼자 할 수 있지만 남의 도움이 약간 필요하다.
- 대부분의 자기관리를 위해 매일 남의 도움 필요
- 옷 입기, 씻기 등은 잘하지 않으며 누워만 지낸다.

3. 물건 들어올리기
- 통증 없이 무거운 물건을 들 수 있다.
- 무거운 물건을 들 수 있지만 통증이 심해진다.
- 통증으로 인해 바닥에서 무거운 물건을 들 수 있지만 탁자와 같이 편리한 위치에 있는 경우는 무거운 물건도 들 수 있다.
- 통증으로 인해 무거운 물건을 들지 못하지만 중간 정도의 무게라면 탁자 위와 같이 편리 한 위치에 있는 경우에는 들 수 있다.
- 아주 가벼운 물건만 들 수 있다.
- 전혀 물건을 들거나 옮길 수 없다.

4. 책 읽기
- 통증 없이 원하는 만큼 책을 읽을 수 있다.
- 통증이 약간 있으나 원하는 만큼 책 읽기 가능
- 중간 정도 통증이 있는 상태로 원하는 만큼 책을 읽을 수 있다.
- 중간정도 통증 때문에 원하는 만큼 책을 거의 읽을 수 없다.
- 심한 통증 때문에 책을 거의 읽을 수 없다.
- 전혀 책을 읽을 수 없다.

5. 두통
- 두통이 전혀 없다.
- 가끔씩 발생하는 가벼운 두통이 있다.
- 가끔씩 발생하는 중간 정도의 통증이 있다.
- 자주 발생하는 중간 정도의 통증이 있다.
- 자주 발생하는 심한 두통이 있다.
- 거의 항상 두통이 있다.

6. 집중력
- 어려움 없이 완전히 집중할 수 있다.
- 약간 어려움이 있지만 완전히 집중할 수 있다.
- 집중하는데 어지간히 어려움이 있다.
- 집중하는데 꽤 많은 어려움이 있다.
- 집중하는데 굉장히 심한 어려움이 있다.
- 전혀 집중 할 수 없다.

7. 일하기
- 원하는 만큼 일할 수 있다.
- 보통 하던 일을 거의 대부분 하지만 그 이상은 못한다.
- 보통 하던 일을 거의 대부분 하지만 그 이상은 못한다.
- 보통 하던 일을 다 하지 못한다.
- 무슨 일이건 거의 하지 못한다.
- 일을 전혀 하지 못한다.

8. 운전
- 통증 없이 운전할 수 있다.
- 가벼운 통증이 있지만 원하는 만큼 운전 가능
- 중간 정도의 통증이 있지만 원하는 만큼 운전할 수 있다.
- 중간 정도의 통증 때문에 원하는 만큼 운전할 수 없다.
- 심한 통증 때문에 운전을 거의 할 수 없다.
- 전혀 운전할 수 없다.

9. 잠자기
- 잠자는데 아무런 문제가 없다.
- 가벼운 정도의 수면장애가 있다.
- 중간 정도의 장애가 있다.
- 수면에 심한 장애가 있다.
- 통증 때문에 2시간 이상 잘 수 없다.
- 통증 때문에 전혀 잘 수가 없다.

10. 여가활동
- 통증 없이 내가 하던 모든 여가활동에 참여할 수 있다.
- 통증이 약간 있지만 내가 하던 모든 여가활동에 참여할 수 있다.
- 통증 때문에 내가 하던 여가활동 중 전부는 아니지만 대부분은 참여 할 수 있다.
- 통증 때문에 내가 하던 여가활동 중 몇 개만 할 수 있다.
- 통증 때문에 여가활동을 거의 할 수 없다.
- 여가활동을 전혀 할 수 없다.

PATIENT NAME ______________________ DATE ____________

SCORE ________ [50]

그림 6-5. 경부장애지수 (Reprinted with permission from Howard Vernon. Copyright VERNON H & HAGINO C, 1991.)

MacDermid 등에[276] 의한 권고 사항과 약간 다르다. ICF 범주와 관련하여, Neck Bournemouth 설문지와 NDI는 항목의 분포가 균형이 잡혀 설명된다.[279]

환자의 특정 기능과 통증 척도

PSFS(4장에서 논의; 그림 4-12)는 요통과 관련된다. 받아들일만한 신뢰도와 타당도는 목 통증 인구에서 보고되어 왔다.[267] Westaway 등은[267] 2점의 MDC를 보고하고(활동 비율의 평균), 변하지 않는 환자는 재평가에서 2점 이하를 보고할 것이다.[267] CR이 있는 환자의 작은 그룹에서, Cleland 등은[280] 높은 검사-재검사 신뢰도를 PSFS에서 보고되었다(ICC 0.82; 95% CI: 0.54 to 0.93). PSFS를 위한 MDC는 2.1이다. PSFS의 MCID는 2.0이다. NDI와 비교할 때, PSFS는 높은 신뢰도, 연구의 타당도, 그리고 책임감을 가지고 있다.[280] 대조적으로, Young 등은[278] NDI와 NPRS와 비교하여 CR환자는 부족한 신뢰도를 기록했지만, MDC(NDI 13.4; PSFS 3.3; NPRS 4.1)와 MCID (NDI 8.5; PSFS 2.2; NPRS 2.2)의 모든 3가

지 평가에 적절한 민감도가 있다.

전체 변화율

GRC(4장에서 논의된; 그림 4-13)는 LBP와 관련된다. 비록 목 통증 환자에서 연구되지는 않았지만, 등급은 중재 또는 관리 계획, 그리고 관리 결정 안내의 효과를 결정하기 위해 환자의 호전 또는 악화의 양을 재는데 사용한다. 요통 환자의 평가-재평가 신뢰도는 11점 척도에서 ICC 0.90이다.[281] 15점 척도에서 5점 이상 또는 5점 미만의 의미있는 호전 또는 악화의 임의의 분리 값은 목 통증과 관련 있는 임상 조사에서 사용되곤 한다.[282-284] GROC를 위한 MCID는 기준선으로부터 3점의 변화가 기록되어왔다.[269] Kamper 등은[285] 임상적인 일과 연구에 사용된 GRC 척도의 장점과 단점의 상세한 검토를 제공한다.

공포-회피 신념 설문지

FABQ(그림 4-14)는 요통의 공포-회피 모델과 마찬가지로 논의된다. 같은 형식은 "허리" 대체로 "목"을 사용하지만, 연구는 목 통증을 사용하는 것으로 제한된다. 허리의 FABQ 값은 목 통증으로 사용될 수 없다. 공포-관련된 행동과 통증 사이의 관계, 그리고 목 통증 환자 가운데 장애는 요통에서 보다 약하다.[286] 만성 목 통증의 시작과 발달을 포함한 공포-회피반응의 약물에 대해 많은 논쟁이 존재한다.

Landers 등은[287] 공포-회피반응과 비기질성 행동, 통증과 관련된 징후와 증상, 질병 행동이 장애의 전조가 된다면 결정하기 위해 외래 물리치료 환자로부터 급성, 아급성, 만성 목 환자 79명을 모집했다. 12주 NDI 15점 이상은 장기간의 장애로써 정의된다. FABQ-신체활동지수(PA), 초기 NDI, 그리고 경부 비기질성 징후(CNOS) 지수는 12주 NDI 지수에서 변화량의 67.5%로 보고된다. 초기 NDI(예를 들어, 12주 NDI에서 변수의 56.0%)는 FABQ-PA와 CNOS에 의해 12주 NDI의 최고 예측 도구이다. 목 통증 환자들의 장기간의 장애는 최소한 공포회피반응과 관련되고 FABQ-Total = 48, FABQ-Work Scale = 18와 FABQ-PA = 15의 점수(cutoff score)를 권고한다. 이 연구에서 초기 NDI는 목과 관련된 장애의 최고 예측 도구이지만, FABQ-PA와 CNOS도 또한 예측 도구이다.[287]

다른 연구들은 또한 목과 관련된 장애의 원인 제공자로써 공포회피반응의 작은 역할을 지원한다. MNP의 외래 환자의 집단, 상지의 증상이 있거나 없거나, 그리고 NDI가 10%이상에서, Cleland 등은[286] FABQ 와 TSK의 심리측정 속성이 검사되었다. FABQ-PA와 FABQ-W사이의 검사-재검사 신뢰도는 유의한 차이가 없었다. FABQ-PA는 동시에 발생하는 통증과 장애는 유의한 상관관계가 없었지만(각각 r = 0.19와 0.07), FABQ-W는 동시에 발생하는 통증과 장애는 유의한 상관관계가 있었다(각각, r = 0.34와 0.25). TSK, FABQ-PA, 그리고 FABQ-W사이의 유의한 상관관계가 있었지만, 관계는 정당하고 일과 신체적 활동과 관련된 공포는 움직임과 재손상에 관한 공포보다(TSK) 분리시켜 연구한다는 이론을 지지한다. 이 연구의 결과와 George 등은[256] FABQPA는 만성 목 통증이 있는 환자의 통증 또는 장애의 동시 발생 측정과 관련되어 유의하지 않다는 것을 제안했지만, FABQ-W는 공정하지만 통계학적으로 통증과 장애의 동시 발생 측정에 유의한 상관관계가 있다. 저자들은 공포와 공포회피반응 사이, 환자 가운데 통증과 장애, 역학적 목 통증의 신체적과 정신사회적 요인에 약한 관계가 있고 더욱 만성 장애의 역할을 하기 쉽다.[256]

사건 영향 척도

IES(그림 6-6)는 특정한 생활 사건에 대해 주관적인 통증을 평가하기 위해서 만들어진 자기보고 평가서이다.[270] IES는 외상과 관련된 통증 평가의 급성 정서 반응 연구에서 좋은 신뢰도와 타당도를 입증했다.[270] 그러나 IES는 외상[288] 후 통증 장애를 진단하기 위해 사용될 수는 없다.[289] Sterling 등은[290] 편타성 손상 환자에게 IES를 사용했다.

IES 도구는 시간 경과에 따른 진행 상황을 모니터링하기 위해 반복 측정에 적합한 15가지 항목으로 구성된다.[291] 7개의 항목은 악몽, 주입적인 생각 또는 사고에 대한 강한 느낌같은 주입적인 증상을 평가한다. 5개는 깨어있는 동안 급성의 주입적인 증상들이고, 2개는 잠든 동안에 불면증과 악몽과 같은 증상들을 다룬다. 8개 항목들은 정서적인 느낌, 상황, 또는 생각과 감정 마비의 인지의 회피를 평가한다. 환자들은 지난 7일 동안 얼마나 자주 발생

On ______________________ you experienced a motor vehicle accident.

당신은 차 사고를 경험했다.
스트레스를 주는 사건을 경험한 후 사람들에 의해 만들어진 항목들이다.
지난 7일 동안 얼마나 자주 경험했는지 각 항목에 체크를 하세요. 만일 그렇지 않다면 NOT AT ALL에 체크하세요.

	회수				
1. 내가 생각하지 않으려고 해도 그 사건이 생각난다.	전혀	아니다	드물다	때때로	자주
2. 그 사건에 대해 생각하거나 떠오를 때마다 혼란스러워지기 때문에 회피하려고 했다	전혀	아니다	드물다	때때로	자주
3. 그 사건에 관해 생각하지 않기 위해 노력했다.	전혀	아니다	드물다	때때로	자주
4. 그 사건에 대해 생각날 때면 잠들거나 수면을 지속하는데 어려웠다	전혀	아니다	드물다	때때로	자주
5. 나는 그 사건에 대한 강한 감정이 물 밀 듯 밀려오는 것을 느꼈다.	전혀	아니다	드물다	때때로	자주
6. 나는 그 사건에 관한 꿈들을 꾼 적이 있었다.	전혀	아니다	드물다	때때로	자주
7. 그 사건을 상기시키는 것들을 멀리하며 지냈다.	전혀	아니다	드물다	때때로	자주
8. 그 사건이 일어나지 않았거나, 현실이 아닌 것처럼 느꼈다.	전혀	아니다	드물다	때때로	자주
9. 나는 그 사건에 대해 이야기하지 않으려고 노력했다.	전혀	아니다	드물다	때때로	자주
10. 내 기억에서 그 사건을 지워버리려고 노력했다.	전혀	아니다	드물다	때때로	자주
11. 나는 다른 일들로 인해 그 사건을 생각하게 된다.	전혀	아니다	드물다	때때로	자주
12. 나는 그 사건에 관하여 여전히 많은 감정을 가지고 있다는 것을 알지만 신경 쓰고 싶지 않았다.	전혀	아니다	드물다	때때로	자주
13. 그 사건에 관해 생각하지 않기 위해 노력했다.	전혀	아니다	드물다	때때로	자주
14. 그 사건을 생각하게 하는 것이 있다.	전혀	아니다	드물다	때때로	자주
15. 그 사건에 대한 나의 감정은 무감각한 느낌이었다.	전혀	아니다	드물다	때때로	자주

Scoring: Not at all = 0; Rarely = 1; Sometimes = 3; Often = 5; Total = total the scores.
Intrusive subsea Ie: sum of items 1, 4, 5, 6, 10, 11 and 14.
Avoidance subsea Ie: sum of Items 2, 3, 7, 8, 9,1 2,13 and 15.
Total score: 9–25 (mild range); 26–43 (moderate range); 443 (severe range).

그림 6–6. 수정된 사건영향 척도(IES). (Reprinted with permission from Horowitz M, Wilner N, Alvarez W. Impact of event scale: a measure of subjective stress. Frequency *Psychosomatic Medicine*. 1979;41:209–218.)

했는지 4점 척도로 각 항목의 비율을 요청받는다: 0(전혀 없음); 1(드물다); 3(때때로), 5(자주). 점수는 0점에서 35점까지 침입, 0~40점은 회피, 그리고 0에서 75점은 전체적인 IES이다.[270] 본래의 연구에서[270] 대상자들은 39.5점의 전체적인 스트레스 평균의 점수가 나왔고, 1, 4, 5, 6, 10, 11, 14 항목으로부터 침범의 점수 평균은 21.4(표준편차=9.6, 범위 0에서 35)이고, 2, 3, 7, 8, 9, 12, 13, 15번 항목으로부터 회피 점수의 평균은 18.2이다(표준편차=10.8, 범위 0에서 38). 총점은 다음처럼 해석된다: 0에서 8점(무증상), 9에서 25점(경도), 26에서 43점(중등도), 44점 이상(심각). 26점은 경계 점수로 제안되고, 그 위는 중등도 또는 심각한 충격으로 표시된다.

IES의 비판은 지속적인 과다 각성과 관련된 항목들과 외상 후 스트레스 질환의 3번째 주증상이 결여된 것이다.[292] 그러므로, IES–R은 본래의 IES에서 약간 수정되어 과다 각성의 범위를 포함하여 발표되었다.[293] 두 가지 모두에서 더 높은 점수는 외상 후 스트레스의 더한 증상을 나타낸다.

편타성 손상은 외상 이후에, 충돌과 관련된 심리적인 스트레스는 지속적인 증상이 나타나는데 영향을 미친다. Sterling 등은[290] 일반건강설문지 28(GHQ–28)를 사용한 심리적인 고통, TSK를 사용한 움직임과 재발의 공포, IES를 사용한 급성 외상 후 스트레스, 그리고 손상된지 한 달 이내에 편타성 손상 환자 76명에 대한 Short Form–36(SF–36)을 이용한 일반적인 건강과 웰빙, 그리고 2,3,6개월의 추적 조사를 평가했다. 6개월에, 대상자들은 회복단계(NDI < 8), 경등도 통증과 장애(NDI 10–28), 또는 중등도에서 심한 통증과 장애로(NDI > 30) 분류되었다. 모든 그룹은 한 달 기간에 어느 정도 심리적인 고통을 보였지만, 회복과 경도 증상 그룹은 2달까지 통증과 장애의 감소에 따라 정상으로 돌아오는 점수가 되었다. 중등도에서 심한 그룹의 점수는 올라간 상태로 남아 있었다. TSK 점수는 경도 증상 그룹에서 2달까지 감소되었고 중등도에서 심한 그룹은 6개월까지 지속되었다. 6개월에, 지속적인 중등도에서 심한 증상 그룹은 심리적인 고통과 중등도의 외상 후 스트레스 반응(IES의 증가로 인해 표시된)이 계속적으로 증가하고, IES 점수는 중등도에서 심한 그룹에서 상당히 더 높다(한 달 전에 29.12 ± 3.1). 총점은 26점 이상이고 중등도의 외상 후 스트레스 반응(PTSR)을 제안한다. 6개월에, IES점수는 23.13 ± 1.5가 감소되고, 경도의 PTSR 단계로 고려되고, 손상 후 한 달 내에 중등도의 PTSR은 외상 후 6개월에서 12개월 좋지 않은 결과의 강한 예측이 된다. IES점수를 26점으로 구별하여 또는 그보다 많은 것은 심리적으로 도움이 필요할 것으로 나타난다. 최선의 시간 구성은 논쟁의 여지가 있다. Forbes 등은[294] 심리학적인 중재로 보내기 전에 2주 동안 외상과 관련된 증상들을 살펴보는 것을 제안했다. IES는 또한 편타성 손상의 제안된 분류 요인이다.[295]

환자의 병력 구성 요소
Components of the Patient's History

환자들의 목 통증에 대한 경험은 개인의 직업과 심리적 또는 신체적 요인들로 구성된 많은 요인으로 되어 있다. 이러한 요인들의 각각 상대적인 기여는 MNP의 발달과 지속과 관련하여 각각의 환자들에게 다양하다. 그러나, 환자 면담하는 동안 관련된 병력을 획득하는 것과 관련된 과정과 목적은 변하지 않는다(2장에서 논의되었듯이). 임상가는 면담하는 동안 환자의 반응과 환자의 증상을 생기게 하는 가능성 있는 주요 요인의 상황을 숙고하고 신체적 검사를 위한 예비의 물리치료 진단, 예후, 그리고 계획을 발전시킨다. 면담을 통해 얻어진 정보는 전반적인 의사를 결정을 하는데 안내해 준다. Nordin 등은[120] 목 통증 환자의 병력에 대한 진단적 정확성을 입증하는데 받아들일 수 없다고 밝혔다.

역학적 목 통증 환자의 통계적 고려 사항

목 통증과 관련된 증상들의 발달 또는 지속에 기여하거나 잠재적인 원인으로서 신체의 척수 부하와 정신사회적인 요인들 사이의 관계는 복잡하다. 대부분의 사람들에게서, 단 하나의 충격은 작아지기 쉽다. 병력의 부분으로써, 임상가는 각 환자들에게 잠재적인 위험과 예후 요인들의 이해와 인지를 얻어야만 한다.

나이, 성별, 인종 및 민족성 고려 사항

일반 인구

목 통증의 위험요인 인자로 나이가 다양하다. 목 통증 유병률은 나이가 들수록 증가하지만, 나이로만 예측하긴 힘들다. 목 통증의 유병율은 35세에서 49세에 정점이고 그 이후 내려가고, 더 젊은 사람들은 더 나은 예후를 가진다.[14] 위험요인과 회복의 예보로써 성별은 애매모호하다.[14,296] 좋지 않은 심리학적 상태는 목 통증의 위험요인이고 나쁜 결과의 예측이다.[297] 문화적인 요인의 영향을 평가한 연구는 없다.[13]

편타성 손상 관련 질환

55세 이상의 나이와 비교하여, 더 젊은 나이대 사람에게서 편타성 손상의 위험이 약간 더 높다고 보고되었다. 일반적으로, 성별과 관련된 증거는 일관성이 없지만, 여성들은 남성보다 편타성 손상 시 약간 더 큰 위험이 있을 수 있다. 성별도 나이도 회복에 큰 역할을 하지 못한다.[298] 편타성 손상의 발병에 정신사회적 또는 문화적 요인을 평가한 연구는 없다. 편타성 손상과 관련되어 병원에 방문하는 사람은 지난 30년 동안 증가해왔다.[297]

근로자 인구

나이가 많은 근로자들은 목 통증[300,301]이 더 발달하기 쉽다는 것은 최고의 증거지만[299] 나이는 결과에 대해 예측 요인은 아니다.[302] 예후 지표로서 성별은 일정치 않고, 여성들은 약간 더 지속이 되거나 증상이 재발한다.[302] 혼인 상태와 교육이 영향을 미치는 증거는 일정치 않다. 수입은 목 통증의 위험과 관련이 없다. 두통의 병력은 목 통증의 증가된 위험과 연관이 있다. 우울해하는 근로자들은 목 통증의 발생 위험이 더 높지만, 심리학적 요인은 낮은 예측 결과의 예보가 아니다.[302] 근로자의 최소 5%는 지속적인 목의 증상을 발달시키고, 직업에 의존하고, 10%까지는 행동을 제한시키는 최소한 하나의 사건을 가진다. 하나의 위험요인은 근로자에게 목 통증을 유발시키기에 불충분하다.[302] 널리 알려진 증거는 특정 일터 또는 직업의 요구는 목 통증의 회복과 관련이 없지만, 사무직은 육체 근로자보다 더 적은 수가 아프다. 직업을 바꾸는 것은 조립 근로자에게 좋은 결과를 가진다.[302]

직업, 레저, 스포츠 활동 및 사회경제적 고려 사항

일반 인구

좋지 못한 건강 또는 장애 때문에 일을 하지 못하는 사람들은 목 통증의 발생이 더 높은 것을 제외하고 직업상태, 수입, 그리고 자택 소유는 위험요인이 아니다.[13] 운동과 신체적 활동의 참여는 목 통증의 위험요인으로써 관련되어 다양하다.[13] 더 좋지 못한 예후와 관련된 자전거 타기를 제외하면 일반적인 신체적 활동은 일반적인 인구에서 예후와 관련하여 나타나지 않는다.[14]

편타성 손상 관련 질환

후방 추돌 시 머리의 편타성 손상 억제 장치의 효과를 뒷받침하는 예비 증거가 있다.[297] 직업 유형 및 체력이나 운동 프로그램의 효과는 연구되지 않았다.[298]

근로자 인구

직업의 종류와 목과 어깨 근육에 대해 중간 수준의 신체적인 수행 능력은 목 통증의 위험요인라는 최고의 증거로[299] 기록된다. 정기적으로 운동 또는 스포츠에 참여하는 직장인들은 그렇지 않은 사람들과 목 통증의 발병률은 유사하다. 마찬가지로, 목 통증을 유발하는 것과 관련되지 않는 취미에 대해 시간을 보냈다. 직장에서 몇몇의 요인들은 위험을 증가시키는 것과 관련이 있다: 정신적인 직업 스트레스, 낮은 동료의 지원, 일자리 불안, 장기간 동안에 정적 자세에서의 근무, 반복적이거나 세밀한 작업, 목을 20° 숙이거나 시간의 70% 이상을 소비하는 근무, 어깨 높이 위에서 손을 사용하는 직업, 무거운 짐을 올리거나 나르는, 어정쩡한 자세에서 근무, 목과 머리의 자세, 전화기를 어깨에 올려놓고 사용, 121° 이상의 주관절 각도를 유발하는 키보드 자세, 그리고 어깨의 25° 이상의 굴곡 자세에서 컴퓨터 마우스 자세. 팔걸이를 사용하는 의자 사용은 목 통증의 위험을 낮추지만, 수정된 작업실과 작업 자세는 목 통증의 발병률을 감소시키지 않는다.[299]

증상을 설명하는 주 호소, 설명 및 사정

증상에 대한 환자의 설명을 종합한 것은(예를 들어, 강도, 성질, 본질, 그리고 관계) 근원적인 기전을 이해하는 과정을 시작한다. 환자는 임상가가 정확하게 증상의 부위와 넓이를 기록할 수 있기 때문에 충분히 탈의해야 한다. 환자가 통증의 부위를 지적할 때, 임상가는 환자가 손을 댄 위치와 분포 위치에 대한 이해를 확신한다. 목 통증이 주요 증상으로 나타나는 환자에게, 임상가는 징후가 기록이 안 된 환자들의 범위를 명확히 해줘야 한다. 확실한 영역은 일반적으로 질문이 된다:

- 목 둘레와 흉추
- 가슴과 복부
- 양쪽 상지, 주변
- 머리와 안면
- 만약 환자에 의해 제공받지 못한다면, 무감각, 저림, 다른 감각 증상(예를 들어, 무거움, 어지럼증, 안정된, 메스꺼움, 그리고 시각장애), 또는 정상으로 못 느끼는 부분에 대해 명확하게 묻는다.

통증 패턴은 비근골격계, 근골격계 또는 양쪽 요인을 모두 가질 수도 있다. 환자의 설명과 통증의 패턴 또는 다른 증상들은 종종 초기 인상 또는 작업성 진단을 형성하고, 병력의 나머지에 초점을 맞추고 더 많은 질문과 분류를 위해 확인한다.

비근골격계 통증 또는 내장 전이통

목, 팔, 그리고 체간으로 내장의 전이통은 대부분 폐, 심혈관, 또는 위장 질환의 결과로 되기 쉽다.[303] 목 통증 환자의 근골격계 패턴과 관련된 증상을 모방하는 내장의 전이통 패턴은 2장에서 설명되었다(그림 2-3). 폐-기관계는 목과 어깨에 연관될 수 있고 일반적으로 기침, 호흡곤란, 목구멍의 통증, 그리고 쉰소리의 특징을 동반한다. 목과 상지에 연관통의 원인이 되는 심혈관계는 급성 협심증으로 논의된다. 위장계, 식도염, 위궤양은 상복부와 중

복부, 흉추의 중간 범위, 가슴 전면, 목과 양쪽 어깨에 통증이 연관된다. 간과 췌장의 일반적인 연관통 패턴은 오른쪽 상부와 중부의 흉추 또는 상복부와 흉요추 부위이다. 그러나, 횡경막이 따끔따끔하다면 목과 어깨 통증이 발생할 수도 있다. 간은 목의 오른쪽, 전면부, 후면부, 외측부에 통증을 옮길 수 있다.[303] 만일 통증 패턴이 비근골격계 질환의 최초 가설을 발생시킨다면, 임상가는 먹는 것, 삼키기, 숨쉬기, 지속적인 기침, 가슴통증, 또는 제산제 또는 음식에 의해 완화되는, 그리고 특별한 시스템이 포함된 징후들의 증상에 대해 질문해야 한다. 내장의 증상들 또는 전신성 질환의 증상들은 진료 소견, 또는 물리치료 관리의 주의 또는 금기증을 제공, 또는 예후에 영향을 미치는 것을 나타낼 수도 있다.

근골격계 통증 또는 체성 전이통

T1의 극돌기, 상항선, 그리고 목의 측부 절제연에 의해 경계되어지는 통증의 발생은 목 통증으로 정의된다.[303] 그러나, 목 통증이 있는 사람들은 견갑골의 아랫면으로부터 머리와 안면까지 증상을 기록하고, 상지와 몸통의 전이통이 있을 수도 없을 수도 있다. 증상이 나타나는 것은 상지의 불편이 있거나 없을 수도 있고, 상지만의 통증, 가슴, 안면, 목구멍의 통증 또는 두통을 포함한다. 경추 체성 구조의 통증(예를 들어, 인대, 후관절, 근육, 추간판)은 목에 국한 될 수 있거나 흉곽, 머리, 안면, 또는 상지에 연관될 수 있다. 체성 전이통은 그것의 원인에서 신경 분포하는 같은 분절의 영역에서 감지된다. 환자들은 깊은 통증, 체성 전이통, 둔통과 국소화되기 어려운 널리 퍼지는 전이통으로 설명된다. 특별한 구조로부터 통증의 인지는 개개인이 같지 않지만 분포는 유사하다. 체성 전이통은 척수신경 또는 신경근을 포함하지 않기 때문에, 신경학적 징후는 존재하지 않는다.[305]

건강한 대상자를 이용한 많은 연구들은 근육, 후관절, 그리고 추간판의 실험적 자극[306,307]으로부터 국소적인 통증과 체성 전이통 패턴을 설명한다.[311-307] 경추 후관절로부터의 통증은 다음과 같이 설명되고, 다음과 같다:

- C2에서 C3는 머리의 윗부분으로 연관된다.
- C3에서 C4 그리고 C4에서 C5의 전이통은 목의 뒷부분에 일차적으로 생긴다.
- C5에서 C6는 견갑골의 극상와를 가로질러 퍼지고 C6에서 C7은 견갑골의 더 밑으로 번져간다.[119]

환추후두 관절과 환추 관절은 SO부위의 목 통증과 두통이 발생할 수 있다. 두통이 있는 환자들에게, 통증의 성질에 대한 설명은 초기 분류에 도움을 줄 수도 있다. 긴장형 두통은 밴드처럼 경도에서 중등도의 강도로 압박 또는 죄는 성질로 설명된다. 심각한 강도의 두근거리고 맥동하는 통증의 두통은 편두통으로 제안되는 반면, 통증의 성질은 경추 기원성 두통이다. 경추 기원성, 편두통, 또는 긴장성 두통처럼 두통의 분류는 이번 장의 진단 부분에 논의된다.

대조적으로 정상 지원자들의 통증 패턴에서, Cooper 등은[316] 감별진단을 통하여 경추 후관절 통증 환자로부터 전이통이 연구되었다. 일반적으로, 통증 패턴은 널리 다양하지만, 분절 패턴은 확인되었다. 대부분의 증상을 보이는 레벨은 C2에서 C3(36%), 그리고 각각 C5에서 C6, C6에서 C7(35%와 17%)이다. C1에서 C3, C3에서 C4, 그리고 C4에서 C5는 5% 미만의 사례이다. (표 6-10)은 Cooper 등에 의해 일반적인 경추 후관절의 통증 패턴이 기술되었다.[316]

통증의 유사한 패턴은 기계적인 자극에 의한 경추 추간판으로써 설명되었다. Slipman 등은[317] 연관통의 발생을 경추 추간판 조영술을 받은 10명의 환자와 증상이 없는 10명의 대상자로 연구하였다. 그룹 간에 한쪽 또는 양쪽에 동등하게 증상은 유발되었다. 다음은 결과를 요약한 것이다:

- C2에서 C3 통하여 C7에서 T1 추간판은 목의 후방 또는 후하방 부위에 통증을 발생시킨다.
- C2 에서 C3 통하여 C6에서 C7 추간판은 머리와 또는 안면의 증상을 발생시킨다.
- C3에서 C4 통하여 C6에서 C7추간판은 승모근과 어깨증상을 발생시킨다.
- C3에서 C4 통하여 C6에서 C7추간판은 상지증상을 발생시킨다.
- C4에서 C5 그리고 C5에서 C6 추간판은 흉벽전면부의 증상을 발생시킨다.
- C3에서 C4 통하여 C7에서 T1 추간판은 견갑골 사이 통증을 발생시킨다.

[표 6-10] 경추 후관절로부터 전이되는 통증 환자

수준	통증 패턴
C1에서 C2	후면: 후두하 부위 머리 쪽에서 후두부와 정수리 또는 목이 꼬리쪽 측면: 정수리와 이마위쪽에서 귀와 안와의 부근; 측두두정엽과 안와위의 이마를 둘러싸다; 드물다.
C2에서 C3	후면: C1에서 C2와 유사하다. 후두부에서부터 정수리까지 어디엔가; 후두하 또는 후두부위에 덜 집중; 유양돌기 부위를 향하는 후두부외측위에 종종 퍼진다. 측면: 두정엽을 가로지르고 상부 측두엽에서 안와 또는 이마의 끝부분까지 퍼진다; 전형적인 이마통증은 C1에서 C2보다 낮다; C2에서 C3는 귀를 둘러싸지 않는다.
C3에서 C4	이 위치의 레벨로부터 제한된 데이터: 통증은 후두하와 후두부지역, 정수리 또는 머리, 또는 목의 후외측을 따라 꼬리쪽으로의 두 개영역에서 발생할 수 있다.
C4에서 C5	목의 하방 후면에 집중되고 초점이 맞춰지려 한다; 견갑대의 근위부와 후두하부위에서 외측으로 퍼질 수 있다; 머리에서 통증이 나타나지 않는다.
C5에서 C6	전형적으로 목의 밑부분과 겹갑대의 윗부분에 집중된다; 견갑대와 팔의 외측가장자리를 가로지르거나 후두하부위로 퍼질 수 있다; 드물지만, 통증은 견갑대의 하방으로 또는 팔의 뒷부분으로 퍼진다; 머리에서 통증은 나타나지 않는다.
C6에서 C7	C5에서 C6와 유사하게 집중되지만 전형적으로 견갑골의 내측 또는 중심부주위 또는 내측과 하방으로 퍼진다; 통증은 팔의 외측으로 또는 머리로 퍼지지 않는다

Adapted from Cooper G, Bailey B, Bogduk N. Cervical zygapophysial joint pain maps. *Pain Medicine*. 2007;8(4):344–353.

- C7에서 T1 추간판은 경추 후방으로부터 흉추 중간 부위까지 중심선의 통증을 발생시킨다.[317]

경추에 내부원반분열은 축성과 말초의 증상을 일으킬 수 있다고 저자들은 결론지었다.[317] Bogduk은[119] 구조가 아니라 신경 공급이 통증 패턴을 결정한다고 보고하였다. 임상학적으로, 후관절의 통증과 추간판 통증은 다를 수가 없지만, 통증 패턴은 엄격히 분절의 레벨[119]을 따르거나 원인이 되는 곳의 신경 분포를 반영한다.[316]

신경근통증

신경근통증은 신경학적 손상의 선별검사로 설명된다. Bogduk은[119] 신경근통증이 욱신거리고, 관통하는, 또는 전기가 흐르는, 침범된 사지의 원위부로 퍼지고 감각이상과 관련된 것으로 설명했다. 신경근통증은 사지에 인지되고, 목에서는 인지되지 않는다. 바늘을 사용하여[318] 경추 신경의 고의적인 자극을 기초로, 통증은 전형적으로 깊고, 견갑대와 상지 전체에 퍼지지만, 피절의 분포를 따라서는 아닌 것으로 보고되었다. C5로부터의 신경근통증은 팔에 남아있는 경향이 있지만, C6, C7, 그리고 C8의 통증은 전완과 손으로 퍼져나간다. 이러한 패턴들은 통증이 피부에 입력을 제한시킬 뿐 아니라 근육과 관절 같은 깊은 조직으로부터 입력 또한 제한시킨다고 하였다.[119] Bogduk은[119] 깊은 조직(예를 들어, 근육과 관절)의 분절의 신경분포가 피부와 같지 않기 때문에, 신경근통증은 피절의 분포 패턴으로 나타날 수 없다고 주장했다. Bogduk은[119] 근육의 분절의 신경 분포는 피절의 분포보다 신경근통증의 패턴이 지시하는 게 더 좋다고 했다. 피절의 분포들은 신경증의 신경학적 징후에 중요하지만, 신경근통증의 분포와는 거의 관련이 없다.[119] 상체 1/4부위의 피절 분포와 분절신경지배는 2장(그림 2-4와 2-5)과 3장(그림 3-6과 3-8, 그리고 3-9)에 나타나 있다.

변화된 감각

통증뿐만 아니라, 마비와 저림같은 감각 불편은 신경학적 손상의 환자에게 일반적이다. 이러한 특정 증상들의 여러 요인과 주관적인 성질 때문에, 평가는 척수 통증의 급성과 만성 양상을 모두 평가하게 된다. 무감각 또는 저림과 같은 감각 변화의 불편함의 정확한 위치를 결정할 뿐 아니라, 임상가는 감각 변화에서 더 나아가 환자에게 물어봐야 한다. 환자들은 다음의 특징들을 한 가지 또는 그 이상을 기록할 수도 있다:

- 감각의 부재 또는 감각의 감소(마비 또는 감각 저하)
- 비정상적인 피부 감각은(paresthesia) 종종 저림 또는 쑤시는 듯한 감각으로 표현된다.
- 타는 듯한 느낌 또는 과민성, 또는 불쾌한 비정상적인 감각(이상 감각), 또는 무해자극통증(예를 들어, 아픈 반응에서 정상적인 비통증성 자극).[319]

감각의 소실 또는 무해자극통증은 신경계의 침범을 제안할 수도 있다. 증상의 위치 또는 패턴들은 말초신경 또는 신경근 분포, 신체의 한쪽을 소실, 중추신경계의 질환 같은 초기 가설 설정으로 이어진다. 두통, 시각 문제, 그리고 불안정함과 같은 관련된 증상들은 또한 이번에 발견된다. 발병, 진행, 또는 자극 또는 완화 요인들에 관한 추가적인 설문지들은 병력에서 이번 또는 이후에 추가된다.

신경병적 통증

신경병적 통증은 중추 또는 말초 체성감각신경계에 영향을 주는 질환 또는 질병의 결과로 인해 발생한다.[320] 신경병적 통증과 관련된 일반적인 상태는 아픈 다발신경병증, 대상포진 후 신경통, 그리고 삼차신경병증을 포함한다. 임상적으로, 신경병적 통증은 해롭거나 해롭지 않은 자극 이후에 확대된 통증 반응으로 자연히 발생하거나 또는 쑤시듯 아픈 통증이 나타날 수 있다.[320] 목, 견갑대, 그리고 사지 또는 다른 손상되지 않은 범위의 넓은 범위로 퍼지는 통증을 보고한 환자는 신경생리학적 방해로 나타날 수 있으며 또한 중추신경계 또는 말초신경계의 변화된 통증 과정 기전은 결과적으로 광범위한 과민성을 가져온다.[321,322] 광범위한 과민성은 편타성 손상 환자와 만성 근골격계 통증 환자에게서 흔하게 발생한다. 기계적인 압박, 열, 냉, 빛, 또는 소리 같은 여러 가지 자극에 대해 증가되고, 널리 퍼진 반응은 환자에 의해 일반적으로 보고된다. 피로, 집중의 어려움, 그리고 수면장애 같은 부가적인 증상들은 변화된 통증 과정 기전의 의심을 높이는 단서를 제공한다.[323]

환자의 불편의 상세한 설명은 초기 가설 형성에 도움을 줄 수 있고 병력의 나머지에 초점을 맞춘다. 특별하게도, 변화된 감각 같은 신체 차트, 통증 패턴, 그리고 비정상증상들의 성질과 분포는 신경학적 검사와 내장, 체성, 그리고 신경병적 통증을 구별하는데 도움을 준다. 몇몇 원인이 되는 분절과 다른 분절들로부터 발생되는 전이통의 중요한 중복은 주의 깊은 해석과 병력으로부터 부가적인 정보를 통한 가설이 요구된다.

통증 강도 결과

숫자 통증 척도 또는 시각적 상사 척도

NPRS와 VAS는 4장에서 논의되었다. 정신 측정학 특성은 Cleland 등이[324] 0에서 11 NPRS 수치에서 중등도의 신뢰도, 2.1의 MDC, 그리고 1.3의 MCID로 보고된 MNP 환자의 집단에서 연구하였다. 만일 환자의 등급이 최소한 1.3까지 감소된다면, 환자의 예후로부터 의미 있는 향상이 발생할 것이다. NPRS는 현재의 강도로서 정의되고, 지난 24시간 동안 최고와 최저 수준, 0(통증 없음)에서 10(가장 아픔), 지난 24시간 동안 환자의 통증 정도를 평균으로 나타낸다. CR, NPRS의 환자들은 평가–재평가의 신뢰도가 좋다. MDC는 4.1로 MCID는 2.2로 보고되고, MCID가 MNP분포에 대해 기록되는 것과 일치한다.[324] 각 치료 사이의 변화는 NPRS 또는 변화척도의 전체비(global rating of change scale)을 사용하여 평가될 수 있다.

현재의 병력

임상가는 발병 방식(예를 들어, 크게 — 또는 미세 외상, 모르는 사이에 진행하는, 또는 비외상성), 발병 날짜, 각 증상의 진행, 치료의 효과와 기간, 그리고 문제점 또는 안정성의 전체적인 진행에 대한 가장 최근의 발생 순서 세부사항을 이끌어내야 한다. 최근 사건의 상세 설명은 근골격계 또는 비근골격계 상태, 단계(예를 들어, 급성, 아급성, 만성) 그리고 안정성 또는 문제가 더 좋아지는지 더 나빠지는지, 또는 같은 상태로 유지되는지에 대한 환자의 인식은 결정하는데 도움을 준다. 낙상 또는 차량 충돌 같은 외상의 존재에서, 임상가는 초기 치료, 초기 증상, 그리고 증상의 진행에 따라 손상의 세부사항을 연구해야 한다. 서서히 발병하는 목 통증에 대해, 질병 또는 특이한 행동 같은 원인요인에 관한 정보는 발견된다. 시간의 흐르면서 문제점의 인식은 문제점이 좋아지는지, 더 나빠지는지, 또는 같은 상태로 유지되는지에 대해 통찰력을 제공하고, 진행되는 성질에 대한 단서를 제공하거나 이용할 만한 예후를 증명한다. 이전 치료에 관한 정보는 치료가 효과적인지, 효과적이지 않은지 또는 활용되지 않는지에 관한 정보를 제공한다. 가장 최근의 사건이 환자의 처음 사건이 아닐 때, 적절한 자료를 얻기 위한 가장 빠른 방법은 현재의 에피소드로 시작된다.

병력과 관련된 예측 요인

전체 집단에서, 초기 통증 강도, 증상의 지속 기간, 그리고 활동 수행 동안 통증과 관련된 어려움은 추후에 통증의 발생과 또는 더 큰 강도가 조심스럽게 예측이 된다.[325] 충돌과 관련된 요인으로(예를 들어, 충돌의 인지, 충돌의 방향, 그리고 머리 위치) 나타나는 대부분의 편타성 손상 연구들은 회복의 예후를 알 수 없다.[298] 편타성 손상 등급 Ⅲ의 환자들은 등급 I보다 더 천천히 회복된다.[298] 편타성 손상의 진단적 분류는 이번 장의 진단 부분에 나타난다. 차량 충돌의 손상 환자 중 약 55%는 12개월의 지속적인 증상의 정도를 가지고 있으며, 경도, 중등도, 또는 심각한 통증과 장애에 의존한 부족한 회복이 예측된다. 강도, 증상의 더 큰 수, 통증의 더 많은 범위, 그리고 더 많은 활동 제한같은 초기 증상의 심각성의 증가는 불량한 결과가 예측된다.[298] 초기 증상의 심각성이 더 커지기 쉽고, 회복이 더 느리고 덜 완쾌되기 쉽다.[298]

이전 목 통증에 대한 병력

목 통증을 경험한 환자의 절반에서 3/4사이는 1년에서 5년 후에 목 통증을 보고할 것이다.[14] 목 통증의 재발하는 특성 때문에, 이전 사건에 대한 병력에 대한 질문이 시작된다, "전에도 이런 문제가 있었나요?" 만일 환자가 확실치 않다면, 임상가는 과거 증상이 현재의 증상과 유사한지 물어봐야 한다. 재발의 긴 병력과 함께, 임상가는 처음 발병시기와 심각도, 이전 치료와 효과, 재발의 빈도, 회복에 걸린 시간, 회복의 단계, 그리고 사건 사이의 상태를 시간별로 정해야 한다.

처음 손상의 발병과 기전은 자세히 서술되어야 한다. 사건의 빈도와 기간, 그리고 지난 사건 또는 사건 간의 회복단계는 회복의 가능성에 영향을 미칠 수도 있다. 임상가는 각 발병과 관련된 패턴과 활동을 찾는다. 예를 들어, 목 통증의 각 사건이 장기간 앉아있는 작업과 관련된다면, 관리와 예방의 중요한 면은 이러한 환경에서의 활동을 다뤄야 한다. 이전의 치료, 효과, 회복의 단계는 사건이 나타나는 현재 에피소드를 제공하고, 재발의 가능성과 치료의 합리적인 목표를 정하는 것을 도우며, 지난 시간 동안 문제의 안정성에 대한 자료를 제공한다. 만일 증상들이 자극에 대해 더 쉽게 나타나고, 각 사건들이 더 오래 전이고, 사건들 사이에 회복이 완전히 되지 않았다면, 임상가는 더 좋지않은 회복의 예후를 추론한다.

이전 병력과 관련된 예측 요인

이전 목 통증의 병력 또는 손상은 적당한 효과에 기초한 후속 조치에서 더 큰 강도와 또는 더 큰 발견을 예상한다. 이전의 목 통증과 두통이 있는 사람들은 이전 병력이 없는 사람과 비교할 때, 손상 후 1년에 3번 이상 경추 기원성 두통을 경험하기 쉽다. 수동적인 대처 전략 또는 중재는 부족한 결과를 예측한다. 우울증이 있다면, 6주 동안 수동적인 대처 전략은 더 느린 회복에 대한 유력한 독립적인 지표이다. 이전에 자기보고된 근골격계 통증 또는 질병은 목 통증이 있는 근로자의 좋지 않은 결과가 예측된다. 목 통증이 있는 일부 근로자들에게, 직업의 변경은 더 나은 예후를 가져온다.[14]

증상 양상

악화 요인

MNP는 환자의 일상생활과 관련되어 정도가 다양하다. 역학적인 부하에 의해 자극되는 증상들은 역학적인 질환의 가능성을 증가시킨다. 환자는 보통 각 증상을 증가시키거나 발생시키는 정확한 자세 또는 움직임과 증상을 자극하는 시간 또는 쉽게 증상이 발생되는 양(예를 들어, 시간, 거리, 또는 반복)을 확인할 수 있다. 일부 환자에게, 증상을 악화시키거나 완화시키는 요인들은 간단하지 않다. 일반적으로 목 통증을 악화시키는 요인들은 다음을 포함한다:

- 앉거나, 서있거나, 구부린 정적자세
- 뻗기, 들어올리기, 또는 옮기기
- 독서 또는 운전
- 컴퓨터 또는 사무작업
- 일상의 관리 또는 가사활동
- 올려다보기, 내려보기, 오른쪽 또는 왼쪽으로 돌아보기

부가적인 악화 요인들은 NDI 같은 자기보고 평가서로부터 얻을 수도 있다. 이러한 활동들은 목과 견갑대와 관련된 부위의 움직임과 안정성에 대한 일반적인 필요성을 결정하기 위해 분석되어야 한다. 일상생활 제한과 일과 여가활동의 참여 제한은 기준선에 기록되어야 한다. 악화 요인의 기준선은 기능적인 목표를 설정하는데 사용되고 중재의 효과를 평가하는데 사용된다. 악화시키는 움직임 또는 자세의 분석은 또한 특정 검사와 방법 또는 중재의 선택을 위해 지시를 제공한다.

역학적인 부하에 대한 환자의 반응은 통증 진행의 상태에 관한 정보를 나타낸다. 예를 들어, 최소한의 움직임으로 인식되는 통증의 단계가 높을 때, 임상가는 급성 단계, 변화된 중심부 통증의 진행, 또는 신경학적 통증을 고려해야 한다. 신경계의 심각하고 민감한 증상 또는 자극의 발견은 비자극성의 평가와 중재 절차를 요구한다. 심각하지 않고, 자극적이지 않은 표시, 역학적인 부하로 자극되고 스트레스가 제거될 때 완화되는 증상들은 말초의 침해수용기를 나타낼 것 같다. 상세한 자극을 주는 평가는 일반적으로 지시된다. 증상과 제한에 대한 환자의 서술과 반응은 공포회피, 부족한 대처, 불안과 같은 정신적인 상태에 대해 간파할 수 있다.

내장 질환은 비역학적 또는 부분적인 역학적인 증상이 나타날 수도 있다. 위장 증상들은 종종 식사와 관련되고, 또는 식사 또는 제산제에 의해 완화되는 것과 관련된다. 몸통의 자세 또는 움직임은 급성 쓸개 또는 췌장 같은 복부팽만과 함께 증상이 증가되거나 완화될 수도 있다

완화 요인

임상가는 모든 증상들에 대해 움직임, 자세, 약물 또는 다른 치료 같은 완화 요인을 찾아야 한다. 왜냐하면 초기 중재 또는 자가 관리 전략의 요인으로써 작용할 수 있기 때문이다. 좋은 날과 나쁜 날을 보낸 환자들에게 알려져 있듯이 움직임 또는 자세들은 동일하게 좋은 날과 나쁜 날을 발생시키는 데 중요하다. 만성 문제와 중추신경계의 감작화 요인을 가진 환자는 통증의 해결보다 오히려 활동 제한을 해결하는데 초점을 둔 각 전문 분야 협력 접근을 필요로 할 수 도 있다.

24시간 양상

야간 통증은 환자가 침범된 쪽이 불안정한 상태로 놓이거나 잠을 자는 동안 자세를 바꾸거나 다시 잠들어서 완화되는 증상으로 인해 잠을 깨는 일이 보고되는 환자에게 나타나는 전형적인 역학적 문제이다. 만약 통증이 밤에 가장 심하고 환자가 깨어나서, 일어나서 주변을 걷고, 다시 잠에 드는 것이 어려운 게 확실치 않으면, 임상가는 활동적 염증 요인의 가능성 또는 종양 같은 더 심각한 질병을 고려해야 한다.[329] 만일 야간 통증이 일차적인 역학적 불편이면, 임상가는 빈도, 자극되는 자세, 그리고 증상이 발생되는 것을 결정해야 한다. 이 정보는 한 가지 방법의 치료 효과를 결정하고 차후 재평가하는 데 도움을 준다.

대부분의 근골격계 문제들은 아침, 쉴 때에 더 상태가 좋다. 일부 퇴행성관절 질환들은 아침에 더 상태가 좋고 덜 아프지만 환자들은 종종 30분에서 60분 안에 움직이기 쉬운 관절 강직을 보고한다. AS 같은, 전신성 염증 장애는 쉴 때 더 좋지만, 보통 60분 이상 지속되고, 아침에 가장 심하게 나타난다.[329] 아침에 더 나빠지는 증상들은 잘못된 자세로 잠을 잤기 때문일지도 모른다. 아침에 변하지 않는 증상들은 비역학적이거나 보다 작은 역학적 문제일지도 모른다. 아침에 좋아지고 낮에 움직이면 더 좋아지는 증상들은 역학적인 성질이기 쉽고 좋은 예후 지표다. 아침에 좋지만, 낮에 활동하면서 더 나빠지는 증상들은 역학적이고 제한된 예후를 가질 수도 있다. 후속 평가지들은 중재 활동과 회복에 잠재적인 경계선으로써 확인해야 한다. 다양하지 않은 일상활동 시 증상들은 보다 작은 역학적 문제이거나 더 심각한 질병을 제안한다.

의학적 선별 검사 설문지 및 일반 의학적 병력 검토

환자와 함께 건강 선별검사 설문지(표 2-5)를 검토하는 것은 일반적 건강, 계통별 고찰, 그리고 과거의 의학적, 외과적, 의약적, 그리고 진단적 검사 결과의 평가에 대한 제한적인 검토이다. 이러한 검토는 근골격 상태들을 모방할 수 있거나 다른 의료서비스 제공자에 대한 소개, 또는 물리치료의 중재(intervention)와 연관된 사용 금지 사유 또는 예방을 규명할 수 있는 전신의 병적 질환에 대한 검사를 한다. 이러한 정보들을 종합한 결과는 임상가들이 진단, 예측, 치료 계획을 구상하고 안전하게 예방을 선택하기 위한 일반적 건강의 범위 내에서 환자의 목 통증에 대한 이해를 용이하게 한다.

임상가는 병력 및 신체 검사를 진행하는 동안 금기 또는 유의하여야 하는 부분이 존재하고 있음을 숙지하여야 한다. 암, 감염질환, CAD, 골절, 불안정, 두통, 어지러움, 류마티스 질환, 신경학적 증상과 같은 위험 신호(red flag)를 선별검사하는 것에 대한 논의는 이전에 이루어졌다. 2장(표 2-7과 2-8)에서는 전신 질환의 두려움 회피 관련 신념과 행동, 성격에 대하여 논의한다. 다음으로 물리치료와 연관된 목 통증을 가진 환자들의 검사 또는 관리에 영향을 줄 수 있는 일반 건강 요인들에 대한 간략한 검토를 하고자 한다.

일반적 건강 상태에 대한 검토

만성 요통과 스스로 인식하는 나쁜 일반적 건강상태를 동시에 결론지울 수 있는 건강 요인들은 일반 분포 사이에서 목 통증 결과의 예측을 가능하게 한다.[14] 두 가지 질환을 동시에 겪는 문제로 인한 나쁜 일반적 건강 상태를 가진 사람들은 재활의 결과가 느리며, 보통의 치료 과정에서 결과 도출까지 지연의 위험이 있다. 좋은 심리적 건강과 사회적으로 더 나은 지원을 받는 것이 최초의 목 통증을 가진 일반 대중들에게 더 나은 결과를 최초 치료를 통해 도출할 수 있을 것으로 예상할 수 있다. 좋지 않은 심리적 건강 상태는 목 통증의 새로운 국면에서의 위험 요인이다.[14] 일반 노동자들에게 있어 건강 상태는 목 통증 재발과 연관이 있지 않지만, 보고된 사전 근골격 통증과 근로 상황에 대한 인식된 영향이 거의 없는 상황은 더 심각한 결과를 예상할 수 있다.[302] 예측 요인에 대한 인식은 예측 요인이 변동 가능한 상황에서 회복과 중재의 선택에 대한 현실적인 기대를 발전시키는 것을 도모한다. 그러나, 목 통증 예측은 확실한 결론을 맺기 전, 필요로 한 더 많은 연구와 더불어 환자 개인적인 요인들의 결합에 의하여 결정된다.[14,302]

흡연, 비만, 그리고 심혈관 상태

기존 연구 결과들은 신진대사 장애와 목 통증 사이의 연관성이 있다고 지적한다.[330] 신진대사 장애를 가진 남성과 여성은 목 통증 발병 가능성이 더욱 높으며, 특히 발병 가능성은 여성이, 연관성은 남성이 더 높다. 허리 둘레와 BMI(질량지표)는 목 통증을 가진 남성이 더 높다. 그러나, 여성은 목 통증의 여부와 상관없이 허리 둘레와 BMI가 유사하다. 목 통증을 가진 남성들은 여성과 비교하면 더 높은 콜레스테롤과 트리글리세리드(triglyceride)지수 및 BMI를 보여준다. 연구자들은 스트레스와 신체적 비활동성이 목 통증과 신진대사 장애와 연관이 있는 2가지 요인이라고 가설을 세운다.[330] 이전에 논의한 것처럼, 더 잦은 퇴행성 척추 변화 및 골다공증, 그리고 골밀도 감소가 흡연과 관련이 있고, 심장 혈관병증과 같은 다른 건강의 위험 요소일 수 있다.[331] Billek-Sawhney와 Sawhney는[332] 정형 물리치료 실무에서 환자들의 62%는 심장 혈관병증을 가지고 있다고 보고했다. 물리적 활동 또는 운동과 연관된 반대 심장 사건(adverse cardiac event)의 위험을 최소화하기 위해 기준치 검토는 심장 혈관병증이 존재하는지 또는 심장 혈관병증 위험 요인이 있는지를 결정지을 수 있다.[333] 심혈관 선별검사는 의학적 주의를 기울이는 개인 또는 신체적 활동이나 운동에 대한 사용 금지가 필요한 개인을 규명하는 데 도움이 된다.

약물 투약

목 통증을 위한 약물의 효과성을 지지할 증거가 거의 없는 상황에서 약물 치료에 대한 검토는 만성 요통으로부터 환기할 필요가 있다.[334] Douglass와 Bope는[334] 최초 투약해야 하는 약물은 아세트아미노펜(acetaminophen), 싸이클로옥시제네이즈(cyclooxygenase) 억제제, 또는 비스테로이드성 항염증제(NSAID)를 포함하여야 한다고 주장한다. 근육이완제 또한 단기에 사용할 수 있다. 다른 치료들이 효과를 보여주지 않을 때, 개선된 기능이 장애를 넘어설 때, 오피오이드(opoid)를 사용 및 유지할 수 있다. 보조 항우울제와 항경련제 또한 만성 또는 신경병적 통증 시 활용될 수 있다. 경막외 마취제 스테로이드는 신경근병증에만 사용하여야 한다. Hurwitz 등은[335] 아세트아미노펜, 비스테로이드 항염증제, 그리고 마약류 또는 WAD에서의 근육이완제와 항우울제를 포함한 일반적으로 사용되는 약물 치료의 효과성을 검증하기 위한 연구가 있다고 말한다. 보통 치료 프로토콜에서 진행된 몇몇 연구에서 일반적으로 약물 치료가 진행되었다.[335] WAD와 연관된 두 연구에서 코르티코스테로이드 주사가 만성 척추 후관절 통증에는 효과가 크지 않은 결과를 보고했다. 그러나, 급성 WAD에서는 메틸프레드니솔론의 투입이 6개월간 통증 기간 완화와 통증 자체를 줄여주는 효과를 보여주었다.[336,337] 물론 근골격 증상에 일반적으로 처방되고 심혈관 또는 위장의 부작용의 위험 증가와 연관이 있음에도 불구하고, 비스테로이드 항염증제의 효과에 대한 증거는 부족하다.[338,339] 약물 활용과 관련된 완전히 기록된 역사는 근골격적 또는 전체적 질환을 보여주는 동시 질환, 역효과, 약물 상호작용, 효과성 또는 증상을 보여줄 수 있다. 목 통증에 대한 약물의 우월성을 보여주는 증거는 없다.[340] 목 통증의 약물 사용을 안내해줄 수 있는 합의된 지침은 없다는 것이다.

영상 또는 기타 진단적 검사 결과

방사선 영상 또는 기타 진단적 검사 결과는 환자의 병력의 범위에서 작성 및 검토되어야 한다. Guzman 등이[340] 제시한 증거는 다음과 같은 목 통증에 대한 임상적 권고 사항을 요약하여 보여준다: 목 타박상 환자들의 경우 Canadian C-Spine 법칙과 National Emergency X-Radiology Utilization Study(NEXUS)를[341] 활용한 검사 프로토콜이 방사선 영상을 필요로 하지 않는 위험이 낮은 환자들에게 매우 효과적이다. NEXUS 기준은 저 위험 기준을 묘사하며, 경추 방사선이 다음을 충족 시 필요로 하지 않음을 제시한다.

- 경추의 유연성 결손
- 중독 증거 부재
- 민첩성과 자각의 일반적 수준
- 중추신경계 결손의 부재
- 어떤 복합 부상의 부재[341]

비 외상성 목 통증이 있는 환자의 경우, 방사선 결과는 목 통증과 관련이 거의 없을 수 있다. 예를 들어, MRI에서 발견된 퇴행적 변화들은 증상이 없는 문제, 나이에 따라 증가하는 문제에서 일반적이며, 목 통증과 상호 연관성이 없다는 것이다.[342–344] Guzman 등은[340] 정기적 혈액 검사가 위험 신호에 대한 부재에 대한 추가적인 정보를 제공하지 않는다고 보고했다. 방사선 영상의 전통적인 역할은 치료 의사결정 과정을 도와주는 정확한 진단 해부학적 정보를 제공하는 것이다. 그러나, 광범위한 검사를 한다고 해도, 목 통증 및 연관 증상에 대한 병리적 원인이 항상 규명이 가능한 것은 아니다.

환자 기대 또는 목표

기대는 미래에[345] 어떠한 일이 발생할 것이라는 강력한 믿음으로 정의되고, 문화적, 사전적 지식으로부터 학습된다고 할 수 있다. 빠른 쾌유에 대한 높은 기대를 가지고 있는 환자들은 치료에 대한 확신이 낮은 환자에 비하여 더 빠른 진전을 보여주는 경향이 있다. 회복에 대한 제한적 기대를 가진 환자들은 회복에 더 많은 시간이 걸리거나, 만성 문제로 발전될 위험이 있을 수 있다. 환자들의 목표나 기대를 설정하는 것은 특정 기능적 수요의 회복에 대한 중재에 초점을 맞출 수 있는 기회를 제공한다.[346]

임상가들은 종종 물리치료의 목표가 무엇인지에 대한 질문을 한다. 아마도 다음과 같은 추가적 질문들은 환자의 기대에 대한 더 많은 정보를 제공할 수 있다.

- 물리치료로부터 어떠한 이점을 얻을 수 있을 것이라고 기대하는가?
- 어떤 치료를 기대하는가?
- 일상생활에 물리치료가 잘 맞을 것인가?

이러한 질문들에 대한 대답들은 임상가들이 간단한 확신에 대한 소통, 건강해질 수 있음에 대한 조언, 치료를 위한 현실적 기대에 대한 검토, 그리고 자기 관리에 대한 자신감 주입 등을 추진할 수 있게 한다. 왜 일부 환자들은 회복하고 다른 환자들은 그렇지 못하는 지, 회복에 대한 기대가 낮은 환자들을 위한 최고의 중재 전략들에 대한 완벽한 이해를 위하여 더 많은 연구가 진행될 필요가 있다.

면담 요약

공식 면담 말미에, 임상가는 다음과 같은 질문을 해야 한다. "우리에게 말하고 싶은 문제 또는 걱정이 있거나, 또는 논의하지 않은 것이 있는지?" 그렇다면 임상가는 면담 주요 결과에 대한 간략한 요약을 제공하고 물리치료 계획을 논의한다.

신체 검사의 구성 요소
Components of the Physical Examination

공식 면담 말미에 임상가들은 간략하게 주관적인 자료를 검토하고 가설에 근거한 신체 검사 계획을 시작한다. 초보 및 전문 임상가들은 이러한 검토가 해부학적, 생화학적 관계, 행동 손상, 통증 패턴, 활동 제한, 그리고 신체 검사를 지도해주고 중재 전략을 알려줄 수 있는 예측 요인과 위험을 규명하기 위한 도전이다. 심사숙고를 통한 접근은 병력에 대한 중요 기록들에 대한 전체적인 검토를 필요로 하고, 신체 검사의 종합성과 집중도의 최초 우선 순위를 정할 수 있는 자료를 제공하며, 환자의 진행 상황을 재조명하기 위한 기초 자료를 제공한다. 임상가가 경험을 얻고, 병력으로부터 규칙을 더욱 쉽게 인지한다면 이러한 과정은 조금 더 수월해질 수 있으나, 이러한 검토 과정은 환자와 함께 하는 과정이고, 기대에 맞게 응답을 하지 않거나 매우 복잡한 환자의 경우가 발생할 수 있다.

치료 계획 과정은 2장에서 논의하였다. 치료 계획 양식(표 2-9)은 임상가가 병력으로부터의 정보를 분석하고 효과적이고 적합한 치료를 수행할 수 있는 확률을 높일 수 있는 검사와 도구를 계획하는 데 도움을 준다. 신체 검사의 범위와 체력을 계획하기 위하여 임상가는 환자의 증상 또는 문제의 심각성, 과민성, 속성, 단계, 그리고 안정성을 검토하여야 한다.[348] 또한 현재 목 통증 발전과 연관된 위험 요인 또는 외상, 인체 공학, 상태, 우울, 구직 여부, 체형 의식, 그리고 감각운동의 온전함, 외상, 이전 기록, 그리고 다른 의학적 문제들에 기여하는 다양한 요인들에 대한 검토 또한 진행되어야 한다. 이 과정의 최종 결과는 진단 분류 또는 환자의 MNP에 대한 가설을 형성하고, 신체 검사와 지속적 재평가를 통하여 현재의 가설을 검증하는 계획을 수립한다. 임상가는 첫 세션(session)과 2번의 내방 전까지 무엇을 치료해야 하는지에 대한 명확한 계획을 수립하여야 한다. 치료 양식을 계획하기 위한 임상 지침을 활용한 두 샘플 사례 연구가 부록에 소개되어 있다.

진단적 분류법과 주관적 검사 요약

목 통증의 병인학과 연관된 위험 요인들은 다양한 원인에 의한 것이다(자연적으로 신체적 및 정신 사회적으로). 나이가 들면서 목 통증과 두통은 증가하고, 중년에 정점에서 통증을 그리고 점차 감소한다. 근로 환경에서 좌식 자세, 반복적 또는 정확한 업무, 높은 업무량, 그리고 낮은 사회적 지지가 목 통증의 발전의 큰 위험 요인들이다.[14] 낮은 심리적 건강 상태, 일반적 건강, 이전의 목 통증, 그리고 다른 근골격적 요인들은 낮은 결과를 예측할 수 있는 요인들이다. 영상에서 발견되는 일반적인 경추의 퇴행적 변화들은 위험 요인이 아니고, 목 통증과 관련이 없는 것으로 40대 이상, 만성 요통, 긴 목 통증 기간, 우려가 되는 행동, 낮은 삶의 질, 낮은 생활력, 정기적 운동으로서 자전거 타기, 그리고 손 힘 부족과 같은 요인들은 만성 목 통증 상태에 기인하는 요인들이다.[15] 더 좋은 예측은 젊은 나이, 긍정적 성향, 스스로 확신하는 생활 사이클, 사회화에 대한 낮은 필요들과 연관이 있다.[1,14]

경추 통증의 다양한 가능성이 있는 원인들은 규명되었으나, 정확한 해부학적 조직은 대부분의 환자들에게 원인 또는 통증 유발자로 쉽게 또는 신뢰가 있을 정도로 규명되지 않았다. 특정 해부학적 진단 결과를 활용하여 목 통증 환자들을 구별하는 것은 결과를 향상시키지 않을지도 모르지만, 암, 감염질환, CM, 그리고 국소 또는 전신 질환과 같은 많은 경우에 있어 특정 진단은 연관성이 있다. MNP를 가진 환자들의 진단 과정은 심각한 중요 병리학 또는 비척추성 병리학적 요인을 제외하는 것으로부터 시작한다. 처음 단계에서 임상가들은 환자가 물리치료에 적합한지, 의학적 의뢰(referral)가 필요로 한지, 또는 물리치료와 연관된 의학적 소개가 필요한지에 대한 결정을 한다.

목 통증에 대한 병리해부학적 진단이 나오지 않은 상황에서 목 통증과 의학적 질환과 신경학적 증상(compromise)을 제외하는 연관된 질환들은 비특이성 또는 MNP로 분류하고, 종종 비슷한 그룹으로 분류하여 잘못된 치료를 진행하기도 한다. 주관적 검사는 모든 환자로부터 환자의 현재 문제와 관련된 구체적인 상황과 범위를 가지고 주요 정보를 규명할 목적을 가지고 있다. 이러한 초기 정보들은 최초의 진단 가설과 하부그룹(subgroup) 분류를 형성할 기초를 제공하고, 이는 물리치료의 종합성과 중요 지점을 형성할 수 있도록 한다. 환자의 병력으로부터 정확하고 연관성이 있는 정보를 얻는 것은 물리치료를 계획하고 효과적인 관리 계획을 수립하는 진단을 도모한다.

병력의 말미에 임상가는 환자의 증상, 질환의 민감성 및 단계, 근로 가설 또는 대립 가설, 그리고 초기 예측을 결정한다. 신체 검사는 진단과 MNP의 예측 분류, 또는 내재된 심각한 병리학적 상태를 확정 또는 반박하는 관련 증상, 그리고 신경학적 증상 또는 다른 대립하는 의학적 질환들로 귀결되는 상황을 지속시킨다. 신체 검사의 기본 구성 요건과 일반적 과정은 3장에서 논의되었다. (표 6-11)은 신체 검사를 수행하기 위하여 환자의 위치(서고, 앉고, 반듯이 눕고, 기대고, 한쪽으로 눕고)로 인해 발생되는 일반적으로 활용되는 검사와 측정의 윤곽이다. 결과는 환자와 상태에 따라 변하지만, 모든 환자에게 모든 검사와 측정이 수행되는 것은 아니다. 최초에 병력이 처음 세션에서 수행되는 검사와 측정의 우선 순위를 정하는 것을 도와준다.

MNP 환자들의 진단 예진과 분류의 기본 전제는 주요 병력과 임상 검사 결과로부터 하부그룹이 규명될 수 있다는 것이다. 신체 검사는 주관적 검사로부터 파생되는 검사 가설을 검증하기 위한 병력의 연속이다. 병력과 검사 자료는 추후 중재를 지도 및 시작하기 위하여 하부그룹으로 환자를 배치하기 위하여 활용된다.

검사와 측정의 선택은 정확한 예측 확률과 최고의 중재를 선택할 확률을 매우 증가할 수 있는 검사의 최선의 증거들에 기반하여 이루어진다. Cook과 Hegedus는[349] 척추 예측 검사의 임상적 기능성을 측정하고, 4가지의 경부 검사들이 좋은 선별검사 도구이고(예를 들어, 매우 민감하고 낮은 부정적 LRs), 진단을 확정하기에 좋다는 것(예를 들어, 높은 구체성과 높은 양성 LR)을 결정지었다. 실험들은 상지 신경 역동 검사(ULNDT: 예를 들어, 중간 방사상의 신경에 집중된), 촉진 부위 활주(palpation side glide), 후면에서 전면으로(PA) 수동 부가적 검사, Spurling 검사를 포함한다. ULNDT 및 C5에서 C6까지의 촉진 부위 활주에 대한 기대와 더불어 모든 검사는(C2에서 C3까지만 진단 검사를 위한 검사) 효과적인 선별검사 도구로 활용된다. 흉추 검사를 위한 결론을 맺기 위한 요건을 충족하기에 어떠한 연구도 이를 만족하지 못한다.[349] 경추의 검사 및 측정의 대부분을 유효하게 인정할 수 있는 증거가 존재하지 않는다. 그러나, 임상적 추론 과정에 근거하여 검사를 수행하기 위한 결정은 임상가들이 내리는 것이다.

인대의 안정성과 척추동맥 검사를 위한 고려

Considerations for Ligamentous Stability and Vertebral Artery Testing

구체적인 병력, 전체 질병에 대한 검토, 가능한 의학 검사, 영상의학적 증거, 그리고 골절에 대한 의심, 인대의 불안정성, 또는 VBI에 근거하여, 추가적인 검사는 즉각적 의학 의뢰 또는 물리치료와 연관된 상담을 요구하는 심각한 중요 병리학적 요인을 추가 또는 배제하는 임상적 추론 과정을 지속 여부를 보여준다. 위험 신호가 존재한다면, 물리치료 검사를 시작하기에 앞서 인대 불안정성 검사, 추골동맥검사와 같은 추가적인 검사가 필요하며, AROM은 수행되지 않고 환자는 적절한 관리를 위한 소견이 진행된다. 최근에 발생한 외상이 있는 환자의 경우, Canadian C-spine 법칙[140,141] 또는 NEXUS가[341] 물리치료를 진행하기 전 방사선 평가로부터 도움이 된다. 이러한 지침에 대한 기준은 경추 골절을 검사하는데 검토되어야 한다.

경추 인대 안정성 검사는 위험 신호 선별 검사를 위해 아래에 논의되었다. Sharp-Purser 검사(그림 6-7)를 제외하면 인대 안정성 검사는 진단의 정확성에 대한 거의 알려진 정보가 없어 통증 유발 검사이다. 이는 골관절 인대

[표 6-11] 경추 검사 기준

서있을 때
- 일반적 관찰, 기본 활력 징후, 그리고 보행 평가
- 정적인 자세
- 균형
- 기능적 활동 분석
- 견대, 상지, 악관절 선별검사

앉아있을 때
- 정적인 앉은 자세
- 말초 관절 선별검사: 팔꿈치, 손목, 그리고 손
- 신경 검사: MMT, DTR, 그리고 감각, 필요 시 UMN
- AROM, 그리고 과압력을 통한 AROM
- 특수 검사: 목 염전, Dix-Hallpike 검사
- 흉추 선별검사
- 반복적 움직임: 후인, 그리고 OP 후인, 후인/신전, 그리고 굴곡/전인
- 필요시 함께 움직이기
- 특수 검사: 압박, 신연, Spurling 검사, 어깨 외전 검사
- 경추 회전 외측굴곡 검사
- 분절 가동성 검사(T1에서 T4)까지 – 위치별 검사
- 특수 검사: 흉곽출구증후군
- 감각운동 조절

누워있을 때
- 인대 안정성 검사
- 반복 움직임
- 전방 경추 촉진
- 첫 번째 늑골 움직임 – 꼬리뼈(미골부) 활주
- 수동적 분절 움직임 검사
- 근육 수행능력
  - 근육 길이 검사
  - 심부 목 굴근 지구력 검사
  - 머리 – 목 굴곡 검사
- 상지 신경역동 검사

엎드려 있을 때
- PAIVM: 중앙 및 편측 PA, 경부 및 흉부
- 견갑골 유지 검사
- MMT: 중간 및 아래 승모근, 경부 굴근 및 신근
- 경추 신근 조절
- 닫힌 사슬 견갑골 안정성 검사

MMT는 도수근력검사, DTR은 심부건반사, UMN은 상위 운동 신경, AROM은 능동관절가동범위, OP는 과압력, PAIVM은 수동 부가적 척추간 움직임, PA는 후방-전방을 의미한다.

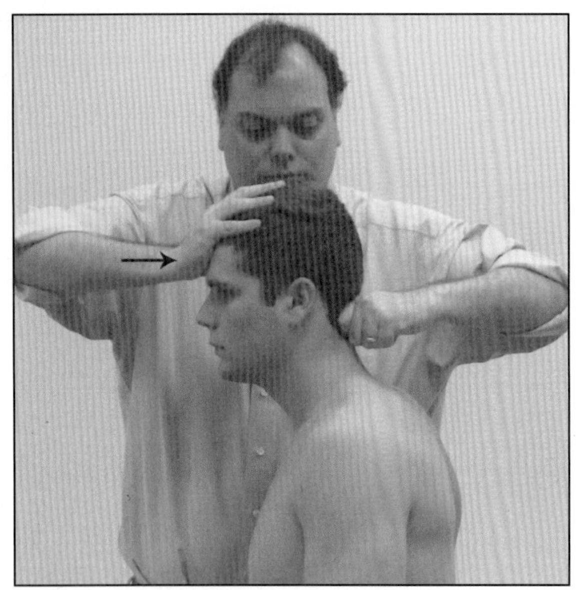

그림 6-7. Sharp-Purser 검사

의 구조적 안정성에 접근하도록 되어 있으며 수행 능력과 관련한 고유의 위험을 가지고 있다.[350] 이 검사의 타당도를 반박 또는 지지하는 자료가 부족하여 인대 안정성 검사는 신중하게 이루어져야 한다. 경추의 불안정성과 류마티스 관절염과 같은 특정 환자 그룹에 있어 신호와 증상의 존재가 있을 때, 임상가들은 이러한 검사 절차를 수행함에 있어 조심할 필요가 있으며, 의학적 관리가 더불어 이루어져야 한다. 외상에 대한 2차 증상으로서의 목 통증을 가진 환자나 임상적인 경추 불안정성을 보이는 신호와 증상을 가진 환자들에게 Leal과 Dennison은[351] 경부 AROM 검사 전 인대 불안정성에 대한 선별검사가 있어야 한다고 주장한다. 이 연구자들은 횡인대 부재 또는 익상인대 부상의 잠재적인 심각한 결과가 있을 때 인대 부상이 의심되는 환자들에게 검사를 수행하는 것을 권고하였다. Leal과 Dennison은[351] 또한 인대 안정성 검사 과정이 잠재적인 상부 경추 인대 부상 검사를 위한 표준 등급으로 여겨져야 한다고 주장한다. 음성인 검사들은 인대 부상 또는 불안정성을 배제하지 않기 때문에 조심히 해석되어야 한다.[351] 인대 안정성 검사를 위한 과정은 누워있을 때의 검사 결과 속에서 논의되었다.

CAD 검사는 위험 신호 선별 검사 부분에서 논의되었다. 인대 안정성 검사를 위한 임상 과정과 흡사하게 위험 신호가 있다면 이는 척추동맥 또는 내부 경동맥의 기능 장애를 나타내며, 통증 유발 검사 과정의 수행은 안전하지 않고 임상적으로 불필요할지 모른다. 환자는 의학적 평가를 받아야 한다.[350]

몇몇 선별 검사 과정은 VBI의 위험에 있는 환자들을 규명하기 위해 수행되어야 한다. 그러나, 어떠한 연구도 이 검사 과정들이 혈관 결여 또는 척수 사고의 위험이 있는 환자들을 효과적으로 규정한다는 것을 증명하지 못한다. 검사와 측정은 경추의 다양한 움직임을 활용한 정기적 신체 평가를 포함하여야 한다.[162] 신체 검사 동안, 그리고 치료 후 임상가들은 지속적으로 머리와 목 통증과 연관된 잠재적인 혈관 병리학적 신호 그리고(또는) 증상을 평가해야 한다. 검사 과정은 매우 가변적이다. 최소한 Kerry와 Taylor가[142,150] 주장하였던 (표 6-8)의 주요 과정들은 신체 검사에 필수 사항으로 권고된다. 사전에 조작이 가능한 검사 과정들은 중재 부분에서 논의된다. 제한적인 지식과 현재 지침과 연관된 불확실성은 환자 개개인에게 임상적 의사 결정을 더욱 신중한 평가, 검사 과정에 대한 증빙 서류를 통하여 종합적으로 접근하여야 한다.[142,162]

경추의 신체 검사(상부 흉추 포함)
Physical Examination of the Cervical Spine (Includes Upper Thoracic Spine)

서있을 때의 검사 과정

- 일반적 관찰과 기본 활력 징후
- 보행
- 정적인 서있는 자세
- 균형
- 기능적 활동 분석
- 견갑대, 상지, 악관절 검사

일반적 관찰과 기본 활력 징후

움직임에 대한 의지, 얼굴 표현, 숨 쉬는 패턴의 관찰과 같은 일반적인 관찰과 활력 징후와 관련한 자료를 구하는 것은 3장, 4장, 5장에서 논의되었다. 신체 검사를 시작할 때, 기본 증상은 기록하고, 그 후 검사가 진행됨에 따라

이를 관찰해야 한다. 매 검사를 진행하고 매 검사 또는 측정 기간 동안 임상가가 자세, 움직임, 활동에 대한 정확한 반응을 기록하고, 증상이 더 나빠지는 것이 아니라는 것을 확신시켜야 한다. 관찰은 척추과 상지를 포함한 상반신의 적절한 노출을 요구한다.

보행

보행과 보행 속도 분석을 위한 일반적인 지침은 3장에서 논의되었다. 보행 이상은 CM, 경추 어지럼증, 그리고 경추 협착증과 연관이 있다.[167,224,227,352] 걷기 능력에서의 기능적 부재는 CM 환자들의 보통의 기능적 특성이다. 일반인과 비교하면 부드러운 하지 경직과 4/5 근육 힘으로 특징지을 수 있는 CM 환자들은 느린 보행 속도, 감소한 걸음과 보폭, 그리고 증가한 양 팔의 지지 시간을 가지고 있다. 10미터 걷기 검사와 균형 검사를 활용하여, 보행 속도와 균형 부재는 목 통증을 가진 나이가 있는 성인들에게 나타났다(예를 들어, 65세에서 82세 여성).[353] 동일한 나이의 비교 집단과 대조하면, 목 통증을 가진 나이가 있는 성인들은 머리를 양쪽으로 회전하면서 걸을 때, 머리 회전이 있고, 없을 때 모두 눈여겨 볼 만큼의 긴 보행 주기를 보이고, 이는 잠재적으로 낙상에 대한 더 큰 위험을 불러일으킬 수 있을 때, 스스로 선택된 느린 보행 속도와 연관성을 보여준다.[353] 목 통증과 연관된 보행과 균형 부재는 손상된 경추 근육 활동, 관절 고유수용, 그리고 자세 조절 체계와의 통합과 같은 변형된 경부 체지각 투입에 기인한다.[354] 보행 또는 균형의 어려움과 관련된 질문들은 주기적으로 신체 검사를 하는 동안 적절한 후속 조치와 사정에 대한 환자 면담 동안 이루어져야 한다.

정적으로 서 있는 자세 (Static standing posture)

앉아있고 서있을 때의 자세 평가의 일반적인 개념은 3장에서 논의되었고, 골반의 자세, 척추 곡선의 모양, 목 위의 머리, 몸통 위의 목, 어깨 견갑대와 근육 균형의 자세에 대한 것을 포함한다. 전형적인 자세 변형은 전방 머리, 증가된 또는 감소된 상흉부 후만증, 경추의 전면 변화, 그리고 아마도 경추와 상체의 모든 움직임에 영향을 줄 수 있는 전인되거나, 상승한, 또는 하강된 견갑골을 포함한다. 정적인 자세에 많은 변화가 감지되는 동안, 목 통증과 연관되는 것으로 생각할 수 있는 보통의 자세 비정상은 전방 머리 자세이다. 전방 머리 자세는 머리, 하부 경추, 또는 둘 다의 전방 전위에 기인하는 것이며, 이는 상부 경추의 신전이라는 결과를 도출할 수 있다. 전방 머리 자세와 연관된 목 통증의 원인은 경추 후관절에 가해지는 힘의 증가와 전면 목 근육의 신장과 후면 목 근육의 단축으로 인한 변형된 근육 활동 때문이다.[357,358] 그러나, 연구 결과는 전방 머리 자세와 목 통증 또는 목 통증과 두통 사이의 강력한 인과 관계에 대한 설명하지 못한다.[57,359] 일부 연구는 입증하지만,[360,361] 다른 일부는 그렇지 못하기 때문이다.[362,363] 목 통증 환자들의 자세 평가에 대한 신뢰도는 전방 머리 자세에 대한 예외를 제외하고, k-value에서 보통과 매우 사이의 결과를 도출할 수 있는데, 이는 −0.1 k-value(우연 이하의 동의), 90%의 유병률을 보여주는 것이다.[364] 유사하게, Silva 등은[365] 4가지 분류 기준을 활용한 관찰과 양질의 묘사에 의한 머리 자세의 평가가 목 통증 환자들에 있어 더 낮은 신뢰도와 타당도를 보여주고 있다고 밝혔다.

전방 머리 자세와 목 통증과 관련한 지속된 연구는 디지털 비디오를 포함한 객관적인 평가를 포함한다. Silva 등은[366] C7과 외이도의 수평선 사이에 현저히 작은 각을 발견했는데, 이는 차이가 임상적으로 의미를 찾기에는 매우 작기는 그러나(목 통증, SD 45.4+/−6.8°, 통증 없는 사람, SD 48.6+/−7.1°), 통증이 없는 그룹과 비교하였을 때 만성 비외상성 목 통증을 가진 사람들에 있어 전방 머리 자세에 더 큰 의미를 도출하였다. Lau 등의[367] 연구 결과는 사진 검사가 흉부와 경추의 두개골 자세를 평가하기에 신뢰성을 주는 도구라고 한다. 목 통증을 가진 환자들은 더 큰 상흉부 각도(UTA)와 더 작은 두개 척추 각도(CV)를 가지고 있다. 시상면 자세와 같은 상흉부 각도는 수평선과 7번 경추 극돌기와 7번 흉추 극돌기 사이에 그려진 선 사이의 각도로 측정할 수 있다. 시상면 자세와 같은 경추의 두개 척추 각도(CV)는 외이도로부터 7번 경추와 수평선 사이에서 그려진 각도로 측정된다.[367] UTA와 CV 모두 목 통증을 평가할 수 있는 지표가 되지만, UTA가 목 통증의 존재를 더욱 잘 평가할 수 있다. 경추 및 흉추의 시상면 자세는 목 통증의 심각성과 장애와 상호 연관성이 있다.

필연적으로 전방 머리 자세가 클수록, 목 통증이 있을 가능성이 더 크다는 것이다.[367] Yip 등은[368] 또한 일반 환자들과 비교하였을 때, 목 통증 환자들의 더 적은 CV 각도는 더 큰 FHP와 장애와 상호 연관성이 많다는 것을 밝혔다.

설득력이 있는 연구결과의 부재를 고려하여 임상가들은 환자들의 발표 시 발견한 자세의 연관성과 인터뷰 동안 보고된 자세 요구를 결정하여야 한다. 관찰된 자세 변형은 임상가에 의해 수동적으로 교정되거나, 환자의 증상에서의 변화를 기록하고 자세와 환자의 문제 사이의 자극적이거나 경감하는 연결 고리 수립을 도모하는 등 환자 주도적으로 교정된다. 자극적 자세들은 추가적인 움직임, 근육 활동 패턴, 그리고 역동적 움직임 조절 평가를 요구한다. 환자는 정상으로부터 변형을 수정하기 위한 충분한 정상 관절가동범위를 가지고 있어야 한다. 자세는 몸통 근육의 최소한의 움직임과 함께 유지되고 편안해야 한다. 환자는 일상생활, 업무, 또는 여가 활동 시 필요한 기능적인 자세를 쉽게 취하기 위한 움직임 변형이 가능하여야 한다.

균형

자세 조절은 모든 일상생활에서 필요로 한다. 최적의 자세 조절은 최소한의 노력과 일반적인 호흡 패턴과 함께 무게 지탱 부분에서의 일반적으로 서 있는 자세의 양쪽 또는 한쪽으로 유지를 할 수 있어야 한다. 머리, 척추 곡선, 골반, 그리고 하지는 모든 부분에서 안정적으로 유지되어야 하고, 어떤 면 또는 부위에서의 조절 감소는 신경근육체계의 추가적인 검사를 필요로 함을 제시한다. Treleaven 등은[369] 편타성 관련 질환이 있는 어지럼증에 대한 불만이 있는 환자들은 약물, 불안, 또는 보상 위치가 아닌 변형된 자세 조절 운영체계 때문에 서 있을 때 균형이 부재라는 것을 밝혔다. 비교 집단과 대조하면 특발적이고 경추 손상으로 인한 목 통증을 가진 환자들은 서 있을 때의 균형 부족을 나타냈고, 두 비교집단 모두 30초 간 두 명이 눈을 감는 검사를 완료할 수 없었다고 했다.[110] 3장은 목 통증을 가진 환자들의 서 있을 때 균형에 대한 임상적 검사를 논의하였다.[114]

정적 균형에서의 문제는 역동적이고 기능적 균형 검사에서의 어려움을 유발할 수 있다.[370] WAD와 어지러움을 호소하는 40명의 지속적 통증 환자들은 다음의 검사 동안 건강한 비교집단과 함께 검사에 임했다: 눈을 뜨고, 감고 한 다리로 버티기, 보행 검사, Fukuda 걷기 검사, 딱딱하고 부드러운 표면을 양발로 걷기 검사, 시간이 주어진 10m를 머리 움직임이 있고 없고 걷기 검사. 사전 결과는 WAD 환자들은 눈을 감소 한 다리로 서기, 보행, 딱딱하고 부드러운 표면을 양발로 걷기, 계단 걷기, 시간이 주어진 10m를 머리 움직임이 있고 없고 걷기 검사에서 비교집단과 대조하였을 때부터 매우 큰 어려움이 있다는 것을 발견하였다.[370] 균형 검사를 통한 목 통증 환자들의 균형 평가는 고려되어야 한다.

기능적 활동의 분석

증상을 재발 또는 완화하는 움직임(위를 보는 것 같은), 활동(뻗기 같은), 자세(앉아 있는 것 같은)를 수행하도록 요청하는 것을 통하여 기능적 움직임을 평가한다. 종종 이러한 자극적이거나 완화하는 검사는 생체역학적으로 분석되거나, 증상의 변화의 요인을 결정을 도모하기 위하여 능동 또는 수동으로 수행한다. 완화된다면, 움직임은 관리를 도모할 것이고, 자극이 된다면, 행동은 치료 효과를 결정하기 위하여 세션을 진행하면서 움직임이 재평가될 것이다. Jull 등은[114] 업무, 스포츠, 또는 일상적 움직임에서 환자의 기능적 활동의 주요 요인을 발견하는 것을 권고하였다. 주요 요인들은 자극 요인 또는 목 통증 또는 관련 증상을 평가할 수 있는 요인을 평가하기 위한 팔 움직임 동안의 척추 자세, 시간에 따른 자세 변화, 척추와 견갑골의 움직임들이다.[114]

정적인 하중 부담이 많고 반복적인 움직임을 하는 직업군은 업무 관련 목과 어깨의 장애 유병률이 높다.[358] 그러나, 목 통증의 발병률을 줄이기 위해 근무 장소와 근무 자세를 수정하는 것이 도움이 된다는 증거가 있다.[299] Szeto 등은[371] 1시간 동안 타이핑하는 업무를 지시하는 동안 근무자들은 편안히 앉아 있는 자세와 비교하였을 때 증상이 없는 사람 대비 앞 목을 13% 정도 더 많이 구부리고 있다는 것을 밝혔다. 증가하는 목 굴곡은 인체공학적 배치와 무관하게 목과 어깨에 불편함이 있는 하부그룹에 있어 승모근과 하부 경추 신전근의[372] 증가된 활동과 연관성이 있었다. 저자들은[372] 승모근과 하부 경추 신전근에서의 변형된 움직임 활동이 전방 목 굴곡에 대한 더 큰 신전 움직임 수요에 대한 부적응적 반응이고, 이것은 경추에 더 많은 강압적인 부담, 즉, 목 증상의 발전과 지속되는 증상이 관련하여 불량한 앉아있는 자세가 큰 부담을 준다고 말한다. 움직이는 동안의 평가는 역학적 자세 교정의 관찰과 접합부의 움직임 평가를 다룬다. 예를 들어, 위를 보거나 뻗는 것처럼 자극적인 행동은 상흉부 척추의 제한적인 움직임 패턴을 보일 것이고, 이는 하부 경추의 움직임에 더 많은 요구를 발생하는 것이다. 이 정보는 상부 흉추의 과소가동성과 경추에서의 손상된 운동 조절 전략을 주장하는 최초의 중재를 인도하도록 검사 자체의 집중을 요구한다.

견갑대, 상지, 그리고 악관절 선별검사

견갑대: 경추와 견갑대의 완전한 움직임은 상부 흉추의 적절한 움직임을 요구한다. 경추, 흉추, 그리고 상지(예를 들어, 어깨, 손목, 손)의 각각의 독립성, 그리고 상지의 연관되거나 방사되는 증상에 대한 가능성을 고려하면, 견갑대 검사는 일반적으로 필요하다. 처음 견갑대 검사의 초점과 범위는 환자의 병력과 설명에 따라 다양하다. 상지를 사용하여 들거나, 운반하는 활동을 할 때 어깨 부분의 증상이나 목 또는 어깨 부분의 불편함을 가진 환자들은 다양한 진단을 통한 더욱 정교한 검사를 필요로 한다. 팔을 뻗는 것과 같은 활동과 관련한 어깨 증상을 보이는 환자들은 경추, 흉추 또는 어깨와 연관이 있을 수 있다. 견갑대에 대한 표준 검사는 존재하지 않지만, 검사는 첫 번째 어깨 문제가 존재하거나 2차 증상을 보이는 원인을 적절히 규명하여야 한다. 견갑대, 상지, 그리고 턱관절 또한 앉은 상태에서 검사한다.

상지와 견갑대의 정적인 자세 평가는 근육 대칭도, 쇄골, 견쇄관절, 흉쇄관절, 상완 위치, 견갑골 위치의 대칭도 관찰에 포함한다. 측면으로 중력 선은 견봉 앞 상완골두의 1/3 지점을 근접하여 상완골두를 지나간다. 비대칭성 환자들 사이에서의 차이는 일반적이기 때문에, 휴식 시 또는 견갑골의 상승 시 최적의 자세에 대한 적절한 자세는 없다. 견갑골 휴식 위치는 환자가 중립적 요추 골반을 곧바로 세우는 자세를 취하라고 할 때 관찰할 수 있다. 척추후만증은 목 위에 머리를 가운데로 놓고 몸통에서 목을 가운데로 놓았을 때 흉추에서 존재한다. 견갑골은 흉부 벽에 반하여 평평하여야 한다. 휴식 시, 견갑골의 상각, 견갑극, 하각은 각각 T2에서 T3, T3에서 T4, 그리고 T7에서 T9 수준이다.[373] 내측연은 척추와 평행하거나 2–3° 위쪽으로 회전한다. 견갑골은 이마면에서 30° 내회전, 전방 기울기 8° 정도에 놓여있다.[374] 종종 변형된 견갑골 휴식 자세는 고통스러운 CR과 연관되어 증가된 신경 조직 기계적 민감도과 같은 본연적으로 보호성 원인에 기인한다.

견갑대 움직임 관찰은 경흉추와 견갑골의 근육 연결, 그리고 주변부를 지나는 신경혈관 구조에 의하여 목 통증 환자들에게 매우 중요하다. 해당 지역의 생체역학과 검사에 대한 논의는 이 참고 사항의 범위를 넘어서는 것이다. 그러나, 견갑골의 안정성에 대한 중요성은 목과 어깨 통증의 환자들에게 많은 연관이 있기에 이 책에서 다루어지고 있다. 최적의 견갑골 안정은 기능적으로 견갑–상완골이 움직이기 위하여 필요하다. 견갑골 평면의 들어올리는 동안 견갑골은 상방으로 회전하고, 후방으로 기울며, 외회전한다.[375,376] 이러한 움직임은 견갑골의 후인과 상승, 쇄골의 상승, 후인, 그리고 외회전과 함께 일어난다.[374,376,377] 승모근, 전거근, 견갑거근, 능형근의 근육 활동량은 근육 운동이 주요 견갑골 안정 작용을 함에도 불구하고 역할에 무관하다. 변형된 근육 운동 패턴은 상승 또는 상지 사용 동안의 근육 길이, 강도, 낮은 활동 또는 시간 변형 등과 연관이 있으며, 이는 견갑골 운동 장애라고 보통 지칭하는 고통스러운 어깨에 대한 불특정 반응으로 귀결된다.[378] 이러한 반응은 변형된 견갑골 휴식 자세, 변형된 견갑골 움직임(감소된 상방 회전과 외회전, 또는 감소된 후방 기울기 등으로 확인할 수 있는), 그리고 문제의 원인이 될 수 있는 변형된 근육 활동 변화로 분류할 수 있다.[378]

움직임 동안의 변형된 견갑골 위치의 연관성을 규명하기 위해 임상가들은 손을 활용하여 치료를 하거나, 환자들이 능동으로 견갑골의 위치를 수정한다. 그 후 환자는 활동을 반복하고 견갑골 수정 운동을 하였을 때와 하지 않았을 때를 비교한다. 가능한 움직임 속에서 목 또는 어깨 통증 또는 변화에 대한 즉각적인 감소는 낮은 견갑골 안정화가 환자의 문제와 연관성이 있고 환자에게 즉각적인 추후 검사와 중재를 할 수 있는 교육 역할을 담당한다. 목 통증 환자들의 견갑골 위치에 대한 수동적 교정의 효과에 대한 연구는 이 전략을 확인시켜준다.[379] 하방 회전의 양면 견갑골 휴식 자세를 가진 15명의 환자들은 대상으로 한 연구에

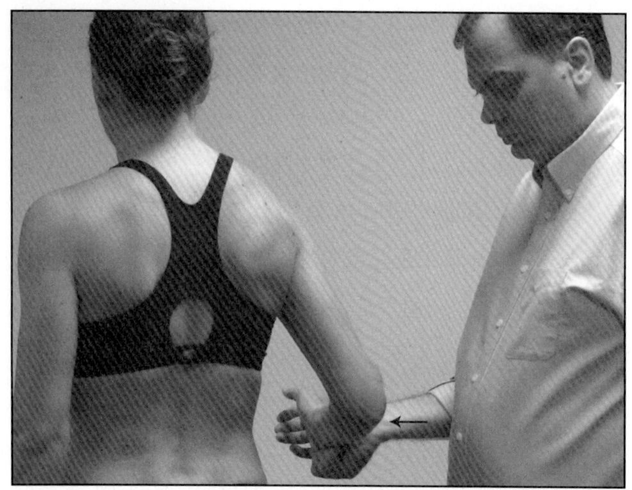

그림 6-8. 불량한 견갑골 조절에 대한 등척성 외회전 저항

서 목 통증 완화,[380] 목 회전 관절가동범위와 고유수용성 감각의 향상을 보이고 있다고 밝혔다.[379]

서 있을 때의 견갑대에 대한 최소한의 검사는 활동적인 관절가동범위에서의 양적, 질적, 그리고 증상 반응과 저항이 있는 등척성 수축을 포함한다. 움직이는 동안의 척추 자세와 견갑골의 위치가 자세 또는 견갑골 조절의 손실을 관찰할 수 있게 한다. 저항 또는 특정 경감 활동과 더불어 환자마다 상지 사용에 대한 특정 부담이 있다는 것은 낮은 견갑골 또는 경흉추 조절을 보여주는 것이다. 저항이 있는 등척성 어깨 검사(그림 6-8) 또한 낮은 견갑골 조절을 보여준다. 환자의 목 또는 어깨 증상을 만들거나 증가시키는 낮은 견갑골 안정화 전략들을 관찰하는 것은 임상가들에게 길이, 힘, 지구력, 수축 시간 등과 같은 근육 활동에 대한 추가적인 검사를 진행할 수 있게 한다.

턱관절 부위: 목 통증이 있는 일부 환자의 경우 증상이 TMD 부위에서 보고되어 가설을 세우는 토대로 한번쯤 TMD 검사가 필요하다. TMD 부위와 경추 사이에는 생체역학적 관계가 깊은 것으로 보인다. 하악골의 개폐가 각각 두개 경구의 신전과 굴곡이 연관되어 있고, 두 부위의 움직임과 움직임 조절의 변화는 이 협응에 영향을 주고 양 쪽 또는 한 쪽 움직임의 불편함을 형성할 수 있다.[381]

TMD의 ROM은 손 밀리미터 눈금자(hand-held millimeter ruler)로[382] 신뢰도 있는 측정이 가능하다. Walker 등은[382] 6 TMJ 움직임(열기, 왼쪽 및 오른쪽 편위, 전인, 수직피개교합(overbite), 수평피개교합(overjet) 등) 2명의 치료사에 의해 측정을 하였다. 열기는 TMD 장애가 있는 그룹과 없는 그룹에서 유일하게 차이를 보였다(평균 36.2±6.4 vs 43.5±6.1 mm). 측정 오류는 0.2에서 2.5mm였다. 내부 측정 신뢰계수(ICC 3, 1)와 외부 측정 신뢰계수(ICC 2, 1)은 각각 0.70에서 0.99, 0.90에서 1.0의 차이를 보였다. TMJ를 암시하고 TMJ 장애가 있거나 없는 환자를 구별하는데 도움을 주는 선별 검사 절차로 입 열기를 권장한다. TMJ 장애의 평가 및 관리와 연관하여 추가적인 자료들의 사용이 가능하다.[383,384]

상지의 능동 가동범위 검사 절차

굴곡, 외전, 손을 등 및 머리 뒤로 갖다 대는 결합동작, 팔꿈치와 손목 굴곡 신전, 그리고 손을 쥐고 펴는 등의 동작은 지시에 의해 수행한다. 질(quality), 양(quantity), 그리고 증상 반응(symptom response)을 기록한다. 환자가 좋은 조절과 증상이 없는 상태로 완전한 AROM을 보인다면, 과압력(OP)을 가한다.

굴곡, 과압력

검사자는 한 손으로 견갑골과 체간을 고정시키고, 천천히 근위부 상완골을 구부리도록 움직이고, 끝느낌의 양, 질, 증상 반응을 기록한다(그림 6-9).

외전, 과압력

검사자는 한 손으로 견갑골과 체간을 고정시키고, 천천히 근위부 상완골을 외전시키도록 움직이고, 끝느낌의 양, 질, 증상 반응을 기록한다(그림 6-10).

손을 등에 대기(hand behind back), 과압력

손을 등에 대기(HBB) 신전, 외전, 그리고 내회전(그림 6-11)의 결합된 움직임이다. 견갑골을 고정시키면서, 환자가 손을 등에 대는 동안 검사자는 먼 쪽의 팔뚝을 부드럽게 잡고 천천히 상지를 신전, 외전하고, 마지막으로 가능한 범위까지 내회전을 시킨다.

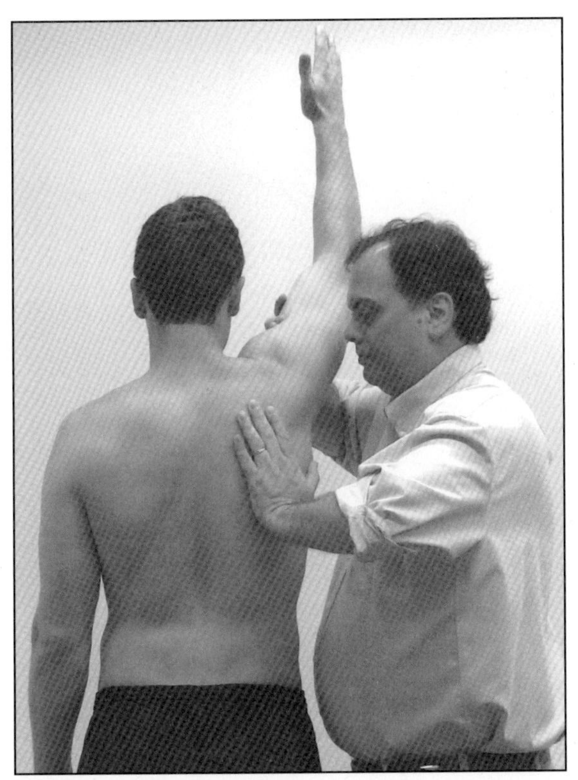

그림 6-9. 과압력을 동반한 견관절 굴곡

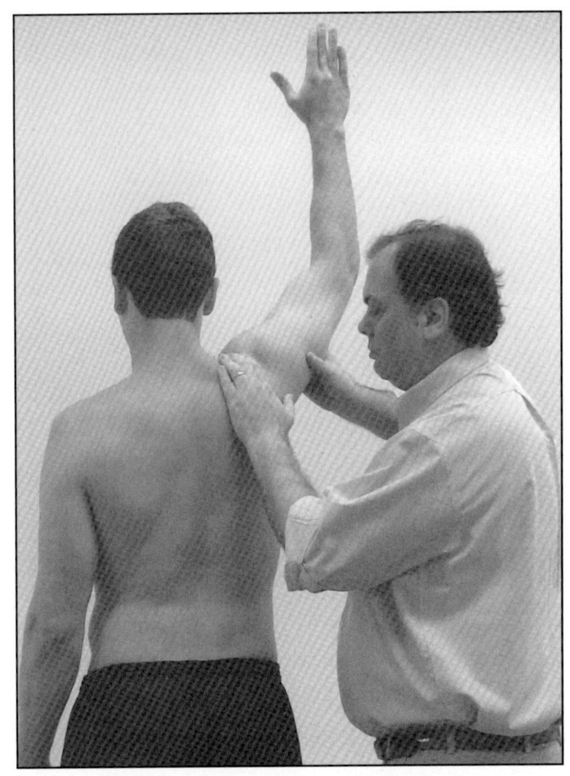

그림 6-10. 과압력을 동반한 견관절 외전

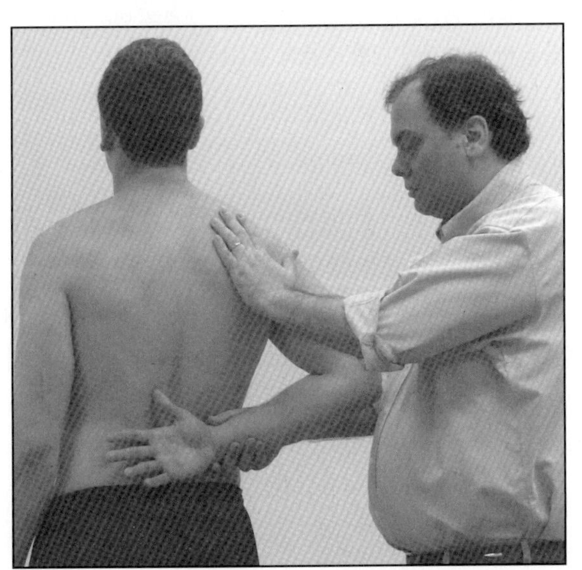

그림 6-11. 과압력을 동반한 손을 등 뒤로 하기

손을 머리 뒤에 대기(hand behind head), 과압력

손을 머리 뒤에 대기는 환자가 머리로 손을 가져다 대는 동안(그림 6-12) 거상(elevation), 외회전의 결합된 움직임을 의미한다. 과압력을 가하기 위해, 검사자는 견갑골과 체간을 고정하고, 천천히 상완골을 거상 및 외회전이 가능하게 움직인다.

등척성 저항 검사를 위한 절차

굴곡, 외전, 외회전, 또는 내회전과 같은 등척성 어깨 동작들은 불안한(poor) 견갑골(그림 6-8) 또는 어깨와 목 부분의 통증, 또는 자세 조절과 위약(weakness)을 나타낸다. Jull 등은[114] 등척성 어깨 외전, 굴곡, 그리고 외회전은 견갑골의 상방 회전, 후방 기울기, 그리고 외회전 각각을 유지하는 것이 힘들다는 것을 의미한다고 밝혔다. 명백한 위약, 통증, 불안한 견갑골의 관찰은 견갑골 후인(retraction) 검사[385](그림 6-13)나 재위치(reposition) 검사를 통하여 이루어져야 한다.[386] 이 검사들은 임상가들이 수동으로 견갑골을 재위치하고, 검사를 반복하고, 증상 또는 힘의 변화를 다시 부여하게끔 한다. 양성 검사는 환자의 증상을 변화하고 중재에 의한 견갑골 근육의 추가적인 검사를 요구한다.

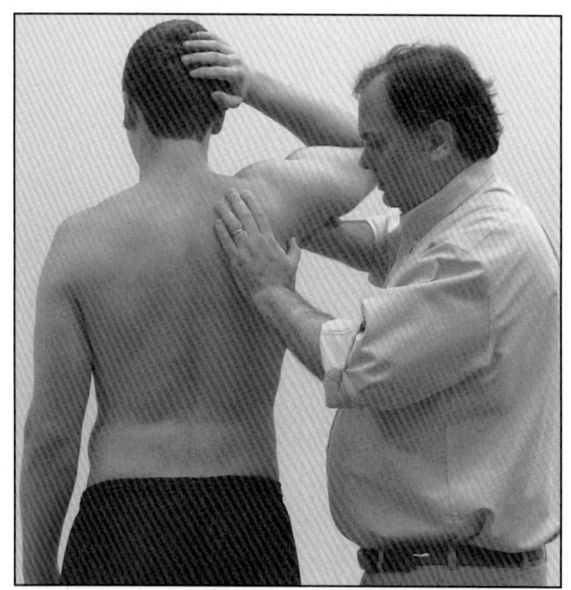

그림 6-12. 과압력과 손을 머리 뒤에 대기

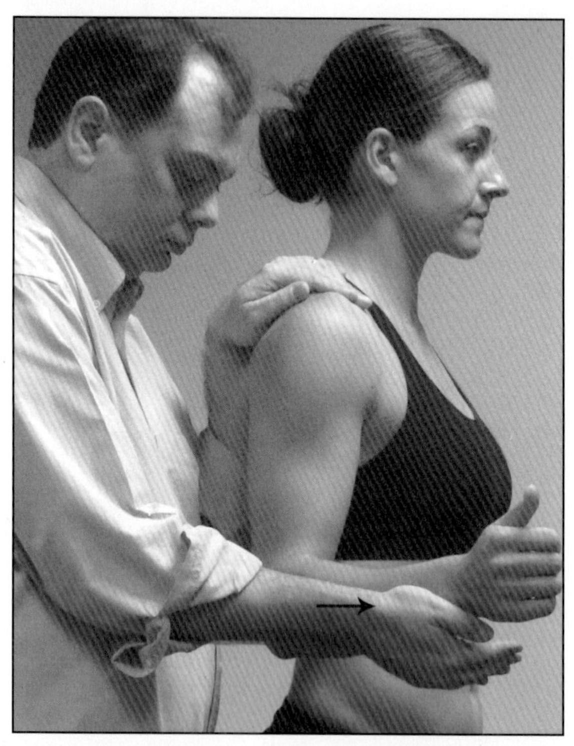

그림 6-13. 견갑골 후인 검사. 저항된 외회전과 함께 명백한 유약함이 기록될 시, 임상가는 견갑골을 수동으로 재배치하고 힘의 변화를 기록한다. 양성 검사는 힘의 증가를 도출하고, 견갑골을 제어하는 근육의 부재를 의미한다. 견갑골 안정 기제에 대한 추가적 검사는 지시된다.

앉아있을 때의 검사 절차

- 정적인 앉은 자세
- 말초관절 선별검사
- 신경학적 검사
- AROM과 과압력을 동반한 AROM
- 특수 검사: 목 염전(torsion) 안구진탕증 검사와 Dix-Hallpike 조작법
- 흉추 검사
- 반복된 움직임: 후인, OP를 동반한 후인, 후인/신전, 그리고 굴곡/전인(protrusion)
- 필요 시 결합된 움직임
- 특수 검사: 압박, 신연, Spurling 검사, 그리고 어깨 외전 검사
- 경부 회전 측방 굴곡 검사
- 분절 가동성 검사(T1에서 T4) – 자세별 검사
- 흉곽출구증후군 검사
- 감각운동(sensorimotor) 조절

앉아있을 때의 자세

진단적 유용성

목 통증의 증가(development)와 지속에 있어서의 앉아있을 때의 자세의 역할은 논란이 있지만, 해당 분야에 대한 증가하는 연구 결과들은 앉아서 업무를 보는 실험군에 있어서 변형된 운동 조절 전략을 보여주고 있다고 말한다. 10분간 컴퓨터 작업을 하는 동안 경부와 흉부 자세의 변화가 만성적인 중증(nonsevere)이 아닌 목 통증 환자들로부터 확인되었다.[87] 목 통증이 있는 실험군은 머리의 자세를 지속적으로 앞으로 움직이고 있음이 다른 대조군과 비교하였을 때 발견이 되었다. 연구진들은 지속적으로 머리를 앞으로 움직이는 것은 바른 자세를 유지하기 위한 지속력에 손상을 입었음을 말하고 있다고 한다.[87] 같은 연구에서, Falla 등은[87] 목 통증이 있는 환자들은 무작위로 선별하였고, 모두 심부 두개굴곡근(craniocervical flexors) 훈련(CCF) 또는 6주간의 지구력과 힘을 배양하는 프로그램을 이수하게 하였다. CCF 훈련을 받은 그룹만 10분 간의 검사에서 바른 자세를 유지하는 능력이 향상되었다.[87] 연구진은 앉은 상태에서 불량한 머리 조절 능력은 심부 경부근 손상의 기능적 결과이며, 추후의 연구가 재발하는 목

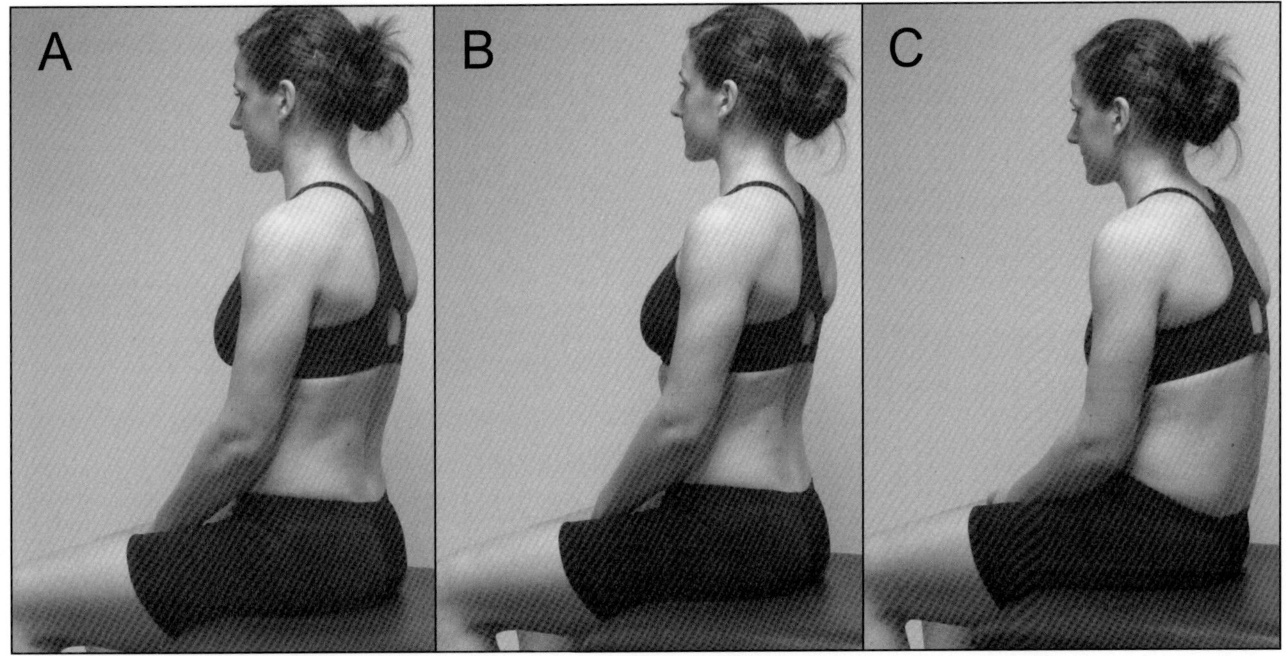

그림 6-14. 앉은 자세: (A)요추 골반 바로 세움(upright), (B)흉추 바로 세움, 그리고 (C) 구부정하게 앉기

통증의 관리와 예방과 관련한 임상학적 연관성을 규명하여야 한다고 말했다.[87]

흉요추 자세, 머리와 목의 자세, 그리고 근육 운동 사이의 연결을 발견하기 위하여, Caneiro 등은[387] 3가지의 바른 앉은 자세(그림 6-14)를 통하여 경흉부 지역의 근육 운동과 머리와 목의 변형된 운동학을 검사하였다. 기대하였던 것처럼, 구부정하게 앉아있는 것은 경부 및 요추골반 기준으로 앉아있는 것에 비해 더 큰 머리와 목의 구부림, 전방 머리 변위, 그리고 증가한 경부 척추세움근(CES) 활동을 요구하는 결과를 도출하였다. 흉부를 바르게 하여 앉는 것은 증가한 흉부 척추 세움근 활동을 요추 골반 및 구부정한 자세 대비를 보여주었다. 앉을 때의 가장 좋은 자세는 요추 골반 자세로써, 상대적으로 머리와 목의 위치를 바르게 하고, 경부 및 흉부 척추 세움근을 구부정한 자세에 비해 바르게 유지하는 결과가 있다.[387] 이러한 연구 결과는 이완되지 않은 흉부를 바르게 하여 앉은 것에 비하였을 때 치료사에 의한 촉진된 요추골반 자세에서 증가하는 심부 목 근육과 요추 다열근 활동을 보여준다.[87,388]

유사하게 Edmonson 등은[389] 경흉부자세, 역학적 부하, 그리고 신전근 활동의 23개의 증상을 보이지 않은 실험군을 대상으로 전신의 앉은 자세의 영향력을 검사하였다. 머리와 목의 자세와 중력의 부하 움직임 측정은 구부정한 자세와 요추골반의 중립 자세에서 측정이 되었다. 시상면에서 머리 변위, 상부 경추 신전, 그리고 부하력(load moment)은 경추 신전근 활동이 구부정한 자세보다 40% 정도 증가하는 것으로 밝혀졌다. 연구진은 좀 더 중립 앉은 자세가 경추 신전근 활동의 수요를 감소시키고, 경부 및 흉부 신전근이 머리와 목의 자세를 조절하기 위한 상대적인 기여 부분을 변화한다고 결론지었다. 근육 활동의 최적의 패턴을 촉진하기 위한 자세 교정은 경부 척추와 자세와 관련한 목 통증의 부하를 경감한다.[389]

검사 절차

Jull 등은[114] 목 통증을 가진 환자들의 바른 앉은 자세를 평가하기 위해 다음의 과정을 소개하였다. 첫째, 바닥에 발을 평평하게 되고 엉덩이를 80° 가량 구부린 상태로 환자가 다른 지지없이 앉은 자세를 관찰한다. 필요 시, 임상가는 단순히 환자에게 “똑바로 앉으세요”(예를 들어 흉부를 바로세운 자세)라고 하기보다는 손을 활용하고 말을 통하여 요추 골반을 바로하여 앉을 수 있도록 도와준다. 골반의 전방 회전은 약간의 흉부 들어올리기 또는 낮추기와 더불어 보통의 낮은 수준의 요추 전만과 흉추 후만

증 재건한다. 이는 견갑골이 흉부 벽에 같은 높이로 머물러 있어야 하기 때문이다. 목 위 머리 자세는 부드럽게 경추 신전으로부터 후두 들어올리기를 통하여 교정될 수 있고, 이는 척추를 곧게 하여 자세를 잡을 수 있는 결과를 이끌어 낸다.[114] 견갑골은 필요시 손으로 재위치할 수 있고, 서 있는 자세의 경우처럼 앞서 논의되었다. 환자는 적극적으로 이 자세를 유지하도록 요구받는다.[114] 환자의 증상에 있어서 자세 교정의 효과는 연관성을 규명하기 위해 수행된다. 증상은 증가, 감소, 또는 현상 유지, 또는 환자가 척추 운동 부족으로 인한 요구된 자세를 취하는 데에 어려움이 있을 수 있다. 종종 머리와 목의 측면 또는 회전 변형은 가시적인데, 이는 습관적이거나 보호적 요인에 의한 것이며 치료가 가능하다. 적은 수의 급성 중증 목 통증 환자들에게 있어 측면 변화에 대한 치료 시도는 매우 고통스럽고 보통 사경 또는 갈고리목이라고 일컬어진다.

정적인 자세 배치는 개인별로 변화가 크며, 일반적인 또는 이상적이라고 보이는 것으로부터의 모든 변화들은 병적인 것이 아니다. 그러나, 관찰된 자세 변형은 임상가들에 의하여 수동적으로, 또는 환자의 증상에 대한 모든 기록을 통해 환자 스스로에 의해, 자세와 환자의 문제 사이의 자극적 또는 경감적 연관성을 설립하는 것을 도모함으로서 치료가 되어야 한다. 환자는 일반적인 상태로부터 변형을 치료하기 위하여 충분한 관절가동범위를 가져야 한다. 자세는 충분한 몸통 근육의 최소한 행동을 통한 유지, 안락하여야 하고, 일상 생활, 업무, 여가 활동 시 필요한 기능적 활동들의 움직임을 경감시켜주어야 한다.[390]

신경학적 검사

신경학적 검사는 CM과 같은 상부 운동 신경(UMN)의 병리학과 신경근병증 또는 주변부 신경병증과 같은 하부 운동 신경(LMN)의 병리학과 더불어 질병의 신호들의 규명을 도모한다. 하부 운동 신경 병리학은 감소된 또는 결여된 DTR, 감소된 또는 결여된 가벼운 촉감 또는 적절한 부위의 통각, 그리고 그에 상응하는 근육 약화를 의미한다. 상부 운동 신경 병리학은 상지와 하지의 과반사 또는 경련, 보통 손 또는 발의 양쪽에서 발견되는 비피절(nondermatomal) 또는 비말초(nonperipheral)의 신경 분포, 보행의 미숙함, 일반적인 약화, 그리고 양성 Babinski 또는 Hoffman 반응을 의미한다. 신경학적 검사는 사지에 약화, 마비, 지각이상, 무감각증, 신경근통증, 그리고 머리, 얼굴, 흉부, 가슴벽 또는 복부에 연관된 통증, 신경학적 결함의 병력 또는 원인을 알 수 없는 증상을 보이는 것까지 확대해볼 수 있는 경흉부 통증을 보이는 환자들에게 요구된다. 병력으로부터의 세부 정보는 UMN, LMN, 또는 두개골의 신경 검사의 필요성을 지적한다. 신경학적 선별검사는 3장에서 논의하였다.

경추 운동 검사

경추 기능 검토

경추의 기능은 흉추, 견갑대, 그리고 턱관절의 움직임과 밀접한 연관이 있다. 경추는 일반적으로 상경부(두개경수의 또는 후두 C1 그리고 C1에서 C2부분)과 하경부 또는 일반적인 경부 지역(C2에서 C7)로 구성되어 있고, C2에서 C3는 전환지역으로 구별할 수 있다. 후두–C1의 최초의 움직임은 시상면에서, C1에서 C2사이 지역이 가로로 놓인 수평면 지역에서의 회전을 가능하게 하면서 동시에 발생한다. 상경부 척추는 1/3의 시상면 운동과 1/2의 가용 경부 척추 운동 가로로 놓인 수평면의 움직임으로 구성된다. 하경부는 굴곡과 신전, 측방굴곡과 회전을 같은 방향으로 맞추어 가능하게 한다.[391,392] 임상적으로 수용 가능한 AROM은 굴곡(80에서 90°), 신전(70°), 측방굴곡(20에서 45°), 그리고 회전(70에서 90°)와 같다.[393]

경추의 조절은 복잡하다. 공간에서의 머리와 목의 일상적 활동은 다양한 움직임 조절 전략과 움직임 패턴을 통하여 얻을 수 있다.[392,394] 근육 조절은 깊은 곳과[395–397] 표면 근육의[398,399] 상호작용을 통하여 얻을 수 있다. 경흉부와 축견갑근육의 필요 수준은 활동 및 환자에 따라 다르다. 머리와 목의 굴곡과 신전은 중간 및 상경부 지역이 중간 지점에서 하경부 척추(C4에서 C7)의 움직임으로 시작하고 끝난다.[391,400] 신전하는 동안 상경부 척추는 신전할 수 있는 최대 범위까지 신전이 된다.[391,400] 경추의 굴곡과 중립으로 돌아오는 것은 경추 굴곡근의 구심성 조절에 따라 신전 시 요구되는 편심성이 되고 경추 신전근의 구심성 조절에 따라 편심성 조절이 요구된다.[401] 근육 기능 평가는 AROM과 기능 활동 동안의 목과 머리의 역동적 자세 조절을 관찰하는 것으로 시작한다.

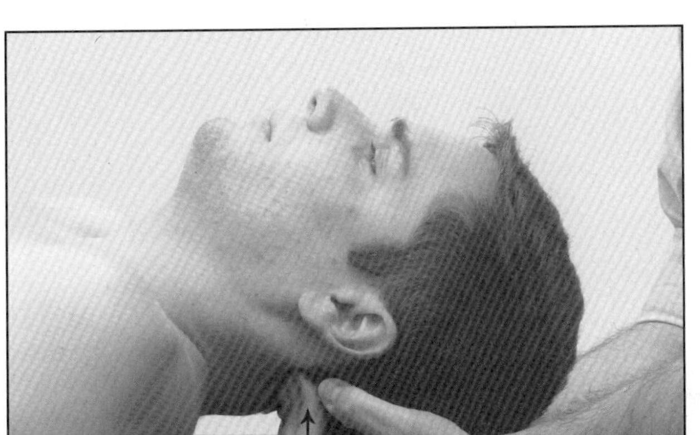

그림 6-15. 횡인대 전방 전단 검사(transverse ligament anterior shear test).

환자의 병력에 기초하여, 인대 안정성 검사(그림 6-7, 6-15, 6-18) 또는 CAD 검사는 AROM 검사 전에 이루어져야 한다. 어지러움이 증상이라면, 전방의, 경추성, 혈관성, 또는 신경적 병인학적 요인들 사이의 차이점을 인지하는 것이 필요하다. 일반적으로 능동 동작(active motion) 검사는 움직임 의지 또는 움직임에 대하여 두려움, 동맥 그리고 정맥, 근육, 그리고 신경의 조절 체계를 평가하는 것이다. 그러므로 AROM 검사 동안에 발견되는 움직임의 결함은 이러한 체계 중의 손상에 기인한 것이다. 감소한 움직임의 원인을 규명하기 위하여 추가적인 검사가 필요하다. 제한적 움직임은 CGH와[15] 움직임 부족의 목 통증의 진단적 분류를 도와주고, WAD를 가진 환자의 만성 정도를 예측하게 해준다.[48] 경부 AROM 검사는 몇몇 관절의 기능과 움직임의 손상 평가 분류로 ICF에 적합하다. 끝부분 통증, 중심화 또는 말초화의 존재 또는 부재와 같은 움직임에 대한 증상 반응은 진단적 분류를 도모하고, 증상의 원인으로 경추를 확정해주고, 통증의 강도와 제한의 패턴과 더불어 중재와 약물의 종류를 가늠하게 해준다. 임상가들은 때때로 움직임 부족을 전반적인 중재의 일부로 생각하지만, 손상의 변화가 현존하는 기능의 개선을 설명해줄 가능성과 관련하여 불명확한 상태이다. 그러나, 특정 장애(impairment)이 불능(disability)을 감소하는 결과를 보일 수도 있다.

감소된 AROM의 장애는 일반적이다. 경부 AROM은 비대칭적 사람들과 목 장애가 있는 환자들을 구별하기 위하여 도입되고 있다(경추성 두통과 WAD).[34,48,402,403] 그러나, AROM 측정은 만성 목 통증의 기능 또는 장애와 깊은 상호관계를 가지지 않지만,[404–406] 통증이 없는 AROM의 초기 지점(baseline)으로부터의 손실 또는 증가가 부정적인 또는 긍정적인 치료 반응을 도출하기도 한다. 그러므로, 반응에 대한 질과 증상은 전체 가용 범위보다 더욱 중요한 것이다. AROM의 통증과 제한은 초기 지점 반응을 규명하거나, 손상을 증명하거나, 또는 움직임에 관한 특정 방향적 선호를 증명하도록 기록된다.

능동가동범위에서 어지러움(dizziness)

통증과 더불어 어지러움은 환자의 병력에서 목 움직임과 관련이 있을 수 있다. 위험 신호 질환의 증상으로 어지러움과 현기증은 앞서 논의되었고, CAD, 경추성 어지러움과 전정기관 질환과 연관이 있다. 신경학적, 혈관성, 또는 전정기관의 다른 모든 어지러움의 원인을 제외한다면, 경추성 어지러움은 검토되어야 한다. 그러므로, 전체적인 병력과 신체 검사가 환자의 경추성 어지러움, 근골격 손상, 그리고 물리치료와 연관된 전정기관 질환이 환자에게 있는지를 규명하기 위하여 필요하다. 능동적 경추 회전 또는 다른 목의 움직임으로부터 발생하는 어지러움은 경추성 어지러움, CAD, 또는 전정기관 질환 때문일 수 있다. 차이를 확인하기 위한 다른 명확한 검사가 존재하지 않는다.

목 염전 안진증(nystagmus) 검사

목 염전 안진증 검사(그림 6-19)는 경추성 어지러움을 추적하는 것을 도와주는 역할을 하는 것으로 파악할 수 있다.[407,408] 그러나, 이 검사의 진단적 유용성은 알려지지 않았다. 본 검사를 진행하기 위해, 머리는 고정한 상태로 목과 몸통을 회전시킨다. 만약 증상이 유발된다면, 경추성 어지러움은 머리를 고정하는 것이 전정계를 최소화하고, 목의 구조(체성 및 혈관)를 자극하는 것으로 파악할 수 있다. 그러나, 경추성 어지러움에 대한 해당 검사의 특이도는 판명되지 않았다. WAD를 가진 환자 262명 중 64%가 해당 실험을 통해 안진증이 있고,[409] 최대 50%의 일반 사람 또한 안진증이 있다는 것이 밝혀졌다.[408,410] 어지러움 또는 안진증이 목 염전 검사를 통해 형성되지 않았다면, 전방 또는 혈관계를 암시된다. 추가적으로 유발되는 움직

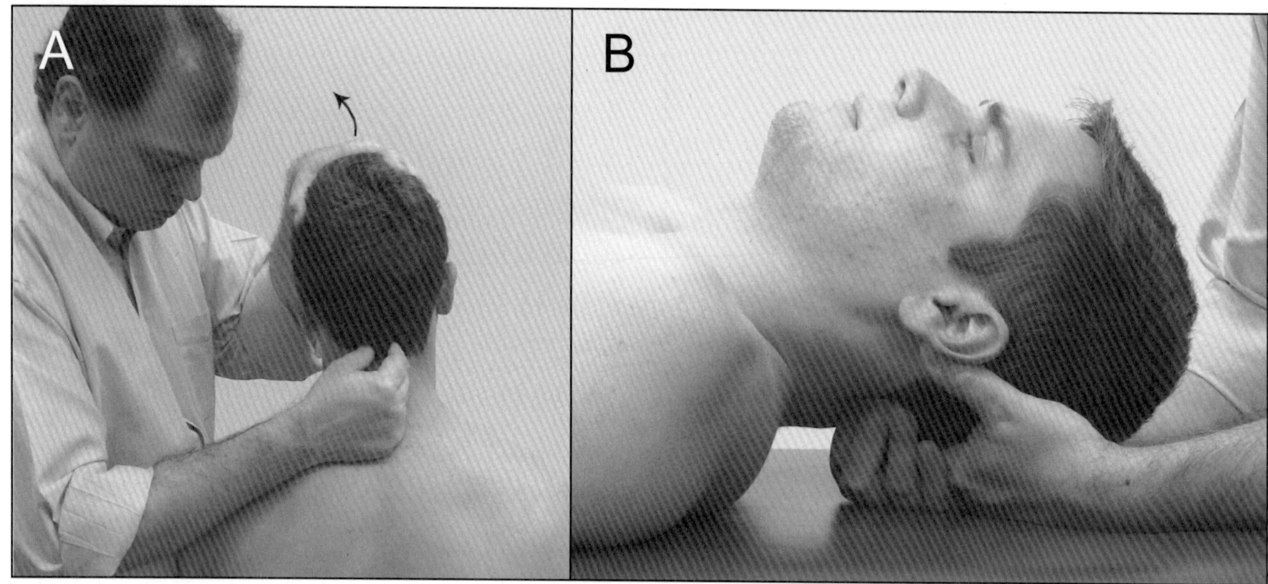

그림 6-16. Alar 인대 검사. (A) 예시를 보여주기 위하여 Alar 인대 검사는 앉은 상태에서 이루어진다. 오른 손은 C2 극돌기를 모니터하고, 임상가는 흉부를 왼쪽으로 부드럽게 구부린다. 일반적인 반응은 C2 극돌기가 오른쪽으로 즉각적으로 움직이는 것이다. (B) 과정은 일반적으로 바르게 누워서 이루어진다.

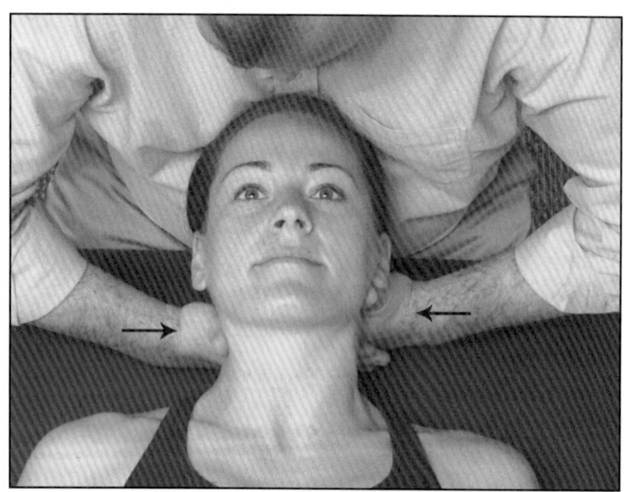

그림 6-17. 환추 관절에 대한 횡단 또는 회측 전단

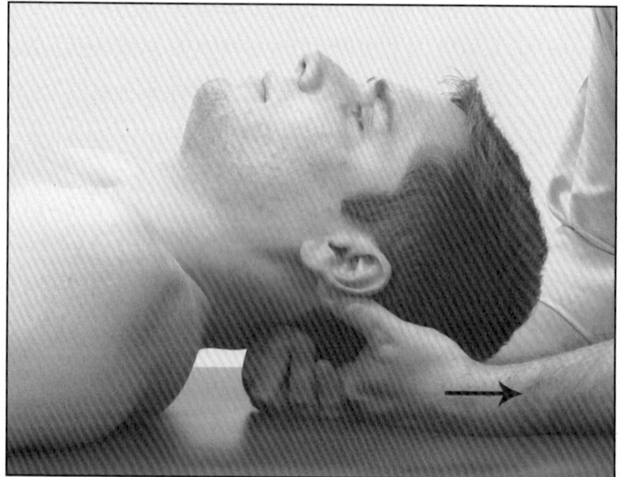

그림 6-18. 장축 견인

임과 같은 회전을 통한 전정계를 추가적으로 인지하기 위하여, 전정계는 머리와 몸통을 일괄적으로 움직이는 것으로부터 기인된다고 도출할 수 있다. 머리의 움직임이 발생하지만, 경추는 회전하지 않고 다만, 전정계만 자극된다는 것이다. 증상의 유발은 경추가 일상적 상태를(회전이 허용되지 않는) 유지하기 때문에 전정계를 제안할 수 있는 것이다. 전정계에 대한 추가적인 검사가 보장된다.[411]

전정기관 질환의 평가와 관리는 이 논의의 범위를 벗어난다. Clendaniel 박사의 연구에서 더 심도있는 논의를 확인할 수 있다.[412] 앞서 논의된 바처럼, 종합적 병력과 적절한 검사는 추가적인 신호와 증상을 발견하여 차별화된 진단과 전문성있는 치료사의 전정계 치료에 대한 상담을 제공할 수 있다.

척추동맥 부족 검사

CAD와 연관된 증상은 진단적(Diagnostic Triage) 분류와 VBI의 위험에 처한 환자의 규명과 연관한 불확실성과 의사결정 과정 부분에서 논의되었다. 어지러움 또는 자

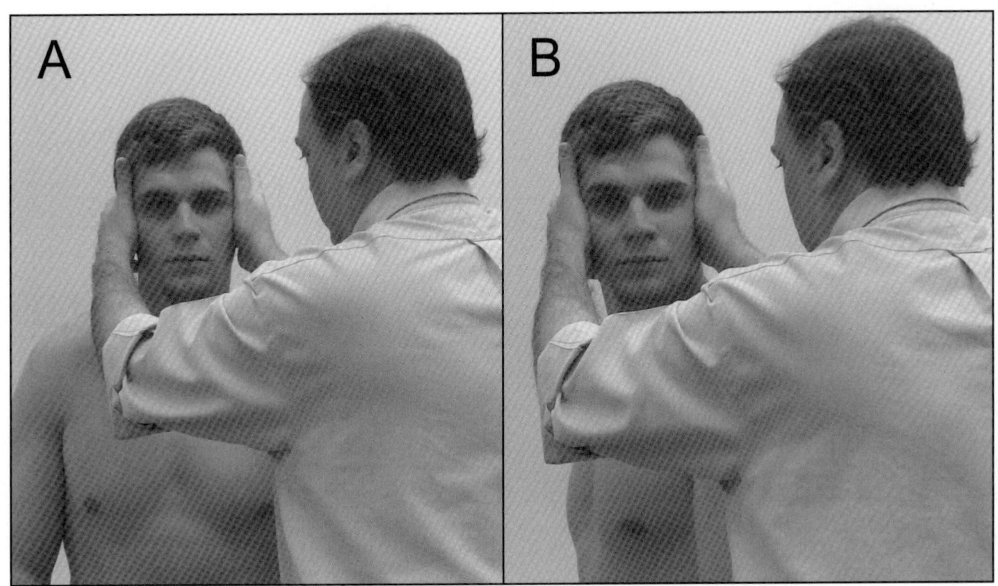

그림 6-19. 목 염전 검사 (A) 파트 1, 그리고 (B) 파트 2

세에 의한 현기증 그리고 목 통증을 가진 환자들에게 양성의 발작성 위치 기반 현기증(BPPV)과 같은 전정기관 질환과 VBI 사이를 차이를 규명하는 것 또한 도전이 될 수 있다. 발작성 위치 기반 현기증은 상대적으로 VBI 대비 일반적이다. 그러나, VBI가 BPPV와 연관된 안진증 또는 어지러움의 고립된 증상일 확률이 낮다. VBI(그림 6-7)는 유약함, 말 더듬기, 그리고 안진증과 어지러움과 더불어 정신적 혼란과 연관이 있다. VBI 검사 절차는 진단적 분류에서 논의된다.

양성의 발작성 위치 기반 현기증은 자세적 현기증의 반복적 현상으로 설명될 수 있는 내이 질환이다.[413] 자세적 현기증은 척추의 위치에 상관없이 중력 대비 머리 위치의 변화에 의해 형성되는 회전 현상이다.[411] VBI와 연관된 증상은 머리 위치에 상관없이 중력 대비 경추의 위치에 의해 도래된다. VBI와 BPPV에 의한 자극적 진단 검사(Dix-Hallpike)는 경부 회전과 신전에 관한 유사한 검사 위치를 활용한다. VBI 검사는 Dix-Hallpike 검사가 45° 회전과 20° 신전을 요구하는 반면, 보통 완전한 신전과 회전을 활용한다.[411]

Dix-Hallpike 방법[413]

환자들은 이 검사(그림 6-20)가 자극적이고 어지러움과 안진증을 유발할 수 있다고 안내를 받아야 한다. 자세를 바로하고 다리를 테이블 위로 뻗어 올린 상태로 검사자는 환자의 머리를 45° 옆으로 돌린다. 머리와 목의 자세를 유지한 상태로 검사자는 빠르게 환자를 움직여 바로 눕히고 천천히 환자의 목을 약 수평면 아래로 약 20° 가량 환자의 목을 신전한다. 환자의 뺨을 눈을 뜬 상태로 살짝 위쪽으로 향하게 하고 머리를 테이블의 가장자리로 매달고 검사자가 머리를 들고 있는다. 눈을 관찰하는 동안 검사자는 안진증과 현기증의 유무를 기록하고, 특히 안진증이 있다면 지속 시간, 잠재도, 그리고 방향을 기록한다. 대부분의 경우에서 안진증과 현기증이 몇 초간 형성될 수 있으나, 반응은 일부 환자들에게서 늦게 나타나는 경우가 있다. 검사는 최소 30초간 이루어져야 한다. 관찰된 안진증은 보통 눈의 회전성 수직 운동이고 보통 20초 미만으로 지속된다. 일부 현기증과 안진증은 환자가 똑바로 돌아가기 전 해결된다. 만약 안진증이 계속 진행된다면, 환자는 바른 자세를 취하게 하고 해결될 수 있도록 시간을 준다. 검사는 반대 쪽에서도 반복적으로 진행된다.[43] Dix-Hallpike 검사가 외부 BPPV를 위한 표준 검사이기 때문에, 신뢰도와 타당도를 규명하는 것은 힘들다.[413,414] Halker 등은[414] Sn(95% CI: 0.58에서 17.50), Sp 0.75(95% CI: 0.33에서 1.0), +LR 3.17(95% CI: 0.58에서 17.50), 그리고 −LR 0.28(95% CI: 0.11에서 0.69). BPPV와 VBI의 차별성을 도모하기 위한 다른 자세는 경추를 Dix-Hallpike 자세와 동일하게, 단, 중력 대비 머리의 위치를 변하지 않고, 놓는 것이다. 앉아있을 때, 환자는 고관절을 구부리고

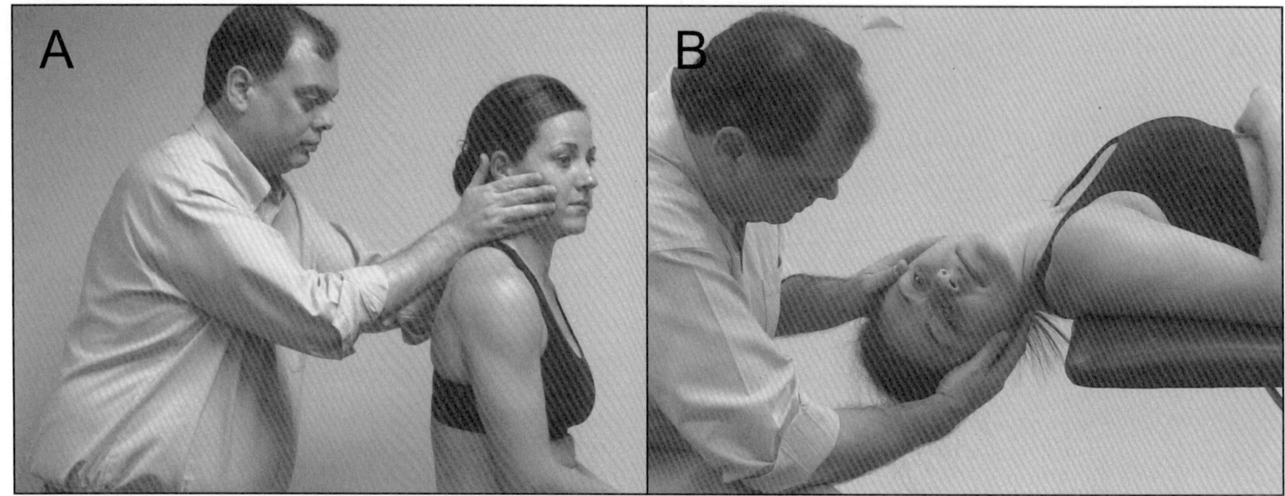

그림 6-20. Dix-Hallpike 방법: (A) 파트 1, 그리고 (B) 파트 2

몸통을 허벅지로 움직이고, 동시에 목을 신전하여 회전하고 Dix-Hallpike검사과 VBI검사와 동일안 위치에 목을 위치하라고 지시받는다. 그러나, 머리는 중력 대비 변하지 않는 자리에 배치를 한다. 그러므로, 어떠한 자극된 증상도 VBI와 연관되어 있을 수 있다는 것이고,[411] 이는 이 과정의 진단적 유용성이 밝혀지지 않았다는 것을 말한다.

Dix-Hallpike 검사 자세로 몸을 움직일 수 없는 환자들에게, 똑바로 눕고 옆으로 누운 상태에서 대체로 진행할 수 있는 검사가 있다.[414] 검사자는 주요 혈관 장애[415] 또는 VBI와 관련한 높은 위험이 있는 환자들에서 본 검사를 진행하는 것과 관련한 위험과 이점을 고민하여야 한다. 추가적 주의와 보호가 경부 협착, 중증 척추 후측만, 제한적 경부 가동범위, 다운증후군, 중증 류마티스 관절염, CR, Paget병, AS, 요통 기능부전, 척수 상해, 그리고 병적 비만 환자들에게는 보장되어야 한다.[415,416]

능동가동범위 측정 – 진단적 효용성

Lind 등은[417] 12세에서 79세의 사람들의 일반적 경부 AROM의 넓은 변화를 기술하였다.

- 여자/남자의 굴곡(평균 68°/76°, 범위 24°에서 114°)
- 여자/남자의 측방굴곡(평균 45°/45°, 범위 22°에서 81°)
- 여자/남자의 회전(평균 145°/139°, 범위 80°에서 200°)

Youdas 등은[418] 90년 동안 건강한 실험군에게 경부 AROM의 일반적 가치를 규명하고자 하였다. 일반적으로 같은 나이 그룹에서 목 굴곡을 제외한 모든 동작에서 여자가 남자보다 많은 AROM을 보였다. 남녀 모두 AROM이 나이가 증가할수록 감소하는 추세를 보였다. 비특이성 목 통증을 가진 환자의 AROM의 임상 계측 평가의 체계적 검토 결과는 경부 ROM 도구와 단일 경사계가 신뢰할 수 없고 테이프 측정 재현성을 믿을 수 없다는 것을 가리킨다. 단일 경사계의 검사자간 신뢰도는 모든 경부 AROM의 측정에 있어 훌륭하다고 평가된다.[245,364,420] MDC 또는 측정 오류는 시간이 지나거나 세션 간 AROM의 변화를 해석할 수 있는 단서를 제공한다. 중력 경사계를 활용하여 Piva 등은[420] 굴곡(16°), 신전(16°), 왼쪽/오른쪽 측방굴곡(12°/10°), 그리고 바로 누운 자세에서 측정한 왼쪽/회전(11°/13°)을 보고했다. 굴곡 MDC 값은 굴곡 AROM이 진실된 변화값이 측정 오류에 기인하는 수준을 넘어 발생하기 위하여 16° 이상으로 변화되어야 한다는 것을 의미한다. Cleland 등은[364] 굴곡(19°), 신전(13°), 왼쪽/오른쪽 측방굴곡(19°/10°), 그리고 앉은 상태에서 왼쪽/오른쪽 회전(14°/14°)의 MDC를 보고하였다. 증상 재현의 평가 신뢰도는 미약함에서 우수함으로 변화하였다.[364,420] 최초 중재 전 그리고 후의 정확한 측정을 세션 간 상태의 향상을 꾀하는 환자들을 도모한다.[421]

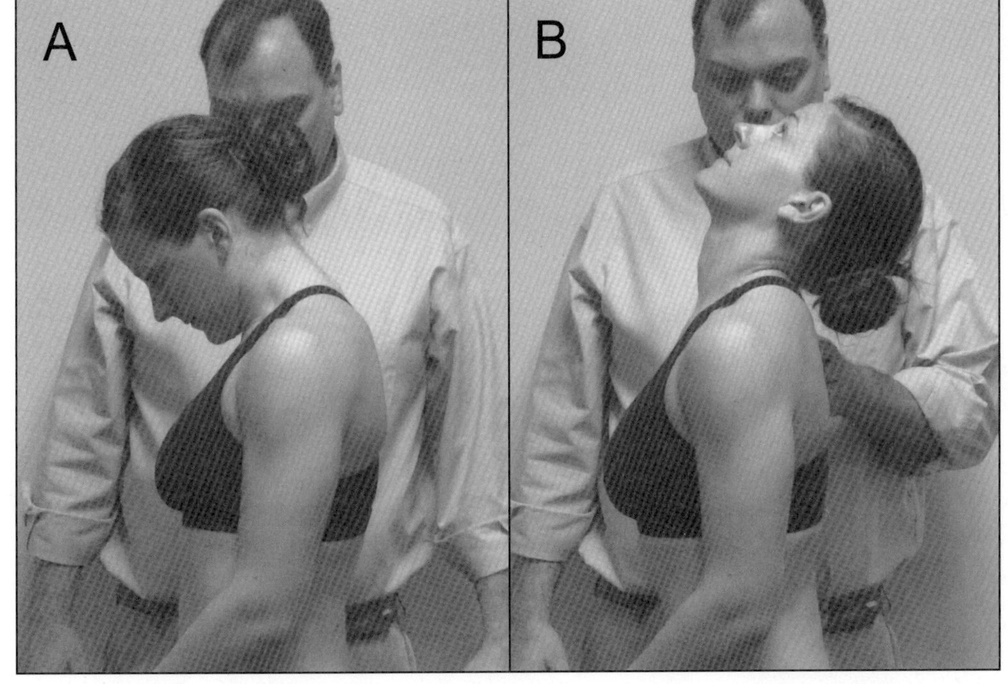

그림 6-21. 경추의 능동적 가동 범위: (A) 굴곡, 그리고 (B) 신전(계속)

능동적 움직임 가동 범위 검사 과정

기본적인 면 움직임인 굴곡(FLEX), 신전(EXT), 측방굴곡(LF), 회전(ROT)는 양, 질, 그리고 증상 반응(예를 들어, 생산된, 폐지된, 효과가 없는, 증가된, 감소된, 국부의, 또는 집중된)을 관찰하면서 검사가 이루어진다. 관찰은 상경부 척추, 하경부 척추, 그리고 상흉부 척추를 포함하고, 움직임, 곡선의 질, 편한 움직임을 포함한다. 동작(motion)의 질 관찰은 분절간 동작과 근육 기능의 평가를 가능하게 한다. 범위 내 또는 움직이는 동안의 움직임의 전체 범위와 증상의 행동은 나머지 자세로부터의 강도(intensity) 또는 위치(location), 그리고 증상 변화의 범위 내에서의 변화와 더불어 기록한다. 범위 내 또는 범위 끝에서 기대된 움직임 면의 편위(deviation)는 연관성을 규명하기 위해 교정한다. 교정이 환자의 증상을 변화시킨다면, 연관성은 성립되는 것이다. 부분적 또는 척추간 움직임에 대한 관찰은 분절 가동성(segmental mobility)의 변화(감소 또는 과도)를 추측하여 부드럽고 조절된 동작, 또는 지렛대 또는 날카로운 각(angulation)의 존재 또는 부재를 의미한다. 변형된 분절 가동성의 관찰은 수동적 움직임 검사와 근육 수행 검사에 의해 확인할 수 있다. 심각도(mind severity)와 과민 반응(irritability)을 염두하여 환자는 할 수 있는 한 가장 빠르게 움직이거나 기초 증상을 증가하도록 요구받는다. 임상가는 어떠한 움직임을 검사하여야 하는지를 결정하고 표준 방식으로 평가를 수행한다.

굴곡

환자는 아래를 쳐다보고 턱을 가슴으로 잡아당기도록 요구한다(그림 6-21). 굴곡과 신전 동안, 하경부 척추로부터의 움직임의 시작을 관찰한다. 경부 신전근의 과긴장(hypertonicity)은 굴곡 제한 또는 심부신전근의 조절의 감소에 대한 보호적 반응일 수 있다.[114] 굴곡에서 중립적 상태로부터 돌아올 때, 과도한 두개경부(craniocervical) 신전은 표층 신전근이 우세하고 두개경부 굴곡근의 조절이 감소한 것을 의미한다.[114]

신전

환자는 천장을 바라보고 천장을 따라 뒤를 따라 보도록 지시한다(그림 6-21). 신전하는 동안 불량한 편심성 조절의 가설은 상부 경추 신전 패턴의 우세와 더불어 어깨의 관상면 후방으로 움직일 수 있는 불의지(unwillingness)에 의하여 설명된다. 신전의 불량 편심성 조절의 또다른

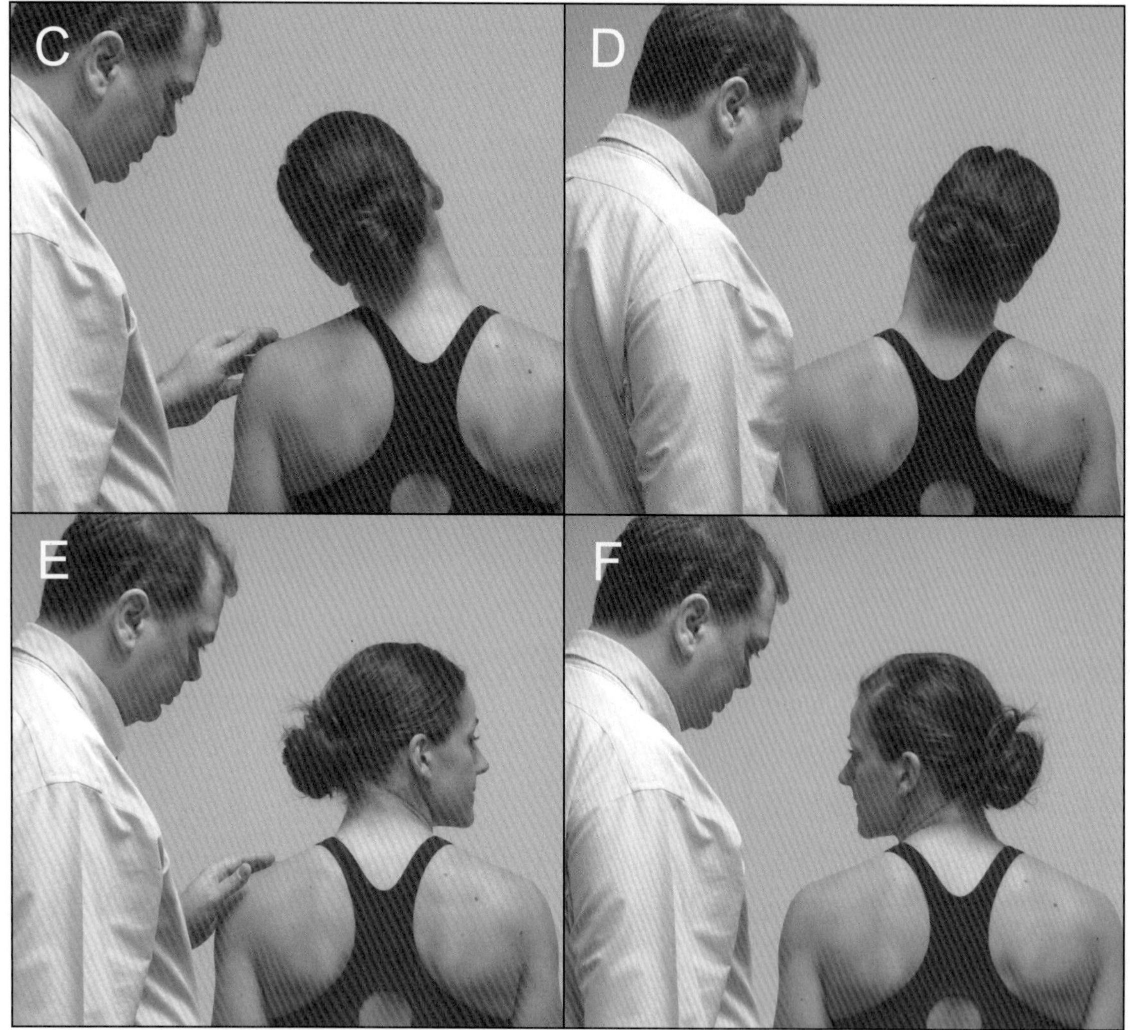

그림 6-21(계속). 경추의 능동가동범위: (C) 측방굴곡 왼쪽, (D) 측방굴곡 오른쪽, (E) 회전 오른쪽, (F) 회전 왼쪽)

추측은 머리가 떨어지거나 뒤로 돌리거나 조절이 없다고 느끼거나 통증이 있다고 느낄 때 관찰할 수 있다. 신전에서 돌아올 때, 불량한 조절 전략은 SCM과 전사각근들로부터 시작되며, 이는 상경부가 아닌 하경부 굴곡의 결과를 이끌어 낼 수 있다. 신전으로부터의 회복은 상경부 굴곡이 결여되거나 지연될 때 나빠진다.[114]

측방굴곡(왼쪽/오른쪽)

환자에게 왼쪽 또는 오른쪽 귀를 어깨 쪽으로 움직이도록 요구한다(그림 6-21). 측방굴곡 제한은 분절 기능부전 또는 짧아진 사각근과 관련이 있는 분절의 근육 제한이나 신경 조직의 민감도 때문일 수 있다.[114] 만성 목 질환 환자들에게 있어 신전과 회전 결손은 측방굴곡 결손보다 더 크다.[48,62,403]

회전(왼쪽/오른쪽)

환자는 머리를 왼쪽 또는 오른쪽으로 보고, 돌린다(그림 6-21). 회전에 있어서의 움직임 부족은 상경부, 하경부, 또는 상부 흉추 지역에서 발생한다. 동작의 질이 어느 부위에 위치하는지를 관찰한다. 상부 흉추 제한은 끝범위 동작의 감소를 의미할 수 있다. 하부 흉추 동작의 결손은 머리가 목 쪽에서는 쉽지만, 움직임이 제한적일 때 기록된다. 상부 경추 움직임 결손은 목 위에서 약간의 머리회전과 하부에서 움직임이 발생할 때 의심해 볼 수 있다.

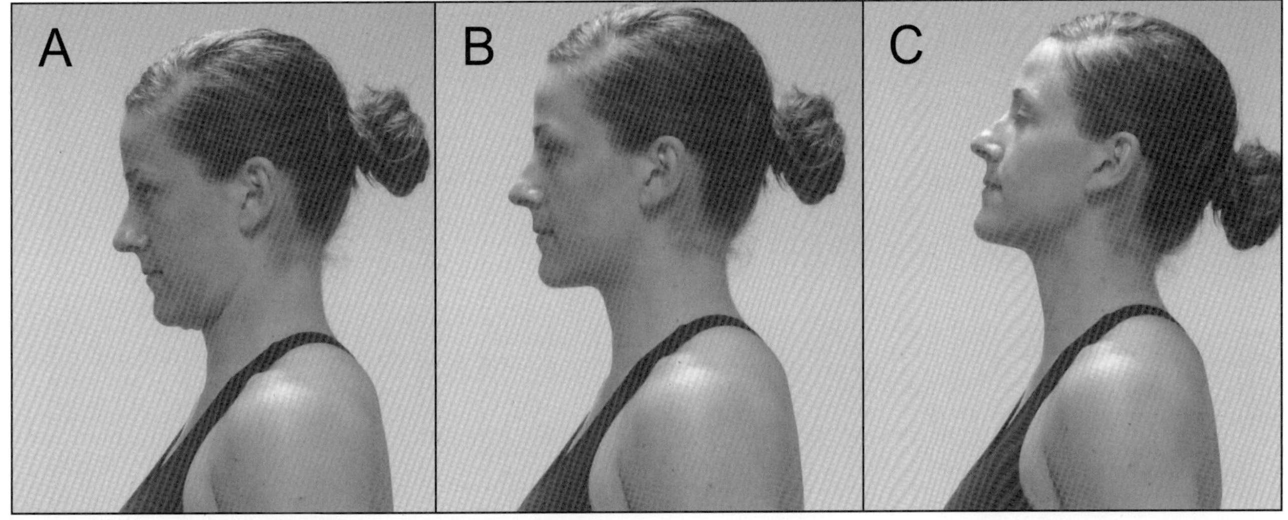

그림 6-22. 상경부 능동가동범위: (A) 굴곡, (B) 중립, (C) 신전

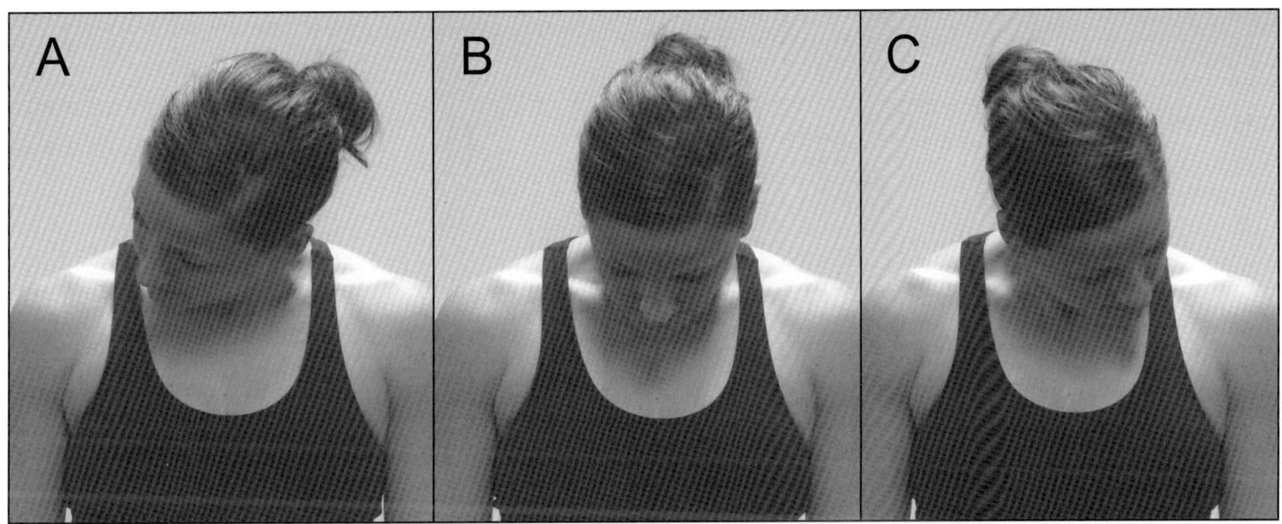

그림 6-23. 상경부 회전 능동가동범위: (A) 오른쪽 회전, (B) 중립, (C) 왼쪽 회전

상경부 굴곡, 회전, 그리고 측방굴곡

환자에게 머리를 끄덕이거나 "yes" 움직임을 굴곡 및 신전을 통하여 똑바른 상태에서 하경부 척추를 움직이도록 지시한다(그림 6-22). 측방굴곡은 양쪽(side-to-side)으로 끄덕이는 것과 같은 움직임이 환자의 코를 통하여 가상의 축을 세우고 수행된다.

상경부 회전

능동적으로 AA관절에서 주로 발생하는 회전을 검사하기 위해 환자는 머리와 목을 굴곡하고, 턱을 가슴으로 당긴다(그림 6-23). 굴곡 상태를 유지하며 환자는 머리를 양쪽으로 회전한다. 질, 양, 그리고 증상 반응을 기록한다.

후인(retraction) 및 전인(protraction)

전인은 하부경추 굴곡과 상부경추 신전의 결과이다. 후인은 하경부 신전과 상경부 굴곡의 결과이다.[422] 앉아있을 때의 전인(그림 6-24) 시, 환자는 가능한 멀리 턱을 신전하거나 찌르며, 머리를 수평으로 유지하고 똑바로 돌아온다.[422] 앉아있을 때 후인을 위하여(그림 6-25) 환자는 머리를 뒤로 밀거나 끌고, 턱을 당기고 머리를 수평으로 또는 앞쪽을 향하고 똑바로 돌아온다. 증상 반응은 움직임 손실의 범위의 질 평가가 '작은(minor), 보통의

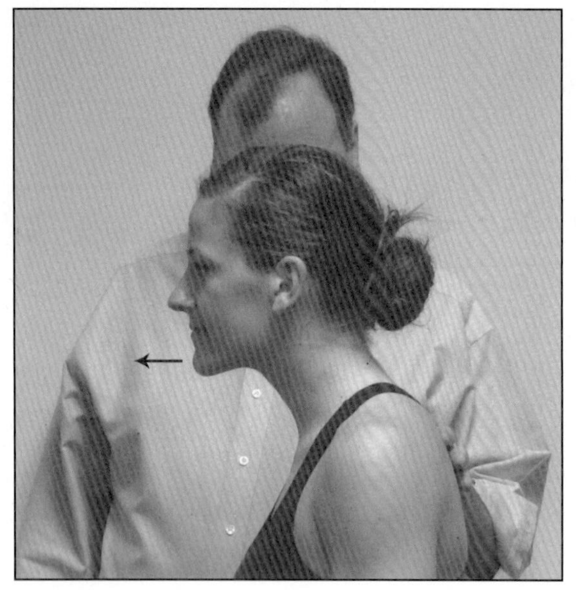

그림 6-24. 앉아있을 때 전인

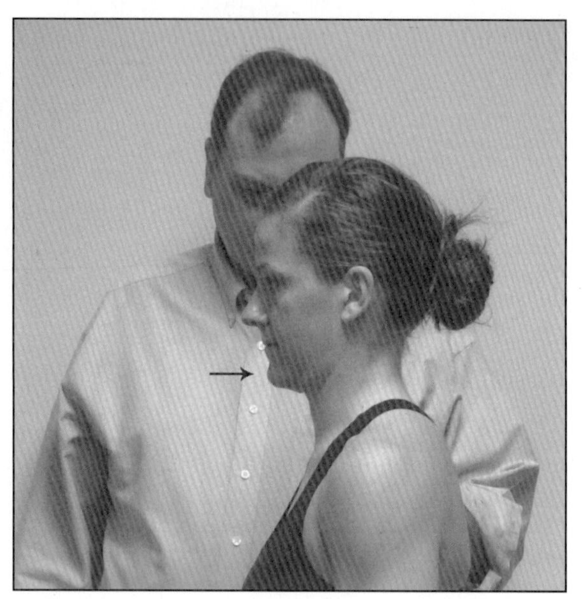

그림 6-25. 앉아있을 때 후인

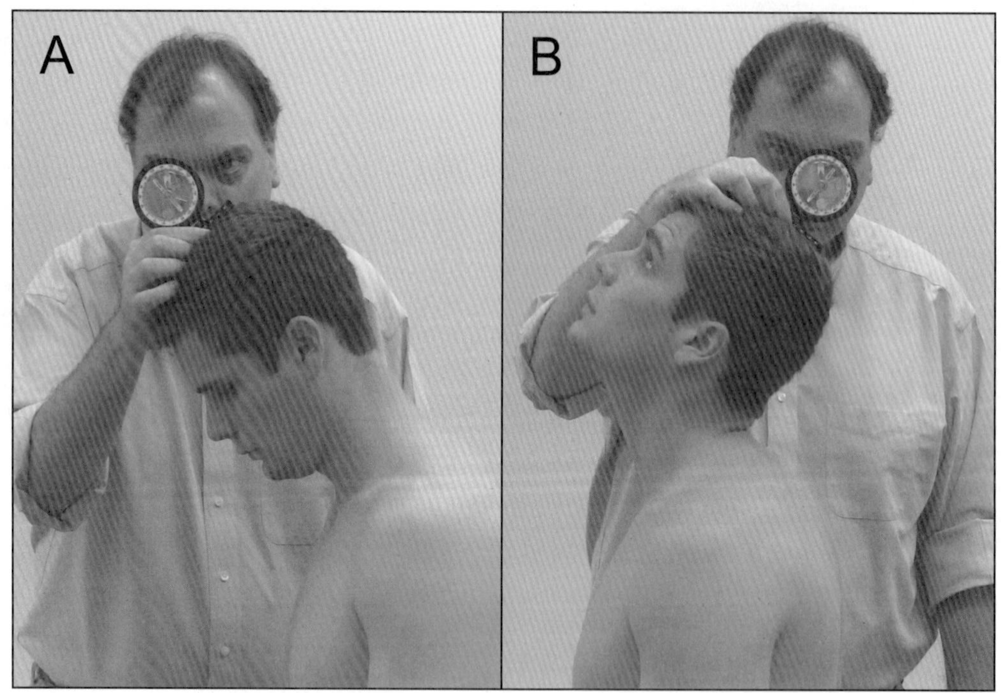

그림 6-26. 능동적 움직임의 가동 범위 측정: (A) 굴곡, (B) 신전(계속)

(moderate), 많은(major)'으로 기록한다.[422]

능동가동범위 측정

AROM이 제한이 있고 통증이 있다면, 단일 경사계 측정이 질과 증상 반응과 더불어 각도(degree)를 기록한다. 과정은 측정하는 동안 앉아 있을 때 똑바로 휴식하는 자세를 잡고 있는 환자들에게 표준화된 과정으로 제공이 된다. 굴곡 시(그림 6-26A), 경사계 측정은 환자의 머리 위에 외이도의 수직 위에 위치시키고 0으로 맞춘다. 환자는 굴곡을 시행하고, 양은 기록된다. 신전 시(그림 6-26B), 경사계 측정은 외이도의 수직 위에 환자의 머리 위에 위치시키고 0으로 맞춘다. 환자는 신전을 수행하고, 양은 기록된

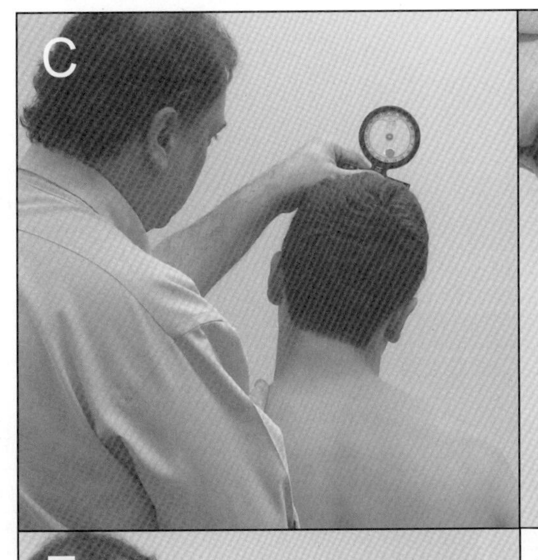

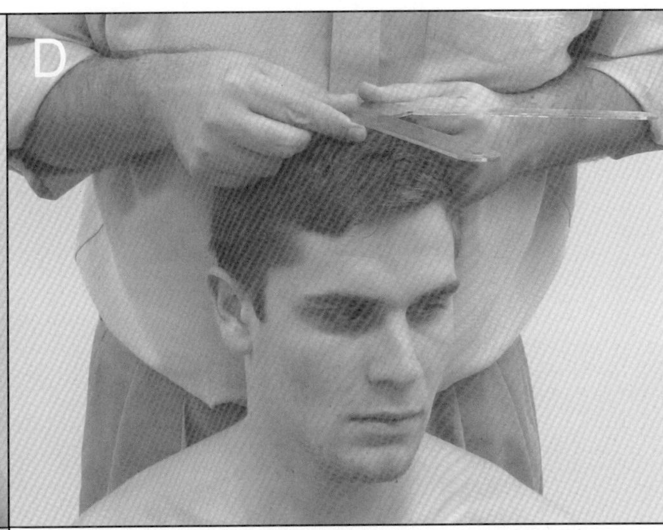

그림 6-26(계속). 능동가동범위 측정: (C) 외측굴곡, (D) 앉아서 회전, 그리고 (E) 바로 누워서 회전

다. 측방굴곡 시(그림 6-26C), 경사계 측정은 외이도의 수직 위에 환자의 머리 위에 정면에 위치하고 0으로 맞춘다. 환자는 측방굴곡을 수행하고 양은 기록된다. 회전 시(그림 6-26D), 표준 각도계를 활용하여 팔을 고정하여 견쇄관절과 수평으로, 움직임이 가능한 팔은 코와 함께 위치시킨다. 환자는 회전하고 양은 기록된다. 곧바로 누운 상태에서 회전할 시,(그림 6-26E) 경사계 측정은 코와 일련으로 이마의 중심에 위치하고 0으로 맞춘다. 환자는 한쪽으로 회전하고 양은 기록된다.

과압력을 동반한 능동적 움직임의 가동 범위

AROM이 완전한 범위이고, 통증이 없으며, 환자에게 안전하다면, 수동적으로 과압력을 가하여 가동범위 내에서의 조직을 자극하고, 증상의 효과를 규명하기 위한 움직임의 제한 범위 내에서 진동 방식으로 검사를 수행하여 끝느낌(end-feel)을 확인한다. 굴곡 시(그림 6-27A), 한 손은 경흉부 접합부에서 고정을 시키고 다른 한 손은 머리 후면에서 굴곡 방향으로 경추를 움직이며 증상의 변화를 확인한다. 신전 시(그림 6-27B), 한 손은 경흉부 접합부에서 고정을 시키고 다른 한 손은 아래턱뼈 아래로 위치하여 머리와 목을 추가 신전이 가능하도록 위치한다. 측방굴곡 시(그림 6-27C), 한 손은 몸통을 견갑골 바깥쪽 과정을 통하여 고정시키고, 다른 한 손은 머리의 측면에 위치하여 추가적 오른쪽 또는 왼쪽 측방굴곡을 위하여 머리와 목을 부드럽게 움직인다. 회전 시(그림 6-27D), 임상가는 회전면에 선다. 팔꿈치가 몸통을 고정시키고 양쪽 손은 머리의 측면 또는 아래턱뼈의 협골에 위치한다. 손은 머리와 목을 추가 회전을 위해 부드럽게 움직인다. 증상은 과

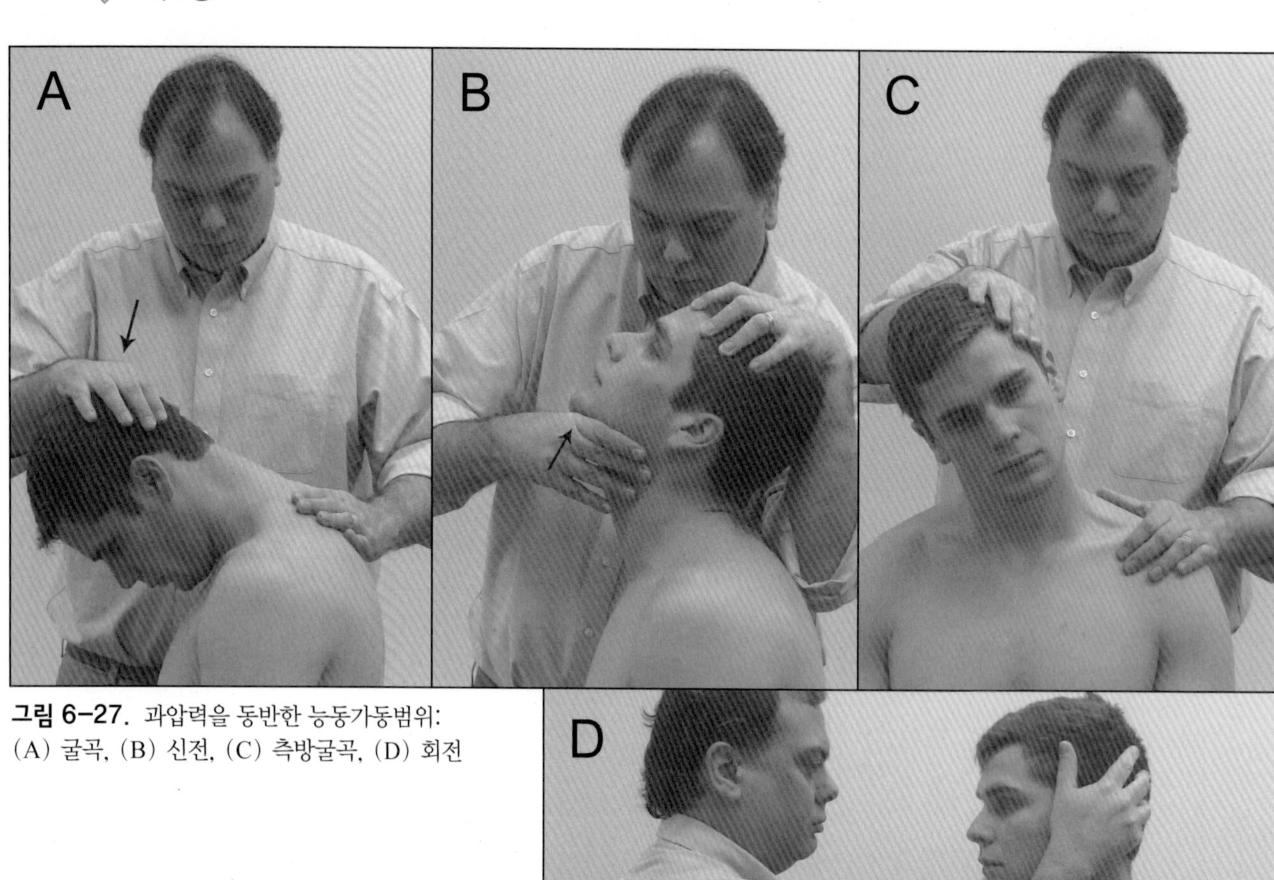

그림 6-27. 과압력을 동반한 능동가동범위: (A) 굴곡, (B) 신전, (C) 측방굴곡, (D) 회전

압력을 가하는 동안, 그리고 과정이 완료된 이후에 평가된다. 과압력을 가한 OP가 비교할 수 있는 증상을 증가하거나 재현하지 않는다면, CGH가 일반적인 것처럼, 추가적인 검사가 요구된다. 반복적 활동적 움직임, 유지된 움직임, 또는 결합된 행동은 추가적인 기계적 부담을 가하거나 경추에 부담을 줄 필요가 있다.

흉추

몇몇 연구들은 상부 흉추 움직임과 목 또는 어깨 통증 사이의 관계를 밝히고 있다.[423-425] 281명의 근로자를 대상으로 진행된 단면 연구에서는 목-어깨 통증에서 C7과 T5 사이의 부분적 굴곡 움직임의 영향을 평가하였다. 목-어깨 통증은 C7에서 T1까지의 과소가동성을 가진 환자들 사이에서 더욱 잦은 빈도를 보이고 있다.[423] C7에서 T1까지, 그리고 T1에서 T2까지의 감소된 상대적 굴곡 움직임은 목-어깨 통증과 손의 약화를 보여주었다.[425] 목-어깨 통증과 부분적 움직임 사이의 강한 상관성은 C7에서 T1까지의 역기능으로 분류할 수 있고, 이는 C7에서 T1까지의 움직임이 T1에서 T2까지의 움직임과 비슷하거나 낮다는 것을 의미한다. 감소한 움직임은 목-어깨 통증의 14%,

그리고 손의 약화에 대한 자기보고의 15%를 설명하고 있다.[425] C7에서 T1까지, 그리고 T3에서 T4까지의 감소한 움직임은 두통의 중요한 예측자이다. T1에서 T2까지의 움직임은 모든 중증 증상에서 크게 감소하였다. T2에서 T3까지에서 목-어깨 통증이 없는 집단 대비 매우 크게 증가한 수치이다.[425] 경흉부 및 상흉부 움직임은 근골격 목-어깨 통증의 중요한 요인이다.[425] 몇몇 연구는 흉추의 치료를 MNP를 가진 환자들에게 밀치기 도수교정(thrust manipulation)의 임상적 효과성을 평가하였다.[283,426-432]

흉추는 병력에 의해 결정된 검사를 진행하지만, 일반적으로 목 통증, 상흉부 및 가슴벽 증상, 또는 상지 증상을 가진 환자들에게 수행된다. 경추 및 흉추 사이의 현재의 가설과 독립성은 해당 지역의 검사의 최초 집중 부위와 범위를 안내해준다. 임상가는 처음 세션에서 어떠한 움직임이 검사되어야 하는지를 알려준다. 흉부 회전(그림 6-28)은 증상의 효과 및 대칭성을 검사하기 위해 소개된다. 발로 지지한 앉아 있는 똑바른 자세에서 환자는 팔을 꼬고, 반대편 어깨로 손을 배치한다. 경추를 똑바로 유지한 상태로 환자는 각각 편으로 몸통을 회전하고 증상 반응은 움직임의 질적인 묘사와 더불어 기록된다. 만약 움직임이 완전하고 통증이 없다면 과압력을 가할 수 있다. 증상의 자극은 흉부 지역의 추가적 검사를 위하여 안내될 수 있다.

반복적 움직임

반복적 움직임에 대한 반응은 MNP 환자들의 하부 그룹(subgroup) 분류에 있어 중요하다.[422,433-435] 경추의 반복적 움직임을 활용한 평가는 요추에 사용되는 것과 동일하다. 경부 후인(retraction) 또는 굴곡과 같이 환자의 증상이 반복적 움직임 동안 집중되어 있다면, 중심화를 유발하는 방향은 통증 분류와 함께 목 통증 사에에서 하부그룹 분류가 중심화의 결과를 야기하는 방향에서의 반복적 움직임에 상응할 수 있다는 것을 의미한다.[422,433] (표 6-4) 예를 들어, 반복적 경부 후인과 더불어 중심화가 발생한다면, 반복적 후인은 권고되는 중재라는 것이다.

요추와 대비하면, 경추의 반복적 움직임의 진단적 효용성을 소개할 수 있는 연구 결과가 많지 않다. Childs 등은[434] 중심화는 목 통증에 대한 1/5의 제안된 치료 기반 분류라고 결론 내렸다. 경부 환자에게 증상 분류에 대한 검사

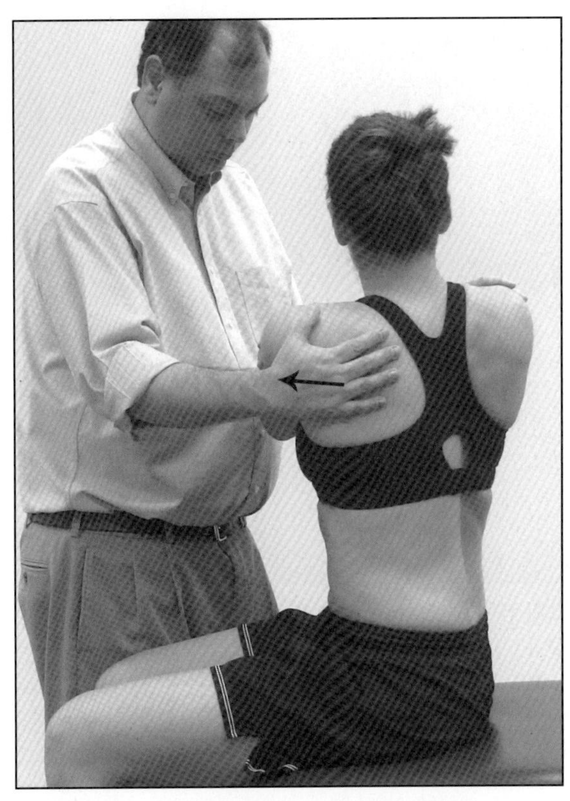

그림 6-28. 과압력을 통한 AROM 흉부 회전

자내 신뢰도는 k = 0.63(92% 동의), 그리고 하부 증상 분류를 k = 0.84(88% 동의)라고 한다.[435] 임상가들은 목 통증에 대한 반복적 움직임과 관련한 진단적 분류를 학습하였고, 진단에 대한 보통 동의(k = 0.55, 95% CI: 0.52에서 0.58, 67%), 그리고 특정 하부 분류에 대한 교란 또는 방향을(k = 0.47, 95%, CI: 0.44에서 0.50, 63%)로, 그리고 치료의 방향적 선호에 대하여 (k = 0.46, CI: 0.43에서 0.49, P < .05; 70%)라고 밝혔다. Schenk 등은[436] 검사에서의 반복적 경부 끝범위 움직임과 CR 환자들의 치료의 활용에 대한 분석을 진행하였다. 환자가 최초 검사 시 통증이 집중될 때, 중심화를 유발하는 반복적 경부 움직임(전인, 후인, 굴곡, 신전과 함께 후인, 측방굴곡 또는 회전)이 최초의 중재 또는 관리 전략이 된다

검사 과정

앉아 있는 상태에서 AROM 동안의 하나의 반복 동작에 대한 반응에 기반하여, 사지 평면 움직임(전인, 후인 또는 신전과 함께 후인, 굴곡)은 처음으로 검사된다. 급성 또는 중증을 보이는 환자들을 대상으로 부담이 없는 자세

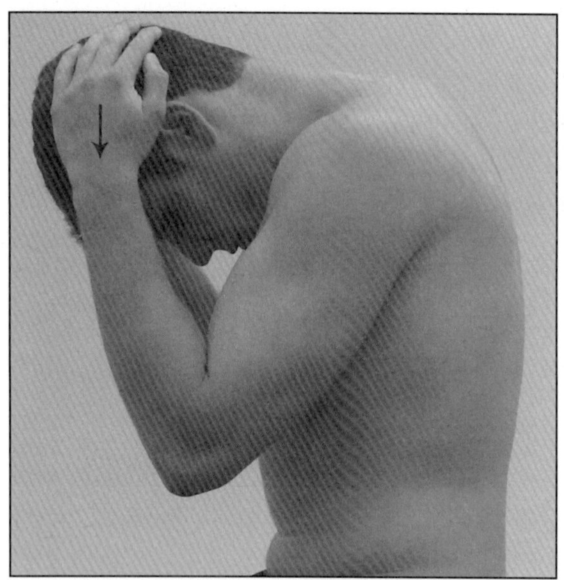

그림 6-29. 앉아있을 때 환자의 과압력을 통한 반복적 굴곡. 굴곡은 정기 검사 과정이 아니다. 필요 시 환자는 구부정하게 앉은 후 머리와 목을 구부려 가슴 위로 턱이 향하도록 한 후 자세를 바로 한다. 임상가의 과압력은 필요 시 추가한다.

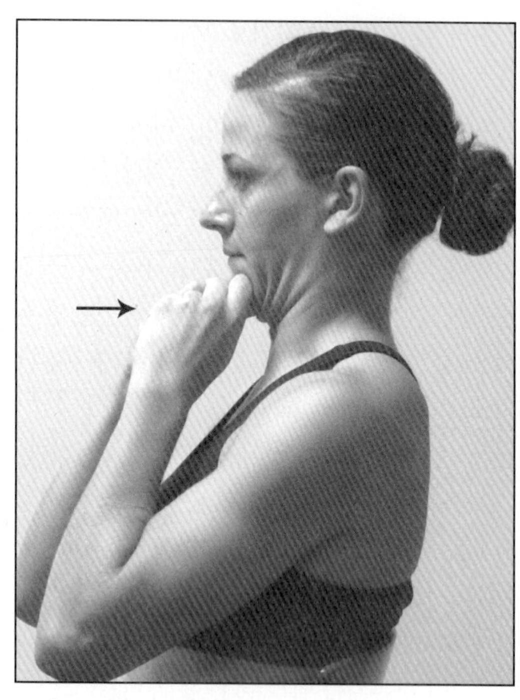

그림 6-30. 앉아있을 때 환자의 과압력을 통한 반복적 후인. 환자는 턱을 손가락으로 움직임 끝부분을 누른다. 과압력은 턱관절 보호를 위하여 아래턱뼈가 아닌 턱을 누르는 것으로 수행한다.

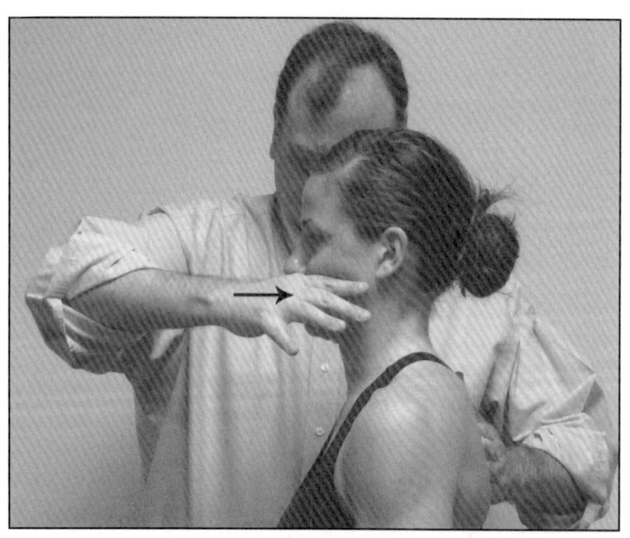

그림 6-31. 앉아있을 때 임상가의 턱뼈의 과압력을 통한 반복적 후인. 과압력은 또한 아래턱뼈를 통해 수행될 수도 있다.

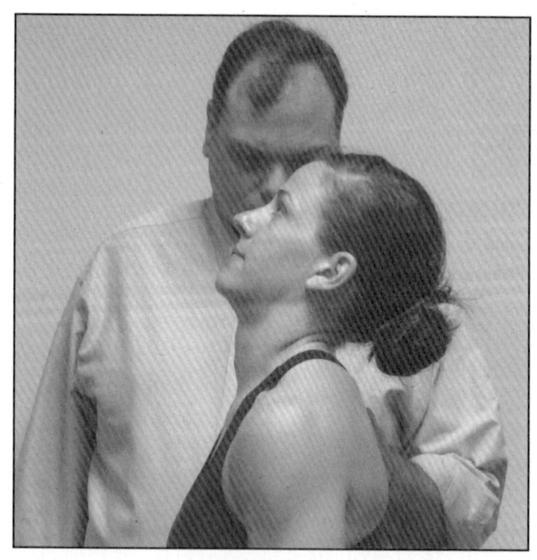

그림 6-32. 앉아있을 때 반복적 후인과 신전. 검사의 움직임은 후인 이후 신전을 한다. 위의 그림처럼, 환자는 후인을 하고, 천천히 가능한 머리를 뒤로 한 이후 자세를 바로 한다.

또는 누워있는 자세에서의 검사가 필요하다.[422,433] 측방굴곡 또는 회전은 사지 평면 움직임에 대한 반응이 없거나, 결론적이지 않거나, 또는 일방적 또는 비대칭적 증상을 보일 때 통증의 측면으로 검사가 진행된다.

정확히 반응을 기록하기 위하여 명확한 대화가 필수적이다. 필요 시 부가된 환자의 과압력과 더불어 환자에 의해 능동적으로 반복적 움직임이 발생한다. 임상가들의 압력은 추가적 이해를 얻거나 반복적 움직임에 대한 반응의 부담 전략을 변경하기 위하여 가해진다. McKenzie

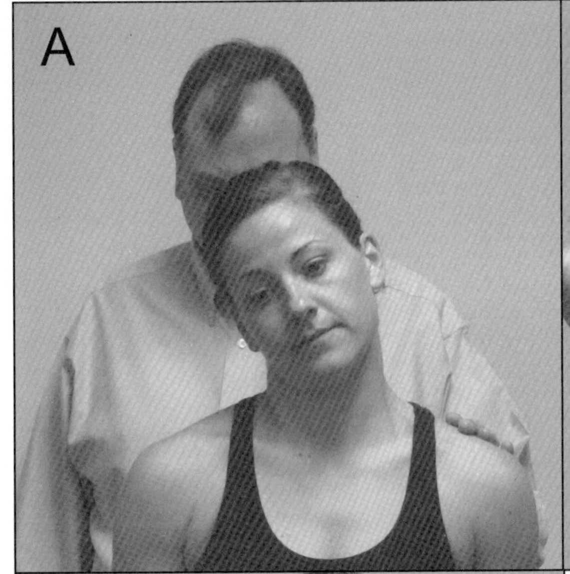

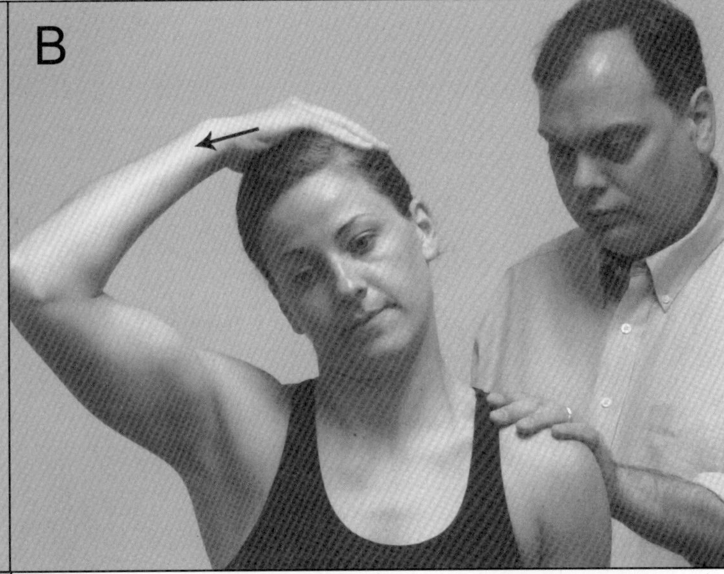

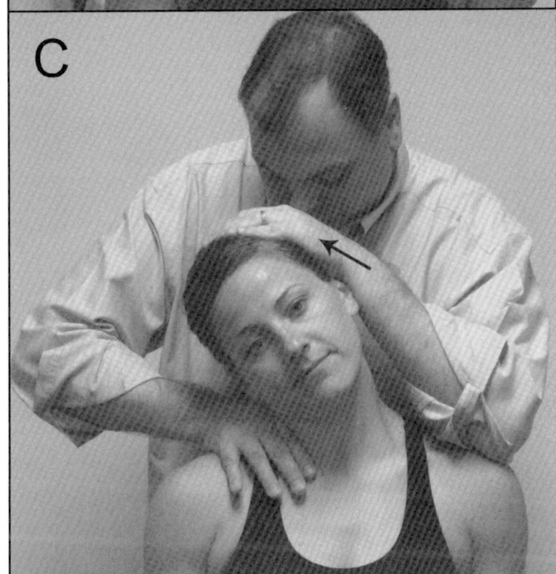

그림 6-33. 앉아있을 때 반복적 외측굴곡: (A)환자는 처음 일반 자세에서 후인을 한 이후 측면을 통증이 있는 쪽으로 구부린 이후 바로 한다. 필요 시 환자의 과압력을 추가한다. (B)과압력을 통하여 왼쪽 외측굴곡을 진행하기 위하여 환자는 왼쪽 손을 머리에 손가락을 귀로 가져다대고, 머리를 부드럽게 어깨쪽으로 당긴다. (C)임상가의 과압력은 필요 시 추가한다.

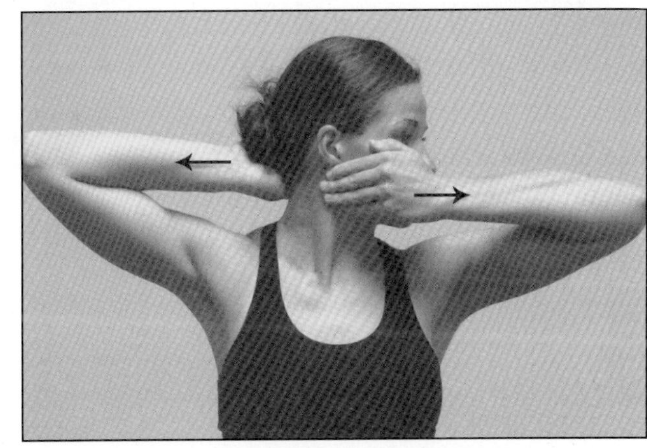

그림 6-34. 앉아있을 때 환자의 과압력을 통한 반복적 회전. 환자는 처음 바른 자세에서 신연을 한 후 통증 부위 쪽으로 회전을 한 후 자세를 바로 한다. 필요 시 환자의 과압력을 추가한다. 환자는 한 손을 머리 뒤로 위치하고 다른 손을 뺨에 갖다 대어 압력을 가한다. 임상가의 과압력은 필요 시 추가한다.

와 May에[422,433] 따른 반복적 움직임 검사와 관련한 일반적 개념은 다음에 논의한다. 이 접근 방식에 대한 세부적인 내용을[422,434] 재검토하며 확인할 수 있다. 모든 환자에게 모든 검사 자세가 필요한 것은 아니다. 환자의 병력, 현재의 가설, 그리고 한 반복 동작에 대한 반응이 어떠한 움직임이 각 환자에게 처음으로 검사되어야 하는지를 알려준다. 환자의 반응은 추후 움직임의 방향이 평가와 적절한 분류를 위하여 지속, 정지, 또는 추가되어야 할지를 알려준다. 앉아서 반복 움직임을 지속할 수 없거나 말초화되는 환자들은 누운 상태에서 다음과 같이 검사가 진행될 수 있다.

- 시작 지점에서 휴식 증상을 확인하고 과정을 설명
- 한 반복 동작에 대한 반응 평가 및 10개에서 15개

반복 동작 요청

- 앉아있을 때 반복된 전인(그림 6-24)
- 앉아있을 때 반복된 굴곡(그림 6-21A)
- 앉아있을 때 과압력을 가한 반복된 굴곡 (그림 6-29)
- 앉아있을 때 반복된 후인(그림 6-25)

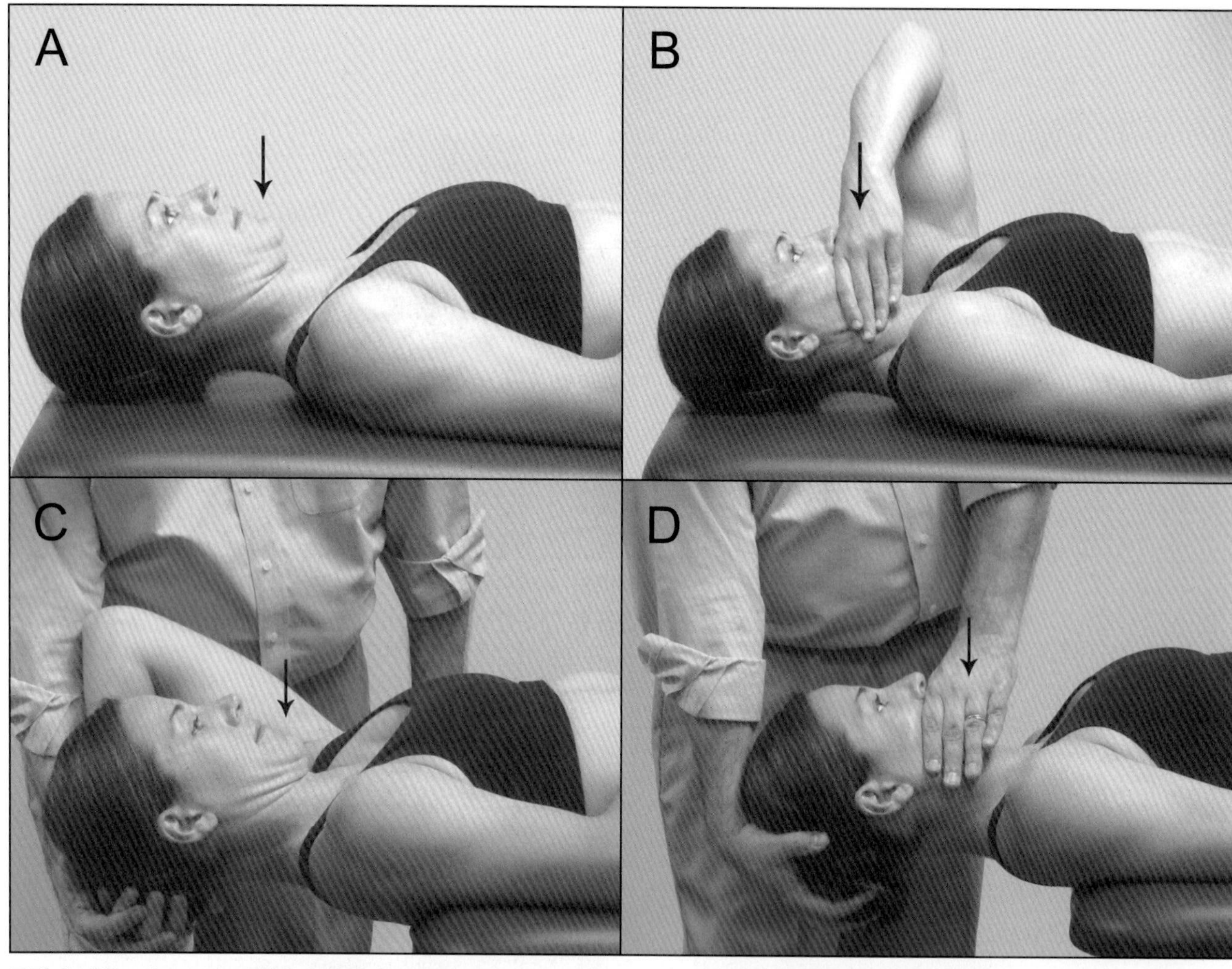

그림 6-35. 바로 누운 상태에서 반복적 움직임: (A) 누워서 후인, (B) 환자의 과압력을 통한 누워서 후인, (C) 테이블 끝 쪽에서의 후인, 그리고 (D) 임상가의 과압력을 통한 테이블 끝에서의 후인

  - ◦ 앉아있을 때 과압력을 가한 반복된 후인(그림 6-30)
  - ◦ 앉아있을 때 임상가의 과압력을 가한 반복된 후인(그림 6-31)
  - ◦ 앉아있을 때 반복된 후인 및 신전(그림 6-32)
  - ◦ 앉아있을 때 반복된 측방굴곡(그림 6-33)
  - ◦ 앉아있을 때 반복된 회전(그림 6-34)
- 10에서 15회 가량 반복된 동작을 하는 동안 지속적으로 환자에게 위치, 강도, 증상(움직임 동안 또는 범위 내에서)에서의 변화에 대한 질의 및 움직임의 양의 변화 기록하기
- 움직임 이후 1에서 2분 정도 반응 기록하기
- 잠재적 반응: 중심화, 말초화, 나은(better), 낫지 않은(no better), 더 나쁜(worse), 악화되지 않은(no worse), 또는 효과없는(no effect)
- 가능한 경우 환자를 적절히 분류하기: 방사통을 가진 목 통증(표 6-4), 또는 움직임 부재와 더불어 목 통증(표 6-1)
- 반복적 움직임이 감소, 폐지, 또는 중심화 증상 또는 지시적 선호를 얻게 된다면, 추가적 검사는 필요하지 않다.[422,433]
  - ◦ 중심화 또는 DP가 발생하는 경우, 임상가는 상응하는 중재 또는 부담을 주는 전략을 취한다.(예: 후인, 굴곡, 측방굴곡, 또는 회전)
  - ◦ 만약 국소화 또는 부분적으로 체중 부하 지역으로 집중된다면, 임상가들은 필요 시 배게를 활용하여 반복적 후인을 하는 것과 같은 부담을 줄여주는 자세에서의 반복적 움직임을 통하여 중심화

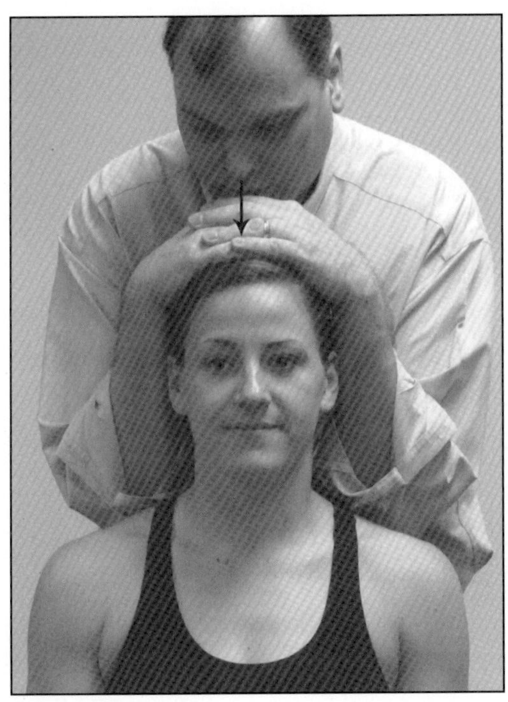

그림 6-36. 압박

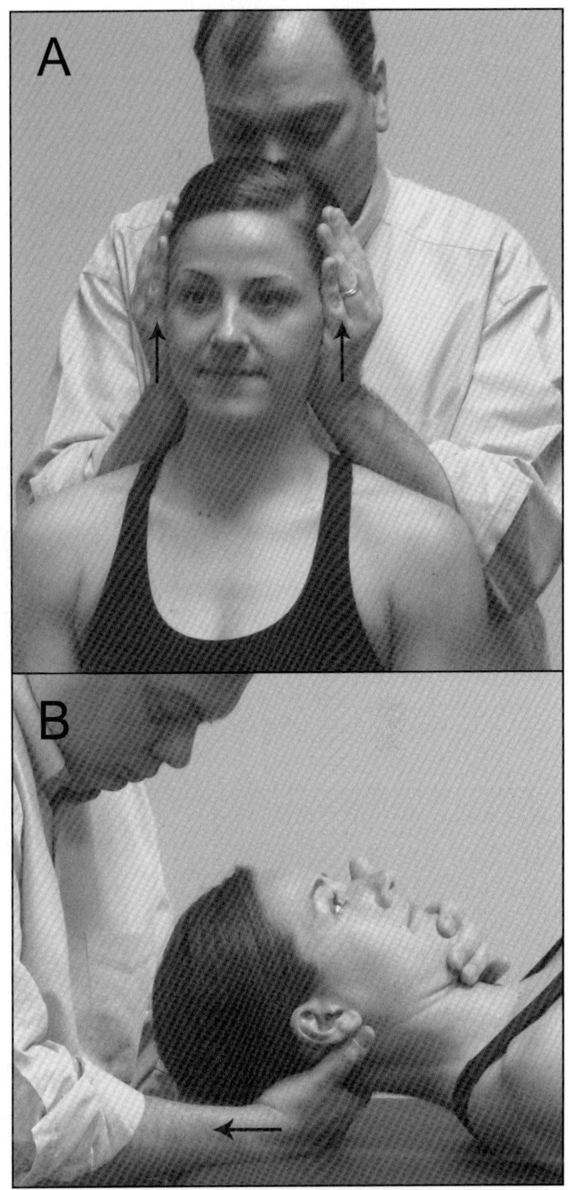

그림 6-37. 견인/신연: (A) 앉아있을 때, (B) 누워있을 때

를 달성할 수 있도록 시도하여야 한다.

- 반응이 제한적 움직임이고 끝 부분 통증으로, 발생, 증가, 또는 더 나빠지지 않고 중심화 또는 말초화되지 않았다면, 추가적 검사가 필요하다: 임상가들은 움직임 부족(그림 6-1)의 목 통증 분류를 검토하고 확정적 정보 획득을 위해 추가 검사를 한다.

결합 행동 검사

AROM과 반복적 움직임이 완전한 범위이고 환자의 증상을 증가 또는 발생하지 않거나 결론적이지 않은 경우, 경추로 부담을 추가하기 위하여 결합 행동이 활용될 수 있다. 이 개념은 굴곡 또는 측방굴곡와 함께 신전을 하는 움직임을 결합하는 것이다.[437,438] 예를 들어, 왼쪽 방향으로의 신전과 측방굴곡은 왼쪽의 척추 구조로 최대의 압박을 발생하는 것으로 생각할 수 있다. 왼쪽 방향으로의 굴곡과 측방굴곡은 우측의 척추 구조로 최대의 장력(tensile) 스트레스를 발생하는 것으로 파악할 수 있다. 자극 유발 검사로 활용하는 것과 관련하여 결합 운동은 치료 동안에 자세를 지원한다. 경추에 결합된 움직임을 활용한 검사와 중재에 대한 세부 정보는 McCarthy에 의하여 연구되었다.[438]

특수 검사 special test

압박 compression

압박(그림 6-36), 신연(distraction), 그리고 Spurling 검사는 경완 증후군(cervicobrachial syndrome) 또는 CR과 보통 연관이 있는 증상을 가중 또는 경감하기 위하여 목의 위치를 재배치하기 위한 자극 유발 검사이다. 환자가 앉은 상태에서 검사자는 환자 뒤에 서서 환자 머리 뒤에 두 손을 올린 후 천천히 시작 지점 증상의 변화를 평가하

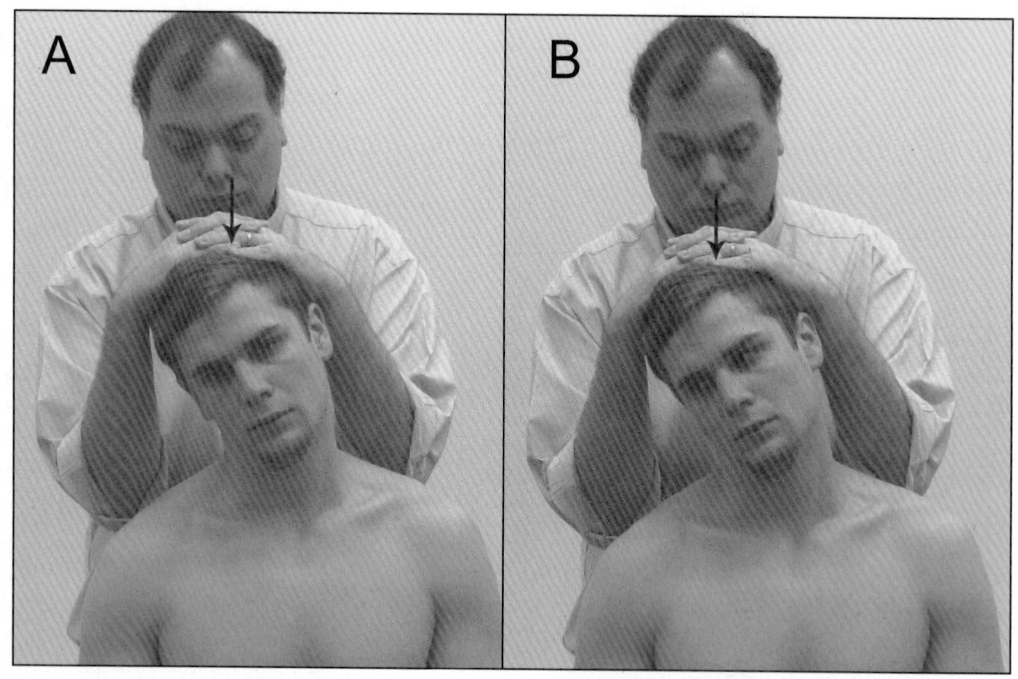

그림 6-38. Spurling 검사 (A) 검사 A, (B) 검사 B

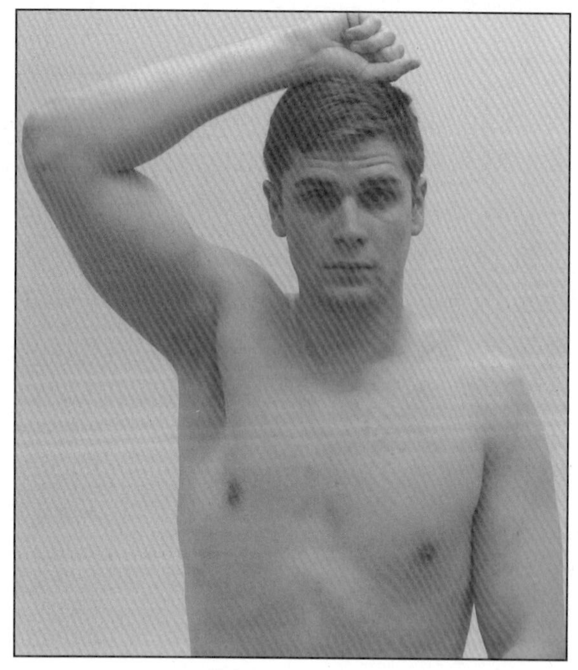

그림 6-39. 어깨 외전 검사

면서 아래쪽으로 압박을 가한다. 100명의 목 또는 어깨 통증이 있는 환자들에게 압박의 신뢰도는 환자의 병력에 대한 지식 없이는 매우 낮은 수준이고(k=0.34), 기록이 있다면 적당한 수준으로(k=0.44)으로 증가한다.[439]

견인(traction)/신연(distraction)

축 견인은 앉은 상태에서 증상을 완화하기 위하여 수행된다(그림 6-37). 검사자는 환자 뒤에 서서 머리를 들고, 손은 후두부 아래의 상악골과 모지근 사이에 위치하고 시작 지점의 증상 변화를 평가한다. 견인 신뢰도는 환자의 병력 있는 경우(k=0.56), 없는 경우(k=0.44)로 적당한 수준이다.[439]

신연은 마찬가지로 누워있는 상태에서 증상을 완화하기 위하여 수행된다(그림 6-37B). 검사자는 턱과 후두를 잡고 천천히 구부리고, 14lbs정도의 부담없는 힘을 가한다. 본 검사는 증상이 완화되면 양성인 것이다. CR 또는 수근관 증후군이 의심되는 환자들에게 신뢰도는 매우 높다(k=0.88)(0.64, 1.0).[245] 하나의 단일 검사로서 진단의 정확도는 Sn 0.44(0.21에서 0.67), Sp 0.90(0.82에서 0.98), −LR 0.62(0.40에서 0.90), 그리고 +LR 4.4(1.8에서 11.1)의 결과를 보인다. 목 신연은 CR을 진단할 수 있는 검사 모음 4개 중 하나의 변수이다.[245] CR을 위한 검사의 진단적 정확성을 평가하기 위한 체계적 검토에서 견인, 목 신연, 그리고 Spurling 검사는 '낮은'에서 '보통'의 민감도와 높은 특이도를 보여준다.[440] 목 견인과 신연 모두 증상의 증가를 도출하고, 이는 연관된 조직의 늘

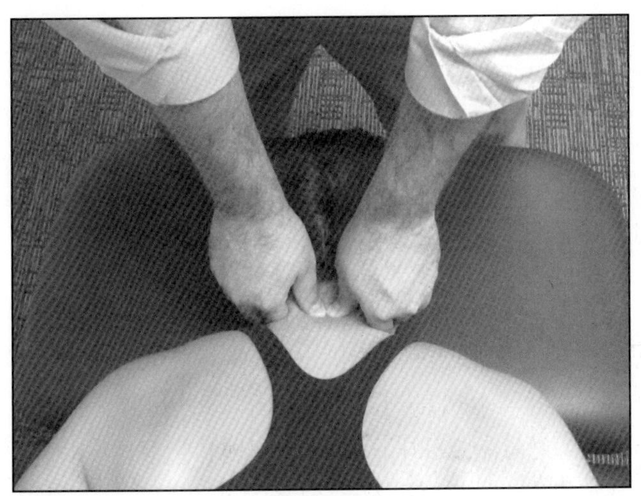
그림 6-40. 경추 중심 수동분절가동성 검사

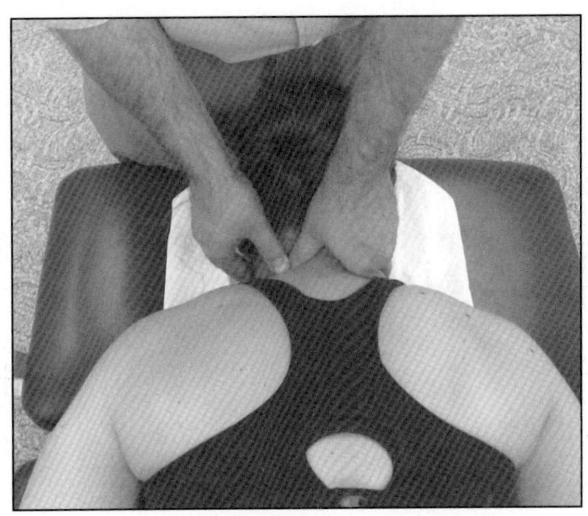
그림 6-41. 경추 한방향 수동분절가동성 검사

어뜨릴 수 있는 부담과 연관이 있을지 모른다.

Spurling 검사

Spurling 검사는 CR과 연관된 증상을 자극하기 위해 수행한다. 검사는 신전, 측방굴곡, 같은 방향으로 회전하기의 다양한 방식으로 묘사할 수 있다. 검사는 Wainner 등이[245] 제시한 2개의 방식을 여기에 소개하고자 한다. Spurling 검사 A(그림 6-38A)는 앉아 있는 환자에게 7kg의 압력을 가하여, 검사받는 쪽으로 목을 구부리는 데, 신뢰도는 k=0.60(0.32, 0.87)정도이다. Spurling 검사 B(그림 6-38B)는 앉아 있는 상태에서 목을 신전 상태에서 7kg의 압력을 가하는 것으로 진행이 되는데, 검사받는 방향으로 회전하고 측면으로 구부리며, 이 때 신뢰도는 k=0.62(0.25, 0.99)이다. A검사의 진단적 정확도는 Sn=0.50(0.27에서 0.73), Sp=0.86(0.77에서 0.94), −LR=0.58(0.36, 0.94), 그리고 +LR=3.5(1.6에서 7.5)이다. B검사의 진단적 정확도는 Sn=0.50(0.27에서 0.73), Sp=0.74(0.63에서 0.85), −LR=0.67(0.42에서 1.1), 그리고 +LR=1.9(1.0에서 3.6)이다. Spurling 검사 A는 CR의 진단을 위한 검사 모음의 4가지 변수 중 하나이다.[245]

어깨 외전 검사

어깨 외전 검사는 CR의 증상을 완화 또는 경감하기 위해 고안되었다. 앉아있는 동안 환자는 연관된 사지의 손을 머리 위에 놓는다. 시작 지점 증상이 경감되는 경우 검사는 양성이다. 신뢰도는 k=0.20(0.00에서 0.59)일 경우, 매우 낮은 수준이다. Wainner 등에[245] 의하여 보고된 진단적 정확도는 Sn=0.17(0.0에서 0.34), Sp=0.92(0.85에서 0.99), −LR=0.91(0.73에서 1.1), 그리고 +LR=2.1(0.55에서 8.0)이다. Rubinstein 등은[440] 민감도에서의 넓은 범위를 보고하였는데, 이는 참고 표준과 양질의 연구에서의 다양성으로 인하여 0.17에서 0.78정도의 범위를 보이고 있다고 하지만, 특정성 부분에서는 '보통' 정도라고 밝혔다.

경부 회전 측방굴곡 검사

CRLF(그림 5-20)은 5장에서 흉추 검사의 부분으로 소개된다. 검사는 상완통 및 흉곽출구증후군을 가진 환자의 첫 번째 늑골의 과소가동성의 유무를 결정하기 위해 수행된다. 또한 현재의 목 통증과 어깨 또는 상지 증후군이 있는 환자들에게 적용이 가능하다. 첫째 늑골은 앉거나, 누워있거나, 또는 기대고 있는 자세에서 촉진된다. 앉아있을 때 첫째 늑골의 후방 부분이 부드러움 및 비교적 상대적으로 높이를 위하여 양방향으로 수행된다. 다른 부분에 비해 더 우월한 부분인 늑골은 해당 부분의 증가한 늑골을 의미하고 확정을 위한 추가적인 검사를 요구한다. CRLF와 관련하여, 수동적 흉추, 첫째 늑골 움직임 검사, 그리고 사각근 길이 검사가 필요로 한다.

T1에서 T4까지의 분절 동작 검사

경추와 흉추 사이의 복잡한 상호독립성은 어깨와 상지 증상과 연관이 있고 또는 목 통증을 가진 모든 환자들에게 해당 부분의 검사에 대한 근거를 제공한다. 상부 흉추의 분절 동작 검사는 앉은 상태(5장에서 소개된다) 또는 누운 상태(그림 5-17)에서 진행된다. 분절 동작 평가 방법은 흉추의 움직임에서의 생화학적 모델에 기반한다. 굴곡은 위쪽 척추가 구름과 전방 활주를 하기 때문에 위 척추의 양쪽 하부 후관절이 아래 척추의 상부 후관절의 위쪽으로 활주하며 발생한다. 반대 상황은 흉부 신전 시 발생한다. 중심(그림 6-40)과 편측 PAIVM(그림 6-41)이 소개된다.

흉곽출구증후군 선별검사

흉곽출구증후군(TOS)은 문제의 위치를 설명하지만, 실제로 성격을 규정하지는 않는다. 흉곽출구증후군 내의 신경혈관 다발의 손상은 3개 중 한 곳에서 발생한다: 목갈비근 사이 지역, 늑골과 쇄골 사이 지역, 또는 흉근하 지역이다. 임상적 연구 결과에 기반하면, 흉곽출구증후군은 동맥(ATOS), 정맥(VTOS), 그리고 신경학(NTOS)으로 분류된다. 신경학적 흉곽출구증후군은 상완 신경총병증으로 설명할 수 있고, 가장 일반적이다. 반면, ATOS와 VTOS는 각각 쇄골하동맥과 정맥의 압축으로 인식할 수 있다.[441] 환자들은 목 통증, 어깨 통증, 모호한 사지 통증, 보통 손 전체 또는 특정 단위의 감각이상, 피곤하고 무거운 통증 감각, 손과 팔의 유약함, 그리고 부종을 호소한다. 종종 손이나 팔을 올리고 사용하면 증상을 발생하거나 악화시킨다. 이러한 다양한 임상 증상을 고려하여 감별 진단 시 여러 진단을 고려해야 한다.[441]

ATOS 환자들은 팔의 실제 파행증(true claudication)을 가지고 있는데, 특히 통증이 증가할 경우 동시적으로 발생되는 첫째 늑골의 쇄골하동맥 지역의 압축으로 인하여 발생한다.[442] 신체 검사 결과에는 휴식시의 맥박 소실, 냉증, 감각 이상 및 피로감, 그리고 피부색 변화 및 허혈성 손가락 끝은 포함되지만 목이나 어깨 증상은 거의 없다.[442] ATOS는 전체 TOS 환자 중 3% – 4%정도이고, 경부 늑골과 연관이 깊다.[441] VTOS는 2% – 3%로 환자의 수가 작다. 증상은 던지기, 수영하기, 근력 운동과 같은 지속적 팔 운동에 의하여 발생하고, 부종, 발의 불편과 청색증, 그리고 팽창한 표면 혈관과 같은 증상을 포함한다.[442] 신경학적 또는 NTOS는 TOS 환자의 90% 이상을 차지하고 상부 신경총(C5, C6, C7)과 하부 신경총(C8, T1)의 목 통증의 병력과 연관이 있는 증상들을 포함한다.[442] 목 통증, 감각 이상, 어깨, 팔 손의 약화, 그리고 후두부의 두통이 NTOS의 고전적 증상이다. CR 또는 척골(unlar)의 신경병증과 같은 보통의 신경근골격성 장애는 유사하게 환자들에게 하나 이상의 문제를 제공한다. 그러므로, 주의 깊은 차별화된 진단이 필요하다. 세부적인 병력과 관련하여 신체 검사는 관찰, 자세, 호흡 패턴, 근육 불균형, 변형된 관절 운동, 신경학적 검사, 신경역학, 그리고 자극적 신경성 혈관성 검사와 같은 상체 검사를 포함한다. 자극성 검사는 신경혈관성 구조를 강조하고 환자의 증상을 재현하고자 시도한다. 자극성 검사 절차는 아래에 논의된다. 방사선검사, 혈관 조영검사, 또는 근전도 검사가 추가 검사를 위해 필요할 수 있다.

흉곽출구증후군에 대한 세부 정보는 이 논의의 범위를 벗어난다. 해당 증후군에 관한 분류, 변형된 임상 자료, 그리고 전통적인 치료 접근법에 관한 Watson 등의[443,444] 우수한 논문을 참고할 것을 추천한다.[443–444] TOS 치료에 관한 저자들의 주요 관점은 견갑골 및 상완골두 조절의 회복, 약한 어깨 근육의 선택적 강화, 테이핑, 증후군에 관한 정보를 도와줄 MT 전략을 통하여 견갑대 부분에 집중하고 있다. 검사 결과에 기반하여 손상에 기반한 관리가 소개되고 환자의 개별적 부족한 부분에 맞춤형으로 지원할 것을 제안한다.[443,444] 경부, 흉부, 그리고 늑골의 가동술, 연부조직 가동술, 사각근 및 흉근은 다양한 TOS의 하부 집단을 치료할 역할을 담당한다.[445] TOS는 종종 배제의 진단이고, 진단 또는 전통적 관리에 대한 합의가 이루어지지 않은 상태이다. 외과적 관리가 일반적으로 VTOS에 혈관적 합의와 함께 국소 빈혈의 가능성이 있기 때문에 보수적 접근에 반응을 하지 않는 NTOS 환자들을 대상으로 진행되어야 한다.

TOS를 위한 자극유발 검사(provocative tests): 자극유발 검사는 높은 오류가 있지만 양성 검사라고 보고된다.[244] Wright 검사와 올린 팔 부담 검사는 NTOP와 VTOS에 있어 가장 높은 보고된 민감도를 가지고 있다.

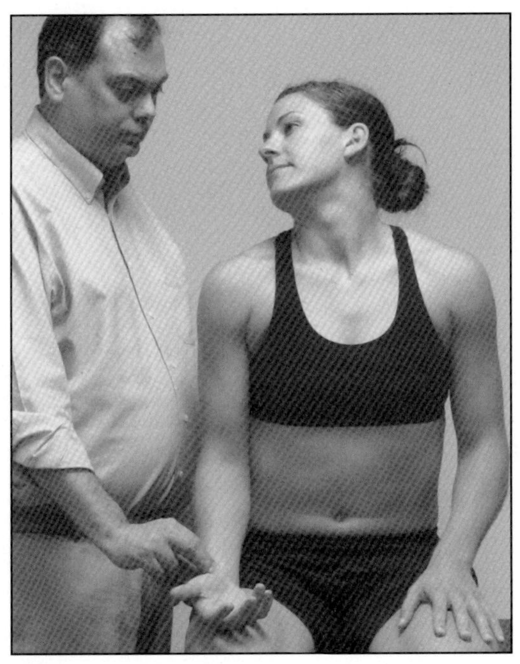

그림 6-42. Adson 검사

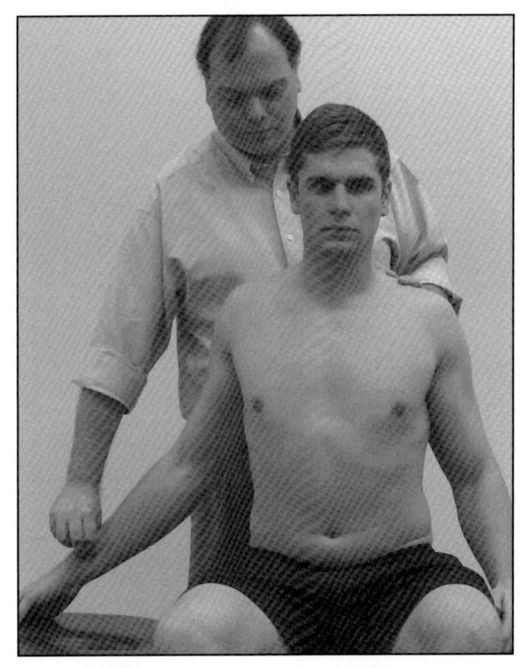

그림 6-43. 늑골과 쇄골 사이의 적용법

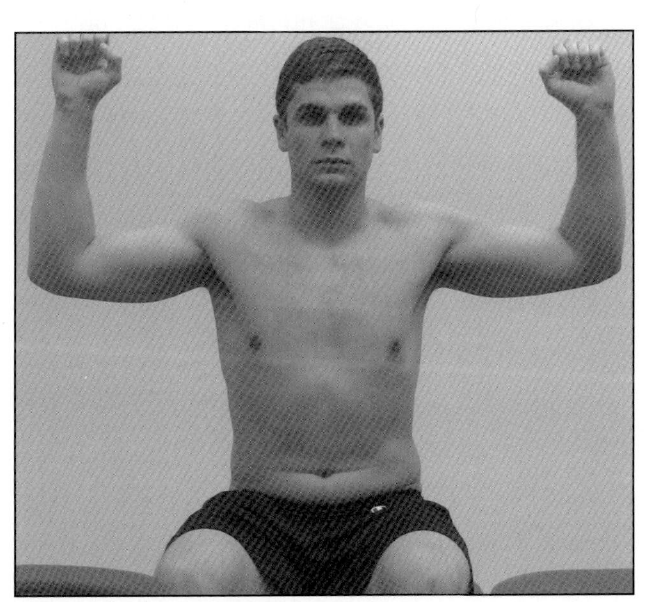

그림 6-44. 올린 팔 스트레스 검사

*상지긴장검사*라고 불려지는 ULND는 경추, 상완신경총, 그리고 상지의 민감한 신경 조직을 자극하는 데 있어 높은 민감도를 가지고 있지만, 한 부분에서의 문제에 특화되지 않는다. Gillard 등은[446] Adson 검사, Wright 검사, 올린 팔 부담 검사, 과외전 검사, Tinel 검사, 그리고 쇄골상 그리고 쇄골내 지역의 압력의 진단적 유용성을 검사하였다. 2가지 자극 검사 모음은 민감도가 90% 상승하였다. 5개의 자극 검사 모음은 Sn 83%와 Sp 84%의 결과를 도출하였다. TOS를 위한 보통의 자극유발 검사는 다음에 논의되지만, 이 검사들의 수행 방법은 학계에서 표준화되지는 않았다.

- *Adson 검사*(그림 6-42): 환자들은 앉아서 팔을 양쪽으로 뻗고 있는 동안, 검사자는 요골 동맥을 촉진하며 환자가 숨을 깊게 쉬고 숨을 멈추게하고 검사하는 쪽을 회전한다. 이 검사는 사각근을 통하여 상완신경총에 대한 자극을 주도록 이론화되어 있다. 양성 검사는 요골 동맥 맥박 또는 증상의 재현의 변화를 의미한다. 진단적 정확성은 다음과 같다. Sn 0.79, Sp 0.74에서 1.00, +LR 3.29, −LR 0.28. 요골동맥 맥박의 변화는 거짓 양성 결과의 많은 부분을 차지하므로, 증상 재현은 양성 검사의 더 나은 표식이 될 것이다.[446-451]
- *늑골과 쇄골 사이의 적용법*(그림 6-43): 환자가 앉아서 팔을 양쪽으로 뻗고 있는 동안, 검사자는 환자의 견갑대와 늑골과 쇄골 사이를 좁히면서 조직 자극을 수행하기 위하여 수축을 하는 동안 요골동맥 맥박을 확인한다. 이 자세는 최대 1분 동안 유지된다. 양성 검사는 요골동맥 맥박 변화 또는 증상의 재현을 의미한다. 특이도의 범위는 0.45에서 1.00

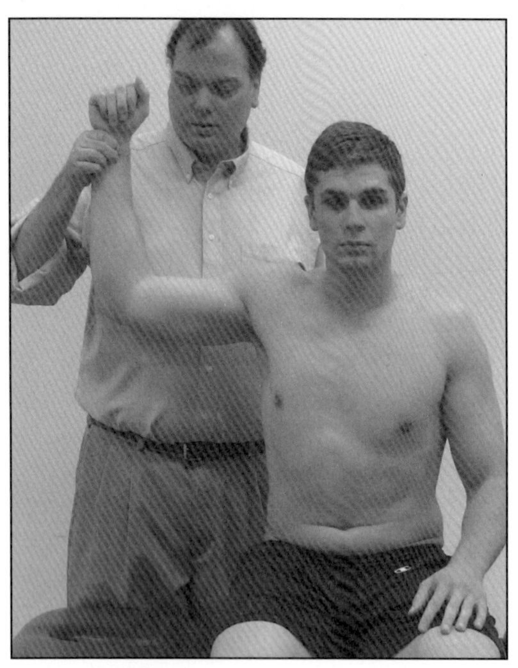

그림 6-45. Wright 검사

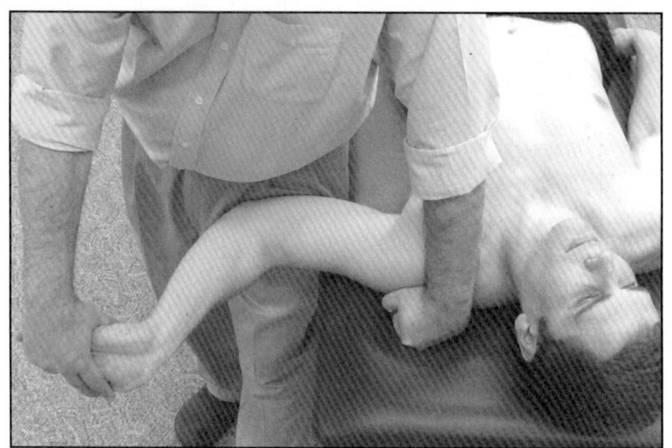

그림 6-46. 상지 신경역동 검사 1(정중신경)

사이이다.[449,451,452]

- *올린 팔 부담 검사*(그림 6-44): 환자가 앉아서 팔을 90°로 외전 및 완전한 외회전을 진행한다. 머리는 바른 자세로 환자가 손으로 주먹을 열고 피고 3분 동안 유지하며, 검사는 증상을 측정한다. 양성 검사는 증상을 재현하고 팔을 내렸을때 증상이 완화되는 것이다. 진단적 정확도는 Sn 0.52에서 0.84, Sp는 0.30.에서 1.00; +LR 1.2에서 5.2, 그리고 -LR은 0.4에서 0.53이다.[449,451,452]
- *Wright 검사*(그림 6-45): 환자가 앉아서 팔을 양쪽으로 뻗고 있는 동안, 검사자는 요골동맥 맥박을 확인하고 환자의 어깨를 외전하여 어깨와 머리 위로 손을 놓는다. 이 자세는 1에서 2분 동안 유지하고, 증상을 확인한다. 이 검사는 소흉근 아래의 조직을 압박한다. 양성 검사는 요골동맥 맥박의 변화 또는 증상 재현을 하는 것이며, 진단적 정확도는 다음과 같다: Sn 0.70에서 0.90, Sp는 0.29에서 0.53, +LR 1.27에서 1.49, -LR 0.34에서 0.57.[446]

상지 신경역동 검사

ULNDT(*상지 신경역동 검사*)는, (또한 상지 신경긴장성 검사로 알려져 있는) 정중신경과 주위 연결된 신경들과의 검사 움직임(challenge movement)을 통해 목과 상지의 신경을 검사하는 방법으로 설명된다. 환자는 검사자의 옆에 바로 누운 자세로 검사 자세를 취한다. 시작지점(base-line) 증상들의 측정하고 각각 검사의 진행 절차를 따른 후 다시 측정한다. 환자의 견갑골을 아래로 당긴 다음, 어깨를 110° 정도 옆으로 벌리면서 팔꿈치는 90°로 구부려 유지시킨다. 손목과 손가락을 펴주면서 전완을 최대한 회외시켜준다. 이전의 모든 동작들을 유지하면서, 추가적으로 팔꿈치를 펴준다. 검사는 증상들이 다시 재현되었을 때 중단하고 과민한 반응(sensitizing maneuver)은 추가적으로 증상들에 대한 결과를 알아낸다. 과민한 반응은 반대쪽 방향으로 경추을 측방 굴곡시키는 것이다. 양성반응은 환자의 증상이 다시 재현되는 것이고, 과민한 반응을 실시하였을 때는 증상이 증가한다. 그리고 관련되지 않은 쪽과 비교하였을 때 예를 들어, 팔꿈치의 신전은 제한될 수 있듯이 비대칭적으로 나타난다. 흉곽출구증후군(TOS, Thoracic Outlet Syndrome)의 정확한 진단은 Sn 0.90, Sp 0.38; +LR 1.5, -LR 0.3.이다.[439,453,454] 상지 신경역동 검사(ULNDT)는 바로 누운 자세에서 순차적으로 실시하도록 논의되었다.

감각운동 조절 검사들

균형감각의 부재, 안구 조절, 고유수용감각의 예리함을 포함한 감각운동 기능들이 바뀌었다. 경추에 광대한 양의 관절 기계수용기들, 경추 근육들과 전정기관, 시각, 자세 조절 시스템과 연관된 구심성 신경들이 존재하는데 이는, 경추에는 자세 안정성 조절, 머리 방향과 안구운동에 영향

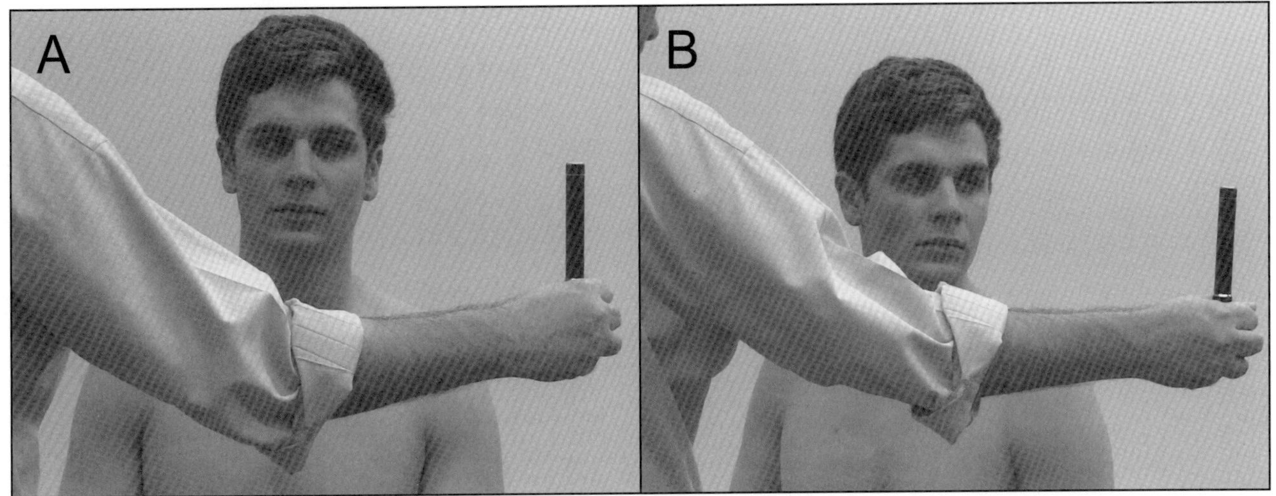

그림 6-47. 시추적 경추 회전 검사 (A) 중립자세와 (B) 경추와 몸통 회전

을 받는 중요한 체성감각 입력 장치들을 제공받기 때문이다.[90] 경추통과 편타성 손상(WAD, whisplash associated disease)이 발병되면서 서서히 퍼지는 환자들은 체성감각, 시각 또는 전정기관으로부터 비정상적인 구심성 입력 자극을 받는다. 바뀐 감각 운동 조절, 현기증이 나타나거나 불안정한 바른 자세 그리고 머리와 안구 조절 능력이 감소됨을 초래할 수 있다.[91-94] 감각운동 조절 검사는 경추통, 현기증, 불안정함과 시각장애를 위해 적용한다.

균형, 경추관절 자세 감각과 안구운동 조절 감각운동 조절 손상 정도를 평가한다. 임상적인 정적 서기 균형검사는 경추통 환자와 관련된 3장에 논의되었다.[102,110,369] 역동적 균형검사는[370] 10m걷기 검사[457](머리회전 없이[370])와 역동적 걷기 지수를 포함할 수 있지만 이에 한정되지 않는다.[11,456]

경추 위치감각은 헤어밴드에 레이저 포인터를 부착한 방법을 이용하여 측정 할 수 있다.[94,112] 환자는 벽으로부터 90cm 떨어진 곳에 앉아있는 동안 몇 초 동안 머리를 중립자세로 유지하며 벽면에 표시된 지점에 레이저를 맞춘다. 눈을 감은 상태에서 환자는 능동적으로 머리를 움직여 보고 가능한 정확하게 다시 안정 자세로 돌아오도록 시도한다. 벽면에 레이저 빔 시작자세와 다시 재시작 자세와의 차이를 센치미터(cm)와 공식을 사용하여 각도로 변환시켜 측정한다. tan−1[error distance/90cm]=angle. 7.1cm 오류거리는 4.5°의 관절 위치오류(JPE)와 의미적으로 동일하다. 4.5° 보다 큰 오류는 머리-목 재배열 정확성에 손상있다는 것을 암시한다.[94,112] 관절 위치 오류는 경추의 능동적 움직임의 모든 방향에 대해 측정할 수 있다. 추가적으로 손상의 징후들은 덜컥거리거나 바뀐 움직임 패턴들, 추가적인 고유감각 피드백을 얻기 위해 자세가 면밀하거나 지나치게 되는 것들을 포함한다. 환자는 또한 어지러움증이나 검사하는 동안 불안정함을 경험하게 된다.[94,112]

안구운동 조절은 눈의 움직임 측정을 포함한다. 검사들은 (A) 시추적 검사(머리가 고정된 상태에서 안구의 질적인 평가), (B) 눈의 안정성(사물을 보는 동안 머리의 움직임), (C) 머리와 안구 움직임의 조화, 그리고 (D) 다시 초점을 맞추기 위해 안구의 빠른 움직임이나 도약 안구운동이 포함된다. 임상적 관찰은 질과 안구운동의 조절 뿐만 아니라 증상의 재발현을 포함한다. 검사들은 전정기관과 중추신경계 이상 환자들과 비특이성 경추통 환자들에게 사용된다.[457]

시추적 경추회전 검사(그림 6-47)은 바뀐 경추의 구심성 자극 때문에 손상된 안구운동 조절을 탐지하기 위한 검사로서 제안되었지만, 민감도나 특이도에 대한 연구는 충분하지 않다. 대상자는 중립자세에서 각각 30°에서 45° 사이의 움직임 사이에서 고개를 유지하고 타겟을 따라 오로지 안구만 천천히 움직인다. 머리, 목, 몸통이 중립된 자세에서 시추적 안구 움직임 조절 차이는 머리는 고정된 상태에서 목과 몸통을 왼쪽으로 45° 회전하고, 오른쪽으로 45° 회전시킨 것과 비교한다.[458] 몸통은 경추에 전정기간 자극을 피하기 위해 회전된다. 머리를 유지한 상태로 초당 20° 가량 타겟을 따라 안구가 천천히 움직여질 때, 안구의 움직임이 정확하고 매끄러운 반응인지 서술한다. 타겟을 잡기 위한 빠른 안구 도약 운동의 시도는 손상을 시사한다.[116] 양성반응은 따라가는 능력이 차이가 있거나(도약 안구 운동이 증가하거나) 중립자세와 비교하였을 때 목이 돌아가는 증상이 나타난다. 이 검사는 편타성(WAD)손상이거나 현기증이 있는 환자일 가능성이 확실하다.[107,116,458] 중립자세에서 안구 움직임이 나쁘고, 회전된 목이 바뀌지 않는 것은 중추신경계(CNS)의 장애임을 암시한다.[457]

안구 안정성은 환자가 타겟에 초점을 유지하면서 경추 회전, 굽힘, 젖힘, 가쪽 굽힘 방향으로 능동적으로 움직일 때 질문들을 통해 검사되어 진다. 양성반응들은 증상이 재현되거나, 타겟에 초점을 유지하지 못하거나, 빠르게 움직이거나 증상이 없는 범위까지 움직인다.[114,457]

머리와 안구 운동 협응을 위해서 환자에게 지점 또는 타겟에 초점을 맞추도록 요청한 다음, 초점을 유지하면서 해당 지점으로 머리를 이동한다. 타겟을 왼쪽과 오른쪽 또는 위, 아래로 움직일 수 있다. 증상이 없는 사람들은 초점을 유지하면서 분리된 안구와 머리 움직임을 수행할 수 있다. 경추통이 있는 환자는 아마도 안구가 움직이는 동안 초점이 떨어지거나 머리를 불안정하게 유지할 것이다.[459]

경련적인 안구 운동은 환자가 여러 다른 위치에 놓여있는 타겟에 빠르게 눈을 고정시키는 것을 포함한다. 타겟에 고정하기 못하거나, 지나치거나, 타겟을 향해 2가지 이상의 안구 운동 수행으로 인해 질적으로 저하된 성과가 나타난다. 현기증 또는 흐릿한 시야로 기록될 것이다.[459]

감각운동 조절 검사를 시행해도 결정적으로 나타나지 않은 환자이거나 증상들이 경추에서 시작한다고 보기 어려운 환자들에게 추가적으로 전정기관 검사나 중추신경계 검사는 보장한다. 게다가 경추통, 림프나 나이와 같은 사실적인 요인들이 결합된 상태들은 바뀐 감각운동 조절을 야기시킬 수 있다.[114]

바로 누운 상태에서의 검사 절차

- 인대 안정성 검사들
- 반복적인 움직임들
- 전방 경추 촉진
- 첫 번째 갈비뼈 가동성 – 꼬리뼈 방향으로 미끄러짐
- 수동적인 분절 움직임 검사
- 경추 굽힘 회전 검사
- 근육 수행력
  - 근육 길이 검사들
  - 두개경추 굽힘 검사
- 상지 신경역동 검사들

인대 안정성 검사들

인대 안정성 검사는 골 관절의 인대계에 구조적으로 온전한 상태인지, 인대가 수행하는데 있어 내재적 위험 요인과 연관되어 있는지를 알아보기 위해 구성되어졌다.[350] 이 검사에 대해 지지할 수 있거나 또는 검사의 타당성에 대해 부인할 수 있는 자료의 수가 거의 적고, 유발검사처럼 내적인 위험요인이 있어서 인대 안정성 검사를 사용하기에는 논란이 많다. 신경학적 타협이거나 증상, 상위 경추 불안정 증상이 지속적이거나, 류마토이드 관절염, 임상가에게 의학적 관리를 받아야 하는 특별한 환자 인구들이 나타난다. 경추통과 증후가 있는 환자나 이차적인 외상으로 인대의 불안정 증상이거나, 후에 방사선 사진이 필요하거나, 고려되는 또는 방사선 사진이 나쁘거나 하면 Leal과 Dennison은[351] 인대 불안정성 검사하기 전에 경추 AROM 검사를 실시하도록 제안했다. 이 저자들은 인대성 손상이 의심되는, 횡인대 손실의 내재적 심각한 결과 또는 익상인대의 손상된 환자들을 위해 선별검사(screening tests)들을 추천한다. 또한 Leal과 Dennison은[351] 인대의 안정성 선별검사 절차를 잠재적 상위경추 인대 손상들을 위해 주의되는 기준으로 고려되어지도록 제안한다. 유발 검사는 증상이 나타나고 신경학적 모욕(neurological insult)을 연상시켜 추천하지 않는다.[460] 음성 검사는 인대성 손상 또는 불안정성을 제외시키지 않기 때문에 경고와 함께 설명해야 한다.[351] 경추 인대 안정성을 위한 선별검사는 선별검사의 금기증으로 논의되어 졌다.

Sharp-Purser 검사

검사 순서에 대한 합의는 없지만, Aspinall은[461] 다

른 검사 이전에 Sharp-Purser 검사를 수행하도록 제안한다. 중립자세에서 유발하는 다른 인대 안정성 검사와 대조적으로 Sharp-Purser 검사는 완화하거나 유발하는 것보다 재위치로 한다. 만약 Sharp-Purser 검사가 음성이라면 (초과된 움직임이 없거나, 증상이 재현되거나 생기지 않고), 그 다음에 횡인대 검사가 고려된다.[460] 환추치돌기 사이의 불안정은 3mm 이상 나타나고 비정상적인 대상자인 류마토이드 관절염으로 고려되어지고, Sharp-Purser 검사는 중증의 민감도(0.69), 높은 특이도(0.96), +LR 17.25, 그리고 -LR 0.32을 증명했다.[462,463]

Sharp-Purser 검사(그림 6-7보라) C1과 C2의 안정성을 측정한다. 만약 횡인대가 느슨하거나 더 이상 C1이 굽힌 상태의 C2를 향해 병진운동 능력이 온전하지 않다. 환자는 머리와 목을 굽힌 상태로 앉는다. 검사자는 C2 극돌기를 안정적으로 핀셉 그립(pincer grip)으로 잡고 다른 한손은 이마를 잡는다. 검사자는 이마를 통해 후방으로 힘을 가한다. 양성반응은 머리와 C1복합체가 후방으로 미끄러지거나, 치돌기를 때리거나, 축추에 대해 아탈구된 환추의 정복이 나타나거나, 또는 끝 범위에서 딱딱함이 인식되지 않는다.[461] 기준선에서 나타난 증상들도 감소되어질 것이다.

횡인대 또는 전방 전단 검사

횡인대를 측정하기 위해, 환자는 바로 누운자세를 취하는 동안에 검사자는 양손으로 후두를 지지하고 손가락은 환추를 향해 양쪽으로 후방 아치를 만들어 놓는다(그림 6-15를 보라). 검사자는 손가락을 이용하여 고정된 C2에 대해 환추와 머리를 전방으로 들어올리고 15초간 유지한다. 환자에게 15초간 눈 뜬 상태에서 거꾸로 숫자를 세도록 요청한다. 양성 반응들은 증상이 다시 재현되거나(메스꺼움, 현기증, 이상감각, 안구진탕증 등) 상위 경추의 불안정성을 연상시키거나, 또는 부드러운 끝느낌이 있다. 이 검사의 유효성은 알려지지 않았다. 중립자세에서 전방전단 검사를 시행하는 동안에 환추치돌기 사이의 신뢰할 수 있는 영상 측정과 환추의 이동, 축추의 치상돌기가 나타나거나, 환추는 전방으로 놓여짐을 입증한다.[464]

익상인대 검사

Pettman는[465] 이 검사가 머리에 대해 목을 중립자세, 굽힘과 젖힘으로 익상인대 기시부를 측정하도록 수행된다고 서술하였다(그림 6-16을 보라). 검사자는 회전과 측방굴곡, 그 다음 수동적으로 경추에 대한 머리의 측방굴곡의 3가지 자세로부터 축추를 막기 위해 수동적으로 후궁판(lamina)과 C2의 극돌기를 안정적으로 잡는다. 검사는 각 방향으로 수행되어진다. 예를 들어, 경추에 대해 머리를 수동적으로 오른쪽으로 측방굴곡 하는 동안에는 왼쪽 익상 인대는 검사된다.[465] 인대가 손상 당하지 않은 경우, 경추에 대해 머리가 오른쪽으로 측방굴곡 되지 않을 것이다. 양성 검사는 3가지 모든 움직임에서 과도한 측방굴곡이 일어난다.[465,466] 만약 C2를 수동적으로 안정시키지 않았다면, 아마도 바로 누운 자세에서 검사자가 한 손으로 머리를 지지하고 C2의 극돌기를 핀센그립(pincer grip)으로 잡고 수행한다. 후두부를 부드럽게 각 방향으로 측방굴곡시킨다. 정상반응은 C2의 극돌기가 측방굴곡한 반대방향으로 바로 움직이게 된다. 왼쪽으로 측방굴곡하는 동안, 오른쪽 익상인대는 팽팽해지고, C2는 왼쪽으로 돌며 바로 당겨진다. 검사자는 C2 극돌기가 오른쪽으로 즉시 움직이는 것을 느낀다.[465] 양성 검사는 C2극돌기의 움직임이 지연되는 것이다. 이 검사의 유효성은 알려지지 않았다. MRI 이미지를[467] 이용하여 측방 굴곡 스트레스 검사와 익상 인대의 회전 검사는 반대쪽 인대의 길이가 늘어난 결과를 예비증거로 증명한다. 회전 스트레스 검사는 여기에 나타나지 않지만, 검토를 위해 사용할 수 있다.[465,467] 영상의 제한점들 때문에, 검사들은 오직 중립자세에서 수행하였다. 측방 굴곡 또는 회전 스트레스 검사의 양성반응들에 대해, Osmotherly 등은[467] 영상 소견은 임상 실무에서 사용을 지원하고 익상 인대의 양쪽 효과가 관찰되지 않으면 양 방향 검사는 필요하지 않다고 제안했다.

환축 복합체에 대한 횡 또는 측방 전단 검사[461]

이 검사는 치돌기의 온전함과 C1의 골부분 그리고 익상 인대 부착부분에 대한 평가이다(그림 6-17을 보라). 예를 들어, 경추에 대해 머리를 왼쪽으로 측방굴곡시키고 수동적으로 후두부와 C1을 안정화 시킨다. 왼손의 제2중수지절관절을 통해 C2를 오른쪽으로 움직이는 동안에 제2중수지절관절을 이용하여, C1의 외측 부분을 수동적으로 오른쪽에서 안정시킨다. 이 검사는 익상 인대의 기시부이기 때문에 경추에 대해 머리를 중립, 굽힙 그리고 젖힘 각각 방향에서 실시한다. 검사 자세 중 적어도 하나에 어떠한 움직임이 인식되지 않는다면, 검사는 음성반응이다. 증가된 이동(translation)이 감지되는 경우, 안정화 구조가 손상될 수도 있다. 이 검사의 유효성은 알려지지 않았다.

종축 견인 또는 신연 검사[461]

이 검사는 대막(tectorial membrane)과 후종인대의 연속부분에 대한 검사로 알려져 있다(그림 6-18을 보라). 환자는 바로 누운 자세를 취하고, 검사자는 C2를 안정화시킨 다음 후두부를 통해 머리쪽으로 견인을 실시한다. 검사는 두부의 중립자세, 굽힘과 젖힌 자세에서 반복했다. 검사는 15초 유지한다. 양성반응은 움직임이 증가하거나 증상이 다시 나타난다. 이 검사의 유효성은 알려지지 않았다.[461] 중립자세에서 신연(distraction)을 하는 동안, 대후공 전연-치돌기사이(basion-dental interval)와 대막의 신뢰할 수 있는 영상 측정은 대막의 온전함을 평가하는 방법으로서 사용한 이 검사의 이론을 뒷받침한다.[467]

반복적인 움직임들

급성기 또는 심한 통증의 환자는 검사 시, 부하가 없는 자세(예, 바로 누운 자세)가 필수적이다.[422,433] 만약, 체중부하 시 말초화(peripheralize)증상 또는 부분적인 중심화(centralized) 증상이라면, 임상가는 누운 자세에서 반복적인 후인, 누운 자세에서 과압력 주면서(retraction in lying with patient overpressure) 반복적인 후인과 테이블 끝부분에서의 반복적인 후인처럼 반복적인 움직임들을 통해 중심화를 얻기 위해 시도한다(그림 6-35을 보라). 다음과 같은:[422,433]

- 누운 자세에서 후인(그림 6-35A 보라). 후만증(thoracic kyphosis)과 전방 두부자세(forward head posture)의 정도에 따라 환자는 테이블 위에 1~2개 정도의 베개나 타월을 이용하여 점진적인 후인을 수행할 수도 있다.
- 누운 자세에서 과압력주면서 후인하기(그림 6-35B를 보라). 만약 환자의 TMD관절(temporalmandibular joint, 측두하악관절)에 압력을 피해야 한다면, 상악(maxillary)이나 하악(mandibular)에 압력을 주면서 수행 할 수있다.
- 테이블 끝에서 반복적인 후인(그림 6-35C를 보라). 환자 또는 임상가는 환자의 머리를 받치고 T3에서 T4 수준의 테이블 끝에서 치료를 실시한다.

환자는 반복적인 후인을 첫 번째로 실시한다. 증상에 대한 효과를 기록한다.

전면 경추 촉진

촉진은 앉은 자세, 바로 누운 자세 또는 엎드린 자세에서 실시하고, 그전에 수동적 분절 움직임 검사(passive segmental mobility tests)를 먼저 시작한다. 환자는 편안한 자세를 취하고, 임상가는 측두(temperature)와 경추의 후방, 외측, 전방과 증상에 따라 가볍게 피부를 촉진을 시작한다. 연부조직은 좌우로 비대칭적인 조직의 긴장도를 촉진하여 기록한다. 예를 들어, 사각근(scalene muscle)의 증가된 긴장은 가능한 몇가지 이유들로 자주 기록한다. (a) 약해진 심부 경추 굴곡근(deep neck flexors, DNF)들의 보상, (b) 신경 조직의 민감성에 따른 반응, (c) 상부 흉부 호흡 패턴(pattern), 또는 (d) 경추 기능장애. 비정상적인 연부조직을 찾기 위해서는 잠재적인 이유를 알아내기 위한 추가적인 검사 필요하다고 요구되어진다. 촉진 시작은 후두의 후방, 외후두융기(the external occipital protuberance)(예, 외후두융기의 선단에 시작되는 점)를 표시점으로 이용하고 견쇄 관절과 날개뼈의 상부 안쪽 각으로 항해 외측과 말단으로 느슨하게 움직인다. 후방에서, 경추 신전근들은 극돌기의 바깥 방향으로 양쪽에서 촉진된다. 흉쇄유돌근은 귀 뒤에 있는 유양 돌기에서부터 쇄골과 흉골까지 촉진된다. 필요에 따라 쇄골, 흉쇄 관절과 첫 번째와 3번째 갈비뼈 전방으로 촉진한다. 갈비뼈는 부드럽게 외측과 후방으로 촉진하지만, 쇄골 아래로 지나가는 갈비뼈를 촉진하기는 어렵다. 상방 쇄골와(superior clavicular fossa)는 부종 또는 림프절, 신경혈관 구조 조직을 염두해 두고 촉진한다. 얼굴, 하악, 턱관절과 머리는 이 시점에서 촉진할 수 있다. 림프절은 흉쇄유돌근을 따라

지나가지만 평상시에는 촉진할 수 없지만, 부우면 촉진할 수 있다. 사각근은 흉쇄유돌근의 후방과 경동맥 맥박과 흉쇄유돌근의 전방사이(흉쇄유돌근과 기관사이)에 있다. 설골은 C2와 C3 갑상 연골 전방과 위에 위치하고 C4와 C5 전방에 있다. 설골을 촉진하는 동안, 환자에게 삼키기를 요청한다. 설골, 갑상 연골, 첫 번째 윤상연골은 통증없이 상방으로 이동할 수 있다.

뼈 구조를 촉진하려면, 외후두융기의 선단에 시작되는 중간지점에서 시작하여 말단으로 움직인다. 촉진된 첫 번째 닿는 부분은 C2의 극돌기이다. C2에서 T1 극돌기는 경추를 가볍게 굽히고 젖히면서 다르게 이동한다. C7의 극돌기가 고정되어 있는 동안 C6와 C7을 구분하기 위해 임상가는 C6극돌기 이동을 느껴야 한다. 후관절(facet joint)은 후방에 위치된 극돌기의 외측 0.5~1.0인치 연부조직을 통해 딱딱한 뼈 조직이 촉진된다. 후두와 C2 극돌기 사이와 C2 극돌기와 C1의 외측 덩어리은 C1의 후방아치를 가로 질러 짧은 윗빗근(SO)이 놓여 있다. C1의 외측 덩어리는 유양돌기의 하방과 전방에 놓여있다. 경추의 횡돌기는 C1의 외측에서 먼쪽으로부터 경추의 전만 곡선을 따라서 외측 측면에 있다. 흉추 1번의 극돌기와 횡돌기에 해당하는 정확한 위치를 찾아내려면, 횡돌기와 관절로 이어져 있는 첫 번째 갈비뼈가 촉진될 수 있다. 위치된 T1 극돌기와 횡돌기에 대항하여, 어디에 횡돌기를 분명하게 표현하면 첫 번째 갈비뼈는 촉진될 수 있다. 압통에 대한 촉진에 대한 신뢰도는 양호(K=0.49[SD 0.14])하거나 또는 역사적 연구 결과에 대한 지식 없이 (K=0.4[SD 0.13])이다.[439]

수동적인 분절 움직임 검사

척추의 수동관절가동범위(PROM, passive range of motion)은 각각의 PPIVM 또는 수동 부가적 척추간 움직임(passive accessory intervertebral movements, PAIVM)의 도수 검사 기술들(manual examination techniques)을 시도하여 개별적인 운동이 나타난다. PPIVM 검사는 경추 굽힘, 젖힘, 외측 굴곡과 회전같은 능동관절가동범위(AROM, active range of motion)와 동일한 평면에서 생리학적인 분절 운동 촉진을 포함한다. 수동 부가적 척추간 움직임(PAIVM)검사는 극돌기 또는 편측 후관절(unilaterally facet jt.)에서 후방에서 전방으로 중심을 넘어 활주하는 것처럼 관절 내 운동 또는 활주운동의 부가적인 분절 운동 촉진을 포함한다. 분절 운동 검사들은 정상, 과소가동성, 과대가동성 또는 통증없이 반응하거나 특별한 방향으로 각 분절이 검사되어 등급이 매겨진다. 경추와 흉추의 분절 가동성 검사는 신체 기능의 장애, 단독 관절 움직임의 ICF 범주에 맞춰졌다.[15]

진단적 유용성

Cleland는[364] 경추 분절 움직임 검사의 신뢰도, C_1, C_2에서 C_7, T_1에서 T_9까지의 후두부에 대한 PAIVM과 경추에 대한 통증 유발을 각각 보고했다(부하 K=−0.26~0.74, −0.52~0.90, 각각). 움직임 평가와 통증 유발 검사의 신뢰도에 대한 전반적인 연구 결과들은 높은 변수와 다른 연구결과와 일치하였다.[468,469] 오직 과소가동성(hypo-mobility)에만 측면 활주 분절 움직임 검사를 사용하였는데, Piva 등은[420] 다른 분절에서 변수 신뢰도를 서술하였다. 연구결과는 후두-환추(occipital-atlas) 움직임과 하부 경추관절의 증상 유발에 대해 실질적이고 온건한 신뢰도를 포함한다. C2-C6 분절 움직임 검사의 신뢰도는 움직임(K=−0.07 to 0.45)을 위한 타당도에는 동의하지 않고, 통증 유발(K=0.29 to 0.76)에 대해 약간 높다고 밝혀졌다.[420] 게다가, Jull 등은[470] 40명의 경추통과 두통이 없는 사람들에게 도수 분절 검사를 실시하여 통증성 상부경추관절 장애를 가지고 있다는 점을 찾았고, 이는 검사자간 최고 등급(70%)이었다. 경추에서 Jull 등은[471] PAIVMs와 PPIVMs 우수한 유효성을 보여주는 Sn=1.0와 SP=1.0을 20명의 경추 후관절(zygapophysial joint) 증후군의 정확한 진단학적 일치를 서술하였다. 증상적 후관절을 위한 참고 기준은 방사선-조절 진단학적 신경 차단술이다. 검사자는 맹인법으로 환자를 15명의 관절에 증상이 있는 환자와 5명의 관절 기능장애 없는 환자를 확인했다. 진단학적 유효성의 시도에도 불구하고, 임상에서는 생리학적 정보와 부가적인 분절 움직임 결손을 얻기 위해 수동적 증상이 유발되지만. 수동적 검사가 계속 사용되고 있다. 수동적 분절 움직임 검사에 대한 몇 가지 접근방식들은 알려진 다른 접근방식을 해도 다른 것들보다 우수하다.

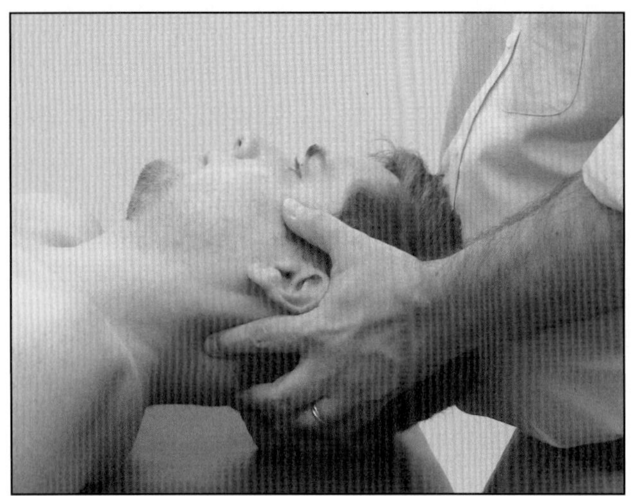

그림 6-48. C2와 C3에 대한 C2-C7 오른쪽 회전을 위한 경추의 수동적 생리적 척추간 움직임

C2부터 C7의 수동 생리적 척추간 움직임 검사

바로 누운 자세에서, C2에서 C7까지의 각각 경추 분절의 생리적 움직임을 수동적으로 각각 운동 면에 따라 검사할 수 있다: 굽힘, 젖힘, 측방 굴곡과 회전(그림 6-48). 검사자는 검지와 세 번째 손가락으로 환자의 후관절과 후외측 끝부분을 촉진하며 머리를 가볍게 잡는다. C2와 C3의 움직임을 위해 분절 굽힘과 젖히면서 두 분절 사이의 관절선의 관절기둥을 촉진할 수 있다. 검사자는 양쪽으로 촉진하면서 각 분절에 굽힘이 생기도록 시도하고, 이후 분절 동작 끝으로 이동하도록 한다. 경추는 각 분절 검사를 위해 각 분절을 중립자세로 다시 돌아온다. 측방 굴곡을 위해서, 측방굴곡하는 쪽으로 손가락을 촉진하고(예, 오른쪽 측방 굴곡하면 오른쪽 면으로) 관절이 닫히는 곳으로 관찰한다.[472] 회전을 위해서, 회전하는 반대방향으로 손가락을 촉진(예, 왼쪽회전이면 오른쪽으로)한 후에 관절이 벌어지는 쪽 움직임을 관찰한다. 검사자는 정상 움직임에 대한 검사자의 경험과 위, 아래 연결된 각 척추분절을 검사함으로서 분절의 움직임이 떨어지는지, 정상인지 또는 과대가동성인지를 움직임의 근거로 판단한다. 추가적으로, 각 분절에서 환자가 통증이 다시 생기는지 관찰한다.

C2부터 C7의 수동 측방활주(Sidegliding) 척추간 움직임 검사

환자는 바로 누로 자세를 취하며 검사하는 분절의 관절기둥을 손가락으로 잡고 촉진한다(그림 6-49). 중립 자세, 검사자는 수동으로 각 분절에서 C2에서 시작해서 점진적으로 C7을 향해 외측 이동(laterally translating) 또는 측방 활주를 왼쪽 방향으로 ,그 다음 오른쪽으로 이동하는 질, 양과 증상에 대한 반응들을 측정한다. 만약 한 방향으로 이동이 반대방향과 비교하여 감소되었다면, 검사는 분절에 움직임 결손된 양성으로 고려되어진다. 각 방향으로 외측이동(Lateral translation)은 또한 각 분절에서의 젖힘과 굽힘은 움직임이 결손되는 방향을 국한시키기 위해 측정한다.[473] 예를 들어, C2에서 C3는 왼쪽과 오른쪽으로 외측이동 다음 젖혀진다. 만약 오른쪽과 비교하였을 때 왼쪽으로 이동이 제한되면, 움직임 제한은 오른쪽에 대해 C2에서 C3의 분절닫힘 움직임 결손 때문에 젖힘, 오른쪽 외측 굴곡(lateral flexion) 그리고 오른쪽 회전이 설명되어진다. 분절 움직임은 또한 굽힘으로 측정한다. 예를 들어, C2와 C3은 왼쪽과 오른쪽으로 외측이동(lateral translation)다음 굽힘이 일어난다. 만약 굽힘에 대해 오른쪽과 비교하여 왼쪽이동이 제한된다면, 움직임 제한은 왼쪽에 대해 C2에서 C3의 열린 움직임 결손 때문에 굽힘, 오른쪽 외측 굽힘과 오른쪽 회전이 설명되어진다. 검사자는 정상 움직임에 대한 검사자의 경험과 위, 아래 연결된 각 척추분절을 검사함으로서 분절의 움직임이 떨어지는지, 정상인지 또는 과대가동성인지를 움직임의 근거로 판단한다. 추가적으로, 각 분절에서 환자가 통증이 다시 생기는지 관찰한다.

환축추 운동 분절에 대한 수동가동성 검사

C1과 C2의 일차적인 움직임은 회전으로 한 방향에서 일어나는 분절의 전체 범위의 절반(45°)이 일어난다(그림 6-50). 환축추(AA jt.) 운동을 검사하기 위해 환자는 바로 누운 자세를 취하고, 환자의 머리는 C1과 C2의 아래로 회전을 막기 위해 검사자가 수동으로 끝범위까지 굽히고 난 후에 돌려본다. 끝범위까지 굽힌 자세를 유지하는 동안, 환자의 머리와 경추는 연관된 방향(involved side)보다 연관이 없는 방향(uninvolved side)으로 먼저 회전이

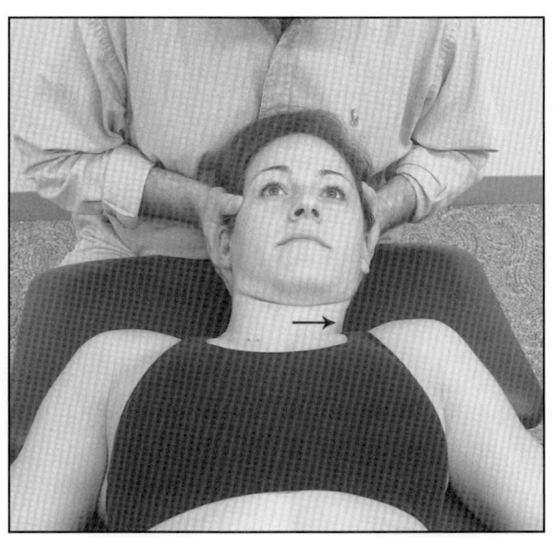

그림 6-49. C2부터 C7에 대한 왼쪽방향으로 경추 측방활주 수동적인 척추사이 움직임 검사

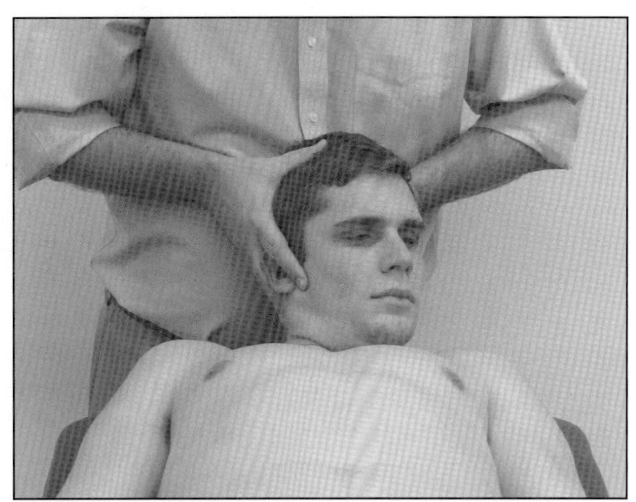

그림 6-50. 환추 운동 분절에 대한 수동적 움직임 검사

일어난다. 항상 그렇듯이 질, 양과 증상 반응을 기록한다. 환자의 증상이 재현되거나 또는 45° 보다 적거나 움직임이 제한되는 것은 C1에서 C2의 운동 결손으로 양성 검사로 고려된다. 이 검사는 경추성 편두통 환자에게 통증과 운동 결손을 빈번하게 찾을 수있는 굽힘-회전 검사(FRT)라고도 불린다.[474-476]

임상적으로, 굽힘-회전검사에서 시각적으로 측정된 양쪽 10° 정도 움직임이 떨어진 것이 각도기와 비교할 수 있을 정도로 타당하고 신뢰하다면, 양성이다.[477] 증상이 없는 대상자와 경추성 편두통인 대상자에게 즉각적으로 다시 재검사를 실시하였을 때 우수한 검사자내와 검사자간의 신뢰도가 보고되었다[478]. Ogince 등은[478] 경추성 편두통을 가진 23명과 통제군 23명, 전조편두통을 가진 12명의 대상자간의 단순 맹검으로 그룹 간 비교하는 실험을 실시하였다. 최대 저항의 편측 회전에 대한 평균 관절운동범위에 대해 전조편두통그룹, 증상이 없는 그룹과 경추성 편두통그룹은 각각 39°(SD 6.9), 39°(SD 6.5) 그리고 20°(SD 11)이고, 경추성 편두통그룹은 통계학적으로 유의한 차이가 있음을 증명하였다. 만약 굽힘-회전 검사가 평균 또는 32° 보다 적다면, 검사는 양성이다(Sn 0.91, Sp 0.90).[478] Hall 등은[479] 굽힘-회전 검사가 경추성 편두통 환자의 상부 경추의 관절운동범위 평가를 위한 신뢰할 수 있는 측정 도구임을 보고하였다.

MDC의 7°는 90% 확신 중재 후에 일어나는 움직임 변화에 확신하였다.

후두-축추운동 분절에 대한 수동가동성 검사

몇몇의 검사 절차는 후두-축추(OA) 움직임의 측정을 위해 묘사되어진다. 후두-환추의 주된 움직임은 굽힘과 젖힘, 기능적인 움직임인 끄덕임(nodding)을 따라 일어난다. 굴곡의 경우, 검사자는 유양돌기(mastoid process)와 C1사이의 공간이 증가되거나 또는 열릴 때 촉진한다. 신전의 경우, 검사자는 유양돌기(mastoid process)와 C1사이의 공간이 검사되거나 또는 닫힐 때 촉진한다. 환자는 바로 누운 자세에서 후두-축추의 수동적인 부가 분절 움직임의 수행하기 위해, 검사자는 머리를 받치고 검사할 측면으로 30° 회전한다. C1에 대한 후두의 젖힘을 위한 전방 활주와 굽힘을 위한 후방 활주는 포함된 측면과 포함되지 않은 측면의 질, 양과 증상에 대한 반응을 측정하기 위해 수행되었다. 후두-축추의 굽힘과 젖힘의 수동적인 생리적 움직임의 평가를 위해(그림 6-51), 검사자는 환자의 머리를 받치고 유양돌기와 C1의 외측 부분 사이를 촉진한다.

첫 번째 갈비뼈 가동성 - 꼬리뼈 방향 또는 하방 활주

첫 번째 갈비뼈 가동성을 평가하기 위한 적응증은 부

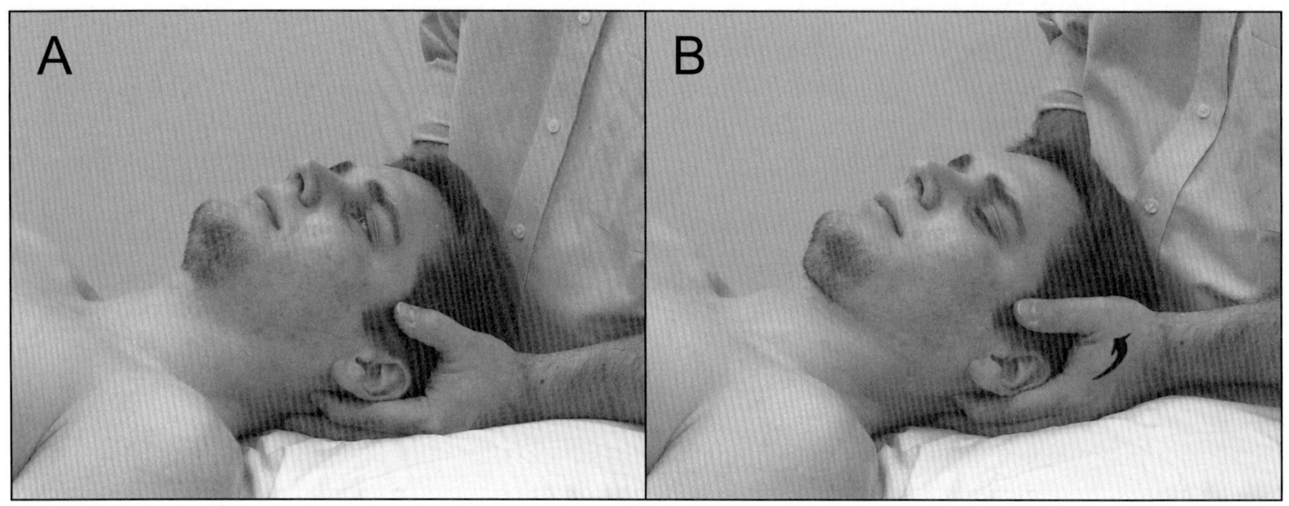

그림 6-51. 후두-축추 동작 분절 검사를 위한 수동적 생리적인 움직임 검사 : (A) 중립자세와 (B) 굽힘.

분적인 통증, 양성반응의 CRLF 검사, 사각근 촉진시 증가된 조직의 긴장, 상부 흉추의 호흡 패턴, 경견완 증상들(cervicobrachial symptoms) 또는 흉곽출구증후군(TOS)과 연관된 증상(그림 5-23을 보라) 등을 포함한다. 바로 누운 자세 또는 엎드린 자세에서 하방활주를 측정한다. 환자는 바로 누운 자세에서, 검사자는 엄지손가락 또는 두 번째 중수지절관절(MCP)의 전면외측부분을 첫 번째 갈비뼈의 상후방 측면(the superior posterior aspect)에 자리하고, 질, 양과 증상에 대한 반응들을 측정하기 위해 부드럽게 하방으로 진동한다. 환자의 목은 아마도 검사할 방향으로 느슨하게 측방 굴곡하여 두고 사각근도 느슨하게 한다. 첫 번째 갈비뼈 꼬리뼈 방향 활주를 대신할 기술은 5장에 서술되었다.

근육 수행력

효율적인 운동 조절은 모든 움직임과 기능적인 일(task)들을 위해 필요하다. 효율성은 과제-의존(task-dependent)과 몇가지 사실을 포함한다:[114] 적절한 힘 발생과 근육 활성 시간, 최소한의 관련없는 또는 불필요한 근육 활동, 그리고 완전히 일이 끝났을 때의 적절한 근육이완. 목 통증이 있는 환자들에 대한 최근 연구는 운동 조절의 효율성 저하된 결과를 초래한 사실들과 관련 있다. 그러나, 과제 특이성(task-specific) 연구가 필요하다. 목 통증 환자의 대체된 근육 수행력은 목 통증의 발달이나 지속성에 기여하는 것으로 변경된 중립 조절과 근섬유 속성의 결과로 생각된다.[114]

Panjabi 등은[478] 목 근육이 경추에 80%의 역학적인 안정성을 제공하고 약 20%의 골 인대계에 기여하는 것을 측정하였다. 표면 굴곡들과 신전근은 심부 근육계와 머리를 지지하고 움직임을 포함하는 것보다 더 큰 힘(torque)을 생산한다.[481] 심부근육계는 분절 부착들, 적은 힘-생산(torque-producing)하는 능력과 많은 근방추(muscle spindle)들을 가지고 있고, 경추 분절 움직임을 지지한다.[482-484] 두 시스템 사이에 복합 상호작용은 분절 표면계(superficial system) 결과의 활성화 이후 정상적인 기능을 위해 필요로 한다.[481] 목 통증과 손상의 병인력과 상관없이, 시스템과 운동 조절 전략의 재편성 사이의 결과로 근육이 불균형해진다.[485]

근섬유의 변화는 아마도 손상, 통증, 비사용, 염증의 진행과 신경계 손상과 관계가 있을 것이다.[79,253] 그러나 지속적으로 서서히 퍼지며 발병하는 목 통증, 높은 수준의 통증을 가진 편타성 손상환자와 장애 등급, 만성 목 통증을 가진 사람들은, 양쪽으로 넓게 퍼지는 근위축(atropht)과 신전근의 지방침윤이 표면보다 더 심부(다열근, 대-소후두직근, 두장근, 경장근)에서 관찰되었다.[62,79,486-488] 목과 팔에 통증있는 환자의 상부 승모근(UT)에서 신진대사의 변화와 근육 내 소순환(microcirculation)이[490,491] 관찰되었다. 경추 굴곡근과 신전근의 변화된 섬유 형태는 느린-연축섬유(slow-twitch fibers)의 근위축 때문에 근지구력 손실을 초래할 것이다.[492]

[표 6-12] 목 통증과 연관하여 경추 근육과 운동 조절 전략의 변화

근육 변화들	대체된 조절 전략
• 근육 위축(atrophy) • 근육 섬유 / 모세관 비율 • 지방 침윤 • 근육섬유 형태 비율 • 근육섬유 특성 • 근육섬유 막 비율	• 감소된 심부 경추 활동 • 증가된 표면 근육 활동 • 지연된 feed-forward 활동 • 감소된 휴식 기간 • 자가 수축 후 늘어난 활성화

Adapted from Falla D, Farina D. Neural and muscular factors associated with motor impairment in neck pain. Curr Rheumatol Rep. 2007;9(6):497-502.

근육 양상(behavior)의 변화는 상지 운동과 두개경추(craniocervical)를 굴곡하는 동안 전사각근(AS)의 표면 활동 증가와 흉쇄유돌근(SCM)의 활동을 포함한다.[64,493] 표면 굴곡근과 신전근의 증가된 동시 활동은 등척성 활동,[494] 실험적으로 유발된 경추통,[495] 그리고 타이핑(typing)같은[496] 일(task)을 하는 동안 관찰되었고, 아마도 경추에 부하를 증가시키는 결과를 초래한다. 표면 근육들인 전사각근(AS)과 흉쇄유돌근(SCM) 그리고 상부승모근(UT)은 또한 활동 후에 더 긴 이완시간을 갖는다. 표면 시스템과 대조적으로, 심부 경추 굴곡근(예, 두장근, 경장근) 활동은 목 통증 환자에게 떨어진다.[64,69] 팔을 빨리 움직이는 동안, 심부 경추 근육들의 발병은 지연되고 특정방향, 즉, 건강한 대상자와 반대로 일어난다.[69] 정확도와 지구력의 변화가 최대 값의 20~50%의 낮고 적당한 강도에서 관찰되었다(대부분 일상생활에서 사용되는 양). 추가적으로, 장애가 있는 안구운동 조절,[116,500] 감소된 고유수용성 활동(예, 증가된 자세/자세잡기 오류),[95] 그리고 손상된 균형 능력은 목 통증이 있는 환자에게서 관찰되었다.[108,116,369,501] 목 통증과 대체된 운동 조절의 원인과 효과 관계 사이에는 대체된 운동 조절을 야기함으로써의 통증 또는 잠재적인 통증 요인으로 대체된 운동 조절로 나타난다. (표 6-12)는 변화된 경추 근육들과 지구력의 감소, 감소된 근력, 변화된 협응과 관련하여 변화된 운동 조절 전략 목록이다.

근육 수행력 평가

MNP 환자는 넓은 범위의 움직임과 근수행력 결함과 잦은 손상과 흉추와 상지의 증상들이 동반되거나 심리적 기여없이 증상들이 나타난다. 각 환자들은 독특한 근력과 지구력을, 그들에게 직업적으로나 여가생활 수요를 위해 특별하게 필요로 한다. 근 수행력 평가는 관찰, 정적 그리고 동적 자세 분석, 경추, 흉추, 견관절, 상지의 능동적 움직임의 질과 촉진으로 시작한다. 경추 근육 기능에 대한 추가적인 정보를 제공하기 위해 나타난 바와 같이 근 길이, 근력, 지구력과 관련된 절차가 수행된다. 근력 검사는 잠재적으로 약화된 증상이나 검사 결과 후에 통증을 제한하기 위해서 초기 평가로 자주 수행되지 않는다. 몇몇의 신뢰할 만한 유효한 검사들은 목 통증이 있는 환자들에게 경추 근육 근력과 지구력 측정하기 위해 사용할 수 있다.

지구력은 일반적으로 시간에 걸쳐 힘을 발생하거나 짧은 내구 시간과 상관 높은 부하의 힘을 반복적으로 유지할 수 있는 능력으로서 정의된다. 지구력 또는 피로 방지는 복합적이고 동기, 근섬유 형태, 수축 형태(예, 구심성, 원심성), 강도, 근활동 패턴, 그리고 일의 속도(speed of task)로부터 영향을 받는다.[502] 임상적인 측정은 근전도(EMG), 운동 자각도, 정적 또는 동적 지구력의 기간을 포함한다.

심부 경추 굴곡근 지구력 검사

심부 경추굴곡근(DNF) 지구력 검사는 두개경부(craniocervical) 굴곡이 강조된다. 이 검사는 약간의 변

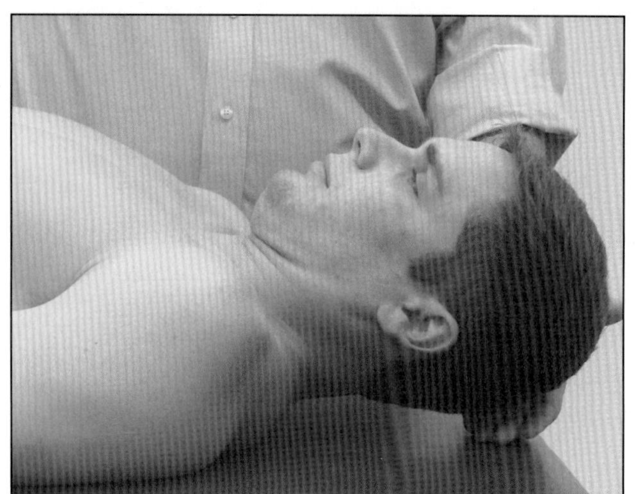

그림 6-52. 심부 경추 굴곡근 지구력 검사

[표 6-13] 심부 굽힘근 지구력 검사에 대한 표준 자료(초당 평균 + 표준편차)

	나이 20세부터 40세	나이 41세부터 60세	나이 61세부터 80세
여자	23.1 ± 12.2	36.2 ± 15.6	28.5 ± 9.8
남자	38.4 ± 26.2	38.1 ± 17.2	40.9 ± 16.0

Data adapted from Domenech MA, Sizer PS, Dedrick GS, McGalliard MK, Brismee JM. The deep neck flexor endurance test: normative data scores in health adults. MR.2011;3:105-110.

동 사항이 있지만 환자가 바로 누운 자세에서 기본적으로 뒷머리의 2.5cm정도 들거나 테이블 위에 1인치 정도 들고 두개경추(craniocervical)굴곡을 유지하도록 요청한다.[503] 이 검사는 또한 목 통증 있는 환자(표 6-3 참조)와 두통이 동반된 목 통증 환자(표 6-2 참고)의 운동 협응 결함을 위한 장애기반 범주의 진단적 분류로 사용된다.[15]

검사 절차[504]

대상자는 바로 누운자세에서 무릎을 세우고 손은 복부에 편안하게 올려놓은 뒤, 환자에게 편안한 자세에서 턱을 최대한 당기고 머리와 목을 2.5cm 들어 올려 유지하도록 요청한다. 이 자세에서, 임상가는 검지와 중지로 후두 후방부를 넓게 미끄러지듯이 잡고 목의 전방과 외측 피부를 대략 2개의 교차된 가상선 따라 당긴다(그림 6-52). 환자는 검사자의 손가락 사이에서 머리를 두고 휴식을 취한다. 검사의 시작은 피검사자가 턱을 당기고 머리를 들고 검사자의 손과 접촉하는 지점에서 유지할 때 시작된다. 대상자가 턱을 당기고 지점까지 머리를 올리는 1~4번까지 움직임이 일어나면 검사를 중지한다[504]:

1. 턱 주름의 가장 자리에 최대한 턱을 당기는 움직임이 떨어지면서 더 이상 하지 못할 때
2. 환자가 1초 이상 검사자 손가락 사이에서 휴식을 취할 때.
3. 환자는 더 이상 검사자의 손가락에 닿지 않기 위해 머리를 올린다.

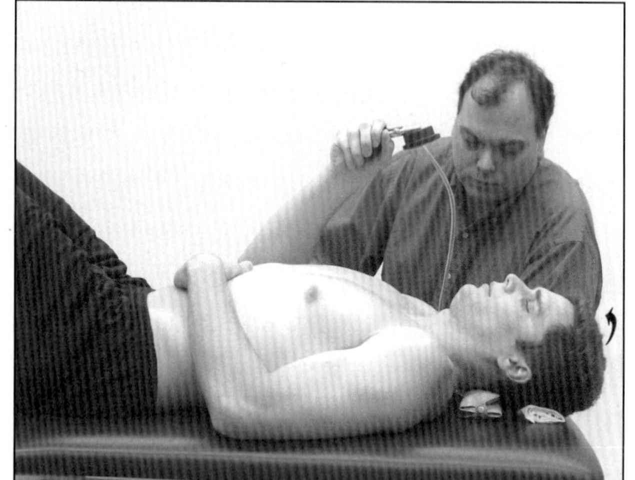

그림 6-53. 두개경부 굴곡 검사

4. 환자가 지속적으로 검사를 할 수 없을 때

검사 자세에서 하나의 편차는 허용되거나 수정된다. 두 번 시도한 시간을 기록하고 검사 사이에 결과는 평균 5분으로 허용한다. 통증없는 대상자를 위한 표준 자료는 (표 6-13)에 실려 있다. Domenech 등은[504] 카파분석(interrater reliability) ICC(2,k), 0.66(0.34에서 0.86)로 보고했다. 대상자간 변동성은 높았다. 나이와 활동성 수준은 심부경추굴곡근(DNF)에 영향을 미치지 못했지만, 남성의 경우 여성보다 심부경추골곡근 지구력이 더 유의하게 나왔다.[504] Harris 등은[505] 목 통증이 없는 대상자간의 신뢰도(ICC, 0.82에서 0.91)와 목 통증이 있는 대상자의 중간 수준의 신뢰도(ICC, 0.67에서 0.78)를 증명하였다. 평균 지구력 시간은 유의하다. 목 통증이 있는 그

룹(24.1초, SD 12.8)보다 목 통증이 없는 그룹(38.95초, SD 26.4)에서 더 유의하였다. Cleland 등은[364] 목 통증 있는 대상자의 ICC (2,1), 0.57(0.14 to 0.81), 평균 5±4초의 심부경추굴곡근 지구력 시간, SEM(2.3초)와 MDC 6.4초라고 기록했다.

DNF의 지구력 검사(즉, 머리들기 검사)중 등척성 반복(IR)과 동력측정법을 사용하여 머리목의 굽힘 50%와 20% 등척성 수의적 수축에 대해,[506] 머리들기 검사는 CCFT보다 목 굽힘근 표층 근육에서 보다 더 현저하게 활성화되지만, 목굽힘근 심부근의 활성화에서는 두가지 검사 모두 차이가 나타나지 않았다. 두개경부 굽힘검사(CCFT)는 심부경추굴곡의 더 선택적인 검사로 고려되어 진다.[506]

두개경부 굴곡 검사

CCFT(그림 6-53)은 진단적 분류나 예리함과 관계없이 목 통증 환자의 DNF에 장애를 나타낸다. 그것은 ICF의 신체 기능의 장애, 단순한 자가 운동의 조절과 등척성 근지구력에 대한 측정 범주에 맞는다. CCFT는 일상생활이 반영된 활동수준에서 유지능력이 감소된 등척성 두개경부굽힘 20%에서 50%의 MVIC을 포착할 수 있다.[493] 검사는 근력이 아닌 정밀함과 운동 조절을 강조한다. CCFT을 이용하여 식별된 장애들은 DNF 훈련을 포함한 특별한 운동 조절 운동(motor control exercise)접근 대상이 된다.[493] WAD와 CGH와 관련된 연구들은 장애된 신경근 조절의 회복이 증상이 해결된 경우에도 자동적이지 않다는 것이 증명되었다.[183,275,507] CCFT는 DNF 훈련 프로그램 관련된 변화를 검출할 수 있다.[47,183] 특별한 운동 접근으로 장시간 앉아 목 자세를 유지하는 능력을 향상시켜 DNF 활동[47] 증가에는 효과적이지만,[87] 훈련받지 않은 기능성 상지 작업 동안에는 정상적인 근육 활동이 복원되지 않는다.[508] CCFT는 2단계이다.

검사 진행 설정 [114,493]

환자는 목을 바로하고 테이블과 얼굴이 수평이 되도록 바로 누운 자세를 취한다. 목을 중립자세로 하고(베개 없이), 그러나 경흉추 후만(kyphosis)이 증가된 환자들은 후두 밑에 수건을 받쳐준다. 부풀리지 않은 바이오 피드백 장비(Stabilizer, Chattanooga, TN)를 목 뒤에 상방으로 미끄러지듯이 놓고 20mmHg로 부풀려 후두에 댄다. 압력은 안정되어야 한다. 환자에게 검사는 근력이 아닌 정밀함과 운동 조절이라는 걸 알려주고, 만약 자세를 유지하고 "네"라고 말할 때, 천천히 부드럽게 고개를 끄덕이도록 요청한다. 환자는 뒤통수가 테이블을 미는 것을 느껴야 한다. 끄덕이는 동작을 20mmHg에서 22, 24, 26, 28 ,그리고 30mmHg까지 5단계로 실시하고, 각 단계별로 기준선으로 돌아와서 다시 시작한다. 연습은 공식 검사이전에 허용한다. CCFT는 목 또는 머리에 통증을 유발하면 안되고, 신경조직 민감성이 나타나면 안된다. 신경조직 민감성은 첫 번째 수행하는 하지직거상(SLR) 또는 CCFT 후에 ULNDT 중 하나로 검사된다. 만약 목이나 두통이 발생하거나 증가하면 CCFT는 멈추고, 신경조직의 민감도를 치료하며, CGH의 10%에서 관찰된다.[12,183]

검사 절차 – 1단계[114,493]

1단계는 두개경부 동작(motion) 분석을 포함한다. 환자는 피드백의 압력 수치를 유지하고, 20에서 22mmHg로 압력이 상승할 때 약 2초 또는 3초 정도 이완하기 전에 끄덕임을 유지하고 나서, 다시 중립 시작위치로 돌아온다. 만약 환자가 상부 가슴호흡이면, 호기 동안 전사각근의 최소한의 활동이 수행될 것이다.[509] 같은 단계로 30mmHg까지 반복 시행한다. 임상가는 표면 굴곡근, 흉쇄유돌근, 전사각근의 관찰과 촉진으로 머리의 회전 동작을 분석하고, 이는 최종 2개의 검사 단계까지 무시한다. 비정상적인 운동들은 다음을 포함한 DNF의 활동 저하로 추측한다[114]:

- 머리 회전의 범위는 검사의 단계별 수준에서 증가되지 않고 회전보다 머리 후인(retraction)이 더 일어난다.
- 환자는 머리를 들어 올린다.
- 너무 빨리 움직임이 일어난다.
- 표면 굴곡근의 활동이나 설골근(에, 턱 다물기 또는 입 열기)은 첫 번째 3단계에서 촉진하거나 볼 수 있다.
- 수축 또는 고유수용감각의 결손으로 이완이 되지 않아 불안정해져서 압력 문자판이 기준선으로 돌아가지 않고, 20mm Hg 이상으로 읽혀진다고 추측

한다.

수행은 비정상적인 움직임과 촉진되는 표면 활동없이 2~3 초 유지에 대한 정확한 수행의 단계를 포함하는 것으로 설명되었다. 환자에게 정확한 수행이 관찰되지 않으면 2단계로 진행하지 않는다. 만약 대체되는 또는 비정상적인 운동 패턴이 관찰된다면, 검사 이전에 또는 지구력 훈련 이전에 교정되어야 할 것이다.[114]

검사 절차 – 2단계[114,493]

2단계는 등척성 DNF 지구력 검사 단계를 포함한다. 환자는 모든 단계를 수행할 수없는 경우에도 바르게 수행할 수 있다. 환자는 첫 번째 단계로 22mmHg에 머리를 끄덕이며 10초 동안 자세를 유지한다. 만약 대체되는 것 없이 10초 유지를 최소 3번 반복할 수 있다면, 검사 다음 단계로 진행될 수 있다. 임상가는 움직임의 저하된 지구력의 증상을 관찰한다. 저하된 지구력을 표시한다: (a) 압력을 고정할 수 없거나, (b) 압력이 떨어지거나, 그리고 (c) 표면 굴곡근의 보충(recruitment). 기준선 수행은 정학환 수행 압력의 단계와 대체되는 것 없이 10초를 유지를 유지하는 것으로 기록된다. 훈련은 이 단계에서 시작된다. 대부분 증상이 없는 사람들은 최소한 20에서 26 그리고 28mmHg을 수행할 수 있다.[63,510] 목 통증 환자들은 일반적으로 첫 번째 또는 두 번째 검사 단계에 도달하기 힘들다.[183,510]

근력 검사

근력이 목에 통증, 두통 및 기타 경상완 장애 환자에게서 감소되어 있기 때문에 근력과 지구력 측정은 임상에서 일반적이다. 그러나, 어떻게 목에 통증있는 환자에게서 근 수행력을 측정하는 측면으로 최고의 방법에 의견 일치는 존재하지 않는다. 통증과 근력 측정 사이에 상관관계에 대해 논쟁이 존재한다.[514,517] 그러나, 훈련한 후에 목 근력의 향상과 통증 감소에 대해 기록되었다.[80,518,519] 환자가 수행할 때 적절한 안전, 근력 측정은 훈련의 용량(training dosage)을 결정하고 훈련 효과를 문서화하는 임상적 가치를 가질 수 있다.

근력은 등척성 수축을 하는 동안 생산된 최대 힘, 최대 부하로 들어 올릴 수 있는 힘, 또는 등장성 수축을 하는 동안의 최대 힘(torque)으로 측정되었다. 등척성 수축은 최대 수의적 수축(MVC)과 관련있다. 많은 프로토콜(protocol)들, 도수 근력 검사(MMT), 손–잡기 동력측정기(HHD) 그리고 등장성 검사에서 생산된 근력 점수의 범위는 신뢰할 수 없는 참고 값이다.[520] 다음 검사에서, 일반적인 근력은 표면 또는 심부 근육 그룹의 구분없이 측정되었다:

- *도수 근력 검사(MMT)*: 환자는 신전 검사를 위해 엎드리고 굴곡과 회전 검사를 위해 바로 누운 자세로 근력 검사를 실시한다.[521] 검사 범위 중력에 대항하는 세 가지 운동을 통한 등급(grade)은 대부분 기능적인 활동들을 위해 충분하다.[520] 모멘트는 정상 활동에서 요구되는 초과된 근력으로 발달된다. 불확실한 신뢰도와[419] 낮은 타당도 때문에, MMT는 3등급 이상 경추 근력 측정을 위해 추천되지 않는다. MMT의 제한점은 HHD로 3등급 이상 근수행력을 수량화하는데 이용할 수 있다.
- Hand–held dynamometry: HHD의 경추 운동평가 기구로는 제한점이 있다. 이 장치는 회전, 신뢰도, 객관성 등 편견오류를 심사하는데 취약하기 때문이다.[520] Bohannon는[522] 건강한 사람의 표준 자료를 검토했고 환자 수행능력을 해석하는 정상값으로 사용할 때 주의를 권고했다. 목 굽힘근에 대해서만 자료가 주어졌다.[523–525] 휴식시간에 검사한 모든 근육들의 세션간 및 세션 기간 신뢰도 계수는 0.85 이상이다. 백분위 수를 사용하면, 여성이 턱을 30° 까지 상승시키는데 머리와 목의 골근에 대한 뉴턴의 정상 하한은: (a) 20~29세: 82 ± 13; (b) 30~39세: 86 ± 13; (c) 40~49 세: 78 ± 14; (d) 50~59세: 72 ± 15; 그리고 (e) 60~69세; 66 ± 13이다. 백분위 수를 사용하면, 남성이 턱을 30° 까지 상승시키는데 머리와 목의 골근에 대한 뉴턴의 정상 하한은 (a) 20~29세: 144 ± 23; (b) 30~39세: 133 ± 22; (c) 40~49세: 136 ± 21; (d) 50~59세: 118 ± 28; 그리고 (e) 60~69세; 114 ± 22이다.[524] 실험적으로, 고정된 frame dynamometry 는 경추 강도 점수의 큰 범위를 제공한다. 예를 들어, 신전근과 굴곡근에 있어서 여성은 11–116 Newton

meters, 남성은 22-139 Newton meters의 범위를 나타낼 수 있다.[520] 다양한 변화에 보고된 값은 임상에서 사용을 제한할 수 있다. 등척성 검사의 결과는 사용되는 방법 뿐만 아니라 사용되는 장치와 다르다. 임상적으로 사용될 때, 기준치는 사용되는 방법과 장치로부터 얻어져야 한다.[520]

- *기능적인 들기 검사*—경추의 점진적인 등관성 들기 평가(PILE)검사(그림 6-54 참조): PILE 검사는 선반 앞에 서서 (그림 6-54)처럼 수행을 한다. 낮은 선반의 높이는 76cm, or 29.9inches 그리고 높은 선반의 높이는 137cm, or 53.9inches 이다. 환자는 박스를 낮은 선반의 높이에서 높은 선반의 높이로 들어 올린다. 여자의 경우 박스의 무게는 3.6kg이고 남자의 경우는 5.9kg이다. 들어 올리는 것은 옆으로 뒤로 움직이는 것이 한 동작이다. 매일 4번 들어올리기 후에, 대략 20초 동안 여자는 2.25 kg, 남자는 4.5kg 무게를 증가시킨다. 마지막 동작을 하는 동안 들어 올린 무게는 기록된다. 만약 심박수가 연령대에 해당되는 최대 심박수의 85%까지 도달되면 검사는 중지한다.[526] 경추 PILE test에서 검사자내 신뢰도 ICC는 0.88~0.96이고 거의 완벽한 검사자간 신뢰도 계수는 1.00이다. 검사자내 SEM는 6.10~8.28초와 검사자간 SEM는 0.77~1.19초이다.[527] 척추 통증을 겪는 검사자 집단에서 경추 PILE 검사는 목의 통증을 가지고 있는 검사자에서의 장애를 고도로 잘 감지를 할 수 있다.[528]

경추 PILE 검사는 들어 올리는 운동을 하는 동안 근육의 근력을 측정하는 도구로서 추천된다.[520] 건강한 대상자에서, 여자가 남자보다 40% 더 약하고 경추 강도의 상당한 감소는 40세까지 지연될 수 있다. 목의 신전근은 목의 굽힘과 측방 굽힘근보다 더 높은 힘을 낼 수 가 있다. 통증 억제에 더 하여, 강화력 영향 검사에 관한 나이, 성, 측정 장비의 요인을 상세히 검토하는 것은 추천된다.[502]

근육 길이 검사

변화된 근육 길이-긴장 관계는 사람이 기능적인 운동 동안에 가동성과 안정성에 부적절한 균형이 있음을 암시한다. 경추, 흉추와 견갑골의 움직임과 자세의 분석은 근육 길이 검사를 요구하는 근육의 불균형의 패턴을 암시할 수도 있다. 근육길이 검사는 신중하게 근육 경직, 연조직 또는 과민성 신경 구조의 손상 보호에 관련 있는 환자에 있어 수행될 수 있다. 광배근(latissimus dorsi)에 대한 근육 길이 검사는 (그림 4-67 참조)는 4장에서 논의되어 졌다. 그리고 이러한 검사는 목 통증을 나타내는 환자와 관련이 있다. 목 통증과 관련된 변화된 근육 활성화는 근육수행 단원에서 논의되어 진다. MNP와 적절한 근육 길이 장애를 가진 환자는 이러한 장애를 대상으로 중재에서 이익을 얻을 수 있다. 상승모근(UT), 사각근, 견갑거근, 흉근과 SO 근육에 대한 근육길이 검사 절차는 아래와 같다.

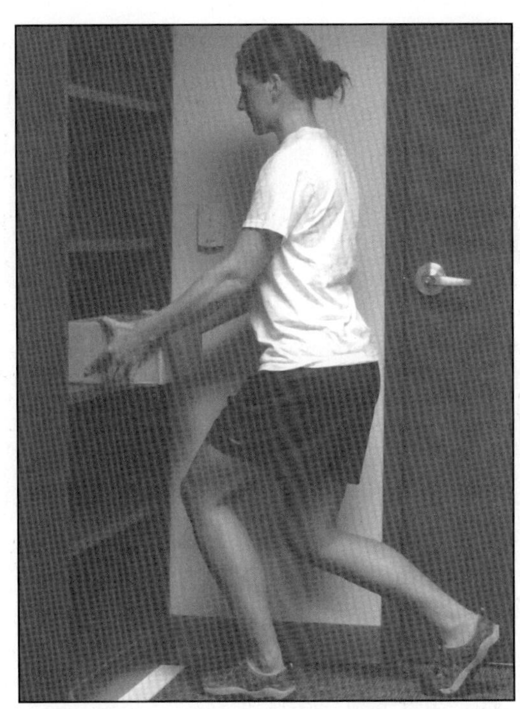

그림 6-54. 경추의 점진적인 등관성 들기 평가(PILE)검사.

- *상부 승모근과 흉쇄유돌근*: 지지와 기능에 따라 짧아지거나 딱딱한 상승모근은 과도한 견갑골의 상승과 약한 중, 하 승모근과 함께 부족한 쪽으로 회전할 수 있다.[529] 극돌기, 목덜미 인대, 상부 목덜미에 붙어 있기 때문에 경추에 직접적으로 압력을 줄 수 있다. 짧은 상승모근은 60° 거상(elevation)전에 견갑골을 과도하게 거상시킬 수 있다. 양쪽으로 짧은 상승모근은 경추 굴곡을 제한할 수 있다. 한편으로

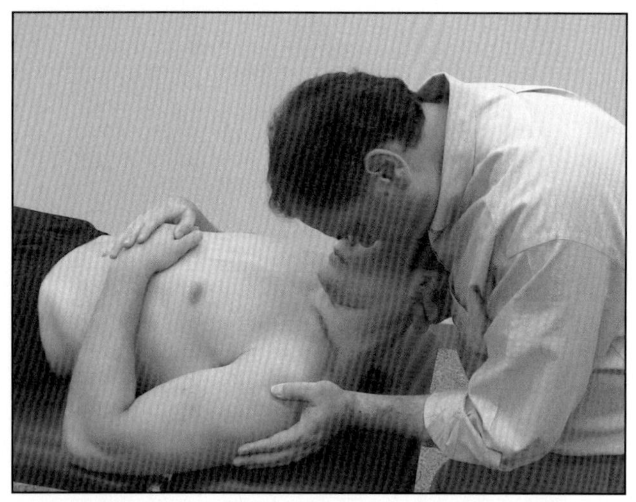
그림 6-55. 상부 승모근의 길이 검사

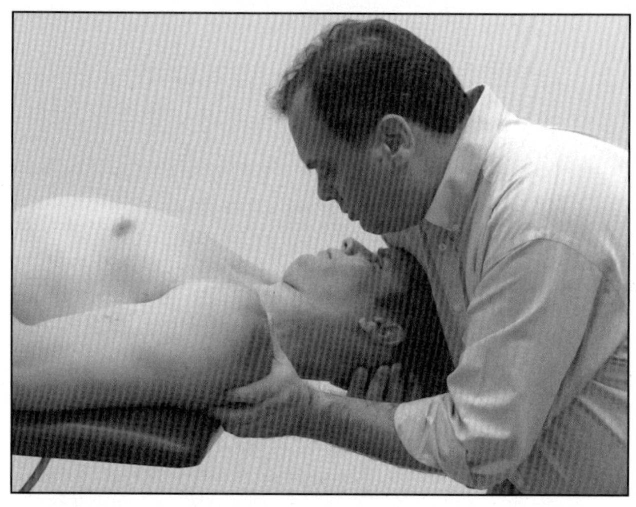
그림 6-56. 전, 중간 사각근의 길이 검사

짧은 상승모근은 경추의 굴곡, 동일한 측과 반대측으로 회전 측방 굴곡을 제한할 수 있다. 짧은 SCM은 약한 DNF와 머리를 앞으로 한 자세에 관련하고 있다.

◦ 검차 절차(그림 6-55 참조): 환자가 등을 바닥에 대고 누운 상태에서, 검사자는 머리와 목을 검사 측으로부터 반대로 가쪽굽힘 및 검사 측으로 회전한다. 이 자세를 유지하면서 증상에 대한 반응, 느낌, 움직임의 저항을 평가하면서 견갑골의 바깥끝 쪽으로 견갑대를 부드럽게 누른다. 연관이 없는 쪽이 첫 번째 검사와 관련된 측면에 비교된다. 환자는 근육의 영역에서 신축성을 인식해야 한다. SCM 신장을 좀 더 활용하기 위해서, 추가 절차를 수행하는 동안 턱 고개를 끄덕 또는 상부 경추 굴곡을 유지한다.[473] MNP를 겪는 22명의 환자를 바탕으로, Cleland는[364] 카파값, 비율값을 보고 했다. 그리고 오른쪽 상승모근, 왼쪽 상승모근의 양성 연구 결과의 유병률을 보고 했다. K = 0.79(0.52 - 1.0), 90%, 73%과 K = 0.63(0.31 - 0.96), 82%, 68%. 관련성은 임상 전문기술을 바탕으로 한다.

• *전사각근과 중사각근*: 사각근의 지지와 기능을 바탕으로(ie, 전방, 후방, 중간), 짧은 사각근(short scalenes)은 첫 번째 늑골 상승과 신전, 반대쪽 측방 굽힘 및 안쪽 또는 바깥쪽으로 다양한 각도에서 회전의 제한을 일으키는 윗가슴 호흡패턴과 관련이 될 것이다. 견해는 사각근을 늘리기 위한 회전의 각도(degree)와 방향에 대해 각각 다르다.

◦ 검사 과정(그림 6-56): 환자는 바르게 누운 상태에서 머리와 목은 테이블 밖으로 둔 상태에서, 어깨를 환자의 이마위에 둔 상태에서 한손은 뒤통수 아래에 둔다. 다른 손은 첫 번째와 두 번째 늑골을 안정화시키는 위치에 둔다. 상부 경추는 굽히거나 반듯한 상태를 유지하고, 머리와 목은 전형적인 경추의 신전을 만들기 위해 후인하거나(retracted) 바닥을 향해 뒤쪽에서 병진시킨다(translated). 후인되는 자세를 유지하고 운동의 저항이나 끝에 걸리는 끝느낌(end feel), 증상 반응을 평가하면서 반대쪽 측면으로 굽히고 검사 면을 향해 회전한다. 포함되지 않는 쪽(uninvolved side)이 첫 번째로 검사되고 포함된 쪽(involved side)과 비교된다. 환자는 사각근 부위 또는 목빗근을 따라 신장되도록 하였다.[364,473] Cleland는[364] 카파값, 비율값을 보고했다, 그리고 오른쪽 UT, 왼쪽 UT의 양성 연구 결과의 유병률을 보고했다. K = 0.81(0.57 - 1.0), 90%, 37%과 K = 0.62(0.29 - 0.96) 관련성은 임상 전문 기술을 바탕으로 한다.

• *견갑거근(LS)*: 견갑거근의 부착 부분과 기능에 따라, 짧아진 견갑거근은 견갑골의 하방 회전과 상승

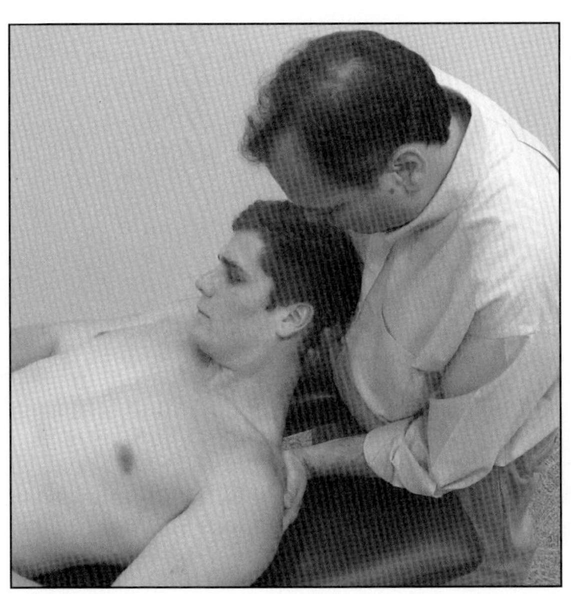

그림 6-57. 견갑거근의 길이 검사

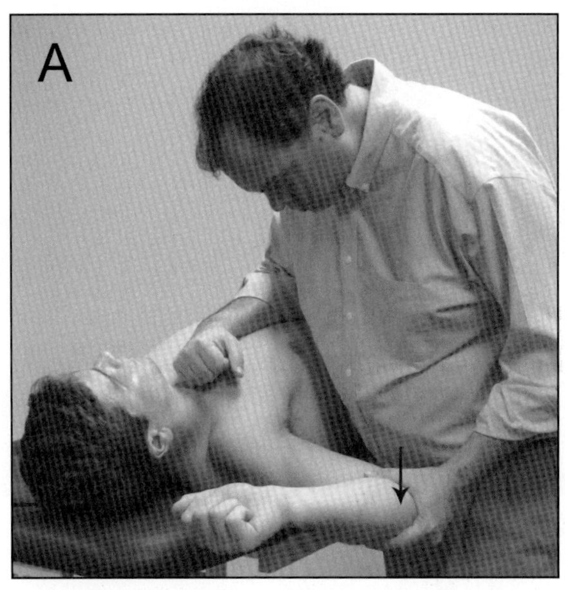

그림 6-58. 근육 길이: (A) 대흉근 중간 흉골 섬유 (계속해서)

또는 견갑골 상승시 변화된 움직임을 나타낼 것이다. 게다가, C1에서 C4까지 수직적으로 붙어있는 기시점의 근섬유들로 인해 경추에 압박 힘이 가해질 것이다.[114,530] 만약 양측성으로 짧아지면, 견갑거근은 경추 굽힘, 한쪽으로 짧아진다면 반대측으로 가쪽굽힘과 회전을 제한할 것이다.

- 검사 과정(그림 6-57): 환자가 등을 대고 똑바로 누운 상태에서 검사자가 환자의 머리와 목을 구부리는데 이때 외측으로 구부린다. 그리고 검사가 진행되는 반대편으로 회전시킨다. 이 자세를 유지하면서, 견갑골의 상방 안쪽각(superior medial angle)에 위치한 손이 견갑거근(LS)를 더욱 늘이는 동시에 압박과 위쪽으로 회전을 통해 움직임의 제한과 끝 느낌(end feel), 증상 반응을 측정한다. 검사 부위가 아닌 쪽을 먼저 실험하여 검사 부위와 비교한다. 환자는 견갑거근(LS) 부위를 따라 당기는 느낌을 받아야 한다. 경판상근과 후사각근(posterior scalene)이 또한 이 과정에서 길어질 가능성이 높다. 이 실험은 측면으로 누운 상태에서 실행될 수도 있다.[473] Cleland 등은[364] 카파 값(95% CI), 백분위 일치 그리고 오른쪽 견갑거근과 왼쪽 견갑거근에서의 양성 반응을 보고 했으며 K = 0.61(0.26 – 0.95), 81%, 32% 그리고 K = 0.54(0.19 – 0.90), 77%, 45%. 연관성은 임상적 지식을 기반으로 한다.

- *대흉근(Pectoralis major) (Pec Maj)*: 짧은 대흉근(Pectoralis major)은 견갑골의 외전이나 전인(protracted)으로 인해 상완골이 내회전되거나 내전된다. 견갑대 복합체는 상호억제를 통한 길항근의 억제와 견관절 외회전 그리고 견갑골 내전근에 의해 변화될 수 있다.[529]
  - 검사 과정(그림 6-58A): Page 등은[529] 대흉근의 각기 다른 부분들을 위한 3가지 자세를 제시한다. 환자가 등을 대고 똑바로 누운 상태에서 검사 테이블의 가장자리에서 팔을 실험하도록 하며 테이블이 견갑골을 지탱하도록 한다. 검사자는 환자의 흉골을 전완으로 안정화시킨다. 어깨의 외전 정도 변화로 대흉근의 각기 다른 부분(즉, 아래쪽 흉골, 가운데 흉골, 쇄골)을 실험한다. 대흉근 아래 흉부쪽 섬유는 살짝 외회전시키며 150°로 팔을 외전시켜 검사한다. 압박을 하면 팔은 바닥과 평행한 상태가 될 수 있어야 한다. 수평 상태를 이루지 못하는 것은 환자의 대흉근이 짧다는 것을 의미하며 대흉근 부위의 당김 증상에 주목해야 한다.[529] 중앙 흉부쪽 섬유는 팔을 외회전

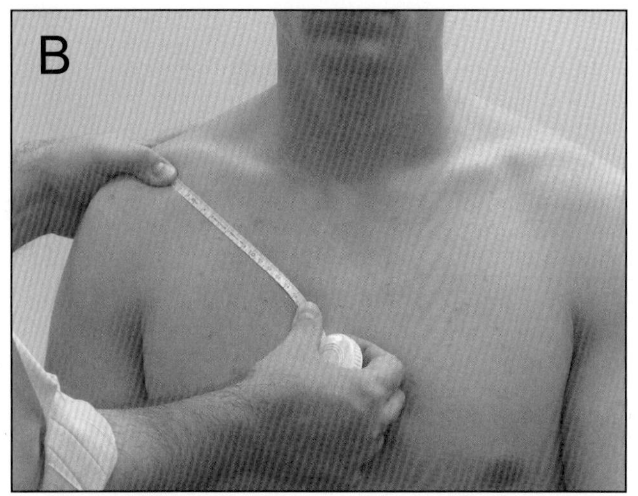

그림 6-58(계속). 근육길이: (B) 소흉근

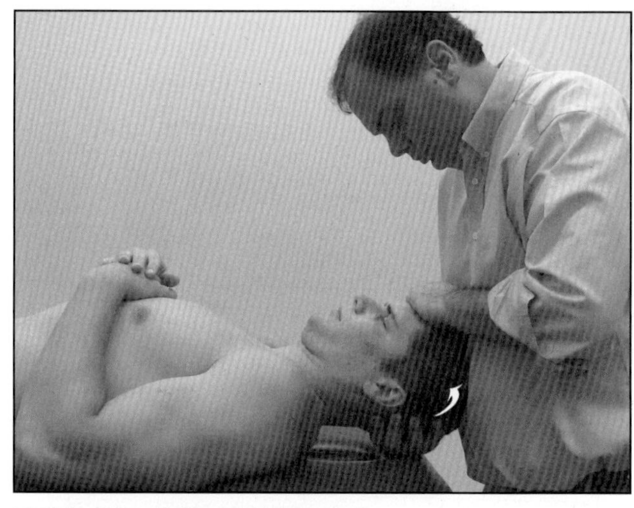

그림 6-59. 윗빗근 근육 길이 검사

과 90° 외전시켜 검사한다. 팔이 약간의 압력으로 평형 상태보다 아래쪽에 놓이게 되면 정상적인 길이이다. 쇄골 섬유는 팔이 몸통 가까이 위치하게 하고 바깥쪽으로 펴면서 검사한다. 팔이 약간의 압력으로 평형 상태보다 아래쪽에 놓이게 되면 정상적인 길이이다.[529] Clenland 등은[364] 오른쪽 대흉근과 왼쪽 대흉근 실험에서 카파 값(95% CI), 백분율 일치 그리고 양성 소견이 지배적으로 나타났다고 보고했다. K = 0.90(0.72 - 1.0), 95%, 41%과 K = 0.50(0.01 - 1.0), 86%, 23%. 위의 참조는 임상적 지식을 기초로 하였다.

- *소흉근(Pectoralis minor)(Pec Minor)*: 오훼돌기와 세 번째, 네 번째, 다섯 번째 갈비뼈의 상면 가장자리에 부착되어 있기 때문에 소흉근은 견갑골을 앞쪽으로 기울이고 고정시킨다. 소흉근은 긴장(tightness)은 어깨를 앞쪽 어깨와 견갑대내에서 짝힘과 근육 균형의 변화를 교대로 일으키는 견갑골 자세 변이에 기여한다. 소흉근이 짧으면 팔을 올리는 동안 견갑골이 과도하게 틀어지거나 안쪽으로 회전하는 것과 연관이 있을 수 있다.
  - 검사 과정: 소흉근의 길이는 일반적으로 환자가 팔을 옆으로 늘어트리고 팔꿈치를 굽힌 채 등을 대고 똑바로 누운 상태에서 측정된다. 측정은 양방향에서 실행되는데, 견봉돌기의 후방부에서 테이블의 끝까지의 길이를 재고 이를 비교한다. 정상적인 길이는 2.6cm로 측정되었다. 정상적인 피험자와 증상을 보이는 실험자와의 비교를 통해, Lewis와 Valentine의[531] 연구는 완벽한 신뢰도(ICC > 0.90)을 보였지만 진단 정확도는 현저히 저조했다(Sn 100%, Sp 0%). 다시 말해 모든 사람들의 소흉근 길이는 5.9cm에서 6.5cm 범위에 속해 2.6cm를 넘기는 수준이었다. 따라서 이 연구에서 비롯된 결과는 주의해서 사용되어야 한다. Borstard는[532] 또 다른 과정을 제안했는데, (그림 6-58B) 이 실험은 앉은 자세에서 새로운 피험자에게 행해진 검사를 통해 소흉근의 정확한 시각화를 입증했다. 테이프 측정법은 상체를 세운 자세에서 행해졌으며 오훼돌기의 내부 열각에서 그저 측면으로 네 번째 갈비뼈의 하방 측면의 흉골 접합부까지의 길이를 측정했으며 ICC는 0.82에서 0.86으로 나타났다. 남성의 평균은 16.8(0.3)cm, 여성은 15.5(0.3)cm로 측정되었다. 이 수치는 환자의 신장(resting length/height ×100)으로 정상화되었고 소흉근 지수(PMI)를 개선시켰다. PMI 평균은 8.24(SD = 0.8)cm였다. 짧은 소흉근은 7.44cm보다 짧은 것으로 밝혀졌다.(평균 PMI ±1 SD) 저자는 이 과정이 치료 계획과 중재 후 재평가에 도움이 될 것이라고 결론 내렸다.[532]
- *윗빗근(SOs)*: 짧은 윗빗근(SO)는 전방 두부 자세

와 관련이 있으며 두통, 즉, 머리에 나타나는 통증으로 일컬어지는 통증과 관련이 있다. 윗빗근의 주요 동작은 머리신전인데, 이 때, 윗빗근이 짧은 경우 머리신전에 제약이 생긴다.

◦ 검사 과정(그림 6-59): 환자가 똑바로 누운 상태에서 검사자는 한 손으로 후두부를 받치고 다른 손으로는 이마를 통해 상부 경추굴곡을 시행한다. 또 환자가 똑바로 누운 상태에서 검사자는 한 손으로 환자의 후두부를 받치고 다른 손으로 C2를 고정시키는데, 이 때 C2 경추 극돌기를 두 번째 손바닥 뼈 지골의 관절이나 첫마디뼈의 전외측 경계면을 핀셋 그립으로 잡는다. 다른 손은 후두부의 후면에 자리하고 검사자의 앞쪽 어깨는 상부 경추 굴곡을 통해 상부 경추 신전을 늘리기 위해 이마에 자리한다. 윗빗근은 머리가 30° 회전을 하고 상부 경추 굴곡이 동시에 행해져 한쪽으로 치우쳐진다. 이 때 머리를 왼쪽으로 회전시키면 왼쪽 윗빗근이 늘어난다.[364] 동작의 저항, 끝 느낌 그리고 증상에 대한 반응에 주목한다. 증상이 나타나지 않는 부위부터 검사하며 이를 증상이 나타난 부위와 비교한다. 환자는 윗빗근 부위가 늘어나는 느낌을 받아야 한다. Cleland 등은[364] 카파값(95% CI), 백분율 일치(percentage agreement), 오른쪽과 왼쪽의 윗빗근에서의 양성반응을 K = 0.63(0.26 – 1.0), 86%, 23% 그리고 각각 K = 0.58(0.15 – 1.0), 86%, 18%라고 보고 했다. 위의 참조는 임상적 지식에 기초한다.

상지 신경역동 검사

신경역동은 신경계와 관련된 생체역학적, 생리적 그리고 구조적인 기능을 다룬다.[533,534] 기능적 동작을 수행할 때, 신경조직은 미끄러지고 늘어나고 누르는 힘을 이겨낼 수 있게 되어 있다. 염증, 신경 부종은 내부 신경 안쪽의 혈류를 줄이고 신경과 관련된 섬유증과 빠르게 퍼져나가는 조직은 신경역동 변이를 일으킬 수 있다.[533,535] 신경계 한 부분이 활동하면 신경계 내부에서 움직임이 일어난다. 예를 들어, 목이 꼬리뼈 방향으로 굽혀지는 동안 매우 활발하게 움직인다.[536,537] 정중 신경은 팔꿈치와 손목이 완전히 신전될 때 신경 길이를 20% 늘리면서 이에 적응한다.[538] 생리적인 변화는 다음 항목을 포함한 긴장으로 일어나게 된다. (a) 말초신경을 8% 내지 15% 정도 30분간 늘리는 것은 혈류량을 50%가량 감소시킬 수 있고 또는 80%, 100% 줄어들 수도 있다.[539,540] (b) 한 시간 동안 말초신경을 6% 늘리면 활동 전위가 70%까지 감소한다. (c) 신경 내 혈류량이 80mm Hg의 압박으로 막히게 되는데 반해 정맥혈류량은 20내지 30mm Hg의 압박으로 감소된다.[539,542] 신경계에 부과된 기능적 부하로 인해 신경조직이 미끄러지는 것은 긴장과 힘의 배분을 소멸시키기 위해 필요한 현상이다.[539,542]

신경계가 정상적인 움직임을 행하는 동한 다양한 부하를 받기 쉽다는 것을 고려하면, 신경역학적 검사는 생리학과 신경역학에 대해 도전하는 것이며 신경역학적 변이를 의미하는 반응을 만들어내기 위한 것이다. 예를 들어, ULND 1(즉, 정중 신경) 검사는 목과 상지를 통해 그 주변과 연관된 정중신경의 움직임을 실험하는 것이다. 또한 역학적 반응 뿐만 아니라 신경 내 혈류량의 변화, 축삭 수송, 신경 조직 염증이나 신경 조직의 민감성(sensitivity)의 변화가 검사가 진행되는 동안 일어날 수 있다. 신경역동과 검사 시 특정약물, 치료의 사용금지 사유와 예방조치 수단에 관한 기본적인 개념은 이러한 과정에 대한 메카니즘(mechanics)과 생리학에 관한 연구가 여전히 매우 제한적인 상황으로 3장에서 다루어졌다. 이를 상기시키는 요인로써, 급성 신경뿌리 손상은 ULNDT에서는 나오지 않을 법한 치료와 부드러운 움직임을 필요로 한다.[543]

검사 과정은 운동 검사 과정과 유사하다. 증상이 없거나 가장 통증이 적은 부위를 먼저 검사한다. 휴식 증상들이 일련의 움직임에 앞서 나타난다. 검사의 각각의 단계가 실행되는 동안 임상가는 각각 움직임의 끝범위를 통한 움직임의 질과 범위의 저항과 증상의 반응에 주목한다. 만일 환자 증상의 모두 또는 일부가 다시 발생될 때, ROM이 증상이 없는 부위와 비교해 제한되고 증상 재발현이 과민한 반응(sensitizing maneuver) — 증상이 있는 곳으로부터 멀리 떨어진 신체 부위의 움직임으로 나타날 경우 — 과 나타날 경우, 이 검사는 양성인 것으로 고려된다.[543] 만약 증상이 재발하면 환자는 모든 검사 항목을 끝마치지 못할 가능성이 매우 높다. 과민 반응(sensitizing maneuver)은 증상의 신체적인 요인과 신경적인 요인 간의 차이를 구조적으로 확인하는 데에 필수적이다. 양성 결과를 통해 손상 부위의 위치를 파악할 수는 없지만 신경 조직 민감성이 증가했다는 사실을 알 수 있다.[543]

Nee 등은[544] 말초 신경역학적 통증의 조사를 위한 ULNDT들의 유효성, 타당도, 신뢰도와 정의에 대해 검토했다. ULNDT의 타당도는 생체역학적인 실험적인 통증 자료로 뒷받침 된다. 임상적으로 신뢰할 수 있는 양성 ULNDT의 정의는 환자의 증상이 적어도 부분적으로 재발하고 구조적인 차이점이 이 증상들을 변화시켜야 한다는 것을 암시한다.[544] 제한적인 증거는 요골신경이 아닌 정중신경이 환자가 CR을 가지고 있는지의 여부를 결정하는 데 도움이 되지만 정중신경은 손목관 증후군 진단에 도움을 주지는 않는다. 저자는 이 자료를 주의해서 해석할 필요가 있다고 주장한다. 이는 진단의 정확도가 양성 ULNDT 다양한 정의로 인해 왜곡될 수 있기 때문이다. 역학에 의한 신경 과민성이 증가하고 전도 손실을 보이지 않는 말초 신경역학적 통증이 있는 환자들은 전기생리학적 검사 기준에 의해 말초 신경역학적 통증이 없다고 부정확하게 분류될 수 있다. 척골 신경의 동시 타당도는 주관 증후군에 대한 단일 연구에 기초하고 있다. 예후와 치료의 목적을 위한 ULNDT의 유효성을 발전시키기 위한 보다 많은 연구가 이루어져야 한다.[544]

검사 과정: 4개의 ULNDT는[535] 상지의 말초 신경에 치우친 목과 상지의 움직임을 포함하다.(즉, 정중신경, 요골신경, 척골신경) 이 4개의 검사는 ULNDT 1(정중신경),ULNDT 2a(정중신경), ULNDT2b(요골신경), ULNDT 3(척골신경)이다. ULNDT을 수행 결정은 병력, 검사와 측정, 상지의 신경조직의 통증에 대한 가설 작업, 그리고 ULNDT의 구성 요인을 모방하는 요인들의 악화 또는 호전에 기초한다. 예를 들어, 한 환자는 손을 뒤로 뻗어 뒷주머니에 닿게 하는 동작이 팔꿈치를 아프게 한다고 보고하거나 표현할 수 있는데, 동작의 패턴이 유사하기 때문에 임상가는 ULNDT(요골신경)을 실시하게 된다.

ULNDT1(정중신경;[535] (그림 6-46)을 보라): 환자는 테이블의 가장자리에 맞춰 똑바로 눕는데 이때 팔은 몸 양측에 가지런히 놓인다. 검사자는 손으로 테이블을 누르며 환자의 얼굴을 마주한다. 이때 환자의 어깨의 상방면을 안정화— 누르는 것이 아니다 —하고 다른 손으로는 환자의 팔꿈치를 90° 구부린 상태에서 이를 허벅지로 받쳐 환자의 손이 중립에 올 수 있도록 한다. 다음 동작은 각각의 단계의 반응을 검사하며 순차적으로 조심스럽게 실행하도록 한다.

- 가능하다면 견관절의 외전을 90°에서 100°가량 실행
- 손목과 손가락 신전과 전완 회외
- 견관절 외회전
- 팔꿈치 신전[535]

각각의 단계를 추가하면서 동작의 증상, ROM, 그리고 저항이 측정되며 증상이 없는 부위와 이를 비교한다. 환자의 기존 증상이나 새로운 증상의 발현하면 구조적 구별이 필수적이다. 만일 환자의 팔꿈치 통증에 수반되는 증상들이 재발한다면 반대편 경추 측면굴곡(즉, 증상이 나타나는 부위에서 떨어진 부분의 움직임)이 천천히 추가되어야 한다.(능동적으로나 수동적으로나) 팔꿈치 통증의 어떤 변화(대부분 악화된 증상)는 양성반응과 구별해야 한다. 같은 쪽 경추 측면굴곡으로 인한 증상의 완화 또한 양성적인 차이이며 이를 통해 신경역학 변이가 발생했음을 추측할 수 있다. 400명의 증상이 없는 피험자에게 ULNDT 1을 수행하는 동안 다음 반응이[545] 관찰된다.

- 심부에서의 당김이나 통증은 앞쪽의 요측전완과 손의 요측방면으로 이동하는 팔오금에서 일어난다.(80%)
- 엄지와 중지 손가락에 따끔따끔한 자극이 있다.(77%)
- 어깨전면에서 신장이 일어난다.(10%)
- 반대 쪽 경추 측면굴곡이 증상을 악화시킨다.(90%)
- 같은 쪽 경추 측면굴곡이 증상을 완화시킨다.(70%)[545]

ROM그리고 증상 반응에 관련된 정상 값의 넓은 범위는 정상인의 결과를 비교한 ULNDT 평가만으로 뒷받침되는 것은 아니다.[546]

진단 정확도(Diagnostic Accuracy): 이미 앞에서 다루어진 CR관찰과 같이, Wainner 외[245] 다른 학자들은 12개의 검사 항목의 신뢰도를 실험하였는

데 이 실험항목에는 CR이나 손목관 증후군을 호소하는 환자들에게 행해진 ULNDT 1과 ULNDT 2b이 포함된다. ULNDT 1(정중신경)과ULNDT 2b(요골신경)에 대한 실험자간 신뢰도는 K = 0.76(0.51, 1.0) 그리고 K = 0.83(0.65, 1.0)이다. 4가지 변수에 대한 검사 항목 집단은 ULNDT 1과 환부에 60°이하로 경추 회전과 견인검사 그리고 스퍼링 검사 A를 포함하는 것으로 나타났다. CR을 배제하는 데에는 ULNDT A가 가장 유용하다. (Sn 0.97 [0.90, 1.0], Sp 0.22 [0.12, 0.33J, +LR 1.3[1.1, 1.5]과 −LR 0.12 [0.01, 1.9]). 만약 3가지 항목이 양성이라면 양성가능성 비율이 6.1(95% CI: 2.0 to 18.6)이다. 특이도(specificity)는 0.94(95% CI: 0.88 to 1.0)였으며 CR의 가능성이 65%까지 증가한다. 만일 4가지 항목 모두 나타난다면 CR의 가능성은 a +LR 30.3(95% CI: 1.7 to 538.2)로 90%까지 증가한다.[245] 이 검사 항목 집단(test item cluster)은 다른 그 어떤 단일 검사 항목보다도 CR 진단을 위한 사후검사 가능성 변화를 더 크게 일으켰다. 모든 개별적인 항목과 검사 항목 집단(test item cluster)에 대한 95%의 넓은 신뢰구간으로 인해 유효성이 요구된다.[245]

다른 연구에서는 상지 증후군 발병 여부에 상관없이 목에 통증이 있는 환자 집단에서의 ULNDT 1 사용을 조사하였다. Raney 등은[547] 경추 견인과 운동을 통해 차도를 보일 가능성이 있는 환자를 선별하기 위해 ULNDT 1을 포함한 예비 CPR을 확인하였다. 이를 통해 다음은 변수가 확인되었다.

- 하부 경추(C4−7)의 말초화 움직임 검사
- 양성 어깨 외전 검사
- 나이 > 55
- 양성 ULNDT 1(정중신경)
- 양성 목 견인검사[547]

적어도 5개중 3개의 예측변수가 나타나 +LR = 4.81 (95% CI: 2.17 to 11.4) 그리고 경추 견인 성공 가능성이 79.2%가 되었다. 적어도 4개의 예측변수는 +LR이 23.1(2.5 to 227.9)으로 나오게 했고 이는 검사후 경추 견인 성공 가능성(posttest probability of success with cervical traction)이 94.8%이 되었다. CPR은 임상가가 목에 통증이 있는 환자가 경추 견인과 운동을 통해 상태가 호전될 가능성이 있는지를 확인하는데 도움이 될 수 있다.[547]

몇 개의 연구는 손목관 증후군에 대한 ULNDT 1의 진단 정확도를 조사하였지만 일정하지 않은 결과를 도출했다. 21명의 손목관 증후군(신경전도연구의 결과를 참조 표준으로 사용한)이 있는 피험자 집단 내에서 ULNDT 1(정중신경)은 Sn(0.82), Sp(0.75), +LR(3.29), 그리고 −LR(0.24) 그리고 긍정적인 예후 값(PPV = 93%)을[548] 보이며 신경전도 지체의 유무를 검사하는 ULNDT 1의 기능의 정확도가 높음을 보여주었다. 이와 반대로 Wainner 등은[245] ULNDT 1의 Sn(0.75), Sp(0.13), +LR(0.86) and −LR(1.9)를 보고하였는데 이는 임상적 발견과 비정상 전기 생리학 검사들의 기준을 사용한 것이다. Vanti 등은[549] UNLDT 1의 진단 정확도가 +LR 1.96(95% CI: 1.28 to 3.01), 그리고 −LR 0.75(95% CI: 0.49 to 1.16)로 CTS를 진단하기에는 충분하지 못하다는 결론을 내렸는데, 엄지손가락과 바깥쪽 손가락 두 개에서만 증상이 나타난 것으로 증명된 양성 검사(positive test)를 근거로 하였다. 일관되지 못한 결과는 ULNDT의 수행과 해성에서의 변수로 인해 초래되었을 가능성이 있다.

ULNDT 2a(정중신경[535]; 그림 6-60): 환자는 똑바로 눕는데 어깨가 실험 테이블의 가장자리에 올 수 있도록 한다. 임상가는 환자의 머리쪽에 서서, 발과 다리를 마주보게 선 다음 어깨와 팔을 10° 정도 외전시킨다. 한 쪽 손으로는 환자의 90°로 구부러진 팔꿈치를 지탱하고 다른 쪽 손으로는 손목과 손이 중립상태를 유지하도록 한다. 다음 동작은 각각의 단계의 반응을 검사하며 순차적으로 조심스럽게 실행하도록 한다.

- 허벅지를 이용해 견갑대(shoulder girdle) 압박
- 팔꿈치 신전
- 전체 팔 외측 회전
- 손목/손가락 신전
- 필요한 경우, 최대 40°까지 위어깨 외전[535]

증상이 말초적으로 나타나면 반대쪽 경추 측면굴곡과 같은 쪽 경추 측면굴곡을 추가하여 자극이나 구조적인 차이를 확인한다. 증상의 악화나 완화는 신경역동 변이를 의미한다. 만일 정중신경 평가가 나타나게 되면, ULNDT 2a 대 ULNDT 1의 이점들은 과민 반응과 환자들에게 견

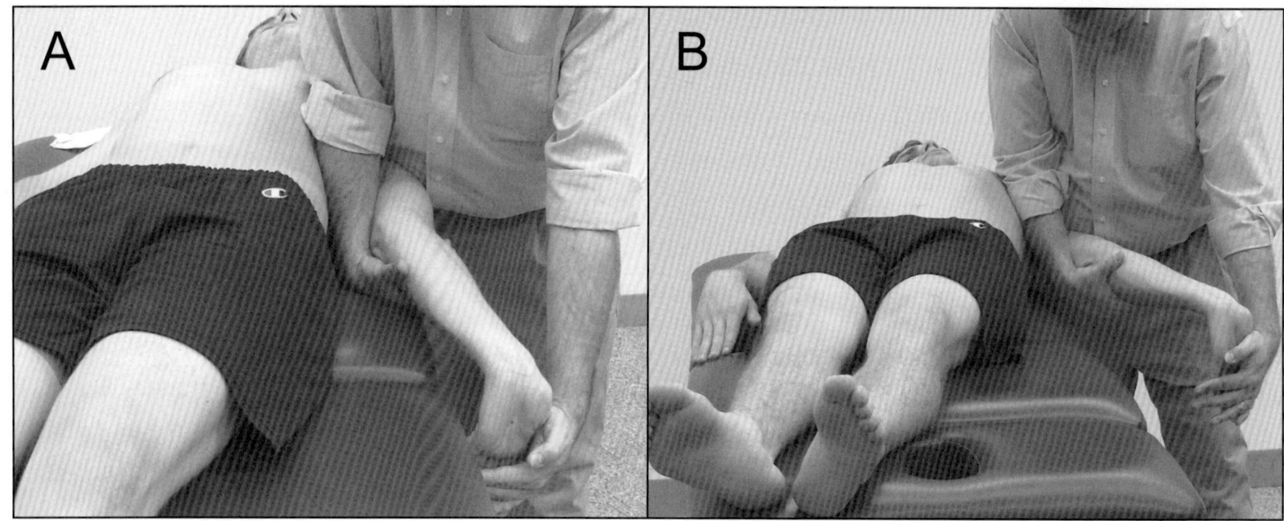

그림 6-60. 상지 신경역동학적 검사 2a (정중 신경)

관절의 외전이 적합하지 않거나 고통스러운 경우 견갑대(shoulder girdle) 압박을 사용할 수 있다는 것이다.

ULNDT 2b(요골신경[535]; 그림 6-61): 환자는 똑바로 눕는데 어깨가 테이블의 가장자리에 올 수 있도록 한다. 임상가는 환자의 머리쪽에 서서, 발과 다리를 마주보게 선 다음 어깨와 팔을 10° 정도 외전시킨다. 한 쪽 손으로는 환자의 90°로 구부러진 팔꿈치를 지탱하고 다른 쪽 손으로는 손목과 손이 중립상태를 유지하도록 한다. 다음 동작은 각각의 단계의 반응을 검사하며 순차적으로 조심스럽게 실행하도록 한다.

- 허벅지를 이용해 견갑대(shoulder girdle) 압박
- 팔꿈치 신전
- 전체 팔 내측 회전
- 엄지손가락 굽힘과 함께 손목/손가락 구부리기, 필요한 경우 가벼운 손목의 척측 굴곡
- 필요한 경우, 최대 40°까지 위어깨 외전[535]

증상이 말초적으로 나타나면 반대쪽 경추 측면굴곡과 같은 쪽 경추 측면굴곡을 추가하여 민감도나 구조적인 차이(sensitization or structural differentiation)를 실행한다. 증상의 악화나 완화는 각각 신경역동 변이를 의미한다.

진단 정확도: 18세에서 30세까지 증상이 없는 50명의 피험자들의 ULNDT 2b 반응은 다음 사실을 포함한다.

- 요측, 근위부 전완에의 매우 고통스러운 당긴느낌(84%)
- 팔의 측면(32%), 상완 이두근 측면(14%)이나 손등(12%)에의 고통스러운 당긴 느낌[550]

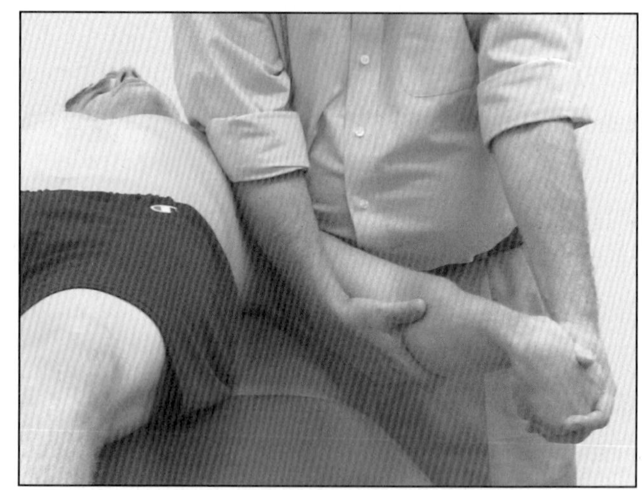

그림 6-61. 상지 신경역동학적 검사 2b(요골 신경)

ULNDT 2b는 목의 통증과 상지 증후군 있는, 특히 팔꿈치 측면에 통증이 있는 환자를 구별하는 데에 중요한 역할을 할 수 있다. ULNDT 2b를 사용하여 일방적인 테니스 엘보의 증상이 있는 20명의 피험자의 반응을 기록하였다.[551] 실험 결과는 국소 근육과 관절 증상 뿐만 아니라 경추부와 첫 번째 갈비뼈와 관련된 비교할 만한 관절 증상 또한 보여주었다. 결과를 통해 증상을 보이는 상지에 있는 신경조직이 덜 늘어나고 견관절 외전이 덜 일어나 평균 12.5°였고, 해당 실험에서 20명 가운데 11명, 즉, 55%에서 테니스 엘보 증상이 재발했음을 알 수 있었다. 증상들은 반대쪽 경추 측면굴곡이 더해지면 심해졌다. 이러한 결

과들은 테니스 엘보에[551] 관한 일부 경우에서 신경역동 변이의 예비 역할(preliminary role)을 지지하며 측면 팔꿈치 통증과 목에 통증을 느끼는 환자를 검사할 때 유용할 수 있다.

ULNDT 3(척골신경[539]; 그림 6-62): 환자는 팔을 나란히 하고 테이블의 가장자리에 똑바로 눕는다. 검사자는 환자의 머리를 마주하며 환자의 팔을 가능한 한 가장자리에 있도록 하고 한 손으로 환자의 팔꿈치가 90° 구부러진 상태를 유지할 수 있도록 한다. 다른 손의 손바닥이 환자의 손바닥과 마주하게 하는데 이때 손가락과 엄지손가락을 조절한다. 다음 동작은 각각의 항목에 대한 반응을 평가하며 말초에서 근위부로 조심스럽게 순차적으로 이루어지도록 한다.

- 손목, 손가락, 엄지손가락 신전을 함께 진행
- 회내(pronation)
- 팔꿈치 신전
- 측면 회전
- 견갑대 압박
- 외전[535]

증상이 말초적으로 나타나면 반대쪽 경추 측면굴곡과 같은 쪽 경추 측면굴곡을 추가하여 자극이나 구조적인 차이를 실행한다.

진단 정확도: 증상이 없는 피험자들의 경우, 피험자 중 82%가 소지구와 가운데 두 손가락에서 증상을 보고하였고, 64%는 같은 부위에 핀이나 바늘로 인한 자극을 보고했다.[535,552] Garmer 등은[553] 또한 55명의 증상이 없는 지원자들에게서 나타난 증상 반응을 기술하였다. 그 검사는 견갑골 압박으로 시작하여 말초에서 근위부로 진행되었다. 피험자의 99%가 척골신경 경로나 감각분포의 자극을, 75%는 특히 손의 척측 분포에서의 자극을 보고하였다. 80%는 자극의 발현이 어깨 외전 정도가 18°에서 37°사이일 때 일어났다. 가장 흔한 자극은 신장(69%), 타는 듯한 느낌(56%), 따끔거리는 느낌(39%) 그리고 저림(26%)이였다.[553]

신경 역동 검사 영역에 더 많은 연구가 필요한 반면 예비 증거(preliminary evidence)는 이 검사의 계속적인 사용을 지지한다. 임상가들은 증상이 없는 피험자들의 정상적인 반응에 대해 반드시 숙지해야 한다. 증상이 있는 사

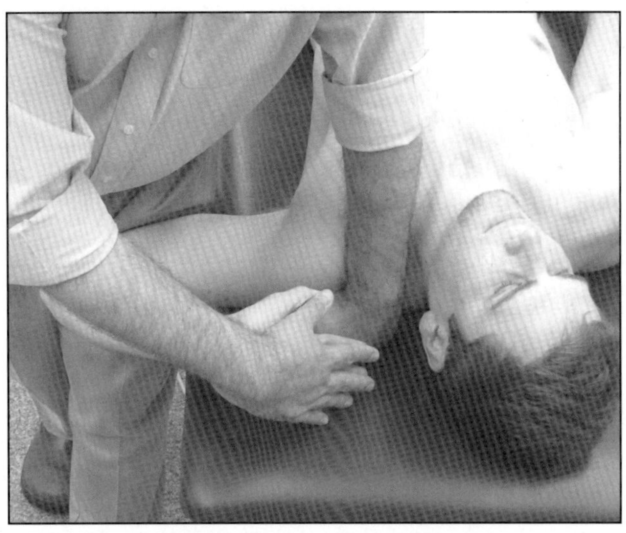

그림 6-62. 상지 신경역동학적 검사 3(척골 신경)

람과 없는 사람들은 일련의 동작과 구조적 구별 과정이나 자극 과정과 관련된 다양한 감각 반응을 가지고 있을 수 있다. 또한 ROM에서의 측면 간 차이는 정상일 수도 있다. 차이의 양은 각각의 신경 역학적 연구에서의 측정 오류인 정중 27°, 요측 20° 그리고 척측 21°를 넘어서 비대칭적으로 고려되어야 한다.[554]

엎드린 자세의 검사 과정

- PAIVMs: 중앙과 편측으로의 후방에서 전방
- 견갑골 유지 검사(Scapular holding test)
- 도수근력검사(MMT): 중간,하부 승모근과 목 굽힘근과 신전근
- 목 신전근 조절
- 닫힌 사슬 견갑골 안정성 검사 (Closed-chain scapular stability test)

수동 분절 가동성 검사

수동 가동성 검사 실행에 앞서, 환자는 경추가 중간 범위로 굴곡되고 신전되도록 편안히 엎드린 자세를 취한다(각 환자는 측면 굴곡이나 회전이 없는 상태이다). 가능하다면 환자는 양 손바닥 위에 이마를 대고 엎드리도록 한다. 이 자세 외에, 환자는 테이블에 뚫린 구멍에 얼굴을 위치하게 하고 양 팔은 몸통 옆에 나란히 놓는다. 테이블

의 머리는 머리를 내민 자세를 편히 할 수 있도록 구부러져 있거나 베개가 가슴 밑에 대어져 있을 수 있다. 목 뒤편과 견갑대, 그리고 흉곽에서의 온도와 발한이 연부조직 가동성과 함께 측정된다. 연부조직은 후두부의 위쪽 목덜미선에서 환추쪽으로 이동하며 자극받는다. 이를 통해 후두부와 C2사이의 딱딱한 부위나 부드러운 부위를 비교한다. 자극은 필요한 경우 단지 극돌기 측면과 관절기둥에서 C2에서 T4까지 계속된다. 극돌기는 C2의 시작점에서 T4 사이에 위치한다.

검사 과정[472]

필요한 경우, C2에서 T4까지 각 방향의 PAIVMs, 중앙 PA, 그리고 편측 PA PAIVMs에서 실행한다. PAIVMs는 관련있는 증상이 있는 부분이나 또는 기능장애(즉, 과대가동성이나 과소가동성)가 있는 부분을 알아내기 위해 통증 자극과 경추 분절의 가동성 모두를 평가한다. 자세한 PAIVM 과정과 진단적인 이용은 3장에 기술되어 있다. 경추 기능장애에 대한 수동 검사 신뢰도 연구의 방법론적 유용성을 실험한 한 비평에서는 오직 수동 평가만을 근거로 하여 부분적인 경추 기능장애를 알아낼 수 있는지에 대해 의문을 던졌다.[555] 신뢰도의 불일치와 수동 검사의 특이도는 좋지 못한 방법론의 반영된 결과일 수도 있다.[556] 그러나 대부분의 도수 물리치료사들은 다른 검사 과정의 결과와 합쳐진 정보가 사용될 때의 도수 분절 운동 검사(manual segmental motion testing)의 표면적 타당성을 받아들인다. 일부 불일치와 더 많은 연구의 필요에도 불구하고, 척추의 통증에 대한 진단과 중재(intervention)의 임상적 결정을 내리는 데 있어서 수동 분절 움직임 검사의 사용을 지지하는 증거가 점점 더 늘어나고 있다. 경추 흉추 분절 움직임 검사는 ICF 범주, 신체 기능장애의 측정과 단일 관절의 가동성에 알맞다.[15]

중앙 후전 PAVIM(Central Posterior-to-Anterior PAIVM)(그림 6-40): 엄지손가락 밑바닥으로 경추와 상부 흉부의 극돌기에 압박을 가하면 각각의 부분이 PA 방향으로 부드럽게 움직인다. 팔꿈치는 곧게 펴져 임상가의 흉골이 SP를 바로 위를 지날 수 있게 한다. 평가는 표면에서 깊게 시행되는데 증상의 반응과 끝범위와 전범위에서 질적인 움직임을 평가하기 위해 점진적인 진동 기술을 이용한다. 임상가는 척추를 밀지 않지만 그 대신 앞으로 기대어 몸통의 무게가 팔을 거쳐 척추로 이동하도록 한다.

Lee 등은[557] 중재적 자기공명영상 진단에서의 중앙 PA PAIVM으로 발생하는 경추 척추간 움직임을 검사했다. 엎드린 자세에서의 다섯 번째 경흉추의 중앙 PA 움직임에 대한 반응은 (a) 보통 위의 분절에서는 신전이 일어나고 아래 분절에서는 굴곡이 일어난다. (b) 가운데 분절은 끊임없이 회전의 움직임이 일어나게 된다.(c) 반복된 후전부하는 결국 경추의 전만을 일으킨다. (d) 하나의 SP에 가해진 힘으로 목표 흉추와 전체 경추가 움직인다. 저자들은 중앙 PA 움직임이 하나의 흉추와 다른 것의 간단한 미끄러짐 운동이기 보다는 경추의 3점 구부림으로 인식해야 한다고 주장한다.[557]

편측 후전 PAVIM(Unilateral Posterior-to-Anterior PAIVM(그림 6-41 보라): 중앙 PA PAVIM에서 설명된 것과 유사한 자세에서 임상가는 양쪽 엄지손가락으로 관절기둥에 각 단계별 후전 방향의 수동 부가적 움직임을 실행한다. 이때 엄지손가락은 추간관절 부위에 위치하게 되는데 이는 증상이 없는 쪽의 SP 시작점에서 측면으로 1.3 내지 2.5cm(0.5 내지 1.0인치)이다. 이 때 각 측면과 단계별로 비교할 수 있도록 한다. 기울어진 CPA와 UPA는 안쪽, 바깥쪽, 위아래 등으로 다양하게 움직일 것이다.

상부 경추 PAIVM: 연부조직은 후두부에서 C2의 극돌기 부위까지 그리고 정중선에서 환추를 거쳐 횡돌기의 끝까지 촉진할 수 있다. PA 압박은 후두 아래 환추의 후궁 부위의 영역에서 부드럽게 가해지고 C1의 외측괴(lateral mass)를 향해 후궁을 따라 편측을 적용한다. 양쪽을 비교한다. 압박은 눈쪽을 향해 다양한 각도로 적용할 수 있다. 중앙 및 편측 PA PAIVM 검사는 C2-C3 분절에 적용된다. C2의 우측 관절 기둥에서 편측으로 통증이 유발되면 C2에서 C3이나 C1에서 C2 분절 또는 양쪽 모두에서 발생할 수 있다. 감별하기 위해, 머리를 오른쪽으로 약 30-40° 회전시켜 검사를 반복하여 C1에서 C2의 운동을 효과적으로 증가시킨다. 통증 반응이 머리가 오른쪽으로 회전하여 더 커지면 C1에서 C2 관절이 연관된 것이다. 머리가 중립에서 통증 반응이 더 큰 경우는 C2에서 C3 관절이 관련된다.[572] 이 차별화 절차에 대한 진단적 유용성은 알려져 있지 않다. C4 이상의 편측 PAIVM과 PPIVM 도수 검사의 검사자간 신뢰도는 80명(CGH 60명과 무증상 환자 20명)에서 결정되었다.[558] 조정 후, 유병률 조정 및 편견 조정 카파 계수는 모든 부분(후두에서 C1, C1에서 C2, C2에서 C3)에서 0.70이었다. 어떤 피험자도 C3에서 C4 분절에 우세한 증상은 없었다.[558]

견갑골 유지 검사[115](그림 6-63): 견갑골 유지 검사는 엎드려 누운 자세에서 팔을 양옆에 나란히 한 체 진행된다. 검사자는 견갑골이 10초정도 수동으로 중립자세에 있게 하고 이를 5번 반복한다.[114] 검사 자세(그림 6-63)는 상방, 하방, 회전과 외측-내측 회전 그리고 전후 비틀기의 가능한 범위의 중간 자세이다.[559] 견갑골을 유지시키는 능력과 이 근육의 활동성 패턴을 보면 적절한 승모근의 활동이 필요하다. 보통 보상 운동으로 (a) 광배근을 이용한 견갑골 내리기 (b) 능형근이나 견갑거근을 사용하여 견갑골을 올리고 하방 회전 (c) 극하근과 소원근을 사용해 팔꿈치를 들어올려 외측 회전 시도가 있다. 견갑골 유지 검사는 견갑골 세팅이나 견갑골 오리엔테이션 운동으로[559-560] 표현되며 견갑골 운동 장애 평가에 유용하며 다양한 자세로 알 수 있다.

근육의 운동 패턴은 견갑골 유지 검사와 팔을 들어 올리는 동작의 수행을 필요로 하는데 이는 아직 널리 조사되지 않았고 환자들에게 이 운동을 하는 것은 어렵다.[559] 팔을 들어올리는 데에 사용되는 운동량에 관련된 정상적인 피험자(n=13)들은 승모근의 모든 부분을 견갑골 중립자세 유지에 사용하는데 광배근은 이에 사용되지 않으며 전거근은 측정되지 않는다. 저자들은 이 근육들의 재활이 견갑골을 중립자세로 유지할 수 없는 환자들에게 적합할 수 있다고 주장한다. 정상 피험자들은 5분의 훈련 이후에는 견갑골을 중립자세로 유지할 수 있게 될 것이다.[559]

견갑골 유지 검사의 추가적인 연구에서는 견갑골 교정운동으로서의 재활 이점 효과를 주장한다. Wegner 등은[561] 기능적인 과제 중 타자를 작업하는 동안에 날개뼈 자세가 좋지 못한 목통증 집단(n=18)과 건강한 대조군(n=20)을 3부위의 승모근에 표면근전도 검사를 통해 비교했다. 타이핑 업무를 하는 동안 목에 통증이 있는 집단은 통제 집단보다 중부 승모근(P=0.2)을 더 움직였고, 하

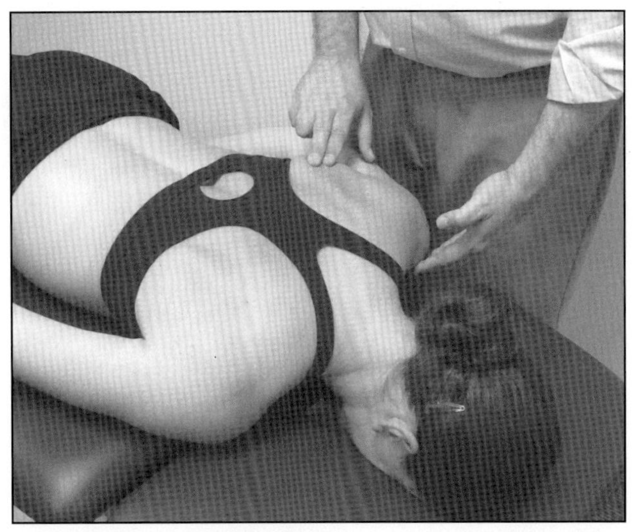

그림 6-63. 견갑골 유지 검사

부 승모근을 (P=0.3) 덜 움직였다. 견갑골을 중립상태로 유지시키는 견갑골 교정운동은 목에 통증을 느끼는 집단이 안 좋은 견갑골 자세를 교정하는데 사용되었다. 견갑골 교정 이후, 양 집단 모두 중부와 하부 승모근의 비슷한 움직임을 보였다. 견갑골 자세 교정 운동은 승모근의 움직임을 건강한 사람들에게서 관찰된 것과 유사한 정도 변화시킬 수 있다.[561]

승모근 힘 검사(Trapezius Strength Tests): 중부와 하부 승모근의 힘 검사는 여러 가지 이유에서 실행된다. 특히 상지 교차 증후군과 견갑골의 동작 이상이 나타나거나, 또는 상지 운동과 견갑골 안정성이 좋지 못한 경우 중부와 하부 승모근이 약해지거나 억제된다. 도수 근육 검사 자세는 환자가 엎드린 채 팔을 바깥쪽으로 회전시키고 중부 승모근과 하부 승모근을 위해 각각 90°나 130° 외전시킨다(그림 6-64).[562] 견갑골은 견갑대가 과도하게 올라오지 않은 상태에서 상방 회전, 외회전, 후방으로 뒤틀리는 자세여야 한다. 검사자는 반대쪽 견갑골 부위에 몸통 회전이 일어나는 것을 막기 위해 안정화를 시행하며 팔꿈치 위쪽의 원위부 전완이나 근위부 전완에 바닥을 향한 하방 저항을 적용한다. 약해진 것은 환자가 더 이상 흉벽에 대한 검사 자세에서 견갑골 자세를 유지할 수 없을 때 알 수 있다. MNP와 22명의 피험자에게서 평가 간 신뢰도는 정규 집단으로 이분되었을 때에는 불일치에서 어느 정도의 일치(moderate agreement)의 범위로 나타났으

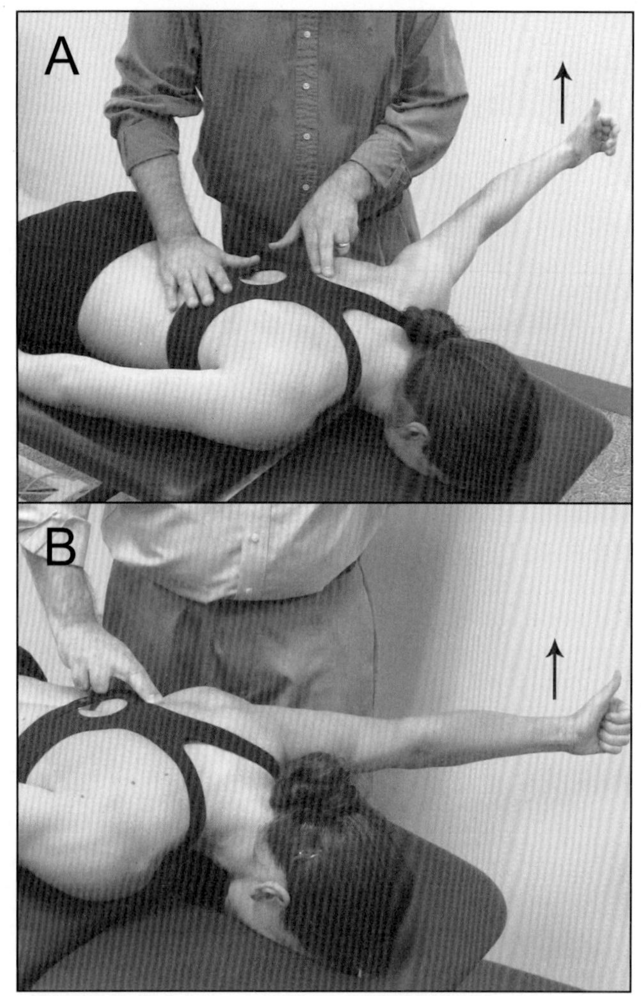

그림 6-64. 승모근 근력 검사 : (A) 중간 그리고 (B) 하부.

며, 증상이 없는 부분과 비교했을 때에는 줄어들었다.[364]

경추 신전 근육 조절(Cervical Extensor Muscle Control): 경추 신전은 Jull 등이[114] 묘사한 대로 바닥에 무릎을 딛고 엎드린 자세나 팔꿈치를 데고 엎드린 자세에서 검사된다. 중부와 하부의 경추가 중립인 상태에서 SO 신전이 가장 먼저 검사된다. 환자는 두개경추 굴곡과 신전이나 위아래로 고개를 끄덕이는 이른바 "yes" 동작을 C1과 C2의 목 상부 회전과 귀를 통하는 축으로 해야 한다. 검사자는 환자에게 피드백을 해주기 위해 C2를 안정할 수도 있다. 이 검사는 중부와 하부의 경추를 중립자세로 유지한 채 부드럽고 협조적으로 실행되어야 한다.[114]

두 번째 검사는 표면 신전근을 넘어 심부 신전근인 것으로 여겨진다.[115] 경추 신전은 상부 경추가 중립을 유지하고 C7을 통해 움직임의 축인 동안 시행된다. 환자는 목이 굴곡 되도록 구부렸다가 다시 중립이 되도록 지시를 받고 목을 신전시켜 원심성 조절과 구심성 조절을 검사한다. 상부 경추를 중립상태로 유지하는 것은 표면 신전근 동작을 최소화한다. 굴곡에서 중립자세를 취할 때 손상된 신전근의 조절은 상부 경추의 상실이 발생한다. 굴곡에서 중립으로 움직이는 것은 상부 경추의 신전이 최소한일 때 발생해야 한다. 신전근 조절 장애는 상부 경추가 과도하게 신전되었거나 완전히 신전되지 못한다는 것을 의미한다. 만일 이 검사가 통증을 유발한다면, 환자는 즉시 통증이 느껴지지 않는 범위에서 굴곡에서 중립으로 움직여야한다.[114]

닫힌 사슬 견갑골 안정성 검사[114](Closed-Chain Scapular Stability Test): 닫힌 사슬 견갑골 안정성 검사(그림 6-65)는 축견갑골 근육군을 검사하기 위해 네발로 땅을 짚은 자세에서 시행된다.[114] 환자는 네발로 땅을 짚은 자세에서 척추 중립 자세를 하게 된다. 첫 번째 단계는 흉곽이 견갑골 사이로 내려앉게 하는 것이고 그 이후에 다시 척추 중립 자세로 스스로 돌아오도록 하는데, 이때 팔로 흉곽을 견갑골이 후방 흉곽과 같은 높이를 이루는 위치로 되돌려놓기 위해 팔로 민다. 그 이후 그 자세를 유지한다. 다음으로 환자는 견갑골 전인의 끝범위까지 동작을 끝내야 한다. 안쪽 견갑골이 익상되거나 전체 범위에서 전인이 불가능하다면 이는 약함과 조절 장애를 나타낸다.[114] 비슷한 한 검사는 환자가 벽에 기댄 플랭크 자세로 몸을 지탱하며 똑바로 선 채 수행할 수 있다. 또는 도수 근육 감사는 전거근의 근력을 측정하기 위해 사용될 수 있다.

영상 지침

검사의 이 지점에서 임상가는 진단적 영상을 추천하거나 한 분야의 전문가인 대학 동기를 언급할지도 모른다. 진단적 영상을 추천에 대한 의심의 지시는 중재를 변화시키거나 치료역치에 변동을 줄 가능성이 있을 정도로 충분히 높아야 한다. 진단적 영상을 사용하기 위해 내린 임상적 결정은 병력, 신체 검사 그리고 처음이라면 중재에 대한 반응을 조심스럽게 고려해야 한다. Canadian C-spine rule[140]이나 NEXUS[341] 임상 기준이 가리키는 외상적 목의 통증에 대한 경추 영상은 위험 신호를 위한 진단 분류와 선별에서 논의된다. American College of Radiology(ACR)은 또한 제공자들이 타당성 가치를 가장 타당한 영상을 결정하는 것을 돕기 위해 설정하였다.[563] 병인에 상관없이 만성적인 목의 통증을 앓고 있는 환자들에게 적용되는 ACR-근거 기반(evidence-based) 지침은 재검토되어야 한다.[563]

신체 검사 결과

신체 검사 마무리 단계에서 임상가는 검사의 목적을 달성했는지 여부를 다음과 같이 간략하게 반영한다.

- 이 검사가 환자의 증상을 환자와의 면담을 통해 얻은 정보와 일치하여 규칙적으로 재발시켰는가?
- 자세, 움직임, 일, 레크리에이션과 정신사회적 요인의 영향이 환자 문제의 원인, 기여 요소, 지속 요소로 결정되는 결과인가?
- 이 검사가 진단적 분류를 위한 치료역치를 설정토록 하였는가?
- 이 검사가 치료를 평가하고 진행하기 위해 결과 측정의 정확한 기준선을 설정하였는가?

검사 결과에 대한 재검토는 검사가 끝나고 치료가 시작되는 그 단계의 비교 가설을 무효화하거나 정제하고 지원하는 자료를 제공하여야 한다. 중요 병력이나 검사 중 발견된 것들은 환자를 진단적 분류나 최초 물리치료 중재를 받아 상지 관련 증상의 여부와 함께 MNP의 장애 기반 범주로 나누기 위해 사용된다. 의학적 의사 결정단계의 알고리즘이 (그림 6-66)에 나와 있다.

진단적 분류와 일치하는 중재
Diagnostic Classification and Matched Intervention

평가 단계에서 임상가는 진단적 분류 기준을 지정하고 물리치료 중재를 진행할 것을 결정한다. 병리해부학적 원인을 기반으로 하는 분류를 지지할 증거가 거의 없는 상태라면, 현재 증거는 결과가 최대화될 가능성이 있는 특정

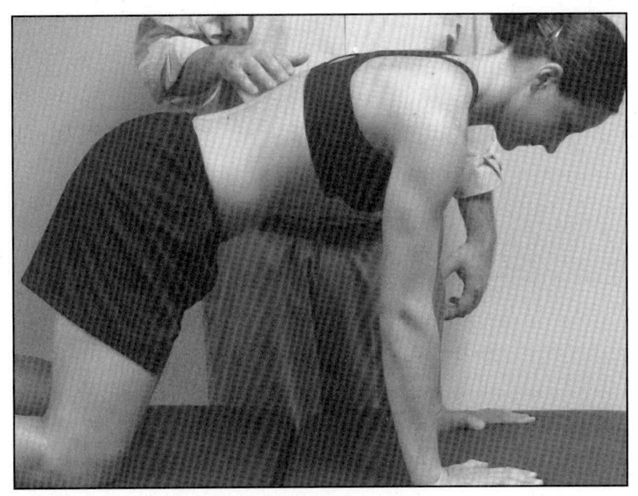

그림 6-65. 닫힌 사슬 견갑골 안정화 검사.

중재에 반응할 가능성이 매우 높은 환자들의 하위그룹을 알아내기 위해 진단적 분류 체계의 사용을 제안한다.

목 통증이 있는 환자들을 위한 몇몇 분류 체계는[1,31,434,575] 타당성과 관련된 정보가 거의 없는 상태에서 설명되어져 왔다. Childs 등은[434] 경추 그리고 또는 상부 흉곽의 기능장애와 관련된 목 통증이 있는 환자에 대한 치료 기반 분류 체계를 제안했다. 이 체계는 환자를 치료의 목적: 가동성, 중심화, 운동과 협응, 통증 조절과 감소된 두통을 나눈 치료 하위 집단으로 분류하기 위해 병력과 신체 검사에서 나온 자료를 사용한다.[434] 나이 44.4세+16년(74%가 여자)인 274명의 환자들에 대한 전향적 관찰 연구에서 Fritz와 Brennan은[25] 목에 통증이 있는 환자가 적절한 하위 집단에 해당하는 중재를 받은 경우 그렇지 않은 환자들보다 더 좋은 결과(즉, 통증이나 장애)를 보인다는 것을 보고했다. 분류에 대한 평가 간 신뢰도는 높았다. 가장 흔한 분류는 중심화(34.7%), 그 뒤를 운동과 상태(32.8%) 그리고 가동성(17.5%)이었다.[25]

목 통증 임상 실무 지침은[15] 다음 하위 집단 분류에서 언급된 신체 기능 전문용어의 ICF 장애를 포함하는 ICF와 연관이 있다. 하위 집단은 다음과 같다 (a) 가동성 결손을 동반한 목 통증(표 6-1), (b) 두통을 동반한 목 통증(표 6-2), (c) 움직임 협응 장애를 동반한 목 통증(표 6-3), (d) 방사통을 동반한 목 통증(표 6-4). 편타성 손상 관련 장애(표 6-5와 6-6)는 임상 실무 지침에 포함되지 않는다.

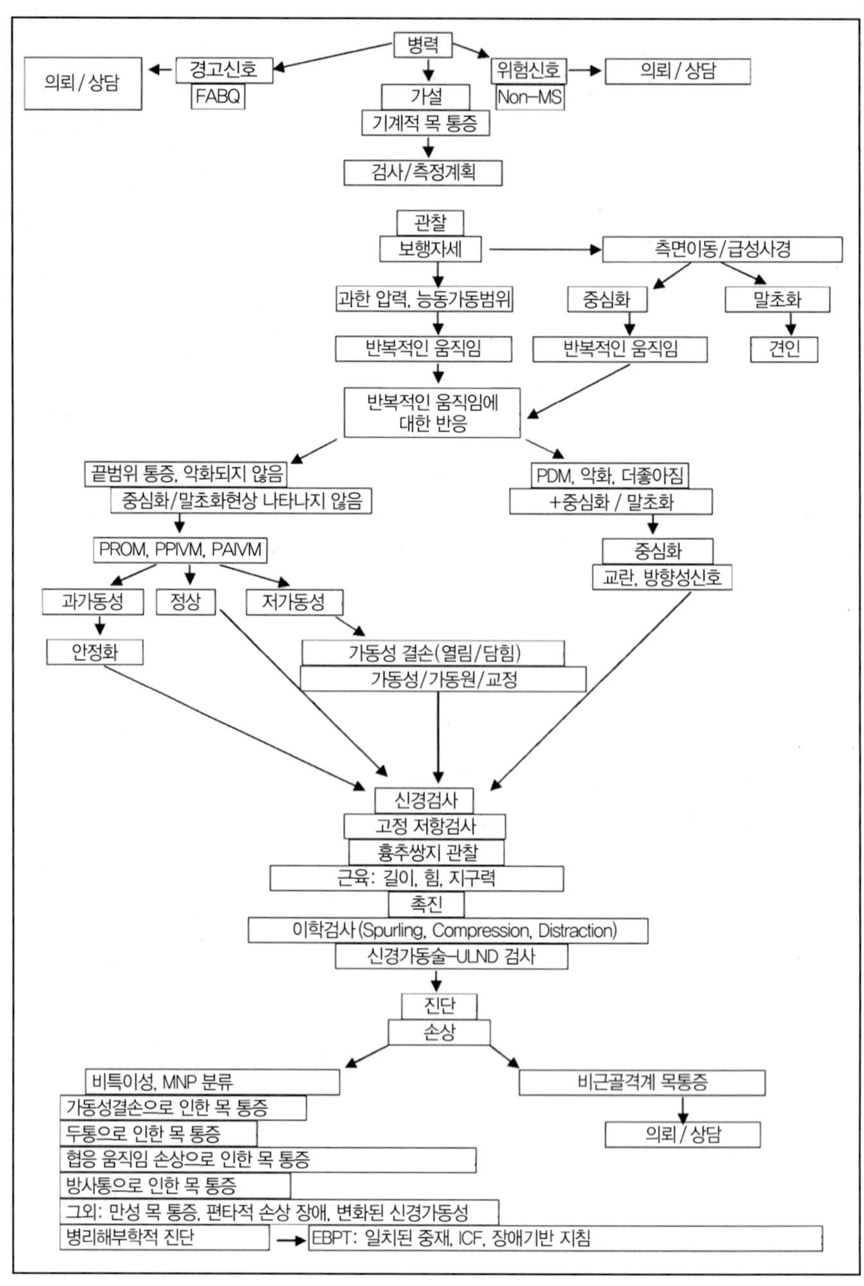

그림 6-66. 의사 결정 알고리즘

여기서 언급된 분류 접근법은 목에 통증을 느끼는 환자와 관련된 현행 최고의 의료 기준, 의학적 전문성, 의학적 이해, 그리고 환자별 독특한 상황을 통합한 근거 기반 전략을 추구한다. 각각의 하위집단은 환자를 진단적 분류와[15,31] 또는 최초 물리치료를 결정하는 목 통증의[15] ICF 기능장애에 기초한 범위로 환자를 분류하기 위한 병력, 신체 검사에서 도출된 중요한 핵심 결과(important key findings)로 특징지어진다. 목 통증의 복잡한 특성을 고려하면 환자들은 한 개 이상의 하위집단에서 기준으로 나타나고 대부분은 다양한 치료를 필요로 할 것이다.

물리치료를 이끄는 진단적 분류는 의료행위를 위한 프로토콜은 아니다. 모든 환자가 하나의 범위에 정확하게 부합하지 않거나 모든 분류 체계에 부합하지 않을 수도 있다. 환자의 호소는 하위 집단 내에서도 다양하게 변형될 것이다. 이런 상황에서 임상가 장애기반 조절에 대한 접근법을 추구하거나 최선의 최초 치료를 결정할 때에 기준, 분류 그리고 이와 관련된 장애의 우선 순위를 정하기 위해 임상적 추론을 이용한다. 환자의 치료에 대한 반응의 계속된 평가와 재평가는 재분류와 치료의 진행에 추가적인 기준을 제공한다.

가동성 장애 분류에 따른 경부통

ICD-10에서 가동성이 저하된 경부통과 관련된 것은 경추통(cervicalgia)과 흉추 통증(pain in the thoracic spine)이 있다. 주된 장애는 기능적 제한과 관련된 가동성 감소이다. ICF 범주는 다음과 같다.: (1) 신체 기능과 여러 관절들의 가동성 장애의 측정, (2) 신체 구조-경추, 그리고 (3) 머리와 목이 왼쪽과 오른쪽을 바라볼 때 활동성과 관여도.[15] 대부분의 면담에서 50세 미만에서 발병한지 12주 이하인 급성 발병의 경우는 부주의하거나 불편한 움직이나 자세, 상지의 통증과 상관없는 편측, 국소적인 목 통증 그리고 경추 운동 제한에 의한 불편함과 관련되는 것을 볼 수 있다.[15,25,282,576,577] 검사 결과는 좌우 차이 없이 능동적 운동 범위(AROM)와 수동적 운동 범위(PROM) 끝 쪽의 통증이 있는 경추 운동범위(또는 가동범위, ROM)의 제한, 능동 ROM의 말초화(peripheralization)가 없는 경우, 경추 및 흉부 분절 가동성의 감소, 경부와 흉부의 PAIVM 또는 PPIVM에 의한 증상, 신경근 압박, 신경 혈관 손상의 증상이 없거나 또는 가동술이나 도수교정(manipulation)이 금지되지 않은 경우를 포함한다. 이 장 뒷부분에 언급될 대체된 신경역동은 경추 가동성에 영향을 줄 수 있고, 가동성 감소에 영향을 미치는지 밝히기 위해 검사되어야 한다.

가동성이 결핍된 경부통 그룹을 대상으로 하는 중재(intervention)의 주된 목적은 기능적 ROM을 개선하고 통증과 장애를 감소시키는 것이다. 초기 처치는 가동술(비추력 도수치료, nonthrust manipulation)와 도수교정 또는 수동 분절 가동성 검사를 통해 밝혀진 경추, 경흉 또는 흉추와 흉곽의 기능장애의 고속-저진폭(HVLA) 추력을 포함한다. 도수치료(MT, Manual Therapy)는 AROM, 자가가동술(self mobilization) 또는 근육 신장 운동, 운동 조절(motor control), 지구력 운동, 움직임과 기능을 유지 및 증가시키기 위한 근육 강화운동을 통해 증강된다. 가동술(비추력 도수치료)과 도수교정을 지지하는 증거가 다음에 논의되고 있다. 가동성 장애가 있는 경부통에 관해 (표 6-1)에 정리하였다.[15]

가동성 장애가 있는 경추통 환자의 치료 분류

경추 도수교정과 관련된 위험을 줄이기 위한 진단 과정은 경동맥 기능 장애를 위한 진단 분류(Diagnostic Triage for Cervical Artery Dysfunction,CAD)와 인대 안정성 고려(Considerations for Ligamentous Stability), 추골동맥 검사(Vertebral Artery Testing) 하에 이루어진다. 경동맥 장애(CAD)의 존재 하에 이루어지는 몇몇 도수치료의 경우 근본적인 위험을 가지고 있기 때문에, 임상 전문가의 경우 조기 발견에 대해 포괄적이고 합리적인 접근을 해야한다. 임상가는 임상적 추론 과정을 통해 도수치료의 결과가 어느 환자에게 이익을 크게 하고, 손상을 최소화 할지 알 수 있다. 임상가는 추가 검사와 의학적 견해가 필요할 때, 임상 양상에 내재된 불확실성과 현재 진단 과정을 결정짓는 한계에 기반하여 최선의 결정을 해야 한다. 임상가는 검사를 신중하게 수행하고 검사가 수행된 것을 서류로 명확히 해야 할 책임이 있다.

경부 추력 도수교정을 수행하기 전에, 환자가 견딜 수 있을지 알기 위해 모의 교정자세(simulated manipulation position, SMP)가 사용될 수 있다.[350] SMP는 10~15초 정도 HVLA 추력 요법을 위한 경추의 도수교정 전 자세를 유지하는 것이다. 이론적으로, 위치 검사(positional testing)은 경동맥(ICA)이나 추골동맥(VA)의 혈류 흐름을 감소시킬 수 있고, 뇌 관류 저하를 암시하는 증상이 나타날 수 있다. SMP는 경부 도수교정 후에 신경 혈관 손상 위험이 있는 환자 식별을 돕는 선별 검사로 사용된다. 검사 도중이나 검사 직후에 증상이 나타나는 경우 경추 도수교정은 금기이다.[578] SMP의 정확도는 밝혀져 있지 않지만, Bowler 등은[578] 중립 목 자세와 비교하여 14명의 건강한 피험자를 대상으로 SMP동안 ICA와 VA의 좌우 혈류 변화를 관찰했다. SMP 자세는 머리를 한쪽으로 회전시켜 C2에서 C3로 고정하고, 횡측 반대편으로 구부렸다. C2와 C3 사이에서 Doppler 혈류를 측정하게 위해 자세를 10초 이상 유지하였다. 건강한 성인에서 ICA와 VA 둘 다 혈류의 부정적인 영향은 나타나지 않았다.[578]

적절한 판단을 했을 때, 치료 초기 단계에서 통증을 완화하고 증상을 조절하기 위해서 추력 도수교정이 중요하

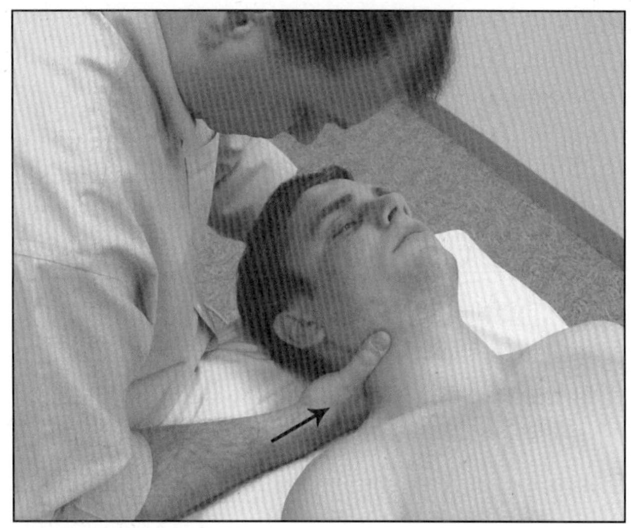

그림 6-67. 경추(C2-C7) 개방 또는 측면 활주 관절가동술 또는 도수치료

게 고려될 수 있다.[350] 개개의 환자에게 안전성, 효능 그리고 동의가 결정되면, 목표는 증상을 줄이거나 없애고 또는 없애거나 가동성을 개선시키는 것이다.[350] 각 기법은 후관절(facet joint)과 운동 결합의 방향으로 가해지는 힘을 적용할 때 특이성에 맞게 조정되어 다양하게 적용된다.[350] 국소 척추 분절의 효과가 나타나는 동안, 지역적인 효과도 발생한다. 추가적인 내용을 위해 Wise와 Schenk의[350] 논문이 추천된다. 저자는[350] 경추 추력 도수교정을 고려할 때 아래와 같은 내용을 추천한다.

- 발생할 수 있는 위험에 대해 잘 알고 있어야 하고, 이에 대해 환자에게 교육해야 한다.
- 기법을 사용하기 전에, 도수 전 임상 검사나 방사선, 초음파 촬영술 같은 추가 검사를 한다.[350]
- 임상 검사 과정 자체의 위험이 있기 때문에, 이러한 검사는 추력 과정(thrust procedures)이 가능한 곳에서만 시행되어야 한다.[350]
- 경부 추력 기법은 기본적인 기법과 다양한 교육을 받고, 정형 도수치료를 경험 해본 사람에 의해서 가장 잘 이용된다.[350]
- 안전성 문제나 위험성이 증가된 경우, 성공적인 관리 전략으로 비추력 과정과 운동을 지지한다.[350]
- 경추 추력 과정에서 발생할 수 있는 잠재적인 부작용의 심각성 때문에, 환자 선택 과정은 신중해야 한다.[350]
- 운동과 추력 및 비추력 과정을 포함한 복합적인 접근이 필요하다.[350]
- 가능하다면, 흉추 추력 과정이 고려되어야 한다.[350]
- 힘을 국한 시키고 회전력을 막기 위해 임상가는 짧은 지렛대(short lever arms)와 고정 기법(locking techniques)을 사용하는 것이 좋다.[350]
- 처음 전문 물리치료 교육 수업은 경험이 있는 강사에 의해 충분한 연습시간과 피드백이 가능하도록 적절한 교육 모델을 사용하여 매우 조심스럽게 진행되어야 한다.[350]

현재의 연구가 위험보다 이익을 상회하는 경부 추력 도수교정의 사용을 강하게 지지하지 않는 것을 감안하면, 저자는[350] 경추 추력 기법이 적절한 지식과 기술을 가진 치료사를 위한 대학원 기법이 될 수 있다고 말하고 있다.

가동성 결핍을 동반한 목 통증 분류의 주요 면담과 진단 결과와 함께, 임상적 예측 규칙(clinical prediction rules, 이하 CPRs)가 경추 도수교정(cervical spine manipulation)이 누구에게 이익이 될지 결정하는 것을 도울 수 있다. Tseng 등이[577] 누가 경추 요법으로부터 이익을 얻을 수 있을지 결정하는 CPR을 개발하였다. 피험자의 머리를 최대한 펴게 하고 나서 양 끝범위로 회전시켜 10초에서 30초 동안 자세를 유지시키게 하여 척추 동맥 검사를 실시하였다. 과소가동성 분절인지 확인하기 위해 환자가 누운상태에서 검사자는 후두부터 C7까지 측면활주 또는 각 방향으로 전위(translation)한다. 과소가동성 분절이 있을때 검사자는 장벽(barrier)에 도달할때까지 다른 척추 분절의 후관절이 고정되게 하기 위해 환자의 목을 굽히고 가로방향으로 굽힌다. 특정 HVLA 추력이 과소가동성 분절에서 후관절 간격으로 가해진다; 추력의 방향은 기술되지 않았다. 모든 과소가동성 분절은 각 분절마다 하나의 추력으로 처리되었다.[577] 아직 검증되진 않았지만 6가지 변수가 CPR을 구성한다.

1. 경부 장애 지수(Neck disability index) 11.5 이하
2. 양쪽이 관여되는 패턴
3. 하루에 5시간 이상 앉아서 업무하지 않음.
4. 목을 움직일 때 더 편안한 느낌
5. 목을 폈을때 불편하지 않음
6. 신경근병증이 없는 척추 질환의 진단[577]

사전검사에서 60% 확률로 6가지 변수 중 4가지를 충족한다면, 경부 도수교정 시 89%로 양성 반응이 즉시 나타난다(+LR 5.33 [1.72 to 16.54]).[577] 양성 반응이란 통증의 50% 감소가 있을 때, 5점척도인 전체 자각 효과에서 변화가 4점 있을 때, 치료 만족도가 높게 보고되는 경우로 정의한다. 이 논문은 경부 도수교정의 즉각적인 반응에 대해서만 연구하였다.

Puentendura[579] 또한 경추 도수교정 사용과 관련한 결정을 돕기 위해 임시 CPRs를 개발했다. 4가지 변수를 확인할 수 있다.

1. 증상이 38일 이하이다.
2. 도수교정이 도움이 될 것이라고 긍정적으로 예상한다.
3. 경부 회전 ROM이 10° 이상 좌우 차이가 있다.
4. 중간 경추(middle cervical spine)의 PA방향으로 PAIVM 이나 스프링 검사시 통증이 있다.[579]

적어도 3개 항목을 충족할 때, 39%−90%확률로 긍정적인 반응(15point Global Rating of Change Scale−이 +5만큼 또는 조금이라도 나아짐)이 나타난다. 환자는 약 7일 동안 1−2번 치료 받았다. 전체적인 병력 조사와 척추골 기저동맥 순환부전(vertebrobasilar artery insufficiency, 이하 VBI), 상부 경추 인대 이완을 식별하는 것을 포함한 신체 검사가 수행된다. 각 환자는 경추 도수교정을 받았다. — 치료사가 결정하는 수준에서 C3와 C7사이에 경부 척추의 각 측면의 회전 또는 상승(upslope)과정 — 각 측면에서 최대 2번의 도수교정을 하도록 하였다. 도수교정 후엔 활성 ROM 운동을 하루 3−4차례, 10번씩 반복하게 하였다. 심각한 부작용은 보고된 바 없다. 부작용은 환자를 연구에서 제외시켜야 할 만한 중등도−중증의 증상으로 정의하였다. 그러나, 12%가 첫 번째 치료 단계 후 증상 악화를 보고하였다. 대조군이 없기 때문에, 저자는 개선이 치료에 의해 나타난 것인지 알기는 어렵다고 보고한다.[579] 예측변수가 하나만 있거나 하나도 없었던 환자는 성공적인 결과를 얻는데 실패했고, 이 환자들에게는 다른 치료 방법을 제안하는 것이 적절하다.[579]

가동성 결손이 있는 목 통증을 위한 치료는 통증과 장애를 감소시키고 기능적 움직임을 개선시키기 위해 시행된다. 초기 치료는 경부, 경흉추 또는 흉추와 수동 분절 가동성 검사를 통해 확인된 흉곽 장애에 가동술(mobilization) 또는 도수교정을 포함 할 것이다. 도수교정은 AROM, 자가운동 또는 근육 연장 운동, 운동 조절(motor control), 지구력 운동, 움직임과 기능을 유지 및 증가시키기 위한 근육강화 운동을 통해 증강된다. 도수치료 단계의 많은 변형이 다른 것보다 우수하다고 알려진 특별한 기술 없이도 가능하다. 가동성 장애가 있는 목 통증을 위한 관절가동성(mobilization), 도수치료, 근육 신장 과정의 선택된 치료는 다음과 같다. 임상전문가는 치료효과를 확인하고 적절하게 재분류하기 위해 각각의 동원화 또는 도수치료 과정 후에 재평가 할 것을 상기시킨다. AROM, 운동 조절, 지구력과 근육강화 운동이 운동 조절 분류에 따른 목 통증 아래에 논의되고 있다.

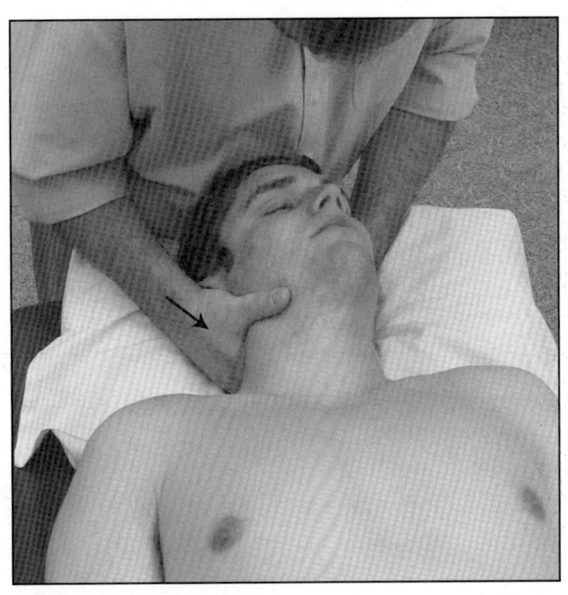

그림 6-68. 받침대를 사용한 경추(C2−C7) 잠김 또는 하방활주 관절가동술 또는 도수치료

경부와 흉부 분절 가동술(ie, 비추력 도수치료), 도수치료, 근에너지 기법

중앙 PA(Central PA)와 편측 PA PAIVM 가동술

과소가동성 경부와 흉부 분절에 중앙 PA(그림 6−40 참고)와 편측 PA PAIVM(그림 6−41 참고)은 평가와 동

일한 방법으로 수행된다.[472] 변화된 중앙 PA는 경추의 약간 굴곡 또는 신진자세에서 실시한다. 편측 PA 동원화는 경추의 측면을 굽히거나 내측, 상위, 하위로 회전 및 경사지게 하여 이뤄질 수 있다.[472]

경추 잠김(ie, 하방활주 또는 하강, 가동술(mobilization), 도수 교정(C2-C7; 그림 6-68)[580,581]

환자가 베개에 머리를 반듯이 하고 누운 상태에서 임상 전문가는 받쳐서 턱을 고정시키는 과정을 이용할 수 있다. 받치는 경우, 두 손으로 지지하거나 후두부와 목 뒤를 받친다. 턱 고정 시에는, 한손은 부드럽게 팔뚝으로 턱을 둘러싸고, 후두부의 후방을 지지한다. C5에서 C6분절에서 정확히 수행하기 위해, 가동술 또는 도수교정 손은 집게 손가락의 첫마디(근위지골) 또는 중간 마디뼈의 테두리를 이용하여 C5의 관절기둥(articular pillar)에 정확히 접촉시킨다. 임상가가 오른쪽 접점에 긴장(tension)이 느껴질 때까지 부드럽게 머리와 목의 오른쪽 측면 굽힘을 들어가고 이어서 C5-C6는 자유롭게 둔 상태에서 C4에서 C5로 좌측으로 회전하여 내려온다. 굴곡과 신전, 좌우로 굽히기, 회전, 당김, 측면활주 또는 하방 활주의 약간의 조정은 견고한 긴장 장벽(tension barrier)를 달성하기 위해 이루어진다. 점진적 진동기법(graded oscillation) 또는 HVLA 추력은 아래쪽면의 평면을 따라 향하게 되고, 환자의 왼쪽 어깨나 겨드랑이 쪽으로 향하여 필요한 최소한의 힘만 사용하게 된다. 만약 환자가 통증을 느낀다고 하면, 손의 자세를 바꾸거나 다른 과정으로 대체한다. 과정을 다 마치면 재평가가 완료된다. 이 절차에 대한 변화는 선택된 참고문헌에서 볼 수 있다.[580,581]

경추 개방 또는 가쪽 활주 병진 가동술(Lateral Glide translation mobilization) 또는 도수교정(C2-C7; 그림 6-69)[582,581]

환자가 베개에 머리를 대고 반듯하게 누운 상태에서, 손허리손가락관절(metacarpophalangeal joints, 이하 MCP) 또는 집게 손가락의 첫마디 또는 중간마디뼈의 측면이 관절기둥에 접촉하게 하면서 뒷통수와 목을 받친다. 손과 팔꿈치는 측면으로 전위를 할 수 있도록 한다. C2에서 C3 왼쪽면 개방 결손상태라면, 힘은 C2의 관절주에 오른손의 접촉을 통해 왼쪽으로 장벽이 확인되어 움직임이 제한될 때까지 가해진다. 두개경추(craniocervical spine)와 머리는 같은 측 방향으로 움직인다. 팽팽한 긴장 장벽(tension barrier)이 확인되면, HVLA 추력이나 점진적 진동기법이 필요한 최소한의 힘을 사용하여 오른쪽이나 왼쪽 외측 병진방향(lateral translation)의 타겟 분절로 향하게 한다. 이 과정은 중립에서 약간 굽혀져서 이루어질 수 있다.[582,583]

경추 개방(예, 상방활주 또는 상승) 가동술 또는 도수교정(C2에서 C7: 그림 6-67)[580,581]

환자가 베개에 누워 머리를 반듯하게 하고 누운 상태로 임상가는 받치는 과정이나(cardle) 턱 고정 방법을 모두 쓸 수 있다. 받치는 경우 두 손 모두 후두와 목 뒷부분을 받친다. 턱 고정 과정에서, 한 손은 팔뚝으로 부드럽게 턱을 감사고 후두부의 측면을 지지한다. 정확히 C5와 C6 분절에서 수행하기 위해, 손은 C5 관절기둥에 집게 손가락의 첫마디 또는 중간마디뼈의 반경 테두리와 정확히 접지시킨다. 임상가가 오른쪽 접점에 긴장(tension)이 느껴질 때까지 부드럽게 머리와 목의 오른쪽 측면 굽힘을 들어가고 이어서 C5-C6는 자유롭게 둔 상태에서 C4에서 C5로 좌측으로 약간 회전하여 내려온다. 굴곡과 신전, 좌우로 굽히기, 회전, 당김, 측면활주나 상방활주의 약간의 최종적인 수정은 견고한 긴장 장벽(tension barrier)를 달성하기 위해 이루어진다. 점진적 진동기법(graded oscillation) 또는 HVLA 추력은 관절면을 따라(위쪽과 중간선을 향해) 환자의 왼쪽 눈을 향하게 되고, 이때 오른 팔의 빠른 회내(내전, pronation)와 왼팔과 손목의 회외(외전, supination)를 약간 이용한다. 과정이 끝나고 재평가를 완료한다. 이 절차에 대한 변화는 참고문헌에서 볼 수 있다.[580,581]

환추축 근 에너지 기법[473]

환축(atlantoaxial, 이하 AA) 관절을 위한 근에너지 기법은 분절 가동성 검사와 같은 자세로 이루어진다. 환자가 누운 자세로 있고, 임상가가 양손으로 후두를 받치고

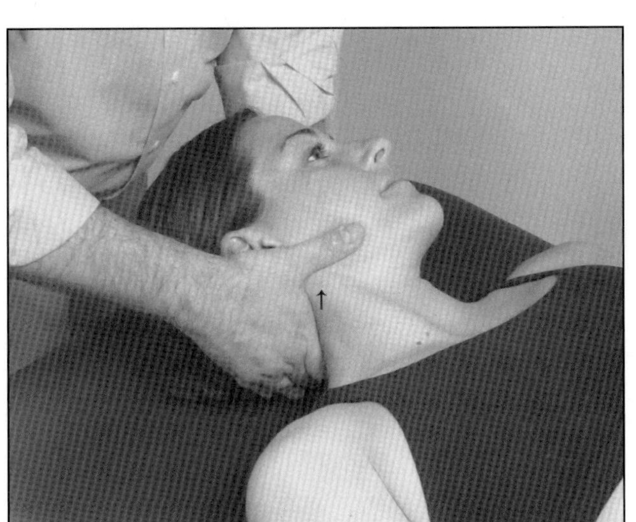

그림 6-69. 경추 개방(C2-C7) 또는 상방 활주 가동술 또는 도수치료

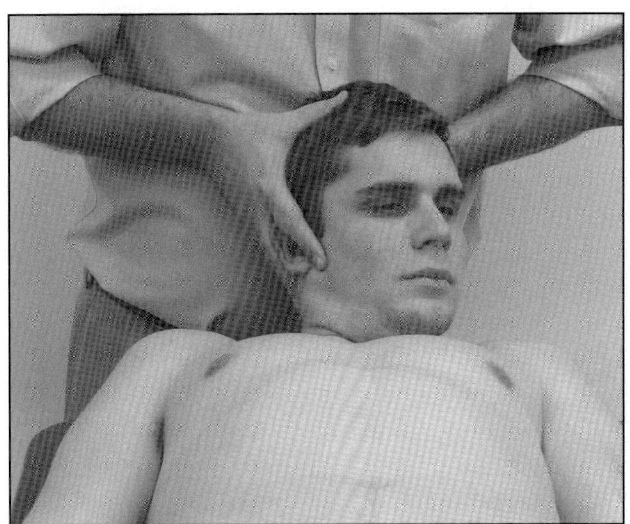

그림 6-70. 환추축 근에너지 기법

끝까지(end range) 머리와 목을 구부린다. 왼쪽 회전 운동 장애가 있는 경우, 왼쪽 회전은 머리와 목이 굽혀져 있는 동안 첫 번째 장벽이나 운동 제한점까지 수동적으로 더해지게 된다. 환자는 등척성 수축으로 가볍게 머리를 오른쪽으로 돌리거나 5초 동안 치료사가 제한한 저항에 맞춰 오른쪽을 바라보아야 한다. 이제 근육을 새로운 장벽에 걸리기 전에 10초간 이완(relax)하게 한다. 이완 후에 연부조직에 존재하는 어떠한 느슨함이나 길이 신장은 새로운 장벽을 만날때까지 왼쪽으로 회전시킨다. 이 과정을 3-5번 반복한다. 근육 길이(length)와 경부 가동성은 길이 변화, 조직배열(tissue texture), 가동성에 변화가 나타났는지 결정하기 위해 재검토된다.[473]

후두환추(occipitoatlanta) 가동술 기법

C1 후두부의 후방 활주는 OA 관절의 편측 또는 양측 굴곡 가동성 장애를 해결하기 위한 가동술 과정(그림 6-71)으로 설명된다. 왼쪽 OA 굴곡 가동성 장애의 경우 환자를 바르게 눕게 하고, 임상가가 양손으로 후두를 받치고 머리를 왼쪽으로 30° 정도 회전시킨 뒤 오른쪽으로 상부 경추를 외측으로 굽힌다. 왼손은 뒤쪽 후두하의 연부조직을 따라 엄지와 집게로 갈퀴(web)를 만들어 후두부를 컵모양으로 동그랗게 쥐게 한다. 왼쪽 OA관절에 편측 전-후(unilateral anterior-to-posterior)로 점진적 진동을 가하기 위해 가동술 하는 손은 이마에 놓는다. 이 과정을 반대로 하면 오른쪽 OA 굴곡 가동성 장애에 적용할 수 있다.[583] 목과 머리를 반듯하게 하고 누운 상태에서, 임상가가 수동적으로 상부 경추를 운동 제한지점으로 같은 위치의 손을 이용하여 굽힌다. 가동술 하는 손은 양쪽을 동시에 다루기 위해 전-후로 활주를 가한다.

후두부 근육을 늘리고 상부 경부 굴곡을 개선하기 위한 근에너지 기법(muscle energy technique, 이하 MET)을 위해 같은 과정이 쓰일 수 있다. 자연스러운 상태에서, 한 손은 후두 뒷부분을 동그랗게 쥐고, 다른 손은 환자의 이마에 둔 상태에서 상 경부를 첫 번째 장벽까지 굽힌다. 환자는 위쪽을 바라보게 하거나 후두를 테이블쪽으로 부드럽게 밀게 하여 5초 유지한다. 새로운 장벽을 맞게 하기에 앞서 근육을 10초간 이완시킨다. 이완 후에 연부조직에 존재하는 어떠한 느슨함이나 길이 신장은 새로운 장벽에서 굽힘으로 흡수된다. 이 과정을 3-5번 반복한다. 근육 길이(length)와 경부 가동성은 길이 변화, 조직배열(tissue texture), 가동성에 변화가 나타났는지 결정하기 위해 재검토된다.[473]

흉추와 늑골 가동술과 도수교정

앉은 자세(그림 5-50)와 바르게 누운 자세(그림 5-53)에서 경흉추 접합을 위한 도수교정이 5장에 소개되어 있다. 바르게 누운자세(그림 5-38, 5-55)와 엎드린

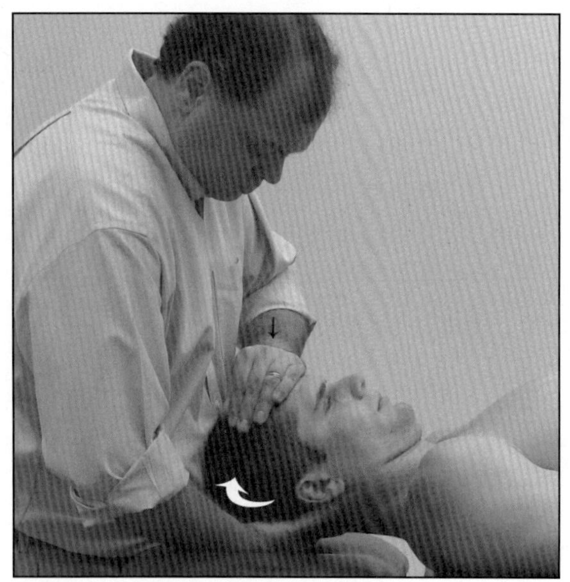

그림 6-71. 후두환추 후방 관절가동술

자세(그림 5-37, 5-44), 앉은 자세(그림 5-40)에서 흉추 도수교정이 5장에 소개되어 있다. 바르게 누운자세에서 제1늑골 가동술(그림 5-23) 및 도수교정과 편측 PA 늑골 가동술(그림 5-41) 과정이 5장에 소개되어 있다.

근육 늘리기 절차(그림 5-45 보라)

근에너지기법은 후두부와 전방 및 중간 사각근(scalene), 긴 목폄근(long cervical extensors), 목빗근(SCM), 어깨올림근(levator scapula), 그리고 상승모근(upper trapezius)같이 짧아지는(tighten) 경향이 있는 일반적인 근육의 연부조직을[584] 늘리기 위해 쓰인다. 이 과정은 환자와 끊임없이 피드백하며 천천히 그리고 신중하게 이루어진다. 편한 신장(pleasant stretch)나 당기는 감각이 아닌 다른 증상이 나타나는 곳은 멈춰야 하는 잘못된 과정이라는 것을 나타낸다. 근육이 심하게 아픈 경우, 이 과정은 치료사가 인지한 첫 번째 장벽이나 환자로부터 피드백을 받은 근육을 약간 늘리는 것부터 시작한다. 근육이 아프지 않은 경우 편하게 뻗는게 가능하다. 근육이 아픈 경우, 조절되는 저항의 반대 방향으로 환자가 5초간 수축시킨다. 근육이 아프지 않다면 적당한 등척성 수축(isometric contraction)이 가능하다. 새로운 장벽에 앞서 10초간 근육을 이완시킨다. 이완 후에 연부조직에 존재하는 어떠한 느슨함이나 길이 신장은 새로운 장벽을 만날 때 포함된다. 이 과정은 3-5번 반복한다. 근육 길이(length)와 경부 가동성은 길이 변화, 조직배열(tissue texture),가동성에 변화가 나타났는지 결정하기 위해 재검토된다.[584]

전 및 중간 사각근, 긴 목폄근, 목빗근, 어개올림근 및 상승모근(UT)의 도수 신장 요법은 5장에 기술되어 있다(그림 5-45). 환자가 누워있는 자세에서 시작하는 소흉근(Pec Minor)와 후두하근에 관해서는 5장에서 다뤄지지 않았다. 치료사는 한손으로 오훼돌기(coracoid process) 앞쪽과 위쪽, 측면, 그리고 어깨의 앞쪽에 가슴 쪽에서 신장(stretch)이 느껴질 때까지 힘을 주고 다른 쪽 손 팔뚝으로는 흉골을 안정화시킨다. 환자는 치료사가 조절하는 쪽으로 어깨 앞쪽을 5초 동안 민다. 수축 후 이완한 뒤에 부리돌기와 앞쪽어깨, 뒤쪽, 위쪽, 측면을 움직이면서 근육을 부드럽게 늘리는 것으로 연부조직 이완(slack)이 이루어진다.

근육 신장을 위한 운동은 종종 치료 과정을 증강시키는 가정 프로그램으로 설명된다. 일반적으로 근육 신장을 위한 운동은 중립위치에서 천천히 30초간 고정시키고, 3-5번 반복한다. 후두부와 앞쪽과 가운데 사각근, 긴 목폄근, 목빗근, 어깨올림근 그리고 상승모근(UT)를 늘리는 운동은 5장에 설명되어있다(그림 5-46).

가동성 운동

도수치료를 통해 얻어진 가동성은 특별한 운동 처방을 통해 유지되어야 한다. 목 통증의 급성 단계에서, 환자는 통증이 없는 AROM를 교육받는다. 가동성 운동은 베개를 사용하여 바로 누운자세에서 시작할 수 있다. 움직임 조절과 가동성 운동을 통합하기 위해 강조되는 것은 움직임의 질과 바른 운동 자세를 연습하는 것이다.[585] 도수방법을 증강시키기 위한 자가 가동술로 분절 관절 장애(segmental joint restriction)를 해결할 수 있다. 일반적인 목 AROM 운동이 5장에 기술되어 있다(그림 5-43).

후두환추 굴곡

이 운동은 가동술 및 근에너지 기법 치료 자세와 유사하다. 바르게 눕거나 앉은 자세에서 좌측 OA(occiput-axis) 자가-가동술을 위해 환자는 머리를 왼쪽으로 30° 회전시키고 상부 경부 측 굽힘을 오른쪽으로 약간 가한다.

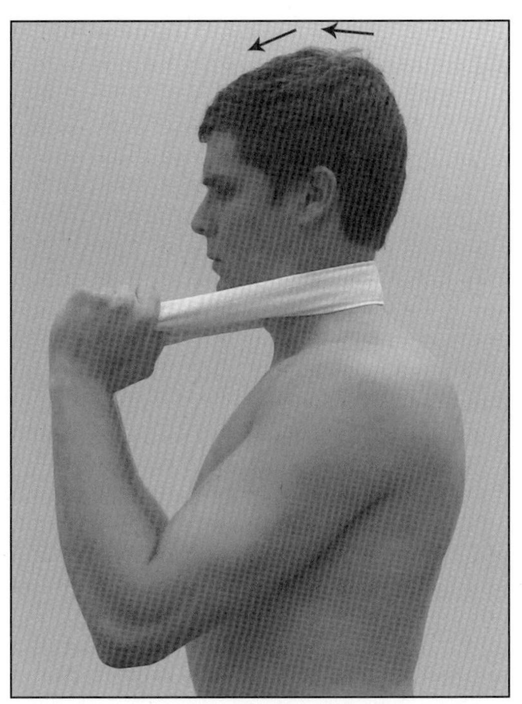

그림 6-72. 후두환추 굽힘 자가 가동술 운동

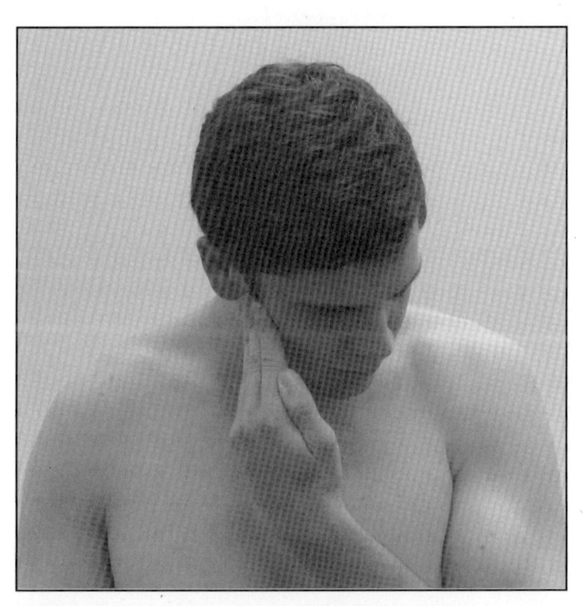

그림 6-73. 환축추 회전 자가 근에너지기법

목뒤를 손가락이나 수건으로 걸어서 C2를 안정시키고, 상부 경추 운동을 돕는다. 환자가 부드럽게 상부 경부를 수축시키는 동안 외이도를 관통하는 축을 상상하여 상부 경부 굽힘을 잘 수행할 수 있다. 이 과정을 반대로 수행하면 오른쪽 OA 관절의 굴곡 가동성 장애를 다룰 수 있다.[583]

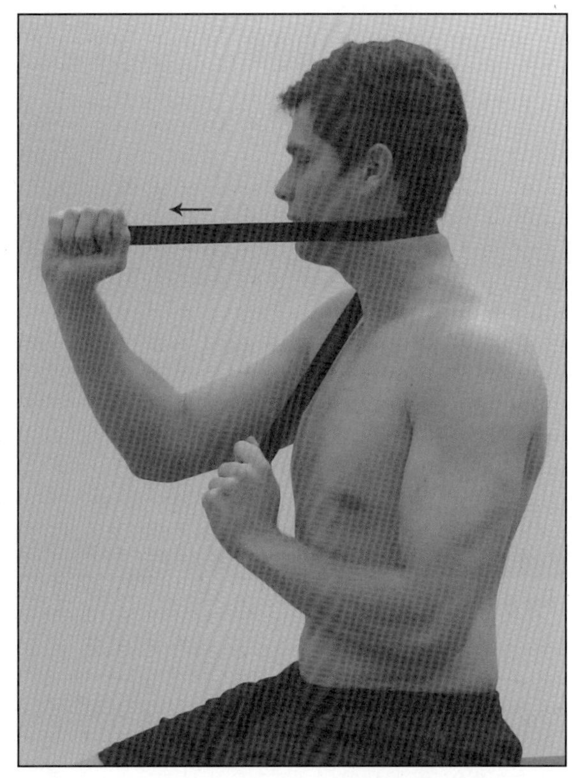

그림 6-74. 환추축 또는 C1-C2 자가 SNAG기법

머리와 목을 중립으로 두면 환자는 양쪽을 다 다루기 위한 상부 경부 굴곡을 할 수 있다(그림 6-72).

환추축(atlantoaxial, AA) 회전

환자는 AA 근에너지 기법과 같은 자세와 과정을 통해 자가 치료를 할 수 있다(그림 6-73). 앉은 자세에서, 환자는 가슴쪽으로 턱을 움직인 후 해당하는 쪽의 범위 끝으로 회전시켜 머리와 목을 굽힌다. 그 다음 손을 광대뼈에 올려놓은 상태로 반대편으로 5초 동안 등척성 저항 회전(isometrically resists rotation)을 한다. 다음 자세를 하기 전에 최대 10초간 이완한다. 이완 후에 연조직에 존재하는 어떠한 느슨함(slack)이나 길이 증가는 새로운 회전 장벽에 포함된다. 스스로 유지하는 자연스러운 척추유동술(SNAG)은 대체 자가-가동술 기법이다(그림 6-74).[586] 오른쪽 회전 제한을 위해 수직으로 앉아서, 환자는 스트랩을 좌측의 C1 뒤쪽에 놓고 얼굴을 가로질러 수평으로 당긴다. 스트랩은 제한된 방향으로 C1에서 C2에 회전을 용이하게 한다. 수평으로 당기는 동안, 머리는 해당되는 쪽

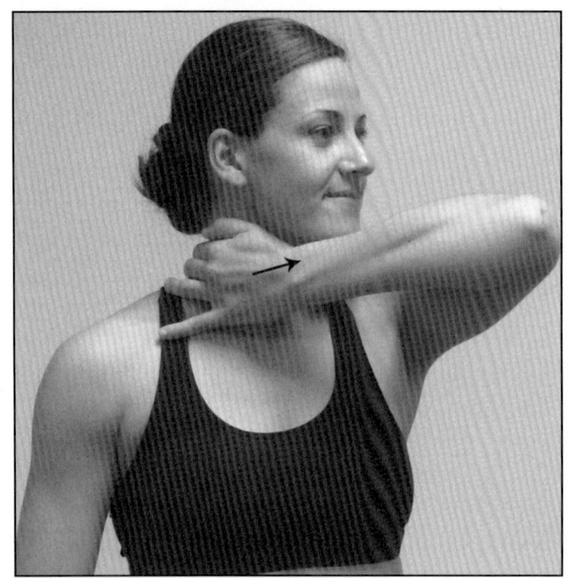

그림 6-75. C2에서 C7 개방 자가 유동술

을 향해서 회전시키고 끝 범위에서 3초간 유지한다. 이 기술은 스트레칭 외의 증상이 없고 통증이 느껴지지 않는 범위에서 행해져야 한다. 수평으로 당기는 것은 중립 자세(neutral position)로 돌아올때까지 유지한다.[586]

C2–C7 개방 자가 가동술

앉은 자세에서 굽힘과 좌측 굽힘, 좌측회전이 오른쪽 제한이 있는 경우, 환자는 집게 손가락이나 중지를 오른쪽 운동분절의 위척추의 관절기둥에 걸고, 능동적인 굽힘, 좌측 굽힘 그리고 좌측 회전을 수행한다(그림 6–75). 집게 손가락과 중지가 관절기둥에서 움직임과 가능한 범위의 끝까지 과압력(overpressure)을 가하는 것을 돕는다. 필요한 경우에 손가락 대신 수건을 사용할 수 있다.[587]

C2–C7 폐쇄 자가–가동술[587]

우측 폄(extension), 우측 굽힘과 우측 회전에 제한이 있는 경우, 환자는 검지나 중지를 오른쪽 운동 분절의 아래쪽 척추 관절기둥에 건다(그림 6–76). 환자는 고개를 들어서 오른쪽을 향하고 왼손 검지나 중지로 앞–뒤로 약간 압력을 준다. 그 다음 오른쪽으로 돌린 후 턱을 부드럽게 후인(retraction), 운동 분절에서 당김이나 긴장이 느껴질 때까지 약간 편다.[587]

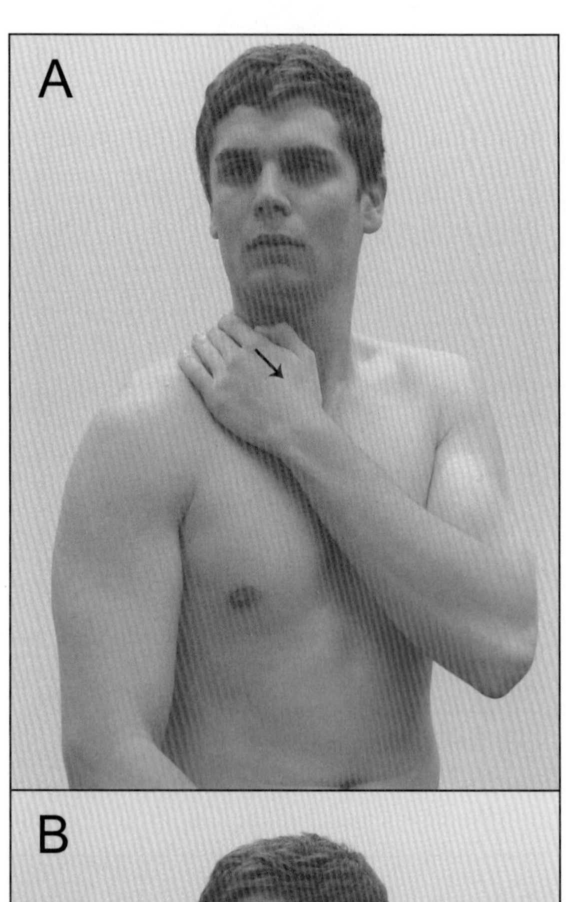

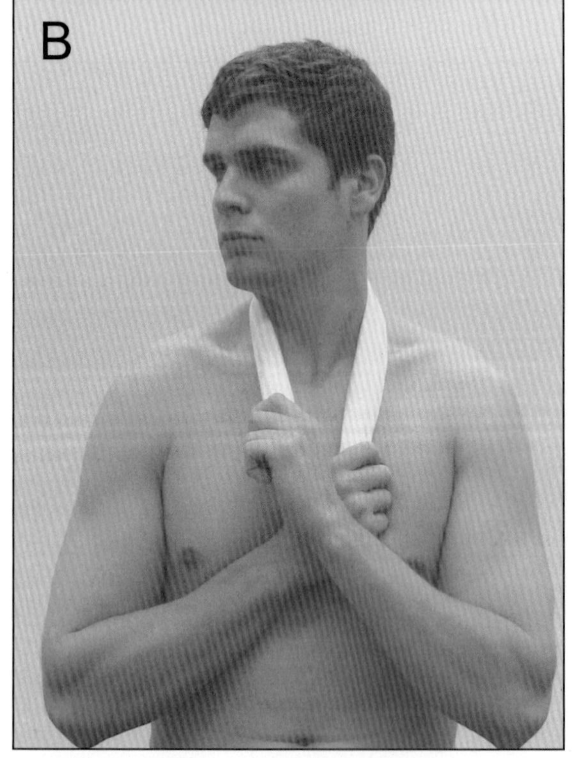

그림 6–76. C2에서 C7 닫힌 자가 가동술: (A) 손을 사용하거나 (B) 타월을 사용하기

도수치료의 신경생리학적 효과

경추 가동술과 도수교정에 관한 금기와 부작용이 4장에서 논의되었다. 도수치료 효과를 지지하는 생리학 및 신경생리학적 기전 또한 4장에서 다루고 있다. 신경생리학적 효과를 다룬 연구들이 여기에서 다뤄진다.

통증을 경감시키는것이 척추 도수교정 치료의 주 결과이긴 하지만, 통증 처리과정이 변하는 정확한 기전은 잘 알려져 있지 않다. 체계적인 검토를 통해 건강한 사람과 환자군을 비교하여 척추 도수교정 치료(spinal manipulative therapy, 이하 SMT)의 통각감퇴효과(hypoalgesic effect)를 조사하였다. SMT는 척추에 고속 저진폭추력(HVLAT) 도수교정으로 정의한다. 대조군은 거짓 기법(sham techniques), 운동, 환자 교육, 또는 다른 형태의 도수치료(MT)를 포함한다. 주된 결과는 통증 강도 측정 또는 SMT에 대한 피험자의 반응이다. 환자군은 외측 상과통(epicondylalgia), 요통(low back pain, LBP), 천장골통(sacroiliac pain) 그리고 목 통증을 가지고 있다. SMT를 하는 지점은 경추, 흉추 그리고 허리엉치 척추(lumbosacral spine)이다. 메타분석 결과, 짧은 기간 동안 건강한 사람과 환자군 모두에서 다른 형태의 치료와 비교했을 때 SMT가 압력 통증 역치(pressure pain threshold, PPT)를 증가시키거나 통증 감수성을 감소시키는 이로운 효과가 있는 것으로 나타났다. PPT에 관한 효과는 SMT 지점보다 SMT지점에서 떨어진 해부학적 지점에서 측정할 때 최대였다. 이는 통각 감퇴에 관한 척수 관련 기전과 척추위 연관 기전이 상호작용 한다는 점을 시사한다. 기능에 대한 효과를 증명하기 위한 추가 연구가 필요하다.[588]

임상 관찰을 기반으로 보면 SMT에 의한 통각 감퇴 효과의 지속은 환자마다 다양하게 나타난다. Coronado 등에[589] 의한 척추 통증이 있는 환자의 HVLA 추력 도수교정 시 일시적인 신경생리학적 효과의 요약을 보면, HVLA 추력 도수교정은 통증 조절과 관련하여 지속 효과는 짧거나 나타나지 않았다. 시간변화는 효과가 없거나 최대 5시간까지 나타났고, 이는 임상 관찰과도 일치한다. 즉각적이거나 일시적으로 나타나는 변화가 시사하는 것은 임상 연구에서 보고된 장기치료 효과는 운동, 환자 활동 증가, 운동의 정상화 또는 환자의 기대,[589] 다양한 치료의 중요성 강조 그리고 운동에 대한 환자 순응도의 다양성, 동기의 차이 같이 동시적으로 행해지는 치료와 추력 도수교정의 상호작용으로 나타날 것이라는 점이다.

비추력 도수교정 또는 추력 도수교정에 상관없이 도수치료의 신경생리학적 효과는 발생한다. 비슷하게, 통증 처리 과정의 변화는 가동술 지점과 치료 지점에서 떨어진 지점에서 나타난다.[594,595] 효과는 PPT의 증가, 통증 지수의 감소, 무통 악력 증가(pain-free grip strength),[596-598] 신경역학의 전도(conductance),[599] 유도(inductance), 피부온도의[604] 변화를 포함한다.[601,602] 수동 부가적 경추 가동술(Passive accessory cervical mobilization)은 역학적 반응을 매개하는데에 있어 중추신경계가 관련된 증거가 되는 교감신경계의 활성과 통증 조절(pain modulation)의 동시 활성을 일으키지만, 분절외적(extrasegmental)이나 24시간 지속되는 열적 통각 감퇴(thermal hypoalgesia)는 아니다.[603] Hegedus 등은[604] 단독으로 척추 가동술을 사용했을 때 이러한 효과에 대한 시간적 특성을 검토했다. 무증상 피험자를 대상으로 한 연구에서 피부 전도도가 증가되어 최대 10분 지속되는 것을 볼 수 있지만, 피부 온도는 그렇지 않았다.[604] 증상이 있는 피험자를 대상으로 경추에 진동 가동술을 했을 때 통증 감소가 현저히 나타났다.[605,606] 척추 가동술은 통증에 관해 즉각적으로 나타나고 24시간까지 지속되지만, 다른 효과는 대부분 5분이나 그 이하로 지속되었다.[604]

가동술에서 통증에 관한 즉효가 최대 24시간까지 지속되는 점을 고려할 때, 임상가는 가동술 과정에서 종종 임상 연구 결과와 경험을 바탕으로 가장 아픈 분절을 선택하기도 한다. Kanlayanaphotporn 등이[606] 중앙 또는 양쪽에 역학적 목 통증(MNP)을 가진 60명의 환자를 무작위로 배정하여 편측 가동술 또는 중앙 가동술을 비교하여 목 통증시와 활동 경부 ROM에서 가장 아픈 분절에서 중앙 PA 가동술(그림 6-40)의 즉효에 관해 조사하였다. 통증 우세와 저항 우세 문제는 낮은 단계(low-grade)와 높은 단계(high-grade) 가동술을 각각 1분씩 반복시켜서 다뤄졌다. 환자들은 5분 후에 재평가 되었다. 환자들은 편한 상태에서 목 통증이 눈에 띄게 줄어들었다고 했지만, ROM에서는 차이가 없었다. 가장 아픈 분절에 중앙 전후방(PA)

가동술은 일반적으로 사용되는 임상가의 결정 과정을 지지면서, 무작위 가동술을[606] 받은 그룹과 비교하여 가장 아픈 움직임에서 평균 VAS가 10mm 차이를 보여 목 통증이 크게 감소를 보였다.

무작위로 중앙 또는 편측 가동술을 선택해 비교했을 때 MNP와 편측 증상을 보이는 환자의 가장 아픈 쪽에 경추 편측 PA 가동술(그림 6-41)의 활동 ROM과 즉각적인 효과를 결정하기 위해 비슷한 프로토콜이 쓰인다.[607] 1분씩 두 번 반복했을 때, 2-4 척추 레벨이 각 그룹에서 가동술을 하였다. 90%가 4단계-4단계 이상으로 다뤄졌다. 그룹간에 차이는 나타나지 않았지만, 가동술 후에 그룹 내에서 휴식 중과 가장 아픈 움직임 시 목 통증 감소, 능동 경부 ROM 증가가 유의하게 나타났다. 이 연구는 편측 목 통증이 있는 환자에서, 치료사가 선택한 편측 PA 가동술이 무작위로 선택한 가동술 만큼 효과가 있음을 보여준다.[607] 이 결과는 특히 치료사가 선택한 분절을 견디기 어려워하는 환자를 대상으로 통증감소를 위한 가동술에서 적절한 운동 분절을 선택할 때 대체 치료 옵션을 지지한다.

통증 조절과 더불어 생체역학적 이론 또한 가동성을 증가시키기 위한 관절 가동성 개념을 지지하지만, 운동학과 관련된 특정 효과(만약 있다면)에 대해서는 많이 알려지지 않았다. Lee 등이[608] 119명의 건강한 성인을 대상으로 C5의 중앙 PA에 진동기법을 3등급으로 5번 행했을 때 나타나는 효과를 조사했다. 가동술을 통해 상부 경추 분절을 C2/C3까지 늘렸고(extension), 하부 운동 분절을 운동 방향과 일치하지 않는 중간 분절을 가진 C7/T1까지 굽혔다(flexion). 움직임은 목표 지점인 척추(C5)와 전체 경추에서 발생했고, 척추 전만을 증가시켰다.[608] 새로 발견되는 증거들은 척추 도수교정, 추력 및 비추력 도수교정(가동술)을 통한 수동 움직임(passive movements)이 가동성 장애성 목 통증을 가진 환자에게 통증과 장애의 감소를 일으키는 신경생리학적 기전을 명료하게 한다.

경추 가동술, 도수교정, 운동에 대한 근거

체계적 문헌고찰

가동술(mobilization) 또는 도수교정(manipulation)은 간혹 단독으로 또는 목 통증을 다루기 위한 운동이나 다른 방식(modalities)과 함께 사용된다. 아직 추가적인 연구가 필요하지만, 현재까지의 증거들은 환자의 목 통증을 위해 도수치료와 운동을 사용하는 것을 뒷받침한다. Gross 등은[609] CGH(cervicogenic headaceh, 경추성 두통) 여부와 상관없이 목 통증을 갖고 있는 성인 또는 급성(30일 미만), 아급성(30일~90일), 그리고 만성(90일 이상)으로 분류되는 연구 결과(radicular findings)에서 가동술과 도수교정이 효과가 있는지 결정하기 위해 2009년 7월까지의 문헌을 검토했다. 저자들은 다음과 같은 결론을 내렸다.

- 경추 도수교정과 가동술은 통증 완화효과, 기능적 개선 그리고 환자만족도에서 비슷하다.
- 경추 도수교정은 오직 단기간 완화 효과만 있다.
- 흉부 도수교정 단독 또는 전기치료법(electrotherapy)과 함께 할 때 통증 개선(NNT 7; 46.6% treatment advantage), 기능 개선(NNT 5; 40.6% treatment advantage) 그리고 만성 목 통증의 즉각적인 통증 감소(NNT 5; 29% treatment advantage)를 보였다.
- 최선의 기술과 그 양은 알 수 없다.[609]
- Miller 등이[610] CGH나 신경근병증(radiculopathy) 여부와 관계없이 목 통증을 경험하는 성인에서 운동과 함께 도수치료법(가동술 또는 교정요법)을 했을 때 효과를 결정하기 위해 2009년 7월까지의 문헌을 검토했다.

저자의 결론은 다음과 같다.

- 도수치료와 운동은 통증의 장기간 개선(NNT 5, treatment advantage 27%)을 주고, 치료하지 않는 만성 목 통증, CGH가 있는 아급성 및 만성 목 통증, 신경근적 결과(radicular findings) 여부와 관계없는 만성 목 통증과 비교했을때 전체적으로 효과가 있다.
- 높은 정도의 증거(high quality evidence)가 도수치료와 운동을 같이 하는 것이 운동만 하는 것 보다 단기간 통증 완화가 뛰어나다고 제시하고 있지만, 여러 결과를 봤을때 CGH가 있거나 없는 만성 및 아급성 목 통증에서 장기간 효과는 차이가 없다고 나타난다.

- 중간 정도의 증거(moderate quality evidence)가 통증 감소와 만성 통증환자의 삶의 질 개선에 있어서 도수치료만 단독으로 하는 것보다 운동을 함께 하는 것이 좋다고 제시하고 있다. 최상의 도수치료 기술, 운동 그리고 그 양(dosage)에 대해선 알려진 바 없다.[610]

무작위 비교 연구

현재 연구 결과는 목 통증 환자를 대상으로 도수치료와 운동을 병행하는 것이 운동만 하는 것보다 더욱 효과가 있다고 한다. 그러나, 논쟁의 교정이 가동술 또는 병행 치료보다 더 효과가 있는지, 또는 두 개 모두 동등하게 효과가 있는지에 대해서는 논란의 여지가 있다. Leaver 등이[611] 3개월 이하의 초기 목 통증이 발생한 경우 교정기법이 가동술보다 빠르고 완전하게 이를 회복시키는지 조사했다. 두 그룹(n=182; 나이 18~ 0세) 모두 임상적 판단을 기반으로 도수교정이 선택되었고, 2주에 걸쳐 4번의 치료를 받았다. 운동과 권고(advice)는 환자에 맞게 능동적으로 남겨두었으나, 가동술과 도수교정을 병행하지는 않았다. 두 그룹 모두 목 통증 증가나 경미한 부작용 같은 심각한 신경혈관 관련 사건은 보고되지 않았다. 목 도수교정이 가동술에 비해 목 통증 발생시보다 빠르게 회복시키거나 결과가 더 낫진 않았다.[611]

장애 기반 전략(impairment-based strategy)을 이용해서, Walker 등이[612] 한쪽 팔 증상이 있거나 없는 MNP 환자를 대상으로 최소한의 중재(intervention)와 운동을 병행한 도수치료에 대해 비교했다. 두 그룹은 최대 6세션을 1주일에 두 번씩 치료 받았다. 각각의 치료는 추력 및 비추력 도수교정, 근에너지기법 또는 스트레칭 기술 같은 도수교정 중 치료사가 선택한 1-3가지 도수치료와 도수치료를 증가시키기 위한 특별한 운동과 더불어 경추 후인(retraction), 심부경추굴곡근(DNF) 강화, 경추 회전 ROM 운동 등의 일반적인 가정 운동 프로그램으로 구성되어 있다.[612] 최소 중재 그룹은 일반의의 치료, 자세 교정(postural advice), 목 움직임과 일상적인 활동을 유지하기 위한 조언, 경추 회전 ROM 운동, 처방 약물에 관한 교육, 경추 부위 0.1W/cm^{2}에 10분간 치료량 이하(subtherapeutic)의 초음파 치료(10%)를 받았다. 도수치료와 운동을 병행했을 때 목 통증과 장애 및 UE 통증 지수 감소와 3주, 6주, 1년 추적조사에서 환자가 인지하는 개선 정도에 있어 눈에 띄게 효과적이었다. 1년 간의 추적조사에서, 치료 성공으로 생각하고 있는 환자는 최소 치료 그룹에서는 32%(47명 중 15명)으로 나타난 반면에 도수치료 그룹에서는 62%(47명 중 29명)로 나타나, 어떤 그룹이 보건 의료 활용(healthcare utilization)에서 뛰어난지 통계적으로 증명되었다.

Walker 등의[612] 연구에서 환자들은 추력 및 비추력 도수교정을 모두 받은 반면에, 이차 분석에서 경추 추력 도수교정을 받은 환자와 비추력 도수교정만 받은 환자를 비교하였다.[613] 주된 경추 도수교정으로는 경추 개방 이동 도수교정(cervical opening translation manipulation, 그림 6-69)과 경추 폐쇄 도수교정(cervical closing maninpulation, 그림 6-64)이 사용되었다. 통증과 장애 지수의 단기간 및 장기간 개선에서 두 그룹간의 차이가 나타나지 않았고, 심각한 부작용도 보고되지 않은 것으로 보아 경추의 추력 및 비추력 도수교정의 효과는 동일할 것으로 제시하고 있다.[613]

목 통증을 치료받는 환자에게 경추 및 흉추의 비추력 도수교정 및 도수교정이 효과가 있지만, 경추나 흉추 중 어느 과정이 더 효과적인지에 대한 논란이 존재한다. Puentedura 등이[614] 평균 15일간의 상지증상이 있거나 없고 CPR 기준을 최소 4개에서 6개 충족하는 MNP환자 24명(18-60세)을 대상으로 경추 도수교정과 흉추 도수교정(TSM)을 비교하였다.[282] 환자는 무작위로 TSM과 경추 ROM을 2차례(session) 받고 표준 운동 프로그램을 3차례 받거나, 경추 추력 도수교정(그림 6-67)을 받고 운동 프로그램을 동일하게 받는다. 이 연구에서 쓰이는 도수교정과 운동은 5장에서 설명하고 있다(그림 5-38, 5-40, 5-42, 5-43, 5-48, 5-49). 전체 추적기간 동안 경추 도수교정을 받은 환자들의 NDI와 NPRS이 크게 개선되었다. 또한 경추 교정을 받은 환자에서 전체 추적기간 동안 통계적으로 유의할 만한 FABQ-PA의 개선도 관찰되었다. 성공적이지 못한 결과를 피하기 위한 NNT는 1주일에 1.8명, 4주 및 6개월간 1.6명이었다. 치료 후 일시적인 부작용 또한 경추 요법 그룹이 적게 경험하였다.[614]

비슷하게, Dunning 등은[615] MNP 환자의 상부 경추

(C1−C2)와 상부 흉추(T1−C2)부위에 HVLA 추력 도수교정을 했을 때와 비추력 가동술을 했을 때의 결과를 비교하였다. 결과 측정은 경추 회전 ROM, 통증, 불편, 치료 후 48시간 동안의 심부 경추 굴곡근 운동 수행 정도를 통해 살펴보았다. 위목덜미 선과 첫 번째 흉추 극돌기(spinous process)사이에 목 통증이 주 증상이고, 18세에서 70세 사이, 그리고 NDI 지수가 20% 이상인(50척도에서 10점 이상) 환자가 선택되었다. 도수교정 전 경부 동맥 검사는 이뤄지지 않았으며, 경부 동맥 질환의 선별 질문은 음성으로 나타났다. 추력 도수교정 그룹의 경우 환자가 누워있는 상태에서 회전의 주 지렛대(lever)로 쓰이는 C1−C2의 단일 HVLA 추력 요법과 양측의 T1−T2(그림 5−53)의 단일 추력 요법을 받았다. 비추력 도수교정 그룹은 편측 PA 가동술(unilateral PA mobilization)을 C1과 C2에 받고, 30초 동안 T1−T2에 중앙 PA 가동술(centrral PA mobilization)을 한차례 받았다. 통증과 불편함, C1−C2 ROM 그리고 48시간 재평가에서 심부경추굴곡근(DNF)의 운동 수행능력이 추력 도수교정 그룹에서 크게 개선되었다.[615]

현재의 증거들이 경추 도수치료를 지지하고 있는 반면에, 급성 및 아급성 목 통증을 위한 도수교정, 약물치료 및 가정 운동(home exercise)에 관한 비교 효과에 관한 증거는 부족한 상태이다. Bronfort 등이[616] [the Bone and Joint Decade 2000 to 2010 Task Force on Neck Pain]에 따라 목 통증이 1등급이나 2등급인 역학적 비특이성 목 통증 환자(18세−65세)의 전향적 조사를 하였다.[617] 증상은 목 통증 지수를 0에서 10으로 표현할 때 3점 이상인 통증이 2−12주 동안 나타났다. 6명의 카이오트렉터에 의해 최대 치료기간 12주 동안 이루어졌다. 치료군(treatment group)은 치료사의 지시에 따라 도수교정 또는 과소가동성 분절, 가벼운 연부조직 마사지를 통한 가동술을 15−20분간 받고, 활동성을 유지하거나 조절하기 위한 조언 및 스트레칭, 온/냉찜질의 도움을 받았다. 약물 치료군(medication group)은 의사의 지시에 따라 1차 선택 약물로 아세트아미노펜이나 NSAIDs 또는 두 개 다 처방받았다. 2차 선택약에는 마약류가 포함된다. 근이완제(Muscle relaxants) 사용과 더불어 활동성을 유지하거나 조정하도록 조언을 하였다. 교육 그룹(advice group)의 가정 운동은 1시간짜리 세션이 두개 있었고 1−2주 간격이었으며, 자가−가동술, 어깨와 목의 운동 조절(목 당김, 폄, 회전, 측면 굽힘 운동) 및 저항이 없는 견갑골 당김을 강조하였다. 운동량은 하루에 6−8차례, 5−10번 반복하는 것으로 하였다. 저자는 단기간 및 장기간 모두 약물치료만 단독으로 하는것보다 SMT가 통증 감소에 있어서 더 효과적이라고 결론짓고 있다. 교육 하에 이뤄지는 가정 운동 및 교육 전략은 비슷한 결과를 나타냈다.[616]

이전의 연구와 비슷하게,[616] Hoving 등이[576] 13주 동안의 도수치료의 단기간 효과가 있는지 알기 위해 3가지 치료 전략을 이용하여 이전의 연구를[618] 1년간 추적 조사했다. 대상은 최소 2주간 MNP 또는 뻣뻣함을 호소하는 18−70세의 환자들(n=183)이다. 치료 그룹은 3가지로 (a) 비추력 도수교정 또는 가동술과 협조 운동훈련(coordination exercise) 또는 안정화 운동(stabilization exercise) 그리고 가정운동을 1주일에 한번 45분씩 하는 도수치료(MT) (b) 관절 가동술은 하지 않고, 능동/수동, 자세(postural), 스트레칭, 이완 및 기능적 운동 및 도수 견인(manual traction)를 일주일에 두 번, 30분씩하는 물리치료 (c) 진통제, 조언(advice), 자가 관리, 교육, 열 및 운동의 자가관리 그리고 인체공학적 조언을 위해 일반의가 1주일에 한번씩 방문하는 것으로 구분하고 6주간 관찰하였다.[576] 1년 뒤 나타난 결과는 다음과 같다.

- 13주차에 도수치료(이하 MT)군의 호전도가 최대로 발생했다.
- 물리치료(이하 PT)군은 13주차에 주요한 호전을 보이지 않았다.
- 일반의(이하 지역보건의)군은 13주차 이후에 호전되었고 최대 52주까지 지속적으로 호전되었다.
- 모든 결과(ie, NDI, 통증, 회복인지도)에서 MT가 가장 큰 호전을 보였고 그 다음은 PT 그리고 GP 치료였다.[618]

1년의 과정 동안, 도수치료가 지역보건의 진료보다 효과가 있었고, 물리치료보다는 약간 더 효과를 보였다. 물리치료와 지역보건의 치료간의 차이는 유의하지 않았다. 도수치료와 비교했을 때, 물리치료와 지역보건의 군에서 두배에 가까운 환자가 추가적인 치료를 받았다. 도수치료군은 회복이 빨랐지만, 지역보건의 및 물리치료군은 회복하는데 오래 걸렸다.[618] Hoving 등의[618] 연구에서, 도수치료에 소비된 총 비용은 물리치료와 지역보건의 치료 비용의 약 1/3정도였다. 도수치료 대 물리치료, 도수치료 대 지역보건의 치료, 지역보건의 치료 대 물리치료의 차이점은 의미가 있었다. 이 연구에서, 도수치료와 운동을 병행하는 것이 물리치료나 지역보건의에 비해 적은 비용으로 큰 효과를 나타냈다.[619]

만성 목 통증이 있는 환자에서, 도수치료와 운동을 병행하는것이 도수치료나 운동을 단독으로 하는것보다 선호되지만, 만성 목 통증을 호소하는 일부 환자에서는 도수치료와 고용량(high dose)으로 감독하에 운동을 하거나 또는 고용량으로 감독하에 운동을 하는 것으로 유사한 결과가 발생할 수 있다. 두 개의 무작위 비교검사(RCT)를[620,621] 통해 12주 이상의 만성 목 통증 환자를 대상으로 감독하에 저난이도 운동과 병행하여 경/흉추 도수교정을 행하는 것과 감독 하에 고난이도 운동을 단독으로 했을 때, 척추 도수교정을 단독으로 했을때보다 통증 감소가 눈에 띄게 나타난 것을 1년과 2년 추적 조사 결과에서 밝혀냈다. 이와 비슷하게, Evans 등이[622] 만성 목 통증 환자를 대상으로 세가지 12주 치료 계획의 효과를 조사했다(n = 270): (a) 척추 도수교정(이하 SMT)과 더불어 감독하에 고용량의 강화 운동(strengthening exercise)(SMT+ET), (b) 감독 하에 고용량의 강화 운동(ET), (c) 저용량의 가정 운동 및 조언(이하 HEA). 피험자는 평균적으로 9.4년 동안 중등도(5.6/10)의 목 통증을 가지고 있으며 72%가 여자였다. ET 그룹은 일대일 감독하에 고반복과 점차적으로 부하(load)를 증가시키는것에 중점을 두고 1시간씩 20세션을 받았다. 환자는 도르래(pulley)의 도움을 받아 1.25에서 10파운드의 부속품(attachments)을 붙인 헤드기어를 테이블에 누운 상태에서 동적 목 폄, 굽힘 그리고 회전을 25-35번씩 반복하여 3세트를 수행한다. 상체 강화는 유산소 5분과 스트레칭 워밍업 과정에 포함된다. SMT + ET 그룹은 검사자의 재량에 따라 경추와 흉추에 HVLA 추력 요법과 가벼운 연조직 마사지를 해서 SMT+ET를 20세션 시행하였다. HEA는 저항이 없는 목과 어깨의 후인(retraction), 폄, 굽힘, 회전 및 측굽힘을 위해 1시간씩 두차례의 부드러운 자가-가동술로 구성된다. 환자는 참을 수 있는 한 하루에 운동을 6-8번, 각각 5-10번씩 반복하여 수행한다. 조언, 인체공학 및 자세 교육 또한 제공되었다. HEA 그룹은 회복에 대해 기대감이 낮다고 보고되었고, 환자들도 비슷한 기대치를 가지고 있었다.[622] 저자는 비특정 만성 목 통증 환자를 대상으로 고용량의 ET(SMT 여부와 상관없이)를 하는 것이 가정 운동을 했을 때보다 통증 감소, 만족도, 전체 인지 효과(global perceived effect)에서 뛰어나다고 결론내렸다. 그룹 간의 차이는 크기 않았고, 이는 만성 목 통증에서 ET시 SMT의 이익이 작다는것을 시사한다. 환자를 통해 확인할 수 있는 가장 중요한 결과는 피험자의 55%의 통증 심각도이다. 3개의 그룹 모두 통증 감소을 보이긴 했지만, HEA 그룹에 보다 통제된 운동을 한 두 그룹(ie, 12주 차에 65-74%, 52주 차에 51-57%)에서 더 많은 환자들이 2.5/10만큼 통증감소를 보고했다.[622]

목 통증을 호소하는 환자들은 환자 개개인의 주요 면담 및 신체 검사 결과, 적절한 진단 분류 또는 장애-기반 분류, 현재 최상의 증거와 환자의 기대치 적용과 관련한 임상적 추론을 바탕으로 하여 맞춤형으로 MT와 운동을 결정하게 된다. 적절한 분류, 철저한 검사 및 치료 과정을 위한 차별화된 진단을 위해 세션 도중과 사이에 이뤄지는 환자 반응의 재평가가 중요한 역할을 한다. 자가 치료 계획, MT 세션을 증강시기키고 환자-특이적(patient-specific)인 손상을 다루기 위한 운동, 활동 제한이 다각도의 물리치료적 접근을 보충한다.

경추 통증을 위한 흉추 가동술/도수교정 및 운동의 근거

경추 통증을 가진 환자가 흉부 도수교정과 운동 및 경/흉추 가동술과 도수교정, 운동을 통해 이익을 얻을수 있다는것이 보여졌다. 몇몇 저자에 의해 신경근병증이 있거나 없는 MNP환자에게 흉추 도수교정을 했을 때 개선된 결과가 보고되었다.[282,283,431,582,612,614,623-641] Cleland 등의[432] 연구의 결과는 MNP를 주 증상으로 하는 도수교정이 금기되지 않은 환자가 흉부 도수교정 및 운동을 통해 이익을 얻을 수 있다고 제시하고 있다. Lau 등은[633] TSM이 만성 MNP환자의 목 통증 및 불편 감소, 목 자세 및 ROM 개선에 효과가 있다고 결론내렸다. 흉부 도수교정과 그를 지지하는 증거들이 5장에 서술되어 있다.

목 통증에 대한 전기치료

도수치료와 운동을 뛰어넘는다는 것을 지지하는 근거가 얼마 없음에도 불구하고, 전기치료 같은 방식(modalities)이 목 통증 환자를 위해 널리 쓰인다. Kroeling 등은[634] 체계적인 재검토(systeminc review)를 통해 수준이 낮은 근거들이 전자기 맥동요법(pulsed electromagnetic field therapy), 반복 자기 자극(repetitive magnetic stimulation), 피하신경 자극(transcutaneous electrical nerve stimulatin, TENS)는 대조군(placebo)보다 효과가 있다고 제시하고 있으며, 갈바닉 전류(galvanic curretn), 이온도입(iontophoresis) 및 근육 전기 자극(electric muscle stimulation)은 위약보다 효과적이지 않다고 결론내렸다. 모든 연구에서 증거의 수준(quality)은 낮거나 매우 낮았다. 급성 목 통증에서 아마도 TENS의 통증 완화가 전기자극 보다는 낫겠지만, 도수치료 및 초음파보다 뛰어나지 않고 운동만큼 좋지도 않다. 전기요법은 적외선, 핫팩 및 운동, 물리치료나 고리형 목 보조기(neck collar), 운동 및 통증약물(pain medication)과 병행했을때 추가적인 이익을 제공하지 않았다. 급성 WAD에 있어, 이온도입법은 치료를 하지 않거나(no treatment), 간섭파 또는 견인(traction), 운동과 병행, 두통을 수반한 목 통증 완화를 위한 마사지 보다 효과적이지 않다. 만성 목 통증이 있는 환자에게 위약이나 전기 자극보다는 TENS가 더 통증을 완화시키긴 하지만, MT나 초음파보다 뛰어나지 않고 운동과 적외선 만큼 좋지도 않다. 전자기 맥동요법이 위약, 갈바닉 전류 그리고 전기 자극보다 나을 것이다. 전기 자극을 가동술이나 도수치료에 더했을 때 추가적인 효과를 나타내진 않는다.[634]

환자 교육 전략의 효과

환자 교육은 활동력 유지를 위한 조언, 스트레스와 통증을 대처하기 위한 기술, 통증의 신경과학 교육(neuroscience of pain education), 자가 관리를 포함하는 다양한 물리치료 접근에 있어 매우 중요한 부분이다. 그러나 대부분의 환자에서 다른 중재(intervention)가 없는 환자 교육 전략은 효과적일 가능성이 없다. Gross 등이[635] 2010년 7월까지의 15개의 RCTs를 검토하였다. 단 한 개의 검사에서 다른 치료를 하지 않는 것에 비해 WAD를 위한 비디오 교육이 선호되었다. 이 재검토에서 활동성 유지를 위한 조언, 스트레스 처리 기술에 대한 조언, 직장 인체 공학(workplace ergonomics) 그리고 자가 관리(스스로 치료하는 전략으로서)는 강하게 지지되지 않는다.[635]

가동성 장애가 있는 경부통 분류 요약

목 통증 표준치료지침(CPG)의[15] 권장 사항은 다음과 같다(표 6-1): 경추 가동술 및 도수교정을 운동과 병행하는 것이 가동술 또는 도수교정을 단독으로 할 때보다 목 통증, 두통, 장애를 감소하는 데에 더 효과가 있다; 또한 흉추 도수교정은 목 통증을 주로 호소하는 환자와 팔 통증과 관련된 목 통증 환자의 통증 및 불편함 감소에 사용될 수 있다.[15] 또한, 목 통증에 대한 도수치료와 운동의 효과에 관한 체계적인 재검토는[610] 치료를 하지 않는 것과 비교했을때, 도수치료와 운동은 통증, 기능, 전체 인지 효과에 있어 임상적으로 중요한 장기간 개선을 나타내며, 경추성 두통(CGH)나 있거나 없는 아급성 및 만성 목 통증에 대해 모든 결과에서 장기간으로는 아니지만 단기간 통증 완화 효과가 뛰어나다고 제시하고 있다. 또한 도수치료와 병행하는것이 만성 목 통증의 삶의 질을 개선시키고 통증을 감소시키는데 있어 MT 단독 요법보다 뛰어나다고 제시한다. 신경근병증을 위한 MT 및 운동과 관련한 증거는 한정적이다.

방사통이 있는 목 통증

목 통증 표준 치료 지침(CPG)에[15] 따르면, 2개의 ICD 진단-경부 척추증(cervical spondylosis) 및 경추 추간판 장애(cervical disc disorder)-은 "방사통이 있는 목 통증"과 관련이 있다. ICF 범주는 분절(segment) 또는 부위(region)의 신체 기능 및 방사통, 신체 구조 및 척추 신경, 활동성, 참여도 그리고 뻗음(reaching)을 포함한다.[15] 증상은 방사성 목 통증 또는 상지의 좁은 폭 난자통(lancinating pain), 상지 감각이상, 저림, 쇠약을 포함한다.[15] 진단상의 분류를 보조하는 임상 소견은 상지

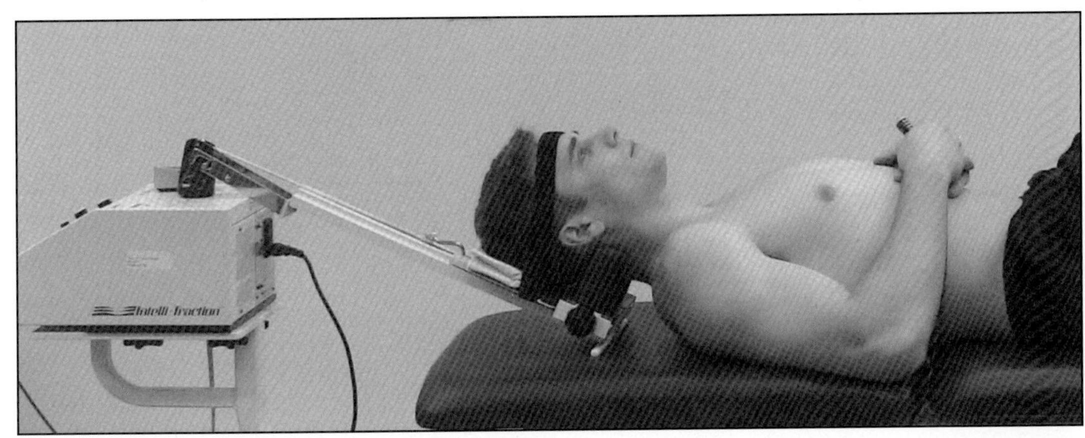

그림 6-77.
간헐적 경추 견인

의 증상, Spurling's 검사, ULNDT로 발견되었거나 악화된 신경근적 또는 연관된 통증, 목 신연 감소, 포함된 부위로 경추 회전이 60° 이하로 감소, 초기 검사와 목 늘림같은 중재(intervention) 과정을 통해 상지 증상 감소가 있다.[15] 추천되는 치료는 상체(upper quarter) 및 신경 가동술, 경추 견인(traction) 및 흉추 가동술 및 도수교정이 있다.[15] 목 표준 치료 지침의 일부는 아니지만, 중심화 현상(centralization phenomenon) 또는 신경근병증 통증 기전과 관련된 증상들을 보이는 경상완 통증(cervicobranchial pain) 환자를 방사통을 가진 환자의 하부 집단에 포함시킬 수 있다.

경상완 통증은 경부통이 있는 상체 증상의 존재이며 이는 둔함, 불충분하게 지역화된 통증(poorly localized ache), 화끈거림, 감각이상 및 지각 과민 등 다양한 특성으로 설명될 수 있다. Jull 등은[114] 경상완 통증 증상의 병리학적 원인으로 경추의 체성 구조(somatic structures), 말초 신경조직의 과민 상태, 신경조직의 민감화, 경추 신경근병증, 신경혈관 체계, 비골격근적인 원인 등 여러 체계(structures)를 보고하였다. 다양한 잠재적인 통증 기전과 증상 기술자(descriptors)는 경상완 통증은 조심스러운 차별적 진단 및 관리를 필요로 하는 이질적인 모집단(heterogeneous population)이라는 가설을 지지한다. 따라서 초기 세션 동안 신경병증성 요인의 존재를 결정하는 것이 향후 환자 관리를 이끌기 때문에 매우 중요하다. 급성, 아급성 또는 만성 단계에서 신경병증성 요인은 역학민감성 신경 조직(mchanosensitive neural tissue)부터 경추 신경근병증(CR)까지의 상태 범위로 존재할 수 있다.[114]

경추 상완 통증 및 경추 신경근병증(CR)의 비침습적 관리를 지지하는 근거

CR의 임상 양상에 관해 이 장의 앞부분에서 진단적 분류 하에 다뤘었다. 견인, 경흉추의 가동술 및 도수교정, 치료적 운동 및 다양한 통증 방식을 포함하는 많은 비침습적 치료가 CR 환자를 다루기 위해 사용되었다. 그러나 이러한 중재의 효과를 관찰한 연구는 적다. Salt 등이[636] 경추통을 동반한 상체 통증으로 정의되는 경추 상완 통증의 비침습적 관리에 대한 2010년 1월까지의 논문 10개를 체계적으로 검토하였다. 전반적으로, 운동 또는 견인은 MT 및 운동만이 호전적인 반응을 보이는 경향과 더불어 일반적인 물리치료(PT)는 통증 감소에 있어 다른 중재보다 효과적이지 않았지만, 통계적으로 유의한 수준은 아니었다. 기능 및 장애의 비침습적 관리 효과는 섞여있다.[636] 목 통증 표준 치료 지침은[15] 경추 상완 통증 환자의 통증 및 불편함을 줄이기 위해 기계적인 간헐적 경추 견인(intermittent cervical raction=ICT, 그림 6-77)과 MT나 운동 같은 다른 치료를 병행할 것을 추천하고 있다.

Salt 등의[636] 재검토 이후의 추가적인 연구는 MT와 운동을 더욱 지지한다. Boyles 등이[637] CR 치료에 있어 도수 PT(manual PT)의 효과에 관한 2011년 2월까지의 연구 4개를 검토했다. MT 기술은 근에너지기법, 비추력 도수교정, 경추 또는 흉추의 추력 도수교정과 가동술, 연조직 가동술 그리고 신경 가동술을 포함한다. MT는 단독 요

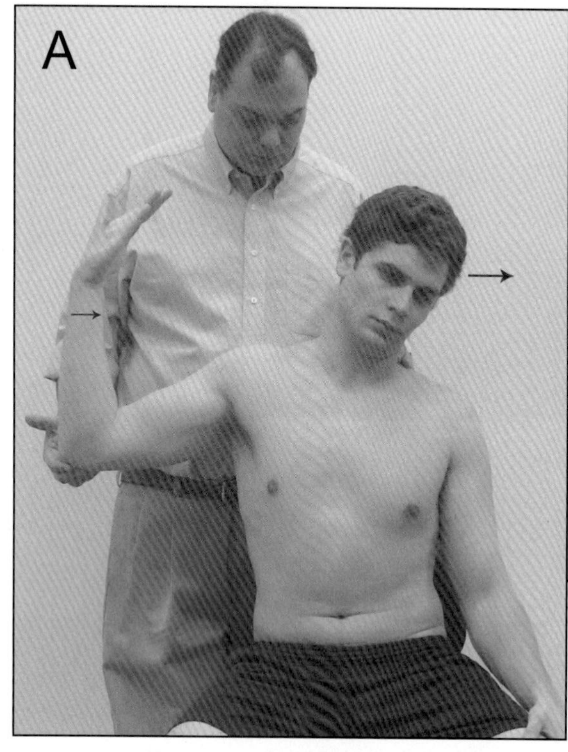

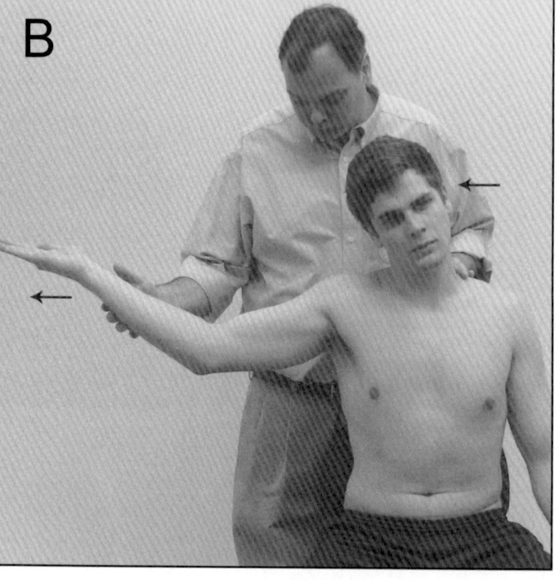

그림 6-78. ULNDT 자세에서 신경 가동술 활주기법: (A)경추를 멀리 측방으로 굽히고 팔꿈치와 손목을 굽힌 후 (B) 경추를 앞으로 측방 굽힘과 함께 팔꿈치와 손목을 편다.

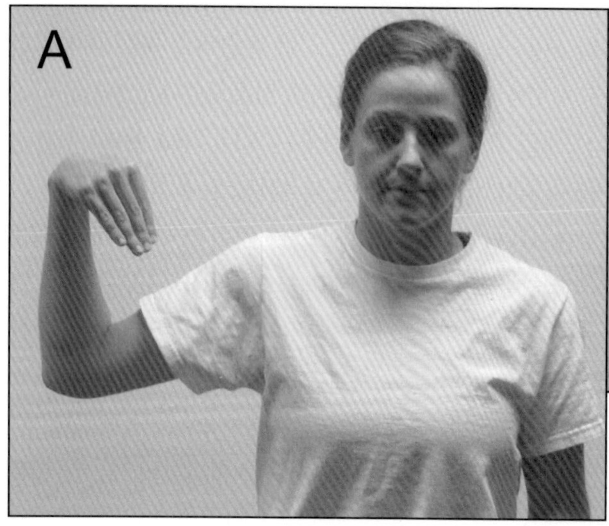

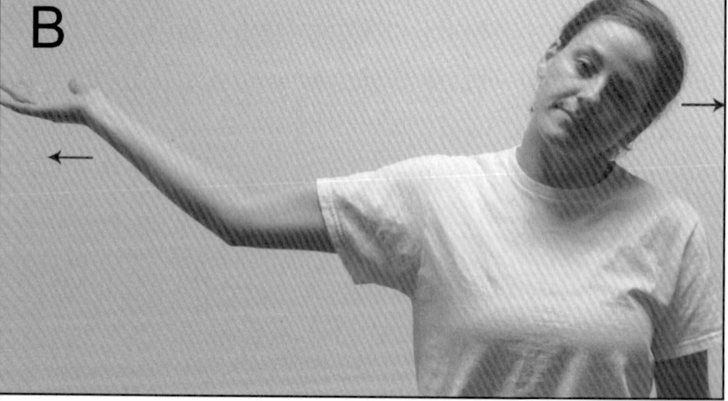

그림 6-79. ULNDT 자세에서 신경 가동술 긴장 기법: (A) 시작자세 (B) 경추는 멀리 측방으로 굽히는 자세를 취해 늘리고 팔꿈치와 손목을 편다.

법 또는 치료적 운동 및 (종종) 경추 견인 형태를 병행하여 수행되었다. 저자는 기능, AROM, 통증, 불편함 개선에 대해 MT와 치료적 운동을 병행하는것이 유망하다고 결론내렸다.[637]

비슷하게, 경·흉추 및 신경역동 가동술과 운동을 병행하는 다양한 접근이 MT나 운동 단독 요법보다 효과적이다. CR의 치료를 위해 MT, 운동 그리고 MT와 운동을 병행하는 치료의 효과가 CR 진단을 나타내는 4가지 검사 소견(Wainner 등의[245] 논문에 나타남)을 가진 30명의 피험자를 대상으로 연구되었다.[638] 환자와 3주간 일주일에 3번씩 만남을 가졌다. MT 그룹은 (a) 경추 분절마다(C2에서 C7) 증상 등급 III–IV인 면을 향해 30–45초간 경추 측면 가동술(그림 6-67), (b) 등급 III–IV인 과소가동성 분절을 각각 30–45초간 흉추 중앙 PA 가동술(그림 5-27) 그리고 (c) 정중 신경(그림 6-78)에 활주 기법(sliding technique)을 이용한 장력 기법(tension technique)으로

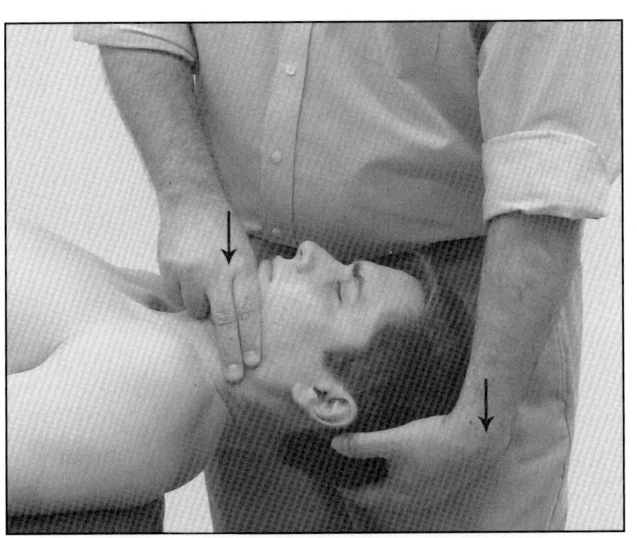

그림 6-80. 누운 상태에서 임상가 지나친 압력(overpressure)으로 후인.

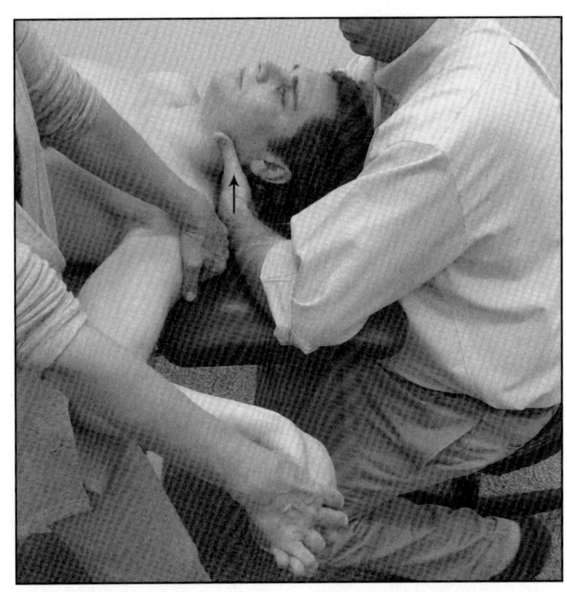

그림 6-81. 상지 신경역동적 정중 신경 자세에서 반대편 활주

진행하는 신경역동 기법(그림 6-79)을 이용했다. 운동 그룹은 (a) 10초간 유지하는 DNF 강화(strengthening) 10번 반복, (b) 엎드린 자세에서(그림 5-47 D-E) 하부와 중부 승모근(trapezius) 강화, 그리고 (c) 벽에 기댄 상태에서 전거근 강화(그림 5-47C)를 받았다. MT와 운동을 병행하는 그룹은 두 과정을 모두 받았다.[638] 세 그룹 모두 통증(NPRS)과 기능(NDI)의 현저한 개선을 증명하였고, MT와 운동 병행 그룹은 매우 큰 호전을 보였다. 모든 환자가 경추 ROM 개선에서 유사하게 통계적으로 중요한 개선을 보였다. 저자는 MT 또는 운동의 단독 치료보다 다양한 치료가 더 뛰어나다고 결론내렸다.[638]

CR 치료에 있어서 통상적으로 경추 견인이 단독 요법 또는 MT와 운동을 포함하여 다양한 형식으로 사용되어 왔다. 그러나 각각 상충되거나 적은(little-to-no) 증거만이 경추 견인이 MT와 운동을 단독으로 하는 것을 뛰어넘는다는 것을 지지한다. Young 등은[639] Wainner 등에[245] 의해 만들어진 기준 4개 중 3개를 통해 CR을 진단받은 환자(n =81;18-70세)를 대상으로 ICT를 하거나 하지 않는 MT 및 운동의 통증, 기능 및 장애에 대한 효과를 조사하였다. 환자는 일주일에 두 번 치료를 받았으며 평균적으로 4.2주 동안 7번 방문하였다. 두 그룹 모두 치료사의 선호에 따라 자세 교육, 엎드리거나 누운 자세 또는 앉은 자세(그림 5-37, 5-38, 5-40, 5-50, 5-53)에서 상부 및 중부 흉추에 가동술 및 도수교정을 포함하는 MT와 운동요법을 받았다. 흉추 치료 후에, 경추 가동술은 30초 또는 15-20회 반복을 최소 1세트로 하며, 누운 상태에서 임상가의 중압에 의한 후인(retraction, 그림 6-80), 회전, ULNDT 1(정중신경) 자세에서 편측 가동술, 경추 PA 가동술을 포함할 수 있다(중심화 또는 증상의 경감을 바탕으로 요법을 선택한다). 또한, 도수 치료 효과를 증강하고 후인(retraction), 신전(extension), DNF 강화 및 견갑 강화를 포함할수 있는 운동과 함께 ICT(간헐적 경추 견인) 또는 허위 견인(sham traction)을 받는다. ICT는 누운상태에서 15°로 굽혀서 9.1kg(20 lbs) 또는 환자 체중의 10% 중에 적은 것으로 시작하고, 중심화 또는 증상 경감을 기반으로 매 세션마다 0.91에서 2.25kg(2-5 lbs)씩 증가시킨다. 힘은 최대 15.91kg(35 lbs)로 한다. 온/오프 주기는 50/10이었다. 허위 견인은 2.27kg(5 lbs) 또는 더 적은 힘을 제외하고 가했을 때 동일했다.[639] 4주차에, 두 그룹 모두에서 통증, 기능, 장애 및 증상의 개선이 나타났고, 이는 MT 및 운동에 ICT를 더해도 부가적인 이익은 발생하지 않는다는 것을 의미한다.[639]

경추 견인의 효과에 대한 논란을 해결하기 위해 더 확실한 연구가 필요한 반면, 11명의 CR환자에 대한 이번 사례의 결론은 전도 유망하다.[624] 경추 견인, 운동의 비슷하게 표준화된 치료 방법이[631] 포함된다.: (a) ULND 자세(그림 6-81)에서 C2에서 C7까지 증상이 있는곳에서 떨

어진 곳의 III – IV 등급의 경추 편측 가동술, (b) 과소 가동성 분절의 상부 및 중간 흉추 도수교정, (c) 전 거근과 중부 및 하부 승모근을 위한 DNF와 견갑흉부 강화, 그리고 (d) 25°로 굽혀서 한번에 15분씩 ICT. ICT 시작은 8.2kg(18 lbs)로 하고 세션마다 0.5–0.9kg(1–2 lbs)씩 최대로 증가시킨다(환자에 반응에 의존하고 중심화의 발생과 환자 증상 감소에 따라 조정한다.). 오프 힘은 5.4kg (12 lbs)으로 맞추고, 온/오프 사이클은 30:10초로 하였다. 평균 7.1(SD, 1.5번의 PT 세션 후에 6개월 간 추적조사에서 환자 11명 중 10명(91%)이 임상적으로 의미 있는 통증과 기능의 개선이 보고하였다.[624]

Forbush 등에[640] 이루어진 또 다른 연구는 CR 관리를 위한 다양한 접근의 이점을 보여주는 후향적 임상 시리즈(retrospective case series)이다. 피험자는 증상이 6개월 이상 지속된 신경근병증이 있는 진행된 경추증을 가진 노인 환자(65세 이상–67세에서 82세, 평균 74.9세) 10명을 포함한다. 환자는 모두 경추 측면 굽힘 ROM의 제한이 있으며 Spurling's 검사 및 경추 신연 검사가 양성이다. 중재는 앉은 자세에서 상흉추 및 경추의 연부조직 가동술, 상경추의 도수 견인(manual traction), 상승모근(UT)를 깊게 압박하는 것으로 구성되었다. 추가적으로, 연한 관절낭 제한적인(soft capsular restricted) 끝느낌이 있는 경추 또는 흉추 분절과 필요한 경우 상부 갈비뼈에 HVLA 추력 도수교정, 비분별적이거나 딱딱한 관절낭(hard capsular) 끝느낌이 있는 분절에 MET(근에너지기법), 모든 경추 근조직의 장축 늘림(long axis lengthening) 그리고 ICT가 이루어졌다. 가정 운동은 DNF 활성화와 일반적인 ROM을 포함하였다.[640] 10명 환자 모두 통증과 불편함에서 상당한 개선을 보였다. 이러한 개선은 평균 통증 지수 1/10(기저치 5.7) 이하로 6개월간 유지되었고, 끝날 때 평균 NDI 점수는 6/50(저치 27.4)이었다.[640]

경추 견인에 반응하는 환자의 하위그룹이 없다는 것은 그것의 효과를 지지하는 한정된 증가에 대한 가능성일 수 있다. Clelane 등은[641] PT 치료 후 4주 간의 추적조사에서 단기간 호전을 나타낼 수 있는 CR환자를 구별할 수 있는 예측 변수(predictor variables)의 부분 집합을 확인하였다. 그 변수는 다음과 같다: 54세 미만, 영향받지 않은 우세적인 팔(dominant arm), 내려다 볼 때(looking down) 증상이 증가하지 않음, 그리고 세션의 최소 50%가 MT, ICT 및 DNF 강화를 포함하는 다방면 치료. 4가지 변수 중 3개 또는 4개가 존재할 때, +LR(positive likilihood ratio)가 5.2(95% CI: = 2.4, 11.3)와 8.3(95% CI: 1.9, 63.9)이었고 사후검사 성공 확률은 각각 85%와 90%였다.[641]

CR을 겪는 환자의 하위집단의 중요 성격을 확인하는 것은 다양한 관리의 한 부분인 경추 견인 사용과 관련된 임상 결정과 개선된 결과를 이끌어 내는데 도움이 된다. Raney[547] 로부터 개발된 CPR은 경추 기계적 견인과 운동으로부터 효과를 얻기 쉬운 목 통증을 지닌 환자를 식별하게 해준다. 환자는 15분 동안 4.5–5.4Kg의 무게로 ICT를 6 세션을 받는다. 3주 동안 힘은 많이 일어난 증상들에 기초하여 최대 40 lbs까지 증가하도록 조정된다. 운동은 매 시간마다 두 번 곧은 자세로 앉는 것을 10초간 유지하고 하루에 두 번 10초간 유지하면서 10회 반복을 하는 동안 누운 상태에서 DNF 훈련을 포함한다. 목 통증을 호소하는 환자가 견인과 운동으로부터 효과를 얻기 쉽다는 제안을 하면서 5가지의 변수를 발견하였다.

1. 나이 55세 이상
2. 양성 견관절 외전 징후
3. 손으로 목을 당김으로써 증상을 완화시키는 것은 증상이 감소될 때까지 적용한다(그림 6–82).
4. 말초화에 대한 하부 경추(C4–C7까지) 움직임 검사
5. 90° 외전에서 어깨 중앙 신경을 사용하는 양성 ULNDT[547]

68명 중 30명 정도가 좋은 결과가 나왔다. 5개의 예측 인자 중 3개가 존재하게 되면 4.81에 해당하는 +LR의 결과로 나타난다. 또한 44%에서 79.2%로 경추를 당겨주는 것과 운동의 성공 가능성을 증가시킬 수 있다. 5개 중 4개의 변수가 존재 함으로써, +LR은 23.1에 동등하게 나타난다. 또한 94.8%로 ICT 견인 개선의 사후 검사 확률을 증가시킬 수 있다. 두 집단을 비교함은 예비의 CPR 개선에 있어서 활용되지 않는다. 그리고 추가적인 연구는 실증을 위해 필요하다.[547]

전반적으로, 문헌은 다양한 비수술 접근법, MT, ICT, 그리고 CR을 통한 운동을 뒷받침한다. 최상의 MT 기술

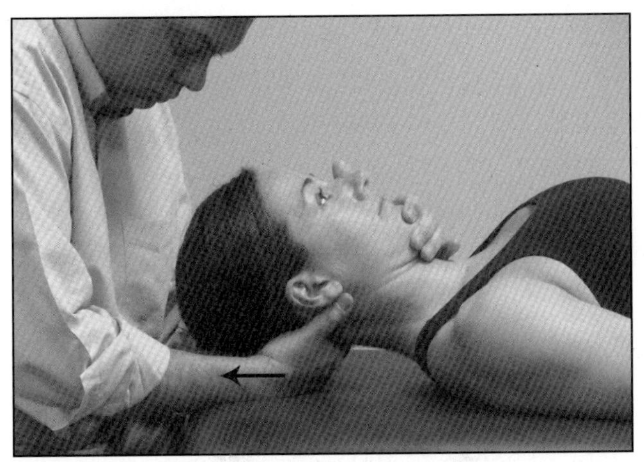

그림 6-82. 바로 누운자세에서 도수 신연 / 견인

과 양은 알려져 있지 않다. Langevin는[642] 척추간의 구멍의 개구를 타겟으로 한 운동 접근법과 특정 MT에 대한 운동 접근법 그리고 표준의 MT를 비교 하면서 CR에 대한 프로토콜을 나타낸다. 이 연구는[642] 현재 진행 중이고 추가적인 정보를 제공할 수도 있다. ICT의 사용은 CR의 모든 사례에 사용되어 지지하지 않을 수도 있다. 다양한 방법의 프로그램 또는 단독 프로그램에서 경추의 견인의 성공을 하기 쉬운 환자의 하위집단의 발달에 대한 더 나은 조사가 필요하다. 외과적 처치와 비외과적 처치의 효과를 비교한 것이 다음 단원에 논의된다.

방사통에 따른 목 통증 분류 – 경추상완 통증과 반복된 움직임

비록 신경병증의 통증 기전과 관련된 경추상완 통증을 겪는 환자 그리고 목 통증과 방사통을 겪는 하위 집단, 목의 임상적인 치료 지침의 부분이 아닐지라도 경추상완 통증과 반복된 움직임의 집중된 반응을 겪는 환자를 포함할 수 있다. 반복된 움직임에 대한 반응은 특정 방향에 있어서 운동에 즉각적으로 반응하는 MNP을 가진 하위집단의[422,433–435] 환자들을 분류하는데 중요하다. 만일 반복된 움직임이 증상을 없애거나 감소시켜 중심화 한다면, 첫번째 치료의 역치에 도달하기 때문에 추가 검사를 할 필요가 없다. 하위집단에 대한 중재는 평가 기간 동안에 증상이 집중된 방향으로 반복된 활동의 사용 또는 지속적인 최종 범위의 움직임의 사용이다. 만일 체중을 지지하는데 있어서 부분적인 중심화 또는 말초화가 발생된다면, 무부하의 자세에서 중재를 시작한다.[422,433] 만일 반응이 제한된 움직임, 중심화 또는 말초화가 없는 최종 범위의 통증이라면, 더 나은 검사가 필요하다. 임상가는 움직임의 장애를 가진 목 통증의 분류를 고려한다(표 6–1 참조). 추가 검사는 진단 분류에 대해 실시되어진다.

방사통 분류와 목 통증에 대한 반복된 움직임의 특정 방향에 대한 운동을 지지하는 증거

경추상완의 통증 또는 경추 통증을 가진 환자의 관리를 위한 움직임에 접근법에 대한 반복된 움직임의 특정 방향 운동을 지지하는 증거는 주로 임상가의 관찰과 경험 그리고 중심화 현상의 좋은 예후로는 부족하다.[643] 무작위로 통제된 검사에서 목 통증과 CR을 겪는 환자는 일반적인 운동과 반복된 움직임의 치료 접근법[422,433] 또는 대조군(통제집단)에 할당되어진다.[644] 12주차에서 집단 모두 통증이 상당히 감소하였고 NDI에도 집단간 유의미한 차이가 없었다. 반복 움직임 집단은 통제집단보다 3주차 때 통증이 더 빠르게 감소하였고 24주차에도 감소했다. 그리고 치료 중재 이후 NDI에 대한 추가적인 의료 방문이 더 적어지게 되었다. 세 집단 모두 비슷한 재발률을 보여주었는데 전체적으로 79%는 호전되었거나 증상이 없어진 반면에 51%는 지속적으로 통증이 계속 되었다.[644]

유사하게, 만성적으로 목과 허리 통증을 호소하는 인지적 행동 접근법과 반복 움직임 접근법을 비교해보았을 때 단지 임상적으로는 중요한 결과가 나왔다. 3개월 이상 경부통 또는 요통을 가지고 있는 315명의 환자 집단은 간단한 물리치료 인지 행동 접근법이나 반복 움직임 접근법에[422] 교육 책자를 지참하거나 그렇지 않은 채 무작위로 선정되었다.[645] 집단 간 결과에서 CBA 집단이 의료 전문가들에게 덜 의존했다는 점을 제외하고는 통계적으로 차이를 보이지 않았다. 반복 움직임 집단은 움직임 회피 경향이 조금 덜 해졌고 더 큰 만족감을 느꼈다. 두 가지 치료 중재 모두 시간이 지나면서 Roland Disability Questionaire Scores와 Northwick Park Neck Pain Scores에서 적절한 향상(50% 감소)을 가져왔다. 반복 움직임 접근법은 대체로 환자들에게 더 높은 만족감을 제공하고 인지행동 그룹은 더 적은 치료 회기(3회기 대 4회기) 때문에 비용적인

측면에서 더 효율적이다.[645]

이러한 분류에서 반복적인 움직임의 효과를 확신하기 위해서는 추가적인 연구가 필요하지만 이 개념을 포함하는 다양한 치료 전략은 보다 더 나은 결과를 가져올 것이다. Schenk 등은[436] 진단에서 반복 목표 범위 움직임의 이용과 CR을 가진 환자의 성공적인 관리를 설명했다. 중심화 현상이 나타내는 방향을 근거하여 반복적인 움직임은 경추의 안정화와 신경의 가동술을 위한 운동과 함께 이용되었다.[436]

반복 목표 범위 움직임에 대한 환자의 반응에만 근거하여 분류된 경부통을 가진 환자들의 진단적 분류와 세부사항들은 McKenzie와 May에서 이용 가능하다.[422,433] 경부통 안에서 하위집단의 일반적인 특징들(즉, 신전과 굴곡)은 통증 분류와 함께 아래에 병력과 검사 결과의 개관에 제시되고 특징들은 반복된 움직임에 대한 반응에 근거한 치료 중재 전략과 일치한다.[433]

반복 움직임 – 신전 운동의 하위집단 분류

방향 선호 또는 신전 부하 전략에 대한 반응을 가진 환자들에 대한 임상적 설명은 급성부터 만성에 이르는데 간헐적 또는 지속적인 증상과 중심적 또는 대칭적 증상이 경추부 아래 부분에 나타난다. 환자들은 또한 경부에 일방적이거나 비대칭적인 증상을 가지는데 통증이 견갑골 또는 상완까지 퍼지기도 하고 그렇지 않기도 한다. 몇몇 환자들은 팔꿈치 아래까지 증상이 퍼지는데 오래 앉아 있기와 구부정한 자세 또는 걷기와 같은 활동과 거리가 먼 움직임에 의해 악화되는 이상 감각을[422,433] 느끼기도 하고 그렇지 않기도 한다. 앉는 자세는 보통 요추전만을 감소시키고 머리를 앞으로 내밀게 한다. 신전 ROM은 제한적이고 측면 굴곡은 양방향으로 감소될 수 있다. 반복적인 전인이나 굴곡(그림 6-21, 6-24)은 증가하거나 주변으로 퍼지거나 증상을 악화시키는 반면에 반복된 후인이나 후인 신전(그림 6-25, 6-29, 6-30, 6-32)은 증상을 감소시키거나 중심화하거나 증가시키고 ROM을 증가시킨다.[433] 검사 과정에 대한 반응은 적절한 초기 치료 중재나 부하전략을 결정한다. 시상면(경부 후인) 과정에 대한 대부분의 환자들 반응은 바닥에 등을 대고 눕거나 비부하(부담을 덜 주는) 자세를 요구하는 더 극심한 표현과 함께 앉아있을 때 평가된다. 만약 시상면 과정에 대한 반응이 분명하지 않거나 신전 시에 증상이 악화된다면 측면 과정(그림 6-33, 6-33)으로 평가된다. 환자와 치료사가 말하는 규정된 신전 운동은 단계적인 부하 전략에 대한 설명으로 아래에 제시된다. 모든 환자들은 각각의 단계로 나아가지는 않는다. 시작점은 필요에 따라 임상가 과정에서 증가된 환자 과정을 선호하는 임상가에 의해 결정된다. 단계는 환자의 반응에 의해 결정된다.[433] 선택에 의한 과정은 그 다음에 제공된다. McKenzie와 May는[422,433] 운동 단계와 관리를 위한 구체적인 세부사항과 과정을 제공했다.

집중적이고 대칭적인 통증 양상을 보이는 환자들을 위한 치료 중재 지침과 목표 범위 운동은[422,433] 앉아있을 때의 후인(그림 6-25), 환자가 과도한 압박을 가하면서 앉아있을 때의 후인(그림 6-30), 임상가가 과도한 압력을 가하면서 앉아있을 때의 후인(그림 6-31), 앉아있을 때의 굴곡과 신전(그림 6-32), 그리고 자세 교정과 교육을 포함한다. 만약 앉아있을 때 후인에 대한 반응이 주변화 되거나 환자가 수행할 수 없을 때, 비슷한 과정(그림 6-35)이 반듯이 누워있는 상태에서 수행된다. 즉, 필요에 따라 베개를 베고 누워서 후인하고 환자가 과도한 압력을 가하면서 누운 상태에서 후인한다든지 테이블 없이 후인하고 테이블 없이 임상가가 과도한 압력을 가하면서 후인한다. 증상이 주변적이 되거나 악화되지 않는 한 운동은 매 2시간에서 3시간마다 10에서 15회 반복된다. 증상은 중심화 과정의 일부로 초기에는 집중적으로 증가한다. 모든 환자들은 누워있는 자세에서 앉아있는 자세로 움직일 때 후인을 유지하는 방법을 배울 필요가 있다.[422,433]

일방적인 증상을 보이는 환자들은 시상면에만 반응하거나 말초화가 나타날 것이다. 만약 앉아 있을 때 시상면이 말초화를 이끈다면 다음 단계는 바닥에 누워서 시상면에서 수행해야 할 것이다[433] 만일 시상면에 대한 반응이 명확하지 않거나 증상이 악화되었다면, 측면 절차가 수행되어 진다. 측면 움직임은[433] 통증의 측면 쪽으로 수행되어진다. 만일 반응이 긍정적이지 않다면 반대쪽의 움직임을 평가한다. 제시된 측면 움직임은 앉아 있는 상태에서 측면으로 구부리거나 회전을 한다(그림 6-33, 6-34 참조). 그리고 앉아 있는 상태에서 임상가가 누르면서 또는 환자가 측면으로 목을 구부리거나 회전을 시킨다. 앉아 있는 상태에서 동작을 수행하였을 때 좋은 결과가 나타나지 않을 경우 누워서 있는 상태에서 필요한 만큼 힘을 가하여서 (그림 6-33, 6-34)와 같은 동작을 수행을 하여 평가되어 진다. 치료는 움직임 방향을 감소하거나 없애거나 또는 증상을 중심화 시킨다. 이러한 운동은 흉부 신전 가동성 장애와 경추 신전 가동성 장애에 적절하다.

측면 편위 또는 여러 가지의 편위 또는 머리와 목의 움직임에서 회전 측면 굴곡을 지닌 환자는 보통 급성 사경 또는 기운 목이라고 불리는 증상을 가지고 있다.[433] 자세 변형의 발병은 목에 통증과 관련이 되어 있다. 환자는 목의 통증 때문에 목의 원상태로 위치로 오거나 머리를 움직일 수 없다. 활동적으로 자세를 올바르게 하려는 시도는 통증이나 중심화 또는 말초화의 증상을 증가시킨다. 만일 목의 위치를 중간선으로 오게 바로 잡을 수 있다면 전형적으로 환자는 그 위치를 유지할 수 없다. 증상은 3-4일에 해결 될 수 있다.[433] 그러나 만일 그 이상 증상이 나타난다면 중재가 필요할 수 있다. 만일 환자가 능동 운동 검사 또는 시상면 반복되는 움직임 등을 말초화(peripheralizes) 한다면, 누워있는 상태에서 처치는 조심스럽게 증상들의 관찰이 행해질 수 있다. 누워있는 상태에서 뒤당김, 측면 굽힘, 회전은 평가되어 지고 환자의 반응에 기초하여 진행되어 진다. 머리와 목이 측면으로 치우쳐 있는 환자들은 움직임 장애를 지닌 환자 또는 처음의 중재에 따른 환자의 반응으로 방사통과 함께 목 통증을 가진 것으로 분류하는 것이 적합하다.

반복된 움직임 – 굽힘 운동의 하위집단 분류

굽힘 하위집단은 흔치 않다.[422,433] 환자는 삼킴의 문제 없이 전방 및 후방 목에 통증이 있을 수 있다. 검사 결과는 제한된 굽힘을 포함하지만 전체 통증이 없는 신전을 포함한다. 반복된 굽힘에 대한 운동은 (그림 6-29)에서 처럼 앉은 상태에서 환자 스스로 손으로 머리를 앞으로 당겨서 머리를 굽히는 운동을 매일 시간당 2-4번 10-15회 반복한다.

반복된 최종 범위의 움직임으로 처음에 중심화 되거나 한쪽으로 방향 선호를 가진 모든 환자들에서 좋은 결과가 나타나는 것은 아니다. 증상이 증가하거나 악화된 것은 아마 비침습 관리법에 대해 잘못된 진단이라고 제시된다. 또한 추가적인 검사가 적절한 관리법과 진단 분류에 필요하다. 일반으로 일정한 경추상완 통증과 신경통로의 신호, 증상이 지속된 환자는 반복된 운동 전략[433]에 반응하지 않는다. 그리고 앞에서 논의된 것처럼 이 같은 경우에는 몇몇이 조합된 MT, ICTM, 운동이 요구된다. 만일 반응이 좋지 않다면, 추가적인 검사 또는 간단한 반복된 움직임이 진단 분류로 할당되어져야만 한다. 비록 임상적 관찰이 진단과 관리법을 위해 반복된 움직임의 지속된 사용을 뒷받침하지만, 추가적인 조사가 목의 통증을 지닌 환자에 유효적 확장을 결정하기 위해 필요되어 진다.

방사통증을 동반한 목 통증 분류 – 경추상완 통증과 신경병증 통증

물리치료사는 체성 전이 통증과 신경병증성 통증을 구별할 수 있어야 하며, 팔 아래로 퍼져나가는 목 통증을 나타내야 한다. 신경병증 통증으로부터의 체성 관련 통증의 분화는 과거 동안에 가설 발생과 연관되어 시작하고 이런 분화는 치료 역치값에 도달될 때까지 검사를 통해서 지속된다. 체성과 신경병증 불편함이 둘 다 존재하는 동안에, 환자 증상과 환자의 증상 설명(타는 듯한 통증, 전기가 일어나는 듯한 통증, 차가운 통증, 저림, 감각이상, 저림, 따끔거림 등)의 정도가 신경병증 통증의 가능성을 높인다. 신경성 병증이 의심이 될 때, 4장에서 논의된 S-LANSS 가[273] 활용되어져야 한다. Jull은[114] 감작된 말초신경 조직에 징후와 증상을 아래와 같이 제안하였다.

- 감작된 신경조직 보호하기 위한 통증으로 인한 자세, 예를 들어, 팔꿈치를 구부리는 것, 견관절의 상승
- 신경조직의(예를 들어, 통증이 있는 부분으로부터 떨어진 외측 경부 굴곡) 신장을 위한 능동 및 수동 운동
- 신경조직의 촉진하기 위한 기술적 무해자극통증
- 신경 조직 염증의 국소적 원인을 제시하는 유발적인 검사(예) ULNDT
- MMT, 반사 신경, 가벼운 터치, 진동 및 신경조직의 촉진을 위해 바늘로 한 번 찌르기를 포함하는 임상

적 신경 검사

근전도와 신경 전도 연구는 유용할 수 있다. 신경전도 손실의 존재 또는 기계수용 말초신경 조직의 존재의 증거가 없을 때 임상적 가설은 환자의 팔 통증은 체성 연관통 때문이라고 세워진다는 것을 Jull은[114] 제안하였다. 임상적으로, 경추상완의 통증은 신경병증 통증의 다양한 구성 요인을 가질 있다. 이러한 신경병증 통증인 몇몇 사례에서는 약간 있을 수 있고 다른 몇몇 사례에서는 명확하게 나타날 수도 있다.[646] 신경병증 통증의 생리학적 기전은 이론적이고 더 나은 조사와 효과적인 치료 전략의 분류가 필요하고 중재가 필요하다.[114]

경추 신경근병증(이하 CR)이 이 모집단에 포함되어 있음에도 불구하고 기계적 민감성 신경 조직에 대한 물리치료의 효과를 관찰한 연구가 한정적이긴 하지만, 그 전망은 밝다. Coppiesters 등은[598] 아급성 말초 신경성 경추상완통이 있는 20명의 환자를 대상으로 경추 가동술과 초음파치료의 즉효를 비교하였다. 가동술은 1–4등급의 반대편 활주 가동술(contralateral glide mobilization) 유지와 치료사가 결정한 다양한 ULNDT 위치의 과소가동성 분절의 수준을 포함해서 한 개 또는 그 이상의 경추 운동 분절에 저/고주파로 구성된다. 결과는 ULND 정중신경 검사 동안 팔꿈치 폄 ROM, 증상 분포 및 통증 강도로 한다. 가동술 그룹에서, 팔꿈치 폄(elbow extension)이 137.3도에서 156.7도로 증가하였고, 증상 분포 면적은 43.4% 감소하였으며 통증 강도는 7.3에서 5.8로 감소하였다. 두 그룹 간의 차이는 현저하게 나타났으며 초음파 치료군은 눈에 띄는 개선은 보이지 않았다.[598]

유사한 신경 조직 도수치료 기법(MT neural tissue techniques)을 이용한 다른 연구는 치료를 하지 않는 것과 비교하여 통증의 단기간 개선을 증명하였다. Allison 등은[647] 만성 경추상완통이 있는 30명의 환자를 대상으로 신경 조직 기법을 가진 MT(NT 그룹)과 흉추 및 상완와(GH) 관절의 MT(간접적 MT 그룹) 그리고 대조군(MT나 운동을 하지 않음)으로 나누어 그 효과를 비교하였다. 두 개의 MT 그룹은 가정 운동 요인도 포함한다. NT 그룹은 통증의 발병 전에 수행된 신경 조직 기법을 받았으며 이는 다양한 ULNDT 위치의 반대쪽 측면 가동술(그림 6–81), 엎드린 자세에서 견갑대 가동술, 어깨 외전 및 외회전으로 수축 이완 기법을 포함한다. 가정 운동은 어깨 외전과 함께 반대쪽 경추 측면 굽힘, 그리고 테이블에서 굴곡 자세로 편하게 외회전을 하루에 1–3차례 10번씩 반복하게 하였다. 능동적인 어깨 외전 및 외회전 운동은 누운 상태에서 수행된다. 간접적 MT 그룹은 중립자세에서 전후방(PA) 상완와(GH) 가동술을 받고, 누운자세에서 어깨 외전을 증가시킨다. T2에서 T5까지 통증이 있는 쪽에 편측 전후방 흉추 가동술(Unilateral PA thoracic mobilization)이 등급, 반복 및 흉추 수준에서 수행되고 진행되었다. 가정 운동은 진자운동(pendulum), 첫 번째 통증 발생까지 외회전을 위한 능동적인 지팡이 보조 운동(active-assisted wand exercises), 전후방 어깨 늘리기(stretches), 첫 번째 통증 발생까지 외전 및 외회전으로 저항 밴드운동을 포함한다. 실험군은 통증과 장애에 있어 현저한 개선을 보였고, NT그룹은 8주차에 눈에 띄게 낮은 VAS 점수를 보였다.[647]

신경병증성 목 및 팔 통증에 대한 도수치료(MT)와 신경 조직 관리요법(neural tissue management)의 초기 결과는 긍정적이지만, 신경 조직 관리요법 단독 요법과 활동 유지를 위한 간단한 조언을 어떻게 비교할 수 있을까? Nee 등은[648] 비외상성 신경–관련 목 및 편측 팔 통증이 있는 60명의 참가자를 실험군(n=40) 또는 대조군(n=20)으로 무작위로 추출하였다. 실험군은 2주에 걸친 4번의 세션에서 교육, MT 그리고 신경 활주 운동(nerve gliding exercises)을 받는다. 두 그룹 모두 일상적인 활동을 지속하기 위한 조언을 받는다. MT군은 반대쪽 경추 측면 가동술(contralateral cervical lateral glide, C4–C7, 그림 6–83)과 기계적 민감성을 감소시키기 위해 추간공과 척추관 내로 경부 신경근을 미끄러지게 하려고(glide) 시도하는 동안에 후경추를 늘리기 위한 능동적 머리목 굽힘(craniocervical flexion)과 함께 견갑대 진동술(shoulder girdle oscillation)을 받는다. 치료를 받지 않는 날에 10–15번 반복하기를 하루 3차례 하는 것으로 구성된 신경 가동술의 가정 프로그램은 경추 신경근 및 정중 신경을 위한 활주(sliding) 및 장력 기술(tension technques)를 포함한다. ULNDT 자세로 서서 하는 활주 방법(sliding procedure)의 예로 경추 측면 굽힘에 의해 대항되는 팔꿈치 및 손목 굽힘이 있다(그림 6–78). ULNDT 자세에서 장력 과정의 예로 반대측 경추 측면 굽힘과 함께 팔꿈치와 손목을 펴는 것이다. 이 과정은 환자의 증상을 유발하지 않는다. 운동 직후에 결정된 부드럽게 당기고 늘리는 감각만 허용되었다. 신경조직 관리 프로그램의 진행 및 양(dosage)에 관련한 내용은 Nee 등의[649] 논문에 설명되어 있다. 기준선 이후 3-4주의 추적조사 결과는 다음과 간다: NNT는 참가자가 보고한 개선(2.7, 95% CI: 1.7 to 6.5), 목 통증(3. 6, 95% CI: 2.1 to 10), 팔통증(3.6, 95% CI: 2.1 to 10), NDI(4.3, 95% CI: 2.4 to 18.2) 및 환자별 기능적 점수(Functional Sacal)에서 신경 조직 그룹을 지지한다. 실험군(13%) 및 대조군(20%)에서 악화 유해 사례는 차이가 없었으며 도수치료 중재를 통한 개선 기회를 감소시키지 않는다.[648] 저자는 신경 조직 관리가 활동성 유지를 위한 조언을 통해 위해작용이 없는 즉각적이며 임상적으로 유의한 효과를 준다는 점을 환자에게 알릴 수 있다고 결론짓고 있다.[648,649]

방사 통증을 동반한 목 통증 분류 요약 (표 6-4를 보라)

최근의 증거는 CR을 포함하여 체성 기원 또는 신경 병증 기원의 경상완동통(cervicobrachial pain)을 가진 환자를 위한 MT, 신경 조직 관리, 운동, ICT의 효과를 재검토하였다. 반복된 말단 범위 운동 전략(repeated end range movement strategy)의 사용에 관련된 증거는 제한적이지만, 임상적인 관찰을 통해 뒷받침되었다. 목 통증 임상 진료 지침은[15] 경상완동통 환자의 통증과 장애를 줄이기 위해, MT 및 운동과 같은 다른 방법과 결합된 기계적인 ICT를 고려하는 것을 권장한다. 목 통증 임상 진료 지침의[15] 발행 이후의 증거는 일부 환자에서 ICT가 MT 및 운동에 대한 추가적인 이점을 제공하지 않는다는 것이었다. 예비적인 CPR은 단독적인 ICT와 운동에 반응이 있을 가능성이 높은 경상완동통 환자의 하위 그룹에게 지원을 제공한다. 만성적인 신경 관련 목과 팔 통증으로 확인된 환자에서 예비 증거는 단기적으로 활성 상태일 것이란 조언에 비해 2주간의 특정 신경 조직 관리 방식이 목의 통증과 장애를 경감시키고 기능을 향상시키는 데 효과적인 것으로 보였다.[649]

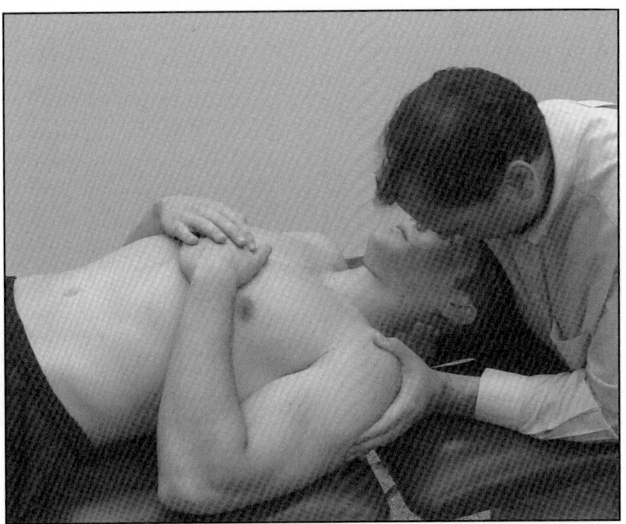

그림 6-83. 반대외측에 대한 경추를 오른쪽에서 외측 활주

움직임 협응 장애를 동반한 목 통증 분류

움직임 협응 장애 (MCI) 분류와 관련한 목 통증은 경추의 ICD, 염좌 및 긴장과 관련이 있다.[15] ICF 범주는 다음과 같다: 신체 기능 — 복잡한 수의적 움직임과 신체 구조의 조절 — 인대, 머리와 목 부분의 근막, 활동과 참여 — 머리, 목, 흉부의 정렬을 유지하는 것과 같은 신체의 위치 유지 — 이것은 경추의 움직임이 중립 또는 중간 범위 위치 안에서 기능을 나누는 것과 같다.[15]

MCI 환자의 목 통증을 분류하기 위해, 병력 관련 정보는 목 통증과 목 관련 또는 종종 외상이나 편타성 손상, 전치 12주 이상의 증상으로 인해 유발되는 관련 상지 통증을 포함한다.[15,25] 검사 소견은 다음과 같은 내용을 포함한다:[15,25]

- CCFT의 성능 저하
- 깊은 굴곡 지구력 검사(deep flexor endurance test)의 성능 저하
- 목과 상체(upper quarter) 근육의 조정력, 강도, 지구력 결핍
- 상체 근육의 유연성 결핍
- 반복적인 활동 수행의 어려움

추가적인 연구 결과는 신경근 압박 징후의 부재와 중심화(Centralization)와 말초화(Peripheralization) 부재를

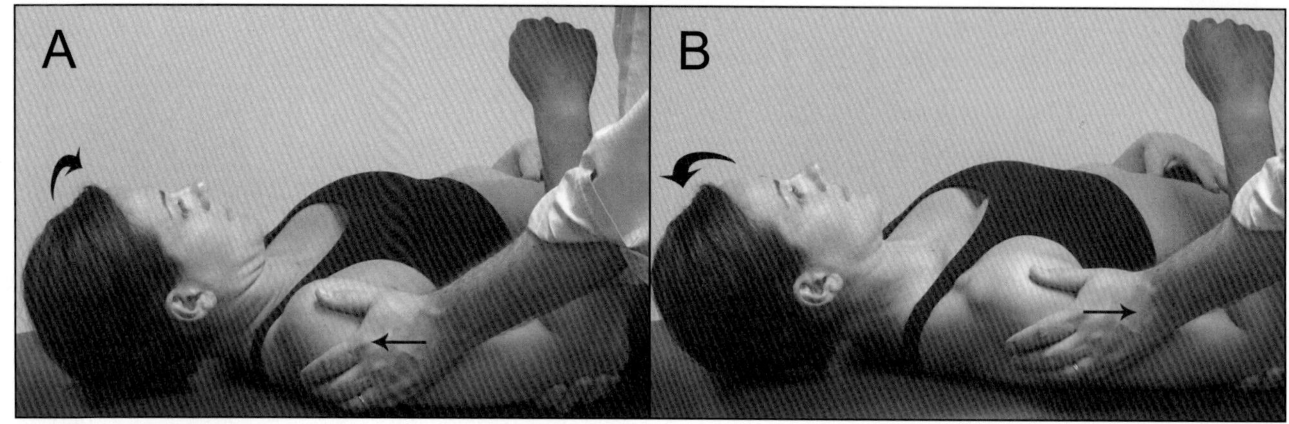

그림 6-84. 능동적인 두개경부굽힘과 병행하는 견갑대 진동술 (a) 능동적인 두개경부굽힘과 함께 견갑대 상승(elevation), (b) 수동적인 견갑대 하강(depression)과 함께 환자는 중립 휴식 자세로 돌아감

포함한다. ICF 장애의 관련 용어들은 다음과 같다:

- 말단 범위 움직임이나 위치와 함께 악화되는 중간 범위 움직임과 관련한 목 통증
- DNF 강도, 지구력, 조정력의 결핍
- 관련된 경추의 자극으로 유발되는 목과 목 관련 상지 통증
- 경추의 임상적 불안정이 존재할 수 있다; 그러나, 관련 경추에 인접한 근육 경련은 정확한 검사를 불가능하게 할 수 있다.[15]

공통적인 중재는 힘, 지구력 및 특정 동작 조절 운동의 상체 장애를 위한 일반적인 운동을 포함한다. 임상적으로 쓰이는 두 개의 운동 요법이 경추 굴곡근 수행 장애에 사용된다: 일반적인 강화 운동 또는 머리들기 운동[620,650] 및 저부화 프로그램이 표면 및 심부 경추 굴곡근과 머리목 굽힘 움직임의 질 사이의 운동 조절 및 조정을 위해 설계된다.[114] 저부하 두개경추(craniocervical) 프로그램은 목빗근과 전사각근(AS; 목보다는 머리를 구부리는)의 최소한의 활동성을 가진 두장근(longus capitis)과 경장근(longus colli)의 DNF 활성화를 개선하는데 목적이 있다. 일반적인 강화 운동이나 고부하 프로그램은 머리 들기를 할 수 있도록 모든 근육을 활성화할 것을 강조한다.[508] 저부화와 과부화 운동 모두 등장성으로 최대 수의적 수축(MVC)과 20%, 50%의 MVC를 검사할 때 DNF의 근전도 활성이 비슷하게 유도되었지만, 고부하 전략이 목빗근과 전사각근 활성을 더 높게 유도하였다.[651] 분류와 상관없이, 목 통증을 가진 대부분의 환자는 최적의 회복을 위해 근수행력 장애에 대한 평가 및 치료가 필요하다.

움직임 협응 결핍을 동반한 목 통증을 위한 치료적 운동을 지지하는 증거

거북목 증상에 대해 재훈련을 하는 것은 목의 통증을 감소시키고,[83,518] CCFT[87] 동안 DNF의 활동성이 증가하며 경추를 곧게 유지하는 능력을 향상시킬 수 있다.[89] 목의 통증을 가진 환자가 산만해질 때 목이 전방을 향해 움직이는 경향이 있다.[372] Fallaet al 등은[87] 58명의 목 통증을 만성적으로 호소하는 사람들을 대상으로 목의 자세와 머리를 기능적으로 통제할 수 있는 정도에 대해 저강도의 두개경추 굽힘 훈련 프로그램의 영향과 변환된 경추 굽힘 지구력-근력 훈련 프로그램의 영향을 비교하였다. 실험자들의 나이는 평균 37.9세로 3개월 이상 목에 불편한 증상을 지녔으며 CCFT 결과가 좋지 않은 사람들이다. 기본적인 자세 측정을 통해서 실험자들을 6주 이상의 기간으로 설정하고 매 1주마다 1일 훈련을 하는 2개의 운동 모집으로 무작위로 분류하였다. 낮은 부하로 훈련하는 집단은 하루에 두 번 운동을 하였고 운동 시간은 1일 10-20분이였다. 그리고 이들은 목 표층의 굴곡근에 대한 거북목 치료를 목표로 하며 바이오피드백(biofeedback)으로 압력을 사용하였다. 각 단계별로 10회 반복 하였으며 10초 부위를 누르며 이를 점차적으로 점차적으로 증가시켰다.[87] 목굴곡 지구력-근력 그룹은 목의 굴곡근 치료에 대해 점진적 저항 운동 프로그램을 이용하였다. 실험자들은 누운상태에서 전신적으로 몸을 부드럽게 풀어주면, 경추가 자연스럽게 유지되었다. 처음 2주 동안은 12-15회 반복을 하며 최대 무게로는 12회 까지만 하고 4주 후에는 하루에 한번 15회를 0.5Kg씩 할 수 있는 무게까지 증량을 시켜서 수행을 한다. 만일 실험자가 요구된 반복 횟수를 채우지 못한다면, 할 수 있는 만큼 수평으로 누워서 할 것이다. 6주 후, 평균적으로 통증의 강도와 지각된 장애는 명확히 두 집단에서 개선이 되었다. 단지 저강도 두개경추 굽힘 그룹은 목이 바른 자세로 유지하는 능력이 훨씬 개선이 되었다. 재발된 목 통증과 장시간 불안정한 자세의 가능한 연관성을 조사하면 직장인 목 통증을 예방할 수 있을 것이다.[87]

경추 근육에 대해 재훈련을 하는 운동은 장기적으로 목의 통증을 경감시키는데 효과적이다.[183,651] Ylinen 등은[651] 만성적인 목 통증을 겪고 있는 여성에 있어서 통증과 장애에 대한 집중적인 등척성 경추 근력 훈련 프로그램의 효과를 비교하였다. 여성 직장인들(25세-53세)은 무작위로 근력 또는 지구력 또는 대조군 집단으로 무작위로 나누어 진다. 2주 기간 이상 각각 훈련은 1주일 당 5일, 45분 동안 진행되며 2주 후에는 자가에서 운동 프로그램을 행한다. 지구력 훈련 프로그램은 동적인 목 운동을 하며 엎드린 자세와 하늘을 보고 누운 자세 각각 머리를 들어올리는 운동으로 3세트 20회를 수행한다. 근력 훈련하는 집단은 고강도로 안정되고 강력한 목 운동을 하는데 고무줄을 이용하여 15회를 앞, 뒤, 비스듬하게 왼쪽, 오른쪽으로 시행한다. 위 두 집단은 어깨와 상지를 이용한 근력 운동을 시행한다. 이는 덤벨과 슬러그 프레스 동작, 컬, 벤트오버, 플라이, 풀오버 등 20회씩 3세트를 시행하며 마지막 1세트는 가능한 할 수 있는 최대 무게로 15회 반복한다. 모든 집단은 에어로빅과, 스트레칭, 스쿼트, 윗몸일으키기, 허리 운동을 정기적으로 주 3회 실시한다. 모든 집단은 운동 행동을 개선하기 위해서 목 통증을 감소시키기 위해서 4번 모임을 갖고 행동적으로 운동 동기, 통증에 대한 두려움을 감소시키기 위해 지원을 받는다. 대조군은 일주일에 3번 20-30분 스트레칭과 에어로빅이 권장되어 진다. 환자들은 2달, 6달, 1년 동안 따른다. 두 집단(지구력집단, 근력집단)에서는 대조군에 비해 확실히 목의 통증과 장애가 나아진다. 그리고 마약성 진통제와 건강 샵 등은 방문을 해선 안 된다. 근력훈련집단은 73%, 지구력집단은 59%가 목 통증에 대한 안심이 완전히 또는 상당히 얻어졌고 단지

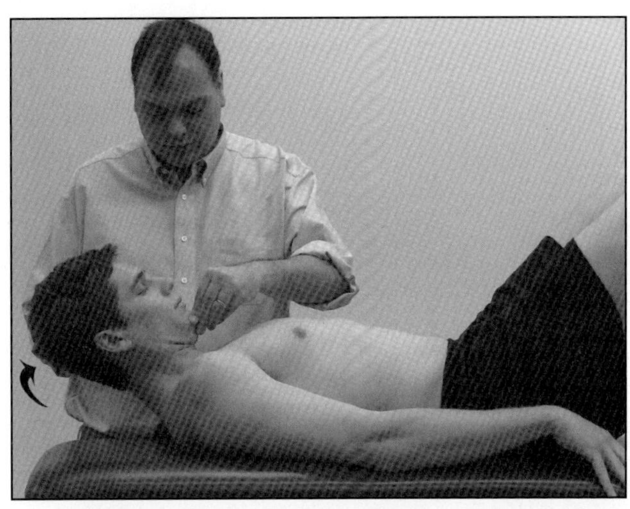

그림 6-85. 누운 자세에서 전체ROM을 위한 점진적인 목 굽힘

3%만이 훈련 때문에 상태가 더 안 좋아졌다고 보고되었다.[664] 목의 통증과 장애, ROM, 통증의 압력은 3년이 지난 후에나 1년을 지난 후에 비교해서 큰 변화는 없었다.[652]

거북목을 고치기 위한 운동은 만성적인 목 통증을 가진 환자에게서 통증이 즉시 변화된다.[518] SISO'Leary는[518] 3개월 이상 경추 통증을 호소하는 환자에게서 경추 굴곡근 운동 프로토콜(protocols)의 영향을 검사하였다. 피험자 48명은 무작위로 두개경부 굽힘집단 또는 굽힘 지구력 집단으로 배정이 되었다. 두개경부굽힘은 두 개굽힘 검사를 바이오피드백으로 10초 동안 목을 고정하는 것을 통해 10번 반복하였다(그림 6-53 참조). 굽힘 지구력집단은 누운 상태에서 목을 2cm 이하로 들어올려 3초 동안 고정시키고 이를 12회 반복 3세트를 수행하였다(그림 6-86 참조). 1세션 운동이 끝난 직후, 국소적으로 목에 대한 압력에 대한 역치는 두개경부굽힘 집단이 21%, 두개경부굽힘 지구력집단이 7.3% 증가했으며 국소적으로 열통과 다리에 대한 역치 변화는 없었다. 단지 CCF 운동은 VAS 등급을 확실히 개선을 시켰지만 이는 임상적으로는 큰 의미는 없다. 왜냐하면 기본적인 통증이 1.4-1.6이기 때문이다. 두개경부굽힘 운동을 통해 DNF을 목적으로 중재하는 것은 만성 목 통증 환자의 움직임에 대한 인지와 통증완화와 함께 목에 즉각적인 국소 통각 저하를 나타낼 수 있다.[518]

또 다른 연구에서는 만성적인 목 통증을 호소하는 환자는 DNF와 근력 훈련을 조합하면 이점이 있다는 것을 증명한다. 6주 동안 운동을 한 집단과 운동을 안 한 집단은 목

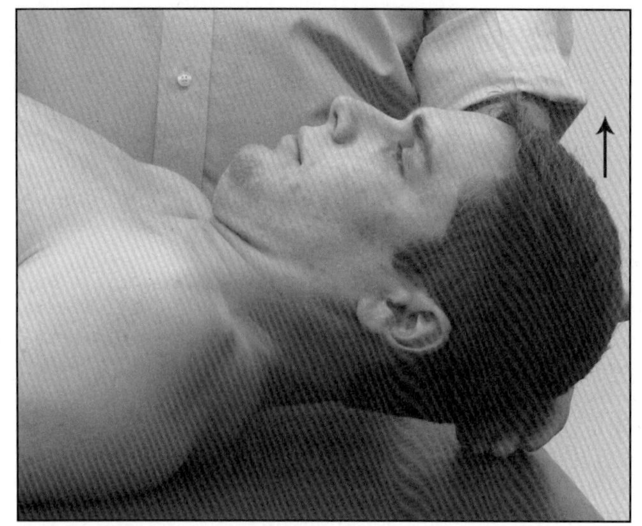

그림 6-86. 바로 누운자세에서 머리들기

의 통증을 호소하는 환자의 운동의 효과에 대해서 밝혀내는데 서로 비교하곤 한다.[653] 운동을 하는 집단은 적외선치료, 조언, 운동, 동적인 근력 훈련을 6주 동안 받았다. 대조군은 적외선치료와 조언만 받았다. 운동을 하는 집단은 다양한 목의 부위에 근력과 보고된 주관적 견해, 불편한 정도가 확연히 개선이 되었다. 6개월 뒤 운동을 한 집단과 안 한 집단 사이에서의 환자 만족도와 보고된 통증의 차이점이 명확히 유지가 되었다.[653]

운동 훈련을 한 후 근육 기능의 개선에 있어서 분명히 운동의 종류와 관련이 있다.[83,654] 저부하경추굴근, 고부하 경추 굴곡근, 모든 경추 굴곡근의 근력 훈련에 있어서 예를 들어, 저부하 CCF 훈련을 6주 동안 한 환자는 CCFT 동안 거북목의 EMG가 증가한다. 그리고 SCM에 있어서 EMG 진폭이 감소한다. 또한, 두개경추의 ROM이 증가하고 결과적으로 CCFT 결과가 개선된다. 두 집단 사이에서 목에 대한 장애와 통증이 유사하게 감소함에도 불구하고 경추 굴곡근 강도 운동을 수행한 집단은 CCFT에서 유사하게 개선된 것은 증명하지 못하였다.[654] 6주 동안 경추 굴곡근 지구력과 근력 훈련을 한 후, Falla 등은[188] 만성적인 목 통증을 갖고 있는 사람이 감소된 SCM의 피로도와 경추 굴곡근 강도가 증가됨을 보고하였다. 반면에 저부하 운동을 한 집단은 SCM의 피로도 또는 유연함의 강도에 아무런 효과도 없었다. 이와 대조적으로 O'Leary 등은[518] 2-6주 동안 실험을 하였다. 6 세션 프로그램은 목의 장애와 통증을 호소하고 있는 환자를 대상으로 경추의 유연함을 개선하기는데 있어서 효과를 비교하기 위해 심부 경추 굴곡근 운동과 머리를 들어 올리는 방법을 사용하는 경추 굴곡 운동 방법이 있다. 등척성 두개경추근육 수행력은 3개월 이상 목의 경도의 통증과 장애를 겪는 환자를 대상으로 특별한 두개경추 굴곡 운동 프로토콜(예, DNF) 또는 변환된 두개경추 굴곡 운동으로 재훈련되어진다. 이런 결과는 목의 심한 통증과 장애를 겪는 환자에게는 적용하지 못한다.[548]

운동 훈련의 특별함을 먼저 검토하기 위해서 Falla 등은[508] 저부하와 고부하 경부 근육 훈련을 비교하였다. 이를 비교할 때 유사한 프로토콜을 사용하였는데 이는 만성적인 목 통증을 갖고 있는 환자가 기능적인 활동을 하는 동안에 훈련 프로그램이 근육의 활동을 변화시킬 수 있는지를 결정하는 프로토콜이다. 6주 동안 훈련 후, SCM의 EMG를 상완근을 반복적으로 움직이는 동안 측정했다. 두 집단은 기능 검사를 하는 동안에 통증의 강도를 줄어드는 것을 보였고, SCM 활동에는 변화가 없었다. 저자들은 환자에게 중요한 기능적 자세와 검사에 있어서 경추 근육의 훈련을 추천한다.[508]

DNF의 저부하 훈련은 이론적으로 피상적인 것과 깊은 체계 사이에 조화를 개선하기 위하여 그리고 기능적인 움직임 동안에 DNF의 활동 개시를 개선하기 위해 고안된 특정 조절 운동으로 여겨진다. 저부하 두개경추 굴곡과 경추 굴곡근 강화 운동의 효과, DNF 활동 시 측두근 특징에 대해, Jull 등은[655] 경추 자세 시도할 때와 경추 운동 요청시의 EMG 활동을 검사하였다. 만성 경추통을 가진 56명의 대상자는 저부하 또는 고부하 6주 동안 운동 프로그램에 참여하였다. EMG 활동은 한쪽 상완근의 움직임과, CCFT를 하는 동안 DNF, SCM, AS로부터 기록된다. 저강도 프로그램은 CCFT의 모든 단계에 걸쳐서 DNF, EMG의 진폭을 증가시키고 SCM, AS, EMG 진폭은 감소시킨다. 고강도 훈련을 한 뒤 DNF, EMG 진폭은 변화가 없었다. 두 집단 사이에 DNF 의 상대적 지연시간에는 큰 차이는 없었다. 그러나 저강도 그룹의 상당수가 강화훈련 집단에 비해 한쪽 팔의 움직임 동안에 발생한 삼각근과 DNF 사이에 상대적 지연시간이 짧아졌다. 특정한 저강도 CCF 운동은 부분적으로 재활에 효과를 설명할 수 있는

DNF 활동의 시공간의 성질을 변화시킨다. 두 집단의 통증은 유사하게 감소한다.[655]

체성 감각 기능의 결함, 경추 근육 기능의 장애들이 목의 통증을 겪는 환자에게 나타난다. Jull 등은[656] 만성적인 목 통증을 겪는 환자에서 경추 관절 위치 오류와 관련한 고유수용 훈련의 효과와 두개경추굴곡 운동의 효과를 비교했다. 관절의 장애는 감각운동 조절 검사의 검사 부분에서 다루어진다. 64명의 관절 위치에 장애를 겪고 목의 만성적인 통증을 갖는 여성들을 무작위로 2개의 운동집단에 배치를 했다. 1주일에 1번 6주 동안 고유수용 훈련 집단 또는 CCF 훈련집단에 배정된다. 고유수용의 운동은 올바른 머리 위치의 교정, 초점, 시선, 눈과 머리의 균형을 맞추는 것을 포함했다. 재위치를 하는 것은 머리에 레이저 포인터를 쓰고 레이저가 가리키는 것을 보며 눈을 감았다 떴다를 반복하면서 머리를 자연스럽게 뒤로 젖히면서 수행한다.[112] 안구운동은 목표물에 시선을 고정시키고 머리를 움직이고 나서 머리를 고정하여 눈을 움직이기 시작한다.[112] 눈과 머리의 균형을 맞추는 운동은 머리와 눈을 같은 방향으로 왼쪽, 오른쪽으로 움직이며 시작한다. 환자는 처음에 눈을 목표물을 보는 연습을 하며 다음에 머리를 고정시켜 눈을 목표물에 초점을 맞춘다. 다음 단계에 수평과 수직에 2개의 목표물을 설정하여 먼저 눈을 움직이고 이를 맞추기 위해서 머리를 움직인다. 결과적으로 눈과 머리는 서로 반대 방향으로 왼쪽과 오른쪽 방향으로 돌려지게 된다. 그리고 나서 운동범위와, 속도, 목표물의 변경을 하여 진행된다. 두 집단 모두 JPE, 통증의 강도, 인지된 장애들이 상당히 감소하였다. 두 집단 사이에 다른 건 큰 차이가 없었지만, 단지 고유수용 운동 집단은 오른쪽으로 회전함에 따라 JPE가 상당히 크게 감소됨을 보였다. 개선된 고유수용 예민함은 재위치의 감각의 직접적으로 훈련을 함으로써 경추 구심성 신경의 질이 개선되었기 때문일 것이다.[656]

체성감각, 시각, 전정기관으로부터 비정상적인 구심성 입력은 눈과 머리 움직임의 감소된 조절과 곧은 자세에서의 불안정함, 현기증 감각운동 통제를 변화시킬 수 있다.[91,94] 체성감각 기능의 결손(예, 균형, 안구운동 조절과 고유수용감각)이 나타난 경추통을 가진 고령 환자들로, Uthaikhup 등은[657] 65세의 대상자들로 체성감각 기능

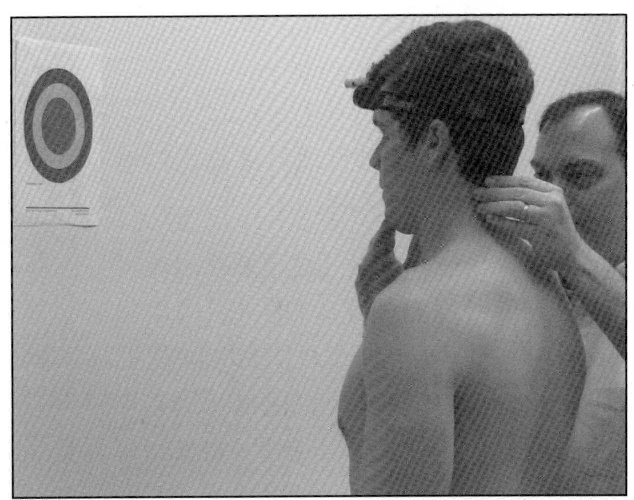

그림 6-87. 고유수용감각 운동- 머리 재위치

이상과 경추통을 가진 20명과 건강한 20명을 대상으로 실험하였다. 임상실험은 목의 JPS, RFT, SPNT, 편안한 자세로 딱딱하고 부드러운 표면에 서서 시선을 고정한 채 직립 균형과 걷는 검사, 10m 걷기 검사로 이루어져 있다. 목의 통증을 지닌 노인들은 SPNT, RFTM, 좌우 방향에 대한 직립 균형, 좌우 양 방향으로의 보행의 수 등에서 큰 장애를 지니고 있다. 목의 구심성 장애는 감각운동의 장애기인 한다는 이론을 근거로 하여 목의 통증을 지닌 노인과 젊은 사람들을 비교하였을 때, 목의 통증을 지닌 노인들이 균형과 수직의 인식, 눈의 움직임에 큰 장애를 보였다.[657]

요약하면, 2종류의 운동 접근법은 경추 굴곡의 장애를 다루기 위해 연구되어지고 있다. 2종류의 운동 접근법은 표층의 근육과 DNF 근육 사이에 근육조절과 균형에 초점이 맞춰져 있는 고부하 강화 훈련과 저부하 강화 훈련이 있다. 두 운동 접근법은 짧은 기간과 긴 기간 다장애와 통증을 감소시켜 주는 효과가 비슷하다. 저부하 운동 접근법은 똑바른 자세 유지를 향상 시켜주고 DNF EMG 진폭을 증가시키며, CCFT 동안에 SCM과 AS 진폭을 감소시키며, 두개경추의 굴근 ROM 을 증가, 감각운동의 기능을 개선시켜 준다. 경추 굴곡근 강화와 지구력 훈련은 CCFT 운동에 있어서 유사한 개선을 나타내지 않지만 SCM 피로를 감소시키고 목의 만성적인 통증을 지닌 사람에 있어서 경추 굴곡근의 강화를 증가시킨다. 반면에 저부하 CCFT는 SCM 피로 또는 경추 굴곡근의 강화에 영향을 주지 않는다. 경추 근육의 훈련이 기능검사와 기능자세를 포함해

야 한다는 것을 가리키면서 어느 운동 접근법도 기능검사 중 SCM 활동을 변화시키지 않는다.

움직임 협응 장애와 목의 통증을 지닌 환자를 위한 선택적인 운동

운동처방전은 목가슴신경절 장애와 국소적인 장애와 다양한 접근법, AROM, 도수기법, 자기 관리 등을 확인함으로써 주어진다. 급성, 만성적인 통증에 반응하는 근육의 성질과 근육의 활동이 빠르게 변화하는 것에 기초하여 근거하여 Jull 등은[658] 특별한 운동 접근법에 대한 기본원리를 제공 하였다.

- 운동은 운동 과정에서 초기에 시작을 하고 통증을 유발하여서는 안된다.
- 운동은 운동학습 처리의 정밀함을 강조하는 감각 기능과 근육의 있어 특별한 변화를 나타내야 한다.
- 훈련은 특별한 기능적이고 실용적이어야 한다.
- 반복하는 것은 적절한 움직임과 조절에 필요하다.
- 환자 교육과 끈기는 필수적인 요인이다.[658]

다음 부분에서는 저부하 운동과 고부하 운동 프로그램에 대해서 논의된다. 저부하 운동은 무통증이고 운동학습 원리과 기능적인 운동의 진정을 통합함으로써 치료 계획에 있어서 일찍이 소개되어질 수 있다. 많은 운동은 초기에 검사하는 동안 검사됨으로써 같은 방법으로 수행되어진다. 훈련 프로그램과 단계적인 운동학습을 통해서 신경근의 장애를 다루기 위한 상세한 설명은 Jull 등에 기록되어져 있다.[658] 운동은 활동 제한과 관련된 환자의 개인적인 장애를 다루기 위해 처방되어 진다. 모든 운동이 모든 환자에게 적합한 것은 아니다.

심부 목 굴곡근

DNF 훈련은 누운 상태에서 CCF 또는 고개를 끄덕이면서 시작을 한다(끄덕일 때 “Yes”할 수있는 능력, 그림 6-53 참고). 첫번째 단계는 CCF의 올바른 운동자세 또는 표층의 굴곡은 과도한 활동없이 두장근과 경장근의 활동을 통한 두개골의 회전이다. 늑골성 호흡의 결과로 SCM 활동이 높아지기 때문에 횡경막성 호흡이 선호되어진다.[509] CCF는 SCM과 AS의 과도한 활동을 촉진하면서 이를 조절하고 천천히 정확하게 통증없이 수행되어 진다. 좋지 않은 운동자세 패턴은 일반적으로 아래와 같은 것들이다.

- 경추 후인(retraction)
- 과도한 SCM이나 AS의 활동
- 턱을 굳게 다물거나 또는 턱의 과도한 압력
- 숨을 참거나 잘못된 호흡패턴
- 본래의 상태로 돌아오는데 있어 과도하게 조절을 하는 것[658]

“테이블 위로 머리의 뒷면을 밀어라”, “목의 뒷면을 길게 빼라”, “고개를 끄덕이면서 아래를 봐라” 등의 조언들은 올바른 자세로 훈련하는데 도움을 준다. 천천히 호흡을 하는 동안의 CCF 운동은 불안정한 호흡을 진행하는 환자의 SCM 활동을 감소시키거나 또는 호흡이 불안정한 환자는[509] 횡경막 호흡이 필요할 지도 모른다. 환자는 턱과 입술을 편안한 상태로, 치아는 살짝 떨어지게, 앞니 뒤쪽 1/3 지점에 혀를 놓고 편안한 상태로 있도록 지시받을 필요가 있다. 처음에는 10회 반복을 하루에 2-3번 하고 각각 10초 동안 운동을 수행한다.[658]

다음은 낮은 수준 단계의 DNF 지구력 훈련이다. 환자가 CCF을 올바르게 수행할 수 있는 압력 즉, 20-22 또는 24mm Hg의 압력으로 시작하면서 압력 바이오피드팩이 사용되어 진다. 이것은 30mm Hg의 압력에서 10회 반복하여 10초 동안 압력을 유지하는 것이 목표이다.[183] 지침의 변동 또는 꾸준한 압력을 유지하는 것이 부족함으로써 운동수행의 저하가 생기게 된다. 연습을 훈련으로 인해 생기는 가벼운 피로와 함께 하루에 두 번 하는 것이 권장된다.[658] 눈을 뜨고 연습 후 환자는 눈을 감고 집에서 연습을 위한 준비를 하기 위해 자세를 다시 바로 잡기를 시도한다. 집에서 수행하는 프로그램은 감독이 필요하다.[658] 환자는 올바른 자세를 자연스럽게 하게 되면, CCF를 앉아서, 또는 일어서서 수행할 수 있게 되며, 목의 신근의 저하보다 다소 나은 CCF 활동이 발생되는 것을 보장하는 훈련을 할 수 있게 된다.[585] 예비 결과들은 서있는 자세, 척추자세, 목을 길게 늘어뜨리는 자세로 부터의 DNF 훈련이 CCFT 동안에 SCM 활동 패턴에 개선하여 주고 훈련 후에 DNF 활동에 증가시켜준다는 것을 제안한다.[659] 목의 윗부분으로부터 머리를 부드럽게 들어 올리면서 경추를 늘어뜨리는 위한 것들을 운동교육을 통해서 배운다(그림 6-88). 하루 동안 운동은 10-20분 동안 수행을 하면

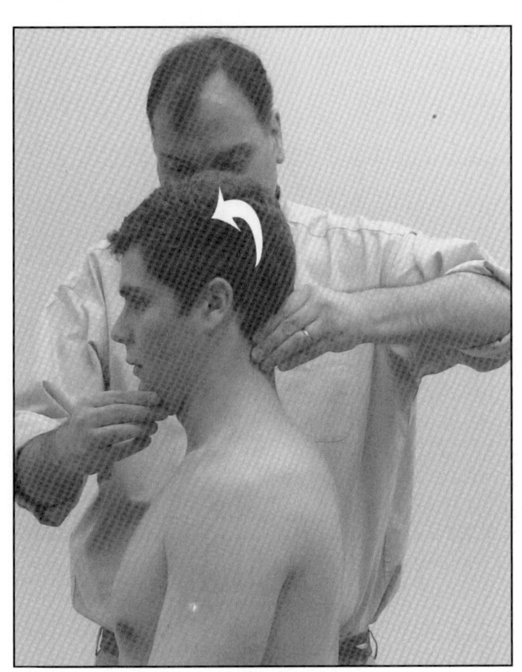

그림 6-88. 앉은 자세에서 심부 목 굽힘근 훈련 - 목 길이 방법

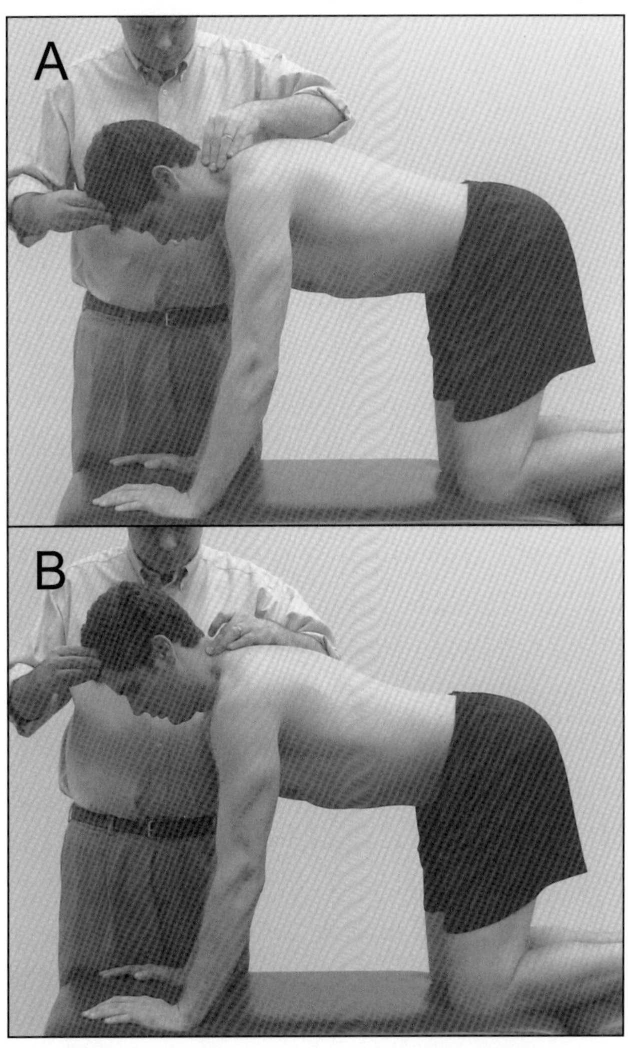

그림 6-89. 네발기기자세에서 심부 목 굽힘근 훈련: (A) 두 개경부 중립자세와 (B) 두개경부 젖힘

서 운동자세를 10초 유지하면서 수행한다. 운동은 일주일에 2번 지도한다. 앉아서 수행하는 DNF 활동은 운동학습 접근법의 부분으로써 연습과 반복을 증가시키는 효과적인 방법으로서 좋다.[659]

심부 목 신전근

경추 신근을 구성하는 근육들: 두반근(SpC), 두반극근(SCa), 경반극근(SCe), 다열근(Mf) 이런 겉부분에 있는 근육 집단들은 머리에 이르기 전까지 경추 전체에 퍼져있고 더 깊은 근육 집단들은 C2-C7에 걸쳐 퍼져 있다.[660] 목의 통증을 호소하는 환자들에게서[62,661-664] 경추 신근의 장애가 보인다. 그러나 운동을 하는 동안 신근 근육활동과 경추 신근을 훈련하는 방법에 대해서 잘 알려져 있는 것이 거의 없다. Elliott 등은[665] 건강한 사람들을 두 집단으로 나눠서 각각 다른 운동을 시킨 후 MRI를 이용하여 정적 수축의 목 신근의 활동을 조사하였다. 신근 운동은 (그림 6-89A)와 같은 엎드린 자세로 진행이 되며, MVC 20%에서 수행을 한다. 예비 조사 결과 깊은 근육 집단과 표면에 있는 신근 근육들은 MVC 부하 20%에서 활동되어 진다. 그러나 표면에 있는 신근들은 두개경추 신전(CCE)을 포함하는 더 높은 레벨의 운동에서도 관찰되어 진다. 이는 SCa가 목과 머리의 주요 신근이라는 이론을 뒷받침 해 준다. O'Leary 등은[660] Elliott등에서[665] MNP와 건강한 실험자들로 상대로 한 실험과 같은 운동을 비교하였다. 건강한 사람들과 비교하였을 때, CCN 운동 상태 동안에 경추 근육에서 아래쪽 부분에 있는 Mf/SCe, SpC 근육들에서 덜 깊은 근육들의 활동이 관찰되어지고, 이것은 CCN 운동이 목의 통증을 가진 환자들의 신근 장애를 확인하는데 유용하다는 것을 제안한다. 저자는 목 통증을 지닌 환자에 있어서 차이점은 더 나은 연구 결과를 토대로 한 운동 조절 전략에 있어서 변화를 나타낼지도 모른다고 제안한다.[660]

이전의 두개의 연구 결과를 고려하여,[660,665] Jull 등은[658] (그림 6-89)와 같이 엎드린 자세에서 목 신근과 SO의 훈

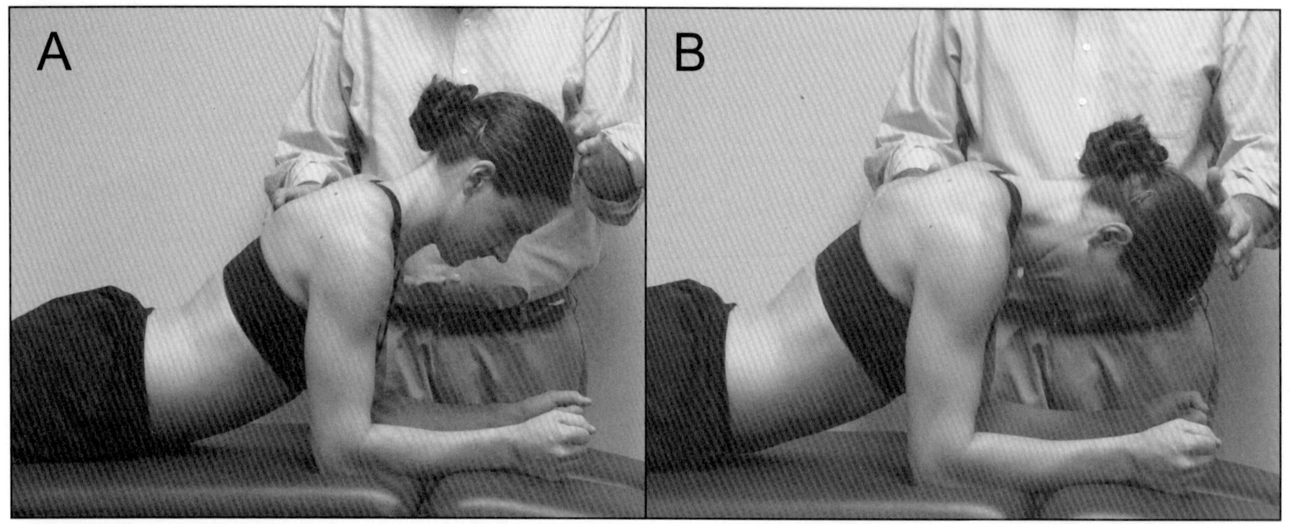

그림 6-90. 엎드린 자세에서 목 신전근 훈련 (A) 시작 자세와 (B) 굽힘에 대한 원심성 수축과 다시 중립자세로 돌아가기

련 프로토콜을 설명하였다. 낮은 부하에서 환자는 벽이나 카운터 상단에 앞으로 기댈 수 있다. 환자는 무릎을 땅에 대고 엎드린 자세로 최적의 견갑골 자세에서 척추를 곧은 자세로 할 수 있어야 한다. 두개경추의 신근을 비틀기 위해서 환자는 낮고 중간으로 경추의 위치를 유지하면서 각각의 방향으로 40° 회전하고 경추의 굴근, 신근의 상부 부분을 움직인다(그림 6-89 A 참조). 겉 부분의 경추 신근을 구부리기 위해서 상부 경추와 경추의 중간 부분이 낮은 경추는 운동축과 함께 경추의 신근을 환자가 행하는 동안 유지되어 진다(그림 6-90 참조). 운동은 본래의 상태로 돌아오면서 신근을 움직여서 시작되어 진다. 겉 부분의 신근 활동은 CCE를 피하면서 CCF 또는 CCN을 유지하면서 최소화 되어질 수 있다. 운동은 원상태로부터 환자가 턱을 들지 않고 목 뒷부분과 머리를 안쪽으로 숙이도록 지시받으면서 목을 아래로 늘이면서 진행되어 진다. 운동의 범위는 점차적으로 증가하게 된다. 처음에는 견딜 수 있는 강도로 적은 통증을 수반하며 5번 반복을 하여 시작하고 점차적으로 10회 3세트로 진행되어 진다. 운동은 저부하 지구력 훈련을 하기 위해서 등척성수축 운동을 포함하여 진행되어 진다.[658]

만약 환자가 엎드린 상태에서 운동을 할 수가 없다면, MVC 20% 등척성운동 등을 바닥에 반듯이 누워서 경추 신근 운동을 시작한다. 위치는 중립의 경추와 DNF 훈련에 대해서 동일하다. 환자는 머리과 목을 바닥쪽으로 (뒤로) 말아 주면서 CCF와 CCE 없이 테이블 위에서 머리를 부드럽게 누른다. 이 운동은 경추 후인을 하지 않는다. 이 운동은 엎드린 자세에서 지구력 훈련을 위해 저부하 운동을 견디면서 진행되어 진다.[658]

능동 자세 교육[658]

요추 단원에서는 올바른 직립자세의 적극적인 운동과 교육의 이점에 대해서 논의되었으며, 이것은 본질적으로 경추의 올바른 자세를 교정하기에 필수적이다. 환자는 곧게 앉으라고 지시받지 않는다. 자세교정은 먼저 보통 요추 척추전만을 만들기 위해 앞으로 골반을 위치하여 앉는 것으로 시작된다. 가슴과 경부의 자세는 증가된 흉추 후만을 감소시키기 위해서 흉골을 부드럽게 올림으로써 수정되어 지거나 늘어진 흉추를 편안하게 하기위해 부드럽게 흉골을 누름으로써 수정되어 진다. 견갑골 위치는 수동적으로 유발된 신호와 적극적인 교정을 통해서 해결되었다. 경추의 자세 교정은 뒤통수를 부드럽게 들어올리는 것을 상상하므로써 목 뒤 쪽을 길게 늘어뜨리라고 환자에게 조언하여 조정되어진다. 또는 환추의 후두부 1mm를 들어올려서 경추의 자세 교정이 조정되어진다.[658] 부드럽게 뒤통수를 들어올리는 것은 긴목근의 활성을 가능하게 한다.[666] 특별한 자세교정의 요인들은 개인적인 기술들로서 연습이 되어져야 한다. 환자들은 매일 15분 동안 앉아서 또는 서서 활동들을 지속적으로 10초 정도 유지를 하면서 적극적인 자세교정 훈련을 반복할 것이 요구된다. DNF의 동시 수축, 경추의 신근, 자기 등척성 운동을 가능하게 하는 것은

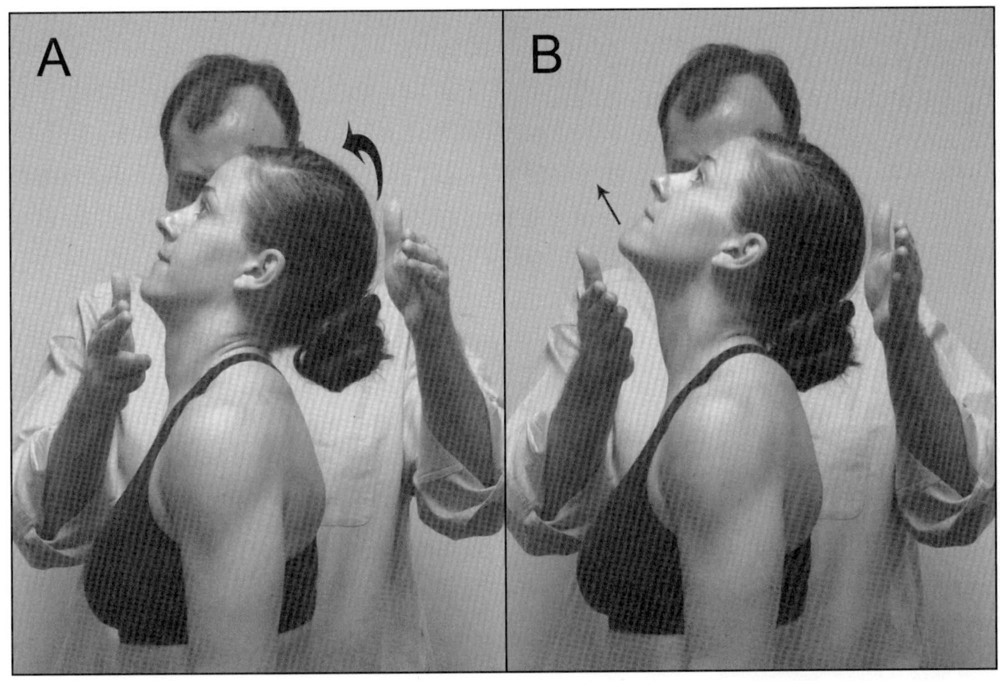

그림 6-91. 앉은 자세에서 경추 신전 조절 : (A) 두 개 경부 굽힘에서 중립자세로 돌아오기와 (B) 심부 목 굽힘근의 약화로 상부경추 신전의 중중립자세로 돌아오는 모습

앉아서 수행될 수도 있다.[658] 환자는 처음에 중립 척추 자세를 가정한다. 그리고 환자는 최대 10%의 통제된 느린 활성 양측에 회전방향을 용이하게 하기 위해 안구운동을 이용하여 한쪽에 조심스럽게 저항을 더한다.[658] 신전, 굽힘, 측방 굽힘의 추가 지시는 필요할 때 더해진다.

경추 신전 조절[658]

앉아 있거나 서 있을 때 경추 신전은 경추 신근에 의해서 시작되고 경추 신전은 경추 굴곡근에 기인한 조절을 요구한다. 중립상태로 되돌아오는 움직임은 원심성의 굴곡근 조절을 훈련하고 이러한 움직임은 DNF의 활성을 용이하게 하기 위해서 경추 굴곡근에 의해서 시작된다. 환자는 경추 신전 훈련의 전제 조건으로 28-30mmHg의 압력에서 경추 굴곡근 지구력 운동을 수행하여야만 한다. 환자는 천장을 쳐다보고 그리고 나서 천천히 머리를 어깨 뒤쪽으로 젖힌다. 그리고 이를 통증이 없는 상태까지 유지하고 다시 원래의 상태로 되돌아온다(그림 6-91A 참조). 상부 경추 신전이 함께 시작된 중립상태로의 복귀는 약함을 나타낸다(그림 6-91B). 신전의 범위는 점차적으로 조절이 개선됨에 따라 증가된다.[658] 강도와 지구력 훈련을 시작하려면, 등척성 정지가 범위의 상이한 부분에서 더해진다. 임상가의 환자를 편하게 해주고 신장하는데 머리를 받쳐준다. 그리고 나서 환자는 임상가의 손에서 머리를 떼서 들어 올리고 CCF를 내려보면서 머리를 들어 올리기를 시작한다. 그리고 5초 동안 정지 상태를 유지하고 중립상태로 돌아간다. 반복은 증가되어 지고 뿐만 아니라 신전의 요구 범위를 증가시킨다.[658]

팔 움직임을 동반한 경추의 조절[658]

환자는 누운 자세와 올바른 자세에서 심부 경추 근육의 조절과 지구력을 회복하기 위해 다음 단계로의 진행, 심한 움직임과 부하를 가하는 것은 기능적인 활동이 필요하거나 환자에 의한 악화로 설명했다. 컴퓨터를 이용하는 특정한 운동법 또는 매일 집에서의 활동은 팔의 작은 거상 범위를 사용함으로써 개시된다(그림 6-92). 환자는 작업을 수행하는 동안 중립 직립 자세와 최적의 견갑골의 위치를 유지한다. 다음 단계로의 진행은 움직임의 속도 또는 팔의 움직임에 대한 저항이 더해지고 기능검사의 요구에 기초로 거상 범위를 증가시킨다. 기능적 활동은 중립의 경추를 유지하기 위한 능력을 요구할 뿐만 아니라 머리와 목의 움직임 사이 분절 조절을 가지기 위한 능력을 요구한다.[591]

팔의 움직임과 경추의 중립자세 유지

각 환자는 그 임상 설명에 적합한 위치에서 시작된다.

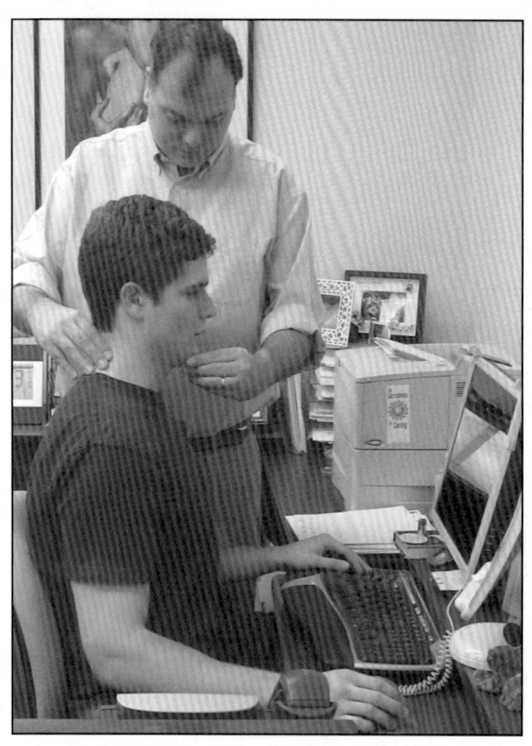

그림 6-92. 컴퓨터작업 시, 팔 움직임과 경추 조절

환자들은 우선적으로 심한 움직임을 안정화하기 위해서 CCF에서 시작하도록 지시를 받고 제대로 움직이기 위해 이 운동을 반복한다. 지구력을 위해서 올바른 경추 자세는 운동을 통해서 유지된다. 조절이 잘 되지 않는 환자 또는 짜증을 잘 내는 환자들은 매트 위에서 엎드린 자세로 시작하고 절반 또는 전체 롤에 진행되어 진다. 다음 단계는 공 또는 wobble board처럼 불안정한 표면에 안정한 곳에 서고 앉는 것을 계속한다(그림 6-93). 네발 기기 자세에서 앞으로 기댈 환자를 요구하면서 운동 위치를 자극하기 위해 사용될 수 있다.[585] 환자는 적어도 유발적인 팔 움직임(예, 어깨 수준 이하)과 척추 조절을 하면서 다음 단계로 진행을 시작한다. 양측 팔 거상은 목 앞쪽으로 옮김을 자극한다. 단독의 굴곡근 또는 외전은 목 옆의 변형을 자극한다. 운동의 속도는 경추 중립 유지에 추가적인 스트레스를 제공한다. 각 팔이 움직이기 이전에 DNF를 설정하는 것은 개시와 운동 조절을 강조한다. 자유 무게 또는 탄성 밴드를 사용하면서 저항 강도를 진행하는 것은 질에 중점을 두어서 견갑골 안정화를 목표로 하고 있다.[585]

능동적인 관절범위 운동의 분절 조절

저부하 운동은 비체중 부하에서 재활 초기에 시작되어 진다. 또는 바닥에 누워서 만일 필요한다면 베개도 지원받아서 운동을 시작할 수 있다. 회전에서의 움직임을 조절하기 이전에 DNF를 설정을 시작하면서 누워서 회전을 수행한다. 회전 및 방향 굴곡 동작 및 경추의 중립 평면을 유지하기 위해 피드백으로서 벽에 머리를 접촉하고 세워서 수행되어 질 수 있다. 분절 굴곡과 신전 조절은 앉은 자세와 엎드린 자세로 하는것이 논의되었다.

근력과 지구력 훈련

고부하 진행 전략은 더 표층의 근육의 활성화 촉진을 가능하게 하고 처음에는 높은 통증을 겪고 오래 시간 서있는 환자를 가리키지 않는다.[585] 성별과 나이를 고려하여 높은 부하를 더하기 전에 환자의 증상이 경미하고 안정되어야 하며 기능적인 요구는 시작 이전에 고려되어 지고 경추에 높은 힘을 천천히 진행한다.[658] Jull 등은[658] 누워서 베개를 베고 시작하면서 경추 굴곡근 강화 훈련을 추천한다. 환자는 머리를 표면으로부터 들어 올리기 전에 DNF를 설정하고 머리를 들어 올려서 1-2초간 정지 하는 것을 5회 반복한다. 반복횟수, 세트, 정지시간은 진전을 보이는데 사용되어 진다. 베개는 환자가 평편한 표면으로부터 머리를 올리기 위해서 제거되어 진다. 경사진 표면을 사용하고 점차적으로 표면은 수평으로 움직인다(그림 6-94 참조). 경추 중립에서 신전 강화 훈련은 탄성 밴드를 사용하여 앉은 자세, 선 자세, 네발기기 자세에서 수행되어 진다(그림 6-95). 일반적인 운동과 피트니스 프로그램에 참가한 환자들은 경추의 조절을 위해 운동하는 동안 관찰되어 지고 필요에 따라서 교정을 받는다.[658] 앞서 소개한것 처럼, Ylinen 등에[651,652] 의해서 고안된 강화 프로그램은 고부하 전략 운동 프로그램의 예이다.

체성 감각의 결손

경추 고유수용감각에 결손이 있는 환자를 위한 운동, 안구 조절과 균형은 시선과, 안정성, 눈-머리 조정과 균형을 경추 재위치 연습을 포함한다.[658] 처방은 검사 도중 평가된 장애 수준을 기반으로 하며, 운동은 통증이나 악화없이 하루에 2~3회 수행한다. 일시적으로 증가된 현기증은

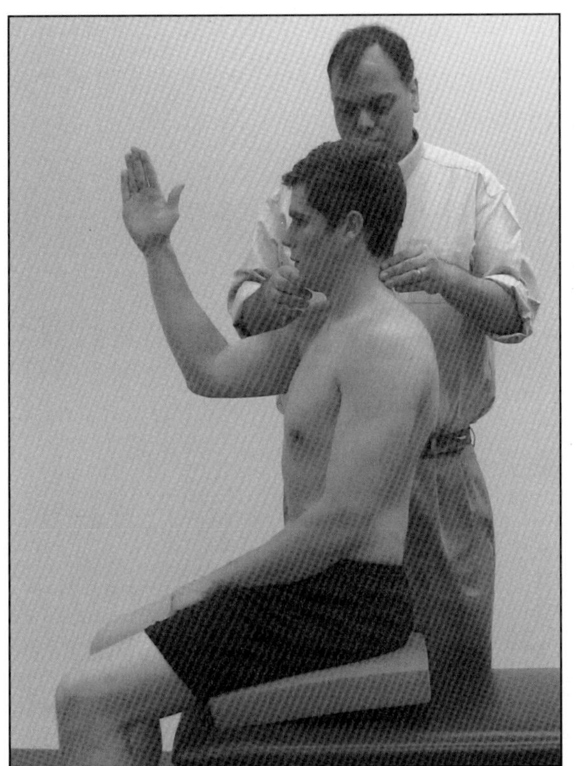

그림 6-93. 경추와 팔움직임 조절 - 불안정한 지지면에 앉기

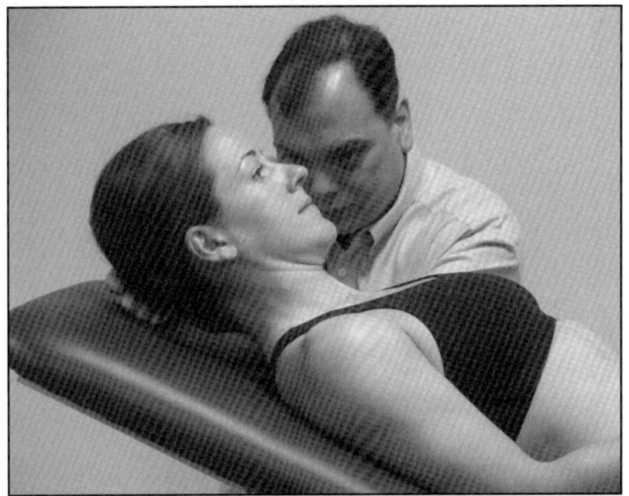

그림 6-94. 경사진 면에서 심부 목 굽힘근 훈련

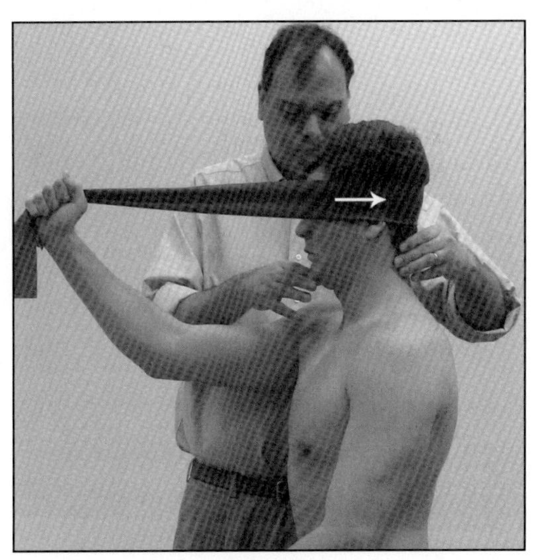

그림 6-95. 탄력성 저항으로 신전근 강화 훈련

나타날 수 있지만 그것은 면밀히 관찰되어 진다.[658]

경추 관절 위치 감각은 머리를 중립자세로 재위치 시키는 것을 포함하는 경추 재위치 운동에 의해서 훈련되어 진다. 환자는 벽에서 1m 떨어진 곳에 위치를 잡고 머리에 레이저 포인터를 써서 피드백을 받는다(그림 6-87). 레이져 빔은 벽에 포인터를 나타내 주고 올바른 머리 자세를 가리킨다. 눈을 감고 반복 거리 속도를 설정하여 목표물을 움직인 후에 포인터를 보고 다시 위치를 잡는다.[658] 그림을 또는 벽의 모양을 추척하면서 눈과 머리의 위치 감각으로 제어하여 조합한다.[585]

통증 또는 현기증처럼 심각한 증상을 보이는 몇몇 환자들은 누워서 진행을 하여야 하며, 점차적으로 앉은 자세에서, 다음 단계는 서서 눈의 움직임을 조절한다. 시선 운동은 머리를 고정시키고 눈만 목표물을 따라 천천히 양 옆, 위아래로 움직인다. 처음에는 10초 동안 진행하며, 점차적으로 30초까지 연습량을 늘린다.[658] 다음 단계는 몸통을 45° 회전시키고, 속도를 증가시키며, 서있는 상태에서 움직이고 또는 균형 운동을 조합하는 것을 포함한다.[658] 시선 안정성은 눈이 정지된 물체에 시선을 고정하는 동안 머리의 움직임도 포함한다. 머리는 모든 방향으로 움직여진다. 다음 단계는 서 있는 상태에서 움직이고 양 옆의 시야를 막기 위해서 수영 안경을 사용하고, 머리가 움직이는 속도를 증가시키는 것 또는 복잡한 배경에서 물체에 집중하는 등의 과정을 포함한다. 식품점에서 쇼핑 또는 차 운전 할 때 요구되는 시선 안정성을 매일 자극시키기 위해서 시선을 고정하는 것은 앉아서 또는 불안정한 표면에 서서 방향을 돌아가거나,[114] 머리를 돌려서 연습한다.[585]

눈과 머리를 앉아서 조정하는 연습의 예는 다음과 같은 것들을 포함한다. (a) 눈과 머리를 같은 방향으로 돌린다. (b) 먼저 시선을 물체로 이동시키고 다음 머리를 움직인다. (c) 처음에 두 물체에 시선을 맞추고 머리를 돌린

다. (d) 눈과 머리를 서로 반대 방향으로 움직인다.[658] 다음단계는 균형운동, 증가된 범위로 움직임, 증가된 속도, 서있는 상태를 포함한다.[658] 서있는 상태에서 시작 위치는 편안한 자세, 좁은 기저, 자전거, 또는 한쪽 다리로만 서있는 상태, 다음 단계로 진행되면 눈을 감거나, 뜬 상태거나, 표면이 안정하거나, 불안정할 수도 있다. 걷는 것은 증가된 속도와 머리를 움직이는 동안 다른 방향으로 진행된다. 균형 훈련에 있어서 안전은 노인이나, 집에서 연습을 하거나, 심각한 장애를 지닌 환자에게 중요하다.[658]

경추통 운동 조절 장애 분류에 대한 요약

목 통증을 지닌 환자의 신경근 장애를 다루는 치료 운동은 최적의 회복이 필요하다. 왜냐하면 근육의 장애는 원인에 상관없이 목 통증을 수반하기 때문이다. 현재 연구는 활동의 한계와 통증을 감소시키기 위해서 저부하, 운동 조절 접근법과 고부하, 일반적인 강화와 지구력 접근법을 지원한다. MT, 운동, 조언 등이 합쳐진 접근법은 대부분의 환자에게 적용된다. 그러나 운동 프로그램의 초점은 진단분류, 검사 결과, 환자의 기대와 목표에 기초하여 결정된다. 운동 조절 장애와 목 통증의 개요는 (표 6-3)에 나와 있다.

두통을 동반한 목 통증 분류

Neck Pain With Headache Classification

두통을 동반한 목 통증 분류는 ICD 상태와 연관되어 있다: 두통과 경추두개 증후군.[15] ICF 범주에 따르면: (a) 머리와 목의 신체 기능–통증, (b) 신체 구조 머리와 목의 관절, 머리와 목 부위 근육, 그리고 (c) 신체 자세를 유지하는 활동과 참여, 머리를 굽히거나 젖히는 자세를 유지하는 특별한 자세이다.[15]

임상적 평가는 비연속적인 한쪽의 경추통과 연관된 두통(예, 연관통) 그리고 느닷없는 두통이나 목을 움직이거나 자세를 유지함으로써 악화되는 두통 등을 포함하는 경추성 두통을 가진 환자의 과거력을 통해 얻는다. 검사 결과는 목과 연관된 한쪽의 두통과 목을 움직이거나 자세를 취할 때 악화되는 윗빗근(SO)부근의 증상들, 두통이 생기거나 또는 동측에 자극으로 악화되거나 후방 경추 연부조직과 분절 운동들, 제한된 경추 관절운동범위(ROM), 제한된 상부 경추 분절 움직임과 CCF 검사에서의 저하된 수행력을 포함한다.[12,15,25,183] 신체 기능의 손상에 대한 ICF 용어에서는 상부 경추 분절의 자극으로 재발된 두통, 제한된 경추 관절운동범위(ROM), 제한된 상부 경추 움직임과 근력, DNF의 지구력 결손을 포함한다.[15] 일치하는 중재들은 경추 관절 가동술(mobilization)과 도수교정(manipulation), 근 길이의 연장과 협응(coordination), 근력과 지구력 운동들이 포함된다.[15,667]

감별진단

국제두통학회에[668] 의해 문서화 되어있는 14가지 타입과 그 아래 속한 형태의 두통을 감별 진단한다. 긴장성 타입의 두통은 38% 유병률을 가지고,[668] 10%의 편두통과,[668] 2.5% ~ 4.2% 경추성 두통을 동반한다.[669,670] 다른 두통은 물리치료를 하면 후두신경통과 TMD 장애를 동반한다.

비근골격계이기 때문에 CGH의 진단의 첫 번째 단계는 두통을 제외하는 것이다. 물리치료의 범위를 벗어난 일부 심각하거나 생명을 위협하는 두통(즉, 종양, 뇌막염, 측두부 동맥염과 외부 경동맥 박리)은 물리치료 중재에 적합한 두통과 비슷할 수 있다. 그러므로, 심각한 병리를 식별하기 위해 병력과 임상 검사는 중요하다. 두통의 감별 진단에 대한 자세한 설명을 검토한다.[672] 의료 전문가에게 추가 검사를 의뢰해야하는 위험 신호는 다음과 같다:

- 갑자기 두통이 발생(예, 천둥소리(thunderclap)
- 두통의 나쁜 패턴
- 두통 이전에 바뀐 패턴들
- 고정된 편측차
- 기침, 격렬한 활동, 자세 변화로 인한 통증유발
- 야행성 또는 이른 아침 통증 발생
- 50세 이후에 새로 통증 발생
- 전신적 통증과 증상(예, 열, 발진, 딱딱해진 목)
- 발작(Seizures)
- 시각신경유두부종(papilledema) 또는 시신경 부종(optic disc swelling)
- 전형적인 시각 또는 감각성 편두통보다 국소적 신경 증상과 징후
- 새로운 통증 수준, 특히 최악으로 설명될 때

- 성격의 변화 또는 인지 장애(cognitive impairment)
- 외견상 적절한 치료반응이 없다.[673]

경추성 두통은 상부 3개 경추 부분의 근골격계 기능 장애에서 발생하는 것으로 생각된다. 목에서 비롯된 통증은 머리 또는 C3, C4 척수 레벨에 있는 삼차신경경부핵의 구심성 감각 융합에 의해 머리 통증으로 인식될 수 있다. 두통의 특징은 감별 진단에 도움이 될 수 있지만, 일부 특징은 두통 유형 중 일반적이다.

환자의 병력 청취로 두통 진단의 유용성은 매우 제한된다. Detsky[674] 등은 편두통의 진단과 관련된 CPR을 개발했다. CPR을 구성 다섯 요인:

1. 맥동 두통입니까?
2. 약물 복용 없이 4 ~ 72 시간 사이에 지속됩니까?
3. 한쪽만 나타납니까?
4. 메스꺼움 있습니까?
5. 두통이 일상 활동을 하는데 지장을 줍니까?[674]

만약 질문에 4가지 이상 "네(Yes)"라고 대답했다면, +LR 24(95% CI: 1.5에서 388); 5개 질문에서 3개, +LR 3.5(95% CI: 1.3에서 9.2); 5개 중 1이나 2, +LR 0.42(95% CI: 0.32에서 0.52)이다. 임상 의사 결정을 하기 위해 가장 좋은 예측 인자는 다음과 같은 내용이다: 맥동, 4-72 지속시간, 편측, 메스꺼움, 무능력.[674] (표 6-14)는 경추성 두통(CGH), 긴장성 두통(TTH), 편두통 유형의 임상적 기준의 요약[668,675]이다.

병력 청취 후, SINSS(Severity, Irritability, Nature, Stage, Stability)의 고려와 다른 가설의 가능성 여부를 위하여 임상적 검사를 계획한다. 임상 검사 결과는 (표 6-14)의 임상적 기준 섹션에 정의되어 있지 않다. 목 통증은 일반적으로 두통과 연관된 만성 경부 근골격계 증상이 있는 사람이 두통 유병률이 높다.[676] 두 가지 임상적 기준 — 목의 움직임의 감소와 외부압력으로 인한 후두 또는 아래후두(SO) 부위와 같은 쪽의 두통 — 이 위의 연구 결과를 뒷받침 한다. 상부 3개의 경추 부분 신경 지배를 받는 어떤 구조가 두통의 잠재적 원천임을 감안하여, 임상 검사는 척추 움직임 분절, 근육 체계 및 신경 구조를 포함해야 한다.[476]

두통이 있는 환자는 근골격계 장애가 존재하지만 두통의 종류에 따라 다양하다. CGH와 자세의 관계는 명확하지 않다. 한 연구에서[57] 거북목 증후군은 CGH와 연관이 있었지만, 다른 연구에서는 편두통, CGH, 두통 이 없는 사람 사이의 차이점이 없었다.[12,402] 정적 전방 머리 자세는 물리치료의 효과를 예측할 수 없다.[103] 근육 길이의 장애와[80,402,511,677] 통증유발점은[677] CGH과 연관있다. 운동감각 장애(예로, 관절위치감각)은 편두통, TTH 또는 CGH가 있는 사람들 사이에 차이가 있다.[62]

CGH를 가진 사람의 근골격계 장애가 있는 게 확실하지만, TTH와 편두통은 아니다. 제한된 움직임 — 후두와 C4의 PAIVM에서 뚜렷한 상부 경추 기능장애 — 과 CCF 검사에서 장애로 CGH와 TTH, 편두통을 구별한다.[62] CCF 검사의 마지막 3단계에서 SCM의 활동이 신전과 우측, 좌측 회전에서 상당히 움직임의 범위가 제한됐다. 2회 또는 더 많은 간헐적 두통이 있는 사람에서 Amiri 등은[661] 경부 근골격계 장애의 패턴은 CCF 검사에 의해 식별되는 상부 경부 관절 증상 장애, 제한된 경부 운동 및 DNF 결핍을 포함하면 CGH가 더 확실하게 차별화 될 수 있다고 제안했다. 현재 CGH인 사람과 아닌 사람의 경부 근골격계 장애의 측정이 차이가 있지 않다.[661]

Zito 등은[12] 27명의 CGH군과 25명의 아우라 편두통(migraine with aura)군 그리고 25명의 대조군으로 경부 근골격계 장애의 여부를 실험했다. CGH군은 경추의 굴곡, 신전이 잘 안됐고, 상부 경추 장애의 수동 검사에서 높은 통증을 호소했으며, 상승모근(UT), 사각근(sclenes), 윗빗신전근(SO extensors), 견갑거근(levator scapulae)이 단축됐다. CCF 검사에서는 별다른 차이가 없었다. 정적 자세, 다른 경부 위치를 압력 통증 수준을 넘어, 신경 조직의 기계적 민감성, 경부 관절 위치 감각의 차이가 집단 간의 관찰되지 않았다. 두가지 측정 —C1과 C2에 대한 도수 검사와 흉근 길이 검사—CGH군과 아우라 편두통, 대조군과 80% 민감도로 차이가 났다.[12] Hall 등은[479] 수동 검사의 신뢰도와 C4 상위 경추 중 움직임의 장애가 많은 부분을 연구하였다. 수동 검사는 PAIVM과 PPIVM이 좋은 신뢰도를 보였고, 장애가 많은 부분은 C1에서 C2 부분이고, C2에서 C3 그리고 후두에서 C1 순으로 장애 빈도가 많았다.[479]

경추 굴곡 회전 검사(CFRT; 그림 6-96)은 보통 C1과 C2의 기능장애를 확인할 때 사용한다. CFRT는 누운 자세에서 경추를 최대 굴곡된 상태에서 실행한다. 이 자세는, 회전의 범위가 좌 · 우측 40~44도이다.[678] C1과 C2

[표 6-14] 경추 기원성, 긴장성 두통이 종류 그리고 편두통에 대한 임상적 기준 요약

경추 기원성 두통	긴장성 두통-종류	AURA를 동반한 편두통
A. 통증은 목에서 발생되며 1개 이상이 머리 부위 및 또는 얼굴에서만 인지된다. C와 D를 충족 B. 두통의 타당의 원인으로 알려져 있거나 받아 들여진 경추의 임상,실험 및 영상 진단 증거 C. 적어도 통증이 다음 중 하나에 근거한 목장애로 인한 것이라는 증거: ○ 목 통증의 원인이 되는 임상 증상 ○ 진단적 약물 치료후 두통이 없어짐 D. 통증은 원인 질환의 성공적인 치료 후 3개월 이내에 해결	일화: • 평균 10회 이상 < 1일/월(평균 12일/년) 및 충족기준 2~4 빈번한 일화: • 평균 10회 이상 < 15일/월, 적어도 3개월 • 7일동안 30분 이상의 두통 • 두통을 다음 중 적어도 두가지를 가지고 있음 ○ 양측 위치 ○ 누르거나 조이는 양 ○ 가볍거나 중등도의 강도 ○ 일상적인 활동(걷기 또는 계단)으로 인해 악화되지 않음 • 다음 두 가지 모두 ○ 메스꺼움 또는 구토 없음 ○ 광선 공포증 또는 소리 공포증이 1개 이하 • 다른 장애로 인한 것이 아닌	• 두통은 4~72시간 동안 지속(치료를 받지 않았거나 완전히 치료를 받지 못했다.) • 두통을 적어도 다음 중 두 가지를 가지고 있음 ○ 편측 위치 ○ 맥박이 뛰는 양 ○ 보통 또는 심각한 정도 ○ 일상활동(걷기 또는 계단)에 의한 악화 • 두통이 있을 때 적어도 1개 이상의 해당: ○ 메스꺼움 및 구토 ○ 광선 공포증 또는 소리 공포증 • 다른 장애로 인한 것이 아닌 • 이 조건을 충족하는 두통의 발병이 적어도 5번 있음
경추 기원성 두통	**긴장성 두통-종류**	**AURA를 동반한 편두통**
A. 목 관련 증상/징후: • 평소에 발생하는 것과 유사한 두통의 수: ○ 목 움직임 및 어색한 머리 유지 ○ 증상이 있는 부위의 상부 경추 또는 후두 부위의 외압 • 목 관절 운동 범위의 제한 • 동측 목, 어깨 그리고 팔의 아주 미미한 신경뿌리 또는 비 신경뿌리 통증	만성: • 1년에 3개월 이상 평균 15일 이상 경과하며 두가지 조건을 충족하는 두통 • 두통이 몇시간 동안 지속 • 다음 두가지 모두 충족 ○ 1개 이하의 광선 공포증, 소리 공포증 또는 중등도의 구역질 ○ 중등도 또는 중한 구역질 또는 구토 • 다른 장애로 인한 것이 아닌	• 기준 B~D에서 2건 이상 발병 • 다음 중 적어도 하나를 가진 AURA: 그러나 근력 약화는 없음 ○ 완전히 되돌릴 수 있는 시각 증상(깜박거리는 빛 또는 시각 장애) ○ 완전히 되돌릴 수 있는 감각 증상(핀/바늘, 또는 둔함) ○ 완전히 되돌릴 수 있는 구음 장애 • 적어도 다음 2개 충족 ○ 알수 없는 시각 및 편측 감각 증상 ○ 적어도 1개의 AURA 증상이 5분 이상 그리고 다른 AURA증상이 5분 이상 지속 ○ 각 증상은 5분 이상 60분 미만으로 지속
B. 마취 약물 치료 특징으로 인한 증거가 사실임을 보여줌 C. 경추기원성 두통 부작용이 없는 통증의 편측성 진단을 위해, I의 하나 이상의 양상이 양성 또는 1b 및 1c의 결합에 대한 유일한 기준으로 작용하기에 충분		• AURA가 없는 편두통에 대해 B에서 D를 수행하는 두통은 AURA 동안 시작되거나 AURA 60분 이내에 나타남 • 다른 장애 때문이 아님

ROM indicates range of motion; CGH,cervicogenic headache.

의 기능장애가 있으면 회전이 상당히 적게 일어난다.[478,678] CGH군과 증상이 없는 군 또는 아우라 편두통군은[480] CFRT에서 Sn(0.91)과 Sp(0.90)의 차이가 나타났다. 이 검사에서 제한되는 움직임이 32° 또는 그 이하일 때 양성으로 사료된다.[478] 더 많은 여러 종류의 대상에서 CFRT는 Sn(0.90), Sp(>0.88), K = 0.85로 증명되었다.[476] CFRT의 측정은 시간에 따라 안정되고(2,4, 그리고 14일) MDC는 최소한 7°이다.[479] CFRT의 비교는 ROM 결핍과 임상적으로 유의한 차이를 의미한다. CGH군(25°), 편두통(42°), 다양한 두통군(35°) 그러나, 부정적인 CFRT도 CGH의 가능성을 배제하지는 않는다.[679] 기운이 있거나 없는 편두통은 ROM에 최소한의 영향을 미친다. CGH군에서 편두통군이나 다른 두통군보다 증상측에서 ROM의 큰 감소를 보인다. 양성의 CFRT 구분값은 두통 집단 간의 차이가 ROM이 30° 이하일 때이다.[679]

CGH 증상이 있는 사람의 신경 조직 기계적 민감성 또는 말초 신경 과민의 존재는 7%~10%의 빈도로 보고된다.[12] 상부 경부 신전의 동통 회피 자세와 상부 경부 굴곡 감소된다. 장시간 앉은 자세가 전형적인 패턴이다. 바로 누운자세에서 상부 경부 굴곡도 감소된다. 소(lesser) 또는 대후두신경(greater occipital nerve) 또는 삼차 후두신경(third occipital nerve)의 촉진 시 신경과민을 유발한다. 누워서 팔을 외전 또는 하지 직거상 자세(straight leg raise position)후 상부 경추의 굴곡을 반복하면 신경조직의 과민이 나타난다.[476] Hall 등은[476] 환자가 혼자 관절 움직임 및 운동 조절 운동에 적절하게 나타나지 않을 수 있기 때문에 신경 과민 패턴의 식별이 중요하다고 제안했다.

뚜렷한 상부 경추 기능장애와 손상을 가진 움직임의 제한된 패턴에서 심부 목 굴곡근(DNF)은 매우 정확하게 CGH을 편두통과 TTH와 구별한다. 마찬가지로, 이러한 장애의 유무는 경부 근골격계 질환 환자의 두통의 원인으로 매우 가능성이 있음을 시사한다. 최근 연구에서 만성 TTH이 있는 사람이 근골격계의 손상이 확인되었다. 예로 통증유발점,[680] DNF의 장애,[689] 깊은 경부 신전근의 위축과[682] 신경조직의 과민이다.[683] 병력과 신체 검사는 CGH, TTH, 편두통 그리고 혼합된 형상의 진단을 분류하는데 도움을 주고, 초기 중재의 지침을 제공한다. 두통 유형별 차이와 혼합된 두통의 증상은 경흉추의 움직임, 근육 체계, 신경조직의 주의 깊은 검사를 요하며 치료 후 반응과 재평가에 신경 써야 한다. 높은 질의 CGH 또는 TTH의 관리를 위한 도수치료와 운동의 효과에 관련된 무작위 비교 연구는 한계가 있다.

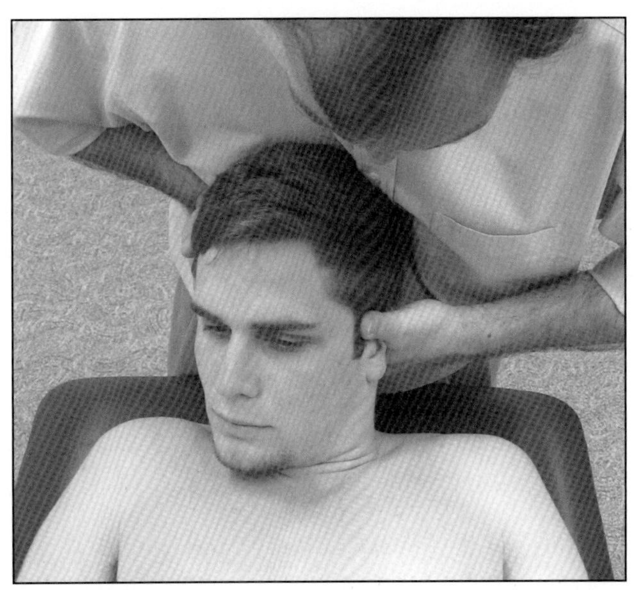

그림 6-96. 경부 굴곡 회전 검사(CFRT)

두통을 동반한 목 통증을 위한 근거와 일치하는 중재

체계적 재검토-중재

체계적 문헌고찰에서[684] CGH에 도수치료(척추 도수교정(spinal manipulative therapy)와 특별한 운동으로 구성된 척추 도수치료는 카이로프랙터에 의해 제공됨) 적용의 효과는 입증되었다. 혼합된 결과에도 불구하고, Posadzki와 Ernst의[685] 연구에서 척추 도수치료가 PT(즉, 전기치료, 초음파, TENS), 부드러운 마사지, 약물 복용, 치료하지 않은 것보다 두통의 빈도, 강도, 낮은 질의 3개의 무작위 대조 연구를 토대로 현재의 연구는 편두통의 치료를 위한 척추 도수교정(spinal manipulation)의 사용을 하지 않는다.[686] TTH 대한 물리치료, 운동 또는 척추 도수교정의 근거는 불충분하다.[687]

만성 재발성 두통을 예방하기 위해, 코크런 재검토에서[688] 편두통에 척추 도수교정은 amitripthline의 복용과 비슷한 효과가 있다는 결론을 내렸다. 한 연구는 맥동 전자기장과 TENS의 사용에 대한 약한 증거를 발견했다. 만성 TTH에, amitripthline은 척추 도수교정보다 더 효과적이다. 그러나, 척추 도수교정은 단기치료 후 CGH, TTH 모두 우수한 효과가 있다. 치료적 마사지, 두개골 전기자극법, TENS, 그리고 자가-마사지(self-massage)와 TENS의 혼합, 스트레칭 모두 TTH에 효과가 있음에 틀림없다. TTH의 한 일화는, 척추 도수교정 후 마사지를 추가하는 것은 효과가 없습니다. CGH의 한 일화는, 척추 도수교정과 저강도 지구력 운동 모두 효과적일 수 있다. 모든 치료는 심각한 부작용의 위험이 적은 것으로 나타난다.[688]

무작위 통제 실험-중재

예비 임상적 예상 규칙(CPR)에서 만성 TTH 환자에게 1개월 추적조사의 발통점 치료와 저부하 운동훈련이 효과 있다.[689] 환자들에게서 다음의 모든 요인이 54%에서 87.4%(+LR=5.9)로 좋아져 1개월 추적조사의 성공적인 가능성을 보여준다:

- 두통 지속시간 감소(예, 하루에 8.5시간보다 적게)
- 두통 빈도 감소(예, 일주일에 5.5일보다 적게)
- SF-36 설문지 측정에서 몸의 통증 감소 (예, 47/100점 보다 적게)
- 높은 활력(Higher vitality) SF-36(예, 47.5/100점 보다 더)[689]

두통의 강도, 빈도, 지속시간, 자기회복인식의 다양한 변수 중 적어도 하나는 50% 감소의 성과가 나타났다. 환자는 압박이완(pressure release), 근에너지기법(muscle energy), 연부조직 기법(soft tissue techniques)으로 구성된 발통점 치료를 6세션 받았다. 게다가, 환자는 일일 DNF와 신전근을 느리고 조절된 방식, 두개경추 굴곡 및 신전(각 방향으로 10회 반복)을 사용하는 저강도 운동 프로그램을 시행하였다. 더 큰 샘플과 추가 연구는 검증을 위해 필요하다.[689]

두개경추 굴곡 운동은, 다방면으로 포함된, 경부 움직임으로, TTH 환자에 효과이다. TTH 환자 81명을 운동그룹(EG)과 대조그룹(CG)로 6주간 중재하는 다기관 무작위 통제실험(multicenter randomized controlled trial)을 했다(표 6-14 참조).[690] EG는 물리치료사의 재량에 따라 마사지, 자세 교정, 낮은 속도 경부 가동술, 저강도 지구력 두개경부 굴곡 훈련(CCF) 프로그램을 받았다. CCF 프로그램은 150㎝ 탄력 밴드를 이용해 저항을 주어 두개경부 굴곡 운동이다. 탄성 밴드는 환자의 목의 두개경부에 위치시켰고, 반대쪽은 약간 수평 위에 고정시켰다.

척추를 중립자세로 앉아, 두개경부의 굴곡을 하는 동안, 다양한 방향, 저항, 속도로 등척성 수축 운동을 한다. 매일 두 번씩 세션당 10분 동안 운동한다. CG는 마사지, 자세교정, 경부 가동술, 그러나 CCF 프로그램은 하지 않는다. 6주 후 두 그룹 모두 두통의 빈도, 지속시간, 강도의 상당한 감소를 보지만, 6개월 후에는 EG만이 효과를 보였고 약물 섭취도 감소하였다. 반면에 6개월 후 CG는 두통의 요인들이 증가하였고, 약물 섭취도 감소되지 않았다.[690]

연구는 현재 만성 CGH의 관리에 척추 도수교정과 운동의 역할을 뒷받침한다. 다기관, 전향적, 무작위 대조연구인[183] 경우 교정과 저강도 운동, 혼합된 운동과 관리 받지 않은 대조군으로 만성 CGH의 관리의 차이를 연구했다. 200명을 무작위로 4그룹: 도수교정 치료그룹, 운동치료그룹, 혼합된 치료그룹, 대조그룹으로 나눴다. 도수교정 치료는 느린 속도와 빠른 속도의 기술로 구성했다. 운동치료는 경견갑대 근육을 저강도 지구력 운동을 했다. 관리는 6주 동안 8~12번 세션당 30분 했다. 자료는 7주를 기준으로 3, 6, 12개월 수집했다. 대상과 치료사 뿐만 아니라 자료를 수집하는 사람도 맹검 방식으로 자료를 수집했다. 조치의 결과로 두통의 빈도, 지속시간, 강도, DNF 근육 기능 평가, 약물 복용의 변화가 있었다. 대조군에 비해 모든 그룹이 빈도와 강도에서 향상이 있었다. 도수교정 치료는 운동치료 보다 두통 지속시간에 관해서 우수했다. 운동치료그룹은 경부 근육의 기능 향상이 확인됐다.[183]

CGH의 관리에 가정프로그램 외에 경부 가동술과 도수교정을 더한 운동, SNAG를 제공한다. Hall 등은[586] 32명의 CGH군과 CFRT가 제한된 군을 대상으로 C1, C2에 SNAG의 효과 실험을 하였다. 대상은 C1에서 C2 SNAG 또는 위약 치료를 무작위로 하였다. 치료의 2세션이 지나서 C1에서 C2 SNAG 소개 및 연습을 하고, 가정프로그램으로 1일 2회 실시하였다. 결과는 1개월 12개월에 측정하였다. 두통 지수 점수는 4주 후 자기-SNAG 그룹에서 더 유의하게 개선되고 1년 동안 유지 되었다. 자체보고서 또는 치료 혜택은 자기-SNAG 그룹을 위약 치료 그룹보다 선호했다. CGH와 CFRT 양성인 사람에서, C1에서 C2 자기-SNAG

가 효과적인 가정프로그램이 될 수 있을 것이다.[586]

근력, 지구력, 가동술이 강조된 운동 프로그램은 만성 두통 유형에 효과적이다. Ylinen 등은[691] 두통 및 상지 통증을 동반한 만성 목 통증 환자에게 12개월 동안 세가지 운동 프로그램의 효과를 비교했다. 이 연구에서 두통은 분류하지 않았지만, 한달에 2회 이상 편두통을 겪는 사람은 제외시켰다. 180명의 사무직 여성을 3그룹으로 나눴다: (1) 스트레칭 그룹(SG), (2) 지구력 그룹(EG), (3) 대조군(CG)– 각 그룹은 두통의 강도에 의해 더 나눴다. 각 그룹은 가정프로그램을 하기 위해 이틀 동안 전문기관에서 재활 프로그램을 배웠다. 일주일에 5회 45분 동안 운동을 하였고, 과부하를 피하기 위하여 원래 강도의 절반의 강도로 시행하였다. EG는 누운자세에서 머리들기를 20번 3세트하여 목 굴곡근을 운동했다. SG는 앉은 자세에서 탄성밴드에 대항하여 밀었다.(전, 후, 좌, 우, 대각선) 15번 1 세트 하였다. 두 그룹은 덤벨을 가지고 shrugs, presses, curls, bent–over rows, flys, and pullovers루 구성된 동적 운동을 시행했다. EG는 아령을(각각 2kg) 쌍으로 사용하여 훈련 기간 동안 각 운동을 20회 반복의 3세트를 수행하였다. SG는 각 개인이 할 수 있는 가장 무거운 덤벨을 사용하여 한 개로 15회 반복의 1세트를 수행하였다. 두 훈련 그룹은 윗몸 일으키기, 허리 신전 운동, 스쿼트를 자신의 체중에 대한 몸통과 다리 근육에 대해 동일한 방식으로 동일한 훈련을 수행했다. 각 훈련 세션은 목, 어깨, 상지 근육 스트레칭으로 끝났다. 두 훈련 그룹은 목에 심각한 통증이 있는 사람도 효율적으로 훈련을 할 수 있도록 목 통증을 줄이는 마사지와 가동술로 구성된 물리치료의 4세션을 받았다. CG는 유산소 운동을 일주일에 3회 30분 동안 하고 스트레칭 운동을 20분 집에서 했다. 모든 그룹은 일주일에 3회 집에서 운동을 했다. SG와 EG 참가자들의 운동 확인과 동기부여를 위하여 방문했고, 기준 평가로부터 2, 6개월 후 재평가를 했다. 12개월 후, 두통이 SG에서 69%, EG에서 58%, CG에서 37% 기준 평가로부터 감소하였다. 목의 통증은 심한 두통과 함께 SG에서 가장 많이 감소되었다($P < .001$). 상지의 통증은 SG 58%, EG 70%, CG 21% 감소했다. 모든 그룹이 두통이 감소했지만, CG는 다른 근력, 지구력을 함께 훈련한 그룹 보다 효과가 적었다.[691]

두통을 동반한 목 통증 분류 요약(표 6–2 참고)

CGH, 편두통, TTH의 감별 진단에 도움을 줄 요인은 (표 6–14)에서 제공한다(국제 두통 학회). 더하여 임상적 결과와 관련된 자세, 경추흉추분절 운동(cervicothoracic segmental motion), 견갑골 근육 수행력(axioscapular muscle performance)과 대체된 신경역동학(altered neurodynamics)의 검사를 더하여 두통의 유형을 진단하고 물리치료의 중재와 전반적인 지침을 중재합니다. 추가 연구가 필요하지만, 현재의 근거는 CGH와 TTH의 도수치료와 치료적 운동의 효과를 뒷받침한다.[183,586,684,685,687,689–691]

편타성 관련 질환 분류
Whiplash-Associated Disorders Classification

가속–감속의 기전으로 인한 부상은, 편타성 관련 질환(WAD)이 잠재할 수 있다. 일반적으로 차량의 충돌(MVC) 동안 발생할 뿐만 아니라 스포츠 활동 중에도 발생할 수 있다, 예로, 스키이다. 머리와 경흉부(cervicothoracic regions)는 척추의 구조로 인하여 큰 움직임과, 다양한 방면의 움직임으로 손상을 입는다, 예로 뼈 구조, 척추 사이 디스크(disc), 추간 관절, 인대, 근육과 신경 조직이다. WAD는 복잡하고 불균형한 상태가 특징이며 운동, 운동감각, 감각 결핍과 심리적 통증도 있다. 보통 증상이 즉시 나타나지만, 12~15시간 후에 나타나기도 한다.[692] 주요 호소는 목의 통증이고, 머리 또는 사지, 견갑골 아래쪽, 흉부 또는 허리도 호소한다. 게다가 두통, 시각 장애, 감각 이상, 무감각증, 약함, 균형 저하, 집중력 및 기억력 저하의 증상도 포함된다.[103,693] 급성, 아급성, 만성 WAD의 검사와 치료에 관련된 최근 연구는 신체적, 정신적 장애와 관련된 기본 기전의 이해에 관한 것이다.[47,89,257,694–696] 초기 WAD의 분류는 4그룹으로 (표 6–5)로 제시되지만, Quebec Task Force(QTF)[29]에 의해 설명된 WAD II는 가장 일반적 분류이다. 6개월 동안의 전체 회복 동안 중등도 이상의 증상과 물리적, 정신적 요인을 포함한 WAD II가 (표 6–6)에 표시되어 있다.[295]

개선된 분류는 근본적인 기전의 치료와 만성으로 가는 것을 예방한다.[696]

운동과 감각운동 장애와 WAD

WAD 환자의 대부분이 손상 1개월 안에 경부 움직임의 범위가 줄어든다.[40] 손상 후 2~3개월 안에 회복 또는 통증과 장애의 감소, 경부 움직임 범위의 회복이 된다.[89] 그러나, 중등도 또는 심한 통증과 장애의 경우 움직임의 결핍이 2~3년까지 보인다.[275] 경추와 견갑부의 근육 활동 패턴이 변하고 높은 수준의 통증과 장애가[257] 있으며 만성 증상이 오래 남는다.[257,275] 천부와 심부의 경부 근육에 지방 침착이 되는 구조적 변화로 WAD와 증상이 없는 것을 비교한다.[697,698] 이러한 변화의 원인과 관련성을 알 수 없지만, 운동 기능의 결핍이 나타날 수 있다.[696] 중등도 또는 심각한 통증과 장애를 가진 만성 WAD[89,102] 환자는 관절 자세 오류(joint positioning error), 균형, 시야조절 결핍이 나타난다. 감각 장애 환자는 현기증을 자주 호소한다.[116,369] 손상 확인 즉시 재활해야 한다.[696]

감각장애와 WAD

급성과 만성 WAD의 감각장애는 대부분 중추신경계 이상의 특징인 과잉민감성 또는 통증과잉이다.[114,696] 압력, 열, 전기 및 가벼운 터치의 자극에 통증 역치값은 감소되고[35,699] 손상된 국소 부위와 손상되지 않은 상지 또는 하지에서도 감소된다.[35] 운동 손상과 관계없이 감각 장애는 개인마다 통증과 장애가 다르며 부상 후 바로 나타난다. 압력과 온도자극의 낮은 통증 역치값은 만성 WAD로 인한 경부 통증이 있을 때 전체적으로 나타나지만, 특발성 목 통증은 나타나지 않는다. 마찬가지로, WAD는 넓은 감각이상(즉, 높은 수준의 검출)가 진동, 온도, 전기 자극에서 나타나지만, 특발성 목 통증은 아니다.[36,253,700] 감각과민의 초기 증상은 저하된 기능 회복,[260,275] 물리치료에 대한 적은 반응,[47] 교감적 혈관 수축,[701] 스트레스와 관련된 요인이다.[701]

정신적 요인과 WAD

정신적인 통증은 급성과 만성 WAD에서 나타나고, 불안, 우울증, 그리고 지속된 통증과 신체장애와 관련된 움직임과 같은 행동장애[255] 등 발생하는 것을 포함한다.[696] 그러나, 외상 후 압박은 IES 평가에 의해 손상 후 6개월 그리고 2년 동안 기능회복에 대한 예후를 가진 WAD는[696] 아마도 목 통증을 가진 환자들의 고유 특성 중 하나일 것이다(그림 6-6 참고).[40,258,275]

WAD의 평가에 대한 고려사항

자세한 병력은 건강상태가 나쁘지 않은 상태에서 이루어져야하고 통증의 정도가 보다 높고(VAS 7/10 이상), 회복에 대한 예후 능력(NDI 20/50 이상)의 NDI(그림 6-5 참고)를 포함해야 한다.[696] IES는 외상 후 스트레스 척도를 포함해야 한다. 손상 6주 후에서 26보다 높은 점수는 정신적 진료의 필요성을 나타낼 수 있다.[702] 신체 검사는 병력을 지표로 하여 이루어진다. 감소된 목뼈 ROM과 차가운 통각과민에 대해 호소하는 저조한 건강상태를 예측하는 또 다른 요인으로 평가를 해야 한다.[114,696] 환자의 증상과 통증 정도의 설명은 중요하다. 신경병증 통증을 알아보기 위해, S-LANSS(그림 4-127 참고)의 사용은 20% 환자에게서 대개 목에서 타는 듯한 통증, 손 압력에 대한 통각과민, 전기충격과 같은 통증과 같은 높은 통증과 신체 장애와[703] 관련된 신경병증 통증을 보여주었다. 기계적 통증역치에 대한 압력 통각측정, 차가운 통각과민(예를 들어, 아이스 적용으로 통증역치에 대한 시간),[704] 그리고 무해자극 통증의 존재를[696] 알아내기 위한 가벼운 터치는 감각 평가로 포함될 수 있으나, 이것들이 감각 기능 검사에 타당성에 있어 동의되진 않는다.[695] 목뼈 ROM, 목뼈의 운동 그리고 감각운동 기능장애, 견갑대, 신경학적 검사의 평가는 이전부터 논의되었다. 집단상 분류는 운동, 감각운동, 그리고 감각장애 뿐만 아니라 심리학적 요인을 포함하는 Quebec Task Force에 의해 WAD 등급을 포함할 수 있다. 저조한 예후 지표는 높은 초기 장애(VAS 7/10 이상), 높은 초기 통증 점수(NDI 20/50 이상), 교육 수준, 낮은 자기효능감, 그리고 저온민감성으로 확인되어야 한다.[705]

WAD의 관리를 위한 고려사항

급성 WAD에 대해, 임상적 설명 지침도 환자 교육, 안심시키기, 평소와 같이 할 수 있도록 조언, 적절한 단순운동(즉, ROM, 근재교육)을[702] 지지하는 것이다.[702,705] 자동차 사고 기관 2007 설명 지침은[702] 4일 이상의 휴식, 고정, 스프레이 및 스트레칭, 스테로이드 주사, 자석 목걸이, 그리고 필라테스, 휄든크라이스(Feldenkrais), 알렉산더 테크닉, 마사지, 그리고 동종요법과 같은 다른 중재방법은 추천하지 않는다고 했다. 급성 WAD에 대한 최고의 치료방법을 평가하기 위해 추가적인 연구가 필요하다. 만성 WAD 환자에 대한 복잡성을 고려하면, 다방면 접근을 요구할 수 있다. 최적의 PT 관리에 대한 전략에 있어 상대적으로 연구가 부족하다.[702]

급성(2주 이하), 아급성(2주에서 12주), 그리고 만성(12주 이상)에 따른 WAD의 관리의 모범 사례는 다음과 같이 요약된다.[705-707] 급성기 WAD에 따른 적절한 중재는 다음과 같다[706]:

- 단지 교육만이 현저한 이점을 제공하는 것이 아니지만, 팜플렛보다 말과 영상이 더 효과적일 수 있다.
- 부드러운 칼라(collar)로 고정하는 것은 능동적 운동보다 덜 효과적이고 항상 활동하는 것은 더 효과적이지 못하다.
- 능동적 운동은 통증 강도를 줄여주고 ROM을 증가시킨다.
- 맥동 전자기장 치료와 침술 치료는 하지 않는다.
- 몇몇 증거들은 매틸프레드니솔론(methylpre-dnisolone) 투여를 뒷받침하지만, 반드시 해야 하는 것은 아니다.[706]

급성기에서는 초기 관리를 하지 않았을 때 자연적 회복을 하면서 지속적으로 발생되는 증상이 덜해지는 것으로 보였기 때문에 현재 증거들은 초기 중재에 대해 제공하지 않는다. 그러나, 몇몇 환자에게서, 손상 발병과 치료 지연에 의해 만성 증상으로 넘어갈 수 있는 위험이 증가할 수 있다.[707]

아급성기 WAD에 따른 적절한 중재는 다음과 같다:

- 단기간 동안 통제된 운동은 자율적 운동보다 더 효과적이다.
- 초기 치료가 후기 치료보다 더 효과적이다.
- 피트니스와 적극적인 직업-경화(work-hardening) 프로그램은 회복에 있어 오히려 해롭거나 역효과를 낳을 수 있다.
- 정신치료와 운동에 대한 여러 학문분야가 관련된 접근방법은 수동 치료방법보다 통증과 병을 감소시키는데 더 효과적이다.
- 여러 학문분야와 관련되어 있는 치료방법은 업무를 빨리 복귀할 수 있도록 해준다.
- 통증완화와 움직임 향상에 대한 몇몇 증거들은 단기간에서 등과 목관절 도수치료를 지지하지만, 반드시 좋아진다는 것은 아니다.
- 보툴리늄독소(botulinum toxin) 투여는 플라세보(placebo)보다 더 효과적이지 못하다.[708]

아급성 기간에서 통증 감소와 움직임 증가에 대해 능동적 운동을 권장한다. Ask 등은[519] 손상 발병 6주된 아급성기 WAD 25명 대상으로 2가지 운동프로그램 효과를 비교하였다: (a) 운동 조절 훈련(MCT), 그리고 (b) 일반적인 지구력과 근력 훈련(GEST)으로 6주 동안 6회에서 10회 정도 실시. MCT 그룹은 운동 재교육 프로그램을 따랐다.[86] GEST 그룹은 수정된 Ylinen 등의[651] 프로그램을 따랐다. 두 가지 운동 프로그램 둘 다 이장 앞부분의 세부사항에 설명되었다. 두 그룹 모두 통계학적으로 유의한 차이가 없었다. 두 그룹의 약 50% 환자는 6주와 1년 사이에서 임상적으로 장애의 중요한 변화가 있음을 보여주었다. 통증에 관련된 변수는, 6주에서는 그룹 안에서 차이가 있었으나, 1년에서는 차이가 없었다. 프로토콜을 비교할 대조군이 없지만, 두 그룹 모두 단기간과 장기간에서 유사하게 호전되는 양상을 보였다. 두 그룹 모두 전체적으로 1년[519] 안에 통증과 장애가 계속해서 나타나기 때문에 WAD 발병 6주 후 가능한 운동에 의해 추가 장애가 나타나지 않도록 제안한다.

감각장애는 손상 직후, 도수치료 또는 운동으로부터 통증 유발에서 장기간 지속되는 높은 수준의 자기보고 통증과 장애와 관련되어 있기 때문에, 회복의 지연을 방지해야 한다. 감각과민 반응을 가진 환자는 활동 수준에 있어 개인마다 견딜 수 있을 정도로 서서히 증가시킴으로써 통증 유발을 피할 수 있도록 관리해야 한다.[658] 차가운 과민 반응에서 척추 MT의 효과는 최고의 약리 작용은 아닌 것을 알 수 있다.[98]

적어도 1년 이상 현재 증상을 가진 만성 WAD로 분류된 환자에 대해, Jull 등은[47] 무작위로 복합적 물리치료(PT) 중재를 하여 자기관리 효과와 비교하는 연구를 하였다. PT 그룹은 관절가동기법을 저강도로 10회에서 15회, 자세와 기능적 활동을 포함하고, 운동감각의 재교육, 목 굽힘근과 폄근, 날개뼈 근육의 재교육을 목적으로 낮은 지상운동을 하였다. 운동은 집에서 이루어졌다. 자기관리 그룹은 편타성 교육에 대한 소책자를 가지고, 활동적 생활을 하게 하였고, 하루 2번씩 운동 프로그램을 할 수 있도록 했다. 복합적 PT 그룹은 통증과 장애(효과크기 0.48)가 현저하게 줄어들었고, 치료 효과를 알 수 있었으며, VAS에서 증상이 완화되었다. 두 그룹에서 관절 가동범위 차이는 없었다. 두 그룹 모두 모든 면에서 약 10° 정도 유사하게 증가하였다. PT 그룹에서 CCFT 수행에 대해 또한 현저한 증가를 보였지만, 자기 관리 그룹에선 나타나지 않았고 이를 할 수 있는 숙련된 운동프로그램을 할 수 있도록 제안한다. 하위그룹 사전 분석은 광범위한 기계적 및 차가운 과민반응을 가진 환자가 PT 관리만으로 또는 선택적 중재를 통해 계속된 목 통증과 장애를 감소시키기 위한 연구를 하는 것이다. 만성 WAD 환자 관리에서 환자의 하위 그룹에 효과가 적은 것으로 나타났음에도 불구하고, PT 사용의 효과 크기는 0.48로 유의했다.[47]

만성 WAD 단계에서 비침습적 중재에 대한 모범 사례는 다음과 같다[710]:

- 운동 프로그램은 통증 감소에 효과가 있지만 장기간에선 아니다.
- 특정한 운동 프로토콜은(위에서 논의된 바와 같이) 효과가 나타나지만 좀더 많은 연구가 필요하다.
- 대부분의 연구는 PT의 다방면 중재 및 심리치료를 지지한다.
- 관절 도수치료에 대한 연구들은 불충분하다.
- 제한된 증거는 근환류(myofeedback) 교육을 지원한다.
- 게스탈트 요법(gestalt therapy), 로슨방법(Rosen method bodywork), 두개천골 요법은 지지하지 않는다.[710]
- 만성 WAD의 수술 및 주사요법을 고려했을 때, 많은 연구들은 목뼈 관련 통증에 있어 영구적으로 완화되진 않지만, 고주파 신경절제술을 지지한다.

급성, 아급성, 만성 WAD를 가진 환자에서 운동의 다른 형태는 각각의 장애에 따라 적절한 운동을 하도록 한다.[712] 가동성 운동은 관절가동범위 향상은 보여주지만, 활성화 패턴이나 근지구력 향상은 되지 않는다.[660] 목의 운동 조절 및 자세 변화는 저부하 훈련을 향상시킬 수 있다.[87,655] 관절 위치 오차에 따른 감각운동 부족은 근육 운동 프로그램을 하지 않고 머리 위치를 재배치하는[112] 운동이 필요하다. 만성 WAD에 대한 최근 연구에서는 적절한 운동량 및 특이성에 대한 답변을 제공한다.[713]

통증 교육의 신경생리는 운동 수행, 장애 수준, 통증양상, 그리고 통증 역치 효과 단계에 따라 나타난다 — 적어도 단기간에서. 만성 WAD Ⅰ 및 Ⅱ를 가진 6명의 환자로 A–B–C 단일 사례 설계에서, 오직 통증 교육 신경생리 2가지 기능의 효과를 연구했다.[714] 6주에서 운동 공포 지수, 휴식시 수동적 코핑 전략, 자기 평가 장애, 광선혐기증에서 현저한 감소가 보였다. 통증 압력 역치의 현저한 증가와 통증없는 목 움직임 향상은 목 폄 검사 및 ULNDT에서 관찰된다.[714] 통증압력 역치가 등세모근에서는 6명 환자 모두 현저한 증가를 보인 반면 하지에서는 6명 중 5명만 향상되었다.

급성과 만성 WAD는 점점 증가되는 지속된 중추통증, 스트레스 반응 그리고 운동 및 심리학 요인 모두 관련되어 있다. 운동, 교육, 안심시키는 행동 그리고 평소와 같은 행동을 하라는 조언은 급성기에 권장하는 중재이다. MT, 운동 그리고 다방면 프로그램은 감각 과민반응을 제외한 만성 WAD 환자에게 통증과 장애 감소가 입증된 최근 접근법이다. 기계적 및 차가운 과민반응과 외상 후 스트레스를 가진 경우 추가적인 중재가 필요하다.[696] 외상 후 스트레스와 같은 심리학적 요인은 중추성 과민 반응을 포함하는 것이다.[715] 13℃ 이하 차가운 통증과민 역치는 높은 통증과 장애가 외상후 스트레스 증상을 보일 수 있는 환자에게 더 높은 통증과 장애를 보일 수 있는 경로로 예측한다.[326] 목 폄근에 지방이 침착되면 3달에서 6개월에 가벼운 장애를 가진 사람과 비교하여 높은 통증과 장애를 가져오고 근육의 구조적 변화 및 만성으로 이행되어지는 연결고리로 입증된다. 지방이 침착된 근육에서 통증의 영향은 외상 후 스트레스 증상에 의해 중재되어질 것이다.[716] 육체적, 정신적, 그리고 유행성 진행은 서로 밀접한 관계를 가지고 있고, 중재와 관련하여 많은 궁금증을 남긴다.[715] 향후 WAD의 복잡하고 이질적인 특성을 해결 할 수 있는 최적의 중재 방법에 대한 연구가 필요할 것이다.

경추 신경근병증과 척수병증의 수술적 관리
Surgical Management of Cervical Radiculopathy and Myelopathy

경추의 퇴행성 변화는 CM 또는 신경근병증에서 10%에서 15% 사례에서 종종 증상이 나타나지 않을 수 있으나, 척수 또는 신경근의 압박과 같이 나타난다.[23,717] 보전적인 치료는 일반적으로 진행성 신경학적 결손 및 만성적 통증을 가진 환자에 대해 수술적 관리로 나타난다. 수술의 목표는 신경조직의 감압, 통증 경감 그리고 척추 안정성의 유지 및 보완에 있어 기형적 예방이다. 많은 수술적 기법은 척추뼈의 융합이[718,719] 있거나 없을 때에 따라 앞쪽, 뒤쪽, 또는 원주 기법으로 이루어진다. 수술 진행에 대해서는 Schenk과 Wise에 의해 설명된다.[719] 경추 수술 진행은 비용이 많이 들고 합병증을 동반할 수 있다.

Nikolaidis 등은[720] 만성통증 상태가 진행되고 있는 1%에서 8%사이 환자에게서 삼키고 숨쉬는 것이 어렵고, 식도천공, 목동맥 및 척수동맥, 종양 또는 신경조직 손상과 같은 기타 합병증을 가졌을 때 사망률이 0%에서 1.8% 범위 안이라고 하였다.

코크런 재검토(Cochrane Review)에서[720] 경추 수술과 보존적인 관리에 대한 결과의 연관성에 대해 오직 2가지 실험을 하여 비교하였다. 첫 번째 실험은 CR에서 수술과 보수적 관리에 대한 비교를 하였다.[721] 수술 3달 후, VAS가 19% 감소한 물리치료와 고정된 칼라(collar) 고정물 적용 시 VAS가 4% 감소한 것에 비해, 수술한 그룹은 VAS가 29% 감소로 우수한 결과를 가져왔다. 수술 1년 후 통증 검사에서는 세 그룹 모두 현저한 차이가 없었다 — 수술 그룹 30% 감소, 물리치료그룹 17% 감소, 고정된 칼라 고정물 그룹 16% 감소. 수술적 치료를 한 환자는 4개월에 감각 소실과 관련하여 보다 더 나은 결과를 가져왔으나, 16개월에서는 현저한 차이가 없었다. 그 결과들은 물리치료 또는 고정물과 비교하여 수술로 하여금 단기간에 얻을 수 있는 이점으로 확인되었다. 이 연구의 결과는[721] 5년 안에 증상이 한번 발병된 CR 환자의 75% 대상으로 한 연구에서 증상이 자연스럽게 향상된 561명 환자를 대상으로 한 지역사회중심 역학적 조사와 유사하다.[238]

두 번째는 가벼운 기능적 결손을 가진 CM과 관련된 68명 환자를 대상으로 수술 또는 보수적 치료에 대해 할당된 비용에 대해 실험하였다.[722] 수술과 보수적 치료 모두 3년간 중재에 따라 현저한 차이가 없었다.[720] 앞쪽 경추 추간판 절제술 및 융합의 성공률에 따른 연구에 의하면 일반적으로 높다(1레벨, 2레벨, 3레벨. 각각 92%, 80%, 65%).[723] 그러나, 생체역학 연구에 의하면, 융합에서 위분절 아래분절의 퇴행성 변화 결과로 인접한 분절에 스트레스를 증가시킨다고 한다.[723] 인접한 분절에서 발생하는 증상의 감소는 10년 이상 조사했을 때 융합 후 나타나는 비율은 매년 2.9%, 총 25% 비율로 분석된다.[723] Galbraith 등은[718] 조기 감압을 겪은 CM 환자에 대한 보다 더 나은 수술의 결과라 하였다. 146명 환자에게서 Suri 등은 증상기간이 긴 환자와 비교하여 1년 이하 환자가 수술 후 운동회복 능력이 아주 현저하게 좋아진 것을 확인했다.

다음은 목 통증의 수술적 치료와 관련하여 최적의 증거로 종합적인 요약이다. Corragee 등의[725] 보고서에 의하면 심각하고 파괴적인 결핍, 염증, 또는 진행성 통증과 같은 목 통증 주사 그리고 수술적 치료에 대한 증거를 압축하였다:

- 관절 내 스테로이드 주사 또는 목 통증에 대한 신경병증 신경절제술은 지원되지 않는다.
- 신경근병증 또는 병리학적으로 심각한 증상이 없는 목 통증의 경추전방유합술 또는 경추 추간판치환술은 지원하지 않는다.
- 코르티코스테로이드 경막 또는 선택적 신경근도 목뼈근의 단기 증상 향상을 위해 지원되지만, 이러한 환자에 대해 수술의 필요성이나 수술 비율은 감소하지 않는다.
- 비교적 빠르고 큰 통증 및 장애는 수술 6주에서 12주 후 확실하게 감소되지만, 비수술적인 수단에 비해 장기적인 결과가 우수하다는 것은 분명하지 않다.
- 일차적 방사통이 없는 환자에게서, 조기 경추 추간

판치환술 결과는 장기간 보철을 한 전방전치환술 및 융합술과 비교했을 때 유사한 결과를 보여준다.
- 검사는 편타성 후 상부 경추인대손상에 대한 수술을 지원하기 위한 것으로는 불충분하다.[725]*

경추 융합의 목표는 신경조직 압력을 줄이고, 통증완화, 그리고 기능적 목 ROM 소실 끝에서 장애를 예방하기 위한 것이다. 경추 추간판 전치환술(CDA)의 새로운 진행법은 유사한 목표를 가지고 있으나, 이와 대조적으로 분절 움직임을 예방하기 위한 목표를 가진다. 단기간에서 CDA의 결과는 융합에 대한 전방 단일 레벨 경추 추간판 절제술과 유사하다.[726,727] Quan 등은[728] 신경병증에 대해 1 또는 2 레벨 CDA 병력을 가진 21명 환자에 대해 장기간 결과를 연구하였다. 8년 후, Bryan(Medtronic Sofamor Danek) 경추 추간판 전치환술은 움직임을 예방하고 임상적 결과에서 아주 만족스러운 결과물이다. 그러나, 418% 수술 분절의 이소성 골화 합병증은 인공기관의 제한된 관절가동범위에서 발생한다.[728] 경추 추간판 전치환술과 경추융합술은 2년 이내, 둘다 비슷하게 효과적이고 안전하다.[729]

CR 또는 척수증에서 경추에 퇴행성변화가 나타날 때, 보존적 치료는 항상 진행성 신경병증과 만성통증을 가진 환자에게 침습적 진행으로써 완벽한 결과이다. 많은 수술적 진행이 이루어진다(우수한 한가지 접근 방법인지 알수없는). 대부분 이러한 연구 결과는 1년 동안 관찰한 결과와 유사하게 통증 완화의 보존적 치료에 비해 수술에서 단기 이득을 확인한다. 신경학적 결핍이 있는 곳에서, 운동회복은 조기 감압수술을 한 환자에게 보다 더 클 수 있다.

수술 후 재활 Postsurgical Rehabilitation

근거기반 지침은 수술 후 재활에 대해 부족하다. 외과의사와 환자의 관점으로부터 수술 진행, 주의사항 또는 진행과 관련하여 안내, 수술 후 추적검사, 그리고 예상결과에 대한 의사소통은 환자의 적절한 평가를 계획한다. 외래 환자 평가 과정은 조직 치유, 심각도, 과민성, 환자상태의 안정성, 그리고 환자의 평가에 대한 반응 등 이장 앞부분에서 논의된 것과 같다. 치료 계획, 임상 추론 과정 및 PT 평가에 대한 적절한 근거는 각 환자의 필요에 따라 개별적으로 한다.

수술 후 즉시 재활, 융합이 발생되거나 필요에 따라 지연되는 등 수술 후 재활은 다르게 고려된다. 표준화된 접근은 경추와 관련하여 수술 후 재활이 존재하지 않고, 다양한 변화는 별다른 우수한 지침서가 알려진 것이 없어 재활 평가와 관리 계획에 있어 존재한다. 경추와 관련하여 수술 후 재활에 대한 최적 기준을 설명한 연구가 부족한 실정이여서, 임상가들은 임상 추론 과정, 조직 치유, 수술 진행, 외과의사의 처방, 과학 정용 및 환자의 임상 의사결정 안내 등에 의존한다.

요약 Summary

현재 근거는 결과를 최대화하기 위해 아마도 잠재적으로 특정 중재에 반응하는 환자의 개별적 하위그룹에 진단분류 시스템의 사용을 선호한다. 목 통증에 대한 임상적 지침은(Childs 등에 의해 설명되어지고 신체 기능 용어의 통합 ICF 장애에 대한 ICF와 관련) 하위그룹 분류에 따라 권장된다: (a) 움직임 결손을 가진 목 통증, (b) 연관통을 가진 목 통증, (c) 움직임과 협응장애를 가진 목 통증, 그리고 (d) 두통을 가진 목 통증. 편타성 상해는 분리된 분류로 설명되어진다.

PT 중재 지침에 대한 진단 분류는 프로토콜이 없다. 하위그룹은 신생 연구에 근거하여 지속적으로 발전하고 있다. 모든 환자는 분류체계에 대해 맞을 수도 맞지 않을 수도 있다. 이러한 상황에서, 임상가들은 가장 초기에 개별화된 치료 기준과 장애의 우선 순위를 결정하는데 있어 임상적 추론을 사용한다. 지속적인 치료에 대한 환자의 반응의 평가 및 재평가는 치료의 재분류 및 진행에 있어 추가적 기준을 제공한다. 목 통증의 복잡한 본질을 고려하여, 환자들은 하나 이상의 하위그룹 기준을 제시하고 대부분 다양한 치료를 요구해야 할 것이다.

---

* *Reprinted from J Manipulative Physiol Ther*, 32(2), Carragee EJ, Hurwitz EL, Cheng I, et al, Treatment of neck pain. Injections and surgical interventions: results of bone and joint decade 2000-2010 task force on neck pain and its associated disorders, S176-S193, Copyright 2009, with permission from Elsevier.

다양한 중재는 전문적인 다방면 접근 또는 한 치료사를 의미할 수 있다. 자기보고 평가는 치료 효과 및 진행을 결정하기 위해 치료 계획을 통하여 평가될 수 있다. 환자 교육, 조언 및 안심시키는 행동 등 다양하지만, 간단한 설명이 적절하게 필요하다: 심각한 장애가 없는 근골격계 문제를 가진 목 통증, 일반적으로 회복 예후가 좋은 경우, 그리고 적극적인 참여와 자기관리의 중요성. 업무 및 여가활동 변화에 대한 예방 전략은 도움이 많이 될 것이다. 통증 생리에 대한 교육이 필요할 것이고 적절한 심리치료 또한 다루어져야 할 것이다. 과민성과 통증이 심한 환자는 웬만하면 완전한 검사를 하지 않는 것이 낫다. 이 집단에서, PT 관리는 MT와 운동으로 통증을 유발시키는 것보다 통증 완화에 대한 초기 치료 방법이다. 중등도 이상의 통증, 신경통 또는 중추신경 통증을 가진 환자의 급성통증에서 통증 약 처방은 의료전문가에 의해 이루어져야 한다. 신경학적 징후 및 증상은 주의 깊게 관찰해야 한다. 목 장애 병변의 과민성이 나타날 때, 추가적인 검사는 초기 진단 분류를 제공한다. 근거기반 체계를 사용하여, 개별적 환자 관리는 초기 분류, 임상가의 전문적 지식, 그리고 환자의 예후 뿐만 아니라, 감각 운동 장애 정도 및 심리적 체계에 의해 설명된다.

목 통증의 임상적 치료 지침으로 권장되는 것은 (1) 경추 관절가동술 및 도수치료를 동시에 하는 것은 단지 경추 관절가동술, 도수치료 각각 따로 치료하는 것 보다 목 통증 감소, 두통, 그리고 기능 장애 감소에 더 효과적이고, (2) 흉추 도수치료는 일차적으로 경추 장애를 가진 환자에게 사용할 수 있고 목 통증과 팔 통증에 관련된 환자의 통증 및 기능장애를 감소시킬 수 있다. MT와 목 통증 운동에 대한 체계적 문헌 고찰은 치료하지 않는 것과 비교했을 때, MT와 운동의 복합적 사용은 임상적으로 통증, 기능, 그리고 전반적으로 효과를 느끼는 시점에서 장기간으로 치료해야 향상될 수 있고, MT와 운동은 단지 운동만 하는 것보다 더 짧은 시간에 통증 완화가 될 것이라 하였으나, CGH를 가지고 있거나 있지 않은 아급성 및 만성 목 통증에서 모든 결과가 장기간에 나타나지 않을 수도 있고 MT와 운동의 복합적 사용은 단지 MT만으로 만성 목 통증 환자의 삶의 질 향상과 통증 감소에 보다 더 우세하다고 한다. 신경병증에 대한 MT와 운동 병행에 관련된 연구들은 제한적이다. 급성과 만성 WAD는 지속적으로 증가된 중추성 통증, 스트레스 반응, 운동, 감각운동, 그리고 심리적 요인과 관련되어 있다. 운동, 교육, 안심, 그리고 항상 평소와 같이 활동해라고 하는 조언은 급성 중재에서 이루어진다. MT, 운동 및 전문적인 다방면의 프로그램은 감각 과민반응이 없는 만성 WAD환자의 통증과 장애를 감소시키는 장점이 있다고 최근 연구에 의해 발견된 접근 방법이다. 기계적 및 차가운 과민반응과 외상 후 스트레스가 존재하는 것은 추가적으로 관리 단계에 대한 기초연구가 필요하다.

현재 척추 통증을 가진 환자의 하위 그룹 분류는 계속 연구되어지고 있다. 모든 환자는 한가지 분류에서 적합할 수도 있고 적합하지 않을 수도 있다. 그러나, 진단학적 분류의 진행은 반드시 적절한 초기 치료에 대해 필요하고 결과 향상을 위해 필요하다. 임상가들은 환자 개인에 대한 최적의 초기 치료를 결정하는 기준, 분류 및 관련 장애의 우선 순위를 하기 위해 임상 추론 과정과 근거기반 체계를 지속적으로 사용한다. 치료에 대한 환자 반응을 지속적으로 평가 및 재평가하는 것은 환자 기능적 회복을 목표로 하여, 환자의 치료 진행을 설명한다.

부록은 임상 추론 체계 삽화로 각 병변의 사례 연구를 보여준다(부록 H와 I – 목 통증). 각 사례 연구는 병력과 신체 검사를 할 수 있다. 병력과 신체 검사에서 나온 자료는 적절한 진단 분류, 예후 그리고 초기 관리에 대한 계획을 결정하기 위해 현재의 증거를 사용하여 합성화시킨다. 사례 연구 과정은 임상적 추론과 근거기반 체계를 사용하여 치료할 수 있는 기회를 제공한다.

참고문헌 References

1. Haldeman S, Carroll L, Cassidy JD, Schubert J, Nygren A. The Bone and Joint Decade 2000-2010 Task Force on Neck Pain and Its Associated Disorders: executive summary. *Spine.* 2008;33(4 suppl):S5-S7.
2. Bovim G, Schrader H, Sand T. Neck pain in the general population. *Spine.* 1994;19:1307-1309.
3. Côté P, Cassidy JD, Carroll L. The factors associated with neck pain and its related disability in the Saskatchewan population. *Spine.* 2000;25:1109-1117.
4. Côté P, Cassidy JD, Carroll L. The Saskatchewan Health and Back Pain Survey. The prevalence of neck pain and related disability in Saskatchewan adults. *Spine.* 1998;23:1689-1698.
5. Linton SJ, Ryberg M. Do epidemiological results replicate? The prevalence and health-economic consequences of neck and back pain in the general population. *Eur J Pain.* 2000;4:347-354.

6. Palmer KT, Walker-Bone K, Griffin MJ, et al. Prevalence and occupational associations of neck pain in the British population. *Scand J Work Environ Health.* 2001;27:49-56.
7. Côté P, Cassidy JD, Carroll lH, Kristman V. The annual incidence and course of neck pain in the general population: a population-based cohort study. *Pain.* 2004;112:267-273.
8. Holmstrom EB, Lindell J, Moritz U. Low back and neck/shoulder pain in construction workers: occupational workload and psychosocial risk factors. Part 2: relationship to neck and shoulder pain. *Spine.* 1992;17:672-677.
9. van der Donk J, Schouten JS, Passchier J, van Romunde LK, Venkenburg HA. The associations of neck pain with radiological abnormalities of the cervical spine and personality traits in a general population. *J Rheumatol.* 1991;18:1884-1889.
10. Jette AM, Smith K, Haley SM, Davis KD. Physical therapy episodes of care for patients with low back pain. *Phys Ther.* 1994;74:101-110; discussion 110-105.
11. Uthaikhup S, Sterling M, Jull G. Cervical musculoskeletal impairment is common in elders with headaches. *Man Ther.* 2009;14(6):636-641.
12. Zito G, Jull G, Sotry I. Clinical tests of musculoskeletal dysfunction in the diagnosis of cervicogenic headache. *Man Ther.* 2006:11:118-129.
13. Hogg-Johnson S, van der Velde G, Carroll LJ, et al. The burden and determinants of neck pain in the general population. Results of the Bone and Joint Decade 2000-2010 Task Force on Neck Pain and Its Associated Disorders. *Spine.* 2008;33(4S):S39-S51.
14. Carroll LJ, Hogg-Johnson S, van der Velde G, et al. Course and prognostic factors for neck pain in the general population. Results of the Bone and Joint Decade 2000-2010 Task Force on Neck Pain and Its Associated Disorders. *Spine.* 2008;33(Suppl):S75-S82.
15. Childs JD, Cleland JA, Elliott JM, et al. Neck pain: clinical practice guidelines linked to the international classification of functioning, disability and health. *J Orthop Sports Phys Ther.* 2008;38(9):A1-A34.
16. Di Fabio RP, Boissonnault W. Physical therapy and health-related outcomes for patients with common orthopaedic diagnoses. *J Orthop Sports Phys Ther.* 1998;27:219-230.
17. Borghouts JA, Koes BW, Bouter LM. The clinical course and prognostic factors of non-specific neck pain: a systematic review. *Pain.* 1998;77:1-13.
18. Hoving JL et al. Manual Therapy, Physical therapy or continued care by a general practitioner for patients with neck pain: a randomized controlled trial. *Ann Inter Med.* 2002;136:713-722.
19. Pransky G, Benjamin K, Hill-Fotouhi C, et al. Outcomes in work-related upper extremity and low back injuries: results of a retrospective study. *Am J Ind Med.* 2000;37:400-409.
20. Barnsley L, Lord S, Bogduk N. Clinical review: whiplash injury. *Pain.* 1994;58:283-307.
21. Bunketorp L, Nordholm L, Carlsson J. A descriptive analysis of disorders in patients 17 years following motor vehicle accidents. *Eur Spine J.* 2002;11:227-234.
22. Wright A, Mayer TG, Gatchel RJ. Outcomes of disabling cervical spine disorders in compensation injuries. A prospective comparison to tertiary rehabilitation response for chronic lumbar spinal disorders. *Spine.* 1999;24:178-183.
23. Teresi LM, Lufkin RB, Reicher MA, et al. Asymptomatic degenerative disk disease and spondylosis of the cervical spine: MR imaging. *Radiology.* 1987;164(1):83-88.
24. Ernst CW, Stadnik TW, Peeters E, Breucq C, Osteaux MJC. Prevalence of annular tears and disc herniations on MR images of cervical spine in symptom free volunteers. *EJR.* 2005;55:409-414.
25. Fritz JM, Brennan GP. Preliminary examination of a proposed treatment-based classification system for patients receiving physical therapy interventions for neck pain. *Phys Ther.* 2007;87:513-524.]
26. Guzman J, Haldeman S, Carroll L, et al. Clinical practice implications of the Bone and Joint Decade 2000-2010 Task Force on Neck Pain and Its Associated Disorders: from concepts and findings to recommendations. *Spine.* 2008;33(4S):S199-S233.
27. Bogduk N. Neck pain. *Aust Fam Phys.* 1984;13:26-30.
28. Bogduk N, McGuirk B. *Management of Acute and Chronic Neck Pain: An Evidence Based Approach. Pain Research and Clinical Management.* 1st ed. Philadelphia, PA: Elsevier; 2006:3-20. In: Misailidou V, Paraskevi M, Beneka A, Karagiannidis A, GOgolias G. Assessment of patients with neck pain: a review of definitions, selection criteria, and measurement tools. *J Chiropractic Med.* 2010;9:49-59.
29. Spitzer WO, Skovron ML, Salmi LR et al. Scientific monograph of the Quebec Task Force on Whiplash-Associated Disorders: redefining "whiplash" and its management. *Spine.* 1995;20:1S-73S.
30. International Association for the Study of Pain (IASP®). *IASP® Task Force for Taxonomy. Pain Terminology.* Seattle, WA: Author; 2004.
31. Wang WTJ, Olson SL, Campbell AH, Hanten SP, Gleeson PB. Effectiveness of physical therapy for patients with neck pain: an individualized approach using a clinical decision-making algorithm. *Am J Phys Med Rehabil.* 2003;82(3):203-218; quiz 219-211.
32. Sheather-Reid, Cohen M. Psychophysical evidence for a neuropathic component of chronic neck pain. *Pain.* 1998;75:341-347.
33. Kasch H, Stengaard-Pederson K, Arendt-Nielsen L et al Pain thresholds and tenderness in neck and head following acute whiplash injury: a prospective study. *Cephalalgia.* 2001;21:189-197.
34. Sterling M, Jull G, Vicenzino B et al. Characterisation of acute whiplash-associated disorders. *Spine.* 2004;29:182-188.
35. Sterling M, Jull G, Vicenzino et al. Sensory hypersensitivity occurs soon after whiplash injury and is associated with poor recovery. *Pain.* 2003;104;509-517.
36. cott D, Jull G, Sterling M. Sensory hypersensitivity is a feature of chronic whiplash-associated disorders but no chronic idiopathic neck pain. *Clin J Pain.* 2005;21:175-181.
37. Bovim G. Cervicogenic headache, migraine, and tension-type headache. Pressure pain threshold measurements. *Pain.* 1992;51:169-173.
38. Chien A, Eliav E, Sterling M. Hypoaesthesia occurs with sensory hypersensitivity in chronic whiplash: indication of a minor peripheral neuropathy? *Man Ther.* 2008;14(2):138-146.
39. Sterling M, Jull G, Vicenzino B et al. Physical and psychological factors predict outcome following whiplash injury. *Pain.* 2005;114:141-148.
40. Sterling M, Jull G, Kenardy J. Physical and psychological predictors of outcomes following whiplash injury maintain predictive capacity at long term follow-up. *Pain.* 2006;122:102-108.
41. Sterling M Jull G Wright A. The effect of musculoskeletal pain on motor activity and control. *J Pain.* 2001;2:135-145.
42. Vicenzino B, Collins D, Benson H, et al. An investigation of the interrelationship between manipulative therapy induced hypoalgesia and sympathoexcitation. *J Manipul Physiol Ther.* 1998;21:448-453.
43. Hoving J, Koes B, de Vet H et al Manual therapy, physical therapy or continued care by a general practitioner for patients with neck pain. *Ann Intern Med.* 2004;136:713-722.

44. Ylinen J, Takala E, Kautianen H et al. Effecct of long-term neck muscle training on pressure pain threshold; a randomized controlled trial. *Eur J Pain*. 2005;9:673-681.
45. Gracely R, Lynch S, Bennett G. Painful neuropathy: altered central processing maintained dynamically by peripheral input. *Pain*. 1992;51:175-194.
46. Devor M. Central versus peripheral substrates of persistent pain: which contributes more? *Behav Brain Sci*. 1997;20:446-447.
47. Jull G, Sterling M, Kenardy J, et al. Does the presence of sensory hypersensitivity influence outcomes of physical rehabilitation for chronic whiplash? A preliminary RCT. *Pain*. 2007;129:28-34.
48. Dall'Alba P, Sterling M, Treleavan J, et al. Cervical range of motion discriminates between asymptomatic persons and those with whiplash subjects. *Spine*. 2001;26:2090-2094.
49. Zwart JA. Neck mobility in different headache disorders. *Headache*. 1997;37:6-11.
50. Dvorak J, Froehlich D, Penning L, et al. Functional radiographic diagnosis of the cervical spine: flexion/extension. *Spine*. 1988;13:748-755.
51. Panjabi MM. The stabilizing system of the spine. Part II. Neutral zone and instability hypothesis. *J Spinal Disord*. 1992;5:390-396.
52. Panjabi MM, Lydon c, Vasavada A, et al. On the understanding of clinical instability. *Spine*. 1994;19:2642-2650.
53. Placzek JD, Pagett BT, Roubal PJ, et al. The influence of the cervical spine on chronic headache in women: a pilot study. *J Manual Manipul Ther*. 1999;7:33-39.
54. Vernon HT, Aker P, Aramenko M, et al. Evaluation of neck muscle strength with a modified sphygmomanometer dynamometer: reliability and validity. *J Manipul Physio Ther*. 1992;15:343-349.
55. Barton PM, Hayes KC. Neck flexor muscle strength, efficiency, and relaxation times in normal subjects and subjects with unilateral neck pain and headache. *Arch Phys Med Rehabil*. 1996;77:680-687.
56. Silverman JL, Rodriquez AA, Agre JC. Quantitative cervical floor strength in healthy subjects and in subjects with mechanical neck pain. *Arch Phys Med Rehabil*. 1991;72:679-681.
57. Watson DH, Trott PH. Cervical headache: an investigation of natural head posture and upper cervical flexor muscle performance. *Cephalalgia*. 1993;13:272-284.
58. O'Leary S, Jull G Kim M et al. Craniocervical flexor muscle impairment at maximal, moderate, and low loads is a feature of neck pain. *Man Ther*. 2007;12:34-39.
59. Jull G, Kristjansson E, Dall'Alba P. Impairment in the cervical flexors: a comparison of whiplash and insidious onset neck pain patients. *Man Ther*. 2004;9:89-94.
60. Airi M, Jull G, Bullock-Saxton J, et al. Cervical musculoskeletal impairment in frequent intermittent headache. Part 2: subjects with multiple headaches. *Cephalalgia*. 2007;27:891-898.
61. Chiu TT, Law E, Chiu TH. Performance of the craniocervical flexion test in subjects with and without chronic neck pain. *J Orthop Sports Phys Ther*. 2005;35:567-571.
62. Jull G, Amiri M, Bullock-Saxton J et al. Cervical musculoskeletal impairment in frequent intermittent headache. Part 1: subjects with single headaches. *Cephalalgia*. 2007;24:793-802.
63. Jull GA. Deep cervical flexor muscle dysfunction in whiplash. *J Musculoskel Pain*. 2000;8:143-154.
64. Falla D, Jull G, Hodges PW. Patients with neck pain demonstrate reduced electromyographic activity of the deep cervical flexor muscles during performance of the craniocervical flexion test. *Spine*. 2004;29:2108-2114.
65. Fernandez-de-las Penas C, Falla D, Arendt-Nielsen L, et al. Cervical muscle co-contraction in isometric contraction is enhanced in chronic tension type headache patients. *Cephalalgia*. 2008;28(7):744-751.
66. Johnston V, Jull G, Souvlis T, et al. Alterations in cervical muscle activity in functional and stressful tasks in female office workers with neck pain. *Eur J Appl Physiol*. 2008;103(3):253-264.
67. Lukasiewicz A, McClure P, Michener L, et al. Comparison of 3-dimensional scapular position and orientation between subjects with and without shoulder impingement. *J Orthop Sports Phys Ther*. 1999;29:574-586.
68. Nederhand MJ MJ, Hermens H, Izerman MJ, et al. Cervical muscle dysfunction in the chronic whiplash associated disorder grade 2: the relevance of the trauma. *Spine*. 2002;27:1056-1061.
69. Falla D. Jull G, Hodges PW. Feedforward activity of the cervical flexor muscles during voluntary arm movements is delayed in chronic neck pain. *Exp Brain Res*. 2004;157:43-48.
70. Falla D, Rainoldi A, Merletti R, et al. Spatiotemporal evaluation of neck muscle activation during postural perturbations in healthy subjects. *J Electromyogr Kinesiol*. 2004;14:463-474.
71. Falla D, Farina D, Graven-Nielsen T. Experimental muscle pain results in reorganization of coordination among trapezius muscle subdivisions during repetitive shoulder flexion. *Exp Brain Res*. 2007;178:385-393.
72. Ge HY, Arendt-Nielsen L Farina D, et al. Gender-specific differences in electromyographic changes and perceived pain induced by experimental muscle pain during sustained contraction of the upper trapezius muscle. *Muscle Nerve*. 2005;32:726-733.
73. Madeleine P, Leclerc F, Arendt-Nielsen L, et al. Experimental muscle pain changes the spatial distribution of upper trapezius muscle activity during sustained contraction. *Clin Neurophysiol*. 2006;117:2436-2445.
74. Falla D, Farina D, Kanstrup Dahl M, et al Muscle pain induces task-dependent changes in cervical agonist/antagonist activity. *J App Physiol*. 2007;102:601-609.
75. Svensson P, Wang K, Sessle BJ, et al. Associations between pain and neuromuscular activity in human jaw and neck muscles. *Pain*. 2004;109:225-232.
76. Uhlig Y, Weber BR, Grob D et al. Fiber composition and fiber transformations in neck muscles of patients with dysfunction of the cervical spine. *J Orthop Res*. 1995;13:240-249.
77. Gore DR, Sepic SB, Gardner GM, et al. Neck pain: a long-term follow-up of 205 patients. *Spine*. 1987;12:1-5.
78. Falla D, Farina D. Neural and muscular factors associated with motor impairment in neck pain. *Curr Rheumatol Rep*. 2007;9(6):497-502.
79. Elliott J, Jull G, Noteboom JT, et al. Fatty infiltration in the cervical extensor muscles in persistent whiplash-associated disorders: a magnetic resonance imaging analysis. *Spine*. 2006;31:847-855.
80. Treleaven J, Jull G, Atkinson L. Cervical musculoskeletal dysfunction in post-concussional headache. *Cephalalgia*. 1994;14:273-279.
81. Kristjansson E. Reliability of ultrasonography for the cervical multifidus muscles in asymptomatic and symptomatic subjects. *Man Ther*. 2004;9:83-88
82. Andary MT, Hallgren RC, Greenman PE, et al. Neurogenic atrophy of suboccipital muscles after a cervical injury: a case study. *Am J Phys Med Rehabil*. 1998;77:545-549.
83. Hallgren RC, Greenman PE, Rechtien JJ. Atrophy of suboccipital muscles in patients with chronic pain: a pilot study. *J Am Osteopath Assoc*. 1994;94:1032-1038.

84. McPartland JM, Brodeur RR, Hallgren RC. Chronic neck pain, standing balance, and suboccipital muscle atrophy: a pilot study. *J Manipul Physiol Ther.* 1997;20:24-29.
85. Falla D, Rainoldi A, Merletti R, et al. Myoelectric manifestations of sternocleidomastoid and anterior scalene muscle fatigue in chronic neck pain patients. *Clin Neurophysiol.* 2003;114:488-495.
86. Jull G, Falla D, Treleaven J, et al. A therapeutic exercise approach for cervical disorders. In: Boyling JD, Jull G, eds. *Grieve's Modern Manual Therapy: The Vertebral Column.* 3rd ed. Edinburgh, London: Elsevier; 2004:451-470.
87. Falla D, Jull G, Russell T, et al. Effect of neck exercise on sitting posture in patients with chronic neck pain. *Phys Ther.* 2007;87:408-417.
88. Falla D, Jull G, Hodges P, et al An endurance-strength training regime is effective in reducing myoelectric manifestations of cervical flexor muscle fatigue in females with chronic neck pain. *Clin Neurophysiol.* 2006;117:828-837.
89. Sterling M, Jull G, Vincenzino B et al. Development of motor dysfunction following whiplash injury. *Pain.* 2003;103:65-73.
90. Peterson BW. Current approaches and future directions to understanding control of head movement. Brain mechanisms for the integration of posture and movement. *Prog Brain Res.* 2004;143:369-381.
91. Heikkila H, Astrom PG. Cervicocephalic kinesthetic sensibility in patients with whiplash injury. *Scand J Rehabil Med.* 1996;28:133-138.
92. Karlberg M, Johansson R, Magnusson M, et al. Dizziness of suspected cervical origin distinguished by posturographic assessment of human postural dynamics. *J Vestibul Res Equil.* 1996;6:37-47.
93. Peterson B, Goldberg J, Bilotto G, et al. Cervicocollic reflex: its dynamic properties and interaction with vestibular reflexes. *J Neurophysiol.* 1985;54:90-108.
94. Revel M, Andre-Deshays C, Minguet M. Cervicocephalic kinesthetic sensibility in patients with cervical pain. *Arch Phys Med Rehabil.* 1991;72:288-291.
95. Thunberg J, Hellstrom F, Solander P, et al. Influences on the fusimotor-muscle spindle system from chemosensitive nerve endings in the cervical facet joints in the cat; possible implications for whiplash induced disorders. *Pain.* 2001;91:15-22.
96. Wenngren B, Pederson J, Sjolander P, et al. Bradykinin and muscle stretch alter contralateral cat neck muscle spindle output. *Neurosci Res.* 1998;32:119-229.
97. Le Pera D, Graven-Nielsen T, Valeriani M, et al. Inhibition of motor syste excitability at cortical and spinal level by tonic muscle pain. *Clin Neurophysiol.* 2001;112:1633-1641.
98. Curatolo M, Petersen-Felix S, Arendt-Nielsen L, et al. Central hypersensitivity in chronic pain after whiplash injury. *Clin J Pain.* 2001;17:306-315.
99. Seaman D. Dysafferentation: a novel term to describe the neuropathological effects of joint complex dysfunction: a look at likely mechanisms of symptoms generation: in reply. *J Manipul Physiol Ther.* 1999;22:493-494.
100. Passatore M, Roatta S. Influence of sympathetic nervous system on sensorimotor function: whiplash associated disorders (WAD) as a model. *Eur J Appl Physiol.* 2006;98:423-449.
101. Humphreys BK, Bolton J, Peterson C, et al. A cross-sectional study of the association between pain and disability in neck pain patients with dizziness of suspected cervical origin. *J Whiplash Relat Disord.* 2003;1:63-73.
102. Treleaven J, Jull G, Sterling M. Dizziness and unsteadiness following whiplash injury: characteristic features and relationship with cervical joint position error. *J Rehabil Med.* 2003;35:36-43.
103. Jull G Stanton W. Predictors of responsiveness to physiotherapy treatment of cervicogenic headache. *Cephalalgia.* 2005;25:101-108.
104. Rubin AM, Woolley SM, Dailey VM, et al. Postural stability following mild head or whiplash injuries. *Am J Otol.* 1995;16:216-221.
105. Hildingsson C, Wenngren BI, Toolanen G. Eye motility dysfunction after soft-tissue injury of the cervical spine: a controlled, prospective study of 38 patients. *Acta Orthop Scand.* 1993;64:129-132.
106. Gimse R, Bjorgen IA, Tjell C, et al. Reduced cognitive functions in a group of whiplash patients with demonstrated disturbances in the posture control system. *J Clin Exp Neurophsychol.* 1997;19:838-849.
107. Tjell C, Rosenhall U. Smooth pursuit neck torsion test: a specific test for cervical dizziness. *Am J Otol.* 1998;19:76-81.
108. Treleaven J, Jull G, Low Choy N. The relationship of cervical joint position error to balance and eye movement disturbances in persistent whiplash. *Man Ther.* 2006;11:99-106.
109. Michaelson P, Michaelson M, Jaric S, et al. Vertical posture and head stability in patients with chronic neck pain. *J Rehabil Med.* 2003;35:229-235.
110. Field S. Treleaven J, Jull G. Standing balance: a comparison between idiopathic and whiplash-induced neck pain. *Man Ther.* 2008;13(3):183-191.
111. Poole E, Treleaven J, Jull G. The influence of neck pain on balance and gait parameters in community dwelling elders. *Man Ther.* 2008;13(4):317-324.
112. Revel M, Minguet M, Gregoy P, Vaillant J, Manuel JL. Changes in cervicocephalic kinesthesia after a proprioceptive rehabilitation program in patients with neck pain: a randomized controlled study. *Arch Phys Med Rehabil.* 1994;75:895-899.
113. Mergner T,Schweigart G, Botti F, et al. Eye movements evoked by proprioceptive stimulation along the body axis in humans. *Exp Brain Res.* 1998;120;450-460.
114. Jull G, Sterling M, Falla D, Treleaven J, O'Leary S. *Whiplash, Headache, and Neck Pain. Research-Based Directions for Physical Therapies.* New York, NY: Churchill Livingstone; 2008.
115. Hildingsson C, Toolanen G. Outcomes after soft-tissue injury of the cervical spine: a prospective study of 93 car-accident victims. *Acta Orthop Scand.* 1990;61:357-359.
116. Treleaven J, Jull G, Low Choy N. Smooth pursuit neck torsion test in whiplash associated disorders- relationship to self-reports of neck pain and disability, dizziness and anxiety. *J Rehabil Med.* 2005;37:219-223.
117. Treleaven J, Low Choy N, Jull G, et al. Comparison of postural control disturbance between subjects with persistent whiplash associated disorder and subjects with vestibular pathology associated with acoustic neuroma. *Arch Phys Med Rehabil.* 2008;89(3):522-530.
118. Sackett DL, Rennie D. The science of the art of the clinical examination. *JAMA.* 1992;267(19):2650-2652.
119. Bogduk N. The anatomy and pathophysiology of neck pain. *Phys Med Clin N Amer.* 2011:22(3):367-382.
120. Nordin M, Carragee EJ, Hogg-Johnson S, et al. Assessment of neck pain and its associated disorders. Results of the bone and joint decade 2000-2010 task force on neck pain and its associated disorders. *Spine.* 2008;33(4S):S101-S122.
121. Abdu WA, Provencher M. Primary bone and metastatic tumors of the cervical spine. *Spine.* 1998;23(24):2767- 2777.
122. Bohlman HH, Sachs BL, Carter JR, Riley L, Robinson RA. Primary neoplasms of the cervical spine. Diagnosis and treatment of twenty-three patients. *J Bone Joint Surg [Am].* 1986;68:483-493.

123. Harrington KD. Metastatic disease of the spine: current concepts review. *J Bone Joint Surg [Am]*. 1986;68:1110-15.
124. Rao S, Davis RF. Cervical spine metastases. In: Editorial Committee, eds. *The Cervical Spine*. 3rd ed. Philadelphia, PA: Lippincott-Raven Publishers, 1998;603-18. In: Abdu WA, Provencher M. Primary bone and metastatic tumors of the cervical spine. *Spine*. 1998;23(24):2767-2777.
125. Aebi M. Spinal metastasis in the elderly. *Eur Spine J*. 2003;12(suppl 2):S202-S213.
126. Jenis LG, Dunn EJ, An HS. Metastatic disease of the cervical spine. A review. *Clin Orthop*. 1999;359:89-103.
127. Kovach SG, Huslig EL. Shoulder pain and Pancoast tumor: A diagnostic dilemma. *J Manipulative Physiol Ther*. 1984;7(1):25-31.
128. Goodman CC, Snyder TEK. *Differential Diagnosis for Physical Therapists. Screening for Referral*. St. Louis, MO: Saunders; 2007.
129. Henschke N, Maher CG, Refshauge KM. Screening for malignancy in low back pain: a systematic review. *Eur Spine J*. 2007;16(10):1673-1679.
130. Deyo RA, Diehl AK, Cancer as a cause of back pain: frequency, clinical presentation, and diagnostic strategies. *J Gen Intern Med*. 1988:3(3):230-238.
131. Acosta FL Jr, Chin CT, Quinones-Hinojosa A, Ames CP, Weinstein PR, Chou D. Diagnosis and management of adult pyogenic osteomyelitis in the cervical spine. *Neurosurg Focus*. 2004;17(6):E2.
132. Schimmer RC, Jeanneret C, Nunley PD, Jeanneret B. Osteomyelitis of the cervical spine: a potentially dramatic disease. *J Spinal Disord Tech*. 2002;15(2):110-117.
133. Barnes B, Alexander JT, Branch CL Jr. Cervical osteomyelitis: a brief review. *Neurosurg Focus*. 2004;17(6):E11.
134. Goulioúris T, Aliyu SH, Brown NM. Spondylodiscitis: update on diagnosis and management. *J Antimicrob Chemother*. 2010;65(Suppl3):iii11-24.
135. Modic MT, Feiglin DH, Piraino DW, et al. Vertebral osteomyelitis: assessment using MR. *Radiology*. 1985;157:157-166.
136. Heller CA, Stanley P, Lewis-Jones B, et al. Value of x ray examinations of the cervical spine. *BMJ*. 1983;287:1276-1278.
137. Johnson MJ, Lucas GL. Value of cervical spine radiographs as a screening tool. *Clin Orthop*. 1997;340:102-108.
138. Davenport M. Cervical spine fracture in emergency medicine. *Medscape Reference*. http://emedicine.medscape.com/article/824380-clinical. Accessed January 16, 2012.
139. Leucht P, Fischer K, Muhr G, Mueller EJ. Epidemiology of traumatic spine fractures. *Injury*. 2009;40(2):166-172.
140. Stiell IG, Wells GA, Vandemheen KL. The Canadian C-spine Rule for radiography in alert and stable trauma patients. *JAMA*. 2001;286:1841-1848.
141. Stiell IG, Clement CM, McKnight RD, et al. The Canadian C-spine Rule versus the NEXUS low-risk criteria in patients with trauma. *New Engl J Med*. 2003;349:2510-2518.
142. Kerry R, Taylor AJ. Cervical arterial dysfunction: knowledge and reasoning for manual physical therapist. *J Orthop Sports Phys Ther*. 2009;39(5):378-387.
143. Lee VH, Brown RD JR. Mandrekar JN, Mokri B. Incidence and outcomes of cervical artery dissection: a population-based study. *Neurology*. 2006;67(10):1809-1812.
144. Touze E, Randoux B, Meary E, Arquizan C, Meder JF, Mas JL. Aneurysmal forms of cervical artery dissection: associated factors and outcome. *Stroke*. 2001;32(2):418-423.
145. Hart RG, Easton JD. Dissections of cervical and cerebral arteries. *Neurol Clin*. 1983;1(1):155-182.
146. Rivett DA. The vertebral artery and vertebrobasilar insufficiency. In: Boyling JD, Jull GA, eds. *Grieve's Modern Manual Therapy: The Vertebral Column*. Edinburgh, UK: Churchill Livingstone; 2005:257-273.
147. Rubenstein SM, Peerdeman SM, van Tulder MW. Riphagen I, Haldeman S. A systematic review of the risk factors for cervical artery dissection. *Stroke*. 2005;36(7):1575-1580.
148. Caso V, Paciaroni M, Bogousslavsky J. Environmental factors and cervical artery dissection. *Front Neurol Neurosci*. 2005;20:44-53.
149. Zetterling M, Carlstrom C, Konrad P. Internal carotid artery dissection. *Acta Neurological Scandinavia*. 2000;101:1-7.
150. Kerry R, Taylor AJ. Cervical arterial dysfunction assessment and manual therapy. *Man Ther*. 2006;11:243-253.
151. Arnold M, Bousser MG. Clinical manifestations of vertebral artery dissection. *Front Neurol Neurosci*. 2005;20:77-86.
152. Baumgartner RW, Bogousslasky. Clinical manifestations of carotid artery dissection. *Front Neurol Neurosci*. 2005;20:70-76.
153. Arnold M, Bousser MG. Carotid and vertebral artery dissection. *Practical Neurology*. 2005;5:100-109.
154. Asavasopon S, Jankoski J, Godges JJ. Clinical diagnosis of vertebrobasilar insufficiency: resident's case problem. *J Orthop Sports Phys Ther*. 2005;35(10):645-650.
155. Thanvi B, Munshi SK, Dawson SL, Robinson TG. Carotid and vertebral artery dissection syndromes. *Postgraduate Medical Journal*. 2005;81:383-388.
156. Silbert PL, Mokri B, Schievink WI. Headache and neck pain in spontaneous internal carotid and vertebral artery dissections. *Neurology*. 1995;45(8):1517-1522.
157. Saeed AB, Shuaib A, Al-Sulaiti G, Emery D. Vertebral dissection: warning symptoms, clinical features and prognosis in 26 patients. *Can J Neurol Sci*. 2000;27(4):292-296.
158. Biousse V, D'Anglejan-Chatillon J, Massiou H, et al. Head pain in nontraumatic carotid artery dissection: a series of 65 patients. *Cephalalgia*. 1994;14:33-36.
159. Coman WB. Dizziness related to ENT conditions. In: Grieve GP, ed. *Grieve's Modern Manual Therapy of the Vertebral Column*. Edinburgh, UK: Churchill-Livingstone; 1986:303-314.
160. Cassidy D, Boyle E, Côté P, He Y, Hogg-Johnson S, Silver F, et al. Risk of vertebrobasilar stroke and chiropractic care. Results of a population-based case control and case-crossover study. *Spine*. 2008;33(4S):S176e83.
161. Rivett D, Shirley D, Magarey M, Refshauge K; Australian Physiotherapy Association (APA). *Clinical Guidelines for Assessing Vertebrobasilar Insufficiency in the Management of Cervical Spine Disorders*. Victoria, Australia: Australian Physiotherapy Association; 2006:2. http://www.whitmore-physiotherapy.com/downloads/Level_3_Upper/APA_VBI_Guidelines.pdf. Accessed September 22, 2013.
162. Childs JD, Flynn TW, Fritz JM, P, et al. Screening for vertebrobasilar insufficiency in patient with neck pain: manual therapy decision-making in the presence of uncertainty. *J Orthop Sports Phys Ther*. 2005;35:300-306.
163. Kerry R, Taylor AJ, Mitchell J, McCarthy C, Brew J. Manual therapy and cervical arterial dysfunction, directions for the future: a clinical perspective. *J Man Manip Ther*. 2008;16(1):39-48.
164. Thiel H Rix G. Is it time to stop functional pre-manipulative testing of the cervical spine? *Man Ther*. 2005;10(2):154-158.
165. Bronfort G, Evans R, Anderson AV, Svendsen KH, Bracha Y, Grimm RH. Spinal manipulation, medication, or home exercise with advice for acute and subacute neck pain. A randomized trial. *Ann Intern Med*. 2012;156:1-10.

166. Huijbregts P, Vidal P. Dizziness in orthopaedic physical therapy practice: classification and pathophysiology. *J Man Manip Ther.* 2004;12(4):199-214.
167. Wrisley DM, Sparto PJ, Whitney SL, Furman JM. Cervicogenic dizziness: a review of diagnosis and treatment. *J Orthop Sports Phys Ther.* 2000;30(12):755-766.
168. Vidal P, Huijbregts P. Dizziness in orthopaedic physical therapy practice: history and physical examination. *J Man Manip Ther.* 2005;13(4):222-251.
169. Drachman DA, Hart CW. An approach to the dizzy patient. *Neurology.* 1972;22:323-334.
170. Eaton DA, Roland PS. Dizziness in the older adult. Part 2. *Geriatrics.* 2003;58:46-52.
171. Sloan PD, Coeytaux RR, Beck RS, Dallara J. Dizziness: state of the science. *Ann Intern Med.* 2001;134:823-832.
172. Witting MD, Gallagher K. Unique cutpoints for sitting-to-standing orthostatic vital signs. *Am J Emerg Med.* 2003;21:45-47.
173. The Consensus Committee of the American Autonomic Society and the American Academy of Neurology. Consensus statement on the definition of orthostatic hypotension, pure autonomic failure, and multiple system atrophy. *Neurology.* 1996;46:1470.
174. Reid SA, Rivett DA. Manual therapy treatment for cervicogenic dizziness: a systemic review. *Man Ther.* 2005;10:4-13.
175. Taylor AJ, Kerry R. A system based approach to risk assessment of the cervical spine prior to manual therapy. *Int J Osteopath Med.* 2010;13:85-93.
176. Savitz SI, Caplan LR. Current concepts: vertebrobasilar disease. *N Engl J Med.* 2005;325:2618e26.
177. Biesinger E. Vertigo caused by disorders of the cervical vertebral column. *Adv Otorhinolaryngol.* 1988;39:44-51.
178. Schenk R, Coons BL, Bennett SE, Huijbregts PA. Cervicogenic dizziness: a case report illustrating orthopaedic manual and vestibular physical therapy comanagement. *J Man Manip Ther.* 2006;14(3):E56-E68.
179. Swinkels RA, Oostendorp RA. Upper cervical instability: fact or fiction? *J Manipulative Physiol Ther.* 1996;19:185-194.
180. Pope MH, Frymoyer JW, Krag MH. Diagnosing instability. *Clin Orthop.* 1992;279:60-67.
181. Vo P, MacMillan M. The aging spine: clinical instability. *South Med J.* 1994;87:S26-S35.
182. Dobbs A. Manual therapy assessment of cervical instability. *Orthop Phys Ther Clin North Am.* 2001;10:431-454.
183. Jull G, Trott P, Potter H, et al. A randomized controlled trial of exercise and manipulative therapy for cervicogenic headache. *Spine.* 2002;27:1835-1843.
184. Petersen SM. Articular and muscular impairments in cervicogenic headache: a case report. *J Orthop Sports Phys Ther.* 2003;33:21-30.
185. Maigne JY, Lapeyre E, Morvan G, Chatellier G. Pain immediately upon sitting down and relieved by standing up is often associated with radiologic lumbar instability or marked anterior loss of disc space. *Spine.* 2003;28:1327-1334.
186. Aspinall W. Clinical testing for the craniovertebral hypermobility syndrome. *J Orthop Sports Phys Ther.* 1990;12:47-54.
187. Dai L. Disc degeneration and cervical instability: correlation of magnetic resonance imaging with radiography. *Spine.* 1998;23:1734-1738.
188. Panjabi MM, Lydon C, Vasavada A, et al. On the understanding of clinical instability. *Spine.* 1994;19:2642-2650.
189. Oxland TR, Panjabi MM. The onset and progression of spinal injury: a demonstration of neutral zone sensitivity. *J Biomech.* 1992;25:1165-1172.
190. Cook C, Brismée JM, Fleming R, Sizer PS Jr. Identifiers suggestive of clinical cervical spine instability: a Delphi study of physical therapists. *Phys Ther.* 2005;85(9):895-906.
191. Pettman E. Stress tests of the craniovertebral joints. In: Boyling J, Palastanga N, eds. *Grieve's Modern Manual Therapy: The Vertebral Column.* Edinburgh, UK: Churchill Livingstone; 1994:529-538.
192. Niere KR, Torney SK. Clinicians' perceptions of minor cervical instability. *Man Ther.* 2004;9(3):144-150.
193. Reiter MF, Boden SD. Inflammatory disorders of the cervical spine. *Spine.* 1998;23:2755-2766.
194. Bouchard-Chabot A, Liote F. Cervical spine involvement in rheumatoid arthritis. A review. *Joint Bone Spine.* 2002;69(2):141-154.
195. Neva MH, Hakkinen A, Makinen H, Hannonen P, Kauppi M, Sokka T. High prevalence of symptomatic cervical spine subluxation in patients with rheumatoid arthritis waiting for orthopaedic surgery. *Ann Rheum Dis.* 2006;65(7):884-888.
196. Neva MH, Kaarela K, Kauppi M. Prevalence of radiological changes in the cervical spine: a cross sectional study after 20 years from presentation of rheumatoid arthritis. *J Rheumatol.* 2000;27(1):90-93.
197. Younes M, Belghali S, Kriaa S, et al. Compared imaging of the rheumatoid cervical spine: prevalence study and associated factors. *Joint Bone Spine.* 2009;76(4):361-368.
198. Narvaez JA, Narvaez J, Serrallonga M, et al. Cervical spine involvement in rheumatoid arthritis: correlation between neurological manifestations and magnetic resonance imaging findings. *Rheumatology.* 2008;47(12):1814-1819.
199. Nguyen HV, Ludwig SC, Silber J, et al. Rheumatoid arthritis of the cervical spine. *Spine J.* 2004;4(3):329-334.
200. Dreyer SK. Boden SD. Natural history of rheumatoid arthritis of the cervical spine. *Clin Orthop Rel Res.* 1999;366:98-106.
201. Delamarter RB, Bolman HH. Postmortem osseous and neuropathologic analysis of the rheumatoid cervical spine. *Spine.* 1994;19:2267-2274.
202. Boden SD, Dodge LD, Bohlman HH, Rechtine GR. Rheumatoid arthritis of the cervical spine. A long term analysis with predictors of paralysis and recovery. *J Bone Joint Surg Am.* 1993;75(9):1282-1297.
203. Pellicci PM, Ranawat CS, Tsairis P, Bryan WJ. A prospective study of the progression of rheumatoid arthritis of the cervical spine. *J Bone Joint Surg Am.* 1981;63:342-350.
204. Collins DN, Barnes L, Fitzrandolph R. Cervical spine instability in rheumatoid patients having total hip or knee arthroplasty. *Clin Orthop Rel Res.* 1991;272:127-135.
205. Fujiwara K, Fujimoto M, Owaki H, et al. Cervical lesions related to the systemic progressions in rheumatoid arthritis. *Spine.* 1998;23(19):2051-2056.
206. El Maghraoui A, Bensabbah R, Bahiri R, Bezza A, Guedira N, Hajjaj-Hassouni N. Cervical spine involvement in ankylosing spondylitis. *Clin Rheumatol.* 2003;37(9):813-819.
207. Lee JY, Kim JI, Park JY, et al. Cervical spine involvement in longstanding ankylosing spondylitis. *Clin Exp Rheumatol.* 2005;23(3):331-338.
208. Holden W. Taylor S, Stevens H, Wordsworth P, Bowness P. Neck pain is a major clinical problem in ankylosing spondylitis, and impacts on driving and safety. *Scand J Rheumatol.* 2005;34(2):159-160.
209. Koivikko MP, Koskinen SK. MRI of cervical sine injuries complicating ankylosing spondylitis. *Skeletal Radiol.* 2008;37(9):813-819.
210. Westerveld LA, Verlaan JJ, Oner FC. Spinal fractures in patients with ankylosing spinal disorders: a systematic review of the literature on treatment, neurological status and complications. *Eur Spine J.* 2009;18(2)145-156.

211. Canto JG, Shlipak MG, Rogers WJ, et al. Prevalence, clinical characteristics, and mortality among patients with myocardial infarctions presenting without chest pain. *JAMA.* 2000;283(24):3223-3229.
212. Coven DL, Yang EH. Acute coronary syndrome. *Medscape Reference.* http://emedicine.medscape.com/article/1910735-overview. Accessed: January 20, 2012.
213. De Von HA, Zerwic JJ. Differences in the symptoms associated with unstable angina and myocardial infarction. *Prog Dardiovasc Nurs.* 2004;19(1):6-11.
214. Goldberg R, Goff D, Cooper L, et al. Age and sex difference I presentation of symptoms among patients with acute coronary disease: the react trial. Rapid early action for coronary treatment. *Coron Artery Dis.* 2000;11(5):399-407.
215. Goodman CC, Boissonnault WG, Fuller K. *Pathology: Implications for the Physical Therapist.* 2nd ed. Philadelphia, PA: WB Saunders; 2003:408.
216. Pope JH, Afderheide TP, Ruthazer R, et al. Missed diagnoses of acute cardiac ischemia in the emergency department. *N Engl J Med.* 2000;342(16):1163-1170.
217. Matz PG, Anderson PA, Holly LT, et al. The natural history of cervical spondylotic myelopathy. *J Neurosurg Spine.* 2009;11(2):104-111.
218. Chiles BW, Leonard MA, Choudhri HF, Cooper PR. Cervical spondylotic myelopathy: patterns of neurological deficit and recovery after anterior cervical decompression. *Neurosurg.* 1999;44:762-769; discussion 769-770.
219. Dvorak J. Epidemiology, physical examination, and neurodiagnostics. *Spine.* 1998;23:2663-2673.
220. Montgomery DM, Brower RS. Cervical spondylotic myelopathy. Clinical syndrome and natural history. *Orthop Clin North Am.* 1992;23:487-493.
221. Shamji MF, Cook C, Pietrobon R, Tackett S, Brown C, Isaacs RE. Impact of surgical approach on complication and resource utilization of cervical spine fusion: a nationwide perspective. *Spine J.* 2009;9:31-38.
222. Bartels RH, Verbeek AL, Grotenhuis JA. 2007 Design of Lamifuse: a randomized, multi-centre controlled trial comparing laminectomy without or with dorsal fusion for cervical myeloradiculopathy. *BMC Musculoskel Dis.* 2007;8:111.
223. Harrop JS, Hanna A, Silva MT, Sharan A. Neurological manifestations of cervical spondylosis: an overview of signs, symptoms, and pathophysiology. *Neurosurgery.* 2007;60(1 Suppl 1):S14-S20.
224. Cook C, Roman M, Stewart KM, Leithe LG, Isaacs R. Reliability and diagnostic accuracy of clinical special tests for myelopathy in patients seen for cervical dysfunction. *J Orthop Sports Phys Ther.* 2009;39:172-178.
225. Polston DW. Cervical radiculopathy. *Neurol Clin.* 2007;25(2):373-385.
226. Thongtrangan I, Le H, Park J, Kim DH. Cauda equine syndromes in patients with low lumbar fractures. *Neurosurg Focus.* 2004;16:e6.
227. Cook CE, Cook AE. Cervical spine myelopathy, radiculopathy, and myeloradiculopathy. In: Fernandas de las Penas C, Cleland J, Huijbregts P, eds. *Neck and Arm Pain Syndromes: Evidence-Informed Screening, Diagnosis, and Management in Manual Therapy.* Burlington, MA: Elsevier; 2011:123-139.
228. Denno JJ, MeadowsGR. Early diagnosis of cervical spondylotic myelopathy: a useful clinical sign. *Spine.* 1991;16:1353-1355.
229. Cook CE, Hegedus E, Pietrobon R, Goode A. A pragmatic neurological screen for patients with suspected cord compressive myelopathy. *Phys Ther.* 2007;87:1233-1242.
230. Young WF. Cervical spondylotic myelopathy: a common cause of spinal cord dysfunction in older persons. *Am Fam Physician.* 2000;62:1064-1070, 1073.
231. Estanol BV, Marin OS. Mechanism of the inverted supinator reflex. A clinical and neurophysiological study. *J Neurol Neurosurg Psychiatry.* 1976;39:905-908.
232. de Freitas GR, Andre C. Absence of the Babinski sign in brain death—a prospective study of 144 cases. *J Neurol.* 2005;252:106-107.
233. Cook C, Wilhelm M, Cook AE, Petrosino C, Isaacs R. Clinical tests for screening and diagnosis of cervical spine myelopathy: a systematic review. *J Manipulative Physiol Ther.* 2011;34:539-546.
234. Cook C, Brown C, Isaacs R, Roman M, Davis S, Richardson W. Clustered clinical findings for a diagnosis of cervical spine myelopathy. *J Man Manip Ther.* 2010:18(4):175-180.
235. Fukushima T, Ikata T, Taoka Y, Takata S. Magnetic resonance imaging study on spinal cord plasticity in patients with cervical compression myelopathy. *Spine.* 1991;16:S534-S538.
236. Wainner RS, Gill H. Diagnosis and nonoperative management of cervical radiculopathy. *J Orthop Sports Phys Ther.* 2000;30:728-744.
237. Rao R. Neck pain, cervical radiculopathy, and cervical myelopathy: pathophysiology, natural history, and clinical evaluation. *J Bone Joint Surg Am.* 2002;84:1872-1881.
238. Radhakrishnan K, Litchy WJ, O'Fallon M, Kurlan LT. Epidemiology of cervical radiculopathy. A population based study from Rochester, Minnesota, 1976 through 1990. *Brain.* 1994;117:325-335.
239. Wolff MW, Levine LA. Cervial radiculopathies: conservative approaches to management. *Phys Med Rehabil Clin N Am.* 2002;13(3):589-608.
240. Rhee JM, Yoon T, Riew DK. Cervial radiculopathy. *J Am Acad Orthop Surg.* 2007;15(8):486-494.
241. Henderson CM, Hennessy RG, Shuey HM Jr, Shackelford EG. Posterior-lateral foraminotomy as an exclusive operative technique for cervical radiculopathy: a review of 846 consecutively operated cases. *Neurosurgery.* 1983;13:504-512.
242. Tanaka Y, Kokuubn S, Sato T, Ozawa K. Diagnostic indices of involved nerve root in cervical radiculopathy. *J Bone Joint Surg (Br).* 2002;84-B(Supp_III):245-246.
243. Tanaka Y, Kokubun S, Sata T, Ozawa H. Cervical roots as origin of pain in the neck or scapular regions. *Spine.* 2006;31(17):E568-E573.
244. Cook C, Hegedus E. *Orthopaedic Physical Examination Tests: An Evidence-Based Approach.* Upper Saddle River, NJ: Prentice Hall; 2008:26-56.
245. Wainner RS, Fritz JM, Irrgang JJ, Boninger ML, Delitto A, Allison S. Reliability and diagnostic accuracy of the clinical examination and patient self-report measures for cervical radiculopathy. *Spine.* 2003;28(1):52-62.
246. Rubinstein SM, Pool JJM, van Tulder MW, Riphagen II, de Vet HCW. A systematic review of the diagnostic accuracy of provocative tests of the neck for diagnosing cervical radiculopathy. *Eur Spine J.* 2007;16:307-319.
247. Nederland M, IJzerman MJ, Hermens HJ, Turk DC, Zilvold G. Predictive value of fear avoidance in developing chronic neck pain disability: consequences for clinical decision making. *Arch Phys Med Rehabil.* 2004;85:496-501.
248. Bot SDM, van der Waal JM, Terwee CB, et al. Predictors of outcome in neck and shoulder symptoms. *Spine.* 2005;30(16):E459-E470.
249. Coté P, Cassidy JD, Carroll L, Frank JW, Bombardier C. A systematic review of the prognosis of acute whiplash and a new conceptual framework to synthesize the literature. *Spine.* 2001;19:E445-E458.

250. Kasch H, Flemming W, Jensen T. Handicap after acute whiplash injury. *Neurology*. 2001;56:1637-1643.
251. Kamper SJ, Rebbeck TJ, Maher CG, McAuley JH, Sterling M. Course and prognostic factors of whiplash: a systematic review and metaanalysis. *Pain*. 2008;138:617-629.
252. Raak R, Wallin M. Thermal thresholds and catastrophizing in individuals with chronic pain after whiplash injury. *Biol Res Nurs*. 2006;8:138-146.
253. Elliott J, Sterling M, Noteboom JT, Darnell R, Galloway G, Jull G. Fatty infiltrate in the cervical extensor muscles is not a feature of chronic, insidious-onset neck pain. *Clin Radiol*. 2008;63:681-687.
254. Johnston V, Jimmieson NL, Jull G, Souvlis T. Contribution of individual, workplace, psychosocial and physiological factors to neck pain in female office workers. *Eur J Pain*. 2009;13(9):985-991.
255. Williamson E, Williams M, Gates S, Lamb SE. A systematic literature review of psychological factors and the development of late whiplash syndrome. *Pain*. 2008;135:20-30.
256. George SZ, Fritz JM, Erhard RE. A comparison of fear-avoidance beliefs in patients wit lumbar spine and cervical spine pain. *Spine (Phila Pa 1976)*. 2001;26(19):2139-2145.
257. Sterling M, Kenardy J, Jull G, Vicenzino B. The development of psychological changes following whiplash injury. *Pain*. 2003;106:481-489.
258. Buitenhuis J, DeJong J, Jaspers J, Groothoff J. Relationship between posttraumatic stress disorder symptoms and the course of whiplash complaints. *J Psychosom Res*. 2006;61:681-689.
259. Kamper SJ, Maher CG, Costa L, McAuley JH, Hush JM, Sterling M. Does fear of movement mediate the relationship between pain intensity and disability in patients following whiplash injury? A prospective longitudinal study. *Pain*. 2012;153:113-119.
260. Buitenhuis J, Spanjer, Fidler V. Recovery from acute whiplash: the role of coping styles. *Spine*. 2003;28:896-901.
261. Carroll L, Cassidy D, Coté P. The role of pain coping strategies in prognosis after whiplash injury: passive coping predicts slowed recovery. *Pain*. 2006;124:18-26.
262. Mercado A, Carroll L, Cassidy D, Coté P. Passive coping is a risk factor for disabling neck or low back pain. *Pain*. 2005;117:51-57.
263. Hurwitz E, Goldstein M, Morgenstern H, Chiang L. The impact of psychosocial factors on neck pain and disability outcomes among primary care patients: results from the UCLA neck pain study. *Dis Rehabil*. 2006;28:1319-1329.
264. Peebles J, McWIlliam L, MacLennan R. A comparison of symptoms checklist 90-revised profiles from patients with chronic pain from whiplash and patients with other musculoskeletal injuries. *Spine*. 2001;26:766-770.
265. Wenzel H, Haug T, Mykletun A, Dahl A. A population study of anxiety and depression among persons who report whiplash traumas. *J Psychosom Res*. 2002;53:831-835.
266. Vernon H, Mior S. The Neck Disability Index: a study of reliability and validity. *J Manipulative Physiol Ther*. 1991;14:409-415.
267. Westaway M, Stratford P, Binkley J. The patient-specific functional scale: validation of its use in persons with neck dysfunction. *J Orthop Sports Phys Ther*. 1998;27:331-338.
268. Jaeschke R, Singer J, Guyatt G. Measurement of health status. Ascertaining the minimal clinically important difference. *Control Clin Trials*. 1989;10:407-415.
269. Waddell G, Newton M, Henderson I, et al. A Fear-Avoidance Beliefs Questionnaire (FABQ) and the role of fear-avoidance beliefs in chronic low back pain and disability. *Pain*. 1993;52:157-168.
270. Horowitz M, Wilner N, Alvarez W. Impact of event scale: a measure of subjective stress. *Psychosom Med*. 1979;41:209-218.
271. Tesio L, Alpini D, Cesarani A, et al. Short form of the Dizziness Handicap Inventory. *Am J Phys Medical Rehabil*. 1999;78:233-241.
272. Kori S, Miller R, Todd D. Kinesiophobia: a new view of chronic pain behavior. *Pain Manag*. 1990;Jan/Feb:35-43.
273. Bennett M, Smith B, Torrance N, et al. The S-LANSS score for identifying pain of predominantly neuropathic origin: validation for use in clinical and postal research. *J Pain*. 2005;6:149-158.
274. Vernon H. The Neck Disability Index: state-of-the- art, 1991-2008. *J Manipulative Physiol Ther*. 2008;31:491-502.
275. Sterling M, Jull G, Kenardy J. Physical and psychological factors maintain long-term predictive capacity post-whiplash injury. *Pain*. 2006;122:102-108.
276. MacDermid JC, Walton EM, Avery S, et al. Measurement properties of the neck disability index: a systematic review. *J Orthop Sports Phys Ther*. 2009;39(5):400-417.
277. Young BA, Walker MJ, Strunce JB, Boyles RE, Whitman JM, Childs JD. Responsiveness of the neck disability index in patients with mechanical neck disorders. *Spine J*. 2009;9:802-808.
278. Young IA, Cleland JA, Michener LA, Brown C. Reliability, construct validity, and responsiveness of the neck disability index, patient-specific functional scale, and numeric pain rating scale. *Am J Phys Med Rehabil*. 2010;89(10):831-839.
279. Ferriera ML, Borges BM, Rezende IL, et al. Are neck pain scales and questionnaires compatible with the international classification of functioning, disability and health? A systematic review. *Disabil Rehabil*. 2010;32(19):1539-1546.
280. Cleland JA, Fritz JM, Whitman JM, Palmer JA. The reliability and construct validity of the Neck Disability Index and patient specific functional scale in patients with cervical radiculopathy. *Spine*. 2006;31(5):598-602.
281. Costa LOP, Maher CG, Latimer J, et al. Clinimetric testing of three self-report outcome measures for low back pain patients in Brazil: which one is the best? *Spine*. 2008;33:2459-2463.
282. Cleland JA, Childs JD, Fritz JM, Whitman JM, Eberhart SL. Development of a clinical prediction rule for guiding treatment of a subgroup of patients with neck pain: use of thoracic spine manipulation, exercise, and patient education. *Phys Ther*. 2007;87(1):9-23.
283. Cleland JA, Childs JD, Mcae M, Palmer JA, Stowell T. Immediate effects of a thoracic manipulation in patients with neck pain: a randomized clinical trial. *Man Ther*. 2005;10:127-135.
284. Puentedura EJ, Landers MR, Cleland JA, Mintken P, Huijbregts P, Fernandez-de-las-Peñas C. Thoracic spine thrust manipulation versus cervical spine thrust manipulation in patients with acute neck pain: a randomized clinical trial. *J Orthop Sports Phys Ther*. 2011;41(4):208-220.
285. Kamper SJ, Maher CG, Mackay G. Global rating of change scales: a review of strengths and weaknesses and considerations for design. *J Man Manip Ther*. 2009;17(3):163-170.
286. Cleland JA, Fritz JM, Childs JD: Psychometric properties of the fear-avoidance beliefs questionnaire and Tampa scale of kinesiophobia in patients with neck pain. *Am J Phys Med Rehabil*. 2008;87:109-117.
287. Landers MR, Creger RV, Baker CV, Stutelberg KS. The use of fear-avoidance beliefs and nonorganic signs in predicting prolonged disability in patients with neck pain. *Man Ther*. 2008;13:239-248.

288. Karlehagen S, Malt U, Hoff H, Tibell E, Herrstromer U, Hildingson K. The effect of major railway accidents on the psychological health of train drivers. *J Psychosom Res.* 1993;37:807-817.
289. Joseph S. Psychometric evaluation of Horowitz's impact of event scale: a review. *J Trauma Stress.* 2000;13(1):101-113.
290. Sterling M, Kenardy J, Jull G, Vicenzino B. The development of psychological changes following whiplash injury. *Pain.* 2003;106:481-489.
291. Corcoran K, Fischer J. *Measures for Clinical Practice: A Sourcebook.* 3rd ed. Vol 2 Adults. New York, NY: The Free Press; 1994.
292. Sundin EC, Horowitz MJ. Impact of Event Scale: psychometric properties. *Br J Psych.* 2002;180:205-209.
293. Weiss DS, Marmar CR. The Impact of Event Scale: revised. In: Wilson JP, Keane TM, eds. *Assessing Psychological Trauma and PTSD.* New York, NY: Guilford; 2007:399-411.
294. Forbes D, Creamer M, Phelps A, et al. Australian guideline for the treatment of adults with acute stress disorders and post-traumatic stress disorder. *Aust N Z J Psychiatry.* 2007;41(8):637-648.
295. Sterling M. A proposed new classification system for whiplash associated disorders: implications for assessment and management. *Man Ther.* 2004;9:60-70.
296. Rekola KE, Keinanen-Kiukaanniemi S, Takala J. Use of primary health services in sparsely populated country districts by patients with musculoskeletal symptoms: consultations with a physician. *J Epidemiol Community Health.* 1993;47:153-157.
297. Holm LW, Carroll LR, Cassidy JD, et al. The burden and determinants of neck pain in whiplash-associated disorders after traffic collisions. *Spine.* 2008;33(4S):S52-S59.
298. Carroll LF, Holm LW Hogg-Johnson S, et al. Course and prognostic factors for neck pain in whiplash-associated disorders (WAD). *Spine.* 2008;33(4s):S83-S92.
299. Côté P, van der Velde G, Cassidy JD, et al. The burden and determinants of neck pain in workers. Results of the bone and joint decade 2000-2010 task force on neck pain and its associated disorders. *Spine.* 2008;33(4S):S60-S74.
300. Korhonen T, Ketola R, Toivonen R, et al. Work related and individual predictors for incident neck pain among office employees working with video display units. *Occup Environ Med.* 2003;60:475-782.
301. Luime JJ, Koes BW, Miedem HS, et al. High incidence and recurrence of shoulder and neck pain in nursing home employees was demonstrated during a 2-year follow-up. *J Clin Epidemol.* 2005;58:407-413.
302. Carroll LJ, Hogg-Johnson S, Côté P, et al. Course and prognostic factors for neck pain in workers. Results of the bone and joint decade 2000-2010 task force on neck pain and its associated disorders. *Spine.* 2008:33(4S):S93-S100.
303. Boissonnault WG, Bass C. Pathological origins of trunk and neck pain: part I. Pelvic and abdominal visceral disorders. *J Orthop Sports Phys Ther.* 1990;12:192-207.
304. Merskey H, Bogduk N, eds. *Classification of Chronic Pain. Descriptions of Chronic Pain Syndromes and Definition of Pain Terms.* 2nd ed. Seattle, WA: IASP Press; 1994:103-111.
305. Bogduk N. On the definitions and physiology of back pain, referred pain, and radicular pain. *Pain.* 2009;147:17-19.
306. Arendt-Nielsen L, Graven-Nielsen T, Drewes AM. Referred poain and hyperalgesia related to muscle and visceral pain. *Technical Corner from IASP Newsletter.* 1998;Jan/Feb.
307. Arendt-Nielsen L, Svensson P. Referred muscle pan: basic and clinical findings. *Clin J Pain.* 2001;17(1):11-19.
308. Dwyer A, Aprill C, Bogduk N. Cervical zygapophysial joint pain patterns. I: a study in normal volunteers. *Spine.* 1990:15:453-457.
309. Aprill C, Dwyer A, BOgduk N. Cervical zygapophyseal joint pain patterns. II: a clinical evaluation. *Spine.* 1990;15:458-461.
310. Fukui S, Ohseto K, Shiotani M, et al. Referred pain distribution of the cervical zygapophyseal joints and cervical dorsal rami. *Pain.* 1996;68:79-83.
311. Cloward RB. Cervical discography. A contribution to the aetiology and mechanism of neck, shoulder and arm pain. *Ann Surg.* 1959;130:1052-1064.
312. Schellhas KP, Smith MD, Gundry CR, et al. Cervical discogenic pain: prospective correlation of magnetic resonance imaging and discography in asymptomatic subjects and pain sufferers. *Spine.* 1996;21:300-312.
313. Grubb SA, Kelly CK. Cervical discography: clinical implications from 12 years of experience. *Spine.* 2000;25:1382-1389.
314. Bogduk N, Aprill C. On the nature of neck pain, discography and cervical zygapophysial joint pain. *Pain.* 1993;54:213-217.
315. Dreyfuss P, Michaelsen M, Fletcher D. Atlantooccipital and lateral atlanto-axial joint pain patterns. *Spine.* 1994;19:1125-1131.
316. Cooper G, Bailey B, Bogduk N. Cervical zygapophysial joint pain maps. *Pain Medicine.* 2007;8(4):344-353.
317. Slipman CW, Plastaras C, Patel R, et al. Provocative cervical discography symptom mapping. *Spine J.* 2005;5:381-388.
318. Slipman CW, Plastaras CT, Palmitier RA, et al. Symptom provocation of fluoroscopically guided cervical nerve root stimulation: are dynatomal maps identical to dermatomal maps? *Spine.* 1998;23:2235-2242.
319. IASP® Taxonomy. Updated in 2011 by the IASP® Taxonomy Working Group based on Merskey H, Bogduk N, eds. *Classification of Chronic Pain.* 2nd ed. Part III. Seattle, WA: IASP Press; 1994. http://www.iasp-pain.org/AM/Template.cfm?Section=General_Resource_Links&Template=/CM/HTMLDisplay.cfm&ContentID=2035. Accessed January 31, 2012.
320. Baron R, Binder A, Wasner G. Neuropathic pian: diagnosis, pathophysiological mechanisms, and treatment. *Lancet Neurol.* 2010;9(8):807-819.
321. Melzack R, Coderre TJ, Katz J, Vaccarino AL. Central neuroplasticity and pathological pain. *Ann N Y Acad Sci.* 2001;933:157-174.
322. Meeus M, Nijs J. Central sensitization: a biopsychosocial explanation for chronic widespread pain in patients with fibromyalgia and chronic fatigue syndrome. *Clin Rheumatol.* 2007;26(4):465-473.
323. Nijs J, Van Houdenhove B, Oostendorp RAB. Recognition of central sensitization in patients with musculoskeletal pain: application of pain neurophysiology in manual therapy practice. *Man Ther.* 2010;15:135-141.
324. Cleland JA, Childs JD, Whitman JM. Psychometric properties of the Neck Disability Index and Numeric Pain Rating Scale in patients with mechanical neck pain. *Arch Phys Med Rehabil.* 2008;89:69-74.
325. Bot SD, van der Waal JM, Terwee CB, et al. Predictors of outcome in neck and shoulder symptoms a cohort study in general practice. *Spine.* 2005;30:E459-E470.
326. Sterling M, Hendrikz J, Kenardy J. Developmental trajectories of pain and disability and PTSD symptoms following whiplash injury. *Pain.* 2010;159(1):22-28.
327. Drottning M, Staff PH, Sjaastad O. Cervicogenic headache (CEH) after whiplash injury. *Cephalagia.* 2002;22:165-171.
328. Carroll LJ, Cassidy JD, Côté P. The role of pain coping strategies in prognosis after whiplash injury: passive coping predicts slowed recovery. *Pain.* 2006;124:18-26.

329. Boissonnault WG. Patient health history including identification of health risk factors. In: Boissonnault WG. *Primary Care for the Physical Therapist: Examination and Triage.* Philadelphia, PA: Saunders; 2005:70.
330. Mäntyselkä P, Kautiainen H, Vanhala M. Prevalence of neck pain in subjects with metabolic syndrome: a cross-sectional population-based study. *BMC Musculoskelet Disord.* 2010;11:171.
331. Rubin DI. Epidemiology and risk factors for spine pain. *Neurol Clin.* 2007;25:353-371.
332. Billek-Sawhney B, Sawhney R. Cardiovascular considerations in outpatient orthopedic physical therapy [abstract]. *J Orthop Sports Phys Ther.* 1998:27:57.
333. Scherer SA, Noteboom JT, Flynn TW. Cardiovascular assessment in the orthopaedic practice setting. *J Orthop Sports Phys Ther.* 2005;35:730-737.
334. Douglass AB, Bope ET. Evaluation and treatment of posterior neck pain in family practice. *J Am Board Fam Pract.* 2004;17:S13-S22.
335. Hurwitz EL, Carragee EJ, van der Belde G, et al. Treatment of neck pain: noninvasive interventions. Results of the bone and joint decade 2000-2010 task force on neck pain and its associated disorders. *Spine.* 2008;33(4S):S123-S152.
336. Barnsley L, Lord SM, Wallis BJ, et al. Lack of effect of intraarticular corticosteroids for chronic pain in the cervical zygapophyseal joints. *N Engl J Med.* 1994;330:1047-1050.
337. Pettersson K, Toolanen G. High-dose methylprednisolone prevents extensive sick leave after whiplash injury. A prospective, randomized, double blind study. *Spine.* 1998;23:984-989.
338. Kearney PM, Baigent C, Godwin J, et al. Do selective cyclo-oxygenase-2 inhibitors and traditional non-steroidal anti-inflammatory drugs increase the risk of atherothrombosis? Meta-analysis of randomized trials. *BMJ.* 2006;332:1302-1308.
339. Hernandez-Diaz S, Rodriguez LA. Association between non-steroidal anti-inflammatory drugs and upper gastrointestinal tract bleeding/perforation: an overview of epidemiologic studies published in the 1990s. *Arch Intern Med.* 2000;160:2093-2099.
340. Guzman J, Haldeman S, Carroll LJ, et al. Clinical practice implications for the bone and joint decade 2000-2010 task force on neck pain and its associate disorders. From concepts and findings to recommendations. *Spine.* 2008;33(4S):S199-S213.
341. Eyre A. Overview and comparison of the NEXUS and Canadian C-spine rules. *Am J Clin Med.* 2006;3:12-15.
342. Matsumoto M, Fujimura Y, Suzuki N, et al. MRI of cervical intervertebral discs in asymptomatic subjects. *J Bone Joint Surg Br.* 1998;80:19-24.
343. Boden SD, McCowin PR, Davis DO, et al. Abnormal magnetic-resonance scans of the cervical spine in asymptomatic subjects. A prospective investigation. *J Bone Joint Surg Am.* 1990;72:1178-1184.
344. Lehto IJ, Tertti MO, Komu ME, et al. Age-related MRI changes at 0.1 T in cervical discs in asymptomatic subjects. *Neuroradiology.* 1994;36:49-53.
345. Oxford Dictionaries Online. Oxford University Press. http://oxforddictionaries.com/definition/expectation?region=us. Accessed February 2, 2012.
346. Bialosky JE, Bishop MD, Cleland JA. Individual expectation: an overlooked, but pertinent factor in the treatment of individuals experiencing musculoskeletal pain. *Phys Ther.* 2010;90(9):1345-1355.
347. Barron CJ, Moffett JA, Potter M. Patient expectations of physiotherapy: definitions, concepts, and theories. *Physiother Theor Pract.* 2007;23(1):37-46.
348. American Academy of Orthopaedic Manual Physical Therapists. *Orthopaedic Manual Physical Therapy: Description of Advanced Clinical Practice.* Tallahassee, FL: Author; 2009:11-61.
349. Cook C, Hegedus E. Diagnostic utility of clinical tests for spinal dysfunction. *Man Ther.* 2011;16:21-25.
350. Wise CH, Schenk RJ. Clinical decision making in the application of cervical spine manipulation. In: *Cervical and Thoracic Pain: Evidence for Effectiveness of Physical Therapy. Independent Study Course 21.1.5.* La Crosse, WI: Orthopaedic Section, APTA, Inc; 2011:15-23.
351. Leal M, Dennison B. Best evidence for examination and treatment of the cervical spine. In: *Cervical and Thoracic Pain: Evidence for Effectiveness of Physical Therapy. Independent Study Course 21.1.5.* La Crosse, WI: Orthopaedic Section, APTA, Inc; 2011:14.
352. LaBan MM, Green ML. "Young" cervical spinal stenotic: a review of 118 patients younger than 51 years of age. *Am J Phys Med Rehabil.* 2004;83:162-165.
353. Poole E, Treleaven J, Jull G. The influence of neck pain on balance and gait parameters in community-dwelling elders. *Man Ther.* 2008;13:317-324.
354. Falla D, Jull G, Rainoldi A, Merletti R. Neck flexor muscle fatigue is side specific in patients with unilateral neck pain. *Eur J Pain.* 2004;8(1):71-77.
355. Enwemeka CS, Bonet IM, Ingle JA, Prudhithumrong S, Ogbahon FE, Gbenedio NA. Postural correction in persons with neck pain. (II. Integrated electromyography of the upper trapezius in three simulated neck positions.) *J Orthop Sports Phys Ther.* 1986;8:240-242.
356. Bonney RA, Corlett EN. Head posture and loading of the cervical spine. *Appl Ergon.* 2002;33:415-417.
357. O'Leary S, Falla D, Elliott JM, Jull G. Muscle dysfunction in cervical spine pain: implications for assessment and management. *J Orthop Sports Phys Ther.* 2009;39(5):324e33.
358. Madeleine P. On functional motor adaptations: from the quantification of motor strategies to the prevention of musculoskeletal disorders in the neck-shoulder region. *Acta Physiologica (Oxford).* 2010;199(s699):1-46.
359. Griegel-Morris P, Larson K, Mueller-Klaus K, Oatis CA. Incidence of common postural abnormalities in the cervical, shoulder and thoracic regions and their association with pain in two age groups of healthy subjects. *Phys Ther.* 1992;72:425-431.
360. Braun BL. Postural differences between asymptomatic men and women and craniofacial pain patients. *Arch Phys Med Rehabil.* 1991;72:653-656.
361. Haughie LJ, Fiebert IM, Roach KE. Relationship of forward head posture and the cervical backward bending to neck pain. *J Man Manip Ther.* 1995;3:91-97.
362. Hanten WP, Olson SL, Russel JL, Lucio RM, Campbell AH. Total head excursion and resting head posture: normal and patients comparisons. *Arch Phys Med Rehabil.* 2000;81:62-66.
363. Harrison AL, Barry-Greb T, Wojtowicz G. Clinical measurement of head and shoulder posture variables. *J Orthop Sports Phys Ther.* 1996;23:353-361.
364. Cleland JA, Childs JD, Fritz JM, Whitman JM. Inter-rater reliability of the history and physical examination in patients with mechanical neck pain. *Arch Phys Med Rehabil.* 2006;87:1388-1395.
365. Silva AG, Punt TD, Johnson MI. Reliability and validity of head posture assessment by observation and a four-category scale. *Man Ther.* 2010;15:490-495.
366. Silva AG, Punt TD, Sharples P, Vilas-Boas JP, Johnson MI. Head posture and neck pain of chronic nontraumatic origin: a comparison between patients and pain-free persons. *Arch Phys Med Rehabil.* 2009;90:669-674.

367. Lau KT, Cheung KY, Chan KB, Chan MH, Lo KY, Chiu TTW. Relationships between sagittal postures of thoracic and cervical spine, presence of neck pain, neck severity and disability. *Man Ther.* 2010;10:457-462.
368. Yip CHT, Chiu TTW, Poon ATK. The relationship between head posture and severity and disability of patients with neck pain. *Man Ther.* 2008;13:148-154.
369. Treleaven J. Jull G, Low CHoy N. Standing balance in persistent whiplash: a comparison between subjects with and without dizziness. *J Rehabil Med.* 2005;37:224-229.
370. Stokell R, Yu A, Williams K, Treleaven J. Dynamic and functional balance tasks in subjects with persistent whiplash: a pilot trial. *Man Ther.* 2011;16:394-398.
371. Szeto GPY, Straker L, Raine S. A field comparison of neck and shoulder postures in symptomatic and asymptomatic office workers. *Applied Ergonomics.* 2002;33:75-84.
372. Szeto GPY, Strker LM, O'Sullivan PB. A comparison of symptomatic and asymptomatic office workers performing monotonous keyboard work: 2: Neck and shoulder kinematics. *Man Ther.* 2005;10(4):281-291.
373. Sobush DC, Simoneau GG, Dietz KE, et al. The Lennie test for measuring scapular position in healthy young adult females: a reliability and validity study. *J Orthop Sports Phys Ther.* 1996;23:39-50.
374. Ludewig PM, Phadke V, Braman J, Hassett DR, Cieminski CJ, LaPrade RF. Motion of the shoulder complex during multiplanar humeral elevation. *J Bone Joint Surg Am.* 2009;91:378-389.
375. McClure PW, Michener LA, Sennett BJ, et al. Direct 3-dimensional measurement of scapular kinematics during dynamic movements in vivo. *J Shoulder Elbow Surg.* 2001;10:269-277.
376. Ludewig PM, Cook TM. Alterations in shoulder kinematics and associated muscle activity in people with symptoms of shoulder impingement. *Phys Ther.* 2000;80(3):276-291.
377. Ludewig PM, Behrens SA, Meyer SM, et al. Three-dimensional clavicular motion during arm elevation: reliability and descriptive data. *J Orthop Sports Phys Ther.* 2004;34:140-149.
378. Kibler WB, Sciascia A. Current concepts: scapular dyskinesis. *Br J Sports Med.* 2010;44:300-305.
379. Ha S, Kwon O, Yi C, Jeon H, Lee W. Effects of passive correction of scapular position on pain, proprioception, and range of motion in neck-pain patients with bilateral scapular downward-rotation syndrome. *Man Ther.* 2011;16:585-589.
380. Van Dillen LR, McDonell MK, Susco TM, Sahrmann SA. The immediate effect of passive scapular elevation on symptoms with active neck rotation in patients with neck pain. *Clin J Pain.* 2007;23(8):641-647.
381. Eriksson PO,Häggman-Henrikson B, Nordh E, Zafar H. Coordinated mandibular and head-neck movements during rhythmic jaw activities in man. *J Dent Res.* 2000;79:1378-1384.
382. Walker N, Bohannon RW, Cameron D. Discriminant validity of temporomandibular joint range of motion obtained with a ruler. *J Orthop Sports Phys Ther.* 2000;30:484-492.
383. Okeson JP. *Management of Temporomandibular Disorders and Occlusion.* 6th ed. St. Louis, MO: Mosby Elsevier; 2007.
384. Ho S. *The Temporomandibular Joint: Physical Therapy Patient Management Utilizing Current Evidence. Concepts of Orthopaedic Physical Therapy.* 3rd ed. La Crosse, WI: Orthopaedic Section Inc; 2011: Orthopaedic Section Independent Study Course series 12.2.
385. Kibler WB, Sciascia A, Dome D. Evaluation of apparent and absolute supraspinatus strength in patients with shoulder injury using the scapular retraction test. *Am J Sports Med.* 2006;34:1643-1647.
386. Tate AR, Kareha S, Irwin D, McClure PW. Effect of the scapula reposition test on shoulder impingement symptoms and elevation strength in overhead athletes. *J Orthop Sports Phys Ther.* 2008;38(1):4-11
387. Caneiro JP, O'Sullivan P, Burnett A, et al. The influence of different sitting postures on head/neck posture and muscle activity. *Man Ther.* 2010; 15(1):54-60.
388. Falla D, O'Leary S, Fagan A, Jull G. Recruitment of the deep cervical flexor muscles during a postural-correction exercise performed in sitting. *Man Ther.* 2007;12(2):139-143.
389. Edmondston SJ, Sharp M, Symes A, Alhabib N, Allison GR. Changes in mechanical load and extensor muscle activity in the cervicothoracic spine induced by sitting posture modification. *Ergonomics.* 2011;54(2):179-186.
390. Hodges PW, Ferreira PH, Ferreira ML. Lumbar spine: treatment of instability and disorders of movement control. In: Magee DJ, Zachazewski JE, Quillen WS. *Pathology and Intervention in Musculoskeletal Rehabilitation.* St. Louis, MO: Saunders Elsevier; 2009:389-425.
391. Bogduk N, Mercer S. Biomechanics of the cervical spine. I: normal kinematics. *Clin Biomech.* 2000;15:633-648.
392. Mercer SR, Bogduk N. Joints of the cervical vertebral column. *J Orthop Sports Phys Ther.* 2001;31:174-182.
393. Magee DJ. *Orthopedic Physical Assessment.* 4th ed. Philadelphia, PA: Saunders, Elsevier; 2002:133-135.
394. Vasavada AN, Peterson BW, Delp SL. Three-dimensional spatial tuning of neck muscle activation in humans. *Exp Brain Res.* 2002;147:437-448.
395. Peck D, Buxton DF, Nitz A. A comparison of spindle concentrations in large and small muscles acting in parallel combinations. *J Morphol.* 1984;180:243-252.
396. Boyd-Clark LC, Briggs CA, Galea MP. Comparative histochemical composition of muscle fibers in a pre- and a postvertebral muscle of the cervical spine. *J Anat.* 2001;199:709-716.
397. Boyd-Clark LC, Briggs CA, Galea MP. Muscle spindle distribution, morphology, and density in longus colli and multifidus muscle of the cervical spine. *Spine.* 2002;27:694-701.
398. Conley MS, Meyer RA, Bloomberg JJ, et al. Noninvasive analysis of human neck muscle function. *Spine.* 1995;20:2505-2512.
399. Roy RR, Ishihara A. Overview: functional implications of the design of skeletal muscles. *Acta Anat.* 1997;159:75-77.
400. Van Mameren H, Drukker J, Sanches H, Beursgens J. Cervical spine motion in the sagittal plane. (I). Range of motion of actually performed movements, an X-ray cinematographic study. *Eur J Morph.* 1990;28:47-68.
401. Maynoux Behnamou MA, Revel M, Vallee C. Selective electromyography of dorsal neck muscles in humans. *Exp Brain Res.* 1997;113:353-360.
402. Dumas JP, Arsenault AB, Boudreau G, et al. Physical impairments in cervicogenic headache: traumatic versus nontraumatic onset. *Cephalalgia.* 2001;21:884-893.
403. Zwart JA. Neck mobility in different headache disorders. *Headache.* 1997;37:6-11.
404. Chiu TT, Lam T-H, Hedley AJ. Correlation among physical impairments, pain, disability, and patient satisfaction in patients with chronic neck pain. *Arch Phys Med Rehabil.* 2005;86:534-540.
405. Riddle DL, Stratford PW. Use of generic versus region-specific functional status measures on patients with cervical spine disorders. *Phys Ther.* 1998;78:951-963.
406. Rudolfsson T, Björklund M, Djupsjöbacka M. Range of motion in the upper and lower cervical spine in people with chronic neck pain. *Man Ther.* 2012;17:53-59.

407. Norre ME. Neurophysiology of vertigo with special reference to cervical vertigo: a review. *Acta Belg Med Phys.* 1986;9:183-194.
408. Phillipszoon A. Neck torsion nystagmus. *Pract Oto-Rhino-Laryngologist.* 1963;25:339-344.
409. Oosterveld WJ, Kortschot HW, Kingma GG, DeJong JMBV, Saatci MR. Electronystagmographic findings following cervical whiplash injuries. *Acta Otolaryngol (Stockh).* 1991:111:201-205.
410. Norre ME. Cervical vertigo: diagnostic and semiological problem with special emphasis upon "cervical nystagmus." *Acta Otorhinolaryngol Belg.* 1987;41:436-452.
411. Clendaniel RA, Landel R. Non-vestibular diagnosis and imbalance: cervicogenic dizziness. In: Herdman SJ. *Vestibular Rehabilitation.* 3rd ed. Philadelphia, PA: F.A. Davis Company; 2007;467-484.
412. Herdman SJ. *Vestibular Rehabilitation.* 3rd ed. Philadelphia, PA: F.A. Davis Company; 2007.
413. Bhattacharyya N, Baugh RF, Orvidas L, et al. Clinical practice guideline: benign paroxysmal positional vertigo. *Otolaryngol Head Neck Surg.* 2008;139:S47-S81.
414. Halker R, Barrs D, Wellik K, Wingerchuk, Demaerschalk BM. Establishing a diagnosis of benign paroxysmal positional vertigo through the Dix-Hallpike and side-lying maneuvers: a critically appraised topic. *The Neurologist.* 2008;14(3):201-204.
415. Whitney SL, Morris LO. Multisensory impairment in older adults: evaluation and intervention. In: Calhoun KH, Eibling DE, eds. *Geriatric Otolaryngology.* New York, NY: Taylor and Francis; 2006:115.
416. Whitney SL, Marchetti GF, Morris LO. Usefulness of the dizziness handicap inventory in the screening for benign paroxysmal positional vertigo. *Otol Neurotol.* 2005;26:1027-1033.
417. Lind B, Sihlbom H, Nordwall A, Malchau H. Normal range of motion of the cervical spine. *Arch Phys Med Rehabil.* 1989;20:692-695.
418. Youdas M, Garrett TR, Suman VJ, et al. Normal range of motion of the cervical spine: an initial goniometric study. *Phys Ther.* 1992;72:770-780.
419. de Koning CHP, van den Heuvel SP, Staal JB, Smits-Engelsman BCM, Henddriks EJM. Clinimetric evaluation of active range of motion measures in patients with non-specific neck pain: a systematic review. *Eur Spine J.* 2008;17:905-921.
420. Piva SR, Erhard R, Childs JF, Browder D. Inter-tester reliability of passive inter-vertebral and active movements of the cervical spine. *Man Ther.* 2006;11:321-330.
421. Tuttle N. Do changes within a manual therapy treatment session predict between-session changes for patients with cervical spine pain? *Aust J Physiother.* 2005;51(1):43-48.
422. McKenzie R, May S. *The Cervical and Thoracic Spine Mechanical Diagnosis and Therapy.* Vol 1. Raumati Beach, New Zealand: Spinal Publications New Zealand Ltd; 2006:171-282.
423. Norlander S, Aste-Norlander U, Nordgren B, Sahlstedt B. Mobility in the cervicothoracic motion segment: an indicative factor of musculo-skeletal neck-shoulder pain. *Scan J Rehab Med.* 1996;28(4):183-192.
424. Norland S, Gustavssono BA, Lindell J, Nordgren B. Reduced mobility in the cervicothoraic motion segment: a risk factor for musculoskeletal neck-shoulder pain: a two-year prospective follow-up study. *Scan J Rehab Med.* 1997;29(3):167-174.
425. Norlander S, Nordgren B. Clinical symptoms related to musculoskeletal neck-shoulder pain and mobility in the cervicothoracic spine. *Scan J Rehab Med.* 1998;30:243-251.
426. Browder DA, Erhard RE, Piva SR. Intermittent cervical traction and thoracic manipulation for management of mild cervical compressive myelopathy attributed to cervical herniated disc: a case series. *J Orthop Sports Phys Ther.* 2004;34:701-712.
427. Fernández-de-las-Peñas C, Palomeque-del-Cerro L, Rodriguez-Blanco C, Gomez-Conesa A, Miangolarra-Page JC. Changes in neck pain and active range of motion after a single thoracic spine manipulation in subjects presenting with mechanical neck pain: a case series. *J Manipulative Physiol Ther.* 2007;30:312-320.
428. Costello M. Treatment of a patient with cervical radiculopathy using thoracic spine thrust manipulation, soft tissue mobilization, and exercise. *J Man Manip Ther.* 2008;16:129-135.
429. Gonzalez-Iglesias J, Fernández-de-las-Peñas C, Cleland JA, Alburquerque-Sendin F, Palomeque-del-Cerro L, Mendez-Sanchez R. Inclusion of thoracic spine thrust manipulation into an electro-therapy/thermal program for the management of patients with acute mechanical neck pain: a randomized clinical trial. *Man Ther.* 2009;14:306-313.
430. Gonzalez-Iglesias J, Fernández-de-las-Peñas C, Cleland JA, Gutierrez-Vega Mdel R. Thoracic spine manipulation for the management of patients with neck pain: a randomized clinical trial. *J Orthop Sports Phys Ther.* 2009;39(1):20-27.
431. Cleland JA, Mintken PE, Carpenter K, et al. Examination of a clinical prediction rule to identify patients with neck pain likely to benefit from thoracic spine thrust manipulation and a general cervical range of motion exercise: multi-center randomized clinical trial. *Phys Ther.* 2010;90:1239-1250.
432. Cross KM, Kuenze C, Grindstaff T, Hertel J. Thoracic spine thrust manipulation improves pain, range of motion,and self-reported function in patients with mechanical neck pain: a systematic review. *J Orthop Sports Phys Ther.* 2011;41(9):633-642.
433. McKenzie R, May S. *The Cervical and Thoracic Spine Mechanical Diagnosis and Therapy.* Vol 2. Raumati Beach, New Zealand: Spinal Publications New Zealand Ltd; 2006:171-282.
434. Childs JD, Fritz JM, Piva SR, Whitman JM. Proposal of a classification system for patients with neck pain. *J Orthop Sports Phys Ther.* 2004;34:686-696.
435. Clare A, Adams R., Maher C. Reliability of McKenzie classification of patients with cervical or lumbar pain. *J Manipulative Physiol Ther.* 2005;28:122-127.
436. Schenk R, Bhaidani T, Boswell M, Kelley J, Kruchowky T. Inclusion of mechanical diagnosis and therapy (MDT) in the management of cervical radiculopathy: a case report. *J Man Manip Ther.* 2008;16(1):E2-E8.
437. Edward BC. Combined movements in the cervical spine (C2-C7) their value in examination and technique choice. *Aust J Physiother.* 1980;26(5):165-171.
438. McCarthy C. *Combined Movement Theory: Rational Mobilization and Manipulation of the Vertebral Column.* New York, NY: Churchill Livingstone, Elsevier Limited; 2010:111-164.
439. Bertilson BC, Grunnesjö M, Strender LE. Reliability of clinical tests in the assessment of patients with neck/shoulder problems: impact of history. *Spine.* 2003;28(19):2222-2231.
440. Rubinstein SM, Pool JJM, van Tulder MW, Riphagen II, de Vet HCW. A systematic review of diagnostic accuracy of provocative tests of the neck for diagnosing cervical radiculopathy. *Eur Spine J.* 2007;16:307-319.
441. Sanders RJ, Hammond SL, Rao NM. Thoracic outlet syndrome: a review. *Neurologist.* 2008;14(6):365-373.

442. Stalka S. Thoracic outlet syndrome. In: Fernández de las Peñas C, Cleland J, Huijbregts P. *Neck and Arm Pain Syndromes. Evidence-Informed Screening, Diagnosis and Management.* New York, NY: Churchill Livingstone Elsevier Inc; 2011:141-152.
443. Watson LA, Pizzari T, Balster S. Thoracic outlet syndrome part 1: clinical manifestations, differentiation and treatment pathways. *Man Ther.* 2009;14(6):586-595.
444. Watson LA, Pizzari T, Balster S. Thoracic outlet syndrome part 2: conservative management of thoracic outlet. *Man Ther.* 2010;15(4):305-314.
445. Mackinnon SE, Novak CB. Thoracic outlet syndrome. *Curr Probl Surg.* 2002;39(11):1070-1145. In: Watson LA, Pizzari T, Balster S. Thoracic outlet syndrome part 2: conservative management of thoracic outlet. *Man Ther.* 2010;15(4):305-314.
446. Gillard J, Pérez-Cousin M, Hachulla E, et al. Diagnosing thoracic outlet syndrome: contribution of provocative tests, ultrasonography, electrophysiology, and helical computed tomography in 48 patients. *Joint Bone Spine.* 2001;68(5):416-424.
447. Hooper TL, Denton J, McGalliard MK, Brismée JM, Sizer PS. Thoracic outlet syndrome: a controversial clinical condition. Part 1: anatomy, and clinical examination/diagnosis. *J Man Manip Ther.* 2010;18(2):74-83.
448. Hooper TL, Denton J, McGalliard MK, Brismée JM, Sizer PS. Thoracic outlet syndrome: a controversial clinical condition. Part 2: non-surgical and surgical management. *J Man Manip Ther.* 2010;18(3):132-138.
449. Plewa MC, Delinger M. The false-positive rate of thoracic outlet syndrome shoulder maneuvers in healthy subjects. *Acad Emerg Med.* 1998;5:337-342.
450. Howard M, Lee C, Dellon AL. Documentation of brachial plexus compression (in the thoracic inlet) utilizing provocative neurosensory and muscular testing. *J Reconstr Microsurg.* 2003;19:303-312.
451. Nord KM, Kapoor P, Fisher J, et al. False positive rate of thoracic outlet syndrome diagnostic maneuvers. *Electromyogr Clin Neurophysiol.* 2008;48:67-74.
452. Rayan GM, Jensen C. Thoracic outlet syndrome: provocative examination maneuvers in a typical population. *J Shoulder Elbow Surg.* 1995;4:113-117.
453. Quintner JL. A study of upper limb pain and paresthesia following neck injury in motor vehicle accidents: assessment of the brachial plexus tension test of Elvey. *Br J Rheumatol.* 1989;28:528-533.
454. Greening J, Dilley A, Lynn B. In vivo study of nerve movement and mechanosensitivity of the median nerve in whiplash and non-specific arm pain patients. *Pain.* 2005;115:248-253.
455. Bohannon, RW. Comfortable and maximum walking speed of adults aged 20-79 years: reference values and determinants. *Age Ageing.* 1997;26(1):15-19.
456. Marchetti GF, Whitney SL, Blatt PJ, Morris LO, Vance JM. Temporal and spatial characteristics of gait during performance of the Dynamic Gait Index in people with and people without balance or vestibular disorders. *Phys Ther.* 2008;88(5):640-651.
457. Kristjansson E, Treleaven J. Sensorimotor function and dizziness in neck pain: implications for assessment and management. *Man Ther.* 2009;39(5):364-377.
458. Tjell C, Tenenbaum A, Sandstrom S. Smooth pursuit neck torsion test: a specific test for whiplash associated disorders? *J Whiplash Rel Disorders.* 2002;1:9-24.
459. Grip H, Jull G, Treleaven J. Head eye co-ordination using simultaneous measurement of eye in head and head in space movements: potential for use in subjects with a whiplash injury. *J Clin Mon Computing.* 2009;23:31-40.
460. Mintken PE, Metrick L, Flynn T. Upper cervical ligament testing in a patient with os odontoideum presenting with headaches. *J Orthop Sports Phys Ther.* 2008;38(8):465-475.
461. Aspinall W. Clinical testing for the craniovertebral hypermobility syndrome. *J Orthop Sports Phys Ther.* 1990;12:47-54.
462. Uitvlugt G, Indenbaum S. Clinical assessment of atlanto-axial instability using the Sharp-Purser test. *Arthritis Rheum.* 1988;31(7):918-922.
463. Cleland JA, Koppenhaver S. *Netter's Orthopaedic Clinical Examination: An Evidence-Based Approach.* Philadelphia, PA: Saunders, Elsevier Inc; 2011:115.
464. Osmotherly PG, Rivett DA, Rowe LJ. The anterior shear and distraction tests for craniocervical instability. An evaluation using magnetic resonance imaging. *Man Ther.* 2012;17(5):416-421. Epub 2012 May 3.
465. Pettman E. Stress tests of the craniovertebral joints. In: Boyling JD, Palastanga N, eds. *Grieve's Modern Manual Therapy: The Vertebral Column.* 2nd ed. Edinburgh, Scotland: Churchill Livingstone; 1994:529-537.
466. Beeton K. Instability in the upper cervical region: clinical presentation, radiological and clinical testing. *Man Ther.* 1995;27:19-32.
467. Osmotherly PG, Rivett DA, Rose LJ. Imaging integrity: an evaluation using magnetic resonance. *Phys Ther.* 2012;92:718-725.
468. Fjellner A, Bexander C, Faleij R, Strender LE. Interexaminer reliability in physical examination of the neck. *J Manipulative Physiol Ther.* 1999;22:511-516.
469. Pool JJ, Hoving JL, de Vet HC, van Mameren H, Bouter LM. The interexaminer reproducibility of physical examination of the cervical spine. *J Manipulative Physiol Ther.* 2004;27:84-90.
470. Jull G, Zito G, Trott P, Potter H, Shirley D. Inter-examiner reliability to detect painful upper cervical joint dysfunction. *Aust J Physiother.* 1997;43:125-129.
471. Jull G, Bogduk N, Marsland A. The accuracy of manual diagnosis for cervical zygapophyseal joint pain syndromes. *Med Journal of Australia.* 1988;148:233-236.
472. Maitland G, Hengeveld E, Banks K, English K. *Maitland's Vertebral Manipulation.* 6th ed. Boston, MA: Butterworth-Heinemann; 2002:249-258.
473. Greenman PE. *Principles of Manual Medicine.* 3rd ed. Philadelphia, PA: Lippincott Williams and Wilkins; 2003:202-228, 539-544.
474. Bogduk N. Cervicogenic headache: anatomic basis and pathophysiologic mechanisms. *Curr Pain Headache Rep.* 2001;5:382-386.
475. Aprill C, Axinn MJ, Bogduk N. Occipital headaches stemming from the lateral atlanto-axial (C1-C2) joint. *Cephalalgia.* 2002;22:15-22.
476. Hall T, Briffa K, Hopper D. Clinical evaluation of cervicogenic headache: a clinical perspective. *J Man Manip Ther.* 2008;16:73-80.
477. Hall TM, Robinson KW, Fujinawa O, Akasaka K, Pyne EA. Intertester reliability and diagnostic validity of the cervical flexion-rotation test. *J Manipulative Physiol Ther.* 2008;31:293-300.
478. Ogince M, Hall T, Robinson K, Blackmore AM. The diagnostic validity of the cervical flexion-rotation test in C1-C2-related cervicogenic headache. *Man Ther.* 2007;12:256-262.
479. Hall T, Briffa K. Hopper D, Robinson K. Long-term stability and minimal detectable change of the cervical flexion-rotation test. *J Orthop Sports Phys Ther.* 2010;40(4):225-229.
480. Panjabi MM, Cholewicki J, Nibu K, Grauer J, Babat LB, Dvorak J. Critical load of the human cervical spine: an in vitro experimental study. *Clin Biomech (Bristol, Avon).* 1998;13:11-17.

481. Conley MS, Meyer RA, Bloomberg JJ, et al. Noninvasive analysis of human neck muscle function. *Spine.* 1995;20:2505-2512.
482. Boyd-Clark L, Briggs C, Galea M. Comparative histochemical composition of muscle fibres in a pre- and a costovertebral muscle of the cervical spine. *J Anat.* 2001;199:709-716.
483. Boyd-Clark L, Briggs C, Galea M. Muscle spindle distribution, morphology, and density in longus colli and multifidus muscle of the cervical spine. *Spine.* 2002;27:694-701.
484. Peck D, Buxton DF, Nitz A. A comparison of spindle concentrations in large and small muscles acting in parallel combinations. *J Morphol.* 1984;180:243-252.
485. Falla D, Bilenkij G Jull G. Patients with chronic neck pain demonstrate altered patterns of muscle activation during performance of a functional upper limb task. *Spine.* 2004;29:1436-1440.
486. Hallgren RC, Greenman PE, Rechtien JJ. Atrophy of suboccipital muscles in patients with chronic pain: a pilot study. *J Am Osteopath Assoc.* 1994;94:1032-1038.
487. McPartland JM, Brodeur RR, Hallgren RC: Chronic neck pain, standing balance, and suboccipital muscle atrophy—a pilot study. *J Manipulative Physiol Ther.* 1997;20:24-29.
488. DeLoose V, van den Oord M, Keser I, et al. MRI study of the morphometry of the cervical musculature in F-16 pilots. *Aviat Space Environ Med.* 2009;80:727-731.
489. Larsson SE, Bengtsson A, Bodegard L, et al. Muscle changes in work-related chronic myalgia. *Acta Orthop Scand.* 1998;59:552-556.
490. Larsson B, Bjork J, Kadi F, et al. Blood supply and oxidative metabolism in muscle biopsies of female cleaners with and without myalgia. *Clin J Pain.* 2004;20:440-446.
491. Larsson R, Cai H, Zhang Q, et al. Visualization of chronic neck-shoulder pain: impaired microcirculation in the upper trapezius muscle in chronic cervico-brachial pain. *Occup Med (London).* 1998;48:189-194.
492. Uhlig Y, Weber BR, Grob D, Muntener M. Fiber composition and fiber transformations in neck muscles of patients with dysfunction of the cervical spine. *J Orthop Res.* 1995;13:240-249.
493. Jull GA, O'Leary SP, Falla DL. Clinical assessment of the deep cervical flexor muscles: the craniocervical flexion test. *J Man Manip Physio Ther.* 2008;31(7):525-533.
494. Fernández-de-las-Peñas C, Falla D, Arendt-Nielsen L, Farina D. Cervical muscle coactivation in isometric contractions is enhanced in chronic tension-type headache patients. *Cephalalgia.* 2008;28:744-751.
495. Lindstrøm R, Schomacher J, Farina D, et al. Association between neck muscle coactivation, pain, and strength in women with neck pain. *Man Ther.* 2011;16:80-86.
496. Johnston V, Jull G, Darnell R, et al. Alterations in cervical muscle activity in functional and stressful tasks in female office workers with neck pain. *Eur J Appl Physiol.* 2008;103:253-264.
497. Falla D, Farina D. Muscle fiber conduction velocity of the upper trapezius muscle during dynamic contraction of the upper limb in patients with chronic neck pain. *Pain.* 2005;116:138-145.
498. Fredin Y, Elert J, Britschgi N, Nyberg V, Vaher A, Gerdle B. A decreased ability to relax between repetitive muscle contractions in patients with chronic symptoms after whiplash trauma of the neck. *J Musculoskel Pain.* 1997;5:55-70.
499. Falla D, Jull G, Edwards S, Koh K, Rainoldi A. Neuromuscular efficiency of the sternocleidomastoid and anterior scalene muscles in patients with chronic neck pain. *Disabil Rehabil.* 2004;26:712-717.
500. Wenngren BI, Pettersson K, Lowenhielm G, Hildingsson C. Eye motility and auditory brainstem response dysfunction after whiplash injury. *Acta Otolaryngol.* 2002;122:276-283.
501. Madeleine P, Nielsen M, Arendt-Nielsen L. Characterization of postural control deficit in whiplash patients by means of linear and nonlinear analyses: a pilot study. *J Electromyogr Kinesiol.* 2011;21:291-297.
502. Strimpakos N. The assessment of the cervical spine. Part 2: strength and endurance/fatigue. *J Bodyw Mov Ther.* 2011;15:217-430.
503. Grimmer K. Measuring the endurance capacity of the cervical short flexor muscle group. *Aust J Physiother.* 1994;40:251-254.
504. Domenech MA, Sizer PS, Dedrick GS, McGalliard MK, Brismee JM. The deep neck flexor endurance test: normative data scores in health adults. *PMR.* 2011;3:105-110.
505. Harris KD, Heer DM, Roy TC, et al. Reliability of a measurement of neck flexor muscle endurance. *Phys Ther.* 2005;85:1349-1355.
506. O'Leary S, Falla D, Jull G, Vicenzino B. Muscle specificity in tests of cervical flexor muscle performance. *J Electromyogr Kinesiol.* 2007;17:35-40.
507. Sterling M, Jull G, Vicenzino B, Kenardy J, Darnell R. Development of motor system dysfunction following whiplash injury. *Pain.* 2003;103:65-73.
508. Falla D, Jull G, Hodges P. Training the cervical muscle with prescribed motor tasks does not change muscle activation during a functional activity. *Man Ther.* 2008;13:507-512.
509. Cagnie B, Danneels L, Cools A, Dickx N, Cambier D. The influence of breathing type, expiration and cervical posture on the performance of the craniocervical flexion test in healthy subjects. *Man Ther.* 2008;13:232-238.
510. Jull G, Barrett C, Magee R, et al. Further characterization of muscle dysfunction in cervical headache. *Cephalalgia.* 1999;19:179-185.
511. Lindstroem R, Graaven-Nielsen T, Falla D. Current pain and fear of pain contribute to reduced maximum voluntary contraction of neck muscles in patients with chronic neck pain. *Arch Phys Med Rehabil.* 2012;93(11):2042-2048.
512. Chiu TT, Sing KL. Evaluation of cervical range of motion and isometric neck muscle strength: reliability and validity. *Clin Rehabil.* 2002;16:851-858.
513. Ylinen J, Salo P, Nykanen M, Kautianinen H. Kakkinen A. Decreased isometric neck strength in women with chronic neck pain and the repeatability of neck strength measurements. *Arch Phys Med Rehabil.* 2004;85:1303-1308.
514. Ylinen J, Takala EP, Kautiainen H, et al. Association of neck pain, disability and neck pain during maximal effort with neck muscle strength and range of movement in women with chronic non-specific neck pain. *Eur J Pain.* 2004;8:473-478.
515. Prushansky T, Gepstein R, Gordon C, Dvir Z. Cervical muscles weakness in chronic whiplash patients. *Clin Biomech (Bristol, Avon).* 2005;20:794-798.
516. Cagnie B, Dickx N, Peeters I, et al. The use of functional MRI to evaluate cervical flexor activity during different cervical flexion exercises. *J Appl Physiol.* 2008;104:230-235.
517. De Loose V, Van den OM, Burnotte F, et al. Functional assessment of the cervical spine in F-16 pilots with and without neck pain. *Aviat Space Environ Med.* 2009;80:477-481.
518. O'Leary S, Falla D, Hodges PW, Jull G, Vicenzino B. Specific therapeutic exercise of the neck induces immediate local hypoalgesia. *J Pain.* 2007;8:832-839.
519. Ask T, Strand LI, Skouen JS. The effect of two exercise regimes; motor control versus endurance/strength training for patients with whiplash-associated disorders: a randomized controlled pilot study. *Clin Rehabil.* 2009;23:812-823.

520. Dvir Z, Prushansky T. Cervical muscles strength testing: methods and clinical implications. *J Manipulative Physiol Ther*. 2008;31:518-524.
521. Kendall FP, McCreary EK, Provance PG. *Muscles Testing and Function*. 4th ed. Baltimore, MD: Williams and Wilkins; 1993:314-319.
522. Bohannon RW. Literature reporting normative data for muscle strength measured by hand-held dynamometry: a systematic review. *Isokinet Exerc Sci*. 2011;19:143-147.
523. van der Ploeg RJO, Fidler V, Oosterhuis HGGH. Handheld myometry: reference values. *J Neurol Neurosurg Psychiatry*. 1991;54:244-247.
524. Phillips BA, Lo SK, Mastaglia FL. Muscle force measured using "break" testing with a hand-held myometer in normal subjects aged 20-69 years. *Arch Phys Med Rehabil*. 2000;81:653-661.
525. Beenakker EAC, van der Hoeven JH, Fock JM, Maurits NM. Reference values of maximum isometric muscle force obtained in 270 children aged 4-16 years by hand-held dynamometry, *Neuromusc Disord*. 2011;11:441-446.
526. Mayer TG, Barnes D, Kishino ND, et al. Progressive isoinertial lifting evaluation: I. A standardized protocol and normative database. *Spine*. 1988;13:993-997. Erratum in *Spine*. 1990;15(1):5.
527. Horneij E, Homstrom E, Hemborg B, Isberg PE, Ekdahl CH. Interrater reliability and between-days repeatability of eight physical performance tests. *Adv Physiother*. 2002;4:146-160.
528. Ljungquist T, Jensen IB, Nygren Å, Harms-Ringdahl K. Physical performance tests for people with long-term spinal pain: aspects of construct validity. *J Rehabil Med*. 2003;35:69-75.
529. Page P, Frank CC, Lardner R. *Assessment and Treatment of Muscle Imbalance. The Janda Approach*. Champaign, IL: Benchmark Physical Therapy Inc; 2010:105-108.
530. Bershin JF, Maguire K. Levator scapulae action during shoulder movement. A possible mechanism of shoulder pain of cervical origin. *Aus J Physiother*. 1986;32:101-106.
531. Lewis JS and Valentine RE. The pectoralis minor length test: a study of the intrarater reliability and diagnostic accuracy in subjects with and without shoulder symptoms. *BMC Musculoskeletal Disorders*. 2007;8:64.
532. Borstad JD. Measurement of pectoralis minor muscle length: validation and clinical application. *J Orthop Sports Phys Ther*. 2008;38(4):169-174.
533. Shacklock M. Neurodynamics. *Physiotherapy*. 1995;81:9-16.
534. Shacklock M. Improving application of neurodynamic (neural tension) testing and treatments: a message to researchers and clinicians. *Man Ther*. 2005;10:175-179.
535. Butler DS. *The Sensitive Nervous System*. Adelaide, Australia: NOI Publications; 2000;48-173, 311-341.
536. Breig A, Marions O. Biomechanics of the lumbosacral nerve roots. *Acta Radiol Diagn (Stockh)*. 1963;1:1141-1160.
537. Breig A, El-Nadi AF. Biomechanics of the cervical spinal cord. Relief of contact pressure on and overstretching of the spinal cord. *Acta Radiol Diagn (Stockh)*. 1966;4(6):602-624.
538. Mellesi H. The nerve gap: theory and clinical practice. *Hand Clin*. 1986;2:651-663.
539. Ogata K Naito M. Blood flow of peripheral nerve: effects of dissection, stretching and compression. *J Hand Surg (Br)*. 1986;11(1):10-14.
540. Driscoll PJ, Glasby MA, Lawson GM. An in vivo study of peripheral nerves in continuity: biomechanical and physiological responses to elongation. *J Orthop Res*. 2002;20(2):370-375.
541. Wall EJ, Massie JB, Kwan MK, et al. Experimental stretch neuropathy. *J Bone Joint Surg Br*. 1992;74(1):126-129.
542. Rydevik B, Lundborg G, Bagge U. Effects of graded compression on intraneural blood flow: an in-vivo study on rabbit and tibial nerve. *J Hand Surg*. 1981;6:3-12.
543. Nee RJ, Butler D. Management of peripheral neuropathic pain: integrating neurobiology, neurodynamics and clinical evidence. *Phys Ther Sport*. 2006;7:36-49.
544. Nee RJ, Jull GA, Vicenzino B, Coppieters MW. The validity of upper-limb neurodynamic tests for detecting peripheral neuropathic pain. *J Orthop Sports Phys Ther*. 2012;42(5):413-424. Epub 2012 Mar 8.
545. Kenneally M, Rubenach H, Elvey R. The upper limb tension test: the SLR test of the arm. In: Grant R, ed. *Physical Therapy of the Cervical and Thoracic Spine*. New York, NY: Churchill Livingstone; 1988:167-194.
546. Lohkamp M, Small K. Normal response to upper limb neurodynamic test 1 and 2A. *Man Ther*. 2011;16:125-130.
547. Raney NH, Petersen EJ, Smith TA, et al. Development of a clinical prediction rule to identify patients with neck pain likely to benefit from cervical traction and exercise. *Eur Spine J*. 2009;18(3):382-391.
548. Coveney B, Trott P, Kneebone C, Shacklock MC. The response to the upper limb tension test in carpal tunnel sufferers. In: Proceedings of the Tenth Biennial Conference of the Manipulative Physiotherapists' Association of Australia, Melbourne; 1997:31-33.
549. Vanti C, Bonfiglioli R, Calabrese M, Marinelli F, Violante FS, Pillastrini P. Relationship between interpretation and accuracy of the upper limb neurodynamic test I in carpal tunnel syndrome. *J Manipulative Physiol Ther*. 2012;35:54-63.
550. Yaxley GA, Jull GA. A modified upper limb tension test: an investigation of responses in normal subjects. *Aust J Physiother*. 1991;37:143-152.
551. Yaxley GA, Jull GA. Adverse tension in the neural system: a preliminary study of tennis elbow. *Aust J Physiother*. 1993;39:15-22.
552. Flanagan M. Normative responses to the ulnar nerve bias tension test. University of South Australia, Adelaide; 1993. In: Butler DS. *The Sensitive Nervous System*. Adelaide, Australia: NOI Publications; 2000;48-173;311-341.
553. Garmer DA, Jones MA, McHorse KJ, Keely G. *The Ulnar Nerve Bias Upper Limb Neurodynamic Tension Test: An Investigation of Responses in Asymptomatic Subjects*. Alexandria, VA: American Physical Therapy Association; 2002. http://apps.apta.org/Custom/abstracts/pt2002/abstractsPt2002.cfm?pubNo=PL-RR-176-F. Accessed September 22, 2013.
554. Covill LG, Petersen SM. Upper extremity neurodynamic tests: range of motion asymmetry may not indicate impairment. *Physiother Theor Pract*. 2012;28(7):535-541.
555. Hollerwöger D. Methodological quality and outcomes of studies addressing manual cervical spine examinations: a review. *Man Ther*. 2006;11:93-98.
556. Stochkendahl H, Christensen J, Hartvigsen W, Vach M, Haas L. Manual examination of the spine: a systematic review of reproducibility. *J Manipul Physiol Ther*. 2006;29:475-485.
557. Lee RYW, McGregor AH, Bull AMJ, Wragg P. Dynamic response of the cervical spine to posteroanterior mobilization. *Clin Biomech*. 2005;20:228-231.
558. Hall T, Briffa K, Hopper D, Robinson K. Reliability of manual examination and frequency of symptomatic cervical motion segment dysfunction in cervicogenic headache. *Man Ther*. 2010;15(6):542-546.
559. Mottram SL, Woledge RC, Morrissey D. Motion analysis study of a scapular orientation exercise and subjects' ability to learn the exercise. *Man Ther*. 2009:14:13-18.
560. Mottram SL. Dynamic stability of the scapula. *Man Ther*. 1997;2:123-131.

561. Wegner S, Jull G, O'Leary S, Johnston V. The effect of a scapular postural correction strategy on trapezius activity in patients with neck pain. *Man Ther.* 2010;15:562-566.
562. Page P, Frank CC, Lardner. Evaluation of movement patterns. In: Page P, Frank CC, Lardner R. *Assessment and Treatment of Muscle Imbalance. The Janda Approach.* Champaign, IL: Human Kinetics; 2010:90-91.
563. American College of Radiology Appropriateness Criteria 2011. http://www.acr.org/SecondaryMainMenuCategories/quality_safety/app_criteria.aspx. Accessed March 9, 2012.
564. Spitzer WO, Skovron ML, Salmi LR, et al. Scientific monograph of the Quebec Task Force on Whiplash-Associated Disorders: redefining "whiplash" and its management. *Spine.* 1995;20(8Suppl):1S-73S.
565. Boutin RD, Steinbach LS, Finnesey K. MR imaging of degenerative diseases in the cervical spine. *Magn Reson Imaging Clin N Am.* 2000;8(3):471-490.
566. Chen CJ, Hsu HL, Niu CC, et al. Cervical degenerative disease at flexion-extension MR imaging: prediction criteria. *Radiology.* 2003;227(1):136-142.
567. Kaale BR, Krakenes J, Albrektsen G, Wester K. Whiplash associated disorders impairment rating: neck disability index score according to severity of MRI findings of ligaments and membranes in the upper cervical spine. *J Neurotrauma.* 2005;22(4):466-475.
568. Johansson BH. Whiplash injuries can be visible by functional magnetic resonance imaging. *Pain Res Manag.* 2006;11(3):197-199.
569. Krakenes J, Kaale BR. Magnetic resonance imaging assessment of craniovertebral ligaments and membranes after whiplash trauma. *Spine (Phila Pa 1976).* 2006;31(24):2820-2826.
570. Ichihara D, Okada E, Chiba K, et al. Longitudinal magnetic resonance imaging study on whiplash injury patients: minimum 10-year follow-up. *J Orthop Sci.* 2009;14(5):602-610.
571. Myran R, Kvistad KA, Nygaard OP, Andresen H, Folvik M, Zwart JA. Magnetic resonance imaging assessment of the alar ligaments in whiplash injuries: a case-control study. *Spine (Phila Pa 1976).* 2008;33(18):2012-2016.
572. Vetti N, Krakenes J, Eide GE, Rorvik J, Gilhus NE, Espeland A. MRI of the alar and transverse ligaments in whiplash-associated disorders (WAD) grades 1-2: high-signal changes by age, gender, event and time since trauma. *Neuroradiology.* 2009;51(4):227-235.
573. Myran R, Kvistad KA, Nygaard OP, Andresen H, Folvik M, ZwartJA. Magnetic resonance imaging assessment of the alar ligaments in whiplash injuries: a case-control study. *Spine (Phila Pa 1976).* 2008;33(18):2012-2016.
574. Aprill C, Bogduk N. The prevalence of cervical zygapophyseal joint pain. A first approximation. *Spine.* 1992;17(7):744-747.
575. Werneke M, Hart DL, Cook D. A descriptive study of the centralization phenomenon. A prospective analysis. *Spine.* 1999;24:676-683.
576. Hoving IL, De Vet HC, Koes BW, et al. Manual therapy, physical therapy, or continued care by the general practitioner for patients with neck pain; long term results from a pragmatic randomized clinical trial. *Clin J Pain.* 2006;22:370-377.
577. Tseng YL, Wang WT, Chen WY, Hou TJ, Chen TC. Lieu FK. Predictors for the immediate responders to cervical manipulation in patients with neck pain. *Man Ther.* 2006;11:306-315.
578. Bowler N, Shamley D, Davies R. The effect of a simulated manipulation position on internal carotid and vertebral artery blood flow in healthy individuals. *Man Ther.* 2011;16:87-93.
579. Puentedura EJ, Cleland JA, Landers MR, Mintken PE, Louw A, Fernández-de-las Peñas C. Development of a clinical prediction rule to identify patients with neck pain likely to benefit from thrust joint manipulation to the cervical spine. *J Orthop Sports Phys Ther.* 2012;42(7):577-592.
580. Olson KA. *Manual Physical Therapy of the Spine.* St. Louis, MO: Saunders; 2009:288-291.
581. Gibbons P, Tehan P. *Manipulation of the Spine, Thorax, and Pelvis. An Osteopathic Perspective.* 3rd ed. Philadelphia, PA: Churchill Livingstone, Elsevier; 2010:103-139.
582. Mintken PE, Cleland JA, Carpenter KJ, Bieniek ML, Keirns M, Whitman JM. Some factors predict successful short-term outcomes in individuals with shoulder pain receiving cervicothoracic manipulation: a single-arm trial. *Phys Ther.* 2010;91(1):26-42. Epub 2009 Dec 3.
583. Cleland JA, Markowski AM, Childs JD. The cervical spine: physical therapy patient management utilizing current evidence. In: *Independent Study Course 16.2.2. Current Concepts of Orthopaedic Physical Therapy.* 2nd ed. La Crosse, WI: Orthpedic Section, APTA, Inc; 2006:25-41.
584. Fryer G. Muscle energy approaches. In: Fernández de las Peñas C, Cleland J, Huijbregts P. *Neck and Army Pain Syndromes. Evidence-Informed Screening, Diagnosis, and Management.* New York, NY: Churchill Livingstone, Elsevier Ltd; 2011:439-454.
585. Kennedy C. Therapeutic exercise for mechanical neck pain. In: Fernández de las Peñas C, Cleland J, Huijbregts P. *Neck and Army Pain Syndromes. Evidence-Informed Screening, Diagnosis, and Management.* New York, NY: Churchill Livingstone, Elsevier Ltd; 2011:185-200.
586. Hall T, Chan HT, Christensen L, Odenthal B, Wells C, Robinson K. Efficacy of a C1-C2 self-sustained natural apophyseal glide (SNAG) in the management of cervicogenic headache. *J Orthop Sports Phys Ther.* 2007;37:100-107.
587. Bookhout MR. Greenman PE. *Principles of Exercise Prescription.* Woburn, MA: Butterworth-Heinemann Medical; 2002; In: Childs JD, Whitman JM, Fritz JM, Piva SR, Young B. *Lower Cervical Spine. Home Study Course 13.3.1. Physical Therapy for the Cervical Spine and Temporomandibular Joint.* La Crosse, WI: Orthopedic Section, APTA, Inc; 2003:31-34.
588. Coronado RA, Gay CW, Bialosky JE, Carnaby GD, Bishop MD, George SZ. Changes in pain sensitivity following spinal manipulation: a systematic review and meta-analysis. *J Electromyogr Kinesiol.* 2012;22(5):752-767.
589. Coronado RA, Bialosky JE, Cook CE. The temporal effects of a single session of high-velocity, low-amplitude thrust manipulation on subjects with spinal pain. *Phys Ther Rev.* 2010;15:1-7.
590. Childs JD, Fritz JM, Flynn TW, et al. A clinical prediction rule to identify patients with low back pain most likely to benefit from spinal manipulation: a validation study. *Ann Intern Med.* 2004;141(12):920-928.
591. Cleland JA, Glynn P, Whitman JM, Eberhart SL, MacDonald C, Childs JD. Short-term effects of thrust versus nonthrust mobilization/manipulation directed at the thoracic spine in patients with neck pain: a randomized clinical trial. *Phys Ther.* 2007;87(4):431-440.
592. Flynn T, Fritz J, Whitman J, et al. A clinical prediction rule for classifying patients with low back pain who demonstrate short-term improvement with spinal manipulation. *Spine (Phila Pa 1976).* 2002;27(24):2835-2843.
593. Fritz JM, Childs JD, Flynn TW. Pragmatic application of a clinical prediction rule in primary care to identify patients with low back pain with a good prognosis following a brief spinal manipulation intervention. *BMC Family Practice.* 2005;6(1):29.
594. Moulson A, Watson T. A preliminary investigation into the relationship between cervical SNAGS and sympathetic nervous system activity in the upper limbs of an asymptomatic population. *Man Ther.* 2006;11:214-224.

595. Perry J, Green A. An investigation into the effects of a unilaterally applied lumbar mobilisation technique on peripheral sympathetic nervous system activity in the lower limbs. *Man Ther.* 2008;13:492-499.
596. Vicenzino B, Collins D, Benson H, Wright A. An investigation of the interrelationship between manipulative therapy-induced hypoalgesia and sympathoexcitation. *J Manip Physiol Ther.* 1998;21:448-453.
597. Sterling M, Jull G, Wright A. Cervical mobilisation: concurrent effects on pain, sympathetic nervous system activity and motor activity. *Man Ther.* 2001;6:72-81.
598. Coppieters MW, Stappaerts KH, Wouters LL, Janssens K. The immediate effects of a cervical lateral glide treatment technique in patients with neurogenic cervicobrachial pain. *J Orthop Sports Phys Ther.* 2003;33:369-378.
599. Petersen N, Vicenzino B, Wright A. The effects of a cervical mobilization technique on sympathetic outflow to the upper limb in normal subjects. *Physiother Theory Pract.* 1993;9:149-156.
600. Chiu TW, Wright A. To compare the effects of different rates of application of a cervical mobilisation technique on sympathetic outflow to the upper limb in normal subjects. *Man Ther.* 1996;1:198-203.
601. Coppieters MW, Stappaerts KH, Wouters LL, Janssens K. Aberrant protective force generation during neural provocation testing and the effect of treatment in patients with neurogenic cervicobrachial pain. *J Manip Physiol Ther.* 2003;26:99-106.
602. Saranga J, Green A, Lewis J, Worsfold C. Effect of a cervical lateral glide on the upper limb neurodynamic test 1: a blinded placebo-controlled investigation. *Physiotherapy.* 2003;89:678-684.
603. Schmid A, Brunner F, Wright A, Bachmann LM. Paradigm shift in manual therapy? Evidence for a central nervous system component in the response to passive cervical joint mobilization. *Man Ther.* 2008;13:387-396.
604. Hegedus EJ, Goode A, Butler RJ, Slaven E. The neurophysiological effects of a single session of spinal joint mobilization: does the effect last? *J Man Manip Ther.* 2011;19(3):143-151.
605. Vicenzino B, Collins D, Wright A. The initial effects of a cervical spine manipulative physiotherapy treatment on the pain and dysfunction of lateral epicondylalgia. *Pain.* 1996;68:69-74.
606. Kanlayanaphotporn R, Chiradejnant A, Vachalathiti R. Immediate effects of the central posteroanterior mobilization technique on pain and range of motion in patients with mechanical neck pain. *Disabil Rehabil.* 2010;32:622-628.
607. Kanlayanaphotporn R, Chiradejnant A, Vachalathiti R. The immediate effects of mobilization technique on pain and range of motion in patients presenting with unilateral neck pain: a randomized controlled trial. *Arch Phys Med Rehabil.* 2009;90:187-192.
608. Lee RY, McGregor AH, Bull AMJ, Wragg P. Dynamic response of the cervical spine to posteroanterior mobilization. *Clin Biomech.* 2005;20:228-231.
609. Gross A, Miller J, D'Sylva J, et al. Manipulation or mobilization for neck pain: a Cochrane Review. *Man Ther.* 2010;15:315-333.
610. Miller J, Gross A, D'Sylva J, et al. Manual therapy and exercise for neck pain: a systematic review. *Man Ther.* 2010;15:334-354.
611. Leaver AM, Maher CG, Herbert RD, et al. A randomized controlled trial comparing manipulation with mobilization for recent onset neck pain. *Arch Phys Med Rehabil.* 2010;91:1313-1318.
612. Walker JM, Boyles RE, Young BA, et al. The effectiveness of manual physical therapy and exercise for mechanical neck pain. A randomized clinical trial. *Spine.* 2008;33(22):2371-2378.
613. Boyles RE, Walker MJ, Young BA, Strunce JB, Wainner RS. The addition of cervical thrust manipulations to a manual physical therapy approach in patients treated for mechanical neck pain: a secondary analysis. *J Orthop Sports Phys Ther.* 2010;40(3):133-140.
614. Puentedura EJ, Landers MR, Cleland JA, Mintken P, Huijbregts P, Fernández-de-las-Peñas C. Thoracic spine thrust manipulation versus cervical spine thrust manipulation in patients with acute neck pain: a randomized clinical trial. *J Orthop Sports Phys Ther.* 2011;41(4):208-220.
615. Dunning JR, Cleland JA, Waldrop MA, et al. Upper cervical and upper thoracic thrust manipulation versus nonthrust mobilization in patients with mechanical neck pain: a multicenter randomized clinical trial. *J Orthop Sports Phys Ther.* 2012;42(1):5-18.
616. Bronfort G, Evans R, Anderson AV, Svendsen KH, Bracha Y, Grimm RH. Spinal manipulation, medication, or home exercise with advice for acute and subacute neck pain. *Ann Intern Med.* 2012;156:1-10.
617. Guzman J, Hurwitz EL, Carroll LJ, et al; Bone and Joint Decade 2000-2010 Task Force on Neck Pain and Its Associated Disorders. A new conceptual model of neck pain: linking onset, course, and care: the Bone and Joint Decade 2000-2010 Task Force on Neck Pain and Its Associated Disorders. *Spine (Phila Pa 1976).* 2008;33:S14-S23.
618. Hoving JL, Koes BW, de Vet HCW, et al. Manual therapy, physical therapy, or continued care by a general practitioner for patients with neck pain. A randomized, controlled trial. *Ann Intern Med.* 2002;136:713-722.
619. Korthals-de Bos IBC, Hoving JL, van Tulder MW, et al. Effectiveness of physiotherapy, manual therapy, and general practitioner care for neck pain: economic evaluation alongside a randomised controlled trial. *BMJ.* 2003;325:911-914.
620. Bronfort G, Evans R, Nelson B, Goldsmith CH. A randomized clinical trial of exercise and spinal manipulation for patients with chronic neck pain. *Spine.* 2001;26:788-799.
621. Evans R, Bronfort G, Nelson B, Aker PD, Goldsmith CH, Vernon H. Two-year follow-up of a randomized clinical trial of spinal manipulation and two types of exercise for patients with chronic neck pain. *Spine.* 2002;27:2383-2389.
622. Evans R, Bronfort G, Schulz C, et al. Supervised exercise with and without spinal manipulation perform similarly and better than home exercise for chronic neck pain: a randomized controlled trial. *Spine (Phila Pa 1976).* 2012;37(11):903-914.
623. Walser RF, Meserve BB, Boucher TR. et al. The effectiveness of thoracic spine manipulation for management of musculoskeletal conditions: a systematic review and meta-analysis of randomized clinical trials. *J Man Manip Ther.* 2009;17(4):237-246.
624. Cleland JA, Whitman JM, Fritz JM, Palmer JA. Manual physical therapy, cervical traction, and strengthening exercises in patients with cervical radiculopathy: a case series. *J Orthop Sports Phys Ther.* 2005;35:802-811.
625. Carpenter KJ, Mintken P, Cleland JA. Evaluation of outcomes in patients with neck pain treated with thoracic spine manipulation and exercise: a case series. *N Z J Physiother.* 2009;37:71-80.
626. Fernández-de-las-Peñas C, Fernández- Carnero J, Fernández AP, Lomas-Varga R, Miangolarra-Page JC. Dorsal manipulation in whiplash injury treatment: A randomized controlled trial. *J Whiplash Rel Disord.* 2004;3(2):55-72.

627. Fernández-de-Las-Peñas C, Palomeque-del-Cerro L, Rodríguez-Blanco C, Gómez-Conesa A, Miangolarra-Page JC. Changes in neck pain and active range of motion after a single thoracic spine manipulation in subjects with mechanical neck pain: a case series. *J Manipulative Physiol Ther.* 2007;30(4):312-320.
628. Browder DA, Erhard RE, Piva SR, et al. Intermittent cervical traction and thoracic manipulation for management of mild cervical compressive myelopathy attributed to cervical herniated disc: a case series. *J Orthop Sports Phys Ther.* 2004;34:701-712.
629. Pho C, Godges JJ. Management of whiplash-associated disorder addressing thoracic and cervical spine impairments: a case report. *J Orthop Sports Phys Ther.* 2004;34(9):511-523.
630. Costello M. Treatment of a patient with cervical radiculopathy using thoracic spine thrust manipulation, soft tissue mobilization, and exercise. *J Man Manp Ther.* 2008;16(3):129-135.
631. González-Iglesias J, Fernández-de-las-Peñas C, Cleland JA, Gutiérrez-Vega MR. Thoracic spine manipulation for the management of patients with neck pain: a randomized clinical trial. *J Orthop Sports Phys Ther.* 2009;39:20-27.
632. González-Iglesias J, Fernández-de-las-Peñas C, Cleland JA, Alburquerque-Sendín F, Palomeque-del-Cerro L, Mendes-Sanchez R. Inclusion of thoracic spine thrust manipulation into an electro-therapy/thermal program for the management of patients with acute mechanical neck pain: a randomized clinical trial. *Man Ther.* 2009;14:306-313.
633. Lau HMC, Chiu TTW, Lam TH. The effectiveness of thoracic manipulation on patients with chronic mechanical neck pain: a randomized controlled trial. *Man Ther.* 2011;16:141-147.
634. Kroeling P, Gross A, Goldsmith CH, et al. Electrotherapy for neck pain. *Cochrane Database Syst Rev.* 2009;(4):CD004251.
635. Gross A, Forget M, St. George K, et al. Patient education for neck pain. *Cochrane Database Syst Rev.* 2012;3:CD005106.
636. Salt E, Wright C, Kelly S, Dean A. A systematic literature review on the effectiveness of non-invasive therapy for cervicobrachial pain. *Man Ther.* 2011;16:53-65.
637. Boyles R, Toy P, Mellon J, Hayes M, Hammer B. Effectiveness of manual physical therapy in the treatment of cervical radiculopathy: a systematic review. *J Man Manip Ther.* 2011;19(3):135-142.
638. Ragonese J. A randomised trial comparing manual physical therapy therapeutic exercises, to a combination of therapies for the treatment of cervical radiculopathy. *Orthopaedic Practice.* 2009;21(3):71-75.
639. Young I, Michener L, Cleland J, Arnold J, Aguilera A, Snyder A. Manual therapy, exercise, and traction for patients with cervical radiculopathy: a randomized clinical trial. *Phys Ther.* 2009;89(7):632-642.
640. Forbush SW, Cox T, Wilson E. Treatment of patients with degenerative cervical radiculopathy using a multimodal conservative approach in a geriatric population: a case series. *J Orthop Sports Phys Ther.* 2011;41(10):723-733
641. Cleland JA, Fritz JM, Whitman JM, Heath R. Predictors of short-term outcome in people with a clinical diagnosis of cervical radiculopathy. *Phys Ther.* 2007;87:1619-1632.
642. Langevin P, Roy JS, Desmeules F. Cervical radiculopathy: study protocol of a randomized clinical trial evaluating the effect of mobilizations and exercises targeting the opening of intervertebral foramen. *BMC Musculoskelet Disord.* 2012;13:10.
643. Werneke M, Hart DL. Centralization phenomenon as a prognostic factor for chronic low back pain and disability. *Spine.* 2001;26:758-765.
644. Kjellman G, Öberg B. A randomized clinical trial comparing general exercise, McKenzie treatment and a control group in patients with neck pain. *J Rehabil Med.* 2002;34:183-190.
645. Klaber-Moffett JK, Jackson DA, Gardiner ED, et al. Randomized trial of two physiotherapy interventions for primary care neck and back pain patients: "McKenzie" vs brief physiotherapy pain management. *Rheumatology.* 2006;45:1514-1421.
646. Attal N, Bouhissera D. Can pain be more or less neuropathic? *Pain.* 2004;110:510-511.
647. Allison GT, Nagy BM, Hall T. A randomized clinical trial of manual therapy for cervicobrachial pain syndrome: a pilot study. *Man Ther.* 2002;7(2):95-102.
648. Nee RJ, Vicenzino, Jull GA, Cleland JA, Coppieters MW. Neural tissue management provides immediate clinically relevant benefits without harmful effects for patients with nerve-related neck and arm pain: a randomized trial. *J Physiotherapy.* 2012;58:23-31.
649. Nee R, Vicenzino B, Jull G, Cleland J, Coppieters M. A novel protocol to develop a prediction model that identifies patients with nerve-related neck and arm pain who benefit from the early introduction of neural tissue management. *Contemporary Clinical Trials.* 2011;32:760-770.
650. Berg HE, Berggren G, Tesch PA. Dynamic neck strength training effect on pain and function. *Arch Phys Med Rehab.* 1994;75:661-665.
651. Ylinen J, Takala EP, Nykanen M, et al. Active neck muscle training in the treatment of chronic neck pain in women: a randomized controlled trial. *JAMA.* 2003;289:2509-2516.
652. Ylinen J, Häkkinen A, Nykänen M, Kautiainen H, Takala EP. Neck muscle training in the treatment of chronic neck pain: a three-year follow-up study. *Eura Medicophys.* 2007;43:161-169.
653. Chiu TTW, Lam TH, Hedley AJ. A randomized controlled trial on the efficacy of exercise for patients with chronic neck pain. *Spine.* 2005;30(1):E1-E7.
654. Jull G, Falla D, Hodges P, Vicenzino B. Cervical flexor muscle retraining: physiological mechanisms of efficacy. In: Proceedings of the 2nd International Conference on Movement Dysfunction. Edinburgh, Scotland; 2005.
655. Jull GA, Fall D, Vicenzino B, Hodges PW. The effect of therapeutic exercise on activation of the deep cervical flexor muscles in people with chronic neck pain. *Man Ther.* 2009;14:696-701.
656. Jull G, Falla D, Treleaven J, Hodges P, Vicenzino B. Retraining cervical joint position sense: the effect of two exercise regimes. *J Orthop Res.* 2007;25:404-412.
657. Uthaikhup S, Jull G , Sungkarat S, Treleaven J. The influence of neck pain on sensorimotor function in the elderly. *Arch Gerontol Geriatr.* 2012;55(3):667-672.
658. Jull G, Sterling M, Falla D, Treleaven J, O'Leary S. Therapeutic exercise for cervical disorders: practice pointers. In: *Whiplash, Headache and Neck Pain. Research-Based Directions for Physical Therapists.* New York, NY: Churchill Livinstone, Elsevier Limited; 2008:207-229.
659. Beer A, Treleaven J, Jull G. Can a functional postural exercise improve performance in the craniocervical flexion test? A preliminary study. *Man Ther.* 2012;17(3):219-224.
660. O'Leary S, Cagnie B, Reeve A, Jull G, Elliott JM. Is there altered activity of the extensor muscles in chronic mechanical neck pain? A functional magnetic resonance imaging study. *Arch Phys Med Rehabil.* 2011;92:929-934.
661. Amiri M, Jull G, Bullock-Saxton J, Darnell R, Lander C. Cervical musculoskeletal impairment in frequent intermittent headache. Part 2: subjects with concurrent headache types. *Cephalalgia.* 2007;27:891-898.

662. Fernández-de-las-Peñas C, Albert-Sanchís JC, Buil M, Benitez JC, Alburquerque-Sendín F. Cross-sectional area of cervical multifidus muscle in females with chronic bilateral neck pain compared to controls. *J Orthop Sports Phys Ther.* 2008;38:175-180.

663. Fernández-de-Las-Peñas C, Bueno A, Ferrando J, Elliott JM, Cuadrado ML, Pareja JA. Magnetic resonance imaging study of the morphometry of cervical extensor muscles in chronic tension-type headache. *Cephalalgia.* 2007;27:355-362.

664. Elliott J, Jull G, Noteboom JT, Galloway G. MRI study of the cross-sectional area for the cervical extensor musculature in patients with persistent whiplash associated disorders (WAD). *Man Ther.* 2008;13:258-265.

665. Elliott JM, O'Leary SP, Cagnie B, Durbridge G, Danneels L, Jull G. Craniocervical orientation affects muscle activation when exercising the cervical extensors in healthy subjects. *Arch Phys Med Rehabil.* 2010;91:1418-1422.

666. Fountain FP, Minear WL, Allison PD. Function of longus colli and longissimus cervicis muscles in man. *Arch Phys Med Rehabil.* 1966;47:665-669. In: *Whiplash, Headache and Neck Pain. Research-Based Directions for Physical Therapists.* New York, NY: Churchill Livinstone, Elsevier Limited; 2008:218.

667. Mintken PE, Cleland J. In a 32-year-old woman with chronic neck pain and headaches. Will an exercise regimen be beneficial for reducing her reports of neck pain and headaches? *Phys Ther.* 2012;92(5):1-7.

668. International Headache Society. The International Classification of Headache Disorders. 2nd ed. *Cephalalgia.* 2004;24(Suppl1):9-160.

669. Haldeman S, Dagenais S. Cervicogenic headaches: a critical review. *Spine J.* 2001;1:31-46.

670. Sjaastad O, Bakketeig LS. Prevalence of cervicogenic headache: Vaga study of headache epidemiology. *Acta Neurol Scand.* 2008;117:170-183.

671. Huijbregts PA. Clinical reasoning in the diagnosis: history taking in patient with headache. In: Fernández-de-las-Peñas C, Nielsen LA, Gerwin RD. *Tension-Type and Cervicogenic Headache: Pathophysiology, Diagnosis, and Management.* Boston, MA: Jones and Bartlett Publishers: 2010:133-151.

672. Fernández-de-las-Peñas C, Nielsen LA, Gerwin RD. *Tension-Type and Cervicogenic Headache: Pathophysiology, Diagnosis, and Management.* Boston, MA: Jones and Bartlett Publishers: 2010.

673. Cuadrado ML, Pareja JA. Medical approach to headaches. In: Fernández-de-las-Peñas C, Nielsen LA, Gerwin RD. *Tension-Type and Cervicogenic Headache: Pathophysiology, Diagnosis, and Management.* Boston, MA: Jones and Bartlett Publishers: 2010:15-20.

674. Detsky ME, McDonald DR, Baerlocher MO, Tomlinson GA, McCrory DC, Booth CM. Does this patient with headache have a migraine or need neuroimaging? *JAMA.* 2006;296(10):1274-1283.

675. Sjaastad O, Fredriksen TA, Pfaffenrath V. Cervicogenic headache: diagnostic criteria. The Cervicogenic Headache International Study Group. *Headache.* 1998;38:442-445.

676. Hagen K, Einarsen C, Zwart J, Svebak S, Bovim G. The co-occurrence of headache and musculoskeletal symptoms amongst 51,050 adults in Norway. *Eur J Neurol.* 2002;9:527-533.

677. McDonnell M, Sahrmann S, Van Dillen L. A specific exercise program and modification of postural alignment for the treatment of cervicogenic headache: a case report. *J Orthop Sports Phys Ther.* 2005;35:3-15.

678. Hall T, Robinson K. The flexion-rotation test and active cervical mobility: a comparative measurement study in cervicogenic headache. *Man Ther.* 2004;9:197-202.

679. Hall TM, Briffa K, Hopper D, Robinson K. Comparative analysis and diagnostic accuracy of the cervical flexion-rotation test. *J Headache Pain.* 2010;11(5):391-397.

680. Fernández-de-las-Penas C, Cuadrado ML, Arendt-Nielsen L, Simons DG, Pareja JA. Myofascial trigger points and sensitisation: an updated pain model for tension type headache. *Cephalalgia.* 2007;27:383-393.

681. Fernández-de-las-Penas C, Perez-de-Heredia M, Molero-Sanchez A, Miangolarra-Page JC. Performance of the craniocervical flexion test, forward head posture, and headache clinical parameters in patients with chronic tension type headache: a pilot study. *J Orthop Sports Phys Ther.* 2007;37:33-39.

682. Fernández-de-las-Penas C, Bueno A, Ferrando J, Elliott JM, Cuadrado ML, Pareja JA. Magnetic resonance imaging of the morphometry of cervical extensor muscles in chronic tension type headache. *Cephalalgia.* 2007;27:355-362.

683. Fernández-de-las-Penas C, Coppieters MW, Cuadrado ML, Pareja JA. Patients with chronic tension type headache demonstrate increased mechanosensitivity of the supraorbital nerve. *Headache.* 2008;48:570-577.

684. Chaibi A, Russell MB. Manual therapies for cervicogenic headache: a systematic review. *J Headache Pain.* 2012;13(5):351-359.

685. Posadzki P, Ernst E. Spinal manipulations for cervicogenic headaches: a systematic review of randomized clinical trials. *Headache: The Journal of Head and Face Pain.* 2011;51(7):1132-1139.

686. Posadzki P, Ernst E. Spinal manipulations fro the treatment of migraine: a systematic review of randomized clinical trials. *Cephalalgia.* 2011;31(8):964-970.

687. Fernández-de-las-Peñas C, Alonso-Blanco C, Cuadrado ML, Miangolarra JC, Barriga FJ, Pareja JA. Are manual therapies effective in reducing pain from tension-type headache? A systematic review. *Clin J Pain.* 2006;22:278-285.

688. Brønfort G, Nilsson N, Haas M, et al. Noninvasive physical treatments for chronic/recurrent headache. *Cochrane Database Syst Rev.* 2004;(3):CD001878.

689. Fernández-de-las-Peñas C, Cleland JA, Cuadrado ML, Pareja JA. Predictor variables for identifying patients with chronic tension type headache who are likely to achieve short-term success with muscle trigger point therapy. *Cephalalgia.* 2008;28(3):264-275.

690. Van Ettekoven H, Lucas C. Efficacy of physiotherapy incliding a craniocervical training programme for tension-type headache: a randomized clinical trial. *Celphalalgia.* 2006;26(8):983-991.

691. Ylinen J Nikander R, NykänenM, Kautiainen H, Häkkinen A. Effect of neck exercises on cervicogenic headache: a randomized controlled trial. *J Rehabil Med.* 2010;42(4):344-349.

692. Provinciali L, Baroni M. Clinical approaches to whiplash injuries: a review. *Crit Rev Phys Rehabil Med.* 1999;11:339-368.

693. Barnsley L, Lord S, Bogduk N. The pathophysiology of whiplash. *Spine.* 1998;12:209-242.

694. Woolf CJ, Decosterd I. Implications of recent advances in the understanding of pain pathophysiology for the assessment of pain in patients. *Pain.* 1999;(Suppl 6):S141-147.

695. Jensen TS, Baron R. Translation of symptoms and signs into mechanisms in neuropathic pain. *Pain.* 2003;102:1-8.

696. Sterling M. Whiplash associated disorders. In: Fernández-de-las-Peñas C, Cleland J, Huijbregts P. *Neck and Arm Pain Syndromes: Evidence-Informed Screening, Diagnosis and Management.* Philadelphia, PA: Elsevier Ltd; 2011:112-122.

697. Elliott J, Jull G, Noteboom T, Darnell R, Galloway G, Givvon W. Fatty infiltration in the cervical extensor muscles in persistent whiplash associated disorders: an MRI analysis. *Spine.* 2006;31:E847-851.

698. Elliott J, O'Leary S, Sterling M, Hendrikz J, Pedler A, Jull G. MRI findings of fatty infiltrate in the cervical flexors in chronic whiplash. *Spine*. 2010;35:948-954.
699. Raak R, Wallin M. Thermal thresholds and catastrophizing in individuals with chronic pain after whiplash injury. *Biology Research Nursing*. 2006;8:138-146.
700. Chien A, Eliav E, Sterling M. Sensory hypoaesthesia is a feature of chronic whiplash but no chronic idiopathic neck pain. *Man Ther*. 2010;15:48-53.
701. Sterling M, Kenardy J. The relationship between sensory and sympathetic nervous system changes and acute posttraumatic stress following whiplash injury: a prospective study. *J Psychosom Res*. 2006;60:387-393.
702. Motor Accidents Authority. *Summary Guidelines for the Management of Acute Whiplash-Associated Disorder for Health Professionals*. 2nd ed. Sydney, Australia: Author; 2007. https://www.maa.nsw.gov.au/getfile.aspx?Type=document&ID=35276&ObjectType=3&ObjectID=3202. Accessed September 22, 2013.
703. Sterling M, Pedler A. A neuropathic pain component is common in acute whiplash and associated with a more complex clinical presentation. *Man Ther*. 2009;14:173-179.
704. Cathcart S, Pritchard D. Reliability of pain threshold measurement in young adults. *J Headache Pain*. 2006;7:21-26.
705. *Clinical Guidelines for Best Practice Management of Acute and Chronic Whiplash Associated Disorders: Clinical Resource Guide*. TRACsa: Trauma and Injury Recovery, South Australia: Adelaide; 2008. http://www.mac.sa.gov.au/xstd_files/Whiplash-Clinical-Guidelines.pdf. Accessed May 25, 2012.
706. Teasell RW, McClure JA, Walton D, et al. A research synthesis of therapeutic interventions for whiplash-associated disorder (WAD): part 2—interventions for acute WAD. *Pain Res Manag*. 2010;15(5):295-304.
707. Dufton JA, Kopec JA, Wong H, et al. Prognostic factors associated with minimal improvement following acute whiplash-associated disorders. *Spine*. 2006;31:E757-E765.
708. Teasell RW, McClure JA, Walton D, et al. A research synthesis of therapeutic interventions for whiplash-associated disorder (WAD): part 3—interventions for subacute WAD. *Pain Res Manag*. 2010;15(5):305-312.
709. Sterling M, Kenardy J. Physical and psychological aspects of whiplash: important considerations for primary care assessment. *Man Ther*. 2008;14:173-179.
710. Teasell R W, McClure JA, Walton D, et al. A research synthesis of therapeutic interventions for whiplash-associated disorder (WAD): part 4—noninvasive interventions for chronic WAD. *Pain Res Manag*. 2010;15(5):313-322.
711. Teasell R W, McClure JA, Walton D, et al. A research synthesis of therapeutic interventions for whiplash-associated disorder (WAD): part 5—surgical and injection-based interventions for chronic WAD. *Pain Res Manag*. 2010;15(5):323-334.
712. Jull G. Considerations in the physical rehabilitation of patients with whiplash-associated disorders. *Spine*. 2011;36:S286-S291.
713. Michaleff Z, Maher C, Jull G, et al. A randomised clinical trial of a comprehensive exercise program for chronic whiplash: trial protocol. *BMC Musculoskel Dis*. 2009;10:49.
714. Van Oosterwijck J, Nijs J, Meeus M, et al. Pain neurophysiology education improves cognitions, pain thresholds, and movement performance in people with chronic whiplash: a pilot study. *J Rehabil Res Dev*. 2011;48(1):43-58.
715. Sterling M, Whiplash-associated disorder: musculoskeletal pain and related clinical findings. *J Man Manip Ther*. 2011;19(4):194-200.
716. Elliott J, Pedler A, Kenardy J, Galloway G, Jull G, Sterling M. The temporal development of fatty infiltrates in the neck muscles following whiplash injury: an association with pain and posttraumatic stress. *PLoS One*. 2011;6:e21194.
717. Bednarik J, Kadanka Z, Dusek L, et al. Presymptomatic spondylotic cervical cord compression. *Spine*. 2004;29(20):2260-2269.
718. Galbraith JG, Butler JS, Dolan AM, O'Byrne JM. Operative outcomes for cervical myelopathy and radiculopathy. *Adv Orthop*. 2012;2012:919153.
719. Schenk RJ, Wise CJ. *Cervical and Thoracic Spine: Postoperative Management. Cervical and Thoracic Pain: Evidence for Effectiveness of Physical therapy. Home Study Monograph 21.1.6*. La Crosse WI: Orthopaedic Section of American Physical Therapy Association; 2010.
720. Nikolaidis I, Fouyas IP, Sandercock PAG, Statham PF. Surgery for cervical radiculopathy or myelopathy. *Cochrane Database Syst Rev*. 2010;(1):CD001466.
721. Persson LCG, Carlsson C-A, Carlsson JY. Long-lasting cervical radicular pain managed with surgery, physiotherapy, or a cervical collar. A prospective, randomized study. *Spine*. 1997;22(7):751-758.
722. KadaAŁka Z, Mareš M, BednaÅ™ík J, et al. Approaches to spondylotic cervical myelopathy. Conservative versus surgical results in a 3-year follow up study. *Spine*. 2002;27(20):2205-2211.
723. Hilibrand A, Carlson G, Palumbo M, Jones P, Bohlman H. Radiculopathy and myelopathy at segments adjacent to the site of a previous anterior cervical arthrodesis. *J Bone Joint Surg*. 1999;81(4):519-528.
724. Suri A, Chabbra RPS, Mehta VS, Gaikwad S, Pandey RM. Effect of intramedullary signal changes on the surgical outcome of patients with cervical spondylotic myelopathy. *Spine J*. 2003;3(1):33-45.
725. Carragee EJ, Hurwitz EL, Cheng I, et al. Treatment of neck pain. Injections and surgical interventions: results of bone and joint decade 2000-2010 task force on neck pain and its associated disorders. *J Manipulative Physiol Ther*. 2009;32:S176-S193.
726. Murrey D, Janssen M, Delamarter R, et al. Results of the prospective, randomized, controlled multicenter Food and Drug Administration investigational device exemption study of the ProDisc-C total disc replacement versus anterior discectomy and fusion for the treatment of 1-level symptomatic cervical disc disease. *Spine J*. 2009;9(4):275-286.
727. Nabhan A, Ahlhelm F, Shariat D, et al. The ProDisc-C prothesis: clinical and radiological experience 1 year after surgery. *Spine*. 2007;32(18):1935-1941.
728. Quan GMY, Vital JM, Hansen SM, Pointillart V. 8 year clinical and radiological follow-up of the Bryan cervical disc arthroplasty. *Spine*. 2010;36(8):639-646.
729. Cepoiu-Martin M, Faris P, Lorenzetti D, Prefontaine E, Noseworhty T, Sutherland L. Artificial cervical disc arthroplasty: a systematic review. *Spine (Phila Pa 1976)*. 2011 Dec 1;36(25):E1623-E1633.

Please see companion narrated videos on the accompanying Web site at
www.Healio.com/books/spinalvideos

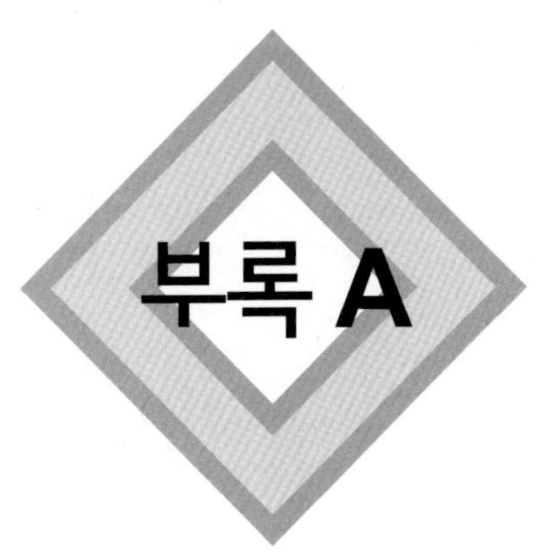

제한된 검사를 위한 사례 연구

CASE STUDY FOR LIMITED EXAMINATION

환자 정보: 28세 남성, 백인; 학교 교사; 3학년 하루 중 앉은 자세, 일어선 자세, 그리고 굽힌 자세; 어제와 오늘 업무 수행 불가능; 주중 4일은 5마일 조깅, 주말에 원예와 정원일 수행. 직접 방문. ODI: 40%. FABQPA: 18; FABQW: 29

주 호소: 오른쪽 다리로 방사되고 끊임없이 나타나는 요통

증상에 대한 설명

- P1 = 지속적, 다양한 심부 통증
- NPRS = 지난 하루 동안 최고 1/10, 최저 4/10
- P2 = 지속적, 다양하고 깊은 작열통
- NPS = 최고 1/10, 최저 3/10
- P1와 P2는 함께 나타남
- 따끔거리거나 저림은 없음

현재 문제에 대한 병력(현재 에피소드)

이틀 전 4시간의 운전 후 차에서 내릴 당시 발병; 운전 후 차에서 내릴 당시 일어선 자세에서 허리를 곧게 펴는 것에 어려움을 느끼고 요통으로 인식. 요통은 낮에서 밤까지 계속됨; 아침에 일어났을 때 요통과 다리에서 작열통을 느낌. 처방전 없이 진통제를 처방받고 무릎 아래에 베개를 넣고 휴식을 취한 것 이외에 현재까지 치료를 받은 경험 없음; 환자의 다리 통증은 오늘 아침에 가장 안좋은 것으로 기록

과거 병력(유사한 문제에 대한 이전 에피소드)

이전에 허리나 다리 통증은 없었다고 함

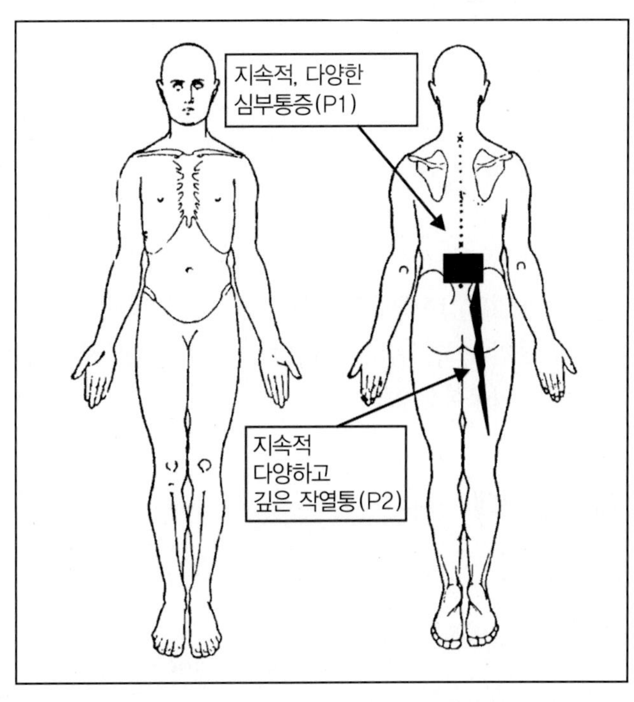

Stetts DM, Carpenter JG. *Physical Therapy Management of Patients With Spinal Pain: An Evidence-Based Approach (pp 589-590).*

악화 요인

- 침대에서 벗어날 때, 자세를 바로 세우기 어려움 — 요통과 다리의 작열통이 증가됨, 1분에서 2분 동안 집 안에서 걷는 것이 자세를 바로 잡기 쉬움
- 아침을 먹으려고 앉으면 5분 후 요통과 다리의 작열통이 증가됨, 일어서고 1분에서 2분 동안 걷기
- 허리와 오른쪽 다리의 통증 때문에 바지를 입고 신발을 신을 때 도움을 필요로 함
- PT clinic에 가기 위해 걸을 때(100feet) 허리와 다리에 통증이 증가됨, 5분 일어선 후 걷기 시작함

완화 요인

- 무릎 아래에 베개를 넣고 바로 누운 자세 또는 왼쪽 방향으로 옆으로 누운 자세
- 엎드린 자세로 눕지 않도록 한다; 일반적으로 왼쪽으로 눕거나 바로 누운 자세

24시간 양상

- 지난 밤에 1번 잠에서 깼을 때, 다시 잠에 들기 위해 자세를 바꾼다; 발병 후 대부분 침대에서 휴식을 취한다; 오늘 아침에 일어났을 때 LBP 1/10 다리 통증, 양쪽 2/10

의학적 선별검사 설문

- 일반적으로 건강함; 현재 또는 과거 의학적 문제가 거의 없다. 16세에 농구 하던 중 오른쪽 발목 골절, 6주 동안 단하지 깁스 치료 받음; 충분히 회복됨; 영상이나 약물복용 없음

환자의 기대

- 완전한 회복을 기대함; 조깅과 주말 정원 일을 다시 하고 싶어 함.

사례 A: 신체 검사 계획을 위한 임상적 추론 안내

병력으로부터 정보를 분석한다.

1. **증상이 경미한가(0-3), 중등도인가(4-6), 또는 심한가(7-10)? 각각의 증상에 대한 예를 제공하고 자기-보고를 통해 점수를 도출한다.** 두 증상은 4/10에서 심각함을 나타냈다, 옷입기와 같은 일상생활의 수행이 불가능하고, 업무 수행이 불가능하다. ODI: 40%, FABQPA: 18; FABQW: 29

2. **증상의 발현이 과민성(irritable)인가 또는 비과민성(nonirritable)인가? 각각의 증상에 대한 예를 제공한다.** 활동 수준이 감소하기 때문에 불분명하지만 과민성 장애의 측면에서 오류를 범할 것이다(증상은 쉽게 유발되고 지속적임). 지속적으로 1/10의 LBP와 다리의 작열통을 느낌; LBP와 다리의 작열통이 증가되어 통증을 완화하기 위해 일어나서 걷도록 하였다.

3. **무엇이 장애의 본질인가(근골격, 비근골격, 또는 두 가지 모두)? 이론적 근거를 제공한다.**
   a. 근골격계 장애, 발적은 없음, 처음으로 발생

4. **진단적 가설이나 분류는 무엇인가?**
   a. **1차 가설**: 가동성 결함과 하지의 연관통/신경근 통증으로 인해 급성 LBP가 발현되었을 것이다.
   b. **2차 가설**: 선별검사(1, 2, 또는 3) 고관절, 하흉추, 천장관절 부분
   c. **예방 또는 금기증**: 금기증은 없다. 통증이 지속적이고 급성, 심각성, 과민성으로 발현되기 때문에 주의를 요한다; 다리의 증상은 오늘 아침에 더 나빴다.

5. **장애의 단계(시기)는 무엇인가?** 급성기

6. **장애의 안정성은 무엇인가?** LBP는 변함이 없고, 다리의 통증은 아침에 더 나쁘다.

7. **세션 1에서 어떤 검사와 측정(부위/구조)을 완료해야 하는가?**
   a. 기능적인 활동: 보행, 자세(일어선 자세, 앉은자세)
   b. 특정한 움직임: AROM을 통해 증상이 증가하는 지점을 찾는다; 반복적인 움직임; PAIVM PRN
   c. 신경학적 검사: 반사, 감각; 도수근력검사는 비자극적일 경우 L4-S1에서 제한될 수 있다.
   d. 특수 검사: 다음 방문 시 검사한다.
   e. 제한된 검사: 급성 LPB에 대한 통증 완화 자세나 움직임 또는 분류를 찾아보도록 한다.

8. **신체 검사의 끝에서 진단/분류/예후란 무엇인가?**

9. **세션 1에 대한 당신의 중재/재평가는 무엇인가?**

10. **당신의 결정을 지지하는 근거(연구, 전문 지식, 환자의 선호도)는 무엇인가?**

11. **상태에 기여하는 잠재적인 위험 요소/문제가 있는가?** 앉는 것과 정원을 가꾸는 것은 인간공학과 관련이 있기 때문에 계속적으로 활동하고, 교육하는 것을 권장한다. 위험 요소: 이틀 간의 휴식; 잠재적 신경근 통증; 경고 신호(yellow flags)을 제시한다; FABQPA 그리고 FABQW

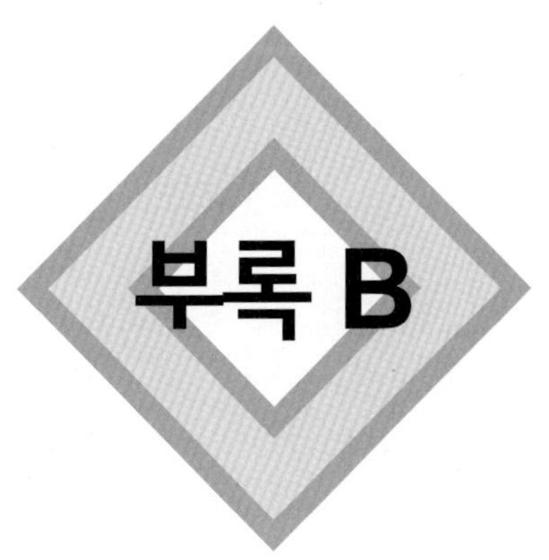

부록 B

전체 검사를 위한 사례 연구

CASE STUDY FOR FULL EXAMINATION

환자 정보: 28세 남성, 백인; 3학년 학교 교사, 하루 중 일하는 모든 시간에 앉은 자세, 일어선 자세, 굽힌 자세. 주중 4일 5마일 조깅, 주말에 정원과 마당 일 수행; LBP로 인해 멈추기 전에 1마일만을 조깅, 0.5마일을 걷고 그리고 계속해서 반복함. 직접 방문. ODI: 25/50; FABQPA: 9; FABQW: 18

주 호소: 간헐적으로 나타나는 요통과 오른쪽 하지로의 방사통

증상에 대한 설명

- P1 = 간헐적인 심부 통증
- NPRS = 최고 0/10, 최저 4/10 지난 하루 동안
- P2 = 간헐적이고 심부 작열통
- NPS = 최고 0/10, 최저 3/10
- P1과 P2 함께 발생; P1이 먼저 발현되고 P2가 발현됨
- 따끔거림이나 저림은 없음

현재 문제에 대한 병력(현재 에피소드)

2주 전 4시간의 운전 후 차에서 내릴 때 발병함; 운전 후 차에서 내릴 당시 일어선 자세에서 허리를 곧게 펴는 것에 어려움을 느끼고 요통으로 인식. 요통은 낮에서 밤까지 계속됨; 아침에 일어났을 때 요통과 다리에서 작열통을 느낌. 1주일 동안 처방전 없이 치료받은 것 없음; 계속해서 업무를 수행하고 활동하려고 노력함. 전체적으로, 허리와 다리의 통증은 증가하고, 지난주에는 더 이상 지속적으로 나타나지 않음.

과거 병력(유사한 문제에 대한 이전 에피소드)

이전에 허리나 다리 통증은 없었다고 함

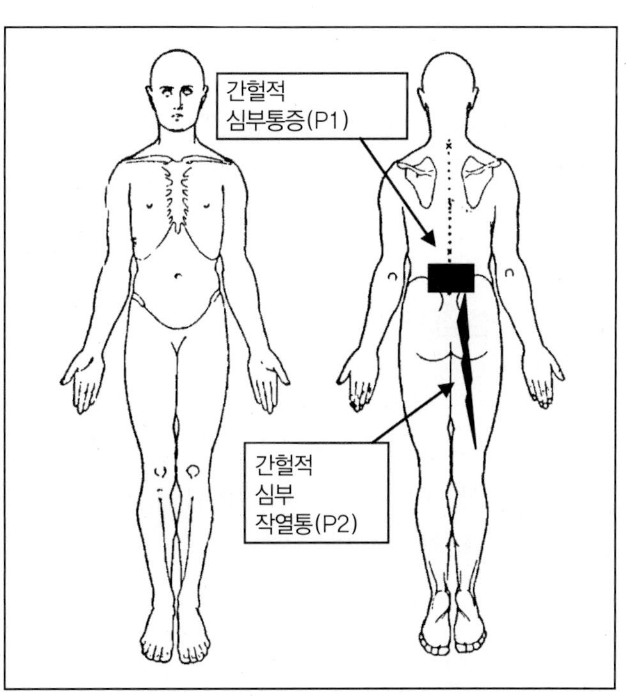

악화 요인

- 침대에서 벗어날 때, 통증 나타나지 않음, 뻣뻣함, 자세를 바로 잡기 어려움, 완화하기 위해 30초 정도 걷는다.
- 20분 앉아 있으면, LBP 나타남; 5분 정도 계속 앉아 있으면, 다리에 작열통일 발현됨, 0/10으로 모든 증상을 해결하기 위해 일어나서 15초 동안 걷는다.
- 아침에 양말을 신기 위해 굽히거나 신발끈을 묶을 때 허리와 다리에 통증이 나타난다; 바로 세웠을 때 즉시 해결된다.
- 1마일 조깅 시, LBP가 발현되어 멈추었다가 통증을 완화시키기 위해 0.5마일 걷고 LBP가 나타날 때까지 다시 조깅, 5마일까지 반복

완화 요인

- 무릎 아래에 베개를 넣고 바로 누운 자세 또는 왼쪽 방향으로 옆으로 누운 자세
- 일반적으로 왼쪽 방향이나 바로 누운 자세로 수면하는데, 최근 그렇게 하지 않았다.

24시간 양상

- 밤에 잠을 자는 동안; 엎드리는 경우 가끔씩 잠에서 깨기는 하지만 다시 빠르게 잠든다. 잠에서 깨는 것은 오직 허리의 뻣뻣함 때문; 하루의 끝에서 더 악화되지는 않는다.

의학적 선별검사 설문

- 일반적으로 건강함; 현재 또는 과거 의학적 문제가 거의 없다. 16세에 농구를 하던 중 오른쪽 발목 골절, 6주 동안 단하지 깁스 치료 받음; 충분히 회복됨; 영상이나 약물복용 없음

환자의 기대

- 완전한 회복과 규칙적인 조깅, 그리고 주말 정원 일을 다시 하기를 기대 함.

사례 B: 신체 검사 계획을 위한 임상적 추론 안내

병력으로부터 정보를 분석한다.

1. **증상이 경미한가(0-3), 중등도인가(4-6), 또는 심한가(7-10)? 각각의 증상에 대한 예를 제공하고 자기-보고를 통해 점수를 도출한다.** 두 증상은 0/10에서 4/10으로 경미함과 중등도로 나타났고 일상 생활 활동을 수행할 수 있고 업무의 수행도 가능하지만, 운동 하기 위한 조깅은 제한된다; ODI: 20%

2. **증상의 발현이 과민성인가 또는 비과민성인가? 각각의 증상에 대한 예를 제공한다.** 비과민성. 증상은 간헐적으로, 20분 동안 앉아 있을 때와 굽혔을 때, 그리고 1마일 조깅 시 나타난다. 두 증상이 유발되어 나타나면 시간이 오래 걸리는 조깅 후를 제외하고는 빠른 시간 내에 해결 된다. 조깅은 반복적이고 격렬한 활동이다. 신체 검사는 1마일을 조깅하는 것과 동등한 힘을 생산하지 못할 것 같다.

3. **무엇이 장애의 본질인가(근골격, 비근골격, 또는 두 가지 모두)? 이론적 근거를 제공한다.**
   a. 근골격 장애, 발적이나 경고신호 없음, 처음으로 발생

4. **진단적 가설이나 분류는 무엇인가?**
   a. **1차 가설**: 가동성의 결함과 하지의 연관통/신경근 통증으로 인해 아급성 LBP가 발현되었을 것이다.
   b. **2차 가설**: 선별검사(1, 2, 또는 3) 고관절, 하흉추, 천장관절 부분
   c. **예방 또는 금기증**: 금기증은 없다. 다리에서 나타

나는 작열통은 주의해야 하지만 빨리 해결된다. 심각하지 않고, 비과민성

5. **장애의 단계(시기)는 무엇인가?** 아급성기

6. **장애의 안정성은 무엇인가?** LBP와 다리의 작열통이 지난 주에 증가했다.

7. **세션 1에서 어떤 검사와 측정(부위/구조)을 완료해야 하는가?**
   a. 기능적인 활동: 보행, 자세(일어선 자세, 앉은자세)
   b. 특정한 움직임: AROM/PROM, 과압력, 반복적인 움직임, PAIVM, 고관절 / 천장관절 / 흉추 선별검사
   c. 신경학적 검사: 수행
   d. 특수 검사: SLR
   e. 진단하거나 치료 해결책을 찾기 위해 필요하다면 전체 검사 수행

8. **신체 검사의 끝에서 진단/분류/예후란 무엇인가?**

9. **세션 1에 대한 당신의 중재/재평가는 무엇인가?**

10. **당신의 결정을 지지하는 근거(연구, 전문 지식, 환자의 선호도)는 무엇인가?**

11. **상태에 기여하는 잠재적인 위험 요소/문제가 있는가?** 앉는 것과 정원을 가꾸는 것은 인체공학과 관련이 있기 때문에 계속적으로 활동하고, 교육하는 것을 권장한다. 위험 요소: 나이, 기대, 일, 처음 발생함, 경고신호 없음

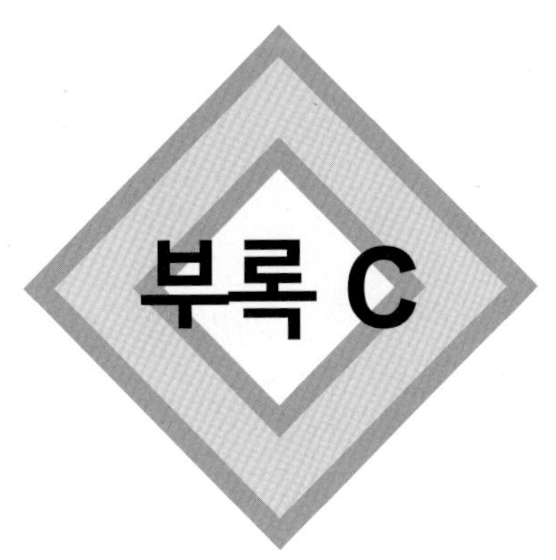

요통을 위한 사례 연구

CASE STUDY FOR LOW BACK PAIN

환자 정보: 30세 남성; 기술자, 일을 중단했기 때문에 4주 동안 비근로; 최근 취업하기 위해 노력; 기혼이며 무자녀; 주중 2일에서 3일 체스 게임과 독서를 함; 규칙적인 운동은 하지 않음. 정형외과 의사로부터 의뢰됨. ODI: 38%; FABQPA: 12; FABQW: 20

주 호소: 오른쪽 LBP(L4-5 통증)이 오른쪽 엉덩이와 허벅지 뒤쪽 무릎까지 퍼진다.

증상에 대한 설명

- 오른쪽 L4-5 심부 통증, 지속적임, 1/10에서 4/10까지 다양하게 나타남
- 오른쪽 엉덩이에서 허벅지 뒤쪽으로 작열통이 확산되고 간헐적임 2/10
- 다른 하체의 증상은 나타나지 않음; no N/T
- 복부 불편감 나타나지 않고, B/B 호소 없음

현재 문제에 대한 병력(현재 에피소드)

12일 전 발병; 앉은 자세에서 일어난 후부터 시작됨; 같은 시간에 허리, 엉덩이, 그리고 허벅지에 증상이 나타남, 활동에 제한이 있었지만 치료는 하지 않음; 증상은 더 이상 심해지지 않음. 카이로프랙틱은 아직 하지 않고 정형외과의는 먼저 PT를 받으라고 제안함

과거 병력(유사한 문제에 대한 이전 에피소드)

5년 동안 3건의 유사한 과거력이 있었음, 침대에서 휴식을 취하고, 보조기, 4주 동안 카이로프랙틱 도수교정 받음; 100% 회복함

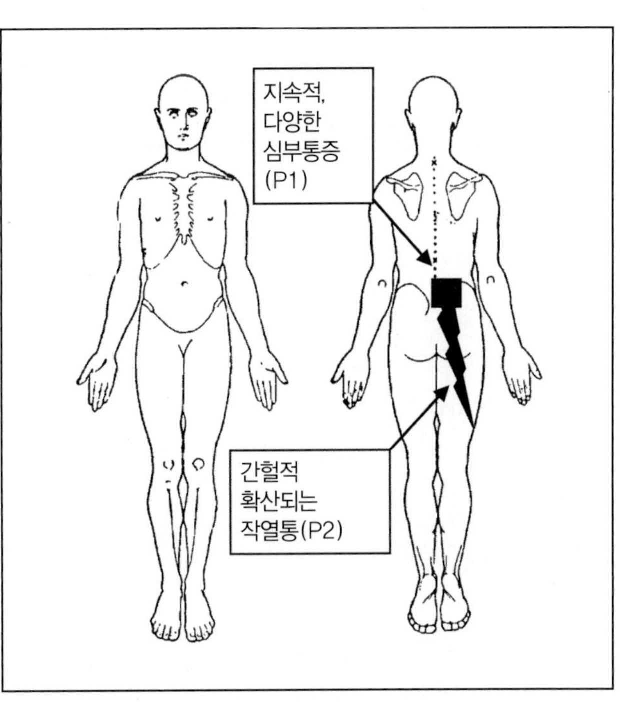

악화 요인

- 허리를 구부렸을 때 LBP가 증가하고 엉덩이와 허벅지 뒤쪽에 통증을 가져온다; 다시 몸을 바로세우면 해결된다.
- 앉아 있을 때 30분 후 LBP가 증가하고 엉덩이와 허벅지 뒤쪽에 통증을 가져온다; 5분 동안 걸으면 해결된다.
- 장시간 서 있으면 15분 후에 LBP가 증가한다; 5분 동안 걸으면 해결된다.
- 앉은 후에 일어서려고 할 때 통증과 뻣뻣함 때문에 어렵다; 일어서서 10 발자국 정도 걸어야 한다.

완화 요인

- 걷기, 엎드린 자세

24시간 양상

- 허리 통증 때문에 밤에 돌아 누울 때 잠에서 깬다; 다시 빠르게 잠든다.
- 아침: 뻣뻣함이 경미하게 나타난다, 잠에서 깬 후 1/10 LBP

계통 재검토(Systems Review), PMH, PSH, 영상, 약물과 특별한 질문으로 다음과 같은 사실이 드러남

- 일반적 건강: 훌륭함
- 계통 재검토: 음성
- 약물/스테로이드 복용: 없음
- PMH/PSH: 음성
- 요추의 X-ray: 음성

환자의 기대와 목표

- 일할 때 많이 앉아있고 취업을 필요로 하기 때문에 LBP와 다리의 통증 감소
- 이전의 사건과 유사하므로 완전한 회복을 기대함

사례 C: 신체 검사의 계획을 위해 병력으로부터의 자료 분석

1. **증상이 경미한가(0–3), 중등도인가(4–6), 또는 심한가(7–10)? 각각의 증상에 대한 예를 제공한다.** 증상의 강도와 기능의 영향. 도출된 점수 자기–보고. ODI: 중등도(39%); NPRS: 1/10에서 4/10

2. **증상의 발현이 과민성인가 또는 비과민성인가? 각각의 증상에 대한 예를 제공한다.** 5분에서 증상이 쉽게 발현되기 때문에 30분 동안 앉아 있는 것은 경미함에서 중등도; 증상은 굽히는 자세로 인해서 나타난다.

3. **무엇이 장애의 본질인가(근골격, 비근골격, 또는 두 가지 모두)?**

4. **진단/분류 작업을 지원하는 병력 자료는?**

LBP와 가동성 결함	LBP와 움직임 협동 결함	LBP와 관련된/전이된 하지 통증	견인	기타
• 발병 16일 미만, FABQW < 19 아님; 무릎 아래 통증 없음 • 성공적인 초기 치료와 카이로프랙틱 도수교정	• 연령 < 40 • 재발되는 에피소드	• 특정 방향을 선호하는 신전그룹 • 굴곡 활동과 자세는 악화됨 • 걸을 때와 같이 신전하는 것이 좋다.	• 허벅지 뒤쪽 통증은 체성(자극)이거나 신경근성(신경성)	• 낮은 FABQ • 위험 신호 없음

5. **초기 진단 가설 또는 분류는 무엇인가?**
   a. **1차 가설(병변 부위 자세히 검사)**: LBP와 관련된/전이된 하지 통증; 신전 그룹; 신경근성 구성 요소 배제

b. **2차 가설에 세션 1, 2, 3을 위한 선별검사 부위가 포함될 수 있다.**
   - LBP와 가동성 결함: 고관절과 골반대 선별검사
   - LBP와 움직임 협동 결함: 최근 사건

c. **당신의 검사에서 주의사항이나 금기증:** 없음

d. **장애의 단계는 무엇인가?** 급성과 만성의 아급성

6. **장애의 안정성은 무엇인가?** 동일하게 유지

7. **상태에 대해 잠재적인 위험 요소(정신사회적, 인간공학적, 기대감 등, 기여하는)가 있는가?** 일하고, 체스하고, 독서할 때의 자세; 규칙적인 운동의 중요성이 요구됨

8. **세션 1에서 어떤 검사와 측정(부위/구조)을 완료해야 하는가?** 관찰, 보행, 자세, AROM, 반복적인 움직임, 신경학적 하지 선별검사, 촉진, PAIVM, 고관절과 골반 선별검사, SLR; 다른 반응에 의존함

a. **신체 검사 결과 사례 C**(참고: 몇 개의 검사는 치료사 재량으로 선택적 수행)
   - 관찰/보행/자세: 보행: 체간 회전 감소; 요추 전만 감소; 골반 수준; 측방 이동 나타나지 않음
   - 휴식 증상: 2/10 오른쪽 LBP, 0/10 엉덩이 통증, 1/10 오른쪽 허벅지 뒤쪽 통증
   - 신경학적: 양측성: 가벼운 접촉에 정상적 감각; DTRs: 2+ 발목관절/무릎관절 양측성; MMT: 5/5
   - 요추 AROM, OP 끝느낌, PRN:
     - 굴곡: 45°에서 R LBP/후방 허벅지 통증 증가, 엉덩이 통증 유발
     - 신전: 5°에서 R LBP 증가, 엉덩이/허벅지 뒤쪽 통증 감소
     - LF L: 전 범위, 효과 없음; OP 연부조직 신장
     - LF R: 15°에서 R LBP/허벅지 통증 증가, 엉덩이 통증 유발
   - 반복적인 움직임
     - REIS: 오른쪽 LBP 증가, 오른쪽 엉덩이/허벅지 통증은 15번 반복 후 사라짐, ROM 증가
     - REIL: L5에 통증이 중심화되지만 사라지지 않는다; 엉덩이나 허벅지 통증은 없다.
   - 선택적:
     - FIL: 오른쪽 LBP/허벅지 통증 증가, 엉덩이 통증 유발
     - RFIL: 오른쪽 LBP/허벅지 통증 증가, 2번 반복 후 엉덩이 통증 유발하고 증가됨
   - 특수 검사:
     - 오른쪽 SLR: 60도에서 오른쪽 LBP, 엉덩이, 허벅지 뒤쪽 통증 증가, DF 오른쪽 엉덩이 통증 증가
     - 왼쪽 SLR: 75°, DF: 효과 없음
   - slump: 검사하지 않음
   - 선택적(2일까지 연기될 수 있다):
     - 근 길이: 고관절: 오른쪽에 짧은 대퇴직근(엎드린 자세 무릎 70° 굴곡과 고관절 정상 위치)
     - 근력: 측정하지 않음; 다음 2회의 방문 내에 체간 안정성 검사 필요
   - 촉진/수동적 분절 가동성 검사:
     - PPIVM: 검사하지 않음
     - PAIVM: 중앙 PA R at L5–S1 > L4–5 과소가동성, 국소 중앙 LBP; 일측성 PA at L5–S1 > L4–5 저운동성, 오른쪽 국소 통증
   - 고관절, 골반, 다른 하지 관절 확인
     - 천장 관절 자극 유발검사: 음성
     - 고관절: 외회전/내회전 엎드린 자세 (60°/45° 양측성): 다른 검사는 하지 않음

9. **진단/분류 작업을 지원하는 신체 검사 자료**

LBP와 가동성 결함	LBP와 움직임 협동 결함	LBP와 관련된/전이된 하지 통증	견인	기타
• AROM 제한됨. 신전, 굴곡, 오른쪽 외측 굴곡 • PAIVM: 중앙과 오른쪽 저가동성 • 요추 PA 과소가동성 • 1 고관절 > 35 IR • CPR 4/5	• 체간 근육 수행도는 측정되지 않음 • 다음 2회에서 3회 방문내에 완전한 검사	• 반복적인 신전 중심화 • 반복적인 굴곡 말초화	• 정상적 신경 조직	• +SLR: 예민한 신경 조직-변화된 가동성 • 천장 관절 자극 음성-연기(deferred)할 수 있다 • 근길이-짧은 고관절 굴곡근

10. **신체 검사의 끝에서 PT 진단/분류/예후란 무엇인가?**
   a. LBP와 관련된/전이된 하지 통증: 방향-특정한 운동: 신전 하위 그룹
   b. LBP와 가동성 결함: L4-5, L5-S1
   c. 변화된 중립조직 가동성

11. **당신의 중재/재평가는 무엇인가? 당신의 결정에 영향을 미치는 근거는 무엇인가?** 선택: 바로 누운자세에서 요골반 부위 또는 옆으로 누운자세에서 회전 도수교정에 대한 4/5 기준 충족; 다음 세션에서 중심화되고 계속적으로 측정해야 하기 때문에 반복적인 움직임을 위하여 도수교정은 연기했다.
   a. **중재 선택**
      ◦ 지속적인 반복적 움직임
      ◦ LBP를 제거하기 위한 전략
      ◦ 환자의 반응에 근거한 진행
      ◦ 처짐(sag)과 REIL
      ◦ 임상적 과압박과 REIL
      ◦ PAIVM: 중앙 L4-5, L5-S1
   b. **재평가**
      ◦ REIL 후 일어선 자세에서 REIS

12. **세션 1의 치료하기 위한 계획은 무엇인가?**
   a. REIL 끝 범위에서 2-3시간 마다 10회 반복 충실; 굴곡은 피한다.
   b. 앉은 자세, 일어선 자세에서 요추의 전만을 유지하도록 한다.
   c. 하루 동안 앉은 자세를 최소화한다.
   d. 변화하는(transitional) 움직임인 앉은 자세에서 일어서기, 일어선 자세에서 앉기, 일어선 자세에 대해 교육한다.
   e. 예후에 대해 논의하고 스스로 관리하도록 한다.

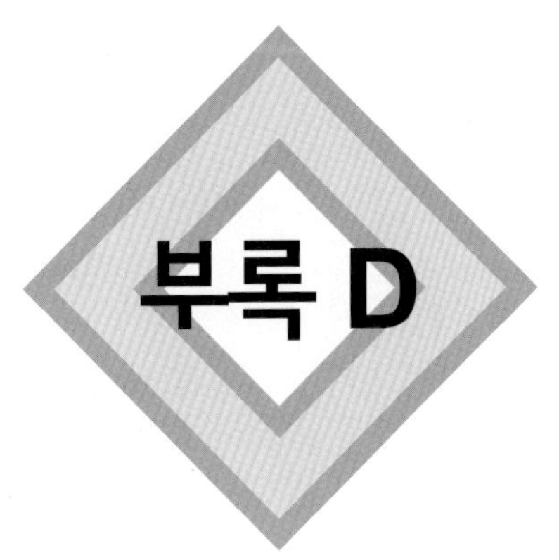

요통을 위한 사례 연구

CASE STUDY FOR LOW BACK PAIN

환자 정보: 45세 남성; 시스템 프로그래머로서 일하며 여전히 일을 할 수 있다; 통증은 주 2회의 스피닝과 주 3회의 일반적인 웨이트 트레이닝 운동을 할 때 제한적으로 나타난다; 그는 통증이 나타난 때부터 운동을 할 수 없다. 환자는 직접 방문. ODI: 20%; FABQPA: 12; FABQW: 10

주 호소: 왼쪽 LBP와 왼쪽 서혜부 통증

증상에 대한 설명

- 허리와 서혜부에 간헐적이고 깊은, 날카로운 통증, 두 증상은 같은 시간에 나타난다.
- 최고 0/10, 최저 5/10; 현재 0/10
- N/T 없음 또는 다른 하지 증상; B/B 문제 없음.

현재 문제에 대한 병력(현재 에피소드)

2주 전 갑자기 바닥에서 일어난 후 증상이 나타남, 바닥에서 일어났을 때 동시에 LBP와 서혜부의 통증이 발현됨; 엎드린 자세로 바닥에 누워 30분 정도 잡지를 읽고 있었음. 현재까지 받은 치료는 없고 더 이상 나빠지지 않음.

과거 병력(유사한 문제에 대한 이전 에피소드)

지난 2년 동안 3회 내지 5회의 LBP에 대한 경험이 있음; 지난 2번의 경험은 8개월 이내에 나타났고, 자주 나타났던 것 같다. 지난 시간 동안 치료는 약물, 운동, 그리고 도수교정을 받았다. 도수교정은 지난 시간에 도움을 받은 유일한 치료였던 것 같다; 에피소드 간 완전히 회복

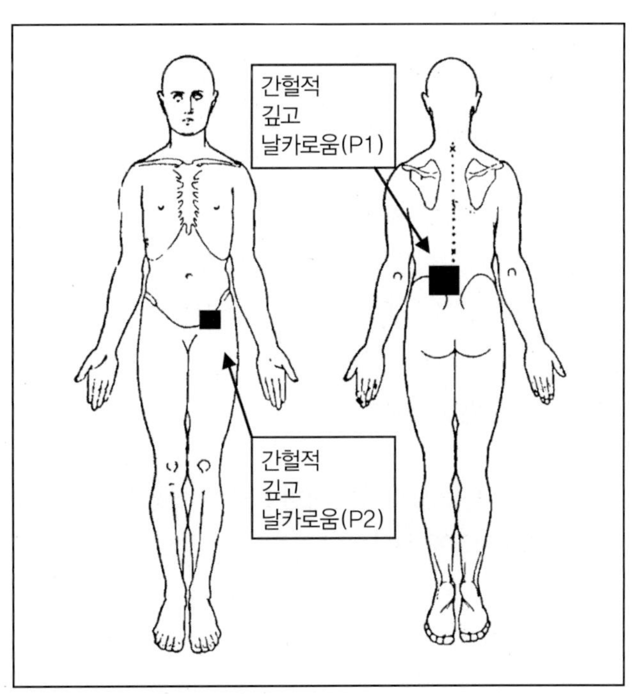

악화 요인

- 차에 타거나 내릴 때 LBP와 서혜부 통증이 다시 나타나므로, 일어선 자세에서 다른 자세로 바꾸거나 몇 발자국 걸은 후 수행한다.
- 몸을 굽힐 때 LBP가 나타나므로, 몸을 바로 세우도록 한다.
- 앉은 자세에서는 증상에 아무런 효과가 나타나지 않음; 인간공학적 의자와 하루 동안 자주 움직일 수 있도록 한다.

완화 요인

- 일어선 자세와 걷기; 얼음(ice)을 시도했지만 도움이 되지 않았다.

24시간 양상

- 아침: 몸을 굽힐 때를 제외하고는 통증이 나타나지 않거나 뻣뻣함을 느낌
- 낮: 앞으로 또는 오른쪽으로 몸을 구부려야 할 때를 제외하고는 더 이상 나빠지지 않음
- 수면 중 야간 통증 없이 하루를 마무리 함

체계 재검토와 특별 질문으로 다음과 같은 사실이 드러남

- 일반적 건강: 훌륭함
- 약물/스테로이드 복용: Tylenol PRN
- 이전의 영상: 3개월 전, 요추의 정상적인 방사선사진

환자의 기대와 목표

- 일상의 운동을 다시 원하며 LBP의 반복적인 발현을 감소시키고자 한다.

사례 D: 신체 검사의 계획을 위해 병력으로부터의 자료 분석

1. **증상이 경미한가(0-3), 중등도인가(4-6), 또는 심한가(7-10)? 각각의 증상에 대한 예를 제공한다.** 증상의 강도와 기능의 영향, 자기-보고 결과 점수. ODI: 경도/중등도 20/50; NPRS: 0/10에서 5/10

2. **증상의 발현이 과민성인가 또는 비과민성인가? 각각의 증상에 대한 예를 제공한다.** 증상이 쉽게 나타나고 빠르게 완화되어 경미하다; 몸을 굽혔을 때 증상이 나타나지만, 몸을 바로 세웠을 때 증상은 즉시 사라진다.

3. **무엇이 장애의 본질인가(근골격, 비근골격, 또는 두 가지 모두)?**

4. **진단/분류 작업을 지원하는 병력 자료는**

LBP와 가동성 결함	LBP와 움직임 협동 결함	LBP와 관련된/전이된 하지 통증	견인	기타
• 무릎 아래로의 통증은 나타나지 않음. • FABQW<19 • 최근 발현 • 이전의 치료는 도수교정과 운동이 성공적	• 재발되고 더 자주 나타남	• 앉은 자세에서 통증에 대한 효과는 나타나지 않지만, 몸을 굽혔을 때 LBP 나타남 • 완화: 일어선 자세와 걷기	• 신경학적 증상은 없음	• 고관절 통증: LBP와 관련될 가능성 • SIJ는 서혜부에서 전이 • 낮은 FABQ • 위험신호 없음

5. **진단적 가설 또는 분류의 초기 작업은 무엇인가?**
   a. **1차 가설(섬세한 검사부위)**: LBP는 가동성 결함으로 나타날 것; 가동성/도수교정과 운동
   b. 2차 가설은 세션 1, 2, 3에 대한 선별검사를 포함

할 것이다: 둔부 선별검사; LBP는 움직임 협동 결합으로 나타날 것; 재발되는 에피소드

c. 당신의 검사에 주의사항이나 금기증: 없음

d. 장애의 단계는 무엇인가? 만성의 아급성(2주 전 발병)

6. **장애의 안정성은 무엇인가?** 동일하게 유지; 더 자주 재발함

7. **상태에 대해 잠재적인 위험 요소(정신사회적, 인간공학적, 기대감 등, 기여하는)가 있는가?** 운동 중 자세, 웨이트 트레이닝 시 요추와 골반의 안정성, 차에서 타고 내릴 때 전이; 낮은 FABQ

8. **세션 1에서 어떤 검사와 측정(부위/구조)을 완료해야 하는가?** 관찰, 보행, 자세, AROM, 반복적인 움직임, 고관절 선별검사, SLR, 촉진, PAIVM, ADIM의 수행 시 체간 근육 검사; 당일 신경 검사 또는 이틀 뒤; 가능하면 SIJ 유발검사 또는 2일 연기

a. 신체 검사 결과 사례 D(참고: 몇 개의 검사는 치료사 재량으로 선택적 수행)

◦ 관찰/보행/자세: 자세 변위는 없음; 골반 수준, 보행 정상
◦ 휴식 증상: 0/10 왼쪽 허리와 서혜부
◦ 요추 AROM, OP 끝느낌, PRN:
- 굴곡: 전 범위와 함께 끝 범위에서 왼쪽 LBP 나타나고 몸을 바로 세울 때 통증호(이상 움직임)
- 신전: 전 범위, OP 정상
- LF L: 25° OP 정상
- LF R: 15° 왼쪽 LBP & 서혜부 통증
◦ 반복적인 움직임
- REIS: 효과 없음
- REIS: 제한되고 끝 범위에서 LBP와 서혜부 통증 증가로 통증호가 계속적이지만 더 나빠지지는 않음
◦ 하지 신경 선별검사: 양측: 가벼운 접촉에 정상 감각
- DTRs: 2+발목관절/무릎관절 양측
- MMT: 5/5
◦ 촉진/수동적 분절 가동성 검사:
- PPIVM: F/R SB: L4-L5 저운동성
- PAIVM: 중앙 PA L3, L4 저운동성/국소 통증; 편측 PA 왼쪽 L3-L4/L4-L5 저운동성 국소 통증
◦ 특수 검사:
- SLR: 70° 양측성, 슬괵근 신장; 배측 굴곡 추가, 변화 없음
◦ slump: 검사하지 않음
◦ 엎드린 자세 불안정성: 음성
◦ 근 길이: 측정되지 않음
◦ 하지 근육 수행능력: 검사하지 않음; Core: ADIM: 촉진에 의한 양측의 과도한 IO/EO 수축
◦ 선별검사: 골반: 통증 자극 유발 검사 음성
◦ 선별검사: 둔부: 정상 ROM, 대칭적: 굴곡, 내회전, 외회전, F/OP 추가; 내회전 엎드린 자세에서 양측으로 25°
◦ 기타 하지: 측정되지 않음

9. **진단/분류 작업을 지원하는 신체 검사 자료**

LBP와 가동성 결함	LBP와 움직임 협동 결합	LBP와 관련된/전이된 하지 통증	견인	기타
• AROM: 굴곡/오른쪽 측방굴곡 제한된 통증 • 중앙/편측 PA PAIVM 저운동성 • PPIVM 제한된 통증: 굴곡, 오른쪽 SB 저가동성 • 고관절 내회전 25° 양측으로, 정상 ROM과 OP • CPR의 4/5	• 굴곡에서 되돌아올 때 통증호 • 엎드린 자세 불안정성 검사 음성 • 낮은 ADIM 수행 과도한 표층의 수축	• 중앙화 또는 말초화 되지 않음 • 반복적인 움직임 RFIS 제한되고, 끝 범위에서 통증이 증가되지만 더 나빠지지는 않음	• 신경 조직 정상	• SIJ 유발 음성 • 고관절 AROM과 OP 정상

10. **신체 검사의 끝에서 PT 진단/분류/예후가 무엇인가?**
    a. 왼쪽 LBP와 가동성 결함 그리고 왼쪽 고관절에서 전이통 나타남: 가동술/도수교정과 운동 분류
    b. 왼쪽 LBP와 움직임 협동 결함: 불량 TrA과 ADIM, 통증호, 재발, 빈도 증가

11. **당신의 중재/재평가는 무엇인가? 당신의 결정에 영향을 미치는 근거는 무엇인가?** 선택: 바로 누운 자세에서 요골반 부위 또는 옆으로 누운자세에서 회전 도수교정에 대한 4/5 기준 충족; 두 번째로, LBP와 움직임 협동 결함(ADIM, 엎드린 자세 불안정성 검사)
    a. **중재 선택**
       ◦ 요골반 부위 도수교정 또는 옆으로 누워 회전 도수교정
    b. **재평가**
       ◦ AROM: 굴곡, 오른쪽 측방 굴곡
       ◦ PAIVM, PPIVM F, R SB
       ◦ ADIM 동안의 수행능력
       ◦ 성공적이라면, 가정에서의 운동 프로그램을 지도하여 가동성을 증진시킬 수 있도록 한다.(굴곡 그리고/또는 R SB)
       ◦ 척추의 중립적인 자세 지도와 도수교정 후 ADIM이 증가하였다면 두 번째 세션에서 추가적인 검사와 지도가 필요할 수도 있다.

12. **세션 1의 치료하기 위한 계획은 무엇인가?**
    a. 예후에 대한 교육, 운동프로그램에 충실, 차에서 타고 내릴 때 움직임을 위한 인간공학적 설계, 일상적 운동과 개인 관리를 위해 돌아감
    b. 체간/고관절/ 그리고 하지 근 길이와 수행능력을 2–3 세션에서 계속적으로 검사

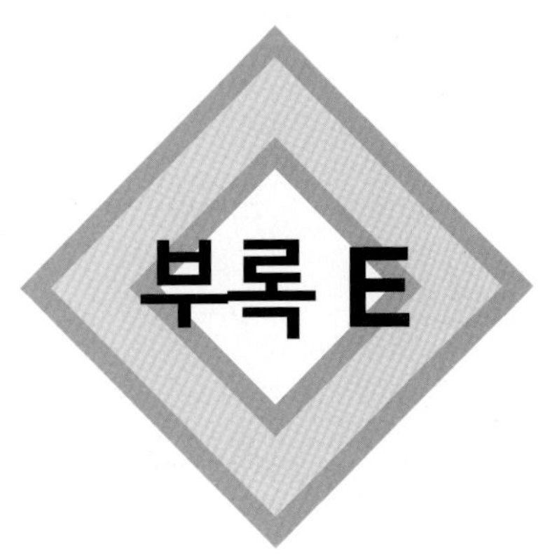

부록 E

골반대 통증을 위한 사례 연구

CASE STUDY FOR PELVIC GIRDLE PAIN

환자 정보: 32세 여성; 소아 간호사; 기혼, 3명의 자녀(8세, 4세, 그리고 2세); 최근에 일을 할 수 없음; 일상 생활을 포함한 가정 생활과 자녀들을 돌보기 어려움; 규칙적인 운동은 하지 않음. ODI: 38%; FABQPA: 24

주 호소: 오른쪽 LBP

증상에 대한 설명

- 간헐적인 오른쪽 LBP 통증과 가끔씩 엉덩이 뒤쪽으로 퍼짐
- 6/10 오늘; 평균 5/10; 최고 0/10; 5/10 3개월 동안 평균

현재 문제에 대한 병력(현재 에피소드)

3번의 임신 기간 동안 점진적으로 발생하고 출산 후 통증은 더 심해짐. 통증 사라지지 않음; 모든 치료는 도움 받지 않고 증상을 더 나쁘게 만듦. 이전의 도수교정은 좋지 않았음; 안정화 운동은 그녀의 통증에 효과가 없었지만 물리치료사는 골반저근육의 과긴장성을 진단하고, 치료와 함께 이완, 호흡, 그리고 유산소 운동으로 또한 더 악화시킴. 더불어 새로운 문제로 스트레스성 요실금 발생. 전체적으로 지난 3개월 동안 변화된 것은 아무것도 없음.

과거 병력(유사한 문제에 대한 이전 에피소드)

2회의 임신 기간 동안 유사한 통증은 있었지만 치료 없이 출산 후에 통증이 사라지지 않았다.

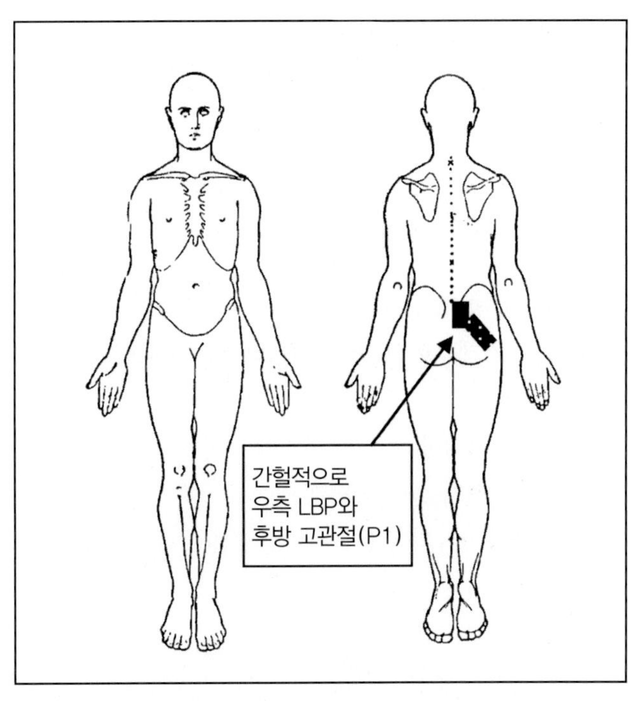

악화 요인

- 30분 동안 앉아있을 때, 1분에서 2분 정도 오른쪽 다리에 체중을 싣지 않고 서 있으면 완화된다.
- 오른쪽 다리로 서서 10분 후 1분에서 2분 정도 오른쪽 다리에 체중을 싣지 않고 있으면 완화된다.
- 10분 이상 걸었을 때 왼쪽 다리로 서 있거나 1분에서 2분 동안 앉아 있으면 완화된다.
- 이전의 안정화 운동과 피지오볼 운동
- 5분 동안 아이를 들어 올리거나 안고 있을 때 앉아서 1분에서 2분 동안 있으면 완화된다.

완화 요인

- 그녀의 허리에 손상을 야기시켜 통증을 유발시킬 우려가 있으므로 통증을 유발시키는 활동은 피하도록 한다.
- 휴식; 오른쪽 다리 체중이 실리지 않도록 한다.

24시간 양상

- 수면 중
- 잠에서 깬 후 10분 동안 걷거나 일어설 때까지 통증은 나타나지 않는다.
- 하루 동안 더 악화되고, 다양한 부하 활동

체계 재검토와 특별 질문으로 다음과 같은 사실이 드러남

- 의학적 병력: 음성
- 약물/스테로이드: NSAIDs와 Tylenol 규칙적으로 복용
- 문제를 관리할 수 있는 방법에 대한 상충되는 조언으로 인해 우울함을 느낌
- 영상: x-ray와 CT에서 비정상성은 나타나지 않음; 혈액 검사 음성

환자의 기대와 목표

- 문제가 무엇인지 찾고 직업으로의 복귀

사례 E: 신체 검사의 계획을 위해 병력으로부터의 자료 분석

1. **증상이 경미한가(0-3), 중등도인가(4-6), 또는 심한가(7-10)? 각각의 증상에 대한 예를 제공한다.** 증상의 강도와 기능의 영향. 자기-보고 결과 점수. ODI: 중등도(39%); NPRS: 0/10에서 6/10

2. **증상의 발현이 과민성인가 또는 비과민성인가? 각각의 증상에 대한 예를 제공한다.** 경도에서 중등도로 30분 동안 앉아있을 때 증상이 유발되고 5분 이하에서는 완화된다; 증상은 몸을 굽히는 것에 의해 발생하고 몸을 바로 세울 때 완화된다.

3. **무엇이 장애의 본질인가(근골격, 비근골격, 또는 두 가지 모두)?**

4. **진단/분류 작업을 지원하는 병력 자료는?**

LBP와 가동성 결함	LBP와 움직임 협동 결함	LBP와 관련된/전이된 하지 통증	골반대 통증	기타
• 지원되는 것이 없음; 카이로프랙틱으로 인해 더 악화됨	• 연령<40 • 만성적 통증 • 산후 발병 • 안정화 운동으로 더 악화되지 않음 • 안정성 없으면 악화 (이완)	• 방향성으로 나타나는 것 없음 • 일어선 자세, 앉은 자세, 그리고 걷기 • 오른쪽 방향으로 체중 부하를 피함	• 임신과 관련된 발병 • 3번의 임신 • 안정화로 더 악화되지 않음 • 안정화 없이는 악화	• FABQPA • 우울증 • 위험신호 없음

5. **진단적 가설이나 분류 초기작업은 무엇인가?**
   a. **1차 가설(섬세하게 검사하는 부위)**: 오른쪽 골반대 통증; 간접적으로 말초화 되고 폐쇄적인 힘(force closure)은 감소; 인지적인 정신사회적 요인의 결과로 중심 민감화됨.
   b. **2차 가설은 세션 1, 2, 3에 대한 선별검사를 포함할 것이다**: LBP는 움직임 협동 결함으로 나타날 것; 재발 에피소드
   c. **당신의 검사에 주의사항이나 금기증**: 없음
   d. **장애의 단계는 무엇인가?** 만성

6. **장애의 안정성은 무엇인가?** 동일하게 유지

7. **상태에 대해 잠재적인 위험 요소(정신사회적, 인간공학적, 기대감 등, 기여하는)가 있는가?** 집에서의 자세와 아이들을 돌볼 때, 우울증, 공포 회피 신념과 습관

8. **세션 1에서 어떤 검사와 측정(부위/구조)을 완료해야 하는가?** 관찰, 보행, 자세, AROM, 반복적인 움직임, 하지 신경학적 선별검사, 촉진, PAIVM, 고관절과 골반 선별검사, 요골반 근육 수행능력, SLR; 기타 반응에 의존함
   a. **신체 검사 결과 사례 E**
      ◦ 관찰/보행/자세:
        - 자세: 흉곽에 대해 골반 전방; 오른쪽 다리에 체중부하를 피한다.
        - 긴장도 감소: 복벽, 오른쪽 둔근
        - 보행: 양성 오른쪽 Trendelenburg
        - 골반: 나타나는 수준; 2분 동안 통증 없이 양쪽 하지에 체중부하 가능
      ◦ 앉은 자세: 왼쪽 엉덩이로 체중 이동 감소
      ◦ 휴식 증상: 0/10
      ◦ 요추 AROM, OP 끝느낌, PRN:
        - 굴곡: 전체 ROM, 통증 없음; 골반 후방 회전 조절의 어려움(walks up thighs)
        - 신전: 전체, 통증 없음
        - LF L: 전체, 통증 없음
        - LF R: 전체, 통증 없음
      ◦ 반복적인 움직임
        - REIS: 10회 반복 무증상
        - REIS: 조절의 어려움으로 인해 측정되지 않음
        - 신경: 정상
      ◦ 특수 검사:
        - 일어선 자세 굴곡/앉은 자세 굴곡: 대칭적
        - 일어선 자세 고관절 굴곡 검사/Stork/Gillet
        - 고관절 굴곡 단계: 오른쪽 = 정상; 왼쪽 = 오른쪽 Trendelenburg로 인해 검사 불가능
        - 입각/지지기: 왼쪽 = 정상; 오른쪽 = 골반의 전방 경사, Trendelenburg로 인한 통증; 검사는 반복적으로 자세 재정렬과 천장관절의 압박으로 통증 감소
        - SLR 양측성: 70 슬괵근 끌어당기는 감각; 추가적인 배측 굴곡 = 끌어당기는 감각은 변화 없음
        - +ASLR R에: 오른쪽에 3/5 중등도 무거움; 도수적 압박: 0/5
        - 엎드린 자세 불안정성 검사: 음성
      ◦ 근육 수행능력:
        - TrA: 양측성으로 수행하는 ADIM과 호흡 멈추고 버팀; 골반저근육: 측정되지 않음
        - L5–S1에서의 다열근: ADIM과 촉진 불가능; 엎드려 팔을 들때 요골반 조절 불량
      ◦ 근 강도: 오른쪽 고관절 신전과 외전: 3/5; 왼쪽 고관절 신전과 외전: 5/5
      ◦ 수동적 분절 가동성 검사:
        - PAIVM: 중앙 PA/편측 PA L5–S1에서 중앙 PA 통증을 제외하고 L5–L1 정상
        - 촉진: 오른쪽 PSIS 하방에서 통증이 나타나고 오른쪽 대둔근과 이상근
      ◦ 고관절, 골반, 기타 하지 관절 이상 없음(clearing)
        - 천장관절 유발: (–) 차이/압박, +대퇴 밀치기(thigh thrust), +Gaenslen's 검사, +R에 천골 밀치기

- 고관절: AROM, PROM, OP 이상 없음: 전 범위, 효과 없음

9. **진단/분류 작업을 지원하는 신체 검사 자료**

LBP와 가동성 결함	LBP와 움직임 협동 결함	LBP와 관련된/연관된 하지 통증	골반대 통증	기타
	• 이상 AROM		• 자세 • +Trendelenburg • +3/5 SIJ 유발 • 중심화 또는 말초화 없음 • +일어선 자세 고관절 굴곡 검사 입각기 • +ASLR(폐쇄된 힘 감소)하지로의 체중 이동 실패 • 심부 체계 약한 운동 조절(ADIM) • 고관절 신전과 외전의 약화	

10. **신체 검사의 끝에서 PT 진단/분류/예후란 무엇인가?**
    a. 산후, 골반대 통증; 말초적으로 간접적인 폐쇄된 힘 감소
    b. 중추 감작화를 초래하는 인지 정신사회적 요인

11. **당신의 중재/재평가는 무엇인가? 당신의 결정에 영향을 미치는 근거는 무엇인가?** 선택: 요추골반의 운동학습 접근법은 오른쪽 하지와 골반대로 체중이 실리는 것의 폐쇄된 힘을 증진시키는 것이다; 첫 번째로, 운동 조절 접근이 가리키고 있는데 호흡을 멈추고 버티는 것은 통증의 신경생리학적 교육에 대한 반응이기 때문이다; 운동 단계와 활동의 접근
    a. **중재 선택**
       ◦ 통증의 신경생리학적 교육 시작
       ◦ 운동 조절 접근 설명과 환자의 검사에 기초하여 합리적으로 접근
       ◦ 이전의 안정화 프로그램은 대부분 피상적 시스템의 활용도 보다는 시스템 간 균형을 통해 발전시킴
       ◦ 목표를 확실히 하여 시작
       ◦ 몸을 바로세운 자세에서 심부 근육의 활동을 촉진시킬 수 있는 자세의 지도를 시작
    b. **재평가**
       ◦ ADIM 재측정
       ◦ ADIM의 적절한 수행을 지도

12. **세션 1의 치료하기 위한 계획은 무엇인가?**
    a. 하루 동안 중립적인 척추 자세의 유지에 대한 조언
    b. ADIM 처방
    c. 예후와 자기 관리에 대한 논의

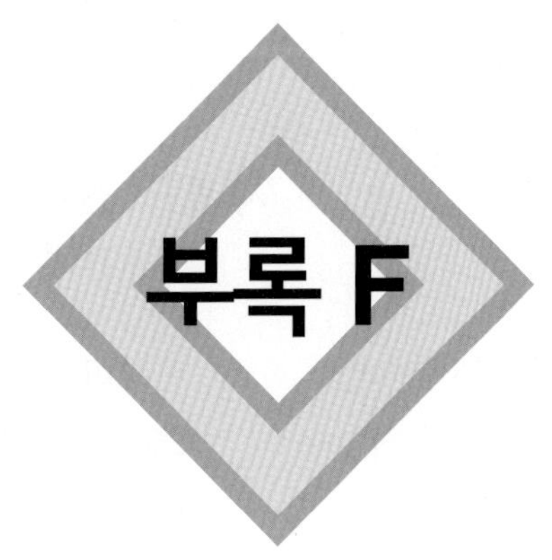

부록 F

흉추 통증을 위한 사례 연구

CASE STUDY FOR THORACIC SPINAL PAIN

환자 정보: 60세 여성; 교직 은퇴; 주 6회 45분씩 걸음, 가끔씩 정원 일을 하기도 하지만 통증이 시작된 이래로 지난 이틀 동안 어떠한 활동도 하지 못했다. 자기 보고(referral). PSFS: 옷 입기 4/10, 뻗기 3/10, 수면 6/10 = 총 13/30; FABQPA: 12; FABQW: 10

주 호소: 견갑골 사이 중간 부위 등 통증

증상에 대한 설명

- 중앙, 중상부 등에 간헐적 통증
- 최고 0/10, 최저 8/10; 현재 2/10
- 마비/저림, 균형, 현기증 나타나지 않음; 목, 어깨, 또는 머리 통증

현재 문제에 대한 병력(현재 에피소드)

이틀 전 발생함. 20분 정도 머리 위의 창문틀에 색을 칠하고 나서 즉각적으로 상중부 허리에 통증이 나타남. 응급실에 다녀와서 타이레놀 3일분 처방과 의사는 통증이 지속적으로 나타나는지 관찰하라고 가족들에게 알림; x-ray는 정상. 통증이 나타난 후 편안한 자세로 침대에서 휴식을 취했을 때 통증은 꽤 많이 감소했다.

과거 병력(유사한 문제에 대한 이전 에피소드)

이전에 이와 같은 통증은 나타나지 않았다. 이전에도 요통이 있었지만, 타이레놀을 통해 해결하였다.

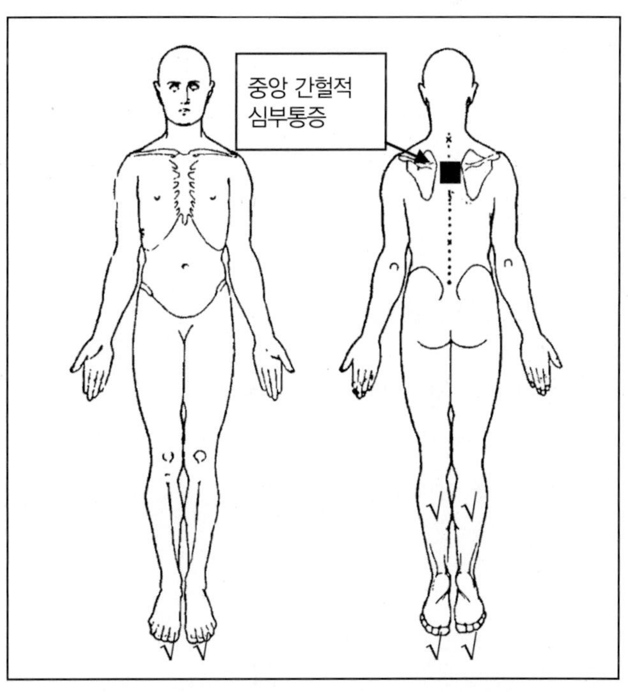

악화 요인

- 돌아서 샤워기 올려보기
- 머리 위로 스웨터를 입고 1분에서 2분 후 완화된다.
- 오른쪽 팔을 이용하여 옷장에 머리 위로 손을 뻗을 때, 팔을 내리면 완화된다.

완화 요인

- 신발을 신기 위해 앞으로 몸을 굽히거나 무언가를 읽기 위해 목을 아래로 구부렸을 때

24시간 양상

- 아침: 통증과 함께 일어남; 수면 중 편안한 자세를 취하기 어려움; 편평하게 누울 수 없다.
- 밤에 한 번씩은 깨고, 편안함을 취하기 위해 왼쪽으로 돌아 누워서 잔다.

체계 재검토와 특별 질문으로 다음과 같은 사실이 드러남

- 일반적 건강: 훌륭함; 균형, 보행, 또는 감각에서 어려움 나타나지 않음
- 골다공증 예방을 위해 칼슘 보조제를 복용함
- 8년 전 자궁절제술
- 최근 DEXA 영상에서 골다공증은 나타나지 않고, 경미한 골연화증만 나타남

환자의 기대와 목표

- 다시 걷고 정원 일을 하고 싶어함
- 수면 중 편안한 자세를 취할 수 있도록 도움을 바람
- 의사소통 장애 없음

사례 F: 신체 검사의 계획을 위해 병력으로부터의 자료 분석

1. **증상이 경미한가(0-3), 중등도인가(4-6), 또는 심한가(7-10)? 각각의 증상에 대한 예를 제공한다.** 증상의 강도와 기능의 영향. 자기-보고 결과 점수. 경도, 그러나 활동에 자기 제한적임. 통증은 간헐적으로 나타남. 가정 내 과제에서 낮은 PSFS; NPRS: 2/10

2. **증상의 발현이 과민성인가 또는 비과민성인가? 각각의 증상에 대한 예를 제공한다.** 경도; 증상은 보거나 뻗었을 때 쉽게 나타나고 빠르게 사라진다.

3. **무엇이 장애의 본질인가(근골격, 비근골격, 또는 두 가지 모두)?** 위험신호 없음; 특정 발생

4. **진단/분류 작업을 지원하는 병력 자료**

가동성 결함과 함께 흉부 통증–흉추와 흉곽	흉부 과소 가동성과 함께 어깨 장애와 상지 전이통	흉추 통증을 위한 특정 방향 운동	흉부 과소 가동성에 의해 목 통증 또는 LBP	흉부 임상정 불안정성; 기타
• 최근 발생 • 흉추 신전 활동 제한 • 위로 보기 • 뻗기 • 바로 눕기 불가능		• 신전에 의해 증상이 나타난다. • 굴곡에 의해 완화된다.	• 목이나 LBP의 불편함은 없다.	• 위험신호 없음 • 낮은 FABQ • x-ray 정상 • 최근 골 영상

5. **진단적 가설이나 분류의 초기 작업은 무엇인가?**
   a. **1차 가설(섬세하게 검사하는 부위)**: 흉추의 통증은 가동성 결함으로 나타난다.
   b. **2차 가설은 세션 1, 2, 3에 대한 선별검사를 포함할 것이다:**
      ◦ 흉부 통증은 경추로부터 연관된다.
      ◦ 견갑대 선별검사

c. **당신의 검사에 주의사항이나 금기증**: 진단 및 치료 역치에 도달하기 위해 전체 검사를 필요로 한다; 밀접하게 환자의 반응을 모니터링. 골연화증으로 인해 도수교정은 주의한다.

d. **장애의 단계는 무엇인가?** 급성

6. **장애의 안정성은 무엇인가?** 점점 나아진다.

7. **상태에 대해 잠재적인 위험 요소(정신사회적, 인간공학적, 기대감 등, 기여하는)가 있는가?** 가정 내 과제 수행 중 운동, 자세/위치로 점진적으로 복귀. 위험 요소: 연령, 골연화증, 이전의 LBP 병력

8. **세션 1에서 어떤 검사와 측정(부위/구조)을 완료해야 하는가?** 관찰, 보행, 자세, 경추 AROM, 흉추 AROM, 반복적인 움직임, PAIVM(경추와 흉추), 어깨 선별검사; 신경 검사 당일 또는 다음 세션으로 연기; 신경학적 검사에 대한 표시 없음

   a. **신체 검사 결과 사례 F**(Note: 몇 개의 검사는 치료사 재량으로 선택적 수행)

      ◦ 관찰/보행/자세: 머리의 위치 전방, 흉추 후만증, 요추 전만증 증가. 제한된 가동성으로 인해 중립적인 자세로 바로 잡을 수 없지만 증상은 변화되지 않음. 보행 정상. 호흡 패턴 정상

      ◦ 휴식 증상: 2/10 중부 등 통증

      ◦ 기능적 활동: 팔을 머리 위로 뻗으면 3/10으로 통증 증가; 깊은 호흡에 의해 통증 증가되지 않음

      ◦ 견갑대:
        - 오른쪽 AROM 굴곡: 150° 중앙 증가, 흉부 통증
        - 왼쪽 AROM 굴곡: 160°, OP 관절낭 끝느낌 통증 없음

      ◦ 경추 AROM
        - 굴곡: 전 범위, 휴식 중 통증 변화 없음
        - 신전: 전 범위, 끝 범위에서 흉부 통증 증가
        - 왼쪽 측방 굴곡: 전 범위, 휴식 중 통증 변화 없음
        - 오른쪽 측방 굴곡: 전 범위, 휴식 중 통증 변화 없음
        - 왼쪽 회전: 전 범위, 휴식 중 통증 변화 없음
        - 오른쪽 회전: 전 범위, 끝 범위에서 흉부 통증 증가

      ◦ 흉추 AROM, OP 끝느낌, PRN:
        - 굴곡: 전 범위, 1/10으로 통증 감소
        - 신전: 10°, 끝 범위 통증 증가
        - 왼쪽 측방 굴곡: 전 범위, 휴식 중 통증 변화 없음
        - 오른쪽 측방 굴곡: 전 범위, 휴식 중 통증변화 없음
        - 왼쪽 회전: 전 범위, 휴식 중 통증 변화 없음
        - 오른쪽 회전: 끝 범위에서 중등도로 제한된 통증 증가

      ◦ 반복적인 움직임
        - 굴곡: 10회 반복 후 1/10 통증, 좋지 않음
        - 신전: 끝 범위에서 통증 나타나지만 10회 반복 후 더 악화되지 않음(2/10에서 유지)
        - 왼쪽 회전: 10회 반복 후 1/10 통증, 좋지 않음
        - 오른쪽 회전: 끝 범위에서 통증 나타나지만 10회 반복 후 더 악화되지 않음(2/10에서 유지)

      ◦ 촉진/수동적 분절 가동성 검사:
        - 촉진: 오른쪽 T5–T6에서 압통
        - PPIVM: T5–T6 신전과 오른쪽 회전 저운동성
        - PAIVM: 중앙 T4–T5/T5–T6 국소 통증; 편측 PA T4–T5/T5–T6 저운동성으로 인한 오른쪽 국소 통증; PA 오른쪽 5번 늑골 저운동성으로 인한 국소 통증
        - PAIVM 경추: 중앙 PA C4–C7, 저운동성으로 인한 흉추 휴식 중 통증 변화 없음

9. **진단/분류 작업을 지원하는 신체 검사 자료**

가동성 결함과 흉추 통증–흉추와 흉곽	견관절 장애와 상지 전이통을 동반한 흉추 과소가동성	흉추통증을 위한 특정 방향 운동	목 통증이나 LBP를 동반한 흉추 과소가동성	흉추 임상적 불안정성; 기타
• 통증으로 제한된 AROM: 신전과 오른쪽 회전 • PPIVM과 PAIVM 과소가동성 • 중심화와 말초화 없음	• 오른쪽 견관절 과소가동성이 흉추통증 발생 • 명확하게 하기 위한 추가 검사가 요구됨		• 제한된 경추검사는 목 통증을 유발하지 않음 • 무증상의 경추 과소가동성	

10. **신체 검사의 끝에서 PT 진단/분류/예후란 무엇인가?**
    a. 급성 흉부 통증은 과소가동성 결함과 함께 나타난다.
    b. 오른쪽 어깨 굴곡 제한

11. **당신의 중재/재평가는 무엇인가? 당신의 결정에 영향을 미치는 근거는 무엇인가?** 선택: 가동성을 증진시키고 통증을 감소시키기 위한 흉추 가동술 또는 근에너지 기법; 골연화증으로 인한 가동술 유지, 면밀하게 휴식 중 증상 모니터, AROM 유지하고 가동성 증진
    a. **중재 선택**
        ◦ PAIVM: 저운동성 분절에서 중앙 PA
        ◦ PAIVM: 저운동성 분절에서 편측
        ◦ 흉추 신전/오른쪽 회전 증진을 위한 MET
        ◦ 중앙 흉추 SNAG
    b. **재평가**
        ◦ 흉추 신전, 오른쪽 회전, 그리고 어깨 굴곡 재측정

12. **세션 1의 치료하기 위한 계획은 무엇인가?**
    a. 통증이 감소되고 가동성이 증가되었다면, 신전과 오른쪽 회전 증진시키기 위해 AROM 수행
    b. 앉은 자세와 일어선 자세에서 중립적 자세를 촉진시키기 위해 시작
    c. 야간에 수면을 위해 자세 문제 해결
    d. 예후 논의, 활동을 유지하기 위한 조언, 그리고 걷는 것으로의 복귀

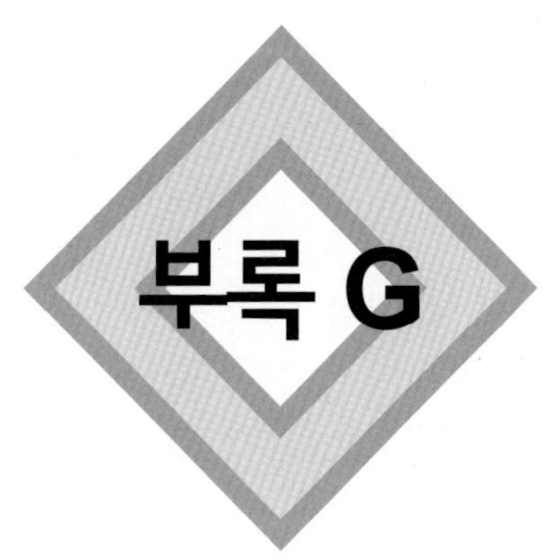

흉추 통증을 위한 사례 연구

CASE STUDY FOR THORACIC SPINAL PAIN

환자 정보: 26세 남성; 자동차 공장에서 용접공으로 근무; 취미로 농구와 소프트볼을 즐김; 주 5일 5–6마일 달림. 아직 근무를 할 수 있지만, 2마일 정도로 달리는 정도가 감소하였고 소프트볼을 하지 못한다; PSFS: 앞으로 몸을 굽힐 때 6/10, 안전벨트를 잡기 위해 몸을 회전할 때 4/10, 직장에서 바닥에서 도구 상자를 들어올릴 때 5/10 = 총 15/30; FABQPA: 9; FABQW: 18

주 호소: 견갑골 사이 중부 등 통증은 왼쪽 늑골로 확장됨

증상에 대한 설명

- 중간 등에서 지속적으로 날카롭고 찌르는 느낌
- 상지/하지의 증상은 없음; 복부 또는 가슴 통증도 나타나지 않음
- 현재 4/10, 최저 6/10, 최고 2/10
- 마비/저림, 장이나 방광 문제, 현기증 나타나지 않음; 목, 어깨 또는 두통

현재 문제에 대한 병력(현재 에피소드)

2주 전 발병. 직장에서 장비를 모으기 위해 몸을 앞으로 구부렸을 때 손상 후 몸을 다시 바로 세우는 것에 어려움이 있었다; 손상이 있기 전 몇 시간 동안 몸을 구부린 상태에서 작업했다. 의사에게 환자를 보낸 회사 간호사에게 갔다. X-ray는 정상. 환자가 스테로이드 주사를 맞도록 예약했다. 진통제를 받고; 통증은 천천히 나아지는 것 같다.

과거 병력(유사한 문제에 대한 이전 에피소드)

이전에 요통 없음

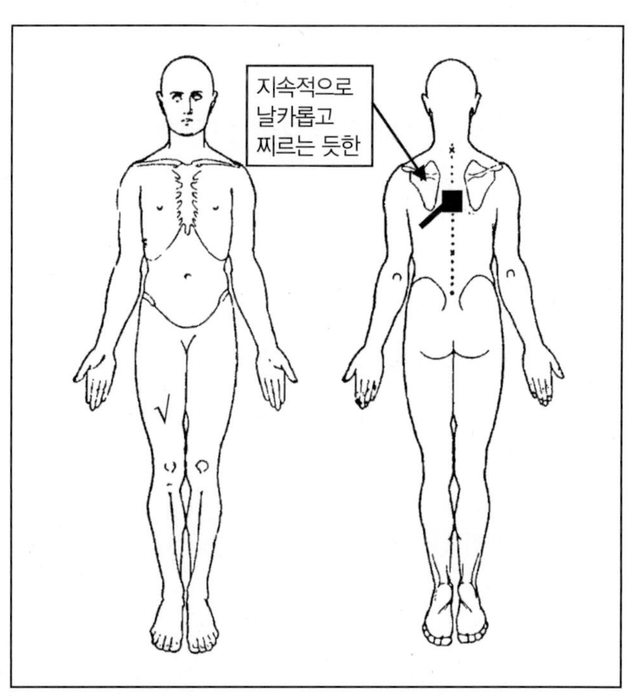

Stetts DM, Carpenter JG. *Physical Therapy Management of Patients With Spinal Pain: An Evidence-Based Approach (pp 609-611).*

악화 요인

- 몸을 앞으로 구부리고 다시 바로 세우는 데 어려움이 있음, 10초 이상 자세를 바로 잡으면 완화된다.
- 운전석에서 오른손으로 안전벨트를 잡으려고 할 때 (왼쪽으로 비틀면) 1분 동안 통증이 증가한다.
- 직장에서 바닥에 있는 도구 상자를 들어 올릴 때 2분 동안 통증이 증가한다.
- 올려보거나 돌아볼 때 목의 오른쪽 또는 왼쪽 증상에 대한 변화는 없다.

완화 요인

- 머리 위 작업을 포함하여 위를 보며 등 기대기
- 머리 위로 상자를 들어 올릴 때
- 진통제를 복용하면 일시적으로 완화된다.

24시간 양상

- 밤: 엎드린 자세에서 잘 때 좀 더 괜찮고 다른 방향일 때는 더 악화된다.
- 잠드는 데 도움을 얻기 위해 수면제 복용
- 아침에 나아지고 뻣뻣하다.
- 하루 끝에서 악화되고 많이 굽혀진다.

체계 재검토와 특별 질문으로 다음과 같은 사실이 드러났다

- 일반적 건강: 잠재적인 갑상선 기능저하증을 위해 검사를 실행
- 체계 재검토/PSH: 모두 음성

환자의 기대와 목표

- 통증 없이 일하고 달리고 소프트볼을 다시 하고 싶어 함

사례 G: 신체 검사의 계획을 위해 병력으로부터의 자료 분석

1. **증상이 경미한가(0-3), 중등도인가(4-6), 또는 심한가(7-10)? 각각의 증상에 대한 예를 제공한다.** 증상의 강도와 기능의 영향. 자기-보고 결과 점수. 중등도, 지속적인 통증; 일과 취미 활동에 영향

2. **증상의 발현이 과민성인가 또는 비과민성인가? 각각의 증상에 대한 예를 제공한다.** 경도에서 중등도; 증상은 몸을 구부리거나 비트는 것으로 인해 쉽게 나타나고 1분에서 2분 이내에 사라진다.

3. **무엇이 장애의 본질인가(근골격, 비근골격, 또는 두 가지 모두)?** 위험신호 없음; 갑상선 기능저하증을 위해 검사 시행

4. **진단/분류 작업을 지원하는 병력 자료**

가동성 결함과 함께 흉부 통증–흉추와 흉곽	흉부 과소가동성과 함께 어깨 장애와 상지 전이통	흉추 통증을 위한 특정 방향 운동	흉부 과소가동성에 의해 목 통증 또는 LBP	흉부 임상정 불안정성; 기타
• 최근 발병 • 활동 제한 • 구부릴 때, 비틀 때		• 굴곡으로 인해 악화 • 신전으로 인해 완화	• 목이나 LBP에 불편함은 없다.	• 위험 신호 없음 • 낮은 FABQ • x-ray 정상

5. **진단적 가설이나 분류의 초기 작업은 무엇인가?**
   a. **1차 가설(섬세하게 검사하는 부위):**
      ◦ 흉추 통증은 가동성의 결함으로 나타난다.
      ◦ 흉추 통증에 대한 특정 방향 운동 분류는 신전 그룹에 의해 나타난다.
   b. 2차 가설은 세션 1, 2, 3에 대한 선별검사를 포함할 것이다:
      ◦ 흉추 통증은 경추로부터 연관된다.
      ◦ 견갑대 선별검사

c. 당신의 검사에 주의사항이나 금기증: 지속적인 통증으로 인해 제외되는 주의점은 없다. 검사는 진단과 치료의 역치를 위해 필요하다; 면밀하게 환자의 반응을 모니터

d. 장애의 단계는 무엇인가? 급성

6. **장애의 안정성은 무엇인가?** 점점 나아진다.

7. **상태에 대해 잠재적인 위험 요소(정신사회적, 인간공학적, 기대감 등, 기여하는)가 있는가?** 운동, 자세, 직장에서 위치로 점진적인 복귀; 경고 신호 없음

8. **세션 1에서 어떤 검사와 측정(부위/구조)을 완료해야 하는가?** 관찰, 보행, 자세, 경추 AROM, 흉추 AROM, 반복적인 움직임, PAIVM(경추와 흉추), 어깨 선별검사; 신경 검사 당일 또는 다음 세션으로 연기; 신경학적 검사에 대한 표시 없음

a. 신체 검사 결과 사례 G(참고: 몇 개의 검사는 치료사 재량으로 선택적 수행)

- 관찰/보행/자세: 머리의 위치 전방, 흉추 후만증, 요추 후만증; 천천히 중립적인 자세를 취할 수 있지만 2/10으로 완화시키려는 초기에 통증이 증가한다; 호흡 패턴 정상; 휴식 중 견갑골 위치 대칭적
- 휴식 증상: 4/10 흉추 통증과 함께 왼쪽 늑골로 연관됨
- 기능적 활동: 깊은 호흡에 의한 변화 없음
- 견갑대: AROM, 통증 없음, 대칭적인 견갑골 움직임으로 인한 OP 정상
- 경추 AROM: OP로 인한 전 범위 모든 방향, 휴식 중 증상 변화 없음
- 반복된 경추 후인: 10회 반복, 휴식 중 증상 변화 없음
- 반복된 경추 굴곡: 10회 반복, 휴식 중 증상 변화 없음
- 흉추 AROM, OP 끝느낌, PRN:
  - 굴곡: 45° 5/10으로 증가
  - 신전: 10도 5/10으로 증가
  - 왼쪽 측방 굴곡: 10도 5/10으로 증가
  - 오른쪽 측방 굴곡: 전 범위, 휴식으로부터 통증에 변화 없음
  - 왼쪽 회전: 중등도 제한, 5/10으로 통증 증가
  - 오른쪽 회전: 전 범위, 휴식으로부터 통증에 변화 없음
- 반복적인 움직임
  - 굴곡: 6회 반복, 6/10으로 모든 통증 증가
  - 신전: 15회 반복 후 1/10으로 통증 감소, 늑골 통증 없애고 흉추 통증 중심화가 나타남, 가동 범위 증가
  - REIL: 10회 반복, 흉추에서 중심화된 1/10 통증 유지
- 촉진/수동적 분절 가동성 검사:
  - 촉진: 압통, T4–T8 양측성으로 근 긴장도 증가
  - PAIVM: T4–T8 저운동성 중앙 PA와 왼쪽 늑골로 퍼지는 날카로운 통증. 편측 PA T4–T8 저운동성은 왼쪽의 국소 통증유발

9. **진단/분류 작업을 지원하는 신체 검사 자료**

가동성 결함과 함께 흉부 통증–흉추와 흉곽	흉부 과소 가동성과 함께 어깨 장애와 상지 전이통	흉추 통증을 위한 특정 방향 운동	흉부 과소 가동성에 의해 목 통증 또는 LBP	흉부 임상정 불안정성; 기타
• 제한된 통증 AROM: 굴곡, 왼쪽 측방 굴곡, 왼쪽 회전 • PAIVM 과소 가동성 • 어깨와 운동 선별검사 정상		• 반복적인 신전에 의한 중심화 • 견관절과 목 선별 검사 정상		

10. **신체 검사의 끝에서 PT 진단/분류/예후란 무엇인가?** 급성 흉추 통증, 특정-방향 신전 그룹; 반복적인 신전으로 인해 중심화

11. **당신의 중재/재평가는 무엇인가? 당신의 결정에 영향을 미치는 근거는 무엇인가?** 선택: 앉은 자세나 REIL에서 반복적인 흉추 신전; 면밀하게 휴식 중 증상 모니터; 반복적인 흉추 신전의 가정 운동 프로그램
    a. **중재 선택**
        ◦ 앉은 자세에서 반복적인 흉추 신전
        ◦ 누운 자세에서 반복적인 신전
        ◦ PAIVM: 과소가동성 분절에서 중앙 PA
        ◦ PAIVM: 과소가동성 분절에서 편측
    b. **재평가**
        ◦ 흉추 신전 재평가

12. **세션 1의 치료하기 위한 계획은 무엇인가?**
    a. 매일 2시간에서 3시간 10회 반복적으로 흉추 신전
    b. 자세 교육; 굴곡을 피한다.
    c. 활동 수정
    d. 예후 논의와 운동 복귀

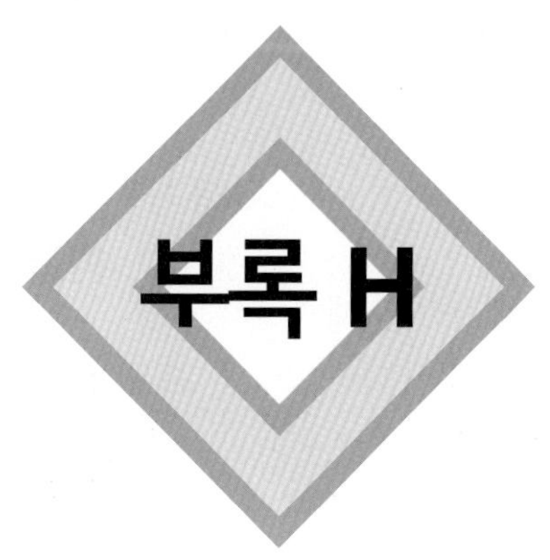

경추 통증을 위한 사례 연구

CASE STUDY FOR CERVICAL PAIN

환자 정보: 40세 남성; 그래픽 디자이너; 달리기, 자전거 타기를 포함한 취미 활동과 오래된 스포츠 카를 수리한다. 달리기나 자전거 타기는 주 3회 30분씩. 약 1주 정도 자전거 타는 것은 멈추게 됐다. NDI: 20/50; FABQPA: 12; FABQW: 9

주 호소: 오른쪽 목 하부에 간헐적이고 깊은 통증이 가끔씩 날카롭게 느껴진다; 오른쪽 상부 승모근과 오른쪽 어깨 부위에 작열통

증상에 대한 설명

- 오른쪽 목 하부 통증, 간헐적이고 날카로움(0/10 to 5/10)
- 오른쪽 상부 승모근과 오른쪽 어깨 부위 작열통(0/10 to 3/10)
- 흉부/가슴; 왼쪽 경부, 안면, 두부의 통증 나타나지 않음
- 마비나 저림 현상 없음; 두통이나 현기증 나타나지 않음

현재 문제에 대한 병력(현재 에피소드)

1주 전, 일어났을 때 목이 뻣뻣하고, 목을 뒤로 젖히거나 오른쪽으로 돌릴 수 없었다; 외상은 없었지만 책상에서의 작업량이 늘어나고 특별 프로젝트로 인해 지난 몇 달 간 컴퓨터 작업이 증가했다. 오른쪽 목과 어깨에서 심한 통증을 느꼈고 이틀 동안 계속되었다. 그는 강도가 감소되어 현재 30% 정도 향상되었고 약간의 가동성이 증가되었다.

과거 병력(유사한 문제에 대한 이전 에피소드)

지난 5년 간 3번의 사례를 가지고 있다. 모든 사례는 2일에서 3일 내에 치료 없이 통증이 사라졌다. 그는 가끔씩 오른쪽 목 통증/뻣뻣함을 경험하고 에피소드 간 가끔씩 오른쪽에 약하고 둔한 통증을 경험했다. 15년 전 MVA로 편타(whiplash)손상; 두 달 간 열, 마사지, 견인의 물리치료를 받고 회복했다.

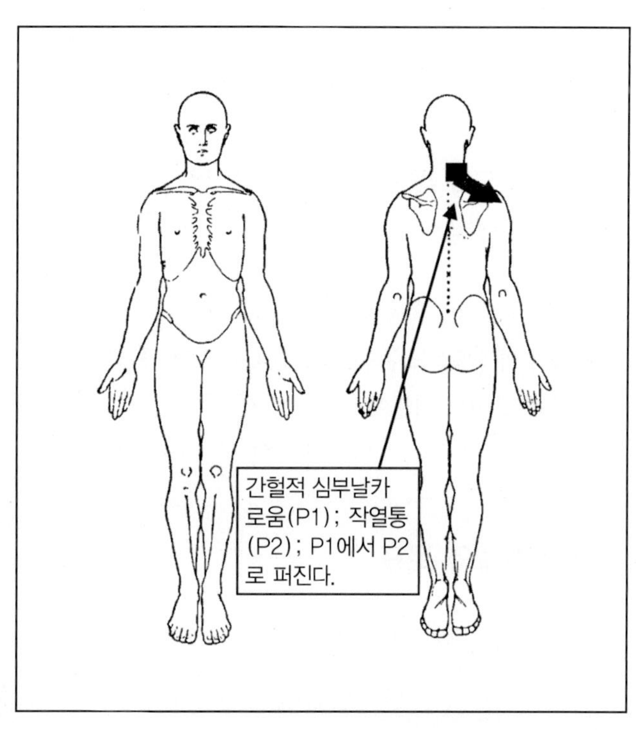

악화 요인

- 15분 이상 팔을 머리 위로 하여 차 아래에서 일할 때 오른쪽 목의 통증과 상부 승모근 주위 작열통이 나타난다; 자세를 변화시키고 5분 안에 진정된다.
- 차를 후진시키기 위해 오른쪽으로 회전하면, 오른쪽 목 통증; 자세를 변화시켜 즉시 진정된다.
- 두 시간 이상 컴퓨터 작업을 하면, 오른쪽 승모근과 어깨에 작열통이 나타난다; 작업을 멈추면 10분 안에 진정된다.
- 달리기 할 때는 통증이 나타나지 않는다.
- 자전거 타기는 25분 후 모든 증상을 유발한다; 뜨거운 물로 샤워 후 5분 안에 진정된다.

완화 요인

- 뜨거운 물로 샤워하고 휴식

24시간 양상

- 오후: 낮에는 불편함이 없다; 밤에도 수면 중 불편함을 느끼지 않는다.
- 오전: 아침에 목에 뻣뻣함이 있다; 따뜻한 물로 샤워하면 완화된다.
- 하루: 하루 종일 컴퓨터 작업에 의존한다.

체계 재검토와 특별 질문으로 다음과 같은 사실이 드러남

- 일반적 건강: 훌륭함
- 체계 재검토: 모두 음성, C5-6 디스크 공간이 좁게 보이기 때문에 x-ray는 제외한다.
- 약물/스테로이드: 일부 완화와 항염증제 PRN

환자의 기대와 목표

- 통증 없이 자전거 타기

사례 H: 신체 검사의 계획을 위해 병력으로부터의 자료 분석

1. **증상이 경미한가(0-3), 중등도인가(4-6), 또는 심한가(7-10)? 각각의 증상에 대한 예를 제공한다.** 증상의 강도와 기능의 영향. 자기-보고 결과 점수. NDI: 경도/중등도 20/50; NPRS: 0/10에서 5/10

2. **증상의 발현이 과민성인가 또는 비과민성인가? 각각의 증상에 대한 예를 제공한다.** 경도에서 중등도로 증상은 빠르게 발생하고 빠르게 완화된다; 머리 위 작업, 목을 돌릴 때 증상은 재발되지만, 증상은 5초에서 10초 내 사라지거나 바로 세웠을 때 즉시 사라진다.

3. **무엇이 장애의 본질인가(근골격, 비근골격, 또는 두 가지 모두)?**

4. **진단/분류 작업을 지원하는 병력 자료**

가동성 결함과 함께 목 통증	목 통증과 움직임 협응 장애	목 통증과 방사통	목 통증과 두통	기타; WAD, 변화된 신경역동성
• 최근 발병, 어깨 아래로 통증 나타나지 않음 • 편측의 증상	• 재발 에피소드 • WAD 병력	• 목 통증과 견갑대 부위로의 방사통 • 체성이거나 신경근성 • 신전 활동이 유발한다. • 신경학적 증상은 없다.	• 목이나 LBP에 불편함은 없다.	• 위험 신호 없음 • 낮은 FABQ • 만성

5. **진단적 가설이나 분류의 초기 작업은 무엇인가?**
   a. **1차 가설(섬세하게 검사하는 부위)**: 목 통증은 가동성 결함으로 나타날 것이다; 신전 움직임은 통증을 유발하고 상지로 전이되어 제한된다.
   b. 2차 가설은 세션 1, 2, 3에 대한 영상을 포함할 것이다:

- 목 통증과 방사통: 통증은 견갑대 부위에 전이통을 나타내고 체성이나 방사될 것이다.
- 목 통증과 움직임 협응 결함: 재발 에피소드와 WAD의 병력

c. 당신의 검사에 주의사항이나 금기증: 없다.

d. 장애의 단계는 무엇인가? 아급성

6. **장애의 안정성은 무엇인가?** 점점 나아진다.

7. **상태에 대해 잠재적인 위험 요소(정신사회적, 인간공학적, 기대감 등, 기여하는)가 있는가?** 일과 운동 중 자세; 낮은 FABQ

8. **세션 1에서 어떤 검사와 측정(부위/구조)을 완료해야 하는가?** 관찰, 보행, 자세, AROM, 반복적인 움직임, 어깨 선별검사, 신경, PAIVM(경추와 흉추), 심부 경부 굴곡근 검사, 촉진

a. 신체 검사 결과 사례 H(참고: 몇 개의 검사는 치료사 재량으로 선택적 수행)

- 관찰/보행/자세: 머리의 위치 전방, 어깨띠 전인됨, 약간 거상됨; 자세의 수정은 증상을 변화시키지 않는다; 보행 정상
- 휴식 증상: 없다.
- 신경: WNL
- 경추 AROM:
  - 굴곡: 40° 오른쪽 상부 승모근 주변 당기는 느낌
  - 신전: 20° 오른쪽 상부 승모근 주변 오른쪽 목 통증이 퍼짐
  - 왼쪽 측방 굴곡: 20° 오른쪽 목의 외측 당기는 듯한 느낌
  - 오른쪽 측방 굴곡: 10° 오른쪽 목에 날카로운 통증
  - 왼쪽 회전: 전 범위, 과압박시 오른쪽 목 외측과 상부 승모근 주위에 당기는 느낌
  - 오른쪽 회전: 45° 오른쪽 목에 날카로운 통증, OP 빠르게 상부 승모근 주위로 퍼짐
- 반복적인 움직임
  - 앉은 자세에서 후인 15회 반복; 끝 범위에서 오른쪽 목 증가, 악화되지 않음
  - 반복적으로 15회 굴곡: 오른쪽 상부 승모근 주위 당기는 느낌 외에 다른 변화 없음
- 오른쪽과 왼쪽 어깨 AROM:
  - 굴곡/외전/수평 내전: 전 범위, 오른쪽 견봉쇄골 주위 OP 약간의 통증, 내회전/외회전 목 통증 없음: 정상 범위, OP 변화 없음
- 근 길이: (1일째 선택)
  - 상부 승모근과 견갑거근: 왼쪽과 구별되는 오른쪽에 약간의 뻣뻣함, 통증은 없음
- 특수 검사: 압박/신연/spurling(선택적):
  - 신전, 오른쪽 측방 굴곡, 오른쪽 회전으로 인해 경부의 통증과 어깨 주위에 전이통이 나타나므로 spurling 검사는 연기한다.
  - 경추 회전 측방 굴곡: 전 범위 양측성으로
- PAIVM/수동적 분절 가동성 검사:
  - 연부 조직 두께, 오른쪽 상부 승모근, 견갑거근
  - 중앙 PA C5, 국소 중앙적 통증; 저운동성, 오른쪽 상부 승모근 주위로 퍼짐
  - 중앙 PA C6 뻣뻣함, 국소 중앙 통증
  - 편측 PA C5–C6 저운동성, 유사한 통증 상부 승모근 주위로 퍼짐
  - T1–T4 중앙, 뻣뻣함, 통증 없음; T3–5 편측 오른쪽 > 왼쪽 뻣뻣함
  - PPIVM: C5/6에서 오른쪽 측방 굴곡, 오른쪽 회전, 신전 중간 감소
  - C5/6에서 신전, 왼쪽으로 전환, 제약됨
  - 1번 늑골 하부 미끄러짐: 양측성 정상

9. **진단/분류 작업을 지원하는 신체 검사 자료**

가동성 결함과 목 통증	움직임 협응장애와 목 통증	방사통과 목 통증	두통과 목 통증	기타; WAD, 변화된 신경역동
• AROM 제한: 신전, R LF, R rot과 통증 • 반복적인 움직임 • 나빠지지 않음–끝범위에서; 반복적인 굴곡은 말초화되지 않음 • 경추와 흉추의 PAIVM/PPIVM 과소가동성 • 방사통 증상 없음 • 근육길이 비대칭	• 재발되는 에피소드 • WAD병력 • 이번 세션에서 DNF는 평가되지 않음	• 경추 신전, R LF, R rot는 국소 통증과 방사통 발생 • 신경학적 징후 없음		• 위험 신호 없음 • 낮은 FABQ • 만성 • 신경역동성은 검사하지 않음

10. **신체 검사의 끝에서 PT 진단/분류/예후란 무엇인가?**
    a. 목 통증은 가동성 결함으로 나타난다: 신전, 오른쪽 측방 굴곡, 오른쪽 회전과 제한된 상지 전이통
    b. 목 통증은 움직임 협응 결함으로 나타난다; 재발 에피소드와 WAD의 병력은 경흉추의 운동 조절이 필요하다.
    c. 목 통증은 방사통으로 나타난다; 신경학적 상태를 계속적으로 모니터하는 신경성 구성요소를 배제하기 위해 신경역동 검사가 필요하다.

11. **당신의 중재/재평가는 무엇인가? 당신의 결정에 영향을 미치는 근거는 무엇인가?** 선택: 흉추와 경추에 대한 도수치료와 운동
    a. **중재 선택**
    ◦ 흉추 가동술/도수교정
    ◦ 경추(하방/폐쇄) 가동술/도수교정
    ◦ 상부 승모근/견갑거근에 대한 MET
    b. **재평가**
    ◦ AROM: 신전, 오른쪽 측방 굴곡, 오른쪽 회전; 어깨 거상
    ◦ PAIVM/PPIVM
    ◦ 성공적이라면, 중재의 반응으로 인해 나타나는 가동성 프로그램을 가정 내 운동으로 지도한다.
    ◦ 몸을 바로 세운 자세에서 DNF와 다열근의 활동을 촉진시키기 위해 중립적인 척추의 자세를 지도한다.

12. **세션 1의 치료하기 위한 계획은 무엇인가?**
    a. 예후에 대한 교육, 충실한 운동 프로그램, 일과 운동 시 인간공학적 설계
    b. 2–3세션 내에 가동성의 결함과 움직임 협응 장해를 위해 경흉추/어깨띠 부위 지속적인 검사
    c. 예후와 재발 그리고 자전거 타기 복귀 진행에 대한 논의

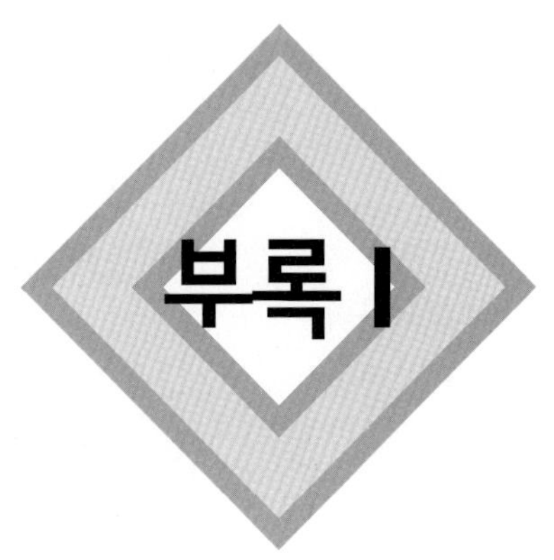

경추 통증을 위한 사례 연구

CASE STUDY FOR CERVICAL PAIN

환자 정보: 24세 여성; 대학원생, 주말에 개인 트레이너, 주중 이틀 야간 웨이트리스; 여전히 일을 할 수 있음; 주 3회 에어로빅과 웨이트 트레이닝; 웨이트 트레이닝은 멈췄지만 에어로빅은 할 수 있다. NDI: 18/50, 가족 주치의에게 의뢰됨; FABQPA: 12; FABQW: 18

주 호소: 중앙/오른쪽 아래쪽 경부 통증 뒤쪽, 오른쪽 어깨와 팔꿈치 위쪽 팔로 전이된다.

증상에 대한 설명

- 간헐적이고 깊은 통증, 중앙/오른쪽 목과 팔; 목에서 시작하고 오른쪽 팔로 이동한다.
- 마비/저림, 두통, 현기증 없음
- 다른 상체 증상 없음
- 팔: 최고 0/10, 최저 3/10, 현재 2/10; 목, 최고 0/10, 최저 6/10, 현재 4/10

현재 문제에 대한 병력(현재 에피소드)

4개월 전, 일어났을 때 상처, 목의 뻣뻣함, 오른쪽 팔로 점진적으로 통증이 퍼져 다음 달까지 지속됨; 수업 때문에 치료는 받지 않음–전체적으로, 문제는 여전히 이전과 같게 나타남

과거 병력(유사한 문제에 대한 이전 에피소드)

목이나 팔 증상에 대한 이전의 과거력은 없다.

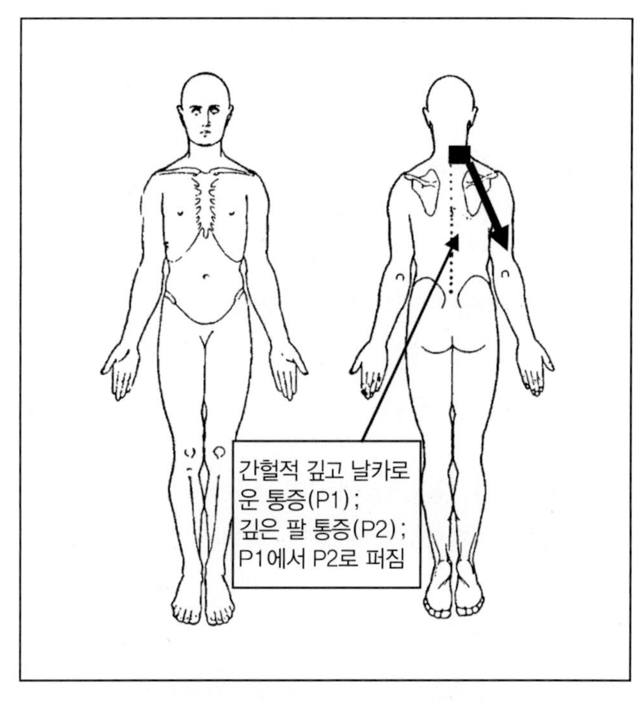

악화 요인

- 컴퓨터에서 45분 앉은 자세로 있을 때 중앙/오른쪽 목 통증과 팔 통증이 유발된다; 일어서거나 주변을 걸으면 2분 내에 완화된다.
- 왼쪽에서 오른쪽으로 돌리면 오직 중앙/오른쪽의 목 통증을 유발한다; 움직임을 멈췄을 때 완화된다.
- 아침에 화장을 하려고 올려볼 때 오직 중앙/오른쪽의 목 통증이 증가한다
- 양쪽 상지를 머리 위에서 함께 사용하면 증상은 나타나지 않는다.

완화 요인

- 누워있을 때

24시간 양상

- 컴퓨터 작업이 많아지면 하루 종일 악화된다.
- 통증 없이 밤에 잠을 잘 수 있다.
- 오전: 팔과 목의 통증이 감소된다; 대체적으로 통증 없이 일어난다.

체계 재검토와 특별 질문으로 다음과 같은 사실이 드러남

- 일반적 건강: 훌륭함
- 수술적 병력이나 과거 약물에 대한 병력 존재하지 않음
- 약물/스테로이드: 타이레놀 PRN

환자의 기대와 목표

- 통증 제거; 운동으로의 복귀
- 통증의 재발로부터 예방하는 방법을 알고자 함

사례 I: 신체 검사의 계획을 위해 병력으로부터의 자료 분석

1. **증상이 경미한가(0-3), 중등도인가(4-6), 또는 심한가(7-10)? 각각의 증상에 대한 예를 제공한다.** 증상의 강도와 기능의 영향. 자기-보고 결과 점수. NDI: 경도/중등도 18/50; NPRS: 팔 0/10에서 6/10; 목 0에서 3

2. **증상의 발현이 과민성인가 또는 비과민성인가? 각각의 증상에 대한 예를 제공한다.** 경도에서 중등도로 증상은 빠르게 발생하고 빠르게 완화된다; 목을 돌리고 찾을 때 증상은 재발되지만 1분에서 2분 안에 증상은 사라진다.

3. **무엇이 장애의 본질인가(근골격, 비근골격, 또는 두 가지 모두)?**

4. **진단/분류 작업을 지원하는 병력 자료**

가동성 결함과 함께 목 통증	목 통증과 움직임 협응 장애	목 통증과 방사통	목 통증과 두통	기타; WAD, 변경된 신경 역동성
• 편측의 증상 • 상지로 전이됨 • 통증과 가동성으로 인한 활동 제한	• 만성 단계 • 4개월 전 발병	• 경부 통증과 상지로의 전이통 • 체성이거나 신경근성 • 신전 활동이 유발 • 신경학적 증상은 없지만 팔꿈치 위 팔에 통증이 나타남		• 위험 신호 없음 • 낮은 FABQ • 활동 유지

5. **진단적 가설이나 분류의 초기 작업은 무엇인가?**
   a. **1차 가설(섬세하게 검사하는 부위)**: 목 통증은 가동성 결함으로 나타날 것이다; 신전은 통증을 유발하고 제한된 상지 전이통.
   b. **2차 가설은 세션 1, 2, 3에 대한 선별검사를

포함할 것이다:
- 목 통증과 방사통: 통증은 견갑대 부위에 전이통을 나타내고 체성이거나 방사될 것이다.
- 목 통증과 움직임 협응 결함: 첫 번째 사례이지만 만성 단계

c. 당신의 검사에 주의사항이나 금기증: 없다.

d. 장애의 단계는 무엇인가? 만성이지만 첫 번째 사례

6. **장애의 안정성은 무엇인가?** 동일하게 유지

7. **상태에 대해 잠재적인 위험 요소(정신사회적, 인간공학적, 기대감 등, 기여하는)가 있는가?** 수업, 컴퓨터, 작업 활동, 그리고 운동 중 자세; 낮은 FABQ

8. **세션 1에서 어떤 검사와 측정(부위/구조)을 완료해야 하는가?** 관찰, 보행, 자세, AROM, 반복적인 움직임, 어깨 선별검사, 신경, PAIVM(경추와 흉추), 심부 경부 굴곡근 검사, 촉진

a. **신체 검사 결과 사례 I**(참고: 몇 개의 검사는 치료사 재량으로 선택적 수행)
- 관찰/보행/자세: 보행 정상; 불량한 앉은 자세: 중립적인 자세로 쉽게 수정됨, 증상에 변화 없음
- 일어선 자세: 좋음; 변형 없음
- 휴식 증상: C6-7에서 중앙과 오른쪽 하부 경추 통증 (4/10); 팔 통증 2/10
- 신경: C4-T1 정상(도수근력검사, LT에 감각, DTRs)
- TMJ/어깨/견봉쇄골 기타 선별검사:
  - TMJ AROM: 정상, 증상 없음
  - 어깨 AROM: 굴곡, 외전, HBB, HBH, OP; 양측성으로 대칭적; 증상 없음
  - 정적 저항 검사: 외전, 외회전, 내회전, 팔꿈치 굴곡: 5/5 통증 없음
- 경추 AROM:
  - 굴곡: 60° OP 정상
  - 신전: 50°, 움직이는 동안 그리고 불량한 원심성 조절로 인해 오른쪽 중앙/하부 목 통증 증가
  - 왼쪽 측방 굴곡: 45° OP 정상
  - 오른쪽 측방 굴곡: 35°, 끝 범위에서 오른쪽 중앙/하부 목 통증 증가
  - 왼쪽 회전: 80°, 오른쪽 목 통증 증가
  - 오른쪽 회전: 70°, 움직이는 동안 통증으로 인해 모든 증상이 증가하지만 더 악화되지는 않는다.
- 반복적인 움직임
  - 앉은 자세
  - 전인(Protrusion): 오른쪽 팔 통증 증가, 더 악화되지 않음
  - 반복된 전인: 오른쪽 목과 팔 통증 증가, 3회 반복 시 악화
  - 후인(Repeated): 목/오른쪽 팔 통증 증가, 현재 악화
  - 반복된 후인: 오른쪽 팔 통증 사라짐, 오른쪽 목 통증 4/10(10회 반복)
  - 후인/신전: 오른쪽 목 통증은 감소되지만 오른쪽 목 통증이 완화되지는 않음(여전히 4/10)
  - *바로 누운 자세에서 반복된 후인: 오른쪽 팔의 통증과 중심화된 목 통증 사라짐 (3/10)
- 재평가:
  - 앉은 자세에서 반복된 후인과 OP: 중심화된 목 (2/10)
  - 신전 AROM: 60°, 오른쪽 중심/하부 목 통증; 더 좋다
  - 오른쪽 회전: 80°, 오른쪽 중심/하부 목 통증; 더 좋다
- 특수 검사: 압박/신연/spurling(선택적):
  - 수동적 분절 가동성 검사
  - PPIVM: 측정되지 않음
  - PAIVM: 반복된 움직임으로 인해 중심화되어 이 세션에서는 측정되지 않음
  - 촉진: 국소 PVM 압통과 오른쪽의 C4-C7

에서 조직의 긴장도 증가

9. **진단/분류 작업을 지원하는 신체 검사 자료**

가동성 결함과 목 통증	움직임 협응 장애와 목 통증	방사통과 목 통증	두통과 목 통증	기타; WAD, 변경된 신경역동성
• AROM 제한: 신전, R LF, R rot과 통증 • 방사통 없음 • PAIVM/PPIVM 평가하지 않음	• 이번 세션에서 DNF과 운동 조절은 평가하지 않음	• 반복적인 신전으로 중심화 • 신경학적 징후 없음		• 위험 신호 없음 • 낮은 FABQ • 만성 • 신경역동성은 검사하지 않음

10. **신체 검사의 끝에서 PT 진단/분류/예후란 무엇인가?**
   a. 목 통증과 방사통: 반복적인 움직임 분류에 대한 신전 그룹; 신경학적 상태를 계속적으로 모니터하는 신경성 구성요소를 배제하기 위해 신경역동 검사가 필요하다.
   b. 중재와 만성 단계에서 환자의 반응에 기초하여 경흉추 가동성 결함 재측정
   c. 움직임 협응 장애에 대한 재측정

11. **당신의 중재/재평가는 무엇인가? 당신의 결정에 영향을 미치는 근거는 무엇인가?** 선택: 중심화 반응에 기초하여 신전 그룹에 대한 반복적인 움직임
   a. **중재 선택**
      ◦ 바로 누운 자세에서 반복적인 후인
      ◦ 앉은 자세에서 반복적인 후인과 OP
      ◦ 운동 처방에 대한 환자 교육; 굴곡을 피한다.
      ◦ 몸을 바로 세운 자세에서 DNF와 다열근의 활동을 촉진시키기 위해 중립적인 척추의 자세를 지도한다.

12. **세션 1의 치료하기 위한 계획은 무엇인가?**
   a. 예후에 대한 교육, 충실한 운동 프로그램, 컴퓨터, 일과 운동 시 인간공학적 설계
   b. 2–3세션 내에 가동성의 결함과 움직임 협응 장해를 위해 경흉추/견갑대 부위 지속적인 검사
   c. 예후와 재발 그리고 웨이트 트레이닝 진행에 대한 논의

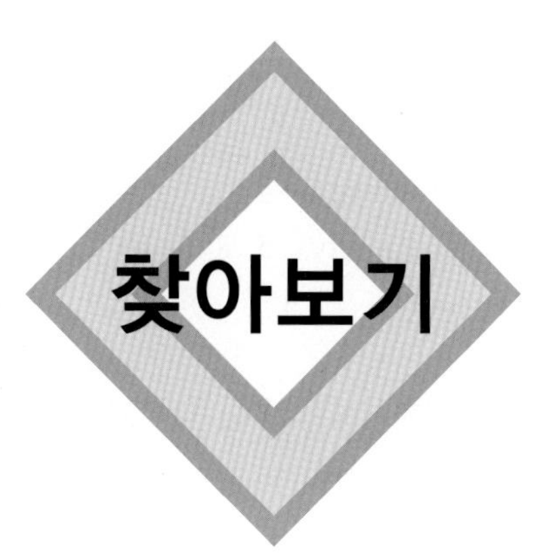

| 국문색인 |

ㄱ

가능성(likelihood) 1
가동성 밸트 168
가동술 124
가설 표본 19
가슴 확장 측정 406
각도기 102
감각운동 장애 626
감각운동조절 104
감각이상 43
감각 장애 158
감별 진단 8
감작화 반응(sensitization) 47
강직성 척추염 1, 468
갠슬렌 검사 320
거상 팔 스트레스 검사 457
거짓 양성비 10
검사(test) 8
검증력(power) 19
견갑골 유지 검사 531
견갑골 후인(retraction) 검사 537
경고신호 55
경부 장애지수 242
경사계 102
경직도 104
경추 굴곡-회전 검사(CFRT) 13
경추 기원성 두통(CGH) 495
경추 기원성 어지럼증(CD) 508
경추 동맥 기능부전 504
경추상완 통증 277
경추성 두통 13
경추 신경근병증 512
경추 신연 검사 447
경추 척수병증 512
경추 회전 외측 굴곡 검사 398
경추 회전 측방굴곡(CRLF) 검사 406
경피신경전기자극기(TENS) 270
경흉부자세 539
계단 오르기 검사 231
고속 247
고속 밀치기 도수교정 240
골관절염 39, 57
골다공증 41
골반대 통증 114, 319
골반저근 104
골수염 58
골절 40
공포-회피 반응 설문지(FABQ) 143
과소가동성 83
과압력(OP) 82
관절 근육 억제 450
관절운동학 84
관절위치의 오류 499
교감신경 슬럼프 검사(SST) 406
국소통증 158
국제 두통 학회 13
굴림(rolling) 84
귀무가설 19
균형 77
근거 기반 물리치료(EBPT) 1
근거 기반 의학 1
근력 검사 94
근막 통증유발점 112
근 수행능력(운동 조절) 69
근신전반사 49
근에너지기법(MET) 164
근육 길이 검사 69
근육 불균형 173
근육 신장 반사 87
근육통 48
근전도검사(EMG) 108
근절 88
급성 관상 증후군 510
급성 요통 검사 설문지(ALBPSQ) 143
급성 통증 47
기능부전 증후군 82
기능 순위 도구(FRI) 386
기능적인 들기 검사 573
기능적 활동 110
기립성 저혈압(orthostatic hypotension) 337
기흉 383
긴장성 두통 522

ㄴ

내부 장애 증후군 82
내장 통증 42
내적 타당성 3
뇌신경 43
누워서 반복적 신전(REIL) 168
늑간신경통 386
늑골과 쇄골 사이의 적용법 559
늑골증후군 380

늑막염 383
늑연골염 380
능동 SLR(ASLR) 191
능동 가동 범위(AROM) 81
능동신전 패턴 296

ㄷ

다리길이 차이 174
단일 경사계 181
단축 70
닫힌 사슬 견갑골 안정화 검사 585
대퇴부 신장 검사(FST) 98
대퇴사두근 길이 검사 225
도수교정 124
도수 근력 검사 87
도수치료(MT) 241
동작 촉진 검사 321
동적협응 훈련 259
두개 경사계 181
두개경추 굴곡 검사 109
두 번째 늑골 증후군 459
두통 13
뒤위쪽뼈끝(PSIS) 173

ㄹ

류마티스 관절염 39

ㅁ

마미증후군 136
만성 요통 19
만성 통증 47
말초 혈관 질환(PVD) 43
말총 증후군 55
맹검 비교 8
메타 분석(meta-analysis) 4
면담 33
목 염전(torsion) 안구진탕증 검사 538
목 염전 안진증(nystagmus) 검사 541
목 통증 2
무작위 대조 실험(RCT) 3
무작위화 18
물리치료 실무 1
미국 물리치료협회(APTA) 1
미끄러짐(sliding) 84
민감도(sensitivity) 5, 8, 9, 10

ㅂ

바로 누운 자세에서 앉기 검사 334
바빈스키 징후 96
반복움직임 82
발작성 위치 기반 현기증(BPPV) 543
방사통 76
방어 자세 70
배제(ruled out) 8
변위(translation) 84
병력 8, 33, 37
보행 38, 75
복근 70
복부 당기기 방법 217
복부대동맥류(AAA) 128, 135
복부 수축(긴장) 217
복와위 불안전성 검사 126
복합 부위 통증 증후군(CRPS) 417, 467
복횡근 76, 168
복횡근의 근전도 172
부가적 움직임 검사 84
부록 A 651
부종 56
분절 가동술 589
분절 운동 검사 85
불량(poor) 18
비만 138
비평적 평가 1, 3
뼈 통증 48

ㅅ

사건 충격 척도 499
사례 연구 651
사전 검사 가능성(odds) 9
사전 검사 확률 9
사전 검사 확률(probability) 9
사회심리적인 상태 37
사후 검사 가능성 9
사후 검사 확률 9
삼두근 반사 96
상완 신경총병증 558
상완요골근 반사 96
상지 교차 증후군 70
상지 긴장검사 447
상지 신경역동 검사 110
상지 장력(tension) 징후 67
상체 76, 87
상호이환율 18
상호중재(cointerventions) 18
새와 강아지 운동(Bird-dog Exercise) 263
생체되먹임 168
생체정신사회모델 286
서기 자세 69
선자세에서 고관절 굴곡 검사 330
섭식 장애 56
수동 부가적 움직임 84
수동 부가적 척추간 움직임 검사 (PAIVM) 84
수동 생리적 척추간 움직임 68, 228
수술 23
숫자통증척도(NPRS) 22, 159
24시간 양상 37
스퍼링 검사(Spurling's test) 67
스핀(spin) 84
슬개건 반사 96
슬개골 반사 98
슬럼프 검사 168
슬럼프 무릎 구부리기 검사 225
승산비(odds ratios) 20
시각 통증 척도 159
시각 표시 척도(VAS) 20
시선 안정성 501
신경근 48
신경-근골격계 장애 69
신경근병증 48, 49, 87, 98
신경근통증 48
신경병증 48
신경병증 통증 47
신경생리학적 교육 305
신경생리학적 효과 244
신경 역동 110
신경 역동 검사 110

신경 장력(neural tension) 110
신경전도검사 165
신경학적 검사 62
신경행렬 이론 43
신뢰 구간 4, 20
신연(distraction) 84
신전-지향 치료 접근 128
신전-회전 검사 67
신체도표 37
신체 자가 신경행렬 46
신체 차트 42
실신 57
심근경색 27
심리적 요인 50
심부건 반사(DTR) 49, 87
심부 경추 굴곡근(deep neck flexors 564
심부 경추 굴곡근 지구력 검사 497
심부 정맥 혈전증 56
심장혈관 질환 60

ㅇ

아급성 통증 143
아세트아미노펜 164
아킬레스 건 반사 96
악화 요인 37, 53
안구진탕증 504
안정화 운동 분류 125
앉기 자세 72
앉은 자세에서 굴곡 검사 330
앉은 자세에서 팔 들기 398
암 27
압박 골절 404
앞위쪽뼈끝(ASIS) 173
약물 164
약물치료 18
약화 70
양성 LR 9
어깨 선별검사 399
역학적 견인 분류 125
영차이(zero difference) 23
예측도(predictive values) 9,10
예후 2
5분 걷기 검사 231
올린 팔 부담 검사 559
완화 검사 81
완화 요인 37, 54
외상성 37
외상 후 스트레스 497
외적 타당성 3
요추 다열근(LM) 74
요추 신전 검사 168
요추 협착증 25
요통(LBP) 2, 41
우도비(likelihood ratios) 9, 10
우수(good) 18
우울증 42
운동 공포 지수에 대한 Tampa Scale 143
운동 신경원 62
운동 학습 전략 318
움직임 47
움직임 검사 80
움직임 협응 장애 125
원 효과 크기(raw effect size) 20
위뒤엉덩이뼈가시 168
위상성 근육 70
위앞엉덩이뼈가시 168
위장 장애 57
위치 촉진 검사 330
위험신호 55
유병률 9
6분 걷기 검사 233
음성 LR 9
의사소통 33
의학적 선별검사 37
의학적 선별검사 설문지 40
이두근 반사 96
이분적 결과 23
이상근 길이 측정 검사 212
이상음(bruits) 138
익상인대 검사 563
인대 불안정 429
인대 안정성 검사 509
인적사항 41
인적사항 프로필(PP) 37
인지행동치료(CBT) 292
일시적 감각가중(TSS) 438
임상 실무 지침(CPGs) 3
임상 예측 규칙(CPRs) 11
임상 예측 지침 3
임상 의사 결정 1
임상적으로 의미있는 차이(MCID) 21
임상적 최소 유의차(minimal clinically important difference) 41
임상적 추론 4
임신 56

ㅈ

자료의 분산 19
자세 69
자세균형 38
자세 동요 77
자세 증후군 82
장골능 168
장애기반의 분류 68
재활 초음파 168
저 진폭 도수교정(HVLA) 247
적외선 방사 치료(IRR) 447
전만 70
전방 경추 촉진 531
전방전단 검사 563
전이통 48
전정 장애 56
전체 변화율 척도(GRC) 150
절대적인 위험 감소 23
점진적 등관 상승 평가(PILE) 231
정확도 2
좌골 신경통 2
좌골 측만증 176
주관적 검사 33
주호소 37
중심화 67
중재 2, 17
중추신경계 172
지구력 검사 233
지속적인 자연스런 척추가동술 (SNAG) 451
직업 37

직접 관절가동술 344
진단 2, 8
진성 당뇨병 98

ㅊ

참 양성비 10
참 음성비 10
참조 표준 5, 8
척수경막외종양 134
척수병증 87
척추 뇌기저 기능부전 241
척추 도수교정 치료(SMT) 241
척추동맥 부족 검사 542
척추 만곡증 자세 71
척추 신경 42
척추 안정성 103
척추 유합술 253
척추 전방 전위증 165
척추체성형술 477
천골 밀치기 168
천장골관절(SIJ) 통증유발검사 218
천장관절 138
청소년 특발성 측만증(AIS) 480
체계적 고찰(systematic review) 3
체성 감각의 결손 618
체성 통증 48
체성화 143
체질량 지수(BMI) 57
체질적인 증상 56
촉진 112
최대 자발적 수축 104
최소 감지 변화(minimal detectable change 41
최소한의 측정 가능한 변화(MDC) 21
최악의 통증 척도 154
추간판 수술 후 310
추간판염 382
추간판 전치환술(TDR) 317
추간판 탈출증 136
추적조사 18
축 견인 556
충돌 검사 210
측각계 102
측면 교각운동(side bridge) 109
측방 전단 검사 563
측정 8
치골결합 126
치료 역치(threshold) 11
치매 59
침술 143
침해성(유해수용성) 통증 47

ㅋ

컴퓨터 단층촬영 CT 165
캘리포니아 남부대학 척추 운동 프로그램(USCSEP) 311

ㅌ

타당성 8
탈구 23
통계적 의미 19
통증 43
통증 공포 설문지 154
통증 관련 회피 설문지 151
트레드밀 검사 141
트렌델런버그 징후 172
특발성 척추 측만증 423
특이도(specificty) 7, 8, 9, 10
특정-방향 운동 분류 82

ㅍ

파행 56
편두통 13
편타성 관련 질환(WAD) 625
편평 허리 자세 71
편향(spectrum bias) 13
편향(Workup bias) 8
폐렴 383
폐색전 383
표본 크기 19
표재 복부반사 99
피부 통증 48

ㅎ

하악 반사 101
하지 교차 증후군 70
하지 직거상(SLR) 67
하체 87
한 다리 서기 검사 77
현기증 56
현훈 56
혈관통 48
혈관 파행증 137
혈압 38
협심증 233
협응성 장애 179
호프만 징후 95, 98
호흡 곤란 56
확률 9
환자 중심 접근 1
환자 특정기능과 통증 척도(PSFS) 150
활력 징후 56
활주(gliding) 84
횡격막 호흡 295
횡인대 검사 563
효과 크기 19, 20
후두환추(occipitoatlanta) 가동술 기법 591
후만 70
후만성형술 477
후만-전만 자세 71
후-전 수동 부가적 검사 67
흉곽출구증후군 380
흉곽출구증후군(TOS) 417
흉벽의 증상 391
흉추-골반 분리 76
흉추 과소가동성 381
흉추 기립근 73
흉추 도수교정(TSM) 437
흉추 임상적 불안정성 381
흉추 통증 379
힘 폐쇄 194

| 영문색인 |

A

Adson 검사 559
APTA's Hooked on Evidence 2
AROM 38
ARR 23

B

Beevor's 징후 99
brown-sequard 증후군 99

C

Clinical Queries 2
Cochrane Library 2, 3
Cumulative Index of Nursing and Allied Health Literature(CINAHL) 2

D

Dix-Hallpike 검사 531
DNF) 564

F

FABQ(공포-회피 신념 설문지) 151
Fagan의 계산 도표 10, 17

G

Gaenslen's 검사 168
Gillet 검사 334
Graston의 기법 457

H

Hooked on Evidence 3

I

II종 오류 19
I종 오류 19

J

Jendrassik's 조작법 95

L

LANSS(Leeds Assessment of Neuropathic Symptoms and Signs) 130

M

MCID) 41
MDC) 41
Modified Oswestry Disability Questionnaire 2
MTrP) 112

N

NNT 23
Nottingham Health Profile(NHP) 143
NPV 9

O

Ober's 검사 168
Oswestry 요통 장애 설문조사 41
Oxford Centre for Evidence-Based Medicine(OCEBM) 3

P

Patrick's(FABER)검사 210
Patric 검사 211
PEDro 3
Physiotherapy Evidence Database(PEDro) 2
PILE 검사 232
PIT(Prone Instability Test) 227
PPV 9
PROM 38
PubMed 2
P값 19

Q

QUEBEC 특별 전담 분류 499

R

REIS 184
RFIS 184
Roland-Morris Disability Questionnaire 2
Roland-Morris Disability Questionnaire(RMDQ) 143
Roland-Morris Disability Scale 20
Roland-Morris 장애 설문조사 41
RSGIS 184

S

Schober's 가동성 검사 139
Schober's 검사 139
Scour 검사 197
Sharp-Purser 검사 532, 562
slump 검사 110
SUMSearch 3

T

T4 증후군 417
Thomas 검사 168
Tietze's 증후군 456
Timed Up and Go 233
Tinel 검사 559
Trendelenburg 징후 172

W

Wright 검사 558